PSYCHO PHARMAKA

Grundlagen und Therapie

Herausgegeben von
G. Langer und H. Heimann

Unter Mitarbeit von

H. Aschauer   H. Beckmann   U. Breyer-Pfaff   H. R. Bürki   D. van Calker
H. Coper   A. Delini-Stula   H. M. Emrich   W. Fröscher   H. J. Gaertner
L. Goessens   W. Greil   S. Haas   W. Haefely   H. Heimann   G. Hitzenberger
V. Hobi   K. Jellinger   S. Kanowski   M. S. Keshavan   H. E. Klein
R. Kocher   K. Kryspin-Exner   G. Langer   A. Leeds   N. Nedopil   G. Nissen
G. Paar   R. Paioni   K. H. Plattig   W. Pöldinger   B. Rambeck
F. Resch   E. Rüther   H. W. Schied   G. Schönbeck   R. Spiegel   C. Thiels
P. Waldmeier   F. Wider   R. Wittern   D. v. Zerssen

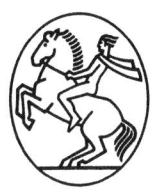

Springer-Verlag
Wien New York

Dozent Dr. Gerhard Langer
Oberarzt an der Psychiatrischen Universitätsklinik Wien, Österreich

Professor Dr. Hans Heimann
Ärztlicher Direktor der Psychiatrischen Klinik und Poliklinik der Universität
Tübingen, Bundesrepublik Deutschland

Das Werk ist urheberrechtlich geschützt.
Die dadurch begründeten Rechte,
insbesondere die der Übersetzung, des Nachdruckes,
der Entnahme von Abbildungen, der Funksendung,
der Wiedergabe auf photomechanischem oder ähnlichem Wege
und der Speicherung in Datenverarbeitungsanlagen,
bleiben, auch bei nur auszugsweiser Verwertung, vorbehalten.

© 1983 by Springer Verlag/Wien
Softcover reprint of the hardcover 1st edition 1983

Die Wiedergabe von Gebrauchsnamen, Handelsnamen, Warenbezeichnungen usw.
in diesem Buch berechtigt auch ohne besondere Kennzeichnung nicht zu der Annahme,
daß solche Namen im Sinne der Warenzeichen- und Markenschutz-Gesetzgebung
als frei zu betrachten wären und daher von jedermann benutzt werden dürften.
Produkthaftung: Für Angaben über Dosierungsanweisungen und Applikationsformen kann vom
Verlag keine Gewähr übernommen werden. Derartige Angaben müssen vom jeweiligen Anwender im
Einzelfall anhand anderer Literaturstellen auf ihre Richtigkeit überprüft werden.

Mit 81 Abbildungen

CIP-Kurztitelaufnahme der Deutschen Bibliothek

Psychopharmaka: Grundlagen u. Therapie /
hrsg. von G. Langer u. H. Heimann. Unter
Mitarb. von H. Aschauer ... —
Wien ; New York : Springer, 1983.
ISBN-13:978-3-7091-7646-7

NE: Langer, Gerhard [Hrsg.]; Aschauer, Harald
[Mitverf.]

ISBN-13:978-3-7091-7646-7   e-ISBN-13:978-3-7091-7645-0
DOI: 10.1007/978-3-7091-7645-0

Widmung

Das vorliegende Buch widmen die Herausgeber einem europäischen Kliniker und Forscher, der nicht nur die Psychopharmakologie, sondern auch die Psychiatrie durch originelle und zukunftsweisende Beiträge bereichert hat. ROLAND KUHN, der Entdecker der antidepressiven Wirkung des Imipramins, vereinigt in seltener Weise die von uns intendierte Sicht der Psychopharmakologie und -therapie: Möglichst tiefgreifende theoretische Kenntnisse und eine reiche praktisch-therapeutische Erfahrung. Dieser Kombination ist die Entdeckung des Imipramins zu verdanken, weil allein die Erfahrung des Praktikers und Forschers die nötige Voraussetzung für das Wesentliche schafft (bei KUHN war es die psychopathologische Analyse der Wirkung von Imipramin auf die vitale Verstimmung).

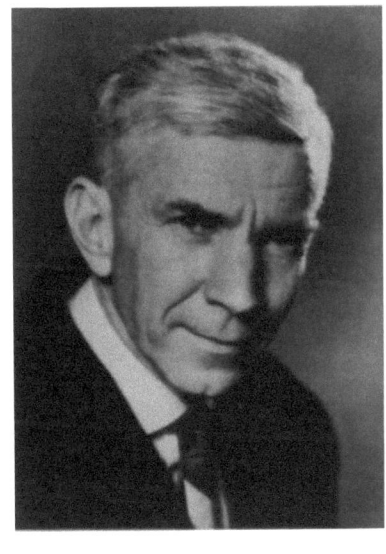

Unser Gebiet, das heute eine zunehmende und notwendige Spezialisierung aufweist und dessen Fortschritte, wie auf keinem anderen therapeutischen Feld, auf interdisziplinärer Zusammenarbeit beruhen, bedarf auch der Synthese, die nur durch die individuelle Forscherpersönlichkeit geleistet werden kann. Die klinischen und theoretischen Arbeiten von ROLAND KUHN bezeugen einen Denker, der die begrenzten Probleme der psychopharmakotherapeutischen Behandlung, ihre Grundlagen und ihre Praxis, in einen umfassenden theoretischen Horizont menschlicher Existenz zu stellen vermag. Deshalb läßt sich ROLAND KUHN auch nicht in eine der heute gängigen Schablonen oder „Richtungen", zum Beispiel biologische Psychiatrie, Psychoanalyse usw., einordnen.

Die Herausgeber sind der Auffassung, daß nur eine auch in Zukunft immer wieder neu zu leistende synthetische Betrachtungsweise, welche die Gesamtproblematik des psychisch Kranken im Auge behält, die wirkliche Bedeutung der Psychopharmaka in der Therapie herauszustellen vermag. Diese Betrachtungsweise wird auch die Behandlungserfolge verbessern, geeignete Voraussetzungen für psychotherapeutische und soziotherapeutische Maßnahmen schaffen, d. h. den Blick für das Wesentliche in der Vielfalt der Erscheinungen und Einzelbefunde schärfen und eine notwendige Kritik an voreiligen Verallgemeinerungen begründen, wie sie leider in unserem psychiatrischen Fachgebiet zu allen Zeiten, aber heute besonders, gang und gäbe sind. Diesem Blick für das Wesentliche werden auch zukünftige Fortschritte der Therapie zu verdanken sein. Mit dieser Hoffnung möchten die Herausgeber die Widmung verbinden.

G. LANGER und H. HEIMANN

Vorwort

Das Werk „Psychopharmaka – Grundlagen und Therapie" entstammt dem Bedürfnis, die in unzähligen Einzelpublikationen verstreuten Forschungsergebnisse über Psychopharmaka, ihre neurobiologische Wirkungsweise, ihre therapeutische Effizienz und ihre Gefahren zusammenfassend zu ordnen und damit eine *Basis für eine rationale Therapie* zu schaffen. Es soll eine möglichst umfassende Orientierung und Übersicht ermöglichen, damit der interessierte Leser seine Fragen zur Psychopharmakotherapie bis zu ihren Grundlagen verfolgen kann und eine Antwort von kompetenter Seite findet, soweit eine solche schon heute gegeben werden kann.

Die Psychopharmakologie und -therapie in der heute üblichen Form ist knapp 30 Jahre alt und befindet sich, wie die Psychiatrie überhaupt, noch in einem *vorparadigmatischen Zustand einer Wissenschaft* (im Sinne von THOMAS S. KUHN). Deshalb erfordern die Probleme, die hier zur Diskussion stehen, oft eine sehr ausführliche, manchmal sogar weitläufige Darstellung, und sind die Beziehungen zwischen neurobiologischem Grundlagenwissen und praktischer Anwendung oft noch kontrovers. Sowohl Spezialisten der verschiedenen Grundlagenfächer wie Kliniker müssen zu Worte kommen, wenn es gilt, das Gesicherte vom Fraglichen, zukunftsweisende Zusammenhänge von möglichen oder widerlegten theoretischen Vorstellungen zu scheiden. Es fehlt heute eben noch eine umfassende Theorie der Wirkungsprinzipien von Psychopharmaka.

Die Gliederung des Stoffes ist deshalb pragmatisch. Zwischen den vielfältigen Einzelbefunden der Grundlagenwissenschaften und der Klinik werden vorläufige Brücken geschlagen. Probleme werden aufgezeigt, sowohl für den Kliniker wie für den Grundlagenwissenschaftler. Diesem hohen Anspruch setzt die notwendige Beschränkung auf Wesentliches und die erforderliche Handlichkeit eines Buches Grenzen. Es wurde daher bewußt die offene Form der Darstellung der einzelnen Kapitel gewählt, um die Mängel nicht zu verschleiern, die unser Wissen auf dem Gebiet der Psychopharmakotherapie charakterisieren, und es wird damit die Absicht verbunden, zu einer wissenschaftlichen Bearbeitung offener Fragen anzuregen.

Psychopharmaka sind in der Öffentlichkeit heute ein negatives Schlagwort geworden. Dabei wird nach dem Prinzip der pars pro toto sowohl eine Substanzklasse mit dem Gesamtbegriff identifiziert, wie auch der Mißbrauch durch unvernünftige Rezeptur und der Gebrauch gewisser Präparate zur Bewältigung allgemeiner belastender Lebensprobleme auf die heilsamen, therapeutisch indizierten Wirkungen aller Substanzen generalisiert. Unter **Psychopharmaka** in dem hier gebräuchlichen Sinne verstehen wir jedoch nur *Arzneimittel, welche über einen neurobiologischen Angriffsort psychische Wirkungen entfalten, die psychiatrische Symptome und Syndrome günstig beeinflussen*. Diese pragmatische Umschreibung des Begriffs der Psychopharmaka läßt die Beziehung zwischen ihrem

Angriffsort und den neurobiologischen Grundlagen der zu behandelnden psychiatrischen Syndrome offen; zwar ist diese Beziehung bei den Antiepileptika und Analgetika unter allen Psychopharmakaklassen am weitesten aufgeklärt, jedoch auch hier noch nicht zu einer befriedigenden Deckung gebracht.

Kontroverser sind die Ansichten über die neurobiologischen Grundlagen der Schizophrenie, der Depressionen, der neurotischen und psychosomatischen Störungen (kontrovers sind auch die Meinungen über die therapeutischen Wirkungen der hierbei verwendeten Psychopharmaka), obwohl die moderne Gehirnforschung, die Ergebnisse der Psychophysiologie und klinischen Biochemie verheißungsvolle Ansätze zu einer vertieften Kenntnis neurobiologischer Faktoren auch für die Genese dieser Störungen bereitlegen. Es ist nicht zuletzt das Verdienst der psychopharmakologischen Grundlagenforschung, in enger Verbindung mit der Erforschung der therapeutischen Wirkung, Einblicke in die biologische Verankerung psychischer Störungen entdeckt zu haben, die vor der Ära der Psychopharmaka nicht denkbar waren. Freilich ist auch hier die Gefahr gegeben, daß bedingende Faktoren auf biologischer Ebene verabsolutiert und verallgemeinert werden, so als ob die reale Existenz eines psychisch kranken Menschen unter Absehung von seiner Lebensgeschichte und anderer, zum Beispiel psychodynamisch bedingender Faktoren richtig erkannt, verstanden und therapiert werden könnte.

Die Darstellung im Buch folgt einem durchgehenden Ordnungsprinzip, um dem Leser die Aufnahme zu erleichtern. In einer allgemeinen Einführung werden *geschichtliche Aspekte und Grundprinzipien* der Psychopharmakotherapie erörtert. Es folgen im zweiten Teil die *neurobiologischen Grundlagen und therapeutischen Anwendungsprinzipien* der einzelnen Substanzklassen, nach therapeutischen Gesichtspunkten geordnet (wobei wir die Antiepileptika und Nootropika mit berücksichtigt haben). Im dritten Teil werden *spezielle Indikationen* für die Verordnung von Psychopharmaka herausgestellt, die sich als besonders bedeutsam für die Praxis erwiesen haben. Der vierte Teil behandelt die besonderen Probleme der Psychopharmakotherapie in bezug auf das *Lebensalter,* und im fünften Teil werden die *Wechselwirkungen* auch mit anderen Medikamenten diskutiert. Ein abschließendes Kapitel behandelt das für die Praxis eminent wichtige Problem der Verkehrstüchtigkeit.

Der Leser, der sich über ein therapeutisches Problem rasch orientieren möchte, sei auf den ausführlichen *Appendix* (Teil VI) verwiesen. Er findet dort die meisten gebräuchlichen Präparate unter dem Freinamen (generic name) und den Handelsnamen in den drei deutschsprachigen Ländern, Galenik, Dosierung, mittlere Tagesdosen, wichtige Indikationen, Kontraindikationen und besondere Charakteristika nach Präparatklassen geordnet. Schließlich findet er alle Hinweise auf die im Text ausführlich behandelten Fragen im *Sachverzeichnis* (Teil VII).

Unser Buch ist als *Brückenschlag* zwischen neurobiologischer und (neuro-)psychiatrischer Grundlagenforschung einerseits und der therapeutischen Praxis andererseits noch unvollkommen. Der Versuch mußte jedoch gewagt werden, um die Therapie mit Psychopharmaka, ihre Grundlagenforschung und Klinik, umfassender in Beziehung zu bringen, als dies in den bekannten Lehrbüchern der Fall ist. Es geschah dies mit dem doppelten Anliegen: Erstens einer Vertiefung der Praxis in der Richtung auf eine rationalere Begründung der therapeutischen

Anwendung und zweitens in der Richtung auf den Aufweis der offenstehenden Probleme in der Hoffnung, die Forschung interdisziplinär anzuregen und eine synthetische psychiatrische Therapie zu fördern, die für unsere Patienten heute dringender denn je erforderlich ist.

Die Herausgeber danken allen Kolleginnen und Kollegen, die sich die große Mühe gemacht haben, zum Gelingen dieses Buches beizutragen, vor allem auch für ihr Verständnis für die notwendigen redaktionellen Wünsche und Forderungen. Dem Springer-Verlag sei für die Geduld bei den leider unumgänglichen Verzögerungen und für die hervorragende Ausstattung des Buches gedankt; bei der drucktechnischen Aufbereitung des Textes und der Tabellen kam der Verlag unseren Vorstellungen sehr entgegen.

Kritik und Hinweise sind uns willkommen, denn die Psychopharmakotherapie ist zur Zeit für die Behandlung psychisch Kranker unentbehrlich, und jeder Verantwortliche, der Patienten mit Psychopharmaka behandelt, wünscht sich begründete und echte Verbesserungen dieser Behandlungsmethoden. Daß wir mit der Herausgabe dieses Buches im deutschsprachigen Raum auch Anstöße zur vertieften und intensivierten Forschung auf unserem Gebiete zu geben vermögen, bleibt unsere Hoffnung.

Wien und Tübingen, im Herbst 1983 G. LANGER und H. HEIMANN

Inhaltsverzeichnis

Autorenverzeichnis XVII

I. Psychopharmaka: Historische und grundsätzliche Gesichtspunkte

1. **Die Geschichte psychotroper Drogen vor der Ära der modernen Psychopharmaka** (Von R. WITTERN) 3
1.1. Einleitung 3
1.2. Rauschdrogen alter Kulturen 4
1.3. Alte Heilmittel für psychische Erkrankungen 14
1.4. Pharmakotherapie psychischer Erkrankungen im 19. Jahrhundert 17
Literatur 18

2. **Ausschnitte einer Geschichte der Psychopharmaka im 20. Jahrhundert** (Von G. LANGER) 21
2.1. Vorbemerkungen und Zusammenfassung 21
2.2. Psychopharmakotherapie im 20. Jahrhundert vor Entdeckung der modernen Psychopharmaka 22
2.3. Die „Weiterentwicklung" von altbekannten psychotropen Substanzen durch die psychopharmakologische Forschung im 20. Jahrhundert 23
2.4. Geschichte der Entdeckungen der modernen Psychopharmaka (1938—1957) . . . 28
2.5. Zukünftige Psychopharmaka zur Wende des 20. Jahrhunderts 34
Literatur 35

3. **Grundbedingungen der therapeutischen Psychopharmakawirkung** (Von H. HEIMANN) 39
3.1. Einleitung und Zusammenfassung 39
3.2. Zur Problematik psychopathologischer Zielgrößen für die Beurteilung von Psychopharmakawirkungen 40
3.3. Zur Bedeutung der „Persönlichkeit" und der „Motivation" für die Psychopharmakawirkungen 43
3.4. Zur Bedeutung der verminderten psychobiologischen Reaktivität für die Psychopharmakawirkung 46
3.5. Zur Frage der „Wirkungslatenz" der thymoleptischen und antipsychotischen Wirkungen im Gegensatz zur Sedierung und Anxiolyse 47
3.6. Zur Frage der geringen Differenzierbarkeit psychotroper Wirkungsprofile an Patientenstichproben und dem Fehlen einfacher Dosiswirkungsbeziehungen . . . 48
3.7. Psychopharmaka im Gesamtbehandlungsplan der Behandlung psychisch Kranker 49
Literatur 53

II. Psychopharmaka: Neurobiologische und psychiatrische Grundlagen und therapeutische Anwendung

4. **Antidepressiva: Grundlagen und Therapie**
   (Von R. Paioni, P. Waldmeier, A. Delini-Stula, G. Langer, G. Schönbeck und H. Beckmann) 57
   4.1. Einleitung (Autoren des Kapitels) 58
   4.2. Chemie der Antidepressiva (Von R. Paioni) 59
   4.3. Neurobiochemische Wirkungen antidepressiver Substanzen
        (Von P. Waldmeier) 65
   4.4. Pharmakologie der Antidepressiva (Von A. Delini-Stula) 81
   4.5. Klinische Pharmakologie der Antidepressiva
        (Von G. Langer und G. Schönbeck) 96
   4.6. Klinische Pharmakokinetik der Antidepressiva
        (Von G. Langer und G. Schönbeck) 111
   4.7. Psychiatrische Indikationen der Therapie mit Antidepressiva
        (Von G. Langer und G. Schönbeck) 118
   4.8. Durchführung der Therapie mit speziellen antidepressiv wirksamen
        Präparaten (Von G. Langer und G. Schönbeck) 136
   4.8.3. Therapie mit nicht-trizyklischen Antidepressiva (Von H. Beckmann) 140
        Literatur 145

5. **Lithium: Grundlagen und Therapie** (Von W. Greil und D. van Calker) 161
   5.1. Einleitung 162
   5.2. Chemie des Lithiums 162
   5.3. Biochemie und Zellphysiologie des Lithiums 163
   5.4. Physiologie und Pharmakologie des Lithiums 171
   5.5. Klinische Pharmakologie mit Pharmakokinetik des Lithiums 174
   5.6. (Neuro-)Psychiatrische Indikationen der Therapie mit Lithium ... 184
   5.7. Durchführung der Therapie mit Lithium 191
        Literatur 194

6. **Neuroleptika: Grundlagen und Therapie**
   (Von H. R. Bürki, H. J. Gaertner, U. Breyer-Pfaff und H. W. Schied) ... 203
   6.1. Einleitung (Autoren des Kapitels) 205
   6.2. Chemie der Neuroleptika (Von H. R. Bürki) 207
   6.3. Neurobiochemische Wirkungen der Neuroleptika (Von H. R. Bürki) ... 213
   6.4. Pharmakologie der Neuroleptika (Von H. R. Bürki) 223
   6.5. Klinische Pharmakologie der Neuroleptika (Von H. J. Gaertner) .. 227
   6.6. Klinische Pharmakokinetik der Neuroleptika (Von U. Breyer-Pfaff) .. 251
   6.7. Psychiatrische Indikationen der Therapie mit Neuroleptika
        (Von H. W. Schied) 259
   6.8 Durchführung der Therapie mit Neuroleptika (Von H. W. Schied) ... 279
        Literatur 286

7. **Tranquilizer und Hypnotika: Grundlagen und Therapie**
   (Von W. Haefely, W. Pöldinger und F. Wider) 301
   7.1. Einleitung (Autoren des Kapitels) 302
   7.2. Chemie der Tranquilizer und Hypnotika (Von W. Haefely) 303
   7.3. Neurophysiologische und neurobiochemische Wirkungen der Tranquilizer
        und Hypnotika (Von W. Haefely) 306
   7.4. Pharmakologie der Tranquilizer und Hypnotika (Von W. Haefely) .. 310
   7.5. Klinische Pharmakologie und Pharmakokinetik der Tranquilizer und
        Hypnotika (Von W. Pöldinger und F. Wider) 316

7.6. Indikationen der Therapie mit Tranquilizern und Hypnotika (Von W. PÖLDINGER und F. WIDER)	333
7.7. Durchführung der Therapie mit Tranquilizern und Hypnotika (Von W. PÖLDINGER und F. WIDER)	336
Literatur	341

8. Antiepileptika: Grundlagen und Therapie
(Von W. HAEFELY, W. FRÖSCHER und B. RAMBECK) 347

8.0. Einleitung (Autoren des Kapitels)	348
8.1. Methoden und Konzepte der neurobiologischen Epilepsieforschung (Von W. HAEFELY)	349
8.2. Chemie der Antiepileptika (Von W. HAEFELY)	353
8.3. Neurophysiologisch-neurobiochemische Wirkungen der gebräuchlichsten Antiepileptika (Von W. HAEFELY)	353
8.4. Pharmakologische Wirkungen der gebräuchlichsten Antiepileptika (Von W. HAEFELY)	356
8.5. Klinische Pharmakologie und Pharmakokinetik der Antiepileptika (Von W. FRÖSCHER und B. RAMBECK)	360
8.6. Indikationen der Therapie mit Antiepileptika: Allgemeine Erörterung (Von W. FRÖSCHER)	368
8.7. Indikationen der Therapie mit Antiepileptika: Therapie bei speziellen Anfallsformen (Von W. FRÖSCHER)	375
8.8. Durchführung der Therapie mit Antiepileptika (Von B. RAMBECK und W. FRÖSCHER)	380
Literatur	385

9. Beta-Rezeptoren-Blocker: Grundlagen und Therapie
(Von H. M. EMRICH und D. v. ZERSSEN) 393

9.1. Einleitung	393
9.2. Entdeckungsgeschichte der Beta-Rezeptoren-Blocker	394
9.3. Chemie und Pharmakologie der Beta-Rezeptoren-Blocker	396
9.4. Klinische Pharmakologie der Beta-Rezeptoren-Blocker	398
9.5. (Neuro-)Psychiatrische Indikationen der Therapie mit Beta-Rezeptoren-Blockern	400
9.6. Durchführung der Therapie mit Beta-Rezeptoren-Blockern	405
Literatur	406

10. Nootropika: Grundlagen und Therapie (Von H. COPER und S. KANOWSKI) . . . 409

10.1. Einleitung	409
10.2. Erörterung methodischer und konzeptioneller Probleme	411
10.3. Chemie und Biochemie der Nootropika	414
10.4. Pharmakologie der Nootropika	415
10.5. Klinische Pharmakologie und Pharmakokinetik	417
10.6. (Neuro-)Psychiatrische Indikationen der Therapie mit Nootropika	423
10.7. Durchführung der Therapie mit Nootropika	427
Literatur	430

III. Psychopharmaka: Spezielle Indikationen der therapeutischen Anwendung

11. Psychopharmakotherapie bei (psychotischen) Erregungszuständen
(Von S. HAAS und H. BECKMANN) 437

11.1. Einleitung	437
11.2. Allgemeine Richtlinien für die Psychopharmakotherapie bei (psychotischen) Erregungszuständen	438

11.3. Psychopharmakotherapie bei Erregungszuständen mit Bewußtseinsstörungen 440
11.4. Psychopharmakotherapie bei Erregungszuständen ohne Bewußtseinsstörungen 442
Literatur 446

12. **Psychopharmakotherapie bei Angstsyndromen, phobischen Syndromen und Zwangssyndromen** (Von W. PÖLDINGER und F. WIDER) 447
12.1. Einleitung 447
12.2. Definition und Klassifikation einiger psychopathologischer Begriffe 448
12.3. Indikationen der Psychopharmakotherapie bei Angstsyndromen, phobischen Syndromen und Zwangssyndromen 454
12.4. Psychopharmakotherapie und Psychotherapie 460
Literatur 461

13. **Psychopharmakotherapie bei schizoaffektiven Psychosen** (Von N. NEDOPIL und E. RÜTHER) 467
13.1. Einleitung 467
13.2. Erörterung der Methoden und Konzepte 468
13.3. Psychopharmakotherapie bei schizoaffektiven Psychosen 470
Literatur 475

14. **Psychopharmaka und Psychosomatische Medizin** (Von G. PAAR) 477
14.1. Einleitung 477
14.2. Erörterung der Methoden und Konzepte 478
14.3. Psychopharmakotherapie bei psychosomatischen Syndromen 482
Literatur 487

15. **Psychopharmakotherapie bei Abhängigkeitsprozessen von Alkohol, Medikamenten und Drogen** (Von K. KRYSPIN-EXNER) 491
15.1. Einleitung 491
15.2. Methodische Vorbemerkungen und Definitionen 493
15.3. Indikationen der (Psycho-)Pharmakotherapie bei Alkoholabhängigkeit 496
15.4. Indikationen der (Psycho-)Pharmakotherapie bei Abhängigkeit von Hypnotika und Tranquilizern bzw. von Psychostimulantien 504
15.5. Indikationen der (Psycho-)Pharmakotherapie bei Opiatabhängigkeit 507
Literatur 512

16. **Psychopharmakotherapie bei Schlafstörungen** (Von R. SPIEGEL) 515
16.1. Einleitung 515
16.2. Methoden, Konzepte und Probleme der klinischen Schlafforschung 517
16.3. Indikationen der Psychopharmakotherapie bei Schlafstörungen 521
16.4. Therapie mit schlafinduzierenden Medikamenten 524
Literatur 528

17. **Psychopharmakotherapie bei Schmerzzuständen** (Von K.-H. PLATTIG und R. KOCHER) 531
17.1. Einleitung (Autoren des Kapitels) 532
17.2. Methodische Vorbemerkungen und Definitionen (Von K.-H. PLATTIG) ... 532
17.3. Funktionelle Anatomie und Neurophysiologie der Schmerzvermittlung (Von K.-H. PLATTIG) 535
17.4. Biochemie und Pharmakologie der Schmerzvermittlung (Von K.-H. PLATTIG) 540
17.5. Psychophysik und Psychophysiologie des Schmerzes (Von K.-H. PLATTIG) .. 544
17.6. Indikationen der Pharmakotherapie bei Schmerzzuständen (Von R. KOCHER) 546
17.7. Psychopharmakotherapie bei Schmerzzuständen (Von R. KOCHER) 547
Literatur 552

IV. Psychopharmakotherapie unter besonderer Berücksichtigung des Lebensalters

18. Wirkungen psychotroper Substanzen auf Embryo und Fetus
(Von C. THIELS, A. LEEDS, F. RESCH und L. GOESSENS) 559
18.1. Einleitung 559
18.2. Methodische Vorbemerkungen 560
18.3. Pränatale Wirkungen der Psychopharmaka und anderer psychotroper
Substanzen 562
Literatur 571

19. Psychopharmakotherapie beim Kind (Von G. NISSEN) 575
19.1. Einleitung 575
19.2. Erörterung der Methoden und Konzepte 576
19.3. Indikationen der Psychopharmakotherapie beim Kind 579
19.4. Psychopharmakotherapie beim Kind 583
Literatur 589

20. Psychopharmakotherapie beim alten Menschen (Von K. JELLINGER) 591
20.1. Einleitung 591
20.2. Stand der neurobiologischen Altersforschung 592
20.3. Pharmakokinetik und -dynamik beim alten Menschen 594
20.4. Indikationen der Psychopharmakotherapie beim alten Menschen 595
20.5. Probleme der Therapie mit Psychopharmaka beim alten Menschen 606
Literatur 611

V. Psychopharmakotherapie unter Berücksichtigung vielfältiger Wechselwirkungen

21. Klinisch bedeutsame Wechselwirkungen der Psychopharmaka
(Von H. E. KLEIN und E. RÜTHER) 617
21.1. Einleitung 617
21.2. Methodische Erörterung und Problematik der referierten Studien 618
21.3. Indikationen einer Kombinationstherapie mit Psychopharmaka 619
21.4. Wechselwirkungen durch Kombinationen mehrerer Neuroleptika 620
21.5. Wechselwirkungen durch Kombinationen von Neuroleptika mit
Antidepressiva 622
21.6. Wechselwirkungen durch Kombinationen verschiedener Antidepressiva . . . 627
21.7. Wechselwirkungen durch Kombinationen von Lithium mit anderen Psychopharmaka 629
21.8. Wechselwirkungen durch Kombinationen von Tranquilizern
(Benzodiazepine) mit Antidepressiva oder Neuroleptika 630
Literatur 631

**22. Klinisch bedeutsame Wechselwirkungen zwischen Psychopharmaka und
anderen Medikamenten** (Von G. HITZENBERGER) 637
22.1. Einleitung 637
22.2. Pharmakokinetisch begründete Wechselwirkungen von Pharmaka 638
22.3. Pharmakodynamisch begründete Wechselwirkungen von Pharmaka 643
Literatur 646

23. Psychopharmaka und Fahrverhalten (Von V. HOBI) 649
23.1. Einleitung 649
23.2. Zur Methodik der Forschung über Psychopharmaka und Fahrverhalten . . . 650
23.3. (Psycho-)Pharmaka und Fahrverhalten 652
23.4. Allgemeine Hinweise und Ratschläge für den praktizierenden Arzt 659
Literatur 660

VI. Appendix: Praxisnahe Übersicht der Psychopharmaka mit Verzeichnis der Präparate
(Von H. Aschauer und F. Resch)

24.1.	Hinweise für den Leser	665
24.2.	Praxisnahe Übersicht der Psychopharmaka	666
24.3.	Mischpräparate-Liste	710
24.4.	(Psycho-)Pharmaka-Index	721

VII. Sachverzeichnis (Von M. S. Keshavan und G. Langer) 731

Autorenverzeichnis

ASCHAUER, HARALD, Dr. med., Assistenzarzt, Psychiatrische Universitätsklinik, Lazarettgasse 14, A-1097 Wien.

BECKMANN, HELMUT, Dr. med., Professor, Ltd. Oberarzt, Zentralinstitut für Seelische Gesundheit, Postfach 5970, D-6800 Mannheim 1.

BREYER-PFAFF, URSULA, Dr. rer. nat., Dr. med., Professor, Institut für Toxikologie der Universität Tübingen, Wilhelmstraße 56, D-7400 Tübingen.

BÜRKI, HANS RUDOLF, Dr. phil., Forschungsinstitut Wander (eine Sandoz Forschungsgruppe), Postfach 2747, CH-3001 Bern.

CALKER, DIETRICH VAN, Dr. rer nat., Psychiatrische Klinik der Universität München, Nußbaumstraße 7, D-8000 München 2.

COPER, HELMUT, Dr. med., Professor, Leiter der Abteilung für Neuropsychopharmakologie der Freien Universität Berlin, Ulmenallee 30, D-1000 Berlin 19.

DELINI-STULA, ALEXANDRA, Dr. med., Ciba-Geigy A. G., CH-4002 Basel.

EMRICH, HINDERK M., Dr. med., Professor, Leiter der Arbeitsgruppe Neuropsychopharmakologie, Max-Planck-Institut für Psychiatrie, Kraepelinstraße 10, D-8000 München 40.

FRÖSCHER, WALTER, Dr. med., Professor, Oberarzt, Universitäts-Nervenklinik und Poliklinik, Epileptologie, Sigmund-Freud-Straße 1, D-5300 Bonn 1.

GAERTNER, HANS J., Dr. med., Oberarzt, Psychiatrische Klinik und Poliklinik der Universität Tübingen, Osianderstraße 22, D-7400 Tübingen.

GOESSENS, LUC, M. D., Honorary Lecturer in Obstetrics and Gynaecology, King's College Hospital, University of London, Denmark Hill, London SE5 8RX, England.

GREIL, WALDEMAR, Dr. med., Oberarzt, Psychiatrische Klinik und Poliklinik der Universität, Nußbaumstraße 7, D-8000 München 2.

HAAS, STEFFEN, Dr. med., Akademischer Oberrat und Oberarzt, Zentralinstitut für Seelische Gesundheit, Postfach 5970, D-6800 Mannheim 1.

HAEFELY, WILLY E., Dr. med., Professor, Leiter der Pharma-Forschung F. Hoffmann-La Roche & Co. A. G., Grenzacherstraße 124, CH-4002 Basel.

HEIMANN, HANS, Dr. med., Professor, Ärztlicher Direktor der Psychiatrischen Klinik und Poliklinik der Universität Tübingen, Osianderstraße 22, D-7400 Tübingen 1.

HITZENBERGER, GERHARD, Dr. med., Professor, I. Medizinische Universitätsklinik, Lazarettgasse 14, A-1097 Wien.

HOBI, VIKTOR, Dr. phil., Professor, Leiter der Psychologischen Abteilung, Psychiatrische Universitätsklinik Basel, Wilhelm-Klein-Straße 27, CH-4025 Basel.

JELLINGER, KURT, Dr. med., Professor, Vorstand der Neurologischen Abteilung des Krankenhauses Wien – Lainz, Leiter des Ludwig Boltzmann-Institutes für Klinische Neurobiologie, Wolkersbergenstraße 1, A-1130 Wien.

KANOWSKI, SIEGFRIED, Dr. med., Professor, Leiter der Abteilung für Gerontopsychiatrie der Freien Universität Berlin, Reichsstraße 15, D-1000 Berlin 19.

KESHAVAN, MATCHERI S., M. D., Lecturer in Psychiatry, National Institute of Mental Health and Neurosciences, Bangalore 560029, India.

KLEIN, HELMFRIED E., Dr. med., Oberarzt, Psychiatrische Klinik und Poliklinik der Universität, Nußbaumstraße 7, D-8000 München 2.

KOCHER, RALPH, Dr. med., Priv.-Dozent, Leiter der Abteilung für Neurologie, Psychiatrische Universitätsklinik Basel, Wilhelm-Klein-Straße 27, CH-4025 Basel.

KRYSPIN-EXNER, KORNELIUS, Dr. med., Professor, Vorstand der Universitätsklinik für Psychiatrie, Anichstraße 35, A-6020 Innsbruck.

LANGER, GERHARD, Dr. med., Univ.-Dozent, Oberarzt, Psychiatrische Universitätsklinik, Lazarettgasse 14, A-1097 Wien.

LEEDS, ALICE A., M. D., Deputy-Director, Office of Extramural Project Review, National Institute of Mental Health, 5600 Fisher's Lane, Rockville, MD 20857, U. S. A.

NEDOPIL, NORBERT, Dr. med., Klinikum Großhadern München, Wissenschaftlicher Assistent, Psychiatrische Klinik und Poliklinik der Universität, Nußbaumstraße 7, D-8000 München 2.

NISSEN, GERHARDT, Dr. med., Professor, Direktor der Universitätsklinik für Kinder- und Jugendpsychiatrie, Füchsleinstraße 15, D-8700 Würzburg.

PAAR, GERHARD, Dr. med., stellvertretender Abteilungsleiter, Abteilung Psychosomatik im Zentrum für Innere Medizin, Robert-Koch Straße 7, D-3550 Marburg/Lahn.

PAIONI, ROMEO, Dr. phil., Department Forschung, Division Pharma, Ciba-Geigy A. G., CH-4002 Basel.

PLATTIG, KARLHEINZ, Dr. med., Professor, Institut für Physiologie und Biokybernetik, Universitätsstraße 17, D-8520 Erlangen.

PÖLDINGER, WALTER, Dr. med., Professor, Direktor der Kantonalen Psychiatrischen Klinik, CH-9500 Wil/St. Gallen.

RAMBECK, BERNHARD, Dr. rer. nat., Biochemisches Labor der Gesellschaft für Epilepsieforschung e. V., Anstalt Bethel, D-4800 Bielefeld 13.

RESCH, FRANZ, Dr. med., Assistenzarzt, Psychiatrische Universitätsklinik, Lazarettgasse 14, A-1097 Wien.

RÜTHER, ECKART, Dr. med., Oberarzt, Psychiatrische Klinik und Poliklinik der Universität, Nußbaumstraße 7, D-8000 München 2.

SCHIED, HANS W., Dr. med., Oberarzt, Psychiatrische Klinik und Poliklinik der Universität Tübingen, Osianderstraße 22, D-7400 Tübingen.

SCHÖNBECK, GEORG, Dr. med., Assistenzarzt, Psychiatrische Universitätsklinik, Lazarettgasse 14, A-1097 Wien.

SPIEGEL, RENÉ, Dr. phil., Priv.-Dozent, Abteilung für Klinische Forschung, Sandoz A. G., CH-4002 Basel.

THIELS, CORNELIA, Dr. med., Registrar am Maudsley Hospital, Denmark Hill, London SE5 8AZ, England.

WALDMEIER, PETER, Dr. phil., Biologische Abteilung, Ciba-Geigy A. G., CH-4002 Basel.

WIDER, FRANÇOIS, Kantonale Psychiatrische Klinik, CH-9500 Wil / St. Gallen.

WITTERN, RENATE, Dr. phil., Dr. med. habil., Priv.-Dozent, Direktor des Institutes für Geschichte der Medizin der Robert-Bosch-Stiftung, Straußweg 17, D-7000 Stuttgart 1.

ZERSSEN, DETLEV V., Dr. med., Dipl.-Psychologe, Professor, Max-Planck-Institut für Psychiatrie, Kraepelinstraße 10, D-8000 München 40.

ns Gesichtspunkte
I. Psychopharmaka: Historische und grundsätzliche Gesichtspunkte

1. Die Geschichte psychotroper Drogen vor der Ära der modernen Psychopharmaka

Von R. WITTERN

1.1.	Einleitung	3
1.2.	Rauschdrogen alter Kulturen	4
1.2.1.	Geschichte des Gebrauchs von Opium	4
1.2.2.	Geschichte des Gebrauchs von Haschisch	9
1.2.3.	Geschichte des Gebrauchs indianischer Rauschdrogen	11
1.3.	Alte Heilmittel für psychische Erkrankungen	14
1.3.1.	Geschichte der Therapie mit Helleboros	14
1.3.2.	Geschichte der Therapie mit Rauwolfia	16
1.4.	Pharmakotherapie psychischer Erkrankungen im 19. Jahrhundert	17
	Literatur	18

Man hat nur, was man nötig hat.
NIETZSCHE

1.1. Einleitung

Die Geschichte der modernen Psychopharmaka ist nur wenige Jahrzehnte alt (s. Kap. 2). Relativ jung ist auch der Begriff *Psychopharmakologie,* den der amerikanische Pharmakologe DAVID I. MACHT im Jahre 1918 anläßlich eigener experimenteller Untersuchungen eingeführt hatte, und zwar zunächst mit dem Adjektiv *„psycho-pharmacological",* dann im Jahre 1920 mit dem Substantiv *„Psychopharmacology".* Hingegen begegnet uns, wenn auch in einem völlig anderen Zusammenhang, das — in griechischen Buchstaben geschriebene — Kompositum *„Psychopharmakon"* schon fast vier Jahrhunderte früher, nämlich als Titel eines Trostbüchleins, das REINHARD LORICHIUS im Jahre 1548 herausgegeben hat.

Der Begriff des Psychopharmakons als eines dem Körper zugeführten biochemisch wirksamen Stoffes, der die seelischen Funktionen beeinflußt, ist neu, die Erfahrung des Menschen mit derartigen Stoffen aber sehr alt. Zum einen haben nämlich Angehörige der verschiedensten Kulturkreise unabhängig voneinander schon in ältester Zeit Rauschdrogen im religiösen und sozialen Bereich verwendet, zum anderen haben Ärzte und Heilkundige seit Jahrtausenden nach Heilmitteln gesucht, die psychische Erkrankungen zu beeinflussen versprachen. Die meisten Rauschdrogen, die zunächst ohne medizinische Indikation konsumiert wurden, sind dann sekundär auch als Heilmittel genutzt worden, und zwar sowohl im Rahmen magischer Heilverfahren als auch unter den Bedingungen einer rationalen Therapie.

Im ersten Teil der Arbeit werden dementsprechend die wichtigsten Rauschdrogen in ihrem soziokulturellen Gebrauch wie in ihrer Übernahme in den medizinischen Bereich dargestellt; der zweite Teil ist zwei Heilmitteln gewidmet, die, neben ihrer Anwendung bei somatischen Leiden, gezielt gerade auch gegen psychische Erkrankungen eingesetzt wurden und zu bestimmten Zeiten bzw. in bestimmten Kulturkreisen als das Mittel der Wahl galten. In einem dritten Teil werden schließlich die vielfältigen Bemühungen der Ärzte um die medikamentöse Behandlung psychischer Erkrankungen seit dem 19. Jahrhundert bis zum Beginn der modernen Psychopharmakotherapie in einem kurzen Überblick charakterisiert.

1.2. Rauschdrogen alter Kulturen

Die Verwendung psychotroper Drogen dürfte einem grundlegenden Bedürfnis des Menschen entspringen, sich vorübergehend der Wirklichkeit des Lebens zu entziehen. Die Kenntnisse über die vielfach als Wunderdrogen aufgefaßten Pflanzen galten bei vielen Völkern der primitiven und der Hochkulturen als durch Dämonen und Götter vermittelt; es haftete also diesen Drogen etwas Numinoses an, das nicht nur für ihr hohes Alter spricht, sondern auch als Ausdruck der Sehnsucht des Menschen nach einer erhöhten Form des Lebens angesehen werden kann. Dieses Bedürfnis, das Leben des Alltags durch Herbeiführen eines veränderten Bewußtseinszustandes zu übersteigen oder zumindest zu vergessen, mag dabei einer Grundsituation der Not, einer mangelnden Fähigkeit zur Lebensbewältigung zuzuschreiben sein; als psychische Krankheit wird man dies dennoch nicht bezeichnen dürfen.

Tatsächlich sind aber — nach vereinzelten früheren Versuchen — seit dem 19. Jahrhundert Rauschdrogen verstärkt auch als Heilmittel bei psychischen Erkrankungen eingesetzt worden. Gerade dies hat jedoch, zusammen mit der aus ganz unterschiedlichen Motiven zunehmenden Verbreitung der Rauschdrogen als Genußmittel in Westeuropa und in den U.S.A., eine vielfältige Problematik geschaffen, die mit den Begriffen „Sucht" und „iatrogene Krankheiten" hier nur angedeutet sei.

Der Gebrauch der Rauschdrogen war ursprünglich in hohem Maße pflanzen- und kulturgeographisch bestimmt und ist zum Teil erst später durch wirtschaftliche und politische Entwicklungen in andere Kulturen übertragen worden. Daher erscheint es sinnvoll, die Rauschdrogen gesondert nach ihrem jeweiligen Herkunftsbereich zu behandeln.

1.2.1. Geschichte des Gebrauchs von Opium

Eine der ältesten und am weitesten verbreiteten Drogen mit psychotroper Wirkung ist das Opium, der eingedickte, die wirksamen Alkaloide enthaltende, weißlich-graue Saft des *Papaver somniferum L.*, *des Schlafmohns*. Der Saft wird durch senkrechtes, waagrechtes oder schräges Einkerben der Kapsel kurz vor der Reife gewonnen: der austretende Milchsaft trocknet, wird zäh und kann dann abgekratzt und zu kleinen Kuchen geformt werden. Die Ernte soll bei Tagesanbruch erfolgen.

Die genaue Herkunft des Opiums und seine früheste Verwendung sind nicht sicher auszumachen. Aufgrund von Funden in steinzeitlichen Pfahlbauten Oberitaliens und in der Schweiz steht zwar fest, daß der Mohn schon in vorhistorischer Zeit in Europa heimisch war; es ist jedoch anzunehmen, daß er zunächst vorzugsweise oder gar ausschließlich als Nahrungsmittel und zur Gewinnung von Öl gedient hat

Der Gebrauch des Opiums im Altertum

Der früheste Beleg für eine systematische Opiumgewinnung stammt aus dem 3. Jahrtausend v. Chr.: Der Text einer Tontafel, die bei Nippur, dem geistigen Zentrum des sumerischen Reiches, gefunden wurde, schildert, wie der Mohnsaft früh am Morgen gesammelt wird; der Begriff, mit dem der Saft bezeichnet wird, bedeutet soviel wie „Glück" oder „Freude". Hieraus ergibt sich, daß die Sumerer bereits im 3. Jahrtausend vor unserer Zeitrechnung systematisch Mohn angepflanzt haben, um aus ihm das Opium als Rauschmittel, als Droge zur Stimmungsaufhellung zu gewinnen.

In vielen archäologischen Funden des 2. Jahrtausends v. Chr. tauchen Mohnkapseln als Attribute von Gottheiten, als Opfergaben und als Schmuck auf; sie bestimmen sogar die Formgebung von Vasen und Krügen. Aus den jeweiligen Fundorten geht hervor, daß Mohn und Opium zu dieser Zeit in Kleinasien, in Ägypten, auf Zypern, im Bereich der minoischen Kultur und in Mykene, im gesamten östlichen Mittelmeerraum also, bekannt waren. Verwendet wurde das Opium in diesen Kulturen zum einen als Berauschungsmittel, zum anderen aber auch als Heilmittel für die verschiedensten Leiden. Darüber hinaus fungierte der Mohn offenkundig als Symbol für Fruchtbarkeit, Schlaf, Tod und Unsterblichkeit (s. Abb. 1.1.).

Im 4. Buch der Odyssee wird erzählt, wie Telemachos, der Sohn des Odysseus, im Palast des Menelaos in Sparta zu Gast ist. Um die Klagen um den verschollenen Odysseus zu bannen, wirft Helena, die Gattin des Menelaos, ein aus Ägypten mitgebrachtes Pharmakon in den Wein, ein Mittel gegen Trauer und Trübsinn, das alle Leiden vergessen läßt [Od. 4, 219ff.]. Die mit letzter Sicherheit nicht entscheidbare Frage, um was es sich bei diesem Mittel gehandelt habe, löste eine umfangreiche Literatur aus. Die Annahme, es sei Opium gewesen, hat viel für sich; denn erstens entspricht die Wirkungsweise des Opiums — weit mehr als etwa die des Haschischs — dem von Homer geschilderten Effekt, und zweitens ist, wie schon erwähnt, der Mohn bzw. das Opium im 2. Jahrtausend in Ägypten und dem Mittelmeerraum bekannt gewesen.

Auf das Bestehen einer alten Kultur des Mohns in Griechenland weist der alte Name der Stadt Sikyon, Mekone [Mohnstadt, vgl. Hesiod Theog. 536]; er wird auf Mekon (Mohn), den Sohn der Demeter zurückgeführt, der griechischen Göttin des Erdsegens und der Fruchtbarkeit. Seine Beziehung zu ihr verdankt der Mohn wohl nicht zuletzt seinem Samenreichtum.

Den Autoren des *Corpus Hippocraticum* ist der Mohn in seinen verschiedenen Arten bekannt. Neben seiner Funktion als ge-

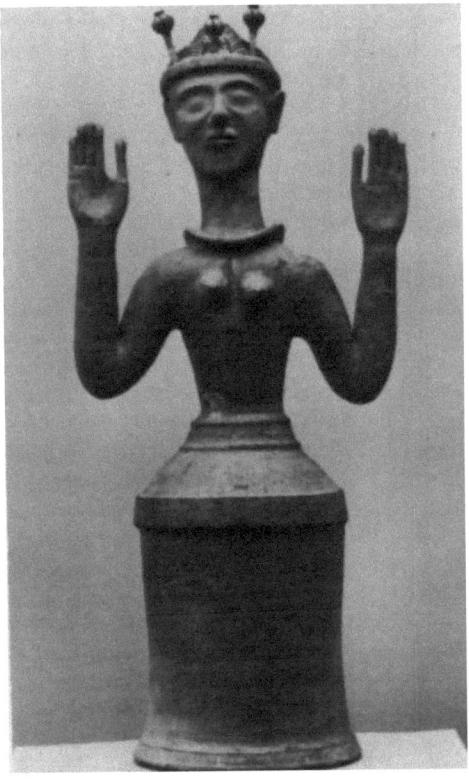

Abb. 1.1. Weibliches Idol („Mohngöttin")
Ton. Höhe 77,5 cm; Fundort: Heiligtum in Gazi, 6 km westl. von Herakleion. Jetzt im Archäologischen Museum von Herakleion, Gallery X, Case 133. Datierung: spätminoisch III (= 1350—1100 v. Chr.).
Beschreibung und Abbildungen in: Spyridon Marinatos: Kreta, Thera und das mykenische Hellas, 3. Aufl., Tafeln 136 und 137. München: Hirmer 1976.

bräuchliches Heilmittel für verschiedene Indikationen vor allem im Bereich der Frauenkrankheiten [z. B. Mul. II 192. 8, 372, 18 Littré] steht die Nutzung seiner schlaferzeugenden und schmerzdämpfenden Kraft [z. B. Mul. II 201. 8, 386, 7 Littré; Morb. III 16. 7, 148, 2 Littré]; doch verraten die hippokratischen Schriften keinerlei Problembewußtsein hinsichtlich der dem Opiumgebrauch immanenten Suchtgefahr.

Ähnliches gilt für die Schriften des Aristotelesschülers THEOPHRAST: Er nennt in seiner „*Historia plantarum*" vier Mohnarten [IX 12], erwähnt die Gewinnung des Milchsaftes des Mohns [IX 8, 2; vgl. I 12, 2] und berichtet immerhin über einen gewissen THRASYAS aus Mantinea, der ein Gift erfunden haben soll, das ein leichtes und schmerzloses Ende bewirke; zu den Bestandteilen dieses Giftes habe auch Mohn gehört [IX 16, 8]. Es fehlt jedoch jeder Hinweis auf den Mohn als Rauschmittel; die spezifischen Wirkungen des Opiums sind THEOPHRAST offenbar unbekannt gewesen.

Im ersten Jahrhundert n. Chr. führt der griechische Arzt DIOSKURIDES die schon aus THEOPHRAST bekannten vier Mohnarten an [IV 64ff.], nennt die Indikationen und Wirkungsweisen und beschreibt die Gewinnungsmethoden. Er unterscheidet zwischen dem in seiner Wirkung schwächeren, Mekonion genannten Saft, der aus den zerstoßenen Köpfen und Blättern gepreßt wird, und dem natürlichen, durch Einritzen der Mohnköpfe gewonnenen, unter dem das eigentliche Opium zu verstehen ist. Aber DIOSKURIDES vermerkt auch, daß der Mohnsaft, im Übermaß angewendet, Lethargie und Tod verursache, und erwähnt Äußerungen verschiedener griechischer Ärzte über die Risiken des Opiumgebrauchs: es ist nicht auszuschließen, daß sich darin eine rege zeitgenössische Diskussion über die Problematik der Droge widerspiegelt. Daß DIOSKURIDES ferner von verschiedenen Arten der Verfälschung des Saftes spricht, deutet vielleicht auf steigenden Konsum als Ursache des wachgewordenen Problembewußtseins hinsichtlich der Gefahren des Opiums.

Auf ähnlichem Wissensstand wie DIOSKURIDES stehen die Angaben des etwa gleichzeitigen römischen Autors PLINIUS d. Ä., der beim Vesuvausbruch 79 n. Chr. ums Leben kam. Bei ihm findet sich zum ersten Mal das lateinische Wort *Opium* für den Milchsaft des Mohns [Naturalis historia XX 199], während das griechische ὄπιον, das von ὀπός (Saft) abgeleitet ist, erstmalig in einem Rezept des DIOKLES von Karystos (4. Jh. v. Chr.) auftaucht, das uns GALEN [De compos. medic. sec. loc. IV 8. 12, 758 Kühn = Diokl. fr. 94 Wellmann] aufbewahrt hat.

Der Ausdruck ὄπιον scheint sich als ärztlicher Terminus für den medizinisch verwendeten Mohnsaft seit GALEN (129—199 n. Chr.) etabliert zu haben. Aufgrund seiner Einsicht in die Gefährlichkeit des Mohns beschäftigt sich GALEN mit dem Problem, wie das Mittel zu dosieren und verträglich zu machen sei. Er betrachtet das Opium als das stärkste Mittel unter denen, die die Sinne benebeln und einen totenähnlichen Schlaf erzeugen. Es habe eine stark abkühlende Wirkung. Pur angewendet führe es nicht nur zum Stupor, sondern sogar zum Tode, der durch das Übermaß der Kälte im Körper hervorgerufen werde. Aufgabe des Arztes sei es daher, das Opium mit anderen Substanzen zu mischen und gleichsam zu entschärfen; derart zubereitet ist es nach Auffassung GALENS ein äußerst nützliches Mittel, das Schlaf bewirkt und Schmerzen lindert; es nimmt nicht wunder, daß es zu den wichtigsten Bestandteilen des *Theriak* gehört. Von der berauschenden Wirkung des Opiums sowie den Suchtgefahren und Schäden durch Entzug hat offenkundig auch GALEN kein Bewußtsein gehabt.

Der Gebrauch des Opiums im arabischen Kulturkreis

Der Mohn war im vorislamischen Arabien unbekannt. Seit dem 9. Jahrhundert ist dagegen im arabischen Kulturkreis ein verbreiteter arzneilicher Gebrauch des Mohns für die verschiedensten Indikationen erkennbar; man nutzt seine schlaferzeugende und beruhigende Wirkung (Mohnsirup für unruhige Kinder), weiß aber auch von den Gefahren der Überdosierung, die zu Lethargie, Stupor, geistigem Verfall und zum Tode führen könne; IBN AL-BAYTAR (gest. 1248) fügte später die zuvor von den griechischen Autoren niemals erwähnte Konvulsion hinzu. Wie GALEN verlangt er, daß Opium nur in die Hand des kompetenten Arztes gehöre und niemals pur, sondern gemischt mit anderen Substanzen anzuwenden sei.

Im 10. Jahrhundert entwickelt sich der Gebrauch des Opiums vom therapeutischen Einsatz in zunehmendem Maße zu seiner Anwendung als einer Rauschdroge; zum ersten Mal erwähnt der Arzt und Naturforscher AL-BIRUNI (973—1048) Suchterscheinungen und den Zwang, die Dosis zu steigern. Die Ursache für diese Entwicklung ist in der politischen, sozialen und religiösen Unruhe zu suchen, die das islamische Reich bewegte und die Bildung zahlreicher Sekten und Geheimbünde, wie z. B. der Assassinen, zur Folge hatte, in denen der Rauschgiftkonsum eine wesentliche Rolle spielte (s. unten).

Der Gebrauch des Opiums bis zum Ende des 18. Jahrhunderts

Islamische Händler waren es wahrscheinlich auch, die das Rauschmittel Opium nach Osten, bis nach Persien und China verbreiteten. Diese Annahme wird gestützt durch den chinesischen Namen *o-fu-yung* für Opium, der dem arabischen *afiyun* entsprechen dürfte; ein antikes Wort für Opium gab es im Chinesischen nicht. Während des 18. Jahrhunderts breitete sich der Genuß der Droge in der Form des Rauchens geradezu epidemieartig in China aus. Die Bemühungen der chinesischen Regierung, das Opiumrauchen zu unterbinden, richteten sich besonders gegen die britischen Importe aus Indien und endeten in den sogenannten Opiumkriegen um die Mitte des 19. Jahrhunderts (1839—1842; 1857—1858). Diese Kriege im Fernen Osten brachten der Öffentlichkeit der westlichen Welt zum ersten Mal zum Bewußtsein, daß es ein Opiumsuchtproblem gab.

Denn in der Tat scheint dieses Bewußtsein bis dahin gefehlt zu haben. Das Opium ist im Westen vor allem über die Tradition des Theriak, der wohl berühmtesten Panazee des Mittelalters, in den Arzneischatz der Renaissance gekommen; es war und blieb jedoch Medikament, nicht Rauschgift. Es wurde nun sogar selber zur Panazee: PARACELSUS (1493—1541) nannte es den Stein der Unsterblichkeit; SYLVIUS (1614—1672) bekannte, ohne Opium nicht praktizieren zu können; VAN HELMONT (1579—1644) bekam den Beinamen *Doctor opiatus,* und SYDENHAM (1624—1689) urteilte, kein Heilmittel sei so universal und wirkungsvoll wie Opium.

Kenntnisse über die Opiumgebräuche des Ostens besaß man in der westlichen Welt durchaus; in zahlreichen Reiseberichten des 16. und 17. Jahrhunderts werden sie geschildert. Der deutsche Arzt und Botaniker LEOPOLD RAUWOLF, der von 1573 bis 1576 den mittleren Osten bereiste, erzählt vom Opiumkonsum der Türken und Perser, der ihnen dazu diene, den Mut im Kriege zu steigern und im Frieden die Sorgen zu vertreiben; den Derwischen betäube er ihre Schmerzen. Es fehlt auch nicht der Hinweis auf das Phänomen der Sucht: „Wann nun einer oder mehr damit also angefangen..., so könden sie nit wol mehr darvon lassen...“; ebenso werden die Entzugserscheinungen vermerkt. Der bedeutende italienische Arzt PROSPER ALPINUS weiß von ähnlichen Erfahrungen, besonders mit der Lethargie und Stumpfheit der Opiumraucher in Ägypten (1598); JOHN H. VAN LINSCHOTEN beschreibt die Opiumsucht unter den Indern (1596), und GABRIEL FALLOPIUS gibt einen Bericht über Beobachtungen an Opiumsüchtigen in Persien (vor 1563), in dem er die Entwicklung der Toleranz als einer Komponente der Sucht notiert.

Trotz aller Eindringlichkeit und Genauigkeit dieser Berichte über die Suchtphänomene und die verheerenden Folgen des habituellen Opiumkonsums sind ihre Verfasser doch offenkundig nicht zu der Erkenntnis durchgedrungen, daß es sich bei dem, was sie beschreiben, um eine Krankheit handelt und nicht bloß um eine schlechte, noch dazu spezifisch orientalische Gewohnheit: sie haben das Rauschgiftproblem noch nicht erkannt (SONNEDECKER, 1963).

Auch der westlichen Welt des 18. Jahrhunderts gilt das Opium, ungeachtet der außerordentlich großen Zahl der damit befaßten Abhandlungen, vor allem als stark wirkendes Medikament mit beträchtlicher Wirkungsbreite, an dem nicht zuletzt seine analgetische Kraft geschätzt wurde; man weiß von seiner Gefährlichkeit, kennt auch die Abstinenzsymptome, doch dringt die

Drogenabhängigkeit als Problem der Pathologie und Gegenstand ärztlicher Fürsorge nicht ins wissenschaftliche oder gar öffentliche Bewußtsein.

Ein berühmtes Beispiel dafür, wie therapeutischer Gebrauch von Opium allmählich in Gewöhnung und Abhängigkeit führt, ist der Arzt und Dichter ALBRECHT VON HALLER (1708–1777), der in den letzten Jahren seines Lebens an einem schmerzvollen Blasenleiden litt und sich nach anfänglichen Bedenken hinsichtlich etwaiger Nebenwirkungen auf Magen und Denkvermögen zur Einnahme von Opium überreden ließ. Zunächst bediente sich HALLER des „göttlichen Heilmittels" nur ausnahmsweise, dann regelmäßig und mußte schließlich die Einzeldosis erhöhen, um dieselbe Wirkung zu erzielen.

Der Gebrauch des Opiums seit dem 19. Jahrhundert

In der ersten Hälfte des 19. Jahrhunderts breitete sich der Opiumgenuß in der westlichen Welt stark aus. Die Gründe sind in der unbeschränkten medizinischen Anwendung der Opiate sowie der Möglichkeit zur Selbstmedikation zu suchen, die durch die leichte Zugänglichkeit der Mittel gegeben war; die sozialen Bedingungen, die es vielen nicht erlaubten, einen Arzt zu konsultieren, spielen mit hinein. Auch die Berichte prominenter Persönlichkeiten über ihre Opiumverfallenheit mögen ihren Teil beigetragen haben; die *„Confessions of an English Opium-Eater"* (1821) von THOMAS DE QUINCEY, in denen die Vorzüge des Opiums eindringlich geschildert wurden, gelten als das berühmteste Bekenntnis zu einer Sucht, die vornehmlich in literarischen Kreisen ihre Faszination ausübte. Überhaupt war England aufgrund seiner Handelsbeziehungen mit Indien und China das Land mit dem ausgedehntesten Opiumgebrauch der westlichen Welt. Die durch den Frühkapitalismus besonders hier hervorgerufenen sozialen Verhältnisse beförderten die Entwicklung. So diente Opium in Industriegebieten als Sedativum für Kleinkinder arbeitender Mütter, wurde aber auch in wohlhabenden Häusern heimlich von den Kindermädchen verabreicht, die sich ihre Aufgabe erleichtern wollten; die Zahl der auf diese Weise getöteten Kinder dürfte beträchtlich gewesen sein (LOMAX, 1973).

Im Jahre 1805 war dem Apotheker FRIEDRICH SERTÜRNER die Isolierung des *Morphins* gelungen, und 1853 entwickelte der Edinburger Arzt ALEXANDER WOOD die Technik der subkutanen Einspritzung. Diese beiden für die Medizin so wichtigen Daten wurden zu wesentlichen Voraussetzungen für die Ausbreitung des *Morphinismus* in der zweiten Hälfte des 19. Jahrhunderts. Während des amerikanischen Bürgerkrieges (1861–1865), des preußisch-österreichischen Krieges (1866) und des deutsch-französischen Krieges (1870/71) ließ sich die Militärmedizin zu einer geradezu zügellosen Morphinanwendung hinreißen, in deren Folge der Morphinismus sprunghaft zunahm; in Amerika ging das Wort von der „Armeekrankheit" oder „Soldatenkrankheit" um. Den Anteil der Medizin an dieser Entwicklung illustriert die Bemerkung EMIL KRAEPELINS: „Gäbe es keine Ärzte, so gäbe es auch keinen Morphinismus." Doch bemühten sich seit der zweiten Hälfte des 19. Jahrhunderts gerade Vertreter des ärztlichen Standes um gesetzliche Vorschriften, die den bis dahin völlig freien Verkauf von Opiaten unterbinden sollten.

Die in den siebziger Jahren des 19. Jahrhunderts in den U.S.A. angewandte Methode, den Morphinismus durch *Kokain* zu heilen, war der Versuch, den Teufel durch Beelzebub auszutreiben. Diese auf Europa übergreifende Methode der Substitutionstherapie, die auch von SIGMUND FREUD empfohlen wurde, zeitigte den Kokainismus als typisch iatrogene Krankheit und hatte zum Ergebnis, daß die Morphinisten zu Kokainisten oder gar beides wurden. Vergleichbar mit dieser fatalen Wirkung ist die spätere Anwendung des *Heroins*, das H. DRESER 1898 aus dem Opium isoliert hatte, als Substitutionsdroge für Morphium; die verheerende Folge war, daß einem der gefährlichsten Rauschgifte zur Weiterverbreitung verholfen wurde.

Die sehr bald einsetzende rege Diskussion unter den Ärzten über die Gefahren des Morphiummißbrauchs führte jedoch zu einem richtungsweisenden Resultat: die „Morphiumsucht" — ein Begriff, den EDUARD LEVINSTEIN 1875 nach dem Vorgang von CHRISTOPH WILHELM HUFELAND prägte, der 1836 den Begriff der „Opiumsucht" in Analogie zur Trunksucht etabliert hatte

— wurde als eine eigene, und zwar vorwiegend psychische Krankheit erkannt. Die ständige Ausbreitung des Morphinismus hob schließlich die Notwendigkeit nationaler und internationaler Kontrollen ins Bewußtsein, so daß es 1912 zur *ersten Haager Konvention* kam, die von 36 Ländern der Erde angenommen wurde.

Für eine weitere Erörterung der therapeutischen Anwendung von Opium in der Psychiatrie des 19. und 20. Jhds., s. Kap. 2.3.

1.2.2. Geschichte des Gebrauchs von Haschisch

Bedeutung und Verbreitung des heute unter den beiden vorherrschenden Namen „*Haschisch*" und „*Marihuana*" bekannten Genußmittels spiegeln sich in den auffallend zahlreichen Bezeichnungen, die sich in der älteren und neueren Literatur für haschischhaltige Präparate finden. Das Wort Haschisch selbst ist arabisch *(hašiš)* und bedeutet „Gras, Stroh, Heu". Es verdrängte um etwa 1000 n. Chr. den ebenfalls arabischen Namen *Qanab (Cannabis)* und wurde, wie schon die Verwendung des Wortes bei dem arabischen Botaniker IBN AL-BAYTAR (gest. 1248) bezeugt, zum spezifischen Terminus für die Wirkstoffe der Hanfpflanze.

Gegenüber dieser sozusagen dürren Namengebung, die nichts vom Wesen des Pharmakons verrät, sind die in anderen Sprachräumen gebräuchlichen Bezeichnungen aufschlußreicher und sprechender. So ist z. B. der assyrische Name „*martakal*" aus martu (Galle) und ak(a)lu (Speise) zusammengesetzt; er scheint damit auf eine medizinische Verwertung des Mittels zu verweisen. Das Rätselhafte und Unerklärliche der Wirkung, die es auf die Seele des Menschen ausübt, drückt sich in dem Namen aus, den man ihm in Persien und in der Türkei gegeben hatte; es hieß „*Esrar*" (das Geheimnis).

Das Wort *Marihuana* kommt zuerst in Mexiko auf; seine Etymologie ist umstritten. Weder die Erklärungen aus indianischen Wörtern, wie „Malihua" (das Individuum wird von der Droge gefangen gehalten), noch die Ableitung vom portugiesischen „Maranguano" (der Berauschte) oder von Frauennamen (Maria und Juana), die man den Wärtern angab, wenn man den Gefängnisinsassen Geschenke zukommen lassen wollte, in denen die Droge verborgen war, können überzeugen (STRINGARIS, 1972).

Die Gewinnung des Haschisch erfolgt in zwei Verfahren: Die oberen Blätter, Vorblätter und Blütenstengel der reifen weiblichen Pflanze werden abgeschnitten und zu Haschisch verarbeitet, oder man gewinnt die Droge unmittelbar, indem man das an der Unterseite der Blätter in den Drüsenhaaren befindliche Cannabisharz sammelt.

Gemäß den drei Formen der Haschischaufnahme, Essen, Rauchen, Schnupfen variieren die Arten der Zubereitung; neben Haschischkuchen gibt es Haschisch als Konfekt, in Pillenform, in verschiedensten Mischungen mit anderen Ingredienzien, als likörartiges Getränk usw. Zur Erzielung des gleichen, angenehmen Rauschzustandes muß bei Haschisch die Dosis nicht ständig erhöht werden; Entzugserscheinungen entfallen, der Organismus gewöhnt sich nicht an die Droge.

Der Gebrauch des Haschisch im Altertum

Die geographische Herkunft der Hanfpflanze und der Zeitpunkt ihrer Nutzbarmachung durch den Menschen sind bis heute nicht eindeutig geklärt. Unbezweifelt ist jedoch, daß die Pflanze schon in frühester Zeit in weiten Teilen Asiens bekannt und über Jahrtausende zu den verschiedensten Zwecken genutzt wurde. So diente sie bereits vor 6000 Jahren im chinesischen Kulturkreis zur Herstellung von Kleidung, als Nahrungsmittel, als Heilmittel und als Mittel für magische Praktiken.

Die früheste Nachricht in der abendländischen Literatur über den Gebrauch der Hanfpflanze findet sich bei dem griechischen Geschichtsschreiber HERODOT (5. Jh. v. Chr.) im 4. Buch seiner „*Historien*" [cap. 73—75] anläßlich der Schilderung skythischer Bestattungsriten. Wieweit das Behagen der Skythen an ihren mit Hanfkörnern erzeugten Dampfbädern bereits als eine Drogisierung anzusehen ist, bleibt zweifelhaft. Eindeutiger ist HERODOTS Bericht [1, 202] über die kollektiven Rauschzustände der Massageten, eines vielleicht ebenfalls skythischen Volkes; daß es sich bei den benutzten „Baumfrüchten" um Haschisch handelt, kann jedoch nur vermutet werden. Immerhin berichtet auch der römische Geograph POMPONIUS MELA (1. Jh. n. Chr.) [Chorographia II, 2, 21] von den Skythen, daß sie sich durch den eingeatmeten Rauch verbrannter Hanfkörner in eine heitere Trunkenheit versetzten. Das herodoteische Zeugnis über den Brauch der Skythen wurde übrigens durch archäologische Funde in den Hügelgräbern von Pazyryk im Hochaltai (5./4. Jh. v. Chr.) bestätigt.

Das *Corpus Hippocraticum* erwähnt die Hanfpflanze nicht, ebensowenig wie der Aristotelesschüler THEOPHRAST. Erst DIOSKURIDES (1. Jh. n. Chr.) nennt sie [III 155] als Heilmittel gegen Ohrenleiden, aber auch als Antiaphrodisiacum, das die Zeugungsfähigkeit vernichte. Es fehlt jeder Hinweis auf die berauschende Wirkung des Hanfs. Auch die Erwähnungen bei GALEN (129—199 n. Chr.) gestatten kein sicheres Urteil, ob ihm diese Wirkung bekannt war. Zwar vermerkt er, daß die Cannabis, in größeren Mengen genossen, schnell in den Kopf steigt [De alim. fac. I 34. 6, 549 f. Kühn], doch betont er als Folgen des Genusses mehr die Schwerverdaulichkeit, Kopfschmerzen und Produktion schlechter Säfte; ferner berichtet er von ihrer Applikation gegen Ohrenschmerzen [De simplic. medic. temp. et fac. VII 5. 12, 8 Kühn].

Der Gebrauch des Haschisch im arabischen Kulturkreis

Demgegenüber ist im arabischen Kulturkreis nicht lange nach dem Sieg des Islam, möglicherweise infolge des vom Koran verhängten Alkoholverbots, der Haschischmißbrauch bereits derart verbreitet, daß man mit drakonischen Strafen gegen ihn vorzugehen versuchte. In den zahlreichen religiösen und pseudoreligiösen Sekten und Untergrundorganisationen, die sich im muslimischen Reich bildeten, wie etwa im Orden der Derwische, spielte die Droge eine bedeutende Rolle. In der berüchtigten, gegen Ende des 11. Jahrhunderts entstandenen Geheimgesellschaft der *Assassinen* (= *Haschischesser)* stellte Haschisch neben Opium ein wichtiges Bindemittel der Gemeinschaft dar; ihr Gründer HASAN-I-SABBAH, dessen Ziel die Vernichtung der arabischen Herrschaft war, erreichte über die Drogenabhängigkeit die absolute Gefügigkeit und bedenkenlos-fanatische Einsatzbereitschaft seiner Anhänger. Ein bekanntes Zeugnis für die Verbreitung des Haschisch sind die vielfachen Erwähnungen in der Märchensammlung „Tausendundeine Nacht", darunter besonders der Traum des Haschischessers, der in der 143. Nacht erzählt wird. Während im vorislamischen Arabien Haschisch und Opium offenbar keine Rolle gespielt haben, kann im starken Rauschgiftkonsum der muslimischen Gesellschaft ein nicht unerhebliches Moment des Untergangs der islamischen Kultur gesehen werden (HAMARNEH, 1972).

Der Gebrauch des Haschisch bis zum Ende des 18. Jahrhunderts

Ins westliche Europa scheint die Kenntnis von den Wirkungen des Hanfs durch die Vermittlung der arabischen Ärzte gekommen zu sein. FRANÇOIS RABELAIS (1495—1553) spricht in seinem *„Pantagruel"* (III) von den schädlichen Folgen des Hanfgenusses; in der Folgezeit nehmen die Nachrichten über den Hanf als Rauschmittel in starkem Maße zu.

Als Symptome des Cannabismus werden geschwätzige Heiterkeit, sonderbares Benehmen mit darauf folgender Melancholie, Entkräftung und Schlaf genannt (PROSPER ALPINUS, 1591); die Kenntnisse beruhen vielfach auf in Selbstversuchen gemachter Erfahrung (ANGE DE SAINT-JOSEPH, 1681; ENGELBERT KAEMPFER, 1712). Die Brisanz des Problems des Haschischkonsums, dessen Wirkungen viele Autoren des 18. Jahrhunderts, so BERNARDINO RAMAZZINI (1633—1714) und CARL VON LINNE (1707—1778), beschreiben, wird durch das Verbot beleuchtet, das General MENOU, Kommandant der französischen Armee in Ägypten, 1800 gegen das Rauchen und

Trinken von Hanfpräparaten, freilich ohne großen Erfolg, erließ.

Der Gebrauch des Haschisch seit dem 19. Jahrhundert

Das 19. Jahrhundert markiert den Anfang der wissenschaftlichen Erforschung des Hanfs und seiner Wirkungen. Hier ist neben dem irischen Arzt WILLIAM B. O. SHAUGHNESSY (1809—1889) besonders der französische Nervenarzt JAQUES-JOSEPH MOREAU DE TOURS (1804—1884) zu nennen. Sein Werk „*Du hachich et de l'aliénation mentale*" (1845) steht am Beginn der experimentellen Psychiatrie und Psychopharmakologie (s. unten); doch haben MOREAUS Haschischversuche zugleich die in der Pariser Bohème aufkommende „Haschisch-Mode" mitinitiiert, die zur Gründung des berühmten „*Club des Hachichins*" durch THÉOPHILE GAUTIER (1811—1872) führte; neben GÉRARD DE NERVAL und HONORÉ DE BALZAC war sein wohl prominentestes Mitglied CHARLES BAUDELAIRE, der dem Haschisch sogar eine eigene Studie [De l'Idéal artificiel 1858 = Le Poème du Hachich, in: Les Paradis artificiels, 1860] gewidmet hat.

Die Entdeckung eines der wichtigsten Bestandteile des indischen Hanfs, des Alkaloids *Cannabinol*, gelang 1896 T. B. WOOD und seinen Mitarbeitern; 1903 konnte S. FRÄNKEL es aus dem Harz von Cannabis indica extrahieren. Seit 1930 wurde von CAHN, BERGEL u. a. die chemische Struktur weiterer Bestandteile des Cannabisharzes, des Cannabidiol, der Cannabidiol-Säure und des Tetrahydrocannabinol, aufgeklärt. Während Cannabidiol-Säure sedative und antibakterielle Eigenschaften zeigt, ist das *Tetrahydrocannabinol* aufgrund seiner euphorisierenden Wirkung die wichtigste psychotrope Substanz.

1.2.3. Geschichte des Gebrauchs indianischer Rauschdrogen

Der Gebrauch der Koka

Wenngleich sich der Anbau des Koka-Strauches (Erythroxylon Coca Lam.) in neuerer Zeit nach Java, Sumatra und Madura verlagert hat, ist Peru die Wiege der Koka-Kultur. Der Name K(h)oka kommt aus der Sprache des indianischen Volkes der Aimara und bedeutet „Baum". In der Verwendung des Gattungsbegriffs für die einzelne Pflanze drückt sich die Wertschätzung durch die Indios ebenso aus wie darin, daß sie die Blätter vor der Einführung des Münzgeldes als Zahlungsmittel benutzten.

Nach ersten Mitteilungen über die Koka durch den Priester THOMAS ORTIZ (1499) und den Eroberer FRANCISCO PIZARRO (1532) waren es besonders die Berichte des Historikers PEDRO DE CIEZA DE LEÓN (1553) und des Arztes NICOLAS DE MONARDES (1580), die sie in Europa bekannt machten. Diese schilderten nicht nur die gängige Form des Kokagenusses — die Indios kauten die getrockneten Blätter zusammen mit Kalk, den sie aus gemahlenen Muscheln gewannen —, sondern wiesen auch bereits auf seine soziale Bedeutung hin: die Pflanze verlieh den Indios Kraft zur Arbeit, vertrieb ihnen den Hunger und ließ sie die klimatischen und sonstigen Unbilden ihres harten Lebens leichter ertragen. Wegen der von den Indios als heilsam empfundenen Wirkung der Koka galt sie ihnen als Trägerin magischer Kräfte und spielte darum auch in ihrem religiösen Leben eine wesentliche Rolle.

Die körperlichen und geistigen Schädigungen durch habituellen Kokagenuß (u. a. schwere Obstipation, Gelbsucht, Störungen des zentralen Nervensystems, Bleichsucht, Entkräftung bis zum Tode) stellte zuerst der Arzt und Naturforscher EDUARD FRIEDRICH PÖPPIG (1798—1868) dar. Die verharmlosenden Tendenzen anderer Berichte, etwa des Schweizer Forschungsreisenden JOHANN JAKOB VON TSCHUDI (1818—1898), paßten den Nachkommen der weißen Eroberer besser ins Konzept; denn der Kokain kauende Indio ist ein zwar kurzlebiger, dafür aber genügsamer Arbeiter. Einen entschiedenen Befürworter fand die Koka in dem italienischen Arzt und Kulturphilosophen PAOLO

MANTEGAZZA (1831—1910), der 1859 eine Monographie über die hygienischen und medizinischen Vorzüge der Droge veröffentlichte.

Nachdem es ALBERT NIEMANN 1860 gelungen war, das „Cocain", das Hauptalkaloid der Kokablätter, zum ersten Mal zu isolieren, gelangte es bei zahlreichen Indikationen zur Anwendung, darunter auch bei Geisteskrankheiten wie Melancholie. Seine Einführung als Anästheticum in die operative Medizin ist besonders der Wiener Schule zu verdanken; die Anregung dazu ging von SIGMUND FREUD aus, der 1884 auf die anästhesierenden Eigenschaften des Kokains aufmerksam gemacht hatte. Dagegen hatte der Gebrauch als Entwöhnungsmittel für Morphinisten und Alkoholiker eine verheerende Wirkung (s. oben): die große Propagation des Genußmittels Kokain hat nicht zuletzt hierin ihre Ursache. Das Schnupfen von Kokainpulver breitete sich nach 1900 zunächst vor allem in den U.S.A. aus, sodann in Indien und Europa, wo Paris als Zentrum des Kokainismus galt; in der Theater- und Filmwelt wurde es zur Mode, und die militärmedizinische Anwendung während des Ersten Weltkrieges tat ein übriges. Es ist eine Reaktion auf diese Zustände, wenn seit den zwanziger Jahren des 20. Jahrhunderts in zahlreichen Abhandlungen vor den mit diesem Gift verbundenen Gefahren eindringlich gewarnt wurde.

Der Gebrauch der mittelamerikanischen Rauschdrogen

Den Indianern der Hochkulturen Mittelamerikas war seit alters eine große Zahl psychotroper Substanzen bekannt. Die frühesten Berichte, die wir besitzen, stammen von Missionaren und Ärzten, die im 16. und 17. Jahrhundert in das neu entdeckte Land kamen und ihre Beobachtungen und Erfahrungen aufzeichneten. Daß die Ursprünge der von ihnen geschilderten Bräuche auf sehr alte Zeiten zurückgehen, zeigen archäologische Funde, die teilweise bereits in das 2. vorchristliche Jahrtausend zu datieren sind.

Der Drogengebrauch in diesen Kulturen war in starkem Maße von religiösen Vorstellungen und magischen Intentionen geprägt; bei Festen und kollektiven Ritualen hatte er seine feste Stelle. Einigen Pflanzen schrieben die Indianer sogar die Kraft zu, prophetische Fähigkeiten zu vermitteln; sie glaubten, durch ihren Genuß Auskünfte über Ursachen und Heilungsmöglichkeiten von Krankheiten zu bekommen, und erhofften sich überhaupt von ihnen bei Einhaltung bestimmter Riten den Zugang zur übersinnlichen Welt. Der Überzeugung, daß diesen Pflanzen göttliche Kräfte innewohnten, entsprach die kultische Verehrung, die man ihnen entgegenbrachte. Es versteht sich, daß den christlichen Missionaren die Bräuche und Riten, in denen sich diese Verehrung ausdrückte, für Teufelswerk gelten mußten, das um jeden Preis auszurotten war. Das gelang jedoch nicht; die alten Bräuche haben sich, vielfach im Verborgenen, gegen den christlichen Eifer bis in die Gegenwart erhalten.

Eine besondere Bedeutung für den kultisch-religiösen Bereich ebenso wie für magische Praktiken besaßen verschiedene *Pilze*, deren psychotrope Eigenschaften wahrscheinlich schon in früher Zeit entdeckt worden sind; jedenfalls bezeugen Funde von sogenannten „Pilzsteinen" aus der vorklassischen Majazeit, daß diese Pilze bereits damals kultische Verwendung fanden.

Der früheste einschlägige Bericht stammt von dem spanischen Franziskanermönch BERNARDINO DE SAHAGUN, der 1529 nach Mexiko kam, die Sprache der Azteken lernte, mit ihren Sitten und Bräuchen vertraut wurde und seine Kenntnisse in einem umfangreichen Werk niederlegte. SAHAGUN schreibt [11, 7, 1; zit. nach WIESNER]:

„Es gibt in diesem Lande kleine Pilze, die **Teonanácatl** heißen; sie wachsen unter dem dürren Gras der Felder oder auf dem Ödland... Beim Essen haben sie keinen schlechten Geschmack, schädigen aber die Kehle und berauschen. Sie sind Heilmittel gegen die Fieber und gegen die Gicht... Wer sie ißt, hat Visionen... Wer viel davon ißt, wird sexuell erregt."

Von den Chichimeken, deren große Kenntnisse von Pflanzen und Kräutern sowie ihren Wirkungen SAHAGUN rühmend hervorhebt, berichtet er an anderer Stelle seines Werkes [10, 29, 2], daß sie einen Trank aus einer Pilzart, die sie Nanacatl nennen, bereiten und sich mit ihm berauschen; danach versammeln sie sich auf einem ebenen Platz, wo sie Tag und Nacht tanzen und singen. Am folgenden Tag aber weinen sie sehr. In einem weiteren Bericht desselben Autors über Festlichkeiten reicher Mexikaner wird die Vielfältigkeit und Plastizität der Visionen ausführlich beschrieben, die der Pilz in dem Berauschten erzeugt.

Der heftige Kampf der christlichen Missionare gegen den halluzinogenen und enthemmenden Teonanácatl, dessen heidnisch-dämonisches Wesen sich schon in seinem Namen („Fleisch des Gottes") verriet, erreichte immerhin, daß der mit ihm verbundene Kult fortan nur noch im Geheimen, bei isoliert lebenden Stämmen gepflegt und tradiert werden konnte. Der Schleier der Geheimhaltung wurde so dicht, daß gelegentliche Berichte über die Pilzfeste und die wundersamen Wirkungen derartiger Pflanzen, ja deren Existenz überhaupt bezweifelt und geleugnet wurden.

Erst im Jahre 1938 gelang es einer amerikanischen Forschergruppe, einer geheimen nächtlichen Pilzzeremonie der Mazateken als Zuschauer beizuwohnen und sich von der Wahrheit der alten Berichte über die geheimnisvollen Pilze zu überzeugen. Nachdem dann im Jahre 1955 dem amerikanischen Ehepaar WASSON die aktive Teilnahme an einer derartigen Zeremonie gestattet worden war, konnte der Mykologe ROGER HEIM im Jahr danach die Pilze botanisch als zur Gattung der *Psilocybe* zugehörig bestimmen. Im Jahre 1958 schließlich wurden von dem Chemiker ALBERT HOFMANN das *Psilocybin* und das *Psilocin* als das psychotropen Wirkstoffe des Pilzes Teonanácatl identifiziert und isoliert (s. Kap. 2.3.).

Zu den unter den Indianern Mexikos verbreiteten Drogen gehört auch das **Ololiuqui**, der Same des Coatlxoxouhqui (grüne Schlange), einer Windenart. In den ausführlichen Berichten des 16. und 17. Jahrhunderts über die Wirkungen dieser Droge erscheinen immer wieder die folgenden Angaben: Sie berauscht und macht verrückt, beraubt des Denk- und Urteilsvermögens und ruft — vielfach schreckliche — Visionen hervor. Sie dient als Mittel, mit den Göttern in Verbindung zu treten; man befragt sie wie ein Orakel und bringt ihr aufgrund der wunderbaren Kräfte, die man ihr zuschreibt, göttliche Verehrung entgegen. Als ihre wichtigsten psychotropen Wirkstoffe gab ALBERT HOFMANN im Jahre 1960 Mutterkornalkaloide, Abkömmlinge der *Lysergsäure*, bekannt (s. Kap. 2.3.).

Eine andere, von den Mexikanern verwendete halluzinogene Pflanze, der **Peyote**, gewann große Bedeutung für die moderne Medizin durch die Entdeckung des in ihr enthaltenen *Meskalins*. Der Peyote ist ein kleiner Kaktus von der Form einer stachellosen, graugrünen Kugel mit einer rübenförmigen Wurzel. Als Berauschungsmittel diente der mittlere Teil, der scheibenförmig herausgeschnitten und getrocknet wurde. Über die Verwendung des Peyote in der Zeit vor der Eroberung Mexikos lassen sich keine Angaben machen; die früheste schriftliche Nachricht stammt wiederum von BERNARDINO DE SAHAGUN [11, 7, 1; zit. nach WIESNER]:

„Es gibt noch eine andere Pflanze, die ... **Peyotl** heißt ... Wer sie ißt oder trinkt, sieht schreckliche oder lächerliche Dinge; der Rausch dauert zwei oder drei Tage und vergeht dann. Sie wird gewohnheitsgemäß von den Chichimeken gegessen; denn es hält sie bei Kraft und gibt ihnen Mut zum Kampf. Sie haben dann weder Angst noch Hunger oder Durst; und sie behaupten, der Peyotl schütze sie vor jeder Gefahr."

Andere Autoren, vor allem des 17. Jahrhunderts, heben an dieser Droge hervor, daß ihr Genuß — wie es ähnlich auch vom Ololiuqui berichtet wurde — nach der Überzeugung der Indios prophetische Fähigkeiten und tiefes Wissen verleihe: über die Ursache von Krankheiten und Mittel zu ihrer Heilung, über die Geheimnisse anderer, ja sogar über die Möglichkeiten, gestohlenes Gut wiederzugewinnen und den Dieb ausfindig zu machen.

Die tiefgreifenden und eindrucksvollen Wirkungen auf die Psyche sicherten auch dem Peyote kultische Verehrung. Rief auch hier der Glaube der Eingeborenen an das heilige Wesen der Pflanze die christlichen Missionare auf den Plan, so gelang der Versuch der Unterdrückung noch weniger als im Falle des Teonanácatl. Im Gegenteil: gegen Ende des 19. Jahrhunderts breitete sich der Peyotekult geradezu epidemieartig unter den Indianerstämmen Nordamerikas aus; am Beginn des 20. Jahrhunderts kam es sogar zu Vermischungen zwischen dem Peyotekult und christlichen Kultelementen, eine Entwicklung, die in der Gründung einer christlichen Peyote-Kirche, der „Native American Church of the United States" in Oklahoma, gipfelte.

Die wissenschaftliche Erforschung der Droge war bereits am Ende des 19. Jahrhunderts begonnen worden: 1888 hatte der Toxikologe LOUIS LEWIN den Kaktus untersucht und beschrieben und als *„Anhalonium Lewinii"* botanisch klassifiziert; 1896 gelang es A. HEFFTER, den Hauptwirkstoff *Meskalin* zu isolieren, den E. SPAETH 1919 zum ersten Mal synthetisch herstellte. Danach fand diese Substanz Eingang in die westliche Medizin. Nachdem sie zunächst erfolglos als Ersatzmittel bei Morphinentziehungskuren eingesetzt worden war, wurden mit ihr vielfach Eigenversuche von Ärzten und anderen Personen angestellt, in der Hoffnung, durch das Erleben der im Meskalinrausch auftretenden Halluzinationen und anderer psychopathologischer Phänomene einen tieferen Einblick in die Erfahrungswelt bestimmter Geisteskranker zu gewinnen (s. Kap. 2.3.).

1.3. Alte Heilmittel für psychische Erkrankungen

1.3.1. Geschichte der Therapie mit Helleboros

Als das Mittel der Wahl für die Therapie der psychischen Erkrankungen galt in der griechischen Antike der weiße und der schwarze Helleboros. Obwohl die botanische Deutung der beiden Helleborosarten nicht völlig unumstritten ist, dürfte es sich bei dem weißen in der Mehrzahl der Fälle um *Veratrum album L.* und bei dem schwarzen um *Helleborus orientalis Lam.* handeln. Da man den weißen Helleboros als Brechmittel und den schwarzen als Purgativum einsetzte, erscheinen beide in den altgriechischen ärztlichen Fachschriften im Zusammenhang mit einer Vielzahl von Krankheiten.

Die Griechen unterschieden jedoch nicht zwischen somatischen und psychischen Erkrankungen, sondern unterwarfen sie alle einem einheitlichen Krankheitskonzept, das auch die Therapie bestimmte. Die Verwendung des Helleboros als Therapeuticum für psychopathologische Erscheinungen ist so der folgerichtige Versuch, psychische Erkrankungen auf somatischem Wege zu heilen.

Das wichtigste und folgenreichste Krankheitskonzept der griechischen Antike aber, das erst durch die experimentelle Forschung seit dem 17. Jahrhundert schrittweise und dann endgültig im 19. Jahrhundert abgelöst wurde, stellt die **Viersäftelehre** dar, die von der hippokratischen Ärzteschule um die Wende vom 5. zum 4. vorchristlichen Jahrhundert entwickelt worden ist. Sie erklärt den Ablauf der Lebensvorgänge aus dem Zusammenwirken der vier Säfte: Blut, Schleim, gelbe Galle und schwarze Galle. Krankheit entsteht dementsprechend durch eine Störung im Mischungsverhältnis der Säfte oder durch die Verderbnis eines einzelnen Saftes; die Unterschiede der Krankheitserscheinungen hängen jeweils von der Art, dem Umfang und der Lokalisation der Störung ab.

Diese **Viersäftelehre,** die vom heutigen Standpunkt aus als allzu spekulativ erscheinen mag, ist ein Ergebnis des seit dem 6. Jahrhundert v. Chr. immer mächtiger werdenden Bestrebens, das mythische Weltbild durch ein rationales zu ersetzen. Das Ringen um eine neue Welterklärung galt zunächst — bei den ionischen Naturphilosophen — dem makrokosmischen Bereich, dann aber auch dem Mikrokosmos: so findet sich im 5. Jahrhundert v. Chr. sowohl eine Zweisäftehypothese, aus der die Viersäftelehre entwickelt wird, als auch eine Theorie, die die Luft zum letztlich bestimmenden Faktor im körperlichen Geschehen macht. Die Bemühung um rationale Grundlagen in der Heilkunst war dabei gewiß insofern schwieriger, als die Kranken und ihre Angehörigen wie die Heilkundigen unter dem Eindruck einer langen Tradition standen, die von Magie und Götterfurcht bestimmt war. So kommt es, daß noch im letzten Viertel des 5. Jahrhunderts v. Chr. der Autor der hippokratischen Schrift *„Über die heilige Krankheit"* mit vielfältiger Argumentation gegen die magische Medizin und ihre Vertreter streitet. Allerdings behandelt er auch ein vorbelastetes Thema, die Epilepsie, bei der es zweifellos besonders schwierig war, gegen ihr ungewöhnliches Erscheinungsbild ein naturgesetzliches Entstehen nachzuweisen oder plausibel zu machen. Gerade dies aber, daß die Epilepsie sich in ihrer Ursache grundsätzlich von allen anderen Krankheiten nicht unterscheidet, stellt den neuen und entscheidenden Ansatz dar. Damit ist ein Schritt vollzogen, der für die ganze Folgezeit ungemein bedeutungsvoll werden sollte: die Erklärung einer Krankheit, die nach dem äußeren Befund vorwiegend von außergewöhnlichem Verhalten des Betroffenen bestimmt ist, nach genau denselben Grundsätzen, wie sie für Krankheiten angewandt wurden, die von erfaßbaren körperlichen Erscheinungen geprägt sind. Das bedeutet für psychische Erkrankungen, daß sie einerseits überhaupt als Krankheit anerkannt und so auch therapierbar gemacht werden, andererseits ist bei ihrer Integration in ein naturwissenschaftliches Modell wie eine Säftelehre die Gefahr gegeben, daß ihr spezifischer, nämlich psychopathologischer Charakter übersehen wird und damit auch Therapiemöglichkeiten ungenutzt bleiben.

Tatsächlich werden psychische Ursachen im modernen Sinne, wie etwa Konflikte, Ängste oder übermäßige Trauer, nirgends in den hippokratischen Schriften angeführt; gelegentlich wird einmal eine äußere Situation als begünstigende Voraussetzung genannt, wie das Reisen in fremdem Land, auf einsamer Straße [Int. 48. 7, 286, 14f. Littré]; an der grundsätzlich somatischen Auffassung von geistig-seelischen Phänomenen ändert sich dadurch jedoch nichts; denn auch diese äußeren Gegebenheiten werden lediglich als Anlaß für Veränderungen im somatischen Bereich der vier Säfte aufgefaßt.

Die ausschließlich somatische Konzeption von psychischen Erkrankungen erforderte konsequenterweise auch eine somatische Therapie: der verdorbene oder der im Übermaß vorhandene und damit das Gleichgewicht störende Saft mußte aus dem Körper entfernt werden, was vor allem durch Erbrechen und Abführen erreicht werden konnte. Hierfür waren die beiden Helleborosarten die bevorzugten Mittel.

Als **Indikation für den weißen Helleboros** erscheinen bei den Autoren der griechischen Medizin die folgenden Erkrankungen aus dem psychiatrischen Bereich, wobei allerdings zu berücksichtigen ist, daß jeder einzelne Autor jeweils nur einige wenige nennt: Manie, Melancholie, Phrenitis, Epilepsie, Hydrophobie, Ephialtes, Gedächtnisverlust, Jähzorn, Wahnvorstellungen mit heiterem Inhalt, Wahnsinn, geistige Erstarrung und Schwachsinn; für die meisten dieser Krankheiten oder Symptome wird auch zusätzlich oder alternativ eine Abführbehandlung mit dem schwarzen Helleboros für nützlich gehalten; insbesondere wird sie empfohlen bei Halluzinationen, Wahnvorstellungen trauriger Art, Lethargie und Katalepsie. Schließlich wird der weiße Helleboros bei einigen psychischen Erkrankungen, so bei Hysterie, Lethargie, Manie, Epilepsie und Phrenitis als Niesmittel eingesetzt. Zu berücksichtigen ist bei dieser Aufzählung, daß alle diese Krankheitsbezeichnungen der Nosologie der Antike entsprechen und keinesfalls ohne weiteres mit den heutigen Krankheitsbildern, die teilweise denselben Namen tragen, identifiziert werden dürfen.

Daß die Verwendung des Helleboros als Heilmittel für Geisteskrankheiten nicht nur weit verbreitet war, sondern auch als die offenkundig einzig wirksame Methode galt, erhellt nicht zuletzt aus der Tatsache, daß sich schon früh der Volkswitz dieser Auffassung bemächtigte: In der griechischen und römischen Komödie sowie in der römischen Satire finden sich zahlreiche auf die Pflanze selbst oder ihren berühmtesten Herkunftsort, Antikyra, anspielende Stellen, in denen dem Verspotteten die Einnahme von Helleboros oder eine Kur in Antikyra nahegelegt wird, um seine Narrheit zu kurieren. Im Lateinischen wurde sogar ein eigenes Adjektiv *elleborosus* mit der Bedeutung „Nieswurz nötig habend, nicht recht bei Verstand" geprägt.

Die Überzeugung, daß der Helleboros nicht nur in Krankheiten, sondern grundsätzlich einen positiven Einfluß auf den Geist habe, wird schließlich aus Berichten über den Philosophen KARNEADES (2. Jh. v. Chr.) deutlich; dieser habe nämlich, so heißt es [PLINIUS Nat. hist. XXV 21; VALERIUS MAXIMUS VIII 7,5], vor mündlichen oder schriftlichen Disputen über philosophische Fragen weißen Helleboros eingenommen, um sich von schlechten Säften zu befreien, die seine Denkkraft hätten beeinträchtigen können.

Die Behandlung psychischer Erkrankungen mit weißem und schwarzem Helleboros, von der sich bereits Spuren im griechischen Mythos nachweisen lassen, hat auch in der Neuzeit — in Entsprechung zu der weiterlebenden Tradition der hippokratisch-galenischen Viersäftelehre — noch eine Reihe von Anhängern gefunden, bis sie dann im Laufe des 19. Jahrhunderts endgültig von der wissenschaftlichen Medizin aufgegeben wurde.

Die Frage, wieso zwei als Brech-, Abführ- oder Niesmittel eingesetzte Pharmaka über viele Jahrhunderte unangefochten den ersten Platz in der Therapie der Geisteskrankheiten einnehmen konnten, ist wiederholt gestellt worden. WIESNER (1965) kommt zu dem, allerdings sehr vorsichtig formulierten, Schluß, daß sich der Heilerfolg der Helleboros- und der Veratrum-Therapie möglicherweise auf eine „konvulsivische" bzw. eine sedative Wirkung zurückführen lasse. Mit dieser Erklärung rückt die aus der Antike stammende Therapie der psychischen Erkrankungen in bemerkenswerte Nähe zu manchen Bestrebungen der Psychiatrie des 20. Jahrhunderts, obgleich den beiden Mitteln im Rahmen der hippokratischen Krankheitslehre die völlig andere Funktion der Säfteregulation zukam.

1.3.2. Geschichte der Therapie mit Rauwolfia

Ein bemerkenswertes Beispiel für die Bestätigung uralter Volksmedizin durch die moderne Wissenschaft bietet die Geschichte der Rauwolfia, einer Gattung der *Apocynaceen*. Ihren Namen verdankt sie dem französischen Botaniker CHARLES PLUMIER, der sie in seinem 1703 veröffentlichten Werk *„Nova plantarum americanarum genera"* zu Ehren des Augsburger Arztes und Forschungsreisenden LEONHARD RAUWOLF (um 1540—1586) so benannte.

Das Interesse der pharmazeutischen Forschung beansprucht neben der im tropischen Amerika verbreiteten Rauwolfia canescens und der im tropischen Afrika vorkommenden Rauwolfia vomitoria besonders die *Rauwolfia serpentina*, die in Indien, Ceylon, Burma, Thailand, Java, Sumatra und Nordborneo beheimatet ist. Die Pflanze erscheint bereits im uralten Sanskritlehrbuch der Medizin und Pharmakologie, *Charaksamita,* dessen Entstehung zwischen 1000 und 800 v. Chr. zu datieren ist. Die beiden indischen Namen, unter denen sie vorwiegend geführt wurde, sind sprechend für zwei wesentliche Anwendungsgebiete; der eine, *Sarpagandha* (Schlangen zurückschlagend), weist auf das Antidot gegen Schlangenbisse, dessen Entdeckung man angeblich der Beobachtung verdankte, daß etwa das Wiesel vor einem Kampf mit einer Schlange Rauwolfiapflanzen fraß und dadurch gegen das Schlangengift weitgehend immun wurde. Der andere Name, *Chandra* (Mond), scheint auf die sogenannte Mondkrankheit zu deuten, eine im altindischen Schrifttum für verschiedene Geistesstörungen gebräuchliche Bezeichnung. In der Tat steht die Anwendung der Pflanze als Sedativum und Gegengift in Indien und Afrika fest.

Die ersten europäischen Berichte werfen hinsichtlich der botanischen Identifizierung Probleme auf. Im „Hortus sanitatis" (1491) des JOHANN VON KAUB, in der Schrift „Von den natürlichen bedern" (1525) des PARACELSUS und in zahlreichen Kräuterbüchern des 16. Jahrhunderts werden verschiedene Pflanzen mit den deutschen Namen „Schlangenkraut", „Schlangenwurzel", „Schlangenholz" und den lateinischen „serpentina", „serpentaria" erwähnt; doch ist keines der beschriebenen und abgebildeten Gewächse eine Rauwolfia.

Die erste eindeutige Beschreibung der Rauwolfia gibt der portugiesische Arzt GARCIA DA ORTA in seinem 1563 erschienenen Werk „Coloquios dos simples e drogas he cousas medicinais da India". Der von ihm benutzte Name *„pao da cobra"* (Kobraholz) blieb in der latinisierten Form *„lignum colubrinum",* die CARL VON LINNE 1751 in das griechische Wort „Ophioxylon" umsetzte, lange Zeit die gängige Bezeichnung; daneben findet sich auch das Synonym „Radix mustelae" (Mungowurzel). Obwohl auch LINNE — neben Ophioxylon — den Namen Rauwolfia verwendete, setzte sich dieser nur langsam durch.

Die Rauwolfia, deren erste einwandfreie

bildliche Darstellung mit Blättern, Blüten, Früchten und der für die Drogenherstellung allein gebrauchten Wurzel der deutsche Botaniker GEORG JOSEPH KAMEL (1661—1706) gab, fand Eingang in den Arzneischatz der westlichen Welt für fast alle Indikationen, also als eine Art Panazee. Diese Universalität brachte ihr zunächst eher Verachtung von seiten der wissenschaftlichen Medizin ein, die sich erst im Ausgang des 19. Jahrhunderts ernsthaft für sie zu interessieren begann. Arbeiten holländischer Forscher, die das Vorhandensein von Alkaloiden feststellten, blieben jedoch ebenso wie die Forschungen der beiden indischen Chemiker SIDDIQUI (1931), denen es gelang, fünf Alkaloide zu isolieren, und andere pharmakologische Untersuchungen der Pflanze aus dieser Zeit weitgehend unbeachtet.

Die wahre Entdeckung der Rauwolfia erfolgte erst nach dem Zweiten Weltkrieg durch die pharmazeutische Industrie der Schweiz und Deutschlands. Die Isolierung der sedativen Wirksubstanz, des *Alkaloids B* (1952), ermöglichte die industrielle Herstellung; unter dem Namen *Reserpin* wurde das Mittel, das einen schlafähnlichen narkotischen Zustand bewirkt, in den Jahren nach 1952 vorübergehend zu einem der meistverwendeten Präparate bei der Behandlung psychiatrischer Erkrankungen (s. Kap. 2.3.).

1.4. Pharmakotherapie psychischer Erkrankungen im 19. Jahrhundert

Die Pharmakotherapie der psychischen Erkrankungen im 19. Jahrhundert ist gekennzeichnet durch eine außerordentliche Vielfalt der Mittel: offenkundiger Ausdruck der Rat- und Hilflosigkeit der Ärzte gegenüber der Frage nach Ursache und Wesen derartiger Krankheiten. Vorherrschendes Verfahren war nach wie vor, jedenfalls noch in der ersten Hälfte des 19. Jahrhunderts, die Anwendung von Brech- und Abführmitteln, wobei der Helleboros seine Sonderstellung durch die zunehmende Vielfalt der Mittel und ihrer Zusammensetzungen einbüßte. Diese Therapie strebte zum einen die Erregung der Unterleibsnerven an, zum anderen sollten der Magen und der Verdauungstrakt von allen schädlichen Stoffen befreit werden. Die Brech- und Abführmittel wurden allerdings in der Mitte des 19. Jahrhunderts durch die sogenannte Ekelkur in den Hintergrund gedrängt.

Zum festen Bestandteil der Therapie wurden dann im Laufe des 19. Jahrhunderts die sedierenden Mittel, mit denen man die Milderung der Reizzustände, des Schmerzes, der motorischen Erregung und der psychischen Exaltation zu bewirken suchte; letztes und höchstes Ziel war die Erzeugung von Schlaf. Die wichtigsten Mittel unter den Narkotika stellten das Opium und seine Alkaloide dar, allerdings nicht unumstritten, da manchen Ärzten das Risiko, das mit seiner Verabreichung verbunden war, als zu groß erschien. Als Narkotika fungierten außerdem *Hyoscyamus, Belladonna, Digitalis, Aqua laurocerasi, Datura Stramonium, Chinin, Haschisch, Äther* und *Chloroform.*

Verbreitete Anwendung fanden ferner die erregenden Mittel, von denen vor allem *Kampher, Moschus, Weingeist* und *Ammoniak* genannt seien.

Ein besonderes Verdienst kommt einem methodisch neuartigen Versuch zu, in die Geheimnisse der Psychopathologie einzudringen, den in dieser Zeit der ärztlichen Vielgeschäftigkeit JAQUES-JOSEPH MOREAU DE TOURS (1804—1884) unternahm. Überzeugt, daß Traum und Wahnsinn psychologisch identisch sind, unterzog sich MOREAU Selbstversuchen mit Haschisch, um die Erfahrungsschranke, die dem Arzt durch die Unfähigkeit der Geisteskranken zu wissenschaftlicher Selbstbeobachtung gesetzt ist, zu überwinden, und aus der durch das Rauschmittel hervorgerufenen experimentellen Psychose genaue Erkenntnisse über den Wahnsinn zu gewinnen. Zugleich hoffte er, die Symptome der Geisteskrankheit durch ähnliche, jedoch besser kontrollierbare, da drogeninduzierte Symptome ersetzen, Geisteskrankheiten also auf diese Weise heilen zu können. Wenngleich die therapeutischen Ergebnisse eher enttäuschend waren und die Gedankengänge MOREAUS zunächst nicht weiter in der psychiatrischen Therapie beachtet worden sind, so muß er doch als der eigentliche Begründer der *experimentellen Psychopharmakologie* angesehen werden.

Gegen Ende des 19. Jahrhunderts hat dann EMIL KRAEPELIN (1856—1926) in breit angelegten Experimenten an gesunden Versuchspersonen die Wirkung verschiedener Genuß- und Arzneimittel auf einfache psychische Vorgänge untersucht. Mit diesen experimentalpsychologischen Arbeiten, bei denen er neben Tee und Alkohol vor allem Morphium und Chloraldehyd verwendete, wurde KRAEPELIN zum Begründer der *Pharmakopsychologie,* der er auch selbst diesen Namen gab.

Der geschichtliche Weg, den die Psychopharmaka gewöhnlich gegangen sind, führte von der Volksdroge zum Medikament mit wissenschaftlich begründeter Verwendung. Er spiegelt die Sicherheit einer zwangsläufigen Entwicklung vor, die durch den Sieg der Ratio über den Rausch, den Triumph des abendländischen instrumentalen Geistes über exotische Weltflucht, surrogativ-abnorme Praktiken der Daseinsbewältigung und mystisch-transzendente Ichvergessenheit bestimmt ist — im Namen einer vernünftigen Idee von Gesundheit. Die kurze, aber eindrucksvolle Geschichte einer modernen Droge mag demgegenüber an das ambivalente Wesen der Psychopharmaka erinnern, das jenen Weg als reversibel erscheinen läßt. Im Jahre 1943 entdeckte der Schweizer Chemiker ALBERT HOFMANN durch Zufall die psychotropen Wirkungen des unter der Abkürzung LSD weltweit bekanntgewordenen Lysergsäurediäthylamid (s. Kap. 2.3.). Zunächst nur zögernd von der medizinischen Fachwelt zur Kenntnis genommen, gelangte es in den fünfziger Jahren zur Anwendung in der Psychiatrie. Aber nicht dies war es, was dem LSD seinen Platz in der Geschichte der Psychopharmaka sicherte, sondern seine außerordentliche, schnell anwachsende Verbreitung als Rauschgift. LSD wurde zu einer der populärsten Massendrogen der Neuzeit. Das dem rationalen Geist entglittene Medikament wurde zum „Antidot" gegen das Unbehagen an einer unzulänglichen, als leer oder bedrückend empfundenen Welt und wies mit dem Versprechen, wenigstens rauschhaft-momentan eine bessere zu erfahren, auf den Anfang der Geschichte psychotroper Drogen zurück.

Literatur

1. ALBRIGHT, W. F. (1926): Ass. martakal „Haschisch" und amurtinnu „Sidra". Zschr. Assyrol. *37,* 140—141.
2. BELLONI, L. (1956): Dall' Elleboro alla Reserpina. Arch. psicol. neurol. *17,* 115—148.
3. BERINGER, K. (1927): Der Meskalinrausch. (Monograph. Gesamtgeb. Neurol. Psychiat., H. 49.) Berlin: Springer.
4. BÜHLER, A. (1944): Zur Erforschung des Kokagenusses. Ciba-Zschr. (Basel) *8,* 3353—3359.
5. BUESS, H. (1944): Über die Anwendung der Koka und des Kokains in der Medizin. Ciba-Zschr. (Basel) *8,* 3362—3365.
6. CALDWELL, A. E. (1970): Origins of Psychopharmacology. From CPZ to LSD. Springfield, Ill.: Ch. C Thomas.
7. COURY, Ch. (1970): La „Drogue" et les Toxicomanies chez les Américains d'avant la Conquête. Presse méd. *78,* 979—981.
8. GABRA, S. (1956): Papaver species and opium through the ages. Bull. Inst. Egypt. *37,* 39—56.
9. GICKLHORN, R. (1960): Ein Beitrag zur Geschichte der Rauwolfia. Med. Welt *11,* 1788—1792.
10. HAHNEMANN, S. (1812): De Helleborismo veterum. Med. Diss. Leipzig: Tauchnitz.
11. HAMARNEH, S. (1972): Pharmacy in medieval islam and the history of drug addiction. Med. Hist. *16,* 226—237.
12. HINTZSCHE, E., WOLF, J. H. (1962): Albrecht von Hallers Abhandlung über die Wirkung des Opiums auf den menschlichen Körper. (Bern. Beitr. Gesch. Med. Naturw., 19.) Bern: Haupt.
13. HOFMANN, A. (1979): LSD, mein Sorgenkind. Stuttgart: Klett-Cotta.
14. HOLE, G. (1967): Über die Kulturgeschichte der halluzinogenen Drogen. Med. Mschr. *21,* 550—555.

15. KÄHLER, H. J. (1970): Rauwolfia Alkaloide. Boehringer Mannheim.
16. KARAGEORGHIS, V. (1976): A twelfth-century BC opium pipe from Kition. Antiquity 50, 125—129.
17. KOELBING, H. M. (1971): Medizinhistorische Gesichtspunkte zum Problem der Drogenabhängigkeit. Bull. Schweiz. Akad. med. Wiss. 27, 58—66.
18. KRAEPELIN, E. (1918): Hundert Jahre Psychiatrie. Berlin: Springer.
19. KRITIKOS, P. G. (1960): ΦΑΡΜΑΚΟΓΝΩΣΙΑ. — Der Mohn, das Opium und ihr Gebrauch im Spätminoicum III. Praktika tes Akademias Athenon 35, 54—73.
20. KRITIKOS, P. G., PAPADAKI, S. P. (1967): The history of the poppy and of opium and their expansion in antiquity in the eastern Mediterranean area. Bull. Narcot. 19 (3), 17—38; (4), 5—10.
21. LEWIN, L. (1927): Phantastica, 2. Aufl. Berlin: Stilke.
22. LIDZ, Th., ROTHENBERG, A. (1968): Psychedelism: Dionysus Reborn. Psychiat. 31, 116—125.
23. LOMAX, E. (1973): The uses and abuses of opiates in nineteenth-century England. Bull. Hist. Med. 47, 167—176.
24. MACHT, D. I. (1915): The history of opium and some of its preparations and alkaloids. J. Amer. Med. Ass. 64, 477—481.
25. MACHT, D. I., ISAACS, S., GREENBERG, J. P. (1918): On the influence of some antipyretics on the neuro-muscular coordination test of "tapping". Proc. Soc. Exper. Biol. Med. N. Y. 15, 61—62.
26. MACHT, D. I., GREENBERG, J., ISAACS, S. (1920): The effect of some antipyretics on the acuity of hearing. J. Pharmacol. Exper. Therap. (Baltimore) 15, 149—165.
27. MAIER, H. W. (1926): Der Kokainismus. Leipzig: Thieme.
28. MAYER-GROSS, W. (1957): Kraepelins Arzneimittelstudien und die pharmakologische Psychiatrie der Gegenwart. Nervenarzt 28, 97—100.
29. MERRILLEES, R. S. (1962): Opium trade in the bronze age levant. Antiquity 36, 287—292.
30. MISKEL, J. F. (1973): Religion and medicine: The chinese opium problem. J. Hist. Med. 28, 3—14.
31. MOREAU DE TOURS, J. J. (1845): Du hachich et de l'aliénation mentale. Paris: Fortin, Masson.
32. ORTH, F. (1912): Art. „Hanf". In: RE VII, Sp. 2313—2316. Stuttgart: Metzler.
33. REININGER, W. (1941): Haschisch. Ciba-Zschr. (Basel) 7, 2766—2788.
34. REKO, V. A. (1949): Magische Gifte, 3. Aufl. Stuttgart: Enke.
35. ROTH, G. (1964): Psychopharmakon, hoc est: medicina animae (1548). Confinia Psychiat. 7, 179—182.
36. SCHADEWALDT, H. (1958): Zur Geschichte der Rauwolfia. In: Die Vorträge der Hauptversammlung der Internationalen Gesellschaft für Geschichte der Pharmazie (DANN, G. E., Hrsg.), N. F. 13, S. 139—155. Stuttgart: Intern. Ges. Gesch. Pharmaz.
37. SCHNEIDER, W. (1955): Die Erforschung der Rauwolfia-Alkaloide von ihren Anfängen bis zur Gegenwart. Arzneim.-Forsch. (Drug. Res.) 5, 666—672.
38. SONNEDECKER, G. (1963): Die Opiumsucht. Wandlung des Begriffs in historischer Sicht. Pharmaz. Ztg. 108, 835—840; 899—903.
39. SPONHOLZ, C. (1874): Ueber den Gebrauch der Narcotica bei Geisteskrankheiten. Med. Diss. Halle-Wittenberg: Lipke.
40. STADLER, H. (1912): Art. „Helleboros". In: RE VIII, Sp. 163—170. Stuttgart: Metzler.
41. STEIER, A. (1932): Art. „Mohn". In: RE XV, Sp. 2433—2446. Stuttgart: Metzler.
42. STRINGARIS, M. G. (1972): Die Haschischsucht, 2. Aufl. Berlin - Heidelberg - New York: Springer.
43. TERRY, Ch. E., PELLENS, M. (1928): The Opium Problem. New York: Haddon.
44. THIELE, W. (1972): 20 Jahre Psychopharmakotherapie. Med. Welt 23, 1179—1181.
45. VÖLGER, G., VON WELCK, K. (Hrsg.) (1982): Rausch und Realität. Drogen im Kulturvergleich, 3 Bde. (roro Katalog 34006.) (Überarbeitete Neuausgabe.)
46. WALDMANN, H. (1967): Paradigmen zur Geschichte der psychotropen Drogen. In: Μελημᾰτα. Festschrift f. W. LEIBBRAND (SCHUMACHER, J., et al., Hrsg.), S. 203—220. Boehringer Mannheim.
47. WEBER, M. (1971): J. J. Moreau de Tours (1804—1884) und die experimentelle und therapeutische Verwendung von Haschisch in der Psychiatrie. Med. Diss. Zürich: Juris.
48. WIESNER, Ch. (1964): Studie zu psychotropen indianischen Pharmaka in der spanischen Literatur des 16. und 17. Jahrhunderts. Med. Diss. Freiburg i. Br. (mschr.).
49. WIESNER, W. (1965): Die Anwendung von Veratrum und Helleborus bei psychischen Erkrankungen im griechisch-römischen Altertum. Med. Diss. Freiburg i. Br. (mschr.).

2. Ausschnitte einer Geschichte der Psychopharmaka im 20. Jahrhundert

Von G. LANGER

2.1. Vorbemerkungen und Zusammenfassung 21
2.2. Psychopharmakotherapie im 20. Jahrhundert vor der Entdeckung der modernen Psychopharmaka 22
2.2.1. Psychiatrische Therapie mit Opium im 19. und 20. Jahrhundert 22
2.2.2. Die Narkotherapie von KLAESI 22
2.2.3. Therapie mit weiteren psychotropen Substanzen 23
2.3. Die „Weiterentwicklung" von altbekannten psychotropen Substanzen durch die psychopharmakologische Forschung im 20. Jahrhundert 23
2.3.1. Der Weg von den alten mittelamerikanischen Drogen zu den modernen Halluzinogenen . . 24
2.3.2. Der Weg von der Rauwolfia zum Reserpin 25
2.3.3. Der Weg vom Opium zu den Endorphinen 26
2.4. Geschichte der Entdeckungen der modernen Psychopharmaka (1938—1957) 28
2.4.1. Geschichte des Diphenylhydantoins als Antiepileptikum (1938) 28
2.4.2. Geschichte des Lithiums als Antimanikum (1949) 29
2.4.3. Geschichte des Chlorpromazins als Antipsychotikum (1952) 30
2.4.4. Geschichte des Meprobamats als Anxiolytikum (1954) 31
2.4.5. Geschichte des Imipramins als Antidepressivum (1957) 32
2.5. Zukünftige Psychopharmaka zur Wende des 20. Jahrhunderts 34
Literatur 35

2.1. Vorbemerkungen und Zusammenfassung

Im folgenden soll ausschnitthaft eine Geschichte der Psychopharmaka im 20. Jahrhundert skizziert werden. Aus einer Fülle möglicher Themen wurde eine Auswahl nach drei Kriterien getroffen: Erstens schien es geboten, die „Weiterentwicklung" altbekannter psychotroper Substanzen, deren jahrhundertealte Geschichte im *Kap. 1* erörtert wurde, bis in die neueste Zeit zu verfolgen (s. Kap. 2.3.); neben dem Argument der geschichtlichen Kontinuität war hierbei die Möglichkeit verlockend, einige Entwicklungstendenzen der modernen Psychopharmakologie aufzeigen zu können. Zweitens schien es wertvoll, die Geschichte der *Entdeckung der modernen Psychopharmaka* aus der Sicht ihrer Entdecker aufzuzeigen, Geschichte also von denen erzählen zu lassen, die sie mitgestalteten (s. Kap. 2.4.); auch hier kommen Konzepte und Tendenzen der modernen Psychopharmakologie in verschiedenen Meinungen zur Sprache. Drittens sollte ein Rückblick sowie Ausblick geboten werden: Rückblick auf die *Psychopharmakotherapie im 20. Jahrhundert vor der Ära der zeitgenössischen Psychopharmaka* (s. Kap. 2.2); dies war eine Zeit — kaum 40 Jahre entfernt — in der mangels geeigneter Therapieformen für Psychosen noch keine „Psychiatrie der offenen Türen" entwickelt werden konnte;

Ausblick schließlich auf die *kommenden Jahrzehnte* (s. Kap. 2.5.), die Psychopharmaka erwarten lassen, welche den psychisch Kranken nicht besser „manipulieren", sondern ihm noch besser helfen sollen, sich selbst aus der Gefangenschaft der Krankheit zu befreien.

2.2. Psychopharmakotherapie im 20. Jahrhundert vor der Entdeckung der modernen Psychopharmaka

Psychiatern wie KRAEPELIN, E. BLEULER, WAGNER-JAUREGG, K. SCHNEIDER und anderen, stand für die Therapie ein pharmakologisches Armamentarium aus folgenden psychotropen Substanzen zur Verfügung: Im wesentlichen Beruhigungs- und Schlafmittel, neben *Opium* noch *Bromide, Chloralhydrat, Paraldehyd, Barbiturate* und *Hyoscin (Scopolamin)*. Opium wurde unter anderem auch gegen die Melancholie eingesetzt, hingegen dienten die übrigen Präparate vorrangig als Sedierungsmittel, wobei die Indikationen von der „nervösen Aufregung" bis zum psychotischen Erregungszustand reichten.

Als spezielle Behandlungskuren waren die *Opiumkur* und die *Narkotherapie* bekannt; sie werden deshalb auch gesondert erörtert. Die übrigen Präparate werden kurz in ihrem historischen Kontext dargestellt.

2.2.1. Psychiatrische Therapie mit Opium im 19. und 20. Jahrhundert

Die Geschichte der Opiumtherapie bei psychischen Erkrankungen ist Jahrhunderte alt (s. Kap. 1.2.1.). Opium wurde bei den verschiedensten psychiatrischen Störungen in unterschiedlichen Dosen, begleitet von sehr wechselhaftem Erfolg, gegeben. Trotz widersprechender Berichte über die Indikationen der Therapie gewinnt man den Eindruck, daß die erfolgversprechendste Indikation durch die Jahrhunderte die *Melancholie* war. Als besondere Indikationen galten hierbei die „Melancholia agitans im Anfangsstadium" und die „Melancholia puerperalis" [Übersicht: 38].

Die HEUTE-ENGELKENsche Methode der Opiumbehandlung mit „größeren Dosen" wurde Ende des 19. Jahrhunderts von der Therapie mit *Tinctura Opii* abgelöst. Die Dosis wurde schrittweise erhöht, doch letztlich so gering wie möglich gehalten. Immer noch galt die Melancholie im Anfangsstadium als vorzüglichste Indikation. SCHMITZ schließt seinen Bericht über „Opiumbehandlung und Geisteskrankheiten" [38] im Jahre 1926 mit folgendem Resümee ab:

„Die eigenen Erfahrungen mit der Opiumbehandlung (kleine Dosen) bei Melancholien entsprechen den durchschnittlichen Beobachtungen der übrigen Beobachter: In vielen Fällen gute symptomatische Wirkung, häufig unangenehme Nebenwirkungen, keine sicheren kausalen Heilungen."

2.2.2. Die Narkotherapie von KLAESI

J. KLAESI hat die später nach ihm benannte Schlafkur erstmals 1920 in BLEULERS Klinik in Zürich angewandt. Schlafkuren mit Barbituraten wurden schon vor KLAESI durchgeführt; auch besteht sein Verdienst — nach WALTER-BÜEL [47] — weniger darin, die Schlaftiefe intensiviert und die Schlafdauer verlängert zu haben. Das Wesentliche sah KLAESI vielmehr in der Einbeziehung der Psychotherapie nach dem Aufwachen aus der Kur.

KLAESI publizierte 1922 seine ersten Erfahrungen mit einem **Somnifen®-Dauerschlaf** bei 26 Patienten. Nach KLAESIS Hypothese kommt es durch den Dauerschlaf zu einer Beruhigung zentraler Reizerscheinungen, wodurch nach Wiedererwachen das Kontakt- und Anlehnungsbedürfnis an die pflegende Umwelt verstärkt hervortreten kann und einer psychotherapeutischen Begegnung zugänglich ist.

KLAESI beschrieb mit seiner Barbiturat-Kur *(Somnifen®, Luminal®)* bis zu einem Drittel Heilungen und Besserungen seiner Patienten und kaum eine tödliche Komplikation. Diese relativ günstige „Statistik" wurde kaum von anderen Autoren erreicht, die überdies einen relativ hohen Prozentsatz tödlicher Komplikationen beobachteten, was die Schlafkur vielerorts in Verruf brachte. KLAESIS Indikationen für die Schlafkur waren hauptsächlich Schizophrene, hebephren-katatone erregte und maniform-zerfahrene Patienten. Auch suizidal-erregte Depressive mit einem „reaktiven Überbau" und andere psychomotorische Erregungszustände wurden mit dieser Methode behandelt.

Durch das Aufkommen der Therapie mit durch *Insulin induziertem Koma* und mit *elektrisch-induziertem Krampf* wurden die prognostisch günstigeren akuten Psychosen der Narkotherapie entzogen, während mit den überwiegend therapieresistenten und chronifizierten Verläufen die ursprünglich relativ günstige Erfolgsstatistik von KAESI — trotz einer Verbesserung der Behandlungstechnik und eines Barbituratgemisches *Sulfonal-Trional* — nicht mehr erreicht werden konnte [Übersicht: 47].

2.2.3. Therapie mit weiteren psychotropen Substanzen

In der Folge seien weitere Substanzen stichwortartig aufgezählt; diese Präparate bestimmten — neben Opium — die Psychopharmakotherapie bis in die vierziger Jahre des 20. Jahrhunderts. Einige unter ihnen (z. B. *Chloralhydrat, Paraldehyd)* werden heute noch gelegentlich verwendet (s. Kap. 7.).

Die **Bromide** waren die ersten als Beruhigungs- und Schlafmittel verordneten Substanzen; ihr therapeutischer Einsatz begann in der Mitte des vorigen Jahrhunderts [Übersicht: 20]. In der Verwendung als Schlafmittel folgten **Chloralhydrat** (ein Hydrat des Trichloracetaldehyds), welches 1832 von LIEBIG hergestellt und 1869 von LIEBREICH in die Therapie eingeführt wurde [Übersicht: 33], **Paraldehyd** (ein Polymerisationsprodukt von Acetaldehyd) und **Urethan** (ein Carbamidsäure-Äthylester). Eine neue Ära begann im 20. Jahrhundert mit dem therapeutischen Einsatz der **Barbiturate**; *Barbital* als erstes im Jahre 1903, gefolgt von *Phenobarbital* im Jahre 1912 [Übersicht: 20].

Hyoscin (Scopolamin), ein Alkaloid aus dem Bilsenkraut (Hyoscyamus niger), parasympathikolytisch wirksam, wurde allein oder in Kombination mit Opium bei (psychotischen) Erregungszuständen verabreicht. Über die psychotischen und elektroenzephalographischen Wirkungen von Scopolamin siehe die Monographie von HEIMANN [20 a].

2.3. Die „Weiterentwicklung" von altbekannten psychotropen Substanzen durch die psychopharmakologische Forschung im 20. Jahrhundert

Die Geschichte von altbekannten psychotropen Substanzen, wie die mittelamerikanischen Drogen, Rauwolfia und Opium, ist verwoben mit jahrhundertealter Menschheitsgeschichte (s. Kap. 1). Die psychopharmakologische Forschung des 20. Jahrhunderts hat nun diese Substanzen aus ihrer Sicht „wiederentdeckt"; so wurden die chemischen Strukturen aufgeklärt und Analoge synthetisiert, deren pharmakologische Potenzen das Vielfache der natürlichen Substanzen betragen.

Diese Forschungsgeschichte im 20. Jahrhundert sei hier kurz referiert, weil an ihrem Beispiel, wie kaum anders, die Entwicklung der modernen Psychopharmakologie bis zum heutigen Tage charakterisiert werden kann.

2.3.1. Der Weg von den alten mittelamerikanischen Drogen zu den modernen Halluzinogenen

Die alten mittelamerikanischen Rauschdrogen Peyote, Teonanácatl und Ololiuqui (s. Kap. 1.2.3.) wurden durch die wissenschaftliche Erforschung ihrer psychotropen Wirkung ihres jahrhundertealten Mythos beraubt. Die chemische Identifizierung und Synthese dieser Substanzen erfolgte in drei historischen Schritten: Erst wurde Mescalin aus dem Peyote isoliert. 20 Jahre später, 1943, synthetisierte HOFMANN das LSD; wieder 18 Jahre später identifizierte HOFMANN ein Lysergsäureamid als das psychotrop wirksame Prinzip des Ololiuqui. Schließlich wurde Psilocybin 1959 durch systematische Erforschung des Teonanácatl isoliert und identifiziert.

Die therapeutische Nützlichkeit dieser Substanzen ist gering. Allerdings hat das Studium der *Halluzinogene* (auch *Psychotomimetika*, *Psychedelika*) wesentliche Impulse für die Hypothese geliefert, daß psychotischen Phänomenen ein biologisches Substrat zugrunde liegt, welches durch Pharmaka nicht nur provozierbar, sondern sogar kopierbar ist *("Modellpsychose")*. Der Umkehrschluß war naheliegend, daß es auch ("Psycho"-) Pharmaka geben müßte, die "endogen" provozierte psychotische Phänomene normalisieren können. Zehn Jahre nach der Synthese von LSD wurde tatsächlich die psychotrope Wirkung von Chlorpromazin entdeckt!

Mescalin wurde von A. HEFFTER 1896 aus dem *Peyote*, einem mexikanischen Kaktus, isoliert. E. SPÄTH identifizierte die chemische Struktur und synthetisierte Mescalin erstmals im Jahre 1919. Beide bauten auf der systematischen (historischen und psychopharmakologischen) Forschung von L. LEWIS auf, die in seinem Standardwerk über halluzinogene „Phantastika" seinen Niederschlag fand. Durch die Gewinnung der *Reinsubstanz* Mescalin war es erstmals möglich, das Phänomen der halluzinogenen Wirkung wissenschaftlich zu erforschen [7]. Bald hierauf verebbte jedoch das wissenschaftliche Interesse am Mescalin, um erst durch die Entdeckung des LSD neu aufzuflammen [Übersicht: 21].

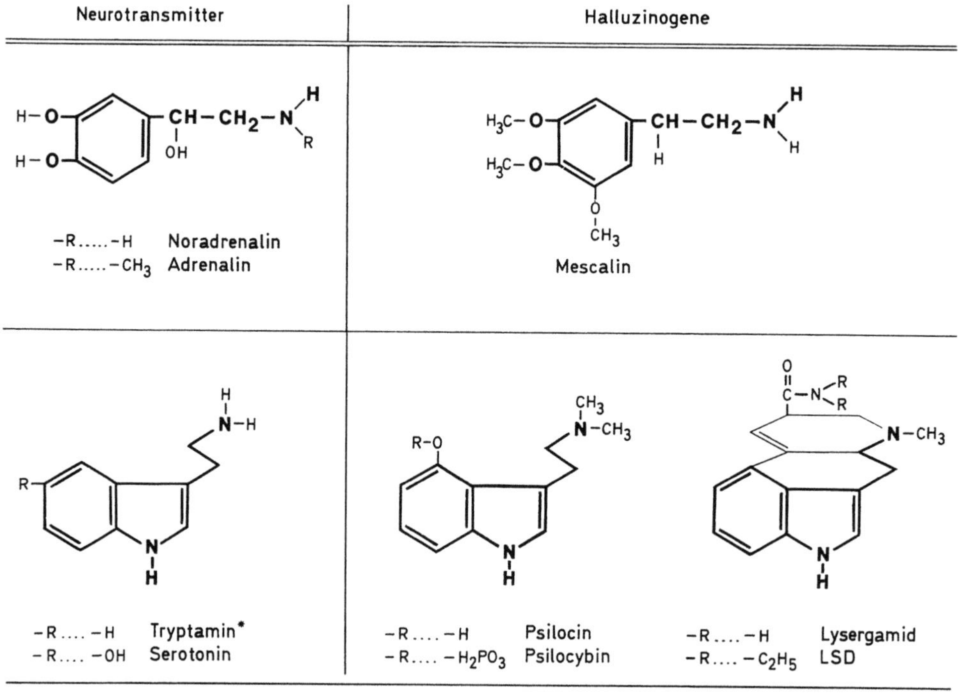

Neurotransmitter	Halluzinogene

Noradrenalin: $-R \ldots -H$
Adrenalin: $-R \ldots -CH_3$

Mescalin

Tryptamin*: $-R \ldots -H$
Serotonin: $-R \ldots -OH$

Psilocin: $-R \ldots -H$
Psilocybin: $-R \ldots -H_2PO_3$

Lysergamid: $-R \ldots -H$
LSD: $-R \ldots -C_2H_5$

* Im Gehirn vorkommend, aber als Neurotransmitter fraglich

Abb. 2.1. Strukturchemische Ähnlichkeiten zwischen einigen Neurotransmittern und einigen Halluzinogenen

2.3. „Weiterentwicklung" altbekannter psychotroper Substanzen

LSD (Lysergsäurediäthylamid) wurde von A. HOFMANN, einem Schweizer Chemiker, im Jahre 1938 bei der Firma Sandoz/Basel synthetisiert. Die Synthese erfolgte im Rahmen einer systematischen chemisch-pharmakologischen Erforschung der Amide der Lysergsäure. Übrigens waren auch *Ergometrin* und *Methergin,* synthetische Ergotalkaloide, Produkte dieses Forschungsprojektes. HOFMANN erwartete sich vom LSD wegen seiner Ähnlichkeit mit dem *Nikethamid* eine analeptische („stimulierende") Wirkung. Erst 5 Jahre später stellte sich durch Zufall heraus, daß LSD nicht bloß eine analeptische Wirkung besaß.

Das pharmakologische Profil von **LSD-25** (es war die 25. Substanz der Lysergsäureamid-Serie) wurde von E. ROTHLIN untersucht. Er fand bei den Versuchstieren die erwartete analeptische und eine uterotone Wirkung (nicht unerwartet angesichts der chemischen Ähnlichkeit mit Ergometrin und Methergin). Weitere Studien wurden nicht durchgeführt.

Im April 1943 nahm HOFMANN die Arbeit mit LSD wieder auf, „... weil ich das Gefühl hatte, es könnte interessant sein, profundere Studien mit dieser Substanz durchzuführen" [21]. In der Schlußphase der neuerlichen Synthese des LSDs, bei dessen Reinigung und Kristallisation, erlebte HOFMANN erstmals — ungeplant, quasi ein „Betriebsunfall" — die psychedelischen Phänomene unter LSD. Nach einem zweiten geplanten Selbstversuch mit ähnlichem Ergebnis wurden umfangreichere Untersuchungen an Freiwilligen vorgenommen.

Nicht so sehr die Qualität der psychedelischen Wirkung von LSD war für HOFMANN überraschend, stellte sich doch bald heraus, daß es der Wirkung des Mescalins glich; überraschend war vielmehr die starke Potenz von LSD, — etwa 10.000mal stärker als Mescalin. HOFMANN erkannte schon damals ganz klar den heuristischen Wert von LSD für das Studium der *(„Modell"-) Psychosen,* „... könnten doch unentdeckbare Spuren einer psychotrop wirksamen körpereigenen Substanz psychotische Symptome produzieren" [21].

Psilocybin wurde von HOFMANN und Mitarbeitern im Jahre 1959 als die psychotrop wirksame Substanz des Teonanácatl („heilige Pilz") identifiziert und synthetisiert. Der Botaniker HEIM hatte vorher den Pilz in seinem Labor in Paris gezüchtet, ohne daß es gelungen wäre, dessen psychotrop wirksames Prinzip zu isolieren. So sandte man die Pilze zu HOFMANN nach Basel. Die pharmakologischen Tests mit dem „heiligen Pilz" brachten keine nennenswerten Ergebnisse, so daß man vermutete, das HEIMsche Material sei inaktiv. Schließlich griff HOFMANN wieder zum Selbstversuch und aß 2 Gramm der getrockneten Pilze, — mit der Folge von psychedelischen Erlebnissen ähnlich dem LSD (Psilocybin hat nur etwa $1/100$ der Potenz von LSD bei ähnlicher chemischer Struktur wie LSD). HOFMANN vermutete auch einen ähnlichen psychotropen Wirkungsmechanismus der beiden Substanzen.

Die braunen Samen des *Ololiuqui* mit seiner psychotropen Wirkung harrten noch der chemischen Identifizierung. HOFMANN nahm sich auch dieses Problems persönlich an. Zu seiner Überraschung identifizierte er im Jahre 1961 aus ihnen **Lysergsäureamid** als die psychotrope Substanz. Der geringe chemische Unterschied zu Lysergsäure-*diäthyl*amid (LSD) reicht offenbar aus, psychotrope Phänomene von etwas anderer Art zu provozieren.

Die strukturchemischen Ähnlichkeiten zwischen den Halluzinogenen und den Neurotransmittern hatten auch HOFMANN beeindruckt [21]. *Mescalin,* ein Phenyläthylamid, zeigt große Ähnlichkeit mit der chemischen Struktur der Neurotransmitter *Noradrenalin* und *Adrenalin* (s. Abb. 2.1.). *LSD, Lysergsäureamid* und *Psilocybin* sind Indole, Derivate des Tryptamins wie der Neurotransmitter *Serotonin* (s. Abb. 2.1.). Diese Ähnlichkeiten ließen die Hypothesen aufkommen, daß die psychotomimetische Wirkung der Halluzinogene auf einer Interaktion mit den genannten Neurotransmittern im ZNS beruhe [21] und daß in der Pathogenese von paranoid-halluzinatorischen Psychosen die nämlichen Neurotransmitter eine wesentliche Rolle spielen (**„Modellpsychose"**). Allerdings ist bis heute — trotz einer intensiven pharmakopsychiatrischen Forschung — die Gültigkeit dieser Hypothesen ungeklärt.

2.3.2. Der Weg von der Rauwolfia zum Reserpin

Seit Jahrhunderten verwendete die indische Volksmedizin Extrakte aus der *Rauwolfia serpentina* für therapeutische Zwecke (s. Kap. 1.3.2.). Unter den zahlreichen Alkaloiden aus Wurzeln und Blättern dieser Pflanze hat in der Folge *Reserpin* mit seinem vielseitigen Wirkungsprofil das größte Interesse geweckt. Nach der Identifizierung seiner chemischen Struktur durch MÜLLER et al. im Jahre 1952 [Übersicht: 2] fand eine „Weiterentwicklung" der therapeutischen Anwendung der Rauwolfia im Reserpin statt. Wegen seiner hypotensiven und sedierenden Wirkung fand es rasch Verwendung bei Hypertonie und psychotischen Erregungszuständen. Größer noch als der Beitrag zur Therapie, wo Reserpin in der Folge von besser wirksamen Substanzen verdrängt wurde, war aber der Einfluß von Reserpin auf die Grundlagenforschung der modernen Neuro-Psychopharmakologie und Neuropsychiatrie. So sind die grundlegenden Studien der fünfziger und sechziger Jahre über den Stoffwechsel der biogenen Amine und dessen Beeinflussung durch die neu entdeckten Psychopharmaka mit Hilfe des experimentellen Werkzeuges „Reserpin" (d. h. dessen biochemisch-pharmakologischem Wirkungsprofil auf die biogenen Amine) wesentlich gefördert worden. Heute noch gehört der „Reserpin-Antagonismus" (bzw. Tetrabenazin-Antagonismus) zur Screening-Batterie für die Austestung präsumptiver Antidepressiva (das depressive Syndrom, welches im Laufe einer langdauernden Reserpinmedikation bei manchen Patienten beobachtet werden kann, wird nämlich — unter Einschränkung, und selbst da nicht unwidersprochen — als „Depressions-Modell" betrachtet).

Die **Weiterentwicklung der Rauwolfia zum Reserpin** begann, zuerst relativ unbemerkt von Europa, vor einem halben Jahrhundert — im Jahre 1931 — in Indien. Zwei Forscher, SEN und BOSE [39], publizierten ihre Beobachtungen über die Wirkungen einer Droge, die unter verschiedenen Namen in indischen Bazars erhältlich war. Die Autoren identifizierten die Droge als *Rauwolfia serpentina;* ferner beschrieben sie ihre sedierende und blutdrucksenkende Wirkungen. Einige Jahre später wies DE, ein indischer Forscher, auf ein extrapyramidal-motorisches Syndrom hin (er charakterisierte es als Parkinsonismus), welches unter Rauwolfia auftrat und auf Tinctura Belladonnae (Atropin!) gut ansprach [11]. In der westlichen Welt wurde Rauwolfia aber erst seit 1949 in größerem Maße bekannt, als VAKIL im „British Heart Journal" über dessen blutdrucksenkende Wirkung berichtete [45].

In der nachfolgenden Dekade begann eine intensive Forschung über den biochemisch-pharmakologischen Wirkungsmechanismus von Reserpin, welcher so unterschiedliche Phänomene wie Blutdrucksenkung und Sedierung, Parkinsonismus und Depression offenbar zu beeinflussen vermag. Hierbei erwarben sich PLETSCHER und BRODIE [36], CARLSSON [10] und andere große Verdienste um die Aufklärung der Reserpinwirkungen auf die biogenen Amine (Serotonin, Noradrenalin und Dopamin). In diesem wissenschaftlichen „Zeitgeist" gediehen viele Entdeckungen: EHRINGER und HORNYKIEWICZ [15] berichteten über eine regional verminderte Dopaminkonzentration im ZNS bei Parkinsonpatienten; DELAY und DENIKER wiesen auf ähnliche extrapyramidale Wirkungen von Reserpin und Chlorpromazin hin, — sie schlugen für beide Pharmaka den Namen „*Neuroleptika*" vor [12, 13]. Schließlich bereitete die Beobachtung des Reserpin-Antagonismus des MAO-Hemmers Iproniazid und des Trizyklikums Imipramin das Feld für die Entwicklung zahlreicher Antidepressiva [Übersicht: 3].

2.3.3. Der Weg vom Opium zu den Endorphinen

Die Geschichte vom Morphin zu den Opioiden — schon 180 Jahre alt — ist gerade im letzten Jahrzehnt in rasche Bewegung geraten. Nur einige Wegmarken seien hier kurz skizziert, welche auch manche Entwicklungstendenzen der modernen Neuropsychopharmakologie illustrieren sollen [Übersicht: 24]; über die Geschichte des Opiums vor dem 20. Jahrhundert, s. Kap. 1.2.1.

Morphin, ein Alkaloid des Opiums, wurde von SERTÜRNER im Jahre 1803 isoliert und benannt; die Isolierung weiterer Opiumalkaloide (Codein, Papaverin) folgte bis zur Mitte des vorigen Jahrhunderts. Die vorzügliche analgetische Wirkung des Morphins (bzw. der Opiate) von der Abhängigkeit-machenden Wirkung zu trennen war eine der größten Aufgaben, vor die sich hinfort die Neuropsychopharmakologie — bis in die heutige Zeit — gestellt sah. *Nalorphin,* ein partieller **Morphin-Antagonist,** wurde in den dreißiger Jahren von UNNA und anderen entdeckt, aber erst in den fünfziger Jahren genauer klinisch untersucht; Nalorphin zeigte gewisse analgetische Wirkungen bei nur geringer Abhängigkeit-machender Wirkung. Später wurden *Naloxon,* ein reiner Morphin-Antagonist, und partielle Agonist-Antagonisten wie *Pentazocin* und *Buprenorphin* synthetisiert.

2.3. „Weiterentwicklung" altbekannter psychotroper Substanzen

Die Unterschiede der Wirkungsprofile dieser sog. **Opioide** veranlaßten MARTIN [30] im Jahre 1967, die Existenz von mehreren Rezeptoren für die Opioide zu postulieren. Unter Anwendung einer von GOLDSTEIN et al. [Übersicht: 18] entwickelten Methode erzielten drei voneinander unabhängige Forschergruppen im Jahre 1973 einen großen Durchbruch: PERT und SNYDER, SIMON et al. und TERENIUS berichteten [35, 40, 42] über *stereospezifische Bindungsstellen* für verschiedene Opioide im Säugetiergehirn. Auf der Suche nach endogenen „*Liganden*" (körpereigene Substanzen, die sich spezifisch an Rezeptoren binden), für welche diese „*Opiatrezeptoren*" phylogenetisch bestimmt sein müssen, identifizieren schon 2 Jahre später HUGHES und KOSTERLITZ zwei Pentapeptide mit morphinähnlichen Wirkungen *(Methionin-Enkephalin* und *Leucin-Enkephalin)* [23]). Noch im selben Jahr wurde von der Arbeitsgruppe um GOLDSTEIN [44] ein weiteres Opioid *(Beta-Endorphin)*, ein Polypeptid aus 31 Aminosäuren, identifiziert und charakterisiert.

Die **pharmakopsychiatrische Forschung der sog. Endorphine,** der körpereigenen Opioide, verzeichnete seit 1976 eine Reihe interessanter klinischer Studien, teilweise jedoch mit widersprüchlichen Ergebnissen. Erst die kommenden Jahre werden über die therapeutische Nützlichkeit der Endorphine und ihrer nicht-peptidergen Analoga Aufschluß geben [Übersicht: 16].

Dieser neue Forschungszweig begann 1976 mit einer Studie von TERENIUS et al. [43] über die Beeinflussung der Endorphinkonzentration im Liquor von schizophrenen Patienten unter Neuroleptikatherapie. **Antipsychotische** Wirkungen

Tab. 2.1. Charakteristika der Entdeckungsgeschichte einiger moderner Psychopharmaka

	Diphenyl-hydantoin	Lithium	Chlorpromazin	Meprobamat	Imipramin
Entdecker der (neuro-)psychiatrisch entscheidenden Wirkung (Erstbeschreibungsjahr)	T. PUTNAM und H. MERRITT (1938)	J. CADE (1949) und M. SCHOU et al. (1954)	J. DELAY und P. DENIKER (1952)	F. BERGER (1954)	R. KUHN (1957)
Vorrangige (neuro-)psychiatrische Indikation	Antiepileptikum	Antimanikum	Antipsychotikum	Anxiolytikum und Tranquilizer	Antidepressivum
Entdeckungsentscheidende (psycho-)pharmakologische Vorfahren	Phenobarbital	keine	Antihistaminika, Phenothiazine; LABORITS „Cocktail"	Mephenesin	Antihistaminika, Chlorpromazin
Entdeckungsentscheidende Konzepte bzw. Motive der Entdecker	Konzept der „Ketonkörper" und „Phenolgruppen"; Unzufriedenheit mit Phenobarbital	Das „Toxinkonzept" der Manie	Die Konzepte der „künstlichen Hibernation" (LABORIT) und der „Schocktherapien"	Unzufriedenheit mit dem Tranquilizer Mephenesin	Das Konzept des „vital-depressiven Syndroms"; Unzufriedenheit mit Opium als „Antidepressivum"
wichtigste pharmakopsychiatrische Weiterentwicklung der Entdeckung	Entwicklung von nicht-hydantoinhaltigen Antiepileptika	Erweiterung der Indikation als „Phasenprophylaktikum"	Entwicklung von nicht-phenothiazinhaltigen Neuroleptika	Entwicklung der Benzodiazepine	Entwicklung von nicht-trizyklischen Antidepressiva

wurden in der Folge von *Naloxon* [19] und von *Des-Tyr-gamma-Endorphin* [46] berichtet; zum Teil konnten die Beobachtungen von Folgestudien aber nicht repliziert werden. **Antidepressive** Wirkungen wurden mit *Beta-Endorphin* beobachtet [17]. **Analgetische** Wirkungen am Menschen waren ebenfalls mit *Beta-Endorphin* berichtet worden, allerdings nicht nach intravenöser Gabe, sondern nur nach Applikation in den Liquor [22].

2.4. Geschichte der Entdeckungen der modernen Psychopharmaka (1938—1957)

Die beliebte Frage, welches Medikament als *erstes modernes Psychopharmakon* zu bezeichnen ist, kann — aufgrund uneinheitlicher Kriterien — nur willkürlich entschieden werden; es ist gewiß kein Nachteil, die Frage offen zu lassen. Mit der Auswahl von fünf repräsentativen Psychopharmaka und ihrer Entdeckungsgeschichte soll nur ein kurzer Einblick in die „Pionierzeit der modernen klinischen Psychopharmakologie" geboten werden; in Anlehnung an eine kürzlich erschienene Monographie [1] sind hierbei die Beiträge so gestaltet, daß die Entdecker selbst ihre Geschichte erzählen.

Die Tatsache ist faszinierend, daß innerhalb von 20 Jahren für mehrere (neuro-)psychiatrische Krankheiten, wie die Epilepsien, die schizophrenen und affektiven Psychosen und für viele nicht-psychotische psychische Leiden, Medikamente entdeckt wurden, die zwar diese Krankheiten nicht heilen, immerhin aber deren symptomatische Ausgestaltung bei vielen Patienten wesentlich lindern können. Es ist viel diskutiert worden, wie es zu einer solchen „Explosion" von zahlreichen für die Psychopharmakotherapie innovativen Entdeckungen innerhalb einer so kurzen Zeit kommen konnte [Überblick: 41]. Der „Zufall" scheint als Erklärung nicht auszureichen, obgleich er im Orchester der Entdeckungsgeschichte immer mitspielte. Eher könnte ein glückliches Zusammentreffen („Zeitgeist") von vier Hauptfaktoren verantwortlich zeichnen, wie sie in Tab. 2.2. (s. Kap. 2.5.) erörtert werden; zwar zielt die Tabelle auf die Zukunft der Psychopharmaka, doch sind die dargestellten Prinzipien auch in der Vergangenheit gültig gewesen.

2.4.1. Die Geschichte des Diphenylhydantoins als Antiepileptikum (1938)

Die antiepileptische Therapie vor der Entdeckung des Diphenylhydantoins stützte sich hauptsächlich auf die Verabreichung von Phenobarbital, und dies „... ohne großen Enthusiasmus" [37]. Weitere therapeutische Maßnahmen bestanden in der Verabreichung von Kohlendioxyd oder in diätischen Vorschriften wie ketonreiche Nahrung oder hungern. Ferner wurden zahlreiche unterschiedliche Operationen (nicht nur am Kopf) zur Linderung von epileptischen Anfällen empfohlen und auch durchgeführt. Im allgemeinen wurde das therapeutische Armamentarium als unbefriedigend erachtet.

TRACY J. PUTNAM, ein amerikanischer Neurologe, beschäftigte sich — nach eigener Darstellung [37] — schon seit längerem mit dem Konzept, daß epileptische Anfälle ein biochemisches Substrat haben könnten.

Einen möglichen Ansatzpunkt für die **Weiterentwicklung einer medikamentösen antiepileptischen Therapie** sah PUTNAM anfangs in den Beobachtungen von LENNOX, daß die Inhalation von *Kohlendioxyd* Anfälle reduzierte. Ideen wie etwa die Installierung eines Krankenhauses für Epileptiker in unmittelbarer Nähe einer Brauerei (kohlendioxydreiche Luft!) oder die chemische Isolierung der „Ketonkörper" aus der Diät (zum Zwecke der konzentrierten und dosierten Verabreichung derselben) verwarf PUTNAM jedoch bald.

Einen erfolgversprechenden Weg sah PUTNAM hingegen in der Suche eines Analogs von Phenobarbital; letzteres ist antiepileptisch wirksam, jedoch stark sedierend und relativ toxisch. PUTNAM vermutete nun, daß die antiepileptische Wirkung von Phenobarbital auf seiner Phenolgruppe beruhe; so begann die Suche nach einer antiepileptisch wirksamen Substanz mit ein oder mehreren Phenolgruppen.

Auf der Suche nach einem biologischen **Modell** zur Austestung präsumptiver antiepileptischer Substanzen kam PUTNAM das Glück zu Hilfe, daß im Boston City Hospital (dessen neurologische Abteilung PUTNAM seit 1934 leitete) FREDERIC GIBBS gerade das erste elektro-enzephalographische Kliniklabor installierte. Man fand, daß ein epileptischer Anfall nicht nur von einem „elektrischen Sturm" im Gehirn begleitet, sondern auch durch Leitung von Strom durch das Gehirn provozierbar war. An der Katze stellten PUTNAM und Mitarbeiter hierauf fest, daß Phenobarbital die elektrische Krampfschwelle erhöhte. Gesucht war also in der Folge eine Substanz, die wie Phenobarbital die elektrische Krampfschwelle erhöhte, aber weniger sedierend und toxisch war.

PUTNAM schrieb zahlreiche Firmen an mit der Bitte um Zusendung von nicht-toxischen Phenobarbital-Analoga. Nur eine Firma beantwortete sein Schreiben, sandte ihm auch 19 Analoga von Phenobarbital, betonte aber, daß sich alle Substanzen bereits als inaktiv erwiesen hätten und somit jegliche Austestung sinnlos wäre. In der Tat waren 18 Substanzen inaktiv, nicht aber — **Diphenylhydantoin**. In Zusammenarbeit mit HOUSTON MERRITT wurde hierauf Diphenylhydantoin klinisch ausgetestet. Die ersten Ergebnisse wurden 1938 in den *Archives of Neurology* und im *JAMA* veröffentlicht [31, 32].

2.4.2. Die Geschichte des Lithiums als Antimanikum (1949)

Die antimanische Therapie vor der Entdeckung des Lithiums stützte sich auf unspezifisch sedierende Maßnahmen wie die Narkotherapie und Opium. Auch die Elektrokrampftherapie und die durch Insulin induzierte Komabehandlung wurden — mit wechselhaftem Erfolg — gegen manische Syndrome eingesetzt. Letztlich wurde aber das therapeutische Armamentarium als unbefriedigend erachtet.

Die Geschichte von Lithium als Alkalimetall hat ein astronomisches Alter, chemisch identifiziert wurde es aber erst im Jahre 1817 von ARFVEDSON. Als Medikament wurde Lithium erstmals 1859 von GARROD zur Behandlung des Kropfes verwendet, doch geriet Lithium wegen der kritiklosen Anwendung bei einer Unzahl von (Kontra-) Indikationen und wegen seiner hohen Toxizität verständlicherweise in Mißkredit.

Nach 1859 wurden Lithiumsalze bei einer immer größeren Zahl von Erkrankungen eingesetzt. Intoxikationen, auch mit tödlichem Ausgang, waren die Folge einer **verbreiteten unkritischen Anwendungsweise**. Auch gegen epileptische Anfälle wurde Lithiumbromid 1927 von CULBRETH wegen seiner stark sedierenden (!) Wirkung empfohlen (übrigens wurde die sedierende Wirkung nur dem Brom, nicht dem Lithiumchlorid zugeschrieben). Noch im Jahre 1949 wurde Lithiumchlorid als Ersatz für Kochsalz zur Behandlung der akuten Herzinsuffizienz angewandt — mit letalem Ausgang allerdings für einige Patienten — worüber sich die JAMA in ihrer Märznummer heftig empörte. Die Reputation von Lithium als Medikament schien endgültig zerstört. So nimmt es nicht Wunder, daß CADES erster Bericht über die antimanische Wirkung des Lithiums (veröffentlicht im selben Jahr 1949!) wenig Beachtung erfuhr. Hätte nicht einige Jahre später der dänische Psychiater MOGENS SCHOU die Studien von CADE aufgegriffen und durch eigene systematische Forschung bestätigt und erweitert, wer weiß, wie lange Lithium als Antimanikum trotz der Entdeckung von CADE unbeachtet geblieben wäre [Übersicht: 9].

JOHN F. J. CADE, ein australischer Psychiater, bezeichnete seine Entdeckung der antimanischen Wirkung von Lithium als ein zwar unerwartetes, doch zwangsläufiges („inevitable") Nebenprodukt seiner experimentellen Arbeit zur Testung einer **Hypothese** über die Ätiologie der manisch-depressiven Erkrankung [9]. In Analogie zur Polarität Hyperthyreoidismus/Hypothyreoidismus suchte CADE nach einem körpereigenen Stoff, der in der Manie im (toxischen) Überschuß, in der Depression im (pathologischen) Mangel vorgefunden werden müßte.

Schon aus chemisch-analytischen Gründen war es naheliegend, den unbekannten Stoff zuerst im Zustand des Überschusses — also in der Manie — zu suchen, und zwar im Urin. So injizierte CADE den Urin manischer Patienten (mit dem vermuteten Toxin) den Versuchstieren (Meerschweinchen). Zu seiner Überraschung war der Urin mancher Maniker tatsächlich etwa dreimal so toxisch wie der von Normalpersonen oder von depressiven und schizophrenen Patienten. Harnstoff war bald als die toxische Substanz identifiziert. Allerdings war die Konzentration von Harnstoff bei den Manikern nicht erhöht. So war CADES nächster Schritt zu untersuchen, in welchem Maße Harnsäure die Toxizität von Harnstoff verstärkte. Harnsäure selbst war allerdings schlecht wasserlöslich, so verwendete CADE das am besten lösliche Urat — **Lithiumurat;** „... und so kam Lithium in die ganze Geschichte" [9].

Zwar wurde dieses vermeintliche Toxin nie gefunden, doch entdeckte CADE auf der Suche nach ihm die *sedierende* Wirkung der *Lithiumsalze*. Er beobachtete, daß „... etwa 2 Stunden nach der intraperitonealen Injektion einer 0,5%igen wässrigen Lösung von Lithiumcarbonat die Meerschweinchen bei vollem Bewußtsein extrem lethargisch wurden und auf äußere Reize nicht mehr reagierten; nach weiteren 2 Stunden kehrten die Tiere wieder in ihren Normalzustand zurück" [9]. CADE fuhr nun fort: „Es mag ein weiter Weg von der Lethargie bei Meerschweinchen zur Kontrolle manischer Erregung sein, aber da meine Forschung mit dem Versuch begonnen hatte, ein vermutetes Toxin im Urin von Manikern nachzuweisen, scheint diese Gedankenassoziation doch verständlich."

In CADES **erster Arbeit,** die 1949 im *Medical Journal of Australia* erschien [8], berichtete er über die Behandlung von 10 Manikern, 6 Schizophrenen und 3 psychotisch Depressiven mit Lithiumcitrat oder Lithiumcarbonat, 600 mg dreimal täglich (!) (CADE sprach selbst von einem glücklichen Zufall, daß er, ohne es zu wissen, eine optimale Dosierung — für Maniker während der Psychose — verabreicht hatte). Bei den manischen Patienten war eine therapeutische Wirkung etwa um den 5. Tag feststellbar. Sobald eine volle psychopathologische Normalisierung eingetreten war, halbierte CADE die Dosis, um schließlich eine Erhaltungsdosis von Lithiumcarbonat 300 mg zweimal täglich zu verordnen (dieses therapeutische Schema gleicht erstaunlich unserem gegenwärtigen Vorgehen). Bei einem — nach heutiger Klassifikation — schizoaffektiven Patienten beobachtete CADE, daß Lithium zwar die manische Erregung, nicht aber die Wahnideen positiv beeinflussen konnte; auch bei den schizophrenen Patienten war Lithium ohne Wirkung auf die produktiv-psychotische Symptomatik. Desgleichen wurde der Zustand der depressiven Patienten durch Lithium nicht verbessert.

2.4.3. Die Geschichte des Chlorpromazins als Antipsychotikum (1952)

Die antipsychotische Therapie vor der Entdeckung des Chlorpromazins stützte sich — pharmakologisch — vor allem auf die Behandlung mit *Opium* und auf *Schlafkuren* mit Hypnotika wie Barbiturate, Chloralhydrat, Paraldehyd und Brom. Keines dieser Psychopharmaka und Behandlungsmethoden wurde jedoch als befriedigende antipsychotische Therapie angesehen. Nichtpharmakologische Therapien wie die *Krampftherapien* und die durch *Insulin induzierte Komabehandlung* waren zwar gewiß antipsychotisch wirksam, doch bargen sie mit damaliger Anwendungstechnik gewichtige Nachteile, nicht zuletzt beträchtliche Gefahren.
Diese letztgenannten — immerhin erfolgreichen — antipsychotischen Therapien hatten aber den therapeutischen Pessimismus bei der Behandlung der endogenen Psychosen wesentlich „aufgehellt", da sie die Hypothese stützten, daß die Psychosen ein biologisches Substrat haben müssen, wenn somatische Therapien lindernd oder sogar symptomnormalisierend wirksam werden können. Die Zeit war also reif für die Suche nach Psychopharmaka mit ähnlich antipsychotischer Wirkung, wie sie die erfolgreichen somatischen Therapien boten, — aber mit geringeren Nachteilen als diese.

H. LABORIT, ein französischer Chirurg, beschäftigte sich seit mehreren Jahren mit der Frage, wie die Folgen des Operationsschocks gemildert werden könnten.

Nach LABORITS **Hypothese** wird der Schock durch körpereigene „Transmittersubstanzen" vermittelt. Eine pharmakologische „Blockade" dieser Substanzen mit einer Unterkühlung des gesamten Organismus würde — nach seiner Hypothese — das Auftreten des Schocks verhindern. Hierzu entwickelte er einen „lytischen Cocktail" von Substanzen, dessen Zusammensetzung laufend verbessert wurde. *Promethazin,* ein Antihistaminikum, war eine hoffnungsvolle Substanz in seinem „**Cocktail**", da die Patienten auch nach größeren Operationen ruhig und entspannter als ohne Promethazin waren. LABORIT gab sich jedoch noch nicht zufrieden. Schließlich synthetisierte CARPENTIER (1950) bei Rhône

Poulenc (die Firma beschäftigte sich schon seit längerem mit Antihistaminika) das Antihistaminikum *Chlorpromazin*. LABORIT war von Chlorpromazin wegen seiner stärkeren zentralen Wirksamkeit und der „Indifferenz", die es bei den Operationspatienten bewirkte, sehr beeindruckt [28]. LABORIT sprach sogar von einer *„pharmakologischen Lobotomie"* seiner Patienten, weshalb er auch seinen Kollegen von der Psychiatrie vorschlug, doch Chlorpromazin bei Schizophrenen zu versuchen [Übersicht: 41].

JEAN DELAY und PIERRE DENIKER, zwei französische Psychiater, griffen LABORITS Idee des künstlichen Winterschlafs und seinen Vorschlag, Chlorpromazin bei schizophrenen Patienten zu versuchen, interessiert auf, sahen sie doch darin ähnliche Wirkungsmechanismen auf diencephale Zentren walten, wie sie die „Schocktherapien" im Sinne einer SELYEschen Alarmreaktion bereits erfolgreich demonstriert hatten. 1952 berichteten DELAY und DENIKER [13; deutsche Übersetzung in 12] über ihre hoffnungsvollen Ergebnisse mit dem *„Neuroplegicum"* Chlorpromazin bei 38 psychotischen Patienten.

„Auf der Suche nach einer einfacheren Methode als dem künstlichen Winterschlaf" — so schrieben DELAY und DENIKER (1952) — „die ohne Gefahr während eines für die Behandlung einer Psychose notwendigen Zeitraumes angewandt werden kann, kamen wir auf den Gedanken, jenes Medikament alleine anzuwenden, das anscheinend die Hauptrolle in ... dem ‚Cocktail' spielt, welcher den künstlichen Winterschlaf herbeiführt. Dieses Medikament **(Chlorpromazin)**, gewonnen bei Versuchen, die zentralen Wirkungen bestimmter Phenothiazine mit Anti-histamin- oder Antiparkinson-Wirkung zu isolieren, übertraf diese wie auch die gewöhnlichen Gangioplegica durch die Komplexizität seiner cerebralen Wirkungsweise. Dieses Medikament verdient die allgemeinere Bezeichnung als *Neuroplegicum*. — Die Ergebnisse der Behandlung von 38 Patienten sind überaus ermutigend. Bei den meisten Patienten konnte eine schnelle und spektakuläre Wirkung erzielt werden. Und viele Heilungen oder gute Remissionen wurden in Zeiträumen beobachtet, die der Schocktherapie analog sind" [Ende des Originalzitats; 12].

Die **Indikation für Chlorpromazin** waren nach DELAY und DENIKER akute psychotische Erregungszustände unterschiedlichster Ätiologie; Aggressivität, Wahnideen und Halluzinationen besserten sich deutlich, während eine Defizienzsymptomatik weitgehend unbeeinflußt blieb. Man war ferner beeindruckt von der starken sedierenden Wirkung des Chlorpromazins *(„Tranquilizer")*, von seinen starken vegetativen Wirkungen und von einer charakteristischen „psychomotorischen Indifferenz", für die später der Ausdruck *„Akinesie"* geprägt wurde.

Überhaupt stellen DELAY und DENIKER die **Verquickung von antipsychotischem und neurologischem Wirkungsprofil des Chlorpromazins** in den Mittelpunkt ihrer theoretischen Ausführungen und wiesen auf die Ähnlichkeit dieses „neuroplegischen" Wirkungsprofils mit den Symptomen der Encephalitis lethargica hin. Letztlich vertraten sie die Ansicht, daß „ ... alle Behandlungsmethoden in der biologischen Psychiatrie (z. B. Malariatherapie, Lobotomie, Insulincoma, Elektrokrampftherapie, Neuroplegica) „therapeutische" Erkrankungen der ZNS-Regulationsmechanismen zur Folge haben" [14].

2.4.4. Die Geschichte des Meprobamats als Anxiolytikum (1954)

Die anxiolytische Therapie vor der Entdeckung des Meprobamats stützte sich vor allem auf *Barbiturate* und *Opium;* beide wurden zu diesem Zweck in niedriger Dosierung verabreicht. Allerdings erachtete man die hierbei erzielte Anxiolyse in den meisten Fällen als unbefriedigend.

Mephenesin und seine Geschichte sind die Wegbereiter des Meprobamats. Nach BERGERS eigener Darstellung [5] wurde Meprobamat synthetisiert und systematisch entwickelt, weil man mit dem Wirkungsprofil von Mephenesin — obgleich schon anxiolytisch wirksam — aus mehreren Gründen unzufrieden war.

FRANK M. BERGER arbeitete gerade, es war 1945, als Pharmakologe bei British Drug Houses Ltd. in London. Gemeinsam mit WILLIAM BRADLEY beschäftigten sie sich mit der Weiterentwicklung synthetischer Penizilline, als sie — ohne einen Tranquilizer zu suchen — Mephenesin synthetisierten und dessen Wirkungsprofil studierten.

Herkömmliche *Penizilline* waren gegen gramnegative Keime unwirksam. Auf der Suche nach Abhilfe synthetisierten BRADLEY und BERGER unter anderem **Mephenesin,** einen Phenylglyceroläther, von dem sie sich auch Wirkungen gegen gramnegative Keime erwarteten. Dies war zwar nur in einem geringeren Maße der Fall; statt dessen beobachtete BERGER zu seiner Überraschung, daß die Mäuse eine reversible „flaccid paralyse" der quergestreiften Muskulatur boten. Die Mäuse schienen bei vollem Bewußtsein, boten kein Erregungssyndrom (wie bei Barbituraten), das autonome Nervensystem zeigte keine Beeinträchtigung und besonders eindrucksvoll war — Mephenesin beruhigte die Tiere in einer Dosis, die selber noch keine Beeinträchtigung der Muskulatur bewirkte. Dieses Phänomen beschrieben BERGER und BRADLEY 1946 als „Tranquilization" [6]. Mephenesin wurde in der Folge hauptsächlich als Muskelrelaxans in der Anästhesiologie eingesetzt.

Kurze Zeit später, im Jahre 1949, wurde die *anxiolytische* Wirkung des Mephenesins beschrieben, und zwar von HAY sowie SCHLAN und UNNA; die *allgemein beruhigende* Wirkung bei gespannt-ängstlichen Patienten wurde hingegen erstmals am Menschen von DIXON et al., 1950, berichtet [Übersicht: 5].

Das Wirkungsprofil von Mephenesin zeichnete sich durch seine tranquilisierende, anxiolytische und muskelrelaxierende Wirkung aus; letztere wurde als Ausdruck einer selektiven Hemmung von Interneuronen angesehen. Mephenesin hatte aber noch drei Nachteile: Seine kurze biologische Halbwertszeit, seine geringe Potenz und seine stärkere Wirkung auf das Rückenmark als auf supraspinale Strukturen. BERGER wußte also wonach er suchte: einen Tranquilizer, der die Stellreflexe bei Mäusen hemmte, ohne vor der Paralyse eine Erregung zu bewirken. Ferner erwartete er von einer solchen Substanz, daß sie Pentetrazol-induzierte Krämpfe verhindern konnte; schließlich sollte diese Substanz die übrigen Nachteile von Mephenesin nicht besitzen [5].

Meprobamat wurde 1950 von B. LUDWIG synthetisiert, einem Mitarbeiter von BERGER. Bald darauf war es klar, daß Meprobamat das gesuchte Wirkungsprofil besaß und noch mehr: eine spezifische Wirkung auf die Angst ohne Beeinträchtigung anderer emotionell-intellektueller Leistungen. BERGER veröffentlichte seine ersten Befunde 1954 im *Journal of Pharmacology and Experimental Therapeutics* [4]. Im Jahre 1955 wurde Meprobamat für den Handel zugelassen.

Tranquilizer wie Meprobamat unterscheiden sich in **zwei wesentlichen Eigenschaften,** auf die BERGER und andere in den folgenden Jahren aufmerksam machten, von den Barbituraten. Sie sind anxiolytisch in einem Dosisbereich, in dem noch keine Beeinträchtigung der Bewußtseinsklarheit und der intellektuellen und physischen Leistung manifest wird (man fand, daß Tranquilizer ihre anxiolytische Wirkung über eine spezifische Beeinflussung thalamischer und limbischer Strukturen entfalten). Zweitens ist bemerkenswert, daß emotionell instabile Menschen eine Normalisierung ihrer Leistung erfahren, während Normalpersonen von derselben Dosis von Meprobamat — 400 mg — unbeeinträchtigt bleiben.

Im Gegensatz hierzu beeinflussen *Barbiturate* und *Alkohol* emotionell stabile und instabile Menschen in annähernd gleicher Weise. Bei nicht primär ängstlichen Patienten beeinflußt (bzw. normalisiert) Meprobamat die emotionell-intellektuelle Leistung nicht [Übersicht: 5].

2.4.5. Die Geschichte des Imipramins als Antidepressivum (1957)

Die antidepressive Therapie vor der Entdeckung des Imipramins stützte sich — pharmakologisch — vor allem auf die Behandlung mit *Opium* und auf die *Narkotherapie*. Beide Therapien zeigten bei strenger Indikation vereinzelt Erfolge, für die große Zahl depressiver Patienten aber brachten sie keine Normalisierung ihres Zustandsbildes. Andere somatische Therapien wie die (Elektro-)*Krampftherapie* waren zwar gewiß antidepressiv wirksam, doch war die Behandlungstechnik von damals noch mit erheblichen Gefahren verbunden.

Die Tatsache der Normalisierung eines depressiven Zustandsbildes durch die Krampftherapie, aber auch vereinzelt durch Opium, legte den Schluß nahe, daß auch die Melancholie ein biologisches Substrat haben müsse. Hieraus folgte die Hypothese, daß die *Therapie der Melancholie* grundsätzlich auch durch Medikamente — manche Melancholieformen vorrangig durch Medikamente — getragen werden könnte. Gesucht war also ein Antidepressivum, das besser und verläßlicher antidepressiv wirksam ist als Opium. Schon J. LANGE wies 1928 auf das interessante Phänomen hin, daß das „Antidepressivum" Opium selbst Wirkungen entfalte, die den Symptomen der Melancholie ähnlich sind. Es war für KUHN demnach nicht überraschend, ein Antidepressivum (Imipramin) zu finden, welches selbst einige Symptome der Depression kopierte [27].

ROLAND KUHN, ein Schweizer Psychiater, betrachtete die größere intellektuelle Leistung seiner Entdeckung des Imipramins darin, das depressive Krankheitsbild beschrieben zu haben, welches bevorzugt durch Imipramin normalisiert wird [27]. In der Tradition von K. JASPERS und K. SCHNEIDER verwurzelt, legte KUHN Wert auf die phänomenologische Beschreibung eines Syndroms, der *vital-depressiven Verstimmung* (s. Kap. 4.7.6.1), welches — ätiologieunabhängig — nicht nur bei phasischen, sondern auch bei chronischen Verläufen, bei reaktiv- wie endogen-Depressiven, selbst bei depressiven Verstimmungen von Schizophrenen und Hirnorganikern beobachtet werden kann. KUHN betrachtet(e) die Wirkung des Imipramins als „... relativ *spezifisch* bei vital-depressiven Verstimmungen, ... als eine Art *Substitutionstherapie*" [26].

Imipramins Weg führte über Chlorpromazin. KUHN und Mitarbeiter untersuchten Chlorpromazin und andere Phenothiazine auf ihre antidepressive Wirksamkeit — ohne ein zufriedenstellendes Ergebnis. Da sie aber schon gewisse Erfahrung mit einem Antihistaminikum der Firma Geigy (Basel) hatten, baten sie die Firma, eine ähnliche Substanz, aber mit *derselben Seitenkette wie Chlorpromazin*, zu synthetisieren — es war Imipramin. In der *Schweizerischen Medizinischen Wochenschrift* erschien im September 1957 die erste Meldung über Erfahrungen mit der „Iminodibenzyl-Behandlung" depressiver Zustände [25]. Es war ein Bericht über 300 Patienten, unter ihnen 40 depressive Patienten. Im Frühjahr 1958 wurde Imipramin von der Firma Geigy, welche die Substanz synthetisiert und pharmakologisch geprüft hatte, vorerst in der Schweiz eingeführt.

KUHNS Erstbeschreibung des psychopharmakologischen Wirkungsprofils von Imipramin bei depressiven Patienten ist, was die Schärfe und umfassende Sicht seiner Beobachtungen betrifft, auch heute (25 Jahre später) noch unübertroffen. In der Folge sei die **Zusammenfassung aus seiner Originalarbeit** [25] zitiert:
1. Iminodibenzylderivate haben eine den Phenothiazinen und dem Reserpin zum Teil ähnliche, zum Teil andersartige Wirkung auf Psychosen. Das N-(Gamma-Dimethylaminopropyl)-iminodibenzylhydrochlorid, G 22355 der J. R. Geigy AG., Basel [das Imipramin], das ein anderes Ringsystem, aber dieselbe Seitenkette aufweist wie Chlorpromazin, hat sich aus einer Reihe untersuchter Substanzen als besonders wirksam und gut verträglich erwiesen.
2. G 22355 hat einen klar hervortretenden Einfluß auf die vitale depressive Verstimmung, besonders bei endogenen Depressionen. Auch psychoreaktive depressive Zustände zeigen eine deutliche Beeinflussung. Die Wirkung ist geringer und ein Erfolg unsicherer, sobald eine organische Hirnschädigung oder eine stärkere schizophrene Komponente vorliegt. Die Ursache für das Versagen der Behandlung in anderen Fällen von typischen Depressionen ist nicht geklärt. In drei Viertel bis vier Fünftel der Fälle kann aber mit einem Erfolg gerechnet werden, der oft in einer vollständigen Remission besteht, oft aber in einer wesentlichen Besserung, die den Zustand erträglich macht. Auch schockresistente Fälle können reagieren. Anderen bei Depressionen empfohlenen Medikamenten, wie Schlaf- und Beruhigungsmitteln, Chlorpromazin, Reserpin, Weckamine und Meprobamat gegenüber erweist sich G 22355 als deutlich überlegen.
3. G 22355 wirkt auch bei Schizophrenen, aber nicht mit derselben Zuverlässigkeit wie bei Depressionen. Es beruht dies sicher auf seiner geringen sedativ-hypnotischen Wirksamkeit. Es ist deshalb bei Erregungen und manischen Zustandsbildern nicht angezeigt und höchstens dann zu verwenden, wenn andere Methoden oder Stoffe versagen oder nicht angewendet werden können. Dagegen kann es bei nicht erregten Schizophrenen gut wirken.
4. Die Verträglichkeit ist im allgemeinen gut. Als Nebenerscheinungen treten auf: Schweißausbrüche, Tachykardie, Trockenheit des Mundes, gelegentlich leichter Schwindel. Die Allergisierungstendenz ist gering. Das Blutbild wird kaum verändert, bei zwei Drittel der Fälle eine leichte Steigerung der Zahl der Leukocyten beobachtet. Photosensibilisierung wurde mehrfach festgestellt. Gewissenhafte ophthalmologische Kontrolle einer Reihe unserer Patienten ergab nie einen Hinweis für eine Schädigung des Sehapparates. Die Akkomodationsfähigkeit wird durch eine akzessorische atropinartige Wirkungskomponente vorübergehend etwas beeinträchtigt. Unsere bisherigen Untersuchungen lassen keine endgültige Entscheidung über das Vorkommen von Icterus zu. Jedenfalls scheint diese Komplikation selten zu sein. Der Blutdruck wird nur sehr wenig modifiziert, am ehesten noch bei Hypertonie gesenkt, selten gesteigert. Im Verlauf der Behandlung kann es zu Erregungszuständen kommen, die bei Weiterführung der Verabreichung wieder zurücktreten oder zum Abbruch der Behandlung zwingen.
5. Ein Stoff wie G 22355, der die depressive vitale Verstimmung beeinflußt, ist nicht nur prak-

tisch therapeutisch von großer Bedeutung, sondern auch theoretisch von hohem Interesse. Allgemein ergeben unsere Untersuchungen Hinweise auf die Möglichkeit, durch genaue Analyse der klinischen Beeinflussung scheinbar ähnlich wirkende Stoffe voneinander zu unterscheiden.

2.5. Zukünftige Psychopharmaka zur Wende des 20. Jahrhunderts

Obgleich dieses Thema letztlich nur auf spekulativem Wege zu erörtern ist, zwingt uns die Aufgabe doch, und das ist ihr Nutzen, gleichsam als Vorbereitung auf die imaginäre Reise in die Zukunft, zu einer kritischen Analyse des Status quo und der zeitgenössischen Entwicklungen.

Die Entdeckungen der Psychopharmaka von heute und morgen können als das Produkt einer **multidimensionalen Wechselwirkung** zwischen *Medikament, Patient, Arzt und Forscher* und *sozio-ökonomischem Umfeld* begriffen werden (s. Tab. 2.2.). In diesem Milieu, dem *„Zeitgeist"*, werden auch die zukünftigen Psychopharmaka entwickelt werden. Durch die nachfolgende kurze Erörterung der einzelnen Dimensionen dieses Zeitgeistes soll ein kleiner Beitrag zum Thema geleistet werden.

Tab. 2.2. Multidimensionale Wechselwirkungen („Zeitgeist") als Bedingungen der Entdeckung bzw. Entwicklung von neuen Psychopharmaka

Faktoren (Dimensionen)	Zielgrößen der Entwicklung
Psychopharmakon	— spezifische Wirkung auf Rezeptor-Subpopulationen und umschriebene Organe — Präkursoren von Neurotransmittern und Neuromodulatoren — spezifische Wirkungen auf neuronale Zellmembranen und auf den neuronalen Zellstoffwechsel — Stimulatoren zur Anregung körpereigener therapeutischer Mechanismen
Patient und Krankheit	— Bereitschaft des Patienten für ein neues Präparat — psychobiologische (Tier-)Modelle für definierte therapeutische Zielgrößen (Krankheiten, Syndrome etc.)
Arzt und Forscher	— Arzt und Forscher entweder in einer Person oder intensive Kommunikation der beiden; — interdisziplinäres und unkonventionelles Denken, Teamarbeit
Sozio-ökonomisches Umfeld	— aufgeschlossene öffentlich-politische Meinung — aufgeschlossene wissenschaftliche Gemeinschaft — bürokratiearmes Forschungsmilieu — große Zahl qualifizierter Forscher

Tabelle 2.2.

ad Psychopharmaka. Nach gegenwärtigen Vorstellungen entfalten die meisten Psychopharmaka ihre therapeutische Wirkung über die Beeinflussung von *Neurotransmittern* und *Neuromodulatoren* im ZNS (s. Kap. 4—9); bei Antiepileptika werden zusätzliche Wirkungen auf *neuronale Membranen* (s. Kap. 8.) diskutiert. Bei den Nootropika werden Wirkungen auf den *neuronalen Zellstoffwechsel* als Grundlage ihrer therapeutischen Wirkung postuliert (s. Kap. 10). Einige Psychopharmaka sind als *Präkursoren* (zumeist Aminosäuren) von Neurotransmittern in Verwendung (s. Kap. 4.). Während die therapeutischen Wirkungen aller oben genannten Pharmaka als Ergebnis einer primären Wirkung auf das *ZNS* aufgefaßt werden, diskutiert man für einen Teil der neuro-psychiatrischen Effekte der

Beta-Rezeptoren-Blocker eine Mitbeteiligung von Wirkungen *außerhalb des ZNS* (s. Kap. 9.).

Bei **zukünftigen Psychopharmaka** könnte man den bereits beschrittenen Forschungsweg in Richtung auf eine noch *größere Spezifität* der Wirkung weiter gehen, hin zur Wirkung auf *Rezeptor-Subpopulationen* in umschriebenen Organen [34]. Ferner ist die Idee der *Präkursoren* von (endogenen) Neurotransmittern und Modulatoren weiterhin zukunftsträchtig. Zwar haben z. B. die *Neuropeptide* die in sie gesetzte therapeutische Hoffnung (noch) nicht erfüllt, doch könnte sich die Situation nach Lösung der pharmakokinetischen Probleme (kurze Halbwertszeit, mangelhafte Penetration durch die Blut-Hirn-Schranke) teilweise ändern; hierbei müßten die synthetischen Analoga von Neuropeptiden keineswegs selbst Peptide sein [Übersicht: 29]. Weitere Entwicklungsmöglichkeiten ergeben sich aus dem Studium der spezifischen Pharmakawirkungen auf *neuronale Zellmembranen* und den *Zellstoffwechsel*. — Ein anderer Gesichtspunkt könnte die Reaktion des Organismus auf die Psychopharmaka als wichtiges therapeutisches Prinzip stärker berücksichtigen: Das Studium von multiplen Adaptationsphänomenen und „autotherapeutische Mechanismen" (s. Kap. 4.5.3.) könnte eine neue Art von Psychopharmaka generieren, die nicht als möglichst spezifische Korrektive von mutmaßlichen neuronalen Unter- oder Überfunktionen begriffen werden, sondern als Stimuli zur *Anregung von körpereigenen therapeutischen Mechanismen*. Solche Pharmaka müßten übrigens nicht notwendigerweise ihre *primäre* Wirkung auf das ZNS entfalten.

ad Patient und Krankheit. Für die Zukunft der Psychopharmaka ist die Mitarbeit des **Patienten** bei der Erprobung neuer Pharmaka, seine Unzufriedenheit mit gegenwärtigen Therapieformen und die Größe seines „Leidensdruckes" (oder der seiner mitmenschlichen Umwelt) von großer Bedeutung.

Die *Art der Auswahl* und *Definition* der **Krankheiten**, Syndrome oder anderer therapeutischer Zielgrößen, für deren Linderung (bessere) Psychopharmaka gesucht werden sollen, sind wesentliche Bedingungen des zukünftigen Therapieerfolges. Gegen „die" Depression, „die" Schizophrenie oder „die" Demenz als *psychopathologisch* definierte Zielgrößen wird mangels einer adäquaten, d. h. der *biologischen* Fundierung der Pharmakonwirkung gerecht werdenden Fragestellung wohl keine Antwort zu erwarten sein [48]. Ohne *psychobiologische (Tier-)Modelle* mit definierten therapeutischen Zielgrößen wird die zukünftige Psychopharmakologie letztlich — wie in den meisten Fällen bisher — auf das Glück des genialen Forschers („serendipity") angewiesen sein.

ad Arzt und Forscher. Die großen Entdeckungen der heutigen Psychopharmaka (s. Kap. 2.4.) wurden von Persönlichkeiten gemacht, die in *Personalunion* Arzt und Forscher waren; dies muß nicht notwendigerweise auch in Zukunft so sein, obgleich die Doppelfunktion große heuristische Vorzüge mit sich bringt. Auf jeden Fall müssen diese Persönlichkeiten zu *interdisziplinärem* und *unkonventionellem* Denken sowie zur *Teamarbeit* fähig sein, wenn innovative Psychopharmaka entwickelt und auch als originell erkannt werden sollen.

ad sozio-ökonomisches Umfeld. Die sozio-ökonomischen Bedingungen zur Entwicklung von innovativen Psychopharmaka scheinen zur Zeit schwieriger zu werden. Schon heute vergehen etwa 20 Jahre von der Entscheidung des Pharmaproduzenten, ein bestimmtes Forschungsgebiet zu betreten, und der Einführung eines entsprechenden Präparates in den Handel [34]. Weitere wichtige Faktoren sind die *öffentlich-politische Meinung* über den (Un-)Wert von innovativen Psychopharmaka und die Notwendigkeit ihrer Entwicklungsförderung oder Beschränkung. Für den Forscher wichtig ist ein *bürokratiearmes Forschungsmilieu* sowie eine für Innovationen aufgeschlossene *wissenschaftliche Gemeinschaft*. Schließlich wird — aus statistischen Gründen — eine *große Zahl* qualifizierter Forscher die Wahrscheinlichkeit einer innovativen Entdeckung erhöhen [41].

Literatur

1. AYD, F. J., BLACKWELL, B. (1970): Discoveries in Biological Psychiatry. Philadelphia: J. B. Lippincott.
2. BEIN, H. J. (1980): Centrally acting Rauwolfia alkaloids. In: Psychotropic Agents (HOFFMEISTER, F., STILLE, G., Hrsg.), S. 43—58. Berlin - Heidelberg - New York: Springer.
3. BEIN, H. J. (1982): Rauwolfia and biological psychiatry. In: Trends in Neurosciences, Vol. 5, S. 37—39.
4. BERGER, F. M. (1954): The pharmacological properties of 2-methyl-2-n-propyl-1,3 propanediol dicarbamate (MILTOWN), a new interneuronal blocking agent. J. Pharmacol. Exp. Ther. *112*, 413—423.
5. BERGER, F. M. (1970): Anxiety and the discovery of the tranquilizers. In: Discoveries

in Biological Psychiatry (AYD, F. J., BLACKWELL, B., Hrsg.), S. 115—129. Philadelphia: J. B. Lippincott.
6. BERGER, F. M., BRADLEY, W. (1946): The pharmacological properties of α : β-hidydroxy-α-(2-methyl-phenoxy) propane (Myanesin). Brit. J. Pharmacol. *1*, 265—272.
7. BERINGER, K. (1927): Der Meskalinrausch. Berlin: Springer.
8. CADE, J. F. J. (1949): Lithium salts in the treatment of psychotic excitement. Med. J. Aust. *2*, 349—352.
9. CADE, J. F. J. (1970): The story of lithium. In: Discoveries in Biological Psychiatry (AYD, F. J., BLACKWELL, B., Hrsg.), S. 218—229. Philadelphia: J. B. Lippincott.
10. CARLSSON, A., LINDQUIST, M., MAGNUSSON, T. (1957): 3,4-Dihydroxyphenyl-alanine and 5-hydroxytryptophan as reserpine antagomists Nature *180*, 1200—1208.
11. DE, N. (1944): Neurological and mental symptoms produced by therapeutic dose of Rauwolfia serpentina and mepacrine hydrochloride. Trans. Coll. Reun. (Calcutta) *7*, 27—29.
12. DELAY, J., DENIKER, P. (1952): Die Behandlung von Psychosen mit einer von der Winterschlafmethode abgeleiteten neurolytischen Methode. In: Pharmako-Psychiatrie (SELBACH, H., Hrsg.), S. 85—91. Darmstadt: Wissenschaftliche Buchgemeinschaft.
13. DELAY, J., DENIKER, P. (1952): Trente-huit cas de psychoses traitées par la cure prolongée et continue de 4560 RP. Le Congrès des Al. et Neurol. de Langue Fr. In: C. R. de L^eme Congr. des Al. et Neurol. de Langue franc., Luxembourg, 1952). Paris: Masson.
14. DENIKER, P. (1970): Introduction of neuroleptic chemotherapy into psychiatry. In: Discoveries in Biological Psychiatry (AYD, F. J., BLACKWELL, B., Hrsg.), S. 155—164. Philadelphia: J. B. Lippincott.
15. EHRINGER, H., HORNYKIEWICZ, O. (1960): Verteilung von Noradrenalin und Dopamin (3-hydroxytyramin) im Gehirn des Menschen und ihr Verhalten bei Erkrankungen des extrapyramidalen Systems. Klin. Wschr. *38*, 1236—1239.
16. EMRICH, H. M. (1981): The Role of Endorphins in Neuropsychiatry. Basel - New York: Karger.
17. GERNER, R. H., CATLIN, D. H., GORELICK, D. A., HUI, K. K., LI, C. H. (1980): β-Endorphin: intravenous infusion causes behavioral change in psychiatric inpatients. Arch. Gen. Psychiat. *37*, 642—647.
18. GOLDSTEIN, A. (1976): Opioid peptides (endorphins) in pituitary and brain. Science *193*, 1081—1086.
19. GUNNE, L. M., LINDSTRÖM, L., TERENIUS, L. (1977): Naloxone-induced reversal of schizophrenic hallucinations. J. Neural Transm. *40*, 13—19.
20. HARVEY, S. C. (1980): Hypnotics and Sedatives. In: The Pharmacological Basis of Therapeutics (GOODMAN GILMAN, A., GOODMAN, L. S., GILMAN, A., Hrsg.), S. 339—375. New York - Toronto - London: Macmillan.
20 a. HEIMANN, H. (1952): Die Scopolaminwirkung. In: Bibliotheca Psychiatrica et Neurologica, Fasc. 93. Basel - New York: Karger.
21. HOFMANN, A. (1970): The Discovery of LSD and subsequent investigations on naturally occurring hallucinogens. In: Discoveries in Biological Psychiatry (AYD, F. J., BLACKWELL, B., Hrsg.), S. 91—106. Philadelphia: J. B. Lippincott.
22. HOSOBUCHI, Y., LI, C. H. (1978): The analgesic activity of human beta-endorphin in man. Commun. Psychopharmacol. *2*, 33—37.
23. HUGHES, J. W., SMITH, T., KOSTERLITZ, H., FOTHERGILL, L., MORGAN, B., MORRIS, H. (1975): Identification of two related pentapeptides from the brain with potent opiate agonist activity. Nature *255*, 577—579.
24. JAFFE, J. H., MARTIN, W. R. (1980): Opioid analgesics and antagonists. In: The Pharmacological Basis of Therapeutics (GOODMAN GILMAN, A., GOODMAN, L. S., GILMAN, A., Hrsg.), S. 494—534. New York - Toronto - London: Macmillan.
25. KUHN, R. (1957): Über die Behandlung depressiver Zustände mit einem Iminodibenzylderivat (G 22355). Schweiz. Med. Wschr. *35/36*, 1135—1140.
26. KUHN, R. (1964): 5 Jahre medikamentöser Behandlung depressiver Zustände mit Iminodibenzylderivaten. Schweiz. Med. Wschr. *94*, 590—601.
27. KUHN, R. (1970): The Imipramine story. In: Discoveries in Biological Psychiatry (AID, F. J., BLACKWELL, B., Hrsg.), S. 205—217. Philadelphia: J. B. Lippincott.
28. LABORIT, H., HUGUENARD, P., ALLUAUME, R. (1952): Un nouveau stabilisateur végétatif, le 4560 RP. Presse Méd. *60*, 206—208.
29. LANGER, G. BOHUS, B., EMRICH, H. M., FINK, M., HERZ, A., PLESS, J. (1982): Beiträge der Neuropeptid-Forschung zur Psychopharmakologie. Arzneim.-Forsch./Drug Res. *32*, 867—868.
30. MARTIN, W. R. (1967): Opioid antagonists. Pharmacol. Rev. *19*, 463—521.
31. MERRITT, H. H., PUTNAM, T. J. (1938): A new series of anticonvulsant drugs tested by experiments on animals. Arch. Neurol. Psychiat. *39*, 1003—1015.
32. MERRITT, H. H., PUTNAM, T. J. (1938): Sodium diphenyl hydantoinate in treatment of convulsive disorders. J. A. M. A. *111*, 1068—1073.

33. MØLLER, K. O. (1966): Pharmakologie. Basel - Stuttgart: Schwabe.
34. PAIONI, R. (1981): Drugs to come. In: Epidemiological Impect of Psychotropic Drugs (TOGNONI, G., BELLANTUONO, C., LADER, M., Hrsg.), S. 351–364. Amsterdam - New York: Elsevier/North-Holland Biomedical Press.
35. PERT, C. B., SNYDER, S. H. (1973): Opiate receptor: its demonstration in nervous tissue. Science *179*, 1011–1014.
36. PLETSCHER, A., SHORE, P. A., BRODIE, B. B. (1955): Serotonin release as a possible mechanism of reserpine action. Science *122*, 374–375.
37. PUTNAM, T. J. (1970): The demonstration of the specific anticonvulsant action of diphenylhydantoin and related compounds. In: Discoveries in Biological Psychiatry (AYD, F. J., BLACKWELL, B., Hrsg.), S. 85–90. Philadelphia: J. B. Lippincott.
38. SCHMITZ, H. (1926): Die Opiumbehandlung bei Geisteskrankheiten, insbesondere bei Melancholie, ihre Geschichte, ihr heutiger Stand und eigene Erfahrungen. Allgemeine Zeitschrift für Psychiatrie *83*, 92–113. In: Pharmako-Psychiatrie (SELBACH, H., Hrsg.), S. 17–33. Darmstadt: Wissenschaftliche Buchgesellschaft.
39. SEN, G., BOSE, K. C. (1931): Rauwolfia serpentina, a nes Indian drug for insanity and high blood pressure. Indian Med. Word *2*, 194–201.
40. SIMON, E. J., HILLER, J. M., EDELMAN, I. (1973): Stereospecific binding of the potent narcotic analgesic ^{3}H etorphine to rat-brain homogenate. Proc. Natl. Acad. Sci. U.S.A. *70*, 1947–1949.
41. SPIEGEL, R., AEBI, H. J. (1981): Psychopharmakologie. Stuttgart - Berlin: Kohlhammer.
42. TERENIUS, L. (1973): Stereospecific interaction between narcotic analgesics and a synaptic plasma membrane fraction of rat cerebral cortex. Acta Pharmacol. Toxicol. (Kbh.) *32*, 317–320.
43. TERENIUS, L., WAHLSTRÖM, A., LINDSTRÖM, L., WIDERLÖV, E. (1976): Increased CSF levels of endorphins in chronic psychosis. Neurosci. Lett. *3*, 157–162.
44. TESCHEMACHER, H., OPHEIM, K. E., COX, B. M., GOLDSTEIN, A. (1975): A peptide-like substance from pituitary that acts like morphine. I. Isolation. Life Sci. *16*, 1771–1776.
45. VAKIL, R. J. (1949): Antihypertensive affects of Rauwolfia. Brit. Heart J. *11*, 350–355.
46. VERHOEVEN, W. M. A., VAN PRAAG, H. M., VAN REE, J. M., DE WIED, D. (1979): Improvement of schizophrenic patients treated with (des-tyr)-γ-endorphin (DTγE). Arch. Gen. Psychiat. *36*, 294–298.
47. WALTHER-BÜEL, H. (1953): Drei Dezennien Narkotherapie. In: Pharmako-Psychiatrie (SELBACH, H., Hrsg.), S. 34–49. Darmstadt: Wissenschaftliche Buchgesellschaft.
48. LANGER, G. (1983): Therapie mit Neuroleptika und Antidepressiva: Eine grundsätzliche und kritische Erörterung aus biologischer Sicht. Wien. klin. Wschr. *95*, 474–478.

3. Grundbedingungen der therapeutischen Psychopharmakawirkung

Von H. Heimann

3.1. Einleitung und Zusammenfassung 39
3.2. Zur Problematik psychopathologischer Zielgrößen für die Beurteilung von Psychopharmakawirkungen 40
3.2.1. Die Mehrdeutigkeit von quantifizierten psychopathologischen Beurteilungen 41
3.2.2. Die artifizielle Abstraktion psychopathologischer Symptome von der Person 41
3.2.3. Nicht die psychopathologischen Symptome selbst, sondern deren neurobiologische Grundlagen sind Gegenstand der Psychopharmakawirkung 42
3.3. Zur Bedeutung der „Persönlichkeit" und der „Motivation" für die Psychopharmakawirkungen 43
3.4. Zur Bedeutung der verminderten psychobiologischen Reaktivität für die Psychopharmakawirkung 46
3.5. Zur Frage der „Wirkungslatenz" der thymoleptischen und antipsychotischen Wirkungen im Gegensatz zur Sedierung und Anxiolyse 47
3.6. Zur Frage der geringen Differenzierbarkeit psychotroper Wirkungsprofile an Patientenstichproben und dem Fehlen einfacher Dosiswirkungsbeziehungen 48
3.7. Psychopharmaka im Gesamtbehandlungsplan der Behandlung psychisch Kranker 49
3.7.1. Das „therapeutische Klima" 49
3.7.2. Arzt-Patient-Beziehung 50
3.7.3. Psychotherapie und Pharmakotherapie 51
3.7.4. Die zusätzlichen therapeutischen Angebote 51
3.7.5. Verantwortung des Arztes 52
Literatur 53

3.1. Einleitung und Zusammenfassung

Der Zielbereich erwünschter therapeutischer Wirkungen von Psychopharmaka ist im Gegensatz zu pharmakologischen Wirkungen in der Körpermedizin hochkomplex. Schon bald nach der Einführung der Neuroleptika und Antidepressiva — aber noch deutlicher gilt das für die Wirkung der Tranquilizer — hat sich gezeigt, daß sich die Wirkung von Psychopharmaka auf psychischer Ebene nicht an Grenzen der psychiatrischen *Nosologie* hält. Komplementär dazu wurden von Freyhan auf der Symptomebene die sogenannten *Zielsymptome* definiert, auf welche die psychopharmakotherapeutische Wirkung ausgerichtet sei. Dabei war natürlich von vornherein klar, daß der eigentliche Angriffsort oder wahrscheinlicher die verschiedenen Angriffsorte in neurobiologischen Funktionskreisen des Zentralnervensystems liegen müssen. Gerade die Verbindung dieser im großen und ganzen noch hypothetischen Funktionskreise, die bei psychiatrischen Syndromen betroffen sind, mit der klinischen Ebene, der Beobachtung von psychischen Zielgrößen, bildet bis heute das zentrale und umstrittene Gebiet der Psychopharmakologie. Es sind deshalb einige Grundprinzipien darzustellen, welche die *Zielgrößen psychopharmakologischer Behandlungen* bestimmen, z. B. die Problematik der heute üblichen Qantifizierung psychopathologischer Erscheinungen, ihre Beziehung zur Person des Kranken und die neurobiologischen Grundlagen. Ferner müssen als intervenierende Variablen der Einfluß von Persönlichkeitsstrukturen und insbesondere der Motivation besprochen werden, die nach den Ergebnissen der pharmakopsychologischen Untersuchungen die Wirkung modifizieren können. Schließlich sind auch die neueren psychophysiologischen Befunde bei psychiatrischen Patienten zu erwähnen, welche wenigstens in Ansätzen erkennen lassen, welche basalen psychobiologischen Veränderungen bei psychiatrischen Patienten zu beobachten sind und in welcher Richtung allenfalls die erwünschte Wirkung von Psychopharmaka gehen kann.

Noch viel zu oft werden psychopharmakologische Wirkungen in Analogie zur Pharmakologie körperlicher Syndrome gesehen und es wird vergessen, daß der psychisch Kranke als Ganzer betroffen ist und seine Krankheitserscheinungen wegen ihrer Personnähe nur relativ willkürlich und modellhaft von der Person des Kranken losgelöst werden können. Dies ist besonders bedeutsam für die **Stellung der Psychopharmaka im Gesamtbehandlungsplan** der psychiatrischen Therapie, welche stets neben biologischen Faktoren, die pharmakologisch zu beeinflussen sind, auch psychodynamische und soziogene Bedingungen des Krankheitsbildes berücksichtigen muß durch geeignete psychotherapeutische Verfahren und sozialtherapeutische Maßnahmen. Abschließend werden einige Bemerkungen zur ärztlichen Verantwortung bei der Verordnung von Psychopharmaka gemacht.

3.2. Zur Problematik psychopathologischer Zielgrößen für die Beurteilung von Psychopharmakawirkungen

Die Wirkung von Psychopharmaka auf psychische Störungen bei schizophrenen, depressiven oder angstneurotischen Patienten setzt andere Maßstäbe voraus als die pharmakologische Beeinflussung umschriebener Funktionssysteme des Organismus, z. B. die Normalisierung erhöhter Blutdruckwerte. Zielgrößen der psychopharmakologischen Behandlung sind *keine eindeutig quantifizierbaren Werte,* nach welchen sich die Dosierung eines Präparates richten kann und die sich wie beim Hochdruck in mmHg präzise bestimmen lassen. Behandlungsziel der Psychopharmakotherapie sind krankhafte Veränderungen des Verhaltens und Erlebens, d. h. komplexe Größen, deren Bestimmung und Beschreibung stets mit einem gewissen Maß an **Subjektivität des Beurteilers** behaftet sind [14]. Diese Subjektivität besteht nicht zuletzt auch auf dem *Vorentwurf psychischer Störungen,* d. h. auf den Voraussetzungen, mit welchen wir solche Störungen betrachten.

Zwar hat sich im großen und ganzen die multikonditionale Verursachung und Bedingtheit psychiatrischer Syndrome durchgesetzt, doch finden wir immer wieder infolge methodischer Beschränkungen, Vorlieben und auch Vorurteilen unterschiedliche Schwerpunktsetzungen der einzelnen Faktoren für verschiedene psychiatrische Syndrome. Der mehr *biologisch orientierte Psychopharmakotherapeut* wird die beobachteten Krankheitserscheinungen als unmittelbare Äußerungen der zugrundeliegenden neurobiologischen Störsyndrome betrachten, der *psychotherapeutisch Geschulte* aber, an einer ganzheitlichen Betrachtungsweise interessiert, wird auch psychodynamische und soziodynamische Faktoren mitberücksichtigen und die Krankheitserscheinungen zum Teil anders, differenzierter gewichten. Wie schon KRAEPELIN [26] gezeigt hat, können unterschiedliche pathologische Bedingungen zu denselben psychopathologischen Syndromen führen und diese sind dann gemeinsame Endstrecken komplexer Bedingungszusammenhänge, etwa wie die Temperaturerhöhung beim Fieberkranken, gemessen mit dem Thermometer in der Achselhöhle, mit dem Unterschied jedoch, daß die Körpertemperatur für eine gemeinsame Endstrecke komplexer Bedingungszusammenhänge einen Kennwert darstellt, den wir als eindeutige Größe bezeichnen können, die sich in ihrem Skalenbereich nicht ändert [15].

Die Subjektivität bei der Beurteilung psychopathologischer Erscheinungsbilder wird jedoch häufiger unter den Gesichtspunkten der unterschiedlichen Beobachter und ihrer Beurteilungsvoraussetzungen betrachtet, d. h. der Frage nach der *Reliabilität der Beobachtungen verschiedener Untersucher.*

Heute gelingt es, durch ein systematisches Training mit Hilfe von *Videoaufnahmen* und *Beurteilungsskalen* diesen subjektiven Beurteilungsanteil, der neben der Unschärfe der Beobachtung auch durch Unschärfen respektive Komplexität der beobachteten Erscheinungen bedingt ist, sehr gering zu halten. Auf diesem Gebiete sind unter dem Zwang nach reliablen Beobachtungsdaten zum kritischen Nachweis günstiger Wirkungen von Psychopharmaka und dem Versuch einer quantitativen Differenzierung zwischen verschiedenen Präparaten erstaunliche Fortschritte erzielt worden, wie wir sie auf anderen Gebieten der psychiatrischen Therapie bisher nicht kennen. Sie drücken sich in hohen Übereinstimmungsquotienten verschiedener Beurteiler aus.

3.2.1. Die Mehrdeutigkeit von quantifizierten psychopathologischen Beurteilungen

Beurteilungsskalen psychopathologischer Symptome gestatten zwar *eine bessere quantitative Abstufung* pathologischen Verhaltens und Erlebens als die freie Beschreibung. Sie haben sich für eine sachgemäße Beurteilung von Psychopharmakawirkungen ganz allgemein durchgesetzt. Da sie sich aber auf komplexe Größen beziehen und nur Ordinalskalenniveau besitzen, sind die sogenannten Summenscores solcher Skalen nicht eindeutig, sondern bleiben mehrdeutige Größen. Sie stellen nur in Analogie Meßwerte von echten Meßinstrumenten dar, wie der Vergleich mit der Körpertemperatur zeigt, die in der Achselhöhle gemessen wird. Der gleiche quantitative Meßwert einer Depressionsskala kann z. B. mehr somatische oder mehr psychische Depressionssymptome bedeuten. Es hat sich auch gezeigt, daß die Informationsanteile, welche bei verschiedenem Schweregrad einer schizophrenen oder depressiven Störung in die Skalen eingehen, vor und nach der Behandlung, d. h. also mit dem Schweregrad variieren, was sich in unterschiedlichen Korrelationskoeffizienten zwischen verschiedenen Skalen vor und nach der Behandlung ausdrückt [14, 16].

3.2.2. Die artifizielle Abstraktion psychopathologischer Symptome von der Person

Jede Beschreibung pathologischen Verhaltens und Erlebens, also die deskriptive Methodik des Klinikers, ist jedoch bereits eine Abstraktion, denn solche Informationen können nur gewonnen werden in einer zwischenmenschlichen Situation des Patienten und des Untersuchers. Eine solche Situation stellt strenggenommen *eine einmalige historische Gegebenheit* dar, die von beiden Personen, die miteinander kommunizieren, abhängig ist und je nach den kommunikativen Voraussetzungen einer solchen Konstellation den Informationsgehalt, welchen der Psychopathologe zu erheben vermag, beeinflussen [16]. Auch Videoaufnahmen von solchen Explorationen bilden keine Ausnahme, denn den unabhängigen Beurteilern solcher Videoaufnahmen wird eben eine solche historische zwischenmenschliche Beziehung vorgeführt. Diese

Bedingungen der psychopathologischen Informationsaufnahme für eine Beurteilung der Zielgrößen von Psychopharmaka sollte nicht vergessen werden, denn psychopathologische Symptome oder Syndrome lassen sich nur relativ willkürlich und künstlich von der Person des Kranken isolieren [32]. Ihre Beachtung ist für den Pharmakotherapeuten psychiatrischer Syndrome wesentlich. Er befindet sich, verglichen etwa mit der Situation des Internisten, der einen Diabetiker behandelt, in einer besonderen Situation. Der Internist kann sich mit seinem Patienten ohne Schwierigkeiten über den Krankheitsbefund und die einzuschlagende therapeutische Strategie auseinandersetzen, weil sowohl Arzt wie Patient als Personen sich dem Krankheitsgeschehen *gegenübergestellt* zu erleben vermögen.

Dies ist bei psychiatrischen Syndromen für den Patienten nicht immer möglich. Je *personennäher* die Störung, desto schwieriger ist es, dem Patienten die Wirkung des verordneten Präparates verständlich zu machen.

Bei gewissen akuten Schizophrenen kann das Verständnis für die Wirkungen der Therapie oft nur im nachhinein beobachtet werden, weil der Patient initial gegen seinen Willen behandelt werden muß, denn es fehlt ihm die Krankheitseinsicht. Es ist jedoch eine allgemeine, wenn auch immer wieder überraschende und von Außenstehenden bezweifelte Erfahrung, daß solche Patienten, die in ihrer akuten Psychose eine Behandlung mit Neuroleptika ablehnen, nach Abklingen der paranoid halluzinatorischen Symptomatik diese Behandlung durchaus bejahen. Es ist also nicht nur die Komplexität der psychischen Symptomebene, welche eine kontroverse Diskussion der psychopharmakologischen Behandlung begünstigt, sondern eben diese genannte Personennähe der Symptomatik. Sie erlaubt es zunächst dem wenig Erfahrenen, den Krankheitswert solcher Symptome zu leugnen, was bei einer vergleichbaren Situation des Diabetikers mit dem erhöhten Blutzuckerwert von vornherein nicht gelingen kann. Es zeigt sich aber immer wieder, daß je schwerer die Störung ist und je länger sie dauert, solche Patienten schließlich den Weg zu einer adäquaten psychopharmakologischen Behandlung finden, nämlich dann, wenn andere Maßnahmen erfolglos geblieben sind.

3.2.3. Nicht die psychopathologischen Symptome selbst, sondern deren neurobiologische Grundlagen sind Gegenstand der Psychopharmakawirkung

Psychopharmaka greifen in fundamentale Regulationsmechanismen der *Vigilanz*, des *Antriebs* und der *Emotionalität* ein (d. h. in Strukturen des aufsteigenden retikulären Systems, der striären und limbischen Systeme) und haben hier sowohl dämpfende wie erregende Einflüsse. Dabei ist festzustellen, daß die Komplexität auf dieser neurobiologischen Ebene nicht geringer ist als im psychischen Bereich. Aus diesem Grunde ist eine *einfache* Dosiswirkungsbeziehung bei Psychopharmaka nicht zu erwarten [13, 15]. Dies gilt natürlich nur für die Präparate, deren therapeutische Zielgrößen im rein psychischen Bereich liegen, also nicht für die Antiepileptika und für die Lithiumbehandlung. Bei den Antidepressiva ist diese Dosiswirkungsbeziehung gemessen an Serumkonzentrationen noch kontrovers [3].

Wenn wir uns vergegenwärtigen, daß nach heutiger Auffassung Psychopharmaka auf der Ebene der **Synapsen** wirken, daß sie hier die Neurotransmitter, ihre Synthese, ihre Sekretion bei Erregung des Neurons bei ihrer Wiederaufnahme respektive ihren metabolischen Abbau beeinflussen, daß sie die Empfindlichkeit der postsynaptischen oder präsynaptischen Rezeptoren dieser Neurotransmitter durch Hemmung oder Steigerung ändern können und das alles in sehr verschiedenen, sich gegenseitig beeinflussenden oder modulierenden neurophysiologischen Systemen, ist bereits die Komplexität solcher Wirkungen angedeutet. Man kann sie auf neurobiologischer Ebene beziehen auf meßbare **psychophysiologische Reaktivitätsbeziehungen,** auf pathologisch veränderte Aktivierungsvorgänge und auf regulatorische Mechanismen der Vigilanz. Es sind dies die basalen biologischen Verankerungsstellen des psychopathologischen Geschehens, die körpernahen emotionalen Befindlichkeiten, Wachheit, Reaktivität auf Umweltreize und die neurobiologischen Mechanismen, welche die Aufmerksamkeit steuern, die Umweltreize filtern und einen hierarchischen Aufbau der Außen- und Innenwelt im Individuum ermöglichen. Auf beiden Ebenen finden wir deshalb eine hohe Komplexität, weshalb gerade auch die Kenntnis der Angriffspunkte im neurobiologischen Bereich und die dort vermuteten Wirkungsmechanismen für eine rationale Therapie bedeutsam sind.

Diese Einsicht in die Komplexität der therapeutischen Wirkung von Psychopharmaka muß im Auge behalten werden, selbst wenn die überzeugenden therapeutischen Wirkungen, etwa die Kompensation psychotischer Störungen oder die Aufhellung einer schweren depressiven Verstimmung dem Untersucher auf den ersten Blick als relativ einfach erscheint, weil er feststellen kann, daß vorbestehende psychopathologische Symptome, z. B. Halluzinationen oder Wahnideen etc. verschwinden. Die vorangehenden Überlegungen zeigen jedoch die *Grenzen einer psychopharmakologischen Therapie* auf, denn die im günstigsten Falle erzielten positiven Einwirkungen auf die fundamentalen Regulationsmechanismen beeinflussen nur die biologischen Bedingungen psychischer Störungen. Sie geben dem Patienten neue Möglichkeiten einer aktiven Lebensgestaltung, d. h. sie schaffen Freiräume, die unter den vorangehenden psychopathologischen Bedingungen gestörter fundamentaler Regulationsmechanismen nicht mehr vorhanden waren. Sie können auch eine weiter bestehende Vulnerabilität gegen streßartige Belastungen kompensieren, wie die Langzeitbehandlung chronifizierter schizophrener Syndrome zeigt. Jedoch gilt es nun, diese neueröffneten Möglichkeiten zu ergreifen und zu nutzen, um schließlich eine größere Stabilität des Patienten zu erreichen, Therapieziele, welche die eigentliche psychopharmakologische Behandlung, die Wirkung des Präparates im engeren Sinne weit übersteigen und deshalb die Einbettung der Psychopharmakotherapie in einen *Gesamtbehandlungsplan* eines jeden Patienten erfordern. Dieser wird im Kap. 3.7. behandelt.

3.3. Zur Bedeutung der „Persönlichkeit" und der „Motivation" für die Psychopharmakawirkungen

Da Psychopharmaka in die psychobiologischen Funktionskreise der Vigilanz, der Emotionalität und des Antriebs eingreifen, bewirken sie auch *am gesunden Probanden Störsyndrome*. Sie können hier besser als bei psychiatrischen Patienten mit geeigneten psychologischen Methoden exakt und differenziert auf verschiedenen Ebenen des Verhaltens und Erlebens erfaßt werden.

Diese Störsyndrome geben einen Einblick in Faktoren, welche als intervenierende Variablen die Wirkung von Psychopharmaka mitbeeinflussen. Ihr Studium ist Aufgabe der **Pharmakopsychologie** [13, 14]. In *Einzeldosen* verabreicht, führen die meisten psychisch aktiven Präparate mit Ausnahme der eigentlichen Psychostimulantien **am gesunden Probanden** klinisch zu einer „Sedierung"; das gilt vor allem für die therapeutisch wichtigsten Präparate, die Neuroleptika, die Thymoleptika und die Minor-Tranquilizer, wenn die Dosierung genügend hoch gewählt wird.

Untersucht man diese, dem Beobachter als „Sedierung" imponierende psychische Veränderung mit einer differenzierten psychologischen Methodik, welche sowohl Dimensionen des Erlebens mit Hilfe eines Polaritätenprofils (z. B. Selbstwerteinschätzung, Vertrautheit, Kontaktbereitschaft, Aktionsbereitschaft, Erregung-Spannung) als auch mit verschiedenen Leistungstests psychomotorische Leistungskomponenten erfaßt, gelingt es, die sedierende Wirkung solcher Präparate zu differenzieren bzw. **verschiedene Sedierungstypen** nachzuweisen [13, 14]. Dies ist jedoch nur möglich, wenn die Untersuchungssituation maximal standardisiert und die Stichproben hinsichtlich der Persönlichkeit mit einem geeigneten Persönlichkeitstest homogenisiert werden.

Wählt man dagegen für eine solche pharmakopsychologische Untersuchung mit einem bestimmten Präparat **Extremgruppen von Probanden** hinsichtlich ihrer Persönlichkeitsdimensionen *Neurotizismus* und *Extraversion* bzw. *Introversion,* läßt sich z. B. mit Minor-Tranquilizer eine differentielle Wirkung nachweisen, die von dem *Persönlichkeitsfaktor* abhängig ist [13, 14]. Selbst die Wirkung eines *Psychodysleptikums (Halluzinogen)* ist persönlichkeitsabhängig wie das folgende Experiment zeigt, das FISCHER durchgeführt hat [8].

Unter 15 freiwilligen Probanden (Studenten), welche an Versuchen mit Psilocybin teilnahmen, fand er einen extremen Reaktor auf dieses Präparat. Der Proband zeigte im MMPI (Minnesota Multiphasic Personality Inventory) auf der Höhe der **Psilocybin-Reaktion** nach 16 mg eine akute Psychose mit starker paranoider Komponente (bizarre Gedanken, Wahrnehmungsstörungen verschiedenen Organisationsgrades, Halluzinationen, Orientierungsstörungen, autistische Verschlossenheit, Inaktivität und Spaltung des subjektiven Erlebens von der objektiven Realität). In der gleichen Probandengruppe fand sich jedoch auch ein extremer Nichtreaktor, der nach 20 mg Psilocybin nur die physiologischen Merkmale der Modellpsychose (stark erweiterte Pupillen) aufwies, jedoch keine Veränderungen im MMPI zeigte. Im Selbsterleben berichtete dieser Proband trotz höherer Dosierung überhaupt keine psychotischen Effekte. FISCHER konnte nun zeigen, daß zwischen der Geschmacksschwellenvariabilität (gemessen mit zwei verschiedenen Bestimmungsmethoden) und der psychotischen Reaktivität eine korrelative Beziehung bestand ($r_s = 0,46$), und daß die beiden Extremfälle psychotischer Reaktivität sich auch an entgegengesetzten Polen der Geschmacksschwellenvariabilität befanden. Diese wiederum zeigte korrelative Beziehungen mit Persönlichkeitsmerkmalen im Meyer-Briggs-Test. Man kann daraus folgern, daß eine sichere Voraussage der modellpsychotischen Reaktion auf Psilocybin für ein gegebenes Individuum ohne Kenntnis bestimmter Persönlichkeitsmerkmale nicht möglich ist.

Obiges Ergebnis ist m. E. eine eindrückliche Demonstration für die **Bedeutung der Ausgangsbedingungen,** welche die Psychopharmakawirkung beeinflussen. Diese Bedingungen sind eben komplex, konnten aber in diesem Falle mit einer geeigneten Methodik relativ geklärt werden. Man kann sich vorstellen, daß auch bei Psychotikern, die mit Neuroleptika behandelt werden, solche unterschiedlichen Ausgangsbedingungen vorliegen, welche die seltenen Fälle der Therapierefraktät erklären könnten.

Vor allem die englischen Autoren EYSENCK, GRAY, GALE et al. [7, 10, 12] haben versucht, den Einfluß des **Persönlichkeitsfaktors Extraversion-Introversion** auf *differentielle Psychopharmakawirkungen,* vor allem Sedierung durch Barbiturate und Stimulierung durch Amphetamin, durch unterschiedliche tonische Aktivierung in corticalen und subcorticalen Bereichen zu erklären. Nach EYSENCK [7] soll die Sedierung durch Barbiturate bei introvertierten Probanden diese in der Richtung auf Extraversion und die Stimulierung durch Amphetamin extravertierte Probanden in die Richtung der Introversion verschieben.

In einem systematischen Versuch mit 100 und 200 mg Phenobarbital bzw. 7,5 und 15 mg D-Amphetamin und einem Gemisch von 7,5 D-Amphetamin und 100 mg Phenobarbital an extravertierten und introvertierten Probanden, versuchten wir diese Hypothese zu überprüfen. Wir fanden keine Beziehung zwischen tonischer Aktivierung und Persönlichkeitszügen und konnten keine systematische Veränderung durch die Sedierung bzw. Stimulierung i. S. der EYSENCKschen Hypothese bei diesen Probanden nachweisen [17]. Das Ergebnis dieses Versuches zeigte vielmehr, daß die Wirkung dieser Stoffe am einzelnen Probanden wahrscheinlich stärker von *situativen Faktoren* abhängt, als von Persönlichkeitsmerkmalen.

Die **Bedeutung situativer Faktoren,** wohl vor allem der *inneren Motivation,* für die Wirkung von Psychopharmaka an gesunden Probanden, läßt sich nachweisen, wenn man die situativen Bedingungen systematisch variiert und die direkte pharmakologische Wirkung relativ milde ist. JAHNKE hat gezeigt, daß Tranquilizer und Neuroleptika gesunde Probanden nicht emotional stabilisieren, wenn die Versuchspersonen in der Untersuchungssituation in starkem Maße beansprucht wurden [23, 24, 25]. In dieser Beanspruchung wirkten die Präparate bisweilen sogar erregend und stimmungsverschlechternd. Auch emotionale Belastung, z. B. Lärm, verändern die psychotrope Wirkung. JAHNKE konnte zeigen, daß 2 Sedativa aus der Reihe der tertiären Carbinole im Polaritätsprofil unter lärmfreien Bedingungen die Befindlichkeit der Versuchspersonen in der Richtung der unlustbetonten Pole verschieben; unter Lärmbedingungen dagegen sind diese negativen Verschiebungen weitgehend aufgehoben, und es treten sogar Verschiebungen in der Richtung der positiven Pole auf [25].

Noch deutlicher lassen sich **situative Faktoren**

nachweisen, wenn man die sedierende Wirkung im *psychischen* und *physiologischen Bereich* miteinander vergleicht und die *Stabilität bei wiederholter Dosis* am gleichen Probanden untersucht. Zu diesem Zwecke verabreichten wir 20 Probanden (Studenten) an 2 verschiedenen Tagen je 60 mg eines Dibenzthiepins, ein mildes Sedativum, am 3. Tag 20 mg und am 4. Tag Placebo, wobei die Reihenfolge systematisch permutiert wurde, um Carry-over-Effekte möglichst klein zu halten [13, 21]. Vor und nach der Medikament- bzw. Placeboeinnahme wurden die Probanden mit einer Serie von subjektiven und Leistungstests sowie mit dem Elektroencephalogramm in Ruhe bei geschlossenen und offenen Augen untersucht. Die Wirkung der höheren Dosis ließ sich in den *subjektiven* Tests von Placebo konsistent unterscheiden, dagegen war diese Wirkung in den *Leistungstests* nicht konsistent. Dies bedeutet, daß man den sedierenden Effekt dieses Präparates *statistisch* am Erleben dieser Gruppe von 20 Studenten an 2 verschiedenen Tagen gegen Placebo absichern konnte, in den Leistungstests war dies jedoch an beiden Tagen nicht der Fall. Die Alphaintegrationswerte im Elektroencephalogramm in Ruhe bei offenen Augen waren dagegen ebenfalls konsistent und zeigten eine deutliche Vigilanzverminderung der Gruppe an beiden Tagen.

Interessanter als diese *äußere Konsistenz* (interindividuelle Konsistenz) der sedativen Reaktion der Gruppe unter dem Sedativum verglichen mit Placebo, ist jedoch m. E. die Frage der **inneren Konsistenz** (intraindividuelle Konsistenz), d. h. die Frage, ob an den beiden Tagen die Probanden mit gleicher bzw. niedriger Dosierung des Sedativums gleichsinnig in ihrer Aktivierung nach dem negativen Pol verschoben wurden und ob sich diese Verschiebung sowohl auf der psychischen wie auf der physiologischen Ebene nachweisen läßt. Diese Frage läßt sich überprüfen dadurch, daß man die Veränderungen in den psychologischen Tests und im EEG über die Probanden korreliert. (Es ergeben sich für die 3 Dosierungen, d. h. für 60 und 60 sowie 20 mg des Präparates 3 mögliche Korrelationen). Die Alphaintegrationswerte im EEG bei offenen Augen zwischen den Tagen, an denen das Verum appliziert wurde, korrelieren über die Probanden jeweils signifikant und hoch (0,68).

Dies bedeutet, daß auf der Ebene des *Elektroencephalogramms* der sedierende Effekt nicht nur statistisch für die Gruppe zu sichern ist (äußere Konsistenz), sondern auch bei den einzelnen Probanden selbst sich durch *eine relativ konsistente Abnahme der Vigilanz* nachweisen läßt (innere Konsistenz). Es besteht im EEG also eine relativ stabile intraindividuelle Konsistenz des Medikamenteneffektes, auf physiologischer Ebene also eine individuell konstante deutliche Vigilanzminderung an 3 verschiedenen Tagen, die nicht nur für die Gruppe als Ganzes gilt.

Anders sind die Verhältnisse im **psychologischen Bereich**. Wir finden, wenn wir die Veränderungen in den subjektiven und objektiven Test unter Verumbedingungen über die Probanden korrelieren, keine signifikanten positiven Korrelationen, also *keine innere Konsistenz der Wirkung*. Wir müssen deshalb folgern, daß es zwar gelingt, im subjektiven Bereiche mit entsprechenden Tests statistisch *über die Gruppe* einen sedativen Effekt an zwei verschiedenen Tagen konsistent zu sichern, daß es jedoch immer wieder andere Probanden sind, welche in der erwarteten Richtung reagieren und diesen statistischen Effekt ergeben! Für die Leistungstests ist weder eine äußere noch eine innere Konsistenz nachweisbar, und wir müssen annehmen, daß die situativen Faktoren für diese gemessenen Leistungsvariablen noch bedeutsamer sind als für die subjektiven Veränderungen [13].

Für den einzelnen Probanden bedeutet dies, daß er zwar unter dem Verum an den verschiedenen Tagen im EEG ähnliche Vigilanzminderungen aufweist, *auf der psychischen Ebene dagegen unterschiedlich auf diese Vigilanzminderung reagiert:* Dies ist für die Leistungsbedingungen eine Bestätigung der **„reaktiven Anspannungssteigerung"** von DÜCKER, der unter der Wirkung von Sedativa ebenfalls paradoxe Leistungsverbesserungen festgestellt hat [6]. Dieser Versuch zeigt anschaulich **den Hiatus,** welcher zwischen *eindeutigen Meßgrößen im physiologischen Bereich* (hier die Alphaintegrationswerte des Elektroencephalogramms) und *der psychologischen Ebene* (hier die Meßwerte in den subjektiven und den Leistungstests) besteht. Für die therapeutische Wirkung von Psychopharmaka können wir demnach auf der psychischen Ebene, verglichen mit den psychophysiologischen und neurophysiologischen Veränderungen, keine 1 : 1-Beziehung erwarten.

Dieser pharmakopsychologische Befund, welcher unter einfachen standardisierten Versuchsbedingungen mit Einzelgaben eines Sedativums erhoben wurde, und nach unserer Interpretation **die Bedeutung des situativen Faktors** der inneren Motivation der Probanden an verschiedenen Tagen für die Wirkung des Psychopharmakons auf psychischer Ebene beweist, ist auch für die klinische Situation bedeutsam, wenn er auch bisher wenig beachtet wurde. DANKWARDT [4] konnte z. B. zeigen, daß auch bei einem Patienten mit akuter schizophrener Psychose *die Bedeutung der Medikamenteneinnahme* für die therapeutische **Wirkung des Neuroleptikums** wichtig sein kann. Erst durch eine psychotherapeutische Änderung der inneren Situation des Patienten wurde das Präparat therapeutisch wirksam. Solche Beobachtungen können zwar nur an Einzelfällen, deren innere Dynamik in der Psychose aufgeklärt werden kann, genauer verfolgt und interpretiert werden, und man wird zugeben müssen, daß sie für die große Zahl der mit Neuroleptika behandelten schizophrenen Psychosen wahrscheinlich eher die Ausnahme bilden, sich jedenfalls in statistischen Untersuchungen der therapeutischen Wirkung, die stets über Patientenstichproben erfolgen, nicht auswirken.

Der Fall von DANKWARDT legt jedoch nahe, **bei Fällen von Therapieresistenz auf die neuroleptische Behandlung** genauer nach der inneren Motivation und Situation des Patienten zu forschen, um Widerstände gegen die neuroleptische Wirkung aufzudecken und mit dem Patienten psychotherapeutisch zu bearbeiten. Ganz allgemein weisen diese Befunde auf die Notwendigkeit hin, bei der Behandlung mit Psychopharmaka das *subjektive Erleben* des Patienten, seine innere Dynamik *auch bei Psychotikern* zu berücksichtigen. Man erfährt von vielen Patienten während und nach der Psychose, oder auch bei notwendiger Langzeitmedikation Wesentliches über die positiven und negativen Erfahrungen, vor allem über die Entmachtungsängste, welche mit der neuroleptischen Behandlung einhergehen.

Auch bei **Behandlung mit Antidepressiva oder Tranquilizer** ist es für den Therapeuten praktisch wichtig, die Stellung des Medikamentes, seine Bedeutung für den Patienten, seine Ängste, Widerstände und seine oft übertriebene Gläubigkeit an das medikamentöse Wunder der Therapie zu erkennen, sie in das Gesamtbild der Persönlichkeit des Kranken, der Behandlungssituation und seiner zukünftigen, für ihn eventuell zu erwartenden Patientenkarriere einzubauen, um eine vernünftige, dem einzelnen Patienten angemessene Behandlung mit möglichst niedrigen und dennoch effizienten Dosen zu gestatten.

3.4. Zur Bedeutung der verminderten psychobiologischen Reaktivität für die Psychopharmakawirkung

Die hier besprochenen Untersuchungen betreffen vorwiegend die direkte Wirkung von Psychopharmaka in Einzelgaben an Gesunden, d. h. in unserer Formulierung *direkte Wirkungen* auf fundamentale Regulationssysteme des Antriebs, der Vigilanz und der Emotionalität. Wenn wir nun zu der eigentlichen **therapeutischen Wirkung an psychiatrisch kranken Patienten** fortschreiten, sind zunächst zwei Dinge zu beachten:
1. Bei psychischen Störungen mit Krankheitswert haben wir in den genannten Regulationssystemen Veränderungen zu erwarten, welche der psychiatrischen Erkrankung selbst entsprechen. Dies ist z. B. nachgewiesen dadurch, daß verschiedene psychovegetative Systeme bei schizophrenen Patienten in ihrer Reaktivität korrelieren, was sie bei Gesunden nicht tun. STRAUBE hat gezeigt, daß zwischen der Größe der Pupillenreaktion und der Größe der Reaktion im Hautleitwert bei schizophrenen Nonrespondern eine Korrelation von 0,7 besteht, während bei der gesunden Kontrollgruppe keine von Null verschiedene Korrelation vorliegt [30]. Ähnliches fanden GIEDKE et al. für depressive Patienten zwischen evozierten Potentialen, resp. CNV (Contigent Negative-Variation) und Variablen des Hautleitwertes, wenn man primär depressive Patienten mit einer gesunden Kontrollgruppe vergleicht [11]. Diese Befunde legen nahe, daß *psychophy-*

siologisch die psychopathologischen Veränderungen sich in einer **verminderten Modulationsfähigkeit der verschiedenen Systeme** manifestieren, d. h. einer größeren Kohärenz bzw. verminderten Freiheitsgraden der Reaktivität psychophysiologischer Systeme [17]. Die Verschiebung betrifft somit nicht nur einzelne psycho-physiologisch zu messende Variablen (z. B. eine erhöhte allgemeine tonische Aktivierung oder eine verminderte Vigilanz), sondern *das Zusammenspiel* und die *Modulation verschiedener Systeme* zueinander, die in psychopathologisch bedeutsamen Zuständen *weniger Freiheitsgrade besitzen* als beim Gesunden.

2. ist zu beachten, daß Psychopharmaka in der Regel am Patienten erst bei **chronischer Applikation** ihre eigentliche therapeutische Wirksamkeit entfalten, die sich in einer Besserung des klinischen Bildes manifestiert. Dies ist zwar für die einzelnen Präparatkategorien unterschiedlich, wie in den folgenden speziellen Kapiteln dargestellt wird. Die Beobachtung dieser Wirkungslatenz entspricht jedoch durchaus der Vorstellung, daß Psychopharmaka in ein komplexes Bedingungsgefüge auf biochemischer und neurophysiologischer Ebene eingreifen und bestimmte Veränderungen anstoßen, die ihrerseits mit einer gewissen Latenz dann zu den eigentlichen, für die psychopathologische Ebene bedeutsamen Korrekturen in den Regulationsmechanismen funktionaler Systeme führen.

3.5. Zur Frage der „Wirkungslatenz" der thymoleptischen und antipsychotischen Wirkungen im Gegensatz zur Sedierung und Anxiolyse

Die psychopathologische Ausgangslage auf ihren verschiedenen Ebenen und die wiederholte Gabe von Psychopharmaka hat andere Wirkungen zur Folge als die Einzelgabe am gesunden Probanden. Dies zeigt sich z. B. daran, daß Depressive erst nach einem Intervall von 8—14 Tagen durch trizyklische Antidepressiva in ihrem Antrieb gesteigert und ihrer Stimmung normalisiert werden. Bei Gesunden führen vergleichbare Einzeldosen pro die in eine unangenehme von starken vegetativen Störungen begleitete Sedierung. Ähnliches gilt von den Neuroleptika, die von manifest schizophrenen Patienten in 10—15fach höheren Dosen ohne Sedierung ertragen werden, als von Gesunden, bei welchen schon niedrige Dosen zu einer dysphorischen Verstimmung führen [14]. Beim akut schizophrenen Patienten haben sie erfahrungsgemäß in der Regel eine entspannende und beruhigende Wirkung und führen zum Verschwinden der produktiven psychotischen Symptomatik.

Eine Wirkungslatenz, bei welcher die beabsichtigte Wirkung erst nach wiederholten Gaben auftritt, wie bei den Antidepressiva, gibt es nicht bei der *Sedierung* und *Anxiolyse*. Wir wissen, daß **Angst**, ein ubiquitäres Phänomen, sowohl subjektive wie auch vegetative Charakteristika aufweist. Im vegetativen Bereich kommt es zu einer Aktivierung in verschiedenen psychovegetativen Systemen, also zu einer relativ unspezifischen und globalen Veränderung. Deshalb lassen sich Angstsyndrome, wenn sie nicht durch depressiv psychotische Faktoren oder schwere neurotische Verdrängungsmechanismen kompliziert sind, relativ einfach und rasch beseitigen. Diese *generellen unspezifischen Aktivierungssteigerungen*, wie sie auch unter Streßbedingungen auftreten, können auf neurobiologischer Ebene direkt angegangen werden. Anders liegen die Verhältnisse z. B. bei depressiven Syndromen, wo im Vordergrund eine psychophysiologisch nachweisbare *Hemmung* vorliegt und die Angst nach LADER als eine Reaktion des Organismus auf den Zustand der hemmungsbedingten *Anhedonie* aufgefaßt werden kann [27, 17]. Auch beim depressiven Patienten verschwindet zwar unter der sedierenden Komponente der Antidepressiva die begleitende Angstkomponente rascher, jedoch ohne daß der Zustand von Anhedonie zunächst beseitigt wird.

Mit diesen wenigen Bemerkungen soll nur darauf hingewiesen werden, daß die **neurobiologische Verankerung psychopathologischer Syndrome** und damit die Wirkung von Psychopharmaka in sehr komplexen hierarchisch gegliederten Strukturen zu denken ist und daß wir deshalb für diese Syndrome keine einfachen entsprechenden biochemisch nachweisbaren Veränderungen an der Peripherie erwarten dürfen. Dafür spricht die bisherige Erforschung der depressiven Syndrome auf neurobiochemischem Gebiet, worauf hier nicht näher einzugehen ist.

3.6. Zur Frage der geringen Differenzierbarkeit psychotroper Wirkungsprofile an Patientenstichproben und dem Fehlen einfacher Dosiswirkungsbeziehungen

Der therapeutische Wirkungsnachweis der Psychopharmaka wird heute im allgemeinen durch *Doppelblindstudien* geleistet, wobei die therapeutischen Effekte in Fremdbeurteilungsskalen und Selbstbeurteilungsskalen gemessen werden. Die Notwendigkeit einer solchen Prüfung gegen Placebo und/oder Vergleichspräparate ist heute allgemein anerkannt. Auf die methodischen Probleme solcher Prüfungen kann an dieser Stelle nicht näher eingegangen werden, es sei auf einige einschlägige Publikationen verwiesen [18, 31]. Nicht übersehen werden darf, daß es bis heute nur klinisch gelungen ist, **allgemeine Wirkungskomponenten**, z. B. diejenige der Neuroleptika oder der Thymoleptika bzw. der Minor-Tranquilizer nachzuweisen, daß aber für feinere Unterschiede, z. B. zwischen pharmakologisch verschieden wirksamen Präparaten innerhalb dieser Präparat-Kategorien, nur selten replizierbare Befunde vorliegen. Deshalb gibt es auch bisher *keine spezifische Indikation* für einzelne Präparate *aufgrund spezifischer Prädiktoren* auf psychopathologischer, psychophysiologischer und biochemischer Ebene. Einzig die Bestimmung der Metaboliten der Neurotransmitter bei depressiven Syndromen ließen bisher eine gewisse unterschiedliche Indikation für mehr serotonerg bzw. mehr noradrenerg wirksame Präparate erkennen, wobei es sich allerdings nicht um unwidersprochene, eindeutige Befunde handelt [3, 28, 29]. Die Frage, welches Präparat unter den vielen einer bestimmten Kategorie für den einzelnen Patienten das geeignetste ist, läßt sich zur Zeit noch nicht beantworten. Die Prädiktorenforschung steckt erst in den Anfängen.

Die heute allgemein anerkannte Notwendigkeit der **klinischen Prüfung von Psychopharmaka** an ausreichend großen Stichproben unter Doppelblindbedingungen mit Vergleich eines Standardpräparates oder wenn möglich mit Placebo, darf nicht darüber hinwegtäuschen, daß diese Prüfmethodik zwar *generelle statistische Aussagen* über therapeutische Wirkungen erlaubt, daß aber wegen der großen Variabilität zwischen den einzelnen Patienten auf den verschiedenen Ebenen, der psychopathologischen, der psychophysiologischen und biochemischen, eine *differenzielle Klärung der Wirkung* bzw. der *therapeutischen Refraktät* im Prinzip nicht möglich ist.

Ich habe an anderer Stelle auf die Schwierigkeiten der **Homogenisierung von Stichproben psychiatrischer Patienten** hingewiesen und einige Gründe angeführt, weshalb man neben der für den Wirkungsnachweis notwendigen klinischen Doppelblindstudien vermehrt Einzelfallstudien im Längsschnitt sowohl der therapierefraktären Patienten wie auch der besonders günstig auf eine Therapie ansprechenden Fälle durchführen sollte [15]. Dabei müßten wesentlich mehr Parameter auf den verschiedenen Ebenen geprüft werden als gewöhnlich üblich, um mögliche Unterschiede dieser Extremgruppen auf die Wirkung eines Psychopharmakons zu untersuchen. Erst von einer solchen Strategie können wir erwarten, daß Hinweise für *die therapeutische Wirkung durch intraindividuelle Strukturzusammenhänge* zu erheben sind.

Unsere Ausführungen zu den Grundbedingungen der Psychopharmakawirkungen haben mit Absicht die Schwierigkeiten der Beurteilung und die Unsicherheiten der Wirkungen in den Vordergrund gestellt. Es ist immer wieder notwendig, vereinfachende Vorstellungen kritisch zu beleuchten, um zu verhindern, daß unkritische Erwartungen an diese Therapie gestellt werden, die sich hinterher wegen der fehlenden Erfüllung als für das wichtige therapeutische Gebiet negativ auswirken können. Wir dürfen jedoch nicht übersehen, welchen wesentlichen Fortschritt die Einführung der modernen Psychopharmaka in die psychiatrische Therapie gebracht hat.

Noch können wir für den einzelnen Patienten nicht das geeignetste Präparat voraussagen, d. h. eine möglichst individuell spezifische Therapie einleiten, aber wir haben für die verschiedenen syndromalen Gruppen psychiatrischer Patienten eine Reihe wirksamer Präparate, deren vernünftige und fachgerechte Anwendung das Los dieser Patienten rasch und wesentlich zu bessern vermögen.

3.7. Psychopharmaka im Gesamtbehandlungsplan der Behandlung psychisch Kranker

3.7.1. Das „therapeutische Klima"

Die Behandlung mit Psychopharmaka im *klinischen* oder *ambulanten* Rahmen geschieht nicht im luftleeren Raum und nicht unter experimentellen Bedingungen. Als eingeführte Therapiemethode ist sie eingegliedert in eine Reihe von flankierenden Maßnahmen und erfolgt in einer zwischenmenschlichen Beziehung des Arztes und Patienten. **Das Gewicht der psychopharmakologischen Therapie** ist in diesem Gesamtbehandlungsplan unterschiedlich: Bei *akuten Psychosen* hat die vernünftige Behandlung mit Psychopharmaka Priorität, bei psychotherapeutischen Behandlungen von *neurotischen Patienten* ist sie gelegentlich als Zusatzbehandlung und bei der Krisenintervention erforderlich, um nur die beiden Extreme zu erwähnen.

Was wir in den vorangehenden Teilen dieses Kapitels über Persönlichkeits- und situative Faktoren als intervenierende Variablen für die Wirkung von Psychopharmaka zusammenfassend erwähnt haben, erhält seine wesentliche Bedeutung in der Therapiesituation: Die Atmosphäre auf einer **klinischen Station** als Aufgabe des therapeutischen Teams muß so gestaltet werden, daß man die wirklichen Bedürfnisse der einzelnen Patienten mit ihren verschiedenen Krankheitszuständen und Phasen der Krankheitsentwicklung adäquat berücksichtigen kann. Das setzt voraus — wiederum anders als etwa in der inneren Medizin —, daß ein großer Teil des Behandlungsablaufs für die Patienten auf der Station *kollektiv* verläuft, d. h. daß die vielfältigen Interaktionen zwischen Personal, Ärzten und Patienten möglichst durchsichtig und geordnet bleiben, und daß dafür gesorgt wird, daß jeder Patient entsprechend seinen momentanen Möglichkeiten in diese Gemeinschaft integriert bleibt. Das wiederum setzt voraus, daß der Informationsfluß zwischen Ärzten und pflegerischem Personal sowie mit den noch zu besprechenden zusätzlichen Kräften der Beschäftigungstherapie, der Gymnastik etc., möglichst ungestört und für die Beteiligten entsprechend ihren Aufgaben zugänglich ist.

Auch hier findet man in der Realität **Extremverhältnisse**, die in jedem Fall **antitherapeutisch** wirken: Auf der einen Seite eine zu starke autoritäre, nach dem geläufigen medizinischen Muster funktionierende Struktur nach dem Motto, der Arzt befiehlt, die anderen haben zu gehorchen; auf der anderen Seite eine Überbewertung der Kollektivität des Teams mit Verwischung der einzelnen Funktionsbereiche. Während im ersten Fall scheinbar die rein medizinischen Maßnahmen, d. h. die Applikation der Psychopharmaka, im Zentrum der Behandlung stehen, geraten sie im zweiten Fall völlig an den Rand und ihre Bedeutung wird oft sogar verleugnet.

Die Kunst der Schaffung eines „therapeutischen Klimas", das für die verschiedenen Krankheitszustände und die verschiedenen Bedürfnisse der unterschiedlichen Patienten angemessen ist, beruht auf einer *ausgewogenen Berücksichtigung der verschiedenen Therapiebereiche* bei *klarer*

Strukturierung der Verantwortung und möglichst **durchsichtigem Informationsfluß**. Ärztliche Verordnungen sollten nicht nur dem Patienten gegenüber nach Möglichkeit begründet werden, sondern in gemeinsamen Aussprachen im therapeutischen Team soweit geklärt werden, daß sie gemeinsam getragen werden. Dabei muß jedoch die Verantwortung des Arztes klargestellt und von allen Beteiligten akzeptiert sein. Es entspricht dies einem möglichst reibungslosen Zusammenspiel der verschiedenen beruflichen Kompetenzen und Aufgaben.

Auch in der **ambulanten Behandlung** ist auf ein therapeutisches Klima zu achten, denn, um nur ein Beispiel zu geben, der ambulante Langzeitpatient, der seine Depotspritze bekommt, bedarf freundlicher Zuwendung und sehr oft eines seine besonderen Probleme berücksichtigenden Gesprächs. Das Gesicht einer ärztlichen Praxis wird durch die Art der Aufnahme durch die Arzthelferin oder die Schwester geprägt und durch die Umgangsformen aller Beteiligter miteinander.

Wir haben unter Kap. 3.2.3. darauf hingewiesen, daß Psychopharmaka nur in fundamentale Funktionsmechanismen eingreifen und die biologische Verankerung psychopathologischer Syndrome verändern. Dies wirkt sich jedoch vor allem auf die **zwischenmenschlichen Beziehungen** aus, in dem Sinne, daß der Patient neue Möglichkeiten der Kontaktaufnahme, der Planung und Gestaltung seiner Lebensbedingungen gewinnt. Und gerade diese Auswirkungen, die ein therapeutisches Resultat der psychopharmakologischen Behandlung festigen und ergänzen, brauchen einen geschützten Rahmen eines erfahrenen Teams oder erfahrener Bezugspersonen in einer ärztlichen Praxis, welcher es dem Patienten möglich macht, auf andere zuzugehen, sich mit ihnen auszusprechen und seine Sozialkontakte zu vermehren bzw. der Realität seiner Situation wieder anzupassen. Diese Forderung zeigt, daß in einem *adäquaten „therapeutischen Klima"* der Patient und seine Interessen im Vordergrund stehen, wobei zu berücksichtigen ist, daß bei Psychotikern diese Interessen oft nicht von dem Patienten selbst bestimmt werden können, daß also die heute gängigen ideologischen Überspitzungen einer sogenannten therapeutischen Gemeinschaft sich letztlich antitherapeutisch auswirken.

3.7.2. Arzt-Patient-Beziehung

Wenn schon das „therapeutische Klima" darauf ausgerichtet sein muß, dem Patienten Vertrauen zu ermöglichen, gilt das erst recht für den Arzt. Die allgemeine Aufklärung über medizinische Sachverhalte und das löbliche Interesse der Allgemeinheit an der Psychiatrie, haben nicht nur vertrauensbildend gewirkt. Insbesondere kommen viele Patienten mit erheblichen Vorurteilen gegen eine psychopharmakologische Behandlung zum Arzt. Nur wenn es ihm gelingt, eine gute Beziehung zu dem Patienten aufzubauen, die auf Vertrauen, gegenseitigem Respekt und der Vermittlung von Hoffnung besteht, kann der Arzt den Patienten für die notwendigen Behandlungsverfahren, auch für die Psychopharmakotherapie gewinnen und überzeugen. Es ist bekannt, wieviele Mißverständnisse, auch bei positiver Einstellung zueinander, zwischen dem Arzt und dem Patienten sich täglich einstellen und wie wenig Informationen der Patient, wenn er vom Arzt über eine pharmakotherapeutische Behandlung informiert wird, in der Regel korrekt behält. Dies ist für die Praxis zu berücksichtigen, weil es immer wieder darum geht, den Patienten richtig aufzuklären, ihn auf mögliche Risiken aufmerksam zu machen, ohne daß er die Behandlung verweigert und vor allem in einer Form, die Vertrauen fördert. Einfühlung, Echtheit der Gefühlsbeziehungen und das Vermitteln von Hoffnung sind die Grundpfeiler einer ärztlichen Gesprächsbeziehung. Sie werden durch Sensibilisierung für zwischenmenschliche Beziehungen, Erfahrung in der Praxis, menschliche Reife und adäquate Weiterbildung erworben und beschränken sich nicht auf psychotherapeutische Techniken.

3.7.3. Psychotherapie und Pharmakotherapie

Historische und institutionelle Gegebenheiten haben dazu geführt, daß zwischen Psychotherapie und Psychopharmakotherapie immer wieder ein Gegensatz aufgerichtet wird. Es gibt Psychotherapeuten, die aus prinzipiellen Gründen nie ein Psychopharmakon verschreiben. Andererseits gibt es biologisch orientierte Psychiater, die sich für psychotherapeutische Haltung, Sensibilisierung und psychotherapeutische Methodik nicht interessieren. *Dieser Gegensatz ist widersinnig und therapiefeindlich.* Schon die Verordnung eines Psychopharmakons, wie jede ärztliche Verordnung, hat auch einen psychotherapeutischen Aspekt, weil sie in einer Arzt-Patientenbeziehung geschieht. Die Art und Weise wie sie erfolgt, hat für den Patienten Konsequenzen. Wenn wir die Grundbedingungen der Psychopharmakawirkungen, wie hier geschehen, erwägen, wird jedermann einsichtig, daß Psychopharmakotherapie und Psychotherapie sich ergänzen müssen und sich nicht ausschließen. Die Schwerpunkte der psychopathologischen Bedingungen sind Aufgabe der Diagnostik und Therapie und bestimmen letztlich die adäquate Therapiemethode, die für den Patienten geeignet ist.

Die biologische Verankerung von psychopathologischen Symptomen läßt sich psychotherapeutisch nur in engsten Grenzen verändern. Es gilt deshalb den Schwerpunkt einer Störung zu erkennen und die Behandlung adäquat darauf auszurichten. Selbst bei Behandlung von akuten Psychosen ist eine psychotherapeutische Haltung wichtig, welche, wie wir gesehen haben, die Bedeutung des Psychopharmakons für den Patienten berücksichtigt, die allenfalls mit ihm psychotherapeutisch bearbeitet werden kann. Diese Haltung verhindert auch, daß dem Patienten *unzulässig viele oder zu hoch dosierte Psychopharmaka* appliziert werden, denn der psychotherapeutisch interessierte Arzt wird an einer möglichst raschen Wiederaufnahme des Kontaktes mit dem Patienten interessiert sein, sich für sein Erleben in der Psychose und für die Randbedingungen und Konflikte ihrer Auslösung interessieren. Eine adäquate Behandlung mit Psychopharmaka, die entsprechende Kenntnisse und Erfahrungen voraussetzt, schafft hier jedoch erst die Voraussetzungen für eine wirksame, für den Patienten positive psychotherapeutische Beziehung.

3.7.4. Die zusätzlichen therapeutischen Angebote

Auf die Gesamtproblematik der *Rehabilitation des psychisch Kranken* und der dazu geeigneten Methoden kann hier nicht eingegangen werden. Es sollen nur einzelne Prinzipien und Aspekte der soziotherapeutischen und rehabilitativen Methoden angesprochen werden, die sich aufgrund der allgemeinen psychiatrischen Erfahrung im Rahmen des Gesamtbehandlungsplanes bewährt haben. Für die *Psychotiker* verschiedenster Genese, vor allem aber für die Schizophrenen nach der Akuterkrankung, ist unter dem Gesichtspunkt des therapeutischen Klimas einer Station eine **Strukturierung des Tagesablaufs** von zentraler Bedeutung. Dabei ist nach heutiger Erfahrung sowohl die Gefahr der *Überstimulation,* d. h. der vorzeitigen Belastung des Patienten und seiner Überforderung, wie auch der Gefahr der *Unterstimulation,* d. h. der ungenügenden sozialen Anregung, Rechnung zu tragen.

In diesem Zusammenhang ist auch die **Beschäftigungstherapie,** die als echte therapeutische Methode auch zur Testung und systematischen Belastung des Patienten eingeführt wurde, zu rechnen. In der Beschäftigungstherapie, welche mit verschiedenen Materialien und unterschiedlichen Methoden mit dem Psychotiker arbeitet, wird versucht, die destrukturierte Weltbeziehung der Patienten wieder in bescheidenem Rahmen allmählich und kontinuierlich aufzubauen. Auch hier sind die Erwartungen jedoch *realistisch* zu stellen, und es ist besonders auf die Vulnerabilität des einzelnen Patienten zu achten, damit nicht ungebührliche und das therapeutische Resultat in Frage stellende Belastungen auftreten. Gerade dafür ist *die Integration der Beschäftigungstherapeuten in das therapeutische Team* einer Station von großer Wichtigkeit, weil nur der kontinuierliche Informationsfluß, der den einzelnen Kompetenzen Rechnung trägt, Gewähr bietet, daß Strukturierung des Tagesablaufs und soziale Belastungen durch gemeinsame Aktivitäten sowie die besonderen zwischenmenschlichen Beziehungen im Rahmen der Beschäftigungstherapie vernünftig eingesetzt werden.

Soziale Aktivitäten sind ganz allgemein notwendig, um dem Patienten die Wiedereingliederung in die Welt außerhalb des geschützten klinischen Rahmens zu ermöglichen. Alle Übergangseinrichtungen, Tageskliniken, Nachsorgeeinrichtungen etc. sind in ihrer therapeutischen Wirkung auf adäquate psychopharmakologische Grundbehandlungen psychotischer Patienten angewiesen.

In diesem Zusammenhang ist vor allem **das Dosierungsproblem** der Psychopharmaka von eminenter Bedeutung. Zu hoch dosierte Neuroleptikabehandlungen haben unerwünschte Nebenwirkungen neurologischer, vor allem aber antriebsmäßiger und emotionaler Art, die einer Wiedereingliederung hinderlich sind. Zu niedrige Dosierungen jedoch führen bei vielen Patienten, die eine Langzeitbehandlung benötigen, zu Rückfällen und zu verminderter Toleranz sozialer Belastungen.

Von der Beschäftigungstherapie führt der Weg zur **gestuften Arbeitsbelastung,** wenn möglich in beschützten Werkstätten oder unter einigermaßen kontrollierten Arbeitsbedingungen, ohne daß der Patient einer zu großen Bevormundung durch das therapeutische Team unterliegt. Gerade dieser Übergang aus dem geschützten Rahmen der Therapie in das alltägliche Leben erfordert außerordentlich viel Feingefühl und Geduld von seiten der therapeutischen Betreuer und vor allem gute Beziehungen zu industriellen, handwerklichen oder kaufmännischen Unternehmen, um genesenden Patienten oft längere Zeit mit Schutz von Psychopharmaka eine allmähliche Wiedereingliederung zu ermöglichen.

3.7.5. Verantwortung des Arztes

Abschließend ist nochmals hervorzuheben, *daß unter rechtlichen Gesichtspunkten* und im Interesse einer klaren Strukturierung der beruflichen Kompetenzen und Verantwortungen *der Arzt die Verantwortung trägt für die adäquate psychopharmakologische Behandlung* und *für den Gesamtbehandlungsplan*, den er mit den an der Behandlung beteiligten Therapeuten und Hilfspersonen aufzustellen und durchzuhalten hat.

Die ärztliche Verantwortung beginnt, was immer wieder zu betonen ist, mit der **Aufklärungspflicht** des Patienten. Diese ist bei psychiatrischen Patienten in einem vernünftigen Rahmen durchzuführen. Es ist unter therapeutischen Gesichtspunkten nicht angezeigt, den Patienten zu ängstigen, etwa dadurch, daß man ihn auf jede mögliche seltene Komplikation von Psychopharmaka ausdrücklich aufmerksam macht. Wichtiger ist die **sorgfältige Überwachung der Behandlung**, die nach allen Erfahrungen verhindert, daß ernsthafte Komplikationen der Psychopharmakabehandlung auftreten. Diese Überwachung der Behandlung setzt die gezielte Aufmerksamkeit des therapeutischen Teams und des Arztes und bei ambulanten Behandlungen auch der Angehörigen und der Bezugspersonen voraus und eine regelmäßige Kontrolle der üblichen Laborparameter. Da psychotische Menschen in der Regel auf die Hilfe von Bezugspersonen im ambulanten Behandlungsbereich angewiesen sind, ist auch eine geeignete Einbeziehung dieser Bezugspersonen in die Behandlung erforderlich. Das setzt vom Patienten und vom Arzt Offenheit und Vertrauen voraus. Eine sorgfältige Besprechung der möglichen Nebenwirkungen ist wesentlich, damit sowohl der Patient wie seine Angehörigen im Falle des Auftretens Bescheid wissen und falls nötig die Behandlung weiterzuführen gewillt sind. Dies führt abschließend zu *der ganz wichtigen Bedeutung der Persönlichkeit des Arztes für die psychopharmakologische Behandlung,* nämlich seine Bereitschaft und sein Geschick, *den Patienten adäquat zu begleiten*. Das gilt nicht nur für die

Langzeitbehandlungen, sondern vor allem zu Beginn der Behandlungen, wenn unerwünschte Begleiterscheinungen wie Mundtrockenheit, Tremor, Müdigkeit etc. vorübergehend in Kauf zu nehmen sind. Besonders in dieser Phase der Behandlung erweist sich das therapeutische Geschick eines Arztes. Deshalb gilt auch für die Psychopharmakotherapie, was EUGEN BLEULER für die Deutung psychodynamischer Zusammenhänge in der Psychose formuliert hat: *Sie ist nur in ihren Prinzipien eine Wissenschaft, in ihrer Anwendung ist sie eine Kunst.*

Literatur

1. BECKMANN, H. (1980): Noradrenalinstoffwechsel und endogene Depression. Fortschr. Neurol. Psychiat. *48*, 415—437.
2. BERNSTEIN, A. S., FRITH, C. D., GRUZELIER, J. H., PATTERSON, T., STRAUBE, E., VENABLES, P. H., ZAHN, T. P. (1982): An analysis of the skin conductance orienting response in samples of American, British and German schizophrenics. Biol. Psychiat. *14*, 166—211.
3. BREYER-PFAFF, U., GAERTNER, H. J., KREUTER, F., SCHAREK, G., BRINKSCHULTE, M., WIATR, R. (1982): Antidepressive effect and pharmacokinetics of amitriptyline with consideration of unbound drug and 10-hydroxynortriptyline plasma levels. Psychopharmacol. *76*, 240—244.
4. DANCKWARDT, J. F. (1978): Zur Interaktion von Psychotherapie und Psychopharmakotherapie. Psyche *2*, 111—154.
5. DANCKWARDT, J. F. (1979): Anmerkung zur Indikation und Kontraindikation für die gleichzeitige Anwendung von psychoanalytischer Psychotherapie und Psychopharmakotherapie. Psyche *7*, 528—544.
6. DÜCKER, H. (1964): Die reaktive Anspannungssteigerung als Störfaktor bei der Wirkungsprüfung von Schlafmitteln. In: Neuropsychopharmacology (BRADLEY, P., FLÜGEL, F., HOCH, P., Hrsg.). Amsterdam: Elsevier.
7. EYSENCK, H. J. (1960): Drug postulates, theoretical deductions and methodological considerations. In: Drugs and Behaviour (UHR, L., MILLER, J. G., Hrsg.). New York - London: Wiley.
8. FISCHER, R., MARKER, P. A., ROCKEY, M. A. (1967): Der Einfluß der Struktur der Persönlichkeit auf den Ausgang der Modellpsychose. Arzneim.-Forsch./Drug Res. *19*, 478—483.
9. GAERTNER, H. J., KREUTER, F., SCHAREK, G., WIATR, G., BREYER-PFAFF, U. (1982): Do urinary MHPG and plasma drug levels correlate with response to amitriptyline therapy? Psychopharmacol. *76*, 236—239.
10. GALE, A., COLES, M., LAYDON, J. (1969): Extraversion/introversion and the EEG. Brit. J. Psychol. *60*, 209—223.
11. GIEDKE, H., BOLZ, J., HEIMANN, H. (1980): Evoked potentials, expectancy wave and skin resistance in depressed patients and healthy controls. Pharmakopsychiat. *13*, 91—101.
12. GRAY, J. A. (1972): The psychophysioligical nature of introversion/extroversion: modification of Eysenck's theory. In: Biological Bases of Individual Behaviour (NEBYLITSYN, V. D., GRAY, J. A., Hrsg.). S. 182—202. New York: Academic Press.
13. HEIMANN, H. (1971): Wirkungsvergleich von Psychopharmaka am menschlichen Verhalten. In: Beiträge zur Gerichtlichen Medizin (BREITENECKER, L., DEUTICKE, F., Hrsg.), Vol. 28, S. 155—166. Wien.
14. HEIMANN, H. (1974): Prüfung psychotroper Substanzen am Menschen. Arzneim.-Forsch./Drug Res. *24*, 1341—1346.
15. HEIMANN, H. (1974): Wirkung von Psychopharmaka und zugrundeliegende theoretische Vorstellungen. Pharmakopsychiat. *10*, 119—129.
16. HEIMANN, H. (1979): Psychopathologie. In: Psychiatrie der Gegenwart (KISKER, K. P., MEYER, J. E., MÜLLER, C., STRÖMGREN, E., Hrsg.). Berlin - Heidelberg - New York: Springer.
17. HEIMANN, H. (1979): Psychophysiologie endogener Psychosen. Schweiz. Arch. Neurol. Neurochir. u. Psychiat. *125*, 231—252.
18. HEIMANN, H., GAERTNER, H. J. (1982): Research methodology in clinical trials of psychotropic drugs. In: Psychotropic Agents III (HOFFMEISTER, H., STILLE, G., Hrsg.), S. 391—407. Berlin - Heidelberg - New York: Springer.
19. HEIMANN, H., STRAUBE, E. (1981): Psychophysiologische Untersuchungen Schizophrener. In: Schizophrenie, Stand und Entwicklungstendenzen der Forschung (HUBER, G., Hrsg.), S. 235—249. Stuttgart - New York: Schattauer.
20. HEIMANN, H., SCHMOCKER, A. M. (1974): Zur Problematik des Schweregrades psychiatrischer Zustandsbilder. Arzneim.-Forsch./Drug Res. *24*, 1004—1006.

21. HEIMANN, H., SCHMOCKER, A. M. (1973): Zur Korrelation frequenzanalytischer und psychologischer Meßwerte. In: AEG Telefunken, Fachbereich Prozeßtechnik (SCHENK, G. K., Hrsg.), S. 775. Konstanz.
22. HEIMANN, H., STRAUBE, E. (1979): Personality and arousal. Systematic modification with D-amphetamine and phenobarbital. In: Pharmacology of the States of Alertness, S. 179—188. Oxford - New York: Pergamon Press.
23. JANKE, W. (1982): Psychometric and psychophysiological actions of antipsychotics in men. In: Psychotropic Agents (HOFFMEISTER, F., STILLE, G., Hrsg.), S. 305—336. Berlin - Heidelberg - New York: Springer.
24. JANKE, W., DEBUS, G., LONGER, N. (1979): Differential psychopharmacology of tranquilizing and sedating drugs. In: Differential Psychopharmacology of Anxiolytics and Sedatives (BOISSIER, J. R., Hrsg.), Vol. 14, S. 13—98. Basel: Karger.
25. JANKE, W., GLATHE, H. (1964): Experimentelle Untersuchung zur psychischen Wirkung von Sedativa unter Normal- und Belastungsbedingungen. Psycholog. Forsch. 27, 377—402.
26. KRAEPELIN, E. (1920): Die Erscheinungsformen des Irreseins. Z. Neurol. 62, 1—29.
27. LADER, M. (1975): The Psychophysiology of Mental Illness. London: Routlege & Kegan Paul.
28. PRAAG, H. M. VAN (1977): Significance of biochemical parameters in the diagnosis, treatment, and prevention of depressive disorders. Biol. Psychiat. 12, 101—131.
29. SCHILDKRAUT, J. J. (1965): The catecholamine hypothesis of affective disorders: a review of supporting evidence. Am. J. Psychiat. 122, 509—522.
30. STRAUBE, E. (1980): Reduced reactivity and psychopathology — examples for research on schizophrenia. In: Functional States of the Brain (KOUKKOU, M., LEHMANN, D., ANGST, J., Hrsg.). Amsterdam: Elsevier.
31. WITTENBORN, J. R. (1977): Guidelines for clinical trials of psychotropic drugs. Pharmakopsychiat. 3, 205—231.
32. WYRSCH, J. (1949): Die Person des Schizophrenen. Bern: P. Haupt.

II. Psychopharmaka: Neurobiologische und psychiatrische Grundlagen und therapeutische Anwendung

4. Antidepressiva: Grundlagen und Therapie

Von R. Paioni, P. Waldmeier, A. Delini-Stula, G. Langer, G. Schönbeck und H. Beckmann

4.1.	Einleitung (Von R. Paioni, P. Waldmeier, A. Delini-Stula, G. Langer, G. Schönbeck und H. Beckmann)	58
4.2.	**Chemie der Antidepressiva** (Von R. Paioni)	59
4.2.1.	Vorbemerkungen, chemische Klassifikation und Zusammenfassung	59
4.2.2.	Trizyklische Antidepressiva	60
4.2.3.	Nicht-trizyklische Antidepressiva	63
4.3.	**Neurobiochemische Wirkungen antidepressiver Substanzen** (Von P. Waldmeier)	65
4.3.1.	Vorbemerkungen, neurobiochemische Klassifizierung und Zusammenfassung	65
4.3.2.	Biochemische Grundprinzipien der Funktionsweise einer monoaminergen Synapse	67
4.3.3.	Wirkungen von Antidepressiva, die hauptsächlich noradrenerge Neuronen beeinflussen	69
4.3.3.1.	Wirkungen auf die neuronale Wiederaufnahme von Noradrenalin	69
4.3.3.2.	Wirkungen auf die Monoaminoxydase (MAO)	71
4.3.3.3.	Gegenregulation und Adaptation	73
4.3.4.	Wirkungen auf weitere biogene Aminsysteme	74
4.3.5.	Wirkungen auf verschiedene Transmitter-Rezeptoren	75
4.3.6.	Zusätzliche biochemische Wirkungen	77
4.3.7.	Studien am Menschen	78
4.3.7.1.	Wirkungen auf Wiederaufnahme und Rezeptoren der Transmitter	78
4.3.7.2.	Wirkungen auf die Monoaminoxydase (MAO)	79
4.3.7.3.	Zusammenfassung	80
4.4.	**Pharmakologie der Antidepressiva** (Von A. Delini-Stula)	81
4.4.1.	Vorbemerkungen und Zusammenfassung	81
4.4.2.	Wirkungen der Antidepressiva auf einige Verhaltensparameter am Tier	82
4.4.3.	Wirkungen der Antidepressiva auf adrenerge Systeme	86
4.4.4.	Wirkungen der Antidepressiva auf serotonerge Systeme	89
4.4.5.	Wirkungen der Antidepressiva auf cholinerge Systeme	91
4.4.6.	Wirkungen der Antidepressiva auf das Herz-Kreislaufsystem	92
4.4.7.	Wechselwirkungen der Antidepressiva mit anderen Psychopharmaka	94
4.4.8.	Die „Monoaminohypothesen" der antidepressiven Wirkung der Antidepressiva aus pharmakologischer Sicht	95
4.5.	**Klinische Pharmakologie der Antidepressiva** (Von G. Langer und G. Schönbeck)	96
4.5.1.	Vorbemerkungen und Zusammenfassung	96
4.5.2.	Erörterung grundsätzlicher Probleme bei pharmakopsychiatrischen Studien (mit Antidepressiva)	96
4.5.3.	Psychobiologische Hypothesen	98
4.5.4.	Wirkungen auf (neuro-)psychiatrische Parameter	99

4.5.4.1. Stimmungsaufhellende Wirkung bei Depressiven 101
4.5.4.2. Angstlösende Wirkung bei Depressiven 102
4.5.4.3. Wirkungen auf die (depressive) Psychomotorik 102
4.5.4.4. Weitere (neuro-)psychiatrisch wichtige Wirkungen 103
4.5.5. (Neben-)Wirkungen auf neuro-vegetative Systeme und spezielle Organe 105
4.5.6. Klinische Toxikologie und Teratologie 109
4.6. **Klinische Pharmakokinetik der Antidepressiva** (Von G. LANGER und G. SCHÖNBECK) ... 111
4.6.1. Vorbemerkungen und Zusammenfassung 111
4.6.2. Resorption, Verteilung und Elimination 111
4.6.3. Metabolismus 112
4.6.4. Serumspiegel der Antidepressiva: Allgemeine Erörterung 115
4.6.5. Serumspiegel der Antidepressiva und klinische Wirkung 117
4.7. **Psychiatrische Indikationen der Therapie mit Antidepressiva** (Von G. LANGER und G. SCHÖNBECK) 118
4.7.1. Vorbemerkungen und Zusammenfassung 118
4.7.2. Vor dem Therapiebeginn: Fragen, Kontraindikationen, Maßnahmen 119
4.7.3. Prädiktoren der therapeutischen Wirkung von Antidepressiva . 121
4.7.4. Klassifikation der Depressionen: Ihre Bedeutung für die Therapie 123
4.7.5. Nosologische Klassifikation der Depressionen und Therapie .. 124
4.7.6. Syndromatologische Klassifikation der Depression und Therapie 126
4.7.6.1. Das vital-depressive Syndrom: Ein „Imipramin-reagibler" Zustand 127
4.7.6.2. Therapie beim hypochondrisch-ängstlich-depressiven Syndrom 128
4.7.6.3. Therapie beim depressiv-suizidalen Syndrom 129
4.7.6.4. Therapie beim Syndrom der „larvierten" Depression 130
4.7.6.5. Therapie bei depressiven Zwangs- und phobischen Syndromen . 130
4.7.6.6. Therapie eines depressiven Syndroms im Verlauf schizophrener Psychosen 130
4.7.7. Ausprägungsgrad („Tiefe") der Depression und Therapie 131
4.7.8. Stationäre Akuttherapie 131
4.7.9. Ambulante (akute und chronische) Therapie 132
4.7.10. Therapieresistentes depressives Syndrom 132
4.7.11. Dauer der Therapie mit Antidepressiva 135
4.8. **Durchführung der Therapie mit speziellen antidepressiv wirksamen Präparaten** 136
4.8.1. Vorbemerkungen und Zusammenfassung (Von G. LANGER und G. SCHÖNBECK) 136
4.8.2. Therapie mit trizyklischen Antidepressiva (Von G. LANGER und G. SCHÖNBECK) 137
4.8.3. Therapie mit nicht-trizyklischen Antidepressiva (Von H. BECKMANN) 140
Literatur 145

4.1. Einleitung

Die theoretische und klinische **Entwicklung der Antidepressiva** nahm ihren Ausgang von den Entdeckungen der antidepressiven Wirkung von *Imipramin* durch KUHN [187] und von *Iproniazid* durch KLINE [176]. Der *„ersten Generation"* von zahlreichen trizyklischen Antidepressiva bzw. Monoaminoxidase (MAO)-Hemmern folgte die Entwicklung der *„zweiten Generation"*, d. h. antidepressiv wirksame Substanzen, die strukturchemisch und teilweise auch pharmakologisch keine Verwandtschaft mit den „klassischen" Antidepressiva aufweisen.

Kurz nach der Einführung des Imipramins wurden mehrere **Hypothesen** zur Pathogenese der *Depression* und zur therapeutischen Wirkung der *Antidepressiva* aufgestellt: Zuerst postulierte man, daß ein Mangel an Noradrenalin in zentralen Synapsen ursächlich mit der Depression zusammenhinge [44, 290]. Diese *Catechola-*

minhypothese der Depression wurde und wird trotz z. T. heftiger Kritik [58, 299, 313] als Grundlage für die Entwicklung neuer Antidepressiva nach wie vor verwendet. Wenig später entstand eine analoge Hypothese, welche ein *Defizit von Serotonin* in zentralen Synapsen als relevanten Mechanismus annahm [198]. Auch die These einer ursächlichen Beteiligung des *dopaminergen Systems* ist wiederholt vertreten worden [277] und hat gerade in letzter Zeit im Zusammenhang mit positiven klinischen Ergebnissen mit einschlägigen Präparaten eine Aktualisierung erfahren.

Als Folge der Entdeckung, daß *chronische Behandlung* mit Antidepressiva zu einer *Empfindlichkeitsverminderung* („Downregulation") postsynaptischer beta-adrenerger und/oder serotoninerger Rezeptoren führt, wurden die ursprünglichen Defizithypothesen von manchen Autoren in ihr Gegenteil verkehrt [313]. Im Schatten dieser Aminhypothesen gab es auch immer wieder Versuche anderer **Erklärungen der klinischen Wirkungen,** insbesondere der triziklischen Antidepressiva, welche sich auf deren *antihistaminische* [160], *anticholinerge* oder *antiserotonerge* [244] Wirkungen bezogen.

Die Tatsache, daß praktisch alle bekannten antidepressiv wirksamen Substanzen direkt monoaminerge Mechanismen beeinflussen, könnte bedeuten, daß monoaminerge Synapsen Schlüsselstellungen, d. h. Angriffspunkte darstellen, an denen solche Systeme am wirkungsvollsten und gezieltesten manipuliert werden können.

Der **therapeutische Wirkungsmechanismus** der Antidepressiva ist trotz zahlreicher biochemisch-pharmakologischer Hypothesen (s. oben) unbekannt. Fest steht lediglich, daß Antidepressiva nicht kurativ wirken; andererseits scheint ihre Wirkung über eine bloße „Symptomkosmetik" — insbesondere bei vital-depressiven Syndromen — beträchtlich hinauszugehen.

Die Verschiedenheit der biochemisch-pharmakologischen Wirkungsprofile der unterschiedlichen Klassen der Antidepressiva drückt sich zum Teil auch in modifizierten psychotropen Wirkungsprofilen aus; aus methodischen Gründen sind die Unterschiede der letzteren leider nicht ähnlich präzis zu formulieren wie die Befunde der Grundlagenforschung. Festzustehen scheint jedoch, daß die **stimmungsaufhellende Wirkung** von *Imipramin,* dem Standardtrizyklikum, von keinem Folgepräparat mit Sicherheit übertroffen worden ist; wohl aber zeigen einige *nicht-trizyklische* Präparate („Zweite Generation") geringere neuro-vegetative (Neben-)Wirkungen.

Im Unterschied zu anderen Psychopharmaka ist es bei den Antidepressiva noch nicht gelungen, allgemein anerkannte **therapeutische Serumspiegelbereiche** anzugeben; auch hierfür scheinen verschiedenste methodische Probleme der Pharmakopsychiatrie verantwortlich zu sein. Unter anderem wohl die Tatsache, daß nicht alle depressiven Syndrome mit gleich gutem Erfolg durch Antidepressiva normalisierbar zu sein scheinen. Das sogenannte „*vital-depressive*" Syndrom, sehr häufig Ausdruck einer endogenen Depression, wurde schon von KUHN als bevorzugtes „Zielsyndrom" einer Therapie mit dem *Trizyklikum* Imipramin erkannt. Hingegen scheinen z. B. die *MAO-Hemmer* bei anderen depressiven Syndromen eher indiziert zu sein; ähnliches gilt auch für andere *nicht-trizyklische* Antidepressiva.

4.2. Chemie der Antidepressiva

Von R. PAIONI

4.2.1. Vorbemerkungen, chemische Klassifizierung der Antidepressiva und Zusammenfassung

Historisches. Die Entwicklung der modernen, medikamentösen Therapie der Depressionen wurde durch zwei ausschlaggebende klinische Beobachtungen eingeleitet. Der Schweizer Psychiater R. KUHN berichtete 1957 über die thymoleptische Wirkung von *Imipramin,* eine als Neuroleptikum geprüfte Verbindung mit trizyklischer Struktur. Im selben Jahr stellten LOOMER et al. die stimmungsaufhellende Wirkung des als Tuberkulostatikum eingesetzten Monoaminoxidase (MAO)-Hemmers *Iproniazid* fest. Heute noch bilden die aus diesen zwei Grundsteinen hervorgegangenen Klassen der Trizyklika und der MAO-Hemmer die zwei wichtigsten Gruppen etablierter Antidepressiva. In bezug auf therapeutische Anwendung spielen dabei die MAO-Hemmer eine untergeordnete Rolle (s. Kap. 4.8.).

Die zahlreichen Strukturmodifikationen um das **trizyklische Dibenzazepin-Gerüst** von Imipramin wurden anfänglich direkt von der vermuteten klinischen Wirkung geleitet. Erst als die — der thymoleptischen Wirkung möglicherweise zugrundeliegenden — biochemischen und pharmakologischen Effekte näher untersucht und beschrieben wurden, konnten gewisse Struktur-Wirkungsbeziehungen bei der Synthese neuer Verbindungen einbezogen werden. Insbesondere wurde die Abhängigkeit der Aktivität von der Art des trizyklischen *Kerns*, der Konstiution und Konfiguration der *Seitenkette* sowie von der Natur des *basischen Zentrums* untersucht.

Das von der Wirkungsweise dieser ersten Generation von Antidepressiva abgeleitete pharmakologische und biochemische Profil verhalf zur Entwicklng einer „zweiten **Generation von Antidepressiva"**, die strukturell *keine* enge chemische Verwandtschaft mit den klassischen Trizyklika mehr aufweisen.

In dieser kurzen Übersicht kann der geschichtlichen Entwicklung nur teilweise Rechnung getragen werden. Am Beispiel der für die Therapie bedeutendsten Vertreter werden die wichtigsten chemischen Strukturen kurz diskutiert: ausführlichere Angaben über die damit verbundenen biochemischen, pharmakologischen und klinischen Eigenschaften sind den nachfolgenden Kapiteln zu entnehmen. Für nähere Angaben über Struktur-Wirkungsbeziehungen sei zudem auf einige umfangreiche Zusammenfassungen und auf die darin zitierte Originalliteratur hingewiesen [31, 99, 158, 215, 326, 348].

Die Vielfalt der in den letzten Jahren zur Anwendung gebrachten Antidepressiva ist ein Hinweis dafür, daß eine allgemein gültige **Korrelation zwischen Struktur und Wirkung** kaum möglich ist. Einzig bei der Optimierung einer bestimmten selektiven Wirkung, insbesondere bei der für die Trizyklika charakteristischen Hemmung der Noradrenalin- und Serotonin-Wiederaufnahme, lassen sich bei einigen Strukturtypen essentielle Strukturmerkmale für die molekulare Interaktion am Wirkungsort erkennen.

4.2.2. Chemie der trizyklischen Antidepressiva

In Abb. 4.1. bis 4.3. sind die wichtigsten im Handel befindlichen Antidepressiva mit einem *linearen 6-7-6 trizyklischen Kern* zusammengefaßt. Stereochemisches Merkmal dieses Strukturtyps ist die gewinkelte Anordnung des Moleküls.

So bilden z. B. bei *Imipramin* die Ebenen der beiden 6-Ringe in den zwei im Kristall eingenommenen Konformationen einen Winkel von 123° bzw. 130° [271, 342].

Desipramin ist ein Hauptmetabolit von Imipramin und weist gegenüber dem tertiären Dimethylaminoderivat eine stärkere psychomotorische Stimulation auf. Kern-Substitution hat im allgemeinen eine Abschwächung der antidepressiven Wirkung zur Folge: Das in 3-Stellung monosubstituierte *Clomipramin* hemmt jedoch mit starker Präferenz die Serotoninwiederaufnahme und wird als stimmungsaufhellendes Antidepressivum verwendet.

Ersatz des Stickstoffs durch ein Kohlenstoffatom im zentralen 7-Ring der Dibenzazepine führt zur Klasse der Dibenzocycloheptadiene, in der *Amitriptylin* und dessen Metabolit *Nortriptylin* die Hauptvertreter sind. Währenddem in der Imipramin-Reihe die Einführung einer 10,11-Doppelbindung keine wesentliche Aktivitätsänderung hervorruft, wurden die entsprechenden Dibenzocycloheptatriene im Vergleich zu den Cycloheptadienen als etwas wirksamer beschrieben. Eine deutliche Erhöhung der Aktivität wird durch die zusätzliche Sättigung der exocyclischen Doppelbindung erreicht: *Protriptylin* ist ein in verhältnismäßig niederer Dosierung anwendbares, wenig sedierendes Antidepressivum.

Sowohl in der Dibenzazepin- *(Trimipramin)* wie auch in der Dibenzocycloheptadien-Reihe *(Butriptylin)* hat eine einfache Verzweigung in der Seitenkette wenig Einfluß auf die therapeutische Wirksamkeit, obwohl interessanterweise deutliche Änderungen der biochemischen Eigenschaften damit verbunden sind (s. Kap. 4.3.3.1.).

Eine weitere chemische Modifikation, die die

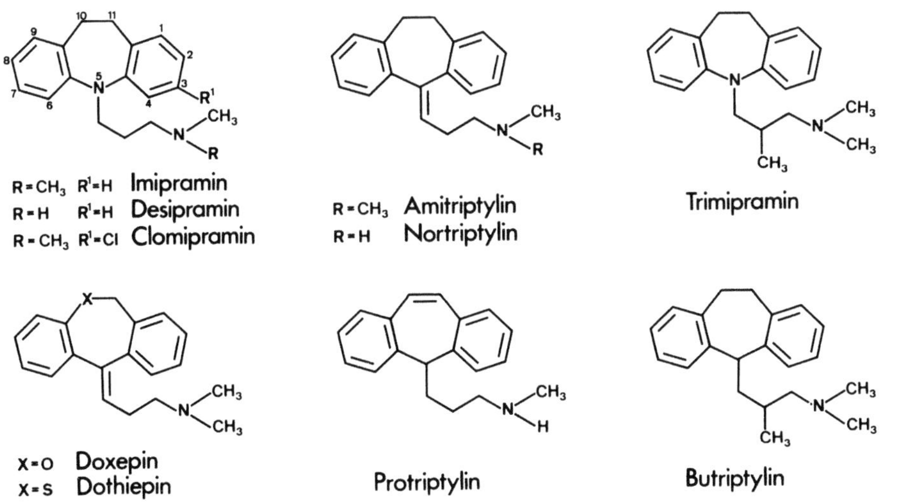

4.2. Chemie

R = CH₃ R¹ = H   Imipramin
R = H   R¹ = H   Desipramin
R = CH₃ R¹ = Cl Clomipramin

R = CH₃ Amitriptylin
R = H   Nortriptylin

Trimipramin

X = O Doxepin
X = S Dothiepin

Protriptylin

Butriptylin

Abb. 4.1. 6-7-6-Trizyklische Antidepressiva mit klassischer Seitenkette

thymoleptische Aktivität kaum beeinflußt, ist die Einführung eines Heteroatomes in die 10,11-Brücke: Doxepin (Isomerengemisch, ca. 85 : 15 trans : cis) und Dothiepin (reines trans-Isomer) sind in ihrer klinischen Wirksamkeit mit Amitriptylin vergleichbar [191, 268].

Durch die Synthese zahlreicher Moleküle mit *sterisch fixierten Teilstücken der Seitenkette* wurde untersucht, ob die Aktivität mit einer optimalen Konstitution und Konformation einhergeht. Es zeigte sich, daß keine allgemeine Beziehung abgeleitet werden kann. In Abb. 4.2. sind die Strukturen von Handelspräparaten wiedergegeben, die wesentliche Abweichungen von der Dimethylaminopropyl-Seitenkette aufweisen.

Lofepramin ist ein lipophileres p-Chlorbenzoylderivat von Imipramin mit vergleichbarer Wirkung. Währenddem bei *Opipramol* die Dimethylamino-Gruppe in einen substituierten Piperazin-Ring eingebaut wurde, enthält *Noxiptilin* eine ungewöhnliche Oxim-dimethylamino-äthyl-äther-Seitenkette: Im Gegensatz zum Dimethylaminopropyl-Rest, weist diese Struktur einen 4-Atome-Abstand zwischen dem basischen Zentrum und dem trizyklischen Kern auf.

Eine atypische Seitenkette ist auch bei *Quinupramin* zu finden, einem im Jahre 1980 in Frankreich eingeführten Präparat. Interessanterweise bringt der Einbau des basischen Stickstoffes in einen Quinuklidin-Ring keine wesentliche Änderung in bezug auf pharmakologische und klinische Eigenschaften [331]. *Amineptin*, ebenfalls ein neues, 1978 in Frankreich eingeführtes Di-

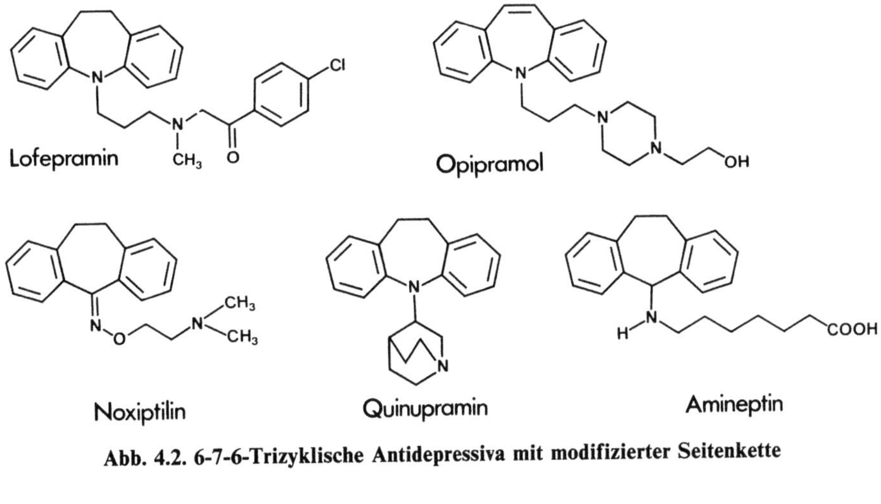

Lofepramin

Opipramol

Noxiptilin

Quinupramin

Aminoptin

Abb. 4.2. 6-7-6-Trizyklische Antidepressiva mit modifizierter Seitenkette

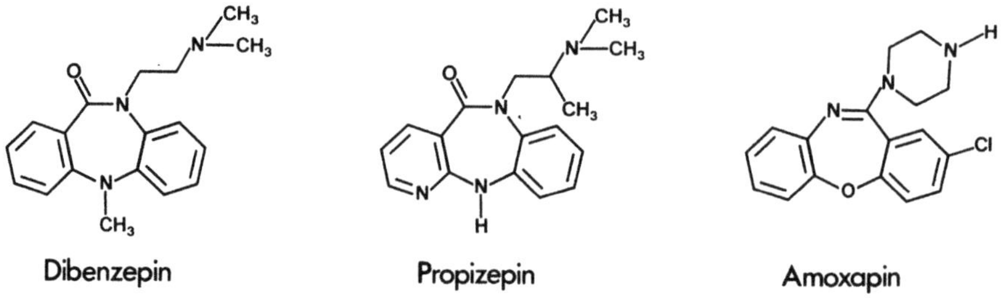

62   4. Antidepressiva: Grundlagen und Therapie

Dibenzepin   Propizepin   Amoxapin

Abb. 4.3. 6-7-6-Trizyklische Antidepressiva mit Seitenkette an der 10,11-Brücke

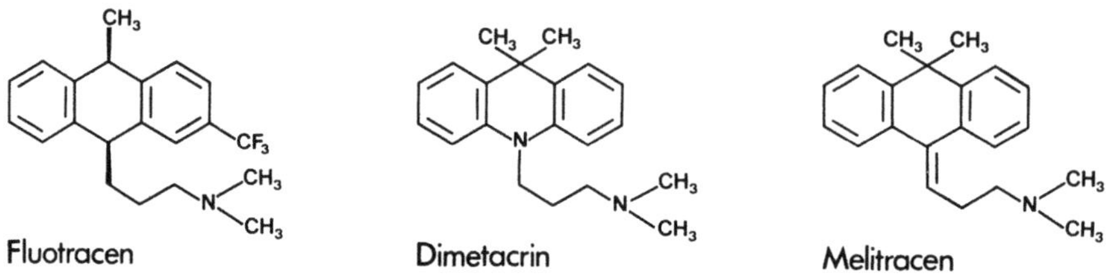

Fluotracen   Dimetacrin   Melitracen

Abb. 4.4. 6-6-6-Trizyklische Antidepressiva

benzcycloheptadien-Derivat, weicht hingegen deutlich vom klassischen Wirkungsprofil ab [286]: die präferentielle Aktivierung des dopaminergen Systems wird strukturell mit der für diese Strukturklasse ausgefallenen Aminosäure-Seitenkette in Verbindung gebracht.

Aus der Klasse der Trizyklika mit einem *zentralen 7-Ring* sind in Abb. 4.3. drei Handelspräparate erwähnt, die eine von der 10,11-Brücke ausgehende, basische Seitenkette enthalten.

Bei *Dibenzepin* und *Propizepin* handelt es sich um ein Dibenz-diazepin bzw. ein Pyrido-benzdiazepin, deren klinische Wirkung mit Amitriptylin vergleichbar ist. Strukturmäßig ist die auf 2 C-Atome verkürzte, basische Seitenkette hervorzuheben: bei Trizyklika mit der Seitenkette in 5-Stellung (s. Abb. 4.1.) hat diese Änderung einen deutlichen Wirkungsverlust zur Folge.

Amoxapin weist im Tierversuch das gemischte Profil eines Neuroleptikums und eines Antidepressivums auf. Bei klinischen Versuchen mit diesem erstmals 1979 in den Handel gebrachten Präparat wurde besonders die Überlegenheit gegenüber klassischen Trizyklika in bezug auf Wirkungseintritt hervorgehoben [80].

Ein *lineares trizyklisches 6-6-6-System* ist für eine große Anzahl Neuroleptika charakteristisch. Je nach Art des mittelständigen Sechsringes ist mit diesem System eine nahezu planare oder leicht gewinkelte molekulare Struktur verbunden. Nur wenige Verbindungen mit diesem Grundgerüst wirken als Antidepressiva (s. Abb. 4.4.).

Im Handel befinden sich das 9,9-Dimethyldihydroanthracenderivat *Melitracen* und das entsprechende Dimethylacridan *Dimetacrin*. Es ist möglich, daß durch die Substituenten im mittleren Ring die mehr gewinkelte Anordnung des 6-7-6-Systems vorgetäuscht und damit die für eine neuroleptische Wirkung günstige Interaktion mit einer eher planaren Struktur (Rezeptor?) verhindert wird.

Eine interessante Zwischenstellung nimmt *Fluotracen* ein. Im Kristall dieses 9,10-Dihydroanthracenderivates bilden die beiden aromatischen Kerne einen Winkel von 155° [67]. Das Präparat verbindet im Tierversuch antidepressive mit neuroleptischen Eigenschaften [107]. Dieses Wirkungsprofil scheint sich auch in den klinischen Versuchen zu bestätigen [148].

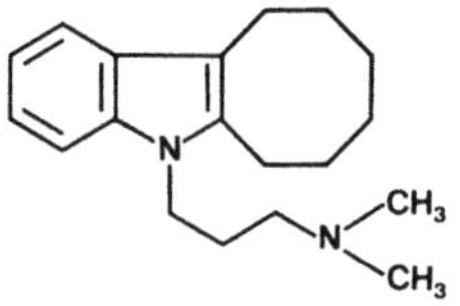

Abb. 4.5. Iprindol

Die antidepressive Wirkung von *Iprindol* (s. Abb. 4.5.) konnte bisher nicht mit einem definierten Wirkungsmechanismus korreliert werden. Auch bezüglich Struktur nimmt das lineare 6-5-8-Gerüst dieses Indol-Derivates unter den Trizyklika eine Sonderstellung ein.

4.2.3. Chemie der nicht-trizyklischen Antidepressiva

Im Bestreben, die — möglicherweise der Struktur inhärenten — therapeutischen Mängel der klassischen Trizyklika zu verbessern (s. Kap. 4.8.), wurden im letzten Jahrzehnt mehrheitlich nicht-trizyklische Verbindungsklassen bearbeitet. Die in Abb. 4.6. und 4.8. dargestellten Präparate haben, mit Ausnahme von Oxaprotilin, Marktreife erreicht und können als Vertreter einer *„neuen Generation von Antidepressiva"* bezeichnet werden. Gleichzeitig nahm mit der Entdeckung multipler Formen des Enzyms Monoaminoxidase (MAO) die Suche nach spezifischeren MAO-Hemmern neuen Aufschwung.

Chemie der tetrazyklischen Antidepressiva

R=H Maprotilin
R=OH Oxaprotilin

Mianserin

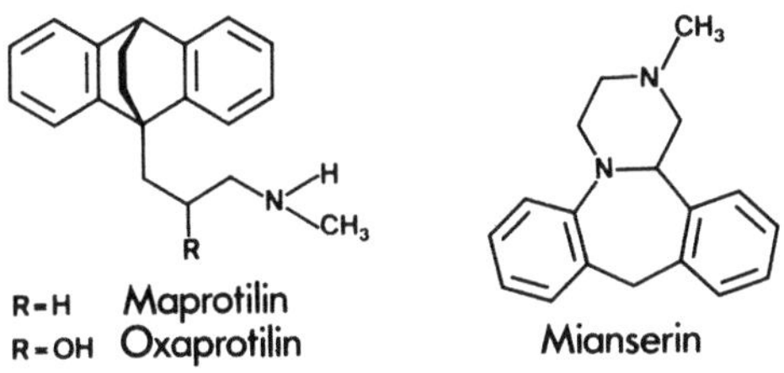

Abb. 4.6. Tetrazyklische Antidepressiva

Die Substanzen sind in Abb. 4.6. dargestellt. Die tetrazyklische Dibenzocyclooctadien-Struktur von *Maprotilin* und *Oxaprotilin* weist eine Imipramin-ähnliche, gewinkelte sterische Anordnung auf. Im Unterschied zu Imipramin hemmen jedoch Maprotilin und, in verstärktem Ausmaß, dessen Hydroxy-Derivat Oxaprotilin [336], selektiv nur die Wiederaufnahme von Noradrenalin.

Eine andere tetrazyklische Anordnung stellt die Struktur von *Mianserin* dar; die aus der 10,11-Brücke ausgehende basische Seitenkette ist in einem an das trizyklische Gerüst anellierten Piperazinring fixiert (über die Alpha$_2$-blokkierende Wirkung von Mianserin, s. Kap. 4.3.5.).

Chemie der Monoaminoxidase(MAO)-Hemmer

Die Substanzen sind in Abb. 4.7. dargestellt. Die therapeutische Anwendung der MAO-Hemmer ist, wegen zum Teil folgenschweren Nebenwirkungen, in den meisten Ländern stark zurückgegangen (s. Kap. 4.8.).

In Anlehnung an die Entdeckung der stimmungsaufhellenden Wirkung von Iproniazid, gehören die ersten als Psychopharmaka eingesetzten MAO-Hemmer der Klasse der Säurehydrazide an. Von den eingeführten Präparaten wird heute aus dieser Serie vorwiegend das Isonicotinsäurehydrazid *Nialamid* eingesetzt.

Das meistverwendete Präparat mit dem Hydrazinstrukturelement ist das unverzweigte Phenäthylderivat *Phenelzin*, währenddem von den nicht-Hydrazintypen *Tranylcypromin* und *Pargylin* noch zugelassen sind. Bei Tranylcypromin sind die Substituenten am Cyclopropanring trans zueinander angeordnet.

Mit der Differenzierung des Enzyms in einen *MAO-Typ A* und einen *MAO-Typ B*

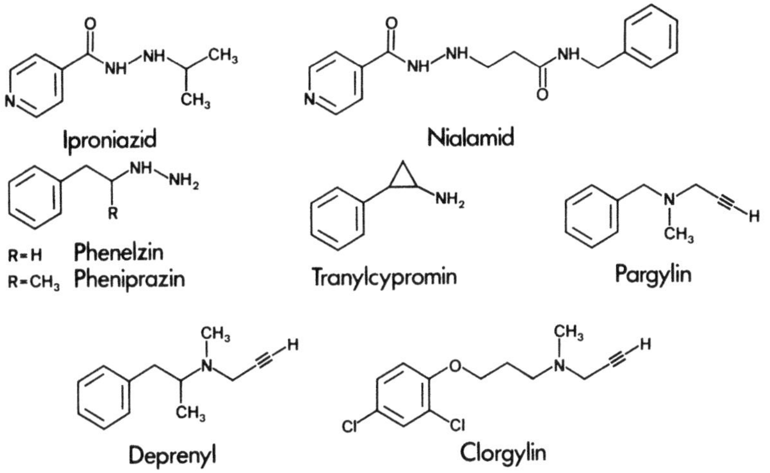

Iproniazid

Nialamid

R=H Phenelzin
R=CH$_3$ Pheniprazin

Tranylcypromin

Pargylin

Deprenyl

Clorgylin

Abb. 4.7. MAO-Hemmer

haben **selektive MAO-Hemmer** wieder an Bedeutung gewonnen, zumal sie für das Ableiten von Struktur-Wirkungsbeziehungen von besonderer Wichtigkeit sein können.

Als Bezugs-Substanzen für das Ausmaß der Selektivität gelten die klinisch geprüften Präparate *Deprenyl* (Typ B) und *Clorgylin* (Typ A) (s. Kap. 4.3.6.). Beide Verbindungen enthalten die in charakteristischer Weise mit einer irreversiblen Hemmung des Enzyms verbundene N-Methyl-N-propargyl-amino-Gruppe.

Chemie weiterer, neuer, nicht-trizyklischer Antidepressiva (Handelspräparate)

Die Substanzen sind in Abb. 4.8. dargestellt. Die Strukturen von Viloxazin, Trazodon und Nomifensin entfernen sich deutlich von denen der Trizyklika.

Viloxazin ist aus Strukturmodifikationen in der Serie der als Beta-Rezeptoren-Blocker verwendeten Phenoxypropanolamine hervorgegangen. Der Einbau eines Oxazin-Ringes hat den Verlust der Beta-Rezeptoren-blockierenden Eigenschaften und das Auftreten der Noradrenalin- und Serotonin-aufnahmehemmenden Wirkung zur Folge.

Trazodon, ein antidepressiv-anxiolytisch wirkendes Triazolopyridinderivat, scheint hingegen eine selektive Interaktion mit dem serotoninergen System aufzuweisen. Als Metabolit von Trazodon tritt das aus der Seitenkette abgespaltene m-Chlor-phenyl-piperazin auf. Diese Verbindung wirkt per se als Serotonin-Agonist [287].

Nomifensin, ein Phenyl-substituiertes bizyklisches Tetrahydroisochinolin-Derivat, wirkt als gemischter Hemmer der Noradrenalin- und der Dopamin-Wiederaufnahme.

Chemie neuer, nicht-trizyklischer Antidepressiva (in klinischer Prüfung)

Der Frage nach der klinischen Bedeutung einer *selektiven* Beeinflussung einzelner Neurotransmittersysteme wurde in den letzten Jahren besondere Aufmerksamkeit gewidmet. Neben den bereits erwähnten selektiven Hemmern der Noradrenalin-Wiederaufnahme wurden mehrere selektive Serotonin-Aufnahmehemmer entwickelt, die nun auf ihre therapeutische Anwendbarkeit geprüft werden. Einige der bisher im Vordergrund stehenden Verbindungen sind in Abb. 4.9. gezeigt.

Zimelidin besitzt erwiesene antidepressive Eigenschaften: das metabolisch entstehende Desmethyl-Derivat *Nomelidin* ist ebenfalls ein starker Serotonin-Aufnahmehemmer. Es ist bemerkenswert, daß die isomeren Verbindungen mit trans-Konfiguration präferentielle Hemmer der Noradrenalin-Wiederaufnahme sind.

Starke Verschiebungen des biochemischen Profils von chemisch nahe verwandten Verbindungen findet man auch in zwei weiteren Serien. Das para-Trifluormethyl-phenoxypropylaminoderivat *Fluoxetin* ist ein selektiver Serotonin-Aufnahme-Hemmer, wogegen das entsprechende ortho-Methoxy-substituierende Derivat *Nisoxetin* aufgrund seiner selektiven Noradrenalin-Aufnahmehemmung klinisch evaluiert wird.

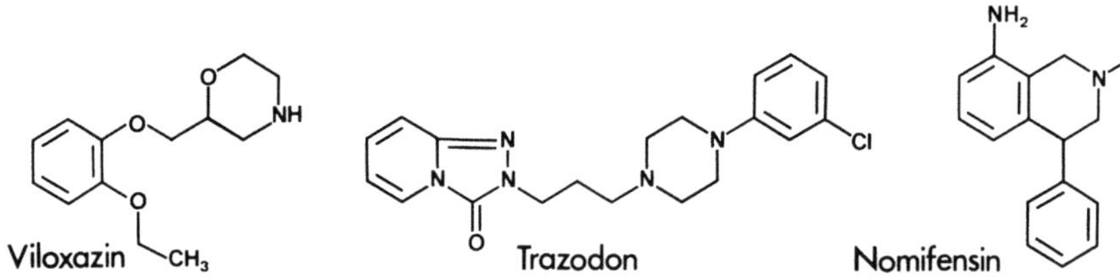

Abb. 4.8. Neue, nicht-trizyklische Antidepressiva (Handelspräparate)

R = CH₃ Zimelidin
R = H Nomelidin

R = CF₃ R¹ = H Fluoxetin
R = H R¹ = OCH₃ Nisoxetin

X = CF₃ Fluvoxamin
X = Cl Clovoxamin

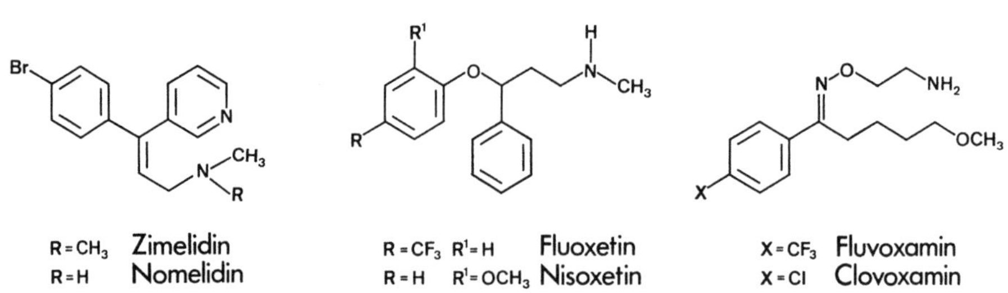

Abb. 4.9. Neue, nicht-trizyklische Antidepressiva (in klinischer Prüfung)

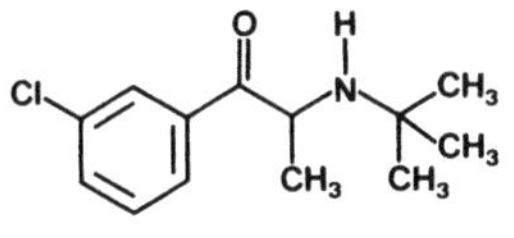

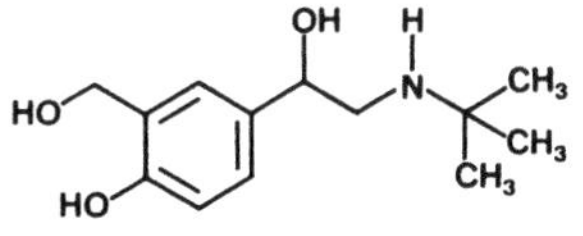

Abb. 4.10. Bupropion (links) und Salbutamol (rechts)

Aus einer Serie basischer Oxim-äther sind zwei Präparate zu erwähnen: *Fluvoxamin,* ein selektiv Serotonin-aufnahmehemmendes Antidepressivum, und *Clovoxamin,* das auch mit dem noradrenergen Wiederaufnahmemechanismus interferiert. Schließlich sei noch auf die antidepressive Wirkung von *Bupropion* und auf klinische Studien mit *Salbutamol* hingewiesen (s. Abb. 4.10.).

Biochemische Befunde deuten darauf hin, daß *Bupropion,* ein Aminopropiophenon-Derivat, präferentielle dopaminerge Eigenschaften besitzt [308]. *Salbutamol* hingegen, ein sehr hydrophiles Phenyl-äthanolamin, ist interessanterweise bei seiner klinischen Anwendung als peripherer Beta$_2$-Rezeptoren-Stimulator hinsichtlich möglicher antidepressiver Wirkung aufgefallen [341].

4.3. Neurobiochemische Wirkungen antidepressiver Substanzen

Von P. WALDMEIER

4.3.1. Vorbemerkungen, neurobiochemische Klassifizierung der Antidepressiva und Zusammenfassung

Beim heutigen Stand des Wissens ist den Wirkungen antidepressiver Substanzen auf die Übertragung in monoaminergen Synapsen bevorzugte Bedeutung beizumessen [Übersichten: 112, 134, 205, 313, 334].

Damit soll nicht impliziert werden, daß der Depression notwendigerweise eine Störung der monoaminergen Übertragung zugrundeläge; vielmehr sind monoaminerge Synapsen als besonders *günstige Interventionspunkte* zur pharmakologischen Beeinflussung neuronaler Systeme zu betrachten.

Eine **Klassifikation der Antidepressiva** kann nach verschiedenen Gesichtspunkten vorgenommen werden. Zum einen können *strukturell-chemische* Eigenschaften benützt werden; dies führt zu einer Einteilung in trizyklische, tetrazyklische und Präparate mit anderen Strukturen. Eine zweite Möglichkeit besteht in einer Kategorisierung nach dem *neuronalen Mechanismus,* über welchen die Präparate die Erregungsübertragung beeinflussen. Eine dritte Variante, deren Vorzug in der Vereinfachung des Verständnisses der Gemeinsamkeiten und Unterschiede in der mutmaßlichen Wirkungsweise der Antidepressiva liegt, teilt die Präparate nach dem *Neurotransmittersystem,* welches sie hauptsächlich beeinflussen, ein. Das in Tab. 4.1. dargestellte Klassifizierungsschema versucht, möglichst alle drei Gesichtspunkte gebührend zu berücksichtigen. Dabei muß betont werden, daß die Einteilung in trizyklische und nicht-trizyklische Antidepressiva im wesentlichen historische Gründe hat; wichtiger sind zweifelsohne die mechanistischen Aspekte. In dieser Hinsicht gibt es zwischen den beiden Klassen mehr Gemeinsamkeiten als Unterschiede; der wichtigste Unterschied besteht darin, daß die Trizyklen im allgemeinen viel deutlichere alphanoradrenolytische, antiserotonerge, antihistaminische und anticholinerge Eigenschaften haben. Diese stehen jedoch kaum in einem direkten Zusammenhang mit den antidepressiven Wirkungen, können jedoch das psychotrope Gesamtprofil und vor allem die Nebenwirkungen stark beeinflussen.

Obige Klassifikation beruht auf den **akuten Wirkungen** der Antidepressiva; diese sind mit

4. Antidepressiva: Grundlagen und Therapie

Tab. 4.1. Biochemische Klassifizierung der Antidepressiva
(Schematische Trennung nach drei Ordnungsprinzipien)

Wirkungs-mechanismus	Spezifische Wirkung	Chemische Struktur	
		trizyklisch	nicht-trizyklisch
MAO-Hemmer*	Nicht selektive MAO-Hemmer		*Hydrazine* Isocarboxazid Iproniazid Phenelzin *Propargylamine* Pargylin *Cyclopropylamine* Tranylcypromin
	selektive MAO-Hemmer		*Propargylamine* Clorgylin (MAO A) Deprenil (MAO B)
Amin-Aufnahme-Hemmer**	keine deutliche Präferenz für Noradrenalin oder Serotonin	Amitriptylin Imipramin Doxepin Noxiptylin Quinupramin	Clovoxamin
	Präferenz für Noradrenalin	Desipramin Dibenzepin Lofepramin Protriptylin	Nisoxetin Nomifensin*** Viloxazin
	Selektiv für Noradrenalin		Maprotilin Oxaprotilin
	Selektiv für Noradrenalin, mit starken Dopamin-antagonistischen Eigenschaften	Amoxapin Fluotracen	
	Präferenz für Serotonin	Clomipramin	
	Selektiv für Serotonin		Fluoxetin Fluvoxamin Zimelidin (Trazodon)****
Andere	Alpha$_2$-Rezeptoren-Blocker Beta-Rezeptoren-Stimulator (?)		Mianserin Salbutamol
	Dopamin-Antagonisten	Opipramol Trimipramin	Trazodon (Zimelidin)****
	Dopamin-Freisetzer	Amineptin	Bupropion
	Nicht abgeklärt	Butriptylin Iprindol	

* Bedeutet Monoaminoxidasehemmer.
** Für die Einordnung der Präparate wurden die Daten von MAÎTRE et al. (1980) benützt.
*** Nomifensin zeigt außerdem Dopamin-aufnahmehemmende Wirkungen.
**** Bei den in Klammern gesetzten Präparaten handelt es sich nicht um die Hauptwirkung.

großer Wahrscheinlichkeit letztlich auch maßgebend für deren klinische Wirkung. Die akuten Effekte der Präparate, z. B. der Aufnahme-Hemmer oder der Monoaminoxydase (MAO)-Hemmer, auf die synaptischen Konzentrationen der betroffenen Transmitter lösen aber *„Gegenregulationsmechanismen"* aus, welche die initiale Verstärkung der neuronalen Reizübertragung *vermindern.*

Im Verlauf einer **chronischen Behandlung** treten zwei weitere Typen von Veränderungen auf: erstens die Anpassungserscheinungen der prä- und postsynaptischen *Rezeptoren* im betroffenen System selber. Diese Empfindlichkeitsveränderungen verursachen ihrerseits Veränderungen der Übertragungsintensität. Zweitens spielen sich als Folge der Veränderung der Übertragungsintensität in den direkt betroffenen *Neuronen* sekundäre Anpassungserscheinungen in damit korrespondierenden Neuronen ab.

Deshalb stellt sich erst nach einer gewissen Behandlungsdauer ein neues, stabiles Gleichgewicht der neuronalen Aktivität in den unmittelbar und mittelbar betroffenen Schaltkreisen ein. Dadurch erklärt sich die **Latenz des Wirkungseintritts** der Antidepressiva. Das Ausmaß der erzielten Wirkung andererseits hängt wahrscheinlich von der Differenz der neuen Gleichgewichtslage zum Ausgangszustand ab.

Einige Antidepressiva, besonders die trizyklischen, hemmen den Metabolismus von Amphetamin, Guanethidin, einigen Barbituraten und Beta-Rezeptorenblockern usw.

Verschiedene Präparate verdrängen Imipramin von seinen Bindungsstellen an Hirnmembranen und Thrombozyten; diese Bindungsstellen sind vermutlich mit dem neuronalen Aufnahmemechanismus von Serotonin (5-HT) assoziiert.

Studien am Menschen über die Wirkung von Aufnahmehemmern haben gezeigt, daß solche Präparate auch in klinischen Dosen die erwartete Wirkung zeigen. Das Gesamtresultat der Studien über die Wirkung von Antidepressiva auf den Metabolismus biogener Amine am Menschen ist aber recht bescheiden. Angesichts der Faktoren, welche die Konzentration der Metaboliten biogener Amine in Körperflüssigkeiten beeinflussen, kann beim heutigen Stand des Wissens kaum mehr erwartet werden. Als ziemlich wahrscheinlich kann folgendes aus den Humanstudien zusammengefaßt werden:

— es gibt eine Subgruppe von Depressiven mit *verringerter 5-Hydroxyindolessigsäure (5-HIAA)*-Konzentration im Liquor;

— Antidepressiva, welche deutlich die Noradrenalin-Aufnahme hemmen, *erniedrigen 3-Methoxy-4-hydroxyphenylglycol (MHPG)* im Urin und Liquor, während Medikamente mit 5-HT-Aufnahmehemmung eine *Erniedrigung des 5-HIAA* im Liquor verursachten;

— MAO-Hemmer senken im allgemeinen die desaminierten Metaboliten in Körperflüssigkeiten geringfügig; deutlich erhöht werden hingegen die Metabolite derjenigen Amine, die als Substrate der MAO fungieren.

4.3.2. Biochemische Grundprinzipien der Funktionsweise einer monoaminergen Synapse

Zur Erleichterung des Verständnisses nachstehender Ausführungen sollte die Funktionsweise einer monoaminergen Synapse kurz skizziert werden. Dies geschieht am besten am Beispiel einer *noradrenergen Synapse* (s. Abb. 4.11.); die dargestellten Grundprinzipien gelten auch für dopaminerge und serotonerge. Besonders hervorzuheben sind die sogenannten *Regulations-* und *Anpassungsmechanismen;* ihre Kenntnis erleichtert das Verständnis z. B. der Latenz des Wirkungseintritts der Antidepressiva wie auch des Auftretens von Therapieresistenz (für detaill. Besprechung [s. 334]).

Abb. 4.11. Das **Noradrenalin (NA)-Neuron** synthetisiert NA aus der Aminosäure Tyrosin, welche aus der extrazellulären Flüssigkeit aufgenommen wird. Der geschwindigkeitsbestimmende Schritt ist die Umwandlung von Tyrosin in 3,4-Dihydroxyphenylalanin *(Dopa)* durch die Tyrosinhydroxylase. Dopa wird zu *Dopamin* (DA) decarboxyliert, dieses in kleine Vesikel aufgenommen und dort durch Dopamin-beta-Hydroxylase zu NA umgewandelt und gespeichert. Auf einen Nervenreiz verschmelzen einige solche Vesikel mit der neuronalen Membran und entleeren dabei ihren Inhalt in die Synapse. Das ausgeschüttete NA verbreitet sich durch Diffusion und löst an postsynaptischen Rezeptoren

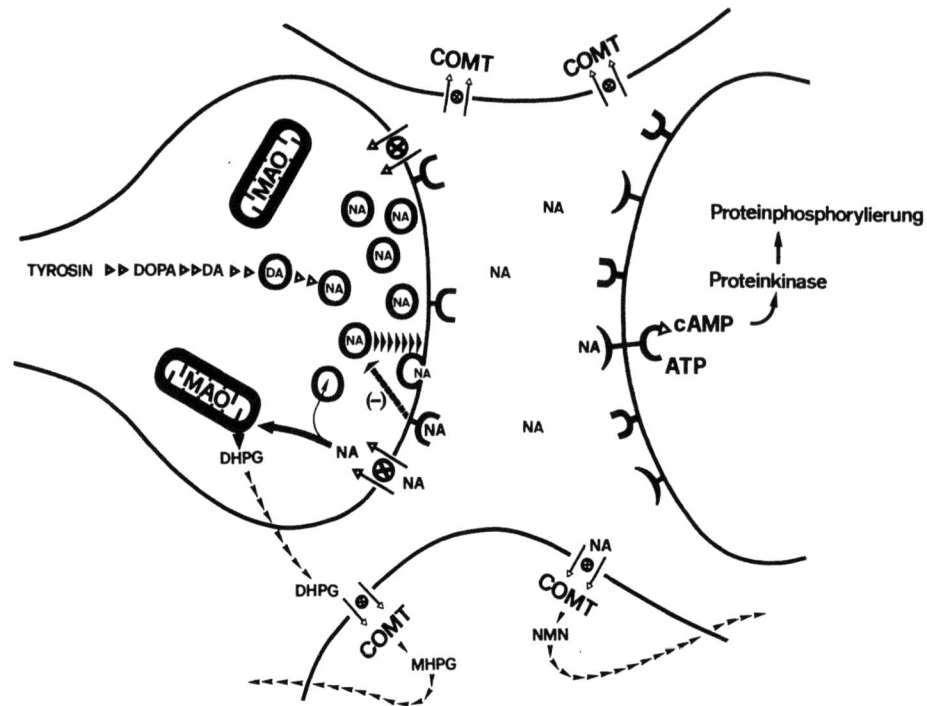

Abb. 4.11. Noradrenerge Synapse (Schematische Darstellung)
Links ist die noradrenerge (präsynaptische) Nervenendigung dargestellt, **rechts** die postsynaptische Membran eines anderen (nicht noradrenergen) Neurons. **Oben** und **unten** befinden sich nicht-neuronale Catechol-O-Methyltransferase (COMT) enthaltende Kompartimente; für nähere Erläuterungen s. Text

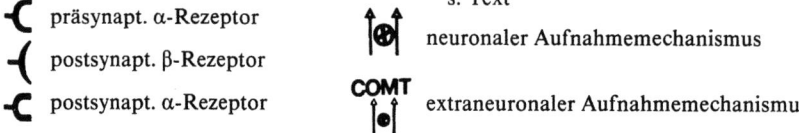

ein neues Signal oder eine metabolische Reaktion aus.

Solche *postsynaptischen* **Rezeptoren** sind in der Regel vom *Alpha₁*- oder *Beta*-Typ. Hinweise auf die Existenz zentraler postsynaptischer Alpha₂-Rezeptoren sind vorhanden; ihre Funktion jedoch ist völlig unklar. An der noradrenergen Endigung selber befinden sich sogenannte *Auto*- oder *präsynaptische* Rezeptoren, welche im allgemeinen vom *Alpha₂*-Typ sind. Stimulation dieser Rezeptoren durch NA führt durch negative Rückkopplung zu einer Verringerung der NA-Freisetzung bei nachfolgenden Impulsen. (Daneben gibt es wahrscheinlich eine Reihe von Rezeptoren für andere Übertragerstoffe und evtl. Hormone an noradrenergen Endigungen, welche ebenfalls die Freisetzung von NA modulieren [254]).

Die **Elimination** von NA aus der Synapse erfolgt zum größten Teil durch ein sehr wirksames *Transportsystem* in der Membran der noradrenergen Zelle, welches den Übertragerstoff ins Innere des Neurons pumpt. Dort gelangt ein kleiner Teil wieder in die Vesikel und wird wiederverwendet, ein größerer wird durch die in den Mitochondrien befindliche *Monoaminoxidase (MAO)* desaminiert. Dabei entsteht *3,4-Dihydroxyphenylglycol (DHPG)* und aus diesem durch O-Methylierung durch die Catechol-O-Methyltransferase (COMT) *3-Methoxy-4-hydroxyphenylglycol (MHPG)*. Beide Metaboliten werden durch eine Sulfotransferase konjugiert. Geringere Teile des synaptischen NA werden über einen extraneuronalen Aufnahmemechanismus in COMT-haltige Kompartimente aufgenommen und dort O-methyliert. Das entstandene Normetanephrin (NMN) wird größtenteils durch MAO zu MHPG desaminiert.

Die **Synthese von NA** wird im allgemeinen durch die Verfügbarkeit des Amins an prä- und postsynaptischen Rezeptoren gesteuert. Regulierung der Freisetzung durch erstere zieht eine Anpassung der Synthese nach sich. Letztere beeinflussen vermutlich die NA-Synthese über eine

Rückkopplungsschlaufe: Mangel an NA infolge niedriger synaptischer Konzentration oder Rezeptorenblockade führt zu gesteigerter, das Umgekehrte zu reduzierter Synthese.

Diese kurzfristig wirksamen **Kompensationsmechanismen** dienen dazu, die Intensität der noradrenergen Übertragung innerhalb gewisser Grenzen zu stabilisieren. Wird ein solches System über längere Zeit aus seiner normalen Gleichgewichtslage gedrängt und zur Kompensation gezwungen, spielen sich sekundäre **Anpassungsphänomene** ab. Sowohl prä- als auch postsynaptische Rezeptoren verändern ihre Empfindlichkeit: auf permanente Stimulation reagieren sie mit Unter-, auf chronischen Transmittermangel mit Überempfindlichkeit. Ähnliche Anpassungsreaktionen können auch in nicht aminergen Systemen auftreten. Daher erscheint es wahrscheinlich, daß in den einleitend erwähnten Schaltkreisen während einer chronischen Behandlung mit einer die monoaminerge Transmission beeinflussenden Substanz ganze Sequenzen von Adaptionsphänomenen ablaufen, bis ein neuer stabiler Zustand erreicht ist.

4.3.3. Neurobiochemische Wirkungen von Antidepressiva, die hauptsächlich noradrenerge Neuronen beeinflussen

Eine Intensivierung der noradrenergen Übertragung wird erreicht, indem die Konzentration des natürlichen Übertragungsstoffes in der Synapse und damit die Stimulation der postsynaptischen Rezeptoren erhöht wird. Aus Abb. 4.11. und ihrer Besprechung ist ersichtlich, daß dazu folgende Möglichkeiten bestehen, die im weiteren detailliert ausgeführt werden: *Hemmung* des wichtigsten Eliminationsmechanismus des Noradrenalins (NA) aus der Synapse, des *neuronalen Wiederaufnahmemechanismus*; *Hemmung* des wichtigsten Abbaumechanismus des NA, der *oxidativen Desaminierung* durch die *Monoaminoxydase (MAO)*; Erhöhung der NA-Freisetzung über *Blockade* präsynaptischer *Alpha₂-Rezeptoren*; und schließlich direkte *Stimulation* der postsynaptischen *Alpha₁-* oder *Beta-Rezeptoren*.

4.3.3.1. Wirkungen der Antidepressiva auf die neuronale Wiederaufnahme von Noradrenalin

In allen noradrenerg innervierten Geweben läßt sich ein aktiver, energieabhängiger Prozeß nachweisen, durch welchen exogenes Noradrenalin (NA) in die Nervenendigungen aufgenommen wird. Es stellte sich heraus, daß über diesen *Wiederaufnahme-Mechanismus* neuronal gebildetes, auf Nervenreiz hin ausgeschüttetes NA aus der Synapse entfernt wird, und bald wurde klar, daß es in dieser Hinsicht der quantitativ wichtigste Prozeß ist.

Der **Aufnahmemechanismus** in das Neuron ist zu einem gewissen Grad *stereospezifisch:* das natürliche (−)-Isomere von NA wird mit einer etwa fünfmal größeren Affinität aufgenommen als (+)-NA. Andere Substrate für den Aufnahmeprozeß sind Adrenalin, Dopamin, Serotonin, alpha-methylierte Catecholamine, Tyramin, Octopamin etc. Keine Substrate sind (werden also nicht aufgenommen) Isoprenalin, O-methylierte Catecholamine, Amphetamine. Übrigens hemmen Herzglykoside diesen Prozeß nonkompetitiv, weil sie die Na^+/K^+-abhängige ATP-ase (Na^+-Pumpe) blockieren; diese spielt beim NA-Aufnahmemechanismus eine wichtige Rolle.

Kompetitiv gehemmt wird der NA-Aufnahmeprozeß von einer großen Zahl von dem NA strukturverwandten Verbindungen, welche teils selbst transportiert werden, teils nur den Transport von NA verhindern. Andererseits gibt es auch mit dem NA nicht direkt strukturverwandte Verbindungen, welche aufnahmehemmende Eigenschaften besitzen. Besonders potent sind die meisten *trizyklischen Antidepressiva*. Aber auch gewisse andere Substanzen zeigen Effekte: das Neuroleptikum *Chlorpromazin*, die Alpha-Blocker Phenoxybenzamin und Phentolamin, Cocain, gewisse adrenerge Neuronenblocker wie Guanethidin und Bretylium, verschiedene Antihistaminika und auch einige MAO-Hemmer, wie Tranylcypromin, Deprenil, Phenelzin und Harmalin. Tranylcypromin und Deprenil sind Racemate. (−)-Tranylcypromin und (+)-Deprenyl sind als NA-Aufnahmehemmer wirksamer und als MAO-Hemmer weniger wirksam als ihre optischen Antipoden. Im Vergleich mit trizyklischen Antidepressiva sind die NA-aufnahmehemmenden Eigenschaften dieser MAO-Hemmer allerdings relativ schwach und kommen in vivo mit therapeutischen Dosen kaum zur Geltung. Der interessierte Leser sei auf Übersichtsartikel verwiesen [150, 215].

Zur Ermittlung und zum Vergleich der **aufnahmehemmenden Eigenschaften** antidepressiver Substanzen sind eine Reihe peripherer und zentraler *in vitro-* und *in vivo-Modelle* verwendet worden. **In vitro** wird dabei meist die Aufnahme

4. Antidepressiva: Grundlagen und Therapie

Tab. 4.2. Biochemische Wirkungsprofile von Antidepressiva
(Trizyklische Antidepressiva sind im oberen Teil, nicht-trizyklische im unteren alphabetisch aufgeführt)

Substanz	Aufnahmehemmung			Freisetzung	Antagonismus
	NA	DA	5-HT	DA	DA
Amineptin	0	0	0	+	0
Amitriptylin[1]	+ +	0	+ +	0	0
Amoxapin	+ + +[3]		0[3]		+ + +[6]
Butriptylin	0	0[3]	+	0	0
Clomipramin[1]	+ +	0	+ + +	0	+
Desipramin	+ + +	0[3]	+	0	0
Dibenzepin	+ + +	0[3]	+		
Dimetacrin	+		0		
Doxepin	+	0	+ +	0	0
Fluotracen	+ +		0		+ +
Imipramin[1]	+ + +	0	+ +	0	0
Iprindol	0	0	0	0	0
Lofepramin	+ +[2]		+[2]		
Melitracen	+ +[3]				
Nortriptylin	+[4]	0[3]	+		0
Noxiptylin	+		+		
Opipramol	0	0		0	+
Protriptylin	+ + +	0[3]	+		
Quinupramin	+ + +[3]		+ +[3]		
Trimipramin	0	0	0	0	+ +
Bupropion	0	+[5]	0	+[5]	0
Clovoxamin	+[4]		+ +		
Fluoxetin	0		+ + +		0
Fluvoxamin	0		+ + +		
Maprotilin	+	0	0	0	0
Mianserin	+	0[3]	0	0	0
Nisoxetin	+ +[4]		+		
Nomifensin	+ + +	+ +[5]	+ +	0[5]	0
Oxaprotilin	+ + +	0	0	0	0
Trazodon	0	0	+ +	0	+ +
Viloxazin	+ +		+		0
Zimelidin	0	0	+ + +	0	+

NA: Noradrenalin; DA: Dopamin; 5-HT: Serotonin; 0: keine Wirkung; + bis + + +: leichte bis starke Wirkung.

[1] Wird im Organismus zum Desmethylanalogen umgewandelt; dieses hemmt die NA-Aufnahme stärker als die 5-HT-Aufnahme.
[2] Wird im Organismus zu Desipramin umgewandelt.
[3] Keine direkt vergleichbaren Daten für die Aufnahmehemmung im Hirn verfügbar; Einstufung aus der Wirkung am Herz und/oder in vitro abgeschätzt.
[4] Bei der Ratte am Hirn wesentlich weniger wirksam als am Herz.
[5] DA-Aufnahmehemmung und -Freisetzung sind schwierig zu unterscheiden; bei Nomifensin sprechen eine Reihe von Befunden eher für Aufnahmehemmung, Bei Bupropion eher für Freisetzung.
[6] Amoxapin selbst hat auch antidopaminerge Eigenschaften, sein 7-Hydroxy-Metabolit ist aber in dieser Hinsicht noch stärker wirksam.

von radioaktiv markiertem NA oder Metaraminol in Schnitte von adrenerg innerviertem Gewebe oder in Synaptosomen-Präparationen gemessen.

In vivo in der Peripherie wurde analog die Akkumulation von markiertem NA oder Metaraminol nach Injektion (i. v. oder i. p.) in adrenerg innerviertem Gewebe untersucht. Auch eine Reihe von nicht-isotopischen Methoden wurde verwendet, welche alle auf demselben Prinzip beruhen: die Versuchstiere werden mit einer Substanz behandelt, welche über den NA-Transportmechanismus in die Nervenzelle aufgenommen wird und dort entweder NA verdrängt (Depletoren) oder die Neuronen zerstört (Neurotoxine). Als Depletoren verwendet werden *Metaraminol* (als solches injiziert oder im Organismus aus Alpha-Methyl-m-Tyramin gebildet), 4,alpha-Dimethyl-m-Tyramin (H 77/77) oder *Guanethidin*. Als Neurotoxin verwendet wird *6-Hydroxydopamin* (als solches injiziert oder aus 6-Hydroxydopa gebildet).

Für die Untersuchung der **NA-Aufnahme im Hirn** werden isotopische Methoden wenig gebraucht, da NA kaum die Blut-Hirnschranke passiert und daher intraventrikulär gegeben werden muß. Neben den auch peripher verwendeten „Verdrängermethoden" werden oft noch die Aufnahmen von markiertem NA in Hirnschnitte oder Synaptosomen von behandelten Tieren gemessen (Übersicht s. [335]).

Es sollte noch erwähnt werden, daß die Fähigkeit von Substanzen, die Tetrabenazin- oder Reserpin-induzierte Ptosis in der Ratte zu antagonisieren, besser mit ihrer Aufnahmehemmung im Rattenherzen als im Hirn korreliert; die Effekte auf die Tetrabenazin-induzierte Katalepsie hingegen korrelieren sehr gut mit der Aufnahmehemmung im Hirn [70].

Die Resultate bezüglich NA-Aufnahmehemmung durch diverse etablierte und potentielle Antidepressiva aus verschiedenen *Testsystemen* sind kürzlich untereinander *verglichen* worden. Dabei zeigte sich, daß die Daten aus zwei verschiedenen zentralen in vivo-Systemen untereinander gut und mit einem peripheren in vivo-System mäßig korrelieren; die Übereinstimmung zwischen in vivo und in vitro-Daten ist erwartungsgemäß gering [211].

In Tab. 4.2. haben wir versucht, die **Potenzen der NA-Aufnahmehemmung** einer Reihe von handelsüblichen Antidepressiva und einigen wichtigen Versuchspräparaten abzuschätzen. Hierbei erfolgte die Bewertung der Aufnahmehemmungen aufgrund von Literatur und eigenen z. T. unveröffentlichten Daten (Ratten- und/oder Mäusehirn). Wenn immer möglich, wurden Daten aus in vivo-Modellen berücksichtigt.

Aus Tab. 4.2. geht hervor, daß die meisten der etablierten trizyklischen Antidepressiva mehr oder minder deutlich ausgeprägte NA-aufnahmehemmende Eigenschaften haben. Dazu kommt, daß die tertiären Amine, wie *Imipramin, Clomipramin* und *Amitriptylin,* im Organismus besonders nach oraler Anwendung recht effizient in die N-Desmethylanalogen umgewandelt werden, welche im allgemeinen in dieser Hinsicht noch stärker wirksam sind. Daneben sind auch eine Reihe strukturell andersartige Substanzen *(Nomifensin, Viloxazin, Nisoxetin)* eindeutig wirksame NA-Aufnahmehemmer. Allerdings ist es wichtig, zu erwähnen, daß die Trizyklen *Trimipramin, Aminephin, Butriptylin, Opipramol* und *Iprindol* diese Eigenschaft nicht besitzen.

4.3.3.2. Wirkungen der Antidepressiva auf die Monoaminoxidase (MAO)

Das wichtigste katabolische Enzym für den Stoffwechsel biogener Amine ist die Monoaminoxidase (MAO). Das Enzym hat ein Molekulargewicht von etwa 100.000 und enthält als covalent gebunden Kofaktor Flavin-Adenin-Dinucleotid. Es kommt praktisch in allen Geweben vor, ist an die äußere Membran von Mitochondrien gebunden und fest mit Membranlipoproteinen assoziiert. Seine Rolle besteht außer in der Inaktivierung von biogenen Aminen auch in der Beseitigung von aus der Nahrung aufgenommenen oder endogen produzierten Aminen, welche keine physiologische Funktion erfüllen.

Die Substratspezifität von MAO aus verschiedenen Geweben unterscheidet sich stark, und die Desaminierung verschiedener Substrate wird durch gewisse Hemmer verschieden stark reduziert. Dies führte zur Annahme, daß MAO kein einheitliches Enzym sei, sondern sich in eine A- und eine B-Form einteilen ließe. Da diese Formen unter sich aber auch nicht ganz einheitliche Eigenschaften zeigen, spricht man heute eher von **zwei Familien von MAO-Enzymen** *(A- und B-Typen;* cf. [106]).

Es ist nach wie vor unklar, ob es sich bei diesen Typen um verschiedene Enzyme, um ein Enzym mit zwei verschiedenen aktiven Zentren, oder um ein Enzym, dessen Eigenschaften durch seine Umgebung in der Membran mitbestimmt werden, handelt.

MAO vom A-Typ desaminiert bevorzugt Noradrenalin, Dopamin (DA) (in Nagetieren; beim Menschen ist DA wahrscheinlich eher ein B-Substrat!) und Serotonin und wird spezifisch durch *Clorgylin* gehemmt.

Tab. 4.3. Potenzen verschiedener MAO-Hemmer in Gehirn und Leber der Ratte
(relativ zu Clorgylin)

Substanz	Appl.	Gehirn MAO-A	Gehirn MAO-B	Leber MAO-A	Leber MAO-B
Clorgylin	p.o.	6,7	1	25	1
	s.c.	100	1	17	1
Deprenil	p.o.	1	6,7	1	67
	s.c.	1	111	1	50
Pargylin	p.o.	0,7	2,9	3,3	10
	s.c.	2	33	1,4	20
Tranylcypromin	p.o.	25	14	40	20
	s.c.	17	40	17	50
Iproniazid	s.c.	2,5	2,9	10	<10
Pheniprazin	p.o.	12,5	6,7	100	67
Phenelzin	p.o.	1,4	0,7	6,7	3,3
	s.c.	10	5	5	1,7
Nialamid	p.o.	0,2	0,1	20	2
	s.c.	<1	<1	17	4

Die Potenzen wurden aus den ED_{50}-Werten nach akuter oraler (p.o.) oder subkutaner (s.c.) Applikation (Appl.) ermittelt und sind auf die Wirkung von Clorgylin auf MAO-A im Hirn nach s.c.-Gabe bezogen. Daten aus FELNER und WALDMEIER (1979), und unveröffentlichten Resultaten.

Der **B-Typ** baut bevorzugt Phenyläthylamin, Benzylamin und Methylhistamin ab und wird präferentiell von *Deprenil* und *Pargylin* gehemmt. Eine Reihe von endogen vorkommenden Substanzen wie Tryptamin und Tyramin werden von beiden Formen des Enzyms desaminiert.

Die MAO-Hemmer

Historisches. Mit der Entdeckung der MAO-hemmenden Eigenschaften von *Iproniazid*, einer dem Isoniazid verwandten Substanz, welche in der Tuberkulose-Therapie erprobt wurde, durch stimmungsaufhellende Wirkungen auffiel und für die Behandlung der Depression empfohlen wurde, begann die Rolle der MAO-Hemmer in der Pharmakotherapie affektiver Erkrankungen. Heute werden sie nur noch wenig verwendet, vor allem weil sie durch Hemmung des Abbaus von aus der Nahrung aufgenommenem Tyramin dessen pressorische Wirkungen massiv steigern können („Cheese-effect").

Obschon über 80 % der gesamten MAO-Aktivität im *menschlichen* Hirn vom *B-Typ* ist, erscheint für eine antidepressive Wirkung vor allem die Fähigkeit eines Präparates zur *MAO-A*-Hemmung wichtig (s. oben). Eine Selektivität der MAO-Hemmer für die MAO-A-Hemmung könnte die Tyraminpotenzierung verringern, da dann dieses Amin immer noch über MAO-B abgebaut werden könnte. Andererseits ist die Darm-MAO, welche wahrscheinlich einen Großteil des aus der Nahrung aufgenommenen Tyramins eliminiert, mehrheitlich vom A-Typ.

Die klassischen MAO-Hemmer binden **irreversibel** an das Enzym, ihre Wirkung kumuliert daher stark und dauert sehr lange. Erholung der MAO-Aktivität erfolgt nur durch Neusynthese des Enzyms, deren Geschwindigkeit je nach Organ variiert. Ihre Halbwertszeit beträgt im Rattenhirn 9–11 Tage, in der Leber 2–4 Tage, im Herz bei jungen Tieren ca. 6, bei älteren bis zu 17 Tagen.

Die Verbesserung der Kenntnis der Eigenschaften und Funktion der MAO hat in letzter Zeit ein Umdenken bezüglich therapeutischer Anwendbarkeit von MAO-Hemmern bewirkt. FULLER [111] hat Möglichkeiten diskutiert, MAO bevorzugt in *be-*

stimmten Organen oder Zelltypen zu hemmen, um das Verhältnis von erwünschten zu unerwünschten Wirkungen zu verbessern. Allein schon mit der *Art der Applikation* lassen sich Effekte erzielen. Die relative Wirkung im Hirn gegenüber der Leber ist bei parenteraler Gabe von irreversiblen MAO-Hemmern größer als nach oraler, da ein Großteil bei der ersten Leberpassage abgefangen wird (s. Tab. 4.3.). Obschon für den Darm entsprechende Daten fehlen, liegt die Vermutung ähnlicher Verhältnisse nahe.

Eine weitere mögliche Verbesserung bieten **reversible MAO-Hemmer**, weil erstens deren Wirkung nicht so lange anhält und zweitens eine Art Sicherheitsventil eingebaut ist: aufgrund des kompetitiven Hemmmechanismus können die am Abbau gehinderten Substrate nicht beliebig hohe Konzentrationen erreichen. Mehrere solche reversible MAO-Hemmer befinden sich zur Zeit in klinischer Prüfung.

Die **reversible MAO-B-Hemmung**, welche die meisten trizyklischen Antidepressiva in vitro nur in relativ hoher Konzentration verursachen, ist in vivo ohne Bedeutung [313]. Für tiefergehende Information und Zugang zur Literatur sei der interessierte Leser auf die durch COSTA und SANDLER [64], WOLSTENHOLME und KNIGHT [344], YOUDIM und PAYKEL [345] herausgegebene Symposiumsbände verwiesen.

4.3.3.3. Gegenregulation und Adaptation des Neurons als Antwort auf die pharmakologische Wirkung eines Antidepressivums

Akute MAO-A-Hemmung verursacht eine Verminderung des Verbrauchs an NA. Sowohl das aus den Speichervesikeln ins Cytoplasma des Neurons überlaufende überschüssige wie auch das ausgeschüttete wiederaufgenommene NA wird nicht mehr abgebaut und mindestens teilweise wiederverwendet; die Konzentration nicht nur im Cytoplasma, sondern auch in den Speichervesikeln und damit die pro Nervenimpuls ausgeschüttete Menge an NA nimmt zu. Dadurch steigt auch die Konzentration der Übertragersubstanz in der Synapse. Dem wirken **zwei akute Regulationsmechanismen** entgegen: Erstens hemmt die erhöhte Konzentration von NA im *Cytoplasma* die Tyrosinhydroxylase und reduziert damit die Produktion von NA; zweitens aktiviert die erhöhte Konzentration von NA in der *Synapse* die präsynaptischen Alpha$_2$-Rezeptoren und vermindert die Menge des freigesetzten NA pro Impuls. Dies und möglicherweise auch die Stimulation postsynaptischer Rezeptoren (letzteres über eine längere Rückkopplungsschlaufe) führt ebenfalls zu einer Verminderung der Tyrosinhydroxylierung.

Bei **chronischer MAO-Hemmung** treten weitere Anpassungsmechanismen auf: permanente Stimulation präsynaptischer Alpha$_2$-Rezeptoren führt zu ihrer *Desensitisierung*. Der damit verbundene Anstieg der synaptischen NA-Konzentrationen seinerseits erzeugt einen Empfindlichkeitsverlust postsynaptischer Beta-Rezeptoren. Auch diese beiden Effekte tendieren zur gegenseitigen Neutralisierung.

Ähnliche Regulationsmechanismen gelten für die **Aufnahmehemmer**. Die Erhöhung der synaptischen NA-Konzentration durch die akute Aufnahmehemmung führt zur Reduktion der Freisetzung über präsynaptische Alpha$_2$-Rezeptoren und zur Verminderung der NA-Synthese; bei permanenter Aufnahmehemmung treten ebenfalls Empfindlichkeitsveränderungen prä- und postsynaptischer Rezeptoren auf. Gleichzeitig und wohl im Zusammenhang damit verschwindet die anfängliche Reduktion der NA-Synthese.

Mianserin bildet eine Ausnahme; es *steigert* akut die NA-Synthese, vermutlich weil es dessen Freisetzung über eine Blockade präsynaptischer Alpha$_2$-Rezeptoren erhöht. Dieser Effekt auf die Synthese bleibt bei chronischer Gabe erhalten; als Folge der erhöhten synaptischen NA-Konzentration bildet sich ebenfalls eine Unterempfindlichkeit postsynaptischer Beta-Rezeptoren aus.

Aus dem Gesagten geht hervor, daß die durch MAO-Hemmer, Aufnahmehemmer oder Alpha$_2$-Blocker verursachten Änderungen der noradrenergen Übertragung in einer *normal* funktionierenden Synapse gering sind. Ist jedoch die Übertragung a priori *gestört*, sei es durch einen Defekt am NA-Neuron oder den beteiligten Rezeptoren selbst oder anderswo in einem beteiligten Schaltkreis, kann sich unter permanenter Behandlung ein neues Gleichgewicht mit gegenüber der Ausgangslage deutlich verstärkter Übertragung ausbilden [334].

4.3.4. Wirkungen einiger Antidepressiva auf weitere biogene Aminsysteme

In diesem Abschnitt werden die aktivierenden Wirkungen der Antidepressiva auf die zentrale serotonerge Übertragung (insbesondere die Serotonin-Aufnahmehemmung und die Wirkung der MAO-Hemmer auf die serotonerge Übertragung) und auf die zentrale dopaminerge Übertragung (Dopamin-Aufnahmehemmung und -Freisetzung, neuroleptika-ähnliche Wirkungen) diskutiert. Außerdem werden die zentralen alpha-noradrenolytischen, antiserotonergen, antihistaminischen und anticholinergen Eigenschaften besprochen.

Wirkungen einiger Antidepressiva auf das serotonerge System

Die Regulationsmechanismen in serotonergen Nervenendigungen und Synapsen sind in großen Zügen ähnlich wie im noradrenergen System, wenn auch weniger erforscht.

Die Aminosäure *Tryptophan* wird im Neuron durch die Tryptophanhydroxylase zu *5-Hydroxytryptophan (5-HTP)* hydroxyliert und durch aromatische Aminosäuredecarboxylase zu **Serotonin (5-HT)** umgewandelt. Dieses wird in ähnlicher Weise wie Noradrenalin (NA) gespeichert und freigesetzt. Auch die 5-HT-Freisetzung wird über präsynaptische Rezeptoren kontrolliert; unbekannt ist hingegen, ob und wie sich prä- von postsynaptischen 5-HT-Rezeptoren unterscheiden.

Heute können aufgrund von Bindungsstudien **2 Typen von 5-HT-Rezeptoren** unterschieden werden: die einen *(5-HT$_1$)* werden durch 5-HT-Agonisten bevorzugt markiert, die anderen *(5-HT$_2$)* durch Spiperon und 5-HT-Antagonisten [263].

Die **Elimination von 5-HT** aus der Synapse geschieht durch Rückaufnahme und Abtransport durch extrazelluläre Flüssigkeit. Die Eigenschaften dieses Aufnahmemechanismus sind demjenigen des NA prinzipiell ähnlich. *Thrombozyten* besitzen einen 5-HT-Transportmechanismus, der sich als *Modell* für die neuronale 5-HT-Aufnahme sehr gut eignet [Übersichten: 150, 215].

O-Methylierung spielt außerhalb der Zirbeldrüse keine Rolle. Der **Abbau** erfolgt über MAO-A zur 5-Hxdroxyindolessigsäure (5-HIAA).

MAO-A-Hemmer beeinflussen die serotonerge Übertragung in sehr ähnlicher Weise wie die noradrenerge; wie bei dieser sind MAO-B-Hemmer ohne Wirkung (Ausnahme: in gewissen peripheren Organen einiger Spezies wird 5-HT ganz oder teilweise von MAO-B desaminiert; [s. 106]). MAO-A-Hemmer senken akut wie chronisch die 5-HT-Synthese und erhöhen die 5-HT-Konzentration; chronische Gabe führt zu Desensitisierung von 5-HT$_1$- und 5-HT$_2$-Rezeptoren.

Die meisten **trizyklischen Antidepressiva** hemmen nicht nur die NA-, sondern auch die 5-HT-Aufnahme. Es gibt allerdings unter ihnen einige selektive NA-, aber keine selektiven 5-HT-Aufnahmehemmer. Mehrere Substanzen mit dieser Eigenschaft, aber nicht trizyklischer Struktur, sind zur Zeit in klinischer Prüfung.

Hemmung der 5-HT-Aufnahme zieht ähnliche Folgen nach sich wie die der NA-Aufnahme. Akut wird der Umsatz gesenkt; dasselbe trifft bei chronischer Behandlung zu, im Gegensatz zum NA-System. Sowohl 5-HT$_1$- wie auch 5-HT$_2$-Rezeptoren verlieren unter chronischer Behandlung an Empfindlichkeit. Es besteht daher Grund zur Annahme, daß gegenregulatorische und adaptative Mechanismen im serotonergen System mindestens qualitativ ähnlich funktionieren wie im noradrenergen.

In Tab. 4.2. sind die ungefähren 5-HT-aufnahmehemmenden Potenzen einer Reihe von klassischen und neuen, in klinischer Prüfung befindlichen Antidepressiva dargestellt. Direkte Agonisten oder 5-HT-Freisetzer sind bisher in der Depressionstherapie nicht eingesetzt worden. Eine mögliche Ausnahme ist das *Trazodon*, welches selbst 5-HT-aufnahmehemmende und -antagonistische Eigenschaften besitzt, dessen Metabolit m-Chlorophenylpiperazin aber ein 5-HT-Agonist ist. Bezüglich Serotonin-antagonistische Effekte und Veränderungen der 5-HT-Rezeptorenempfindlichkeit bei chronischer Behandlung s. Kap. 4.3.5.

Wirkungen einiger Antidepressiva auf das dopaminerge System

Die Funktionsweise dopaminerger Neuronen und Synapsen ist der noradrenergen prinzipiell derart ähnlich, daß sich eine detaillierte Beschreibung in diesem Rahmen erübrigt. Demgemäß sind auch die Effekte von Pharmaka ähnlich. Da beim Menschen *MAO-B* eine wesentliche Rolle bei der Desaminierung von Dopamin (DA) zu spielen scheint, besteht die Möglichkeit, daß *selektive MAO-B-Hemmer* wie z. B. Deprenil oder Pargylin die dopaminerge Übertragung selektiv beeinflussen. Über eine antidepressive Wirksamkeit von Deprenil bestehen kontroverse Ansichten. *Trizyklische Antidepressiva* hemmen in vitro auch etwas die DA-Aufnahme, doch tritt dieser Effekt im allgemeinen gegenüber der NA- oder 5-HT-Aufnahmehemmung deutlich in den Hintergrund [277].

In vivo gibt es kaum Evidenz, daß trizyklische Antidepressiva die DA-Aufnahme hemmen. Das einzige Präparat mit einer sicheren diesbezüglichen Wirkung ist *Nomifensin*, dessen NA-aufnahmehemmende Wirkungen aber ausgeprägter sind.

Eine Rolle des **dopaminergen Systems im Wirkungsmechanismus klassischer Antidepressiva** kann aber nicht a priori ausgeschlossen werden, da kürzlich gezeigt wurde, daß wiederholte Behandlung am Tier zu einem Empfindlichkeitsverlust präsynaptischer DA-Rezeptoren führt [54]. Die Konsequenz davon ist wahrscheinlich eine Intensivierung der dopaminergen Übertragung. Außerdem wird durch chronische Behandlungen mit Imipramin die Rhythmizität der Empfindlichkeit dopaminerger Rezeptoren verändert [237]. In dieselbe Richtung weist die Tatsache, daß die hervorstechendste Eigenschaft von *Bupropion* und *Amineptin* (zwei neuere Präparate, deren antidepressive Wirkung gut belegt ist) in milder dopaminerger Aktivierung besteht (wahrscheinlich durch DA-Freisetzung). In einem gewissen Widerspruch dazu steht allerdings, daß *Clomipramin, Trimipramin, Opipramol, Trazodon* und *Zimelidin* schwache antidopaminerge Eigenschaften besitzen und daß gewisse schwache DA-Antagonisten wie *Thioridazin* und *Sulpirid* auch bei der Behandlung der Depression verwendet werden.

Die anhand von Daten aus verschiedenen Quellen abgeschätzten Wirkungen einiger Antidepressiva auf dopaminerge Parameter sind in Tab. 4.2. angegeben. Hierbei wurden die DA-freisetzenden und DA-antagonistischen Eigenschaften anhand der Erhöhungen der DA-Metaboliten Homovanillinsäure und 3,4-Dihydroxyphenylessigsäure, z. T. nach Spiroperidolvorbehandlung, im C. striatum der Ratte beurteilt [WALDMEIER, unveröffentlicht].

4.3.5. Wirkungen von Antidepressiva auf verschiedene Transmitter-Rezeptoren

Daß die klassischen trizyklischen Antidepressiva alle in mehr oder minder ausgeprägtem Maße *alpha-noradrenerge, histaminerge, serotonerge* und *cholinerge* **Rezeptoren blockieren,** war aus Untersuchungen über die Beeinflussung der durch die jeweiligen Überträgerstoffe ausgelösten Kontraktion isolierter Tierorgane schon seit langem bekannt. Die vor einigen Jahren in die Neurobiologie eingeführten Radiorezeptor-Bindungsstudien haben die Erfassung solcher Eigenschaften im Hirngewebe ermöglicht, ihre Vergleichbarkeit verbessert und vor allem die Beschaffung der Daten vereinfacht. Darüber hinaus haben sie die Möglichkeit gegeben, Veränderungen der Rezeptorenempfindlichkeiten im Laufe einer Behandlung zu erfassen.

Was die **rezeptorenblockierenden Eigenschaften** der Antidepressiva angeht, so gibt es zur Zeit keine Hinweise, daß Alpha$_1$-noradrenolytische (der Alpha$_1$-Rezeptor ist im allgemeinen postsynaptisch), antiserotonerge, antihistaminische oder anticholinerge Eigenschaften *direkt* etwas mit der *antidepressiven* Wirkung zu tun haben (beta-blockierende Eigenschaften hat keines der üblichen, in diesem Rahmen diskutierten Präparate). Hingegen beeinflussen solche Effekte das psychotrope, kardiovaskuläre und allgemein **pharmakologische Gesamtprofil** einer Substanz erheblich.

Wirkungen auf adrenerge Rezeptoren. *Trizyklische* Antidepressiva und gewisse nicht-trizyklische *(Maprotilin, Mianserin, Trazodon)* zeichnen sich durch relativ starke Affinität für zentrale Alpha$_1$-Adrenozeptoren aus [130, 206, 316]. Schwach Alpha$_1$-antagonistisch sind hingegen *Nomifensin, Zimelidin* und *Iprindol* (s. Tab. 4.4.). Die in Bindungsstudien ermittelten zentralen **Alpha$_1$-noradrenolytischen** Eigenschaften stimmen recht gut mit den peripheren alpha-adrenolytischen Wirkungen der Antidepressiva überein. Sie scheinen am besten mit zentral dämpfenden Eigenschaften zu korrelieren, obwohl diesbezüglich vermutlich auch andere (z. B. antihistaminische) pharmakologische Eigenschaften eine Rolle spielen.

Als einziges heute gebräuchliches Antidepressivum besitzt *Mianserin* eine deutliche **Al-**

4. Antidepressiva: Grundlagen und Therapie

Tab. 4.4. Antagonistische Wirkungen von Antidepressiva auf die Rezeptoren verschiedener Überträgerstoffe
(Trizyklische Antidepressiva sind im oberen Teil, nicht-trizyklische im unteren aufgeführt)

Substanz	Noradrenerg Alpha$_1$*	Alpha$_2$*	Serotonerg 5-HT$_1$*	5-HT$_{(1+2)}$*	Histaminerg H$_1$**	H$_2$***	Cholinerg ACh****
Amitriptylin	46	850	240	140	6	660	18
Clomipramin	130	7430	590	410	64	720	93
Desipramin	440	9400	3070	2000	457	3800	492
Doxepin	24	2000	240	190	1	1600	44
Imipramin	160	4930	1080	560	29	1900	115
Iprindol	6150	16000	6000	5800	250	2700	3340
Nortriptylin	130	2980	380	350	48	7000	108
Protriptylin	420	10360	1150	900	86	6500	
Trimipramin	67	1700	320	300			
Maprotilin	250	16770	220	1000	25		671
Mianserin	56	12	90	100	6	888	411
Nomifensin	980	2480	1370	2700	8870		87200
Trazodon	120	2500					
Zimelidin	1210	610	2500	4400	2900		27100

 * Daten nach TANG und SEEMAN (1980) und MAGGI et al. (1980).
 ** Nach HALL und ÖGREN (1981) und TRAN et al. (1978).
 *** Nach KANOF und GREENGARD (1978; die höheren Zahlen bei diesem Testsystem bedeuten nicht, daß die H$_2$-blockierenden Eigenschaften der Antidepressiva um Größenordnungen kleiner sind als die H$_1$-antagonistischen; vielmehr handelt es sich um ein prinzipiell anderes Testsystem. Die Zahlen sind nur innerhalb einer Kolonne direkt vergleichbar).
 **** Nach HALL und ÖGREN (1981) und SNYDER und YAMAMURA (1977).

Mit Ausnahme des H$_2$-Antagonismus, welcher anhand der Hemmung der Histamin-induzierten Adenyzyklase im Meerschweinchen-Hippocampus bestimmt wurde, wurden alle Daten aus Bindungsstudien im Rattencortex erhalten. Folgende Liganden wurden verwendet: Alpha$_1$-Rezeptoren: ^{3}H-WB 4101; Alpha$_2$-Rezeptoren: ^{3}H-Clonidin; 5-HT$_1$-Rezeptoren: ^{3}H-5-HT; 5-HT$_{(1+2)}$-Rezeptoren: ^{3}H-LSD; H$_1$-Rezeptoren: ^{3}H-Mepyramin; ACh-Rezeptoren: ^{3}H-Chinuclidylbenzylat. Die Daten sind IC$_{50}$-Werte, d. h. geben die Konzentrationen an, welche eine halbmaximale Rezeptorenblockade verursachen.

pha$_2$-noradrenolytische Wirkung (Tab. 4.4.). Dieser verdankt es wohl auch seine antidepressive Wirkung, führt sie doch zu einer Verstärkung der NA-Freisetzung pro Impuls. (*MAO-Hemmer* besitzen weder alpha- noch beta-blockierende Eigenschaften.)

Aufgrund theoretischer Überlegungen sollte man erwarten, daß **postsynaptische Alpha-** und/oder **Beta-Agonisten** antidepressive Wirkungen besitzen. Da es zur Zeit keine brauchbaren hirngängigen Alpha$_1$-Agonisten gibt, kann diese Frage gar nicht angegangen werden. Was die Beta-Agonisten betrifft, so gibt es bisher Hinweise auf eine antidepressive Wirksamkeit von Salbutamol [341]. Allerdings bleibt abzuklären, ob diese Wirkung überhaupt auf die beta-stimulierenden Eigenschaften von *Salbutamol* zurückzuführen ist und ob sie zentraler Natur ist. (Die Veränderungen der Empfindlichkeiten adrenerger Rezeptoren als Folge chronischer Antidepressiva-behandlung wurden im Kap. 4.3.3.3. besprochen.)

Wirkungen auf serotonerge Rezeptoren. Deutliche Unterschiede bezüglich der Affinität zu zentralen 5-HT-Rezeptoren wurden anhand von Rezeptorbindungsstudien mit verschiedenen Antidepressiva ermittelt [244, 263, 316]. Diese Wechselwirkung ist aller Wahrscheinlichkeit nach auf eine — auch in Untersuchungen an isolierten Organen dokumentierte — *Serotonin-antagonistische* Wirkung zurückzuführen.

MAO-Hemmer besitzen *keine* Serotonin-antagonistischen Eigenschaften. In Tab. 4.4. sind die Bindungsaffinitäten für die mit ^{3}H-LSD und ^{3}H-5-HT markierten Rezeptoren in Kalbshirnschnitten wiedergegeben. Über die nach chronischer Behandlung mit **Antidepressiva** hervorgerufenen Änderungen der Empfindlichkeit von 5-HT-Rezeptoren sind bisher keine einheitlichen Befunde vorhanden. Es wurden sowohl Steigerungen der neuronalen Sensitivität für das microiontophoretisch applizierte 5-HT, wie auch Verminderung der 5-HT-Rezeptoren-Zahl, oder keine funktionellen Änderungen des 5-HT-Systems nach repetitiver Gabe mit trizyklischen Antidepressiva beschrieben [76, 206, 246, 263].

Analog der SULSERschen „Downregulation"-Hypothese beim NA gibt es die Theorie, der Depression läge eine Überempfindlichkeit von 5-HT-Rezeptoren zugrunde [12, 244]. Demgemäß ist auch postuliert worden, die 5-HT-antagonistischen Wirkungen gewisser Antidepressiva seien an der klinischen Wirksamkeit maßgeblich beteiligt [244]. Die Validität dieser Theorie ist zum jetzigen Zeitpunkt kaum abzuschätzen.

Wirkungen auf Histamin-Rezeptoren. Die meisten *tri-* und *tetrazyklischen* Antidepressiva, weniger aber die neueren Präparate anderer Struktur, haben *ausgeprägte antihistaminische* Wirkungen, sowohl am H_1- als auch am H_2-Rezeptor.

H_1-**Rezeptoren** vermitteln in der Peripherie die anaphylaktischen und allergischen Wirkungen von Histamin und regulieren die Synthese von cGMP in gewissen Zellen; die Blockade zentraler H_1-Rezeptoren scheint im Zusammenhang mit den sedativen Wirkungen psychotroper Substanzen eine Rolle zu spielen. H_2-**Rezeptoren** regulieren u. a. die Magensaftsekretion; die Blockade zentraler H_2-Rezeptoren durch trizyklische Antidepressiva ist auch schon als deren mögliches Wirkprinzip bezeichnet worden [160], doch steht diese Hypothese auf schwachen Füßen.

In Tab. 4.4. sind die Wirkungen einiger Antidepressiva auf die Bindung des tritiierten H_1-**Liganden** ^{3}H-Mepyramin an H_1-Rezeptoren in Hirnhomogenaten wiedergegeben. Diese Rezeptorbindungsdaten korrelieren hervorragend mit den am Meerschweinchen-Ileum ermittelten antihistaminischen Wirkungen der Präparate. Es muß betont werden, daß der potenteste H_1-Blocker unter den Antidepressiva, *Doxepin,* deutlich stärker wirksam ist als alle herkömmlichen, als H_1-Blocker verwendeten Substanzen. In Ermangelung von Bindungsstudien mit einem H_2-**Liganden** ist als Maß für die H_2-antagonistische Wirkung die Hemmung der Histamin-induzierten Akkumulation von cAMP in Hirnhomogenaten herangezogen worden (s. Tab. 4.4.), welche sehr gut mit der entsprechenden Wirkung am Vorhof und diese wiederum mit der Hemmung der positiv chronotropen Histaminwirkung am Meerschweinchenvorhof und der positiv inotropen am Ventrikel korreliert.

Zum Vergleich sei erwähnt, daß die H_2-antagonistischen Wirkungen von *Amitriptylin* etwa zehnmal stärker als diejenigen des bei Magenulcera verwendeten *Cimetidin* sind. *MAO-Hemmer* haben keine antihistaminischen Wirkungen.

Wirkungen auf (muscarinische) cholinerge Rezeptoren: Fast alle *trizyklischen* Antidepressiva besitzen mehr oder weniger *ausgeprägte anticholinerge* Eigenschaften, welche für eine Reihe von Nebenwirkungen verantwortlich sind (z. B. Exacerbationen von Glaukomsymptomen, Miktionsstörungen und Mundtrockenheit). *Amitriptylin* und *Doxepin* sind am stärksten anticholinerg; ersteres besitzt etwa ein Zwanzigstel der Wirksamkeit von Atropin. *Tetrazyklische* Präparate sind deutlich weniger wirksam, und die *neueren Präparate* mit anderen Strukturen haben im allgemeinen wenig bis gar keine anticholinerge Wirkung. *MAO-Hemmer* haben keine anticholinergen Eigenschaften.

Die aus Bindungsstudien an Hirnhomogenaten ermittelten **Affinitäten für zentrale Acetylcholinrezeptoren**, welche recht gut mit denjenigen für die cholinergen Rezeptoren des Meerschweinchen-Ileums und der Wirksamkeit der Präparate als Hemmer der Kontraktion dieses Organs durch Acetylcholin übereinstimmen, sind in Tab. 4.4. wiedergegeben.

4.3.6. Zusätzliche biochemische Wirkungen der Antidepressiva

Trizyklische Antidepressiva **hemmen die p-Hydroxylierung** von Amphetamin und potenzieren dadurch dessen zentrale Effekte. Diese Wirkung hat mit der NA-Aufnahmehemmung nichts zu tun, denn auch Iprindol ist in dieser Hinsicht wirksam. Andererseits hemmen Trizyklen periphere Wirkungen von Amphetamin; *Iprindol* ist nicht wirksam. Ob der Effekt auf periphere Amphetaminwirkungen etwas mit der Aufnahmehemmung zu tun hat, bleibt abzuklären.

Der *Metabolismus* einer Reihe weiterer Pharmaka, wie Guanethidin, Tremorin, Pentobarbital und Propranolol, wird von trizyklischen Antidepressiva ebenfalls reduziert. Dies beruht wahrscheinlich auf einer **Hemmung mikrosomaler Leberenzyme** [313].

Vor kurzem ist die Existenz einer **Bindungsstelle mit hoher Affinität für Imipramin** im Gehirn und an Thrombozyten verschiedener Spezies berichtet worden. Die Affinität verschiedener klassischer trizyklischer Antidepressiva zu dieser Bindungsstelle korreliert mit deren mittleren klinischen Dosis. Gewisse nichttrizyklische oder „atypische" Antidepressiva besitzen kaum eine Affinität. Mit großer Wahrscheinlichkeit besteht ein direkter Zusammenhang zwischen diesen Bindungsstellen und dem 5-HT-Aufnahmemechanismus in den neuronalen und Thrombozytenmembranen [Übersicht: 196]. Es gibt daher keinen Grund anzunehmen, daß man über die Imipramin-Bindung zu neuartigen Antidepressiva gelangen wird.

4.3.7. Studien am Menschen zur neurobiochemischen Wirkung der Antidepressiva

Mit Ausnahme von in vitro-Studien an post mortem gewonnenem Gewebe sind neurobiochemische Studien am Menschen grundsätzlich anders geartet als am Tier. In der Regel stehen nur Körperflüssigkeiten zur Analyse zur Verfügung, was besondere analytische Probleme zur Folge hat. Die Interpretation der Resultate ist auch wegen der großen inter- und intraindividuellen Schwankungen sehr erschwert. Umsatzstudien, die am Tier ohne weiteres durchführbar sind (unter Zuhilfenahme von Synthesehemmern, radioaktivem Material etc.), sind kaum möglich. Dementsprechend ist die Kenntnis der neurobiochemischen Wirkungen von Antidepressiva am Menschen, verglichen mit dem von Tierversuchen Bekannten, rudimentär und mit vielen Unsicherheiten behaftet.

4.3.7.1. Studien am Menschen zum Nachweis der Antidepressiva-Wirkung auf die Wiederaufnahme und die Rezeptoren eines Transmitters

Am Menschen kann die in vivo-Hemmung der Aufnahme biogener Amine nur *peripher* gemessen werden. Im Falle des **Noradrenalins** (NA) gelingt dies nur indirekt, indem man z. B. untersucht, inwieweit die *pressorische Wirkung* des indirekten Sympathomimetikums *Tyramin* durch wiederholte Vorbehandlung mit der zu untersuchenden Substanz verhindert wird.

Um allfällige Alpha$_1$-adrenolytische Eigenschaften zu erfassen, welche einen ähnlichen Effekt bewirken, sollte ein analoger Pressortest mit dem Alpha$_1$-Agonisten Phenylephrin durchgeführt werden [115]. Durch die **Aufnahmehemmung** wird übrigens auch die hypotensive Wirkung von Guanethidin und Bethanidin verhindert [224].

Eine andere Möglichkeit der Bestimmung der Aufnahmehemmung von NA und 5-HT, welche aber im Prinzip nur auf eine Plasmaspiegelbestimmung hinausläuft und keine Auskunft über Aufnahmehemmung an menschlichen Substraten gibt, besteht darin, die Aufnahme von markiertem NA oder 5-HT in in Plasma von behandelten Patienten inkubierte Hirnschnitte oder Synaptosomen von Nagetieren zu untersuchen [325].

Die **Serotonin-(5-HT-)Aufnahmehemmung** kann schließlich „ex-vivo" an den Thrombozyten behandelter Patienten ermittelt werden. Da die *Thrombozyten* 5-HT nicht selbst synthetisieren, sondern aus dem Blut aufnehmen, bewirkt 5-HT-Aufnahmehemmung nach mehrtägiger Behandlung eine Senkung der 5-HT-Konzentration in den Plättchen. (Da die Thrombozyten *nicht* über Aufnahmesysteme für NA und DA verfügen, können diesbezügliche Wirkungen an diesem Modell nicht erfaßt werden.)

Die Erfassung von **behandlungsbedingten Aktivitätsveränderungen zentraler monoaminerger Systeme** beim Menschen ist sowohl für die Theorie als auch eventuell für die Voraussage des Therapieerfolges von großem Interesse. Es sind natürlich nur indirekte Methoden praktikabel: man kann dazu Veränderungen *neuroendokriner Parameter*, welche unter monoaminerger Kontrolle stehen (z. B. Wachstumshormon- oder Prolaktinspiegel) oder die Konzentrationen von *Metaboliten biogener Amine in Körperflüssigkeiten* heranziehen. (In akuten Tierversuchen spiegeln solche Änderungen in neuronalem Gewebe im allgemeinen Umsatzveränderungen wider; diese korrelieren wiederum mit Änderungen der neuronalen Aktivität.) Bisherige Forschung zeigt, mit welcher Vorsicht Pharmakawirkungen (oder auch deren Fehlen) auf die Konzentrationen von Aminmetaboliten in Körperflüssigkeiten interpretiert werden müssen. Dementsprechend kontrovers ist auch die Literatur über die Wirkung von

Antipressiva und über die Möglichkeiten von Therapieerfolgsvoraussagen aufgrund von Vorwerten.

Da bei *chronischen Behandlungen adaptive Prozesse* stattfinden, ist es sehr fraglich, ob aus **Umsatz und Metabolitenkonzentrationen** in den Körperflüssigkeiten auf die Intensität zentraler monoaminerger Übertragung geschlossen werden kann. Außerdem muß in Rechnung gestellt werden, daß die Amine und ihre Metaboliten (z. B. Normetanephrin, Metanephrin und 3-Methoxytyramin) die Blut-Hirn-Schranke nicht passieren. Ihr Vorkommen im Urin und Plasma ist also ausschließlich peripheren Ursprungs, und ihre Konzentrationen im Liquor sind äußerst gering. Die desaminierten Metaboliten des Dopamins, Homovanillinsäure (HVA) und 3,4-Dihydroxyphenylessigsäure (DOPAC), sowie der Serotonin-Metabolit 5-Hydroxyindolessigsäure (5-HIAA) im **Urin** stammen zum überwiegenden Teil, der Noradrenalin-Metabolit Vanillinmandelsäure (VMA) vollkommen aus der Peripherie. Andererseits stammt wohl mehr als 50 % des anderen wichtigen Noradrenalin-Metaboliten 3-Methoxy-4-hydroxy-phenylglycol (MHPG) aus dem Gehirn.

VMA und 5-HIAA im **Plasma** stammen ebenfalls aus der Peripherie, hingegen scheinen HVA, DOPAC und MHPG zentrale Veränderungen reflektieren zu können.

Im **Liquor** stammt praktisch alles HVA aus dem Gehirn; man findet einen hohen Gradienten von ventrikulärem zu lumbalem Liquor (DOPAC ist nur in geringen Mengen vorhanden). Dasselbe gilt in etwas verringertem Maße für 5-HIAA, wo das Rückenmark im lumbalen Liquor einen ansehnlichen Beitrag leistet. MHPG im lumbalen Liquor ist wahrscheinlich zur Hauptsache spinalen Ursprungs. In diesem Zusammenhang sei das „**Probenecid-Forschungsmodell**" kurz erwähnt. *Probenecid* hemmt den Transport der sauren Metaboliten HVA und 5-HIAA, nicht aber von MHPG, aus dem Liquor. Die Probenecid-induzierte *Akkumulation* der beiden ersteren Metaboliten ist als Maß für den zentralen Umsatz der betreffenden Amine verwendet worden. Auch diese Technik ist jedoch mit verschiedenen Unsicherheiten behaftet [327].

4.3.7.2. Studien am Menschen zum Nachweis der Wirkung von MAO-Hemmern auf die Aktivität der MAO

In klinischen Dosen reduzieren *MAO-B-hemmende* Substanzen den Metabolismus von Phenyläthylamin, Tryptamin und auch Dopamin deutlich; *MAO-A-Hemmer* beeinflussen ebenso deutlich den Metabolismus von Noradrenalin und Serotonin. Wegen der Kumulation der MAO-hemmenden Wirkung von irreversiblen Hemmern geht die Selektivität gewisser A- oder B-Hemmer bei einer Langzeitbehandlung leicht verloren, wenn höhere Dosen verabreicht werden.

Der Nachweis einer **MAO-B-Hemmung** durch einen irreversiblen MAO-Hemmer bei Probanden oder Patienten ist relativ einfach. *Thrombozyten* enthalten ausschließlich MAO vom B-Typ, so daß die Messung dieser Enzymaktivität vor und während der Behandlung bei genügend Meßpunkten eine sichere (sogar semiquantitative) Erfassung einer Präparatewirkung erlaubt.

Die Validität dieses Parameters im Falle von **reversiblen MAO-Hemmern** ist nicht geklärt; diese könnten während der Präparation der Plättchen abdissoziieren, was eine Unterschätzung der Präparatewirkung zur Folge hätte. Bisher wurde kein Präparat dieses Typs klinisch verwendet, und es gibt deshalb keine einschlägige Erfahrung.

Ebenfalls sichere Ergebnisse liefert die Bestimmung der *Phenyläthylaminkonzentration* in Urin oder Plasma, welche unter einem Präparat mit MAO-B-hemmender Wirkung um ein Mehrfaches ansteigt.

Schwieriger ist der Nachweis einer **MAO-A-hemmenden** Wirkung. Thrombozyten enthalten keine MAO-A, und es gibt überhaupt keine brauchbare zugängliche Enzymquelle an Patienten oder Probanden. Man muß sich in solchen Fällen mit der Messung von Veränderungen der Konzentrationen von Monoaminen oder deren Metaboliten in *Körperflüssigkeiten* behelfen.

Bei **Urin**untersuchungen ist es einfacher, die Konzentrationen von *Substraten* des Enzyms zu messen als die der desaminierten Produkte, da eine starke MAO-Hemmung zu mehrfachen Erhöhungen der Amin-Ausgangswerte führt, während Abnahmen der Produkte leicht in den täglichen Schwankungen verschwinden. Allerdings nimmt man dabei in Kauf, daß man nur die MAO-Hemmung in der Peripherie erfaßt, während wenigstens bei gewissen desaminierten Metaboliten doch ein gewisser Teil aus dem ZNS stammt (s. Kap. 4.3.7.1.). Geeignete Meßparameter sind der Noradrenalin-Metabolit Normetanephrin oder das einfach zu messende Tryptamin, welches beim Menschen überwiegend ein A-Substrat zu sein scheint.

Im **Liquor** findet man deutliche Senkungen vom MHPG durch MAO-A-hemmende Substanzen; HVA wird besser durch MAO-B-hemmende reduziert. Geringe Effekte haben MAO-Hemmer auf 5-HIAA und VMA im Liquor.

4.3.7.3. Zusammenfassung der neurobiochemischen Wirkungen der Antidepressiva am Menschen

Wirkungen der trizyklischen Antidepressiva

Aufgrund der in Kap. 4.3.7.1. erwähnten Tests (Antagonismus der pressorischen Wirkung von Tyramin bzw. der hypotensiven Wirkungen von Guanethidin oder Bethanidin) wurde bestätigt, daß *Amitriptylin, Desipramin, Doxepin, Imipramin, Nortriptylin* und *Protriptylin* auch am Menschen in klinischen Dosen die **Noradrenalin-Aufnahme hemmen**; *Iprindol* war diesbezüglich ohne Wirkung.

In einigen Studien wurden **Reduktionen von MHPG** (ein Metabolit von NA) im **Urin** von mit *Amitriptylin, Imipramin* und *d-Amphetamin* behandelten Depressiven, in anderen keine Wirkung von *Imipramin* und *Amoxapin* gefunden. Patienten mit niedrigen MHPG-Konzentrationen im Urin sollen besser auf Imipramin, Desmethylimipramin und Amphetamin ansprechen als solche mit normaler oder hoher, welche besser auf Amitriptylin reagierten. Andere Studien konnten einen solchen Zusammenhang unter Imipramin- und Amitriptylinbehandlung nicht finden. Auch unter Amoxapinbehandlung zeigten sich keine Beziehungen zwischen Vorwerten und therapeutischem Ergebnis.

Wenig ist über Veränderung der Metaboliten im **Plasma** bekannt. Erhöhungen und Erniedrigungen koinzidieren mit manischen bzw. depressiven Phasen; *Imipramin*-Responders zeigten während der 2.—3. Woche einen deutlichen Anstieg, welcher aber nicht anhielt.

Eine **Serotonin-(5-HT-)Aufnahmehemmung** mit klinischen Dosen an Patienten oder Probanden wurde mit Hilfe von Aufnahmestudien oder Messungen der 5-HT-Konzentration in Thrombozyten (s. Kap. 4.3.5.2.) für *Amitriptylin, Clomipramin* und *Doxepin* sowie in deutlich geringerem Maße für *Desipramin* und *Nortriptylin* nachgewiesen.

Amitriptylin, Imipramin und *Clomipramin* senkten die Probenecid-induzierte Akkumulation von 5-HIAA (ein Metabolit von 5-HT), letzteres auch dessen Spiegel im **Liquor**. *Nortriptylin* hingegen hatte kaum eine Wirkung auf 5-HIAA, senkte jedoch wie Clomipramin die MHPG-Konzentration. In bezug auf HVA wurde gefunden, daß höhere Liquorvorbehandlungsspiegel mit einem besseren Therapieerfolg von *Imipramin* und *Amitriptylin* korrelieren, währenddem dies für *Clomipramin* nicht der Fall ist.

Für interessierte Leser sei auf die Übersichtsarbeiten von BECKMANN [22], VAN PRAAG [327], LANGER und KAROBATH [192] und GHOSE [115] hingewiesen.

Neurobiochemische Wirkungen von nicht-trizyklischen Antidepressiva (außer MAO-A-Hemmer) am Menschen

Eine Noradrenalin-Aufnahmehemmung in klinischen Dosen wurde mit Hilfe der oben beschriebenen Methoden (s. Kap. 4.3.7.1.) für *Maprotilin* nachgewiesen; *Mianserin, Trazodon* und *Zimelidin* zeigten keine solche Wirkung. Die **Serotonin**-aufnahmehemmende Wirkung von *Zimelidin* wurde auch am Menschen bestätigt; Maprotilin hingegen erwies sich (in Übereinstimmung mit den Tierversuchen) in dieser Hinsicht als unwirksam.

In Studien an Depressiven verursachte *Mianserin* keine Veränderung der **MHPG**-Konzentrationen im Urin; ebensowenig wurde eine Beziehung zwischen der Höhe der Vorbehandlungswerte und dem therapeutischen Ergebnis gefunden. Andererseits scheinen Patienten mit niedrigem MHPG-Vorwert besser auf *Maprotilin* anzusprechen als solche mit hohem. Patienten mit einem niedrigen Vorbehandlungsspiegel von **HVA** im Liquor sprechen gut auf *Nomifensin* an.

Neurobiochemische Wirkungen der MAO-Hemmer am Menschen

In **Autopsieproben** von mit MAO-Hemmern, wie *Isocarboxazid, Iproniazid, Clorgylin, Tranylcypromin* etc., behandelten Patienten wurde eine je nach Substrat variable, immer aber deutliche Hemmung der **MAO-Aktivität** im Hirn gefunden. Langzeitbehandlung mit dem präferentiellen MAO-B-Hemmer *Deprenil* führt zu einer fast vollständigen Hemmung der MAO B, aber auch zu einer ca. 70%igen Hemmung der MAO A. Die **Serotonin**-Konzentration im Hirn von unter Behandlung mit *Iproniazid, Nialamid, Isocarboxazid, Clorgylin* und

Tranylcypromin verstorbenen Patienten war gegenüber Kontrollen etwa verdoppelt. Dasselbe wurde mit den drei letzteren in bezug auf **Noradrenalin** gefunden. **Dopamin** war nur mit *Tranylcypromin* gleichstark erhöht, mit den beiden anderen schwächer. Mehrtägige Behandlung mit klinischen Dosen von *Deprenil, Isocarboxazid, Nialamid, Pargylin, Phenelzin* und *Tranylcypromin* führte zu einer starken (> 80 %) Hemmung der Thrombozyten-MAO. Mit den fünf letzteren wurde auch eine ca. 2—10fache Erhöhung der **Tryptamin**konzentration im Urin gefunden. *Tranylcypromin* führte zu einer ähnlichen Steigerung von **Phenyläthylamin**.

Folgende **Metaboliten biogener Amine,** in den Körperflüssigkeiten gemessen, zeigten sich wie folgt verändert: Wiederholte Behandlung mit MAO-Hemmern führte zu relativ geringen Reduktionen von **HVA** *(Phenelzin, Tranylcypromin),* **VMA** *(Phenelzin)* und **MHPG** *(Tranylcypromin)* und zu deutlichen Steigerungen von **NMN** *(Phenelzin, Tranylcypromin),* **3-MT** *(Phenelzin),* aber nur zu geringen Veränderungen des Adrenalin-Metaboliten **MN** *(Phenelzin, Tranylcypromin)* im Urin.

Im Liquor wurden Reduktionen von **HVA** *(Pargylin* und *Phenelzin* stärker als *Clorgylin!),* **MHPG** *(Pargylin = Clorgylin),* nicht oder nur in geringem Ausmaß aber von **DOPAC** *(Pargylin, Clorgylin),* **5-HIAA** *(Clorgylin, Pargylin, Phenelzin)* und **VMA** *(Clorgylin, Pargylin)* gefunden.

4.4. Pharmakologie der Antidepressiva

Von A. Delini-Stula

4.4.1. Vorbemerkungen und Zusammenfassung

Die Entdeckung antidepressiver Eigenschaften von Imipramin vor mehr als zwei Jahrzehnten führte zu rapider Entwicklung und Einführung einer Reihe weiterer thymoleptisch (antidepressiv) wirksamer Präparate, die sich jedoch vom Imipramin nur wenig unterschieden. Diese „erste Generation von Antidepressiva" ist vor allem charakterisiert durch eine *trizyklische* chemische Struktur, multivalente pharmakologische Wirkungen und biochemische Effekte, wie Hemmung der Rückaufnahme von sowohl Noradrenalin als auch Serotonin in die peripheren und zentralen Katecholamin-Neuronen. Obwohl die Entwicklung dieser „Trizyklika" einen unbestrittenen Fortschritt für die Therapie der Depression bedeutete, erforderten ihre Mängel (langsamer Wirkungseintritt, oft ungenügende Effizienz und Nebenwirkungen) die Suche nach neuen Wirkungsprinzipien. Neue, *nicht-trizyklische* Strukturen wurden synthetisiert, die im Gegensatz zu den herkömmlichen Trizyklika nicht mehr nur quantitative, sondern auch qualitative Unterschiede in ihren pharmakologischen und neurobiochemischen Wirkungsspektren aufwiesen. Es entstand somit eine „zweite Generation von Antidepressiva", die sich zum Teil noch therapeutisch bestätigen soll. Die Hauptmerkmale dieser ständig wachsenden Gruppe von Thymoleptika (Antidepressiva) sind vor allem sehr große Unterschiede in den chemischen Strukturen, neuartige und nicht immer untereinander vergleichbare Wirkungsspektren, sowie häufig eine höhere pharmakologische und neurobiochemische Selektivität von Effekten auf aminerge Übertragersysteme.

Die bisherigen tier-experimentellen und klinischen Untersuchungen mit herkömmlichen (trizyklischen) Antidepressiva haben zu unseren Erkenntnissen über die physiologischen Übertragerprozesse und den Katecholaminstoffwechsel wesentlich beigetragen. Trotzdem ist die Frage noch nicht beantwortet, welche pharmakologischen oder neurobiochemischen Eigenschaften der Antidepressiva für ihre **stimmungsaufhellende Wirkung (antidepressive) Wirkung** von primärer Bedeutung sind. Die bisherigen klinischen Erfahrungen mit sehr selektiven Noradrenalin- und Serotonin-Aufnahme-Hemmern wie Maprotilin und Zimelidin lassen vermuten, daß die *Selektivität,* mit welcher ein Präparat in den Stoffwechsel des einen oder anderen aminergen Systems eingreift, für die globale therapeutische Effizienz nicht entscheidend sein muß. Es steht auch fest, daß eine antidepressive Wirkung mit dem *Angriffspunkt* des Präparates nicht zusammenhängt, da auch nicht Katecholamin-aufnahmehemmende Verbindungen (z. B. Trimipramin, Iprindol, Bupropion, Salbutamol) antidepressiv wirksam zu sein scheinen. Die Ergebnisse aus bisherigen experimentellen, akuten und Langzeit-Versuchen lassen allerdings vermuten, daß alle Antidepressiva etwas gemeinsam haben: Sie verändern die funktionelle *Aktivität von Katecholaminergen Systemen*. Die pharmakologischen Unterschiede in den Wirkungsspektren von Antidepressiva drücken sich zudem vor allem in verschiedenartigen sekundären, erwünschten (z. B. Sedation, Anxiolyse u. a.) oder unerwünschten (z. B. kardiovaskulären, anticholinergen u. a.) (Neben-)Wirkungen aus.

4.4.2. Wirkungen der Antidepressiva auf einige Verhaltensparameter am Tier

Wirkungen auf spontanes und bedingtes Tierverhalten

Die adrenerg-stimulierende Wirkung der Antidepressiva läßt sich, mit wenigen Ausnahmen, nur unter bestimmten Versuchsbedingungen oder indirekt, aufgrund der Wechselwirkung mit Amin-Depletoren oder mit sympathikomimetisch wirkenden Stoffen, nachweisen. In der Regel beein-

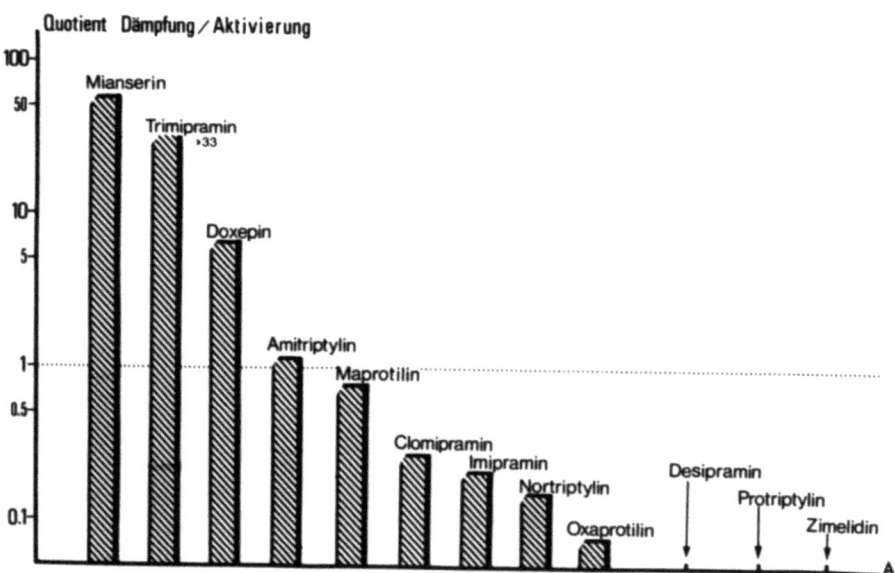

Abb. 4.12 A. Allgemein-dämpfende Wirkung einiger Antidepressiva: Relative Wirkungsstärke im Vergleich zu der Wirkungsstärke der antidepressiven Eigenschaften
Die Säulen stellen den Quotient zwischen den mittleren wirksamen Dosen (ED_{50} mg/kg) für die Hemmung der Spontanaktivität und für die pharmakologisch oder biochemisch bestimmten „antidepressiven" Wirkungen (NA- und/oder 5-HT-Aufnahmehemmung, Tetrabenazin- und/oder Reserpin-Antagonismus) dar. Für die Berechnungen wurden die ED_{50}-Werte aus vergleichbaren in vivo Versuchsanordnungen und nach möglich gleicher Behandlungsart berücksichtigt [MØLLER-NIELSEN, 1980, DELINI-STULA, 1980, MAÎTRE et al., 1980, und unveröffentlichte Befunde des Autors. Ordinate: logarithmisch

flussen Antidepressiva in niedrigen Dosen das *Spontanverhalten* der Tiere kaum. In mittleren und höheren Dosenbereichen zeigen trizyklische Antidepressiva milde *zentral-dämpfende* Wirkungen, die sich an verschiedenen Tierspecies in der Verminderung der motorischen Reaktionen, des explorativen Verhaltens und der EEG-Weckreaktion ausdrücken. Die unterschwellige adrenerg-stimulierende Komponente ist oft aufgrund der parallel gesteigerten Erregbarkeit der Tiere erkennbar. Die bedingten, aktiven *Vermeidungsreaktionen* werden in solchen Dosen kaum oder mäßig stark gehemmt. Hohe Dosen von verschiedenen trizyklischen Antidepressiva können zu einem partiellen Verlust der Diskriminierungsfähigkeit und der Fluchtreaktionen führen [229].

Im Vergleich zu der Potenz der charakteristischen thymoleptischen (wie z. B. adrenerg- oder serotonerg-aktivierenden) Eigenschaften, ist die **sedative Wirkung** der Antidepressiva unterschiedlich stark. Bei trizyklischen Antidepressiva zeigen die tertiären Amine in der Regel stärkere allgemeindämpfende Wirkung als die sekundären Amine. Genaue Vergleiche der Potenz der sedativen Wirkungen von verschiedenen Antidepressiva sind jedoch wegen Unterschieden in der angewandten Methode und Meßparameter nicht immer möglich. Auf-

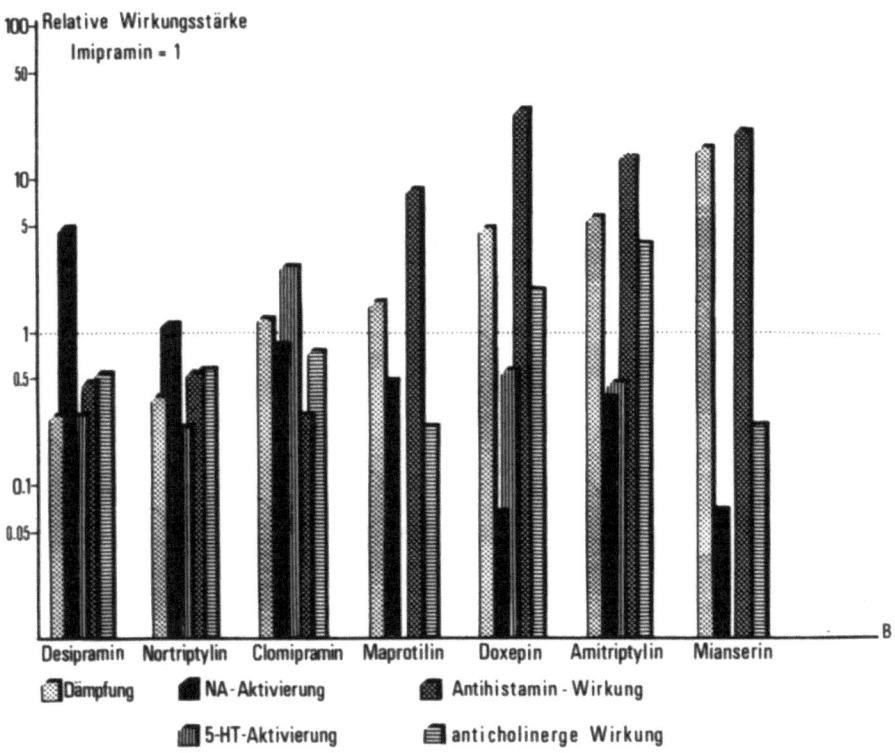

Abb. 4.12 B. Einige Unterschiede in den pharmakologischen Wirkungsspektren der repräsentativen Antidepressiva relativ zu Imipramin
Die Säulen stellen die Wirkungsstärke der sedativen, adrenerg-, serotonerg-stimulierenden, antihistaminischen und anticholinergen Eigenschaften der Antidepressiva relativ zu Imipramin dar. Die Potenz der pharmakologischen Wirkungen des Imipramin ist arbiträr mit 1 festgelegt. Die Quotienten wurden aufgrund der *in vivo* bestimmten mittleren effektiven Dosen (ED_{50}) gebildet. Es wurden dabei die Befunde aus möglichst vergleichbaren Versuchsanordnungen an gleichen Tierspecies und nach gleichen Verabreichungsschemata berücksichtigt (Quellen s. oben). Ordinate: logarithmisch

grund eines approximativen Verhältnisses zwischen den mittleren antidepressiv und sedativ wirksamen Dosen (ED$_{50}$) im Tierexperiment, können jedoch die Antidepressiva in **3 große Gruppen** eingeordnet werden (s. auch Kap. 4.6., Tab. 4.5. und Abb. 4.12.):

a) Antidepressiva, die *überwiegend sedativ* sind (z. B. *Trimipramin, Mianserin*);

b) Antidepressiva, die in mehr oder weniger equivalenten Dosenbereichen *sowohl thymoleptisch als auch sedierend* sind (z. B. *Amitriptylin, Maprotilin*);

c) Antidepressiva, die vorwiegend oder nur *aktivierend* wirken (z. B. *Desipramin, Nomifensin*). Am Tier wirkt *Nomifensin*, im Gegensatz zu anderen herkömmlichen Antidepressiva, eindeutig erregend, was auf seine dopaminerg-stimulierende Wirkungskomponente zurückzuführen ist.

Die relativen Wirkungsstärken der sedierenden, aktivierenden und antiaggressiven Effekte von Antidepressiva sind schematisch in Tab. 4.5. wiedergegeben.

Wirkungen der Antidepressiva auf das Aggressionsverhalten

Eine Mehrzahl der Antidepressiva hemmt selektiv das spontane *angeborene Beutefangverhalten* der Ratte. Diese Wirkung wird von verschiedenen Autoren als Ausdruck der antidepressiven, adrenerg oder serotoninerg-stimulierenden Eigenschaften der Thymoleptika interpretiert. *Experimentell-induzierte Formen von aggressivem Verhalten* werden durch Antidepressiva unterschiedlich beeinflußt.

Die durch milde elektrische Reizung (d. h. milden Stress) ausgelösten Kampf-Reaktionen von Nagetieren wie Maus und Ratte werden nach der Behandlung mit einigen Antidepressiva wie z. B. *Amitriptylin* oder *Mianserin* unterdrückt. Das *aggressive Verhalten* von sozial isolierten Mäusen wird nach akuter Behandlung mit *Amitriptylin, Mianserin, Maprotilin* oder *Trazodon* gehemmt, während *Imipramin* und *Clomipramin* ihre Wirkungen erst nach wiederholter Applikation zu entwickeln scheinen [74].

Tab. 4.5. Wirkungen von Antidepressiva auf einige Verhaltensparameter am Tier
(Trizyklische Antidepressiva sind in der oberen Spalte, nicht-trizyklische in den unteren aufgeführt)

Substanz	Aktivitätshemmung/ Erregbarkeit	Aggressionshemmung/ Aggressionssteigerung
Sekundäre Amine		
Nortriptylin	−/++(+)	−/+
Desipramin	(−)/+++	−/+
Protriptylin	0/+++	−/+
Tetrazyklika		
Mianserin	−−−/+	−/0
Maprotilin	−(−)/++	−/+
Oxaprotilin (Ba-49 802 B)	−/++(+)	−/+
Andere		
Trazodon	−−−/(+)	−/0
Viloxazin	−(−)/++	−/+
Zimelidin	(−)/++	−/?
Nomifensin	0/+++	

+ bis +++: geringe bis starke Steigerung der Erregbarkeit nach zunehmenden Dosen der Antidepressiva; − bis −−−: geringe bis starke Aktivitätshemmung.
Eine *Hemmung oder Steigerung des Aggressionsverhaltens ist nicht quantifiziert;* die Zeichen + und − weisen nur darauf hin, daß die Antidepressiva je nach dem Behandlungsschema, Tierspezies und Tiermodell einen aggressionshemmenden, aber auch einen aggressionsfördernden Effekt entfalten können. Die relative Wirkungsstärke wurde arbiträr bestimmt aufgrund der ermittelten Dosen, die die Erregbarkeit der Tiere steigern oder die motorischen Reaktionen hemmen. Eine gesteigerte Erregbarkeit (die auf unterschwellige stimulierende Komponente der Antidepressiva hinweist) kann häufig parallel mit der Aktivitätshemmung gehen.

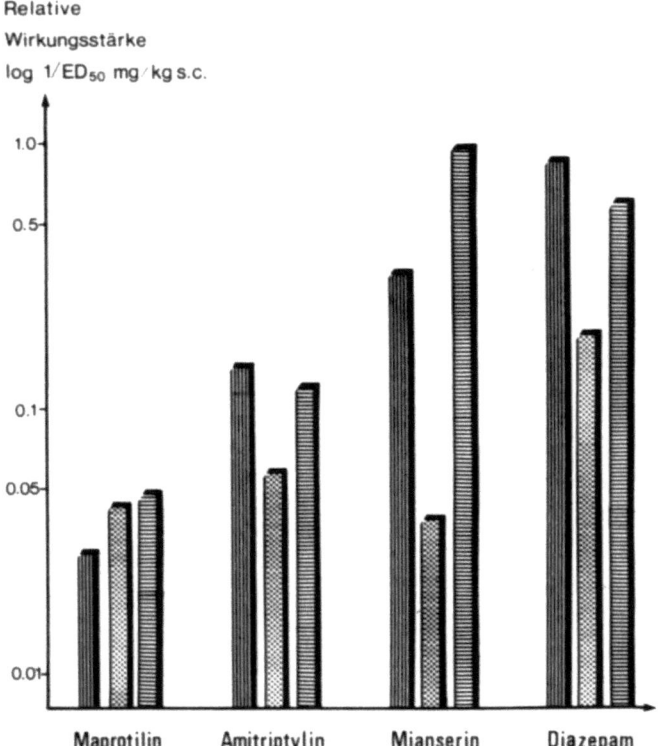

Abb. 4.13. Unterschiedliche antiaggressive Wirkungen einiger Antidepressiva und Diazepam auf experimentell-induzierte Aggressionsformen an der Maus
Jede Säule stellt den Quotient 1/mittlere wirksame Dosis (ED_{50} mg/kg) für die Hemmung der a) Spontanmotilität (▓), b) Schockinduzierten Kampfreaktionen (▩) und c) Isolations-induzierten Aggressionsverhalten (▤), dar. Der Quotient $1/ED_{50}$ reflektiert die relative Potenz der angegebenen hemmenden Wirkungen. Beachtung verdient die nicht spezifische Hemmung dieser Aggressionsformen mit Diazepam (Sedation, d. h. Motilitätshemmung > Aggressionshemmung) und die spezifische Hemmung des Isolations-induzierten Aggressionsverhalten mit Mianserin (Aggressionshemmung > Motilitätshemmung. (Nach DELINI-STULA, 1982)

Die Bedeutung von antiaggressiven Eigenschaften der Antidepressiva, die in verschiedenen Tiermodellen zum Ausdruck kommen, ist unklar. Es ist oft schwierig, die Spezifität der antiaggressiven Effekte zu erfassen und sie deutlich von allgemein-dämpfenden Wirkungen zu differenzieren. Einige Antidepressiva scheinen auch auf gewisse (experimentell-induzierte) Aggressionsformen selektiver zu wirken als auf andere (s. Abb. 4.13.). Die antiaggressive Wirkung der Antidepressiva wird meistens als Korrelat zu ihren klinischen **anxiolytischen Effekten** betrachtet. In klassischen Tests für die Anxiolyse, in welchen Benzodiazepine ihre Wirkung entfalten, sind jedoch Antidepressiva, soweit untersucht, kaum wirksam.

Unter bestimmten Versuchsbedingungen zeigen Antidepressiva auch eine **aggressionsfördernde Wirkung.** So wurden gesteigerte aggressive Reaktionen von dominanten, vorübergehend isolierten Mäusen nach einmaligen Dosen von einer Mehrzahl der Antidepressiva beschrieben [79]. Bei 3—10 Tage alten Kücken führen *Imipramin, Desipramin, Protriptylin* und *Nortriptylin* zur Steigerung der Angriffsfrequenz [292]. Eine Kombination von Antidepressiva mit MAO-Hemmern löst auch heftige aggressive Reaktionen an der Ratte aus.

4.4.3. Wirkungen der Antidepressiva auf adrenerge Systeme

Eine der charakteristischen Eigenschaften der klassischen Antidepressiva ist ihre Fähigkeit, die funktionelle Aktivität des adrenergen Systems in *Einzeldosen* akut zu steigern. Diese Eigenschaft kommt zum Ausdruck sowohl in der Wechselwirkung von Antidepressiva mit Stoffen, die durch Katecholamin-entleerende Wirkung den sympathischen Tonus herabsetzen, als auch in der Wechselwirkung mit peripher oder zentral wirkenden adrenergen Psychostimulantien.

Wechselwirkungen der Antidepressiva mit Reserpin und anderen Amin-Depletoren

Im Tierexperiment führt eine Vorbehandlung mit Antidepressiva zur *Umkehr* von durch Reserpin ausgelösten Anzeichen der psychomotorischen Hemmung oder von Symptomen der verminderten autonomen Funktionen. Die antagonistischen Wirkungen von Antidepressiva gegenüber *Sedation, Katalepsie, Hypothermie, Blepharospasmus, Magenulcera* u. a. an reserpinisierten Tieren, wurden von zahlreichen Autoren beschrieben und analysiert. Sie wurden auch oft als **Testparameter** für die Bestimmung des **antidepressiven Potentials** neuer Wirkstoffe benützt. In Abb. 4.14.A und 4.14.B sind typische Beispiele der Wechselwirkung von Antidepressiva mit Reserpin und Tetrabenazin, einem kurz-wirksamen Amin-Depletor, an der Maus bzw. Ratte dargestellt.

Der **Mechanismus der Wechselwirkung** zwischen Reserpin und Antidepressiva läßt sich durch neurobiochemische Effekte der letzteren erklären. Bekanntlich setzt **Reserpin** Katecholamine frei und verhindert gleichzeitig ihre Rückaufnahme in die neuronalen Speichergranula durch die Blockade von Mg^{+++}/ATP-abhängigen Transportprozessen. Die freigesetzten Transmitter werden durch enzymatische (MAO) Desaminierung ungehindert abgebaut, wodurch die neuronalen Speicher (mit Ausnahme von einem kleinen Reserpin-resistenten, funktionellen „pool") entleert werden. Die dadurch bewirkte Abnahme der neuronalen Konzentration der Katecholamine geht mit einer Herabsetzung von peripheren und zentralen adrenergen Funktionen einher. Die Umkehr von Reserpin-Effekten durch **Antidepressiva** beruht auf ihrer Fähigkeit, die Rückaufnahme von freigesetzten Katecholaminen in die Nervenendigungen durch die Blokkade von aktiven Transportprozessen zu verhindern. Es wird angenommen, daß durch diesen Wirkungsmechanismus die Konzentration von funktionell aktiven Neurotransmittern im synaptischen Spalt erhöht wird, was zur Aufhebung von Reserpin-induzierten Symptomen führt. Die Wechselwirkung von Antidepressiva mit anderen Amin-Depletoren, wie z. B. Tetrabenazin, basiert auf dem gleichen Prinzip. Bei MAO-Hemmern ist die Erhöhung der Katecholaminkonzentration und die damit verbundene Antireserpinwirkung auf die Blockade von metabolischen Desaminierungsprozessen zurückzuführen.

Mit wenigen Ausnahmen besteht eine enge Korrelation zwischen der Potenz der Antidepressiva, die Aufnahme von Noradrenalin (NA) in Herz oder Hirn der Ratte zu hemmen, und der Potenz, die Symptome wie Lidspaltenverengung oder Katalepsie (psychomotorische Hemmung) an reserpinisierten Ratten zu antagonisieren [70]. Die Unterschiede bezüglich der relativen NA-aufnahmehemmenden Wirkungsstärken (Potenzen) reflektieren sich in den mehr oder weniger ausgeprägten adrenerg-aktivierenden Effekten (s. Abb. 4.15.).

Es soll erwähnt werden, daß eine Antireserpinwirkung nicht ausschließlich eine Eigenschaft der Antidepressiva ist. Direkte adrenerge Agonisten (z. B. Beta-Stimulatoren, wie *Salbutamol,* Antihistaminika, Anticholinergika u. a.) können zu Umkehr von einigen Reserpineffekten durch andere Wirkungsmechanismen führen. In den meisten Fällen lassen sich jedoch solche Präparate aufgrund ihres allgemeinen pharmakologischen Wirkungsspektrums deutlich von klassischen Antidepressiva unterscheiden.

Sehr selektive Hemmer der Serotonin-Aufnahme charakterisiert eine weitgehend fehlende Reserpin-antagonistische Wirkung.

Wechselwirkungen der Antidepressiva mit Clonidin

Im Gegensatz zu den Antireserpineffekten, die bereits nach einmaliger Verabreichung von Antidepressiva auftreten, werden die Clonidin-Wirkungen (Symptome der abgeschwächten adrenergen Funktionen) durch eine akute Gabe von Antide-

4.4. Pharmakologie 87

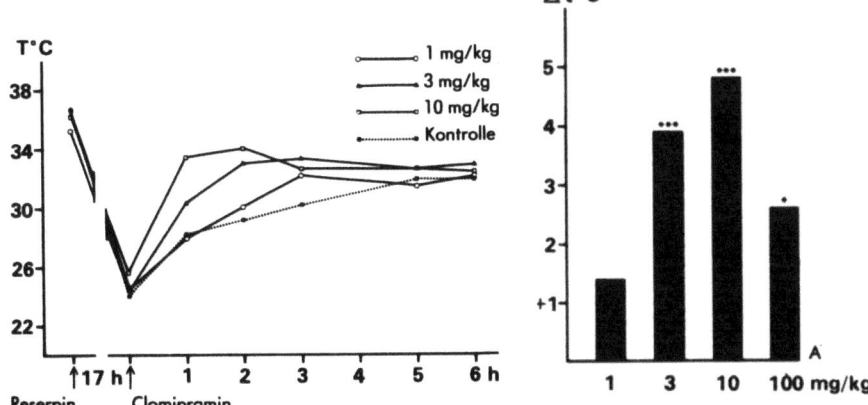

Abb. 4.14 A. Antagonisierende Wirkung von Clomipramin auf die Reserpin-Hypothermie an der Maus
Links: Zeitverlauf vom Reserpin-antagonistischen Effekt des Clomipramins. Clomipramin wurde parenteral 17 Stunden nach 2 mg/kg s. c. Reserpin verabreicht (maximale Hypothermie). Im Vergleich zu Kontrollen (die mit physiologischer NaCl-Lösung behandelt wurden) zeigen Clomipramin-behandelte Tiere einen signifikanten Temperaturanstieg, der nach 2 Stunden maximal ist.
Rechts: Die Differenz (Δt) zwischen den mittleren rektalen Temperaturwerten (°C) der behandelten und der Kontrolltiere zum Zeitpunkt des maximalen Clomipramin-Effektes (2 Stunden nach der oralen Gabe von Clomipramin). Beachtenswert ist die Umkehr der Wirkung nach hoher (100 mg/kg p. o.) Dosis von Clomipramin, was als Ausdruck der alpha-adrenolytischen Eigenschaften interpretiert werden kann (vergl. DELINI-STULA, 1980)

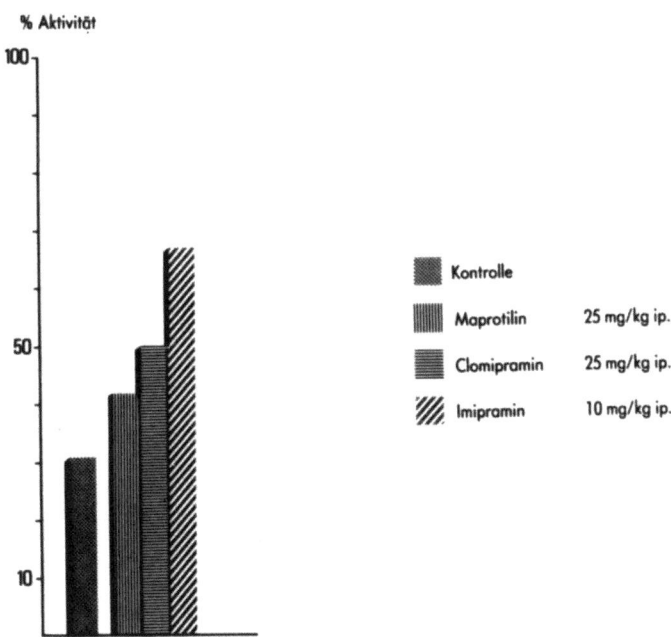

Abb. 4.14 B. Antagonisierende Wirkungen einiger Antidepressiva auf die Tetrabenazin-induzierte psychomotorische Hemmung
Die Vorbehandlung mit Maprotilin, Clomipramin oder Imipramin antagonisiert teilweise die sedative Wirkung von Tetrabenazin („Kontrolle"). Imipramin zeigt die stärkste Wirkung, indem es die motorische Aktivität der Tiere fast normalisiert (100 % ist die motorische Aktivität unbehandelter Tiere, DELINI-STULA, 1980)

4. Antidepressiva: Grundlagen und Therapie

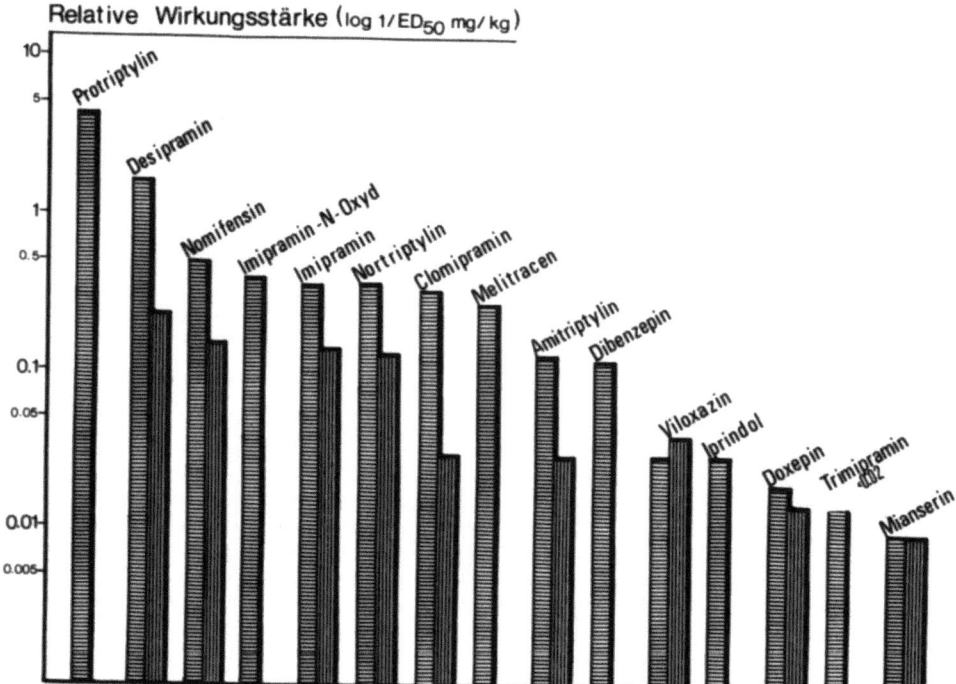

Abb. 4.15. Vergleich zweier Wirkungen von Antidepressiva: Hemmung der Wiederaufnahme von Noradrenalin (NA) und adrenerg-stimulierende Wirkung an der Ratte
Die Säulen stellen die relative Wirkungsstärke (ausgedrückt mittels dem Quotient 1/mittlere wirksame Dosis in mg/kg) bezüglich der Hemmung der NA-Aufnahme in vivo (rechts) und der Hemmung von Reserpin- oder Tetrabenazin-Effekten (links) dar. Die Hemmung von Reserpin- oder Tetrabenazin-Symptomen an der Ratte wurde als Meßparameter für die adrenerg-stimulierende Wirkung der Antidepressiva berücksichtigt (nach Befunden von MØLLER-NIELSEN, 1980, DELINI-STULA, 1980, und MAÎTRE et al., 1980). Ordinate: logarithmisch

pressiva (Noradrenalin-Aufnahmehemmer) nicht beeinflußt; manchmal können sie sogar verstärkt werden. Von Interesse ist jedoch, daß nach einer mehrtägigen Verabreichung von Imipramin und Imipramin-ähnlichen Substanzen verschiedene periphere, aber auch zentrale Effekte von Clonidin abgeschwächt werden [212, 332].

Sowohl die vegetativen Symptome als auch die Verhaltensänderungen nach Clonidin-Behandlung werden auf selektive Aktivierung von **Alpha$_2$-Adrenoceptoren** und darauffolgende verminderte Freisetzung von Noradrenalin zurückgeführt [304]. Die Tatsache, daß klassische Antidepressiva im **akuten** Experiment die Wirkungen von Clonidin nicht antagonisieren, deutet auf eine weitgehend fehlende Alpha$_2$-Adrenoceptor blockierende Wirkungskomponente dieser Präparate an isolierten, elektrisch-stimulierten Hirnschnitten der Ratte, die gezeigt haben, daß herkömmliche Antidepressiva bis zu hohen Konzentrationen keine Steigerung des ^{3}H-NA „overflow" bewirken [20, 21].

Eine plausible Erklärung für die Abschwächung von Clonidin-Effekten bieten die Befunde aus **Langzeit**-Studien, die auf eine Veränderung der Empfindlichkeit (Hyposensitivität) von Alpha$_2$-Adrenoceptoren durch Antidepressiva-Behandlung hinweisen [312].

Im Gegensatz zu klassischen (trizyklischen) Antidepressiva wirkt *Mianserin* schon nach akuter Behandlung als Clonidin-Antagonist. Diese Eigenschaft geht mit seiner deutlichen Affinität für die — wahrscheinlich präsynaptisch lokalisierten — Alpa$_2$-Adrenoceptoren einher. Vermutlich besteht eine Beziehung zwischen dieser Eigenschaft und der klinischen, antidepressiven Wirkung dieses Präparats.

Wechselwirkungen der Antidepressiva mit zentral-erregenden Substanzen

Periphere und zentrale Effekte von verschiedenen, direkt oder indirekt wirkenden sympathikomimetischen Aminen oder anderen erregenden Stoffen werden durch trizyklische Antidepressiva in der Regel verstärkt und verlängert.

So wurden potenzierende Effekte von Imipramin und Imipramin-ähnlichen Stoffen auf durch **Amphetamin** ausgelöste Hyperthermie, motorische Erregung, Selbst-Stimulierung oder Toxizität u. a. an verschiedenen Tierspezies beschrieben und analysiert [49, 230, 231, 291, 305]. An Kaninchen und an der Katze wurde jedoch nach der Gabe von *Imipramin* und *Amitriptylin* eine Hemmung von Amphetamin-induzierter EEG-Weckreaktion beobachtet [36, 306].

Die **Amphetamin-potenzierende Wirkung** von *Imipramin* und *Desipramin* als auch von *Iprindol* an der Ratte geht mit der Hemmung des metabolischen Abbaus von Amphetamin und darauf folgender Steigerung der Amphetaminkonzentration im Gehirn einher. Sie stellt deswegen keine spezifische pharmakologische Interaktion dar. Über die metabolischen Wechselwirkungen von anderen Antidepressiva mit Amphetamin ist kaum etwas bekannt. Es ist von Interesse, daß eine weitgehend fehlende potenzierende Wirkung auf einige Amphetamin-Effekte für *Maprotilin* und *Zimelidin* berichtet wurde [69, 243].

Imipramin und verwandte Antidepressiva verstärken die von **L-DOPA** induzierten peripheren und zentralen Erregunssymptome bei mit MAO-Hemmern vorbehandelten Mäusen [94]. Obwohl der Mechanismus dieser Wirkung nicht genau abgeklärt ist, wurde sie von einigen Autoren als Zeichen einer durch Antidepressiva bewirkten dopaminergen Stimulierung interpretiert [226].

Eine Intensivierung von stereotypen Verhaltensreaktionen bei Mäusen, in Kombination von Antidepressiva mit **Apomorphin**, einem direkten Dopamin-Rezeptor-Agonist, wurde auch von mehreren Autoren beschrieben [258, 320].

An Ratten führten jedoch Einzeldosen von *Clomipramin* und *Amitriptylin* eher zu einer **Hemmung der durch Apomorphin ausgelösten Stereotypien**, die nach mehrtägiger Behandlung sogar verstärkt erschien [73]. Chronische Verabreichung von *Imipramin, Maprotilin* und *Desipramin* beeinflußte hingegen die durch Apomorphin induzierten Stereotypien nicht.

Es ist in diesem Zusammenhang zu erwähnen, daß mittels elektrophysiologischer Techniken nach Langzeit-Behandlung mit Antidepressiva und Elektroschock eine **verminderte Empfindlichkeit von dopaminergen Autorezeptoren** in der Substantia Nigra beschrieben wurde [53], die theoretisch zu einer erhöhten Freisetzung von Dopamin, d. h. zu dopaminerger Aktivierung führen kann. Neuerdings, im Zusammenhang mit der Hypothese über die Rolle des Dopamins in der Depression (s. Kap. 4.1.), wird dopaminerg-aktivierenden Eigenschaften der Antidepressiva eine vermehrte Beachtung geschenkt.

4.4.4. Wirkungen der Antidepressiva auf serotonerge Systeme

Neben der Verstärkung adrenerger Funktionen wurde seit den Untersuchungen von SIGG et al. [300] die Aktivierung von zentralen serotonergen Funktionen als wesentliche Eigenschaft der Antidepressiva betrachtet. Die klassische Hypothese über die Korrelationen zwischen der Antriebssteigerung und dem Gehirn-Noradrenalin sowie zwischen der Stimmungsaufhellung und dem Gehirn-Serotonin [48] ist jedoch durch die Entwicklung von sehr selektiven Hemmern der Amin-Aufnahme,

Tab. 4.6. Antagonisierende Wirkungen einiger Antidepressiva in Serotonin-spezifischen Testsystemen

Substanz	Serotonin-Ödem (Ratte) ED_{50} (mg/kg/i.p.)	LSD-Hyperthermie (Kaninchen) DEM (mg/kg/s.c.)	Serotonin-(Uterus) Kontraktion (Ratte) IC_{50} (µg/ml)
Maprotilin	30	10	0,0085
Amitriptylin	10	>25	0,0024
Mianserin	2	2,5	0,0003

ED_{50} oder IC_{50}: Dosis oder Konzentration (in vitro) der halbmaximalen (50 %) Hemmung. **DEM**: Minimal wirksame Dosis (d. h. die Dosis, die einen signifikanten $p<0,05$-Effekt bewirkt) (nach DELINI-STULA et al., 1982).

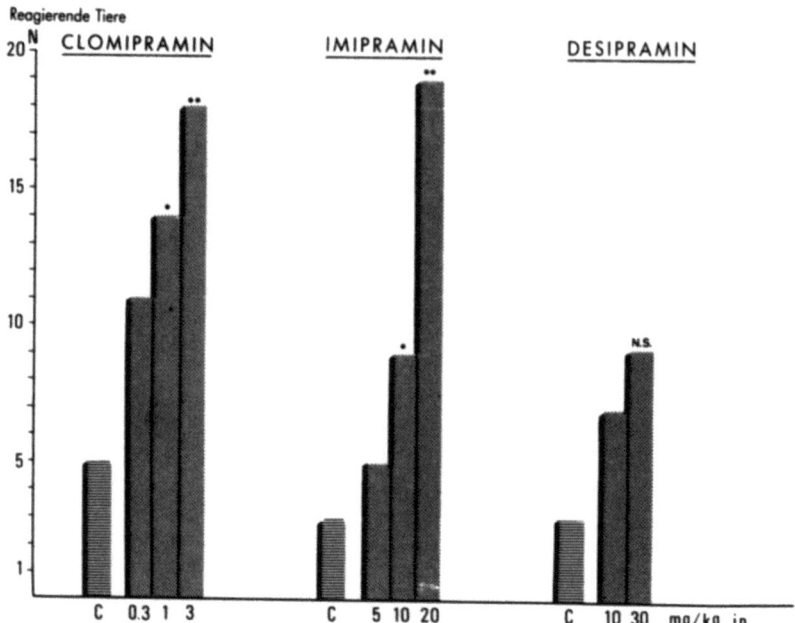

Abb. 4.16. Potenzierende Wirkung einiger Antidepressiva in einem serotonergen Testsystem (5-Hydroxytryptophan-induzierte Erregung an der Maus)
Die Säulen stellen die Anzahl der erregten Tiere nach der Gabe von 5-Hydroxytryptophan (C-Kontrolle) und nach verschiedenen Dosen von Clomipramin, Imipramin und Desipramin dar. Die Zahl der behandelten Tiere in jeder Gruppe (auch Kontrolle) war 20. Alle Tiere wurden 2 Stunden vor 5-Hydroxytryptophan mit dem MAO-Hemmer Pargylin vorbehandelt. * $p<0,05$, ** $p<0,01$ vs Kontrolle (unveröffentlichte Befunde des Autors)

die sich auch klinisch als wirksam erwiesen haben (z. B. *Maprotilin, Zimelidin*), in Frage gestellt worden.

In der *Interaktion mit Serotonin-Agonisten* entfalten Antidepressiva sowohl potenzierende als auch antagonistische Wirkungen.

Eine Mehrzahl von trizyklischen und nicht-trizyklischen Verbindungen **antagonisiert** nach einmaliger Gabe an der Maus zentrale Erregungssymptome, die durch 5-Hydroxytryptophan oder durch Serotonin (5-HT) Agonisten, wie das Halluzinogen Lysergsäurediäthylamid (LSD), ausgelöst wurden [244]. Antagonistische Effekte gegenüber LSD-induzierten hyperthermen Reaktionen an Kaninchen wurden auch mit *Mianserin, Amitriptylin* u. a. Antidepressiva beschrieben. An isolierten Organen führen Antidepressiva zu einer Hemmung der durch 5-HT ausgelösten Kontraktionen der glatten Muskulatur und, in in-vivo-Versuchen, zur Verminderung von durch 5-HT bewirkten Schwellungen der Rattenpfote. Diese antiserotonergen Wirkungen der Antidepressiva gehen mit ihren 5-HT-Rezeptor-blockierenden Effekten einher (s. Kap. 4.3.4.3.). In der Tab. 4.6. sind einige antiserotonerge Wirkungen, in vivo und in vitro, von *Maprotilin, Amitriptylin* und *Mianserin* quantifiziert.

Bei den mit MAO-Hemmern oder DOPA-decarboxylasehemmern vorbehandelten Tieren führen jedoch Antidepressiva zu einer starken Intensivierung der durch verschiedene 5-HT Agonisten bedingten Symptome der zentralen Erregung.

Diese **potenzierende** Wirkung zeigt eine direkte Korrelation mit den 5-HT aufnahmehemmenden oder MAO-A hemmenden Eigenschaften der Antidepressiva [248]. Es ist von Interesse, daß auch Beta-Rezeptor-Agonisten (z. B. Salbutamol) per se und auch in der Kombination mit MAO-Hemmern zu einer Verstärkung der Zeichen einer 5-HT-Erregung führen können [247]. Von den trizyklischen Antidepressiva entfaltet *Clomipramin* die stärkste und *Desipramin* die schwächste 5-HT-stimulierende Wirkung, was im Einklang mit ihren vornehmlich 5-HT- bzw. NA-aufnahmehemmenden Eigenschaften steht (s. Abb. 4.16.).

4.4.5. Wirkungen der Antidepressiva auf cholinerge Systeme

Trizyklische Antidepressiva zeichnen sich durch mehr oder weniger ausgeprägte *anticholinerge,* d. h. Muscarin-Rezeptor blockierende Eigenschaften aus. Den anticholinergen Wirkungen der Antidepressiva wird häufig eine negative Bedeutung zugeschrieben, da sie meist mit dem Auftreten von klinisch unerwünschten, Atropin-ähnlichen Effekten zu korrelieren scheinen. Einzelne Autoren haben jedoch auch auf eine mögliche therapeutische Relevanz von Atropin-ähnlichen Effekten der Antidepressiva hingewiesen [27].

Wechselwirkungen mit Acetylcholin und zentralen Cholinomimetika

In verschiedenen *in vitro* oder *in vivo* Testanordnungen **antagonisieren** Imipramin und Imipramin-ähnliche Verbindungen die Wirkungen von exogen zugeführtem Acetylcholin (ACh) oder anderen Cholinomimetika kompetitiv. Auch diejenigen Effekte, die durch die Erhöhung der Konzentration von endogen gebildetem ACh entstehen (was z. B. nach der Behandlung mit Acetylcholinesterase-Hemmern der Fall ist), werden durch Trizyklika gehemmt. Es ist zu erwähnen, daß die in den Rezeptorbindungsstudien bestimmte Affinität der Antidepressiva für die Muskarin-Rezeptoren mit den anticholinergen in vivo-Effekten zu korrelieren scheint.

An **isolierten Organen,** wie z. B. an Meerschweinchen-Ileum, blockieren Imipramin und ähnliche Verbindungen die durch ACh hervorgerufene *Muskelkontraktion.* In in vivo-Versuchen werden *blutdrucksenkende, spasmogene, sekretorische* u. a. Effekte von ACh und ACh-Agonisten dosisabhängig vermindert. *Tremorigene, hypotherme* und *analgetische* Wirkungen von zentralen Cholinomimetika, wie Tremorin, Oxotremorin und Arecolin, sowie toxische und lethale Effekte von Physostigmin werden auch unterdrückt (s. Tab. 4.7.).

In elektroencephalographischen (EEG) Untersuchungen an nicht-narkotisierten Kaninchen blockieren Antidepressiva die durch Physostigmin und Arecolin bewirkte EEG-Weckreaktion [27]. EEG-Veränderungen (Verminderung der Schwelle für EEG-Weckreaktion), die mit der anticholinergen Potenz von Imipramin, Amitriptylin und ihren desmethylierten Derivaten einhergehen, wurden auch an „encephal isolée" Präparaten nachgewiesen [37].

Schwache bis **fehlende anticholinerge** Wirkungen wurden für die nicht-trizyklischen Verbindungen, wie *Mianserin, Viloxazin, Trazodon* und *Zimelidin,* berichtet [126, 245, 317].

In **toxischen Dosen** führen Antidepressiva zu Vergiftungssymptomen, die zum Teil auf anticholinerge Effekte zurückzuführen sind. Diese sind peripheren (Tachykardie, Mundtrockenheit, Mydriasis, Obstipation u. a.), aber auch zentralen Ursprungs (psychomotorische Erregung oder Delirium, Myoclonus, Coma) und können — soweit anticholinergen Ursprungs — mit Physostigmin aufgehoben werden.

Tab. 4.7. Antagonisierende Wirkungen einiger Antidepressiva in cholinergen Testsystemen

Substanz	Physostigmin[1] (Toxizität, Maus)	Acetylcholin[2] (Ileum-Kontraktion, Meerschw.)
	Halbmaximale Hemmung (ED_{50} mg/kg bzw. IC_{50} nM)	
Trimipramin	8,8	—
Amitriptylin	5	117
Nortriptylin	—	450
Doxepin	14	520
Imipramin	24	425
Clomipramin	28	690
Desipramin	50	1500
Maprotilin	60	—
Mianserin	100	—

[1] Nach DELINI-STULA, 1980a, und unveröffentlichte Befunde. [2] Nach FJALLAND et al. (1977).
— Keine direkt vergleichbaren Daten vorhanden.

4.4.6. Wirkungen der Antidepressiva auf das Herz-Kreislaufsystem

Wirkungen auf den Kreislauf

Trizyklische Antidepressiva haben ausgeprägte Kreislaufwirkungen, die schon in therapeutischen Dosen an narkotisierten oder nicht-narkotisierten Tieren nachweisbar sind. Die **blutdrucksenkenden** Effekte, die auf eine periphere alpha-adrenolytische Wirkungskomponente der Antidepressiva zurückzuführen sind, steigern sich in ihrer Intensität und Dauer proportional zur Dosierung [152, 319]. Auch eine wiederholte Applikation kleiner Dosen von *Imipramin* bewirkt eine länger andauernde Blutdruckabnahme [318]. Bei mit *Nomifensin* behandelten Hunden wurde hingegen nach 14tägiger Behandlung mit oralen Dosen von 3 mg/kg keine Veränderung des Blutdrucks festgestellt [144].

Im Gegensatz zu blutdrucksenkenden Eigenwirkungen, potenzieren Antidepressiva die pressorischen (blutdrucksteigernden) Effekte von exogen zugeführten, direkt wirkenden Katecholaminen. Das Ausmaß der **Potenzierung der Katecholaminwirkungen** sowie die Dosiswirkungsverhältnisse sind von der Stärke der Katecholamin-aufnahmehemmenden und der alpha-adrenolytischen Effekte der Antidepressiva abhängig; die resultierende Wirkung kann oft einen biphasischen Charakter aufweisen.

Die Intensivierung von NA-bedingten **blutdrucksteigernden Effekten** ist die Folge der Hemmung der Aufnahme des NA in die sympathischen Neurone. Neuronale Aufnahmeprozesse stellen einen wichtigen funktionellen Inaktivierungsmechanismus dar. Die Blockade der Rückaufnahme in die neuronalen Endigungen führt in der Folge zur Erhöhung der Konzentration des Transmitters im synaptischen Spalt.

Die blutdrucksteigernden Effekte von in-

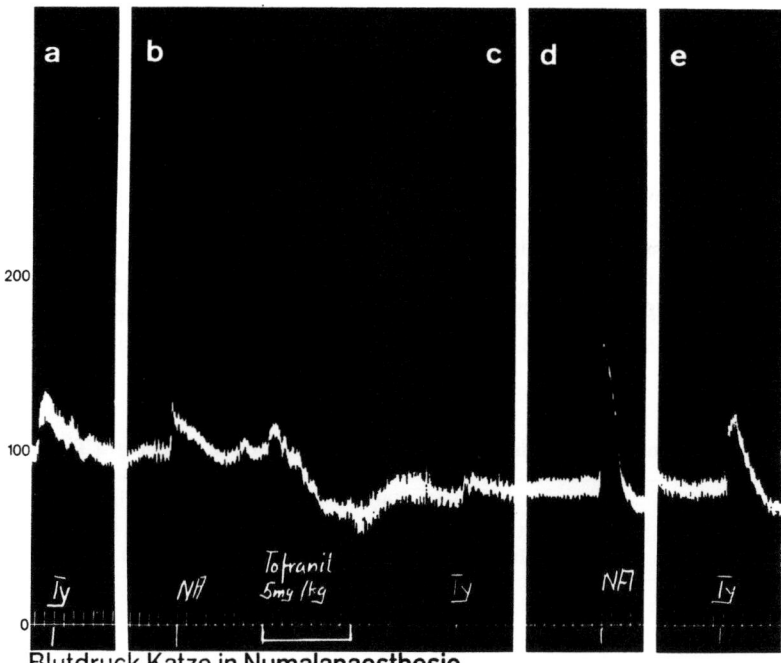

Abb. 4.17. Wechselwirkungen von Imipramin mit Noradrenalin und Tyramin: Blutdruckeffekte an der Katze
a) Tyramin (**Ty**; 10 µg/kg) und b) Noradrenalin (**NA**; Noradrenalinbitartrat 10 µg/kg i.v.) erhöhen den Blutdruck. c) **Tofranil**® (Imipramin; 5 µg/kg i.v.) selbst senkt den Blutdruck. c) Tofranil hemmt den Tyramin-induzierten Blutdruckanstieg, aber d) potenziert den Noradrenalin-induzierten Blutdruckanstieg. e) Eine hemmende Wirkung auf Tyramin ist nach 400 min nicht mehr nachweisbar. a) 40 min vor, b) 9 min vor, c) 11 min nach, d) 40 min nach, e) 400 min nach Tofranil. Ordinate: Blutdruck in mm/Hg

Tab. 4.8. Wechselwirkungen der Antidepressiva mit anderen auf das Herzkreislaufsystem wirksamen Substanzen

Substanz(-Klassen)	Trizyklika		MAO-Hemmer	
	BD	HF	BD	HE
Sympathikomimetika				
Noradrenalin	↑	↑	↑	↑
Adrenalin	↑	↑	↑	—
Tyramin	↓	—	↑	—
Parasympathikomimetika				
Acetylcholin	↓	↓	—	—
Ganglionblocker				
Guanethidin	↓	—	↓	—
Brethilium	↓			
Beta-Rezeptoren-Blocker				
Propranolol	↓	↓	—	↓

↑: Potenzierung
↓: Antagonismus
—: nicht untersucht

BD: Blutdruck
HF: Herzfrequenz

direkt wirkenden sympathikomimetischen Aminen (z. B. *Tyramin* und *Phenylethylamin*) sind hingegen durch **Antidepressiva** mit aufnahmehemmenden Eigenschaften dosisabhängig *abgeschwächt*.

Exogen zugeführtes **Tyramin** verdrängt die Katecholamine aus den intra- und extraneuronalen Speichern und setzt sie in die Zirkulation frei. Durch die Blockade von aktiven Aufnahmeprozessen verhindern **Antidepressiva** den Transport von Tyramin durch die Zellmembrane der sympathischen Neuronen und als Folge werden seine blutdrucksteigernden Effekte abgeschwächt.

Abb. 4.17. illustriert die typischen Noradrenalin (NA)-potenzierenden und Tyramin-abschwächenden Wirkungen von Imipramin.

Im Gegensatz zu Imipramin-ähnlichen Antidepressiva führen nicht-selektive und irreversible **MAO-Hemmer** zu einer *Steigerung von Tyramin-Effekten* [11].

Tyramin stellt ein natürliches Substrat für die **Monoaminoxydasen** dar und wird sowohl durch die MAO-A- als auch MAO-B-Form abgebaut und inaktiviert. Die Blockade des enzymatischen Abbaus von Tyramin, bei gleichzeitig erhöhten Konzentrationen von verfügbaren, endogenen Katecholaminen (nach der Behandlung mit MAO-Hemmern), führt zu Blutdruckerhöhungen. Das Ausmaß der Blutdruckerhöhung ist vom Ausmaß der MAO-Hemmung und der Tyramin-Dosis abhängig. Eine selektive Hemmung des MAO-A- oder MAO-B-Enzyms, was einen alternativen Abbau des Tyramins gewährleistet, limitiert auch seine blutdrucksteigernden Effekte.

Die Intensivierung von Katecholamin-bedingten und die Verminderung von Tyramin-bedingten Blutdruckeffekten durch **Antidepressiva** korreliert — wie oben erwähnt — mit den aufnahmehemmenden Eigenschaften von Antidepressiva. Die Aufnahme-Hemmung ist auch für die *Hemmung* der *blutdrucksenkenden Wirkungen* von postganglioneren adrenergen Blocker, wie z. B. *Guanethidin* und Brethilium verantwortlich.

Die **antihypertensiven Wirkungen von Guanethidin und Brethilium** sind primär die Folge der Entleerung von Katecholaminspeichern aus den peripheren sympathischen Nervenendigungen, in welche diese Wirkstoffe aktiv, durch gleiche Aufnahmemechanismen wie die natürlichen Transmitter, aufgenommen werden. Die Aufhebung der antihypertensiven Effekte des Guanethidins oder des Brethiliums hängt mit der durch Trizyklika verursachten Blockade des aktiven Membrantransports dieser Präparate zusammen.

In der Kombination von **trizyklischen Antidepressiva** mit Antihypertensiva wie Guanethidin oder in der Kombination mit Beta-Rezeptoren-Blockern wie Propranolol treten neben der pharmakodynamischen auch metabolische Interaktionen auf, wobei Trizyklika den Metabolismus dieser Präparate hemmen können.

Trizyklische Antidepressiva können auch zu einer Aufhebung der antihypertensiven Clonidin-(Catapresan®-)Effekte führen. Der genaue Mechanismus dieser Wechselwirkung ist nicht klar.

In direkter Abhängigkeit von ihren antihistaminischen und Atropin-ähnlichen Eigenschaften antagonisieren Antidepressiva die Blutdruckeffekte von exogen zugeführtem Histamin und Acetylcholin. Die Potenzierung von Kreislaufeffekten des Serotonins (5-HT) basiert auf dem gleichen Wirkungsmechanismus wie die Potenzierung von NA-Effekten, d. h. auf der Hemmung der Wiederaufnahme des 5-HT in das Neuron.

Das Ausmaß der Wirkung sowie die Dosiswirkungsverhältnisse sind von der Potenz der 5-HT-Aufnahmehemmung und der Potenz der direkten 5-HT-Rezeptor-blockierenden Eigenschaften der Antidepressiva abhängig. Die Dosiswirkungskurven können einen biphasischen Verlauf aufweisen.

Der pressorische **Carotissinus-Entlastungsreflex** wird in niedrigen Dosen von Trizyklika etwas verstärkt. Hingegen wird nach höheren Dosen von Imipramin und Imipramin-ähnlichen Verbindungen eine Verminderung bzw. eine Blockade des Reflexes beobachtet [318, 319].

Die zentral ausgelöste Hypertension, nach elektrischer Stimulierung des posterioren Hypothalamus an der Katze, wird auch durch Trizyklika unterdrückt.

In therapeutischen Dosen scheinen nicht-trizyklische Präparate, wie *Nomifensin, Zimelidin* und *Viloxazin*, keine auffallenden hämodynamischen Effekte zu haben [126, 144, 243].

Wirkungen der Antidepressiva auf das Herz

Trizyklische Antidepressiva bewirken dosisabhängige Veränderungen der *Herzfrequenz*, des *Herz-Zeitvolumens* (HZV) und der *Herzkontraktilität*. In kleinen Dosen wird eine Zunahme der Herzfrequenz und Abnahme der HZV beobachtet, ohne Beeinträchtigung der Kontraktilitätsparameter. In subtoxischen Dosen treten nach vorübergehender Tachycardie, Frequenzabnahme, Reizbildungsstörungen, atrioventrikuläre Überleitungsstörungen, intraventrikuläre Leitstörungen und Störungen der Repolarisation auf.

Veränderungen des **Elektrokardiogramms** (EKG), wie Abflachung und Umkehr der R-Wellen, erniedrigte R-Welle bis zu — bei hohen Dosen — stark deformierten QRS-Komplexen, wurden nach der Behandlung mit *Amitriptylin, Doxepin* und anderen Trizyklika beobachtet [91, 152].

Die **herzfrequenzsteigernde** Wirkung von Noradrenalin wird durch Trizyklika verstärkt. Hingegen werden die durch Adrenalin oder Serotonin bewirkten Herzfrequenzänderungen wenig beeinflußt. Eine Vorbehandlung mit Reserpin intensiviert die nach Antidepressiva aufgetretene Tachycardie, ohne parallel die EKG-Änderungen zu verstärken [162]. Die arythmogene und herzfrequenzsteigernde Wirkung von Antidepressiva kann teilweise durch die Vorbehandlung mit Beta-Rezeptor-Blockern wie Propranolol antagonisiert werden [42].

Während die **Störungen der Reizbildung und Reizleitung** bei normotensiven Tieren erst nach relativ hohen oder subtoxischen Dosen der Antidepressiva auftreten, wurden an hypertensiven Hunden bereits in kleinen Dosen (2,5 mg/kg) von Imipramin Rhythmusstörungen wie Extrasystolen und Kammerblock beobachtet.

Die **kardiotoxischen** Wirkungen der Antidepressiva scheinen keine direkte Korrelation mit der Noradrenalin-aufnahmehemmenden Eigenschaft aufzuweisen. Als ursächliche Mechanismen wurden *anticholinerge* Wirkungen, *direkte toxische* Effekte auf den Herzmuskel oder Effekte auf den Transport von Na^+ und K^+ durch die Zellmembranen vermutet. Es scheint allerdings, daß diejenigen Antidepressiva, die relativ schwache oder fehlende anticholinerge Eigenschaften besitzen, wenig kardiotoxisch wirken.

4.4.7. Wechselwirkungen der Antidepressiva mit anderen Psychopharmaka

Den Wechselwirkungen zwischen Antidepressiva und anderen Psychopharmaka ist eine besondere Bedeutung zuzuschreiben, da in der Praxis oft mit anderen Wirkstoffen kombiniert wird. In diesem Kapitel werden nur einige Interaktionen erwähnt.

Wechselwirkungen mit MAO-Hemmern. Bei verschiedenen Tierspezies ergibt eine Kombination von Trizyklika mit MAO-Hemmern, aufgrund unterschiedlicher pharmakodynamischer Beeinflussung des Katecholaminstoffwechsels, einen *synergistischen* pharmakologischen Effekt.

So führen z. B. Imipramin und Imipramin-ähnliche Verbindungen in der Kombination mit MAO-Hemmern an der Maus und an der Ratte zu intensiven **Erregungs-Zuständen** und aggressiven „rage" Reaktionen [105]. Am Hund löst eine kombinierte Behandlung von Imipramin und Tranylcypromin Anzeichen einer EEG-Aktivierung und gesteigertes Sexualverhalten aus. Bei Kaninchen entwickelt sich in einer solchen Kombination eine fatale Hyperpyrexie, die mit der Steigerung der Konzentration von biogenen Aminen im Gehirn einhergeht [122, 146, 242].

Wechselwirkungen mit zentral-dämpfenden Substanzen. In Abhängigkeit ihrer dämpfenden Eigenschaften *potenzieren* Antidepressiva die narkotischen oder sedativen Wirkungen von Barbituraten, Neuroleptika, Beta-Rezeptor-Blockern (wie Propranolol) und Alkohol [72, 243, 309, 310, 319]. In der Kombination von trizyklischen Antidepressiva mit Neuroleptika vom Phenothiazin- oder Butyrophenon-Typ treten auch *pharmakokinetische* Wechselwirkungen auf, die zur Erhöhung des Plasmaspiegels und zur erniedrigten Ausscheidung von Antidepressiva führen können.

Wechselwirkungen mit Opiaten. Analgetische Wirkungen von Imipramin und anderen Trizyklika können nur in solchen Tierversuchen nachgewiesen werden, in welchen ein „Tiefenschmerz" durch die Verabreichung von Stoffen hervorgerufen wird, die nebst den Abwehrreaktionen auch entzündliche Prozesse auslösen (z. B. Phenylchinoin). Diesbezüglich lassen sich trizyklische Antidepressiva deutlich vom Morphin-Typ Analgetika unterscheiden. In nicht per se analgetisch wirksamen Dosen *potenzieren Imipramin* und *Clomipramin* die antinociceptive Wirkung von Morphin und anderen Opiaten.

Eine Verminderung des analgetischen Morphin-Effektes wird im Tierversuch nach einzelnen Dosen von *Maprotilin* beobachtet. Die subchronische Behandlung mit *Clomipramin* scheint die Bildung der **Toleranz** für Morphin zu beschleunigen, während *Maprotilin* sie eher verlangsamt [199].

4.4.8. Die „Monoaminhypothesen" der antidepressiven Wirkung der Antidepressiva aus pharmakologischer Sicht

Die Bedeutung von pharmakologischen adrenerg- und/oder serotonerg-aktivierenden Eigenschaften der Antidepressiva für ihre klinische, therapeutische Wirksamkeit ist umstritten, nicht zuletzt aufgrund der Tatsache, daß pharmakologische Effekte im Tierversuch *sofort* eintreten, während bei Patienten eine therapeutische Wirkung erst nach mehrwöchiger Behandlung nachweisbar ist. Gegen die Monoaminhypothesen sprechen auch die klinischen Erfahrungen der antidepressiven Wirksamkeit solcher Präparate, die in Tierversuchen eher milde neuroleptisch-ähnliche Wirkungskomponenten aufweisen (z. B. Trimipramin), und nach Einzeldosen auch weitgehend fehlende neurobiochemische und marginale pharmakologische Wirkungen im Sinne adrenerg-aktivierender Effekte zeigen.

Die Monoaminhypothese ist jedoch durch diese Widersprüche nicht widerlegt: Neuere, aus Langzeit-Untersuchungen gewonnene Erkenntnisse sprechen dafür, daß die therapeutische, antidepressive Wirkung mit den funktionellen, *adaptiven* Veränderungen von Katechol- und Indol-aminergen Transmittersystemen zusammenhängt. So folgen einem dauernden z. B. noradrenerg-aktivierenden Effekt der Antidepressiva *allmähliche* Reaktivitätsänderungen des Noradrenalin-Systems; auch eine permanente Rezeptor-Blockade bewirkt prinzipiell das gleiche (s. auch Kap. 4.1.).

Dennoch bleiben zahlreiche offenen Fragen, von denen wir zwei nennen: An *welchen* Schaltkreisen des zentralen Nervensystems muß die funktionelle Aktivität primär gesteigert oder reduziert sein? Ist die Wiederherstellung der Integrität der zentralen Funktionen in der Depression ausschließlich durch einen Angriff in die monoaminergen Mechanismen zu erzielen?

4.5. Klinische Pharmakologie der Antidepressiva

Von G. LANGER und G. SCHÖNBECK

4.5.1. Vorbemerkungen und Zusammenfassung

Ein Vierteljahrhundert nach KUHNS Entdeckung der antidepressiven Wirkungen des *Imipramins* (s. Kap. 2.4.5.) steht dessen psychotrope Wirksamkeit bei verschiedenen depressiven Syndromen außer Zweifel. Moderne Folgepräparate von trizyklischer und nicht-trizyklischer Struktur haben die **stimmungsaufhellende** Wirkung des Imipramins nicht übertroffen, wohl aber zeigen sie z. T. weniger *psycho-neuro-vegetative* (Neben-)Wirkungen als Imipramin. Der Mechanismus der *therapeutischen Wirkung* der Antidepressiva ist trotz intensiver psychoneurobiologischer Forschung noch unbekannt, ein Problem, das nicht bald zu lösen sein wird, da *valide (Tier-)Modelle der Depression* fehlen. Aus diesem Grunde ist für die nächste Zeit (es sei denn durch Zufall) die Entdeckung *kurativ* wirksamer Antidepressiva kaum zu erwarten; die derzeit verfügbaren Antidepressiva wirken zwar *normalisierend* auf das *gesamte* (vital-)depressive *Syndrom* (sie wirken also nicht bloß „symptomatisch" auf Einzelsymptome!), sie beeinflussen aber nicht nachweislich dessen *Ätiologie*.

Die voneinander geringfügig unterschiedlichen **psychotropen Wirkungsprofile** der einzelnen antidepressiven Substanzen werden im folgenden willkürlich zu sechs Wirkungstypen zusammengefaßt; letztere werden komplementär zu entsprechenden Prägnanztypen von *depressiven Syndromen* formuliert (s. Kap. 4.7.6.).

Hierdurch soll ein Orientierungsrahmen für eine rationale Therapie mit den zahlreichen antidepressiven Präparaten geboten werden.

4.5.2. Erörterung grundsätzlicher Probleme bei pharmakopsychiatrischen Studien (am Beispiel der Antidepressiva)

Es kann nicht Gegenstand der vorliegenden Erörterung sein, einen ausgewogenen Überblick über die Gesamtheit der komplexen methodischen Probleme zu bieten, denen die pharmakopsychiatrische Forschung mit Antidepressiva gegenübersteht. Die Probleme reichen von den präklinischen und klinischen Screening- und Evaluierungsmethoden bis zu den ethischen Problemen mit Placebo und „informed consent". Der interessierte Leser sei auf entsprechende Übersichtsarbeiten verwiesen [136, 203, 296, 303, 323]. An Stelle einer ausführlichen Erörterung dieses Themas werden in Tab. 4.9. grundsätzliche Probleme konzeptioneller und methodischer Art dargestellt, denen man bei klinischen Studien mit Antidepressiva, insbesondere bei der Evaluierung ihrer therapeutischen Wirkung, gegenübersteht.

Tab. 4.9. Grundsätzliche methodische und konzeptionelle Probleme der pharmakopsychiatrischen Forschung mit zur Zeit verfügbaren Antidepressiva (AD)

Probleme	Anmerkungen
A. Epistemiologisch-Psychobiologische Aspekte	
A.1. Die zur Zeit verfügbaren AD sind keine deduktiv, anhand eines validen psychobiologischen **Depressionsmodells** entwickelten Produkte.	Selbst die modernsten AD sind in der Wirkung als stimmungsaufhellende Präparate bloß *Reproduktionen* der ursprünglichen „*Original-Antidepressiva*". Dies ist Ausdruck des Fehlens eines validen (Tier-)Modells der Depression als Grundlage für die Entwicklung von kurativen, die Ätiopathogenese therapeutisch beeinflussenden AD.

Tab. 4.9. (Fortsetzung)

Probleme	Anmerkungen
A.2. Die therapeutische Wirkung der verfügbaren AD kann zur Zeit (als Folge von Punkt 1.) nur **phänomenologisch**, d. h. zumeist *psychopathologisch*, definiert werden. Eine Wirkung der AD auf ätiopathogenetische Mechanismen, selbst wenn sie vorhanden wäre, kann noch nicht identifiziert werden.	Die Entdeckung der therapeutischen, d. h. syndromnormalisierenden Wirkung von Imipramin wurde geleitet durch die *psychopathologische Hypothese des (vital-)depressiven Syndroms*. Auch heute noch ist keine symptomunabhängige, nach ätiopathogenetischen Kriterien charakterisierbare Wirkung von AD möglich (letzteres wäre aber notwendig, da psychopathologische Symptome keine spezifische Ätiopathogenese reflektieren).
A.3. Die psychobiologischen Grundlagen der **syndromnormalisierenden** Wirkung der AD sind noch unbekannt.	Die neurobiologischen Substrate der *Syndrome* der Krankheiten (z. B. Depressionen), augenscheinlich bevorzugte Angriffsorte der „therapeutischen" Wirkung der AD, sind ebenso wie die Ätiopathogenesen der Depressionen noch ungeklärt.
B. Klinisch-Pharmakologische Aspekte	
B.1. Die nach *psychopathologischen* Kriterien selektierten **homogenen Patientenstichproben** repräsentieren keine ebensolche psychobiologische Homogenität für das therapeutische Ansprechen auf Antidepressiva.	Die Korrespondenz zwischen psychopathologischem Syndrom und pharmakopsychiatrischem Wirkungsprofil von AD wurde empirisch entdeckt; sie erwies sich als bloße statistische Korrespondenz. Die psychobiologischen Substrate der therapeutischen Pharmakoreagibilität sind aber *nicht identisch* mit den psychobiologischen Substraten der psychopathologischen Symptome.
B.2. Manche Wirkungen der AD **phänokopieren** zeitweise **Symptome der Depressionen.**	Unter einer Therapie mit AD können einige Symptome der Depression, wie Müdigkeit, Angst, Agitiertheit, Hypotonie, Obstipation, Libidostörungen, auftreten oder verstärkt werden, was die Evaluierung der (therapeutischen) Wirkung erschwert.
B.3. Die **interindividuelle Variabilität** der Patienten betreffend adäquate *Dosis* der AD und *Dauer* der Therapie ist groß.	Einfache Dosierungsschemata und grobe zeitliche Richtlinien für die Therapie mit AD lassen die große *pharmakokinetische Variabilität* unter den Patienten unberücksichtigt.
B.4. Die (implizite) klinische Annahme einer einfachen *linearen* **Dosis-Wirkungsbeziehung** für die *thymoleptische* Wirkung der AD ist nicht für alle AD etabliert.	Mehrere Studien zur *Pharmakodynamik* der AD von sekundärer Aminstruktur (z. B. Nortriptylin) zeigen eine sogenannte *kurvilineare Dosis-Wirkungsbeziehung*. Komplizierend ist, daß solche sekundären Amine durch Metabolisierung von AD mit wahrscheinlich *linearer* Dosis-Wirkungsbeziehung entstehen können.
C. Therapeutische Multidimensionalität	
C.1. Die therapeutische Wirkung der AD ist nicht nur Resultante einer biologischen Dimension. Letztere konstituiert gemeinsam mit der psycho(patho-)logischen, sozialen und zeitlichen Dimension den **vierdimensionalen Bedingungsraum** therapeutischer Wirkung, wobei die Gewichtung der einzelnen Dimensionen individuell variiert.	Die *biologischen* Bedingungen der therapeutischen Wirkung sind nicht identifiziert. Die *psycho(patho-)logischen* Bedingungen der therapeutischen Wirkung sind mit Hilfe der gegenwärtigen Syndromatik, und zwar mit reliablen Ratingmethoden zur Selbst- und Fremdbeurteilung, gut beschreibbar, allerdings noch nicht in ihrer vollen Bedeutung für den Therapieerfolg klar abschätzbar (s. A.2.). Die Erfassung der *sozialen* Bedingungen der therapeutischen Wirkung steht erst am Anfang ihrer Validierung. Die *Zeit*, eine notwendige Bedingung der therapeutischen Wirkung, ist in jeder der drei Dimensionen in noch ungeklärter Weise wirksam.

Tab. 4.9. (Fortsetzung)

Probleme	Anmerkungen
C.2. Die genaue Beurteilung des **Beitrages des AD** an der **gesamten therapeutischen Wirkung** ist besonders im Einzelfall unmöglich, da die neurobiologische Dimension im obigen vierdimensionalen Bedingungsrahmen noch gar nicht identifizierbar ist und überdies nur artifiziell isolierbar wäre.	Die *primäre* „therapeutische" Wirkung der AD auf das neurobiologische Substrat im ZNS ist noch nicht identifizierbar. Ferner ist der Einfluß der nicht-biologischen Faktoren selbst mit Hilfe eines *„aktiven"* Placebos nur unvollkommen abschätzbar, da unter Placebo die Wechselwirkungen fehlen, die die Pharmakonwirkung mit den nicht-biologischen therapeutischen Faktoren eingeht.

4.5.3. Psychobiologische Hypothesen zur thymoleptischen Wirkung der Antidepressiva

Die zur Zeit vorherrschenden „**Hypothesen der biogenen Amine**" über die Ätiopathogenese der *Depressionen* beziehen ihre stärksten Argumente aus biochemisch-pharmakologischen Studien über die *Wirkungen der Antidepressiva* (vgl. Kap. 4.3. und 4.4). Hierbei sollte einer gedanklichen Gleichsetzung zwischen den Mechanismen der Krankheit „Depression" und den Mechanismen ihrer Therapie mit Skepsis begegnet werden. Die ätiopathogenetischen Mechanismen einer Krankheit und die therapeutischen Mechanismen, die bei ihrer Syndromnormalisierung wirksam werden, sind solange als *ungleich* anzunehmen, bis das Gegenteil bewiesen ist; dies gilt umso mehr, als — historisch gesehen — die antidepressive Wirksamkeit der Antidepressiva nicht als das Produkt eines (ätiopathogenetischen) psychobiologischen Depressionsmodells, sondern einer psychopathologischen Hypothese entdeckt wurde (vgl. Tab. 4.9. und Kap. 2.4.5.). Erst der Wirksamkeitsnachweis der Therapie mit Antidepressiva entweder als Ausdruck einer spezifischen Substitutionstherapie (Depression als „Imipramin-Mangelkrankheit") oder — das Gegenteil — als spezifische „depressiostatische" Therapie (Depression als ein durch Imipramin spezifisch blockierbarer, hyperfunktioneller Zustand) würde die Möglichkeit eröffnen zu postulieren, daß *Teilmechanismen* der Antidepressivawirkung und der Depressionsentstehung zueinander komplementär sind. Somit ist noch nicht entscheidbar, ob irgendeine der biochemisch-pharmakologisch definierten Wirkungen der Antidepressiva [Übersicht: 166] *spezifisch* für deren thymoleptische Wirkung verantwortlich ist.

Bisherige Ergebnisse über die **biochemisch-pharmakologischen Wirkungen der Antidepressiva am Menschen** sind widersprüchlich. So bewirkte z. B. eine erfolgreiche Therapie mit Antidepressiva *keine* Normalisierung jener biochemischen Parameter, deren abnorme Werte, als Ausdruck einer neuronalen Dysfunktion interpretiert, die Aminhypothese gestützt hatten [Übersicht: 192].

Zwei korrespondierende **Arbeitshypothesen zur Wirkung von gegenwärtig verwendeten Antidepressiva** sollen im folgenden — auf zwei Betrachtungsebenen — kurz erörtert werden: Auf der **klinischen Ebene** scheinen die Antidepressiva nicht nur *„symptomatisch"* wirksam zu sein (d. h. symptomzudeckend, ohne Einfluß auf die Pathogenese), sondern auch eine *syndromspezifische Endstrecke der Pathogenese* zu beeinflussen. Diese Hypothese stützt sich auf die gut belegte klinische Erfahrung, daß nicht alle depressiven Syndrome gleich gut auf Antidepressiva ansprechen. Bekanntlich spricht das *„vital-depressive" Syndrom* (s. Kap. 4.7.6.1.) am besten an, welches im Lauf der Therapie — und das ist die zweite Stütze der Hypothese — als *ganzes Syndrom* normalisiert wird.

Auf der **(psycho-)biologischen Ebene** sei folgende Arbeitshypothese kurz erörtert: Das biologische Substrat der oben genannten *syndromspezifischen Endstrecke der Pathogenese* ist nicht nur „Imipramin-reagibel", sondern kann auch durch nicht-pharmakologische Interventionen (z. B. Elektrokrampftherapie, Spontanremission) normalisiert werden. Statt für jede dieser therapeutischen Maßnahmen bzw. Ereignisse einen spezifischen Mechanismus zu postulieren, kann hypothetisch angenommen werden, daß Antidepressiva (und andere Therapien) die Normalisierung des Syndroms *nicht unmittelbar,* sondern durch Anregung von körpereigenen Mechanismen *(„autotherapeutische Mechanismen")* bewerkstelligen. Letztere müssen nicht in jedem Fall auch tatsächlich angeregt werden können (z. B. bei der therapierefraktären Depression) [195].

4.5.4. Wirkungen der Antidepressiva auf (neuro-)psychiatrische Parameter

Historisches. Die „antidepressive Wirkung" dieser Präparate, d. h. die normalisierende Wirkung auf die *„vital-depressive" Verstimmung,* wurde von R. KUHN [187] in seiner Arbeit über Imipramin 1957 erstmals beschrieben (vgl. Kap. 2.4.5.). Ebenso beschrieb KUHN ein polares Wirkungsprofil auf die Psychomotorik, und zwar im allgemeinen dämpfend, gelegentlich jedoch auch erregend; darüber hinaus beschrieb er eine Anzahl von neurovegetativen Begleitwirkungen von Imipramin.

In der Folge werden die (neuro-)psychiatrisch wichtigsten Wirkungen antidepressiver Substanzen erörtert. Die künstlich isolierten Einzelwirkungen werden im weiteren zu mehreren Wirkungsprofilen zusammengefaßt; hierbei entsprechen — cum grano salis — die unterschiedlichen Wirkungsprofile von Antidepressiva unterschiedlichen Indikationen bei verschiedenen depressiven Syndromen (s. Kap. 4.7.6.). **Sechs Typen von Wirkungsprofilen** antidepressiver Substanzen werden beschrieben (s. Abb. 4.18.). Diese Profile unterscheiden sich in der quantitativen (bzw. qualitativen) Ausprägung ihrer Wirkungen auf vier psychopathologische Parameter: *stimmungsaufhellende* und *angstlösende* Wirkungen, psychomotorisch *dämpfende* und *hemmungslösende* Wirkungen. Man beachte, daß unterschiedliche Wirkungen auf die depressive Psychomotorik am besten in der *akuten* und *parenteralen* Therapie identifizierbar sind; hingegen wird durch die Entstehung *psychoaktiver Metaboliten* mit *unterschiedlichem* Wirkungsprofil diese Differenzierung im Verlauf der Therapie zumeist verwischt.

Im Einklang mit KIELHOLZ [168] und HIPPIUS [28] wird hierbei der klinisch beobachtbaren Tatsache Rechnung getragen, daß offensichtlich Unterschiede im psychotropen Wirkungsprofil der Antidepressiva bestehen, die nicht nur auf *pharmakokinetischen,* sondern auch auf *pharmakodynamischen* Gründen beruhen. Darüber hinaus wird versucht, die Dimension „sedierend-anxiolytisch" in zwei eigenständige Dimensionen zu trennen [28, 168].

Die **Überlegenheit der trizyklischen Antidepressiva gegen Placebo** in der Therapie der endogenen Depressionen ist durch zahlreiche Studien bewiesen [Übersicht: 174]. Wegen des hohen Prozentsatzes von „Placebo-Respondern" und wegen der Unzulänglichkeit der Identifizierung eines Patienten (*vor* der Therapie) als überhaupt reagibel auf Antidepressiva (s. Kap. 4.7.3.) konnte der (statistische) Nachweis der Überlegenheit der Trizyklika allerdings nicht in allen Studien erbracht werden; in keiner Studie war jedoch Placebo dem Antidepressivum überlegen.

Für den zweifelsfreien **klinischen Wirksamkeitsnachweis eines Antidepressivums** eignet sich aus methodischen Gründen nur der Vergleich mit *Placebo,* weil nur die Aussage der *Überlegenheit* über Placebo (d. h. Falsifizierung der Nullhypothese) zweifelsfrei ist. Hingegen ist die Aussage einer *gleich starken* Wirksamkeit, von z. B. Imipramin und Prüfpräparat „X", in einer Studie kein zweifelsfreier Beweis für die antidepressive Wirksamkeit von Präparat „X" (ein falsch-positives Ergebnis für Präparat „X" ist nicht auszuschließen, weil das Fehlen eines Unterschiedes durch eine zu kleine Stichprobenzahl und/oder durch eine ungenügende Imipraminwirksamkeit — im Falle dieser Studie — bedingt sein könnte).

In einer jüngsten Zusammenfassung aller **Trizyklika-Placebo-Studien** [174] zeigte sich, daß *65—70 %* aller mit einem Trizyklikum (meist *Imipramin, Amitriptylin* oder *Nortriptylin*) behandelten (endogen-)depressiven Patienten wesentlich verbessert waren, verglichen mit *30—35 %* unter Placebo. Wenn die Dosierung mit Hilfe von Serumspiegelmessungen des Antidepressivums (Imipramin) in den optimalen Bereich gesteuert wurde, konnten in einer Studie sogar 90 % der Depressionen deutlich gebessert werden [118]. In etwa *einem Drittel* aller Studien zeigte sich kein Unterschied zwischen dem Trizykli-

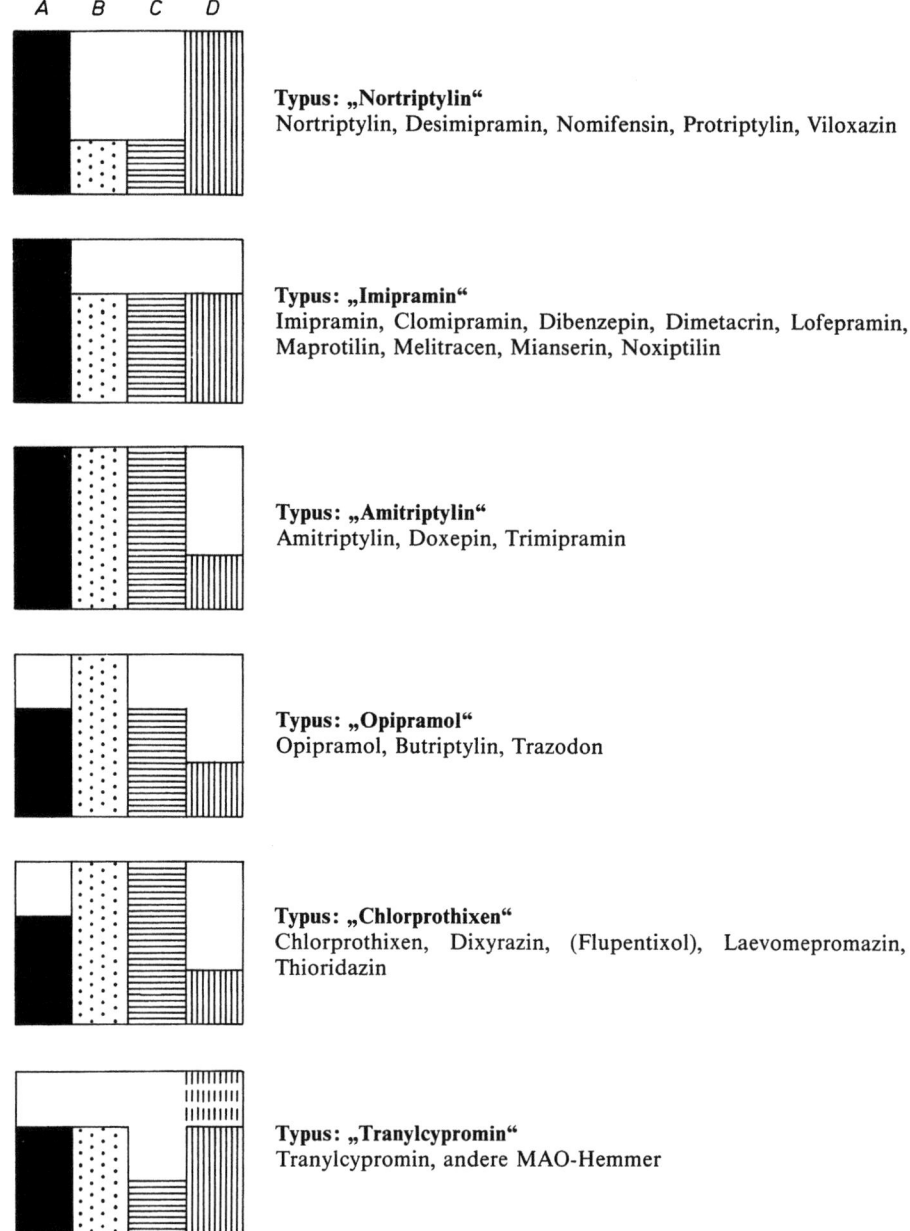

Abb. 4.18. **Psychotrope Wirkungsprofile (Typen) von antidepressiv wirksamen Substanzen**
(Schematische Darstellung)
Die sechs Typen von antidepressiven Wirkungsprofilen fassen Präparate nach ähnlichen psychotropen Wirkungen — ungeachtet ihrer biochemischen Wirkungen — zusammen. Die differentiellen Wirkungsprofile unterscheiden sich besonders nach akuter und subakuter Anwendung und verdeutlichen sich noch unter parenteraler Applikation. Diese Klassifikation stützt sich bei den meisten Präparaten auf klinische Erfahrungsberichte und nur in der Minderzahl auf kontrollierte Studien (teilweise in Anlehnung an KIELHOLZ)
A: stimmungsaufhellend; **B:** anxiolytisch bzw. antiphobisch; **C:** psychomotorisch dämpfend; **D:** psychomotorisch enthemmend („aktivierend"). Die **Säulenhöhe** gibt schematisch die relative Wirkungsstärke an, soweit sie aus einem Vergleich klinischer Studien überhaupt zu eruieren ist.

kum und Placebo; in keiner der 93 Studien war aber Placebo dem Trizyklikum überlegen.

Das Wirkungsprofil der Antidepressiva scheint bei vielen Patienten nicht simultan, sondern sukzessive, in „**Phasen**" zur Ausprägung zu gelangen. In den ersten Tagen einer antidepressiven Therapie überwiegt (besonders bei parenteraler Applikation) der *sedierend-entspannende* Effekt, bevor in der zweiten „Phase" (5—20 Tage) die *thymoleptische* und *psychomotorisch-enthemmende* Wirkung zur Ausprägung gelangt. SELBACH [295] beschrieb noch zwischen diesen Phasen eine Zeit *psychovegetativer Labilität*, gekennzeichnet durch Tremor, Hyperhidrosis, Tachykardie und Blutdruckschwankungen [Übersicht: 9].

4.5.4.1. Stimmungsaufhellende (thymoleptische) Wirkung der Antidepressiva

Synonyme Begriffe für „*stimmungsaufhellend*" sind „*thymoleptisch*" oder „*antidepressiv*" (antidepressiv im engeren Sinn). Diese Pharmaka *normalisieren* eine depressive Verstimmung; bei psychisch gesunden Personen bewirken Antidepressiva keine Euphorie, sondern eine Sedierung (teilweise als unangenehm erlebt) und eine Leistungsreduktion in verschiedenen psychometrischen Parametern [Übersicht: 303]. Die thymoleptische Wirkung unterscheidet die Antidepressiva definitionsgemäß von anderen Psychopharmaka; dies bedeutet aber *nicht*, daß unter anderen nicht als Antidepressiva bezeichneten Psychopharmaka (s. unten) in keinem Fall eine stimmungsaufhellende Wirkung beobachtet werden kann.

R. KUHN hat die antidepressive Wirkung von Imipramin erstmals beschrieben (s. die Zusammenfassung seiner Publikation aus dem Jahre 1957 in Kap. 2.4.5.). Er betonte, daß die stimmungsaufhellende Wirkung von Imipramin am häufigsten bei der sogenannten „*vital-depressiven Verstimmung*" (s. Kap. 4.7.6.1.) beobachtet werden konnte; depressive Zustände im Rahmen anderer psychopathologischer Syndrome sind seltener vollständig mit Antidepressiva normalisierbar. Die physiologische *Trauer* (z. B. nach schwerem persönlichem Verlust) oder situativ ausgelöste traurige Stimmungen sind zumeist *nicht* mit Antidepressiva „aufzuhellen" (dies ist ein wesentlicher pharmakologischer Unterschied z. B. zu den *Anxiolytika*, die durchaus auch bei situativ ausgelösten ängstlichen Stimmungen — sogar rasch — wirksam sind). Bei vital-depressiven Patienten weicht die pathologische Gestimmtheit, typischerweise bestehend aus Anhedonie, Interesselosigkeit, Schuldgefühlen und anderen Symptomen unter der Antidepressivatherapie einer normalen Gestimmtheit *(Euthymie)*, die von derjenigen bei Spontanremission nicht unterscheidbar ist [6]. Die thymoleptische Wirkung setzt in der Regel mit einer Verzögerung von 5—20 Tagen ein; bis zur endgültigen thymopsychischen Normalisierung können weitere Tage bis zu mehreren Wochen vergehen. Übrigens geht die psychomotorisch enthemmende Wirkung als Rückgewinnung der „Vitalität" nicht immer synchron mit der stimmungsaufhellenden Wirkung.

Keines der zur Zeit verfügbaren Antidepressiva ist dem Imipramin in der stimmungsaufhellenden Wirkung zweifelsfrei überlegen [Übersichten: 9, 174, 259]. Die modernsten (nicht-trizyklischen) Antidepressiva machen hiervon keine Ausnahme, im Gegenteil, für einige (s. Kap. 4.8.3.) unter ihnen steht noch nicht zweifelsfrei fest, ob sie den Trizyklika bezüglich der thymoleptischen Wirkungen tatsächlich gleichwertig sind.

In **Abb. 4.18.** wurde die **stimmungsaufhellende Wirkung** der *Trizyklika* [9, 174, 259] als gleich groß bewertet, im Einklang mit der Literatur. Die thymoleptische Wirkung der *MAO-Hemmer* wurde — im Einklang mit der Literatur [Übersicht: 9] — als im allgemeinen den Trizyklika unterlegen eingestuft. Dies schließt selbstverständlich nicht aus, in besonderen Fällen MAO-Hemmer, z. B. bei auf Trizyklika therapieresistenten Patienten, sogar besser antidepressiv wirksam sein können (s. Kap. 4.8.3.). Trizyklische Neuroleptika, wie *Chlorprothixen, Laevomepromazin* und *Thioridazin*, zeigten in manchen Studien thymoleptische Wirksamkeit [Übersicht: 9, 174]; im allgemeinen scheinen sie aber diesbezüglich den Antidepressiva unterlegen zu sein. Eine Reihe chemisch heterogener Antidepressiva wurde willkürlich zum „*Opipramol-Typ*" zusammengefaßt *(Butriptylin, Opipramol, Trazodon)*; sie scheinen im allgemeinen eine etwas geringere thymoleptische Wirksamkeit aufzuweisen als die Trizyklika [vgl. 9, 28].

4.5.4.2. Angstlösende (anxiolytische) Wirkung der Antidepressiva

Angst ist ein häufiges Symptom depressiver Syndrome von unterschiedlicher Pathogenese; das Ausmaß der Bedeutung der Angst z. B. für die Konstituierung eines vital-depressiven Syndroms ist zur Zeit noch nicht gültig festzulegen, weswegen für kontroverse Ansichten ein sehr breiter Spielraum bleibt.

K. SCHNEIDER beschrieb im Rahmen seiner Darstellung der endogenen Depression drei (Grund-)**Ängste** des Menschen: die Angst im Bereich des Körperlichen (Hypochondrie), die Angst vor der Welt (Verarmung) und die Angst des Geistes (Schuldgefühl). LOPEZ-IBOR hat der vitalen Traurigkeit in der (endogenen) Depression die *„vitale Angst"* zur Seite gestellt [Übersicht: 338]. Angst korrelierte in einer Studie mit *agitiert*-depressivem Syndrom und Suizidversuch, jedoch nicht mit der (nosologischen) Diagnose der Depression [269]. Nach WEITBRECHT [338] ist die Angst beim *gehemmt*-depressiven Syndrom nicht seltener, sondern bloß verdeckt.

Eine **angstlösende (anxiolytische)** Wirkung der Antidepressiva wird zwar in vielen klinischen Studien beschrieben [Übersicht: 9], trotzdem fehlt eine wissenschaftlich fundierte Kenntnis über Qualität und Quantität ihrer anxiolytischen Wirkung; es fehlen z. B. klinische Studien über relative Potenzen der anxiolytischen Wirkung. Einhelligkeit scheint aber darüber zu bestehen, daß am Patienten die anxiolytische Wirkung der (trizyklischen) Antidepressiva nicht von gleicher Art ist wie z. B. die der Benzodiazepine.

Die **Grundlagenforschung** bietet keine Hinweise dafür, daß Antidepressiva anxiolytische Wirkungsprofile, vergleichbar den klassischen Anxiolytika, besitzen (vgl. Kap. 4.4.2.). Antidepressiva wirken nicht im klassischen GELLER-SEIFTER-Tiermodell der **Anxiolyse** (gleichzeitige Bestrafung einer konditionierten Belohnung) und in anderen Tierverhaltensmodellen der Anxiolyse [129]. Ferner zeigen sie keine nennenswerte Affinität zum Benzodiazepinrezeptor.

In **Abb. 4.18.** wurde die **anxiolytische Wirkung** der antidepressiv wirksamen Substanzen vom Typ des *Amitriptylins*, *Chlorprothixens* und *Opipramols* als gleichwertig angenommen (in der Literatur sind keine überzeugenden Befunde zum Gegenteil auffindbar). Hingegen gibt es Befunde, daß die Trizyklika vom Typ des *Nortriptylins* schwächer anxiolytisch wirksam sind als Imipramin (Doppelblind-Studie Desimipramin vs. Imipramin [88]); *Imipramin* seinerseits scheint schwächer anxiolytisch wirksam zu sein als die erstgenannten drei Typen [Übersichten: 9, 18]. Die *MAO-Hemmer* scheinen auch anxiolytisch wirksam zu sein, und zwar bei Ängsten unterschiedlichster Ätiopathogenese (atypische neurotische Depression, Agoraphobien und Sozialphobien, phobisch-ängstliches Depersonalisationssyndrom [Übersichten: 18, 174]), weswegen ihnen — hypothetisch — ein Platz vergleichbar dem Imipramin zugewiesen wurde, um ihre anxiolytische Wirksamkeit zu unterstreichen. Es sei erwähnt, daß die anxiolytische Wirkung der MAO-Hemmer beim vital-depressiven („endogen"-depressiven) Syndrom in der Literatur kaum dokumentiert ist; möglicherweise deshalb, weil die thymoleptische Wirkung der MAO-Hemmer bei diesem Syndrom derjenigen der Trizyklika im allgemeinen unterlegen ist (s. oben).

4.5.4.3. Wirkungen der Antidepressiva auf die (depressive) Psychomotorik

Die Psychomotorik des (vital-)depressiven Syndroms kann zwei zueinander polar imponierende Ausdrucksformen annehmen: die psychomotorische Hemmung und die Erregung (vgl. Kap. 4.7.6.1.). In komplementärer Weise wirken die Antidepressiva auf diese pathologische Psychomotorik *hemmungslösend* bzw. *dämpfend*. Es ist vornehmlich das Verdienst von KIELHOLZ, in mehreren Publikationen darauf hingewiesen zu haben, daß nicht alle Antidepressiva beide (polaren) Wirkungen in gleicher Stärke besitzen; in seinem bekannten *„KIELHOLZ-Schema"* [168] hat er überdies die Wirkungsstärken der Antidepressiva auf die Psychomotorik zu quantifizieren versucht.

Die hemmungslösende („aktivierende") Wirkung der Antidepressiva

Die Normalisierung der depressiven psychomotorischen Hemmung, der Müdigkeit und der Hemmung des Denkens und Handelns durch Antidepressiva wurde bereits von KUHN unter Imipramin beobachtet und in der Folge von vielen Autoren bestätigt [Übersicht: 9]. Der *Wirkungseintritt* erfolgt — ähnlich wie bei der thymoleptischen Wirkung — im allgemeinen zwischen 5 Tagen und 3 Wochen. Die hemmungslösende und stimmungsaufhellende Wirkung der Antidepressiva kann zeitlich dissoziiert auftreten; besondere Vorsicht — wegen der Suizidgefahr — ist geboten, wenn bei einem Patienten die psychomotorisch „aktivierende" Wirkung der stimmungsaufhellenden vorauseilt.

Abb. 4.18. Die **hemmungslösende Wirkung** der Trizyklika mit sekundärer Aminstruktur *(„Nortriptylin-Typ")* scheint ausgeprägter zu sein als die der anderen Antidepressiva; nur die *MAO-Hemmer* „aktivieren" manchmal vergleichbar stark [185]. Während die stärker hemmungslösende Wirkung von *Imipramin* im Vergleich zu *Amitriptylin* (letzteres ist stärker sedierend) gut dokumentiert ist [Übersicht: 9], ist der Unterschied zwischen *Imipramin* und *Desimipramin* nicht abgesichert, obgleich er von mehreren Autoren postuliert wird [Übersicht: 9]. Allerdings kann die stärker hemmungslösende Wirkung von Desimipramin nur bei parenteraler Applikation klar genug nachgewiesen werden, weil nach oraler Applikation wegen des first-pass-Effektes (s. Kap. 4.6.3.), der sehr ausgeprägt sein kann, der Unterschied der beiden Substanzen verschleiert wird (Imipramin wird zu Desimipramin metabolisiert). Die antidepressiv wirksamen Substanzen vom Typ des *Amitriptylins, Opipramols* und *Chlorprothixens* scheinen in niedrigen Dosen gelegentlich eine leichte antriebssteigernde Wirkung zu entfalten (insbesondere nach langdauernder Applikation); allerdings finden sich hierüber keine kontrollierten Studien.

Psychomotorisch-dämpfende („sedierende") Wirkungen der Antidepressiva

Im Einklang mit dem geschilderten zeitlichen Ablauf der Antidepressivawirkung (s. oben) überwiegt im allgemeinen bei der *initialen* Applikation der Antidepressiva deren sedierende (dämpfende) Wirkung; dies zeigt sich auch bei gesunden Versuchspersonen [Übersicht: 303]. Nur wenige Antidepressiva, z. B. *Nomifensin* [315], bilden hiervon eine Ausnahme. Bei *parenteraler* Applikation kann die initial sedierende Wirkung noch verstärkt auftreten [193], vergleichbar einer peroralen Dosiserhöhung.

Im Laufe einer wochenlangen Therapie mit Trizyklika von tertiärer Aminstruktur, die relativ stark sedieren *(„Amitriptylin-Typ")*, beobachtet man eine **Reduktion ihrer dämpfenden Wirkung**. Dies ist — unter anderem — wahrscheinlich eine Folge der Entstehung von psychoaktiven Metaboliten mit sekundärer Aminstruktur *(„Nortriptylin-Typ")* (vgl. Kap. 4.6.3.), die deutlich schwächer dämpfende und statt dessen stärker hemmungslösende Wirkungen zeigen.

Abb. 4.18. Die dargestellten Wirkungsstärken der **initialen Dämpfung** antidepressiv wirksamer Substanzen sind im Unterschied zu den anxiolytischen Wirkungen durch klinische Untersuchungen relativ gut belegt [Übersicht: 9]. Die Reihe beginnt mit den Neuroleptika vom *„Chlorprothixen-Typ"*; vergleichsweise weniger sedieren die Antidepressiva vom *„Amitriptylin-Typ"* und *„Opipramol-Typ"*, gefolgt vom *„Imipramin-Typ"*, *„Nortriptylin-Typ"* und von den *MAO-Hemmern*; die beiden letzten wirken am wenigsten und nicht in allen Fällen sedierend.

4.5.4.4. Weitere (neuro-)psychiatrisch wichtige Wirkungen der Antidepressiva

Das (neuro-)psychiatrisch wichtige Wirkungsprofil der Antidepressiva geht weit über ihre „antidepressiven" Wirkungen hinaus. Schon KUHN wies in seinem „Erfahrungsbericht über 5 Jahre Imipramin" [188] auf dessen *„neuroleptische"* und *analgetische* Wirkungen hin und auch auf den therapeutischen Nutzen bei kindlicher Enuresis nocturna; auch außerhalb der (neuro-)psychiatrischen Indikationen kündeten sich bereits damals therapeutische Anwendungen an, wie z. B. bei Allergien (Trizyklika sind auch Antihistaminika).

In der Folge kann nur ein geraffter Überblick gegeben werden; vgl. die ausführliche Imipramin-Monografie von ANGST et al. [9].

Schlaf-anstoßende Wirkung der Antidepressiva. Nicht nur beim (vital-)depressiven Syndrom wirken Substanzen vom Typ des *Amitriptylins, Opipramols* und Chlorprothixens (s. Abb. 4.18.) — besonders nach parenteraler Applikation — gut schlafanstoßend (vgl. Kap. 16.). Andererseits können stärker psychomotorisch „aktivierende" Antidepressiva (z. B. vom *„Noradriptylin-Typ"),* besonders bei abendlicher Verabreichung, eine Insomnie provozieren bzw. verstärken.

Die meisten trizyklischen Antidepressiva (übrigens auch MAO-Hemmer und Lithium) *unterdrücken* den **REM-Schlaf**. Die Bedeutung dieser Wirkung für die Therapie ist allerdings noch ungeklärt [Übersicht: 52].

Wirkungen der Antidepressiva bei Phobien und Panikanfällen. Bei bestimmten Phobien (z. B. Agoraphobien) und Panikanfällen haben sich besonders Trizyklika wie *Clomipramin*, aber auch *MAO-Hemmer* bewährt [Übersicht: 174]. Übrigens scheinen diesen Wirkungen nicht gleichbedeutend mit den anxiolytischen Wirkungen zu sein, welche oben (s. Kap. 4.5.4.2.) beschrieben wurden. Bei Panikanfällen reduzieren die genannten Antidepressiva die Häufigkeit der Anfälle [174], ohne aber die antizipatorische Angst (Angst vor dem Anfall) zu verringern (vgl. Kap. 12.).

Wirkungen der Antidepressiva bei Zwangssyndromen. Positive Ergebnisse sind vor allem für *Clomipramin* und *Imipramin* berichtet worden (vgl. Kap. 12.).

Wirkungen der Antidepressiva bei Wahnideen und Halluzinationen. Wenn eine produktiv-psychotische Symptomatik im Rahmen einer (vital-)depressiven Verstimmung einfühlbar ist („synthym" mit der Depression), so beseitigt die Therapie mit Antidepressiva in vielen Fällen — aber nicht immer — diese Symptome auf dem Wege der Normalisierung des *gesamten* depressiven Syndroms. Hingegen sprechen *katathyme* Wahnformen (z. B. bei Schizophrenien) nicht auf Antidepressiva an, im Gegenteil, solche Wahnformen können sogar provoziert bzw. verstärkt werden (s. unten).

Aktivierung produktiv-psychotischer Symptome durch Antidepressiva. Besonders trizyklische Antidepressiva, aber auch manche Nicht-Trizyklika können — bei prädisponierten Personen — *paranoide* und/oder *halluzinatorische* Zustände provozieren. Auch *ängstlich*-erregte Syndrome werden als unerwünschte (Neben-)Wirkung einer thymoleptischen Therapie gelegentlich beobachtet, bei alten Menschen sogar unter niedriger Dosierung — nicht selten in Verbindung mit Verwirrtheitszuständen *(delirantes* Syndrom). Das Auftreten eines *hypomanischen* Syndroms im Verlauf einer Therapie mit Antidepressiva ist insbesondere bei bipolaren Patienten gut bekannt („switch-process"). Allerdings ist noch umstritten, ob unter einer Therapie mit Trizyklika tatsächlich häufiger (hypo-)manische Syndrome auftreten, als nach einem medikamentenfreien „Spontanverlauf" zu erwarten wäre [Übersicht: 200].

Neuroleptische Wirkungen der Antidepressiva gelten als unerwünschte (Neben-)Wirkungen einer hochdosierten Therapie, besonders mit Trizyklika. Hierbei handelt es sich im allgemeinen um extrapyramidalmotorische Wirkungen („Parkinsonoid"); anti-psychotische Wirkungen vergleichbar den Neuroleptika werden hingegen kaum beobachtet (Ausnahme: Antidepressiva vom *„Chlorprothixen-Typ").* Über weitere (psycho-)motorische Wirkungen der Antidepressiva s. Kap. 4.5.5.

Analgetische Wirkungen der Antidepressiva sind bei Schmerzzuständen verschiedenster Ätiopathogenese beschrieben worden [Übersicht: 9] (vgl. Kap. 17).

Über neuro-psychiatrische Wirkungen der Antidepressiva im Kindesalter s. Kap. 19.

Die **prophylaktische Wirkung der Antidepressiva** kommt nur bei längerfristiger Anwendung zum Tragen; sie drückt sich in einer Reduktion der Frequenz und/oder der Intensität depressiver Phasen, manchmal sogar in deren völligem Ausbleiben, aus. Die Therapie der ersten 6 Monate nach der psychopathologischen Normalisierung gilt als *Erhaltungstherapie* mit dem Zweck, einen Rückfall der Depression zu verhindern; erst die Medikation über die Zeit von 6 Monaten hinaus gilt als Vorbeugung *(Prophylaxe)* der nächsten Phase.

Mehrere placebo-kontrollierte Studien bestätigen die Wirkung der Antidepressiva in der **Erhaltungstherapie** bei monopolar Depressiven. Die Frage der **prophylaktischen** Wirkung ist weniger gut abgesichert: Wenn man den Vergleich mit Lithium zieht, liegt nur eine einzige große Studie vor [275], in welcher Imipramin eine prophylaktische Wirkung für depressive Phasen bei monopolaren und bipolaren Patienten bot; bei monopolaren Patienten war die Wirkung dem Lithium ebenbürtig [Übersichten: 60, 174] (vgl. Kap. 4.7.11.).

Zu diesem Thema liegen übrigens auch gegenteilige Befunde vor: So hat man bei manchen Patienten beobachtet, daß eine längerdauernde Therapie mit Antidepressiva — insbesondere in Kombination mit Lithium — ein „rapid-cycling" provozierte, d. h. eine rasche Abfolge von manischen und depressiven Phasen [278].

Toleranz und Abhängigkeit von Antidepressiva. Für die psychotropen Wirkungen ist keine Toleranz beobachtet worden. Wohl aber entwickelt sich zumeist eine Toleranz gegenüber den anticholinerg und adrenerg bedingten *psycho-neuro-vegetativen* (Neben-)Wirkungen. Eine psychische und/oder physische Abhängigkeit von den Trizyklika wird praktisch nicht beobachtet; allerdings können gelegentlich — insbesondere bei abruptem Absetzen der Medikation — körperliche Entzugssymptome auftreten [Übersicht: 17].

4.5.5. (Neben-)Wirkungen der Antidepressiva auf neurovegetative Systeme und spezielle Organe

Die im folgenden dargestellten (Neben-)Wirkungen beziehen sich vorrangig auf trizyklische Antidepressiva, deren sympathomimetisch-parasympatholytischen Wirkungen hauptverantwortlich für die neurovegetativen Symptome sind (s. Tab. 4.11.). Einige nicht-trizyklische Antidepressiva zeichnen sich durch das Fehlen mancher dieser (Neben-)Wirkungen aus (s. Kap. 4.8.3.). Klinisch bedeutsam ist ferner, daß viele (Neben-)Wirkungen gleichzeitig Symptome der Depression sind und somit diese verstärken können, *bevor* im Verlauf der Therapie eine Remission des gesamten depressiven Syndroms erfolgt. Man beachte, daß Qualität und Quantität der *akuten* (Neben-)Wirkungen durch die Wahl der Applikationsart und Dosis beeinflußbar sind; die *subakuten* (Neben-)Wirkungen werden hingegen durch die aktiven Metaboliten mitbedingt.

Wirkungen der Antidepressiva auf das Herz-Kreislaufsystem

Erst durch die Anwendung moderner Untersuchungsmethoden war es möglich, die tägliche klinische Beobachtung dieser sehr häufigen (Neben-)Wirkungen genauer zu untersuchen und zu differenzieren. Nicht alle Antidepressiva üben die Herz-Kreislaufwirkungen in gleicher Weise aus; die fundiertesten Kenntnisse liegen über die Trizyklika, insbesondere über *Imipramin,* vor. Die meisten der *nicht-trizyklischen* Antidepressiva scheinen geringere Herz-Kreislaufwirkungen als die Trizyklika auszuüben [Übersicht: 223] (vgl. Kap. 4.8.2. und 4.8.3.).

Nachfolgende Aussagen stützen sich weitgehend auf eine jüngste Übersichtsarbeit von GLASSMANN und BIGGER [116]. In langjähriger eigener Forschung besonders mit dem Trizyklikum Imipramin untersuchten die Autoren dieses Thema unter *gleichzeitiger* Anwendung von modernen psychopharmakologischen (Serumspiegelmessung des Antidepressivums am Patienten unter therapeutischen Langzeitbedingungen) und kardiologischen Methoden (24 Stunden telemetrische und computerisierte EKG-Ableitungen, Ableitung der elektrischen Aktivität des HIsschen Bündels etc.).

Bei depressiven Patienten *ohne* Schäden am Herz-Kreislaufsystem gelten die Wirkungen der trizyklischen Antidepressiva mit Ausnahme der orthostatischen Hypotonie als belanglos (s. Tab. 4.10.). Differenzierter hingegen stellt sich die Frage bei Patienten *mit* Schäden am Herz-Kreislaufsystem.

Gefährdet sind Patienten mit Überleitungsstörungen oder mit Schenkelblock wegen der chinidinartigen Wirkung von Imipramin auf das Reizleitungssystem. Patienten mit (einer Anamnese von) Herzinfarkt oder Angina pectoris sind sekundär wegen der orthostatischen Hypotension und wegen Tachykardie gefährdet.

Eine **Blutdrucksenkung** kann bei Patienten mit labiler Hypertonie, aber auch bei Kindern und alten Menschen sehr ausgeprägt sein [Übersicht: 9]. Die Hypotonie tritt meistens unter Orthostase auf, manchmal kann es hierbei bis zum Kollaps kommen; bei *parenteraler* Applikation ist die Wirkung stärker als bei oraler. Von Nortriptylin [Übersicht: 116] und vielen *nicht-trizyklischen Antidepressiva* wird berichtet, daß sie kaum hypotensiv wirken. Die hypotensive Wirkung tritt bereits bei relativ niedriger Dosis (bzw. Serumspiegel) auf und verstärkt sich anscheinend nur geringfügig durch Dosiserhöhung; die hypotensive Wirkung wird trotz gleichbleibender Dosierung nach Wochen schwächer [116]. Neben den Trizyklika können auch die *MAO-Hemmer* den Blutdruck senken.

Therapeutisch soll *Dihydroergotamin* die hypotensiven Wirkungen mildern. Ferner kann eine Umstellung auf ein Präparat vom *„Nortriptylin-Typ"* [110] oder auf ein nicht-trizyklisches Antidepressivum erwogen werden (s. Kap. 4.8.2. und 4.8.3.).

Eine **Blutdruckerhöhung** unter *trizyklischen* Antidepressiva wird selten (am ehesten bei alten Menschen) beobachtet [Übersicht: 9]. Hingegen sind Blutdruckkrisen unter *MAO-Hemmern,* insbesondere nach Diätfehlern (s. Kap. 4.5.6.), keineswegs selten.

Die **Tachykardie** ist zwar häufig, aber geringfügig (s. Tab. 4.10.) und bei Herzgesunden ungefährlich. Sie ist Ausdruck der adrenergen und anticholinergen Wirkung vieler (trizyklischer) Antidepressiva. Notfalls kann die Umstellung auf ein nicht-trizyklisches Antidepressivum, die meisten sind auch schwächer anticholinerg wirksam, erwogen werden.

Tab. 4.10. Herz-Kreislaufwirkungen trizyklischer Antidepressiva*

Parameter	Wirkungen	Anmerkungen
Blutdruck	*orthostatische Hypotonie;* systolischer Abfall von mehr als 35 mm HG bei 20 % der Patienten; altersunabhängig; bereits im subtherapeutischen Serumspiegelbereich!	bedingt durch Alpha-Rezeptoren-Blockade? Ungefährlich, außer bei Coronar- und Cerebralinsuffizienz. Alternative: „Nortriptylin-Typ" oder nicht-trizyklisches Antidepressivum. Therapie: Dihydroergotamin
Puls	*Tachycardie;* Anstieg 7—10 Schläge/min in der 1. Woche, später ist der Anstieg geringer (trotz gleichbleibender Medikation)	bedingt durch sympathikomimetische und anticholinerge Wirkungen; ungefährlich, außer bei Coronarinsuffizienz. Therapie: Beta-Rezeptoren-Blocker
Herzrhythmus	*antiarrhythmisch* (Chinidin-Typus)	wirkt auf Natriumeinstrom in Purkinje-Fasern. Indikation bei ventrikulären Extrasystolen.
	negativ bathmotroph (PR- und QRS-Verlängerung)	wirkt auf ventrikuläres Reizleitungssystem und Myocard; ungefährlich, außer bei Schenkel- und AV-Block. Alternative: Präparat vom „Nortriptylin-Typ" oder nicht-trizyklisches Antidepressivum

* Die Daten wurden unter einer Imipramintherapie (mit Serumspiegelmessungen) bei 24stündiger telemetrischer Ableitung des EKGs (mittels tragbarem Monitor) erhoben [nach GLASSMAN und BIGGER, 1981].

Wirkungen der Antidepressiva auf exokrine Drüsen und auf die Haut

In Abhängigkeit von der *anticholinergen* Wirkung des Antidepressivums (s. Tab. 4.4; Abb. 4.12.B.) tritt bereits innerhalb weniger Stunden nach Applikation des Medikaments eine Sekretionsverminderung der Speicheldrüsen auf [Übersicht: 190]; diese sehr häufige (Neben-)Wirkung verstärkt die meist bestehende Mundtrockenheit bei Depressionen.

Auch die Tränensekretion wird vermindert. Über Trockenheit anderer Schleimhäute (z. B. Nase, Bronchien, Vagina) unter Therapie mit Antidepressiva klagen die Patienten hingegen selten. **Therapeutisch** können *Dihydroergotamin* oder synthetischer Speichel versucht werden.

Eine Hypersekretion der **Schweißdrüsen**, besonders lokalisiert in Gesicht, am Oberkörper und Händen, scheint Folge der *alphaadrenergen* Stimulierung durch die Antidepressiva zu sein („adrenerges Schwitzen"); hingegen wird ein Schwitzen am *ganzen Körper* cholinerg gesteuert [216]. Nach mehreren Autoren soll eine Beziehung zwischen dem lokalisierten Schwitzen — es tritt meist erst im Laufe der Therapie auf — und dem therapeutischen Ansprechen [349] bestehen. **Therapeutisch** genügt meist eine geringe Dosisreduktion des Antidepressivums. Eine Dosisreduktion sollte allerdings nur dann erwogen werden, wenn das heftige Schwitzen mit einer Verschlechterung der depressiven Symptomatik einhergeht (Dosis möglicherweise oberhalb des „therapeutischen Fensters").

Reaktionen der **Haut**, wie allergische Manifestationen, Photodermatosen (Dermatose infolge einer licht-induzierten chemischen Reaktion des Antidepressivums) und Pruritus sind relativ selten. Photodermatosen können manchmal trotz Absetzen der trizyklischen Antidepressiva persistieren. Allergische Hautmanifestationen verschwinden gelegentlich trotz Beibehaltung der Medikation; ist dies nicht der Fall, sollte ein Antidepressivum einer anderen Substanzklasse verordnet werden. **Ödeme** an Lidern, Gesicht, Fußknöchel werden mit sehr unterschiedlicher Häufigkeit beobachtet; sie sind harmlos und verschwinden nach dem Absetzen innerhalb weniger Tage [Übersicht: 9].

Wirkungen der Antidepressiva auf Darm-, Harntrakt und Leber

In Abhängigkeit von der anticholinergen Wirkung des Antidepressivums (s. Tab. 4.4., Abb. 4.12. B.) treten relativ häufig Obstipation und Miktionsbeschwerden auf. Die medikamenten-induzierte *Obstipation* verstärkt häufig eine bereits bestehende Obstipation (ein Symptom der Depression); die Gefahr der Entwicklung eines paralytischen Ileus ist in seltenen Fällen (besonders im Alter) gegeben. Eine *Harnretention* bei Hypotonie oder Atonie der Harnblasenmuskulatur kann ebenfalls im Alter zum Problem werden (z. B. bei Prostatahypertrophie); man beachte auch, daß die lokalanästhetische Wirkung der Trizyklika den Patienten über einen prallen Füllungszustand seiner Harnblase im unklaren lassen kann. Weitere Symptome vom Magen-Darmtrakt sind Verminderung der *Magensaftsekretion, Magendruck* und *Übelkeit* mit gelegentlichem Erbrechen.

Als **Therapie** werden peripher wirksame Parasympathikomimetika (z. B. Carbachol, Distigmin) empfohlen, bei Miktionsbeschwerden auch Dihydroergotamin. Eine *Dosisreduktion* ist (bei Miktionsbeschwerden) meist erfolgreich; notfalls kann ein Antidepressivum mit geringerer oder fehlender anticholinerger Wirkung gewählt werden (s. Kap. 4.8.2. und 4.8.3.).

Die **Leber** wird von der Therapie mit trizyklischen Antidepressiva nur selten nachweisbar betroffen. Gelegentlich findet sich eine vorübergehende Erhöhung der *alkalischen Phosphatase* im Serum; äußerst selten ließ sich ein (intrahepatischer) cholestatischer Ikterus mit einer Antidepressiva-Therapie in kausale Beziehung bringen [Übersicht: 9].

Wirkungen der Antidepressiva auf Endokrinum, Körpergewicht und Blut

Im **Endokrinum** wird die *Schilddrüsenfunktion* geringfügig in Richtung einer hypothyreotischen Stoffwechsellage verändert; dies äußert sich normalerweise nur in einer Veränderung des TRH-Tests [194], in seltenen Fällen (außerhalb endemischer Gebiete) in der Ausbildung einer Struma. Eine *Galaktorrhöe* wird selten beobachtet, da die meisten Antidepressiva im allgemeinen den (unstimulierten) Prolaktinspiegel nicht erhöhen [194].

Über eine Reduktion von **Libido**, der Erektions- und Ejakulationsfähigkeit bzw. über eine Amenorrhöe wird nicht selten geklagt; inwieweit diese Symptome nach wiedererlangter Euthymie noch Reste der Depression oder aber Medikamentenwirkungen sind, ist nicht immer entscheidbar. Falls notwendig, kann ein Präparat aus einer anderen Substanzklasse versucht werden.

Körpergewichtsveränderungen in *beiden Richtungen* sind unter Antidepressiva beschrieben worden. Auch hier ist die Unterscheidung zwischen depressions- oder remissionsbedingten Veränderungen schwer zu treffen. Bei Übergewicht ist eine kalorienarme Diät angezeigt (aber keine „Null-Diät", keine Psychostimulantien).

Blutbildveränderungen sind, falls sie auftreten, fast immer harmlos und vorübergehend *(Eosinophilie* ist häufiger als *Leukopenie).* Die Frage, ob *Thrombosen* und *Embolien* unter Antidepressiva gehäuft auftreten, ist noch offen [Übersicht: 9].

Wirkungen der Antidepressiva auf Augen und ZNS (neurologische Symptome)

Akkomodationsstörungen sind eine häufige (Neben-)Wirkung der anticholinerg wirksamen Antidepressiva. Ferner beobachtet man **Mydriasis**, seltener Miosis; erstere kann bei Bestehen eines Glaukoms zu Komplikationen führen. **Therapeutisch** kann, falls notwendig, ein Präparat mit geringerer anticholinerger Wirksamkeit (s. Tab. 4.4.; Abb. 4.12. B.) gewählt werden. Erfahrungsgemäß verringern sich aber die Akkomodationsbeschwerden im Verlauf der Therapie mit Antidepressiva.

Schwindel ist eine häufige unerwünschte Begleitwirkung der Trizyklika- und MAO-Hemmer. Meist ist hierfür die orthostatische Hypotonie verantwortlich zu machen; hingegen ist die Beteiligung des Vestibularapparates an der Symptomgenese noch nicht gesichert [Übersicht: 9]. Das Symptom schwindet meist im Verlauf der Therapie mit Antidepressiva.

Mit unterschiedlicher Häufigkeit wird unter Trizyklika ein feinschlägiger **Tremor** von meist unklarer Genese beobachtet (es

Tab. 4.11. Psychiatrisch meist unerwünschte (Neben-)Wirkungen einer Therapie mit (trizyklischen) Antidepressiva

Wirkungen	(biochemisch-pharmakologischer) Wirkungsmechanismus	Therapievorschlag
— orthostatische Hypotonie*	Alpha-Rezeptoren-Blockade?	Dihydroergotamin; Ersatz durch „Nortriptylin-Typ" oder Nicht-Trizyklika
— Tachykardie*	adrenerg plus anticholinerg	keine Pharmakotherapie; notfalls Beta-Rezeptoren-Blocker
— EKG: PR- und QRS-Verlängerung	Myocard und Reizleitung	keine Pharmakotherapie; notfalls Ersatz durch „Nortriptylin-Typ" oder Nicht-Trizyklika
— Schleimhautdrüsen: Hyposektretion (Mund*, Nase, Vagina)	anticholinerg	Dihydroergotamin; ev. synthetische Speichelpräparate
— Schweißdrüsen: lokalisierte Hypersekretion*	alpha-adrenerg	ev. geringe Dosisreduktion
— Ödeme (Lider, Gesicht)	allergisch	passagere Wirkung; notfalls Präparatwechsel
— Photodermatosen	allergisch plus Licht	Absetzen des Trizyklikums; ev. Nicht-Trizyklikum
— Obstipation*	anticholinerg	periphere Parasympathomimetika (z. B. Distigmin); ev. „Nortriptylin-Typ" oder Nicht-Trizyklika
— Miktionsbeschwerden	anticholinerg	Therapie, s. Obstipation
— leichte Hypothyreose	Schilddrüsenparenchym	falls notwendig vorsichtige Substitution mit Schilddrüsenhormonen
— Libido-Reduktion	unbekannt	falls notwendig Präparatwechsel
— Gewichtszunahme	unbekannt	vorsichtige Diät
— Eosinophilie	allergisch	harmlos
— Leukopenie	unbekannt	zumeist harmlos; trotzdem regelmäßige Kontrolle
— Akkomodationsstörung*	anticholinerg	passagere Wirkung; notfalls Präparatwechsel
— Schwindel*	durch Hypotonie, gelegentlich vestibulär	passagere Wirkung; notfalls Präparatwechsel
— Tremor*	unbekannt	ev. Dosisreduktion; Beta-Rezeptoren-Blocker; Anticholinergika unwirksam
— Müdigkeit*	antihistaminerg? serotoninerg?	passagere Wirkung; Tagesdosis abends; notfalls Präparatwechsel
— Unruhe, Insomnie	catecholaminerg	Dosisreduktion; notfalls Präparatwechsel
— produktive Psychosen	catecholaminerg	Präparatwechsel zu Neuroleptikum, ev. vom „Chlorprothixen-Typ"; bei Delir Physostigmin
— Hypomanie	catecholaminerg	Dosisreduktion; ev. Zusatz eines Neuroleptikums („Chlorprothixen-Typ")

* Relativ häufig auftretend.

handelt sich zumeist nicht um einen Parkinson-Tremor). Therapeutisch können *Beta-Rezeptoren-Blocker* versucht werden.

Extrapyramidalmotorische und **myoklonische** Symptome können gelegentlich auch unter Antidepressiva beobachtet werden, im Einklang mit SELBACHS Konzept von der Aktivierung (dosisunabhängig) von hyperkinetisch-dystonen Syndromen in der Initialphase und von hypokinetisch-hypertonen Syndromen in der Kurphase der Therapie [Übersicht: 34].

Epileptische Anfälle unter Trizyklika und MAO-Hemmern werden mit stark unterschiedlicher Inzidenz (1—4%) beobachtet [Übersichten: 9, 34]. Gefährdet sind insbesondere Patienten mit cerebralen Vorschädigungen.

Die **epileptogenen (Neben-)Wirkungen von Psychopharmaka** wurden kürzlich übersichtlich dargestellt [149]. *Antidepressiva* sollen schwächer epileptogen wirksam sein verglichen mit manchen *Neuroleptika* (z. B. Chlorpromazin) oder *Lithium*.

Unter den Antidepressiva wird dem Tetrazyklikum *Maprotilin* eine stärkere epileptogene Wirkung zugeschrieben [Übersicht: 34]. Wenn unter Antidepressiva ein *pathologisches EEG ohne klinische* Symptome auftritt, so raten die Autoren zur vorläufigen Beibehaltung der Medikation unter EEG-Kontrolle; allerdings wird vor Hochdosierung, Komedikation mehrerer Antidepressiva oder Kombination mit Neuroleptika sowie vor abrupter Dosisänderung gewarnt.

4.5.6. Klinische Toxikologie und Teratologie der Antidepressiva

Es können nur die wichtigsten Aspekte der Human-Toxikologie der *trizyklischen Antidepressiva* und der *MAO-Hemmer* erörtert werden. Für ein eingehendes Studium sei auf einen jüngst erschienenen Übersichtsartikel verwiesen [321]. Besprochen werden im folgenden hauptsächlich akute (toxische) Überdosierungen, die häufig in suizidaler Absicht verübt werden. Für die Erörterung der Human-Teratologie, s. Kap. 18.

Akute und subakute Überdosierungen mit trizyklischen Antidepressiva

Die Toxizität der trizyklischen Antidepressiva ist vor allem Ausdruck ihrer *anticholinergen, cardiotoxischen* und *Kreislaufwirkungen*. Die *therapeutische Breite* ist nicht groß; als Faustregel gilt eine LD 50 (Dosis letalis für 50% der Patienten) von 30—50 mg/kg [321], was etwa dem 10- bis 20fachen der durchschnittlichen therapeutischen Dosis entspricht. Es ist zu beachten, daß wegen der anticholinergen Wirkung der Trizyklika deren Resorption aus dem Magen-Darmtrakt (insbesondere bei Einnahme sehr großer Dosen) um Stunden verzögert sein kann.

Die **Symptome der Intoxikation** sind als Trias beschreibbar: a) eine **cerebrale** Erregungssymptomatik (motorische Unruhe, Halluzinationen, epileptische Anfälle, Hyperpyrexie), die in ein Koma übergeht; sie ist vorwiegend Ausdruck der *atropinartigen* Wirkung. b) Eine **cardiovaskuläre** Symptomatik, beginnend mit Tachykardie und Kollaps, und Übergang in AV-Block, Schenkelblock und ventrikuläre Arrhythmien; diese Symptome gelten als Ausdruck einer *Hypercatecholaminämie* und einer „chinidinartigen" Intoxikation. Im EKG ist die *QRS-Strecke* charakteristischerweise über *100 msec* verlängert; hierbei soll das Ausmaß der Verlängerung direkt proportional zur eingenommenen Dosis und zur Schwere der Vergiftung stehen [321]. c) Eine **neurovegetative** Symptomatik mit trockenen Schleimhäuten und Verzögerung der Motilität bis zur Atonie der intestinalen und Harnblasen-muskulatur (als Ausdruck der atropinartigen Wirkung) und schließlich d) eine direkte toxische Wirkung auf das **Respirationssystem**.

Die **Therapie** sollte auf einer Intensivstation durchgeführt werden. Eine Magenspülung sowie die Verabreichung von *Aktivkohle* (wegen des entero-hepatischen Kreislaufs der Antidepressiva) ist ratsam. Eine forcierte Diurese scheint wegen der hohen Proteinbindung der Trizyklika von geringem Wert [Übersicht: 321]. Als Antidot gegen alle anticholinergen Wirkungen hat sich *Physostigmin* bewährt (0,5—2 mg langsam intravenös), welches wegen seiner kurzen biologischen Halbwertszeit stündlich gegeben werden sollte [125]. Falls epileptische Anfälle auftreten, kann zusätzlich zum Physostigmin *Diazepam* gegeben werden; Barbiturate sollten hingegen nicht verwendet werden. Die ventrikuläre Arhythmie soll nach GLASSMAN und BIGGER [116] wie eine Chinidinvergiftung behandelt werden (d. h. mit *Natriumlaktat).*

Akute und subchronische Überdosierung mit MAO-Hemmern

Die Toxizität der meisten MAO-Hemmer ist vor allem Ausdruck ihrer (irreversiblen) Hemmung des enzymatischen Abbaues biogener Amine (dies gilt für die Hydrazin-Derivate). Hierbei können die MAO-Hemmer allein oder in Kombination mit trizyklischen Antidepressiva oder mit tyraminhaltiger Nahrung toxisch werden.

Tyramin, in einer Dosis von mehr als *10 mg,* mit tyraminreicher Nahrung eingenommen (s. Tab. 4.12.), kann Hochdruckkrisen verursachen, wenn durch den MAO-Hemmer der Tyraminabbau wesentlich reduziert wird. Auch Phenyläthylamin und Tryptamin wurden von einigen Autoren für Hochdruckkrisen verantwortlich gemacht. Zur Frage der Hochdruckkrisen unter MAO-Hemmern ist allerdings bezeichnend, daß keine eindeutige Korrelation zwischen Qualität und Quantität der Diätfehler und dem Auftreten von Hochdruckkrisen dokumentiert werden konnte.

Nach MARLEY sollen 30 % der Hochdruckkrisen unter MAO-Hemmern auch *ohne* Beziehung zu bestimmter Nahrungseinnahme erfolgen [Übersicht: 177].

Die irreversible Hemmung der MAO, die nur durch Neosynthese des Enzyms (Latenz etwa 2 Wochen) aufgehoben werden kann, erklärt den häufig protrahierten Verlauf der Intoxikation bei Hydrazin-Derivaten (zu dieser Gruppe gehören die meisten MAO-Hemmer). Hingegen ist das im deutschen Sprachraum vorwiegend verwendete *Tranylcypromin* kein Hydrazin, sondern ein Amin; es hemmt die MAO-reversibel. Die *therapeutische Breite* der MAO-Hemmer ist nicht groß; für *Tranyl-*

Tab. 4.12. Tyramingehalt in Lebensmitteln, mg/kg
(Aus PECHANEK et al., 1980)

Käse		**Wurst**	
Cheddar	77,5–1500	Salami	314– 534
Stilton	466	Landjäger	314– 534
Vorarlberger Bergkäse	418	**Hefeextrakt**	1100–1650
Emmentaler	225– 410		
Brie	180	**Obst und Gemüse**	
Camembert	86	Banane (Pulpe*)	1100–1650
Österr. Chester	77,6	Orange (Pulpe*)	
Edamer	65,4	Avocado	
Österr. Emmentaler	32,7	Kartoffel	
Holl. Gouda	<0,1	rote Pflaume	1– 23
Ungar. Schafskäse		Spinat	
		Tomaten	
Fische			
Heringe	5,8	**Getränke (mg/l)**	
Sardellenfilet	3,7	*Rotwein*	
Dorsch		Italien (Chianti)	25,4
Fischstäbchen		Österreich**	15,6
Goldbarsch	<0,1	Frankreich**	5,4
Kabeljau		Ungarn**	0,1
Russen		Bier	1,8–4,4
Scholle			
Seehecht			
Seelachs			

* Pulpe = breiige Masse aus Fruchtstücken (wie zur Marmeladeherstellung).
** In der Literatur nicht spezifiziert.

cypromin wird eine LD 50 von 5—8 mg/kg angegeben, was etwa dem 10- bis 20fachen der therapeutischen Dosis entspricht.

Die **Intoxikationssymptome** sind Ausdruck cerebraler Erregung — psychomotorische Unruhe, Halluzinationen, Fieber (bis zu 42° C) — begleitet von *Hypertonie* (aber auch Hypotonie). In schweren Fällen bestehen Koma, schwerste Hyperthermie, epileptische Anfälle, Nierenkomplikationen und schwere toxische Wirkungen an der Leber (letzteres gilt vor allem für hydrazinartige MAO-Hemmer).

Die **Therapie** stützt sich auf konservative Maßnahmen; Vorsicht vor Pharmaka-Wechselwirkungen (unvorhersehbare additive Wirkungen). Die hypertensive Krise kann mit dem Alpha-Rezeptoren-Blocker *Phentolamin* (2—5 mg, i. v.) wirksam behandelt werden.

4.6. Klinische Pharmakokinetik der Antidepressiva

Von G. LANGER und G. SCHÖNBECK

4.6.1. Vorbemerkungen und Zusammenfassung

Die Pharmakokinetik der Antidepressiva, insbesondere von manchen trizyklischen Präparaten, ist am Menschen relativ gut untersucht. Die Kenntnis ihres Metabolismus ist von praktisch-therapeutischer Bedeutung, weil durch die Bildung von **psychoaktiven Metaboliten** mit unterschiedlichen psychomotorischen und psychovegetativen Wirkungsprofilen „*Sekundärwirkungen*" auftreten können, die teilweise im Gegensatz zur erwarteten Wirkung der Grundsubstanz stehen (z. B. psychomotorisch enthemmende Wirkung statt der erwarteten dämpfenden Wirkung). Im Zusammenhang hiermit steht die Erkenntnis, daß der *Applikationsart* einer Akuttherapie, z. B. intravenös oder oral, ein großer Einfluß nicht nur auf die quantitative, sondern auch *qualitative* Ausprägung des Wirkungsprofils eines (trizyklischen) Antidepressivums zukommt (wegen des „first-pass"-Effektes und wegen der psychoaktiven Metaboliten).

Die Messung der Konzentration von Antidepressiva in der Blutflüssigkeit (**„Serumspiegel"**) hält zur Zeit nicht den Stand einer Routinemethode, wie es für Lithium und manche Antiepileptika fast schon zur (klinischen) Selbstverständlichkeit geworden ist. Auch die Festlegung eines „therapeutischen Serumspiegelbereiches" für Antidepressiva ist erst im Forschungsstadium, nicht zuletzt deshalb, weil zwei unterschiedliche Serumspiegel-Wirkungsbeziehungen (eine sogenannte kurvilineare und eine lineare Beziehung) gefunden worden sind; hierdurch gestaltet sich das bereits komplexe Problem der Evaluierung der Wirkung noch schwieriger.

4.6.2. Resorption, Verteilung und Elimination der Antidepressiva

Resorption der Antidepressiva. Antidepressiva werden im allgemeinen fast vollständig aus dem Darmtrakt resorbiert (dies gilt auch für die MAO-Hemmer). Bereits wenige Minuten nach oraler Einnahme im Serum meßbar, erreichen die meisten Präparate ihren höchsten Spiegel nach etwa 1—4 Stunden; dies wurde für die Trizyklika *Imipramin, Desmethylimipramin, Nortriptylin, Doxepin, Clomipramin* und für das nicht trizyklische *Viloxazin* beschrieben [Übersicht: 259]. *Maprotilin* hingegen erreicht den höchsten Serumspiegel offenbar erst 8—24 Std. nach oraler Einnahme [5].

Verteilung der Antidepressiva. Antidepressiva haben eine ausgeprägte Bindung an Plasmaeiweiß. Dies gilt nicht nur für mehrere Trizyklika, wie *Amitriptylin, Nortriptylin, Imipramin, Desmethylimipramin* und *Protriptylin,* sondern auch für Nicht-Trizyklika wie *Maprotilin* und *Mianserin* [Übersicht: 259]. Das nicht an Albumin gebundene Medikament, die pharmakologisch aktive *("freie")* Fraktion, diffundiert ins Gewebe; die Konzentrationen der freien Fraktion des Medikamentes sind in Liquor und Serum gleich groß [261]. Übrigens umfaßt der „Serumspiegel" eines Medikamentes, falls nicht anders angegeben, die Summe aus gebundener und freier Fraktion.

Zusätzlich zur besprochenen (reversiblen) Bindung an Serumeiweiß reichern sich die Antidepressiva besonders in Lungen, Herz, Nebennieren und Nieren an. Die **Anreicherung im Gehirn** ist geringer als in den genannten Organen, doch stärker als im Serum [259]. Nach tödlichen Vergiftungen fand man beim Menschen die höchsten Gehirnkonzentrationen der Antidepressiva in Cortex, Thalamus und Amygdala [57].

Elimination der Antidepressiva. Die Ausscheidung erfolgt auch beim Menschen zum größten Teil über die Nieren (für *Imipramin* etwa 75%); im Harn beträgt der Anteil von (nicht metabolisiertem) Imipramin nur 1—2%, der Rest scheint in Form von Metaboliten auf. Ferner werden die Trizyklika über den Stuhl ausgeschieden (Imipramin zu etwa 22% [65]); hierbei durchläuft vor der Ausscheidung ein beträchtlicher Teil des Trizyklikums den sogenannten enterohepatischen Kreislauf.

Für *Amitriptylin* und *Nortriptylin* wurden ähnliche **Eliminationscharakteristika** wie für Imipramin gefunden; allerdings gibt es auch Unterschiede zwischen den Antidepressiva. So wird z.B. *Protriptylin* relativ langsam, *Viloxazin* relativ rasch ausgeschieden [Übersicht: 259].

4.6.3. Metabolismus der Antidepressiva

„First-pass"-Effekt und Metabolisierungsrate. Nach der Resorption, dem Durchtritt durch die Darmwand (wo trizyklische Antidepressiva im Gegensatz zu manchen anderen Pharmaka nicht metabolisiert werden [78]), passiert ein Medikament die Leber. Hier erfolgt (bereits beim „ersten Durchlauf") ein Teil der Metabolisierung durch die Enzyme der Mikrosomen (**„first-pass-effect"**). Der Anteil dieser „Vorweg-Metabolisierung" kann beim einzelnen Patienten relativ hoch sein; für *Imipramin* und *Nortriptylin* wurden interindividuell unterschiedliche Werte von 23—71% gefunden [124].

Das individuelle Ausmaß des „first-pass"-Effektes ist im Rahmen der **Akuttherapie** mit trizyklischen Antidepressiva bedeutsam (s. Kap. 4.7.8.), weil einige Metaboliten der *tertiären* trizyklischen Antidepressiva nicht nur psychoaktiv sind, sondern auch ein im Vergleich zur Muttersubstanz unterschiedliches psychomotorisches und psychovegetatives Wirkungsprofil zeigen (s. Kap. 4.5.4.).

Hierzu ein konkretes Beispiel: Gibt man einem agitiert-depressiven Patienten oral Amitriptylin 100 mg (in der Absicht, ihn zu sedieren), so wird auch das psychomotorisch enthemmende *Nortriptylin* (der demethylierte Metabolit von Amitriptylin) ungewollt mitverabreicht; bei einer hohen first-pass-Metabolisierungsrate von z.B. 60% erreichen das Gehirn nämlich de facto nur 40 mg Amitriptylin, aber 60 mg der Metaboliten, unter ihnen Nortriptylin.

Der first-pass-Effekt mit der frühzeitigen Entstehung psychoaktiver Metaboliten kann natürlich durch **parenterale Verabreichung** eines tertiären trizyklischen Antidepressivums umgangen werden. Dies zeigten NAGY und JOHANSSON [238] an gesunden Probanden, die (zu verschiedenen Zeiten) eine Einzeldosis von *Imipramin* entweder parenteral oder oral erhalten hatten. Selbst 24 Stunden nach der intravenösen Gabe von Imipramin war der Metabolit *Desmethylimipramin* noch nicht im Serum nachweisbar, während nach oraler Gabe in der gleichen Zeit sogar mehr Desmethylimipramin als Imipramin gefunden werden konnte; die Metabolisierung der intramuskulären Gabe erwies sich in dieser Studie als außerordentlich variabel (vgl. Tab. 4.13.).

Die **Metabolisierungsrate** ist zwar *genetisch* gesteuert, aber durch *Umwelt*einflüsse modifizierbar. Dies wurde eindrucksvoll von ALEXANDERSON et al. [4] an Zwillingen unter *Nortriptylin* gezeigt (s. Abb. 4.19.): Hierbei stand die große interindividuelle Variabilität der Plasmakonzentrationen aller Zwillinge im Gegensatz zur geringen Variabilität innerhalb der homozygoten

Tab. 4.13. (Akut-)Metabolismus von Imipramin in Abhängigkeit von der Applikationsart
(Nach NAGY und JOHANSSON, 1975)

Person	Intravenös		Intramuskulär		Peroral	
	IM	DIM	IM	DIM	IM	DIM
A. A.	587	0	1289	507	645	1099
B. B.	356	0	729	0	315	218
C. C.	394	0	1487	894	1162	2152
D. D.	222	0	664	0	364	318

Demonstration des „first-pass"-Effektes von Imipramin (IM) bei vier gesunden Probanden: Nach oraler Applikation fand sich reichlich Desimipramin (DIM) im Serum; im Gegensatz zur oralen Gabe ließ sich nach intravenöser Injektion von Imipramin kein DIM im Serum nachweisen. Imipramin wurde in Einzeldosen von 25 mg (intravenös), 50 mg (intramuskulär) und 75 mg (peroral) zu verschiedenen Zeiten gegeben. Die Werte verstehen sich als Fläche unter der Serumkonzentrationskurve über die Zeit von 24 Stunden.

Zwillingspaare; ein Umwelteinfluß, z. B. eine Medikamenteneinnahme (Barbiturate), vergrößerte nun bei manchen Zwillingspaaren die Variabilität der Nortriptylin-Plasma-Spiegel.

Abb. 4.19. Die große Variabilität (etwa eine Zehnerpotenz) der Plasmakonzentrationen von Nortriptylin, lege artis gemessen im „steady state" („Fließgleichgewicht") nach 8 Tagen konstanter oraler Einnahme, beruht im wesentlichen auf einer unterschiedlichen Metabolisierungsrate aller untersuchten Zwillinge (s. linke Abb.). Hierbei ist die Metabolisierungsrate im wesentli-

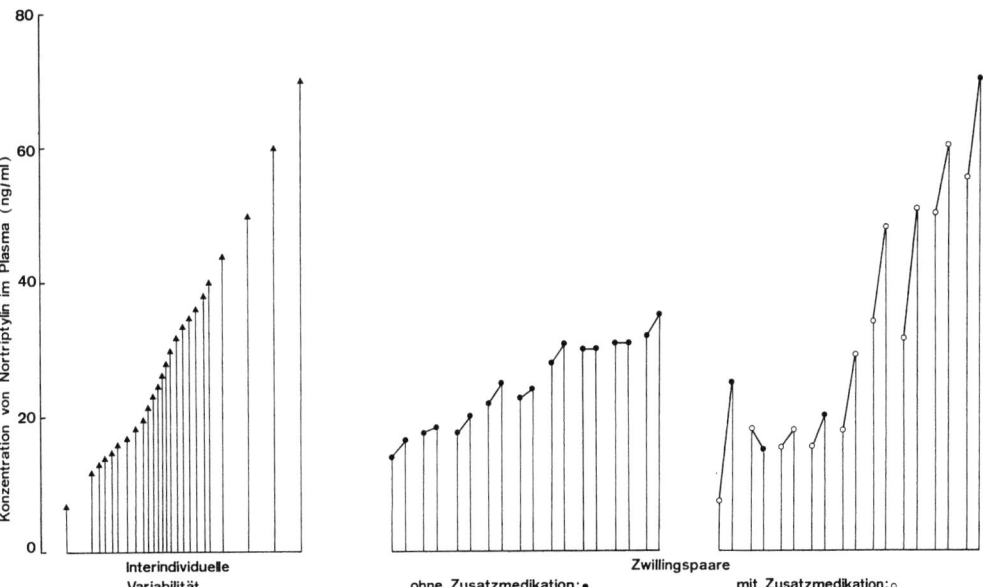

Abb. 4.19. Metabolismus von Nortriptylin in Abhängigkeit von genetischen und Umwelt-Faktoren: Plasmakonzentrationen im steady-state bei homozygoten Zwillingen
(Modifiziert nach ALEXANDERSON et al., 1969)
Abb. links: Interindividuelle Variabilität der (steady-state) Plasma-Konzentrationen von Nortriptylin nach 8tägiger oraler Einnahme (jeder Punkt repräsentiert einen Zwilling). **Abb. Mitte:** Variabilität innerhalb eines Zwillingspaares, sonst gleich wie Abb. links. **Abb. rechts:** Variabilität innerhalb eines Zwillingspaares, von denen einer außer Nortriptylin noch andere Medikamente genommen hatte (heller Kreis), sonst gleich wie Abb. links. (Aus Platzgründen wurden nicht alle Werte der Abb. Mitte und Abb. rechts in die Abb. links eingezeichnet.)

chen genetisch gesteuert, wie aus den fast gleichen Plasmakonzentrationen der monozygoten Zwillings*paare* hervorgeht (s. mittlere Abb.). Allerdings kann die Metabolisierung und somit der Plasmaspiegel eines Medikamentes (s. rechte Abb.) durch Umwelteinflüsse (z. B. Medikamente) modifiziert werden; Barbiturate, aber auch andere Pharmaka, sind bekannt für ihre Wirkung auf die metabolisierenden Enzyme der Lebermikrosomen (vgl. Kap. 22.).

Metabolismus der trizyklischen Antidepressiva

Zu den Trizyklika zählen die chemischen Klassen der Dibenzazepine (z. B. Imipramin) und Dibenzocycloheptadiene (z. B. Amitriptylin) (vgl. Kap. 4.2.). Die Unterschiede ihres Metabolismus (s. unten) sind geringer als ihre klinisch bedeutsamen Gemeinsamkeiten. Die zahlreichen nachgewiesenen Metaboliten (z. B. für *Imipramin* etwa 30 [30]) werden hauptsächlich auf 3 enzymatischen Abbauwegen gebildet: Die *Ringhydroxylierung* (Voraussetzung für die Glucoronidierung), die *N-Demethylierung* und die *N-Oxidation* (s. Abb. 4.20.); manchmal durchgeht ein Metabolit auch alle genannten Schritte („Kombinationsmetabolit") [30]. Schließlich erfolgt die Glucuronidierung, wodurch die Metaboliten wasserlöslich — und somit harngängig — gemacht werden.

Die demethylierten und hydroxilierten Metaboliten trizyklischer Antidepressiva passieren wie ihre Muttersubstanzen leicht die Blut-Hirnschranke; ihre Konzentration im Liquor entspricht der Konzentration des „freien", nicht an Plasmaeiweiß gebundenen Anteils des Medikamentes [261].

Die **demethylierten Metaboliten** sind wie die Muttersubstanzen antidepressiv wirksam; unterschiedlich ist jedoch ihr psychomotorisches und psychovegetatives Wirkungsprofil (s. Kap. 4.5.4.). Die demethylierten Metaboliten (sekundäre Amine) haben eine längere (Serumeliminations-)Halbwertszeit als die Muttersubstanzen (tertiäre Amine), weswegen erstere auch höhere Konzentrationen im Körper erreichen (vgl. Tab. 4.14.). Übrigens erfolgt die Demethylierung rascher als die Hydroxylierung [261].

Die **hydroxylierten Metaboliten** sind möglicherweise auch psychoaktiv; ferner ist klinisch wichtig, daß für 2-Hydroxy-Imipramin eine hohe *Kardiotoxizität* gefunden worden ist [Übersicht: 30]. Die **N-Oxid-Metaboliten** sind laut BICKEL [30] — nachgewiesen für Imipramin-N-Oxid — nicht liquorgängig; sie werden rasch zu den entsprechenden tertiären und sekundären Aminen der Trizyklika metabolisiert, fungieren also als eine Art „Pro-Medikament" [30].

Metabolismus der Dibenzazepine.

Zu dieser Klasse zählen *Imipramin, Clomipramin, Trimipramin* und andere (s. Kap. 4.2.). Die Besonderheiten ihrer Metabolisierung beim Menschen sind in der Abbildung dargestellt. Die oxidative N-Demethylierung und die aromatische Hydroxylierung (auf Position 2) mit anschließender Glukuronidierung (Vorbereitung für die Elimination) sind die wichtigsten metabolischen Schritte beim Menschen [261]. *Imipramin-N-Oxid* scheint von geringerer Bedeutung zu sein; es ist pharmakologisch wirksam, allerdings nur „peripher", da es nicht liquorgängig ist [Übersicht: 30].

Metabolismus der Dibenzozycloheptadiene.

Zu dieser Klasse zählen *Amitriptylin* und *Nortriptylin* (s. Kap. 4.2.). Die Besonderheiten ihrer Metabolisierung beim Menschen sind in der Abb. dargestellt. Die aliphatische Hydroxylie-

Tab. 4.14. (Serumeliminations-)Halbwertszeiten (t ½) von einigen trizyklischen Antidepressiva im Vergleich zu ihren psychoaktiven Metaboliten
(Nach PEREL et al., 1978)

Tertiäre Amine	t ½ (Stunden)		Sekundäre Amine*	t ½ (Stunden)
Imipramin	(9–15)	→	Desimipramin	(20–25)
Clomipramin	(15–20)	→	Desmethylclomipramin	(25–50)
Amitriptylin	(20–30)	→	Nortriptylin	(35–45)

* Man beachte, daß die demethylierten Metaboliten der tertiären Amine z. T. auch im Handel erhältliche Präparate sind.

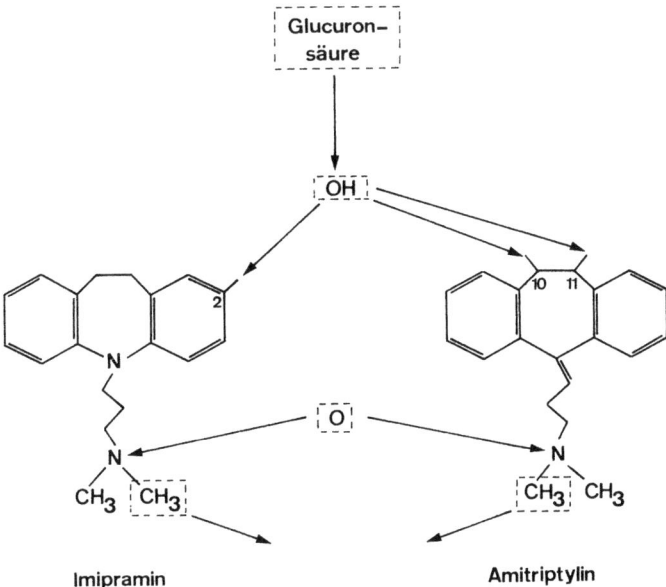

Abb. 4.20. Metabolismus der trizyklischen Antidepressiva beim Menschen: Dibenzazepine (z. B. Imipramin; links) und Dibenzozykloheptadiene (z. B. Amitriptylin; rechts)

rung auf Position 10,11 scheint ein wichtiger Metabolisierungsschritt zu sein; eine aromatische Hydroxylierung konnte bis jetzt nicht nachgewiesen werden [Übersicht: 30]. Weitere Metaboliten wie bei den Dibenzazepinen (s. oben).

Metabolismus der nicht-trizyklischen Antidepressiva

Der Metabolismus dieser Substanzen ist bisher in geringerem Umfang als jener der Trizyklika am Menschen untersucht worden. Zudem ist durch die große chemische Heterogenität dieser meist modernen Präparate nicht — wie bei den Trizyklika — aus der Kenntnis einer Substanz auf Ähnlichkeiten mit strukturverwandten Substanzen zu schließen. Der interessierte Leser sei auf eine Übersicht von BICKEL (1980) verwiesen; s. auch Literaturreferenzen zu den entsprechenden Präparaten im Kap. 4.8.2. und 4.8.3.

Der Metabolismus und andere pharmakokinetische Parameter der **Monoaminoxydase (MAO)-Hemmer** sind relativ wenig bekannt [17, 177]. Klinisch wichtig ist, daß die Hydrazine *Isocarboxazid* und *Phenelzin,* aber auch *Pargylin,* das Enzym MAO irreversibel binden, d. h. die Wirkung dieser MAO-Hemmer kann erst durch die Neosynthese der MAO — was etwa 2 Wochen dauert — aufgehoben werden. *Tranylcypromin* bindet hingegen reversibel an die MAO [17].

Die MAO-Hemmer der Hydrazine werden durch die Acetylierung inaktiviert. Man hat vermutet, daß Menschen, die allgemein langsam acetylieren („**slow acetylators**") auf MAO-Hemmer therapeutisch besser als „fast acetylators" ansprechen. Mit einer Testsubstanz für Acetylierung (z. B. Sulfamethazin), vor dem Beginn einer Therapie mit MAO-Hemmern gegeben, hoffte man die Dosierung und insbesondere die therapeutische Ansprechbarkeit vorhersagen zu können. Diese Hoffnungen haben sich aber letztlich nicht erfüllt [Übersicht: 177].

4.6.4. Serumspiegel der Antidepressiva: Allgemeine Erörterung

Die Bedeutung der Serumspiegelbestimmung für eine differenzierte Therapie mit Psychopharmaka ist bei den Antiepileptika (s. Kap. 8.8.) und bei Lithium (s. Kap. 5.6.) unbestritten; da die Bestimmungsmethoden ausgereift sind, können die Analysen von Speziallabors zudem routinemäßig durchgeführt werden. Anders bei den Antidepressiva. Die therapeutischen Konzentrationen von Antidepressiva im Serum (oder Plasma) betragen nur $^1\!/_{100}$—$^1\!/_{1000}$ der Konzentrationen der meisten Antiepileptika, wodurch die Bestimmung der Antidepressiva komplizierter und aufwendiger ist. Noch schwerer wiegt allerdings, daß für die Antidepressiva als Voraussetzung für ihre routinemäßige Bestimmung bis heute kein allgemein akzeptierter *therapeutischer Serumspiegelbereich* angegeben werden konnte (s. unten). Aus den genannten Gründen gehört daher die Serumbestimmung der Antidepressiva noch weitgehend zu den Forschungsfragen, obgleich sich für den Einzelfall bei besonderen klinischen Fragestellungen eine bereits *praxisrelevante* Anwendung abzuzeichnen beginnt [Übersichten: 233, 259].

Bei **therapierefraktären Patienten** kann eine Serumspiegelbestimmung des Antidepressivums sehr hilfreich sein. Angesichts der hohen interindividuellen Variabilität der Metabolisierung (s. Kap. 4.6.3.) kann nämlich eine *Standard-Dosierung* in einem Fall extrem niedrige, im anderen Fall extrem hohe Serumspiegel ergeben: Keines von beiden scheint einer therapeutischen Wirkung zuträglich zu sein (s. Kap. 4.6.5.). Nach ALEXANDERSON [3] läßt sich aus den pharmakokinetischen Parametern der ersten *oralen* Gabe eines Antidepressivums (z. B. Nortriptylin) der zukünftige steady-state-Serumspiegel für jede konstante orale Dosis vorausberechnen.

Faktoren der Variabilität des Serumspiegels

Trotz gleicher Dosierung eines Antidepressivums ist die Höhe des Serumspiegels (im steady-state gemessen) interindividuell sehr unterschiedlich; in Abhängigkeit von der Größe der Patientenstichprobe liegen die Extreme der Serumkonzentrationen um das 10- bis 30fache voneinander entfernt (vgl. Abb. 4.19.). Für diese Variabilität sind folgende Faktoren verantwortlich [Übersicht: 259]:

— **Pharmakokinetische Faktoren.** Die Geschwindigkeit der *Metabolisierung,* genetisch gesteuert (s. Abb. 4.19.), stellt den größten Faktor der interindividuellen Variabilität dar. Weitere Faktoren sind das *Verteilungsvolumen* (eine mathematische Größe, die sich aus der — geschätzten — totalen Menge eines Medikamentes im Körper und der Serumkonzentration des Medikamentes berechnen läßt) und die *Serumeiweißbindung* [261] eines Antidepressivums.

Folgende Faktoren beeinflussen die genannten pharmakokinetischen Faktoren:

— **Das Alter.** Mit zunehmendem Alter sinkt die Metabolisierungsrate und das Maß der Serumeiweißbindung eines Antidepressivums. Praktische therapeutische Konsequenz hiervon ist, daß im Alter Antidepressiva (und andere Psychopharmaka) *niedriger und einschleichend dosiert* werden müssen (vgl. Kap. 20.).

— **(Psycho-)Pharmaka und andere Variable.** **Erhöht** wird der Serumspiegel von Antidepressiva durch *Neuroleptika* und — möglicherweise — durch *Methylphenidat* und *Östrogene* (in als Antikonzeptivum verwendeten Dosen). **Gesenkt** wird der Serumspiegel durch *Barbiturate* und manche *Antiepileptika; Benzodiazepine* sind ohne Einfluß. Übrigens scheint auch *Zigarettenrauchen* (durch Steigerung der Metabolisierungsrate) den Serumspiegel von Antidepressiva zu senken [Übersicht: 233] (vgl. Kap. 22.).

Bestimmungsmethoden der Antidepressiva

Antidepressiva werden vor allem in der Blutflüssigkeit *(Serum* oder *Plasma)* bestimmt. In den Erythrozyten wurden Antidepressiva bis jetzt nur von wenigen Forschergruppen [202] untersucht; die Ergebnisse zeigten keinen Vorteil gegenüber der Bestimmung im Serum. Die **Blutabnahme** sollte in speziellen, immer gleichen Röhrchen erfolgen, etwa 12 Stunden nach der letzten Medikamenteneinnahme. Im allgemeinen wird die Erreichung eine *steady-states* (Fließgleichgewicht zwischen Zufuhr und Elimination des Medikamentes) abgewartet; als Faustregel gilt hierfür die Zeit von 5 (Serumeliminations-)Halbwertszeiten.

Die **Bestimmungsmethode** der *Gaschromatographie* wurde früher wegen ihrer hohen Spezifität und Sensibilität häufig angewandt. In den letzten Jahren gewann hingegen die *Hochdruckflüssigkeitschromatographie* an Bedeutung, weil sie für die routinemäßige Anwendung besser geeignet ist. Die Bestimmung der Antidepressiva mit Radioimmunoassays wäre noch einfacher durchzuführen, doch hat sich bei den Antidepressiva diese Methode wegen der mangelnden Spezifität bis jetzt noch nicht durchgesetzt [Übersicht: 128].

4.6.5. Serumspiegel der Antidepressiva und klinische Wirkung

Der Nachweis einer *Dosis-Wirkungsbeziehung* (oder einer Serumspiegel-Wirkungsbeziehung im steady-state) ist eine entscheidende Stütze für die Annahme, die beobachtete Wirkung eines Medikamentes beruhe im wesentlichen auf seinen pharmakologischen Eigenschaften (und nicht auf dem Placeboeffekt). Tatsächlich konnte die klinische Psychopharmakologie Beziehungen zwischen Serumspiegel und therapeutischer Wirkung, die nicht nur statistisch formulierbar, sondern auch an einzelnen Patienten reproduzierbar waren, bisher nur für *Lithium* und die *Antiepileptika* dokumentieren (s. Kap. 5. und 8.): Gestützt auf allgemein gültige Angaben über Konzentrationsbereiche für „therapeutische" Serumspiegel kann man selbst mit nur einer Spiegelbestimmung (im steady-state gemessen) konkrete Information für die Therapie gewinnen. Warum ist dies bei den Antidepressiva noch nicht möglich? Obgleich es keinen grundsätzlichen Unterschied zu Lithium oder den Antiepileptika gibt, scheinen doch bei den Antidepressiva manche **methodische Fehlerquellen** schwerer kontrollierbar zu sein, weswegen auch bei klinischen Studien mit Antidepressiva reproduzierbare Ergebnisse seltener als z. B. bei den Antiepileptika erzielt wurden.

— **Allgemeine methodische Fehlerquellen.** Hierher zählen unter anderem die Fehler der *chemischen Analyse* der Antidepressiva (s. Kap. 4.6.4.), die Nichtbeachtung der Blutabnahme im *steady-state,* unregelmäßige Intervalle zwischen letzter Medikamenteinnahme und Blutabnahme, *psychoaktive Metaboliten* des Antidepressivums (die nicht gemessen wurden) sowie unregelmäßige *Zusatzmedikationen* und andere die Pharmakokinetik unkontrollierbar beeinflussende Faktoren.

— **Spezielle methodische Fehlerquellen.**
a) Das Fehlen von einfachen Dosis-Wirkungsbeziehungen. Wenn die erwünschte Wirkung eines Pharmakons komplexer Natur ist, was bei Psychopharmaka unter klinischen Bedingungen häufig der Fall ist, so beobachtet man nicht selten, daß mit gleicher Dosierung am selben Patienten keine reproduzierbaren Wirkungen erzielt werden können. Die Ursachen hierfür sind noch kaum untersucht; hierher zählen z. B. *Adaptations-* und *chronopharmakologische* Phänomene.

b) Fehlende Spezifität der thymoleptischen

Wirkung der Antidepressiva. In diesem Zusammenhang meinen wir darunter, daß die symptomatische Verbesserung des depressiven Zustandes eines Patienten während einer Therapie mit einem Antidepressivum nicht mit Sicherheit auf eine therapeutische Wirkung *des Pharmakons* schließen läßt; Faktoren der „Spontanremission" oder des „Placebo-Effekts" können nämlich die therapeutische Pharmakonwirkung völlig phänokopieren.

Bereits eine einzige der genannten Fehlerquellen kann den *statistischen* Nachweis einer Beziehung zwischen Serumspiegel und klinischer Wirkung verhindern, d. h. die Null-Hypothese („es gibt keine nachweisbare Beziehung") kann nicht widerlegt werden. So ist die klinisch-pharmakologische Forschung über die Beziehung zwischen Serumspiegel eines Antidepressivums und thymoleptischer (antidepressiver) Wirkung eine Geschichte zahlreicher Versuche, diese Null-Hypothese zu falsifizieren; noch ist der Ausgang nicht entschieden, doch gibt es verläßliche Befunde dafür, daß bei besserer Kontrolle der drei genannten Fehlerquellen [118] die Tatsache der thymoleptischen Wirksamkeit der Antidepressiva auch in der Serumspiegel-Wirkungsbeziehung dokumentiert werden kann.

Serumspiegel der Antidepressiva: Klinische Studien

Historisches: Im Jahre 1962 wurde erstmals von HAYDU et al. [135] gezeigt, daß Patienten, die unter *Imipramin* gebessert waren, höhere Plasmaspiegel von Imipramin-ähnlichen Substanzen aufwiesen als ungebesserte Patienten. Genauer wurden Serumspiegelwirkungsbeziehungen erst zehn Jahre später von ASBERG et al. [14] in einer Studie mit *Nortriptylin* untersucht. Statt der erwarteten linearen Beziehung beschrieben sie eine „kurvilineare" Beziehung („therapeutisches Fenster") zwischen der Serumkonzentration von Nortriptylin und seiner thymoleptischen Wirkung, was durch weitere Studien mit Nortriptylin und auch mit *Protriptylin* bestätigt wurde. Studien mit den tertiären Aminen *Imipramin* und *Amitriptylin* zeigten hingegen lineare Beziehungen (s. unten).

Beziehung zur thymoleptischen Wirkung. Einem kürzlichen Übersichtsreferat zufolge [117] zeigten vier Studien mit *Nortriptylin* (insgesamt über 100 Patienten) und zwei

Studien mit *Imipramin* (insgesamt über 80 Patienten) statistisch signifikante Beziehungen zwischen Plasmaspiegel und antidepressiver Wirkung. Für *Nortriptylin* wurde ein sog. **„therapeutisches Fenster"** beschrieben, d. h. Patienten mit einem Plasmaspiegel kleiner als 50 ng/ml und größer als 150 ng/ml waren kaum gebessert worden im Gegensatz zu den Patienten, deren Plasmaspiegel zwischen diesen Werten lag. Für *Imipramin* fand man hingegen eine **lineare** Beziehung, d. h. signifikant mehr Patienten über 180 ng/ml als darunter waren unter Imipramin gebessert worden. In der Folge wurde die — therapeutisch sehr wichtige — Hypothese aufgestellt, daß trizyklische Antidepressiva mit tertiärer Aminstruktur (z. B. Imipramin, Amitriptylin) eine lineare Dosis-Wirkungsbeziehung haben, während Antidepressiva mit sekundärer Aminstruktur (z. B. Nortriptylin, Protriptylin, Desimipramin) eine kurvilineare Beziehung aufweisen. Es gibt allerdings auch mehrere Arbeiten [Übersicht: 259], die keinerlei regelhafte Plasmaspiegel-Wirkungsbeziehungen zeigen konnten.

Beziehungen zu psychovegetativen Wirkungen. Im Gegensatz zur thymoleptischen Wirkung scheint Übereinstimmung bei den Autoren zu bestehen, daß eine positive lineare Beziehung zwischen dem Plasmaspiegel der Antidepressiva und weniger komplexen Parametern demonstrierbar ist; z. B. Dauer des *QRS*-Komplexes im EKG (allerdings nur bei Intoxikationen!), *Tyraminempfindlichkeit, Theta-Aktivität* im EEG [Übersicht: 233] und (Neben-)Wirkungen wie *Schwitzen* und *Mundtrockenheit* [349].

4.7. Psychiatrische Indikationen der Therapie mit Antidepressiva

Von G. LANGER und G. SCHÖNBECK

4.7.1. Vorbemerkungen und Zusammenfassung

Die vorrangige Indikation für eine Therapie mit Antidepressiva sind depressive Syndrome unterschiedlichster Ätiologie. Ihre Prävalenz beträgt nach Schätzung der Weltgesundheitsorganisation (WHO) etwa 3—5 % der Weltbevölkerung [168]. Der Anteil der Patienten mit „depressiven Zuständen", die laut einer Umfrage in deutschsprachigen Ländern den praktischen Arzt aufsuchen, soll etwa 10 % betragen; ein großer Teil dieser Patienten leidet hierbei an der sogenannten *„larvierten" Depression* [168]. Depressionen sind nicht nachweislich „Zivilisationskrankheiten"; so konnten sie in unterschiedlichen Kulturen und Zeiten beobachtet werden.

Transkulturelle Studien berichten über depressive Syndrome bei Völkern und Stämmen mit sehr unterschiedlichem sozio-ökonomischem und kulturellem Status [Übersicht: 266]. Obgleich die phänomenologische Ausgestaltung einer Depression vom kulturellen Umfeld moduliert wird, scheinen Phasen *vitaler Verstimmung,* durch vegetative Störungen und wechselnde körperliche Beschwerden zusätzlich gekennzeichnet, überall verbreitet zu sein [266]. Hingegen fehlen kontrollierte Studien über transkulturelle Aspekte der *Therapie* mit Antidepressiva.

Aus der Reihe depressiver Erkrankungen bzw. Syndrome zeichnen sich die *„endogene" Depression* bzw. das *„vital-depressive" Syndrom* durch besondere therapeutische Ansprechbarkeit auf (trizyklische) Antidepressiva aus (diese Beobachtung ist empirisch belegt, ohne daß die psychobiologischen Zusammenhänge bereits klar wären). Doch können auch andere depressive Syndrome mit Antidepressiva behandelt werden. Die im folgenden erörterten depressiven Syndrome (s. Kap. 4.7.6.) sind im Hinblick auf eine mögliche differentielle Therapie mit Antidepressiva ausgewählt worden. Hierbei wurde den — wenn auch nur geringfügig — unterschiedlichen psychotropen Wirkungsprofilen verschiedener antidepressiv wirksamer Substanzen Rechnung getragen (s. Kap. 4.5.4.).

4.7.2. Vor dem Therapiebeginn mit Antidepressiva: Fragen, Kontraindikationen, Maßnahmen

Vor dem Beginn einer Therapie mit Antidepressiva sollten eine Reihe von Fragen abgeklärt bzw. Maßnahmen getroffen werden (vgl. Tab. 4.15.), um die Vorzüge der medikamentösen Therapie zu optimieren und ihre inhärenten Nachteile zu minimieren. Aus einer großen Zahl von wichtigen Fragen und Antworten können hier diejenigen aufgegriffen werden, die für die Therapie mit *Psychopharmaka* bedeutsam sind.

Tab. 4.15. Wichtige Fragen vor Beginn einer Behandlung mit Antidepressiva

— Diagnostisch-syndromatische Zuordnung des Patienten?
— Schwere des depressiven Syndroms und Suizidalität?
— Allgemeiner Gesundheitszustand?
— Wird der Patient die Verordnungen befolgen („Compliance")?
— Stationäre oder ambulante Therapie?
— Alter? Schwangerschaft?
— Kontraindikationen einer Therapie mit Antidepressiva?
— Wird oder wurde der Patient schon mit Antidepressiva behandelt?
— Prädiktoren der therapeutischen Wirkung der Antidepressiva?
— Wurden die notwendigen Routineuntersuchungen durchgeführt?

Tab. 4.15. Wichtige Fragen vor Beginn einer Behandlung mit Antidepressiva:
a) Diagnostisch-syndromatische Zuordnung? Die Diagnose eines Patienten bestimmt den *Stellenwert* der Antidepressivatherapie im Gesamtbehandlungsplan (s. Kap,. 4.7.5.). Die syndromatische Zuordnung hilft bei der Entscheidung über die Wahl eines *bestimmten Antidepressivums* (s. Kap. 4.7.6.).
b) Schwere des depressiven Syndroms und Suizidalität? Beide Faktoren sind mitbestimmend bei der Entscheidung zur stationären Behandlung (s. Kap. 4.7.8.) und bei der Auswahl geeigneter antidepressiv wirksamer Substanzen (s. Kap. 4.5.4., 4.8.2. und 4.8.3.).
c) Allgemeiner Gesundheitszustand des Patienten? Bei stark reduziertem Allgemeinzustand mit Untergewicht ist es ratsam, die Antidepressiva niedrig zu dosieren (weil das Verteilungsvolumen für das Medikament kleiner ist; auch die Verträglichkeit des Medikamentes scheint geringer zu sein). Wenn zusätzlich körperliche Erkrankungen vorliegen, ist die Frage der Kontraindikationen (s. unten) zu stellen.
d) Wird der Patient die Verordnungen befolgen („Compliance")? Die Compliance hängt insbesondere von der Qualität der Arzt-Patienten-Beziehung ab. Hierbei ist die Aufklärung des Patienten über das Auftreten von erwünschten und möglichen unerwünschten (Neben-)Wirkungen des Antidepressivums von großer vertrauensbildender Bedeutung (z. B. die Ankündigung, daß die unerwünschten Nebenwirkungen des Antidepressivums wahrscheinlich *vor* dessen therapeutischer Wirkung auftreten werden). Zu häufige Verordnungen eines Medikamentes („3 x täglich") und eine medikamentöse Polypragmasie beeinträchtigen die Compliance, es sei denn, der Patient wird hinreichend über den Sinn dieser Verordnungen informiert.
e) Stationäre oder ambulante Therapie? Die Indikation hierfür sowie spezielle (pharmako-)therapeutische Aspekte werden in Kap. 4.7.8. und 4.7.9. erörtert.
f) Alter, Schwangerschaft? Über die Bedeutung von Alter (s. Kap. 20) oder Schwangerschaft (s. Kap. 18) für die Therapie mit Antidepressiva verweisen wir auf die entsprechenden Kapitel.
g) Kontraindikationen einer Therapie mit Antidepressiva? Die Tab. 4.16. listet die relativen und absoluten Kontraindikationen, geordnet nach den Substanzklassen der Antidepressiva, auf. Es ist zu bedenken, daß für die meisten Kontraindikationen der Antidepressiva die pharmakologischen Gründe bekannt sind; manche sind sogar gut quantifizierbar wie zum Beispiel die anticholinerge Potenz der trizyklischen Antidepressiva. Hieraus folgt, daß bei *relativer* Kontraindikation für eine Substanzklasse jenes Medikament gewählt werden sollte, welches *innerhalb* dieser Klasse die geringsten kontraindizierten Wirkungen aufweist — sofern man nicht überhaupt ein Antidepressivum aus einer nicht kontraindizierten Substanzklasse wählen will.
h) Wird oder wurde der Patient schon mit Antidepressiva behandelt? — Wenn ja, mit welcher Dosierung und mit welchem Erfolg? Wenn der

Patient *zur Zeit ohne Erfolg* ein Antidepressivum erhält, so ist nach den Gründen der Therapierefraktät zu suchen (s. Kap. 4.7.10.), bevor Dosierung, Applikationsart, Präparat und therapeutischer Gesamtplan geändert werden. Wenn der Patient zur Zeit kein Antidepressivum erhält, *früher aber mit Erfolg* pharmakotherapeutisch behandelt worden ist, so ist es ratsam, die gegenwärtige Therapie in *gleicher* Weise wie früher (Präparat, Applikationsart und Dosierung) durchzuführen. Allerdings sei betont, daß durch solch ein Vorgehen die Wahrscheinlichkeit eines Therapieerfolges zwar erhöht, der Erfolg von damals aber nicht mit Sicherheit wiederholt werden kann.

i) Gibt es für diesen Patienten Prädiktoren (psychiatrische, psychobiologische) der therapeutischen Wirkung von Antidepressiva? Ein möglicher Prädiktor wurde in Punkt h) genannt; über weitere mögliche Prädiktoren s. Kap. 4.7.3.

Routineuntersuchungen vor Beginn, aber auch während und nach einer Therapie mit Antidepressiva. Vor Beginn einer Therapie mit Antidepressiva sollten folgende Routineuntersuchungen durchgeführt werden. **Unbedingt:** Blutdruck, Puls, (Differential-)Blutbild, Harn mit Sediment; **wünschenswert:** EKG, EEG, Untersuchung der Leberenzyme und der Nierenfunktion (ab dem 60. Lebensjahr oder bei entsprechenden Organschäden sind diese Untersuchungen *unbedingt* durchzuführen).

Blutdruck, Puls und Blutbild sollten mehrmals innerhalb der ersten 2 Monate nach dem Thera-

Tab. 4.16. Kontraindikationen einer Therapie mit Antidepressiva

Kontraindikationen (relativ/*absolut**)	Substanzklasse	vorrangige Gründe der Kontraindikationen
*Ileus**	Tri, Tetra (?)	
*Pylorusstenose**	Tri, Tetra (?)	
*Schweres Harnverhalten**	Tri, Tetra (?)	anticholinerge Wirkungen
Glaukom		
Prostatahypertrophie		
Hirnorganische Schäden		
Cerebrovaskuläre Insuffizienz	MAOH, Tri, Tetra (?)	Kreislaufwirkungen, d. h. orthost. Hypotonie (Tri, MAOH) oder hypertone Krise (MAOH)
*Coronarinsuffizienz**, *Herzinfarkt**, *Angina pectoris**	MAOH, Tri, Tetra (?)	
*Überleitungsstörungen**, *Schenkelblock**	Tri	Wirkungen auf das Reizleitungssystem
Hypertonie *(*bei MAOH)*	MAOH, Tri	Hypertone Krise (MAOH); orthost. Hypotonie (Tri, MAOH)
Herzinsuffizienz, Herzhypertrophie *(*bei MAOH)*	MAOH, Tri	Hypertone Krise (MAOH); Myocardwirkungen (Tri)
Epilepsien	Tri, Tetra	Krampfschwelle wird erniedrigt
Hyperthyreoidismus	Tri, Tetra	sympathikomimetisch;
Hypothyreoidismus	Tri, Tetra (?)	leicht thyreostatisch
Schwangerschaft (besonders 1. Trimenon)	alle Antidepressiva	teratogene Wirkungen sind nicht sicher auszuschließen
MAOH wurden in den vergangenen 14 Tagen gegeben	Tri, Tetra	verzögerter Abbau der Katecholamine durch MAOH; Gefahr einer hypertonen Krise

Tri: Trizyklische Antidepressiva; **Tetra:** Tetrazyklische Antidepressiva; **MAOH:** Monoaminoxydase-Hemmer.

Über die **modernen nicht-trizyklischen** Antidepressiva liegen z. T. noch nicht ausreichende Erfahrungen vor. Im allgemeinen scheinen sie aber geringere unerwünschte (Neben-)Wirkungen zu entfalten als die Trizyklika, weswegen für manche von ihnen einige der Kontraindikationen nicht zutreffen könnten.

piebeginn kontrolliert werden, hierauf können längere Intervalle gewählt werden (zwar ist zur Zeit bei den im Handel befindlichen Antidepressiva das Risiko einer Schädigung des blutbildenden Systems äußerst gering, wegen der möglichen bedrohlichen Konsequenzen im Einzelfall empfiehlt sich jedoch die Vorsicht).

Bei **älteren Patienten** (etwa über 60 Jahre) und bei bekannten oder vermuteten **Organstörungen** sollten Kontrolle(n) des *EKGs* bzw. des *EEGs* durchgeführt werden. Die *Enzyme* GOT, GPT, LAP und Gamma-GT und die *Nierenfunktionswerte* BUN und Kreatinin sollten bei bekannten oder vermuteten Störungen der entsprechenden Organsysteme regelmäßig kontrolliert werden.

Nach Abschluß einer Therapie mit Antidepressiva empfiehlt sich eine *Kontrolle* der durchgeführten Routineuntersuchungen, um für den Patienten zu dokumentieren, daß ein bestimmtes Präparat auch bei Langzeitapplikation seine untersuchten Organe nicht nachweislich geschädigt hat.

4.7.3. Prädiktoren der therapeutischen Wirkung von Antidepressiva

Unter **Prädiktoren** eines Therapieerfolges mit Antidepressiva werden im folgenden Merkmale des Patienten (psychiatrische und psychobiologische Parameter) verstanden, die — vor dem Beginn einer Therapie mit Antidepressiva erhoben — den therapeutischen Erfolg (eine wesentliche psychopathologische Besserung) innerhalb der nachfolgenden Behandlungswochen mit gewisser Wahrscheinlichkeit vorhersagen können. Nicht hierher zählen Prädiktoren einer Besserung aus nicht-medikamentösen Gründen, z. B. Prädiktoren für „Spontanremission", für gute Placebowirkung, etc.

Die nachfolgende Erörterung einer Reihe von psychiatrischen und psychobiologischen Prädiktoren des Therapieerfolges beginnt mit jenem Faktor, der angesichts der therapeutischen Probleme am individuellen Patienten auch heute noch der verläßlichste Prädiktor zu sein scheint, nämlich die *nosologische* und *syndromatologische* Zuordnung des Patienten. Für nähere Information der zum Teil widersprüchlichen Thematik sei auf eine Reihe von Übersichten verwiesen [8, 32, 123, 255].

Aus der vielschichtigen **methodischen Problematik** der Prädiktorenforschung soll eine prinzipielle Kritik von WITTENBORN [343] beispielhaft erwähnt werden: Es beschränken sich die allermeisten Prädiktorstudien auf die *a posteriori* Auffindung von Therapieerfolg-Prädiktoren; hingegen validierte kaum eine Studie ihre a posteriori gewonnene Hypothese durch eine nachfolgende prospektive *(a priori)* Studie.

Psychiatrische Prädiktoren der antidepressiven Wirkung

Die nosologisch-syndromatische Zuordnung eines Patienten zum Klassifikationstypus endogene Depression bzw. vital-depressives Syndrom ist (in weitgehender Übereinstimmung aller Autoren) ein guter Prädiktor für einen therapeutischen Erfolg mit *Trizyklika* [Übersichten: 32, 174].

Für die *MAO-Hemmer* finden sich hingegen — insbesondere in der anglo-amerikanischen Literatur — zahlreiche Studien, die ihnen eine therapeutische Wirkung bei neurotisch-hypochondrischer Depression bzw. beim phobisch-ängstlich-(depressiven) Syndrom zuschreiben [Übersicht: 174]. Antidepressiv wirksame *Phenothiazine* sollen schließlich beim (psychotisch) agitiert-depressiven Syndrom gut wirksam sein [Übersicht: 174].

Schließlich scheint ein Therapieerfolg mit Antidepressiva *in der Anamnese* ein guter (wenngleich nicht sicherer) Prädiktor für den Erfolg desselben Präparates (mit gleicher Applikationsart und Dosierung) beim zu behandelnden depressiven Syndrom zu sein; dies gilt möglicherweise sogar für die Anamnese einer erfolgreichen Therapie bei einem Verwandten ersten Grades des Patienten [Übersicht: 234].

Tab. 4.17. Die endogene Depression als nosologischer Typus (auf der Syndromebene häufig durch ein vital-depressives Syndrom ausgezeichnet) spricht bevorzugt auf trizyklische Antidepressiva an [Übersicht: 32] (vgl. Kap. 4.7.5.).

Das vital-depressive Syndrom wurde bereits von KUHN [187] als vorrangige Indikation einer Therapie mit Imipramin (als Vertreter der trizyklischen Antidepressiva) angesehen. Andere Autoren sprechen vom endogen-depressiven oder endogenomorph-depressiven Syndrom als Zielsyndrom für trizyklische Antidepressiva (vgl. Kap. 4.7.6.1.).

Wenige depressive Phasen in der Anamnese

Tab. 4.17. Mutmaßliche Prädiktoren der therapeutischen Wirkung von antidepressiv wirkenden Substanzen*

Psychiatrische Prädiktoren	Psychobiologische Prädiktoren
Trizyklische Antidepressiva	
vital-depressives Syndrom	MHPG (Urin) niedrig bzw. normal
endogene Depression	5-HIES (Liquor) niedrig bzw. normal
wenige vorhergehende Phasen	Dexamethasontest pathologisch
schleichender Phasenbeginn, aber Phasendauer kürzer als ein halbes Jahr	TSH-Antwort auf TRH hat steigende Tendenz, war vor Therapie abnorm niedrig.
	Pharmakologische Einzeltestdosis von:
Appetitlosigkeit	— Antidepressivum → Serumspiegel
vorübergehender Gewichtsverlust	— Antidepressivum → REM-Schlaf-Suppression
Durchschlafstörung (frühmorgendliches Erwachen)	— D-Amphetamin → kurzzeitige Depressionsverbesserung
psychomotorische Hemmung	— Schlafentzug → kurze Depressionsverbesserung
MAO-Hemmer	
neurotisch-hypochondrische Persönlichkeit	niedrige Acetyltransferase-Aktivität (Leber)
phobisch-ängstliches (depressives) Syndrom	
Phenothiazine	
psychotisch ängstlich-depressive Syndrome	TSH-Antwort auf TRH abnorm niedrig
Alle Antidepressiva	
Anamnese über Therapieerfolg mit bestimmtem Präparat (bestimmte Applikationsart und Dosis) bei Depressionen gleicher Symptomatik (dieser Prädiktor gilt möglicherweise auch für Verwandte 1. Grades).	

* Über die Gewichtung der einzelnen Prädiktoren siehe Text; teilweise in Anlehnung an BIELSKI und FRIEDEL, 1976; PAYKEL, 1979.

stellten einen Prädiktor dar, der mit einer höheren Wahrscheinlichkeit einen therapeutischen Erfolg vorhersagt als die Anamnese von vielen Phasen [Übersicht: 32]. Bei Therapieresistenz mit einer Anamnese von mehreren Phasen kann übrigens mit einiger Aussicht auf Erfolg *Lithium* auch als Antidepressivum versucht werden [220].

Ein schleichender Phasenbeginn, aber mit einer **Phasendauer kürzer als ein halbes Jahr,** war nach mehreren kontrollierten Studien ein Prädiktor eines Therapieerfolges [Übersicht: 32].

Appetitlosigkeit, Gewichtsverlust, Durchschlafstörungen und **psychomotorische Hemmung** haben sich auf der Symptomebene als Prädiktoren eines Therapieerfolges erwiesen [Übersicht: 32]. Bekanntlich sind diese Einzelsymptome auch Teil des vital-depressiven Syndroms.

Hingegen waren depressive Syndrome mit **wahnhaften, ängstlich-hypochondrischen** oder **feindselig-aggressiven** Inhalten nach einigen Studien Prädiktoren für einen *schlechten* Therapieerfolg [Übersicht: 234].

Die Validität möglicher **psychosozialer Prädiktoren** für die Therapie mit Antidepressiva ist noch weitgehend ungeklärt [Übersicht: 32].

Psychobiologische Prädiktoren der antidepressiven Wirkung

In der Literatur sind zahlreiche psychobiologische Prädiktoren des therapeutischen Erfolges mit Antidepressiva vorgeschlagen worden; keiner unter ihnen ist jedoch wissenschaftlich ausgereift genug, um bereits für die therapeutische Praxis nützlich zu sein [Übersichten: 123, 234].

Tab. 4.17.

Die MHPG-Ausscheidung im Urin und die 5-HIES-Konzentration im Liquor könnten möglicherweise Prädiktoren für einen Therapieerfolg mit trizyklischen Antidepressiva sein. MHPG (3-Methoxy-4-hydroxy-phenylglycol) ist ein Metabolit des Noradrenalinstoffwechsels im Gehirn; 5-HIES (5-Hydroxy-indolessigsäure) ist ein Metabolit des Serotoninstoffwechsels. Es zeigte sich (statistisch signifikant) in mehreren Studien, daß depressive Patienten mit einem niedrigen Vorwert von **MHPG im Urin** durch eine Therapie mit *Imipramin* (vorwiegend noradrenerg potenzierend) eher gebessert wurden als durch *Amitriptylin* (vorwiegend serotoninerg potenzierend). Bei normalem Vorwert von MHPG war hingegen die Therapie mit *Amitriptylin* dem *Imipramin* überlegen. In analoger Weise war ein niedriger Vorwert von **5-HIES im Liquor** ein therapeutischer Prädiktor für *Amitriptylin* oder *Clomipramin*; bei normaler 5-HIES Konzentration erzielte man hingegen mit *Imipramin* oder *Nortriptylin* bessere Ergebnisse. Möglicherweise besteht ein reziprokes Verhältnis zwischen den Konzentrationen von MHPG und 5-HIAA, worauf eine Studie hinwies, die beide biochemischen Messungen bei den Patienten durchführte [Übersicht: 23].

Interessanterweise werden durch die **Therapie mit trizyklischen Antidepressiva** die Konzentrationen von MHPG (im Urin) und 5-HIES (im Liquor) auf *abnorme Werte reduziert*, obgleich das depressive Syndrom der Patienten durch die Therapie normalisiert wurde. Dies ist ein paradoxes Phänomen, welches der Hypothese eines Monoamindefizits in der Pathogenese der Depression widerspricht [Übersicht: 192], wenn man keine Zusatzhypothese formuliert.

Der **Dexamathasontest** könnte möglicherweise ein Prädiktor für den Therapieerfolg sein [40, 50]. Eine mangelhafte Suppression des Serumcortisolspiegels innerhalb von 24 Stunden nach einer einmaligen mitternächtlichen Testdosis von Dexamathason war (statistisch signifikant) mit einem Therapieerfolg auf trizyklische Antidepressiva verbunden.

Die **TSH-Antwort auf den TRH-Stimulus** könnte möglicherweise ein weiterer psychoneuroendokrinologischer Prädiktor für den Therapieerfolg sein [171, 194]. Bei zwei oder mehreren aufeinanderfolgenden TRH-Tests war die Zunahme des Anstiegs von TSH (Thyrotropin) auf eine Testdosis von TRH (Thyrotropin-releasing-hormone) mit einem therapeutischen Erfolg auf trizyklische Antidepressiva innerhalb der nachfolgenden Wochen assoziiert [194]. Die Zunahme des Anstiegs von TSH auf TRH bei Besserung kann möglicherweise auch vorhersagen, daß ein Rückfall der Depression innerhalb eines halben Jahres nicht zu erwarten ist [171].

4.7.4. Klassifikation der Depressionen: Ihre Bedeutung für die Therapie mit Antidepressiva

Die Klassifikation der Depressionen ist nach KENDELL [164] Ausdruck einer „zeitgenössischen Konfusion"; selbst über grundlegende Fragen herrscht Unklarheit und Uneinigkeit.

Sind die Depressionen „Einheiten" (d. h. selbständige, vom Beobachter unabhängige ätiopathogenetisch-phänomenologische Realitäten) oder willkürliche Grenzziehungen (Konstrukte) von Schulmeinungen? Sollte man die Depressionen als Krankheiten oder als Reaktionstypen auffassen? Sollte man sie syndromal (nach ihrem psychopathologischen Erscheinungsbild) oder ätiopathogenetisch klassifizieren? Sind sie besser kategorial bzw. typologisch (als diskrete Subpopulationen) oder aber dimensional (als kontinuierliche individuelle Positionen auf einer Achse oder im Raum) beschreibbar? — Zu all diesen Fragen gibt es zahlreiche Meinungen. Es ist zweifelhaft, ob allgemein gültige Antworten in absehbarer Zeit gegeben werden können.

In diesem Buchbeitrag wurde jene Klassifikation der Depressionen gewählt, welche der Therapie mit Antidepressiva die nützlichsten Richtlinien gibt. Die gewählte *nosologische Klassifikation* — in Anlehnung an HIPPIUS und SELBACH [142] unterteilt in somatogene, endogene und psychogene Depressionen — weist der Pharmakotherapie einen unterschiedlichen Stellenwert im Gesamtbehandlungsplan der Depression eines Patienten zu. Die hierauf vorzunehmende syndromatologische *Klassifikation* — wir wählten 9 Syndrome — erlaubt die Auswahl einer differenzierten Therapie mit Antidepressiva. Die Orientierung der Psychopharmakotherapie an Zielsymptomen (im Sinne FREYHANs [109]) und Zielsyndromen wird aus methodisch-pragmatischen Gründen so lange Vorrang haben, bis es der psychobiologischen Forschung gelungen ist, *symptomunabhängige* biologische Parameter der Ätiopathogenese und der (körpereigenen) therapeutischen Regulationsmechanismen zu identifizieren.

4.7.5. Nosologische Klassifikation der Depressionen und Therapie mit Antidepressiva

Historisches. KRAEPELINS Hypothese von „Krankheitseinheiten" in der Psychiatrie, zu Beginn dieses Jahrhunderts formuliert, wird in ihrer vollen Bedeutung von der heutigen Psychiatrie kaum mehr vertreten; gleichwohl leben manche seiner Konzepte im psychiatrischen Alltag von heute weiter. Nach den Vorstellungen KRAEPELINS waren die vielfältigen Formen der Geisteskrankheiten auf eine begrenzte Anzahl von „*Krankheitseinheiten*" zurückzuführen, von denen jede ihre eigene Ursache, ihre eigene psychologische Grundform, ihren eigenen Verlauf und ihren eigenen Hirnbefund hat.

KRAEPELINS Begriff des „manisch-depressiven Irreseins" erfährt heute im Konzept der *endogenen Depression* eine gewisse Einschränkung. Man fordert heute eine diagnostische Trias, bestehend aus einem typischen, ätiologisch aber unspezifischen, psychopathologischen (Querschnitts-)Syndrom, einer genetischen Vulnerabilität (die man im Einzelfall mit einer positiven Familienanamnese zu begründen glaubt) und einem phasenhaften Verlauf.

Für die Indikation zur *Therapie mit Psychopharmaka* ist allerdings — bis auf weiteres — der Nachweis der *gesamten* diagnostischen Trias nicht unbedingt notwendig, sondern das charakteristische psychopathologische Syndrom (s. Kap. 4.7.6.) ist als „Zielsyndrom" ausreichend. Für die *Akzentsetzung* der einzelnen therapeutischen Instrumente (allgemeinmedizinische, psychopharmakologische, psycho- und soziotherapeutische) im *Gesamtbehandlungsplan* eines depressiven Patienten ist aber eine nosologische Klassifikation erforderlich; hierbei hat sich die Unterteilung der Depressionen nach HIPPIUS und SELBACH [142] sowie KIELHOLZ [167] in *somatogene, endogene* und *psychogene* Depressionen bewährt.

Pharmakotherapie bei somatogenen Depressionen

Unter somatogenen Depressionen versteht man depressive Zustandsbilder, für deren Entstehung eine körperliche Krankheit oder Funktionsstörung vorrangig verantwortlich und namhaft gemacht werden kann. Liegt die (vermutete) Ursache primär intracerebral (z. B. Demenz, Trauma, Entzündung), so spricht man von *organischer* Depression; liegt sie primär extracerebral (nach Operationen oder Infektionen, gestörter Hämodynamik, Toxine), so hat sich der Ausdruck *symptomatische* Depression eingebürgert [167].

Syndromatologisch finden sich unter den **organischen** Depressionen auch dysphorische Verstimmungen bei Schwachsinnigen und Epileptikern sowie apathische Versagungszustände und depressiv-paranoide Psychosen bei organischen Hirnveränderungen im Alter (s. Kap. 20).

Zu den **symptomatischen** Depressionen zählen auch depressive Syndrome bei Abhängigkeit von Alkohol und Drogen und die sogenannten **pharmakogenen** Depressionen, die während oder nach einer Therapie mit Antihypertonika, Steroiden und Neuroleptika (s. Kap. 4.7.6.6.) sowie unter Ovulationshemmern auftreten können.

Die **Psychopharmakotherapie** unterstützt die allgemein-medizinischen Maßnahmen zur Beseitigung oder Linderung der somatisch-bedingten Störungen. Die Psychopharmaka werden syndromorientiert (s. Kap. 4.7.6.) eingesetzt, wobei solche Präparate zu wählen sind, deren Wirkungsprofil keine zusätzliche unerwünschte Verstärkung des somatisch bedingten Syndroms erwarten läßt (s. Kap. 4.8.2. und 4.8.3.).

Pharmakotherapie bei endogenen Depressionen

Historisches. Der Krankheitsbegriff der **endogenen Depression** birgt im Begriff der *Melancholie* (HIPPOKRATES, 5. Jh. v. Chr.) eine jahrtausendealte Tradition. Traditionsreich ist nicht nur die phänomenologische Beschreibung der Melancholie („mutlos-trauriger Geistes- und Gemütszustand"), sondern auch das prinzipielle ätiopathognetische Konzept, welches nach HIPPOKRATES eine somatische Störung („Bewegungen der schwarzen Galle") postulierte. Der Begriff „Melancholie" hat im Laufe der Geschichte manchen Bedeutungswandel erfahren. Heute wird er entweder synonym mit dem Begriff „endogene Depression" oder aber enger gefaßt, als „Involutionsmelancholie".

Der Begriff „**Depression**" war ursprünglich (Beginn des 19. Jh.s) viel weiter als heute verwendet worden, nämlich als Oberbegriff für heterogene Krankheitsbilder, die durch eine psychische Unterfunktion oder Minus-Symptomatik gekennzeichnet waren. Bei KRAEPELINS Krankheitseinheit des „manisch-depressiven Irreseins" bedeutete das *„depressiv"* — „melancholische oder depressive Zustände mit trauriger oder ängstlicher Verstimmung sowie Erschwerung des Denkens und des Handelns" [Übersicht: 145].

Die **Diagnose** einer endogenen Depression verlangt (im strengen Sinn) die Erfüllung von drei Kriterien: a) Ein typisches, wenn auch ätiologisch unspezifisches psychopathologisches (Querschnitts-)Syndrom; in Anlehnung an K. SCHNEIDER, WEITBRECHT, KUHN wird es als *vital-depressives Syndrom* bezeichnet (s. Kap. 4.7.6.1.). b) Eine bestimmte *Ätiopathogenese*, ausgezeichnet durch ein genetisch bedingtes Ausklinken (bis heute nur durch eine positive Familienanamnese belegbar) depressiver Phasen ohne einfühlbare Assoziation mit entsprechenden Umweltereignissen. c) Ein phasenhafter Verlauf mit restitutio ad integrum in den Zeiten zwischen den Phasen. Der Phasenverlauf kann monopolar (nur depressive Phasen) oder bipolar (depressive und manische Phasen) gestaltet sein. Auf zahlreiche Abwandlungen dieser „strengen Fassung" der Diagnose endogene Depression kann hier nicht eingegangen werden (z. B. auf das Konzept der „endo-reaktiven" Depression, etc.).

Die **Pharmakotherapie** mit Antidepressiva ist die Basisbehandlung bei dieser Krankheit. Bei der Wahl des Antidepressivums orientiert man sich an der syndromatologischen Ausgestaltung der Depression (s. Kap. 4.7.6.) unter Bedachtnahme der in Kap. 4.7.2. erörterten Grundsätze.

Pharmakotherapie bei psychogenen Depressionen

Die Differenzierung einer *(abnormen)* psychogenen Depression von einer normalen traurigen Gestimmtheit (bedingt durch akute oder chronische seelische Belastungen) ist nicht immer leicht. Ebenso schwer ist manchmal die Abgrenzung zur endogenen Depression, wenn die typische diagnostische Trias (siehe oben) fehlt. Die **Diagnose** eines depressiven Syndroms als „psychogene Depression" stützt sich auf folgende zwei Kriterien: a) Es besteht ein verstehbarer Zusammenhang mit akuten, für den Patienten seelisch bedeutsamen Ereignissen: — *„reaktive"* Depression, oder mit einer seit der Kindheit bestehenden (im Rahmen einer Psychotherapie aufgedeckten) konflikthaften Entwicklung: — *„neurotische"* Depression. b) Qualität, Intensität und Dauer des depressiven Syndroms stehen laut Urteil des sich einfühlenden Arztes und des Patienten im Mißverhältnis zu einer physiologischen traurigen Gestimmtheit. Umstritten ist die Frage, ob es für psychogene Depressionen spezifische Querschnittsyndrome gibt. Im übrigen wurden viele Formen psychogener Depression beschrieben, auf die hier nicht eingegangen werden kann [Übersicht: 338].

Die Art der symptomatologischen Ausgestaltung eines depressiven *Syndroms* sollte kein ausreichendes Kriterium für die **Diagnosestellung** sein (eine nicht selten geübte Praxis bei der Diagnose „neurotische Depression"), solange man den Standpunkt der ätiopathogenetischen Unspezifität psychiatrischer Syndrome einnimmt. Die syndromatologische Zuordnung ist aber für die Auswahl geeigneter Antidepressiva nützlich.

Die **Pharmakotherapie** mit Antidepressiva stellt, sofern nicht ein vital-depressives Syndrom vorliegt (s. Kap. 4.7.6.1.), nur eine Einzelsymptome lindernde und die psycho-sozialen Therapien (im engeren und weiteren Sinne) unterstützende „symptomatische" Therapie dar. Das *gesamte* depressive Syndrom kann nicht allein durch eine Therapie mit Antidepressiva normalisiert werden, wie dies beim vital-depressiven Syndrom häufig möglich ist.

4.7.6. Syndromatologische Klassifikation der Depression und Therapie mit Antidepressiva

Das psychopathologische Erscheinungsbild eines depressiven Patienten kann in den meisten Fällen einem der nachfolgend zu erörternden syndromatischen Typen zugeordnet werden. Hierdurch wird das „Zielsyndrom" für eine differenzierte Therapie mit Antidepressiva definiert. Die therapeutische Wirkung der Antidepressiva kann nämlich bis auf weiteres — mangels valider psychobiologischer Methoden — nur an der Veränderung der (psychopathologischen) Symptome und Zeichen beurteilt werden.

Die **Syndromorientierung** der Therapie mit Antidepressiva (und auch mit anderen Psychopharmaka) hat ausschließlich *methodische* Gründe, ein Umstand, der nicht immer bewußt wird. Die gegenwärtigen Nachweismethoden der *therapeutischen* Wirksamkeit eines Antidepressivums stützen sich nämlich im wesentlichen auf die Dokumentation der Verbesserung oder Normalisierung psychopathologischer und psychovegetativer Parameter. Es gibt also noch keinen verläßlichen psychobiologischen Parameter, welcher den psychiatrischen Phänomenen *vorgeschaltet* — eine symptomnormalisierende Wirksamkeit der Antidepressiva *vor* der klinischen Besserung und *unabhängig* von ihr anzeigen könnte (vgl. Tab. 4.9.). Aus dem genannten Grunde muß auch die klinisch wie pharmakotherapeutisch wichtige Frage noch offen bleiben, in welcher psychobiologischen Verknüpfung die **„depressive Phase"** (ein hypothetischer Begriff) mit dem „depressiven Syndrom" (dessen phänomenologischer Ausgestaltung) steht. In die gleiche Richtung zielt auch die ungelöste Frage nach dem therapeutischen Wirkungsmechanismus der Antidepressiva.

Im folgenden werden mehrere **Prägnanztypen depressiver Syndrome** beschrieben, die im Hinblick auf eine mögliche differentielle Therapie mit antidepressiv wirkenden Substanzen ausgesucht wurden (s. Tab. 4.18.). Hierbei stützt sich die differentielle Therapie auf die — wenn auch gering-unterschiedlichen psychotropen Wirkungsprofile der Antidepressiva (s. Kap. 4.5.4.). Einige der Prägnanztypen sind in Anleh-

Tab. 4.18. Prägnanztypen depressiver Syndrome: Zielsyndrome für eine differenzierte Therapie mit Antidepressiva

(vital-)depressive Syndrome	Typen psychotroper Wirkungsprofile von antidepressiv wirksamen Substanzen*					
	I	II	III	IV	V	VI
— produktiv psychotisch			X		X	
— suizidal			X		X	
— psychomotorisch erregt			X		X	
— psychomotorisch gehemmt	X	X				(X)
— larvierte Depression		X	X	X		
— hypochondrisch-ängstlich			X	X	(X)	
— zwangs-phobisch		X	(X)			X

* Die sechs unterschiedlichen psychotropen Wirkungsprofile (Typen) sind in Abb. 4.18. dargestellt. Die mit einem Kreuz (X) gekennzeichneten Typen verstehen sich als Therapievorschlag erster Wahl.
  I. *Typus „Nortriptylin":* z. B. Nortriptylin, Desimipramin, Protriptylin
 II. *Typus „Imipramin":* z. B. Imipramin, Clomipramin, Dibenzepin
III. *Typus „Amitriptylin":* z. B. Amitriptylin, Doxepin, Trimipramin
 IV. *Typus „Opipramol":* z. B. Opipramol, Trazodon
  V. *Typus „Chlorprothixen":* z. B. Chlorprothixen, Thioridazin, Laevomepromazin
 VI. *Typus „Tranylcypromin":* z. B. Tranylcypromin, andere MAO-Hemmer

nung an die Vorschläge von KIELHOLZ [168] formuliert. Leider bestehen zu diesem Thema kaum systematische, wohlkontrollierte Studien.

4.7.6.1. Das vital-depressive Syndrom: Ein „Imipramin-reagibler" Zustand

Das Syndrom der „vital-depressiven Verstimmung" gilt als typisches — wenn auch unspezifisches — Querschnittssyndrom der sogenannten endogenen Depression. Andere Namen verwandten Inhalts sind „endogen-depressives" Syndrom oder „endogenomorph-depressives" Syndrom (diese Namen wurden hier nicht verwendet, weil sie eine syndromspezifische Ätiologie — nämlich endogen — zumindest semantisch nahelegen). Das vital-depressive Syndrom ist bevorzugtes Zielsyndrom einer Therapie mit (trizyklischen) Antidepressiva.

Die „vital-depressive Verstimmung", in Anlehnung an K. SCHNEIDER, WEITBRECHT [338] KUHN [189], ist Kernsymptomatik eines *ätiologie-unabhängigen* psychopathologischen Querschnittssyndroms. Obgleich vorwiegend bei endogen-depressiven Patienten zu beobachten, kann dieses Syndrom auch bei somatogen- oder psychogen-depressiven Patienten nachgewiesen werden. Schon KUHN beschrieb 1957 in seiner ersten Arbeit über Imipramin, daß Patienten mit diesem Syndrom bevorzugte Zielgruppe der Therapie mit diesem (trizyklischen) Antidepressivum sind [187].

Das vital-depressive Syndrom konstituiert sich typischerweise und in seiner vollen Ausprägung aus folgenden **5 Symptomgruppen** bzw. Merkmalen:
a) *Bedrückung*, Müdigkeit, Enge und Schwere, welche *leibnah* erlebt werden.
b) *Hemmung* oder spürbare Beeinträchtigung (Verlangsamung) des *Denkens*, der Assoziationen, der Konzentrationsfähigkeit, der Entschlußfähigkeit und des *Handelns*; Beeinträchtigung der Merkfähigkeit und des Gedächtnisses.
c) Unfähigkeit, Freude zu erleben (Anhedonie) oder Interessen und positive Gefühle zu empfinden und an ihnen festzuhalten; Gefühl der Selbstentwertung und *Verlust der Lebenszuversicht*.
d) Mehrere *psychovegetative Funktionen sind beeinträchtigt*, insbesondere der Schlaf (Schlaftiefe und Schlafdauer; frühzeitiges Erwachen). Ferner bestehen Appetitlosigkeit und *Gewichtsverlust*, Libidoverlust und *Amenorrhoe*; allgemeiner Tonusverlust der Gewebe mit einem gealterten Aussehen.
e) Das vital-depressive Syndrom ist typischer-

weise außergewöhnlich *umweltstabil*; es erfährt allerdings „Tagesschwankungen" mit morgendlichem Pessimum.

Assoziiert an das vital-depressive Syndrom sind häufig *wahnhafte Schuldgefühle* und depressive Körpergefühlsstörungen. *Angst* kann ausgeprägt sein, sofern sie nicht durch die psychomotorische Hemmung verdeckt wird [338].

Pharmakotherapeutisch sind Antidepressiva vom *„Imipramin-Typ"* oder *„Amitriptylin-Typ"* (s. Abb. 4.18.) primär indiziert. Bei stationärer Behandlung kann die Therapie parenteral (s. Kap. 4.7.8.) begonnen werden. Bei Überwiegen einer psychomotorischen Hemmung oder Erregung oder bei ausgeprägter produktiv-psychotischer Symptomatik können weitere pharmakotherapeutische Maßnahmen erwogen werden (s. unten).

Pharmakotherapie beim (vital-)depressiven Syndrom mit ausgeprägter psychomotorischer Hemmung

Hier beherrscht die psychomotorische Hemmung in mehr (Stupor) oder weniger (Substupor) ausgeprägter Weise das Bild des vital-depressiven Syndroms. Es ist zweckmäßig, die psychomotorische Hemmung als zusätzliches Leitsymptom bzw. Syndrom herauszustellen, da dies eine Auswahl von eher hemmungslösenden Antidepressiva indiziert (s. Abb. 4.18.). Allerdings ist es ratsam, eine möglichst *gleichzeitige* Verbesserung von stimmungsaufhellender und hemmungslösender Wirkung anzustreben (eine der stimmungsaufhellenden Wirkung vorausgehende hemmungslösende Wirkung kann gegebenenfalls eine Suizidalität verstärken bzw. auslösen).

Pharmakotherapeutisch sind bei **stationärer** Behandlung initial Antidepressiva vom *„Imipramin-Typ"* (s. Abb. 4.18.) indiziert, wenn möglich als parenterale Applikation. Sollte die psychomotorische Hemmung nach 2 Wochen nicht gelöst sein, können Antidepressiva vom *„Nortriptylin-Typ"* zusätzlich gegeben werden (hierbei kommt etwa je eine Hälfte der Gesamtdosis der Antidepressiva auf das Präparat des „Nortriptylin-Typs" morgens und auf das Präparat des „Imipramin-Typs" abends; letzteres parenteral verordnet). Die **ambulante** Behandlung depressiver Patienten mit geringerer Depressionstiefe und ohne Suizidalität kann mit einem Präparat vom „Nortriptylin-Typ" — tagsüber verordnet — begonnen werden. Bei schweren Schlafstörungen kann zusätzlich (Dosisverhältnis ½ + ½) ein Präparat vom „Amitriptylin-Typ" abends verordnet werden.

Pharmakotherapie beim (vital-)depressiven Syndrom mit ausgeprägter psychomotorischer Erregung

Hier beherrscht die psychomotorische Erregung, oft im Verein mit Angst, das Bild des vital-depressiven Syndroms. Es ist zweckmäßig, die psychomotorische Erregung als zusätzliches Leitsymptom bzw. Syndrom herauszustellen, da dies eine Auswahl von eher dämpfenden Antidepressiva indiziert (s. Abb. 4.18.).

Pharmakotherapeutisch sind Antidepressiva vom „Amitriptylin-Typ" (s. Abb. 4.18.) indiziert. Zur Gewährleistung der maximalen sedierenden Wirkung wird das Präparat am besten parenteral appliziert (vgl. Kap. 4.6.3.). Bei ausgeprägter Angst kann zusätzlich ein *Benzodiazepin* verabreicht werden. Wenn auch eine produktiv-psychotische Symptomatik vorliegt, so kann zusätzlich ein Präparat vom „Chlorprothixen-Typ" gegeben werden (s. unten).

Pharmakotherapie beim (vital-)depressiven Syndrom mit produktiv-psychotischer Symptomatik

In Assoziation mit dem gesamten vital-depressiven Syndrom oder mit Teilen kommt es nicht selten zu *synthymen Wahnformen* wie Versündigungs- und Verarmungswahn und hypochondrischen Wahnbildern. Bei älteren, ängstlich-erregten Patienten können auch *katathyme Pseudohalluzinationen* oft in Form von vorwurfsvollen Stimmen, auftreten. Differentialdiagnostisch sind sie von den schizo-affektiven Psychosen zu trennen (s. Kap. 13).

Im klinisch-psychiatrischen Alltag besteht oft die Tendenz, **synthyme Wahnformen** von *katathymen* mit der Begründung zu unterscheiden, die ersteren seien Folge des vital-depressiven Syndroms und somit prinzipiell der Therapie mit trizyklischen Antidepressiva zugänglich, während die katathymen Wahnformen im Rahmen der Depression eine (zusätzliche) Therapie mit Neuroleptika erfordern. Es gibt keine kontrollierten Studien, die diese empirisch-begründete Position wissenschaftlich stützen. Die anglo-amerikanische Literatur bietet einige Studien, die den „delusional-depressives" eine Therapierefraktät auf trizyklische Antidepressiva [120] zuschreiben, allerdings leiden diese Patienten (nach deutschem Sprachgebrauch) vorwiegend an *synthymen* Wahnformen. — Die Frage, ob auch synthyme Wahnformen bei Depressionen eine Zusatztherapie mit Neuroleptika erhalten sollen, ist also wissenschaftlich unentschieden.

Pharmakotherapeutisch kann man je ein Antidepressivum vom „Amitriptylin-Typ" und vom „Chlorprothixen-Typ" (s. Abb. 4.18.) verabreichen, vorzugsweise parenteral, wobei jedes Präparat in der vollen Dosis gegeben werden kann. Bei starker Angst empfiehlt sich zusätzlich ein Präparat aus der Gruppe der *Benzodiazepine*. Bei hartnäckig persistierenden Wahnformen, bei katathymem Wahn und Pseudohalluzinationen, sowie bei (arteriosklerotischen) Involutionsmelancholien mit produktiv-psychotischer Symptomatik kann zusätzlich ein *hochpotentes Neuroleptikum*, beginnend mit niedriger Dosierung, verabreicht werden (über die Behandlung bei Altersdepressionen vgl. Kap. 20).

Ein **hochpotentes Neuroleptikum** wird hier gewählt, weil es im Vergleich zu den neuroleptischen Präparaten vom „Chlorprothixen-Typ" bei einem Minimum an neurovegetativen (Neben-)Wirkungen ein Maximum an antipsychotischer Wirkung hat. Dieses Argument wiegt besonders schwer bei (arteriosklerotischen) Involutionsmelancholien. Vorsicht ist allerdings wegen der depressiogenen Wirkung der hochpotenten Neuroleptika geboten (s. Kap. 4.7.6.6.); daher ist eine einschleichende Dosierung mit Evaluierung der minimal notwendigen Dosis ratsam.

4.7.6.2. Pharmakotherapie beim hypochondrisch-ängstlich-depressiven Syndrom

Psychoneurovegetative Symptome des Herz-Kreislaufsystems und des Magen-Darmtraktes mit einer ängstlich-depressiven Verstimmung beherrschen das Bild. Ist ein vital-depressives Syndrom „demaskierbar", so kann das Syndrom als „larvierte Depression" (s. Kap. 4.7.6.4.) aufgefaßt und mit trizyklischen Antidepressiva klinisch behandelt werden. Häufig ist das gesamte Syndrom von einer relativ großen Umwelt*labilität* gekennzeichnet; es wird meist als Ausdruck einer sogenannten „neurotischen Depression" oder „reaktiven Depression" aufgefaßt (s. Kap. 4.7.5.). Psychotherapeutische Maßnahmen (im engeren und weiteren Sinne) werden hier Vorrang vor einer Pharmakotherapie haben, die in diesem Fall eine symptommildernde „symptomatische" Begleitbehandlung darstellt.

Das **hypochondrisch-ängstlich-depressive Syndrom** zeigt typischerweise neben der psychoneurovegetativen Labilität auch eine Labilität der Gestimmtheit, die zwischen ängstlich-depressiv und dysphorisch während des Tages *unregelmäßig* schwankt: eigentliche regelhafte Tagesschwankungen fehlen. Ferner sind *Einschlafstörungen* häufig anzutreffen. Wenn zusätzliche neurotische Symptome mit entsprechender Biographie oder aber das Fehlen derselben bei Nachweis eines auslösenden Ereignisses bestehen, sind die Diagnosen „neurotische" bzw. „reaktive" Depression als wahrscheinlich anzunehmen.

Psychopharmakotherapie ist ohne Vorherrschen eines vital-depressiven Syndroms (sei es in manifester oder „larvierter" Form) weitgehend „symptomatische" Begleittherapie. Präparate des *„Opipramol-Typs"* können hierbei verordnet werden (s. Abb. 4.18.). Bei Vorherrschen von Angst und Schlafstörungen können ferner Präparate des *„Amitriptylin-Typs"* oder des *„Chlorprothixen-Typs"* in niedriger Dosis (niedrige Dosis wegen der neurovegetativen Wirkungen) zur Symptomlinderung gegeben werden.

4.7.6.3. Pharmakotherapie beim depressiv-suizidalen Syndrom

Das depressiv-suizidale Syndrom tritt bei verschiedenen psychiatrischen Erkrankungen auf. Für das Maß der Suizidalität eines Patienten scheint hierbei weniger die nosologische Zuordnung als die syndromatische Ausgestaltung [270] entscheidend zu sein. Den Grad der Suizidalität eines Patienten verläßlich abzuschätzen, ist schwer, obgleich *Risikofaktoren* namhaft gemacht werden können (s. Tab. 4.19.).

Das depressiv-suizidale Syndrom kommt am häufigsten im Rahmen depressiver Erkrankungen (nicht nur endogen) zur Ausprägung; man findet es jedoch auch bei Schizophrenen, Suchtkranken und neurotischen Patienten. Unter **Suizidalität** oder Selbstmordgefährdung versteht man den Grad der Wahrscheinlichkeit, mit der ein Patient — alleingelassen — einen Selbstmord begehen würde. Die Suizidalität ist nicht statisch aufzufassen; sie kann sich innerhalb kurzer Zeit verändern.

Pharmakotherapeutisch sind ähnliche Maßnahmen zu setzen, wie sie beim pro-

Tab. 4.19. Mögliche Risikofaktoren für einen Selbstmord*

Psychiatrische bzw. psychobiologische Faktoren	Psychosoziale Faktoren
— ängstlich-agitiertes Syndrom mit Selbstaggression — Androhung oder Vorbereitung des Selbstmordes — Schuld- und Insuffizienzgefühle — endogene Psychose; Suchtkrankheit — Krankheitswahn — schwere, lange bestehende Schlafstörung — Anamnese von Selbstmordversuchen — 5-HIES-Konzentration (Liquor) niedrig — (symptomatischer) Hypercortisolismus	— Verlust mitmenschlicher Beziehung, durch Tod oder Scheidung oder Trennung der Bezugsperson — Verlust schulischer oder beruflicher Kontakte durch Isolierung bzw. Entlassung bzw. Pensionierung — allmähliche Vereinsamung — Verlust des Lebenszieles — Verlust des Lebenssinns — Familiäre Zerrüttung in der Kindheit — Alter (älter als 55 a) — Männliches Geschlecht (Gefährdung ♂ : ♀ = 3 : 1) — Pubertät, Klimakterium — unheilbare Krankheit

* In Anlehnung an SCHARFETTER (1973), PÖLDINGER (1980).

duktiv-psychotisch depressiven Syndrom beschrieben wurden (s. Kap. 4.7.6.1.). Ziel der vorwiegend **stationären** Therapie ist es, den suizidalen Patienten so rasch wie möglich maximal stimmungsaufhellend, antipsychotisch (mit gleichzeitiger Sedierung) und anxiolytisch zu behandeln. Hierbei ist es vorteilhaft, den Patienten zu Therapiebeginn möglichst viel schlafen zu lassen. Zur Unterstützung der anxiolytischen Wirkung obiger Medikation können zusätzlich Benzodiazepine verordnet werden. Es ist darauf zu achten, daß die psychomotorisch enthemmende Wirkung der Antidepressiva ihrer stimmungsaufhellenden Wirkung nicht vorauseilt. **Ambulanten** Patienten sollte bei Verdacht auf Suizidalität die Medikation in kleiner Packung rezeptiert werden, insbesondere bei Medikamenten mit geringer therapeutischer Breite (z. B. Trizyklika, Lithium); dies wird vom Patienten meist akzeptiert, da er ohnehin in kurzen Abständen beim Arzt bestellt ist.

4.7.6.4. Pharmakotherapie beim Syndrom der „larvierten Depression"

Patienten mit diesem Syndrom suchen zu Beginn häufiger den praktischen Arzt oder Internisten als den Psychiater auf. Dies deshalb, weil sie nicht sichtbar an einer Gemütsdepression leiden („depressio sine depressione"), sondern eine hypochondrische Klagsamkeit und unterschiedlichste Schmerzzustände bei übersteigerter Selbstbeobachtung im Vordergrund der Symptomatik stehen. Ein phasenhafter Verlauf sowie Tagesschwankungen und andere Symptome des vital-depressiven Syndroms sind typischerweise nur nach eingehender Exploration zu „demaskieren".

Unter „**larvierter Depression**" (WALCHER) versteht man ein ätiologisch unspezifisches depressives Syndrom mit vorwiegend psychoneurovegetativer Symptomatik. Es wurde erstmals 1937 von HEMPEL unter dem Namen „vegetativ-dystone" Depression beschrieben und hat in der Folge mehrere andere Namen erhalten [Übersicht: 270]. Im Vordergrund stehen Schlafstörungen, Inappetenz, Gewichtsverlust, Schwitzen, abdominelle Beschwerden, beengte Atmung, Engegefühl im Hals, pseudopektanginöse Beschwerden, Tachykardie und insbesondere Schmerzzustände verschiedenster Art.

Bei genauer Exploration lassen sich viele Symptome des „vital-depressiven" Syndroms aufdecken, die dem Patienten oft nicht klar bewußt werden, so z. B. die Unfähigkeit, Freude zu empfinden, Energieverlust, Konzentrations- und Leistungsschwäche mit rascher Ermüdbarkeit: Tagesschwankungen werden häufig in Form von morgendlicher Angst vor dem Alltag und Kraftlosigkeit sowie morgendlicher Tachykardie, Schwitzen und Schmerzzuständen explorierbar, abends sind die Symptome schwächer ausgeprägt.

Nicht nur somatische Beschwerden können die Depression „maskieren". Auch Verhaltensstörungen, Zwangssyndrome sowie Mißbrauch von Medikamenten oder Alkohol können Ausdruck einer „larvierten Depression" sein.

Pharmakotherapeutisch können Präparate vom „*Amitriptylin-Typ*" (s. Abb. 4.18.) wegen ihrer zusätzlich anxiolytischen Wirkungskomponente in einschleichender Dosierung (zur Verringerung der neurovegetativen Wirkungen) verwendet werden. Hierbei empfiehlt sich wegen der stark sedierenden Wirkungskomponente eine einmalige Abenddosis. Wenn Schlafstörungen und Angst nicht im Vordergrund stehen, können Präparate des „*Imipramin-Typs*" auch tagsüber verordnet werden. Zur weiteren Wahl stehen Präparate des „*Opipramol-Typs*" (s. Abb. 4.18.).

4.7.6.5. Pharmakotherapie bei depressiven Zwangs- und phobischen Syndromen

Die psychopathologische Beschreibung dieser Syndrome und die Erörterung ihrer Pharmakotherapie werden in Kap. 12. ausführlich dargestellt.

4.7.6.6. Pharmakotherapie eines depressiven Syndroms im Verlauf schizophrener Psychosen

Depressive Syndrome können vor Ausbruch einer schizophrenen Psychose, während derselben und in der Remission relativ häufig beobachtet werden [Übersicht: 232]. Der Zusammenhang mit der neuroleptischen Therapie scheint bei vielen Patienten wahrscheinlich, wobei ein Symptomwechsel der Psychose („depressive Verschiebung") durch die Neuroleptika postuliert wurde [Übersicht: 232]. Besondere Beachtung verdient aus therapeutischen

Gründen die häufig zu beobachtende *„depressive Ausgestaltung"* Neuroleptika-induzierter extrapyramidaler Syndrome. Andererseits gilt als gesichert, daß schon *vor* der Ära der Neuroleptika eine Assoziation zwischen depressiven Syndromen und schizophrenen Psychosen nicht selten beobachtet werden konnte.

Im Kontext dieses Buches interessiert besonders die Frage nach der Bedeutung der antipsychotischen **Neuroleptikatherapie** für die **Pathogenese depressiver Syndrome**. Die Antwort hierauf ist noch umstritten [179, 232]. Es scheint ratsam, bis zur Klärung des Sachverhaltes von der Annahme einer depressionsfördernden Wirkung der Neuroleptika auszugehen und die Therapie quantitativ (niedrige Dosis) sowie qualitativ (durch die Wahl geeigneter Präparate) zu optimieren (s. unten).

Psychopharmakotherapeutisch bewährte sich bei Auftreten eines depressiven Syndroms, im Einklang mit MÜLLER [232], folgende schrittweise Vorgangsweise: a) Eine *Dosisreduktion* des Neuroleptikums, falls psychiatrisch möglich. Wenn dies aus klinischen Gründen unmöglich oder erfolglos ist, dann b) *Anticholinergika* (z. B. Biperiden). Nicht selten bessert oder normalisiert sich mit Schwinden eines extrapyramidalen Syndroms auch die depressive Symptomatik. Wenn die beiden erstgenannten Maßnahmen erfolglos bleiben, so kann c) ein *Antidepressivum plus* eine Dosisreduktion des Neuroleptikums versucht werden. Trizyklische Antidepressiva werden einschleichend bis zur mittleren Dosishöhe verabreicht; titriert wird gegen die mögliche Aktivierung psychotischer Symptome.

4.7.7. Ausprägungsgrad („Tiefe") der Depression und Therapie mit Antidepressiva

Die Beurteilung der Depressionstiefe erfolgt entweder aufgrund einer globalen Schätzung durch den Arzt oder unter Zuhilfenahme von standardisierten Fremd- und Selbstbeurteilungsskalen. Hierbei zeigte sich, daß verschiedene Skalen zur Erfassung des Schweregrades der Depression unterschiedlich miteinander korrelieren, d. h. offenbar unterschiedliche Informationen über den Ausprägungsgrad verarbeiten [137]. Diese und andere methodische Probleme mögen für die Tatsache verantwortlich sein, daß die Studien über die Beziehung zwischen Tiefe der Depression und der therapeutischen Wirkung der Antidepressiva bisher kein einheitliches Ergebnis zeigten [Übersicht: 9].

Pharmakotherapeutisch empfiehlt sich bei der Wahl des geeigneten Antidepressivums die Orientierung am Syndrom, nicht an der Depressionstiefe. Desgleichen besteht keine wissenschaftlich gesicherte Beziehung zwischen der Dosishöhe und der Depressionstiefe.

4.7.8. Stationäre Akuttherapie mit Antidepressiva

Die **Indikation zur stationären Aufnahme** und Therapie eines depressiven Patienten berücksichtigt insbesondere die *Art* des depressiven Syndroms (z. B. suizidales Syndrom, produktiv-psychotisch depressives Syndrom), das *Ausmaß* seiner psycho-pathologisch-psychovegetativen Ausgestaltung („Depressionstiefe") sowie die *psychosoziale* Situation eines Patienten. Weitere Entscheidung und Maßnahmen, die *vor* dem Beginn einer Psychopharmakotherapie zu treffen sind sowie Kontraindikationen einer Therapie mit Antidepressiva wurden in Kap. 4.7.2. erörtert. Im vorliegenden Subkapitel werden überwiegend *formale* Gesichtspunkte einer stationären Akuttherapie mit Antidepressiva diskutiert. *Spezielle* pharmakopsychiatrische Erörterungen folgen im Kap. 4.8.

Pharmakotherapeutisches Ziel ist die rasche Linderung des Zustandsbildes und ein möglichst kurzer Spitalsaufenthalt. Eine Serie *parenteraler* Applikationen (vorzüglich als intravenöse Infusionen, aber auch intramuskulär) abends oder abends und morgens ist oft ein rascher Weg zum formulierten Ziel. Man beachte, daß nicht alle Antidepressiva als *intravenöse* Gabe gut verträglich sind (s. Kap. 4.8.); man beginne mit einer niedrigen Dosis und erhöhe — wenn tolerabel — innerhalb einer Woche auf einen mittleren, innerhalb von zwei Wochen — falls klinisch notwendig — auf einen hohen Dosisbereich (zur Definition von „niedriger" bzw. „hoher" Dosis bei den einzelnen Präparaten s. Appendix). Die Serie parenteraler Applikationen kann man bis zur deutlichen Besserung des depressiven Zustandsbildes (aber meist nicht länger als 3 Wochen) fortsetzen. Über die Maßnahmen bei Therapierefraktät s. Kap. 4.7.10.

Die „Umstellung" von parenteraler auf orale Therapie einige Tage nach Erzielung einer deutlichen Verbesserung kann man — unter Berücksichtigung klinischer Gesichtspunkte — im Dosisverhältnis 1:1 oder 1:1,5 (i. v. zu oral) durchführen.

4.7.9. Ambulante (akute und chronische) Therapie mit Antidepressiva

Die **Indikation zur ambulanten Therapie** hat sich abzugrenzen gegen die Indikation zur stationären Therapie und gegen die Indikation, keine Therapie mit Psychopharmaka durchzuführen.

Antidepressiva können verordnet werden, wenn a) ein *depressives Syndrom* besteht (s. Kap. 4.7.5.) oder wenn b) *Einzelsymptome* eines depressiven Syndroms (quälend) *persistieren*. Dies gilt z. B. für (sub-)chronische Schlafstörungen, gegen die ein sedierendes Antidepressivum abends verordnet werden kann (vgl. Kap. 16.).

Vor dem Therapiebeginn sind spezielle Fragen (z. B. Kontraindikationen) zu bedenken und Maßnahmen zu treffen (s. Kap. 4.7.2.). Ist eine Entscheidung für die Pharmakotherapie gefallen, so muß insbesondere der ambulante Patient über mögliche unerwünschte (Neben-)Wirkungen des Antidepressivums aufgeklärt werden, um seine Mitarbeit („Compliance") zu gewährleisten. Über regelmäßige Kontrolluntersuchungen während der Therapie vgl. Kap. 4.7.2.

Pharmakotherapeutisches Ziel der ambulanten Therapie ist die Besserung oder Normalisierung des Zustandsbildes eines Patienten unter Wahrung der Integrität des psychosozialen Milieus, insbesondere der Familien- und Arbeitswelt. Aus diesem Grunde ist mehr noch als bei der stationären Therapie eine differenzierte Anwendung des Antidepressivums und dessen Dosierung notwendig, damit die unerwünschten (Neben-)Wirkungen den Patienten so wenig wie möglich beeinträchtigen. Unter Bedachtnahme auf die Art des depressiven Syndroms wird nach Möglichkeit die gesamte Tagesdosis eines sedierenden Antidepressivums *abends* verordnet (Cave bei alten Patienten, vgl. Kap. 20.). Tagsüber während der Arbeitszeit sollte ein Antidepressivum nur verordnet werden, wenn es vom Patienten gut toleriert wird (Cave „Compliance" des Patienten). Bei einschleichender Dosierung soll ein mittlerer Dosisbereich innerhalb von zwei Wochen angestrebt werden (bei älteren Patienten langsamer, vgl. Kap. 20.). Über die ambulante Therapie bei einzelnen depressiven Syndromen s. Kap. 4.7.6.

Die psychovegetativen (Neben-)Wirkungen einer 1—2 Jahre langen Therapie mit (trizyklischen) Antidepressiva scheinen mit Ausnahme einer Gewichtszunahme geringfügig zu sein [Übersichten: 175, 259].

Über die **Dauer der Therapie** mit Antidepressiva s. Kap. 4.7.11.

4.7.10. Therapieresistentes depressives Syndrom unter antidepressiver Medikation

Der Begriff des therapieresistenten depressiven Syndroms (gemeint ist resistent auf herkömmliche Antidepressiva) wird nicht einheitlich definiert. In der Folge wird eine relativ rigorose *Definition* vorgeschlagen, welche auf einem Katalog von

Tab. 4.20. Therapeutische Maßnahmen zur Begründung der Definition eines depressiven Syndroms als resistent auf Antidepressiva

Pharmakodynamik	Pharmakokinetik	Zeit
a) trizyklisches Antidepressivum (als Monotherapie mit steigender Dosierung) b) nicht-trizykl. Antidepressivum (als Monotherapie mit steigender Dosierung) c) Kombination von a) und b)	tägliche parenterale Applikation; oder orale Gaben mit Serumspiegelmessung der psychoaktiven Substanzen (zur Dokumentation adäquater Medikamentenspiegel)	2 bis 3 Wochen pro therapeut. Maßnahme

therapeutischen Maßnahmen beruht; hierbei werden Faktoren der Pharmakodynamik, der Phamakokinetik und der Zeit berücksichtigt (s. Tab. 4.20.). Sollte sich der depressive Zustand des Patienten trotz der aufgezählten Maßnahmen nicht wesentlich verbessern, so scheint es gerechtfertigt, von Therapieresistenz zu sprechen.

Folgende therapeutische Maßnahmen zur **Definition einer Therapieresistenz** auf herkömmliche Antidepressiva werden vorgeschlagen: a) Mit *einem* Präparat („Monotherapie") aus der Reihe der Trizyklika und b) Nicht-Trizyklika soll jeweils etwa 2–3 Wochen *parenteral* behandelt werden (parenteral, sofern keine Serumspiegelmessungen unter oraler Therapie vorliegen: siehe „first-pass effect", Kap. 4.6.3.), bevor zuletzt c) eine Kombination eines Trizyklikums mit einem Nicht-Trizyklikum versucht wird. Spätestens nach zweimonatiger Therapie sollte man entscheiden können, ob ein Patient als therapieresistent angesehen werden muß (zumeist erfolgt eine Psychopharmaka-bedingte Besserung innerhalb von 2–3 Wochen). Hierbei scheint uns die Definition nicht erfüllt, wenn mit nur einem Präparat zwei Monate lang behandelt worden ist; ebensowenig scheint ein allzu häufiger Präparatewechsel oder eine achtlose Kombination von Präparaten im Sinne einer klaren Definition zweckmäßig zu sein. Wenn möglich, sollten Serumspiegelmessungen die *adäquate* Bioverfügbarkeit des Medikamentes und seiner aktiven Metaboliten dokumentieren. Erst dann kann — streng genommen — davon gesprochen werden, daß ein Patient *wahrscheinlich* (nicht sicher!) auf *herkömmliche* Therapie mit Antidepressiva, im Einklang mit herkömmlicher Erfahrung von Serumspiegelbereichen und Therapiedauer, resistent ist.

Obgleich das therapieresistente depressive Syndrom — im Kontext dieses Buches — *psychopharmakologisch* definiert wird,

Tab. 4.21. Fragen nach den multidimensionalen Bedingungen einer „therapieresistenten Depression"

a) Psychosoziale Faktoren:
— Ist die Erwartung des Ausmaßes des Therapieerfolges unrealistisch?
— Sind einige Faktoren des Krankenhausmilieus kontratherapeutisch?
— Ist die Arzt-Patientenbeziehung kontratherapeutisch?
— Ist das Familien- oder Arbeitsplatzmilieu kontratherapeutisch?

b) Psychiatrische Faktoren:
— Besteht eine (konstitutionell) subdepressive Persönlichkeit?
— Ist die psychiatrische Diagnose falsch, d. h. ist ein „Imipramin-reagibles" Syndrom gar nicht gegeben?
— Bestehen zusätzliche nicht-psychiatrische Krankheiten, die den Therapieerfolg sekundär beeinträchtigen?
— Interferieren besondere Lebensgewohnheiten des Patienten mit dem Therapieerfolg?

c) Psychopharmakologische Faktoren:
— Nimmt der Patient das Antidepressivum nicht wie verordnet?
— Ist das verordnete Präparat kein anerkanntes Antidepressivum?
— Sind Dosierung und Therapiedauer unzureichend?
— Bestehen beim Patienten pharmakokinetische Besonderheiten?
— Nimmt der Patient interferierende Zusatzmedikamente?

4. Antidepressiva: Grundlagen und Therapie

Tab. 4.22. Therapeutische Maßnahmen bei auf herkömmliche trizyklische Pharmakotherapie resistente depressive Syndrome

A. Nicht-trizyklische bzw. neue Antidepressiva. Das biochemisch-pharmakologische Wirkungsprofil ist entweder modifiziert-traditionell (A 1) oder relativ neuartig (A 2)	A 1:	— Amoxapin*, Clovoxamin*, Dothiepin*, Fluvoxamin*, Maprotilin, Viloxazin, Zimelidin* — (MAO-Hemmer)**
	A 2:	— Bupropin*, Iprindol*, Mianserin, Nomifensin, Salbutamol, Trazodon
B. Substanzen, die sich nicht primär als Antidepressiva bewährt haben, bei denen aber auch eine antidepressive Wirksamkeit beobachtet wurde		— Neuroleptika: „Chlorprothixen-Typ", Sulpirid — Lithium; Carbamazepin; Bromocriptin und Piribedil* — Aminosäuren: Tryptophan, 5-OH-Trytophan, Phenylalanin, S-adenosyl-1-Methionin (SAM)* — Hormone: — T_3; Östrogene, Androgene; Insulin. — TRH, Vasopressin, MSH-I F
C. Herkömmliche Antidepressiva in Kombination mit ...		— einem Präparat bzw. einer Maßnahme aus den Gruppen A, B oder D
D. Therapeutisch als „unspezifisch" geltende, doch oftmals erfolgreiche, antidepressiv wirksame Maßnahmen		— plötzliches Absetzen aller Psychopharmaka — kontrollierte Schlafentzüge — Serie von Elektrokrampftherapien

* Dieses Präparat ist in A, CH und D (noch) nicht im Handel.
** Zwar altbekannt, aber in deutschsprachigen Ländern wenig gebraucht; bei „atypischen" trizyklika-resistenten Patienten einsetzbar.

---

ist doch realiter das Phänomen Ausdruck einer Resultante multidimensionaler Faktoren, von denen in Tab. 4.21. bloß eine Auswahl getroffen wurde. Die *Gewichtung* der psychopharmakologischen Faktoren relativ zu anderen Faktoren für die Beurteilung der Bedingungen der Therapieresistenz eines Patienten gehört zur Kunst ärztlicher „Diagnose" (gr. „Auseinanderkennen").

Pharmakotherapie bei Resistenz auf herkömmliche (trizyklische) Antidepressiva

Im folgenden werden therapeutische Maßnahmen — vorwiegend (psycho-)pharmakologischer Natur — erörtert, die nach erfolgter Definition (s. oben) eines Patienten als therapieresistent getroffen werden können (s. Tab. 4.22.). Die Reihenfolge der Aufzählung der Maßnahmen in der Tabelle impliziert keinerlei Wertung über Güte oder zeitliche Priorität. Die nachfolgenden Literaturangaben über die Präparate enthalten vorwiegend klinisch-pharmakologische Studien.

Tab. 4.22. ad A: Selbst die modernsten Antidepressiva scheinen nach Kenntnis im allgemeinen keine stärkere thymoleptische Wirkung zu besitzen als die Trizyklika; bei manchen ist noch fraglich, ob sie überhaupt den Trizyklika diesbezüglich ebenbürtig sind. Gesichert ist aber, daß die meisten dieser Präparate weniger und schwächere psychoneurovegetative (Neben-)Wirkungen als die Trizyklika aufweisen.

Die Präparate der Gruppe A 1 haben im wesentlichen ein für Antidepressiva traditionelles biochemisch-pharmakologisches Wirkungsprofil: *Amoxapin* [47], *Clovoxamin* [108], *Dothiepin* [221] und *Viloxazin* [293]; relativ selektive Wirkungen auf serotonerge Systeme zeigen *Fluvoxamin* [97] und *Zimelidin* [227], während *Maprotilin* relativ selektiv auf noradrenerge Systeme wirkt. Die Präparate der Gruppe A 2 haben hingegen ein für Antidepressiva relativ neuartiges biochemisch-pharmakologisches Wirkungsprofil: *Bupropion* [307] und *Nomifensin* [201] wirken relativ selektiv auf dopaminerge Systeme; *Salbutamol*

[26] ist ein Agonist beta-adrenerger Rezeptoren; *Iprindol* [151], *Mianserin* [39] und *Trazodon* [228] zeigen komplexe Wirkungen nicht traditioneller Art (vgl. Kap. 4.8.3.). Die *MAO-Hemmer* gehören in den deutschsprachigen Ländern noch nicht zur „herkömmlichen" antidepressiven Therapie der ersten Wahl. Sie sollten aber insbesondere bei therapieresistenten „atypischen" Depressionen versucht werden [252, 276] (vgl. Kap. 4.8.3.).

ad B. Die meisten Substanzen dieser Gruppe haben sich bei anderen Indikationen als bei Depressionen bewährt. Die antidepressive Wirksamkeit dieser Substanzen wurde zwar auch beobachtet, gilt aber im allgemeinen — ausgenommen bei den Neuroleptika — noch nicht als gesichert. Nichtsdestoweniger können diese Substanzen auch bei Therapieresistenz versucht werden, da diesbezüglich bei manchen Substanzen bereits positive Ergebnisse vorliegen.

Über die Neuroleptika vom „*Chlorprothixen-Typ*" siehe Kap. 4.8.2.; *Sulpirid* wird gerne bei ambulanten Patienten wegen seiner guten Verträglichkeit und fehlenden Sedierung gegeben [153, 285]. *Lithium* kann auch, obgleich nicht primär, als Antidepressivum versucht werden [156] (über eine Kombinationstherapie bei Therapieresistenz siehe unten). Dem vorwiegend als Antiepileptikum verwendeten *Carbamazepin* wird gelegentlich eine antidepressive Wirkung zugeschrieben [Übersicht: 272]. Die Dopamin-Agonisten *Bromocriptin* [241, 333] und *Piribedil* sollen auch antidepressiv wirksam sein, und zwar nicht nur bei Parkinson-Patienten, sondern auch bei endogen Depressiven. Über die mögliche antidepressive Wirkung mancher *Aminosäuren*, siehe Kap. 4.8.3.; dort nicht erwähnt, möglicherweise aber auch antidepressiv wirksam ist *S-adenosyl-Methionin (SAM)* [236].

Eine antidepressive Therapie mit **Hormonen**, insbesondere mit *T3*, hat sich auch bei euthyreotem Status des öfteren bewährt [Übersicht: 274]. Eine Substitutions-Therapie mit *Östrogenen* scheint bei niedrigem Östrogenspiegel nach der Menopause antidepressiv wirksam werden zu können [339]; zudem kann auch eine hochdosierte Östrogentherapie bei normalem Östrogenspiegel vor der Menopause gelegentlich antidepressiv wirken [172]. Hingegen zeigten *Androgene* bei Männern mit normalem Testosteronspiegel bloß leichte psychostimulierende Wirkungen [147]. Dem *Insulin* wurde gelegentlich eine antidepressive Wirkung zugeschrieben [Übersicht: 274]. Noch nicht abgesichert ist auch die antidepressive Wirkung der hypothalamischen Hormone *TRH* [Übersicht: 161, 274], *Vasopressin* [121] und *MSH-Inhibiting-Faktor* [Übersicht: 274].

ad C. Die Kombination eines Trizyklikums mit irgendeinem Präparat bzw. einer Maßnahme aus der Gruppe A, B oder D ist bei Therapieresistenz möglich. Hierbei wurden folgende Kombinationen als erfolgreich beschrieben: Ein Trizyklikum *kombiniert mit T3* [Übersicht: 274] oder *kombiniert mit Lithium* [77] oder *kombiniert mit einem MAO-Hemmer* [Übersicht: 68]. Infusionen von *Clomipramin* plus *Maprotilin*, auch nach Vorbehandlung mit einem Neuroleptikum, sind erfolgreich angewandt worden [170]. Ein MAO-Hemmer scheint die antidepressive Wirkung der Aminosäure 5-Hydroxy-Tryptophan zu verstärken [222].

ad D. Hierher zählen als „unspezifisch" bezeichnete Maßnahmen, die therapeutisch oft schlagartig wirksam werden, häufig aber nur zur vorübergehenden Besserung führen, wie das plötzliche *Absetzen aller Psychopharmaka* oder kontrollierte *Schlafentzüge*. Als ultima ratio bei Therapieresistenz eingesetzt, in der therapeutischen Wirksamkeit jedoch noch immer unübertroffen, ist schließlich eine Serie von *Elektrokrampftherapien*.

4.7.11. Dauer der Therapie mit Antidepressiva

Die Entscheidung über die Dauer der Weiterführung einer Therapie mit Antidepressiva nach der Normalisierung des depressiven Syndroms führt den (hypothetischen) Begriff der „depressiven Phase" ins Treffen. Ferner leitet sich hieraus die (hypothetische) Unterscheidung zwischen antidepressiver *Erhaltungstherapie* und *phasenprophylaktischer* Medikamenteneinnahme ab. Für die erstere empfiehlt sich die Beibehaltung der antidepressiven Therapie in voller Dosierung, für die letztere wird Lithium bei *bipolar*-depressiven Patienten und Lithium oder Antidepressiva bei *monopolar*-depressiven Patienten empfohlen (vgl. Kap. 4.5.4.5.).

Der hypothetische Begriff der **depressiven Phase** postuliert, daß auch *nach* psychiatrischer Normalisierung der Depression (z. B. durch Antidepressiva) das psychobiologische Substrat des depressiven Syndroms, nämlich die „depressive Phase", eine unbestimmte Zeit weiter besteht, weswegen zur Vermeidung des Wiederauftritts des depressiven Syndroms Antidepressiva als **Erhaltungstherapie** gegeben werden sollen. Zur Zeit gibt es keinen anerkannten psychobiologischen Parameter, welcher das Bestehen einer depressiven Phase oder deren Abwesenheit bei einem phänomenologisch voll remittierten Patienten nachweisen könnte (noch hypothetischen Charakter besitzen die entsprechenden pathologischen Befunde im Dexamethason- und TRH-Test [50, 194]). Der Übergang zur **Phasenprophylaxe** mit Lithium muß also notwendigerweise im Einzelfall willkürlich entschieden werden. Im allgemeinen sind jedoch folgende Anhaltspunkte verfügbar [8]:

Endogen-depressive Phasen dauern zumeist 3—6 Monate, in seltenen Fällen länger als 1 Jahr. Die Zyklusdauer (von einer Phase zur nächsten) dauert zumeist 2—4 Jahre; sie kann aber auch viel kürzer oder länger sein (im allgemeinen ist die Zyklusdauer bei bipolar-depressiven Patienten kürzer als bei monopolaren). Die Zyklen depressiver Phasen scheinen sich bis zur 5. Phase zu verkürzen, um dann relativ konstante Dauer aufzuweisen.

Pharmakotherapeutisch empfiehlt sich aus dem oben dargestellten folgendes Vorgehen. Die **Erhaltungstherapie** sollte mit dem selben Medikament in der *gleichen Dosierung*, welche zur Normalisierung des depressiven Zustandsbildes geführt hat, *mindestens 6 Monate* lang durchgeführt werden; bei kürzeren Therapie-Zeiten erhöht sich nämlich die Rückfallrate [Übersichten: 9, 60]. Wenn bei einem Patienten eine längere Phasendauer anamnestisch bekannt ist, so sollte das Antidepressivum entsprechend länger gegeben werden. Eine Erhaltungstherapie mit Trizyklika empfiehlt sich übrigens auch bei jenen Patienten, die unter einer *Elektrokrampftherapie* symptomfrei wurden; dies konnte in zwei kontrollierten Studien nachgewiesen werden [163, 294].

Über die **Phasenprophylaxe** mit *Lithium* s. Kap. 5. Die Phasenprophylaxe mit *trizyklischen* Antidepressiva zeigte sich in mehreren Studien bei monopolar-depressiven Patienten erfolgreich; nach einer Studie war die prophylaktische Wirkung sogar dem Lithium vergleichbar.

Studien mit den **Trizyklika** *Imipramin*, *Amitriptylin* und *Doxepin* bescheinigen den Präparaten eine phasenprophylaktische Wirkung bei monopolar-depressiven Patienten; nach einer großen kontrollierten Studie (Placebo, Lithium) zeigte *Imipramin* bei monopolaren Patienten eine dem Lithium vergleichbare Wirkung [Übersicht: 175, 275]. Hingegen zeigten Studien mit **nicht-trizyklischen** Antidepressiva — *Maprotilin* und *Mianserin* wurden 1 Jahr lang verabreicht (Maprotilin mit Serumspiegelmessungen!) — eine dem Lithium unterlegene prophylaktische Wirkung [Übersicht: 259].

Nach heutigem Wissen können *trizyklische* Antidepressiva auch *mehrere Jahre* lang verabreicht werden, ohne daß schwerwiegende unerwünschte (Neben-)Wirkungen im allgemeinen zu befürchten sind [Übersicht: 175]. Für die modernen *nicht-trizyklischen* Antidepressiva ist der Beobachtungszeitraum noch zu kurz, um eine ähnliche Stellungnahme abgeben zu können.

4.8. Durchführung der Therapie mit speziellen antidepressiv wirksamen Präparaten

4.8.1. Vorbemerkungen und Zusammenfassung

Von G. LANGER und G. SCHÖNBECK

Auch 25 Jahre nach der Entdeckung des Imipramins gibt es kein Präparat, welches in seiner thymoleptischen Wirkung diesem ersten Antidepressivum überlegen wäre. Bei der Entscheidung zur Therapie mit einem bestimmten Präparat kann man sich also im allgemeinen keine präparatcharakteristischen Verbesserungen in der stimmungsaufhellenden Wirkung erwarten; wohl aber sind Unterschiede in der psychomotorischen Wirkung und in der Verträglichkeit der Präparate, also in ihren neurovegetativen (Neben-)Wirkungen zu erwarten. Die *trizyklischen* Antidepressiva sind auch heute noch die am meisten verwendeten antidepressiv wirksamen Psychopharmaka. Neben den Trizyklika gibt es eine Reihe neuer *nicht-trizyklischer* Antidepressiva von unterschiedlicher chemischer Struktur; die meisten von ihnen sind besser verträglich als die Trizyklika, doch ist noch fraglich, ob sie in ihrer thymoleptischen Wirkung den Trizyklika ebenbürtig sind. Zu den Antidepressiva der ersten Stunde zählen auch die nicht-trizyklischen MAO-Hemmer, von denen allerdings in den deutschsprachigen Ländern nur ein Präparat, das *Tranylcypromin,* im Handel ist.

Für die Therapie mit Antidepressiva ist die Kenntnis spezieller klinisch-pharmakologischer (s. Kap. 4.5.) und pharmakokinetischer (s. Kap. 4.6.) Besonderheiten der Antidepressiva hilfreich. Die Fragen der Indikationen für eine differenzierte Therapie mit Antidepressiva wurden in Kap. 4.7. erörtert; dort werden auch für die praktische Therapie wichtige Fragen, wie die nach den Maßnahmen *vor* Therapiebeginn (s. Kap. 4.7.2.) oder bei Therapieresistenz (s. Kap. 4.7.10.) sowie die Besonderheiten der ambulanten Therapie (s. Kap. 4.7.9.) und der Therapiedauer (s. Kap. 4.7.11.), diskutiert.

4.8.2. Therapie mit trizyklischen Antidepressiva

Von G. LANGER und G. SCHÖNBECK

Die Trizyklika stellen wegen ihrer erwiesenen thymoleptischen Wirkung auch heute noch die Hauptgruppe der therapeutisch verwendeten, antidepressiv wirksamen Psychopharmaka dar. Einen festen Platz in der Behandlung depressiver Syndrome haben auch einige trizyklische Neuroleptika und Tranquilizer, die hier ebenfalls kurz erörtert werden.

Fragen und Maßnahmen, die **vor dem Therapiebeginn** zu stellen bzw. zu treffen sind, werden in Kap. 4.7.2. und 4.7.3. detailliert erörtert; hierzu zählt auch eine ausführliche und therapieorientierte Darstellung der *Indikationen* einer differenzierten Therapie mit Antidepressiva (s. Kap. 4.7.5. und 4.7.6.).

Für die **Wahl des geeigneten Präparates** ist die Kenntnis der klinisch-pharmakologischen (s. Kap. 4.5.) Besonderheiten der Trizyklika von großem Nutzen. Hierbei konsultiere man insbesonders die Kapitel über die (neuro-)psychiatrischen (s. Kap. 4.5.4.) und psychoneurovegetativen (s. Kap. 4.5.5.) Wirkungen und das Kapitel über die klinische Toxikologie (s. Kap. 4.5.6.). Die (neuro-)psychiatrischen Wirkungsprofile aller antidepressiv wirksamen Präparate werden — aus Gründen der praktischen Orientierungshilfe für die Therapie — in 6 Wirkungstypen von Antidepressiva eingeteilt (s. Abb. 4.18.); diese Wirkungstypen bilden auch die Grundlage für die Erörterung einzelner Präparate in diesem Kapitel. Für die Wahl des geeigneten trizyklischen Präparates ist ferner die Kenntnis ihrer Pharmakokinetischen Besonderheiten von großer Bedeutung (s. Kap. 4.6.).

Die Entscheidung über die **Applikationsform** des geeigneten Präparates berücksichtigt nicht nur allgemeine Überlegungen über die Geschwindigkeit und Verläßlichkeit des Wirkungseintritts, sondern auch die Tatsache, daß die Art der Verabreichung eines Trizyklikums dessen initiales psychotropes und neurovegetatives Wirkungsprofil mitbestimmt (s. Kap. 4.6.). Die Entscheidung über die **Dosierung** eines Präparates sollte pharmakokinetische Erkenntnisse mitberücksichtigen (s. Kap. 4.6.5.). Im allgemeinen wird bei *ambulanter* Therapie langsam einschleichend die maximale Dosierung angestrebt werden, bei *stationärer* Therapie relativ rasch. Man beachte, daß bei *einschleichender* Dosierung zwar die unerwünschten (Neben-)Wirkungen gering gehalten werden können (was übrigens nicht immer gelingt), dies aber nicht selten um den Preis der Verzögerung der therapeutischen Wirkung geschieht. (Über die übliche Dosierungsbreite der einzelnen Präparate konsultiere man den Appendix.)

Schließlich möge beachtet werden, daß selbst bei optimaler Dosierung die therapeutischen Wirkungen nicht vor 5—20 Tagen nach Behandlungsbeginn zu erwarten sind, weswegen die Frage nach der **Dauer** der Therapie diese minimale Zeitstrecke zu berücksichtigen hat, bevor eine Dosisänderung erwogen wird. Über die Dauer der Behandlung als *Erhaltungstherapie* und *Prophylaxe* s. Kap. 4.7.11. Sollte trotz adäquater Dauer der Therapie der erwünschte Erfolg ausbleiben, was eines von mehreren Kriterien einer **Therapieresistenz** ist, so steht eine Reihe von möglichen therapeutischen Maßnahmen zur Wahl, die in Kap. 4.7.10. erörtert werden.

Therapie mit Präparaten vom „Nortriptylin"-Typ

Zu diesem klinisch-pharmakologischen Wirkungstyp kann man folgende Präparate zählen: die Trizyklika *Nortriptylin, Desimipramin* und *Protriptylin* und die neuen, chemisch noch nicht klassifizierten Präparate *Nomifensin* und *Viloxazin* (s. Kap. 4.8.3.). Die wichtigsten therapierelevanten Angaben über diese Präparate entnehme man dem Appendix. Die Präparate dieses Typs zeichnen sich besonders durch ihre psychomotorisch enthemmende Wirkung („aktivierend") aus; während ihre stimmungsaufhellende Wirkung den übrigen Trizyklika vergleichbar ist, scheint die anxiolytische und psychomotorisch-dämpfende Wirkung schwächer ausgeprägt bzw. seltener beobachtet zu werden (s. Abb. 4.18.).

Unerwünschte (Neben-)Wirkungen. Die psychoneurovegetativen Wirkungen der **Trizyklika** unter diesen Präparaten scheinen im allgemeinen schwächer ausgeprägt zu sein, als die von anderen Trizyklika. Dies gilt besonders für die *cardiovaskulären* [329] und *anticholinergen* Wirkungen [282, 314]. In einer Studie mit Nortriptylin zeigte sich keine einfache Beziehung zwischen der Stärke der von den Patienten berichteten neurovegetativen Nebenwirkungen und dem Plasmaspiegel; hiervon ausgenommen waren die Symptome „*Schwitzen*" und „*Mundtrockenheit*", die eine lineare positive Korrelation mit dem Plasmaspiegel aufwiesen [349] – ein für die therapeutische Praxis wertvoller Hinweis. Eine häufig geäußerte Meinung, daß Präparate dieser Gruppe bei ängstlichen, neurotisch-depressiven Patienten die *Angst* noch verstärken könnten, bleibt nicht unwidersprochen: Eine kontrollierte Vergleichsstudie zwischen *Desimipramin* und *Diazepam* zeigte sogar eine Überlegenheit von Desimipramin bei den Symptomen „somatische" und „psychische" Angst [173].

Die psychoneurovegetativen Wirkungen der **Nicht-Trizyklika** unter diesen Präparaten sind relativ gering; insbesondere beobachtet man kaum anticholinerge oder cardiovaskuläre Wirkungen, hingegen des öfteren Übelkeit, gelegentlich auch Unruhe und eine Zunahme der Schlafstörungen [19, 201].

Therapie mit Präparaten vom „Imipramin"-Typ

Zu diesem klinisch-pharmakologischen Wirkungstyp kann man folgende Präparate zählen: die Trizyklika *Imipramin, Clomipramin, Dibenzepin, Dimetacrin, Lofepramin, Melitracen* und *Noxiptilin* sowie die Tetrazyklika *Maprotilin* und *Mianserin* (s. Kap. 4.8.3.). Die wichtigsten therapierelevanten Angaben über diese Präparate entnehme man dem Appendix. Die große Zahl der hierherzurechnenden Präparate ergibt sich aus einer Art Mittelstellung, welche das klinische Wirkungsprofil dieser Präparate zwischen den Präparaten vom „Nortriptylin-Typ" und „Amitriptylin-Typ" einnimmt (s. Abb. 4.18.). Präparate dieses Typs, insbesondere *Clomipramin, Dibenzepin* und *Maprotilin*, werden bei relativ guter Verträglichkeit und verläßlicher Wirkung häufig als Infusionstherapie gegeben [Übersicht: 169]. Bei der Behandlung von Zwangssyndromen haben sich besonders *Imipramin* und *Clomipramin* bewährt (vgl. Kap. 12.). *Maprotilin* scheint ein relativ weites Indikationsspektrum bei depressiv-ängstlichen Syndromen und im allgemeinen eine relativ gute Verträglichkeit zu haben [Übersicht: 127].

Unerwünschte (Neben-)Wirkungen. Die psychoneurovegetativen Wirkungen dieser **Trizyklika** scheinen im wesentlichen den Präparaten vom „Amitriptylin-Typ" vergleichbar zu sein, wobei manche Präparate eine etwas geringere anticholinerge Wirksamkeit als Amitriptylin aufzuweisen scheinen. Es ist fraglich, ob Präparate dieses Typs, z. B. *Clomipramin*, tatsächlich häufiger – selbst bei monopolar-depressiven Patienten – Manien auslösen können als Präparate vom „Amitriptylin-Typ" [311, 328]; übrigens bestreiten manche Autoren überhaupt eine kausale Beziehung zwischen einer Trizyklikamedikation und dem Ausbruch einer Manie [200].

Die **Tetrazyklika** *Maprotilin* und *Mianserin* zeichnen sich durch ein weitgehendes Fehlen anticholinerger Wirkungen aus; desgleichen scheinen die cardiovaskulären Wirkungen geringer als bei den Trizyklika zu sein [39, 157]. Insbesondere *Maprotilin* wird nach mehreren Berichten mit einer Erhöhung der Krampfbereitschaft im Elektroenzephalogramm, gelegentlich auch mit epileptischen Anfällen, in Zusammenhang gebracht [90, 186]; vielleicht sind hierfür Kumulationseffekte verantwortlich, da Maprotilin eine sehr lange (Serumeliminations-)Halbwertszeit hat (s. Appendix).

Therapie mit Präparaten vom „Amitriptylin-Typ"

Zu diesem klinisch-pharmakologischen Wirkungstyp kann man folgende Präparate zählen: *Amitriptylin, Doxepin* und *Trimipramin*. Die wichtigsten therapierelevanten Angaben über diese Präparate entnehme man dem Appendix. Die Präparate dieses Typs zeichnen sich besonders durch ihre starken psychomotorisch hemmenden („sedierend") sowie anxiolytischen Wirkungen aus; während ihre stimmungsaufhellende Wirkung den übrigen Trizyklika vergleichbar ist, ist ihre *initiale* psychomotorisch enthemmende Wirkung gering (s. Abb. 4.18.).

Unerwünschte (Neben-)Wirkungen. Die neurovegetativen Wirkungen sind besonders bei *Amitriptylin* durch starke anticholinerge Wirkungen gekennzeichnet; diese können sich vor allem bei alten Patienten in einer höheren Inzidenz von (nächtlichen) Delirien ausdrücken. Die cardiovaskulären Wirkungen scheinen den Präparaten der Imipramin-Gruppe vergleichbar zu sein [116].

Therapie mit Präparaten vom „Chlorprothixen-Typ"

Zu diesem klinisch-pharmakologischen Wirkungstyp kann man folgende Präparate zählen: *Chlorprothixen, Dixyrazin, Laevomepromazin, Thioridazin* und mit Einschränkungen *Flupentixol*. Die wichtigsten therapierelevanten Angaben zu diesen Präparaten entnehme man dem Appendix. Bei diesen Präparaten handelt es sich um trizyklische Neuroleptika, denen neben einer psychomotorisch dämpfenden und anxiolytischen Wirkung auch eine — wenn auch geringe — stimmungsaufhellende Wirkung bescheinigt wird (s. Abb. 4.18.). Die stimmungsaufhebende Wirkung dieser Präparate scheint im niedrigen Dosisbereich vorherrschend zu sein; bei höheren Dosen kommen hingegen die neuroleptischen Wirkungen zum Tragen [86, 249, 253, 281, 347]. *Flupentixol* zeigt das Wirkungsprofil vom „Chlorprothixen-Typ", allerdings scheint dessen psychomotorisch dämpfende Wirkung geringer zu sein zugunsten einer etwas stärker psychomotorisch enthemmenden Wirkung [155, 250, 346]. Für eine ausführliche Erörterung der (Neben-)Wirkungen der Neuroleptika s. Kap. 6.

Therapie mit Präparaten vom „Opipramol-Typ"

Zu diesem klinisch-pharmakologischen Wirkungstyp kann man folgende Präparate zählen: Die Trizyklika *Opipramol* und *Butriptylin* und das neue, in mehrerer Hinsicht noch nicht klassifizierte *Trazodon* (s. Kap. 4.8.3.). Die Zuordnung dieser Präparate zu einem eigenen antidepressiven Wirkungstyp (statt ihrer Subsumierung unter dem „Imipramin-Typ" oder „Amitriptylin-Typ") leitet sich aus der klinischen Erfahrung ab, die allerdings nicht ausreichend durch kontrollierte Studien belegt ist, daß bei diesen Präparaten die anxiolytisch-tranquilisierende Wirkung gegenüber der stimmungsaufhellenden überwiegt (s. Abb. 4.18.); hieraus folgt auch, daß ihre Hauptindikation nicht bei schweren endogenen Depressionen zu liegen scheint [7, 81, 228, 260). Die wichtigsten therapierelevanten Angaben über diese Präparate entnehme man dem Appendix.

Unerwünschte (Neben-)Wirkungen. Während *Opipramol* und *Butriptylin* ein psychoneurovegetatives Wirkungsprofil etwa vergleichbar den Trizyklika vom „Imipramin-Typ" aufweisen, beobachtet man unter *Trazodon* relativ wenige Nebenwirkungen, namentlich kaum anticholinerge oder cardiovaskuläre Wirkungen [340].

4.8.3. Therapie mit nicht-trizyklischen Antidepressiva

Von H. BECKMANN

Antidepressive Substanzen, die in ihrer Struktur abweichend von den trizyklischen Thymoleptika sind, werden häufig unter der Bezeichnung nicht-trizyklische Antidepressiva oder „new generation antidepressants" zusammengefaßt. Die thymoleptische Wirksamkeit einzelner dieser Medikamente ist noch immer umstritten. Von Bedeutung ist jedenfalls, daß es bisher keine Substanz gibt, die den ursprünglichen, trizyklischen Antidepressiva *überlegen* ist. Auch gibt zu denken, daß von den meisten Klinikern bisher die trizyklischen Antidepressiva trotz ihrer störenden Nebenwirkungen gegenüber den insgesamt nebenwirkungsfreieren, nicht-trizyklischen Antidepressiva bevorzugt werden.

In der vorliegenden Übersicht war es unmöglich, sämtliche vorliegenden Studien der einzelnen Antidepressiva kritisch zu besprechen. Es wurden daher vorrangig folgende Studien berücksichtigt; die methodische Problematik der Evaluierung von Antidepressiva wurde an anderer Stelle erörtert [23].
1. placebokontrollierte Studien. Wenn diese nicht in ausreichender Zahl vorlagen, Vergleichsuntersuchungen mit trizyklischen Antidepressiva.
2. Studien an hospitalisierten endogen Depressiven.
3. Studien mit zufallsmäßiger Zuordnung der Patienten zu den einzelnen Pharmaka unter Doppelblindbedingungen.
4. Studien mit einer Fallzahl über 20 Patienten pro Behandlungsgruppe und über eine Dauer von mehr als 21 Tagen.
5. klinisch adäquate Dosierung bei möglichst weitreichender Vermeidung von Begleitmedikation, deren Dokumentation aber in vielen Untersuchungen sehr mangelhaft ist.

Therapie mit Mianserin

Mianserin hat eine tetrazyklische Struktur und ist aufgrund von EEG-Analysen als Antidepressivum bezeichnet worden. Eine Reihe von unkontrollierten klinischen Studien bekräftigen diese Vermutung.

Mianserin gegen Placebo. Bisher liegen vier placebokontrollierte Studien für Mianserin vor. MURPHY et al. [235] untersuchten in der Allgemeinpraxis 83 ambulante Patienten mit depressiven Syndromen verschiedener Genese und fanden, daß Imipramin und Mianserin einem Placebo signifikant überlegen waren. SMITH et al. [301] fanden bei 39 stationären, bipolar depressiven Patienten Mianserin wirksamer als Placebo, allerdings war die Placebo-Gruppe vor Beginn der Therapie stärker depressiv als die Mianserin-Gruppe.

PERRY et al. [264] untersuchten 46 stationäre Patienten mit endogenen Depressionen (n = 19) und depressiven Neurosen (n = 27) und fanden keinen Unterschied zwischen Mianserin, Imipramin und Placebo. MAGNUS [208] untersuchte vornehmlich reaktiv Depressive in der Allgemeinpraxis (n = 90) und fand, daß die Gabe von 30 mg Mianserin zur Nacht einem Placebo therapeutisch überlegen war. Applizierte er jedoch 3 × 10 mg über den Tag verteilt, so zeigte sich kein Unterschied zur Placebowirkung.

Mianserin gegen trizyklische Antidepressiva. Die Zahl der veröffentlichten Studien von Mianserin im Vergleich zu trizyklischen Antidepressiva (vornehmlich Amitriptylin und Imipramin) mit ausreichend großer Fallzahl beträgt derzeit mindestens 12; auch Studien gegen Nortriptylin, Clomipramin und Maprotilin sind durchgeführt worden. Dabei lagen die täglichen Dosen von Mianserin zwischen 30 und 120 mg, bei den trizyklischen Antidepressiva zwischen 75 und 300 mg. Insgesamt wurden nur selten Unterschiede in der globalen antidepressiven Wirksamkeit, den unterschiedlichen Zielsymptomen sowie dem Beginn der klinischen Wirkung gefunden. Der in einigen Untersuchungen festgestellte schnellere Wirkungseintritt wurde in anderen kontrollierten Untersuchungen nicht bestätigt. Nur in einer Studie [183] war Mianserin (50 mg täglich) dem Amitriptylin (125 mg täglich) bei gerontopsychiatrischen Patienten mit endogenen Depressionen überlegen. In einer über 18 Monate dauernden Studie [59] wurde die phasenverhütende Wirkung von Mianserin mit der des Lithiums in einer randomisierten Doppelblindstudie verglichen. Dabei erwies sich Lithium als dem Mianserin in der Verhütung von Hospitalaufnahmen oder der Notwendigkeit elektrokonvulsiver Behandlungen überlegen. Besonders hervorgehoben wurde in einigen Studien [46, 103, 143] die risikoärmere Anwendung bei alten Patienten. Bei besonders ängstlichen Patienten scheint Mianserin auch anxiolytische Eigenschaften zu haben [283, 284]. Nicht immer ist aus den Studien zu ersehen, ob es sich bei Mianserin um Sedierung oder echte anxiolytische Wirkung handelt.

Unerwünschte (Neben-)Wirkungen von Mianserin. Mianserin wird im allgemeinen gut vertragen. Die unter der Behandlung auftretende *Müdigkeit* ist jedoch häufig sehr störend, besonders bei ambulanten Patienten. In Leistungstests war bei Mianserin 80 mg deutliche Sedierung und verminderte Konzentration besonders in den ersten Tagen der Einnahme zu bemerken, die sich jedoch nach zwei Wochen stark verminderten. Andererseits ist das geringe Auftreten von anticholinergen Wirkungen mitunter vorteilhaft; Mianserin scheint eher die Speichelsekretion anzuregen, als sie zu hemmen. Die Verwendung bei Patienten mit erhöhtem Augeninnendruck ist wegen der fehlenden anticholinergen Eigenschaften vorteilhaft. Die bei den trizyklischen Antidepressiva oft störend auftretenden Wirkungen auf das *Elektrokardiogramm* wurden in einigen Studien bei depressiven [133, 181] sowie bei kardialen Patienten [182] nicht gesehen. Auch bei Überdosierung wurden kardiale Arrhythmien nicht beobachtet. Interaktionen mit herzwirksamen Medikamenten sind nicht nennenswert. Es erfolgt auch keine Umkehr der antihypertensiven Wirkung von z. B. Guanethidin oder Reserpin. Mianserin wurde in therapeutischen Dosen ohne unerwünschte Effekte bei cardialen Patienten unter Antikoagulantientherapie und sogar bei Herzinfarkt appliziert.

Therapie mit Nomifensin

Nomifensin unterscheidet sich von den trizyklischen Antidepressiva sowohl in seinen pharmakologischen Eigenschaften als auch in seinem Wirkbild am meisten. In offenen Studien hatte sich Nomifensin bei mehr als 5000 Patienten mit verschiedenen depressiven Syndromen als antidepressiv wirksam gezeigt. Nomifensin ist ein mildes Stimulans. Für den Einsatz als Monosubstanz bei schweren Depressionszuständen ist es wenig geeignet.

Nomifensin gegen Placebo. In allen bisher vorliegenden placebokontrollierten Studien hat sich Nomifensin stets als dem Placebo überlegen erwiesen. So fand ECKMANN [83] in zwei Gruppen mit 30 Patienten in einem cross-over Design eine hochsignifikante Differenz zwischen Nomifensin und Placebo. Dieses Ergebnis konnte er mit einem ähnlichen Ansatz 1976 bei 15 Patienten mit endogenen oder Involutionsdepressionen wiederholen. ARNOULD et al. [13] bestätigten ebenfalls eine signifikante Überlegenheit des Nomifensins über Placebo bei geriatrischen Patienten, die für 4 Wochen behandelt wurden, ähnlich BRÜCKNER und JANSEN [41]. MATZ [214] berichtete über drei in den Vereinigten Staaten durchgeführte placebokontrollierte Studien mit ausreichender Fallzahl, die ebenfalls die Überlegenheit von Nomifensin über Placebo erwiesen.

Nomifensin gegen trizyklische Antidepressiva. Die relativ große Zahl der veröffentlichten Vergleiche mit trizyklischen Antidepressiva (Imipramin, Amitriptylin, Clomipramin, Nortriptylin, Doxepin, Desimipramin u. a.) weist allerdings nur eine kleine Anzahl von Studien auf, die über eine ausreichende Fallzahl (n > 20) verfügen. Auch die übrigen methodischen Einzelheiten sind auffällig ungenügend. In den meisten Studien wurden so keine signifikanten Unterschiede zwischen Nomifensin und der Vergleichssubstanz gefunden, wobei Dosen von 75–100 mg, vereinzelt bis 200 mg, appliziert wurden. Neben der Indikation bei depressiven Syndromen scheint Nomifensin noch von therapeutischem Nutzen bei leichten Parkinson-Syndromen [100, 132].

Obwohl die Halbwertszeit von Nomifensin nur 2,2 Stunden beträgt, soll eine Einmaldosis pro Tag ähnliche Effekte haben wie eine über den Tag verteilte Dosierung [131, 210]. (Diese allgemein klinisch-pharmakologischer Erfahrung zuwiderlaufende Beobachtung müßte weiter verifiziert werden.)

Unerwünschte (Neben-)Wirkungen von Nomifensin. Die veröffentlichten Studien nennen vornehmlich Schlafstörungen, innere Unruhe, Nausea und bisweilen paranoide Symptome als Nebenwirkungen. Die in letzter Zeit berichteten Fälle von Hyperthermie [240] und hämolytischer Anämie [35] erfordern sorgfältige klinische Beachtung. Generell wird die anticholinerge Aktivität als gering beschrieben, allerdings finden sich nur Untersuchungen über den Speichelfluß und Mundtrockenheit. Die Einflüsse auf die Herzaktivität sind geringer als bei trizyklischen Antidepressiva [29, 45]. Auch bei Überdosierung in suizidaler Absicht sind kardiale Nebenwirkungen extrem selten [66]. Die epileptogene Aktivität ist eindeutig geringer als bei trizyklischen Antidepressiva [239].

Therapie mit Viloxazin

Viloxazin befindet sich seit einigen Jahren im Handel. Es liegen zahlreiche Studien vor, die jedoch — vor allem in den placebokontrollierten Studien — kein einheitliches Bild bezüglich Wirksamkeit und Nebenwirkungen gewinnen lassen.

Viloxazin gegen Placebo. MAGNUS [207] führte zwei Doppelblind-Studien durch, wobei er die antidepressive Wirksamkeit von Viloxazin, Viloxazin in Kombination mit einem Tranquilizer, Tranquilizer allein oder Placebo für Perioden von 14 Tagen verglich. Viloxazin wurde in der Dosierung von 150 mg/Tag appliziert. Die Tranquilizer waren Perphenazin (12 mg/Tag) bei 24 Patienten oder Diazepam (15 mg/Tag) bei 27 ambulanten Patienten. In der ersten Studie zeigte Viloxazin gegenüber Placebo oder Perphenazin signifikant bessere Wirksamkeit, während es in der zweiten Studie nicht wirksamer als Placebo war. Dabei war es allerdings besser als Diazepam. In einer Studie von MAHAPATRA [209] wurde der fraglich raschere Wirkungseintritt bei 21 Patienten mit Viloxazin (400 mg täglich) und bei 15 Patienten mit Placebo über eine Woche hin untersucht. Gemessen mit der Hamilton Rating Skala fand sich kein Unterschied zwischen Viloxazin und Placebo. Nach klinischem Eindruck allerdings zeigten mehr Patienten Stimmungsanhebung unter Viloxazin als unter Placebo. 12 der 15 Patienten mit Placebo und 20 der 21 Patienten mit Viloxazin klagten über Nebenwirkungen, die jedoch in der Viloxazin-Gruppe stärker waren. EDWARDS [89] applizierte 17 Patienten 300 mg Viloxazin pro Tag und 17 Patienten Placebo unter stationären Bedingungen für insgesamt eine Woche. Er fand keine Unterschiede zwischen dem Verum und Placebo mit der Hamilton Rating Skala, einer Selbsteinschätzung sowie einer globalen klinischen Beurteilung. In einer dreiwöchigen Studie untersuchte von KNORRING [180] 21 stationäre und ambulante Patienten, von denen 12 Viloxazin (100—200 mg) und 9 Placebo erhielten. Bei den vorwiegend geriatrischen Patienten fanden sich statistisch signifikante Verbesserungen unter Viloxazin bei durchwegs guter Verträglichkeit. Die Arbeitsgruppe Th. BAN [217, 265] untersuchte in zwei Studien neurotisch-depressive Patienten, denen Viloxazin (150—450 mg/Tag) gegen Placebo oder Doxepin bzw. Imipramin verabreicht wurde. Sie fanden weder auf der Hamilton Rating Skala noch auf anderen Evaluierungsinstrumenten signifikante Unterschiede zwischen den Vergleichsgruppen. Auch die Unterschiede in den Nebenwirkungen waren nicht signifikant. ZUNG [350] untersuchte 12 Patienten mit depressiven Syndromen für vier Wochen, von denen 6 Viloxazin (150—300 mg) und 6 Placebo erhielten. Es fanden sich keine Unterschiede auf verschiedenen Ratingskalen sowie dem globalen klinischen Eindruck.

Viloxazin gegen trizyklische Antidepressiva. Es liegt eine Reihe von Vergleichsstudien von Viloxazin mit trizyklischen Antidepressiva bei verschiedenen Depressionstypen vor. Im allgemeinen ist es nicht gelungen, einen Unterschied in der antidepressiven Wirkung von Viloxazin und Imipramin oder Amitriptylin zu finden.

Unerwünschte (Neben-)Wirkungen von Viloxazin. Obwohl in den meisten Studien eine niedrigere Inzidenz von Nebenwirkungen für Viloxazin im Vergleich zu anderen trizyklischen Antidepressiva gefunden wurde, ist doch das häufige Auftreten von Übelkeit und Erbrechen, das allerdings dosisabhängig zu sein scheint, auffällig. Viloxazin hat einige amphetaminähnliche Eigenschaften und damit eindeutig stimulierende Wirkungen, was besonders die oft mangelhafte Wirkung auf die Schlafinduktion erklärt.

Therapie mit Trazodon

Trazodon ist chemisch völlig neuartig und unterscheidet sich von anderen im Handel befindlichen Antidepressiva auch pharmakologisch sehr. Zahlreiche unkontrollierte Studien an generell kleinen Fallzahlen haben Hinweise dafür erbracht, daß Trazodon antidepressive und anxiolytische Eigenschaften besitzt. Die Mehrzahl der vorliegenden Studien deutet darauf hin, daß Trazodon eine den trizyklischen Antidepressiva vergleichbare therapeutische Wirkung bei depressiven Erkrankungen hat, jedoch weniger kardiovaskuläre und anticholinerge Nebenwirkungen als diese besitzt. In weiteren Studien muß allerdings abgeklärt werden, inwieweit es auch bei schwer depressiven, stationären Patienten den trizyklischen Antidepressiva vergleichbar ist.

Trazodon gegen Placebo. Die Zahl der placebokontrollierten Studien mit Trazodon ist noch gering. Über breitere Erfahrung verfügt ECKMANN [85], der zunächst insgesamt 90 depressive Patienten mit 150 mg Trazodon täglich behandelte. 34 von 45 Patienten in der Trazodongruppe und 13 von 45 in der Placebogruppe remittierten. In einer zweiten Studie verglichen ECKMANN et al. Trazodon mit Imipramin und Placebo bei neurotischen Depressionen. Es erfolgte die Applikation von 75 mg Trazodon für 24 Tage. Dabei erwies sich Trazodon dem Placebo überlegen. Allerdings waren die Unterschiede zwischen Trazodon und Imipramin einerseits und zwischen Imipramin und Placebo andererseits statistisch nicht signifikant. FABRE et al.

[95], GERNER et al. [113], FEIGHNER [96] und GERSHON und NEWTON [114] fanden in Studien über 4 Wochen an vorwiegend stationären, endogen Depressiven Trazodon gleich wirksam wie Imipramin und beide Substanzen einem Placebo überlegen. ESCOBAR et al. [93] sahen in einer vierwöchigen Studie an hospitalisierten endogen Depressiven gleiche Wirksamkeit von Trazodon und Placebo, jedoch war Imipramin besser als Placebo. RICKELS et al. [280] fanden bei ambulanten endogen Depressiven eine antidepressive Gleichwertigkeit von Trazodon und Amitriptylin, die beide Placebo signifikant überlegen waren. Eine differenzierte Wirkung auf einzelne Symptome wurde in keiner Untersuchung gefunden.

Trazodon gegen trizyklische Antidepressiva. Es liegt eine Reihe von Studien mit allerdings häufig insuffizientem Design vor. Studien mit methodisch ausreichenden Voraussetzungen fanden Trazodon in Dosierungen bis zu 600 mg im allgemeinen vergleichbar mit trizyklischen Antidepressiva wie Imipramin und Amitriptylin. Insgesamt ist ein Mangel an kontrollierten Studien an hospitalisierten Depressiven mit schwerer Symptomatik zu verzeichnen.

In der Behandlung von Schizophrenien war Trazodon weniger wirkungsvoll als Phenothiazine, jedoch verbesserte es Begleitdepressionen signifikant. Es finden sich auch Vergleichsstudien von Trazodon (75 mg/Tag) mit Diazepam (15 mg/Tag) bei Patienten mit Angstsymptomatik. Auch eine Vergleichsstudie zu Chlordiazepoxid (30—60 mg) sprach für eine anxiolytische Wirkung von Trazodon. Jedoch können die vorliegenden Studien in dieser Beziehung noch nicht als ausreichend gewertet werden. Trazodon ist mit Erfolg zur Behandlung des Tremors, depressiver Verstimmungszustände bei Alkoholismus, Dyskinesien und tardiven Dyskinesien eingesetzt worden. Hier reichen die therapeutischen Ergebnisse noch nicht für eine endgültige Beurteilung aus.

Unerwünschte (Neben-)Wirkungen von Trazodon. Insgesamt wird Trazodon gut vertragen. Die häufigsten Nebenwirkungen sind Müdigkeit, Schwindel und gastrointestinale Beschwerden. Kardiovaskuläre Nebenwirkungen sind seltener als mit trizyklischen Antidepressiva. Anticholinerge Nebeneffekte sind kaum vorhanden.

Therapie mit L-Tryptophan

Die Überprüfung der Serotoninhypothese durch Applikation von L-Tryptophan, der Vorstufe des Serotonins, nimmt in der klinischen Forschung seit geraumer Zeit einen bedeutenden Platz ein. Trotzdem ist es bisher nicht gelungen, eine widerspruchsfreie Beurteilung der antidepressiven Wirksamkeit von L-Tryptophan zu gewinnen. Die ursprünglich von COPPEN et al. [63] mitgeteilte antidepressive Wirksamkeit von DL-Tryptophan in der Dosierung von 5—7 g/Tag wurde in darauffolgenden Studien unter verschiedenen Versuchsanordnungen nur bruchstückhaft bestätigt.

L-Tryptophan gegen Placebo. Die placebokontrollierten Doppelblindstudien mit L-Tryptophan zeigten für *hospitalisierte* Patienten (unipolar und bipolar endogene Depressionen) keine signifikant antidepressive Wirkung. Demgegenüber berichtete eine an 42 *ambulanten* Patientinnen mit depressivem Syndrom durchgeführte Untersuchung gegenüber der mit Placebo behandelten Gruppe von einer signifikanten Besserung unter L-Tryptophan [16]. Dieser Studie kommt Bedeutung zu, da sie methodisch exakt durchgeführt wurde. Die Besonderheit daran ist, daß es sich um leichtere Verstimmungszustände im Klimakterium handelte, bei denen eine Korrelation zwischen Depressionstiefe und Konzentration des freien, nicht an Eiweiß gebundenen L-Tryptophans gefunden wurde. Die Symptomatik war vorwiegend charakterisiert durch gedrückte Stimmung, nächtliches Erwachen und Antriebsarmut.

L-Tryptophan gegen trizyklische Antidepressiva. Seit 1975 sind mehrere kontrollierte Studien von L-Tryptophan gegen Standardantidepressiva durchgeführt worden. In einer Untersuchung von JENSEN et al. [154] erhielten 22 endogen depressive Patienten 6 g/Tag L-Tryptophan und 20 Patienten 150 mg/Tag Imipramin über 3 Wochen. Sowohl für die Imipramin- als auch für die Tryptophan-Gruppe zeigte sich eine statistisch signifikante Besserung mit einer schnelleren Symptomreduktion in der Imipramingruppe. Andererseits waren die Nebenwirkungen in der Tryptophangruppe eindeutig geringer. In einer auf 4 Wochen angesetzten Doppelblindstudie an 40 depressiven Patienten erhielten 20 Patienten L-Tryptophan in der Dosierung von 6—8 g/Tag und 20 Patienten 75—150 mg/Tag Amitriptylin [140]. Alle Patienten erhielten eine zusätzliche Gabe von 100 mg/Tag Pyridoxin. Beide Versuchsgruppen verbesserten sich klinisch gleichmäßig während der Untersuchung. Am Ende der Studie zeigten sich keine signifikanten Unterschiede zwischen beiden Behandlungsgruppen.

CHOUINARD et al. [55] führten eine vierwöchige Doppelblindstudie an 25 depressiven Patienten durch, die dem Zufall nach entweder L-Tryptophan/Nicotinamid, Imipramin oder die Kombination von L-Tryptophan / Nocotinamid / Imipramin erhielten. Am Ende der vierwöchigen Untersuchungszeit war zwischen den drei Gruppen kein signifikanter Unterschied, obwohl sich für die L-Tryptophan/Nicotinamid-Gruppe nach zwei Wochen, wenn die Dosis von L-Tryptophan von 4 g auf 6 g/Tag erhöht wurde, die Symptomverbesserungen wieder verringerten. Die klinische Besserung in der L-Tryptophan/Nicotinamid-Gruppe war signifikant korreliert mit dem Anstieg des Plasmatryptophans. Für die L-Tryptophan/Nicotinamid/Imipramin-Gruppe allerdings waren die klinische Besserung und der Anstieg von Plasmatryptophan negativ korreliert, was nach Ansicht der Autoren dafür sprach, daß die L-Tryptophankonzentration hier zu hoch war. Sie interpretierten ihre Befunde dahingehend, daß bei unipolar Depressiven die Kombination L-Tryptophan/Nicotinamid genauso wirksam sei wie Imipramin, wenn die Dosis in einem „therapeutischen Fenster" von 2-4 g/Tag gehalten wurde, und schlossen weiter, daß L-Tryptophan die Wirkung von trizyklischen Antidepressiva in niedriger Dosierung potenzieren könne. Die Kombination von L-Tryptophan mit Amitriptylin oder Imipramin ergab in zwei Studien keine Überlegenheit einer dieser Kombinationen [251, 297]. Dagegen wiesen WALINDER et al. [337] eine Überlegenheit der Kombination L-Tryptophan/Chlorimipramin über die Monotherapie mit Chlorimipramin auf.

Therapie mit 5-Hydroxytryptophan

Die antidepressive Wirksamkeit von 5-Hydroxytryptophan ist nach den bisher vorliegenden Studien nicht erwiesen. Zwar bestehen einige Veröffentlichungen mit günstigen klinischen Erfahrungen und eine Untersuchung, in der kein statistisch signifikanter Unterschied zu einem Standardantidepressivum gefunden wurde, jedoch war es in einer bisher einzigen Vergleichsstudie einem Placebo nicht überlegen.

Therapie mit Phenylalanin

Die Beobachtung von BIRKMAYER [33] eines stimmungsanhebenden und antriebssteigernden Effekts der aromatischen Aminosäure L-Phenylalanin nach Infusion bei depressiven Parkinson-Patienten führte zu verschiedenen offenen und kontrollierten klinischen Studien bei depressiven Patienten.

Insgesamt ergeben sich zum gegenwärtigen Zeitpunkt der Untersuchungen einige Hinweise dafür, daß DL- oder D-Phenylalanin antidepressive Wirksamkeit besitzt, jedoch sind mehr Untersuchungen, vor allem Placebovergleiche, notwendig, um definitiv urteilen zu können.

In einer Doppelblindstudie verabreichte HELLER [138] D-Phenylalanin in der Dosierung von 100 mg gegen Imipramin (100 mg/Tag) 60 endogen depressiven Patienten. Nach 15 Tagen Behandlung waren 30 % in der Imipramin- und 60 % in der Phenylalanin-Gruppe remittiert. In der Imipramin-Gruppe zeigten 27 % eine Besserung und in 43 % wurden keine klinischen Veränderungen beobachtet. In der Phenylalanin-Gruppe zeigten 24 % eine Verbesserung und 16 % waren ohne Besserung. In einer darauffolgenden Placeboperiode von 5 Tagen Dauer kam es bei beiden Gruppen zu einer deutlichen Verschlechterung. Die Wiedereinsetzung beider Substanzen bis zum Tag 30 erbrachte beträchtliche Verbesserung für beide Gruppen. Eine komplette Remission und Verbesserung fand sich in der Imipramin-Gruppe in 73 %, in der Phenylalanin-Gruppe in 83 %.

In einer weiteren Doppelblind-Untersuchung [24] wurde DL-Phenylalanin in der Dosierung von 150-200 mg/Tag oder Imipramin (150-200 mg/Tag) 40 depressiven Patienten (20 Patienten in jeder Gruppe) für 30 Tage appliziert. Am Ende der Studie fand sich keine statistische Differenz zwischen diesen zwei Behandlungsgruppen. Schlafstörungen wurden besser durch Imipramin an den Tagen 1,5 und 10, jedoch nicht an den Tagen 20 und 30 beeinflußt. Die getrennte Analyse von 7 psychopathologischen Syndromen, die aus dem AMP-System gebildet wurden, zeigte signifikante Besserungen über die Zeit in beiden Gruppen.

Therapie mit Monoaminoxidase (MAO-)Hemmer

Historisches. Die antidepressive Wirkung der MAO-Hemmer wurde 1957 von LOOMER et al. beschrieben. Diese klinischen Beobachtungen ermöglichten zum ersten Mal eine spezifische pharmakologische Beeinflussung von Depressionen, und es ist daher verständlich, daß die Beurteilung der Kliniker zunächst übermäßig enthusiastisch waren. In der Folgezeit wurden verschiedenartige MAO-Hemmer eingeführt, die aber zum Teil wegen hepatotoxischer Nebenwirkungen oder hypertensiver Krisen wieder aus dem Handel gezogen werden mußten. Zu Beginn der 60er Jahre hatten zudem die trizyklischen Antidepressiva vom Typ des Imipramin die MAO-Hemmer mehr und mehr in den Hintergrund gedrängt, zumal erstere die gefürchteten Nebenwirkungen nicht aufweisen. Einen Tiefpunkt in der Wertschätzung erlitten die

MAO-Hemmer durch einen Bericht des Medical Research Council in Großbritannien, in dem festgestellt wurde, daß Phenelzin (ein in A, CH und D nicht erhältlicher MAO-Hemmer) in einer kontrollierten Untersuchung nicht effektiver als Placebo war. Demgegenüber stehen jedoch zahlreiche positiven Befunde über den therapeutischen Wert der MAO-Hemmer.

Es ist verschiedentlich die Frage aufgeworfen worden, ob nicht lediglich bestimmte Formen von depressiven Syndromen, die klinisch und/oder biochemisch charaktersierbar sind, ein günstiges Ansprechen auf MAO-Hemmer zeigen. Die den MAO-Hemmern besonders im deutschen Sprachraum zugeschriebene antriebssteigernde Wirkung hat sich in kontrollierten Studien nicht hinreichend bestätigen lassen. Vielmehr ist eher die Wirksamkeit bei *ängstlich-depressiven* Zustandsbildern u. U. auch mit phobischen Zügen, bei „atypischen" Depressionen sowie bei leichteren depressiven Syndromen mit körperlichen Beschwerden herausgestellt worden. Eine Umfrage bei niedergelassenen Nervenärzten ergab, daß der einzige in deutschsprachigen Ländern erhältliche MAO-Hemmer *Tranylcypromin* (auch in Kombination mit Trifluoperazin) vorwiegend bei ängstlich depressiven Syndromen leichterer Ausprägung appliziert wird. Schwerere endogene Depressionen scheinen weniger gut anzusprechen.

Unerwünschte (Neben-)Wirkungen der MAO-Hemmer. Wenn die therapeutischen Überlegungen den Einsatz von MAO-Hemmern sinnvoll erscheinen lassen, ist sehr sorgfältig mit dem Patienten über eventuelle Nebenwirkungen zu sprechen, wobei das Risiko sehr wohl im Verhältnis zu den Beschwerden beim Patienten stehen muß. Der Patient ist darüber aufzuklären, daß er tyraminhaltige Nahrung meiden sollte (s. Tab. 4.11.). Man sollte sich ferner zur Regel machen, keine zusätzlich (auch internistischen) Medikamente gleichzeitig zu verordnen, besonders Reserpin und Antihypotonika. Die häufigste Nebenwirkung besteht in orthostatischer Hypotension (Gegenmittel: Dihydroergotamin), aber auch Schwindel, Obstipation, Mundtrokkenheit, verzögerte Ejakulation und Impotenz kommen gelegentlich vor. Leberschädigungen sind von Tranylcypromin nicht zu erwarten. Die gefürchteten, insgesamt jedoch seltenen Blutdrucksteigerungen werden vom Patienten am häufigsten durch Druckgefühl im Hinterkopf, Beklemmungsgefühle oder Angst und Unwohlsein wahrgenommen. (Das geeignete Gegenmittel bei einer hypertensiven Krise ist Phentolamin ½–1 Ampulle langsam, i. v.)

Die anfänglich gehäuften Berichte über Komplikationen bei der **Kombination von MAO-Hemmern und trizyklischen Antidepressiva** ließen diese als absolute Kontraindikation erscheinen. Die zunehmende Erfahrung hat allerdings gelehrt, daß eine sehr vorsichtige simultane Anwendung, die grundsätzlich mit niedrigsten Dosen einschleichend und möglichst nur durch einen erfahrenen Psychiater zu erfolgen hat, bei *therapieresistenten* Depressionen eine zusätzliche Möglichkeit bietet. Dabei hat sich der Zusatz eines MAO-Hemmers zu einer bereits bestehenden Therapie mit *Amitriptylin* oder *Doxepin* in Dosen bis 150 mg/Tag unter regelmäßiger Blutdruckkontrolle bewährt. **Zu warnen ist** vor der Kombination mit eher antriebssteigernden Antidepressiva wie Clomipramin oder Desimipramin oder vor der umgekehrten Reihenfolge (also MAO-Hemmer vor dem Trizyklikum), die nur nach einem zweiwöchigen freien Intervall zwischen trizyklischem Antidepressivum und MAO-Hemmer zulässig ist.

Literatur

1. AGNOLI, A. (1974): Trazodone versus desipramine: a double-blind study on the rapidity of the antidepressive effect. In: Trazodone. Proceedings of the First International Symposium, Montreal, Quebec, October 1973. Modern Problems of Pharmacopsychiatry, Vol. 9, BAN, T. A., SILVESTRINI, B. (Hrsg.). Basel: Karger.
2. AGNOLI; A. (1975): Psychopharmacological effects of trazodone, results of clinical studies. J. Pharm. Clin. *2*, 219–225.
3. ALEXANDERSON, B. (1972): Pharmacokinetics of nortriptyline in man after single and multiple oral doses. The predictability of steady state plasma concentrations from single-dose plasma level data. Eur. J. clin. Pharmacol. *4*, 82–83.
4. ALEXANDERSON, B., EVANS, D. A. P.,

SJÖQVIST, F. (1969): Steady-state plasma levels of nortriptyline in twins: influence of genetic factors and drug therapy. Br. Med. J. *4*, 764—768.
5. ALKALAY, D., WAGNER, W. E., jr., CARLSEN, S. KHEMANI, L., VOLK, J., BARLETT, F. an LE SHER, A. (1980): Bioavailibility and kinetics of maprotiline. Clin. Pharmacol. Therap. *27*, 697—703.
6. ANGST, J. (1961): A clinical analysis of the effects of Tofranil in depression: longitudinal and follow-up studies. Treatment of blood-relations. Psychopharmacol. (Berl.) *2*, 381—407.
7. ANGST, J. (1963): Insidon als Antidepressivum: Vergleich mit Trofanil: Katamnesen. Nervenarzt *34*, 76—80.
8. ANGST, J. (1978): Drug-evaluation. In: Neuro-Psychopharmacology (Proceedings of the 10th Congress of the C.I.N.P.) (DENIKER, P., RADUOCO-THOMAS, C., VILLENEUVE, A., Hrsg.), S. 1023—1031. Oxford—New York: Pergamon Press.
9. ANGST, J., THEOBALD, W., BLEULER, M., KUHN, R. (1970): Tofranil (imipramine). Bern: Stampfli & Cie.
10. ANGST, J. (1977): The treatment of depression with L-5-hydroxytryptophan versus imipramine. Results of two open and one double-blind study. Arch. Psychiat. Nervenkr. *224*, 175—186.
11. ANTONACCIO, M. J., ROBSON, R. D. (1975): The cardiovascular pharmacology of antidepressants. In: Antidepressants (FIELDING, S., LAL, H., Hrsg.), S. 181—207. Futura Publ. Co.
12. APRISON, M. H., TAKAHASHI, R., TACHIKI, K. (1978): Hypersensitive serotonergic receptors involved in clinical depression — a theory. In: Neuropharmacology and behavior (HABER, B., APRISON, M. H., Hrsg., S. 23—53. New York — London: Plenum Press.
13. ARNOULD, P. (1979): Nomifensine (Alival) in the treatment of depression in the elderly. Med. Actuelle *6*, 111.
14. ÅSBERG, M., CRONHOLM, B., SJÖQVIST, F., TUCK, D. (1971): Relationship between plasma level and therapeutic effect of nortriptyline. Br. med. J. *3*, 331—337.
15. ÅSBERG, M., THORÉN, P., TRÄSKMAN, L., BERTILSSON, L., RINGBERGER, V.-A. (1976): „Serotonin depression" — A biochemical subgroup within the affective disorders? Science *191*, 478—480.
16. AYLWARD, M.: Presented at a meeting of the Royal College of Physicians, January 1976.
17. BALDESSARINI, R. J. (1980): Drugs and the treatment of psychiatric disorders. In: The Pharmacological Basis of Therapeutics (GOODMAN-GILMAN, A., GOODMAN, L. S., GILMAN, A., Hrsg.), S. 391—447. New York — Toronto — London: Macmillan.
18. BAN, T. (1981): Psychopharmacology of Depression. A Guide for Drug Treatment. Basel — München — Paris — London — New York — Sidney: Karger.
19. BAN, T. A., MCEVOY, J. P., WILSON, W. H. (1980): Viloxazine: a review of the literature. Int. Pharmacopsychiat. *15*, 118—123.
20. BAUMANN, P. A., MAÎTRE, L. (1975): Blokkade of presynaptic α-receptor in rat cortex by antidepressants. Experientia *31*, 726.
21. BAUMANN, P. A., MAÎTRE, L. (1977): Blokkade of presynaptic α-receptors and of amine uptake in the rat brain by the antidepressant mianserin. Naunyn-Schmiedeberg's Arch. Pharmacol. *300*, 31—37.
22. BECKMANN, H. (1978): Biochemische Grundlagen der endogenen Depression. Nervenarzt *49*, 557—568.
23. BECKMANN, H. (1981): Die medikamentöse Therapie der Depressionen. Nervenarzt *52*, 135—146.
24. BECKMANN, H. (1979): DL-phenylalanine versus imipramine: a double-blind controlled study. Arch. Psychiat. Nervenkr. *227*, 49—58.
25. BECKMANN, H. (1977): DL-phenylalanine in depressed patients: an open study. J. Neural Transm. *41*, 123—134.
26. BELMAKER, R. H. ZOHAR, J. (1982): Salbutamol treatment of depression. In: Typical and Atypical Antidepressants: Clinical Practice (COSTA, E., RACAGNI, G., Hrsg.), S. 181—193. New York: Raven Press.
27. BENEŠOVÀ, O. (1967): The relation of imipramine-like drugs to the cholinergic system. In: Antidepressants Drugs (GARATTINI, S., DUKES, M. N. G., Hrsg.). Excerpta Medica.
28. BENKERT, O., HIPPIUS, H. (1980): Psychiatrische Pharmakotherapie. Berlin — Heidelberg — New York: Springer.
29. BIAMINO, G. (1977): Comparative studies on the cardiovascular activity of tricyclic antidepressants and nomifensine (Alival, Merital) in vitro and in vivo. In: Alival-Symposium über Ergebnisse der experimentellen und klinischen Prüfung, S. 129. Stuttgart: Schattauer.
30. BICKEL, M. H. (1980): Metabolism of antidepressants. In: Handbook of Experimental Pharmacology, Vol. 55: Psychotropic Agents, part 1 (HOFFMEISTER, F., STILLE, G., Hrsg.), S. 551—572. Berlin — Heidelberg — New York: Springer.
31. BIEL, J. H., BOPP, B. (1974): Antidepressant drugs. In: Medicinal Chemistry (DE STEVENS, G., Hrsg.), Vol. 4/III, S. 283—341. New York: Academic Press.

32. BIELSKI, R. J., FRIEDEL, R. O. (1976): Prediction of tricyclic antidepressant response. Arch. Gen. Psychiat. *33*, 1479—1489.
33. BIRKMAYER, W. (1966): Experimentelle Befunde und neue Aspekte bei extrapyramidalen Erkrankungen. Wien. Z. Nervenheilkd. *13*, 128—139.
34. BÖNING, J. (1982): Zentralmotorische und extrapyramidale Nebenwirkungen unter Therapie mit Antidepressiva. Fortschr. Neurol. Psychiat. *50*, 35—47.
35. BOURNERIAS, F., HABIBI, B. (1979): Nomifensine-induced immune haemolytic anaemia and impaired renal function. Lancet *ii*, 95—96.
36. BRADLEY, P. B., KEY, B. J. (1959): A comparative study of the effects of drugs on the arousal system of the brain. Br. J. Pharmacol. *14*, 340—349.
37. BRIMBELCOMBE, R. W. (1974): In: Drug actions on cholinergic systems (BRADLEY, P. B., MACMILLAN, Hrsg.).
38. BRODIE, H. K. H., SACK, R., SIEVER, L. (1973): Clinical studies of L-5-hydroxytryptophan in depression. In: Serotonin and Behavior (BARCHAS, J., USDIN, E., Hrsg.), S. 549—559. New York: Academic Press.
39. BROGDEN, R. N., HELL, R. C:, SPEIGHT, I. M., AVERY, G. S. (1978): Mianserin: A review of its pharmacological properties and therapeutic efficacy in depressive illness. Drugs *16*, 273—301.
40. BROWN, W. A., JOHNSTON, R., MAYFIELD, D. (1979): The 24-hour dexamethasone suppression test in a clinical setting: relationship to diagnosis, symptoms, and response to treatment. Am. J. Psychiat. *136*, 543—547.
41. BRÜCKNER, G. W., JANSEN, W. (1977): The use of nomifensine in geriatric patients. In: Alival-Symposium über Ergebnisse der experimentellen und klinischen Prüfung, S. 273. Stuttgart: Schattauer.
42. BRUNNER, H., HEDWALL, P. R., MEIER, M., BEIN, H. J. (1971): Cardiovascular effects of preparation CIBA 34, 276—Ba and imipramine. Agents and actions *2*, 69—82.
43. BUNNEY, W. E., BRODIE, H. K. H., MURPHY, D. (1971): The „switch process" in manic-depressive illness. III. Theoretical implications. Arch. Gen. Psychiat. *127*, 872—881.
44. BUNNEY, W. E., DAVIS, J. W. (1965): Norepinephrine in depressive reactions. A review. Arch. Gen. Psychiat. *13*, 483—494.
45. BURROWS, G. D., VOHRA, J. K., DUMOVIC, P., SCOGGINS, B. A., DAVIES, B. (1978): Cardiological effects of nomifensine a new antidepressant. Med. J. Aust. *1*, 341.
46. CALANCA, A., JALONETZKY, S. (1977): Etude clinique d'un nouvel antidépressif, la Miansérine. Méd. et Hyg. *35*, 364—367.
47. CANCRO, R. (1982): Experience with a new rapid-acting antidepressant: amoxapine. In: Typical and Atypical Antidepressants: Clinical Practice (COSTA, E., RACAGNI, G., Hrsg.), S. 121—124. New York: Raven Press.
48. CARLSSON, A., CORRODI, H., FUXE, K., HÖKFELT, T. (1969): Effect of antidepressant drugs on the depletion of intraneuronal brain 5-hydroxytryptamine stores caused by 4-methyl-α-ethyl-metad-tyramine. Eur. J. Pharmacol. *5*, 357—366.
49. CARLTON, P. L. (1961): Potentiation of the behavioral effects of amphetamine by imipramine. Psychopharmacol. *2*, 364—376.
50. CARROLL, B. J., FEINBERG, M., STEINER, M., HASKETT, R. F., JAMES, N. M., TARIKA, J. (1980): Diagnostic Application of the Dexamethasone Suppression Test in Depresses Outpatients. Adv. biol. Psychiat. Vol. 5, S. 107—116. Basel: Karger.
51. CARROLL, B. J., MOWBRAY, R. M., DAVIES, B. (1970): Sequential comparison of L-tryptophan with ECT in severe depression. Lancet *i*, 967—969.
52. CHEN, C. N. (1979): Sleep, depression and antidepressants. Br. J. Psychiat. *135*, 385—402.
53. CHIODO, L. A., ANTELMAN, S. M. (1980): Electroconvulsive shock: progressive autoreceptor subsensitivity independent of repeated treatment. Science *210*, 799—801.
54. CHIODO, L. A., ANTELMAN, S. M. (1980): Repeated tricyclics induce a progressive dopamine autoreceptor subsensitivity independent of daily treatment. Nature *287*, 451—454.
55. CHOUINARD, G., YOUNG, S. N., ANNABLE, L., SOURKES, T. L. (1977): Tryptophan-nicotinamide combination in depression. Lancet *i*, 249.
56. CHOUINARD, G., YOUNG, S. N., ANNABLE, L., SOURKES, T. L. (1979): Tryptophan-nocotinamide, imipramine and their combination in depression. Acta Psychiat. Scand. *59*, 395—414.
57. CHRISTIANSEN, J., GRAM, L. F. (1973): Imipramine and its metabolites in human brain. J. Pharm. Pharmac. *25*, 604—624.
58. COPPEN, A. (1967): The biochemistry of affective disorders. Br. J. Psychiat. *113*, 1237—1264.
59. COPPEN, A., GHOSE, K., RAMA RAO, V., BAILEY, J., PEET, M. (1978): Mianserin and lithium in the prophylaxis of depression. Br. J. Psychiat. *133*, 206—210.
60. COPPEN, A., PEET, M. (1979): The long-term management of patients with affective disorders. In: Psychopharmacology

of Affective Disorders (PAYKEL, E. S., COPPEN, A., Hrsg.), S. 248—256. Oxford Medical Publications.
61. COPPEN, A., SHAW, D. M., FARELL, J. P. (1963): Potentiation of antidepressive effect of monoamine oxidase inhibitor by tryptophan. Lancet *i*, 79—81.
62. COPPEN, A., SHAW, D. M., MALLESON, A., ECCLESTON, E., GUNDY, G. (1965): Tryptamine metabolism in depression. Br. J. Psychiat. *111*, 993—998.
63. COPPEN, A., SHAW, D. M., HERZBERG, B. BAGGS, R. (1967): Tryptophan in the treatment of depression. Lancet *ii*, 1178—1180.
64. COSTA, E., SANDLER, M., Hrsg. (1972): Monoamine oxidase — New Vistas. (Adv. Biochem. Psychopharmacol., Vol. 5). New-York: Raven Press.
65. CRAMMER, J. L., SCOTT, B., WOODS, H., ROLFE, B. (1968): Metabolism of ^{14}C-imipramine II. Excretion in the rat and in man. Psychopharmacol. *15*, 207.
66. CROME, P., CHAND, S. (1980): The clinical toxiocology of nomifensine comparison with trycicic antidepressants. In: Royal Society of Medicine International Congress and Symposium Series Nr. 25, S. 55—58. London: Academic Press.
67. CHU, S. S. C., CHUNG, B. (1976): The cristal structure of (+)-cis-9-(3-dimethylaminopropyl)-10-methyl-2-(trifluoromethyl)-9,10-dihydroanthracene hydrochloride monohydrate, SKFd-28175, acetone solvate. Acta Cryst. *B 32*, 836—842.
68. DAVIDSON, J., MCLEOD, M., LAW-YONE, B., LINNOILA, M. (1978): A Comparison of electroconvulsive therapy and combined Phenelzine-amitriptyline in refractory depression. Arch. Gen. Psychiat. *35*, 639—642.
69. DELINI-STULA, A. (1972): The pharmacology of Ludiomil. In: Depressive Illness (KIELHOLZ, P., Hrsg.), S. 113—123. (Int. Symp., St. Moritz, 1972). Hans Huber.
70. DELINI-STULA, A. (1980): Drug-induced alterations in animal behavior as a tool for the evaluation of antidepressants: correlation with biochemical effects: In: Handbook of Experimental Pharmacology, Vol. 55: Psychotropic Agents, part 1 (HOFFMEISTER, F., STILLE, G., Hrsg.), S. 505—526. Berlin – Heidelberg – New York: Springer.
71. DELINI-STULA, A. (1980a): Depression and antidepressants — new aspects and hypotheses. Br. J. Clin. Pract. Suppl. *7*, 1980.
72. DELINI-STULA, A., RADEKE, E., VASSOUT, A. (1978): Some aspects of the psychopharmacological activity of maprotiline (Ludiomil ®): effects of single and repeated treatments. J. int. Med. Res. *6*, 420—429.
73. DELINI-STULA, A., VASSOUT, A. (1979): Modulation of dopamine-mediated behavioural responses by antidepressants: effects of single and repeated treatment. Eur. J. Pharmacol. *58*, 443—451.
74. DELINI-STULA, A., VASSOUT, A. (1981): The effects of antidepressants on aggressiveness induced by social deprivation in mice and rats. Pharmacol. Biochem. Behav. *14*, 33—41.
75. DELINI-STULA, A., VASSOUT, A., BERNASCONI, R. (1982): Antiaggressive effects of maprotiline (Ludiomil): relationship to its pharmacological properties. In: Depressive illness — Far horizons? (MCINTYRE, Hrsg.), S. 77—81. Cambridge Medical Publications.
76. DE MONTIGNY, C., AGHAJANIAN, G. K. (1978): Tricyclic antidepressants: long-term treatment increases responsivity of rat forebrain neurons to serotonin. Science *202*, 1303—1306.
77. DE MONTIGNY, C., GRUNBERG, F., MAYER, A. (1981): Lithium induces rapid relief of depression in tricyclic antidepressant drug non-responders. Br. J. Psychiat. *138*, 252—256.
78. DENCKER, H., DENCKER, S. J., GREEN, A., NAGY, A. (1976): Intestinal absorption, demethylation, and enterohepatic circulation of imipramine. Clin. Pharmacol. Therap. *19*, 584—586.
79. DIXON, A. K. (1978): The effects of antidepressants on the social behaviour of mice after acute and chronic administration. Abst., IInd World Congress of Biol. Psych., Barcelona, 1978, S. 38.
80. DONLON, P. T., BIERTUEMPHEL, H., WILLENBRING, M. (1981): Amoxapine and amitriptyline in the outpatient treatment of endogenous depression. J. Clin. Psychiat. *42*, 11—15.
81. DOUCET, P., TETREAULT, L., BORDELEAU, J. M., BLANCHET, A. (1966): Evaluation comparative des propriétés antidépressives de L'opipramol, de l'imipramine et du placebo dans la dépression névrotique. 4th World Congress Psychiat., Madrid 1966. Abstracts Int. Congr. Ser. *117*, 169—170.
82. DUNNER, D. L., FIEVE, R. R. (1975): Affective disorder: studies with amine precursors. Am. J. Psychiat. *132*, 180—183.
83. ECKMANN, F. (1974): Clinical investigations with the antidepressant nomifensine. In: Systemization, Provocation and Therapy of Depressive Psychoses (WALCHER, W., Hrsg.), S. 199. Wien: Hollinek.
84. ECKMANN, F. (1977): Clinical investigations with nomifensine. In: Alival-Symposium über Ergebnisse der experimentellen und klinischen Prüfung, S. 201. Stuttgart: Schattauer.

85. ECKMANN, F. (1980): Clinical trials with thombran, results of doubleblind studies. In: Trazodone — a New Broad Spectrum Antidepressant (GERSHON, S., RICKELS, K., SILVESTRINI, B., Hrsg.), S. 69—74. Amsterdam: Excerpta Medica.
86. ECKMANN, F., IMMICH, H. (1966): Klinische Untersuchung mit Esucos. Fortschritte der Medizin *84*, 750—752.
87. ECKMANN, F., VOELKL, A. (1976): Double blind clinical studies with trazodone. In: Therapy in Psychosomatic Medicine (ANTONELLI, F., Hrsg.), S. 84—87. Rom: Edizioni Luigi Pozzi.
88. EDWARDS, J. G. (1965): Comparison of the effect of imipramine and desipramine on some symptoms of depressive illness. Br. J. Psychiat. *111*, 889—897.
89. EDWARDS, J. G. (1977): Viloxazine: an assessment of its potential rapid antidepressant action and unwanted effects. Curr. Med. Res. Opin. *5*, 226—233.
90. EDWARDS, J. G. (1979): Antidepressants and Convulsions. Lancet *i*, 8156—8157.
91. ELONEN, E., MATTILA, M. J. (1975): Cardiovascular effects of amitriptyline, nortriptyline, protriptyline and doxepin in conscious rabbits after subacute pretreatment with protriptyline. Med. Biol. *53*, 238—244.
92. EMRICH, H. M. (1982): A possible role of opioid substances in depression. In: Typical and Atypical Antidepressants; Clinical Practice (COSTA, E., RACAGNI, G., Hrsg.), S. 77—84. New York: Raven Press.
93. ESCOBAR, J. I., GOMEZ, J., CONSTAIN, C., REY, J., SANTACRUZ, H. (1980): Controlled clinical trial with trazodone, a novel antidepressant. A South American experience. J. Clin. Pharm. *20*, 124—130.
94. EVERETT, G. M. (1967): The dopa response potentiation test and its use in screening for antidepressant drugs. In: Antidepressant drugs (Proc. 1st Intern. Symp., Milan 1966) (GARATTINI, S., DUKES, M. N. G., Hrsg.), S. 164—167. Amsterdam: Excerpta Medica.
95. FABRE, L. F., MCLENDON, D. M., GAINEY, A. (1979): Trazodone efficacy in depression: a double-blind comparison with imipramine and placebo in day-hospital type patients. Curr. Ther. Res. *25*, 827—834.
96. FEIGHNER, J. P. (1980): Trazodone, a triazolopyridine derivative, in primary depressive disorder. J. Clin. Psychiat. *41*, 250—255.
97. FELDMANN, H. S., DENBER, H. C. B. (1982): Long-term study of fluvoxamine: a new rapid-acting antidepressant. Int. Pharmacopsychiat. *17*, 114—122.
98. FELNER, A. E., WALDMEIER, P. C. (1979): Cumulative effects of irreversible MAO inhibitors in vivo. Biochem. Pharmacol. *28*, 995—1002.
99. FINCH, N. (1975): Chemical approaches to the development of antidepressants. In: Industrial Pharmacology (FIELDING, S., Hrsg.), Vol. II, S. 1—58. Futura Publ. Co.
100. FINDLEY, L. J., HANKS, G., PARK, D. M., SANDLER, M.: Nomifensine: effect in Parkinsonian patients not receiving L-dopa. (Nicht veröffentlicht.)
101. FISCHER, E., HELLER, B., NACHON, M., SPATZ, H. (1975): Therapy of depression by phenylalanine. Arzneim.-Forsch. Drug Res. *25*, 132—137.
102. FJALLAND, B., CHRISTENSEN, A. V., HYTTEL, J. (1977): Peripheral and central muscarinic receptor affinity of psychotropic drugs. Naunyn-Schmiedberg's Arch. Pharmacol. *301*, 5—9.
103. FLEISCHHAUER, J. (1980): Effects of mianserin in depression in elderly patients. Curr. Med. Res. Opin. *6*, 139—143.
104. FLORU, L., CZARNY, G., TEGELER, J. (1976): Doppelblindstudie mit dem neuen Antidepressivum Viloxazin im Vergleich zu Imipramin bei 50 stationären Patientinnen. Arzneim.-Forsch./Drug Res. *26*, 1170—1174.
105. FOG, R. (1969): Rage reactions induces in rats by combination of thymoleptics and monoamine oxidase inhibitors. Pharmacol. Res. Comm. *1* (1), 79—83.
106. FOWLER, C. J., CALLINGHAM, B. A., MANTLE, T. J., TIPTON, K. F. (1978): Monoamine oxidase A and B: a useful concept? Biochem. Pharmacol. *27*, 97—101.
107. FOWLER, P. J., ZIRKLE, C. L., MACKO, E., SETLER, P. E., SARAU, H. M., MISHER, A., TEDESCHI, D. H. (1977): Fluotracen; a tricyclic compound with the combined properties of antidepressants and antipsychotics in animals. Arzneim.-Forsch./Drug Res. *27*, 1589—1595.
108. FREEMAN, H. L., WAKELIN, J. S., CALANCA, A., HOLE, G. (1982): Initial clinical evaluation of a new nontricyclic antidepressant: clovoxamine. In: Typical and Atypical Antidepressants: Clinical Practice (COSTA, E., RACAGNI, G., Hrsg.), S. 69—75. New York: Raven Press.
109. FREYHAN, F. A. (1957): Psychomobilität, extrapyramidale Syndrome und Wirkungsweisen neuroleptischer Therapien (Chlorpromazin, Reserpin, Prochlorperazin). Nervenarzt *28*, 504—509.
110. FREYSCHUSS, U., SJOQVIST, F., TUCK, D. (1970): Circulatory effects in man of nortriptyline, a tricyclic antidepressant drug. Pharmacol. Clin. *2*, 68—71.
111. FULLER, R. W. (1978): Selectivity among monoamine oxidase inhibitors and its pos-

112. GARVER, D. L., DAVIS, J. M. (1979): Biogenic amine hypothesis of affective disorders. Life Sci. *24*, 383—394.
113. GERNER, R., ESTABROOK, W., STEUER, J., JARVIK, L. (1980): Treatment of geriatric depression with trazodone, imipramine, and placebo: a double-blind study. J. Clin. Psychiat. *41*, 216—220.
114. GERSHON, S., NEWTON, R. (1980): A multicentered controlled evaluation of trazodone in endogenous depression. In: Trazodone. A New Broad Spectrum Antidepressant (GERSHON, S., RICKELS, K., SILVESTRINI, B., Hrsg.), S. 42—53. Amsterdam: Excerpta Medica.
115. GHOSE, K. (1980): Biochemical assessment of antidepressive agents. Br. J. Clin. Pharmacol. *10*, 539—550.
116. GLASSMAN, A. H., BIGGER, J. TH. (1981): Cardiovascular effects of therapeutic closes of tricyclic antidepressants. Arch. Gen. Psychiat. *38*, 815—820.
117. GLASSMAN, A. H., PEREL, J. M. (1978): Tricyclic blood levels and clinical outcome: A review of the art. In: Psychopharmacology: A Generation of Progress (LIPTON, M. A., DIMASCIO, A., KILLAM, K. F., Hrsg.), S. 917—922. New York: Raven Press.
118. GLASSMAN, A. H., PEREL, J. M., SHOSTAK, M., KANTOR, S. J., FLEISS, J. L. (1977): Clinical implication of imipramine plasma levels for depressive illness. Arch. Gen. Psychiat. *34*, 197—201.
119. GLASSMAN, A. H., PLATMAN, S. R. (1969): Potentiation of a monoamine oxidase inhibitor by tryptophan. J. Psychiat. Res. *7*, 83—88.
120. GLASSMAN, A. H., SHEPARD, J. K., SHOSTAK, M. (1975): Depression, delusions, and drug response. Am. J. Psychiat. *132*, 716—719.
121. GOLD, P. W., GOODWIN, F. K., POST, R. M., ROBERTSON, G. L. (1981): Vasopressin function in depression and mania (proceedings). Psychopharmacol. Bull. *17*, 7—9.
122. GONG, S. N. C., ROGERS, K. J. (1971): Role of brain monoamines in the fatal hyperthermia induced by pethidine or imipramine in rabbits pretreated with pargyline. Br. J. Pharmacol. *42*, 646—652.
123. GOODWIN, F. K. COWDRY, R. W., WEBSTER, M. H. (1978): Predictors of drug response in the affective disorders: toward an integrated approach. In: Psychopharmacology: A Generation of Progress (LIPTON, M. A., DIMASCIO, A., KILLAM, K. F., Hrsg.), S. 1277—1288. New York: Raven Press.
124. GRAM, L. F., CHRISTIANSEN, J. (1975): First-pass metabolism of imipramine in man. Clin. Pharmac. Ther. *17*, 555—562.
125. GRANACHER, R. P., BALDESSARINI, R. J. (1975): Physostigmine in the acute anticholinergic syndrome associated with antidepressant and antiparkinson drugs. Arch. Gen. Psychiat. *32*, 375—380.
126. GREENWOOD, D. T. (1975): Animal pharmacology of viloxazine (Vivalan). J. Int. Med. Res. *3*, Suppl. 3, 18—28.
127. GRÜTER, W., PÖLDINGER, W. (1982): Maprotiline. Modern Problems of Pharmacopsychiatry, Vol. 18, S. 17—48. Basel - München: Karger.
128. GUPTA, R. N., MOLNAR, G. (1980): Plasma levels and tricyclic antidepressant therapy: Part I. A review of assay methods. Biopharmaceut. Drug Disposition *1*, 259—278.
129. HAEFELY, W. E. (1978): Behavioral and neuropharmacological aspects of drugs used in anxiety and related states. In: Psychopharmacology: A Generation of Progress (LIPTON, M. A., DIMASCIO, A., KILLAM, K. F., Hrsg.), S. 1359—1374. New York: Raven Press.
130. HALL, H., OEGREN, S.-O. (1981): Effects of antidepressant drugs on different receptors in the brain. Eur. J. Pharmacol. *70*, 393—407.
131. HANKS, G. W. (1977): A profile of nomifensine. Br. J. Clin. Pharmacol. *4*, 243—248.
132. HANKS, G. W., PARK, D. M.: Nomifensine in Parkinson's disease. 1980.
133. HARPER, B., HUGHES, I. E. (1977): A comparison in rabbit isolated hearts of the dysrhythmogenic potential of amitriptyline, maprotiline and mianserine in relation to their ability to block noradrenaline uptake. Br. J. Pharmacol. *59*, 651—660.
134. HARRISON-READ, P. E. (1981): Synaptic and behavioural actions of antidepressant drugs. Trends Neurosci. *4*, 32—34.
135. HAYDU, G. G., DHRYMIOTIS, A., QUINN, G. P. (1962): Plasma imipramine level in syndromes of depression. Am. J. Psychiat. *119*, 574—576.
136. HEIMANN, H. (1977): Allgemeine methodologische Probleme der klinischen Prüfung von Psychopharmaka. Pharmakopsychiat. *10*, 119—129.
137. HEIMANN, H., SCHMOCKER, A. (1974): Zur Problematik der Beurteilung des Schweregrades psychiatrischer Zustandsbilder. Arzneim.-Forsch./Drug Res. *24*, 1004—1006.
138. HELLER, B. (1978): Pharmacological and clinical effects of d-phenyl-alanine in depression and parkinson's disease. In: Noncatecholic Phenylethylamines, part 1 (MOSNAIM, A. D., WOLF, M. E., Hrsg.), S. 397—417. New York: Marcel Dekker.
139. HERRINGTON, R. N., BRUCE, A., JOHNSTO-

NE, E. C., LADER, M. H. (1974): Comparative trial of L-tryptophan and ECT in severe depressive illness. Lancet 28, 731—734.
140. HERRINGTON, R. N., BRUCE, A., JOHNSTONE, E. C. (1976): Comparative trial of L-tryptophan and amitriptylin in depressive illness. Psychol. Med. 6, 673—678.
141. HIELE, L. J. VAN (1980): L-5-hydroxytryptophan in depression: the first substitution therapy in psychiatry? Neuropsychobiol. 6, 230—240.
142. HIPPIUS, H., SELBACH, H. (1960): Klinische und theoretische Aspekte der Pharmakotherapie des depressiven Syndroms. Wien. Med. Wschr. 110, 264—268.
143. HODEL, J., TRUM, J. M. (1977): Ergebnisse einer Feldstudie an ambulanten und stationären Patienten mit einem neuen Antidepressivum. Schweiz. Rundschau Med. (Praxis) 66, 1085—1092.
144. HOFFMANN, I. (1977): A comparative review of the pharmacology of nomifensine. Br. J. Clin. Pharmacol. 4, 695—755.
145. HOLE, G. (1973): Melancholie und Depression. In: Lexikon der Psychiatrie (MÜLLER, Ch., Hrsg.), S. 331—333 bzw. 111—116. Berlin — Heidelberg — New York: Springer.
146. HYTTEL, J. (1977): Neurochemical characterisation of a new potent and selective serotonin uptake inhibitor: Lu 10—717. Psychopharmacol. 51, 225—233.
147. ITIL, T. M., HERRMANN, W. M., BLASSUCCI, D., FREEDMANN, A. (1978): Male hormones in the treatment of depression: effects of mesterolone. Prog. Neuro-Psychopharmacol. 2, 457—467.
148. ITIL, T. M., POLVAN, N., ENGIN, L., GUTHRIE, M. B., HUGUE, M. F. (1977): Fluotracen (SKF-28175), a new thymo-neuroleptic with rapid action and longacting properties. Curr. Therap. Res. 21, 343—360.
149. ITIL, T. M., SOLDATOS, C. (1980): Epileptogenic side effects of psychotropic drugs. JAMA 244, 1460—1463.
150. IVERSEN, L. L. (1975): Uptake processes for biogenic amines. In: Handbook of Psychopharmacology (IVERSEN, L. L., IVERSEN, S. D., SNYDER, S. H., Hrsg.), Vol. 3, S. 381—442. New York: Plenum Press.
151. IVERSEN, L. L., MACKAY, A. V. P. (1979): Pharmacodynamics of antidepressants and antimanic drugs. In: Psychopharmacology of Affective Disorders (PAYKEL, E. S., COPPEN, A., Hrsg.), S. 60—90. New York — Toronto: Oxford University Press.
152. JEFFERSON, J. W. (1975): A review of cardiovascular effects and toxicity of tricyclic antidepressants. Psychosom. Med. 37, 160—179.
153. JENNER, P., MARSDEN, C. D. (1982): The mode of action of sulpiride as an atypical antidepressant agent. In: Typical and Atypical Antidepressants: Clinical Practice (COSTA, E., RACAGNI, G., Hrsg.), S. 85—103. New York: Raven Press.
154. JENSEN, K., FRUENSGAARD, K., AHLFORS, U. G. (1975): Tryptophan/Imipramine in depression. Lancet 9, 920—922.
155. JOHNSON, D. A. W. (1979): A double-blind comparison of flupenthixol, nortriptyline and diazepam in neurotic depression. Acta. Psychiat. Scand. 59, 1—8.
156. JOHNSON, F. N. (1975): Lithium Research and Therapy. London — New York: Academic Press.
157. JUKES, A. (Hrsg.) (1977): Depression: The biochemical and physiological role of Ludiovit®. CIBA Laboratories, England.
158. KAISER, C., ZIRKLE, C. L. (1970): Antidepressant drugs. In: Medicinal Chemistry, Part II, (BURGER, A., Hrsg.), S. 1470—1497. New York: Wiley.
159. KANEKO, M., KUMASHIRO, H., TAKAHASHI, Y., HOSHINO, Y. (1979): L-5-HTP treatment and serum 5-HT level after L-5-HTP loading on depressed patients. Neuropsychobiol. 5, 232—240.
160. KANOF, P., GREENGARD, P. (1978): Brain histamine receptors as targets for antidepressant drugs. Nature 272, 329—333.
161. KARLBERG, B. E., KJELLMAN, B. F., KAGEDAL, B. (1978): Treatment of endogenous depression with oral thyrotropin-releasing hormone and amitriptyline. Acta. psychiat. scand. 58, 389—400.
162. KAUMANN, A., BASSO, N., ARAMENDIA, P. (1965): The cardiovascular effects of the N-(-methylaminopropylimonodebenzyl)-HCl (desmethylimipramine) and guanethidine. J. Pharmacol. Exp. Ther. 147, 54—64.
163. KAY, D. W. K., FAHY, T., GARSIDE, R. F. (1970): A sevenmonth double-blind trial of amitriptyline and diazepam in ECT-treated depressed patients. Br. J. Psychiat. 117, 667—672.
164. KENDELL, R. E. (1976): The classification of depressions: A review of contemporary confusion. Br. J. Psychiat. 129, 15—28.
165. KENDELL, R. E. (1978): Die Diagnose in der Psychiatrie. Stuttgart: Enke.
166. KESSLER, K. A. (1978): Tricyclic antidepressants: mode of action and clinical use. In: Psychopharmacology: A Generation of Progress (LIPTON, M. A., DIMASCIO, A., KILLAM, K. F., Hrsg.), S. 1289—1302. New York: Raven Press.
167. KIELHOLZ, P. (1968): Klassifizierung der depressiven Verstimmungszustände. In: Das depressive Syndrom (HIPPIUS, H., SELBACH, H., Hrsg.), S. 342—346. München — Berlin — Wien: Urban und Schwarzenberg.
168. KIELHOLZ, P., ADAMS, C. (1978): Diagno-

stik und Therapie depressiver Zustände in der täglichen Praxis. Schweiz. Rundschau Med. (Praxis) *67*, 1580—1587.
169. KIELHOLZ, P., ADAMS, C., Hrsg. (1982): Antidepressive Infusionstherapie. Eine Standortbestimmung (Internationaler Workshop, Neu Isenburg). Stuttgart – New York: G. Thieme.
170. KIELHOLZ, P., TERZANI, S., GASTPAR, M., ADAMS, C. (1981): Behandlung therapieresistenter Depressionen ohne Elektroschock. Deutsch. Med. Wschr. *106*, 671—673.
171. KIRKEGAARD, C., NORLEM, N., LAURIDSEN, U. B., BJORUM, N. (1975): Prognostic value of thyrotropin-releasing hormone stimulation test in endogenous depression. Acta Psychiat. Scand. *52*, 170—177.
172. KLAIBER, E. L., BROVERMAN, D. M., VOGEL, W., KOBAYASHI, Y. (1979): Estrogen therapy for severe persistent depressions in women. Arch. Gen. Psychiat. *36*, 550—554.
173. KLEBER, R. J. (1979): A double-blind comparative study of desipramine, hydrochloride and diazepam in the control of mixed anxiety/depression symptomatology. J. Clin. Psychiat. *40*, 165—170.
174. KLEIN, D. F., GITTELMAN, R., QUITKIN, F., RIFKIN, A. (1981): Diagnosis and Drug Treatment of Psychiatric Disorders: Adults and Children. Baltimore – London: Williams & Wilkins.
175. KLERMANN, G. L. (1978): Long-term treatment of affective disorders. In: Psychopharmacology: A Generation of Progress (LIPTON, M. A., DIMASCIO, A., KILLAM, K. F., Hrsg.), S. 1303—1311. New York: Raven Press.
176. KLINE, N. S. (1958): Clinical experience with iproniacid (Marsilid). J. Clin. Exp. Psychopathol. *19*, Suppl., 72—78.
177. KLINE, N. S., COOPER, T. B. (1980): Monoamine Oxidase Inhibitors as Antidepressants. In: Handbook of Experimental Pharmacology, Vol. 55: Psychotropic Agents (HOFFMEISTER, F., STILLE, G., Hrsg.), S. 369—397. Berlin – Heidelberg – New York: Springer.
178. KLINE, N. S., SACKS, W. (1980): Treatment of depression with an MAO inhibitor followed by 5-HTP — an unfinished research project. Acta Psychiat. Scand. Suppl. *280*, 233—241.
179. KNIGHTS, A., HIRSCH, S. R. (1981): „Revealed" depression and drug treatment for schizophrenia. Arch. Gen. Psychiat. *38*, 806—811.
180. KNORRING, L. VON (1980): A double-blind trial: vivalan against placebo in depressed elderly patients. J. Int. Med. Res. *8*, 18—21.
181. KOPERA, H., FLUCH, N., HARPF, H., KLEIN, W. W., STULEMEIJER, S. (1980): Cardiovascular effects of mianserin, a comparative study with amitriptyline and a placebo in healthy subjects. Int. J. Pharmacol. Ther. Toxicol. *18*, 104—109.
182. KOPERA, H., SCHENK, H. (1978): Antidepressiva und Kardiotoxizität. Beobachtungen mit Mianserin. Dtsch. med. Wschr. *103*, 1371—1376.
183. KRETSCHMAR, J. H. (1980): Mianserin and amitriptylin in elderly hospitalized patients with depressive illness: a double-blind trial. Curr. Med. Res. Opin. *6*, 144—151.
184. KRÖGER, R. (1977): Efficacy of nomifensine in endogenous depressions by comparison with placebo. In: Alival-Symposium über Ergebnisse der experimentellen und klinischen Prüfung, S. 207. Stuttgart: Schattauer.
185. KRUSE, W., HOERMANN, M. G. (1960): Clinical evaluation of four antidepressant drugs. Curr. ther. Res. *2*, 111—115.
186. KUGLER, J., LORENZI, E., SPATZ, R., ZIMMERMANN, H. (1979): Drug-induced paroxysmal EEG-activities. Pharmakopsychiat. *12*, 165—172.
187. KUHN, R. (1957): Über die Behandlung depressiver Zustände mit einem Iminodibenzylderivat (G 22355). Schweiz. Med. Wschr., 1135—1140.
188. KUHN, R. (1964): 5 Jahre medikamentöser Behandlung depressiver Zustände mit Iminodibenzylderivaten. In: Pharmako-Psychiatrie (SELBACH, H., Hrsg.), S. 233—264. Darmstadt: Wissenschaftliche Buchgesellschaft.
189. KUHN, R. (1970): The imipramine story. In: Discoveries in Biological Psychiatry (AYD, F. J., BLACKWELL, B., Hrsg.), S. 205—217. Philadelphia – Toronto: Lippincott.
190. LADER, M., BHANJI, S. (1980): Physiological and psychological effects of antidepressants in man. In: Handbook of Experimental Pharmacology, Vol. 55: Psychotropic Agents (HOFFMEISTER, F., STILLE, G., Hrsg.), S. 573—582. Berlin – Heidelberg – New York: Springer.
191. LAMBOURN, J., REES, J. A. (1974): A general practitioner study of dothiepin and amitriptyline. J. Int. Med. Res. *2*, 210—218.
192. LANGER, G., KAROBATH, M. (1980): Biochemical effects of antidepressants in man. In: Handbook of Experimental Pharmacology, Vol. 55: Psychotropic Agents, part 1 (HOFFMEISTER, F., STILLE, G., Hrsg.), S. 491—504. Berlin – Heidelberg – New York: Springer.
193. LANGER, G., KOINIG, G., SCHÖNBECK, G., ASCHAUER, H., LESCH, O. (1982): Antidepressive Therapie mit Clomipramin-Infusionen. Ein klinischer Erfahrungsbericht. In: Antidepressive Infusionstherapie (KIEL-

HOLZ, P., ADAMS, C., Hrsg.), S. 42–46. Stuttgart – New York: G. Thieme.
194. LANGER, G., SCHÖNBECK, G., KOINIG, G., REITER, H., SCHÜSSLER, M., ASCHAUER, H., LESCH, O. (1980): Evidence for neuroendocrine involvement in the therapeutic effects of antidepressant drugs. In: Progress in Psychoneuroendocrinology (BRAMBILLA, F., RACAGNI, G., DE WIED, D., Hrsg.), S. 197–208. Elsevier/North-Holland: Biomedical Press.
195. LANGER, G., SCHÖNBECK, G., KOINIG, G., ASCHAUER, H. (1982): Neuroendocrine mechanismus in the therapeutic effects of antidepressant drugs: The „thyroidaxis" hypothesis. In: Typical and Atypical Antidepressants, Clinical Practice (COSTA, E., RACAGNI, G., Hrsg.), S. 297–302. New York: Raven Press.
196. LANGER, S. Z., BRILEY, M. (1982): High-affinity ^{3}H-imipramine binding: a new biological tool for studies in depression. Trends Neurosci. 4, 28–31.
197. LAPIERRE, Y. D., SUSSMANN, P., GHADIRIAN, A. (1980): Differential antidepressant properties of trazodone and amitriptyline in agitated and retarded depression. Curr. Ther. Res. 28, 845–852.
198. LAPIN, I. P., OXENKRUG, G. F. (1969): Intensification of the central serotoninergic processes as a possible determinant of the thymoleptic effect. Lancet 5, 132–136.
199. LEE, R., SPENCER, P. S. J. (1977): Antidepressants and pain: a review of the pharmacological data supporting the use of certain tricyclics in chronic pain. Int. Med. Res. 5, 146–156.
200. LEWIS, J. L., WINOKUR, G. (1982): The induction of mania. A natural history study with controls. Arch. Gen. Psychiat. 39, 303–306.
201. LINDENLAUB, E., Hrsg. (1977): Nomifensin (Alival®). Stuttgart – New York: Schattauer.
202. LINNOILA, M., DORRITY, F., jr., JOBSON, K. (1978): Plasma and erythrocyte levels of tricyclic antidepressants in depressed patients. Am. J. Psychiat. 135, 5–7.
203. LIPTON, M. A., DIMASCIO, A., KILLAM, K. F. (1978): Psychopharmacology: A Generation of Progress. New York: Raven Press.
204. LOOMER, H. P., SAUNDERS, J. C., KLINE, N. S. (1957): A clinical and pharmacodynamic evaluation of iproniazid as a psychic energizer. Psychiat. Res. Rep. Americ. Psychiat. Ass. 8, 129–141.
205. MAAS, J. W. (1979): Neurotransmitters and depression: too much, too little, or too unstable? Trends Neurosci. 2, 306–308.
206. MAGGI, A., U'PRICHARD, D. C., ENNA, S. J. (1980): Differential effects of antidepressant treatment on brain monoaminergic receptors. Eur. J. Pharmacol. 61, 91–98.
207. MAGNUS, R. V. (1975): A placebo-controlled trial of viloxazine with or without tranquilizers in depressive illness. J. Int. Med. Res. 3, 207–216.
208. MAGNUS, R. V. (1979): Mianserin – a study of different dosage regimes in psychiatric outpatients. Br. J. Clin. Pract. 33, 251–258.
209. MAHAPATRA, S. B. (1975): Short-term effects of viloxazine (Vivalan) compared with placebo in depression: a double-blind study. J. Int. Med. Res. 3, Suppl. 3, 70–76.
210. MAIO, D. DE, LEVI-MINZI, A. CAPONERI, M. A., MELLADO, C., BONICALZI, V.: Evaluation of the clinical efficacy of single doses of antidepressant. Abstracts of the 11th C. I. N. P. Congress, Vienna, Austria, 1978, S. 152.
211. MAÎTRE, L., MOSER, P., BAUMANN, P. A., WALDMEIER, P. C. (1980): Amine uptake inhibitors: Criteria of selectivity. In: Biogenic Amines and Affective Disorders (SVENSSON, T. H., CARLSSON, A., Hrsg.). Acta Psychiatr. Scand. 61, Suppl. 280, 97–110.
212. MAJ, J., MOGILNICKA, E., KLIMEK, V. (1979): The effect of repeated administration of antidepressant drugs on the responsiveness of rats to catecholamine agonists. J. Neural Transm. 44, 221–235.
213. MANN, J., PESELOW, E. D., COLLORA, M., GERSHON, S. (1980): D-phenylalanine in the treatment of endogenous depression. IRCS Med. Sc. 8, 116.
214. MATZ, R. S. (1980): Clinical trials with nomifensine in the USA. In: Royal Society of Medicine International Congress and Symposium Series Nr. 25, S. 73–80. London: Academic Press.
215. MAXWELL, R. A., WHITE, H. L. (1978): Tricyclic and monoamine oxidase inhibitor antidepressants: structure activity relationships. In: Handbook of Psychopharmacology (IVERSEN, L. L., IVERSEN, S. D., SNYDER, S. H., Hrsg.), Vol. 14, S. 83–155. New York – London: Plenum Press.
216. MAYER, S. E. (1980): Neurohumoral transmission and the autonomic nervous system. In: The Pharmacological Basis of Therapeutics (GOODMAN GILMAN, A., GOODMAN, L. S., GILMAN, A., Hrsg.), S. 56–90. New York – Toronto – London: Macmillan.
217. McEVOY, J. P., SHERIDAN, W. F., STEWART, W. R. C., jr., BAN, T. A., WILSON, W. H., GUY, W., SCHAFFER, J. D. (1980): Viloxazine in the treatment of depressive neurosis: a controlled clinical study with doxepin and placebo. Br. J. Psychiat. 137, 440–443.

218. McSweeney, D. A.: Treatment of unipolar depression. Lancet, 510—511.
219. Mendels, J., Stinnett, J. L., Burns, D., Frazer, A. (1975): Amine precursors and depression. Arch. Gen. Psychiat. 32, 22—30.
220. Mendels, J. (1976): Lithium in the treatment of depression. Am. J. Psychiat. 133, 373—378.
221. Mendlewicz, J., Linkowski, P., Rees, J. A. (1980): A double-blind comparison of dothiepin and Amitriptyline in patients with primary affective disorder: Serum levels and clinical response. Br. J. Psychiat. 136, 154—160.
222. Mendlewicz, J., Youdim, M. B. H. (1980): Antidepressant potentiation of 5-hydroxytryptophan by L-deprenyl in affective illness. J. Affect. Dis. 2, 137—147.
223. Mindham, R. H. S. (1979): Tricyclic antidepressants and amine precursors. In: Psychopharmacology of Affective Disorders (Paykel, E. S., Coppen, A., Hrsg.), S. 23—158. New York – Toronto: Oxford University Press.
224. Mitchell, J., Cavanaugh, J., Arias, L., Oates, J. (1970): Guanethidine and related agents. III: Antagonism by drugs which inhibit the norepinephrine pump in men. J. Clin. Invest. 49, 1596—1604.
225. Moises, H. W., Kasper, S., Beckmann, H. (1981): Trazodone and amitriptyline in treatment of depressed inpatients: a double-blind study. Pharmakopsychiat. 14, 167—171.
226. Molander, L., Randrup, A. (1976): Effects of thymoleptics on behavior associated with changes in brain dopamine. Potentiation of dopa-induced gnawing of mice. Psychopharmacol. (Berl.) 45, 261—265.
227. Montgomery, S. A., Montgomery, D. B., McAuley, R., Rani, S. J., Roy, D. (1982): Profile of antidepressant action of zimelidine and norzimelidine compared with amitriptyline. In: Typical and Atypical Antidepressants: Clinical Practice (Costa, E., Racagni, G., Hrsg.), S. 35—42. New York: Raven Press.
228. Morozov, G., Saarma, J., Silvestrini, B. (Hrsg.) (1978): Depression and the Role of Trazodone in Antidepressant Therapy. Rom: Edizioni Luigi Pozzi.
229. Morpurgo, C. (1965): Drug-induced modifications of discriminated avoidance behavior in rats. Psychopharmacol. 8, 91—99.
230. Morpurgo, C., Theobald, W. (1965): Influence of imipramine-like compounds and chlorpromazine on the reserpine hypothermia in mice and the amphetaminehyperthermia in rats. Med. Pharmacol. exp. 12, 226—232.
231. Morpurgo, C., Theobald, W. (1967): Pharmacological modifications of the amphetamine-induced hyperthermia in rats. Eur. J. Pharmacol. 2, 287—294.
232. Müller, P. (1981): Depressive Syndrome im Verlauf schizophrener Psychosen. Stuttgart: Enke.
233. Müller-Oerlinghausen, B. (1978): Bedeutung der Pharmakokinetik für die Therapie mit Antidepressiva. Pharmakopsychiat. 11, 55—62.
234. Murphy, D. L., Shiling, D. J., Murray, R. M. (1978): Psychoactive drug responder subgroups: possible contributions to psychiatric classifications. In: Psychopharmacology: A Generation of Progress (Lipton, M. A., Dimascio, A., Killam, K. F., Hrsg.), S. 807—820. New York: Raven Press.
235. Murphy, J. E., Donald, J. F., Molla, A. L. (1976): Mianserine in the treatment of depression in general practice. Practitioner 217, 135—138.
236. Muscettola, G., Galzenati, M., Balbi, A. (1982): SAMe versus placebo: a double-blind comparison in major depressive disorders. In: Typical and Atypical Antidepressants: Clinical Practice (Costa, E., Racagni, G., Hrsg.), S. 151—156. New York: Raven Press.
237. Naber, D., Wirz-Justice, A., Kafka, M., Wehr, T. A. (1980): Dopamine receptor binding in rat striatum: ultradian rhythm and its modification by chronic imipramine. Psychopharmacol. 68, 1—5.
238. Nagy, A. Johannson, R. (1975): Plasma levels of imipramine and desipramine in man after different routes of administration. Naunyn-Schmiedeberg's Arch. Pharmacol. 290, 145—160.
239. Nawishy, M., Trimble, R., Richens, A. (1980): Antidepressants and epilepsy: the place of nomifensine. In: Royal Society of Medicine International Congress and Symposium Series Nr. 25, S. 11—16. London: Academic Press.
240. Nielsen, J. L., Lund, N. O. (1981): Drug fever due to nomifensine treatment in patients with endogenous depression. Int. Pharmacopsychiat. 16, 66—68.
241. Nordin, C., Siwers, B., Bertilsson, L. (1981): Bromocriptine treatment of depressive disorders. Acta Psychiat. Scand. 64, 25—33.
242. Nymark, M. Møller-Nielsen, I. (1963): Reactions due to the combination of monoaminoxidase inhibitors with neuroleptics, pethidine, or methylamphetamine. Lancet 7, 524—525.
243. Ögren, S. O., Cott, M., Hall, H. (1981): Sedative/anxiotylic effects of antidepres-

sants in animals. Acta Psychiat. Scand. *63*, Suppl. 290, 277—287.
244. ÖGREN, S. O., FUXE, K., AGNATI, L. F., GUSTAFSSON, J. A., JOUSSON, G., HOLM, A. C. (1979): Reevaluation of the indolamine hypothesis of depression. Evidence for a reduction of functional activity of central 5-HT systems by antidepressant drugs. J. Neural Transm. *46*, 85—103.
245. ÖGREN, S. O., ROSS, B., HALL, H., HOLM, A. C., RENYI, A. L. (1981 a): The pharmacology of zimelidine: A 5-HT selective reuptake inhibitor. Acta Psychiat. Scand. *63*, Suppl. 290, 127—149.
246. OLPE, H. R., SCHELLENBERG, A. (1981): The sensitivity of cortical neurons to serotonin: Effect of chronic treatment with antidepressants, serotonin-uptake inhibitors and monoamine-oxidase-blocking drugs. J. Neural Transm. *51*, 233—244.
247. ORTMANN, R., MARTIN, S., RADEKE, E., DELINI-STULA, A. (1981): Interaction of β-adrenoceptor agonists with the serotonergic system in rat brain; a behavioral study using L-5-HTP syndrome Naunyn-Schmiedeberg's Arch. Pharmacol. *316*, 225—230.
248. ORTMANN, R., WALDMEIER, P. C., RADEKE, E., FELNER, A., DELINI-STULA, A. (1980): The effects of 5-HT-uptake and MAO-inhibitors in L-5-HTP-induced excitation in rats. Naunyn-Schmiedeberg's Arch. Pharmacol. *311*, 185—192.
249. OVERALL, J. E., HOLLISTER, L. E., MEYER, F., KIMBALL, I., SHELTON, J. (1964): Imipramine and thioridazine in depressed and schizophrenic patients. J. Amer. med. Ass. *189*, 605—608.
250. OVHED, I. (1976): A double-blind study of flupenthixol (Fluanxol) in general practice. Curr. Med. Res. Opin. *4*, 1—8.
251. PARE, C. M. B. (1963): Potentiation of monoamine oxidase inhibitors by tryptophan. Lancet *ii*, 527—528.
252. PARE, C. M. B. (1979): Monoamine oxidase inhibitors in resistant depression. Int. Pharmacopsychiat. *14*, 101—109.
253. PATCH, I. C. L., PITT, B. M., YEO, Y. M. (1967): The direct comparison of antidepressants: imipramine and chlorprothixene. J. psychiat. Res. *5*, 273—280.
254. PATON, D. M., Hrsg. (1979): The release of catecholamines from adrenergic neurons. Oxford: Pergamon Press.
255. PAYKEL, E. S. (1979): Predictors of treatment response. In: Psychopharmacology of Affective Disorders (PAYKEL, E. S., COPPEN, A., Hrsg.), S. 193—220. Oxford – New York – Toronto: Oxford University Press.
256. PECHANEK, U., BLAICHER, G., PFANNHAUSER, W., WOIDRICH, H. (1980): Beitrag zur Untersuchung biogener Amine in Käse und Fischen. Lebensmitteluntersuchung und -forschung *171*, 420—424.
257. PECHANEK, U., WOIDICH, H., PFANNHAUSER, W., BLAICHER, G. (1980): Untersuchung über das Vorkommen von biogenen Aminen in Lebensmitteln. Ernährung/Nutrition *4*, 58—61.
258. PEDERSEN, V. (1968): Role of catecholamines in compulsive gnawing behaviour in mice. Br. J. Pharmacol. *34*, 219—220.
259. PEET, M., COPPEN, A. (1979): The pharmacokinetics of antidepressant drugs: relevance to their therapeutic effect. In: Psychopharmacology of Affective Disorders (PAYKEL, E. S., COPPEN, A., Hrsg.), S. 91—107. New York – Toronto: Oxford University Press.
260. PELC, I. (1977): Therapeutic profile of butriptyline hydrochloride in ambulatory psychiatric practice. Acta Therapeutica *3*, 1—7.
261. PEREL, J. M., IRANI, F., HURWIC, M., GLASSMAN, A. H., MANIAN, A. A. (1978): Tricyclic antidepressants: relationships among pharmacokinetics, metabolism and clinical outcome. In: Depressive Disorders (GARATTINI, S., Hrsg.), S. 325—336. Stuttgart – New York: Schattauer.
262. PEREL, J. M., MENDELWICZ, J., SHOSTAK, M., KANTOR, S. J., GLASSMAN, A. H. (1976): Plasma levels of imipramine in depression: environmental and genetic factors. Neuropsychiobiol. *2*, 193—201.
263. PEROUTKA, S. J., SNYDER, S. H. (1980): Long-term antidepressant treatment decreases spiroperidol-labelled serotonin receptor binding. Science *210*, 88—90.
264. PERRY, G. F., FITZSIMMONS, B., SHAPIRO, L., IRWIN, P. (1978): Clinical study of mianserine, imipramine and placebo in depression: blood level and MHPG correlations. Br. J. Clin. Pharmacol. *5*, Suppl. 1, 35—42.
265. PETRIE, W. M., MCEVOY, J. P., WILSON, W. H., BAN, T. A., GUY, W. (1980): Viloxazine in the treatment of depressive neurosis: a placebo and standard (imipramine) controlled clinical study. Int. Pharmacopsychiat. *15*, 193—196.
266. PFEIFER, W. M. (1971): Transkulturelle Psychiatrie. Stuttgart: G. Thieme.
267. PICHOT, P., GUELFI, J., DREYFUS, J. F. (1975): A controlled multicenter therapeutic trial of viloxazine (Vivalan). J. Intern. Med. Res. *3*, Suppl. 3, 80—87.
268. PINDER, R. M., BROGDEN, R. N., SPEIGHT, T. M., AVERY, G. S. (1977): Doxepin, a review. Drugs *13*, 161—218.
269. PÖLDINGER, W. (1972): Suizidalität, Depression und Angst. In: Depressive Zustän-

de (KIELHOLZ, P., Hrsg.), S. 63—72. Bern – Stuttgart – Wien: H. Huber.
270. PÖLDINGER, W. (1980): Depressive Verstimmungszustände in der Praxis. Ihre Erkennung und Behandlung. Der praktische Arzt (Österreichische Zeitschrift für Allgemeinmedizin) *414*, 875—904.
271. POST, M. L., KENNARD, O., HORN, A. S. (1974): Possible pharmacological and theoretical implications of X-ray structure of the tricyclic antidepressant imipramine. Nature *252*, 493—495.
272. POST, R. M., JIMERSON, D. C., BUNNEY, W. E., JR. (1979): Perspectives in the treatment of the psychoneurological disorders: affective disorders. Prog. Neuro-Psychopharmacol. *3*, 65—74.
273. PRAAG, H. M. VAN, KORF, J. (1974): 5-hydroxytryptophan as an antidepressant. J. Nerv. Ment. Dis. *158*, 331—337.
274. PRANGE, A. J., JR., LOOSEN, P. T. (1982): Hormone therapy in depressive diseases. In: Typical and Atypical Antidepressants: Clinical Practice. (COSTA, E., RACAGNI, G., Hrsg.), S. 289—296. New York: Raven Press.
275. PRIEN, R. F., KLETT, C. J., CAFFEY, E. M. (1974): Lithium prophylaxis in recurrent affective illness. Am. J. Psychiat. *131*, 198—204.
276. QUITKIN, F., RIFKIN, A., KLEIN, D. F. (1979): Monoamine Oxidase Inhibitors. A review of antidepressant effectiveness. Arch. Gen. Psychiat. *36*, 749—760.
277. RANDRUP, A., BRAESTRUP, C. (1977): Uptake inhibition of biogenic amines by newer antidepressant drugs: relevance to the dopamine hypothesis of depression. Psychopharmacol. *53*, 309—314.
278. REGINALDI, D., TONDO, L., CALIARI, B., MINNAI, G. P., KUKOPULOS, A. (1982): The role of antidepressants in rapid cyclicity. In: Typical and Atypical Antidepressants, Clinical Practice (COSTA, E., RACAGNI, G., Hrsg.), S. 363—368. New York: Raven Press.
279. RENFORDT, E., BUSCH, H., FÄHNDRICH, E., MÜLLER-OERLINGHAUSEN, B. (1976): Untersuchungen einer neuen antidepressiven Substanz (Viloxazin) mit Hilfe der Zeit-Reihen-Analyse TV gespeicherter Interviews. Arzneim.-Forsch./Drug Res. *26*, 1114—1125.
280. RICKELS, K., CSANALOSI, H., NEWMAN, A., HUROWITZ, J., WERBLOWSKY, WHITE, N. (1980): Trazodone and amitriptyline in depressed outpatients – a controlled study. In: Trazodone – A New Broad Spectrum Antidepressant (GERSHON, S., RICKELS, K., SILVESTRINI, B., Hrsg.), S. 86—101. Amsterdam: Excerpta Medica.
281. ROSENTHAL, S. H., BOWDEN, C. L. (1973): A double-blind comparison of thioridazine (Mellaril) versus diazepam (Valium) in patients with chronic mixed anxiety and depressive symptoms. Curr. Therap. Res. *15*, 10—12.
282. RUDORFER, M. V., YOUNG, R. C. (1980): Anticholinergic effects and plasma desipramine levels. Clin. Pharmacol. Ther. *28*, 703—706.
283. RUSSELL, G. F. M., NIAZ, U., WAKELING, A., SLADE, P. D. (1978): Comparative double-blind trial of mianserin hydrochloride (Organon GB 94) and diazepam in patients with depressive illness. Br. J. Clin. Pharmacol. *5*, Suppl. 1, 57—66.
284. SALETU, B., GRÜNBERGER, J. (1980): Changes in clinical symptomatology and psychometric assessments in depressed patients during mianserin and combined amitriptyline chlordiazepoxide therapy: a double-blind comparison. Curr. Med. Res. Opin. *6*, 52—62.
285. SALMINEN, J. K., LEHTONEN, V. (1980): Sulpiride in depression: plasma levels and effects. Curr. Ther. Res. *27*, 109—115.
286. SAMANIN, R., JORI, A., BERNASCONI, S., MORPUGO, E., GARATTINI, S. (1977): Biochemical and pharmacological studies on aminept ine (S1694) and (+)-amphetamine in the rat. J. Pharm. Pharmacol. *29*, 555—558.
287. SAMANIN, R., MENNINI, T., FERRARIS, A., BENDOTTI, C., BORSINI, F., GARATTINI, S. (1979): m-Chlorphenylpiperazin: a central serotonin agonist causing powerful anorexia in rats. Naunyn-Schmiedeberg's Arch. Pharmacol. *308*, 159—163.
288. SANO, I. (1971): Precursor therapy' with active amines. I. Treatment of depression by 5-HTP (L-5-hydroxytryptophan). Psychiat. Neurol. Jap. *73*, 809—815.
289. SCHARFETTER, C. (1973): Suicid. In: Lexikon der Psychiatrie (MÜLLER, Ch., Hrsg.), S. 500—503. Berlin – Heidelberg – New York: Springer.
290. SCHILDKRAUT, J. J. (1965): The catecholamine hypothesis of affective disorders: a review of supporting evidence. Am. J. Psychiat. *122*, 509—522.
291. SCHMITT, H., SCHMITT, H. (1966): Valeur de pharmacologie prévisionelle dans le domaine des antidépresseurs dérivés de l'iminodibenzyle. Thérapie *21*, 653—674.
292. SCHROLD, J. (1970): Aggressive behaviour in chicks induced by tricyclic antidepressants. Psychopharmacol. (Berl.) *17*, 225—233.
293. SEBJANIC, V., GROMBEIN, S. (1982): Viloxazine (Vivalan ICI) in depression: results of a field trial of 276 patients in neuropsychia-

tric practice. In: Typical and Atypical Antidepressants: Clinical Practice (COSTA, E., RACAGNI, G., Hrsg.), S. 113—120. New York: Raven Press.
294. SEAGER, C. P., BIRD, R. L. (1962): Imipramine with electrical treatment in depression-controlled trial. J. ment. Sci. 108, 704—709.
295. SELBACH, H. (1961): Über die vegetative Dynamik in der psychiatrischen Pharmakotherapie. Dtsch. med. J. 12, 511—517.
296. SELBACH, H. (1977): Pharmako-Psychiatrie. Darmstadt: Wissenschaftliche Buchgesellschaft.
297. SHAW, D. M., MCSWEENEY, D. A., HEWLAND, R., JOHNSON, A. L. (1975): Tricyclic antidepressants and tryptophan in unipolar depression. Psychol. Med. 5, 276—278.
298. SHOPSIN, B. (1976): Tryptophan and allopurinol in the treatment of depression. Lancet 5, 1189—1192.
299. SHOPSIN, B., WILK, S., SATHANANTHAN, C., GERSHON, S., DAVIS, K. (1974): Catecholamines and affective disorders. A critical assessment. J. Nerv. Ment. Dis. 158, 369—383.
300. SIGG, E. B., SOFFER, L., GYERMEK, L. (1963): Influence of imipramine and related psychoactive agents on the effect of 5-hydroxytryptamine and catecholamines on the cat nictitating membrane. J. Pharmacol. Exp. Ther. 142, 13—20.
301. SMITH, A. H. W., NAYLOR, G. S., MOODY, J. P. (1978): Placebo-controlled double-blind trial of mianserin hydrochloride. Br. J. Clin. Pharmacol. 5, Suppl. 1, 67—70.
302. SNYDER, S. H., YAMAMURA, H. I. (1977): Antidepressants and the muscarinic acetylcholine receptor. Arch. Gen. Psychiat. 34, 236—239.
303. SPIEGEL, R., AEBI, H.-J. (1981): Psychopharmakologie. Stuttgart – Berlin – Köln – Mainz: W. Kohlhammer.
304. STARKE, K., ALTMANN, K. P. (1973): Inhibition of adrenergic neurotransmission by clonidine; an action on prejunctional α-receptors. Neuropharmacol. 12, 339—347.
305. STEIN, L. (1964): Self—stimulation of the brain and the central stimulant action of amphetamine. Fed. Proc. 23, 836—850.
306. STEINER, W. G., HIMWICH, H. E. (1963): Effects of antidepressant drugs on limbic structures in the rabbit. J. nerv. ment. Dis. 137, 277—284.
307. STERN, W. C., HARTO-TRUAX, N., ROGERS, J., MILLER, L. (1982): Clinical profile of the novel antidepressant bupropion. In: Typical and Atypical Antidepressants: Clinical Practice (COSTA, E., RACAGNI, G., Hrsg.), S. 21—34. New York: Raven Press.

308. STERN, W. C., ROGERS, J., FANG, V., MELTZER, H. (1979): Influence of bupropion HCI (Wellbatrin®), a novel antidepressant on plasma levels of prolactin and growth hormone in man and rat. Life Sci. 25, 1717—1724.
309. STILLE, G. (1964): Zur pharmakologischen Prüfung von Antidepressiva am Beispiel eines Dibenzodiazepines. Arzneim.-Forsch./Drug Res. 14, 534—537.
310. STILLE, G. (1968): Pharmacological investigation of antidepressant compounds. Neuropsychopharmacol. 1, 92—106.
311. STRAIN, F., ALBERT, W., KLICPERA, C. (1979): Antidepressive treatment and mood swing patterns in endogenous depression. Pharmakopsychiat. 12, 432—437.
312. SUGRUE, M. F. (1980): Chronic antidepressant administration and adaptiv changes in central monoaminergic system. In: Antidepressants: Neurochemical Behavioral and Clinical Perspectives (ENNA, S. T., MALICK, J. B., RICHELSON, E., Hrsg.). New York: Raven Press.
313. SULSER, F., MOBLEY, P. L. (1980): Biochemical effects of antidepressants in animals. In: Handbook of Experimental Pharmacology, Vol. 55: Psychotropic Agents, part 1 (HOFFMEISTER, F., STILLE, G., Hrsg.), S. 471—490. Berlin – Heidelberg – New York: Springer.
314. SZABADI, E., GASZNER, P., BRADSHAW, C. M. (1980): The peripheral anticholinergic activity of tricyclic antidepressants: comparison of amitriptyline and desipramine in human volunteers. Br. J. Psychiat. 137, 433—439.
315. TAEUBER, K. (1977): Wirkungsbild von Nomifensin im pharmako-psychologischen Versuch. In: Alival (Nomifensin), (Hoechst AG, Med. Abt., Hrsg.), S. 115—127. Stuttgart – New York: Schattauer.
316. TANG, S. W., SEEMAN, P. (1980): Effects of antidepressant drugs on serotonergic and adrenergic receptors. Naunyn-Schmiedeberg's Arch. Pharmacol. 311, 255—261.
317. TAYLOR, D. P., HYSLOP, D. K., RIBLET, L. (1980): Trazodone, a new nontricyclic antidepressant without anticholinergic activity. Biochem. Pharmacol. 29, 2149—2150.
318. THEOBALD, W., BÜCH, O., KUNZ, H. A. (1965): Vergleichende Untersuchungen über die Beeinflussung vegetativer Funktion durch Psychopharmaka im akuten Tierversuch. Arzneim. Forsch./Drug Res. 15, 117—125.
319. THEOBALD, W., BÜCH, O., KUNZ, H. A., MORPURGO, C., STENGER, E. G., WILHELMI, G. (1964): Vergleichende Pharmakologische Untersuchungen mit Tofranil®, Perto-

fran® und Insidon®. Arch. Int. Pharmacodyn. *148*, 560—596.
320. THER, L., SCHRAMM, H. (1962): Apomorphin-Synergismus (Zwangsnagen bei Mäusen) als Test zur Differenzierung psychotroper Substanzen. Arch. Int. Pharmacodyn. *138*, 302—310.
321. THOMANN, P., HESS, R. (1980): Toxicology of antidepressant drugs. In: Handbook of Experimental Pharmacology, Vol. 55: Psychotropic Agents (HOFFMEISTER, F., STILLE, G., Hrsg.), S. 527—549. Berlin – Heidelberg – New York: Springer.
322. THOMSON, J., RANKIN, H., ASHCROFT, G. W., CUMMINGS, S. W.: A comparison of L-tryptophan, amitriptyline, and a combination of L-tryptophan and amitriptyline with placebo. (Nicht veröffentlicht.)
323. TOGNONI, G., BELLANTUONO, C., LADER, M. (1981): Epidemiological Impact of Psychotropic Drugs. Amsterdam – New York – Oxford: Elsevier/North-Holland Biomedical Press.
324. TRAN, V. T., CHANG, R. S. L., SNYDER, S. H. (1978): Histamine H_1 receptors identified in mammalian brain membranes with ^{3}H-mepyramine. Proc. Natl. Acad. Sci. (USA) *75*, 6290—6294.
325. TUCK, J. R., PUNELL, G. (1973): Uptake of ^{3}H-5-hydroxytryptamine and ^{3}H-noradrenaline by slices of rat brain incubated in serum from patients treated with chlorimipramine, imipramine, or amitriptyline. J. Pharm. Pharmacol. *25*, 573—574.
326. VAN DIJK, J., HARTOG, J., HILLEN, F. C. (1978): Non-tricyclic antidepressants. In: Progress in Medicinal Chemistry (ELLIS, G. P., WEST, G. B., Hrsg.), Vol. 15, S. 262—320. Amsterdam: North-Holland Biomedical Press.
327. VAN PRAAG, H. M. (1978): Amine hypotheses of affective disorders. In: Handbook of Psychopharmacology (IVERSEN, L. L., IVERSEN, S. D., SNYDER, S. H., Hrsg.), Vol. 13, S. 187—297. New York – London: Plenum Press.
328. VAN SCHEYEN, J. D., VAN KAMMEN, D. P. (1979): Clomipramine-Induced Mania in Unipolar Depression. Arch. Gen. Psychiat. *36*, 560—565.
329. VEIT, R. C., FRIEDEL, R. O., BLOOM, V., BIELSKI, R. (1980): Electrocardiogram changes and plasma desipramine levels during treatment of depression. Clin. Pharmacol. Ther. *27*, 796—802.
330. VINCI, M. (1971): Clinical report on the use of trazodone, AF-1161, in endogenous depression. Osped. Psichiat. *39*, 416—433.
331. VOLMAT, R. (1978): Essai comparatif de la quinupramine et de l'amitriptyline dans les états dépressifs. Lyon Méd. *7*, 445—447.
332. VON VOIGTLANDER, P. F., TRIEZENBERG, H. J., LOSEY, E. G. (1978): Interactions between clonidine and antidepressant drugs: a method for identifying antidepressant-like agents. Neuropharmacol. *17*, 375—381.
333. WAEHRENS, J., GERLACH, J. (1981): Bromocriptine and imipramine in endogenous depression. A double-blind controlled trial in out-patients. J. Aff. Dis. *3*, 196—202.
334. WALDMEIER, P. C. (1981a): Noradrenergic transmission in depression: under- or overfunction? Pharmacopsychiat. *14*, 3—9.
335. WALDMEIER, P. C. (1981b): The role of uptake inhibition in the antidepressant effect of drugs. In: Depression and Antidepressants (FRIEDMAN, E., MANN, J., GERSHON, S., Hrsg.). New York: Raven Press.
336. WALDMEIER, P. C., BAUMANN, P. A., WILHELM, M., BERNASCONI, R., MAITRE, L. (1977): Selective Inhibition of noradrenaline and serotonin uptake by C-49802-B-Ba and CGP 6085 A. European J. Pharmacol. *46*, 387—391.
337. WALINDER, J., SKOTT, A., CARLSSON, A., NAGY, A., ROOS, B.-E. (1976): Potentation of the antidepressant action of clomipramine by tryptophan. Arch. Gen. Psychiat. *33*, 1384—1389.
338. WEITBRECHT, H. J. (1972): Depressive und manische endogene Psychosen. In: Psychiatrie der Gegenwart: Forschung und Praxis, II/1 (KISKER, K. P., MEYER, J. E., MÜLLER, M., STRÖMGREN, E., Hrsg.), S. 83—140. Berlin – Heidelberg – New York: Springer.
339. WHEATLEY, D. (1977): Hormone Replacement Therapy in Post-Menopausal Depression and the Female Climacteric. Curr. Med. Res. Opin. *4*, Suppl. 3, 37—45.
340. WHEATLEY, D. (1981): The side-effects profile of the new antidepressants. In: New Directions in Antidepressant Therapy, Vol. 46, S. 87—93. London: The Royal Society of Medicine.
341. WIDLOCHER, D., LECRUBIER, Y., JOUVENT, R., PUECH, A. J., SIMON, P. (1977): Antidepressant effect os salbutamol. Lancet *i*, 767—768.
342. WILHELM, M., KUHN, R. (1970): Versuch einer stereochemisch-strukturellen Klassifizierung der Trizyklus-Psychopharmaka mit Einschluß der Dibenzobicyclooctadiene. Pharmakopsychiat. Neuro-Psychopharmacol. *3*, 317—332.
343. WITTENBORN, J. R. (1975): Theoretical backgrounds and methods of tests in clinical psychopharmacology: The psychologist's point of view. In: Assessment of Pharmacodynamic Effects in Human Pharmacology (HIPPIUS, H., Hrsg.), S. 3—10. Stuttgart – New York: Schattauer.

344. WOLSTENHOLME, G. E. W., KNIGHT, J., Hrsg. (1976): Monoamine oxidase and its inhibition. (CIBA Foundation Symposium 39.) Amsterdam: Elsevier, Excerpta Medica/North-Holland.

345. YOUDIM, M. B. H., PAYKEL, E. S., Hrsg. (1981): Monoamine oxidase inhibitors: The state of the art. Chichester: Wiley.

346. YOUNG, J. P. R., HUGHES, W. C., LADER, M. H. (1976): A controlled comparison of flupenthixol and amitriptyline in depressed outpatients. Br. Med. J. *1*, 1116—1118.

347. ZAPLETÁLEK, M., LISOŇKOVÁ, D., HAJČMAN, L. (1962): Nase zkusenosti s klinickym pouzitim imipraminu a levomepromazinu u depresivnich stavu. Activ. nerv. sup. (Praha) *4*, 208—217.

348. ZEELEN, F. J. (1980): Antidepressants: chemistry (structure and activity). In: Handbook of Experimental Pharmacology, Vol. 55: Psychotropic Agents, part 1 (HOFFMEISTER, F., STILLE, G., Hrsg.), S. 351—368. Berlin – Heidelberg – New York: Springer.

349. ZIEGLER, V. E., TAYLOR, J. R., WETZEL, R. D., BIGGS, J. T. (1978): Nortriptyline plasma levels and subjective side effects. Br. J. Psychiat. *132*, 55—60.

350. ZUNG, W. W. K. (1980): A comparison of the effects of viloxazine and placebo on the sleep of depressed patients. Curr. Ther. Res. *27*, 152—156.

5. Lithium: Grundlagen und Therapie

Von W. GREIL und D. VAN CALKER

5.1.	Einleitung	162
5.2.	Chemie des Lithiums	162
5.3.	**Biochemie und Zellphysiologie des Lithiums**	163
5.3.1.	Vorbemerkungen und Zusammenfassung	163
5.3.2.	Wirkungen auf Membrantransportmechanismen	163
5.3.3.	Wirkungen auf „Second messenger"-Systeme	165
5.3.4.	Wirkungen auf die Rezeptorensensitivität	166
5.3.5.	Wirkungen auf den Elektrolythaushalt	167
5.3.6.	Wirkungen auf den Kohlenhydrat-Stoffwechsel	168
5.3.7.	Wirkungen auf das aminerge System	168
5.3.8.	Wirkungen auf das cholinerge System	169
5.3.9.	Wirkungen auf weitere neuronale Systeme	170
5.3.10	Wirkungen auf elektrophysiologische Parameter	170
5.3.11.	Wirkungen auf biologische Rhythmen	170
5.4.	**Physiologie und Pharmakologie des Lithiums**	171
5.4.1.	Vorbemerkungen und Zusammenfassung	171
5.4.2.	Wirkungen auf die Schilddrüse	171
5.4.3.	Wirkungen auf die Niere	172
5.4.4.	Wirkungen auf das Herz	173
5.4.5.	Wirkungen auf das reticulo-endotheliale System	174
5.5.	**Klinische Pharmakologie mit Pharmakokinetik des Lithiums**	174
5.5.1.	Vorbemerkungen und Zusammenfassung	174
5.5.2.	Psychobiologische Hypothesen zur klinischen Wirkung	174
5.5.3.	Wirkungen auf (neuro-)psychiatrische Parameter	175
5.5.4.	Therapeutisch unerwünschte (Neben-)Wirkungen	175
5.5.5.	Toxizität und Teratogenität	179
5.5.6.	Klinische Pharmakokinetik	181
5.6.	**(Neuro-)Psychiatrische Indikationen der Therapie mit Lithium**	184
5.6.1.	Vorbemerkungen und Zusammenfassung der Indikation	184
5.6.2.	Kontraindikationen der Therapie mit Lithium	185
5.6.3.	Therapie bei der Manie	187
5.6.4.	Therapie bei Depressionen	188
5.6.5.	Prophylaxe bei rezidivierenden affektiven Psychosen	189
5.6.6.	Beginn und Dauer der Verabreichung von Lithium	189
5.7.	**Durchführung der Therapie mit Lithium**	191
5.7.1.	Vorbemerkungen und allgemeine Richtlinien für die Therapie	191
5.7.2.	Therapie mit speziellen Präparaten von Lithium	193
	Literatur	194

5.1. Einleitung

Die wichtigste Indikation für eine Therapie mit Lithiumsalzen ist die Anwendung zur **Rückfallverhütung bei affektiven Psychosen** *("sekundäre Prävention")*. Die phasenverhütende Wirkung von Lithium kann für Menschen, die unbehandelt weitere Rezidive von Depressionen, Manien oder schizoaffektiven Psychosen erleiden würden, einen großen Gewinn bedeuten: Die Lithiumtherapie befreit sie von der Angst vor Rückfällen, ermöglicht ihnen eine stabile Lebensführung und gewährleistet ihre soziale Integration. Weiterhin sind Lithiumsalze bei der **Therapie der Manie** von großer Bedeutung und werden neuerdings auch bei der *Thyreotoxikose* und bei der *Granulozytopenie* erfolgreich eingesetzt.

Eine Behandlung mit Lithiumsalzen ist mit einigen Nachteilen verbunden: Da Lithium eine **geringe therapeutische Breite** besitzt, sind zur Überwachung der Therapie *regelmäßige Lithium-Serumkontrollen* notwendig. Eine Reihe von *unerwünschten Wirkungen* („Nebenwirkungen") müssen vermieden, therapeutisch beeinflußt oder sogar in Kauf genommen werden.

Biochemische und physiologische Untersuchungen tragen dazu bei, grundlegende Wirkmechanismen von Lithium aufzuklären. Da Lithiumionen die Wirkungen anderer Ionen (Natrium, Kalium, Kalzium, Magnesium) nachahmen und/oder hemmen können, und diese Ionen ubiquitär in der Zellphysiologie regulatorisch wirksam sind, können eine *Fülle von biochemischen und physiologischen Effekten* von Lithium nachgewiesen werden. Es ist bis heute unklar, welche dieser Lithiumeffekte für die klinisch-therapeutische Wirkung bei affektiven Psychosen verantwortlich sind. Wegen der Vielfalt von Lithiumwirkungen ist es auch nicht möglich, aus ihnen eindeutige Schlüsse zu ziehen, welche biologische Störungen den affektiven Psychosen zugrunde liegen.

Pharmakologische und pharmakokinetische Untersuchungen bereichern unser Wissen über erwünschte und unerwünschte Wirkungen von Lithium und deren Entstehungsmechanismen und vermitteln eine umfassende Kenntnis über Resorption von Lithiumionen, ihre Verteilung im Organismus und ihre Ausscheidung aus dem Körper. *Störungen des Elektrolyt- und Wasserhaushaltes*, z. B. durch natriumarme Diät, natriuretische Diuretika oder Dehydratation können zur Erhöhung des Lithium-Serumspiegels und möglicherweise sogar zu einer *Intoxikation mit Lithium* führen.

Im **theoretischen Teil** des Beitrags (Kap. 5.2. bis 5.4.) werden biochemische, physiologische und pharmakologische Befunde zusammenfassend dargestellt, die experimentell relativ gut belegt sind und in einem Konzentrationsbereich auftreten, der dem therapeutischen entspricht.

Im **klinischen Teil** des Beitrags (Kap. 5.5. bis 5.7.) werden die Nebenwirkungen, die Toxizität und die Pharmakokinetik von Lithium, einschließlich der Therapieüberwachung mit Hilfe des Lithiumspiegels, beschrieben, sowie die Indikationen und Kontraindikationen einer Lithiumbehandlung dargestellt und praktische Hinweise zur Durchführung der Therapie gegeben.

Für eine umfassende Information über die gesamte Literatur zur Lithiumforschung stehen **Übersichtsartikel** [24, 34, 40, 61, 68, 76, 92, 118, 125, 137, 178, 179, 188], **Bücher** [17, 30, 53, 64, 98, 101, 102, 104, 162, 174, 175] und eine regelmäßig erstellte Lithium-Bibliographie [177] zur Verfügung.

Von M. Schou gibt es in deutscher und englischer Sprache eine **Informationsschrift für Arzt und Patient** [174, 175]. Bei speziellen Problemen kann auch Auskunft eingeholt werden beim: **Lithium Information Center,** Department of Psychiatry, University of Wisconsin, Center for Health Sciences, 600 Highland Avenue, Madison, WI 53792, U.S.A., Tel. (608) 263-6171 [99].

5.2. Chemie des Lithiums

Lithium wurde im Jahre 1818 von dem schwedischen Chemiker August Arwedson entdeckt.

Der Name Lithium leitet sich von *„lithos" (Stein)* ab, da es in einem Mineral entdeckt wurde.

Lithium ist das dritte Element des Periodensystems und das erste, leichteste der *Gruppe der Alkalimetalle*. In wässeriger Lösung ist nur das **Lithiumion** beständig. Dieses ist die *therapeutisch wirksame Form des Lithiums*.

Entsprechend seiner Stellung im Periodensystem weist das Lithiumion chemisch eine gewisse *Verwandtschaft mit seinen Gruppennachbarn (Natrium und Kalium)* auf. Sein geringer Radius und die entsprechend hohe Ladungsdichte bedingen aber auch *Ähnlichkeiten mit den Erdalkalimetallen Kalzium und Magnesium* (Schrägbeziehung im Periodensysten). In wässeriger Lösung ist das Lithiumion hydratisiert mit einer bevorzugten tetraedrischen Konfiguration [24, 92, 101].

5.3. Biochemie und Zellphysiologie des Lithiums

5.3.1. Vorbemerkungen und Zusammenfassung

Ionen wirken in biologischen Systemen entweder durch Bindung an Makromoleküle, deren Eigenschaften dadurch verändert werden (z. B. die Konformation eines Proteins), oder auf Grund ihrer elektrochemischen Eigenschaften.

Die elektrochemische Wirksamkeit eines Ions erfordert dessen Ungleichverteilung über die Zellmembran, also einen elektrochemischen Gradienten, und damit die Existenz eines Transportprozesses, der der passiven Diffusion entgegenwirkt.

Lithiumionen sind im Organismus natürlicherweise nur in geringen Spuren vorhanden [51]. Sie weisen eine große Ähnlichkeit mit den Ionen Natrium, Kalium, Kalzium und Magnesium auf. Ein hypothetischer, physiologischer Lithiumrezeptor müßte daher eine physikochemisch kaum vorstellbar hohe Spezifität aufweisen. Aus diesen Gründen ist eine *physiologische Funktion von Lithiumionen unwahrscheinlich*.

Die gegenwärtig anerkannte Vorstellung ist, daß Lithiumionen an die Bindungsstelle anderer Liganden binden können und dort entweder die Wirkung des physiologischen Liganden nachahmen (*„agonistische Wirkung"*) oder aber kompetitiv hemmen (*„antagonistische Wirkung"*).

Als derartige Liganden kommen die Ionen Natrium, Kalium, Kalzium und Magnesium in Frage, aber auch positiv geladene funktionelle Gruppen anderer Moleküle [24].

Lithium übt **vielfältige Wirkungen** auf Transportsysteme, Intermediärstoffwechsel, Elektrolytverteilung und hormonelle Regulation aus. Die meisten dieser Wirkungen werden jedoch in Dosierungen bzw. Konzentrationen beobachtet, die weit über den therapeutischen liegen. Außerdem zeigen sich viele Effekte von Lithium nur *bei akuter Gabe* und sind *bei chronischer Gabe* auf Grund von Adaptations- und Kompensationsmechanismen nicht mehr nachweisbar. Die Wirkungen einer chronischen Lithiumgabe in therapeutischer Dosierung sind meist nur gering ausgeprägt, weshalb *oft widersprüchliche Befunde* erhoben werden.

Weitgehend einheitlich sind bei chronischer Gabe von Lithium im therapeutischen Konzentrationsbereich nachweisbar: Hemmung des Cholintransports über die Erythrozytenmembran, Hemmung der Akkumulation des „second messengers" cyclo-AMP durch Hemmung der Adenylatcyclase, Verhinderung der Entwicklung von Supersensitivität von (katecholaminergen und cholinergen) Rezeptoren und Steigerung der neuronalen Tryptophanaufnahme.

5.3.2. Lithium: Wirkungen auf Membrantransportmechanismen

Transportmechanismen an der Zellmembran regulieren die Verteilung verschiedenster Substanzen zwischen Intra- und Extrazellulärraum. Der Einfluß von Lithiumionen auf Transportmechanismen und insbesondere die Mechanismen des Transports von Lithium über die Zellmembran wurden intensiv am **Modell der Erythrozyten** untersucht.

Während einer Therapie mit Lithiumsalzen zeigt das *Verhältnis der Lithiumkonzentration in den Erythrozyten zu der im Plasma*, der sog. **Lithiumquotient** (engl.: lithium ratio), ausgeprägte interindividuelle Unterschiede (zwischen 0,2 und 0,9, Mittelwert ca. 0,45). Bei den einzelnen Patienten dagegen bleibt der Lithiumquotient weitgehend stabil. Im allgemeinen ist die Lithiumkonzentration in den Erythrozyten niedriger als die im Plasma [74, 77]. Bei einer passiven Verteilung von Lithium müßte die intrazelluläre Lithiumkonzentration höher sein als der Plasmaspiegel (1,4 : 1). Es muß demnach ein Mechanismus existieren, der Lithium aus den Erythrozyten in interindividuell unterschiedlichem Ausmaß gegen einen elektrochemischen Gradienten transportiert.

Ausgehend von der Hypothese, daß die Lithiumkonzentration in den Erythrozyten besser mit der Lithiumkonzentration im Gehirn korreliere als die Lithiumkonzentration im Plasma, wurde der **Lithiumquotient** mit einer Reihe *klinisch bedeutsamer Parameter* in Beziehung gesetzt, wobei die Zusammenhänge nicht sehr deutlich ausgeprägt waren und in einigen Untersuchungen gar nicht gefunden wurden [Übersicht: 29, 77]: Höhere Lithiumquotienten waren verbunden mit größerem Behandlungserfolg („Lithium-Response"), mit größerer Häufigkeit von unerwünschten Wirkungen von Lithium und mit der bipolaren (manisch-depressiven) Verlaufsform der affektiven Psychose. Während einer Lithiumbehandlung spricht ein gleichbleibender Lithium-Plasmaspiegel, verbunden mit einem konstanten Lithiumquotienten, für eine regelmäßige Tabletteneinnahme und somit für eine gute *„Compliance"* des Patienten. Darüber hinaus bringt es keine wesentlichen Vorteile, neben der Kontrolle des Lithium-Plamaspiegels Lithium in den Erythrozyten und den Lithiumquotienten zu bestimmen [77].

Mindestens vier Mechanismen sind am **Transport von Lithium über die Erythrozytenmembran** beteiligt [50, 77, 145] (siehe unten). Die während einer Lithiumbehandlung beobachteten *interindividuellen Variationen des Lithiumquotienten* sind fast ausschließlich durch *Unterschiede in der Effektivität des Natrium-Lithium-Gegentransportsystems* bedingt; je niedriger dessen Effektivität, desto höher der Erythrozyten/Plasma-Lithiumquotient [50, 74, 75, 77, 145].

Das **Natrium-Lithium-Gegentransportsystem** [44, 46, 86] transportiert *ein* Lithiumion in Austausch für *ein* Natriumion und ist wahrscheinlich mit einem Natrium-Natrium-Gegentransportsystem identisch, dessen biologische Bedeutung ungeklärt ist. Bei physiologischen Natriumkonzentrationen (140 mmol außen, 8 mmol innen) fließt Natrium entlang seinem elektrochemischen Gradienten nach innen, und Lithium, dessen Affinität für das Natrium-Lithium-Gegentransportsystem ca. 15mal höher ist als die von Natrium, wird im Austausch für Natrium nach außen transportiert. Dieser Transport, der keine Stoffwechselenergie benötigt, und durch Phloretin, jedoch nicht durch Ouabain (= Strophantin G), gehemmt wird, bestimmt unter physiologischen Bedingungen das *Ausmaß des Auswärtstransports* von Lithium aus den Erythrozyten. Der Lithiumtransport durch die Ouabain-sensitive **Natrium-Kalium-ATPase**, bei dem Lithium anstelle von Kalium in die Zellen aufgenommen werden kann, ist bei den physiologischen Konzentrationen von Kalium im Plasma fast vollständig gehemmt [45]. Der *Einwärtstransport* von Lithium wird unter klinischen Bedingungen überwiegend durch den sogenannten **Lithium-„Leck"-Transport** (passive Diffusion) bestimmt. Dieser ist vom Konzentrationsgefälle von Lithium und vom Ruhepotential der Zelle abhängig. Ein Teil dieses Transports wird durch Bicarbonat gesteigert. Der **Bicarbonat-sensitive Lithiumtransport** ist mit einem Anionen-Austauschsystem identisch [46, 50, 145].

Durch die Entwicklung von **in vitro Methoden** [46, 74, 75, 77, 145] wurde es möglich, die Aktivität der Lithium-Transportmechanismen bei verschiedenen Individuen zu untersuchen, ohne diese mit Lithium behandeln zu müssen. Es zeigte sich, daß die Effektivität des Natrium-Lithium-Gegentransports bei Patienten mit affektiven Störungen und bei gesunden Kontrollpersonen ausgeprägte interindividuelle Unterschiede aufweist und auch zwischen verschiedenen Tierspezies stark variiert. Diese interindividuellen Unterschiede sind auf Unterschiede in der maximalen Geschwindigkeit des Transports (v_{max}) und nicht auf unterschiedliche Affinität gegenüber Lithiumionen (K_m) zurückzuführen [50].

Eine **Therapie mit Lithium** führt zu einer **Reduktion des Natrium-Lithium-Gegentransports** der Erythrozyten um 20 bis 50% [50, 52]. Dies wird — im Gegensatz zu den interindividuellen Unterschieden der Effektivität des Natrium-Lithium-Gegentransportsystems — wahrscheinlich durch eine Verminderung der Affinität des Systems für Lithium (K_m) verursacht [50]. Ob chronische Behandlung mit Lithiumsalzen auch die *Natrium-Kalium-ATPase* der Erythrozyten beeinflußt, ist auf Grund der vorliegenden, widersprüchlichen Befunde noch unklar [50].

Beim **Membrantransport von Lithium in neuronalen Zellen** [194] in Primärkultur sowie Neuroblastoma-Gliomahybridzellen [159], die neuronale Eigenschaften besitzen [87], scheint ebenfalls ein *Natrium-Lithium-Gegentransportsystem* einen erheblichen Teil des Lithiumausstroms gegen den elektrochemischen Gradienten zu vermitteln. Der Lithiumeinstrom kann in diesen Zellen, wie in anderen elektrisch erregbaren Zellen und Gewebepräparationen, über einen potentialabhängigen *Natriumkanal* erfolgen [159].

Zwillings- und Familienuntersuchungen weisen auf eine genetische Grundlage für die Unterschiede des Erythrozyten/Plasma-Lithiumquotienten hin. Bei Patienten mit bipolaren affektiven Psychosen und deren Verwandten ersten Grades mit gleicher Erkrankung wurden geringfügig höhere mittlere in vitro Lithiumquotienten gefunden als bei nicht erkrankten Verwandten und bei anderen gesunden Kontrollpersonen. Hieraus wurde eine **Membranhypothese der affektiven Psychosen** abgeleitet, wonach bei einer Untergruppe von Patienten mit bipolaren affektiven Psychosen eine Minderfunktion des Natrium-Lithium-Gegentransports der Membran von Erythrozyten und möglicherweise auch von Zellen des Gehirns besteht. Dieser postulierte „Membran-Defekt" stehe mit einer genetisch determinierten erhöhten Vulnerabilität für bipolare affektive Erkrankungen in Beziehung [43, 145].

Der **Cholintransport** über die Membran von Erythrozyten wird durch eine Lithiumtherapie irreversibel gehemmt [88].

Während einer Lithiumbehandlung steigt die Plasmakonzentration von Cholin nur geringfügig an, die *Cholinkonzentration in den Erythrozyten* dagegen nimmt innerhalb von 6 Wochen um das 10- bis 30fache zu. Die klinische Bedeutung dieses Effektes von Lithium ist nicht bekannt [110, 166].

Der Lithium-induzierte **Anstieg des Erythrozyten-Cholins** beruht wahrscheinlich darauf, daß intrazellulär durch Abbau von Phospholipiden freigesetztes Cholin nach Hemmung des Transportsystems nicht mehr aus den Zellen heraustransportiert werden kann [88].

Der **Cholintransport durch die Blut-Hirnschranke** wird durch Lithium ebenfalls gehemmt [50]. Die nach Cholinfütterung beobachtete Steigerung der Cholinkonzentrationen im Rattenhirn wird durch eine Lithiumtherapie erheblich verstärkt [134]. Dies könnte eine vermehrte Synthese und Verfügbarkeit von Acetylcholin zur Folge haben, was für die therapeutische Wirkung von Lithium bei der Manie von Bedeutung sein könnte (s. Kap. 5.3.8).

(Zum Einfluß von Lithium auf den *Transport von biogenen Aminen* und ihrer Vorläufer-Aminosäuren, wie *Tryptophan*, s. Kap. 5.3.7.)

Die Untersuchungen über den Einfluß von Lithium auf Transportmechanismen führten zu neuartigen Erkenntnissen über membranbiologische Wirkungen von Lithium. Es ist aber unklar, welche Bedeutung die erhobenen Befunde für die klinische Wirkung von Lithium haben.

5.3.3. Lithium: Wirkungen auf „Second messenger"-Systeme

Als „second messenger" bezeichnet man allgemein einen Stoff, der die von einem Hormon an Rezeptoren auf der Zelloberfläche vermittelte Information ins Zellinnere weitervermittelt. Das bekannteste Beispiel eines „second messengers" ist das *cyclo-AMP*, das von dem membrangebundenen Enzym *Adenylatcyclase* gebildet wird [Übersicht: 140].

Eine Reihe von Untersuchungen weist darauf hin, daß auch **Kalziumionen** und möglicherweise auch **cyclo-GMP** eine „Second messenger"-Funktion haben.

„Second messenger" sind für eine Vielzahl enzymatischer und hormoneller Prozesse und auch für die Kommunikation zwischen Hirnzellen, die einen Spezialfall der Hormonwirkung darstellt, von entscheidender Bedeutung [140, 230].

Lithiumionen scheinen generell einen *inhibitorischen Effekt* auf die Adenylatcyclase verschiedener Gewebe und Zelltypen auszuüben [Übersicht: 15, 30].

In Untersuchungen an gesunden Versuchspersonen wurde nachgewiesen, daß Lihiumionen beim Menschen im therapeutischen Konzentrationsbereich eine Adenylatcyclase hemmen: Der Anstieg der Plasmakonzentrationen des cyclo-AMP, der nach Stimulierung peripherer Beta-Rezeptoren durch Adrenalin beobachtet werden kann, wird durch Lithiumgabe verhindert [47].

Eine Hemmung der Adenylatcyclase im **Hirngewebe** durch Lithiumionen wurde durch *in vitro* und *in vivo* Experimente nachgewiesen [Übersicht: 15].

In vitro Studien zeigen, daß die Sensitivität gegenüber einer Hemmung durch Lithiumionen in verschiedenen Hirnregionen unterschiedlich ist. Außerdem scheint das Ausmaß der Hemmung vom jeweiligen Rezeptor abhängig zu sein: Die durch Noradrenalin stimulierte Akkumulation von cyclo-AMP (Membranfraktion aus dem Cortex) wird schon bei therapeutischen Konzentrationen gehemmt, während zur Inhibition der Dopaminwirkung (Membranen aus dem nucleus caudatus) höhere Konzentrationen von Lithium erforderlich sind [15].

Nach chronischer Gabe in vivo (Lithium-gefütterte Ratten) ist bei therapeutischer Dosierung ein Hemmeffekt auf die Noradrenalin-stimulierte Adenylatcyclase in Hirnschnitten deutlich [15]. Von besonderem Interesse ist die Lithium-induzierte Hemmung der cyclo-AMP- und der cyclo-GMP-Akkumulation in der Zirbeldrüse [219], da dieses Organ eine wichtige Rolle bei der Regulation biologischer Rhythmen spielt (vgl. Kap. 5.3.11.).

Der **molekulare Mechanismus** der hemmenden Wirkung von Lithium auf die Adenylatcyclase ist noch nicht geklärt. Vermutlich ist auch hierbei eine Wechselwirkung von Lithium mit divalenten Kationen entscheidend [4, 18, 24, 71, 178, 219].

Die Wirkungen von Lithiumionen auf andere „second messenger"-Systeme (cyclo-GMP, Calciumionen) sind bislang kaum untersucht worden. Kürzlich publizierte Studien, nach denen Lithium die Hydrolyse von *Inositol-1-Phosphat* hemmt, weisen auf mögliche Einflüsse von Lithium auf den cerebralen *Phosphatidylinositol-Metabolismus* und damit auf die Rezeptor-abhängigen intracellulären Calciumspiegel hin [220].

Die weite Verbreitung von Adenylatcyclasen im Körper und deren unterschiedliche Sensitivität für die inhibitorische Wirkung von Lithium könnte die Toxizität und auch die geringe therapeutische Breite von Lithium erklären. Bei sehr hohen, „toxischen" Dosierungen von Lithium werden sehr viele Adenylatcyclasen gehemmt, im therapeutischen Konzentrationsbereich dagegen nur wenige, besonders sensitive. *Struma* und *Polyurie*, die bereits bei therapeutischer Dosierung von Lithium auftreten können, sind vermutlich, zumindest teilweise, durch eine Hemmung der TSH-sensitiven Adenylatcyclase in der Schilddrüse bzw. der ADH-sensitiven Adenylatcyclase in der Niere verursacht (s. Kap. 5.4.2. und 5.4.3.).

5.3.4. Lithium: Wirkungen auf die Rezeptorensensitivität

Die Sensitivität von Rezeptoren gegenüber Hormonen (bzw. Neurotransmittern) kann sich adaptiv ändern: Es kann zur Entwicklung von *Subsensitivität* und von *Supersensitivität* von Rezeptoren kommen mit verminderter bzw. gesteigerter Rezeptorantwort [Übersicht: 38].

Abhängig vom Zelltyp und von den Versuchsbedingungen wurden verschiedene, einander nicht ausschließende Mechanismen beobachtet [38, 203].

Entwicklung von Subsensitivität. Dauernde und wiederholte *Stimulierung der Rezeptoren* mit Agonisten kann zu einer *Verminderung der Anzahl funktioneller Rezeptoren* auf der Zellmembran führen. Bei Stimulierung der Rezeptoren kann sich durch dauernde Aktivierung des Enzyms Adenylatcyclase auch ein refraktärer Zustand des Enzyms entwickeln, bei dem es nur noch gering aktivierbar ist [124].

Entwicklung von Supersensitivität: *Blockierung der Rezeptoren* und/oder Verminderung der Konzentration des Agonisten kann eine *Vermehrung der funktionellen Rezeptoren* zur Folge haben. (An neuralen Zellen in Zellkulturen konnte nachgewiesen werden, daß bei dauernder Hemmung der Adenylatcyclase eine Aktivitätssteigerung des Enzyms möglich ist [87].)

Chronische Behandlung mit Lithiumsalzen führt möglicherweise zu einer Stabilisierung der Rezeptorsensitivität durch *Verhinderung der Entwicklung von Supersensitivität* von Rezeptoren. Außerdem fanden sich Hinweise dafür, daß Lithium „dämpfend" auf die circadiane Rhythmik der Rezeptorensensitivität wirkt [Übersicht: 148, 216].

Die nachfolgend beschriebenen experimentellen Befunde über die **Wirkung von Lithium auf die Rezeptorensensitivität** sind erst in den letzten Jahren erhoben worden und müssen in weiteren Untersuchungen noch bestätigt werden.

Chronische Behandlung mit Haloperidol verstärkt bei Ratten die Wirkung des Dopamin-Agonisten Apomorphin auf das Verhalten der Tiere (Stereotypie und gesteigerte lokomotorische Aktivität). Diese gesteigerte Reaktion auf Apomorphin wird als *Supersensitivität dopaminerger Rezeptoren* interpretiert, die sich als Folge der chronischen Blockade von Dopaminrezeptoren durch Neuroleptika entwickelt. Nach Vorbehandlung mit Lithium wird die durch Haloperidol verstärkte Wirkung von Apomorphin nicht beobachtet. Eine Verhütung der Supersensitivitäts-Entwicklung durch Lithium zeigt sich auch darin, daß Vorbehandlung mit Lithium die Neuroleptika-induzierte Vermehrung von Dopaminrezeptoren im Striatum verhindert [147]. Diese Befunde konnten teilweise nicht reproduziert werden [192].

Dagegen kann Lithium die bereits eingetretene Supersensitivität von Dopaminrezeptoren nach Denervierung (Läsion mit 6-Hydroxydopamin in der Substantia nigra) nicht rückgängig machen. Behandlung mit Lithium allein über mindestens zwei Wochen führt zu einer deutlichen *Verminderung von Dopaminrezeptoren* im Striatum, die drei Tage nach Absetzen von Lithium nicht mehr nachweisbar ist [148].

Die Entwicklung von *Supersensitivität von beta-adrenergen Rezeptoren und von Acetylcholin-Rezeptoren*, nicht jedoch die von serotonergen Rezeptoren, wurde durch Lithium ebenfalls gemildert oder verhindert [148, 160].

Dagegen verhindert Vorbehandlung mit Lithium nicht die verminderte Sensitivität *(Subsensitivität)* katecholaminerger Rezeptoren, die sich bei Gabe von Imipramin entwickelt [160].

Die Anzahl der Rezeptoren im Gehirn von Ratten zeigt eine deutliche *circadiane Rhythmik*. Bei Ratten, die zwei Wochen mit Lithium behandelt wurden, ist die Tagesrhythmik von adrenergen Rezeptoren zeitlich verschoben [112, 216].

(Zum Einfluß einer Lithiumbehandlung auf die spezifische Bindung von Serotonin an Rezeptoren vgl. Kap. 5.3.7.)

Entsprechend einer **Hypothese der Oszillation der Sensitivität von Katecholaminrezeptoren bei affektiven Psychosen** [25] ist das Einsetzen einer manischen Phase mit einer Supersensitivität (und der Beginn einer depressiven Phase mit einer Subsensitivität) der Rezeptoren assoziiert. Die prophylaktische Wirksamkeit von Lithium könnte entsprechend dieser Hypothese mit einer Verhinderung („Prävention") dieser Änderungen der Rezeptorsensitivität in Zusammenhang stehen.

Die experimentellen Befunde sprechen jedoch nur für einen „prophylaktischen" Effekt von Lithium auf die Entwicklung von Supersensitivität. Es wäre möglich, daß Lithium durch seine Wirkung auf die Rezeptoren verschiedener Neurotransmitter „stabilisierend" wirkt. So könnte die Verhinderung der Supersensitivität von Katecholamin- und Acetylcholin-Rezeptoren durch Lithium zur Aufrechterhaltung der Katecholamin-Acetylcholin-Balance beitragen. Eine Störung dieser Balance mit katecholaminerger bzw. cholinerger Überaktivität wird für die manische bzw. depressive Phase diskutiert (s. Kap. 5.3.8.). Auch die beobachtete Unterdrückung bzw. Verschiebung der circadianen Rhythmik katecholaminerger bzw. cholinerger Rezeptoren könnte mit einer „Stabilisierung" der Rezeptorensensibilität zusammenhängen.

5.3.5. Lithium: Wirkungen auf den Elektrolythaushalt

Die Untersuchungen über die Wirkung von chronischer Lithiumbehandlung auf den Elektrolythaushalt ergeben kein einheitliches Bild [Übersicht: 95, 165, 178].

Der **Natrium-Metabolismus** wird von akuter und chronischer Lithiumgabe anscheinend unterschiedlich beeinflußt. Initial tritt bei Lithiumtherapie eine *Natriurese* (vgl. Kap. 5.4.3.) ein, die nach einigen Tagen nicht mehr nachweisbar ist, möglicherweise auf Grund einer kompensatorischen Erhöhung der Aldosteron-Sekretion. Entsprechende Änderungen des **Kalium-Metabolismus** scheinen nur sehr gering ausgeprägt zu sein.

Der **Kalzium-Metabolismus** wird von Lithium offenbar ebenfalls in Abhängigkeit von der Behandlungsdauer beeinflußt. Initial kann es zu einer *Erhöhung des Serum-Kalziums* kommen, die möglicherweise durch adaptive Prozesse (Veränderungen von Calcitonin und Parathormon?) wieder kompensiert werden [57]. Eine durchschnittliche Erhöhung des Serum-Kalziums um 10 % (oder weniger) des Ausgangswertes wurde von einigen Autoren auch nach mehrwöchiger Behandlung mit Lithium gefunden [57].

Bei einigen Patienten unter Lithium konnte eine deutliche Hyperkalzämie, verbunden mit erhöhten Werten des Parathormons im Serum, und ein Adenom der Parathyreoidea nachgewiesen werden. Möglicherweise kann durch eine Lithiumbehandlung ein subklinischer *Hyperparathyreoidismus* „demaskiert" werden [57, 125].

Auch ein Einfluß von Lithium auf den **Magnesium-Metabolismus** ist nicht gesichert. Einige Untersuchungen zeigten geringfügig erhöhte Werte von Serum-Magnesium bei akuter und bei chronischer Lithiumgabe.

Der **Mineralgehalt der Knochen** wird durch eine Lithiumbehandlung beeinflußt [19]. Denn Lithium wird im Knochen, vor allem im noch wachsenden, angereichert. Unter einer Lithiumbehandlung soll es zu einem Verlust von Kalzium aus dem Knochen bzw. zu einer Störung der Mineralisation des noch wachsenden Knochens kommen. Das Ausmaß dieser Veränderungen ist jedoch gering und vermutlich ohne klinische Bedeutung. Die Entwicklung einer *Osteoporose* wurde vereinzelt mit einer Lithium-Langzeitbehandlung in Beziehung gesetzt [125].

5.3.6. Lithium: Wirkungen auf den Kohlenhydrat-Stoffwechsel

Die **Gewichtszunahme**, die unter Lithiumbehandlung auftreten kann, wird vor allem mit einem Effekt von Lithium auf den Kohlehydrat-Stoffwechsel in Zusammenhang gebracht. Bisherige Untersuchungen konnten jedoch nicht klären, ob unter einer Langzeitbehandlung mit Lithium meßbare Veränderungen im Kohlehydrat-Stoffwechsel auftreten. Anscheinend werden eventuelle Einflüsse von Lithium auf den Kohlehydrat-Stoffwechsel durch Gegenregulationsmechanismen (z. B. Insulin- und Glukagonsekretion) wieder ausgeglichen. Es konnte auch keine einheitliche Wirkung einer Lithiumtherapie auf die **Glukosetoleranz** nachgewiesen werden [125, 136, 137, 205]: Steigerung, keine Veränderung und Verminderung der Glukosetoleranz werden berichtet. Es kann deshalb auch nicht angegeben werden, ob eine Lithiumtherapie einen *Diabetes mellitus* günstig oder ungünstig beeinflußt.

Biochemische Untersuchungen zeigen, daß Lithium die Glukoseaufnahme in die Zelle sowie verschiedene Enzyme der Glykolyse, der Glykogensynthese und der Glukoneogenese beeinflußt. Die Adenylatcyclase, die via cyclo-AMP über eine Proteinkinase-Aktivierung sowohl den Aufbau wie den Abbau von Glykogen reguliert, wird von Lithiumionen gehemmt [178].

Da die einzelnen Wirkungen von Lithium auf den Kohlehydrat-Stoffwechsel nicht einheitlich beobachtet werden konnten und die beobachteten Effekte sich zum Teil auch gegenseitig wieder aufheben, bleibt unklar, ob die erhobenen Befunde bei der Therapie mit Lithium eine Rolle spielen.

5.3.7. Lithium: Wirkungen auf das aminerge System

Die biogenen Amine — die Katecholamine Noradrenalin und Dopamin sowie das Indolamin Serotonin — wirken als Neurotransmitter.

Lithiumionen scheinen *Aufnahme, Ausschüttung, Synthese und Metabolismus von biogenen Aminen* beeinflussen zu können. Untersuchungen über die Wirkungen von Lithium auf das aminerge System ergaben so widersprüchliche Befunde, daß eindeutige Aussagen derzeit kaum möglich erscheinen. Allenfalls lassen sich Hinweise dafür erkennen, daß die Effekte von akuter Lithiumgabe bei *chronischer* Gabe nicht mehr zu beobachten sind oder sich gar ins Gegenteil verkehren [92, 126, 178, 180].

Beispielsweise sollen bei einer kurzzeitigen Behandlung von Ratten mit Lithium der *Katecholaminumsatz* im Gehirn [36] und die *Noradrenalinaufnahme* in Hirnschnitte [28] erhöht sein; nach mehrwöchiger Behandlung dagegen werden diese Veränderungen nicht mehr beobachtet.

Die oft widersprüchlichen Befunde über die **Wirkung von Lithium auf das aminerge System** dürften mit den von den verschiedenen Autoren verwendeten unterschiedlichen Dosierungen bzw. Konzentrationen von Lithiumionen, den unterschiedlichen Zell- und Gewebepräparationen (hauptsächlich Synaptosomen und Hirnschnitte) sowie mit möglichen Speziesunterschieden in Zusammenhang stehen.

Relativ einheitliche Ergebnisse erbrachten die Untersuchungen zum Einfluß von Lithium auf die *neuronale Tryptophanaufnahme* und auf die *Synthese von Serotonin*.

Lithiumbehandlung von Ratten (bis zu 21 Tagen) führte zu einer Erhöhung der Aufnahme des Serotoninvorläufers Tryptophan in Synaptosomen aus dem Striatum [119]. Die *Erhöhung der Tryptophanaufnahme* resultierte in den ersten Tagen der Lithiumbehandlung in einer vermehrten

Synthese von Serotonin. Anschließend ging die Serotoninsynthese, bei anhaltend vergrößerter Tryptophanaufnahme, wieder auf Kontrollwerte zurück. Dies wird auf eine kompensatorische Verminderung der Aktivität der Tryptophanhydroxylase zurückgeführt [119].

Im Hippocampus von Ratten führt eine chronische Lithiumgabe zu einer verstärkten Serotoninausschüttung und zu einer Abnahme spezifischer Bindung von Serotonin an Membranen (Rezeptoren). Es bleibt unklar, ob eine Lithium-induzierte Steigerung der Serotoninausschüttung die Entwicklung der Subsensitivität der Serotoninrezeptoren zur Folge hatte oder ob — umgekehrt — die Lithiumbehandlung durch Verminderung der Anzahl funktioneller Rezeptoren zur kompensatorischen Steigerung der Serotoninausschüttung führte [199].

MANDELL und KNAPP nehmen an, daß eine Lithiumtherapie eine asymmetrische Verteilung von Serotonin zwischen beiden Hirnhälften vermindert, indem Lithium, über einen Antagonismus mit Kalziumionen, die kinetischen Eigenschaften der Tryptophanhydroxylase ändert [118].

Das *Amphetamin-induzierte Hyperaktivitätssyndrom*, ein Modell manischen Verhaltens, wird im Tierexperiment durch Lithium gehemmt. Auch beim Menschen können die aktivitätssteigernden und euphorisierenden Wirkungen von Amphetamin und anderer Stimulantien durch Lithium teilweise vermindert werden [6, 125]. Der therapeutische Einsatz von Lithium bei der Drogensucht scheint aber nicht erfolgversprechend (vgl. Tab. 5.6.).

Die „*Amin-Hypothese" affektiver Psychosen* postuliert einen funktionellen Überschuß von biogenen Aminen (Noradrenalin und/oder Serotonin) an aminergen Rezeptoren im Gehirn in der manischen Phase und einen Mangel in der depressiven Phase [164]. Seit einigen Jahren wird diskutiert, daß zusätzlich Sensitivitätsänderungen noradrenerger und serotonerger Rezeptoren bei affektiven Psychosen eine Rolle spielen (s. Kap. 5.3.4.).

Wegen der Widersprüchlichkeit der Befunde über Lithiumwirkungen auf das aminerge System ist es nicht möglich, den Wirkmechanismus von Lithium entsprechend der Amin-Hypothese zu erklären.

5.3.8. Lithium: Wirkungen auf das cholinerge System

Frühere Untersuchungen zur Wirkung von Lithium auf den Acetylcholin-Metabolismus und die cholinerge Neurotransmission sind meist bei Lithiumkonzentrationen durchgeführt worden, die mit den therapeutischen nicht vergleichbar sind.

Die Ergebnisse dieser Untersuchungen sprechen für eine *Minderung der cholinergen Aktivität* durch Lithium: Hemmung der Acetylcholin-Synthese, Verminderung der Acetylcholin-Ausschüttung, Verminderung des Gewebegehaltes von Acetylcholin und Verminderung der postsynaptischen Sensitivität gegenüber cholinerger Stimulation [Übersicht: 209].

Neuere Untersuchungen zum Effekt von chronischer Lithiumgabe in therapeutischer Dosierung weisen auf eine *gesteigerte cholinerge Aktivität* unter Lithium hin [109].

Zehntägige Lithiumbehandlung von Ratten führt zu einer Steigerung der Synthese von Acetylcholin im Striatum, Hippocampus und Cortex [109]. Als Folge einer Lithium-induzierten Hemmung des Cholintransports (vgl. Kap. 5.3.2.) steigen während einer Lithiumtherapie die **Cholinkonzentrationen** in den Erythrozyten (von Menschen) drastisch an. Die Cholinkonzentrationen im Cortex (von Ratten) nehmen, vermutlich aus dem gleichen Grunde, unter einer Lithiumbehandlung nach Gabe von Cholin stärker zu als nach Verabreichung von Cholin (bzw. von Lithium) allein; die Erhöhung der Acetylcholin-Konzentration ist weniger deutlich ausgeprägt [134].

Entsprechend der **Hypothese einer Störung der adrenerg-cholinergen Balance bei affektiven Psychosen** [39, 183] ist die Manie gekennzeichnet durch adrenerge Über- und cholinerge Unteraktivität, die Depression durch cholinerge Über- und adrenerge Unteraktivität. Die vereinzelt beobachtete antimanische und depressionsverstärkende Wirkung von Physostigmin, einem Cholinesterase-Inhibitor, der durch Hemmung des Abbaus zur Vermehrung des Acetylcholingehaltes führt, wird als Stütze dieser Hypothese gewertet.

Eine Steigerung der cholinergen Aktivität durch Lithium könnte neben seiner Wirkung auf das adrenerge System für die antimanische Wirkung von Bedeutung sein. Die Verhinderung einer Supersensitivität cholinerger Rezeptoren (vgl. Kap. 5.3.4.) könnte mit der depressionsverhütenden Wirkung von Lithium in Zusammenhang stehen.

5.3.9. Lithium: Wirkungen auf weitere neuronale Systeme

Die Konzentrationen der **Aminosäure-Neurotransmitter**, wie Gamma-Aminobuttersäure (GABA), Glutamat, Glutamin und Asparginsäure im Gehirn, sollen durch Lithiumgabe verändert werden [Übersicht: 53, 92]. Es ist nicht klar, ob dies ein direkter oder ein über biogene Amine vermittelter Effekt ist. Ferner soll Lithium den Gehalt an *Methionin-Enkephalin* im Rattenhirn erhöhen [65].

Die Enkephaline gehören zu den Endorphinen, einer Klasse von körpereigenen Peptiden, die als endogene Agonisten der Opiatrezeptoren wirken. Auch über einen hemmenden Einfluß von Lithium auf die Synthese von *Prostaglandinen* und verwandten Substanzen wurde berichtet [94].

Ausgehend von einer **GABA-Mangel-Hypothese der Manie** diskutiert EMRICH [54], daß Lithium durch eine indirekte Potenzierung der GABAergen Übertragung antimanisch wirke; die antidepressive Wirkung von Lithium dagegen durch einen Effekt auf die serotonerge bzw. noradrenerge Aktivität zustande komme (Monoamin-Mangel-Hypothese der Depression). Hierbei werden Manie und Depression als Störungen in unterschiedlichen Systemen *("zweidimensionales Modell" der affektiven Psychose)* und nicht als entgegengesetzte Störungen im gleichen System betrachtet.

5.3.10. Lithium: Wirkungen auf elektrophysiologische Parameter

Durch elektrophysiologische Untersuchungen können die elektrische Aktivität erregbarer Zellen und die Ionenströme über die Membran dieser Zellen untersucht werden, außerdem kann die Wirkung von Substanzen geprüft werden, die hemmend oder stimulierend auf diese Prozesse wirken.

Elektrophysiologische Studien zur Wirkung von Lithium im therapeutisch relevanten Konzentrationsbereich liegen bisher nur sehr wenige vor. *Kein* zusammenhängendes Bild über die elektrophysiologischen Effekte von Lithium ergibt sich aus den bisher erhobenen Befunden: *Dämpfung der Spontanaktivität* und Verstärkung der dämpfenden Wirkung von Noradrenalin auf die Spontanaktivität bei chronischer Lithiumgabe sowie *Erhöhung der intrazellulären Kalziumkonzentration* von Neuronen, die in lithiumhaltiger Lösung umspült werden.

Bei chronisch mit Lithium behandelten Ratten ist die **Spontanaktivität der Purkinje-Zellen** im Kleinhirn gedämpft. Die hemmende Wirkung von iontophoretisch (d. h. mit Hilfe eines Stromimpulses durch Mikroelektroden) appliziertem Noradrenalin auf die Spontanaktivität setzt schon bei geringerer Stromstärke ein als bei Kontrolltieren, die nicht mit Lithium behandelt wurden. Während chronische Lithiumgabe (Lithium im Trinkwasser) somit die Noradrenalinwirkung verstärkt, wird bei akuter (iontophoretischer) Lithiumapplikation die Noradrenalinwirkung gehemmt [184]. Dies ist ein Beispiel für die häufig zu beobachtende, entgegengesetzte Wirkung von akuter und chronischer Lithiumapplikation.

An Neuronen von Schnecken wird in Anwesenheit von Lithium (im therapeutischen Konzentrationsbereich) im extrazellulären Medium eine erhöhte **intrazelluläre Kalziumkonzentration** nach Depolarisation der Zellen beobachtet [4]. Dieser Befund belegt experimentell eine Interaktion von Lithium- und Kalziumionen. Diese Wechselwirkung ist von besonderer Bedeutung, da Kalzium eine Schlüsselfunktion bei der Regulation der Neurosekretion und vieler anderer biologischer Prozesse einnimmt.

5.3.11. Lithium: Wirkungen auf biologische Rhythmen

Viele biologische Prozesse zeigen eine circadiane Rhythmik, die durch äußere (externe) Zeitgeber auf genau 24 Stunden synchronisiert wird.

Lithium bewirkt bei Pflanzen und Nagern eine **Verlängerung der circadianen Rhythmik** [108, 118, 216]. Bei Untersuchungen an gesunden Versuchspersonen fanden sich Hinweise, daß eine Lithiumbehandlung (bei Fehlen eines externen Zeitgebers) den *Schlaf-Wach-Rhythmus* und die circadiane Rhythmik der *Körpertemperatur* verlängern [107, 108] bzw. (in Anwesenheit eines externen Zeitgebers) den Schlaf-Wach-

Rhythmus geringfügig verzögern kann. In polygraphischen **Schlafuntersuchungen** zeigte sich unter einer Lithiumbehandlung eine Erhöhung des Deltawellenschlafs („Tiefschlaf"), eine Verminderung des REM-Schlafes sowie eine Verlängerung der Latenzzeit bis zum Auftreten der ersten REM-Phase [121, 202]. Als weitere chronobiologische Effekte von Lithium wurden verlängernde, verzögernde oder dämpfende Wirkungen auf die Tagesrhythmik von *Rezeptoren* (s. Kap. 5.3.4.) und des Stoffwechsels berichtet.

Entsprechend **chronobiologischer Hypothesen der affektiven Psychose** [212, 213] liegt diesen Erkrankungen eine Störung im circadianen System zugrunde. Nach der *Desynchronisations-Hypothese* wird eine unterschiedliche Phasenlänge circadian ablaufender Parameter angenommen, nach der *„phase advance"*-Hypothese eine Phasenverschiebung (vorzeitiges Auftreten). Der Wirkmechanismus von Lithium besteht nach diesen Hypothesen in einer Verlängerung, einer Synchronisation oder einer zeitlichen Verschiebung (Verzögerung) der circadianen Rhythmik. Die hemmende Wirkung von Lithium auf die Produktion von cyclo-AMP und cyclo-GMP in der *Zirbeldrüse* [vgl. Kap. 5.3.3.] könnte hierbei von Bedeutung sein, da die Zirbeldrüse in Abhängigkeit vom *nucleus suprachiasmaticus im Hypothalamus* bei der Regulation circadianer Periodik eine wesentliche Rolle spielt [219].

5.4. Physiologie und Pharmakologie des Lithiums

5.4.1. Vorbemerkungen und Zusammenfassung

Die physiologischen und pharmakologischen Wirkungen von Lithium sind von großer klinischer Bedeutung. Es werden die Entstehungsmechanismen der unerwünschten Wirkungen von Lithium auf die Schilddrüse und auf die Niere, die physiologischen Auswirkungen eines Natriummangels bei Lithiumtherapie und die Wirkmechanismen bei Interaktion von Lithium mit Diuretika dargestellt. Über diese Mechanismen bestehen bereits experimentell gut belegte Vorstellungen. Dagegen sind die Mechanismen der Wirkungen von Lithium auf das Herz und auf das Blut weitgehend ungeklärt.

5.4.2. Lithium: Wirkungen auf die Schilddrüse

Der Einfluß einer Lithium-Langzeitbehandlung auf die Schilddrüsenfunktion [2, 217] zeigt sich in charakteristischen Veränderungen von Laborparametern im Blut:

Im intra- bzw. interindividuellen Vergleich (mit einer Periode ohne Lithiumbehandlung bzw. mit einer Kontrollgruppe von manisch-depressiven Patienten, die nicht mit Lithium behandelt wird) wurden bei folgenden Parametern **Lithium-induzierte Veränderungen** gefunden [76, 78, 211]:

Thyroxin **(T$_4$):**	unverändert oder gering vermindert
Trijodthyronin **(T$_3$):**	unverändert oder gering erhöht oder gering vermindert
Thyroxinbindendes Globulin **(TBG):**	unverändert oder gering erhöht
T$_4$/TBG-Quotient:	unverändert oder (gering) vermindert
Thyreotropes Hormon **(TSH):**	unverändert oder erhöht
TSH-Anstieg nach TSH releasing hormone (TRH) **(TRH-Test):**	unverändert oder (deutlich) erhöht.

Die *Serumkonzentrationen der peripheren Schilddrüsenhormone* (T$_3$, T$_4$) werden durch eine Lithiumbehandlung nur geringfügig verändert und bleiben im allgemeinen im Normbereich. Die *TSH-Werte* und, als noch empfindlicherer Parameter, die *TSH-Anstiege nach TRH-Injektion* dagegen können (bei 15% bis 40% der Patienten) über die Normwerte ansteigen [2, 211]. Diese Veränderungen, die einen Lithium-induzierten „Hypothyreoidismus" anzeigen, sind bereits innerhalb einer fünfwöchigen Unterbrechung der Lithiumbehandlung reversibel (vgl. Kap. 5.5.4.).

Für den **Mechanismus der Lithiumwirkungen auf die Schilddrüse** [217] ist vermutlich von Bedeutung, daß *Lithium in der Schilddrüse angereichert* wird, nach tierexperimentellen Befunden um das 2,5- bis 5fache der Lithium-Serumkonzentration [217]. Der entscheidende Effekt scheint die **Hemmung der Hormonsekretion** durch Lithium zu sein. Ein Mechanismus hierfür ist vermutlich die *Lithium-induzierte Hemmung der TSH-abhängigen Adenylatcyclase* in der Schilddrüse (vgl. Kap. 5.3.3.). Da auch die (TSH-unabhängige) durch dibutyryl-cyclo-AMP stimulierte Hormonsekretion durch Lithium gehemmt wird, kann die Wirkung von Lithium auf die Adenylatcyclase jedoch nicht der einzige Grund für die Lithium-induzierte Hemmung der Hormonsekretion sein [217].

Als Folge der verminderten Hormonsekretion durch Lithium tritt über einen Rückkoppelungsmechanismus eine *gesteigerte TSH-Sekretion* ein, wodurch ein eventueller (vorübergehender) Abfall der Serumwerte von T_4 wieder ausgeglichen wird; die Werte von T_3 können hierbei auch über die Ausgangswerte ansteigen. Durch andauernde, gesteigerte TSH-Sekretion kann es auch zur Entwicklung einer **Struma** kommen [217].

Die Hemmung der Hormonsekretion durch Lithium führt zur Vergrößerung des Jodpools in der Schilddrüse *(„Jodretention")* [217].

Die antithyreoidale Wirkung von Lithium wird bei der **Lithiumbehandlung der Thyreotoxikose** genutzt [22, 201, 217]. Da es dabei zu einer ausgeprägten Lithium-induzierten Jodretention kommen kann, wird eine Kombination mit klassischen antithyreoidalen Medikamenten, welche die Jodaufnahme in die Schilddrüse hemmen, empfohlen [201, 217]. Bei einer *Radiojodtherapie* [63, 201, 217] kann eine Lithium-induzierte Jodretention die Wirkung der Behandlung verstärken. Merkwürdigerweise wurden auch einige Fälle von Hyperthyreosen [161] unter einer Lithiumbehandlung berichtet, wobei allerdings ein kausaler Zusammenhang mit der Lithiumtherapie eher unwahrscheinlich ist.

5.4.3. Lithium: Wirkungen auf die Niere

Durch eine Lithiumbehandlung kann es zu *Polyurie* und als Folge davon zu *Polydipsie* kommen. Während das Urinvolumen normalerweise 2 l/24 Stunden nicht übersteigt, findet sich bei Patienten unter Lithium in 10 bis 40% ein Urinvolumen über 3 l/24 Stunden [113, 154, 206, 207]. Lithiumtherapie kann zur Verminderung der **renalen Konzentrationsleistung** führen. Diese Funktion wird im sogenannten Durstversuch oder durch Applikation von *Vasopressin* (ADH) bzw. *DDAVP* (l-desamino-8-argenin-Vasopressin), einem Vasopressin-Analog, geprüft [210]. Eine eingeschränkte Konzentrationsleistung wird bei Patienten unter Lithium in ca. 30% der Fälle (die Angaben schwanken zwischen 16 und 96%) gefunden und zeigt sich vor allem bei Lithium-Patienten mit Polyurie, aber auch bei manisch-depressiven Patienten ohne Lithiumbehandlung [210]. Die Verminderung der Konzentrationsleistung ist nach Absetzen von Lithium innerhalb von wenigen Wochen *reversibel*. Unvollständige oder verzögerte Reversibilität wird allerdings vereinzelt beobachtet [56, 113, 138, 156, 206, 207, 210].

Die *glomeruläre Filtration,* die entscheidende Nierenfunktion, wird durch Lithium nicht oder nur unwesentlich vermindert. Dementsprechend ist das Risiko eines progressiven Nierenversagens als Folge langjähriger Lithiumprophylaxe sehr gering [48, 138, 156, 179, 207].

Bei den vereinzelt beobachteten Fällen eines *nephrotischen Syndroms* unter Lithium bleibt der Zusammenhang mit der Lithiumbehandlung unklar [113, 125, 156]. Die klinische Relevanz einer gelegentlich beobachteten *Abnahme der Säureausscheidung* unter Lithium ist unbekannt [156].

Für den **Mechanismus der Lithium-induzierten Nierenfunktionsveränderungen** (Polyurie, verminderte Konzentrationsleistung) ist wahrscheinlich entscheidend, daß Lithium die Wirkung von ADH auf die Wasserrückresorption hemmt. Hierfür ist, zumindest teilweise, die *Hemmung der ADH-sensitiven Adenylatcyclase* durch Lithium verantwortlich (vgl. Kap. 5.3.3.). Lithiumionen hemmen aber auch Schritte, die der cyclo-AMP-Bildung nachfolgen, z.B. cyclo-AMP-abhängige Proteinkinasen des menschlichen Nierenmarks und, entsprechend tierexperimentellen Befunden, möglicherweise auch ADH-unabhängige Prozesse bei der Wasserrückresorption im proximalen Tubulus [217].

Erhöhte Plasmaspiegel von ADH [13, 156], die bei Patienten mit verminderter Konzentrationsleistung gefunden worden sind, können als

Kompensationsmechanismus interpretiert werden und zeigen an, daß es sich bei der Lithium-induzierten Polyurie um ein **nephrogenes Diabetes insipidus-Syndrom** handelt. Die Polyurie spricht nicht oder nur minimal auf ADH, gelegentlich jedoch auf DDAVP, an. Vereinzelt wird auch die Entwicklung eines zentralen Diabetes insipidus unter Lithium beobachtet [13, 173].

Bei der **Behandlung der Lithium-induzierten Polyurie** sind — ähnlich wie bei anderen Formen des renalen Diabetes insipidus — thiazidhaltige *Diuretika* prompt und sehr stark wirksam. Der Mechanismus dieser paradoxen antidiuretischen Wirkung von Diuretika ist nicht genau geklärt [56] (zum Risiko einer Kombination von Lithium und Diuretika vgl. Kap. 5.5.6.). Auch durch eine *Reduktion der Lithiumdosis* kann die Polyurie gebessert werden [56, 173, 179].

Lithiumionen haben, vor allem in toxischen Konzentrationen, einen **natriuretischen Effekt** (vgl. Kap. 5.3.5.). Hierfür ist teilweise eine Lithium-induzierte Verminderung der Ansprechbarkeit von distalen Nierentubuli gegenüber Aldosteron verantwortlich [37]. Es wird diskutiert, daß eine verminderte Natriumrückresorption im *distalen* Tubulus zu einer gesteigerten Natriumreabsorption im *proximalen* Tubulus führt. Gemeinsam mit Natrium wird nun auch vermehrt Wasser und Lithium reabsorbiert [196]. Es kommt auf diese Weise zu einer verminderten Lithiumausscheidung (verminderte Lithium-clearance) und zu einem Anstieg des Lithium-Serumspiegels und als Folge davon zu noch stärkerer Natriurese. *Ausreichende Natriumzufuhr* (keine natriumarme Diät!) ist während einer Lithiumtherapie zur Vermeidung dieses circulus vitiosus dringend notwendig. Der beschriebene Ablauf ist häufig ein entscheidender pathophysiologischer Mechanismus bei der Entwicklung und beim Verlauf einer *Lithiumintoxikation* [173, 196].

Natriuretische Diuretika, die im *distalen* Tubulus die Natriumrückresorption hemmen, z. B. Thiazide, führen vermutlich durch den gleichen Mechanismus zu einem Anstieg des Lithium-Serumspiegels. Natriuretika dagegen, die am *proximalen* Tubulus die Natriumreabsorption verhindern, z. B. Azetazolamid, hemmen dort auch die Lithiumrückresorption, steigern dadurch die Lithiumausscheidung und führen zu einem Abfall des Lithium-Serumspiegels. Für die Entstehung des Einflusses von Indomethazin und von Aminophyllin auf die Lithium-clearance wird ebenfalls deren Wirkung auf die Natriumrückresorption im distalen bzw. proximalen Tubulus diskutiert [196] (vgl. Kap. 5.5.6.).

Morphologische Veränderungen des Nierenmarks [48, 154, 156], die bei 10 bis 20 % von Patienten unter einer Lithiumtherapie — am häufigsten bei Patienten mit einer Behandlung über 5 Jahre — nachweisbar sind, zeigen sich histologisch als *interstitielle Fibrose, Nephronatrophien* und vermehrtes Auftreten von sklerotischen Glomerula. Diese *unspezifischen Veränderungen*, die *irreversibel* sind und für eine chronische Nephropathie sprechen, sollen bei manisch-depressiven Patienten, die nicht mit Lithium behandelt wurden, in gleicher Häufigkeit auftreten [115]. Andererseits können sie bei Ratten durch chronische Lithiumbehandlung induziert werden [150]. Außerdem gibt es Hinweise, daß das Auftreten dieser histologischen Veränderungen mit funktionellen Störungen (verminderte Konzentrationsleistung) verbunden sein kann [206]. Neben diesen unspezifischen Veränderungen wurden im Bereich der distalen Tubuli auch angeblich Lithium-spezifische histologische Veränderungen (Vakuolisierung, Cytoplasmaschwellung) beschrieben, die sich bereits in den ersten Tagen der Lithiumbehandlung entwickeln und nach Absetzen von Lithium reversibel sein sollen [115].

(Über den Einfluß verschiedener Dosierungsschemata auf renale Wirkungen von Lithium [149, 150] s. Kap. 5.7.2.)

Bei den Wirkungen von Lithium auf die Niere handelt es sich um reversible *funktionelle Veränderungen,* die weitgehend ungefährlich sind, und um irreversible (z. T. auch reversible) *histologische Veränderungen,* bei denen der kausale Zusammenhang mit einer Lithiumtherapie nicht gesichert ist [48].

5.4.4. Lithium: Wirkungen auf das Herz

Im EKG wird unter einer Lithiumbehandlung eine Abflachung oder gar Umkehr der T-Welle beobachtet. Vereinzelt werden mitgeteilt: Sinuatriale und atrioventrikuläre Blockierungen, Sinusarrhythmien, Sinusbradykardie, ventrikuläre und supraventrikuläre Arrhythmien sowie in zwei Fällen auch das Auftreten von Myokarditis unter Lithiumtherapie [Übersicht: 3,116, 125, 198]. Der physiologische Mechanismus dieser Veränderungen durch Lithium ist nicht geklärt. Die Gefahren für den herzgesunden Patienten sind als gering einzuschätzen (vgl. Kap. 5.5.4.).

5.4.5. Lithium: Wirkungen auf das reticulo-endotheliale System

Deutlichster Effekt einer Behandlung mit Lithiumsalzen auf die Blutzellen ist eine reversible *Leukozytose*, die bei den meisten Patienten auftritt [Übersicht: 58, 76, 104, 125]. Die Leukozytose beruht im wesentlichen auf einer Neutrophilie auf Grund gesteigerter Neutrophilenproduktion. Die Funktion der Neutrophilen scheint nicht eingeschränkt zu sein [162, 163].

Die Erhöhung der Neutrophilenkonzentration durch Lithium wird bei der **Lithiumbehandlung der Granulozytopenie** [162] therapeutisch genutzt. Erfolge wurden mitgeteilt bei Patienten mit Felty-Syndrom [85, 162], bei Karzinompatienten unter Chemotherapie [70, 162, 193] und bei aplastischer Anämie [21, 162]. Andererseits wurde darauf hingewiesen, eine Lithiumtherapie könne eine *myeloische Leukämie* verschlimmern oder — ein spekulativer Hinweis [122, 125, 208] — sogar auslösen [144].

Der **Mechanismus der Lithium-induzierten Neutrophilie** ist weitgehend ungeklärt. Möglicherweise ist eine lithiumbedingte höhere Ausschüttung von *„colony stimulating activity" (CSA)* beteiligt. *CSA ist ein Glykoprotein, das von Monozyten, Makrophagen und aktivierten T-Zellen produziert wird und die Granulopoese in vitro* stimuliert [60, 85, 162].

Eine weitere Begleiterscheinung chronischer Behandlung mit Lithiumsalzen ist eine *Lymphozytopenie*. Außerdem wurde von einer Reduzierung der Erythrozyten-Rosettenbildungsfähigkeit der Lymphozyten und von einer *Thymus-Involution* nach chronischer Lithiumbehandlung berichtet [146]. Bislang sind keine negativen Auswirkungen dieser Lithiumeffekte bekannt. Die *Blutgerinnung* scheint durch Lithium nicht beeinträchtigt zu werden [98, 125]. Da die gesamte Lithiummenge im Blut gering ist, kommen Patienten unter Lithium als *Blutspender* in Frage [84, 174].

5.5. Klinische Pharmakologie mit Pharmakokinetik des Lithiums

5.5.1. Vorbemerkungen und Zusammenfassung

Die eindeutig nachgewiesene rezidivverhütende Wirkung bei affektiven Psychosen führte zur weitverbreiteten Anwendung von Lithium: 0,5 bis 1 ‰ der Bevölkerung wird mit Lithium behandelt [174]. Die meisten Patienten vertragen Lithium gut, ohne wesentliche Nebenwirkungen. Prinzipiell können jedoch, vor allem bei zu hoher Dosierung, eine Vielzahl von unerwünschten Wirkungen auftreten. Bei Mißachtung bestimmter einfacher Regeln kann es sogar zu einer Lithiumintoxikation kommen. Mit Hilfe des Lithium-Serumspiegels ist eine weitgehend gefahrlose Therapie mit Lithiumsalzen möglich. Eine gründliche *Aufklärung* des Patienten und seiner Angehörigen über Nutzen und Risiko einer Lithiumprophylaxe sowie eine vertrauensvolle *Arzt-Patient-Beziehung* sind die Voraussetzungen dafür, daß der Patient auftretende Probleme der Lithiumtherapie mit dem Arzt bespricht, und ein Verlust des prophylaktischen Schutzes durch Behandlungsabbrüche („non-compliance") vermieden wird [97, 139, 179].

5.5.2. Psychobiologische Hypothesen zur klinischen Wirkung von Lithium

Hypothesen über den Mechanismus der klinischen Wirkung von Lithium werden von den biochemischen und physiologischen Effekten von Lithium abgeleitet [18, 54, 92, 103, 178]. Die Erklärungsmodelle über den Wirkmechanismus von Lithium, entsprechend der Membran-, Rezeptorensensitivität-, Amin-, Amin-Acetylcholin-Balance-, GABA- und der chronobiologischen Hypothese affektiver Psychosen, werden in den entsprechenden Abschnitten (Kap. 5.3.) dargestellt. Von besonderer Bedeutung ist möglicherweise die allgemein *hemmende oder dämpfende Wirkung von Lithium* auf verschiedene Systeme: Adenylatcyclasen, Rezeptorsensitivität, Elektrophysiologie, biologische Rhythmen und emotionale Reagibilität [118]. Die Modelle zum Wirkmechanismus von Lithium sind für die wissenschaftliche Forschung wichtig [103].

Sie haben aber noch keine ausreichende experimentelle Grundlage und sind spekulativ.

5.5.3. Lithium: Wirkungen auf (neuro-)psychiatrische Parameter

Die Wirkungen von Lithium auf psychologische Parameter sind bei Mensch und Tier gering [Übersichten: 111, 139, 188]. **Gesunde Versuchspersonen** wiesen nach kurzzeitiger Lithiumgabe (2 bis 4 Wochen) teilweise leichte Verschlechterungen der Gestimmtheit, der Aktivität und möglicherweise auch der kognitiven Gedächtnisleistung auf [111, 139]. In einer kontrollierten Absetzstudie (mit einer fünfwöchigen Placeboperiode) wurden bei **Patienten unter Lithium-Dauertherapie** ebenfalls nur minimale Veränderungen festgestellt. Es zeigten sich unter Lithium geringe *Verminderung der emotionalen Reagibilität* auf Außenreize und diskrete Leistungsverschlechterung (um durchschnittlich nur 5 %) bei komplexen visomotorischen Aufgaben [78]. Diese Befunde stimmen mit Äußerungen von Patienten unter Lithium überein, die gelegentlich über eine leichte Einschränkung der Intensität ihrer Erlebnis- und ihrer affektiven Schwingungsfähigkeit und über leichte Gedächtnisstörungen berichten [174]. Die **Fahrtauglichkeit** wird durch Lithium nicht beeinträchtigt [14]. (Zur Wirkung von Lithium auf Schlaf, EEG, EMG und Aggressivität vgl. Kap. 5.3.11., 5.5.4. und 5.6.1.)

Die vor allem von künstlerisch Tätigen manchmal geklagte Minderung ihrer **Kreativität** unter Lithium entsteht, zumindest teilweise, durch den „Verlust" der hypomanen Phasen, die mit besonders hoher Produktivität verbunden sind [171]. Trotz erfolgreicher Lithiumbehandlung der endogenen Psychose können neurotisch wirkende Symptome, z. B. soziale Ängste, bestehen bleiben. Rückfallfreiheit unter Lithium verbessert zwar die familiäre Integration; es können aber **Partnerprobleme** entstehen, wenn die Patienten nach mehrjähriger psychischer Stabilität die gewohnte „Krankenrolle" ablegen [174]. Eine *psychologische Zusatzbehandlung* kann hilfreich sein [83, 105].

5.5.4. Therapeutisch unerwünschte (Neben-)Wirkungen des Lithiums

Tab. 5.1. gibt einen Überblick über die häufigsten Nebenwirkungen. In Tab. 5.2. werden die unerwünschten Wirkungen im einzelnen aufgelistet und durch therapeutische Hinweise ergänzt.

Zu **Beginn einer Behandlung** mit Lithiumsalzen können Nebenwirkungen auftreten, die häufig nach 1 bis 2 Wochen wieder verschwinden. Der Patient kann über Übelkeit, Schmerzen in der Magengegend, vermehrten Stuhlgang, Zittern der Hände, vermehrten Durst und vermehrtes Wasserlassen klagen. Bei einer Dauerbehandlung mit Lithium können diese Beschwerden auch bestehen bleiben, z. T. treten neue hinzu.

Die klinisch relevanten (Neben-)Wirkungen von Lithium [Übersicht: 76, 125, 158] auf einzelne Systeme werden im folgenden zusammenfassend dargestellt.

Tab. 5.1. Wichtige Nebenwirkungen einer Lithiumprophylaxe
(Häufigkeitsangaben nach FELBER)

Polyurie, Polydipsie	(25 %)
Feinschlägiger Tremor der Finger	(23 %)
Struma	(22 %)
Gewichtszunahme	(10 %)

(Neben-)Wirkungen von Lithium auf neurologisch-psychiatrische Parameter

Bei der klinischen Überwachung von Lithium-Patienten sollte vor allem auf evtl.

auftretende neurologische Störungen [202] geachtet werden. *Tremor der Hände, Müdigkeit* und *allgemeine Muskelschwäche* können in den ersten Wochen der Lithiumtherapie auftreten. Diese Störungen klingen meist spontan wieder ab, der Tremor allerdings kann (in ca. 20 % der Fälle) über Jahre bestehen bleiben [93, 137]. Es handelt sich dabei um einen **feinschlägigen Fingertremor**, der sich deutlich von dem PARKINSON-ähnlichen Tremor während einer neuroleptischen Behandlung unterscheidet. Der Lithium-induzierte Tremor, der sich vorwiegend als Haltetremor zeigt, verstärkt sich bei psychischer Anspannung und kann durch Dosisreduktion oder durch Änderung des Dosierungsschemas gebessert werden (z. B. Gabe der Gesamtdosis von Lithium abends; Gabe von Retardtabletten). Weiterhin ist ein Therapieversuch mit Beta-Rezeptorenblocker, z. B. mit *Propranolol* (ca. 40 bis 80 mg über den Tag verteilt), möglich [76, 158, 168].

Mnestische Störungen und Minderung der Kreativität wurden unter einer Lithiumbehandlung berichtet. Eine wesentliche Beeinträchtigung von Gedächtnis und von geistiger Leistungsfähigkeit tritt während einer Lithiumbehandlung meist nicht ein (vgl. Kap. 5.5.3.). PARKINSON-Symptome, wie geringer *Rigor*, wurden zwar unter Lithium (bei überhöhter Dosis) beobachtet, spielen klinisch aber keine nennenswerte Rolle [158].

Koordinationsstörungen mit Ataxie und Dysarthrie, muskuläre Zuckungen, grobschlägiger Tremor der Hände und cerebrale Anfälle weisen auf *neurotoxische Schädigung* durch Lithium hin (vgl. Lithiumintoxikation, Kap. 5.5.5.).

Das **EEG** während einer Lithiumbehandlung [76, 158, 202] kann durch allgemeine Verlangsamung und durch Erhöhung der Amplituden (als Folge einer Verminderung von Alpha-Aktivität und Erhöhung von Theta- und Deltawellen) gekennzeichnet sein und, vorwiegend bei einer Intoxikation, auch fokale oder paroxysmale Veränderungen aufweisen [91, 190, 202]. Im **EMG** wurde eine geringe, klinisch nicht bedeutsame Verminderung der maximalen Nervenleitgeschwindigkeit berichtet [66]. (Zum Schlaf vgl. Kap. 5.3.11.)

Tab. 5.2. Unerwünschte (Neben-)Wirkungen von Lithium

Organsysteme	(Neben-)Wirkungen	Bemerkungen/*Therapie*
neurologisch/ psychiatrisch	feinschlägiger Tremor der Finger	Häufig. *Dosisreduktion. Änderung des Dosierungsschemas. Evtl. Beta-Rezeptorenblocker*
	Müdigkeit Muskelschwäche	Eher bei Beginn der Lithiumtherapie
	mnestische Störungen (?) Rigor (?)	
	Koordinationsstörungen Muskuläre Zuckungen Dysarthrie cerebrale Anfälle Verwirrtheit Desorientiertheit Delir Bewußtseinstrübung	Hinweis auf oder Ausdruck einer drohenden oder manifesten **Lithium-Intoxikation** Lithium-Serumkontrollen! *Dosisreduktion oder Absetzen von Lithium.* *Evtl. Therapie der Intoxikation.*
gastrointestinal	Übelkeit Erbrechen Bauchschmerzen Diarrhoe	Oft bei Beginn der Lithiumtherapie. Diarrhoen häufiger bei Lithium-Retardtabletten. Diarrhoen und Erbrechen können Ausdruck einer Lithium-Intoxikation sein.

Tab. 5.2. (Fortsetzung)

Organsysteme	(Neben-)Wirkungen	Bemerkungen/*Therapie*
kardiovaskulär	*EKG-Veränderungen:* T-Wellen-Abflachung T-Wellen-Umkehr.	reversibel, ungefährlich
	Arrhythmien: Sinusknoten-Syndrom, ventrikuläre Extrasystolen, AV-, Schenkelblock	Sehr selten. Folge von Störungen der Reizbildung oder der Erregungsleitung. Eher bei vorbestehenden Herzerkrankungen. *Absetzen von Lithium. Antiarrhythmika. Schrittmacher-Implantation.*
renal	*funktionell:* Polyurie, Polydipsie, verminderte Konzentrationsleistung (Durstversuch, DDAVP-Test)	reversibel, ungefährlich evtl. *Dosisreduktion* Vorsicht bei *Diuretikabehandlung* (cave: Lithiumüberdosierung)
	histologisch: interstitielle Fibrose Nephronatrophie, Glomerulosklerose	Unspezifische Veränderungen.
Elektrolyt- und Wasserhaushalt	Gewichtszunahme	Häufig. *Kalorienarme Diät bei normaler Kochsalzzufuhr*
	Ödeme	Selten. Vorsicht bei Gabe von *Diuretika!*
endokrin	Struma	Häufig. *Hormonsubstitution.*
	TSH-Anstieg im TRH-Test	Strumigen! Evtl. *Hormonsubstitution.*
	Hypothyreose (?) Potenz-, Libidostörung (?)	Selten
	Hyperparathyreoidismus mit Hyperkalzämie	Vereinzelt beschrieben.
hämatologisch	Leukozytose	Häufig. Reversibel, ungefährlich.
dermatologisch	Akne Haarausfall (?)	
	Psoriasis	Exazerbation einer Psoriasis möglich. Psoriasis: Relative Kontraindikation.

(Neben-)Wirkungen von Lithium auf das gastrointestinale System

Insbesondere zu Beginn der Lithiumbehandlung kann es zu gastrointestinalen Störungen, z. B. zu *Bauchschmerzen, Diarrhoe, Übelkeit* und — seltener — zu *Erbrechen* kommen. Diese Störungen können sich auch erst später im Verlauf der Lithiumtherapie zeigen und können — vor allem Erbrechen und Diarrhoe — auch Hinweise auf eine drohende Lithiumintoxikation sein [168]. Diarrhöen scheinen bei Gabe von Lithium-Retardtabletten häufiger aufzutreten als bei Normaltabletten [49] (vgl. Kap. 5.7.2.) und können den Abbruch der Lithiumprophylaxe erforderlich machen.

(Neben-)Wirkungen von Lithium auf das kardiovaskuläre System

Viele Patienten unter Lithiumtherapie zeigen reversible **EKG-Veränderungen** [3, 116, 198] mit T-Wellen-Abflachung oder negativen T-Wellen als Ausdruck von *Re-*

polarisationsstörungen. Wegen dieser EKG-Veränderungen, die klinisch ohne wesentliche Bedeutung sind, ist ein Abbruch der Lithiumbehandlung nicht erforderlich.

Arrhythmien als Folge von Störungen der Reizbildung oder der Erregungsleitung (Sinusknoten-Syndrom, ventrikuläre Extrasystolen, AV-Block, Schenkelblock) werden durch eine Lithiumbehandlung nur sehr selten ausgelöst [3, 116, 198] und treten vorwiegend bei Patienten mit bereits bestehenden Herzerkrankungen und unter zusätzlicher Behandlung mit anderen psychotropen Substanzen auf. **Therapeutisch** kommen Absetzen von Lithium, Antiarrhythmika und Schrittmacher-Implantation in Frage [116].

(Neben-)Wirkungen von Lithium auf das renale System

Unter einer Lithiumtherapie kommen häufig *Polyurie* und *Polydipsie* vor. Eine **verminderte renale Konzentrationleistung** zeigt sich im Durstversuch oder im Vasopressin (ADH)- bzw. DDAVP-Test (DDAVP ist ein Analogon von Vasopressin). Diese Veränderungen sind reversibel und im allgemeinen ungefährlich. Bei Einschränkung der Trinkmenge oder bei Dehydratation durch Fieber können polyurische Patienten aber einem gesteigerten Risiko einer Lithiumintoxikation ausgesetzt sein. Die Lithium-induzierte Polyurie spricht therapeutisch nicht auf Vasopressin an, dagegen jedoch auf Diuretika. (Zum Risiko einer Lithium-Diuretika-Kombinationsbehandlung vgl. Kap. 5.5.5.). Die bei Lithium-Patienten nachgewiesenen **histologischen Veränderungen an der Niere** *(interstitielle Fibrose, Nephronatrophien, Glomerulosklerose)* sind unspezifisch. Der Zusammenhang mit einer Lithiumtherapie ist nicht gesichert. Dennoch sollten vor Beginn einer Lithiumbehandlung Nierenerkrankungen ausgeschlossen werden [113, 138, 156, 179, 207] (vgl. auch Wirkungen auf die Niere, Kap. 5.4.3. und Kontraindikationen, Kap. 5.6.2.).

(Neben-)Wirkungen von Lithium auf den Elektrolyt- und Wasserhaushalt

Unter Lithium kommt es häufig zu einer **Gewichtszunahme**, die Anlaß für einen Abbruch der Therapie sein kann. Eine Gewichtszunahme über 5 kg wurde bei 11 % von Patienten gefunden, die zwischen 1 und 2 Jahren Lithium erhielten. Diese Nebenwirkung tritt häufiger bei Patienten mit bereits vorbestehendem Übergewicht und bei zusätzlicher Behandlung mit Antidepressiva oder Neuroleptika auf. Effekte von Lithium auf den Elektrolyt- und Wasserhaushalt, auf den Kohlenhydrat-Stoffwechsel und endokrinologische Wirkungen von Lithium spielen hierbei eine Rolle, wobei jedoch der Zusammenhang der Stoffwechselwirkungen von Lithium mit der Gewichtszunahme im einzelnen nicht geklärt ist [76, 98, 104]. Daneben scheinen auch Eß- und Trinkverhalten mit vermehrter Kalorienzufuhr [76, 204] (z. B. kalorienreiche Getränke bei Polydipsie) zur Gewichtszunahme unter Lithium beizutragen. Therapeutisch kann eine *kalorienarme Diät bei ausreichender Kochsalzzufuhr* (!) empfohlen werden [42].

Ödeme werden durch Lithium selten induziert und können spontan abklingen. Der Entstehungsmechanismus ist nicht bekannt. Vorsicht bei einer Therapie mit Diuretika, z. B. Spironolacton [98] (Lithium-Serumkontrollen! Evtl. Dosisreduktion von Lithium).

(Neben-)Wirkungen von Lithium auf endokrine Systeme

Von den endokrinen Veränderungen, die durch Lithium verursacht werden, ist klinisch vor allem die Beeinflussung der **Schilddrüsenfunktion** von Bedeutung [2, 76, 217] (vgl. Wirkungen auf die Schilddrüse, Kap. 5.4.2.). Die Inzidenz von **Struma** während einer Lithiumbehandlung ist offensichtlich stark von der untersuchten Population abhängig (4 bis 30 %) und ist in Strumagebieten besonders hoch. Es handelt sich meist um eine *euthyreote Struma*, da im allgemeinen keine klinischen Zeichen einer Hypothyreose bestehen und die peripheren Schilddrüsenhormone im Normbereich liegen. Dagegen finden sich häufig Hinweise auf eine sogenannte „präklinische" Hypothyreose mit gesteigertem Anstieg des thyreotropen Hormons (TSH) nach Injektion von TRH (TRH-Test), wobei die Basalwerte des TSH normal oder erhöht sein können [2, 76, 211].

Vereinzelt wurden Fälle von *klinisch manifester Hypothyreose* unter Lithiumbehandlung berichtet.

Für die **Überwachung der Schilddrüsenfunktion** unter Lithium ist die Bestimmung der peripheren Schilddrüsenhormone T_3 und T_4 nicht ausreichend. Die Basalwerte von TSH sollten in die Routinekontrollen der Schilddrüsenfunktion mitaufgenommen werden. Besonders sensibel aber ist der TRH-Test mit Bestimmung des TSH-Anstiegs nach TRH.

Bei Entwicklung einer Struma oder bei Verminderung der peripheren Schilddrüsenhormone auf pathologische Werte sollte eine *Substitution mit Schilddrüsenhormonen* erfolgen. Erhöhte TSH-Werte wirken strumigen, so daß auch bei TSH-Erhöhung ohne nachweisbare Struma zur Verhinderung einer Struma Schilddrüsenhormone gegeben werden können.

Einige Patienten unter Lithium klagen über **Potenz- und Libidostörungen** [174]. Es ist unklar, ob diese Störungen durch Lithium verursacht sind und im Zusammenhang mit Lithium-induzierten endokrinologischen Veränderungen stehen.

Während einer Lithiumbehandlung kann es zu einem Anstieg von Serum-Kalzium kommen, der durch lithiumbedingte Steigerung der Parathormonsekretion verursacht sein dürfte. Einzelne Fälle von **Hyperparathyreoidismus** unter Lithium wurden beschrieben [57] (vgl. Kap. 5.3.5.).

(Neben-)Wirkungen von Lithium auf das Blutsystem

Eine Lithiumbehandlung führt bei den meisten Patienten zu einer (harmlosen) *reversiblen Leukozytose* (bis zu 15 000 WBC/mm³), ein Effekt, der zur Behandlung von Granulozytopenie therapeutisch eingesetzt wird (vgl. Kap. 5.4.5.).

(Neben-)Wirkungen von Lithium auf die Haut

Unter den dermatologischen Störungen während einer Lithiumtherapie ist das Auftreten von *Akne* oder von akneiformen Eruptionen am häufigsten. Eine bereits bestehende *Psoriasis* kann unter Lithium exazerbieren [186], weshalb Psoriasis eine relative Kontraindikation für Lithium darstellt. Von Haarausfall unter Lithium wurde vereinzelt berichtet. Außerdem wurden makulopapulöse Hautausschläge und hyperkeratotische Papeln als Folge einer Lithiumtherapie beschrieben [Übersicht: 12, 125].

5.5.5. Toxizität und Teratogenität des Lithiums

Toxizität des Lithiums

Über die **Häufigkeit** von Lithiumvergiftungen gibt es keine zuverlässigen Angaben [76]. HANSEN und AMDISEN [89] stellten aus der Literatur 100 Fälle von Lithiumintoxikationen zusammen.

Als **Ursachen** für Lithiumintoxikationen [62, 168, 173, 174, 176, 179] kommen *Überdosierung* durch zu seltene Lithium-Serumkontrollen und Einnahme hoher Dosen von Lithium in suizidaler Absicht in Frage. Weiterhin kann eine *Verminderung der Lithiumausscheidung* zur Lithiumintoxikation führen, vor allem bei interkurrenten Erkrankungen, die mit einer Störung der Nierenfunktion verbunden sind. Auch natriumarme Diät (z. B. Abmagerungsdiät ohne ausreichende Kochsalzzufuhr) oder zusätzliche Verabreichung von Diuretika können die Lithium-clearance reduzieren (vgl. Kap. 5.5.6. und Tab. 5.4.). Den gleichen Effekt können Elektrolytstörungen durch anhaltendes Erbrechen, durch Diarrhoe oder im Zusammenwirken mit operativen Eingriffen haben. (Wechselwirkung zwischen Lithium und Muskelrelaxantien bei der Anästhesie vgl. Kap. 5.6.2.)

In 63 Fällen von **Lithiumintoxikationen** in der Literatur werden von den Autoren als **auslösende Mechanismen** angenommen: Akute Überdosierung in 33 %, Infektionskrankheiten in 16 %, Dehydratation in 16 %, natriumarme Diät/Abmagerungsdiät in 11 %, renale Erkrankungen in 11 %, Gastroenteritis in 10 %, Anorexie/Kachexie in 11 % und Diuretika in 9 % [89].

5. Lithium: Grundlagen und Therapie

Tab. 5.3. Lithiumintoxikation: Symptomatik und Therapie

Organsysteme	Symptome	Therapie
Gastrointestinal	Übelkeit Erbrechen Diarrhoe	Lithium-Serumkontrollen
Neuromuskulär	Händetremor (grobschlägig) muskuläre Zuckungen Muskelschwäche	EEG-, EKG-Kontrolle Überwachung der Nierenfunktion Infektionsprophylaxe
Zentralnervös	Dysarthrie Ataxie Verwirrtheit Desorientiertheit cerebrale Anfälle Delir Bewußtseinstrübung	Symptomatische Behandlung wie bei anderen Intoxikationen Flüssigkeits- und Elekrolytzufuhr (Natrium-Infusionen) Vorsicht bei Gabe von natriuretischen Diuretika Evtl. Peritoneal- oder Hämodialyse
Kardiovaskulär	Herzrhythmusstörungen Kreislaufkollaps	
Renal	Lithiumretention akutes Nierenversagen	

Es ist wichtig, während einer Lithiumbehandlung auf **Warn- und Initialsymptome einer Lithiumvergiftung** zu achten: *Starker Tremor der Hände, Koordinationsstörungen, undeutliche Sprache, evtl. Übelkeit und Erbrechen*, oder auch psychische Symptome wie Apathie und Konzentrationsstörungen [62, 168, 174, 179]. Im Verlauf der Intoxikation kann es zu cerebralen Anfällen, zu Verwirrtheit, Orientierungsstörungen, deliranten Zustandsbildern und Bewußtseinstrübung kommen. Kardiovaskuläre und renale Störungen können hinzutreten (Tab. 5.3.).

Bei Auftreten von Symptomen einer Lithiumintoxikation sollte sofort eine Lithium-Serumkontrolle durchgeführt und Lithium reduziert oder abgesetzt werden. Entscheidend ist, den pathophysiologischen circulus vitiosus zu vermeiden: Erhöhte Lithium-Serumspiegel — erhöhte Natriurese — verminderte Lithiumausscheidung — weitere Steigerung des Lithium-Serumspiegels (vgl. Kap. 5.4.3.).

Toxische Symptome von Lithium treten bei *Lithium-Serumspiegeln über 1,5 mmol/l und insbesondere über 2,0 mmol/l* auf, wurden aber in einzelnen Fällen auch bei Lithium-Serumspiegeln unter 1,5 mmol/l beobachtet [158, 176]. Dieses Risiko besteht am ehesten bei Patienten mit relativer Kontraindikation für Lithium (vgl. Kap. 5.6.2.).

Eine **Therapie der Lithiumintoxikation** [62, 168, 176] soll stationär in einer toxikologischen Abteilung durchgeführt werden. Es ist von großer Bedeutung, durch *regelmäßige Lithium-Serumkontrollen*, z. B. im Abstand von 6 Stunden, zu prüfen, ob der Lithium-Serumspiegel, entsprechend der Pharmakokinetik von Lithium, abfällt. Bei der Halbwertszeit von Lithium von 10 bis 30 Stunden sollte sich der Lithium-Serumspiegel innerhalb von 6 Stunden um ca. 20 % reduzieren und nach 24 Stunden auf ca. die Hälfte abgefallen sein. Die Intoxikation selbst wird symptomatisch behandelt wie andere Intoxikationen, z. B. durch *Flüssigkeitszufuhr und Elektrolyt-Substitution* (Natriuminfusionen!). Natriuretische Diuretika sollten nicht gegeben werden, da die meisten von ihnen die Lithium-clearance nicht erhöhen, sondern erniedrigen (vgl. Tab. 5.4.). Wenn durch sekundäre Ausscheidungsstörung Lithium-Serumspiegel nicht rasch genug abfallen, der Allgemeinzustand des Patienten schlecht ist und/ oder sehr hohe Lithiumspiegel bestehen (z. B. > 3,0 mmol/l), empfiehlt sich eine *Peritoneal- oder Hämodialyse* (Tab. 5.3.).

In 95 aus der Literatur ausgewerteten Fällen von Lithium-intoxikationen trat in 75 % eine vollständige Remission ein, in 10 % bestanden bleibende Schäden (meist neurologische und renale Störungen) und in 15 % führte die Intoxikation zum Tode [89].

Teratogenität des Lithiums

Ein internationales Register von „Lithium-Babies", d. h. von Kindern, deren Mütter im ersten Trimenon der Schwangerschaft mit Lithium behandelt wurden, ergab 25 Mißbildungen bei 225 gemeldeten Fällen; das entspricht einer Mißbildungsrate von 11 % (durchschnittliche Mißbildungsraten beim Menschen liegen zwischen 1 und 7 %). Da vermutlich vorwiegend mißgebildete Fälle in das Register von „Lithium-Babies" gemeldet wurden, kann hieraus noch nicht geschlossen werden, daß eine Lithiumtherapie der Mutter in der Schwangerschaft zu erhöhter Mißbildungsrate führt. 18 der 25 mißgebildeten „Lithium-Babies" zeigten *kardiovaskuläre Mißbildungen*. Diese auffällige, relative Häufung von Mißbildungen von Herz und Kreislauf dagegen weist darauf hin, daß es sich hierbei um einen spezifischen teratogenen Effekt von Lithium handelt [195, 214, 215].

Kardiovaskuläre Mißbildungen fanden sich bei mißgebildeten Babies im Lithium-Register ca. 6mal häufiger als bei mißgebildeten Kindern im allgemeinen; sogar die sehr seltene EBSTEIN-Anomalie trat mehrmals auf. Die *weitere Entwicklung* von „Lithium-Babies", die *nicht* mißgebildet sind, ist unauffällig [174, 195].

Während einer Lithiumtherapie von Frauen im gebärfähigen Alter sollte ein *Kontrazeptionsschutz* gesichert sein. Bei eingetretener Schwangerschaft unter Lithiumtherapie sollte Lithium, zumindest für das erste Trimenon, abgesetzt werden (zur Lithiumtherapie in der Schwangerschaft s. Kap. 5.6.2.) [215]. Die Indikationsstellung zu einer *Interruptio* sollte, außer von der fraglichen Teratogenität von Lithium, auch von anderen Indikationskriterien (weitere Mißbildungsrisiken, psychiatrische Grundkrankheit, soziale Situation) abhängig gemacht werden.

5.5.6. Klinische Pharmakokinetik von Lithium

Die **Resorption** von Lithium aus dem Magen-Darm-Trakt erfolgt rasch: Bei oraler Applikation wird nach ca. einer bis zwei Stunden ein Gipfel der Lithium-Serumkonzentration erreicht (vollständige Resorption nach 8 Stunden) [5, 76, 92, 125, 168].

In den ersten Tagen einer Lithiumbehandlung steigen die Lithium-Serumkonzentrationen — gemessen jeweils 12 Stunden nach letzter Tabletteneinnahme — kontinuierlich an. Nach ca. 5 bis 7 Tagen wird ein Plateau der Lithium-Serumwerte erreicht: Ein *„steady state"*, ein Gleichgewichtszustand, bei dem sich die tägliche Zufuhr und die tägliche Ausscheidung von Lithium die Waage halten. *Bei gleicher Dosierung können sich die Lithium-Serumwerte im steady state bei verschiedenen Personen um das 3- bis 4fache voneinander unterscheiden*. Dies ist vorwiegend durch interindividuelle Unterschiede in der Lithiumausscheidung (Lithium-clearance) verursacht. Jeweils nach Medikamenteneinnahme treten Spitzen der Lithium-Serumwerte auf, die bei Gabe von sogenannten Retardtabletten weitgehend vermieden werden können (vgl. Kap. 5.7.2.) [5, 76, 168].

Die **Verteilung (Distribution)** von Lithium, welches nicht an Plasmaproteine gebunden wird, ist nach Geschwindigkeit und Menge in verschiedenen Geweben sehr unterschiedlich. Lithium wird relativ rasch in Niere, Muskel und Leber aufgenommen, während die Aufnahme in das Gehirn nach einmaliger Applikation das Maximum erst nach 24 Stunden erreicht [218]. Die Lithiumkonzentration im *Gehirn*, die in verschiedenen Hirnteilen unterschiedlich ist, soll etwa der Lithiumkonzentration im Serum entsprechen, während das Verhältnis der Lithiumkonzentration im *Liquor* zu der im Serum etwa 1 : 2 beträgt. In der *Schilddrüse* wird Lithium zum ca. 2,5fachen der Lithiumkonzentration im Serum angereichert [76, 92, 118, 217, 218].

Nach Absetzen von Lithium fällt die Konzentration von Lithium in einigen Geweben, wie z. B. Muskel und Leber, rasch ab. Hingegen wird Lithium aus dem Gehirn (1 bis 2 Wochen) [218] und aus dem menschlichen Knochen (länger als 9 Monate) [19] nur verzögert freigesetzt. Ein Abfall der Lithium-Serumkonzentration um 50 % *(Halbwertszeit $T_{1/2}$)* tritt bei den meisten Patienten innerhalb von 24 Stunden *(zwischen 10 und 30 Stunden)* ein [5, 67, 76].

Die **Elimination** von Lithium erfolgt fast ausschließlich (90 bis 95 %) über die Niere; der Rest wird über Speichel, Schweiß, Faeces und Spermien ausgeschieden. 70

Tab. 5.4. Ursachen für Veränderungen der Lithium-clearance

	Abfall	kein Einfluß	Anstieg
Natriuretische Medikamente	*Hemmung der Natriumreabsorption im distalen Tubulus*	*Hemmung der Natriumreabsorption in der HENLEschen Schleife*	*Hemmung der Natriumreabsorption im proximalen Tubulus*
Diuretika	Thiazide Spironolacton (Triamteren) (Amilorid)	Furosemid Etacrynsäure (?) Quecksilber-Diuretika (?)	Azetazolamid
Andere	Indomethazin Lithiumintoxikation		Aminophyllin
Natrium und Wasser	*Verminderte Natriumzufuhr* Natriumarme Diät *Extrarenaler Natrium- und Wasserverlust* Andauerndes Erbrechen; Starkes Schwitzen Fieber		*Steigerung der Natriumaufnahme* Natriumchlorid Natriumbicarbonat
Urinfluß			*Steigerung des Urinflusses* Lithium-induzierte Polyurie; Extrem hohe Flüssigkeitszufuhr
Glomeruläre Filtrationsrate (GFR)	*Verminderung der GFR* Pyelonephritis Glomerulonephritis hohes Lebensalter Dehydratation Lithiumintoxikation		

bis 80 % des glomerulär filtrierten Lithiums werden im proximalen Tubulus reabsorbiert, gemeinsam mit Natrium.

Die renale **Lithium-clearance**, die beim Menschen 10 bis 40 ml/min. beträgt [5, 92], bleibt weitgehend konstant. Mögliche Ursachen für eine Veränderung der Lithium-clearance sind in Tab. 5.4. zusammengefaßt [196].

Ein **Abfall der Lithium-clearance** führt bei unveränderter Dosierung zu einem Anstieg des Lithium-Serumspiegels und kann dadurch gefährlich sein. **Natriuretische Diuretika**, die am *distalen* Tubulus die Natriumrückresorption hemmen, vermindern die Lithium-clearance um ca. 30 % [196]. Dies wurde für *Thiazide* und *Spirono-*

lacton nachgewiesen, gilt wahrscheinlich aber auch für *Triamteren* und *Amilorid* [100].

Die gleichen Wirkungen haben die Gabe von *Indomethazin* [155] sowie toxische Dosen von Lithium. Weiterhin können eine verminderte Natriumzufuhr bei *kochsalzarmer Diät* sowie extrarenaler Natriumverlust verschiedenster Ursachen die Lithiumausscheidung verringern. Bei *verminderter glomerulärer Filtration*, z. B. bei Pyelonephritis, bei Glomerulonephritis, im hohen Lebensalter, bei Dehydratation oder im Verlauf einer Lithiumintoxikation, ist die Lithium-clearance ebenfalls vermindert.

Keinen Einfluß auf die Lithium-clearance hat nach bisherigen Befunden *Furosemid* [100], ein Diuretikum, welches die Natriumrückresorption an der HENLEschen Schleife hemmt. Wegen des gleichen Wirkortes gilt dies vermutlich auch für *Etacrynsäure* und für *Quecksilber-Diuretika*. Häufige Lithium-Serumkontrollen sind jedoch auch bei Gabe von Diuretika aus dieser Gruppe zu empfehlen. Da die Lithium-clearance nicht vom Ausmaß des Urinflusses abhängig ist, beeinflussen eine Lithium-induzierte Polyurie (bei ausreichender Trinkmenge) oder eine extrem hohe Flüssigkeitszufuhr die Ausscheidung nicht [196].

Eine **Zunahme der Lithium-clearance** wird durch Gabe von *Azetazolamid*, einem Carboanhydrasehemmer, und *Aminophyllin* erreicht [197]. Diese Substanzen hemmen die Natriumrückresorption im proximalen Tubulus. Auch durch hohe Natriumzufuhr (Infusionen von *Natriumchlorid* oder *Natriumbicarbonat*) kann die Lithium-clearance zunehmen [168, 196]. (Über die zugrundeliegenden pharmakologischen Wirkmechanismen vgl. Kap. 5.4.3.)

Serumspiegel von Lithium und klinische Wirksamkeit

Bei der **Rückfallprophylaxe** mit Lithium sollte der Lithium-Serumspiegel — 12 Stunden nach letzter Tabletteneinnahme — *zwischen 0,6 mmol/l und 1,0 mmol/l* liegen, wobei Werte *zwischen 0,6 mmol/l und 0,8 mmol/l* anscheinend ausreichend wirksam sind. Es sollte versucht werden, jeden Patienten auf den für ihn niedrigsten Wirkspiegel einzustellen (ausreichender prophylaktischer Schutz bei möglichst wenig unerwünschten Wirkungen); vor allem gefährdete Patienten (s. Kontraindikationen, Kap. 5.6.2.), z. B. ältere Menschen über 65 Jahre, auch auf Werte unter 0,6 mmol/l. Denn zumindest in Einzelfällen haben sich Lithiumwerte *zwischen 0,4 mmol/l und 0,6 mmol/l* als wirksam erwiesen [96].

Bislang wurde für die **Rückfallverhütung** meist ein höherer wirksamer Konzentrationsbereich von *0,8 mmol/l bis 1,2 mmol/l* angegeben. Systematische Untersuchungen zur Beziehung zwischen Lithium-Serumspiegel und prophylaktischer Wirksamkeit ergaben als unteren wirksamen Spiegel 0,4 mmol/l [96] und 0,8 mmol/l [152].

Zur **Therapie der Manie** werden höhere Lithium-Serumspiegel *bis 1,2 mmol/l* oder sogar bis 1,4 mmol/l empfohlen. Wegen der Probleme einer Kombination von Lithium mit relativ hoch dosierten Neuroleptika (s. Therapie der Manie, Kap. 5.6.3.) sollten auch hierbei hohe Lithiumwerte (> 1,2 mmol/l) vermieden werden.

Tab. 5.5.   Ursachen für Schwankungen des Lithium-Serumspiegels

1. Unzuverlässige Tabletteneinnahme
2. Veränderungen des zeitlichen Abstandes zwischen letzter Tabletteneinnahme und Blutentnahme
3. Veränderung der Lithiumresorption
   z. B. durch Diarrhoe
4. Veränderung der renalen Lithiumausscheidung
   z. B. durch Diuretika
   natriumarme Diät
   Dehydratation
   interkurrente renale Erkrankung

Die **Blutentnahme** zur Kontrolle des Lithium-Serumspiegels sollte *12 Stunden (± 1 Stunde) nach letzter Tabletteneinnahme* erfolgen. Der Patient braucht hierzu nicht nüchtern zu sein. Die Lithiumbestimmung erfolgt mit Hilfe der Flammenphotometrie oder der Atomabsorptions-Spektralphotometrie [20, 31, 81].

Zur Therapieüberwachung wurden auch folgende Parameter vorgeschlagen: Lithiumkonzentration in den **Erythrozyten**, der **Lithiumquotient** (d. h. das Verhältnis aus Erythrozyten- zu Plasma-Lithium), Lithium im **Speichel** [185] und Lithium in der **Tränenflüssigkeit** [23] (zum Erythrozyten-Lithium und zum Lithiumquotienten vgl. Kap. 5.3.2.). Eine standardisierte Gewinnung des Speichels ist schwierig und für den Patienten unangenehm; außerdem schwanken die Konzentrationsverhältnisse von Speichel- zu Plasma-Lithium. Zur Bestimmung von Lithium in der Tränenflüssigkeit liegen noch keine ausreichenden Erfahrungen vor.

Tab. 5.5. Intraindividuelle **Variationen des Lithium-Serumspiegels** ohne Dosisänderung sind meist auf unregelmäßige Tabletteneinnahme (*„non-compliance"*) oder auf eine *Nichteinhaltung des 12-Stunden-Abstandes* zwischen der letzten Tabletteneinnahme und der Blutentnahme zurückzuführen. Bei Veränderungen dieses zeitlichen Abstandes um mehr als 2 Stunden ist wegen der kurzen Halbwertszeit von Lithium (ca. 10 bis 30 Stunden) bei kürzerem Abstand eine Erhöhung und bei längerem Zeitabstand eine Erniedrigung des Lithium-Serumspiegels um ca. 0,1 mmol/l möglich. Durch *Störungen der Lithiumresorption* wird ebenfalls der Lithium-Serumspiegel beeinflußt: So findet sich bei Diarrhoe meist ein sehr niedriger Spiegel. *Veränderungen der renalen Lithiumausscheidung* dagegen führen meist zu einer Erhöhung des Lithium-Serumspiegels, z. B. bei zusätzlicher Behandlung mit (thiazidhaltigen) Diuretika, bei Dehydratation oder bei Auftreten einer interkurrenten renalen Erkrankung (vgl. Tab. 5.4.).

5.6. (Neuro-)Psychiatrische Indikationen der Therapie mit Lithium

5.6.1. Vorbemerkungen und Zusammenfassung der Indikation

Der Bericht von CADE [26] über die antimanische Wirkung von Lithium veranlaßte NOACK und TRAUTNER [141], SCHOU [167], HARTIGAN [90], BAASTRUP [10] und weitere Autoren [7], die Wirksamkeit von Lithium bei affektiven Erkrankungen zu überprüfen, und führte zur Beobachtung, daß Lithium das Wiederauftreten manischer und depressiver Phasen verhüten kann [7, 10, 11, 90].

Historisches. Im *19. Jahrhundert* verwendete man lithiumhaltige Mineralwasser zur Behandlung von Gicht, Harnsäuresteinen und rheumatischen Erkrankungen, und Lithiumbromid als Beruhigungsmittel [27]. In den Jahren *nach dem 2. Weltkrieg* wurde Lithiumchlorid als Kochsalzersatz bei Patienten empfohlen, die zur Behandlung von Herzkrankheiten und Hypertonie kochsalzarme Ernährung benötigen. Wegen der unkontrollierten Einnahme von Lithium in der Kombination mit kochsalzarmer Diät traten hierbei Intoxikationen und auch einige Todesfälle auf [35].

Die wichtigsten psychiatrischen Indikationen für eine Behandlung mit Lithiumsalzen sind die **prophylaktische (rezidivverhütende) Anwendung bei affektiven Psychosen,** sowohl bei den *unipolar* verlaufenden Formen (mit ausschließlich depressiven Phasen), wie auch bei den *bipolar* verlaufenden (mit manischen und depressiven Phasen), und bei *schizoaffektiven Psychosen;* außerdem die **therapeutische Anwendung bei der akuten Manie.**

Lithium wurde in einer Vielzahl anderer (neuro-)psychiatrischer Indikationen erprobt [61, 104, 172] (Tab. 5.6.). Lithium hat in der Praxis bei diesen Indikationen keine oder nur geringe Bedeutung, außer bei Clusterkopfschmerz.

Untersuchungen zur therapeutischen Wirkung von Lithium bei der **Schizophrenie** [41, 61, 153] zeigten Überlegenheit gegenüber Placebo, was auf eine gewisse „neuroleptische" Potenz von Lithium hinweist. Bei chronischer Schizophrenie, deren Symptomatik durch Neuroleptika nicht ausreichend gebessert werden konnte, wurde durch Zusatzbehandlung mit Lithium eine Abschwächung der Symptomatik beobachtet. Die berichteten Erfolge sind insgesamt nicht zufriedenstellend und umstritten. Bei der Akutbehandlung der **schizoaffektiven Psychose** [41], die diagnostisch nur unzulänglich erfaßt werden

Tab. 5.6. Indikationen für eine Lithiumtherapie

Etablierte psychiatrische Indikationen	Noch nicht etablierte (neuro-)psychiatrische Indikationen [172]	Innere Medizin
Prophylaxe bei affektiven/schizoaffektiven Psychosen *Therapie* der Manie	Depression Schizoaffektive Psychose Schizophrenie Aggressivität Alkoholismus Migräne *Clusterkopfschmerz* Drogenmißbrauch Anorexia nervosa Zwangsneurose Colitis ulcerosa Epilepsie Spätdyskinesie Torticollis spasmodicus Gilles de la Tourette-Syndrom	Thyreotoxikose Granulozytopenie

kann, scheint die Wirksamkeit von Lithium stärker ausgeprägt zu sein als bei der Schizophrenie und zeigt sich vor allem in einer Kombination mit Neuroleptika (zur Wirkung von Lithium bei der Rezidivprophylaxe schizoaffektiver Psychosen und zur Wirkung bei der Depression vgl. Kap. 5.6.5. und 5.6.4.). Die Berichte über die Wirkung von Lithium bei **chronisch aggressivem Verhalten** sind weitgehend übereinstimmend und positiv (Abschwächung und Verminderung der Häufigkeit von aggressiven Durchbrüchen) [181]. Bei chronischem **Alkoholismus** wird eine Verminderung des Alkoholkonsums bei Alkoholabhängigen mit depressiver Symptomatik gefunden [133]. Während Lithium bei *Migräne* nicht wirksam zu sein scheint, wird es bei **Clusterkopfschmerz** zur Rezidivverhütung empfohlen [130, 221]. Bei den anderen in Tab. 5.6. angegebenen (neuro-)psychiatrischen Indikationen ist eine klinisch relevante Wirksamkeit von Lithium nicht belegt.

Im Bereich der **Inneren Medizin** wird Lithium zur Therapie der *Thyreotoxikose* und der *Granulozytopenie* eingesetzt (vgl. Kap. 5.4.2. und 5.4.5.).

5.6.2. Kontraindikationen der Therapie mit Lithium

Bei der Indikationsstellung für eine Lithium-Langzeitbehandlung muß in jedem Fall Nutzen und Risiko der Lithiumtherapie abgewogen werden. Bei Patienten, bei denen eine Kontraindikation für Lithium [128] vorliegt, sollte Lithium nur bei sehr strenger Indikation gegeben werden, z. B. wenn häufige und sehr schwere Krankheitsphasen vorliegen und/oder eine vorausgehende Alternativbehandlung (Antidepressiva, Neuroleptika) sich als wirkungslos erwiesen hat. Die Kontraindikationen (Tab. 5.7.) für eine Lithiumtherapie ergeben sich aus den Nebenwirkungen von Lithium.

Absolute Kontraindikationen für Lithium stellen das *akute Nierenversagen* und der *akute Myokardinfarkt* dar. In diesen Zuständen sollte Lithium, zumindest vorübergehend, abgesetzt werden, u. a. damit unerwünschte Interaktionen von Lithium mit den notwendigen therapeutischen Maßnahmen vermieden werden. Wegen des Risikos teratogener Schädigung soll Lithium auch im *ersten Trimenon der Schwangerschaft* nicht gegeben werden.

Relative Kontraindikationen sind renale Störungen, die mit einer *verminderten glomerulären Filtration* einhergehen, z. B. Glomerulonephritis, da verminderte glomeruläre Filtration zur Lithiumretention führt und dadurch zu einer Erhöhung des Lithium-Serumspiegels. Vorbestehende *tubuläre Störungen* können durch Lithium verstärkt werden.

Da Lithium selbst zu Ataxie und zu Muskelschwäche führen kann, sollte eine Lithiumtherapie bei *cerebellaren Störungen* und bei *Myasthenia gravis* vermieden werden.

Relativ kontraindiziert ist Lithium auch bei *Psoriasis,* da diese Krankheit unter Lithium exazerbieren kann. Eine klinisch manifeste *Hypothyreose* wird durch Lithium in ihrer Ausprägung verstärkt, ein Effekt, der durch ausreichende Hormonsubstitution jedoch ausgeglichen werden kann. Wegen des bei Mb. Addison auftretenden Natriumverlustes ist bei dieser Erkrankung Lithium kontraindiziert. Bei Kombination von Lithium mit *natriumarmer Diät* oder mit *Diuretika* (insbesondere thiazidhaltigen) kann durch Lithiumretention der Lithium-Serumspiegel in den toxischen Bereich ansteigen (vgl. Kap. 5.5.6.). Eine weitere Kontraindikation für Lithium stellt die *myeloische Leukämie* dar (vgl. Kap. 5.4.5.).

Im Falle einer *Narkose* und *Operation* sollte Lithium präoperativ ca. 48 Stunden abgesetzt werden, um zu vermeiden, daß es durch Interaktion von Lithium mit der muskelrelaxierenden Anästhesie oder durch operationsbedingte Elektrolytverschiebungen zu einer Lithiumintoxikation kommt. Postoperativ kann, wenn normale Flüssigkeits- und Kochsalzzufuhr gewährleistet ist, sofort wieder Lithium in der bisherigen Dosierung gegeben werden.

Bei einer Reihe von Störungen sollte die Lithiumtherapie **unter besonderer Vorsicht** durchgeführt werden, z. B. möglichst niedrige Lithium-Serumspiegel, häufige Serumkontrollen und sorgfältige Überwachung der Grundkrankheit.

Hierzu gehören *Herzrhythmus-Störungen,* die Anlaß für regelmäßige EKG-Kon-

Tab. 5.7. Kontraindikationen von Lithium

	absolut	relativ	besondere Vorsicht bei
renal	akutes Nierenversagen	Störungen mit verminderter glomulärer Filtration tubuläre Störungen	
kardiovaskulär	akuter Myokardinfarkt	Herzrhythmusstörungen	arterielle Hypertonie
neurologisch		cerebellare Störungen Myasthenia gravis	Cerebralsklerose Demenz Epilepsie Mb. Parkinson
dermatologisch		Psoriasis	
endokrin		Hypothyreose Mb. Addison	
gynäkologisch	Schwangerschaft, 1. Trimenon		Schwangerschaft, 2. und 3. Trimenon Entbindung Stillen
hämatologisch		Myeloische Leukämie	
allgemein		Natriumarme Diät Narkose/ Operation	Diarrhoe Erbrechen Fieber
Medikamente		Diuretika	Indomethazin, Phenylbutazolidin Muskelrelaxierende Anästhesie Antikonvulsiva Tetracycline, Spectinomycin Methyl-Dopa Digitalis Neuroleptika

trollen sein sollten. In schweren Fällen, z. B. bei Bradyarrhythmie, besteht sogar eine relative Kontraindikation für Lithium (vgl. Kap. 5.5.4.). Bei *arterieller Hypertonie* (keine kochsalzarme Diät, Vorsicht bei Gabe von Diuretika!) und beim *Diabetes mellitus* sind die renalen Spätfolgen der Erkrankungen zu beachten.

Bei *Cerebralsklerose, Demenz* und anderen psychoorganischen Störungen kann Lithium zu Verwirrtheitszuständen und weiteren neurotoxischen Symptomen führen, weshalb auf möglichst niedrige Lithium-Serumspiegel eingestellt werden sollte und häufige klinische Kontrollen notwendig sind. Das gleiche gilt generell für *ältere Menschen*. Bei *Epilepsie* sind regelmäßige EEG-Kontrollen zu empfehlen, da epileptische Anfälle unter Lithium vermehrt (aber auch vermindert) auftreten könnten. Vorbestehender *Mb. Parkinson* wird unter Lithium möglicherweise verschlechtert.

Schwangerschaft, Entbindung, Stillen. Im ersten Trimenon der Schwangerschaft sollte kein Lithium gegeben werden. Im weiteren Verlauf der Schwangerschaft soll die Lithiumgabe nur bei strenger Indikation erfolgen. Wegen schwankender *Lithium-clearance in der Schwangerschaft* (zunächst erhöht) sind häufige Serumkontrollen und Anpassung der Dosis erforderlich, insbesondere in der Zeit unmittelbar vor der *Entbindung* (Abfall der Lithium-clearance! Unterbrechung der Lithiumbehandlung vor oder bei Einsetzen der Wehen). Toxische Lithium-Serumspiegel müssen unbedingt vermieden werden, denn die Lithiumkonzentrationen im fötalen Kreislauf entsprechen denjenigen im Blut der Mutter. Da Lithium auch in der *Muttermilch* nachgewiesen werden kann (30 bis 100 % der Serumkonzentration), werden beim Stillen durch lithiumbehandelte Frauen auch die gestillten Babies einer Lithiumbehandlung ausgesetzt (Lithium-Serumkonzentrationen des Kindes ca. 10 bis 50 % der Serumkonzentration der Mutter). Deshalb muß beim Kind dringend auf Störungen geachtet werden, die zur Lithiumintoxikation führen können oder selbst Ausdruck einer Lithiumüberdosierung sind, z. B. Diarrhoe und Fieber (vgl. Kap. 5.5.5., Teratogenität des Lithiums) [195, 215].

Interaktion von Lithium mit anderen Medikamenten (Tab. 5.4. und 5.7.)

Diuretika können die tubuläre Lithiumreabsorption beeinflussen, wodurch es zu einem Anstieg (oder Abfall) des Lithium-Serumspiegels kommen kann [100] (zur unterschiedlichen Wirkung einzelner Diuretika vgl. Kap. 5.5.6. und Tab. 5.4.). Bei Kombination mit Diuretika sind in jedem Fall *häufige Lithium-Serumkontrollen* und Anpassung der Dosis notwendig (Natrium- und Wasserverlust!). Für die **Analgetika** *Indomethazin* [59, 155] und *Phenylbutazolidin* wurde ein Anstieg des Lithium-Serumspiegels beschrieben. Die Wirkung von **Muskelrelaxantien** in der Anästhesie, z. B. von Succinylcholin, wird (entsprechend tierexperimentellen Befunden!) durch Lithium verlängert [129], weshalb vorsichtshalber präoperatives Absetzen von Lithium zu empfehlen ist (siehe oben). Die nur gelegentlich beobachtete Verstärkung der unerwünschten Wirkungen einer **Elektrokrampftherapie** [129, 187] während einer Lithiumbehandlung ist möglicherweise teilweise auf eine Interaktion mit der Anästhesie zurückzuführen. Die Nebenwirkungen von **Antiepileptika** [92, 127] können durch Lithium verstärkt werden. Bei Kombination mit **Jod** wurde die Entwicklung einer Hypothyreose berichtet [125].

In einzelnen Fällen sind Intoxikationszeichen in der Kombination von Lithium mit den **Antibiotika** *Tetracyclin* [131] und *Spectinomycin* [9] und mit dem **Antihypertensivum** *Methyl-Dopa* [125] beobachtet worden. **Digitalis** und Lithium werden häufig kombiniert, ohne daß es zu unerwünschten Interaktionswirkungen kommt. Beide Substanzen können jedoch prinzipiell Arrhythmien auslösen, so daß sie sich in dieser Hinsicht gegenseitig verstärken könnten. Die aktivitätssteigernde (und euphorisierende) Wirkung von Stimulantien, wie **Amphetamin** oder Kokain, kann unter Lithium vermindert sein (vgl. Kap. 5.3.7.) [6, 125]. Bei der Kombination von Lithium mit **Neuroleptika** (Haloperidol, Thioridazine) ist gehäuftes Auftreten von unerwünschten Wirkungen beobachtet worden [158, 191]. Deshalb sollte bei dieser Kombination, vor allem in höherer Dosierung der Neuroleptika, auf Nebenwirkungen der Medikamente besonders geachtet werden (vgl. Kap. 5.6.3.). Eine Kombination von Lithium mit **tri- und tetrazyklischen Antidepressiva** und mit **Monoaminoxidasehemmern** scheint unproblematisch [92]. Nebenwirkungen von Lithium, wie Tremor oder Gewichtszunahme, können in der Kombination aber eher auftreten als bei Monotherapie. Es gibt Hinweise, daß *dauernde* Zusatzbehandlung mit Antidepressiva die prophylaktische Wirkung von Lithium verändern kann (Chronifizierung des Krankheitsverlaufs) [157].

5.6.3. Therapie mit Lithium bei der Manie

Tab. 5.8. Kontrollierte Studien [69], in denen die Wirkung von Lithium und von Placebo bei der Manie untersucht wurde, ergaben eine deutliche Überlegenheit von Lithium. Für die klinische Praxis sind die Ergebnisse jener kontrollierten Studien von größerer Bedeutung, in denen Lithium mit Neuroleptika verglichen wurde (in 5 Studien mit Chlorpromazin, in einer Studie mit Haloperidol und Chlorpromazin). In der Wirkung auf die *psychomotorische Erregung* waren meist die Neuroleptika, in der Wirkung auf die *manische Verstimmung* dagegen Lithium überle-

Tab. 5.8. Therapie bei Manien: Lithium oder Neuroleptika
(Literaturübersicht kontrollierter Studien; nach GOODWIN und ZIS, 1979)

Autoren	Vergleich der Medikationen (Zahl d. Patienten)	Ergebnis der Wirkungen auf Psychomotorik	Verstimmung
JOHNSON et al., 1968	Li gegen CPZ (n=18) (n=11)	CPZ besser als Li	Li besser als CPZ
JOHNSON et al., 1971	Li gegen CPZ (n=13) (n= 8)	CPZ besser als Li	Li besser als CPZ
SPRING et al., 1970	Li gegen CPZ (n= 9) (n= 6)	Li besser als CPZ	Li besser als CPZ
PLATMAN et al., 1970	Li gegen CPZ (n=13) (n=10)		Li besser als CPZ
PRIEN et al., 1972	Li gegen CPZ (n=59) (n=66)	CPZ besser als Li	Li besser als CPZ
TAKAHASHI et al., 1975	Li (n=10) gegen CPZ (n=10) gegen HAL (n=10)	HAL besser als Li besser als CPZ	Li besser als HAL besser als CPZ

Li: Lithium; **CPZ**: Chlorpromazin; **HAL**: Haloperidol

gen. Im Gegensatz zum prompten Effekt der Neuroleptika setzt die therapeutische Wirkung von Lithium verzögert, erst nach ca. 7 bis 10 Tagen, ein.

Bei psychomotorisch erregten manischen Patienten kann, zumindest bei Beginn der Behandlung, auf Neuroleptika nicht verzichtet werden. Eine *gleichzeitige oder aufeinanderfolgende Therapie mit Neuroleptika und Lithium* ist möglich und stellt ein in der Klinik übliches Vorgehen dar [125]. Patienten, die gleichzeitig Lithium und höhere Dosen von Neuroleptika erhalten, müssen gut überwacht werden, da bei dieser Kombination *gehäuft unerwünschte Wirkungen* auftreten können und sogar neurotoxische Symptome (vgl. Kap. 5.5.5.) beobachtet worden sind [125, 158, 191]. Aus Gründen der Sicherheit sollte deshalb der Lithium-Serumspiegel bei der Therapie der Manie nicht höher als 1,2 mmol/l liegen (vgl. Kap. 5.5.6.). Nach Abklingen der akuten manischen Symptomatik sollte die Lithiumbehandlung noch für einige Monate fortgesetzt werden bzw. eine Langzeitprophylaxe eingeleitet werden.

5.6.4. Therapie mit Lithium bei Depressionen

Da Manie und Depression als entgegengesetzte klinische Zustände gelten, erschien es zunächst kaum vorstellbar, daß Lithiumsalze, die antimanisch wirken, auch bei der akuten depressiven Verstimmung wirksam sein könnten.
In kontrollierten Studien [132] erwies sich Lithium im Vergleich mit Placebo oder mit einem eingeführten trizyklischen Antidepressivum als antidepressiv wirksam (9 Studien) oder als nicht bzw. gering wirksam (3 Studien). Es ergaben sich Hinweise, daß Lithium eher bei depressiven Zuständen im Rahmen bipolarer als im Rahmen unipolarer affektiver Psychosen therapeutisch wirkt.

Lithium gilt nicht als Mittel der ersten Wahl bei der Behandlung der akuten Depression, da die eingeführten Antidepressiva therapeutisch potente Substanzen sind. Eine **Indikation** für Lithium oder für die Kombination von Lithium und Antidepressiva kann bei Patienten bestehen, bei denen aus früheren Phasen bekannt ist, daß durch Antidepressiva manische oder hypomane Zustände provoziert werden, und bei sogenannten therapieresistenten Depressionen. Denn es wurde vereinzelt bei depressiven Patienten, die nicht auf Antidepressia ansprachen, eine Besserung durch Zusatzbehandlung mit Lithium erzielt [135].

5.6.5. Lithium: Prophylaxe bei rezidivierenden affektiven Psychosen

Der Einfluß einer Dauerbehandlung von affektiven Psychosen mit Lithiumsalzen zeigt sich in einer stark ausgeprägten *Verminderung der Häufigkeit, der Intensität und Dauer der Krankheitsphasen* — die krankheitsfreien Intervalle werden länger. Die volle prophylaktische Wirksamkeit ist erst nach längerer Behandlung (6 bis 12 Monate) nachweisbar und bleibt auch bei langjähriger Gabe erhalten [168, 174]. Nach Abbruch einer Lithiumbehandlung treten die Krankheitsphasen wieder, entsprechend dem spontanen Krankheitsverlauf, auf [168]. Abruptes Absetzen nach langjähriger Gabe kann auch akutes Einsetzen von Rezidiven provozieren (vgl. Kap. 5.6.6.).

Eine **Auswertung von 9 Doppelblindstudien** [Überblick: 40, 61, 168, 169], in denen die rezidivverhütende Wirkung von *Lithium* (n = 329) mit der von *Placebo* (n = 330) verglichen wurde, ergab, daß in den Untersuchungszeiträumen (bis zu 2 Jahren) unter Lithium bei 36 % (n = 117), dagegen unter Placebo bei 79 % (n = 169) Rückfälle (Notwendigkeit von antidepressiver oder neuroleptischer Zusatzmedikation) auftraten [40]. Bei einer ähnlichen Auswertung zeigten sich, bezogen auf unipolare und bipolare Verlaufsformen, keine wesentlichen Unterschiede in der Effektivität von Lithium: Innerhalb eines Jahres wurden rückfällig [169]:

Bei den Unipolaren,
    unter Lithium (n = 76): 22 %,
    unter Placebo (n = 77): 65 %;
bei den Bipolaren,
    unter Lithium (n = 186): 20 %,
    unter Placebo (n = 187): 73 %.

Im Vergleich mit einer **Antidepressiva-Dauerbehandlung** bei unipolaren Depressionen wurde gleiche prophylaktische Wirksamkeit [151] oder geringe [182], meist jedoch deutliche [7, 32, 33, 114] Überlegenheit von Lithium festgestellt [79, 170].

Durch Lithium können *manische Phasen* (bei bipolaren Verlaufsformen) und *depressive Phasen* (bei den unipolaren und bei den bipolaren Verläufen) verhindert oder zumindest gelindert werden. Eine Lithiumprophylaxe ist bei ca. 80 % der Patienten wirksam.

Ein **vollständiges Sistieren der Erkrankungsphasen** wird nur bei ca. 30 % der Patienten erreicht („**Lithium-Responder**"), bei ca. 50 % zeigt sich eine deutliche Verminderung der Häufigkeit und Intensität der Phasen („**Partielle Responder**"), bei ca. 20 % dagegen tritt während der Lithiumbehandlung keine wesentliche Besserung (oder sogar eine Verschlechterung) des Krankheitsverlaufs ein („**Lithium-Non-Responder**") [55, 157]. Der fehlende prophylaktische Schutz bei „Therapieversagen" ist häufig durch unregelmäßige Tabletteneinnahme oder intermittierendes Absetzen von Lithium bedingt *(„non compliance")* [97] (zur Prädiktion des Therapieerfolges vgl. Kap. 5.6.6.).

Für eine Gesamtgruppe von 623 Patienten wurde für eine Untersuchungsperiode unter Lithium (im Vergleich zu einer Kontrollperiode vor Lithium) eine *Verminderung um mindestens 50 % in der Anzahl der Phasen* und in der Dauer der Krankheitsepisoden, der Hospitalisation und der Arbeitsunfähigkeit festgestellt [55].

Zur prophylaktischen Wirksamkeit von Lithium bei **schizoaffektiven Psychosen** liegen nur wenige Studien vor (Vergleichsuntersuchungen mit Neuroleptika fehlen sogar ganz).

Die Studien [7, 189] zeigen, ebenso wie klinische Erfahrungsberichte [123, 200], daß Lithium auch bei dieser Indikation deutlich rezidivverhütend wirkt, die Effektivität aber geringer ist als bei affektiven Psychosen [41]. Vorübergehend oder auf Dauer kann Zusatzbehandlung mit Neuroleptika erforderlich sein.

5.6.6. Beginn und Dauer der Verabreichung von Lithium

Beginn einer Lithiumbehandlung

Eine prophylaktische Lithiumbehandlung sollte nur begonnen werden, wenn mit hoher Wahrscheinlichkeit baldige, weitere Krankheitsphasen zu erwarten sind, deren Schweregrad und deren soziale Auswirkungen eine medikamentöse Dauerbehandlung rechtfertigen. Im individuellen Fall die Rückfallwahrscheinlichkeit abzuschätzen sowie Nutzen und Risiko der geplanten Lithiumtherapie abzuwägen, ist schwierig.

Als **Selektionskriterium** für eine prophylaktische Lithiumtherapie [80] wird meist empfohlen, daß *zumindest bereits drei Krankheitsphasen* aufgetreten sein sollten: Die letzten drei in einem Zeitraum von 5 Jahren oder die letzten beiden im Abstand von höchstens 2 bis 3 Jahren.

In einer **katamnestischen Untersuchung** [8] über den Verlauf von insgesamt 400 Patienten mit affektiven und schizoaffektiven Psychosen ergab sich jedoch, daß die klinisch üblichen Selektionskriterien zuviele Patienten von einer Lithium-Langzeitbehandlung ausschließen, die wegen eines hohen Rückfallrisikos eine medikamentöse Prophylaxe benötigen.

Aus der Studie von ANGST [8] wurden **neue Selektionskriterien** abgeleitet. Außer der „Indexphase", welche den Patienten zur aktuellen Behandlung veranlaßte, muß innerhalb eines gewissen anamnestischen Zeitraums *nur mindestens eine frühere Krankheitsphase* abgelaufen sein, und zwar
a) *bei unipolaren Depressionen innerhalb von 5 Jahren,*
b) *bei bipolaren Psychosen innerhalb von 4 Jahren,*
c) *bei schizoaffektiven Psychosen innerhalb von 3 Jahren.*
Bei dieser Zeitangabe wird das Jahr der Indexerkrankung mitgezählt.

Diese **Selektionskriterien** berücksichtigen *das unterschiedliche Rückfallrisiko* der verschiedenen Erkrankungen. Bei den unipolaren Depressionen treten die Krankheitsphasen im größeren zeitlichen Abstand auf als bei den bipolaren und schizoaffektiven Psychosen, so daß bei diesen Erkrankungen für eine Indikationsstellung zur Lithiumtherapie die letzte vorausgehende Phase höchstens vier bzw. drei Jahre zurückliegen darf, bei den unipolaren Störungen dagegen fünf Jahre.

Nach diesen Indikationskriterien werden 70 % der Patienten mit unipolaren und bipolaren Erkrankungen (und 58 % derjenigen mit schizoaffektiven Psychosen) richtig erkannt, bei denen *in den nächsten fünf Jahren mindestens zwei weitere Erkrankungsphasen* auftreten werden. Falschpositive Indikationen — d. h. nicht mindestens zwei Phasen in den nächsten fünf Jahren — werden nach diesen Kriterien in ca. 20 % der Fälle gestellt [8].

Die Selektionskriterien von ANGST [8] können jedoch nur ein statistisches Gerüst für die Entscheidung zu einer Lithiumprophylaxe darstellen. *Weiter müssen berücksichtigt werden:* Schweregrad der bisherigen Krankheitsphasen, besondere Risiken einer Lithiumtherapie (vgl. Kontraindikationen) und die Einsicht und Bereitschaft des Patienten zu einer medikamentösen Langzeitbehandlung.

Untersuchungen zur **Prädiktion des Therapieerfolges** bei der Lithiumprophylaxe ergaben widersprüchliche Befunde [29, 34]. Es fanden sich aber Hinweise, daß mit einem guten Ansprechen auf eine Lithiumprophylaxe verbunden sind: eine *eindeutige Diagnose* einer rezidivierenden affektiven Psychose, eine *vollständige Remission* der Krankheitsphasen mit symptomfreien Intervallen, nicht mehr als zwei Phasen pro Jahr, eine *familiäre Belastung* an affektiven Psychosen sowie eine erfolgreiche Lithiumbehandlung bei Verwandten ersten Grades [82]. Da aber auch bei Patienten, die diese Kriterien nicht erfüllen, der Krankheitsverlauf durch Lithium gelindert werden kann, sollte eine Indikation zur Lithiumprophylaxe nicht von dem Nachweis eines oder mehrerer dieser Prädiktoren abhängig gemacht werden.

Dauer einer Lithiumprophylaxe

Bei spontanem Krankheitsverlauf nimmt mit zunehmender Krankheitsdauer die Häufigkeit der Erkrankungsphasen bei der unipolaren und bipolaren affektiven Psychose und bei den schizoaffektiven Psychosen zu, d. h. der Abstand zwischen den Phasen nimmt ab. Im Prinzip ist deshalb ein prophylaktischer Schutz durch Lithium im Verlauf der Krankheit immer dringender notwendig. Ein spontanes Sistieren der Phasen im höheren Lebensalter (über 65 Jahre) ist am ehesten bei den unipolaren Depressionen zu erwarten [8].

Das Abwägen von Nutzen und Risiko einer Lithiumtherapie kann im Verlauf der Therapie zum **Abbruch der Lithiumprophylaxe** führen:
a) Bei ungenügender Wirkung oder bei Wirkungslosigkeit von Lithium („Non-Response");
b) bei Eintreten von schwerwiegenden Nebenwirkungen;
c) bei Auftreten von Kontraindikationen (Gravidität oder interkurrenten Erkrankungen).

Jahrelange Freiheit von Krankheitsphasen während der Lithiumtherapie ist häufig der Grund, daß Patienten wünschen, die Lithiumprophylaxe zu beenden. Nach Absetzen von Lithium entfällt jedoch der prophylaktische Schutz des Medikaments, und die Erkrankung zeigt wieder ihren natürlichen Verlauf. **Abruptes Absetzen** von Lithium provoziert sogar in 20 bis 50 % der Fälle innerhalb von 5 bis 14 Tagen akute, schwere Rezidive von manischen, depressiven und schizoaffektiven Psychosen [78, 117].

Dies scheint vor allem für solche Patienten zuzutreffen, die während der Lithiumtherapie psychisch nicht vollständig stabilisiert waren und Zusatzbehandlung mit Antidepressiva und Neuroleptika benötigten. *Wiederansetzen von Lithium* führte zu einer raschen Besserung der Symptomatik [78, 117].

Bei einem **Absetzversuch** nach mehrjähriger Lithiumtherapie sollte deshalb die Dosis *über mehrere Monate* schrittweise, z. B. auf die Hälfte, reduziert werden. Wenn unter der reduzierten Dosis der psychische Zustand weiterhin über Monate stabil bleibt, kann ein Absetzen von Lithium gewagt werden.

Bei den bipolaren affektiven Psychosen und schizoaffektiven Psychosen kommt wegen des hohen Rückfallrisikos ein Abbruch der Lithiumprophylaxe weniger in Frage. Dagegen ist dies bei den unipolaren Depressionen eher gerechtfertigt. Wenn unter der Lithiumtherapie *noch milde Krankheitsphasen* bestehen, spricht dies gegen einen Absetzversuch.

Als **Alternativen für eine Lithiumprophylaxe** [179] kommt bei den *unipolaren Verläufen* affektiver Psychosen eine *Dauerbehandlung mit Antidepressiva* in Frage, deren prophylaktische Wirksamkeit jedoch wissenschaftlich weniger gut belegt und möglicherweise auch geringer ausgeprägt ist als die von Lithium [79, 170]. Bei den *bipolaren Verläufen* sind sie nicht indiziert, da sie manische Rückfälle nicht verhüten, diese vielleicht sogar provozieren können. Nach einer neueren Untersuchung ist auch eine *Dauerbehandlung mit einem Neuroleptikum* (Flupentixoldecanoat) nicht geeignet, da es nur die manischen Rückfälle verhinderte [1]. Erfolgversprechender sind die Behandlungsergebnisse mit dem Antikonvulsivum *Carbamazepin* [143] oder mit der Kombination von Lithium und Carbamazepin [142], die jedoch weiterer Bestätigung bedürfen. Bei den *schizoaffektiven Psychosen* sollte eine Neuroleptika-Dauerbehandlung in Betracht gezogen werden.

5.7. Durchführung der Therapie mit Lithium

5.7.1. Vorbemerkungen und allgemeine Richtlinien für die Therapie

In den vorausgehenden Kapiteln sind die wichtigsten allgemeinen Richtlinien für eine Behandlung mit Lithium dargestellt: Die *Indikationen* für eine Lithiumtherapie (Kap. 5.6.3. bis 5.6.5.) einschließlich der *Selektionskriterien* für eine Lithium-Langzeitprophylaxe (Kap. 5.6.6.), die *Kontraindikationen* (Kap. 5.6.2.), die möglichen *unerwünschten Wirkungen* (Kap. 5.5.4.), die *Toxizität und Teratogenität* von Lithium (Kap. 5.5.5.) und die *Überwachung der Therapie mit Hilfe des Lithium-Serumspiegels* (Kap. 5.5.6.).

Eine Lithiumprophylaxe wird meist nach Abklingen der akuten Symptomatik einer Depression oder schizoaffektiven Psychose begonnen. Bei manischen Zuständen wird wegen der antimanischen Wirkung von Lithium die Rückfallprophylaxe meist bereits während der akuten Phase eingeleitet. Die Durchführung einer Lithiumprophylaxe ist einfach und in einer *allgemeinärztlichen Praxis* oder in einer *nervenärztlichen Praxis* möglich [120]. Wenn trotz Lithiumbehandlung noch (abgemilderte) depressive Zustände auftreten, wird vorübergehend ein Antidepressivum hinzugegeben; bei hypomanen (oder manischen) Phasen wird ein Neuroleptikum verabreicht und/oder die Lithiumdosis erhöht.

Es werden nun die Dosierungen dargestellt bei Einstellung auf Lithium sowie die Untersuchungen, die vor und während einer Lithiumbehandlung durchgeführt werden sollten.

Dosierung bei Einstellung auf Lithium

Zur Vermeidung von initialen Nebenwirkungen sollte die Behandlung mit Lithium zur **Langzeitprophylaxe** mit niedriger Dosis (z. B. zwischen 10 mmol bis maximal 25 mmol/Tag) be-

5. Lithium: Grundlagen und Therapie

Tab. 5.9. Untersuchungen bei Lithiumtherapie

Vor der Therapie	Während der Therapie*	
Psychiatrische und somatische Anamnese; Internistisch-neurologische Untersuchung	Fragen nach Nebenwirkungen (Tremor, Polyurie, Polydipsie, Gewichtszunahme) Prüfen, ob *Struma* besteht.	

Labor:
 — Kreatinin im Serum
 — Urinstatus
 — T_3, T_4, TSH
 — Elektrolyte (Natrium, Kalium)
 — Blutbild
	Labor:
	 — *Lithium-Serumkontrollen*
	  bei Einstellung:
	  später:
	
	 — Kreatinin im Serum
	
	 — T_3, T_4, TSH
	 — Blutbild
		
		 wöchentlich
		 im Abstand von
		 1 bis 3 Monaten
		 im Abstand von
		 6 bis 12 Monaten
		 jährlich
		 jährlich

EKG EEG	EKG EEG	jährlich gelegentlich

Fakultative Untersuchungen
TRH-Test
Andere klinisch-chemische Parameter: Leberwerte, Kalzium
(Prüfung der glomerulären Filtrationsrate)
(Prüfung der renalen Konzentrationsleistung)

* Bei Auftreten von relevanten *interkurrenten Erkrankungen* und von *gravierenden Nebenwirkungen*: Häufigere Lithium-Serumkontrollen, geeignete Zusatzuntersuchungen.

---

gonnen werden. Da sich nach ca. einer Woche das *steady state* der Serumkonzentration einstellt (vgl. Kap. 5.5.6.), sollte zu diesem Zeitpunkt eine erste Lithium-Serumkontrolle erfolgen (Blutentnahme: 12 Stunden nach letzter Tabletteneinnahme). Die Dosis sollte nun korrigiert werden. Da eine direkte Proportionalität zwischen Dosis und Lithium-Serumspiegel besteht, führt beispielsweise eine Verdoppelung der Dosis ungefähr zu einer Verdoppelung des Spiegels. Nach jeweils einer weiteren Woche, wenn das neue steady state einstellt, sollten weitere Lithium-Serumkontrollen folgen, so lange, bis ein therapeutischer Lithium-Serumspiegel (mindestens 0,6 mmol/l) erreicht ist. Die erforderliche Dosis liegt meist bei *20 bis 50 mmol Lithium/ Tag*. Die Vorhersage der notwendigen Tagesdosis (durch Bestimmung des Lithiumspiegels 24 Stunden nach Gabe einer Testdosis) ist möglich, aber nicht erforderlich [31, 81] (zur Verteilung der Dosis über den Tag vgl. Kap. 5.7.2).

Untersuchungen vor und während einer Lithiumbehandlung

Tab. 5.9. Während einer Lithiumbehandlung ist vor allem die regelmäßige *Kontrolle des Lithium-Serumspiegels,* in Abständen von 1 bis 3 Monaten, ausnahmsweise auch von 6 Monaten, entscheidend. Die *Schilddrüsenfunktion* wird laborchemisch durch Hormonbestimmungen kontrolliert (T_3, T_4, TSH und evtl. TRH-Test) (vgl. Kap. 5.5.4.). Außerdem soll klinisch geprüft werden, ob sich eine Struma entwickelt (Messung des Halsumfanges!). Die Überwachung der *Nierenfunktion* erfolgt mit Hilfe der Bestimmung von Kreatinin im Serum, außerdem durch Überwachung des Lithium-Serumspiegels (Vorsicht, wenn bei unverändeter Dosis der Lithium-Serumspiegel ansteigt!). Intensivere Untersuchungen der Nierenfunktion durch Prüfung der glomerulären Filtrationsrate (Kreatinin-clearance) oder der renalen Konzentrationsleistung (Durstversuch, DDAVP [Vasopressin, ADH]-Test) sind ohne Hinweise auf eine Störung der Nierenfunktion nicht unbedingt erforderlich (vgl. Kap. 5.5.4.).

Die Prüfung der *Herzfunktion* mit Hilfe von EKG sollte vor und während der Therapie erfolgen (zur Häufigkeit dieser Kontrollen vgl. Tab. 5.9.). Bei Auftreten gravierender Nebenwirkungen oder relevanter interkurrenter Erkrankungen sind häufigere Lithium-Serumkontrollen und geeignete medizinische Zusatzuntersuchungen erforderlich.

5.7.2. Therapie mit speziellen Präparaten von Lithium

Die Lithium-Präparate (s. Tab. 5.10.) enthalten *verschiedene Lithiumsalze:* Lithium-Acetat, Lithium-Carbonat und Lithium-Sulfat. Da das Lithiumion das therapeutisch wirksame Agens ist, spielt es für die Behandlung keine wesentliche Rolle, welches Lithiumsalz verwendet wird. Für die Dosierung ist es entscheidend, welche Menge von Lithium — angegeben in mmol — eine Lithiumtablette enthält, nicht dagegen die mg-Menge des Lithiumsalzes.

Von *Lithium-DL-Aspartat* und *Lithium-Orotat* (in Tab. 5.10. nicht aufgeführt) wurde angenommen, daß nach ihrer Gabe Lithium in besonderem Maße intrazellulär angereichert wird, weshalb niedrigere Lithium-Serumspiegel ausreichend seien als bei anderen Lithiumsalzen. In pharmakokinetischen Untersuchungen konnte diese Annahme nicht bestätigt werden [72, 73, 174].

Lithium: Normaltabletten und Retardtabletten

Auf Grund unterschiedlicher galenischer Zubereitung sind einige Präparate „kurzwirksame Präparate" (Normaltabletten) — d. h. bei ihnen wird der Wirkstoff rasch aus der Tablette freigesetzt —, die anderen stellen Retard-Präparate mit verzögerter oder verlangsamter Lithiumfreisetzung dar [81, 106].

Bislang wird empfohlen, **Retard-Präparate** von Lithium vorzuziehen und diese *2mal pro Tag* zu applizieren (morgens und abens, evtl. höhere Dosis abends); bei Normaltabletten wird auch Gabe 3mal/Tag vorgeschlagen. Auf diese Weise wird ein weitgehend kontinuierlicher Lithium-Serumspiegel über 24 Stunden aufrechterhalten ohne wesentliche Lithium-Serumspitzen [5, 76, 168, 179].

Unerwünschte Wirkungen, wie Tremor und Übelkeit, kommen — nach allerdings nicht einheitlich erhobenen Befunden — bei Gabe von *Normaltabletten* häufiger vor, da das Auftreten dieser Nebenwirkungen mit der Anstiegssteilheit und mit den Maximalwerten der Lithium-Serumkonzentrationen korrelieren soll [49, 76, 106]. Bei *Retardtabletten* scheinen gastrointestinale Beschwerden (weicher Stuhl, Diarrhoe) häufiger zu bestehen. Nicht alle im Handel befindlichen Retard-Präparate weisen eine zufriedenstellende Retardwirkung auf [76].

Nach einer neueren Untersuchung [149] sollen bei *Gabe der Gesamtdosis abends* renale Nebenwirkungen von Lithium (Polyurie, histologische Nierenveränderungen) geringer sein als bei mehrmaliger Applikation pro Tag. Bei der einmaligen Gabe werden zwar wenige Stunden nach Applikation sehr hohe Lithium-Serumspiegel erreicht, andererseits aber fällt der Lithium-Serumspiegel bis zur nächsten Applika-

Tab. 5.10. Lithium-Präparate

Lithiumsalz	Handelsnamen			Lithium pro Tabl.		Hersteller
	D	A	CH	Lithium-salz (mg)	Lithium (mmol)	
Normal-Präparate						
Lithium-Acetat	Quilonum®	Quilonorm®		536	8,1	Smith-Kline-Dauelsberg
Lithium-Carbonat	—	Neurolepsin®	—	300	8,1	Kwizda
Retard-Präparate						
Lithium-Carbonat	Quilonum retard®	Quilonorm retard®		450	12,2	Smith-Kline-Dauelsberg
	Hypnorex®	—	Hypnorex®	400	10,8	Delalande
Lithium-Sulfat	—	—	Lithiofor®	660	12	Vifor S. A.
	Lithium duriles®	—	—	330	6	Astra

tion auf sehr niedrige Werte ab, wodurch an der Niere hypothetische Regenerationsprozesse wirksam werden können. Da diese Ergebnisse weiterer Bestätigung bedürfen, kann derzeit das vorgeschlagene Dosierungsschema (Gabe der gesamten Tagesdosis von Lithium mit Normaltabletten abends) noch nicht allgemein empfohlen werden. Über *Intervallbehandlungen* [149] (Lithium jeden zweiten Tag oder „drug holidays") liegen noch keine Erfahrungen vor.

Literatur

1. AHLFORS, U. G., BAASTRUP, P. C., DENCKER, S. J., ELGEN, K., LINGJAERDE, O., PEDERSEN, V., SCHOU, M., AASKOVEN, O. (1981): Flupenthixol decanoate in recurrent manic-depressive illness: a comparison with lithium. Acta Psychiat. Scand. *64*, 226—237.
2. ALBRECHT, J. (1980): Effekte von Lithium auf die Schilddrüse. Inn. Med. *7*, 69—75.
3. ALBRECHT, J. MÜLLER-OERLINGHAUSEN, B. (1980): Kardiovaskuläre Nebenwirkungen von Lithium. Dtsch. Med. Wschr. *105*, 651—655.
4. ALDENHOFF, J. B., LUX, H. D. (1982): Die Wirkung von Lithium auf Kalzium-abhängige Nervenzellen. Nervenarzt *53*, 467—470.
5. AMDISEN, A. (1977): Serum level monitoring and clinical pharmacokinetics of lithium. Clin. Pharmacokinet. *2*, 73—92.
6. ANGRIST, B., GERSHON, S. (1979): Variable attenuation of amphetamine effects by lithium. Am. J. Psychiat. *136*, 806—810.
7. ANGST, J., DITTRICH, A., GROF, P. (1969): Course of endogenous affective psychoses and its modification by prophylactic administration of imipramine and lithium. Int. Pharmacopsychiat. *2*, 1—11.
8. ANGST, J. (1981): Ungelöste Probleme bei der Indikationsstellung zur Lithiumprophylaxe affektiver und schizoaffektiver Erkrankungen. In: Current perspectives in lithium prophylaxis (BERNER, P., et al., Hrsg.) (Bibliotheca psychiat., Vol. 161), S. 32—44. Basel: Karger.
9. AYD, F. J. jr. (1978): Lithium intoxication in a spectinomycin-treated patient. Int. Drug. Ther. Newsl. *13*, 15.
10. BAASTRUP, P. C. (1964): The use of lithium in manic-depressive psychosis. Comprehens. Psychiat. *5*, 396—408.
11. BAASTRUP, P. C., SCHOU, M. (1967): Lithium as a prophylactic agent. Its effect against recurrent depressions and manic-depressive psychosis. Arch. Gen. Psychiat. *16*, 162—172.
12. BAKRIS, G. L., SMITH, D. W., TIWARI, S. (1981): Dermatological manifestations of lithium. A review. Int. J. Psychiat. Med. *10*, 327.
13. BAYLIS, P. H., HEATH, D. A. (1978): Water disturbances in patients treated with oral lithium carbonate. Ann. Intern. Med. *88*, 607—609.
14. BECH, P., THOMSEN, J., RAFAELSEN, O. J. (1976): Long-term lithium treatment: effect on simulated driving and other psychological tests. Europ. J. Clin. Pharmacol. *10*, 331—335.
15. BELMAKER, R. H. (1981): Receptors, adenylate cyclase, depression and lithium. Biol. Psychiat. *16*, 333—350.
16. BERL, S., CLARKE, D. D. (1975): Lithium and amino acid metabolism. In: Lithium research and therapy (JOHNSON, F. N., Hrsg.), S. 425—441. London: Academic Press.
17. BERNER, P., LENZ, G., WOLF, R. (1981): Current perspectives in lithium prophylaxis (Bibliotheca psychiat., Vol 161). Basel: Karger.
18. BIRCH, N. J. (1976): Possible mechanism for biological action of lithium. Nature *264*, 681.
19. BIRCH, N. J. (1980): Bone side-effects of lithium. In: Handbook of lithium therapy (JOHNSON, F. N., Hrsg.), S. 365—371. Lancaster: MTP Press.
20. BLIJENBERG, B. G., LEIJNSE, B. (1968): The determination of lithium in serum by atomic absorption spectroscopy and flame emission spectroscopy. Clin. Chim. Acta *19*, 97—99.
21. BLUM, S. F. (1979): Lithium therapy of aplastic anemia. New Engl. J. Med. *300*, 677.
22. BOEHM, T. M., BURMAN, K. D., BARNES, S., WARTOFSKY, L. (1981): Lithium and iodine combination therapy for thyreotoxicosis. Acta endocrinol. (Copenh.) *94*, 174—183.
23. BRENNER, R., COOPER, T. B., MICHAEL, E., YABLONSKI, M. D., LIEBERMAN, J. A., LESSER, M., SIRIS, S. G., RIFKIN, A. E. (1982): Measurement of lithium concentrations in human tears. Am. J. Psychiat. *139*, 678—679.
24. BUNNEY, W. E. jr., MURPHY, D. L. (1976): The neurobiology of lithium (Neurosciences Res. Prog. Bull., Vol. 14), S. 111—206.
25. BUNNEY, W. E. jr., POST, R. M., ANDISEN, A. E., KOPANDA, R. T. (1977): A neuronal

receptor sensitivity mechanism in affective illness (a review of evidence). Psychopharmacol. Commun. *1*, 393—405.
26. CADE, J. F. J. (1949): Lithium salts in the treatment of psychotic excitement. Med. J. Aust. *36*, 349—352.
27. CADE, J. F. J. (1978): Lithium — past, present and future. In: Lithium in medical practice (JOHNSON, F. N., JOHNSON, S., Hrsg.), S. 5—16. Lancaster: MTP Press.
28. CAMERON, O. G., SMITH, C. B. (1980): Comparison of acute and chronic lithium treatment on ^{3}H-norepinephrine uptake by rat brain slices. Psychopharmacol. *67*, 81—85.
29. CARROLL, B. J. (1979): Prediction of treatment outcome with lithium. Arch. Gen. Psychiat. *36*, 870—878.
30. COOPER, T. B., GERSHON, S., KLINE, N. S., SCHOU, M., Hrsg. (1979): Lithium: Controversies and unresolved issues. Amsterdam: Excerpta Medica.
31. COOPER, T. B. (1980): Monitoring lithium dose levels: estimation of lithium in blood. In: Handbook of lithium therapy (JOHNSON, F. N., Hrsg.), S. 169—178. Lancaster: MTP Press.
32. COPPEN, A., MONTGOMERY, S. A., GUPTA, R. K., BAILEY, J. E. (1976): A double-blind comparison of lithium carbonate and maprotiline in the prophylaxis of the affective disorders. Br. J. Psychiat. *128*, 479—485.
33. COPPEN, A., GHOSE, H., RAO, R., BAILEY, J., PEET, M. (1978): Mianserin and lithium in the prophylaxis of depression. Br. J. Psychiat. *133*, 206—210.
34. COPPEN, A., METCALFE, M., WOOD, K. (1982): Lithium. In: Handbook of affective disorders (PAYKEL, E. S., Hrsg.), S. 276—285. Edinburgh: Churchill Livingstone.
35. CORCORAN, A. C., TAYLOR, R. D., PAGE, I. H. (1949): Lithium poisoning from the use of salt substitute. J. Am. med. Ass. *139*, 685—688.
36. CORRODI, H., FUXE, K., SCHOU, M. (1969): The effect of prolonged lithium administration on cerebral monoamine neurons in the rat. Life Sci. *8*, 643—651.
37. COX, M., SINGER, I. (1979): Lithium-induced natriuresis. In: Lithium: Controversies and unresolved issues (COOPER, T. B. et al., Hrsg.), S. 646—654. Amsterdam: Excerpta Medica.
38. CREESE, I., SIBLEY, D. R. (1981): Receptor adaptations to centrally acting drugs. Ann. Rev. Pharmacol. Toxicol. *21*, 357—391.
39. DAVIS, K. L., BERGER, P. A., HOLLISTER, L. E., BARCHAS, J. D. (1978): Cholinergic involvement in Mental Disorders. Life Sci. *22*, 1865—1872.

40. DAVIS, J. M. (1976): Overview: Maintenance therapy in psychiatry. II. Affective disorders. Am. J. Psychiat. *133*, 1—13.
41. DELVA, N. J., LETEMENDIA, F. J. J. (1982): Lithium treatment in schizophrenia and schizo-affective disorders. Br. J. Psychiat. *141*, 387—400.
42. DEMPSEY, G. M., DUNNER, D. L., FIEVE, R. R., FARKAS, T., WONG, J. (1976): Treatment of excessive weight gain in patients taking lithium. Am. J. Psychiat. *133*, 1082—1084.
43. DORUS, E., PANDEY, G. N., SHAUGHNESSY, R., GAVIRIA, M., VAL, E., ERICKSEN, S. DAVIS, J. M. (1979): Lithium transport across red cell membrane: a cell membrane abnormality in manic-depressive illness. Science *205*, 932—934.
44. DUHM, J., EISENRIED, F., BECKER, B. F., GREIL, W. (1976): Studies on the lithium transport across the red cell membrane. I. Li$^+$ uphill transport by the Na$^+$ dependent Li$^+$ counter-transport system of human erythrocytes. Pflügers Arch. *364*, 147—155.
45. DUHM, J., BECKER, B. F. (1977): Studies on the lithium transport across the red cell membrane. II. Characterization of ouabain-sensitive and ouabain-insensitive Li$^+$ transport. Effects of bicarbonate and dipyridamole. Pflügers Arch. *367*, 211—219.
46. DUHM, J., BECKER, B. F., GREIL, W. (1979): Na$^+$ dependent Li$^+$ countertransport and the lithium distribution across the human erythrocyte membrane: an introduction. In: Biological psychiatry today (Obiols, J., et al., Hrsg.), S. 1137—1142. Amsterdam: North-Holland Biomedical Press Elsevier.
47. EBSTEIN, R., BELMAKER, R., GRUNHAUS, L., RIMON, R. (1976): Lithium inhibition of adrenaline-stimulated adenylate cyclase in humans. Nature *259*, 411—413.
48. Editorial (1979): Lithium and the kidney: grounds for cautions optimisms. Lancet *2*, 1056—1057.
49. EDSTRÖM, A., PERSSON, G. (1977): Comparison of side effects with coated lithium carbonate tablets and lithium sulphate preparations giving medium — slow and slow release. A double-blind cross-over study. Acta Psychiat. Scand. *55*, 153—158.
50. EHRLICH, B. E., DIAMOND, J. M. (1980): Lithium, membranes, and manic-depressive illness. J. Membrane Biol. *52*, 187—200.
51. EICHNER, D., OPITZ, K. (1974): Über den natürlichen Lithiumgehalt tierischer Gewebe. Histochemistry *42*, 295—300.
52. EISENRIED, F., GREIL, W., SCHEIT, A. J. (1982): Natrium-Lithium-Gegentransport in Erythrozyten bei affektiven Psychosen. In: Biologische Psychiatrie (BECKMANN, H., Hrsg.), S. 253—258. Stuttgart–New-York: G. Thieme.

53. EMRICH, H. M., ALDENHOFF, J. B., LUX, H. D. (Hrsg.) (1982): Basic mechanisms in the action of lithium. Amsterdam: Excerpta Medica.
54. EMRICH, H. M., (1982): Prophylactic therapies in affective disorders: mode of action from a clinical point of view. In: Basic mechanisms in the action of lithium (EMRICH, H. M. et al., Hrsg.), S. 202—214. Amsterdam: Excerpta Medica.
55. FELBER, W., KÖNIG, L., LANGE, E. (1981): Rehabilitative Ziele in der Psychiatrie — die Lithiumbehandlung affektiver Psychosen. Dt. Gesundh.-Wesen 36, 289—293.
56. FORREST, J. N. (1979): Lithium-induced polyuria: cellular mechanisms and response to diuretics. In: Lithium: Controversies and unresolved issues (COOPER, T. B. et al., Hrsg.), S. 632—640. Amsterdam: Excerpta Medica.
57. FRANKS, R., DUBOVSKY, L. S., LIFSHITS, M., COEN, P., SUBRYAN, V., WALKER, S. H. (1982): Long-term lithium carbonate therapy causes hyperparathyreoidism. Arch. Gen. Psychiat. 39, 1074—1077.
58. FRIEDENBERG, W. R., MAY, J. J. (1980): The effect of lithium carbonate on lymphocyte, granulocyte and platelet function. Cancer 45, 91—97.
59. FRÖLICH, J. C., LEFTWICH, R., RAGBEH, M., OATES, J. A., REIMANN, I., BUCHANAN, D. (1979): Indomethacin increases plasma lithium. Br. Med. J. 1, 1115—1116.
60. GELFAND, E. W., DOSCHE, H. M., HASTINGS, D. (1979): Lithium: a modulator of cyclic AMP-dependent events in lymphocytes. Science 203, 365—367.
61. GERBINO, L., OLESHANSKY, M., GERSHON, S. (1978): Clinical uses and mode of action of lithium. In: Psychopharmacology: A generation of progress (LIPTON, M. A. et al., Hrsg.), S. 1261—1275. New York: Raven Press.
62. GERDES, H. (1978): Symptomatologie und Therapie der Lithium-Intoxikation. Internist 19, 252—254.
63. GERSHENGORN, M. C., IZUMI, M., ROBBINS, J. (1976): Use of lithium as an adjunct to radioiodine therapy of thyroid carcinomas. J. clin. Endocr. Metab. 42, 105—111.
64. GERSHON, S., SHOPSIN, B., Hrsg. (1973): Lithium: Its role an psychiatric research and treatment. New York: Plenum Press.
65. GILLIN, J. C., HONG, J. S., YANG, H.-Y., COSTA, E. (1979): Does lithium act by selectively affecting a brain enkephalin system? In: Lithium: Controversies and unresolved issues (COOPER, T. B. et al., Hrsg.), S. 781—788. Amsterdam: Excerpta Medica.
66. GIRKE, W., KREBS, F. A., MÜLLER-OERLINGHAUSEN, B. (1975): Effects of lithium on electromyographic recordings in man. Studies in manic-depressive patients and normal volunteers. Pharmacopsychiat. 10, 24—36.
67. GOODNICK, P. J., FIEVE, R. R., MELTZER, H. L., DUNNER, D. L. (1981): Lithium elimination half-life and duration of therapy. Clin. Pharmacol. Ther. 29, 47—50.
68. GOODWIN, F. K. (ed.) (1979): Introduction (und folgende Arbeiten). Arch. Gen. Psychiat. 36, 833—916.
69. GOODWIN, F. K., ZIS, A. P. (1979): Lithium in the treatment of mania. Arch. Gen. Psychiat. 36, 840—844.
70. GRECO, F. A., BRERETON, H. D. (1977): Effect of lithium carbonate on neutropenia caused by chemotherapy: a preliminary trial. Oncology 34, 153—155.
71. GREIL, W., SOLD, M., PATSCHEKE, H., BROSSMER, R. (1973): Effect of Li^+, Na^+ and K^+ on Ca^{++} dependent human platelet aggregation: stimulation by K^+, inhibition by Li^+. In: Erythrocytes, thrombocytes, leukocytes (GERLACH, E. et al., Hrsg.), S. 284—287. Stuttgart: G. Thieme.
72. GREIL, W., SCHNELLE, K., SEIBOLD, S. (1974): Intra/extrazelluläres Lithiumverhältnis. Klinische und experimentelle Untersuchung an Thrombozyten und Erythrozyten. Arzneim.-Forsch. 24, 1079—1084.
73. GREIL, W. (1977): Therapie mit Lithiumsalzen und Rezidivverhütung bei phasischen Psychosen. Therapiewoche 27, 1286—1300.
74. GREIL, W., EISENRIED, F., BECKER, B. F., DUHM, J. (1977): Interindividual differences in the Na^+-dependent Li^+-countertransport system and in the Li^+-distribution ratio across the red cell membrane amongst Li^+-treated patients. Psychopharmacol. 53, 19—26.
75. GREIL, W., EISENRIED, F. (1978): Lithium uptake by erythrocytes of lithium treated patients: interindividual differences. In: Lithium in medical practice (JOHNSON, F. N., JOHNSON, S., Hrsg.), S. 415—420. Lancaster: MTP Press.
76. GREIL, W. (1981): Pharmakokinetik und Toxikologie des Lithiums. Bibliotheca psychiat. 161, 69—103.
77. GREIL, W. (1982): Zu den Mechanismen der Verteilung von Lithium zwischen Erythrozyten und Plasma. Nervenarzt 53, 461—466.
78. GREIL, W., BROUCEK, B., KLEIN, H. E., ENGEL-SITTENFELD, P. (1982): Discontinuation of lithium maintenance therapy: reversibility of clinical, psychological and neuroendocrinological changes. In: Basic mechanisms in the action of lithium (EMRICH, H. M., et al., Hrsg.), S. 235—248. Amsterdam: Excerpta Medica.

79. GREIL, W., HAAG, H., SCHERTEL, M. (1983): Affective disorders. In: Psychopharmacology 1, Part 2: Clinical Psychopharmacology (HIPPIUS, H., WINOKUR, G., Hrsg.), S. 231—249. Amsterdam: Excerpta Medica.
80. GROF, P., ANGST, J., KARASEK, M., KEITNER, G. (1979): Patient selection for long-term lithium treatment in clinical practice. Arch. Gen. Psychiat. 36, 894—897.
81. GROF, P. (1979): Some practical aspects of lithium treatment. Arch. Gen. Psychiat. 36, 891—893.
82. GROF, P. (1982) (zit. nach AYD, F. J., Hrsg.): Int. Drug. Ther. Newsl. 17, 13—14.
83. GRONA, R., GREIL, W., JUNGKUNZ, G., ENGEL-SITTENFELD, P. (1978): Verhaltenstherapie in der Gruppe als psychologische Zusatzbehandlung bei der Lithiumprophylaxe affektiver Psychosen. Arzneim.-Forsch./Drug Res. 28, 1521—1522.
84. GUPTA, R. K., MONTGOMERY, S. (1975): Status of lithium patients as blood donors (letter to. ed.). Lancet 1, 860.
85. GUPTA, R. C., ROBINSON, W. A., KURNICK, J. E. (1976): Felty's syndrome — effect of lithium on granulopoiesis. Amer. J. Med. 61, 29—32.
86. HAAS, M., SCHOOLER, J., TOSTESON, D. C. (1975): Coupling of lithium to sodium transport in human red cells. Nature 258, 425—426.
87. HAMPRECHT, B. (1977): Structural, electrophysiological, biochemical and pharmacological properties of neuroblastoma × glioma hybrid cells in cell culture. Int. Rev. Cytol. 49, 99—170.
88. HANIN, I., MALLINGER, A. G., KOPP, V., HIMMELHOCH, J. M., NEIL, J. F. (1980): Mechanisms of lithium-induced elevation in red blood cells choline content: an in vitro analysis. Commun. Psychopharmacol. 4, 345—355.
89. HANSEN, H. E., AMDISEN, A. (1978): Lithium intoxication. Q. J. Med. 47, 123—144.
90. HARTIGAN, G. P. (1963): The use of lithium salts in affective disorders. Br. J. Psychiat. 109, 810—814.
91. HELMCHEN, H., KANOWSKI, S. (1971): EEG-Veränderungen unter Lithium-Therapie. Nervenarzt 42, 144—148.
92. HENDLER, N. H. (1978): Lithium pharmacology and physiology. In: Handbook of psychopharmacology; Affective disorders: Drug action in animals and man (IVERSEN, L. L., et al., Hrsg.), Vol. 14, S. 233—273. New York - London: Plenum Press.
93. HOFMANN, G. GRÜNBERGER, J., KÖNIG, P., PRESSLICH, O., WOLF, R. (1974): Die mehrjährige Lithiumtherapie affektiver Störungen. Langzeiteffekte und Begleiterscheinungen. Psychiat. clin. 7, 129—148.
94. HORROBIN, D. F. (1979): Lithium as a regulator of prostaglandin synthesis. In: Lithium: Controversies and unresolved issues (COOPER, T. B., et al., Hrsg.), S. 854—880. Amsterdam: Excerpta Medica.
95. HULLIN, R. P. (1975): The effects of Lithium on electrolyte balance and body fluids. In: Lithium research and therapy (JOHNSON, F. N., Hrsg.), S. 359—379. London: Academic Press.
96. HULLIN, R. P. (1980): Minimum serum lithium levels for effective prophylaxis. In: Handbook of lithium therapy (JOHNSON, F. N.), S. 243—247. Lancaster: MTP Press.
97. JAMISON, K. R., GERNER, R. H., GOODWIN, F. K. (1979): Patient and physician attitudes toward lithium. Arch. Gen. Psychiat. 36, 866—869.
98. JEFFERSON, J. W., GREIST, J. H. (1977): Primer of lithium therapy, S. 201—207. Baltimore: Williams & Wilkins.
99. JEFFERSON, J. W., GREIST, J. H. MARCETICH, J. R. (1979): The lithium information center. In: Lithium: Controversies and unresolved issues (COOPER, T. B., et al., Hrsg.), S. 958—963. Amsterdam: Excerpta Medica.
100. JEFFERSON, J. W. (1980): Diuretics are dangerous with lithium. Br. Med. J. 281, 1217.
101. JOHNSON, F. N. (Hrsg.) (1975): Lithium research and therapy. London: Academic Press.
102. JOHNSON, F. N., JOHNSON, S. (Hrsg.) (1978): Lithium in medical practice. Lancaster: MTP Press.
103. JOHNSON, F. N. (1978): The variety of models proposed for the therapeutic actions of lithium. In: Lithium in medical practice (JOHNSON, F. N., JOHNSON, S., Hrsg.). Lancaster: MTP Press.
104. JOHNSON, F. N. (Hrsg.) (1980): Handbook of lithium therapy. Lancaster: MTP Press.
105. JOHNSON, F. N. (1980): Social and psychological supportive measures during lithium therapy. In: Handbook of lithium therapy (JOHNSON, F. N., Hrsg.), S. 248—254. Lancaster: MTP Press.
106. JOHNSON, F. N. (1980): The choice of an appropiate lithium preparation. In: Handbook of lithium therapy (JOHNSON, F. N., Hrsg.), S. 225—236. Lancaster: MTP Press.
107. JOHNSSON, A., PFLUG, B., ENGELMANN, W., KLEMKE, W. (1979): Effect of lithium carbonate on circadian periodicity in humans. Neuro-Psychopharmakol. 12, 423.
108. JOHNSON, A., ENGELMANN, W. (1980): In-

fluence of lithium ions on human circadian rhythms. Z. Naturforsch. *35c,* 503–507.
109. JOPE, R. S. (1979): Effects of lithium treatment in vitro and in vivo on acetylcholine metabolism in rat brain. J. Neurochem. *33,* 487–495.
110. JOPE, R. S., JENDEN, D. J., EHRLICH, B. E., DIAMOND, J. M. (1978): Choline accumulates in erythrocytes during lithium therapy. N. Engl. J. Med. *299,* 833–834.
111. JUDD, L. L. (1979): Effect of lithium onmmood, cognition, and personality function in normal subjects. Arch. Gen. Psychiat. *36,* 860–865.
112. KAFKA, M. S., WIRZ-JUSTICE, A., NABER, D., MARANGOS, P. J., O'DONOHUE, T. L., WEHR, T. A. (1982): Effect of lithium on circadian neurotransmitter receptor rhythms. Neuropsychobiol. *8,* 41–50.
113. KAMPF, D., MÜLLER-OERLINGHAUSEN, B., ALBRECHT, J., KESSEL, M. (1983): Lithium-Prophylaxe: Nephrotoxizität und therapeutische Konsequenzen. Internist *24,* 110–116.
114. KANE, J. M., QUITKIN, F. M., RIFKIN, A., RAMOS-LORENZI, J. R., NAYAK, D. D., HOWARD, A. (1982): Lithium carbonate and imipramine in the prophylaxis of unipolar and bipolar II illness. A prospective, placebo-controlled comparison. Arch. Gen. Psychiat. *39,* 1065–1069.
115. KINCAID-SMITH, P., BURROWS, G. D., DAVIES, B. M., HOLWILL, B., WALTER, M., WALKER, R. G. (1979): Renal-biopsy findings in lithium and prelithium patients. Lancet *ii,* 700–701.
116. KIRCHMAIR, H., KIRCHMAIR, W. (1982): Kardiovaskuläre Nebenwirkungen unter Lithium-Therapie. Neuropsychiat. Clin. *1,* 59–65.
117. KLEIN, H. E., BROUCEK, B., GREIL, W. (1981): Lithium withdrawal triggers psychotic states. Br. J. Psychiat. *139,* 255–256.
118. KNAPP, S. (1983): Lithium. In: Psychopharmacology, Part 1: Preclinical Psychopharmacology (GRAHAME-SMITH, D. G., COWEN, P. J., Hrsg.), S. 71–106. Amsterdam: Excerpta Medica.
119. KNAPP, S., MANDELL, A. J. (1973): Short- and long-term lithium administration: Effects of the brain's serotonergic biosynthetic systems. Science *180,* 645–647.
120. KUREK, M., CONSBRUCH, U. (1982): Acht Jahre Lithiumkatamnese in einer nervenärztlichen Praxis. Pharmacopsychiat. *15,* 65–69.
121. LANOIR, J. (1978): Lithium and states of alertness. In: Advances in the biosciences (Pharmacology of the states of alertness) (PASSOMAUT, P., OSWALD, I., Hrsg.), Vol. 21, S. 157–167.
122. LEBER, P. (1981): Lithium leukocytosis and leukemia: the probable influence of biological plausibility on clinical concern. Psychopharmacol. Bull. *17,* 10–13.
123. LENZ, G., KÜFFERLE, B., WOLF, R. (1981): Lithiumprophylaxe schizoaffektiver Psychosen. In: Current perspectives in lithium prophylaxis (BERNER, P., et al., Hrsg. (Bibliotheca psychiat. 161), S. 45–57. Basel: Karger.
124. LEVITZKI, A., ATLAS, D. (1981): A possible molecular mechanism for β-receptor desensitization: Experiments and hypotheses. Life Sci. *28,* 661–672.
125. LYDIARD, R. B., GELENBERG, A. J. (1982): Hazards and adverse effects of lithium. Ann. Rev. Med. *33,* 327–344.
126. MATUSSEK, N., MÜLLER, S. (1974): Effect of chronic lithium treatment on behaviour and on norepinephrine metabolism in rat brain in a norepinephrine-deficient state. In: Neuropsychopharmacology, Proceedings of the IX Congress of the Collegium Internationale Neuropsychopharmacologicum, S. 612–616. Amsterdam: Excerpta Medica.
127. MACCULLUM, W. A. G. (1980): Interaction of lithium and phenytoin. Br. Med. J. *280,* 610–611.
128. MANN, J., GERSHON, S. (1980): Absolute and relative contra-indications to lithium treatment. In: Handbook of lithium therapy (JOHNSON, F. N., Hrsg.), S. 265–278. Lancaster: MTP Press.
129. MARTIN, B. A., KRAMER, P. M. (1982): Clinical significance of the interaction between lithium and a neuromuscular blocker. Am. J. Psychiat. *139,* 1326–1328.
130. MATHEW, N. T. (1977): Lithium therapy in cluster headache. Headache *17,* 92–93.
131. MCGENNIS, A. J. (1978): Lithium carbonate and tetracycline interaction. Br. Med. J. *1,* 1183.
132. MENDELS, J., RAMSEY, T. A., DYSON, W. L., FRAZER, A. (1979): Lithium as an antidepressant. Arch. Gen. Psychiatry *36,* 845–846.
133. MERRY, J., REYNOLDS, C. M., BAILEY, J., COPPEN, A. (1976): Prophylactic treatment of alcoholism by lithium carbonate. A controlled study. Lancet *2,* 481–482.
134. MILLINGTON, W. R., MCCALL, A. L., WURTMAN, R. J. (1979): Lithium and brain choline levels. N. Engl. J. Med. *300,* 196–197.
135. DE MONTIGNY, C., GRUNBERG, F., MAYER, A., DESCHENES, J.-P. (1981): Lithium induces rapid relief of depression in tricyclic antidepressant drug nonresponders. Br. J. Psychiat. *138,* 252–256.
136. MÜLLER-OERLINGHAUSEN, B., PASSOTH, P.-M., POSER, W., PUDEL, V. (1979): Impai-

red glucose tolerance in long-term lithium-treated patients. Int. Pharmacopsychiat. 14, 350—362.
137. MÜLLER-OERLINGHAUSEN, B. (1977): 10 Jahre Lithiumkatamnese. Nervenarzt 48, 483—493.
138. MÜLLER-OERLINGHAUSEN, B., ALBRECHT, J., KAMPF, D. (1981): Lithium-Prophylaxe und Nierenfunktion — zusammenfassende Beurteilung und Richtlinien zur Therapieüberwachung. Nervenarzt 52, 113—115.
139. MÜLLER-OERLINGHAUSEN, B. (1982): Psychological effects, compliance, and response to long-term lithium. Br. J. Psychiat. 141, 411—419.
140. NATHANSON, J. A. (1977): Cyclic nucleotides and nervous system function. Physiol. Rev. 57, 157—253.
141. NOACK, C. H., TRAUTNER, E. M. (1951): The lithium treatment of maniacal psychosis. Med. J. Aust. 38, 219—222.
142. NOLEN, W. A. (1981): Carbamazepine (Tegretol®), wellicht een alternatief voor lithium? Tijdschrift voor psychiatrie 23, 462—472.
143. OKUMA, T., INANAGA, K., OTSUKI, S., SARAI, K., TAKAHASHI, R., HAZAMA, H., MORI, A., WATANABE, S. (1981): A preliminary double-blind study on the efficacy of carbamazepine in prophylaxis of manic-depressive illness. Psychopharmacol. 73, 95—96.
144. ORR, L. E., MCKERNAN, J. F. (1979): Lithium reinduction of acute myeloblastic leukaemia. Lancet 1, 449—450.
145. PANDEY, G. N., DORUS, E., DAVIS, J. M., TOSTESON, D. C. (1979): Lithium transport in human red blood cells. Genetic and clinical aspects. Arch. Gen. Psychiat. 36, 902—908.
146. PEREZ-CRUET, J., WAITE, J., MALLYA, A., KHAJAWALL, A. M. (1979): Effects of lithium on thymus gland mediated functions in man and rodents. In: Lithium: Controversies and unresolved issues (COOPER, T. B., et al., Hrsg.), S. 881—894. Amsterdam: Excerpta Medica.
147. PERT, A., ROSENBLATT, E., SIVIT, C., PERT, C. B., BUNNEY, W. E. jr. (1978): Long-term treatment with lithium prevents the development of dopamine receptor supersensitivity. Science 201, 171—173.
148. PERT, A. BUNNEY, W. E. jr. (1982): Chronic lithium modulates neurotransmitter receptor sensitivity. In: Basic mechanisms in the action of lithium (EMRICH, H. M., et al., Hrsg.), S. 121—132. Amsterdam: Excerpta Medica.
149. PLENGE, P., MELLERUP, E. T., BOLWIG, T. G., BRUN, C., HETMAR, O., LADEFOGED, J., LARSEN, S., RAFAELSEN, O. J. (1982): Lithium treatment: Does the kidney prefer one daily dose instead of two? Acta Psychiat. Scand. 66, 121—128.
150. PLENGE, P., MELLERUP, E. T., NORGAARD, T. (1981): Functional and structural rat kidney changes caused by peroral or parenteral lithium treatment. Acta Psychiat. Scand. 63, 303—313.
151. PRIEN, R. F., KLETT, C. J., CAFFEY, E. M. (1973): Lithium carbonate and imipramine in prevention of affective episodes. A comparison in recurrent affective illness. Arch. Gen. Psychiat. 29, 420—425.
152. PRIEN, R. F., CAFFEY, E. M. (1976): Relationship between dosage and response to lithium prophylaxis in recurrent depression. Am. J. Psychiat. 133, 567—570.
153. PRIEN, R. J. (1979): Lithium in the treatment of schizophrenia and schizoaffective disorders. Arch. Gen. Psychiat. 36, 852—853.
154. RAFAELSEN, O. J., BOLWING, T. G., LADEFOGED, J., BRUN, C. (1979): Kidney function and morphology in long term treatment with lithium. Arch. Gen. Psychiat. 36, 578—583.
155. RAGHEB, M., BAN, T. A., BUCHANAN, D., FROLICH, J. C. (1980): Interaction of indomethacin and ibuprofen with lithium in manic patients under a steadystate lithium level. J. Clin. Psychiat. 41, 397—398.
156. RAMSEY, T. A., COX, M. (1982): Lithium and the kidney: A review. Am. J. Psychiat. 139, 443—449.
157. REGINALDI, D., TONDO, L., FLORIS, G., PIGNATELLI, A., KUKOPULOS, A. (1981): Poor prophylactic lithium response due to antidepressants. Int. Pharmacopsychiat. 16, 124—128.
158. REISBERG, B., GERSHON, S. (1979): Side effects associated with lithium therapy. Arch. Gen. Psychiat. 36, 879—887.
159. REISER, G., DUHM, J. (1982): Pathways for transport of lithium ions in neuroblastoma × glioma hybrid cells. In: Basic mechanisms in the action of lithium (EMRICH, H. M., et al., Hrsg.), S. 36—49. Amsterdam: Excerpta Medica.
160. ROSENBLATT, J. E., PERT, C. B., TALLMAN, J. F., PERT, A., BUNNEY, W. E. jr. (1979): The effect of imipramine and lithium on α- and β-receptor binding in rat brain. Brain Res. 160, 186—191.
161. ROSSER, R. (1976): Thyrotoxicosis and lithium. Br. J. Psychiat. 128, 61—66.
162. ROSSOF, A. H., ROBINSON, W. A. (Hrsg.) (1980): Lithium effects on granulopoieses and immune function (Adv. Exp. Med. Biol., Vol. 127). New York – London: Plenum Press.

163. ROTHSTEIN, G., CLARKSON, D., LARSEN, W., GROSSER, B. I., ATHENS, J. W. (1978): Effect of lithium on neutrophil mass and production. N. Engl. J. Med. *298*, 178—180.
164. SACHAR, E. J., BARON, M. (1979): The Biology of Affective Disorders. Ann. Rev. Neurosci. *2*, 505—518.
165. SARAN, B. M. (1980): Electrolyte and water balance. Side-effects of lithium. In: Handbook of lithium therapy (JOHNSON, F. N., Hrsg.), S. 338—346. Lancaster: MTP Press.
166. SCHERTEL, M.: Dissertation in Vorbereitung.
167. SCHOU, M. JUEL-NIELSEN, N., STRÖMGREN, E., VOLDBY, H. (1954): The treatment of manic psychoses by administration of lithium salts. J. Neurol. Neurosurg. Psychiat. *17*, 250—260.
168. SCHOU, M. (1974): Heutiger Stand der Lithiumrezidivprophylaxe bei endogenen affektiven Erkrankungen. Nervenarzt *45*, 397—418.
169. SCHOU, M. (1978): Lithium for affective disorders. Cost and benefit. In: Mood disorders: The world's major public health problem (AYD, F. J. jr., TAYLOR, I. J., Hrsg.), S. 117—137. Baltimore: Ayd Medical Communications.
170. SCHOU, M. (1979): Lithium as a prophylactic agent in unipolar affective illness. Comparison with cyclic antidepressants. Arch. Gen. Psychiat. *36*, 849—851.
171. SCHOU, M. (1979): Artistic productivity and lithium prophylaxis in manic-depressive illness. Br. J. Psychiat. *135*, 97—103.
172. SCHOU, M. (1979): Lithium in the treatment of other psychiatric and nonpsychiatric disorders. Arch. Gen. Psychiat. *36*, 856—859.
173. SCHOU, M. (1980): Pharmacology and toxicology of lithium. In: Psychotropic agents, part I: Antipsychotics and antidepressants (HOFFMEISTER, F., STILLE, G., Hrsg.), S. 583—590. Berlin - Heidelberg - New-York: Springer.
174. SCHOU, M. (1980): Lithium-Behandlung der manisch-depressiven Krankheit — Information für Arzt und Patienten. Stuttgart - New York: G. Thieme.
175. SCHOU, M. (1980): Lithium treatment of manic-depressive illness. A practical guide. Basel: Karger.
176. SCHOU, M. (1980): The recognition and management of lithium intoxication. In: Handbook of lithium therapy (JOHNSON, F. N., Hrsg.), S. 394—413. Lancaster: MTP Press.
177. SCHOU, M. (1981): Bibliography on the biology and pharmacology of lithium, 8(review). Neuropsychobiol. *7*, 26—55.
178. SCHOU, M., MELLERUP, E. T., RAFAELSEN, O. J. (1981): Mode of action of lithium. In: Handbook of biological psychiatry, part IV (VAN PRAAG, H., Hrsg.), S. 805—824. New York - Basel: Marcel Dekker.
179. SCHOU, M. (1982): Zum heutigen Stand der Phasenprophylaxe beim manisch-depressiven Krankheitsgeschehen (MDK). Neuropsychiat. Clin. *1*, 43—52.
180. SHAW, D. M. (1975): Lithium and amine metabolism. In: Lithium research and therapy (JOHNSON, F. N., Hrsg.), S. 411—423. London: Academic Press.
181. SHEARD, M. H., MARINI, J. L., BRIDGES, C. I., WAGNER, E. (1976): The effect of lithium on impulse aggressive behavior in man. Am. J. Psychiat. *133*, 1409—1413.
182. SHEPHERD, M., CROW, T., LADER, M. H., JOHNSON, A. L. (1981): Continuation therapy with lithium and amitryptilin in unipolar depressive illness: a controlled trial. Psychol. Med. *11*, 409—416.
183. SIEVER, J. L., RISCH, S. C., MURPHY, D. L. (1981): Central cholinergic-adrenergic imbalance in the regulation of affective state. Psychiat. Res. *5*, 108—109.
184. SIGGINS, G. R., SCHULZ, J. E. (1979): Chronic treatment with lithium or desipramine alters discharge frequency and norepinephrine responsiveness of cerebellar Purkinje cells. Proc. Natl. Acad. Sci. (U.S.A.) *76*, 5987—5991.
185. SIMS, A. C. P., WHITE, A. C., GARREY, K. (1978): Problems associated with the analysis and interpretation of saliva lithium. Br. J. Psychiat. *132*, 152—154.
186. SKOVEN, I., THORMANN, J. (1979): Lithium compound treatment and psoriasis. Arch. Dermatol. *115*, 1185—1187.
187. SMALL, J. G., KELLAMS, J. J., MILSTEIN, V., SMALL, I. F. (1980): Complications with electroconvulsive treatment combined with lithium. Biol. Psychiat. *15*, 103—112.
188. SMITH, D. F. (1977b): Behavior of rats given lithium salts. A review. Pharmacopsychiat. *10*, 79—88.
189. SMULEVITCH, A. B., ZAVIDOVSKAYA, G. I., IGONIN, A. L., MIKHAILOVA, N. M. (1974): The effectiveness of lithium in affective and schizoaffective psychoses. Br. J. Psychiat. *125*, 65—72.
190. SPATZ, R., KUGLER, J., GREIL, W., LORENZI, E. (1978): Das Elektroenzephalogramm bei der Lithium-Intoxikation. Nervenarzt *49*, 539—542.
191. SPRING, G., FRANKEL, M. (1981): New data on lithium and haloperidol incompatibility. Am. J. Psychiat. *138*, 818—821.
192. STAUNTON, D. A., MAGISTRETTI, P. J., SHOEMAKER, W. J., BLOOM, F. E. (1982): Effects of chronic lithium treatment on dopamine receptors in the rat corpus striatum. I. Lo-

193. STEIN, R. S., BEAMAN, C., ALI, M. Y., HANSEN, R., JENKINS, D. D., JUME'AN, H. G. (1977): Lithium carbonate attenuation of chemotherapy-induced neutropenia. N. Engl. J. Med. *297*, 430—431.
194. SZENTISTVÁNYI, I., JANKA, Z., JOÓ, F., RIMANÓCZY, A., JUHÁSZ, A., LATZKOVITS, L. (1979): Na-dependent Li-transport in primary nerve cell cultures. Neurosci. Lett. *13*, 157—161.
195. THIELS, C. (1980): Psychopharmaka und Schwangerschaft. Eine Übersicht. Pharmacopsychiat. *13*, 301—317.
196. THOMSEN, K. (1978): Renal handling of lithium at nontoxic and toxic serum lithium levels. Danish Med. Bull. *25*, 106—115.
197. THOMSEN, K., SCHOU, M. (1968): Renal lithium excretion in man. Am. J. Physiol. *215*, 823—827.
198. TILKIAN, A., SCHROEDER, J., KAO, J. J., HULTGREN, H. N. (1976): The cardiovascular effects of lithium in man — review of literature. Am. J. Med. *61*, 665—670.
199. TREISER, S. L., CASCIO, C. S., O'DONOHUE, T. L., THOA, N. B., JACOBOWITZ, D. M., KELLAR, K. J. (1981): Lithium increases serotonin release and decreases serotonin receptors in the hippocampus. Science *213*, 1529—1531.
200. TRESS, W., HAAG, H. (1979): Vergleichende Erfahrungen mit der rezidivprophylaktischen Lithium-Langzeitmedikation bei schizoaffektiven Psychosen. Nervenarzt *50*, 524—526.
201. TURNER, J. G., BROWNLIE, B. E. W., SADLER, W. A., JENSEN, C. H (1976): An evaluation of lithium as an adjunct to carbimazole treatment in acute thyrotoxicosis. Acta Endocrin. *83*, 86—92.
202. TYRER, S., SHOPSIN, B. (1980): Neural and neuromuscular side effects of lithium. In: Handbook of lithium therapy (JOHNSON, F. N., Hrsg.), S. 289—309. Lancaster: MTP Press.
203. VAN CALKER, D., HAMPRECHT, B. (1980): Effects of neurohormones on glial cells. In: Advances in cellular neurobiology (FEDOROFF, S., HERTZ, L., Hrsg.), Vol. 1, S. 32—67. New York: Academic Press.
204. VENDSBORG, P. B., BECH, P., RAFAELSEN, O. J. (1976): Lithium treatment and weight gain. Acta Psychiat. Scand. *53*, 139—147.
205. VENDSBORG, P. B. (1979): Lithium treatment and glucose tolerance in manic-melancholic patients. Acta Psychiat. Scand. *59*, 306—316.
206. VESTERGAARD, P. (1980): Renal side-effects of lithium. In: Handbook of lithium therapy (JOHNSON, F. N., Hrsg.), S. 345—357. Lancaster: MTP Press.
207. VESTERGAARD, P., SCHOU, M., THOMSEN, K. (1982): Monitoring of patients in prophylactic lithium treatment. An assessment based on recent kidney studies. Br. J. Psychiat. *140*, 185—187.
208. VISCA, U., MENSI, F., SPINA, M. P., BOMBARA, R., GIRALDI, B., MASSARI, A., ROSSI, F., SANTI, G. (1979): Prevention of antiblastic neutropenia with lithium carbonate. Lancet *i*, 779.
209. VIZI, E. S. (1975): Lithium and acetylcholine metabolism. In: Lithium research and therapy (JOHNSON, F. N., Hrsg.), S. 391—409. London: Academic Press.
210. WAHLIN, A., BUCHT, G., VON KNORRING, L., SMIGAN, L. (1980): Kidney function in patients with affective disorders with and without lithium therapy. Int. Pharmacopsychiat. *15*, 253—259.
211. WASILEWSKI, B., STEINBÖCK, H., KOHL, R., GREIL, W., BOTTERMANN, P. (1978): Schilddrüsenfunktion bei der Lithiumprophylaxe. Arzneim.-Forsch./Drug Res. *28*, 1297—1298.
212. WEHR, T., GOODWIN, F. K. (1980): Desynchronization of circadian rhythms as a possible source of manic-depressive cycles. Psychopharmacol. Bull. *16*, 19—20.
213. WEHR, T. A., GOODWIN, F. K. (1981): Biological rhythms and psychiatry. In: American handbook of psychiatry, Vol. 7: Advances and new directions (Arrieti, S., Hrsg.), S. 46—74. New York: Basic Books.
214. WEINSTEIN, M. R., GOLDFIELD, M. D. (1975): Cardiovascular malformations with lithium use during pregnancy. Am. J. Psychiat. *142*, 529—531.
215. WEINSTEIN, M. R. (1980): Lithium treatment of women during pregnancy and in post-delivery period. In: Handbook of lithium therapy (JOHNSON, F. N., Hrsg.), S. 421—429. Lancaster: MTP Press.
216. WIRZ-JUSTICE, A. (1982): The effect of lithium on the circadian system. In: Basic mechanisms in the action of lithium (EMRICH, H. M., et al., Hrsg.), S. 249—258. Amsterdam: Excerpta Medica.
217. WOLFF, J. (1979): Lithium interactions with the thyroid gland. In: Lithium: Controversies and unresolved issues (COOPER, T. B., et al., Hrsg.), S. 552—564. Amsterdam: Excerpta Medica.
218. WRAAE, O. (1978): The pharmacokinetics of lithium in the brain and cerebrospinal fluid and serum of rat. Br. J. Pharmacol. *64*, 273—279.
219. ZATZ, M. (1979): Low concentrations of lithium inhibit the synthesis of cyclic AMP

and cyclic GMP in the rat pineal gland. J. Neurochem. *32*, 1315—1321.
220. MICHELL, B. (1982): A link between lithium and receptors. TIBS, 387—388.
221. PFAFFENRATH, V., PROSIEGL, M., NEU, I. (1982): Therapie des Clusterkopfschmerz. Münchner medizinische Wochenschrift *124,* 293—296.

6. Neuroleptika: Grundlagen und Therapie

Von H. R. Bürki, H. J. Gaertner, U. Breyer-Pfaff und H. W. Schied

6.1.	Einleitung (Von H. R. Bürki, H. J. Gaertner, U. Breyer-Pfaff und H. W. Schied)	205
6.2.	**Chemie der Neuroleptika** (Von H. R. Bürki)	207
6.2.1.	Vorbemerkungen und Zusammenfassung	207
6.2.2.	Chemie der Phenothiazine	207
6.2.3.	Chemie der Thioxanthene	208
6.2.4.	Chemie der Dibenzo-epine	209
6.2.5.	Chemie der Butyrophenone	210
6.2.6.	Chemie der Diphenylbutylpiperidine	211
6.2.7.	Chemie der Benzamide	212
6.3.	**Neurobiochemische Wirkungen der Neuroleptika** (Von H. R. Bürki)	213
6.3.1.	Vorbemerkungen und Zusammenfassung	213
6.3.2.	Wirkungen auf Rezeptoren für Dopamin und andere Transmitter	215
6.3.3.	Wirkungen auf den Metabolismus von Dopamin und anderen Transmittern	219
6.3.4.	Gegenregulation und Adaption unterschiedlicher Neurone als Antwort auf Kurzzeit- bzw. Langzeitwirkungen von Neuroleptika	219
6.3.5.	Antipsychotisch wirksame Substanzen mit speziellem Wirkungsmechanismus	221
6.3.6.	Studien am Menschen	221
6.4.	**Pharmakologie der Neuroleptika** (Von H. R. Bürki)	223
6.4.1.	Vorbemerkungen und Zusammenfassung	223
6.4.2.	Wirkungen auf einige Verhaltensparameter (am Tier)	223
6.4.3.	Wechselwirkungen der Neuroleptika mit Dopamin-Antagonisten	224
6.4.4.	Wirkungen auf die Regulationen von Körpertemperatur, Blutdruck und Muskeltonus	224
6.4.5.	Wirkungen auf einige elektrophysiologische Parameter	225
6.4.6.	Die „Dopaminhypothese" der antischizophrenen Wirkung der Neuroleptika aus pharmakologischer Sicht	225
6.5.	**Klinische Pharmakologie der Neuroleptika** (Von H. J. Gaertner)	227
6.5.1.	Vorbemerkungen und Zusammenfassung	227
6.5.2.	Die Beziehung zwischen experimentellen und klinischen Einteilungsprinzipien der Neuroleptika	228
6.5.3.	Biochemische Prädiktoren für die (therapeutischen) Wirkungen der Neuroleptika	231
6.5.4.	Wirkungen beim gesunden Probanden	233
6.5.5.	Therapeutische Wirkungen (beim Patienten)	234
6.5.5.1.	Zur Frage der Dosierung der Neuroleptika	235
6.5.6.	Unerwünschte Begleitwirkungen (Nebenwirkungen)	236
6.5.6.1.	Häufigkeit und Wertung der Nebenwirkungen	237

204   6. Neuroleptika: Grundlagen und Therapie

6.5.6.2.	Störungen der Motorik und ihre Therapie	238
6.5.6.3.	Zerebrale Krampfanfälle	241
6.5.6.4.	Störungen des autonomen Nervensystems und kardiovaskuläre Störungen	241
6.5.6.5.	Störungen der Leberfunktion	244
6.5.6.6.	Blutbildveränderungen	244
6.5.6.7.	Endokrine Störungen und Störungen des Sexualverhaltens	246
6.5.6.8.	Störungen des Glucosestoffwechsels	246
6.5.6.9.	Störungen der Thermoregulation (neuroleptisches Syndrom)	247
6.5.6.10.	Dermatologische Störungen	247
6.5.6.11.	Ophthalmologische Störungen	248
6.5.6.12.	Unerwünschte Wirkungen auf das Verhalten	248
6.5.6.13.	Pharmakogenes Delir	249
6.5.6.14.	Absetzeffekte	249
6.5.6.15.	Plötzliche Todesfälle unter Neuroleptikatherapie	249
6.5.7.	Interaktionen von Neuroleptika mit anderen Pharmaka	249
6.5.8.	Neuroleptika bei Kindern	250
6.5.9.	Klinische Toxikologie und Teratologie	251
6.5.9.1.	Toxizität beim Menschen	251
6.5.9.2.	Neuroleptika in der Schwangerschaft	251
6.6.	**Klinische Pharmakokinetik der Neuroleptika** (Von U. Breyer-Pfaff)	251
6.6.1.	Vorbemerkungen und Zusammenfassung	251
6.6.2.	Probleme der Methodik	252
6.6.3.	Applikationswege und Resorption	252
6.6.4.	Bindung und Verteilung	253
6.6.5.	Elimination	254
6.6.6.	Metabolismus	255
6.6.7.	Pharmakokinetische Wechselwirkungen	257
6.6.8.	Interindividuelle Unterschiede der Pharmakokinetik und ihre Beziehung zu klinischen Wirkungen	258
6.7.	**Psychiatrische Indikationen der Therapie mit Neuroleptika** (Von H. W. Schied)	259
6.7.1.	Einleitung und Zusammenfassung	259
6.7.2.	(Neuro-)Psychiatrische Indikationen der Therapie: eine Übersicht	259
6.7.3.	Kontraindikationen neuroleptischer Behandlung	262
6.7.4.	Gezielte Anamnese, psychopathologische und organische Abklärung	263
6.7.5.	Prädiktoren erfolgreicher neuroleptischer Therapie	264
6.7.6.	Klassifikation schizophrener Psychosen und neuroleptische Therapie	266
	1. Nosologische Klassifikation und diagnostische Kriterien	267
	2. Syndromatologische Klassifikation	268
6.7.7.	Therapie bei schizophrenen Syndromen	269
	Akutes paranoid-halluzinatorisches Syndrom	269
	Passiv-paranoides schizophrenes Syndrom	270
	Systematisiertes paranoides Syndrom	270
	Katatones Syndrom	270
	Hebephrenes Syndrom	271
	Schizophrenia-simplex-Syndrom	271
	Schizophrenes Rückzugssyndrom	271
	Chronische Schizophrenie	272
	Borderline-Syndrom	272
6.7.8.	Therapie bei schizoaffektiven Syndromen	273
	Manisch-schizophrenes Syndrom	273
	Depressiv-schizophrenes Syndrom	273
6.7.9.	Therapie bei affektiven Syndromen	273
	Agitiert-depressives Syndrom	273
	Manisches Syndrom	274
6.7.10.	Therapie bei nicht-psychotischen Syndromen	274

	Akute Erregungszustände	274
	Neurotische Störungen	274
	Gilles-de-la-Tourette-Syndrom	275
6.7.11.	Therapie bei organischen Psychosyndromen	275
	Neuroleptika bei älteren Menschen	275
	Organisches Psychosyndrom	276
	Symptomatische Psychosen	276
	Posttraumatische zerebrale Syndrome	276
	Hirnlokales Psychosyndrom	276
	Endokrines Psychosyndrom	276
	Chorea-Huntington	277
	Neurolues / Progressive Paralyse	277
	Oligophrene Syndrome	277
	Hirntumoren und intrazerebrale Raumforderungen	277
	Psychosen bei Epilepsie	278
	Pharmakogene und toxische Psychosen	278
6.7.12.	Neuroleptika in der Kinder- und Jugendpsychiatrie	278
6.8.	**Durchführung der Therapie mit Neuroleptika** (Von H. W. SCHIED)	279
6.8.1.	Fragen der Dosierung	279
6.8.2.	Dauer der neuroleptischen Akuttherapie	281
6.8.3.	Kombination von Neuroleptika mit anderen psychotropen Substanzen	281
6.8.4.	Therapieresistenz	282
6.8.5.	Neuroleptische Langzeitmedikation und Rezidivprophylaxe schizophrener Psychosen	282
6.8.6.	Neuroleptika-bedingte depressive Syndrome	285
	Literatur	286

6.1. Einleitung

Der entscheidende historische Schritt zur Entwicklung und Anwendung der **Neuroleptika** in der psychiatrischen Therapie war die Synthese des *Chlorpromazin* 1950 und die Entdeckung seiner antipsychotischen Wirksamkeit 1951/1952 durch die Pioniere DELAY und DENIKER [102]. Diese Autoren bezeichneten mit dem Begriff der Neuroleptika eine Gruppe von Substanzen, die eine *antipsychotische Wirkung* und zugleich *extrapyramidal-motorische Begleitwirkungen* aufwiesen [109]. Weitere Marksteine waren die Entdeckung des *Haloperidol* durch JANSSEN [185] dem ersten Vertreter der Neuroleptika aus der Gruppe der Butyrophenone und schließlich später die Entwicklung strukturchemisch und pharmakologisch andersartiger antipsychotischer Substanzen wie etwa des *Clozapin*.

Pharmakologisch (vgl. Kap. 6.4.) sind Neuroleptika Substanzen, die durch ihre **antidopaminergen** Eigenschaften charakterisiert sind, was beim Tier durch motorische Störungen, welche mit den extrapyramidalen Wirkungen beim Menschen verglichen werden können, nachgewiesen wird. Darüber hinaus bestehen neben den *antidopaminergen* Eigenschaften zahlreiche weitere pharmakologisch-biochemische Wirkungen der Neuroleptika, die zum Teil erst in den letzten Jahren entdeckt wurden.

Die anfängliche Vorstellung, die enge **Koppelung von extrapyramidalmotorischer und antipsychotischer Wirkung** sei regelhaft und unabdingbar, hat sich entgegen der Annahme der Pioniere der Neuroleptikatherapie nicht halten lassen, was im Kap. 6.5. abgehandelt wird. Zu dieser Erkenntnis haben nicht zuletzt einige neue Substanzen beigetragen, deren antipsychotische Wirksamkeit klinisch zweifelsfrei bewiesen ist, die aber keine extrapyramidalmotorischen Begleitwirkungen haben. Insbesondere die Entwicklung des *Clozapin* hat zur Problematisierung und zu einer Überprüfung bisher fast dogmatisch angenommener Modellvorstellungen in Theorie, Forschung und Klinik geführt [323].

Auch einige andere Substanzen haben zu neuen Überlegungen und zur kritischen Prüfung etwa der Hypothese der Dopamin-Rezeptor-Blockade als entscheidendem Wirkungsmechanismus der Neuroleptika geführt. Wenngleich diese Hypothese auch heute noch im wesentlichen als gesichert erscheint, so sind doch von den neuen Substanzen Impulse für Forschungen auch auf dem Gebiet der Rezeptorenpharmakologie und der Interaktion antipsychotisch wirksamer Substanzen mit verschiedenen Regulationsmechanismen im Gehirn auf molekularer Ebene ausgegangen. Neben der Bedeutung des *aufsteigenden retikulären* und des *nigro-striären* Systems als Wirkorte der Neuroleptika gerieten in den letzten Jahren mehr und mehr *hypothalamisch-hypophysäre* Strukturen und das *limbische* System, insbesondere die *mesolimbischen* Strukturen, ins Blickfeld von Hypothesenbildung und weiterer Forschung.

Man stellt sich heute vor, daß die unterschiedlichen Substanzgruppen von Neuroleptika, die in den folgenden Kapiteln sehr detailliert dargestellt werden, unterschiedlich auf die verschiedenen Systeme wirken und sich daraus auch unterschiedliche **psychotrope Wirkungsprofile** ergeben. Nun sind zwar — wie in den folgenden Abschnitten immer wieder deutlich wird — unterschiedliche Wirkungsprofile der einzelnen Substanzen und Substanzgruppen an größeren untersuchten Kollektiven bekannt — etwa weniger starke oder stärkere Sedierung oder geringere oder stärkere antipsychotische Wirksamkeit oder antidepressive Zusatzeffekte —, aber immer noch gibt es keine gesicherten und replizierbaren *differentialtherapeutischen* Kriterien, welches Medikament bei welchem Patienten und bei welcher Syndromausgestaltung indiziert und erfolgreich sein wird. Die Faktoren, welche man dafür verantwortlich machen kann, sind sehr komplexer Natur und werden in den folgenden Abschnitten dieses Kapitels differenziert erörtert: Sie sind *pharmakologischer, pharmakokinetischer* und *pharmakodynamischer, psychodynamischer* und *soziodynamischer* Natur und wirken zudem noch beim einzelnen Kranken auf komplexe Weise zusammen.

Dieser Gesichtspunkt mag auch ein Grund für die Problematik der Möglichkeit der Vorhersage erfolgreicher Neuroleptikawirkung im Einzelfall sein. Die Suche nach **Prädiktoren** auf den verschiedenen Befundebenen (vgl. Kap. 6.5.) für Erfolg oder Mißerfolg einer Neuroleptikabehandlung überhaupt, nimmt deshalb einen wesentlichen Raum der augenblicklichen Forschung ein, weshalb neben der Frage, ob überhaupt Neuroleptika bei den jeweiligen Patienten wirksam sind, dann auch die Frage zu beantworten ist, welches Neuroleptikum aus welchen Gründen bei dem zu behandelnden Patienten Erfolg haben wird.

Die Suche nach allgemein anerkannten, optimalen therapeutischen **Serumspiegelbereichen** ist ein Teil der internationalen Anstrengungen, eine individuelle optimale Steuerung der Neuroleptika bei dem einzelnen Patienten zu erreichen.

Im Kapitel über Pharmakokinetik (s. Kap. 6.6.) werden die theoretischen und methodischen Probleme herausgearbeitet, die es verständlich machen, wieso trotz erfolgversprechender Einzelergebnisse es heute noch nicht möglich ist, gesicherte optimale Serumspiegelbereiche für die Therapie anzugeben.

Trotz allen ungelösten theoretischen, methodischen und klinischen Problemen und den damit verbundenen dringenden Forschungsaufgaben sind die Neuroleptika heute insbesondere im Rahmen des Behandlungskonzeptes der Schizophrenie ein unverzichtbarer Bestandteil geworden. Durch die Entwicklung der *Depot-Präparate* ist es schließlich gelungen, eine wesentliche Bedingung der *Rückfallverhütung* zu schaffen und dadurch die Voraussetzung für eine bessere *Rehabilitation* chronisch schizophrener Patienten zu sichern.

6.2. Chemie der Neuroleptika

Von H. R. BÜRKI

6.2.1. Vorbemerkungen und Zusammenfassung

Die heute gebräuchlichen Neuroleptika lassen sich in drei große Gruppen unterteilen: a) *trizyklische Verbindungen* (Phenothiazin-, Thioxanthen- und Dibenzoepin-Derivate), b) *Butyrophenon-* und *Diphenylbutylpiperidin-Derivate* und c) *Benzamid-Derivate. Reserpin,* ein weiteres Antipsychotikum, ist heute nur noch von historischem Interesse, weil es als eine der ersten antipsychotisch wirksamen Substanzen charakterisiert werden konnte.

In den folgenden Abschnitten werden die wichtigsten Strukturmerkmale der verschiedenen Gruppen von Neuroleptika kurz dargestellt. Dabei werden die Wirkstoffe ausschließlich nach pharmakologischen Kriterien beurteilt. Bewertung der antiemetischen Eigenschaft beim Hund, der kataleptogenen Wirkung sowie der Hemmung des bedingten Fluchtreflexes vor allem bei Nagern sind einige der klassischen Methoden für die Charakterisierung der Neuroleptika (s. Kap. 6.4.).

Für eine detaillierte Analyse der sehr umfangreichen Literatur über Struktur-Aktivitätsbeziehungen sei auf kürzlich erschienene Übersichtsarbeiten hingewiesen [188, 296].

6.2.2. Chemie der Phenothiazine

Seit der Entdeckung der antipsychotischen Wirksamkeit von Chlorpromazin im Jahre 1952 sind Tausende von Phenothiazinen pharmakologisch und Dutzende solcher Verbindungen auch klinisch eingehend untersucht worden [370]. Wie alle trizyklischen Neuroleptika sind auch die Phenothiazine nicht-planare, mehr oder weniger flexible Moleküle. Sie sind stark hydrophobe und oberflächenwirksame Substanzen und beeinflussen die Membranpermeabilität. Die biologische Wirkung ist ab-

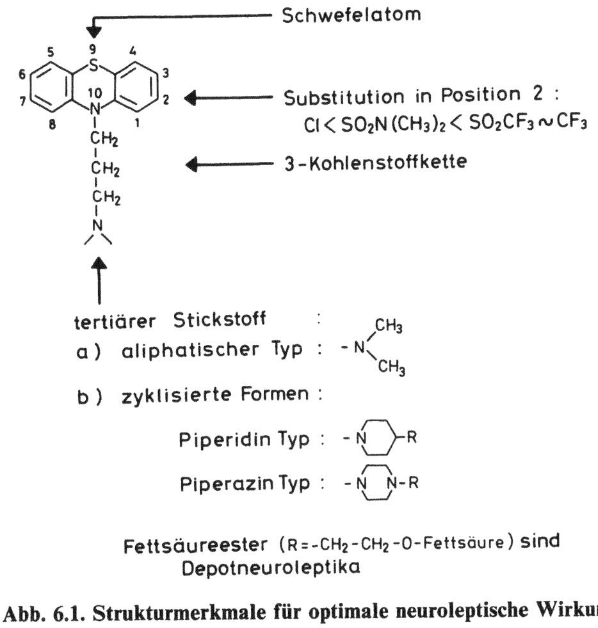

Abb. 6.1. Strukturmerkmale für optimale neuroleptische Wirkung

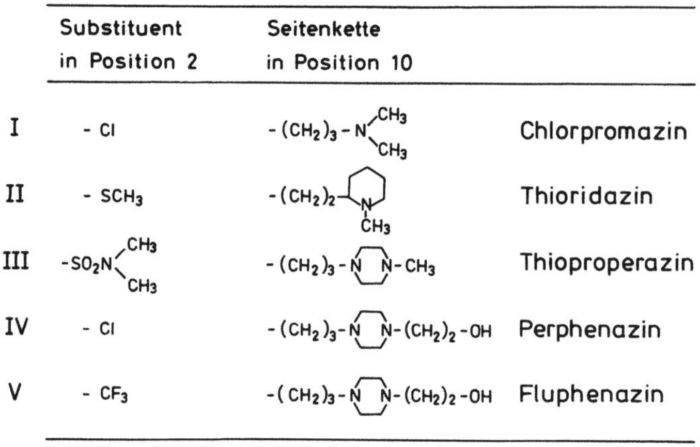

208 6. Neuroleptika: Grundlagen und Therapie

	Substituent in Position 2	Seitenkette in Position 10	
I	- Cl	-(CH$_2$)$_3$-N(CH$_3$)(CH$_3$)	Chlorpromazin
II	- SCH$_3$	-(CH$_2$)$_2$-⟨N-CH$_3$⟩	Thioridazin
III	-SO$_2$N(CH$_3$)(CH$_3$)	-(CH$_2$)$_3$-N⟨⟩N-CH$_3$	Thioproperazin
IV	- Cl	-(CH$_2$)$_3$-N⟨⟩N-(CH$_2$)$_2$-OH	Perphenazin
V	- CF$_3$	-(CH$_2$)$_3$-N⟨⟩N-(CH$_2$)$_2$-OH	Fluphenazin

Abb. 6.2. Beispiele von Phenothiazin-Neuroleptika

hängig von der Seitenkette in Position 10. Der tertiäre basische Stickstoff muß über eine Kette von 3 Kohlenstoffatomen mit dem Ringsystem verbunden sein. Verkürzung oder Verlängerung der Seitenkette, Verzweigung und Einführen von Substituenten führt zu qualitativ anderen Pharmaka.

Der basische Stickstoff muß tertiär sein (I) und kann in einem Ring (II–V) integriert sein. Einbau des Stickstoffs in einen Piperazinring (III-V) erhöht die neuroleptische Wirkung. Verlängerung der endständigen Kette am Piperazinring, zum Beispiel mit einer Hydroxyäthyl-Gruppe (IV, V), führt zu einer weiteren Verstärkung der neuroleptischen Potenz. Durch Veresterung der endständigen Hydroxy-Gruppe mit einer Fettsäure werden *Depotneuroleptika* erhalten, welche in vivo durch enzymatische Hydrolyse wieder zum ursprünglichen Neuroleptikum zurückverwandelt werden (z. B. *Fluphenazindekanoat*).

Die neuroleptische Eigenschaft der Phenothiazine wird auch durch Einführung von Substituenten am Ringsystem entscheidend beeinflußt. Unsubstituierte Phenothiazine besitzen wohl stark dämpfende, aber keine neuroleptischen Eigenschaften. Für die neuroleptische Wirkung ist ein Substituent in Position 2 (equivalent mit Position 7) erforderlich. Stärker elektronenziehende Substituenten bewirken eine Verstärkung der neuroleptischen Wirkung. Dagegen führen Substitutionen in den Positionen 1, 3 oder 4 nicht zu neuroleptisch wirksamen Verbindungen.

Für die optimale Wirkung ist in Position 9 ein Schwefelatom notwendig. Sauerstoff, Stickstoff und andere Brückenatome reduzieren die neuroleptische Wirkung oder heben sie auf.

6.2.3. Chemie der Thioxanthene

Chemie und Pharmakologie der Thioxanthene sind weitgehend vergleichbar mit der der Phenothiazine [262]. Essentiell für die neuroleptische Wirkung sind eine elektronenziehende Gruppe in Position 2 und Verbindung des tertiären Stickstoffs über eine 3-Kohlenstoffkette mit dem Ringsystem. Einbau des Stickstoffs in einen Piperazinring (II—IV) verstärkt die neuroleptische Wirkung. Veresterung der Hydroxyäthylverbindungen III und IV mit langkettigen Fettsäuren führt, wie bei den Phenothiazinen, zu langwirksamen Depotpräparaten. Präparate mit verlängerter Wirkungsdauer können auch durch Einführung eines Fluoratoms in Position 6 erhalten werden. Es ist anzunehmen, daß dadurch die metabolische Inaktivierung verzögert wird. Interessant ist die Tatsache, daß durch Einführung der Doppelbindung

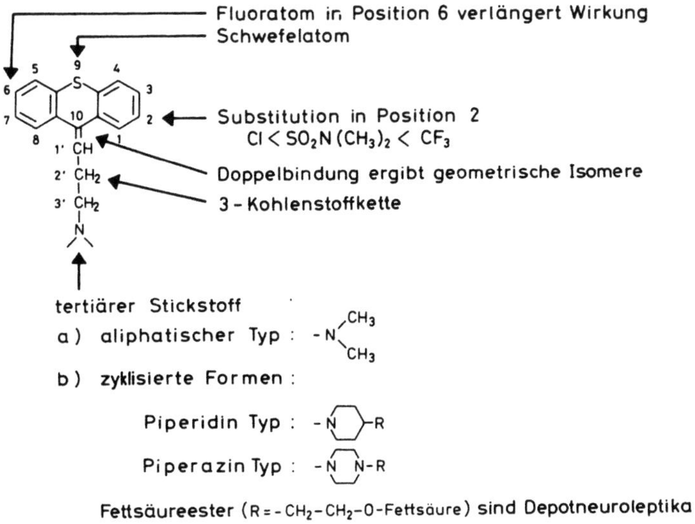

6.2. Chemie

Fluoratom in Position 6 verlängert Wirkung
Schwefelatom

Substitution in Position 2
$Cl < SO_2N(CH_3)_2 < CF_3$

Doppelbindung ergibt geometrische Isomere

3 - Kohlenstoffkette

tertiärer Stickstoff

a) aliphatischer Typ: $-N\begin{smallmatrix}CH_3\\CH_3\end{smallmatrix}$

b) zyklisierte Formen:

Piperidin Typ: -N⟨⟩-R

Piperazin Typ: -N⟨⟩N-R

Fettsäureester (R = -CH_2-CH_2-O-Fettsäure) sind Depotneuroleptika

Abb. 6.3. Strukturmerkmale für optimale neuroleptische Wirkung

in die Seitenkette geometrische Isomere mit sehr unterschiedlicher neuroleptischer Potenz erhalten werden. Die neuroleptische Wirkung des cis-Isomeren, dessen Seitenkette zum Substituenten in Position 2 gerichtet ist, ist viel stärker als die des trans-Isomeren, dessen Seitenkette vom 2-Substituenten weggerichtet ist.

	Substituent in Position 2	Seitenkette in Position 10	
I	-Cl	=CH-$(CH_2)_2$-N$\begin{smallmatrix}CH_3\\CH_3\end{smallmatrix}$	Chlorprothixen
II	-SO_2-N$\begin{smallmatrix}CH_3\\CH_3\end{smallmatrix}$	=CH-$(CH_2)_2$-N⟨⟩N-CH_3	Tiotixen
III	-Cl	=CH-$(CH_2)_2$-N⟨⟩N-CH_2-CH_2-OH	Clopenthixol
IV	-CF_3	=CH-$(CH_2)_2$-N⟨⟩N-CH_2-CH_2-OH	Flupenthixol

Abb. 6.4. Beispiele von Thioxanthen-Neuroleptika

6.2.4. Chemie der Dibenzo-epine

Wegen der durch den 7er Ring bedingten Asymmetrie der Dibenzo-epin-Moleküle sind die Struktur-Aktivitätsbeziehungen bei dieser Stoffklasse nur teilweise mit der der Phenothiazine oder Thioxanthene vergleichbar. Bei den Dibenzo-epinen sind die Substitutionsstellen in den beiden Benzolringen nicht äquivalent.

Nur Substitution in Position 2 resultiert in neuroleptischer Wirkung (I, II). Wie bei den Phenothiazinen und Thioxanthenen verstärken stark elektronenziehende Substituenten die neuroleptische Potenz. Für eine optimale Wirkung ist in Position 5 ein Sauerstoff- (Dibenzoxazepine) oder Schwefelatom (Dibenzothiazepine) erforderlich. Verbindungen mit einem Stickstoff- (Dibenzodiazepine) oder Kohlenstoffbrückenatom (Morphanthridine) sind jeweils bedeutend schwächer wirksam. Es-

```
                    O > S > NH > CH₂
       5
    6 ╱ X ╲ 4
   7 │     │ 3
   8 ╲ N=C ╱ 2      ← Substitution in Position 2
      9   1           OCH₃ < Cl < SO₂CF₃ < SO₂N(CH₃)₂
        │
        N            ← Piperazinring
        │
        N
        │
        CH₃          ← Methyl- oder Aethylgruppe
```

Abb. 6.5. **Strukturmerkmale für optimale neuroleptische Wirkung**

sentiell für die neuroleptische Wirkung sind auch der Piperazinring und die endständige Alkylgruppe. Öffnung des Piperazinringes oder Ersatz der Alkylgruppe durch ein Wasserstoffatom führt jeweils zu einem Verlust der neuroleptischen Wirkung.

Ganz andere Wirkungsmerkmale ergeben sich durch Einführung eines Substituenten in Position 8. Die 8-Chlor-Verbindung III besitzt nur eine marginale neuroleptische Wirkung, ist jedoch stark sedierend. Die Struktur-Aktivitätsbeziehungen des Verbindungstyps III sind weniger gut erforscht als die der Typen I und II. Auch steht fest, daß Substitution der Positionen 6, 7 oder 9 nicht zu neuroleptisch aktiven Verbindungen führt [295].

	Brückenatom Position 5	Substituenten Position 2	Position 8	
I	- S -	- Cl	- H	Clotiapin
II	- O -	- Cl	- H	Loxapin
III	- N(H) -	- H	- Cl	Clozapin

Abb. 6.6. **Beispiele von Dibenzo-epin-Neuroleptika**

6.2.5. Chemie der Butyrophenone

Seit der überaus erfolgreichen Einführung von Haloperidol in die Psychiatrie [185] im Jahre 1959 sind Tausende von Butyrophenon-Verbindungen pharmakologisch eingehend untersucht worden.

Ein Fluoratom in Position 4' des Phenylrings vermittelt optimale neuroleptische Wirkung. Andere Substituenten wirken sich jeweils weniger günstig aus. Ersatz der Karbonylgruppe, zum Beispiel durch ein Sauerstoffatom, führt meist zu einem Wirkungsabfall, ebenso eine Verkürzung oder Verlängerung und Verzweigung der 3-Kohlenstoffkette. Optimale neuroleptische Wirkung erhält man durch Einbau des tertiären Stickstoffatoms in einen 6gliedrigen Ring (Piperidin- und Piperazin-Derivate I—VII), der in 4-Stellung substituiert ist. In bezug auf die Substituenten in Position 4 besteht eine große Variationsmöglichkeit. Sehr vorteilhaft wirkt sich die Einführung eines aromatischen Restes aus, sei es direkt (I, II; R_1 = Phenyl) oder über ein Stick-

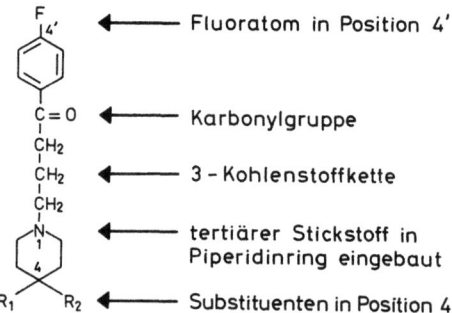

Abb. 6.7. **Strukturmerkmale für optimale neuroleptische Wirkung**

stoffatom (III, IV und V; R_1 = Anilino). Im ersten Fall ist R_2 bevorzugt eine Hydroxylgruppe, während bei den Anilinoabkömmlingen R_2 entweder ein Wasserstoffatom (III) oder eine Karbonylgruppe sein kann, die als Ringglied zusammen mit R_1 einen Spiroring bildet (V).

Die in Abb. 6.8. angegebenen Beispiele von Butyrophenon-Neuroleptika illustrieren die Vielseitigkeit der Strukturmerkmale in Position 4 des Piperidinringes. I und II sind stark wirksame 4-Hydroxy-4-phenylbutyrophenone. Die 4-Anilinopiperidin-Verbindung V gehört zu den am stärksten wirksamen Neuroleptika überhaupt. Das intensiv, aber kurz wirksame IV zeigt, daß in Ausnahmefällen der Piperidinring durch einen 1,2,5,6-Tetrahydropyridinring ersetzt werden kann. Bei Verbindung VI ist die Phenylgruppe in Position 4 durch einen Piperidinring ersetzt worden. Die neuroleptische Wirkung dieser Verbindung ist aber 50—100mal schwächer als die der Beispiele I—V. Ersatz des Piperidinrings durch einen Piperazinring (VII) bewirkt ebenfalls eine Reduktion der neuroleptischen Wirkung und eine Zunahme der sedativen Wirkung [187].

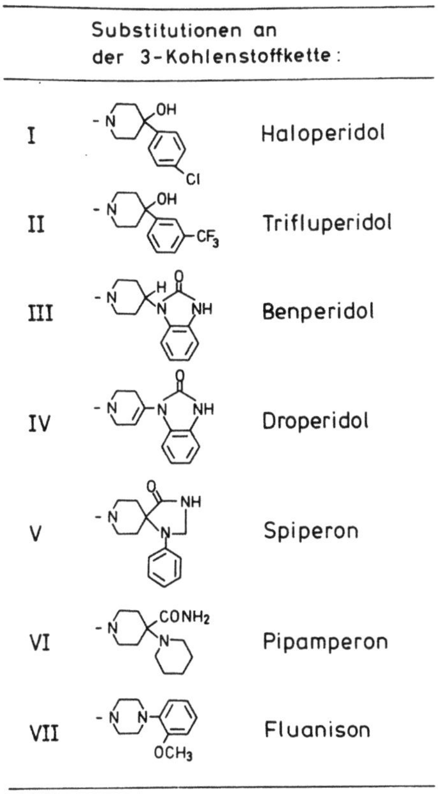

Abb. 6.8. Butyrophenon-Neuroleptika

6.2.6. Chemie der Diphenylbutylpiperidine

Die Diphenylbutylpiperidin-Verbindungen unterscheiden sich von den Butyrophenonen durch den Austausch der Benzoylgruppe durch eine Diphenylmethangruppe.

Die Struktur-Aktivitätsbeziehungen dieser Wirkstoffgruppe lehnen sich eng an die der Butyrophenone an. Essentiell für eine optimale neuroleptische Wirkung ist die Fluorsubstitution in den beiden Phenylrin-

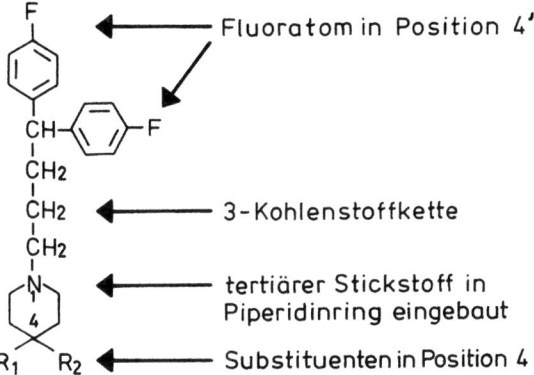

Abb. 6.9. Strukturmerkmale für optimale neuroleptische Wirkung

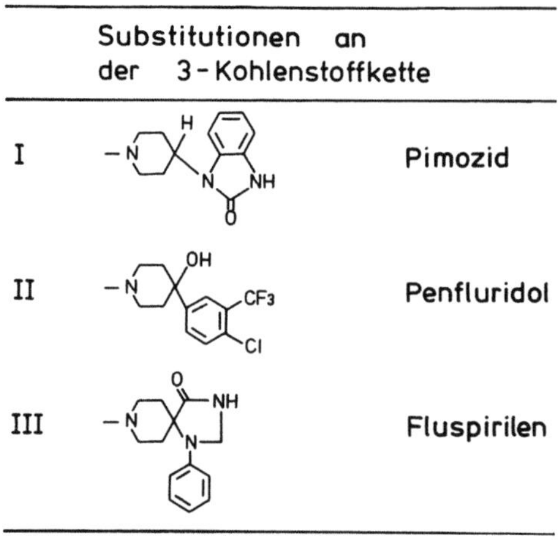

212   6. Neuroleptika: Grundlagen und Therapie

	Substitutionen an der 3-Kohlenstoffkette	
I	![structure]	Pimozid
II	![structure]	Penfluridol
III	![structure]	Fluspirilen

Abb. 6.10. Beispiele von Diphenylbutylpiperidin-Neuroleptika

gen und eine unverzweigte 3-Kohlenstoffbrücke zum Piperidin-Stickstoff.
Die Diphenylbutylpiperidine zeichnen sich durch eine besonders lange Wirksamkeit nach oraler und parenteraler Verabreichung (Depotpräparate) aus [187].

6.2.7. Chemie der Benzamide

Die Benzamid-Neuroleptika können als Derivate des Procainamids bezeichnet werden. Studien über Struktur-Aktivitätsbeziehungen liegen nur in sehr beschränktem Umfange vor [273]. Es scheint, daß der Methoxy-Substituent in Position 2 des Phenylrings für die neuroleptische Wirkung von Bedeutung ist.
Einführung eines Halogens in Position 5 und einer Aminogruppe in Position 4 verstärken die neuroleptische Potenz (IV). Der basische tertiäre Stickstoff der Amidseitenkette kann in einem Ring integriert sein (I, II).
Die in Abb. 6.11. aufgeführten Beispiele von Benzamid-Derivaten finden sowohl wegen ihren antiemetischen und gastrointestinalen Wirkungen als auch wegen ihrer psychotropen Wirksamkeit klinische Verwendung [276].

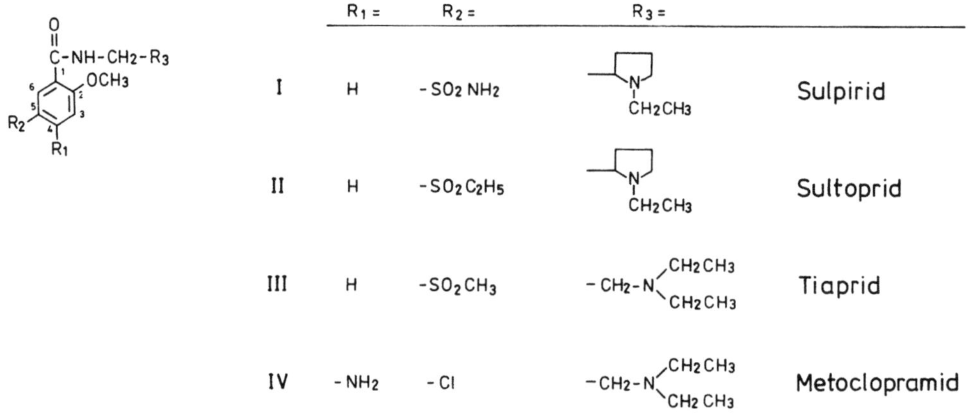

	R_1 =	R_2 =	R_3 =	
I	H	$-SO_2NH_2$	(N-pyrrolidinyl-CH$_2$CH$_3$)	Sulpirid
II	H	$-SO_2C_2H_5$	(N-pyrrolidinyl-CH$_2$CH$_3$)	Sultoprid
III	H	$-SO_2CH_3$	$-CH_2-N(CH_2CH_3)_2$	Tiaprid
IV	$-NH_2$	$-Cl$	$-CH_2-N(CH_2CH_3)_2$	Metoclopramid

Abb. 6.11. Beispiele von Benzamid-Neuroleptika

6.3. Neurobiochemische Wirkungen der Neuroleptika

Von H. R. BÜRKI

6.3.1. Vorbemerkungen und Zusammenfassung

Historisches. Die schwedischen Autoren CARLSSON und LINDQVIST [66] konnten erstmals nachweisen, daß Antipsychotika wie Chlorpromazin und Haloperidol im Hirn der Maus den **Metabolismus von Dopamin (DA)** steigern. Sie interpretierten die Zunahme des DA-Umsatzes als eine sekundäre Erscheinung, welche die beiden Neuroleptika durch eine Blockade von DA-Rezeptoren ausgelöst hatten. Diese Arbeitshypothese bildete den Anlaß für eine intensive Erforschung der Funktionen der dopaminergen Mechanismen im Hirn und ihrer Beeinflussung durch Pharmaka.

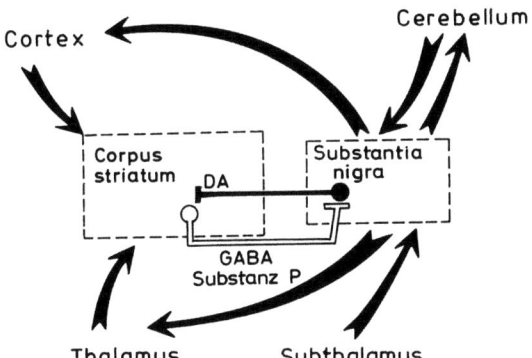

Abb. 6.12. Schematische Darstellung des nigro-striatalen DA-Systems

Die Zellkörper der **nigro-striatalen Bahn**, dem bestuntersuchten dopaminergen System, sind in der Substantia nigra lokalisiert und senden ihre Projektionen zum Corpus striatum. Vom Corpus striatum (bestehend aus Nucleus caudatus und Nucleus lentiformis, der seinerseits aus Putamen und Globus pallidus besteht) führen andererseits Neuronen zurück zur Substantia nigra. γ-Aminobuttersäure (GABA) und Substanz P sind als Transmittersubstanzen dieser Neuronen identifiziert worden. Daneben empfängt das Corpus striatum weitere Projektionen vom Cortex und Thalamus. Die Substantia nigra besitzt neuronale Eingänge vom Subthalamus, Cerebellum und anderen Hirngebieten und sendet Projektionen unter anderem zum Thalamus, Cortex und Cerebellum. Die nigro-striatalen Bahnen sind also Teil eines weitverzweigten subcorticalen Relaissystems, welchem unter anderem die Kontrolle erlernter motorischer Automatismen unterstellt ist [119].

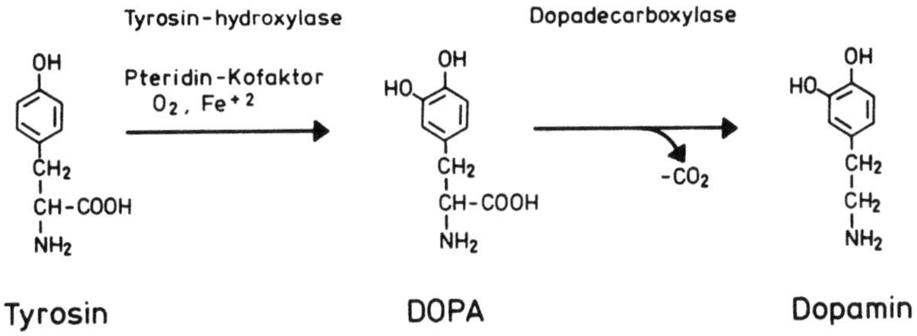

Abb. 6.13. Die Synthese von Dopamin aus Tyrosin

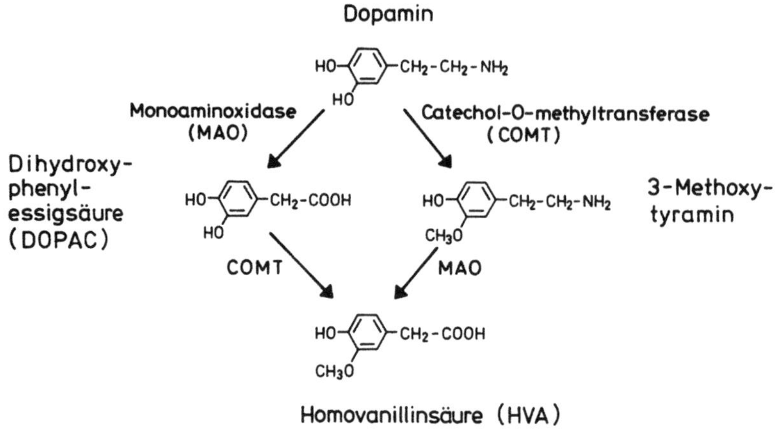

6. Neuroleptika: Grundlagen und Therapie

Abb. 6.14. Die Metabolisierung von Dopamin

DA wird sowohl in den Zellkörpern in der Substantia nigra als auch in den Nervenendigungen im Corpus striatum aus Tyrosin synthetisiert. In den Nervenendigungen liegt DA in Speichergranula verpackt vor. Bei Impulsaktivität der dopaminergen Neuronen wird DA im Corpus striatum und in der Substantia nigra freigesetzt, worauf die Transmittersubstanz mit postsynaptischen Rezeptoren in Interaktion tritt (s. Abb. 6.15: Rezeptoren 1, 2 und 5). Elektrophysiologische Untersuchungen haben gezeigt, daß DA sowohl ein inhibitorischer als auch ein exzitatorischer Transmitter sein kann. Allerdings wirkt DA im Corpus striatum auf die meisten Zellen inhibierend.

Die Impulsfrequenz der DA-Neuronen wird durch ein **komplexes Regulationssystem** laufend modifiziert. Die inhibitorischen GABA-ergen und die exzitatorischen Substanz-P-enthaltenden Neuronen vermitteln aus dem Corpus striatum an die dopaminergen Zellkörper in der Substantia nigra Information über die dopaminerge Transmitteraktivität. DA kann auch, unabhängig von der Feuerfrequenz der Neuronen, über präsynaptische Rezeptoren seine eigene Syntheserate modifizieren. Dies kann durch Veränderung der Affinität der Tyrosinhydroxylase für den Kofaktor Pteridin erfolgen (s. Abb. 6.15.: Rezeptoren 3 und 4). Neben diesen beiden Autoregulationsmechanismen sind natürlich die dopaminergen Neuronen den verschiedensten modulatorischen Einflüssen anderer Neuronensysteme ausgesetzt.

Das einmal freigesetzte DA wird zum

Tab. 6.1. Verlauf und Funktion einiger dopaminerger Bahnen

Projektionen	Lokalisation der		Beschriebene Funktion
	Zellkörper	Nervenendigungen	
nigro-striatale	S. nigra	Corpus striatum	Kontrolle der Motorik
tubero-infundibuläre	N. arcuatus des Hypothalamus	Eminentia medialis	Hemmung der Prolaktin-Sekretion aus der Hypophyse
mesolimbische	Area ventralis tegmentalis	N. accumbens Tuberculum olfact. Stria terminalis	Gedächtnis und Lernfunktionen Integration affektiver und autonomer Funktionen
mesocorticale	Area ventralis tegmentalis	frontaler Cortex	Emotionelle Funktionen (?)

größten Teil durch die Enzyme MAO und COMT zu unwirksamen Metaboliten abgebaut, welche als solche oder in konjugierter Form aus dem Hirn entfernt werden.

Neben den oben beschriebenen nigro-striatalen Bahnen stellen die tubero-infundibulären, mesolimbischen und mesocorticalen Bahnen weitere dopaminerge Systeme dar.

Die **initiale Wirkung der Neuroleptika** besteht in der Unterbrechung der dopaminergen Reizübertragung, vornehmlich durch Blockade der DA-Rezeptoren. Die Unterbrechung der dopaminergen Transmission im Corpus striatum kann mit größter Sicherheit für gewisse extrapyramidal-motorische Nebenwirkungen verantwortlich gemacht werden, die der tubero-infundibulären Bahnen dagegen für die erhöhte Prolaktinfreisetzung ins Blut. Noch nicht völlig geklärt ist dagegen, durch welchen Mechanismus der antipsychotische Effekt ausgelöst wird. Die dopaminergen Mechanismen im limbischen System und im Cortex stehen im Vordergrund dieser Spekulationen [229].

6.3.2. Neurobiochemische Wirkungen der Neuroleptika auf Rezeptoren für Dopamin und andere Transmitter

6.3.2.1. Wirkungen auf Dopamin-Rezeptoren

Adenylatzyklasen sind Enzyme, die sich in nahezu allen Geweben finden. Sie sind in Zellmembranen eingefügt, wobei der enzymatische Teil gegen das Zellinnere orientiert ist. Hier wird Adenosintriphosphat (ATP) zu zyklischem Adenosinmonophosphat (c-AMP) umgesetzt, welches als „second messenger" die verschiedensten Zellfunktionen reguliert. Auf der Membranaußenseite ist der Rezeptorenteil lokalisiert. Die verschiedensten Hormone und Transmittersubstanzen bewirken durch Interaktion mit dem Rezeptorenteil eine Aktivierung des Enzyms und damit eine erhöhte Produktion von c-AMP. Für die Kopplung des Rezeptorenteils zum Enzym scheint ein Guanylnukleotid-Koppelungsprotein notwendig zu sein [299].

GREENGARD et al. gelang es erstmals, im Corpus striatum und Tuberculum olfactorium verschiedener Tierspezies eine DA-empfindliche Adenylatzyklase nachzuweisen. Nur DA und strukturell eng mit DA verwandte Substanzen bewirken eine Aktivierung des Enzyms. Die Stimulation der Adenylatzyklase durch DA wird nun schon durch sehr niedrige Konzentrationen von Neuroleptika kompetitiv gehemmt [75]. Erstmals konnte also ein Rezeptor für DA in vitro eingehend charakterisiert werden. Allerdings war keine Korrelation zwischen der inhibitorischen Wirkung der Neuroleptika auf die Adenylatzyklase und deren pharmakologische oder klinische Wirksamkeit nachzuweisen. Zum Beispiel waren die außerordentlich potenten Butyrophenone Haloperidol und Spiperon bei der DA-stimulierten Adenylatzyklase nur mäßig wirksam.

Eine weitere Möglichkeit des direkten Studiums der Interaktion von Neuroleptika mit spezifischen Rezeptoren war durch die Entwicklung der sogenannten **Rezeptorenassays** gegeben. Nach Inkubation markierter Liganden mit gereinigten Zellmembranen werden diese mit dem gebundenen radioaktiven Material durch Zentrifugation oder Filtration aus der Inkubationslösung abgetrennt. Die Bindung der Liganden an Rezeptoren ist gegenüber der unspezifischen Bindung an andere Membranstellen durch ihre Saturierbarkeit und ihre hohe Affinität für die Bindungsstelle unterscheidbar. In den ersten Studien wurden tritiertes DA und Haloperidol als Liganden für DA-Rezeptoren verwendet [83]. Beide Liganden binden mit hoher Affinität an Membrane, welche aus dem Corpus striatum, Tuberculum olfactorium und Nucleus accumbens gewonnen worden sind, aber nur wenig oder gar nicht an solche aus dem Thalamus, Hippocampus und anderen Hirngebieten mit einer geringen Dichte an DA-Rezeptoren. Antipsychotika hemmen schon in sehr niedriger Konzentration die Bindung der beiden Liganden an DA-Rezeptoren. Auch konnte nachgewiesen werden, daß eine bemerkenswerte Korrelation besteht zwischen der Affinität verschiedener Neuroleptika für ^{3}H-Haloperidol-Bindungsstellen und deren pharmakologischen Wirksamkeit und sogar zu deren durchschnittlichen klinischen Dosis. Beispielsweise liegen verschiedene Neurolep-

Tab. 6.2. Affinität von dopaminergen Agonisten und Neuroleptika für Dopamin-Rezeptoren im Corpus striatum des Rindes

	Ki-Werte* bei Verwendung von	
	^{3}H-Dopamin	^{3}H-Haloperidol
Dopamin	17,5	670
Apomorphin	8,6	51
Spiperon	1400	0,25
α-Flupenthixol	180	0,98
Haloperidol	920	1,4
Clozapin	2050	120

* BURT et al. [61]. $Ki = IC_{50}\ (nM) / (1 + c/Kd)$.
c = Konzentration des Liganden. Kd = Dissoziationskonstante. IC_{50}: die Konzentration einer Versuchssubstanz, welche die Bindung eines radioaktiven Liganden an den Rezeptor um 50 % reduziert.

tika als optische oder geometrische Isomere (cis und trans Formen) vor, wobei nur das eine Isomere eine neuroleptische Wirkung entfaltet. Bei den Rezeptorenassays besitzt jeweils das pharmakologisch aktive Isomere eine viel höhere Affinität für DA-Rezeptoren als das pharmakologisch inaktive.

Obwohl man annehmen könnte, daß ^{3}H-DA und ^{3}H-Haloperidol an die gleichen Rezeptoren binden, beeinflussen dopaminerge Agonisten und Neuroleptika die Bindung der Liganden in ganz unterschiedlicher Weise (Tab. 6.2.).

DA und dopaminerge Agonisten, wie beispielsweise Apomorphin, besitzen eine viel größere Affinität für die mit ^{3}H-DA markierten Rezeptoren, während Neuroleptika eine größere Affinität für die mit ^{3}H-Haloperidol markierten DA-Rezeptoren besitzen. Diese Befunde bewogen SNYDER et al. vorzuschlagen [84], daß die DA-Rezeptoren in zwei Konformationen vorliegen könnten: ^{3}H-DA markiert selektiv DA-Rezeptoren im *Agonisten-Zustand*, ^{3}H-Haloperidol die im *Antagonisten-Zustand*. Die Mehrzahl der Rezeptoren liegt in der Antagonisten-Konformation vor. Interaktion dieser Spezies mit Neuroleptika verhindert deren Umwandlung in die Agonisten-Konformation, welche allein eine Veränderung der Membranpermeabilität herbeiführen kann. Nach CREESE et al. [85] wird diese Vorstellung durch die Beobachtung unterstützt, wonach Guanyltriphosphat (GTP), welches in verschiedenen Membransystemen über ein Kopplungsprotein die Bindung eines Rezeptors zur Adenylatzyklase steuert, die Bindung von ^{3}H-Apomorphin und ^{3}H-ADTN (2-Amino-6,7-dihydroxy-1,2,3,4-tetrahydronaphthalin, ein DA-Agonist) an DA-Rezeptoren stark reduziert. Dagegen wird die Bindung von Neuroleptika durch GTP nicht beeinflußt.

Weitere Untersuchungen zeigten, daß das beschriebene „*two-state model*" nur ein Teilaspekt der DA-Rezeptorenpharmakologie ist. Beispielsweise wäre nach diesem Modell zu erwarten, daß bei Verwendung unterschiedlicher ^{3}H-Liganden für die Antagonisten-Konformation die relative Affinität verschiedener Neuroleptika immer gleich sein müßte. Dies ist keineswegs der Fall (Tab. 6.3.).

Haloperidol besitzt eine größere Affinität als Chlorpromazin oder Thioridazin, wenn ^{3}H-Haloperidol oder ^{3}H-Spiperon für die Markierung der Rezeptoren verwendet wird. Dagegen sind Chlorpromazin und Thioridazin stärker wirksam, wenn ^{3}H-Flupenthixol oder ^{3}H-Clozapin als Liganden eingesetzt werden. Diese Befunde legen nahe, daß mit den verschiedenen Liganden unterschiedliche Rezeptoren markiert werden. In der Tat konnte HYTTEL [177] in seiner umfangreichen Studie mit 37

Tab. 6.3. Affinität verschiedener Neuroleptika für Dopamin-Rezeptoren bei Verwendung unterschiedlicher radioaktiver Liganden für die Markierung der Rezeptoren

Ligand	IC_{50}-Werte (nM) für:		
	Haloperidol	Chlorpromazin	Thioridazin
^{3}H-Haloperidol*	3	12	19
^{3}H-Spiperon**	20	141	224
^{3}H-Flupenthixol*	230	48	81
^{3}H-Clozapin***	1100	28	5

Corpus striatum, Ratte: * HYTTEL [177], ** LEYSEN et al. [211]. Rattenhirn: *** BÜRKI [59].
IC_{50}: die Konzentration einer Versuchssubstanz, welche die Bindung eines radioaktiven Liganden an den Rezeptor um 50 % reduziert.

6.3. Neurobiochemische Wirkungen

Tab. 6.4. Einige Kriterien für eine Klassifizierung von Dopamin-Rezeptoren

	D1-Typ	D2-Typ
Zyklase-gebunden	ja	nein
Gewebe mit selektiver Rezeptoren-Population	Nebenschilddrüse (Rind)	Hypophysenvorderlappen
Agonisten	Dopamin	Dopamin Apomorphin Ergot-Verbindungen
Partieller Agonist oder Antagonist	Apomorphin	
Antagonisten	Ergot-Verbindungen* Neuroleptika	Neuroleptika
Selektive Antagonisten	keine bekannt	Metoclopramid Sulpirid

* Bei höheren Konzentrationen schwache Agonisten.

Neuroleptika im Striatum der Ratte eine ausgezeichnete Korrelation zwischen der Wirkung dieser Substanzen auf die DA-empfindliche Adenylatzyklase und deren Affinität für die mit ^{3}H-Flupenthixol markierten DA-Rezeptoren nachweisen. Dagegen ergab sich keine Korrelation mit deren Affinität für die mit ^{3}H-Haloperidol markierten DA-Rezeptoren.

In der **Klassifikation von KEBABIAN und CALNE** [194] werden die DA-Rezeptoren aufgrund ihrer Assoziation mit einer Adenylatzyklase eingestuft. Die *D1-Rezeptoren* sind an eine Adenylatzyklase gekoppelt, die *D2-Rezeptoren* sind es nicht. Nach dieser Klassifikation kann Flupenthixol als Ligand mit relativ selektiver Affinität für D1-Rezeptoren eingestuft werden. Haloperidol und Spiperon scheinen dagegen eine größere Affinität für D2-Rezeptoren zu besitzen. Ob nun beide Rezeptorentypen auch noch in einer Agonisten- und Antagonistenkonformation vorliegen, ist nicht geklärt. Die von CREESE et al. [85] beschriebene Hemmung der Bindung dopaminerger Agonisten durch GTP macht eine solche Unterteilung bestenfalls für den D1-Rezeptor wahrscheinlich.

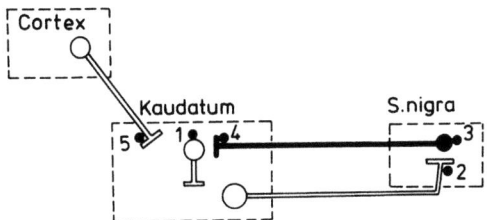

D1-Rezeptoren
1: Kaudatumneuronen
2: Projektionen striataler Neuronen

D2-Rezeptoren
3: DA-Autorezeptoren
4: DA-Autorezeptoren für Tyrosinhydroxylase Aktivierung
5 Projektionen corticaler Neuronen

Abb. 6.15. Lokalisation von D1- und D2-Rezeptoren im Corpus striatum und in der Substantia nigra

Tab. 6.5. Affinität von Haloperidol, Thioridazin und Clozapin für verschiedene Rezeptoren im Hirn

Liganden	Rezeptor	IC_{50}-Werte (nM) für:		
		Haloperidol	Thioridazin	Clozapin
^{3}H-Haloperidol	DA	0,9	20	183
^{3}H-WB 4101	NA	46	13	10
^{3}H-Mepyramin	Hl	3000	19	29
^{3}H-Spiperon (frontaler Cortex)	5-HT$_2$	161	6	16
^{3}H-Naloxon	Opiat	1900	>10000	>10000
^{3}H-QNB	Ach	6600	472	110
^{3}H-Flunitrazepam	Bd	>10000	>10000	>10000

Eigene Daten: Die Versuche wurden mit Rattenstriatum (^{3}H-Haloperidol), frontalem Cortex, Ratte (^{3}H-Spiperon), Gesamthirn, Ratte (^{3}H-Mepyramin, ^{3}H-Naloxon) oder Kalbscortex (^{3}H-WB 4101, ^{3}H-Flunitrazepam) nach in der Literatur beschriebenen Methoden durchgeführt. **NA:** Noradrenalin. **Hl:** Histamin-l. **5-HT$_2$:** Serotonin. **Ach:** Azetylcholin. **Bd:** Benzodiazepin. **IC_{50}:** die Konzentration einer Versuchssubstanz, welche die Bindung eines radioaktiven Liganden an den Rezeptor um 50 % reduziert.

Mittels selektiver chirurgischer Eingriffe und durch Ausschalten kleiner Hirnzonen mit **zytotoxisch wirksamen Substanzen** (Kainsäure, 6-Hydroxydopamin) ist versucht worden, einige der DA-Rezeptoren im nigrostriatalen System zu charakterisieren [194]. Die DA-Rezeptoren auf den striatalen cholinergen Interneuronen (1) und auf den GABA-Neuronen (2) sind dabei als *D1-Rezeptoren*, die DA-Rezeptoren auf den Endigungen corticaler Projektionen (5) und die Autorezeptoren auf DA-Neuronen (3, 4) als *D2-Rezeptoren* eingestuft worden (vgl. Abb. 6.15.).

Zusammenfassend kann festgehalten werden, daß die Neuroleptika mit verschiedenen Arten von DA-Rezeptoren in Wechselwirkung treten [Übersichtsarbeit: 304]. Da bis heute für die verschiedenen DA-Rezeptoren keine absolut spezifischen Agonisten und Antagonisten — abgesehen von den möglicherweise selektiven D2-Antagonisten Metoclopramid und Sulpirid — aufgefunden wurden, ist es noch nicht möglich, die Lokalisation dieser Rezeptoren und ihre Funktion eindeutig abzuklären.

6.3.2.2. Wirkungen der Neuroleptika auf Rezeptoren für andere Transmitter

Neben ihrer Bindung an DA-Rezeptoren besitzen die Neuroleptika auch Affinitäten zu andern Rezeptoren, wie die in Tab. 6.5. aufgeführten Bindungsdaten für die als Beispiele ausgewählten Neuroleptika Haloperidol, Thioridazin und Clozapin illustrieren. Von den drei Antipsychotika besitzt nur Haloperidol eine einigermaßen selektive Affinität für DA-Rezeptoren. Andererseits sind Thioridazin und vor allem Clozapin Beispiele für Neuroleptika, die diese Selektivität vermissen lassen. Bei Clozapin ist die Affinität für noradrenerge, histaminerge, serotoninerge und cholinerge Rezeptoren sogar noch größer als die für DA-Rezeptoren.

Bei der Interpretation von in vivo erhobenen Befunden muß also mitberücksichtigt werden, daß die Neuroleptika — zusätzlich zu ihrer möglicherweise unterschiedlichen Affinität für verschiedene Typen von DA-Rezeptoren — auch mit verschiedenen anderen Rezeptoren in Interaktion treten können. Die Schwierigkeit bei der Beurteilung solcher Wirkungsprofile liegt darin, daß die Auswirkungen der einzelnen Rezeptoren-Interaktionen auf den Gesamtorganismus in den meisten Fällen noch nicht völlig geklärt ist.

6.3.3. Wirkungen der Neuroleptika auf den Metabolismus von Dopamin und anderen Transmittern

Nahezu alle Neuroleptika bewirken beim Tier eine *Steigerung des DA-Metabolismus* im Hirn. Metabolische Studien mit intravenös infundiertem ^{14}C-Tyrosin erbrachten einwandfrei den Nachweis, daß Neuroleptika sowohl eine erhöhte Syntheserate als auch einen beschleunigten Umsatz von DA herbeiführen [248]. Der Gehalt an DA wird daher nur geringfügig oder überhaupt nicht verändert. Dagegen beobachtet man eine massive Zunahme der Konzentration der DA-Metaboliten HVA und DOPAC, wahrscheinlich weil der Abtransport dieser Metaboliten aus dem Hirn über einen Probenecid-empfindlichen Transportmechanismus verläuft, welcher nur eine beschränkte Kapazität besitzt. Mit in vivo Rezeptorenassays, einer Versuchsanordnung, bei der Pharmaka oral verabreicht werden und die Bindung dieser Substanzen an Rezeptoren im Hirn in vitro mittels Rezeptorenassays gemessen wird [56], konnte direkt nachgewiesen werden, daß eine strenge Korrelation besteht zwischen der Bindung verschiedener Neuroleptika an DA-Rezeptoren und der Aktivierung des DA-Umsatzes durch diese Substanzen (s. Tab. 6.6.).

Tab. 6.6. Einfluß verschiedener Neuroleptika auf die ^{3}H-Haloperidol-Bindung, gemessen ex vivo [BÜRKI, 1978], und auf den Metabolismus von DA im Striatum, von Noradrenalin im Hirnstamm und von Serotonin im Cortex der Ratte

Neuroleptika	HAL ED_{50} mg/kg	HVA ED_{300} mg/kg	MOPEG-SO$_4$ ED_{125} mg/kg	5-HIAA ED_{125} mg/kg
Loxapin	0,13	0,08	*	*
Haloperidol	0,65	0,25	34	*
Clotiapin	0,65	0,29	*	*
Chlorpromazin	8	7,3	*	*
Thioridazin	25	20	300	*
Clozapin	110	92	10	34

Die Substanzen wurden oral verabreicht. **HAL ED_{50}**: die Dosis, welche die Bindung von ^{3}H-Haloperidol im Striatum um 50 % reduziert. **HVA$_{300}$**: die Dosis, welche die HVA-Konzentration verdreifacht. **MOPEG-SO$_4$, ED_{125}** und **5-HIAA ED_{125}**: die Dosen, welche den Gehalt des Noradrenalinmetaboliten 3-Methoxy-4-hydroxyphenylglycol-SO$_4$ (MOPEG-SO$_4$), bzw. des Serotoninmetaboliten 5-Hydroxyindolessigsäure (5-HIAA) auf 125 % der Kontrollwerte erhöhen.
* bedeutet: Bis zur höchsten nicht-toxischen Dosis keine Wirkung beobachtet.

6.3.4. Gegenregulation und Adaptation unterschiedlicher Neurone als Antwort auf Kurzzeit- bzw. Langzeitwirkungen von Neuroleptika

6.3.4.1. Die neuronale Antwort auf eine Kurzzeitmedikation mit Neuroleptika

Wegen der Bindung der Neuroleptika an die Rezeptoren werden diese der physiologischen Kontrollfunktion von DA entzogen, d. h. Mechanismen werden in Gang gesetzt, die einer Unterfunktion von DA an den Rezeptoren entgegenwirken. Einerseits wird, wegen der Blockade der präsynaptischen Autorezeptoren auf den DA-Neuronen, die *DA-Synthese enthemmt*. Die Affinität des Enzyms Tyrosinhydroxylase für den Kofaktor Pteridin nimmt stark zu, und es wird vermehrt Tyrosin zu DA umgesetzt. Andererseits verändert sich die Impulsfrequenz der GABA- und Substanz P-Neuronen, die vom Corpus striatum zur Substantia nigra projizieren. Eine Abnahme der Aktivität der inhibitorischen GABA-Neuronen und eine Zunahme der exzitatorischen Substanz P-Neuronen wird für die

Aktivierung der DA-Neuronen verantwortlich gemacht [143]. Enthemmung der DA-Synthese und Aktivierung der DA-Neuronen führen zu einer gesteigerten Freisetzung und zu einer erhöhten Konzentration von DA im Bereich der Rezeptoren.

Neben der Steigerung des DA-Umsatzes sind nach Verabreichung von Neuroleptika Veränderungen beim Metabolismus verschiedener anderer Neurotransmitter nachgewiesen worden. Beispielsweise blockieren verschiedene Neuroleptika **Noradrenalin- und Serotonin-Rezeptoren**. Man kann annehmen, daß dies, analog wie beim DA-System, zu einer Aktivierung der Neuronenaktivität führt und zu einer Steigerung des Noradrenalin- und Serotonin-Umsatzes (s. Tab. 6.6.).

Im Nucleus caudatus enden DA-Neuronen auf cholinergen Interneuronen. Diese **cholinergen Neuronen** sind Teil des nigro-striatalen Regelkreises, zu dem neben den DA-, GABA- und Substanz P-Neuronen wahrscheinlich auch Enkephalin-Neuronen zu zählen sind [81]. Nach Blockade der DA-Rezeptoren mit Neuroleptika kommt es zu einer starken Zunahme des Azetylcholin-Umsatzes, was auf eine erhöhte Aktivität der cholinergen Neuronen schließen läßt [81].

6.3.4.2. Die neuronale Antwort auf eine Langzeitmedikation mit Neuroleptika

Die Analyse der Neuroleptika-Wirkung, besonders in bezug auf deren antipsychotischen Effekt, wird wesentlich kompliziert durch die Erkenntnis, daß die Langzeitwirkung dieser Präparate von deren akuten Wirkung qualitativ stark abweicht [23]. Werden nämlich Neuroleptika auch nur wenige Tage hintereinander an Versuchstiere verabreicht, so beobachtet man eine *ausgeprägte Toleranzbildung*. Die nach einmaliger Verabreichung starke Aktivierung des DA-Systems nimmt rapid ab. Elektrophysiologische Untersuchungen haben gezeigt, daß nach wiederholter Verabreichung von Haloperidol ein Teil der nigro-striatalen DA-Neuronen ihre Aktivität einstellen. Diese Erscheinung wurde als *„tonischer Depolarisationsblock"*, hervorgerufen durch die massive und langanhaltende Aktivierung der Neuronen, bezeichnet [54]. Im weiteren stellt sich eine ausgeprägte *Überempfindlichkeit gegen DA-Agonisten* ein. Schon nach einer einwöchigen Verabreichung von Neuroleptika reagieren die Tiere, 1—2 Tage nach Absetzen der Behandlung, wesentlich stärker auf Apomorphin als vor der Behandlung. Noch drastischere Veränderungen treten bei den dopaminergen Mechanismen auf, wenn die Neuroleptika gar wochen- oder monatelang verabreicht werden [76]. Der Metabolismus von DA im Corpus striatum weicht nicht mehr von dem der Kontrollen ab, aber die Stimulierbarkeit der DA-empfindlichen Adenylatzyklase als auch die Anzahl der D2-Rezeptoren und deren Affinität für Neuroleptika sind stark erhöht. Apomorphin vermag jetzt sogar charakteristische Stereotypien auszulösen, obwohl die Tiere immer noch mit hohen Dosen von Neuroleptika behandelt werden. Nach Absetzen der Langzeitbehandlung normalisieren sich diese Veränderungen weitgehend. Nur die erhöhte Affinität der DA-empfindlichen Adenylatzyklase ist auch Monate nach Absetzen der Neuroleptika noch nachweisbar.

Die oben beschriebenen, bei Nagern erhobenen Befunde wurden auch bei **Primaten** nachgewiesen und ergänzt [282]. Bei Affen bewirkte eine einmalige Verabreichung von Chlorpromazin, Haloperidol oder Fluphenazin eine starke Zunahme des DA-Umsatzes und eine Aktivierung der Tyrosinhydroxylase nur im Corpus striatum und nicht im frontalen Cortex. Dagegen war nach einer 3—5wöchigen Behandlung der Affen der DA-Metabolismus im frontalen Cortex stark stimuliert, wogegen im Corpus striatum eine starke Abnahme der Wirkung auf den DA-Metabolismus (Toleranzbildung) zu beobachten war. Offensichtlich werden bei Primaten die mesolimbischen und mesocorticalen DA-Systeme durch die chronische Verabreichung von Neuroleptika anders beeinflußt als das nigrostriatale System.

Qualitativ andersartige Wirkungen sind nach Langzeitbehandlung mit Neuroleptika beispielsweise auch bei **cholinergen, GABA-ergen** [81] **und Met-enkephalin-Neuronen** [176] beschrieben worden. Anscheinend handelt es sich hier um Folgeerscheinungen der an den DA-Neuronen stattgefundenen adaptiven Prozesse. Eine systematische Analyse anderer biochemischer Steuerungsmechanismen wird zweifellos weitere, durch eine chronische Behandlung mit Neuroleptika induzierte Veränderung aufdecken.

6.3.5. Antipsychotisch wirksame Substanzen mit speziellem Wirkungsmechanismus

6.3.5.1. Neurobiochemische Wirkungen von Reserpin und Tetrabenazin

Ein anderes Wirkungsprinzip als bei den klassischen Neuroleptika liegt bei Reserpin und Tetrabenazin vor. Diese Substanzen zerstören die Speichergranula verschiedener Neurotransmitter, wobei diese metabolisiert werden. An den Nervenendigungen dopaminerger Neuronen entsteht deshalb ein DA-Mangel, ein Zustand, der einer Blockade der DA-Rezeptoren gleichzusetzen ist.

6.3.5.2. Neurobiochemische Wirkungen von Clozapin

Eine Ausnahme vom allgemeinen Wirkungsprinzip der Neuroleptika scheint bei Clozapin vorzuliegen [60]. Bei Patienten werden in den therapeutisch verwendeten Dosen bei diesem Neuroleptikum nur äußerst selten schwache extrapyramidalmotorische Nebenwirkungen beobachtet. Nach SEDVALL [302] bewirkt Clozapin, im Gegensatz zu anderen Neuroleptika, keine Erhöhung des HVA-Gehaltes im Liquor cerebrospinalis. Daraus kann abgeleitet werden, daß die antischizophrene Wirkung von Clozapin wahrscheinlich nicht durch Blockade der DA-Rezeptoren vermittelt wird. Auch aus den Resultaten der Rezeptorenassays (s. Tab. 6.5.) und der neurochemischen Untersuchungen (s. Tab. 6.6.) ist ersichtlich, daß Clozapin im Vergleich mit Haloperidol und anderen Neuroleptika nur eine sehr geringe Affinität für DA-Rezeptoren besitzt.

In der Literatur wurde verschiedentlich die Meinung geäußert, daß die **anticholinerge Wirkungskomponente** von Clozapin seine Wirkung auf das DA-System maskieren könnte. Nach GALE [145] ist aber bei Ratten nach einer mehrwöchigen Behandlung mit Haloperidol in Kombination mit einer hohen Dosis von Clozapin eine ähnliche Toleranzbildung bei den dopaminergen Mechanismen (Stimulation der Tyrosinhydroxylase) zu beobachten wie bei Tieren, die nur mit Haloperidol behandelt worden waren. Die gleichzeitige Verabreichung von Clozapin beeinflußt also die Wirkung von Neuroleptika an den DA-Rezeptoren in keiner Weise. Es scheint deshalb sehr fraglich, ob die anticholinerge Wirkung von Clozapin seine eigene Wirkung an DA-Rezeptoren neutralisiert. Vielmehr ist die Affinität von Clozapin für DA-Rezeptoren als sehr gering zu bezeichnen. Aus anderen Untersuchungen schien hervorzugehen, daß Clozapin die **mesolimbischen und mesocorticalen DA-Systeme** viel stärker beeinflußt als die nigro-striatalen DA-Mechanismen. Dies könnte allenfalls das Fehlen der extrapyramidalen Nebenwirkungen erklären. Bindungsstudien haben aber gezeigt, daß die Affinität von Clozapin für DA-Rezeptoren in den verschiedenen Hirnarealen (Rind) sehr ähnlich ist. Auch im limbischen System besitzt Clozapin eine viel geringere Affinität für DA-Rezeptoren als Haloperidol und andere klassische Neuroleptika [83].

6.3.6. Studien zur neurobiochemischen Wirkung der Neuroleptika am Menschen

6.3.6.1. Methodische Vorbemerkungen

Mit den heute zur Verfügung stehenden Methoden können beim Menschen neurochemische Untersuchungen nur in ganz beschränktem Umfange durchgeführt werden. Als Untersuchungsmaterialien kommen Liquor cerebrospinalis und Autopsiegewebe in Frage. Bei Bestimmungen in **Autopsiegewebe** sind die während der Agonie und der Wartezeit bis zur Gewebsentnahme aufgetretenen biochemischen Veränderungen als unkontrollierbare Variablen in Kauf zu nehmen. Analysen in **Liquor** können wertvolle Hinweise auf metabolische Veränderungen im Hirn geben. Allerdings müssen die Stoffwechselprodukte in Hirnarealen gebildet werden, von welchen ein Übertritt in den Liquor möglich ist. Beispielsweise wird die HVA-Konzentration im Liquor in erster Linie deren Konzentration in den basalen Ganglien wiederspiegeln. Zentral wirksame Pharmaka können die **Blutspiegel gewisser Hormone** (z. B.

Prolaktin, LH) verändern. Allerdings sind, angesichts der multiplen Regulationsmechanismen für die Hormonausschüttung ins Blut, aus solchen Daten Rückschlüsse auf zentrale Wirkungsmechanismen nur bedingt möglich.

In seiner Übersichtsarbeit stellt BOWERS [44] fest, daß eine gewisse Korrelation besteht zwischen den Konzentrationen von **Aminmetaboliten** im Liquor und dem Krankheitsbild **schizophrener Patienten**. Im allgemeinen scheint bei akut erkrankten, stark erregten Patienten der HVA-Gehalt eher erhöht und der Gehalt an 5-HIAA niedrig. Andererseits ist in symptomarmen chronischen Schizophrenen die Liquor-Konzentration von 5-HIAA hoch und die von HVA eher tief. Diese Befunde bewogen BOWERS [s. auch 336] vorzuschlagen, daß die Veränderungen des DA- und Serotonin-Metabolismus den psychischen Aktivitätszustand reflektieren. Insbesondere könnte eine Unterfunktion des serotoninergen inhibitorischen Systems mit der motorischen Erregung in akuten Psychosen verbunden sein.

6.3.6.2. Studien am Hirngewebe post mortem

Im Corpus striatum und Nucleus accumbens von verstorbenen Patienten konnte eine erhöhte DA-Konzentration und eine erhöhte Dichte von DA-Rezeptoren nachgewiesen werden [216]. Sorgfältige Analyse der Krankengeschichte ergab jedoch, daß eine Zunahme der DA-Rezeptorendichte nur bei den Patienten auftrat, die bis zu ihrem Tod mit Neuroleptika behandelt worden waren. Nach Auffassung der Autoren sind deshalb die Veränderungen bei den DA-Rezeptoren auf die Therapie mit Neuroleptika zurückzuführen.

In anderen Untersuchungen wurde im frontalen cerebralen Cortex schizophrener Patienten eine starke Abnahme der Dichte der Serotonin-Rezeptoren gefunden. Dagegen waren die muskarinisch cholinergen, beta-adrenergen und GABA-Rezeptoren nicht verändert [36]. Die Abnahme der Serotonin-Rezeptoren konnte nicht mit demographischen Faktoren der Patienten Population oder der Einnahme von Psychopharmaka erklärt werden.

Schon die wenigen vorliegenden Untersuchungsresultate zeigen auf, daß zum besseren Verständnis der biochemischen Zusammenhänge bei psychischen Erkrankungen eine systematische Analyse der Rezeptoren im Hirn bedeutungsvoll sein wird.

6.3.6.3. Studien der Metaboliten von Transmittern während einer Therapie mit Neuroleptika

Verabreichung von Neuroleptika bewirkt eine starke Zunahme des **HVA**-Gehaltes im Liquor [302, 336]. Eine sorgfältige Analyse des zeitlichen Verlaufs des HVA-Anstieges ergab allerdings, daß nach 5tägiger Verabreichung von Haloperidol der HVA-Gehalt wesentlich stärker erhöht war als nach 15tägiger Behandlung [286]. Dagegen erreichte die antipsychotische Wirkung erst nach 15tägiger Behandlung ein signifikantes Ausmaß, zu einem Zeitpunkt also, da die initiale Wirkung an den DA-Neuronen schon am Abklingen war.

Die Neuroleptika-Therapie bewirkt aber nicht nur Veränderungen im Gehalt des DA-Metaboliten HVA. Die HVA-Zunahme im Liquor wenige Tage nach Beginn der Neuroleptika-Therapie ist bei einem Teil der Patienten begleitet von einer Zunahme des **GABA**-Gehaltes [45]. Nach längerer Behandlungsdauer nimmt die GABA-Konzentration eher wieder ab.

In anderen Studien konnte nach Verabreichung von Neuroleptika eine Reduktion von **Serotonin- und Noradrenalin-Metaboliten** im Liquor nachgewiesen werden, d. h. die Neuroleptika bewirkten anscheinend eine Reduktion des Umsatzes von Serotonin und Noradrenalin [302]. Der gleiche Autor konnte bei seinen Studien mit verschiedenen Neuroleptika keine Korrelation zwischen der antipsychotischen Wirkung dieser Pharmaka und deren Einfluß auf den HVA-Gehalt im Liquor nachweisen, dagegen ergab sich mit Chlorpromazin eine signifikante Korrelation zwischen dem therapeutischen Effekt und der Reduktion des Noradrenalin-Umsatzes.

Aus SEDVALLS Arbeiten [302] geht auch hervor, daß mittels Liquoranalysen Subpopulationen von Schizophrenen identifiziert werden können. Patienten, unter deren Familienangehörigen weitere an Schizophrenie Erkrankte zu finden sind, zeigten einen ungewöhnlich hohen Gehalt an 5-HIAA.

Die oben beschriebenen Befunde lassen erkennen, daß die am Tier erarbeiteten Erkenntnisse nur bedingt auf die Verhältnisse beim Patienten übertragen werden können.

Wie beim Tier bewirken die meisten Neuroleptika beim Menschen in den therapeutisch verwendeten Dosen eine initiale Steigerung des DA-Umsatzes im Hirn. Nur nach Clozapin scheint dies nicht der Fall zu sein [302]. Die Steigerung des DA-Umsatzes kann, wie beim Tier, als Ausdruck einer Blockade der DA-Rezeptoren interpretiert werden. Andererseits wurde auf Neuroleptika-induzierte Veränderungen im Metabolismus von Noradrenalin und Serotonin hingewiesen. Aufgrund der tierexperimentellen Daten sind diese Befunde nicht zu erwarten gewesen. Es versteht sich von selbst, daß eine Abklärung dieser Zusammenhänge für das Verständnis der Neuroleptika-Wirkung von größter Bedeutung ist.

6.4. Pharmakologie der Neuroleptika

Von H. R. BÜRKI

6.4.1. Vorbemerkungen und Zusammenfassung

Das pharmakologische Wirkungsprofil der Neuroleptika wird durch die sich aus der **Blockade der DA-Rezeptoren** ergebenden Konsequenzen geprägt. Schon außerordentlich niedrige Dosen dieser Pharmaka vermögen die durch dopaminerge Agonisten ausgelösten Reaktionen zu unterbinden. Bei höheren Dosen beeinflussen Neuroleptika bedingte Fluchtreflexe und bei noch höheren treten Hemmung der Lokomotion und Katalepsie auf. Die Konzentration von Prolaktin im Blut ist stark erhöht. Erst bei sehr hohen Dosen sind toxische Reaktionen (z. B. allgemeine ZNS-Depression, Krämpfe) zu beobachten. Antagonismus der durch DA-Agonisten ausgelösten Effekte, Hemmung der bedingten Fluchtreflexe und kataleptisches Verhalten können in standardisierten Tests auf einfache Weise quantifiziert werden.

Diese Tests werden deshalb in der pharmazeutischen Forschung oft als Screening-Methoden zur Auffindung neuer potentieller Antipsychotika verwendet. Allerdings ist daran zu erinnern, daß nach *chronischer* Verabreichung der Neuroleptika qualitativ andere Effekte hervorgerufen werden als nach einmaliger Verabreichung [23].

6.4.2. Wirkungen der Neuroleptika auf einige Verhaltensparameter, gemessen am Tier

6.4.2.1. Wirkungen auf spontanes Verhalten

Bei der Katatonie, einem für Neuroleptika typischen Verhaltensbild, fällt zuerst das Fehlen jeder Spontanbewegung auf *(Akinesie)*. Der Muskeltonus ist erheblich gesteigert *(Rigor)* und die Tiere sperren sich gegen das Vorwärtsschieben durch den Untersucher *(Negativismus)*. Wenn Rumpf und Extremitäten in unnatürliche Haltungen gebracht werden (z. B. Überkreuzen der Extremitäten), so behalten die Tiere diese Stellungen bei, ohne daß sie die Lage zu korrigieren suchen *(Katalepsie)*. Die Tiere bleiben aber durch Umweltreize erregbar. Dieses Verhaltensbild kann mit den extrapyramidalmotorischen Störungen bei Patienten unter Neuroleptika-Therapie verglichen werden und wird durch die Blockade der DA-Rezeptoren, wodurch an den Rezeptoren eine DA-Unterfunktion erzeugt wird, hervorgerufen. Die Schwellendosis und die Dauer der Katalepsie können als Maß für die neuroleptische Potenz von Pharmaka herangezogen werden.

6.4.2.2. Wirkungen auf bedingtes Fluchtverhalten

Bedingtes Fluchtverhalten kann bei verschiedenen Tierspezies in einer Vielzahl von **experimentellen Versuchsanordnungen** induziert werden. Beispielsweise werden Ratten trainiert, einem durch den Metallboden des Käfigs vermittelten elektrischen Schlag durch Wechseln der Käfighälfte oder durch Erklettern eines Gegenstandes (Holzblock, Seil etc.) zu entgehen. Dann schickt man dem elektrischen Schlag ein optisches oder akustisches Signal voraus, und die Tiere lernen schnell, schon auf das Signal hin den Platz zu wechseln, um so dem Schlag zu entgehen (Konditionierung).

Neuroleptika vermögen *selektiv* den bedingten (konditionierten) Fluchtreflex zu *hemmen*, ohne daß die Motorik augenfällig gehemmt ist.

6.4.3. Wechselwirkungen der Neuroleptika mit Dopamin-Agonisten

Apomorphin ist ein selektiv wirksamer DA-Agonist, wirkt also an DA-Rezeptoren wie DA selbst. **Amphetamin** setzt, unter anderem, DA aus den Speichergranula frei und erhöht so die Konzentration von DA an den Rezeptoren.

Apomorphin und Amphetamin lösen bei Nagern stereotyp sich wiederholende Bewegungsabläufe aus, wie Aufrichten, Schnüffeln, Lecken und Nagen. Die Intensität solcher *Stereotypien* kann mittels einer Punkteskala quantifiziert werden. Auch kann nach Apomorphin bei der Maus eine Steigerung der *Laufaktivität* beobachtet werden. Wird ein Drahtgeflecht in den Käfig eingebracht, beobachtet man vermehrtes Kletterverhalten. Wenn die nigro-striatalen Bahnen durch chirurgische Maßnahmen oder durch Injektion des zytotoxisch wirksamen 6-Hydroxydopamin in die Substantia nigra einseitig zerstört werden, können durch Verabreichung von DA-Agonisten asymmetrische Körperhaltung und *Drehbewegungen* ausgelöst werden.

Durch die **einseitige Zerstörung der DA-Bahnen** werden die striatalen, postsynaptischen DA-Rezeptoren auf der operierten Seite überempfindlich gegen direkt wirkende Agonisten. Es herrscht also ein Ungleichgewicht in der Rezeptorenempfindlichkeit zwischen der operierten und der intakten Seite. Nach Verabreichung von *Apomorphin* beobachtet man Drehen gegen die nicht-operierte Seite hin. Dagegen zeigen die Tiere nach *Amphetamin*, welches nur auf der nicht-operierten Seite DA freisetzen kann, Drehen gegen die operierte Seite hin.

Eine weitere bekannte Wirkung von Apomorphin ist die beispielsweise beim Hund hervorgerufene *Emesis*, welche durch Interaktion dieser Substanz mi der DA-empfindlichen chemorezeptiven „Trigger"-Zone der Medulla oblongata ausgelöst wird.

Alle diese als Beispiele aufgezählten Wirkungen von DA-Agonisten werden durch Verabreichung von Neuroleptika verhindert bzw. aufgehoben.

6.4.4. Wirkungen der Neuroleptika auf die Regulationen von Körpertemperatur, Blutdruck und Muskeltonus

Neuroleptika beeinflussen eine Reihe weiterer physiologischer Funktionen, wie beispielsweise die Körpertemperatur, den Blutdruck und den Muskeltonus. Diese Wirkungen stehen wahrscheinlich mit der Blockade der DA-Rezeptoren nicht in einem direkten Zusammenhang, sondern sind auf Interaktionen mit noradrenergen, serotoninergen und anderen Rezeptoren zurückzuführen.

Die *reduzierte Wärmeregulationskapazität* nach Neuroleptika-Verabreichung kann durch die Ausschaltung oder Dämpfung der für die Thermoregulation wesentlichen hypothalamischen Zentren erklärt werden. Je nach Umgebungstemperatur und körperlicher Belastung können Hypo- oder Hyperthermie auftreten. Veränderungen des Blutdrucks, wie z. B. die *orthostatische Hypotonie*, sind durch die Interaktion der

Pharmaka sowohl mit zentralen als auch peripheren (z. B. alphaadrenerge Blockade) Regulationsmechanismen zu erklären.

Die *muskelrelaxierende Wirkung,* welche vor allem nach trizyklischen Verbindungen zu beobachten ist, ist zentralen Ursprungs.

6.4.5. Wirkungen der Neuroleptika auf einige elektrophysiologische Parameter

Die Wirkung von Neuroleptika kann auch mit elektrophysiologischen Methoden erfaßt werden [133, 322]. Beim Selbstreizungsexperiment werden Ratten Elektroden, die mit einem sich im Käfig befindlichen Schalter verbunden sind, in das mediale Vorderhirnbündel implantiert. Die Tiere erlernen bald, daß durch die Selbstreizung über den Schalter eine positive, „angenehme" Sensation vermittelt wird und betätigen deshalb in fast zwanghafter Weise den Schaltermechanismus. Neuroleptika unterdrücken diesen Drang zu Selbstreizung.

In einer anderen Versuchsanordnung können durch elektrische Reizung des Corpus striatum spindelartige Nachentladungen ausgelöst werden. Neuroleptika bewirken eine Reduktion der Schwellendosis, eine erhöhte Amplitude und eine verlängerte Dauer der Kaudatumspindeln. Im EEG der Ratte kann nach Neuroleptika oft eine Reduktion des paradoxen Schlafes und eine Zunahme des Dösens beobachtet werden. Gewisse Neuroleptika hemmen die im Cortex und Subcortex abgeleitete Weckreaktion nach elektrischer Reizung des aufsteigenden Aktivierungssystems in der Formatio reticularis mesencephali.

6.4.6. Die „Dopaminhypothese" der antischizophrenen Wirkung der Neuroleptika aus pharmakologischer Sicht

Die Blockade der dopaminergen Reizübertragung im Hirn ist ein nahezu allen Neuroleptika gemeinsames Wirkungsprinzip. Das pharmakologische Wirkungsbild kann als Konsequenz der Interaktion dieser Pharmaka mit den DA-Rezeptoren interpretiert werden. Wie aus Tab. 6.7. hervorgeht, korrelieren denn auch bei den aufgeführten, strukturell ganz unterschiedlichen Neuroleptika die pharmakologischen Effekte (Katalepsie, Apomorphinantagonismus, Hemmung des bedingten Fluchtverhaltens und der Laufaktivität) gut mit deren neurochemischen Wirkungen (Hemmung der Haloperidolbindung, HVA-Erhöhung). Clozapin und Thioridazin entfal-

Tab. 6.7. Neurochemische und pharmakologische Wirkungen verschiedener Neuroleptika

Substanz	Meßparameter					
	HAL	HVA	KAT	APO	BF	LA
Loxapin	0,016	0,009	0,026	0,027	0,014	0,013
Clotiapin	0,081	0,038	0,036	0,096	0,054	0,15
Haloperidol	0,081	0,030	0,079	0,054	0,088	0,075
Chlorpromazin	1	1	1	1	1	1
Thioridazin	3,1	2,7	4,5	>15	12	2,75
Clozapin	14	12,6	n. m.	n. m.	4,9	0,63

Die Untersuchungen wurden an Ratten (LA an der Maus) durchgeführt. Die Zahlen sind orale Wirkdosis für Neuroleptikum / Wirkdosis für Chlorpromazin. **HAL:** Hemmung der Haloperidolbindung, gemessen ex vivo (Corpus striatum). **HVA:** HVA-Erhöhung auf 300 % (Corpus striatum). **KAT:** Katalepsie. **APO:** Apomorphinantagonismus. **BF:** Hemmung bedingter Fluchtreflex. **LA:** Hemmung Laufaktivität. **n. m.:** nicht eindeutig meßbar.

ten nur eine sehr schwache antidopaminerge Wirkung. Die nach Clozapin auftretende starke Hemmung der Laufaktivität ist nicht durch kataleptisches Verhalten bedingt, sondern durch die stark sedierenden und muskelrelaxierenden Eigenschaften dieses Präparates [60].

Beim Patienten rufen Neuroleptika Wirkungen hervor, wie sie auch beim Tier beobachtet werden. Besonders eindrücklich sind die Effekte, die auf die antidopaminergen Eigenschaften dieser Pharmaka zurückzuführen sind (extrapyramidalmotorische Störungen, Zunahme des DA-Metabolismus, Prolaktinerhöhung im Blut, antiemetische Wirkung). Die Versuchung liegt deshalb nahe, auch die antischizophrene Wirksamkeit den antidopaminergen Eigenschaften dieser Pharmaka zuzuschreiben. Die „Dopaminhypothese" postuliert als Ursache der Schizophrenie eine Überfunktion der dopaminergen Transmission, die durch die antidopaminerge Wirkung der Neuroleptika neutralisiert wird [229]. Die dopaminergen Mechanismen im limbischen System und im Cortex stehen im Vordergrund dieser Spekulationen. Eine Überfunktion der dopaminergen Transmission kann auch durch dopaminerge Agonisten erzeugt werden. Beispielsweise ist die psychotomimetische Wirkung von Amphetamin seit langem bekannt. Für die Pharmakologen ist von Interesse, daß die in Tab. 6.7. aufgeführten Tests eine gute Prädiktabilität besitzen, d. h. Substanzen, welche in diesen Tests wirksam sind, entfalten mit großer Wahrscheinlichkeit beim Patienten eine antipsychotische Wirkung.

Allerdings lassen sich verschiedene Fakten mit der „Dopaminhypothese" nicht in Einklang bringen. Obwohl beim Patienten nach chronischer Verabreichung *keine Toleranz* in bezug auf die antipsychotische Wirkung eintritt, bildet sich sowohl beim Patienten als auch beim Tier Toleranz des DA-Systems gegen die Neuroleptika-Wirkung aus. Zusätzlich kann beim Tier die Entwicklung einer starken Überempfindlichkeit gegenüber dopaminergen Agonisten nachgewiesen werden. Dies könnte als eine erhöhte Effizienz bei der dopaminergen Transmission nach chronischer Neuroleptika-Gabe interpretiert werden, eine Vorstellung, die der „Dopaminhypothese" widerspricht. Ferner konnte unter Neuroleptika-Therapie keine Korrelation zwischen der HVA-Erhöhung im Liquor und der antipsychotischen Wirkung der Pharmaka nachgewiesen werden. Andererseits war eine Reduktion des Noradrenalin-Umsatzes bei Behandlung mit Chlorpromazin signifikant mit der therapeutischen Wirkung korreliert [302].

Die im Verlauf der Neuroleptika-Therapie auftretenden unterschiedlichen *extrapyramidalmotorischen Nebenwirkungen* lassen sich eher mit den Vorgängen an den DA-Neuronen in Zusammenhang bringen. Während die in den ersten Behandlungswochen auftretenden parkinsonoiden Störungen wahrscheinlich durch die nach Blockade der DA-Rezeptoren reduzierte dopaminerge Reizübertragung im Corpus striatum herbeigeführt wird, sind die nach monate- und jahrelanger Behandlung auftretenden tardiven Dyskinesien (Spätyperkinesien) wahrscheinlich auf die Zunahme der Anzahl und/oder der Affinität der DA-Rezeptoren (DA-Rezeptorenüberempfindlichkeit) zurückzuführen [57, 58].

Die Erfahrungen mit Clozapin machen wahrscheinlich, daß neben der antidopaminergen Wirksamkeit noch andere Mechanismen eine antipsychotische Wirkung vermitteln können. Trotz intensiver Forschungsarbeit in vielen Laboratorien ist es jedoch bis heute nicht gelungen, den Wirkungsmechanismus von Clozapin aufzuklären. Angesichts der Tatsache, daß bei vielen schizophrenen Patienten die therapeutische Wirkung der klassischen (antidopaminergen) Neuroleptika ungenügend ist und die neurologischen Nebenwirkungen (Parkinsonismus, tardive Dyskinesien) eine schwere Belastung darstellen, wird es ein zentrales Anliegen der Forschung sein, weiterhin nach Antipsychotika mit neuartigem Wirkungsmechanismus zu suchen.

6.5. Klinische Pharmakologie der Neuroleptika

Von H. J. Gaertner

6.5.1. Vorbemerkungen und Zusammenfassung

Historisches. Bei dem zuerst entwickelten Neuroleptikum, dem Chlorpromazin, handelt es sich um ein **Phenothiazin** mit aliphatischer Seitenkette. Phenothiazin-Abkömmlinge wurden zum erstenmal 1883 von Bernthsen synthetisiert. Phenothiazin selbst wurde zeitweilig als Wurmmittel und als Desinfizienz in der Urologie verwendet, erlangte aber wegen seiner Toxizität keine größere Bedeutung. In den 40er Jahren des 20. Jahrhunderts wurden weitere Phenothiazin-Abkömmlinge synthetisiert mit dem Ziel, Mittel gegen Protozoen zu entwickeln. Im Rahmen dieser Forschungen entdeckte man die antihistaminischen und sedierenden Eigenschaften des *Promethazins*. Die Synthese des **Chlorpromazins** erfolgte 1950, die Substanz wurde von dem Anästhesisten Laborit und dem Chirurgen Hugenard klinisch geprüft. Sie war Bestandteil des bekannten lythischen Cocktails von Laborit, der bei Schockzuständen und Narkosen verabreicht wurde. Bei den Patienten wurde als besondere Wirkung auf das Verhalten die auffallende Indifferenz der Umgebung — gegenüber erhaltenem Bewußtsein — beobachtet. In den Jahren 1951/52 wurde Chlorpromazin in Kombination mit Barbituraten bei manischen und psychotischen Patienten eingesetzt. Eine umfassende Beschreibung der klinischen Wirkung der neuen Substanz geben Delay und Deniker in den Jahren 1952—1953 [vgl. 102, 201]. Gleichzeitig und auch schon vor 1952 wurden jedoch auch von anderen französischen Ärzten in Einzelfällen über eine antipsychotische Wirkung des Chlorpromazins berichtet [vgl. 27]. Chlorpromazin wurde in den Vereinigten Staaten als Medikament eingeführt, anfänglich noch als Sedativum, Antiemetikum und zur Erzeugung von Hypothermien verwendet.

Janssen entdeckte 1958 auf der Suche nach besseren Analgetika das **Haloperidol** als ersten Vertreter der Neuroleptika aus der Gruppe der Butyrophenone [186]. Die Substanz wird seit 1959 klinisch eingesetzt.

Im folgenden Kap. 6.5. soll ein kurzer Überblick über klinisch-pharmakologische Fragen bei der Behandlung mit Neuroleptika gegeben werden. Wir werden uns hier vor allen Dingen mit der Frage der Beziehung zwischen experimentell pharmakologischen Befunden und klinischer Wirkung auseinanderzusetzen haben.

Die Begleitwirkung der Neuroleptika auf die Motorik — insbesondere auf das **extrapyramidalmotorische System** — sind nicht regelhaft so eng mit der **antipsychotischen Wirksamkeit** verbunden, daß man aus ihrer Beobachtung oder Messung sichere Hinweise auf eine optimale Dosierung gewinnen könnte. Bei einer ganzen Reihe von Substanzen besteht jedoch eine große Parallelität zwischen der mittleren klinisch wirksamen Dosis einerseits, der Dosis, die extrapyramidal motorische Störungen auslöst andererseits, und auch der Affinität der Substanzen zu Dopamin-Rezeptoren im Bindungsexperiment in vitro. Eine Reihe von neueren Substanzen, deren klinisch antipsychotische Wirksamkeit ebenfalls bewiesen ist, läßt sich jedoch nur schwer in dieses Schema einordnen. Davon ausgehend wurde schon seit längerer Zeit die Forderung erhoben, die Wirksamkeit auf das extrapyramidalmotorische System bei der Definition des Begriffs Neuroleptikum auszuklammern. Damit wurde auch eine Änderung der pharmakologischen Screening-Methoden notwendig, die bestimmten klassischen Modellen zu sehr verhaftet erschienen, um die Entdeckung wirklich neuartiger Substanzen zu ermöglichen.

Ähnlich wie bei den Wirkungen auf die Motorik, die im wesentlichen durch eine Dopamin-Rezeptor-Blockade im nigro-striären System bedingt sind, scheint es sich bei der Wirkung auf das hypothalamisch-hypophysäre System, z. B. **Prolaktin-Anstieg**, um einen Effekt zu handeln, der nicht bei allen Substanzen und interindividuell sehr unterschiedlich mit der antipsychotischen Wirkung verknüpft ist. Auch die Messung der **Homovanillinsäure**, die als Stoffwechselprodukt des Dopamins nach Gabe von Neuroleptika (wahrscheinlich aufgrund eines durch die Dopamin-Rezeptor-Blockade ausgelösten kompensatorischen Anstieges des Dopamin-Umsatzes) im Liquor erhöht ist, hat keinen prädiktiven Wert für ein therapeutisches Ansprechen und ergibt schon aufgrund der Schwierigkeit der Materialgewinnung keinen Hinweis für eine individuell angepaßte Dosierung.

Da die Wirkung der Neuroleptika auf psychomotorische Erregung und produktiv psychotische Symptomatik nosologisch unspezifisch ist, orientiert sich die **klinische Praxis,** sofern nicht besondere Erfahrungen bei einzelnen Krankheitsbildern mit bestimmten Substanzen vorliegen (s. Kap. 6.7.), häufig daran, ob eine Sedierung erwünscht oder unerwünscht ist und daran, ob das Risiko bestimmter anderer Nebenwirkungen (z. B. auf das Herz-Kreislauf-System) in Kauf genommen werden können oder nicht. Im Regelfall gilt, daß Neuroleptika, die sich in niedriger Tagesdosis bereits antipsychotisch wirksam zeigen, starke motorische Begleitwirkungen haben, weniger sedierend wirken und weniger kardiovaskuläre Nebenwirkungen zeigen. Substanzen, die in höheren Tagesdosen verabreicht werden müssen um antipsychotisch wirksam zu sein, haben meist eine stärkere sedierende und Schlaf induzierende, manchmal auch antidepressive Wirkung, sind aber durch das höhere Risiko kardiovaskulärer Störungen belastet. (Auch diese Art Einteilungsversuch ist zu schematisch, und Substanzen, wie z. B. die substituierenden Benzamide, die insgesamt in sehr hohen Tagesdosen verabreicht werden, zeigen kaum extrapyramidalmotorische Nebenwirkungen, wirken aber auch kaum sedierend und haben wenig kardio-vaskuläre Nebenwirkungen.)

Die therapeutische Wirksamkeit der Neuroleptika bei manifester psychotischer Symptomatik und in der Rezidivprophylaxe ist durch zahlreiche Placebo-kontrollierte Doppelblindstudien gesichert. Es ist hingegen kaum gelungen, den einzelnen Substanzen in klinischen Studien bestimmte charakteristische **Wirkprofile** replizierbar zuzuordnen. Die methodischen Probleme, die solchen Vorhaben entgegenstehen, werden in Kap. 6.7. noch näher erörtert werden. Ähnliche methodische Probleme ergeben sich jedoch auch für die Erfassung und Sicherung von Neuroleptika-Nebenwirkungen. Auch hier ist oft kaum abzuschätzen, ob Unterschiede in der Häufigkeit des Auftretens einer bestimmten Nebenwirkung zwischen den einzelnen Präparaten bestehen. Dies gilt besonders, wenn es sich um seltene Nebenwirkungen handelt. Die schon länger auf dem Markt befindlichen Präparate erscheinen als stärker mit Nebenwirkungen belastet, was jedoch wahrscheinlich nur daran liegt, daß wegen der hohen Zahl der Behandlungen die Chance der Beobachtung größer war als bei neu eingeführten Präparaten.

Bei der Wertung der unerwünschten Begleitwirkungen der Neuroleptika muß die Seltenheit der beschriebenen gefährlichen Komplikationen betont werden, sie sollte bei der Indikationsstellung berücksichtigt werden. Andererseits ist die Kenntnis sämtlicher möglicher Nebenwirkungen Voraussetzung zu einer Minimierung des Risikos. Das Wissen um die Möglichkeit einer unerwünschten Begleitwirkung erleichtert deren frühzeitige Erkennung und ermöglicht die rechtzeitige Einleitung entsprechender Maßnahmen.

6.5.2. Die Beziehung zwischen experimentellen und klinischen Einteilungsprinzipien der Neuroleptika

Definition der Neuroleptika

Als Neuroleptika werden mittlerweile eine ganze Reihe von Verbindungen bezeichnet, die verschiedenen chemischen Substanzklassen angehören. Neben den Phenothiazinen (Hauptvertreter Chlorpromazin) und Butyrophenonen (Haloperidol) sind es die Diphenylbutylpiperidine (Fluspirilen, Penfluridol und Pimozid), Indolderivate wie Molindon und Oxypertin, Dibenzoepine wie Loxapin und Clozapin. Hierzu treten noch die substituierten Benzamide, deren Hauptvertreter das Sulpirid ist. DELAY und DENIKER [103] beschränkten den Begriff Neuroleptika auf Substanzen, die neben ihrer Wirksamkeit auf psychotische Symptomatik extrapyramidalmotorische und dienzephale Syndrome hervorrufen. 1957 forderten sie **5 charakteristische Wirkungen,** die eine Substanz haben soll, wenn sie als Neuroleptikum bezeichnet werden soll:

— Auslösung einer psychomotorischen Apathie.

- Therapeutische Wirksamkeit bei Unruhe und Erregung.
- Therapeutische Wirkung bei akuten und chronischen psychotischen Zuständen.
- Auslösung eines dienzephalen und extrapyramidalen Syndroms.
- Wirkung auf vorwiegend subkortikaler Ebene.

Die 1959 eingeführten Butyrophenone wiesen alle diese Charakteristika auf. Da nun so viele Substanzen beim Tier eine Katalepsie auslösten und pharmakogene Stereotypien und bedingte Reflexe hemmten, wurden diese Wirkungen und das Auftreten von extrapyramidalen Störungen beim Menschen als eine Vorbedingung für die sogenannte antipsychotische Wirkung angegeben [108, 159]. Es stellte sich jedoch bald heraus, daß das Eintreten einer antipsychotischen Wirkung nicht mit dem Auftreten extrapyramidaler Reaktionen korreliert.

Die Zusammenhänge sind besonders durch die Einführung des trizyklischen Pharmakons **Clozapin**, das therapeutisch wie ein mittelstarkes Neuroleptikum wirkt, ohne gleichzeitig auf das extrapyramidalmotorische System einen Einfluß zu haben und das auch beim pharmakologischen Screening im Tierversuch keine kataleptogene Wirkung zeigt, in Frage gestellt worden. Die beim Clozapin fehlenden extrapyramidalmotorischen Nebenwirkungen können nicht allein durch seine stark ausgeprägte anticholinerge Wirkung erklärt werden [212]. STILLE und HIPPIUS [323] forderten deshalb eine Revision des bisher bekannten pharmakologischen Screenings für Neuroleptika. Bei der Suche nach neuen antipsychotisch wirkenden Substanzen

Tab. 6.8. Einige Neuroleptika, geordnet nach ihrer „Affinität" zu „Dopaminrezeptoren" (Hemmung der ^{3}H-Haloperidol-Bindung an Membranpräparationen aus dem Corpus striatum) und die neuroleptische Potenz nach HAASE

Freiname	Handelsname(n)	IC_{50}-Werte in nM	Neuroleptische Potenz nach HAASE (Chlorpromazin = 1)
Promethazin	Atosil®	830	—
Pipamperon	Dipiperon®	360	0,7
Molindon	—	290	—
Methylperon	—	260	—
Clozapin	Leponex®	210	—
Promazin	Protactyl®	170	0,5
Sulpirid	Dogmatil®	160	0,5
Aceperon	—	150	—
Clotiapin	—	31	—
Penfluridol	Semap®	28	—
Thioridazin	Melleril®	19	0,7
Loxapin	—	17	—
Chlorpromazin	Megaphen®	12	1
Teflutixol	—	6,9	—
Cis(Z)Chlorprothixen	Taractan, Truxal®	5,2	0,8
Trifluoperazin	Jatroneural®	3,4	15
Fluphenazin	Dapotum, Lyogen®	3,4	30
Cis(Z)Flupenthixol	Fluanxol®	3,1	50
Fluspirilen	Imap®	3,0	—
Haloperidol	Haldol®	3,0	60
Cis(Z)Clopenthixol	Ciatyl®	2,6	2
Bromperidol	—	1,7	—
Cis(Z)Piflutixol	—	1,5	—
Pimozid	Orap®	1,3	50
Perphenazin	Decentan®	1,3	8
Benperidol	Glianimon®	0,93	100
Cis(Z)Thiotixen	Orbinamon®	0,71	15
Clofluperol	—	0,39	—
Spiroperidol	—	0,17	—

dürfe nicht mehr wie bisher die extrapyramidalmotorische Wirksamkeit als entscheidend wichtiges Kriterium angesehen werden, ebenso wenig sei es sinnvoll, eine Substanz nur dann als Neuroleptikum zu bezeichnen, wenn sie extrapyramidalmotorische Symptome verursache.

Biochemische Wirkungen der Neuroleptika als Einteilungsprinzip

Trotz der fehlenden Zusammenhänge zwischen extrapyramidalmotorischer Wirkung und antipsychotischer Wirkung findet sich zwischen der klinisch therapeutischen Wirksamkeit eines Neuroleptikums, ausgedrückt durch die durchschnittlich benötigte Tagesdosis, und seiner Wirkung auf die **Dopamin-Rezeptoren** eine Beziehung. Nach PEROUTKA und SNYDER [259] besteht zwischen der durchschnittlichen klinisch erforderlichen Dosis verschiedener Neuroleptika und ihrer Fähigkeit, die ^{3}H-Spiroperidolbindung im Nucleus caudatus zu hemmen, eine Korrelation von r = 0,93.

Die Beziehung zwischen klinischer Wirksamkeit und Wirkung auf Serotonin-, alphaadrenerge Rezeptoren und Histamin-Rezeptoren ist wesentlich geringer ausgeprägt.

Tab. 6.8. zeigt eine solche Möglichkeit, die Einzelsubstanzen zu ordnen. Sie sind hier nicht nach Substanzklassen, sondern nach ihrer Wirkung an den **Dopamin-Rezeptoren** des striären Systems aufgelistet. Diesen Daten gegenübergestellt sind die Angaben zur sogenannten **neuroleptischen Potenz nach** HAASE [159], die eine weitere Einteilungs- bzw. Charakterisierungsmöglichkeit der Neuroleptika darstellt und in der Praxis einige Verbreitung erlangt hat. Die Zahlen, die HAASE angibt, beziehen sich auf Chlorpromazin, das gleich 1 gesetzt wird. 60 (Haloperidol) bedeutet z. B., daß man beim Haloperidol $^1/_{60}$ der Dosis des gleichen Effektes auf die Feinmotorik hat wie beim Chlorpromazin $^1/_1$. Bei den Angaben handelt es sich um Mittelwerte, die Schwankungen von Patient zu Patient sind erheblich. Nach HAASE ist die neuroleptische Potenz einer Substanz umso höher, je niedriger die Dosis ist, mit der man mit einem Neuroleptikum die neuroleptische Schwelle überschreiten kann. Diese ist im somatischen Bereich definiert als das Auftreten einer zuerst in der Feinmotorik (Handschrift) erkennbaren extrapyramidalen Bewegungshemmung. Die sogenannten hochpotenten Neuroleptika wirken also in niedrigen Dosen bereits antipsychotisch und lösen auch in niedrigen Dosen bereits extrapyramidalmotorische Nebenwirkungen aus. Niedrigpotente Neuroleptika bewirken erst bei höheren Dosen extrapyramidalmotorische Nebenwirkungen und sind auch erst in höheren Dosen antipsychotisch wirksam. Beim Vergleich der verschiedenen Charakterisierungsmöglichkeiten muß bedacht werden, daß eine Korrelation keine Kausalität beweist. So beweist die von PEROUTKA und SNYDER gefundene enge Beziehung zwischen Dosishöhe in der klinischen Praxis und Affinität zum Dopamin-Rezeptor nicht die Dopaminhypothese der Schizophrenie. Auch die Beziehung zwischen HAASEscher Schwellendosis und therapeutischer Wirkdosis schließt keineswegs aus, daß es sich bei der Wirkung auf das nigrostriäre System und der antipsychotischen Wirkung um eine Parallelität handelt, die keine wechselseitige Bedingtheit darstellt und die nicht für alle antipsychotisch wirksamen Substanzen und nicht regelhaft im Einzelfall gilt.

Eine kurze Übersicht über die verschiedenen Charakterisierungsmöglichkeiten der Dopamin-Rezeptoren findet sich bei OFFERMEIER und ROOYEN [251] und NILSSON und CARLSSON [247].

Die Neuroleptika blockieren nicht nur die Dopamin-Rezeptoren, sondern wirken auch **alpha-adrenolytisch**. Aufgrund von Verhaltens- und Stoffwechseluntersuchungen kann man die große Zahl der antipsychotisch wirksamen Substanzen nach ihrer relativen Fähigkeit, Dopamin- bzw. Noradrenalin-Rezeptoren zu blockieren, einteilen. Einige Medikamente, wie Chlorpromazin, Thioridazin und Chlorprotixen, blockieren beide Rezeptoren ungefähr gleich stark. Andere wie die Piperazin-substituierten Phenothiazine und Thioxantene und die meisten Butyrophenone blockieren die Dopamin-Rezeptoren mehr als die Noradrenalin-Rezeptoren. Eine dritte Gruppe, Diphenyl-Butyl-Piperidine, inklusive Pimozid, scheinen reine Dopamin-Rezeptor-Antagonisten zu sein [11, 218]. Die Fähigkeit Noradrenalin-Rezeptoren zu blockieren, hat insbesondere für die Störungen des autonomen Nervensystems und für die kardiovaskulären Störungen eine Bedeutung.

Auch aus tierpharmakologischen Experimenten lassen sich Schlüsse auf zu erwartende Begleitwirkungen ziehen.

Pharmakologische Wirkungen der Neuroleptika als Einteilungsprinzip

Aus dem Verhältnis der Dosen, die im Tierversuch eine Ptosis hervorrufen, zu den

Tab. 6.9. Die unterschiedliche Fähigkeit der Neuroleptika, motorische, sedierende und kardiovaskuläre Nebenwirkungen hervorzurufen

Sedierung	Psychomotorische Nebenwirkungen	Herz-Kreislaufwirkungen
stark → schwach	schwach → stark	stark → schwach
Fluanison (Florapipamid)		Fluanison
Pipamperon		Pipamperon (Floropipamid)
Droperidol		Chlorpromazin
Chlorpromazin		Droperidol
Moperon (Methylperidol)		Trifluperidol
Trifluperidol		Benperidol
Benperidol		Haloperidol
Bromperidol		Moperon (Methylperidol)
Clofluperol		Fluphenazin
Haloperidol		Bromperidol
Fluphenazin		Clofluperol
Trifluperazin		Fluspirilene
Fluspirilene		Pimozid
Pimozid		Trifluperazin

Dosen, die eine Katalepsie bewirken, läßt sich auf das Verhältnis Sedierung — motorische Nebenwirkungen beim Menschen schließen. Danach ergibt sich eine Reihung der Substanzen wie in Tab. 6.9., 1. Spalte [186].

Die klinische Erfahrung bestätigt dies. Das Verhältnis der Dosen, die beim Tier Noradrenalin-antagonistisch wirken, zu den Dosen, die Amphetamin-antagonistisch wirken, erlaubt eine Vorhersage von blutdrucksenkender Wirkung und Pulsbeschleunigung beim Menschen. Danach ergibt sich eine Reihung wie in Spalte 2 der Tab. 6.9. [186]. Die Reihungen sind nicht identisch, zeigen aber *beide* wieder eine Beziehung zur Wirkung im Bindungs-Assay bzw. zur „Potenz" nach HAASE (s. Tab. 6.8.).

Eine Substanz wie **Pimozid** hat eine starke selektive Affinität zum Dopamin-Rezeptor und eine hohe „neuroleptische Potenz"; starke motorische Begleiterscheinungen und wenig kardiovaskuläre Störungen sind zu erwarten. Die Tagesdosis für eine wirksame antipsychotische Behandlung liegt relativ niedrig (s. Appendix, Teil VI dieses Buches).

6.5.3. Biochemische Prädiktoren für die (therapeutischen) Wirkungen der Neuroleptika

Weder aus den biochemischen Messungen vor Beginn der Behandlung noch aus den initialen Veränderungen unter neuroleptischer Behandlung ist zur Zeit eine Prädiktion bezüglich der therapeutischen Wirksamkeit des eingesetzten Präparates möglich, und es besteht auch keine Möglichkeit, sich bezüglich der Höhe der nötigen Dosis hier einen sicheren Anhaltspunkt zu schaffen [vgl. Kap. 6.3., Übersicht: 3, 37].

Die Prädiktion, die sich aus der *Verhaltensbeobachtung* des Patienten nach Testdosen ergibt, wird ausführlich in Kap. 6.7. behandelt werden. So auch die übrigen aus der Psychopathologie und aus der psychophysiologischen Reaktivität vor und unter der medikamentösen Behandlung hergeleiteten prognostischen Einschätzungen (vgl. Kap. 3.).

An biologischen Prädiktoren für das Ansprechen auf eine neuroleptische Behandlung, die vor Beginn der Behandlung gemessen werden, ist die Höhe der *Homovanillinsäurekonzentration (HVA)* im Liquor und die Menge der *MHPG-Ausscheidung* im 24-Stunden-Urin diskutiert worden. Beiden Parametern kommt kein gesicherter prädiktiver Wert zu, wie man das entsprechend der Dopamin-Hypothese der Schizophrenie, insbesondere bei der HVA, erwarten könnte.

Andere Untersuchungen zur Prädiktion des therapeutischen Ansprechens befassen sich mit der **Reaktivität der Systeme bei Beginn** der neuroleptischen Behandlung. Hier kommen z. B. der Anstieg des *Prolaktins* und die *Zunahme des Anstiegs* der Homovanillinsäure nach Gabe von Probenezid (als Maß für den durch die Dopaminrezeptorblockade ausgelösten vermehrten Dopamin-Umsatz) in Frage.

Alle mutmaßlichen Prädiktoren wären nur dann von klinischem Wert, wenn man aufgrund ihrer Ausprägung die Wahl des Präparates oder dessen Dosierung zu einem Zeitpunkt optimieren könnte, zu dem dies aufgrund rein klinischer Beobachtung (wegen des oft verzögerten Wirkungseintrittes bei neuroleptischer Behandlung) noch nicht möglich ist. Andererseits zeigen neuere Untersuchungen, daß zwischen dem Ansprechen auf die erste Dosis oder auf die ersten Dosen und dem gesamten therapeutischen Erfolg eine relativ enge Beziehung besteht.

Der **Prolaktinanstieg im Serum** nach Gabe von Neuroleptika ist dosisabhängig. Außerdem unterscheiden sich die verschiedenen Substanzen bezüglich der Stärke der Auswirkung auf dieses System. Zwischen der Wirkung auf das Prolaktin und der antipsychotischen Wirksamkeit, die einer Substanz generell zukommt, findet man eine gute Korrelation [207]. Ausnahmen sind Clozapin und Sulpirid. Da die Wirkung auf das Prolaktin auch über dopaminerge Strukturen vermittelt wird, war es interessant zu prüfen, ob sich eine Korrelation zwischen Besserung des psychopathologischen Befundes und der Wirkung auf das Prolaktin *während der Behandlung* zeigt. Eine solche konnte nur von wenigen Autoren [z. B. 362] in einer Studie mit Chlorpromazin festgestellt werden. Die Beziehung war hier deutlicher als die Beziehung zwischen klinischer Besserung und Anstieg der HVA im Liquor. Bei der HVA kommt es rasch zu einer Adaption des Systems. Bei langzeitbehandelten Patienten findet man allerdings auch keine erhöhten Prolaktinspiegel mehr [1].

Nach der Gabe von Probenezid, das den Abstrom saurer Substanzen aus dem Liquor blockiert, steigt die **HVA im Liquor** an; nach Gabe von Neuroleptika ist der Anstieg stärker, was als Reaktion auf die Blockierung der Dopaminrezeptoren betrachtet wird. Verschiedene Autoren beurteilen die Beziehung zwischen therapeutischem Effekt der Behandlung und Zunahme des mit der Probenezidmethode gemessenen Dopamin-turnovers beim Menschen unterschiedlich. Nach SEDVALL et al. [303] besteht die Korrelation zwischen HVA-Anstieg und Entwicklung der klinischen Symptomatik nur für die ersten 14 Tage der Behandlung. Nach 4 Wochen ist die Korrelation nicht mehr signifikant.

Nach 4wöchiger Behandlung finden die Autoren hingegen eine signifikante Korrelation zwischen dem Abfall der **MHPG-Ausscheidung im Urin** und der klinischen Besserung, ein Befund, der auf die Beteiligung noradrenerger Systeme hindeutet, jedoch der Bestätigung bedarf.

Auf den geringen prädiktiven Wert des Auftretens von extrapyramidalmotorischen Nebenwirkungen wurde bereits hingewiesen. Ebenfalls unsicher sind also die Beziehungen zwischen dem Eintritt der antipsychotischen Wirkung und dem Verlauf der Wirkung auf das Prolaktin bzw. auf den Dopaminumsatz, gemessen an der HVA-Akkumulation. Zu Beginn der Therapie werden zwar in einigen Studien Korrelationen gefunden, der antipsychotische Effekt überdauert jedoch die Wirkungen auf diese Systeme. Außerdem gibt es eine Reihe von Substanzen, die entweder antipsychotisch wirken und nicht auf die genannten Systeme wirken oder umgekehrt.

Es muß bei diesen Überlegungen berücksichtigt werden, daß es im ZNS verschiedene Systeme gibt, die auch lokalisatorisch voneinander getrennt werden können. Die antipsychotische Wirksamkeit der Neuroleptika — vorausgesetzt es handelt sich überhaupt um eine Beeinflussung der dopaminergen Übertragung — kann an die Wirkung auf ein bestimmtes System gebunden sein, z. B. an die Wirkung auf das mesolimbische System oder auf die dopaminergen Neurone im Hippocampus. Andere Systeme, wie das nigrostriäre oder das tuberoinfundibuläre, werden parallel dazu und je nach der Spezifität der Substanz mehr oder minder mitbeeinflußt [3].

6.5.4. Wirkungen der Neuroleptika beim gesunden Probanden

Die zahlreichen pharmakopsychologischen Experimente mit Neuroleptika an gesunden Probanden, bei denen es sich meist um Einzelgaben handelt, werden von JAHNKE [184] in einer Übersicht dargestellt. Hier werden auch die erheblichen methodologischen Probleme der Pharmakopsychologie berücksichtigt (vgl. Kap. 3.). Die Wirkung der Neuroleptika auf das Verhalten und auf psychophysiologische Variablen beim gesunden Probanden ist von der Höhe der Dosis, davon, ob einzelne Dosen oder eine Dauermedikation verabreicht wird, von der Situation, in welcher das Präparat verabreicht wird und von den Persönlichkeitsvariablen des Probanden abhängig.

Wirkungen auf kognitive und psychomotorische Funktionen

Im einzelnen beeinflussen Neuroleptika beim gesunden Probanden die *Wahrnehmung,* gemessen z. B. an der kritischen Flickerfusionsfrequenz (CFF). Neuroleptika senken bereits in niedrigen Dosen die CFF, unterscheiden sich hierin aber nicht prinzipiell von anderen Sedativa und Hypnotika. Die Wahrnehmungsgeschwindigkeit und die Zeitwahrnehmung werden durch die niedrigen Dosen von Neuroleptika kaum beeinflußt. Gleiches gilt für das *Denken* und für die *Intelligenzleistung*. Die Effekte ähneln hier denen der Tranquilizer. Eine eindeutige Störung wird erst in Dosen von z. B. mehr als 200 mg Chlorpromazin feststellbar. Höhere Chlorpromazindosen beeinflussen das *verbale Lernen* und das *klassische Konditionieren*. Eine spezifische Wirkung der Neuroleptika auf die *Gedächtnisleistung* ist beim gesunden Probanden nicht nachgewiesen. Deutlicher sind die Wirkungen auf die *psychomotorischen Leistungen*. Während niedrige Dosen von Neuroleptika beim gesunden Probanden zu einer Leistungsverbesserung führen können, kommt es bei höheren Dosen zu deutlichen Leistungsbeeinträchtigungen, insbesondere wenn die Geschwindigkeit gewertet wird. Die *Vigilanz* wird bereits durch relativ niedrige Dosen beeinträchtigt, während die *Konzentrationsfähigkeit* erst in höheren Dosen gestört wird.

Wirkungen auf physiologische Parameter

Im *Nativ-EEG* bewirken Neuroleptika eine Frequenzverlangsamung. Es finden sich auch Wirkungen auf die *evozierten Potentiale* (Veränderungen in der elektrischen Hirnaktivität als Folge sensorischer Stimulation). Dabei wird eine Zunahme der Latenzzeit und eine Tendenz zur Amplitudenverminderung bei den späten Peaks beobachtet. Die sogenannte CNV (contingent negative variation) ist ein ereignisbezogenes Potential, das zwischen 2 Stimuli beobachtet wird. Man nimmt an, daß die CNV zur Aufmerksamkeit oder zum Arousal in Beziehung steht. Die wenigen vorliegenden Untersuchungen deuten darauf hin, daß Neuroleptika bei normalen Probanden die CNV vermindern.

Im physiologischen Bereich kommt es zu einer Verminderung des *Sympathikotonus,* wobei Phenothiazine allerdings bereits in geringen Dosen die Herzfrequenz beschleunigen können. Die physiologische Reaktion auf emotional bedeutsame Stimuli wird durch Phenothiazine vermindert. Wahrscheinlich wird auch die Habituationsgeschwindigkeit physiologischer Reaktionen beschleunigt.

Wirkungen auf emotionale Prozesse

Die Wirkung der Neuroleptika auf emotionale Prozesse ist besonders schwierig zu erfassen und stark von der verwendeten Dosis, der Persönlichkeit des Probanden und Situationsfaktoren abhängig [s. a. 165 und Kap. 2]. Bei emotional labilen, ängstlichen und introvertierten Probanden kommt es am ehesten unter niedrigen Neuroleptikadosen zu emotionaler Stabilisierung. Extrovertierte Probanden zeigen eher eine emotionale Labilisierung [111, 183].

Bezüglich dieser Wirkungen sind die **Neuroleptika** jedoch den **Tranquilizern** unterlegen. Die Effekte der Neuroleptika werden von den Probanden im Gegensatz zu den Effekten der Tranquilizer und Sedativa meist als unangenehm erlebt. Neuroleptika haben wahrscheinlich spezifisch anxiolytische Wirkungen, die über ihre emotional stabilisierende und allgemein spannungslösende Wirkung hinausgehen. Die desaktivierenden Effekte der Neuroleptika sind, verglichen mit denen der Barbiturate und anderen Sedativa, geringer, aber deutlicher als bei den Tranquilizern.

6.5.5. Therapeutische Wirkungen der Neuroleptika (beim Patienten)

Generell wird eine sogenannte *antipsychotische* und eine *sedierende* Wirkung unterschieden. Der antipsychotische Effekt hebt die Neuroleptika am deutlichsten aus der Gruppe der übrigen Sedativa hinaus. Der Begriff „antipsychotisch" ist wenig scharf definiert. Meist ist damit gemeint die Wirkung auf innere Spannung, Überaktivität, Aggressivität, Feindseligkeit, Negativismus, Halluzinationen, akute Wahnsymptomatik, Schlaflosigkeit, Nahrungsverweigerung, Rückzug und Autismus. Einsicht, Urteilsfähigkeit, Orientierung und Gedächtnisstörungen bessern sich nur, wenn sie durch psychotische Prozesse beeinträchtigt waren. Die Wirkung von Neuroleptika auf diese Symptome ist dabei offensichtlich unabhängig von der zugrundeliegenden Erkrankung.

VAN PRAAG [337] unterscheidet zweierlei Art und Weise, **wie Neuroleptika wirken.** Einmal kann es zu einem *völligen Verschwinden psychotischer Symptomatik* kommen, im anderen Fall kommt es lediglich zu einer Änderung der psychotischen Symptome, indem ihnen ihre *emotionale Bedeutsamkeit* genommen wird. Die Neuroleptika wirken damit auf die emotionale Färbung innerer und äußerer Wahrnehmungen. Das heißt, die pathologischen inneren und äußeren Wahrnehmungen bleiben in diesem Fall unverändert bestehen, aber ihre emotionale Relevanz wird für den Patienten vermindert.

HEIMANN geht in diesem Buch näher auf die Interaktionen zwischen Pharmaka, pathologisch veränderten Funktionen auf den unterschiedlichen Ebenen beim Patienten und Behandlungssituation ein (s. Kap. 3.).

Die **Phenothiazin-Derivate** mit **aliphatischen Seitenketten** haben eine stärker sedierende und eine geringere antipsychotische Wirkung; die vegetative Symptomatik, besonders der unerwünschte hypotone Effekt, sind teilweise sehr ausgeprägt; die extrapyramidalen Symptome (EPS) sind geringer als bei den Phenothiazinen mit Piperidin- und Piperazin-Seitenketten. Die Phenothiazin-Derivate mit **Piperidin-Seitenkette** sind mittelgradig sedierend, während jene mit **Piperazin-Seitenkette** geringere sedative und geringere vegetative Symptomatik verursachen, im Vergleich zu den beiden anderen Phenothiazin-Gruppen aber die stärkste antipsychotische Wirkung und auch die stärksten motorischen Begleiteffekte haben.

Die **Butyrophenone** und ihre Derivate haben eine nur gering sedierende Wirkung, teilweise wird ihnen sogar antriebssteigernde Wirkung, sogar mit der Gefahr der Schlafstörung (z. B. *Trifluperidol)* zugeschrieben; sie haben starke antipsychotische und starke extrapyramidalmotorische Wirkungen ohne vegetative Begleiteffekte. Ihr geringer sedierender Effekt bedeutet natürlich nicht — ein häufiges Mißverständnis — daß sie nicht auch in normaler Dosierung psychomotorische Aktivität normalisieren oder psychotische Erregung dämpfen. Gerade dies ist neben der Beeinflussung der psychotischen Denk-, Antriebs- und Affektstörungen eine ihrer Hauptwirkungen.

Die **Thioxanthene** nehmen eine Zwischenstellung ein; das *Chlorprothixen* ist dem Chlorpromazin in seinem Wirkungsprofil und seiner Wirkungsstärke sehr ähnlich, das *Thiothixen* entspricht eher den stärker wirksamen Piperazinyl-Phenothiazinen, etwa dem Perphenazin oder dem Trifluoperazin.

Von den **Indol-Derivaten** wird *Reserpin* bei uns kaum noch verwendet; *Molindone* (in der BRD noch nicht verfügbar) ähnelt den schwachen Substanzen aus der Piperazin-Reihe; es soll sich u. a. dadurch auszeichnen, daß es keine Gewichtszunahme verursacht (DAVIS, 1976).

Die Wirkung der Neuroleptika auf psychotische Symptomatik ist durch zahlreiche Doppelblindstudien belegt [78, 79; Übersicht bei 98]. Dem antipsychotischen Wirkungsprofil entsprechend nennt LEHMANN (1975) folgende **Hauptindikationen der Neuroleptikatherapie:**

— Symptomatische Behandlung pathologischer Erregungszustände, gleich welcher Ursache.
— Behandlung akuter psychotischer Störungen.
— Behandlung chronisch schizophrener Psychosen und
— Erhaltungstherapie bei schizophrenen Patienten in Remission.

Neuroleptika sind in der Behandlung akuter Psychosen einem Placebo eindeutig überlegen. Die Dauertherapie hat einen rezidivverhütenden Effekt bei schubweise verlaufenden Erkrankungen. Auch diese prophylaktische Wirkung ist durch zahlreiche Doppelblindstudien gegen Placebo gesichert [94].

Auf der anderen Seite ist es genauso sicher, daß nicht *alle* schizophrenen Patienten einer neuroleptischen Behandlung, insbesondere einer Dauerbehandlung bedürfen. Die Identifikation dieser Gruppe aufgrund klinischer und anamnestischer Variablen ist bisher nicht gelungen [78, 97, 318], d. h. es ist *vor* der Behandlung nicht sicher zu entscheiden, welche Patienten sich ohne Neuroleptika bessern werden bzw. rezidivfrei bleiben werden und welche sich trotz neuroleptischer Behandlung nicht bessern bzw. verschlechtern werden oder erneute Schübe entwickeln werden (vgl. Kap. 6.6.).

6.5.5.1. Zur Frage der Dosierung der Neuroleptika

Wenig Sicherheit herrscht bezüglich der Dosierung der Neuroleptika sowohl bei akut Kranken als auch bei der Rezidivprophylaxe. Studien, die unterschiedliche Dosierungen miteinander vergleichen, ergeben Hinweise, daß die Neuroleptika in einem Bereich, der 150—300 mg Chlorpromazin pro Tag äquivalent ist, eine lineare Dosis-Wirkungs-Beziehung haben. Dies ist eine Mittelwertangabe, die Bereiche für die einzelnen Individuen werden um diesen Bereich streuen.

Die Umrechnung der Dosen der verschiedenen Substanzen auf Chlorpromazinäquivalente ist nicht unproblematisch, da sich die Wirkungsprofile der Neuroleptika, insbesondere die Wirkungsprofile der Nebenwirkungen, doch sehr voneinander unterscheiden. Wahrscheinlich flacht sich im Bereich höherer Dosierungen die Dosis-Wirkungs-Kurve ab, d. h. Dosissteigerungen führen zu einer immer weniger ausgeprägten Zunahme des therapeutischen Effektes, bis schließlich weitere Dosiserhöhungen gar keine zusätzlichen Vorteile für die Behandlung mehr bringen. DAVIS et al. [98] geben 500—1000 mg Chlorpromazin bzw. eine äquivalente Dosis eines anderen Neuroleptikums als das durchschnittliche Optimum an. Zur Therapie mit sogenannten „Megadosen" vgl. Kap. 6.7. Eine Übersicht über die mittleren klinischen Dosen findet sich im Appendix (Abschnitt VI dieses Buches).

Dosierung zu Beginn der Behandlung

Während bezüglich der durchschnittlich zu verwendenden Tagesdosen der verschiedenen Neuroleptika doch noch eine relevante Einigkeit herrscht, so sind die Angaben, wie der Beginn der Behandlung zu gestalten ist, in der Literatur sehr unterschiedlich. Während bei chronisch psychotischen Bildern eine **einschleichende Dosierung** allgemein üblich ist, bei der sich die Dosissteigerungen nach den zu beobachtenden Nebenwirkungen richtet bzw. der therapeutische Effekt bei relativ niedriger Dosis abgewartet werden kann und erst bei dessen Nichteintreten die Medikation erhöht wird, ist die Situation bei akuten Psychosen schwieriger. Das Risiko der unerwünschten Wirkungen (insbesondere die Herz-Kreislauf-Wirkungen bei den niedrigpotenten und die extrapyramidalmotorischen Wirkungen bei den höherpotenten Neuroleptika) würden hier ebenfalls eine langsame Steigerung der Dosis geraten erscheinen lassen. Es bliebe zudem noch die Möglichkeit, sich langsam, anhand der antipsychotischen Wirkung, in den optimalen Bereich hineinzutasten, was noch mehr Zeit erfordern würde, denn die Wirkung tritt oft verzögert ein. Durch ein solches Vorgehen könnten Überdosierungen in jedem Fall vermieden werden.

Andererseits bedeutet eine akute psychotische Dekompensation in erster Linie für den Patienten selbst ein derart bedrohliches Ereignis, daß eine rasche therapeutische Wirkung in Hinblick auf die weitere Prognose und die Möglichkeit sekundärer psychologischer und sozialer Komplikationen erforderlich ist (vgl. Kap. 6.7. und 6.8.).

Aus dieser zweiten Überlegung leitet sich die Forderung nach einer **initial hochdosierten Behandlung** ab. Bei Gabe hochpotenter Neuroleptika sind die Risiken bezüglich der vegetativen Nebenwirkungen gering, und extrapyramidalmotorische Störungen können, wenn sie auftreten, mit Anticholinergika behandelt werden. Schwierigkeiten können sich bei diesem Vorgehen bei Patienten ergeben, die — etwa aufgrund einer frühkindlichen Hirnschädigung — mit besonders starken motorischen Nebenwirkungen und Verhaltensstörungen reagieren (s. Kap. 6.5.6.1. und 6.5.6.12.), die mit Anticholinergika nicht ausreichend behandelt werden können. Das dann erforderliche Absetzen des Neuroleptikums bzw. die rasche Dosisreduktion bringt zuweilen zusätzliche Probleme, da Absetzeffekte, überdauernde Nebenwirkungen und die zugrundeliegende Psychopathologie oft in unüberschaubarer Weise miteinander interferieren. (Es besteht außerdem häufig kein *eindeutiger* Zusammenhang zwischen der Häufigkeit des Auftretens von Nebenwirkungen und der Höhe der initialen Dosis.)

Ein Kompromiß zwischen beiden Vorgehensweisen (initial hoch, oder niedrig mit langsamem Anstieg zu dosieren) besteht darin, die Dosis rasch zu steigern und die initialen Effekte der einzelnen Verabreichungen bzw. die Effekte nach 1—2 Tagen sorgfältig zu registrieren. Zwischen diesen und der längerfristigen Wirkung und Verträglichkeit besteht oft eine gute Korrelation (vgl. Kap. 6.7.). Inwiefern die Messung der Plasmakonzentration der Neuroleptika eine Hilfe bei der Dosisfindung darstellen kann, wird im Kap. 6.6. eingehender erörtert werden. Sicher ist diesbezüglich jedenfalls, daß extrem hohe und extrem niedrige Plasmaspiegel bei mittlerer Dosierung dem Kliniker eine wichtige Entscheidungshilfe sein können, da sie, regelrechte Einnahme des Präparates vorausgesetzt, auf besondere Eigenheiten des Patienten bezüglich des Arzneimittelstoffwechsels hinweisen, die bei der Behandlung berücksichtigt werden müssen.

Die Frage nach der *Dauer* einer neuroleptischen Akut- oder Langzeitbehandlung steht in so engem Zusammenhang mit den Verlaufsformen der Erkrankung, daß sie im nächsten Kap. 6.8. abgehandelt wird. Hier werden auch die Vor- und Nachteile der Depotmedikation erörtert werden.

6.5.6. Unerwünschte Begleitwirkungen (Nebenwirkungen) der Neuroleptika

Die Fülle der nicht psychologischen Wirkungen der Neuroleptika beim Menschen, d. h. die Wirkungen auf das motorische System, auf das EEG, auf einzelne Hirnregionen, auf das autonome Nervensystem, auf das endokrine System, das Herz, Kreislauf und Leber, werden in diesem Kapitel als unerwünschte Begleitwirkungen (auch „Nebenwirkungen" genannt) diskutiert, da sie bei der Anwendung der Neuroleptika in der Psychiatrie überwiegend als solche zu gelten haben.

Tab. 6.10. Unerwünschte Begleitwirkungen der Neuroleptika

Störungen der Motorik
    Medikamentös bedingtes Parkinsonoid
    Akute Dyskinesien
    Akathisie
    Tardive Dyskinesie
Cerebrale Krampfanfälle
Störungen des autonomen Nervensystems und kardiovaskuläre Störungen
    Blutdruckregulationsstörungen
    EKG-Veränderungen
    Arrhythmien
    Anticholinerge Wirkungen
Störungen der Leberfunktion
Blutbildveränderungen
Endokrine Störungen und Störungen des Sexualverhaltens
Störungen des Glucosestoffwechsels
Störungen der Thermoregulation
Malignes neuroleptisches Syndrom
Dermatologische Störungen
Ophthalmologische Störungen
Unerwünschte Wirkungen auf das Verhalten
Pharmakogenes Delir
Plötzliche Todesfälle
Absetzeffekte, Entzugserscheinungen

Tab. 6.10. gibt einen Überblick über therapeutisch meist unerwünschte Wirkungen von Neuroleptika. Die einzelnen Störungen treten sehr unterschiedlich häufig auf. Welche Nebenwirkungen zu erwarten sind, ist nicht nur von der Wahl des Präparates abhängig, sondern auch von der Disposition des Patienten und von der gewählten Dosierung.

Therapeutisch genutzt wird die **antiemetische** Wirkung der Neuroleptika. Auch diese kann eine unerwünschte Begleitwirkung sein, wenn sie z. B. das Symptom Erbrechen bei einem als endogene Psychose verkannten intracraniellen Druckanstieg verschleiert. Die durch die Neuroleptika bewirkte Dopamin-Rezeptor-Blockade der Dopamin-Rezeptoren in der Area postrema ist für die antiemetische Wirkung der Substanzen verantwortlich. Da die dort vorhandenen Chemo-Rezeptoren auch von Substanzen erreicht werden können, die die Blut-Hirn-Schranke nicht passieren, läßt sich übrigens erklären, daß eine Substanz wie *Sulpirid* (schlecht liquorgängig) in mittlerer Dosierung nur schwachen antipsychotischen Effekt hat, jedoch eine ganz ausgeprägte antiemetische Wirkung.

Eine weitere Folge der Dopamin-Rezeptor-Blockade der Neuroleptika ist eine Stimulierung der **Prolaktin-Sekretion** der Hypophyse. Blockierung der tuberoinfundibulären Dopamin-Rezeptoren führt zu einer Stimulierung der Prolaktin-Sekretion. Durch den Prolaktin-Anstieg bedingt, sind die Neuroleptika-Nebenwirkungen Galaktorrhoe, Brustwachstum und Amenorrhoe.

6.5.6.1. Häufigkeit und Wertung der Nebenwirkungen

Extrapyramidalmotorische Nebenwirkungen sind **häufig** bei hochpotenten Neuroleptika. Bei niedrigpotenten Neuroleptika sind häufig stärkere Sedierung und Nebenwirkungen auf das Herz-Kreislauf-System. Relativ häufig gelangen noch zur Beobachtung die durch die anticholinergen Wirkungen bedingten Symptome, Störungen des endokrinen Systems, benigne Leukopenien und reversible Anstiege der Leberenzyme. Als **selten** bzw. sehr selten sind zerebrale Krampfanfälle, Agranulozytosen, Ikteren und ophtalmologische Störungen zu betrachten. Einige der geschilderten Nebenwirkungen, wie z. B. das maligne neuroleptische Syndrom, paradoxe Reaktionen und plötzliche Todesfälle sind überhaupt nur in Einzelfällen beschrieben, und ihr Zusammenhang mit der neuroleptischen Behandlung muß noch präziser erarbeitet werden.

Eine eingehende Darstellung der Probleme des sogenannten „drug monitoring" findet sich bei GROSS und INMAN [156]. Hier werden auch die erheblichen methodischen Probleme bei der Erfassung und Sicherung seltener Nebenwirkungen dargestellt. Diese Probleme sollte man bei der Beurteilung von Berichten über seltene Nebenwirkungen berücksichtigen.

Bezüglich der Neuroleptika sei besonders auf die enge Beziehung zwischen Hautveränderungen und psychischen Reaktionen verwiesen, auf das *spontane* Auftreten von Dyskinesien und Hyperkinesien im Alter und auf die an und für sich häufige Beeinträchtigung sexueller und libidinöser Funktionen bei psychischen Störungen. Diese Verknüpfungen machen die **Wertung von Fallberichten** bezüglich des Zusammenhanges zwischen unerwünschtem Effekt und Medikation sehr schwer. Die erwähnten „seltenen" Nebenwirkungen der Neuroleptika sind in erster Linie als Anregung zu weiteren Beobachtungen gedacht.

Wie bei jeder Behandlung (auch nicht medikamentöse Behandlungen haben unerwünschte Begleiterscheinungen) werden bei einer neuroleptischen Behandlung Risiko und Nutzen gegeneinander abgewogen. Angesichts der Seltenheit schwerer und nicht behandelbarer bzw. vorhersehbarer Nebenwirkungen gelten die Neuroleptika als relativ sichere Substanzen mit großer therapeutischer Breite.

Gerade bei den **länger eingeführten Präparaten** sind aufgrund der zahlreichen, auch Placebo-kontrollierten Studien und aufgrund der hohen Zahl bisher behandelter Patienten nicht nur die über jeden Zweifel erhabene therapeutische Wirksamkeit bekannt geworden, sondern auch eine Fülle von Begleitwirkungen beschrieben. Diese Fülle von möglichen Begleitwirkungen sollte nicht dazu führen, die länger bekannten Präparate für gefährlicher zu halten als etwa neu eingeführte Substanzen, von denen diese Begleitwirkungen (noch) nicht bekannt sind.

Jedes **neue Präparat** hat zwar eine sorgfältige toxikologische, pharmakologische und klinische Prüfung in verschiedenen Phasen durchlaufen [vgl. 166, 359], befindet sich aber, was schwer erfaßbare (z. B. Abhängigkeitspotential, teratologische Wirkungen) und seltene und nur bei bestimmten disponierten Gruppen zu erwartende Effekte angeht, auch nach der Freigabe für den

Markt noch in einem Stadium experimenteller Erprobung [368]. Diese Forschung, die in der täglichen Praxis bei jeder medikamentösen Behandlung stattfindet, hat die Erfassung neuer Wirkungen und bisher unbekannter Risiken zum Ziel und bleibt, da einerseits Dosierungsgewohnheiten und Indikationen sich stets wandeln und andererseits seltene Komplikationen erst bei einer sehr hohen Zahl von (kontrollierten) Behandlungen in ihrer wahren Bedeutung abgeschätzt werden können, fast immer unabgeschlossen [34].

Von diesem Standpunkt aus betrachtet müssen **länger eingeführte Substanzen,** von denen naturgemäß auch mehr (Neben-)Wirkungen bekannt sind, als *sicherer* gelten als Präparate, deren Wirkungen bei Einsatz an großen Patientenpopulationen noch nicht ausreichend bekannt ist. (Zur Frage der Aufklärung des Patienten und seiner Familie s. Kap. 3.)

6.5.6.2. Neuroleptika-induzierte Störungen der Motorik und ihre Therapie

Die folgende kurze Zusammenfassung orientiert sich an der Übersicht von MARSDEN et al. [218], die auch eine Darstellung der Pathophysiologie der Bewegungsstörungen umfaßt [s. a. 309]. Da Bewegungsstörungen auch spontan bei unbehandelten katatonen Schizophrenen und bei anderen Formen chronischer Schizophrenie zu beobachten sind, kommt der Abgrenzung der medikamentös induzierten Bewegungsstörungen eine besondere Bedeutung zu.

1. Das Neuroleptika-bedingte Parkinsonoid

Klinisches Bild. Alle Hauptsymptome der Parkinsonschen Erkrankung, wie Akinese, Rigor, Tremor und Störungen der Körperhaltung, können durch Neuroleptika hervorgerufen werden. Die Brady- oder Akinese ist das häufigste und am frühesten zu beobachtende Symptom. Die Patienten zeigen ein ausdrucksloses Gesicht, fehlende Mitbewegungen, eine monotone Sprache, eine mühsame und kleine Handschrift und allgemein gehemmte Bewegungsabläufe. Hinzu treten subjektive Klagen über Muskelschwäche und Schlappheit. Der Rigor, manchmal mit Zahnradphänomenen, kommt Tage oder Wochen nach dem Beginn der Akinese. Den Tremor findet man als Nebenwirkung der Neuroleptika häufig mit höherer Frequenz als bei der Parkinsonschen Erkrankung und nicht nur in Ruhe.

Zeitpunkt des Auftretens. Das Parkinsonoid tritt wenige Tage nach Beginn der Behandlung auf, innerhalb des 1. Monats nach Behandlungsbeginn werden 50—75 % der insgesamt zu beobachtenden Fälle in Erscheinung treten, 90 % innerhalb der ersten 3 Behandlungsmonate. Nach Absetzen einer neuroleptischen Behandlung verlieren sich die Symptome meist innerhalb weniger Wochen, in Einzelfällen kann die Symptomatik über Monate dauern. Eine Toleranzentwicklung gegenüber dem Phänomen, wie sie in Tierversuchen beobachtet wurde, ist für den Menschen noch nicht ausreichend gesichert.

Die **Inzidenz des Parkinsonoids** hängt sehr stark von der Art des verwendeten Neuroleptikums (s. unten) ab und von der Schärfe der klinischen Beobachtung. Die individuelle Disposition spielt eine bedeutende Rolle. Nach HAASE [159] finden sich für die Schwellendosis, nach der grobmotorische Auffälligkeiten zu erwarten sind, interindividuell eine bis 15fache Variation beim gleichen Neuroleptikum. Somit besteht auch *keine* klare Korrelation zwischen der Höhe der Dosis des verwendeten Neuroleptikums und der Häufigkeit bzw. der Intensität des medikamentös bedingten Parkinsonoids. Schwere parkinsonistische Störungen können in Einzelfällen auch nach sehr geringen neuroleptischen Dosen auftreten. Die Altersverteilung, was die Häufigkeit des Auftretens eines medikamentös bedingten Parkinsonoids angeht, ähnelt der Altersverteilung der Parkinsonschen Erkrankung, d. h. es findet sich eine starke Zunahme der Inzidenz jenseits des Alters von 40 Jahren. Nach einigen Studien sollen Frauen häufiger betroffen sein als Männer.

2. Neuroleptika-bedingte akute Dyskinesien (Früh-Dyskinesien)

Klinisches Bild. Die akuten dyskinetischen Reaktionen sind für die Patienten besonders störend, manchmal schmerzhaft und oft beängstigend. Sie bestehen in intermittierend auftretenden oder andauernden Muskelspasmen und Haltungsanomalien. Am häufigsten sind die Muskeln der Augen, des Gesichtes, des Nackens und des Schlundes betroffen, und es werden folglich okulogyre Krisen, Blepharospasmen, Trismus, Grimassieren und Verkrampfungen der Zungen- und Schlundmuskulatur beobachtet. Damit einher gehen Sprachstörungen, Schluckstörungen und respiratorischer Stridor, der bis zur schweren Behinderung der Atmung gehen kann [333]. Am Hals werden Tortikollis und Retrokollis beobachtet. Wenn die Muskulatur des Stammes, wie dies bei Kindern der Fall ist, stärker betroffen ist, sieht man Opisthotonus, Skoliose und Lordose. Akute Dyskinesien können auch ohne Muskelspasmus auftreten. Sie werden, vor allen Dingen wenn sie nach der Gabe niedriger Dosen von Neuroleptika auftreten, oft diagnostisch verkannt. Die Patienten kommen mit der Verdachtsdiagnose „epileptischer Anfall", „tetanischer Anfall", „Enzephalitis", „Meningitis" oder mit einer anderen neurologischen Diagnose zur Aufnahme. Alle Symptome der akuten Dyskinesien können spontan verschwinden und erneut wieder auftreten und reagieren auf eine ganze Reihe von medikamentösen und suggestiven Maßnahmen. Deshalb werden sie oft als hysterische Reaktionen verkannt.

Zeitpunkt des Auftretens. Die akuten Dyskinesien treten innerhalb von Stunden nach der ersten Gabe des Neuroleptikums auf. 50% manifestieren sich innerhalb von 48 Stunden, ca. 90% in ungefähr 5 Tagen nach Beginn der Behandlung. Bei diesen Störungen, im Gegensatz zum Parkinsonoid, besteht eine *eindeutige* Beziehung zwischen der Schwere und Häufigkeit des Auftretens und der verwendeten Dosis des Neuroleptikums. Berichte, nach denen eine besonders hohe Dosierung das Risiko für das Auftreten dyskinetischer Reaktionen eindeutig vermindern soll, harren weiterer Bestätigung. Dyskinetische Reaktionen nach Reserpin und seinen Analoga sind selten (zur Behandlung mit sogenannten Mega-Dosen s. Kap. 6.6.).

Insgesamt scheint die **Inzidenz dyskinetischer Reaktionen** bei 5% zu liegen. Wie beim medikamentös bedingten Parkinsonoid sind *Piperazinsubstituierte Phenothiazine* und *Butyrophenone* für die meisten Fälle verantwortlich. Die Altersverteilung ist anders als beim Parkinsonoid. Kinder unter 15 Jahren zeigen die schwersten dystonen Reaktionen, vor allen Dingen am Stamm und an den Extremitäten, während beim Erwachsenen die Kopfmuskulatur und die obere Extremität bevorzugt betroffen wird. Männer sind häufiger betroffen als Frauen, ansonsten ist über die Gründe der individuell sehr unterschiedlichen Reaktionsbereitschaft wenig bekannt. Übrigens scheinen Patienten mit unbehandeltem Hypoparathyreodismus und Hypokalzämie besonders gefährdet zu sein.

3. Die Neuroleptika-bedingte Akathisie

Klinisches Bild. Die Akathisie ist ein Zustand motorischer Unruhe, bei dem es sich wahrscheinlich nicht um eine extrapyramidalmotorische Störung handelt. Die Patienten klagen über innere Spannung und einen Bewegungsdrang, der vor allen Dingen in den Beinen empfunden wird, und über eine Unfähigkeit, still zu sitzen. Sie treten im Stehen auf der Stelle, bewegen beim Sitzen die Füße, wippen mit dem Oberkörper hin und her und sind in schweren Fällen in ständiger Bewegung. Daher wird das Syndrom oft mit psychotischer Bewegungsunruhe oder Angst verwechselt.

Zeitpunkt des Auftretens. Meist tritt die Akathisie erst im weiteren Behandlungsverlauf auf. 50% der Fälle manifestieren sich innerhalb des ersten Monats und 90% innerhalb der ersten zwei oder drei Monate nach Behandlungsbeginn. Die Störung kann spontan verschwinden, zwischenzeitlich wieder auftauchen und auch nach Absetzen des Medikaments noch längere Zeit bestehen bleiben. Sie wird auch nach Gabe von Reserpin beobachtet, tritt aber am häufigsten nach Gabe von *Piperazinsubstituierten Phenothiazinen* auf. Eine besondere Altersverteilung ist nicht bekannt.

4. Die Neuroleptika-bedingte tardive Dyskinesie (Spät-Dyskinesie)

Klinisches Bild. Hier handelt es sich um eine hyperkinetische Bewegungsstörung, die nach längerer Behandlung mit Neuroleptika auftreten kann und häufig irreversibel ist. Charakteristisch sind orofaziale Dyskinesien, die in Schmatz-, Kau- und Zungenwälzbewegungen bestehen. Hinzu treten können choreatische Bewegungen der Extremitäten mit distaler Athetose, Haltungsanomalien und rhythmische Bewegungen des Rumpfes, die sich von der Akathisie dadurch unterscheiden, daß ihnen das starke subjektive Bedürfnis nach Bewegung fehlt. Bei Kindern hat man ähnliche Syndrome nach neuroleptischer Behandlung beobachtet, die jedoch innerhalb eines Jahres nach Absetzen des Neuroleptikums voll reversibel waren. Auch die tardiven Dyskinesien sind in ihrem Ausprägungsgrad von emotionalen Faktoren abhängig. Charakteristisch ist, daß viele Patienten die unwillkürlichen Bewegungen an sich selbst nicht bemerken.

Zeitpunkt des Auftretens. Bereits nach 3- bis 6monatiger Behandlung mit Neuroleptika wurden tardive Dyskinesien berichtet. Meist geht jedoch eine 2jährige Behandlung voraus. Charakteristisch ist, daß die Störung zunimmt, wenn die Dosis des Neuroleptikums herabgesetzt wird, oder wenn das Präparat ganz abgesetzt wird. Nach Absetzen bleibt die Störung meist unverändert bestehen oder bessert sich langsam. Eine Progredienz wird nicht beobachtet. Ob ein korrelativer Zusammenhang mit der Dauer der Behandlung oder der Höhe der Dosierung besteht, ist bisher nicht klar. Die Inzidenz kann für Patienten in psychiatrischen Krankenhäusern auf 3-6% geschätzt werden und liegt für ältere dauer-untergebrachte Patienten bei 20%.

Selbst Patienten, die wegen psychoneurotischer oder gastrointestinaler Störungen, chronischer Schmerzzustände oder Persönlichkeitsstörungen mit Neuroleptika behandelt werden, entwickeln tardive Dyskinesien. Es besteht also wahrscheinlich kein Zusammenhang zwischen einer vorbestehenden Bewegungsstörung im Rahmen der Psychose und dieser Nebenwirkung. In der Mehrzahl der entsprechenden Untersuchungen konnte auch kein Zusammenhang zwischen struktureller Hirnschädigung und Spät-Dyskinesien festgestellt werden. Nur in einigen Untersuchungen fanden sich atrophische Veränderungen in der Substantia nigra und im Bereich des Mittelhirns; ein Zusammenhang mit der Langzeitmedikation konnte aber nicht mit Sicherheit hergestellt werden.

Die Gabe von *Anticholinergika* zusätzlich zur neuroleptischen Behandlung erhöht wahrscheinlich das Risiko für das Auftreten von Spät-Dyskinesien [Übersichten: 199, 200].

Die Behandlung der Neuroleptika-induzierten motorischen Störungen

Das medikamentös induzierte **Parkinsonoid** ist mit hoher Wahrscheinlichkeit eine Folge der durch das Neuroleptikum bedingten Blockade der Dopamin-Rezeptoren im nigrostriatalen System. Wie bei der Behandlung des Morbus Parkinson sind *Anticholinergika* therapeutisch wirksam. Wegen der Dopamin-Rezeptor-Blockade ist eine Behandlung mit L-DOPA oder mit Dopamin-Rezeptor-Agonisten nicht sinnvoll.

Eine **routinemäßige Verordnung von Anticholinergika** zum Neuroleptikum oder die Verwendung von Kombinationspräparaten ist *nicht* empfehlenswert, da viele Patienten mit Anticholinergika behandelt würden, die gar keine extrapyramidalmotorischen Nebenwirkungen entwickelt hätten. Wie schon erwähnt, ist die individuelle Disposition zur Entwicklung solcher Störungen nach Gabe von Neuroleptika außerordentlich unterschiedlich. Anticholinergika wiederum haben ihre eigenen Nebenwirkungen, da kann z. B. durch die Gabe von Biperidin das Risiko für ein pharmakologisches Delir erhöht werden. Außerdem werden nach Anticholinergika Angst- und Unruhezustände beobachtet. Weiterhin ist vermutet worden, daß die gleichzeitig verordneten Anticholinergika die antipsychotische Wirkung der Neuroleptika vermindern. Weiterhin besteht, wie gesagt (s. o.), der Verdacht, daß das Risiko einer später auftretenden dyskinetischen Störung durch gleichzeitige Dauergabe von Anticholinergika vermehrt wird.

Der pathologische Mechanismus der **akuten dyskinetischen Reaktionen** ist nicht sicher bekannt, jedoch wirken auch hier *Anticholinergika*, die bei schweren akuten dyskinetischen Reaktionen intravenös verabreicht werden können.

VAN PRAAG [337] empfiehlt bei Hypokinese und Rigor *Orphenadrin* (3 × 50 bis 100 mg/d), *Trihexyphenidyl* (3 × 2-5 mg/d) oder *Benzatropin* (3 × 0,5 bis 2 mg/d), bei akuten Hyperkinesen oder dyskinetischen Reaktionen Orphenadrin 40 mg i. m. oder *Biperiden* 2,5 mg. Nach unseren Erfahrungen ist Biperiden jedoch ebenso bei Hypokinese und Rigor wirksam. Neu ist der Einsatz von *Tiaprid* (300-600 mg), einem substituierten Benzamid, für diese Indikation. Dieses Präparat hat keine anticholinergen Nebenwirkungen, selten kommen Amenorrhoe, Galaktorrhoe und Sedierung vor.

Zwischen der **Plasmakonzentration von Anticholinergika** und dem Ausprägungsgrad von extrapyramidalmotorischen Störungen (EPMS) besteht eine signifikante Beziehung [330]. Bei gleicher oraler Dosierung findet man sehr stark schwankende Plasmaspiegel. Es kann somit davon ausgegangen werden, daß verschiedene Patienten ganz unterschiedliche Dosen von Anticholinergika benötigen, was ja auch der Erfahrung entspricht.

Langzeittherapie mit Anticholinergika. Hierbei sollte beachtet werden, daß die Dosis später oft reduziert werden kann [71]. Dies würde doch wieder auf eine Toleranzentwicklung bezüglich der EPMS-Nebenwirkungen der Neuroleptika hinweisen. Eine **Dosisreduktion** sollte jedoch in jedem Fall vorsichtig erfolgen, da nach abruptem Absetzen der Antiparkinsonmittel bei chronisch schizophrenen Patienten neben der Zunahme der EPMS auch Symptome wie Angst, Depression, vermehrte motorische Unruhe, Halluzinationen und allgemeine körperliche Beschwerden beobachtet worden sind. Es ist beachtenswert, daß geringere Entzugssymptome nach dem Absetzen von *Benztropin* als nach *Biperiden* oder *Trihexyphenidyl* zu beobachten sind, was mit dem raschen Abbau der zuletzt genannten Substanzen zusammenhängen dürfte [190, 217]. Eine Literaturübersicht von CHANG und DAVIS [71] zeigt, daß die Rate für das Auftreten von EPMS nach Absetzen der Anticholinergika in vielen Studien unter 30 % liegt. Hier sind sicher Patienten erfaßt, die lediglich prophylaktisch behandelt wurden und nie EPMS hatten.

Eine **prophylaktische Gabe von Anticholinergika** ist dann nicht indiziert, wenn eine gute ärztliche Überwachung des Patienten, der neu auf ein Neuroleptikum eingestellt wird, gegeben ist. Absetz- oder Reduktionsversuche bei Langzeitbehandlung sind durchzuführen, wobei die Dosisreduktion schrittweise erfolgen muß.

Die Pathophysiologie der **Akathisie** ist ebenfalls unbekannt. Anticholinergika und Antihistaminika wirken kaum. Beim Auftreten der Störung sollte daher die *Dosis* des Neuroleptikums *reduziert* werden oder ein anderes Präparat versucht werden.

Bei der **tardiven Dyskinesie** vermutet man, daß es durch die langdauernde Blockade der Dopamin-Rezeptoren zu einer Überempfindlichkeit der Rezeptoren gekommen ist [65, 200]. Insbesondere beim Absetzen des Präparates kommt es durch das endogen vorhandene Dopamin zu einer Übererregung [Diskussion weiterer pathophysiologischer Hypothesen: s. 10]. Die Behandlung dieser Störung ist schwierig. Kontrollierte Studien mit Substanzen, die die Dopamin-Synthese hemmen bzw. wie Neuroleptika die Rezeptoren blockieren, zeigten ebensowenig eindeutige Erfolge wie die Gabe von Anticholinergika oder Acetylcholinvorstufen oder die Gabe von Substanzen, die das GABA-erge System beeinflussen.

Falls der psychopathologische Zustand es erlaubt, ist auch hier eine *Reduktion des Neuroleptikums* anzustreben (gleichgültig, ob es zu einer vorübergehenden Verschlechterung der Spätdyskinesien kommt), um so wieder eine Normalisierung der Rezeptor-Empfindlichkeit zu erreichen.

6.5.6.3. Neuroleptika-bedingte zerebrale Krampfanfälle

Es kann unter neuroleptischer Behandlung zur Manifestation von zerebralen Krampfanfällen kommen. Besonders gefährdet sind Patienten, bei denen an und für sich schon eine Disposition zu Anfällen besteht oder Patienten, die sich in einem Alkohol-, Barbiturat- oder Benzodiazepinentzug befinden [27]. Rasche Dosissteigerung und abruptes Absetzen des Neuroleptikums sind in diesem Zusammenhang besonders riskant [35]. Insbesondere *Phenothiazine mit aliphatischer* Seitenkette (z. B. Chlorpromazin) können die Krampfschwelle senken. Den stärker potenten *Piperazin-substituierten* Phenothiazinen und *Thioxanthenen* scheint diese Nebenwirkung weniger eigen zu sein [179]. Die *Butyrophenone* werden unterschiedlich eingeschätzt.

6.5.6.4. Neuroleptika-bedingte Störungen des autonomen Nervensystems und kardiovaskuläre Störungen

Störungen der Blutdruckregulation

Eine **Senkung** des Blutdrucks ist die häufigste Nebenwirkung der Neuroleptika auf das kardiovaskuläre System und wird durch zentrale Mechanismen bzw. Blockade der vaskulären alpha-adrenergen Rezeptoren erklärt. Dementsprechend ist mit dieser Nebenwirkung eher bei niedrigpotenten Neuroleptika, bei denen die alpha-Rezeptor-blockierende Wirkung über der Dopamin-Rezeptor-blockierenden Wirkung überwiegt, zu erwarten. Die Hypotonien manifestieren sich meist schon in den ersten beiden Behandlungswochen, wobei eine individuelle Disposition vorliegen muß. Frauen sind häufiger betroffen als Männer, Kreislaufgeschädigte häufiger als Gesunde und vegetativ Labile mehr als vegetativ Stabile.

Hypotonie und orthostatische Hypotonie wirkt sich nicht nur ungünstig auf die Aktivität des Patienten aus, sondern können auch bei Patienten mit koronarer oder zerebraler Mangeldurchblutung zu schweren Komplikationen Anlaß geben. Außerdem können Hypotonien Anlaß für nächtliche Unruhezustände und Schlafstörungen sein.

Tab. 6.11. Inzidenz der Hypotonie unter neuroleptischer Behandlung

Medikament	Häufigkeit in %	Bemerkungen	Literatur
verschiedene Neuroleptika	>20	n = 2000	1
Chlorpromazin	10	187 Nichtraucher	2
	8	223 leichte Raucher	2
	5	87 mittelstarke Raucher	2
	0	18 starke Raucher	2
	30	n = 21, Langzeitmed.	3
	61	n = 74, + Chlorprotixen	3
Clozapin	11,8	n = 93	4
	26,1	n = 222	5
	55,6	n = 9	6
Perazin	56,3	n = 48	1
Pecazin	27	n = 37	7
Haloperidol	4	n = 100	8
	5	n = 20	9
Bromperidol	3,3	n = 30	2
Lenperon	2	n = 50	2
	5,3	n = 19	2
	9,1	n = 11	6

Literatur: **1**: HADASS et al. (1974); **2**: RUDENKO u. LEPAKHIN (1979); **3**: MÜLLER et al. (1969); **4**: BATTEGAY et al. (1977); **5**: GROSS u. LANGNER (1970); **6**: MINDHAM (1978); **7**: MITCHELL et al. (1957); **8**: OLDHAM u. BOTT (1971); **9**: DIMASCIO u. SHADER (1972).

Tab. 6.11. gibt eine Übersicht über die Häufigkeit dieser Komplikation bei verschiedenen Präparaten. Wenn die Angaben der einzelnen Autoren auch sehr schwankend sind, so wird doch deutlich, daß unter einem hochpotenten Neuroleptikum wie *Haloperidol* diese Komplikation seltener beobachtet wird als bei den Neuroleptika insgesamt oder bei *Chlorpromazin* oder *Clozapin*. Nichtraucher scheinen besonders gefährdet zu sein. Manchmal kommt es nicht zu einer allgemeinen Blutdrucksenkung, sondern nur zu einer orthostatischen Dysregulation, die sich bemerkbar macht, wenn die Kranken das Bett verlassen wollen. Diese Störung ist durch den verminderten Venentonus mitbedingt, der als zusätzlicher ätiologischer Faktor auch bei den gelegentlich als Nebenwirkungen der Behandlung beobachteten Ödeme und als Mitbedingung für die Entstehung von Thrombosen und Embolien anzusehen ist.

Therapie. Bei der Behandlung von Hypotonien ist zu beachten, daß Adrenalin und Adrenalin-Abkömmlinge nicht gegeben werden sollen, da es hierdurch zu einem weiteren Blutdruckabfall kommen kann (Adrenalin-Umkehr, wahrscheinlich kommen bei Blockade der adrenergen Alpha-Rezeptoren die Beta-adrenergen Wirkungen des Adrenalins deutlicher zur Ausprägung). Schwere Schockzustände, die selten auftreten, können jedoch mit *Noradrenalin* behandelt werden. Bei mehr orthostatisch ausgeprägten Hypotonien hat sich die prophylaktische Gabe von *Dihydroergotamin* bewährt [43].

Neuroleptika-bedingte EKG-Veränderungen und Arrhythmien

Chlorpromazin wirkt anti-arrhythmisch, sei es durch Verlängerung der Refraktärzeit, sei es durch eine Chinidin-ähnliche Wirkung auf das Myokard, wegen der antiadrenergen Wirkung oder wegen seiner lokalanästhetischen Eigenschaften. Andererseits können Chlorpromazin und alle anderen Phenothiazin-Derivate verschiedene elektrokardiographischen Störungen und Arrhythmien bewirken, deren Pathogenese strittig ist. Im EKG kommt es meist zu einer Verlängerung der QT-Zeit und zur Verformung der T-Welle. Von den Phenothiazinen werden insbesondere dem *Thioridazin* hier negative Wirkungen nachgesagt. Auch Herzinfarkte, die häufig klinisch stumm bleiben, werden nach neuroleptischer Behandlung in seltenen Fällen beobachtet. Meist werden die kardiotoxischen Wirkungen besonders den Phenothiazinen angelastet. Sie sind sicher bei *Butyrophenonen, Thioxanthenen* und anderen Neuroleptika selten, können aber im Prinzip auftreten.

Neuroleptika-bedingte Herzrhythmusstörungen. Nach neuroleptischer Behandlung wurden Sinus-Tachykardien, supraventrikuläre Tachykardien, Sinus-Bradykardien, Vorhofflimmern, ventrikuläre Extrasystolen, Kammerflimmern und (selten nach Langzeitbehandlung) Kardiomyopathien beobachtet. Bei einem Teil der plötzlichen Todesfälle unter neuroleptischer Behandlung („sudden death", s. Kap. 6.5.6.15.) wird Kammerflimmern nach Phenothiazin-Behandlung als Ursache angeschuldigt.

Die Kardiotoxizität der Phenothiazine kommt besonders dort zum Tragen, wo eine Psychose und eine organische Herzerkrankung gleichzeitig vorliegen, wie z. B. bei der *Hypothyreose. Hypokaliämie* stellt neben vorbestehenden organischen Herzerkrankungen einen wichtigen prädisponierenden Faktor dar. Der *Hochdruck* als kardialer Risikofaktor wird durch die Medikation eher günstig beeinflußt.

Was die Beziehung zwischen Neuroleptika und kardialen Risikofaktoren angeht, so sind diese bei der Gruppe der mit *Trizyklika* behandelten Patienten häufiger anzutreffen. Nach einer Studie von SCHWALB et al. [300] ist jedoch als Risikofaktor nur die *Gewichtszunahme* als Effekt der medikamentösen Behandlung statistisch zu sichern.

Neuroleptika-bedingte anticholinerge Wirkungen

Mundtrockenheit, Störungen der Harnblasenfunktion, Verstopfung bis zum paralytischen Ileus und Akkomodationsstörungen sind als Ausdruck der anticholinergen

Tab. 6.12. Inzidenz der Leberfunktionsstörung ohne Ikterus unter neuroleptischer Behandlung

Medikament	Häufigkeit in %	Bemerkungen	n	Literatur
neuroleptische	18	Transaminasen ↑	60	1
Langzeitmedikamente (versch. Neurol.)	33	μ-GT ↑ + GOT ↑ und/oder GPT ↑	68	1
Chlorpromazin	20—50	unsympt. Reaktion	?	2
	80	mind. 1 Wert ↑	mehrere Tausend	3
	45	GPT ↑	83	5
	40	GPT ↑	50	5
	39	GPT ↑	58	6
	42	AP ↑/Bili ↑	50*	4
	6,7	GOT ↑	15	7
Clozapin	55	GOT ↑/GPT ↑	20	8
	25	AP ↑	20	8
	14	AP ↑	44	5
	13	μ-GT ↑	47	5
	4,8	GOT ↑	21	5
	4	GPT ↑	47	5
	0	GOT/GPT/AP oder Bili ↑	87	9
Lenperon	9,1	GOT ↑	11	10
	10,5	GOT ↑/AP ↑	19	7
Sulpirid	24,1	AP ↑	29	11
Perphenazin	10,3	AP ↑	29	11
Trifluoperazin	66,7	AP ↑	24	11
Loxapin	52	AP ↑	25	11

* Auch path. Initialwerte, die sich unter der Therapie weiter erhöhten, wurden in die Untersuchung aufgenommen. **AP** = alk. Phosphatase.
Literatur: **1:** GONCALVES u. GRÜNEBERG (1977); **2:** KLATSKIN (1975); **3:** EBERT u. SHADER (1970); **4:** EBERT u. SHADER (1970); **5:** KIRKEGAARD u. JENSEN (1979); **6:** DÖLLE u. MARTINI (1978); **7:** RUDENKO u. LEPAKHIN (1979); **8:** BLUM u. MAURUSCHAT (1972); **9:** GROSS u. LANGNER (1970); **10:** MINDHAM (1978); **11:** MINDHAM (1977).

Wirkung einiger Neuroleptika, ähnlich wie bei der Therapie mit Antidepressiva, zu beobachten. Anticholinerge Wirkungen kommen insbesondere den niedrigpotenten Neuroleptika zu (vgl. Nebenwirkungen der Antidepressiva, Kap. 4.5.5.)

6.5.6.5. Neuroleptika-bedingte Störungen der Leberfunktion

Der Leberschädigung nach neuroleptischer Behandlung liegt wahrscheinlich ein allergisches Geschehen zugrunde, die Ausprägung dieser Nebenwirkung ist daher individuell sehr unterschiedlich und weder von der Dosis noch von der Dauer der Medikation abhängig. Oft geht die Leberstörung mit anderen, allergischen Störungen, wie Exanthem, Urticaria, Arthralgien, Asthma, Fieber und Eosinophilie einher [116]. Klinisch findet man entweder eine Kopie des Bildes der viralen Hepatitis als direkte Leberzellschädigung oder ein Bild wie bei der Cholestase. Meist handelt es sich jedoch um kombinierte Schädigungen. Die cholestatische Form der Leberschädigung ist häufiger. Funktionsstörungen, die bis zum Ikterus führen, sind sehr selten.

Am häufigsten reagiert die Leber auf die Behandlung mit einer **unspezifischen Erhöhung der Enzyme** Gamma-GT, SGOT, SGPT oder alkalische Phosphatase, **ohne** daß es zum **Ikterus** kommt. Diese Störungen normalisieren sich meist spontan auch unter der Weiterführung der Behandlung, und es ist fraglich, ob es sich hier nicht nur um eine Art Anpassungsreaktion des Organs handelt. Tab. 6.12. gibt einen Überblick über die in der Literatur gefundenen sehr unterschiedlichen Häufigkeiten des Auftretens dieser Störung.

Bezüglich der **Ikterus-Fälle** zeigt sich seit den 60er Jahren ein Rückgang des Auftretens, was mit der Verwendung von anderen Chlorpromazinzubereitungen zusammenhängen könnte oder durch die Verwendung neuerer höher potenter Neuroleptika bedingt sein könnte, denen eine geringere Lebertoxizität zukommt als dem Chlorpromazin. Dazu muß allerdings gesagt werden, daß viele neuere Präparate nicht in der Ausführlichkeit und Breite untersucht sind wie das Chlorpromazin, so daß deren Lebertoxizität noch nicht abschließend beurteilt werden kann.

Wir fanden in einer retrospektiven Studie [33] an 478 Patienten bei *Haloperidol, Perazin* und *Clozapin* vorübergehende Erhöhung der Transaminasen in ungefähr gleicher Häufigkeit, d. h. bei 20 bis 30 % der Behandlungen kam es zu einem pathologischen Anstieg der Gamma-GT oder der Transaminasen unter allen drei Präparaten.

6.5.6.6. Neuroleptika-bedingte Blutbildveränderungen

Am wichtigsten sind die Störungen der Leukopoese. Bei der Behandlung mit Neuroleptika ist sowohl mit *Leukozytopenie* als auch mit *Agranulozytosen* zu rechnen.

Die **Leukozytopenie** als Nebenwirkung

Tab. 6.13. Inzidenz des Ikterus unter neuroleptischer Behandlung

Medikament	Häufigkeit in %	Bemerkungen	Literatur
Chlorpromazin	0,2—1,2	Sammelstatistik (USA, England, Japan, Frankreich)	1
	0,2—4	n = 10.909 (17 Studien 1955)	2
	0,7	n = 556	3
	1	n = 2902 (10 Studien 1965)	2
	3	n = 58	1
	4	n = 71	2
	5	n = 100	2
	12,8	n = 599	4
Haloperidol	0,05	n = ca. 12.000	5
	0,15	n = 12.600 (Welt 1964)	2
	0,2	n = 5000 (93 Studien)	2
	2,5	n = 240	5
	3	n = 200	5

Literatur: **1:** DÖLLE u. MARTINI (1978); **2:** EBERT u. SHADER (1970); **3:** MINDHAM (1977); **4:** DEGKWITZ (1967); **5:** GERLE (1964).

Tab. 6.14. Inzidenz der Leukozytopenie für verschiedene Neuroleptika

Medikament	Häufigkeit in %	Bemerkungen	Literatur
verschiedene Neuroleptika	10	n = 6000	1
	31,7	n = 6300	2
Phenothiazine	0,07	n = 1400	3
Chlorpromazin	10		1
Haloperidol	0,2	n = 1000	4
	0,5	n = 200	4
Clozapin	13,9	n = 36	5
	0,6	angenommen	6/7
Thioridazin	7,5	n = 40	8
Pecazin	6	n = 100	9
	10,8	n = 37	9

Literatur: 1: PISCIOTTA (1978); 2: COLE (1976); 3: WINTROBE (1968); 4: GERLE (1964); 5: BATTEGAY et al. (1977); 6: IDÄNPÄÄN-HEIKKILÄ et al. (1977); 7: MINDHAM (1978); 8: STACHER u. GROHS (1973); 9: MITCHELL (1957).

der Neuroleptika ist eine leichtere Form der Schädigung der Weißen Reihe und wird auch als transiente oder passagere Leukozytopenie bezeichnet. Es handelt sich nicht um ein Vorstadium einer Agranulozytose [169]. Die Leukozytenzahl normalisiert sich meist noch unter der Behandlung. Hierfür wird die Herauszüchtung eines Arzneimittel-resistenten Zellklons verantwortlich gemacht. Die Häufigkeit des Auftretens der unkomplizierten Leukopenie in den verschiedenen Untersuchungen variieren in einem großen Bereich zwischen 0,07 und 31,7 % (s. Tab. 6.14.).

Die **Agranulozytose** wird von den einzelnen Autoren unterschiedlich definiert, meist jedoch als Leukozytenzahl unter 3200 pro μ-Liter mit weniger als 50 % Granulozyten, also weniger als 1600 Granulozyten pro μ-Liter. Agranulozytosen nach Neuroleptika werden wahrscheinlich durch einen Mechanismus verursacht, der sowohl eine toxische als auch eine allergische individuelle Komponente vereinigt und als idiosynkratischer Typ der Agranulozytose bezeichnet wird. Die Depression der Weißen Reihe beruht auf einer Blockierung der DNA-Synthese in den Granulozyten-Vorstufen. Diese ist wahrscheinlich von einer individuellen Disposition abhängig, die auf eine schon vorhandene Enzymanomalität zurückzuführen ist. Agranulozytosen nach Neuroleptika treten nach diesem Mechanismus erst dann auf, wenn das Medikament in höherer Dosis über längere Zeit eingenommen worden ist.

Das Absinken der Leukozytenzahl erfolgt fortschreitend, nicht abrupt und kann bei genügend kurzem Abstand von Laborkontrollen (1 Woche) und sofortigem Absetzen des Medikamentes oft abgefangen werden. Die **Latenzzeit** bis zum Auftreten der Agranulozytose wird von verschiedenen Autoren unterschiedlich beurteilt. Jedenfalls muß man ab der 3. Woche mit dem Auftreten von Agranulozytosen rechnen. Besonders häufig sind Frauen im 2. Lebensabschnitt betroffen. Bei der Beurteilung der Häufigkeit des Auftretens einer Agranulozytose nach Phenothiazinen geht man im allgemeinen von einer Inzidenz zwischen 0,01 bis 0,1 % aus. Hier ist bei der Seltenheit dieser Nebenwirkungen eine Bewertung der einzelnen Substanzen besonders schwierig.

Nach der Einführung des **Clozapins** kam es im Sommer 1975 zu einem epidemieartigen Auftreten von Agranulozytosen in Finnland. Die Zwischenfälle in Finnland [s. 9, 178] führten zu einschneidenden Vertriebs- und Anwendungsbeschränkungen bis hin zum Auslaufen der Lieferung von Clozapin am 31. Dezember 1978. Ein häufigeres Auftreten von Agranulozytosen bzw. ein schwerer Verlauf derselben nach Clozapin war auch nach Erhebungen in anderen Ländern vermutet worden [192].

Zu Beginn einer neuroleptischen Behandlung empfiehlt sich eine **wöchentliche Leukozytenzählung** während der ersten 3 Behandlungsmonate. Nach PISCIOTTA [265, 266] können dadurch ca. die Hälfte der Fälle noch in einem klinisch-asymptomatischen Stadium entdeckt werden. In einigen Fällen entwickelt sich die Agranulozytose jedoch so rasch, daß auch die wöchentliche Leukozytenzählung nicht engmaschig genug ist. Leukozytenzahlen zwischen 3500 und 4000 pro µ-Liter mit Granulozyten zwischen 30 und 50% erfordern eine tägliche Kontrolle, wenn die Medikation fortgesetzt werden soll [122]. In der Literatur finden sich auch Einzelfallberichte über Thrombozytopenien und Panzytopenien nach neuroleptischer Behandlung. Die **Eosinophilie** als Ausdruck einer wahrscheinlich allergischen Reaktion tritt in der 2. bis 4. Behandlungswoche auf. Bei Dauerbehandlung findet man gelegentlich relative Lymphozytosen. Diese beiden Blutbildveränderungen stellen keinen Grund zur Änderung oder Abbruch der Therapie dar [35].

6.5.6.7. Neuroleptika-bedingte endokrine Störungen und Störungen des Sexualverhaltens

Unter neuroleptischer Behandlung kommt es zu einem dosisabhängigen Anstieg des **Prolaktins** im Serum [207]. Dieser Prolaktinanstieg ist Folge der Blockade der tuberoinfundibulären Dopamin-Rezeptoren in der Adenohypophyse. Im Zusammenhang mit dem Prolaktinanstieg müssen die Nebenwirkungen Gynäkomastie und Galaktorrhoe, die sowohl bei Frauen als auch in seltenen Fällen bei Männern auftreten können, gesehen werden.

Wenngleich die Prolaktin-abhängige Entstehung von **Brustdrüsengeschwulsten** bei einigen Labortieren beschrieben ist, so gibt es bisher keine ausreichenden Hinweise, daß die neuroleptische Behandlung beim Menschen eine Beziehung zur Entstehung von Mamma-Karzinomen zeigt [127, 254, 301]. Nach BEUMONT ist die Wirkung der Neuroleptika auf die gonadalen Funktionen des Menschen keine direkte, sondern durch die Prolaktinerhöhung vermittelt. Prolaktin soll auf die Mechanismen einwirken, die die Freisetzung der Gonadotropine kontrollieren.

Die Effekte auf das Wachstumshormon, auf die Hypophysen-Nebennieren-Achse und auf die Schilddrüsenfunktion sind insgesamt strittig und können nicht abschließend beurteilt werden. Phenothiazine induzieren beim Menschen gelegentlich Diurese; allerdings erlauben die Tierstudien keine eindeutige Beurteilung der Wirkung auf die Freisetzung des antidiuretischen Hormons.

Aspermie ist definiert als das Fehlen eines Ejakulates bei Vorhandensein von Erektion, Ejakulation und Orgasmus. Eine Reihe von Fallbeschreibungen bezieht sich auf dieses Symptom, vorwiegend nach *Thioridazin*, jedoch auch nach *Chlorpromazin, Mesoridazin, Butaperazin, Perphenazin* und *Trifluorperazin*. SHADER und ELKINS [306] erklären diese Störung durch die alpha-Rezeptor-blockierende Wirkung der Neuroleptika, die mit dem komplexen Mechanismus der Ejakulation an einigen Stellen interferiert. Unerklärt bleibt freilich, warum diese Störung häufig nicht mit den anderen, durch alpha-adrenerge Blockade verursachten Nebenwirkungen vergesellschaftet ist (orthostatische Hypotonie, der Schwellung der Nasenschleimhäute etc.).

Weitere durch Neuroleptika bedingte Störungen aus dem Bereich des **Sexualverhaltens** sind die Störungen der Erektion, des Orgasmus und der Libido [Übersicht 234]. Die meisten Berichte über Erektionsstörungen betreffen wiederum das *Thioridazin* und das *Chlorpromazin*, was allerdings auch dadurch bedingt sein kann, daß diese Substanzen am besten untersucht sind.

Die Wirkung von Neuroleptika auf **Orgasmus und Libido** sind außerordentlich schlecht dokumentiert [vgl. auch 306]. Einerseits wird eine hohe Dunkelziffer für diese Nebenwirkungen vermutet, andererseits kann eine enge Beziehung zwischen psychischen Erkrankungen und dem Spontanauftreten von Störungen in diesem Bereich angenommen werden, so daß insgesamt eine sichere Aussage zur Zeit nicht möglich erscheint. Die Wirkung der Neuroleptika auf das Sexualverhalten sollte bei der Behandlung der Patienten mehr beachtet und besser dokumentiert werden. Zur Vorsicht gemahnen die wahrscheinlich über den Prolaktinanstieg vermittelten Störungen der Gonadotropine bei Patienten im prä-pubertären Alter. Es ist nicht auszuschließen, daß die Neuroleptika in nachhaltiger Weise Ablauf und Gleichgewicht der endokrinen Mechanismen, die für eine normale Pubertät erforderlich sind, beeinträchtigen [305].

6.5.6.8. Neuroleptika-bedingte Störungen des Glukosestoffwechsels

Im Tierversuch verursacht Chlorpromazin eine Hyperglykämie und antagonisiert die Insulin-induzierte Hypoglykämie. Störungen des Glukosestoffwechsels sind auch bei Neuroleptika-behandelten Patienten beobachtet worden. Auch hier werden Anstiege des Blutzuckers und eine Hemmung der Insulinsekretion, die eine verminderte Glukosetoleranz, schon bei niedrigen Chlorpromazindosen (50—75 mg/d), zur Folge hat, berichtet [126].

Die Ursachen der unter neuroleptischer Behandlung relativ häufig zu findenden **Gewichtszunahmen** liegen einerseits in der Wirkung der Substanzen auf die das Eßverhalten regulierenden Systeme im Zwischenhirn, andererseits dürfen die allgemeine Sedierung, die Dämpfung der Motorik und wahrscheinlich auch Milieufaktoren hierfür verantwortlich sein. Interessanterweise sind unter *Molindon* und *Loxapin* eher Gewichtsverluste beschrieben worden [118, 145].

6.5.6.9. Neuroleptika-bedingte Störungen der Thermoregulation („malignes neuroleptisches Syndrom")

Zu den Störungen der Thermoregulation zählt der Hitzschlag, der aufgrund einer Neuroleptika-bedingten Blockade der Thermoregulation bei entsprechender Hitzeexposition entsteht. Davon zu unterscheiden sind vorübergehende leichtere Temperaturanstiege, die im Rahmen allergischer Reaktionen auftreten und als „drug fever" bezeichnet werden. Diese Art des Fieberanstiegs tritt unter Clozapin besonders regelmäßig und ausgeprägt auf und muß stets differentialdiagnostisch gegen eine beginnende Agranulozytose abgegrenzt werden.

Zu gefährlichen Temperaturerhöhungen kann es im Rahmen der Entwicklung eines sogenannten **„malignen neuroleptischen Syndroms"** kommen. Es ist gekennzeichnet durch das Vorliegen einer schweren Akinese, Rigor, Haltungsstereotypien, Flexibilitas cerea, verbunden mit Hyperthermie, Tachykardie, Bewußtseinstrübung bis hin zum Koma und weiteren vegetativen Funktionsstörungen, wie Blutdrucklabilität, profuse Schweißausbrüche, Dyspnoe und Inkontinenz. Als Folge der Immobilisierung oder als Folge einer Aspiration bei Schluckstörungen können Lungenkomplikationen auftreten.

Differentialdiagnostisch sind infektiöse Erkrankungen, insbesondere des ZNS, oder eine perniziöse Katatonie auszuschließen. Die Abgrenzung wird besonders dann schwierig, wenn eine katatone Schizophrenie, die bereits an und für sich einige gemeinsame Symptome mit dem malignen neuroleptischen Syndrom hat, medikamentös neuroleptisch behandelt wurde. Hier stellt sich dann die Frage: Entwicklung einer perniziösen Katatonie bei weiterer Intensivierung des zugrundeliegenden Krankheitsprozesses oder Neuroleptikanebenwirkung? [„Katatones Dilemma", 46]. Vom malignen neuroleptischen Syndrom mit Hyperthermie und Störungen des autonomen Nervensystems kann man noch katatone Reaktionen bei neuroleptischer Behandlung abgrenzen. Es handelt sich hierbei um eine besondere Ausprägung des extrapyramidalen Syndroms, verbunden mit Verhaltensstörungen wie Negativismus, Mutismus und schwerem Rückzug [284, 350].

Eine spezifische **Behandlung** für diese seltene, jedoch sehr ernste Nebenwirkung neuroleptischer Behandlung, existiert nicht. Wichtig ist die frühe Erkennung der Störung und das sofortige Absetzen der Medikation, verbunden mit allgemeinen Maßnahmen der Intensivpflege.

6.5.6.10. Neuroleptika-bedingte dermatologische Störungen

Reaktionen der Haut findet man wie bei vielen anderen medikamentösen Behandlungen auch unter neuroleptischer Behandlung. Selten sind sie lebensbedrohlich. Eine Ausnahme bildet die exfoliative Dermatitis oder das angioneurotische Ödem. Irreversible Pigmentstörungen, wie sie nach längerer Phenothiazinbehandlung beobachtet werden können, stellen jedoch auch ein ernstes Problem dar [21]. Man unterscheidet *einfache allergische* und *lichtinduzierte Reaktionen*.

Bei den **einfachen allergischen Reaktionen** werden am häufigsten makulopapulöse Ausschläge, die innerhalb der ersten zwei Monate nach Behandlungsbeginn auftreten, beschrieben, weiterhin Erytheme und urtikarielle Reaktionen. Bei *Chlorpromazin*-behandelten Patienten werden in 5—10 % der Fälle allergische Dermatitiden beobachtet, ohne daß ein deutlicher Zusammenhang zur Dosierung besteht. Die Hautreaktionen können unter symptomatischer Behandlung, häufig auch unter Weiterführung der angeschuldigten Medikation, abklingen.

Phenothiazine können andererseits eine **Fotosensibilisierung** bewirken. Die pathologischen Veränderungen der Haut sind hier auf die dem Licht ausgesetzten Partien beschränkt. Nach jahrelanger Behandlung mit Phenothiazinen werden in seltenen Fällen bleibende graue oder rötliche Pigmentationen im Bereich der Hautareale, die gewöhnlich dem Licht ausgesetzt sind, beobachtet. Beim Auftreten solcher Störungen sollte auch nach Pigmentablagerungen im Bereich der Augen gefahndet werden (s. u.). Die abnorme Pigmentierung soll bei Dauerbehandlung in 1 % der Fälle auftreten, dosisabhängig sein und besonders Frauen betreffen. APPLETON et al. [21] vermuten, daß der Störung eine vermehrte Ausschüttung des melanozytenstimulierenden Hormons zugrunde liegt. (Über Für und Wider einer Dauerbehandlung mit hohen Dosen von Phenothiazinen vgl. Kap. 6.6.)

6.5.6.11. Neuroleptika-bedingte ophthalmologische Störungen

Ophthalmologische Störungen unter Behandlung mit Neuroleptika sind aus Tierversuchen und aus Beobachtungen am Patienten bekannt. Es handelt sich einerseits um *Trübungen der Linse und Hornhaut* im Zusammenhang mit abnormen Pigmentverschiebungen im Bereich der dem Licht ausgesetzten Hautpartien, die auf die fotosensibilisierende Wirkung der Phenothiazinabkömmlinge zurückgeführt werden. Daneben treten Linsen- und Hornhauttrübungen auf, ohne daß sonstige Hautveränderungen bestehen. Schließlich werden degenerative *Veränderungen der Retina mit Pigmenteinlagerungen* beschrieben. Für diese Störungen hat man auch Metaboliten der Phenothiazine verantwortlich gemacht. ADAMS et al. [4] nehmen aufgrund von Tierexperimenten an, daß es vor allen Dingen die hydroxylierten Metaboliten des *Chlorpromazins* sind, die Cornea-Trübungen verursachen. Für die Netzhautveränderungen wird insbesondere *Thioridazin* in höherer Dosierung über längere Zeit verantwortlich gemacht. Einzelfälle von Kataraktbildungen nach *Triperidol* werden in der Literatur erwähnt. Wegen der Möglichkeit des Auftretens einiger dieser Wirkungen erscheint bei Dauerbehandlung mit Neuroleptika eine routinemäßige Augenhintergrundkontrolle in Abständen von 6 Monaten empfehlenswert [35].

6.5.6.12. Neuroleptika-bedingte Störungen des Verhaltens

Die definitorischen Schwierigkeiten bei der sogenannten „behavioral toxicity" werden von DIMASCIO und SHADER [114] eingehend diskutiert. Das Vorhandensein oder Nicht-Vorhandensein von Nebenwirkungen auf das Verhalten ist noch stärker vom jeweils definierten Therapieziel abhängig, als dies bei körperlichen Nebenwirkungen wie Hypotonie oder Beeinflussung der Darmmotilität der Fall ist. Als „**verhaltenstoxische Wirkungen**" einer Substanz werden die Wirkungen betreffend Wahrnehmungsprozesse und kognitive Prozesse, Psychomotorik, Motivation, Stimmung, interpersonelle Beziehungen oder intrapsychische Prozesse bezeichnet, die unter einer Dosierung auftreten, die sich als klinisch nützlich erwiesen hat und die zu einer wesentlichen Beeinträchtigung der Anpassung eines Individuums innerhalb seiner Umgebung führen oder eine Gefährdung der psychischen Grundlagen darstellen [114, S. 127].

Bezüglich der neuroleptikabedingten **psychomotorischen Beeinträchtigung** sei auf die Befunde von JAHNKE an gesunden Probanden verwiesen (s. Kap. 6.5.4.). Das Ausmaß der psychomotorischen Beeinträchtigung bei Neuroleptika-behandelten Patienten ist außerordentlich unterschiedlich, die Störungen können insbesondere bei initial hohen Dosierungen sehr ausgeprägt sein, andererseits ist immer wieder festzustellen, daß akut psychotische Patienten eine hoch dosierte neuroleptische Behandlung wesentlich besser tolerieren und wesentlich weniger Leistungsbeeinträchtigungen zeigen, als dies bei gesunden Probanden der Fall wäre.

Die sogenannten **Leistungsbeeinträchtigungen**, die reaktive und konzentrative Leistungen, die visomotorische Koordination etc. betreffen, können sich bei der Bedienung von Maschinen etc. und im motorisierten Straßenverkehr bemerkbar machen. Nach einer längeren Behandlung, in deren Verlauf meist die Dosierung reduziert wird, kommt es bei fast allen Patienten zu einer *Adaptation,* so daß im Normalfall bei der Entlassung aus der stationären Behandlung auch testpsychologisch kaum Leistungseinbußen zu erkennen sind. Es gibt wenig schlüssige Untersuchungen über die Häufigkeit von Arbeits- und Verkehrsunfällen, die einer neuroleptischen Behandlung anzulasten sind (vgl. Kap. 23.). Schwieriger könnte die Situation werden, wenn zur neuroleptischen Behandlung Alkohol oder andere Sedativa und Hypnotika eingenommen werden.

Nach Chlorpromazin sind ebenso wie nach Tranquilizern und auch Antidepressiva Störungen des *Gedächtnisses* und von *Lernprozessen* beschrieben worden.

Einen weiteren Bereich der „behavioral toxicity" stellen die durch Phenothiazine bei akut erregten und agitierten Patienten auslösbaren **katatonieähnlichen Zustände** dar, die ebenso, wie das maligne neuroleptische Syndrom, bereits erwähnt wurden.

Man hat darüber hinaus vermutet, daß es unter neuroleptischer Behandlung in seltenen Fällen auch zu einer medikamentös bedingten **Verschlechterung des psychopathologischen Bildes** kommen kann [274, 328]. Als Erklärung für solche Phänomene wird eine Neuroleptika-bedingte Einschränkung noch verbleibender intakter Ich-Funktionen herangezogen. Auch nach Gabe von Chlorpromazin sind „paradoxe" Zustände von Angst und Aggressivität beschrieben. CHOUINARD et al. [72, 73] diskutieren eine den pathophysiologischen Vorstellungen bei der tardiven Dyskinesie analogen DA-Rezeptor-Überempfindlichkeit nach Neuroleptika-Behandlung in bestimmten Hirnregionen, die für das häufige Wiederauftreten psychotischer Symptomatik nach Absetzen der Medikation verantwortlich sein soll. („Supersensitivity psychosis" als Folge der Neuroleptikabehandlung.)

6.5.6.13. Neuroleptika-bedingtes pharmakogenes Delir

Auch unter neuroleptischer Behandlung kann es — allerdings seltener als unter Behandlung mit Antidepressiva (s. Kap. 4.5.) — zu ausgeprägten pharmakogenen Deliren kommen. Diese Komplikation tritt häufiger auf, wenn die Dosis des Neuroleptikums rasch gesteigert wird und wenn die Behandlung mit Anticholinergika oder Antidepressiva kombiniert wird. Die Komplikation tritt besonders bei *niedrigpotenten* Neuroleptika auf, die eine stärkere anticholinerge Wirkung besitzen. Besonders hervorzuheben ist hier das *Clozapin* [s. 284, S. 52].

Das klinische Bild des pharmakogenen Delirs und dessen Therapie wird an anderer Stelle beschrieben (s. Kap. 4.5.). Nach GABRIEL et al. [141] sind Delirien unter Clozapin, bezüglich Häufigkeit und Bedingung des Auftretens anders, als unter anderen anticholinerg wirksamen Substanzen und somit nicht nur durch die anticholinerge Wirkung des Clozapins zu erklären.

6.5.6.14. Neuroleptika-bedingte Absetzeffekte, Entzugserscheinungen

Werden Neuroleptika nach längerer Behandlung abgesetzt, so können in einem hohen Prozentsatz der Fälle körperliche Entzugserscheinungen beobachtet werden. BATTEGAY [31] beschreibt Hitzegefühl, Frieren, Schwitzen, Schwindelgefühl, Tachykardie, Kollapsneigung, Kopfschmerzen, Insomnie, Nausea und Erbrechen. Daneben wurden in dieser Studie in 10 % der Fälle Spätdyskinesien als Entzugsfolge gesehen. Die Entzugssymptome sind bei abruptem Absetzen sehr ausgeprägt und bei Wiedereinführung der Medikation reversibel. Eine psychische Abhängigkeit oder Toleranzentwicklung wie bei Barbituraten etc. sind hingegen nicht zu erwarten.

6.5.6.15. Plötzliche Todesfälle unter Neuroleptikatherapie

Sicher handelt es sich bei den plötzlichen Todesfällen („sudden unexpected" oder „unexplained death") von psychisch Kranken unter neuroleptischer Behandlung, für die sich bei einer Autopsie keine Ursache finden läßt, um eine inhomogene Gruppe. Ursächlich für diese unerwartete autopsie-negativen Todesfälle sind einerseits spontanes Herzversagen und Asphyxie, andererseits Neuroleptika-bedingte Herzrhythmusstörungen, weiterhin werden sich hier unerkannte Fälle von akuter tödlicher Katatonie finden. Eine Zunahme solcher plötzlicher Todesfälle bei psychisch Kranken seit Einführung der Phenothiazine ist statistisch nicht zu sichern [Übersichten: 257, 258, 332, 333].

6.5.7. Interaktionen von Neuroleptika mit anderen Pharmaka

Interaktionen mit *Arznei- und Nahrungsmitteln,* die die Resorption der Neuroleptika beeinträchtigen (z. B. Kaffee und Tee) und Wechselwirkungen bezüglich Metabolismus und Kinetik eingehen, werden in Kap. 6.6. abgehandelt. Im übrigen sei auf die Übersicht von RAGHEB [275] verwiesen, in der auch andere Psychopharmaka berücksichtigt sind und auf die Interaktionstabellen im Buch von D'ARCY und GRIFFIN [22] sowie auf entsprechende Kapitel in diesem Buch (s. Kap. 21, 22).

Phenothiazine können den Effekt von *Antikoagulantien* verstärken, wobei der Mechanismus der Interaktion nicht bekannt ist. *Orale Kontrazeptiva* können die prolaktinvermittelten Effekte der Neuroleptika auf die Brustdrüse verstärken. Außerdem kann es unter Phenothiazin-Behandlung auf Grund der Wirkung der Phenothiazine auf das arzneimittelabbauende Enzymsystem der Leber zu einer Potenzierung der Wirkung von Kontrazeptiva kommen und somit auch zu vermehrten Nebenwirkungen dieser Präparate [22]. Zur Interaktion zwischen dem Antihypertensivum *Guanethidin* und Phenothiazinen liegen widersprüchliche Berichte vor, wobei einerseits eine Wirkungsabschwächung des Guanethidins (erklärt durch eine Aufnahmehemmung in das adrenerge Neuron) und andererseits eine Potenzierung aufgrund des alpha-adrenolytischen Effekts der Neuroleptika ins Feld geführt werden. Auf den paradoxen blutdrucksenkenden Effekt des *Adrenalins* bei gleichzeitiger Gabe von Neuroleptika (Adrenalin-Umkehr) wurde im Abschnitt Störungen der Blutdruckregulation (s. Kap. 6.5.6.4.) eingegangen.

Alkohol verstärkt die zentral dämpfenden Effekte der Neuroleptika ebenso, wie die der anderen Sedativa und Hypnotika. Bei Zugabe von *Antihistaminika* kommt es zu einer Verstärkung der sedierenden Wirkung der Neuroleptika. Über eine Interaktion zwischen *Diphenylhydantoin* und Chlorpromazin, die zu einer Verstärkung der Diphenylhydantoinwirkung führt, ist in Einzelfällen berichtet worden. *Reserpin* schwächt wie die anderen Neuroleptika den therapeutischen Effekt von Antikonvulsiva ab und erhöht das Risiko von Rhythmusstörungen unter Digitalispräparaten. *Anästhetika* können die kardiodepressiven Wirkungen von Reserpin verstärken.

Gleichzeitige Gabe von *Antidepressiva* oder Anticholinergika verstärkt die anticholinerge Wirkung niedrigpotenter Neuroleptika.

Bei Kombination von *Lithium* und Phenothiazinen könnte sich der Effekt der beiden Substanzen auf die Regulation des Blutzuckers im Sinne einer verstärkten Hyperglykämie kombinieren. Bei Kombination von Lithiumsalzen mit Neuroleptika wird vermehrter Tremor beobachtet. Die in Einzelfällen beobachteten neurotoxischen Wirkungen sind am ehesten Folge überhöhter Lithiumdosierung und ließen sich an einem größeren Krankengut nicht nachweisen [297].

6.5.8. Neuroleptika bei Kindern

Die Indikation einer neuroleptischen Behandlung bei verschiedenen Erkrankungen aus dem Bereich der Kinder- und Jugendpsychiatrie werden in Kap. 6.7. und 19. behandelt.

Bezüglich der **Nebenwirkungen** ist besonders auf übermäßige Sedierung, die sich auf Lernen und kognitive Funktionen auswirken wird, auf die Langzeiteffekte am neuroendokrinen System und auf die tardiven Dyskinesien ähnlichen Syndrome zu achten. Ein medikamentös bedingtes Parkinsonoid wird bei Kindern seltener als bei älteren Patienten beobachtet. Dyskinetische Reaktionen sind jedoch ebenso häufig. Die den Spätdyskinesien der Erwachsenen ähnlichen Störungen mit unwillkürlichen Bewegungen und oralen Dyskinesien entsprechen eher den bei Erwachsenen beschriebenen Entzugssyndromen. Sie sind im Regelfall im Laufe einiger Monate voll reversibel.

Ikterus und Agranulozytose scheinen bei Kindern eher selten zu sein. Bezüglich der Wirkungen der Neuroleptika auf das Wachstum liegen nur wenige widersprüchliche Berichte vor. An verhaltenstoxischen Wirkungen wird über gelegentlich auftretende vermehrte Reizbarkeit, Gewichtszunahme und Bettnässen berichtet.

6.5.9. Klinische Toxikologie und Teratologie der Neuroleptika

6.5.9.1. Toxizität der Neuroleptika beim Menschen

Im Bereich des Hirnstamms werden am ehesten die vasomotorischen Reflexe durch Chlorpromazin beeinflußt. Die Wirkung auf das Atemzentrum und die übrigen vitalen Funktionen ist gering. Ebensowenig ist die Wirkung auf die spinalen Reflexe ausgeprägt. In Anbetracht der verbreiteten Anwendung von Phenothiazinderivaten sind Todesfälle durch Vergiftung relativ selten.

Bei **Vergiftungen in suizidaler Absicht** muß man in ca. 5 % der Fälle mit einem letalen Ausgang rechnen. Dosisabhängig beobachtet man Bewußtseinseintrübungen bis zum Koma, Tremor und Krämpfen. Daneben werden Blutdruckabfall, Hypothermie, extrapyramidale Symptome und respiratorische Störungen beobachtet. Während bei **Erwachsenen** auch sehr hohe Dosen, bis zu mehreren Gramm, überlebt werden und der letale Ausgang von einer Vielzahl von zusätzlichen Faktoren abhängig erscheint, so daß ein begrenzter letaler Dosisbereich nicht angegeben werden kann, liegt die Situation bei den **Kindern** etwas anders. Hier ist die Mortalität höher, und tödliche Ausgänge wurden in einem Dosisbereich von 20—75 mg pro kg beobachtet [210].

Die Toxizität der *Butyrophenonderivate* ist geringer als die der *Phenothiazinderivate*, und Todesfälle, die allein auf eine Haloperidolvergiftung beruhen, sind bisher nicht bekannt geworden.

Mutagene Wirkung. Sowohl Phenothiazine als auch Butyrophenone müssen als schwach mutagen wirksam betrachtet werden [210]. Die vorliegenden Tierversuche sind zwar widersprüchlich, weisen aber insgesamt in diese Richtung.

6.5.9.2. Neuroleptika in der Schwangerschaft

Die Verordnung von Neuroleptika in der Schwangerschaft erfolgt einerseits bei akuten Psychosen, andererseits werden die Präparate hier jedoch auch wegen ihrer antiemetischen und antihistaminischen Wirkung eingesetzt. Insgesamt dürfen die Risiken einer floriden Psychose für die Schwangerschaft und das Kind größer sein, als die Risiken einer medikamentösen Behandlung (vgl. Kap. 18.).

Die **Phenothiazine** sind gut Plazenta-gängig und die Ausgangssubstanzen bzw. ihre Metabolite sind im Urin von Neugeborenen, deren Mütter vor dem Kaiserschnitt Chlorpromazin und Promethazin erhalten hatten, noch mehrere Tage nach der Entbindung nachweisbar. Bei Verabreichung von Phenothiazinen unter der Geburt wurden depressive Wirkungen auf das Neugeborene bisher selten beobachtet. Fraglich ist, ob die Verordnung von Phenothiazinen bei der Mutter Ursache einer Hyperbilirubinämie beim Frühgeborenen sein kann. In die Muttermilch tritt das Chlorpromazin nur in geringer Menge über.

Haloperidol ist ebenfalls gut Plazenta-gängig und tritt auch in die Muttermilch über [8]. Ausreichende Erfahrungen beim Menschen liegen bisher nicht vor.

6.6. Klinische Pharmakokinetik der Neuroleptika

Von U. BREYER-PFAFF

6.6.1. Vorbemerkungen und Zusammenfassung

Die heute gebräuchlichen Neuroleptika entstammen verschiedenen chemischen Klassen und unterscheiden sich daher auch in bezug auf ihre Kinetik im Organismus. Über einen großen Bereich variiert vor allem die Verweildauer und damit die Wirkungsdauer, wobei sehr langsame Elimination teils aufgrund der Eigenschaften der aktiven Substanz selbst zustandekommt (z. B. *Penfluridol),* teils aufgrund besonderer pharmazeutischer Zubereitungsformen (z. B. Ester von *Fluphenazin).*

Bei der Mehrzahl der Neuroleptika handelt es sich um basische Verbindungen mit amphiphilem Charakter, denn einer oder mehreren ionisierbaren Gruppen stehen größere lipophile Areale gegenüber. Diese Zusammensetzung bedingt eine gute Resorbierbarkeit aus dem Magen-Darm-Trakt, eine Verteilung im ganzen Körper mit Bevorzugung parenchymatöser Organe wie Lunge und Leber und eine Elimination überwiegend durch Metabolismus, wobei als erster Schritt oxidative Reaktionen die größte Rolle spielen.

Infolge interindividueller Unterschiede in den Geschwindigkeiten einzelner Prozesse unterliegt die Kinetik der Neuroleptika von Patient zu Patient großen Variationen. Das am besten untersuchte Maß dafür sind die unterschiedlich hohen Konzentrationen im Blut oder Plasma, und viele Bemühungen sind zur Zeit darauf gerichtet, diese als Anhaltspunkte für eine individuelle Steuerung der Therapie zu verwenden.

6.6.2. Probleme der Methodik

Die Frage nach pharmakokinetischen Eigenschaften der Neuroleptika zielt in erster Linie auf die Kenntnis der Konzentrationen, die sich an den Wirkorten im Zentralnervensystem einstellen können. Diese sind natürlich der Messung nicht zugänglich. Gestützt auf Ergebnisse tierexperimenteller Versuche, kann man aber davon ausgehen, daß die Pharmaka-Konzentrationen im Blut oder einzelner seiner Kompartimente (Erythrocyten, Serum, Plasma, Plasmawasser) diejenigen im Gehirn widerspiegeln.

Die Verfügbarkeit spezifischer, genauer und reproduzierbarer Methoden zur Messung der oft äußerst geringen Neuroleptika-Spiegel im Blut ist daher eine der wichtigsten Voraussetzungen zur Erhebung klinisch relevanter Daten. Chemische Verfahren, die neben der Ausgangssubstanz noch Metaboliten miterfassen, sind zunehmend durch solche ersetzt worden, die eine *chromatographische Abtrennung* der zu bestimmenden Verbindungen (z. B. durch Gas-, Dünnschicht- oder Hochdruckflüssigkeitschromatographie) einschließen. Daneben werden in steigendem Maß *radioimmunologische Methoden* verwendet und neuerdings der *Radiorezeptortest;* bei diesem dient die Verdrängung eines radioaktiv markierten Neuroleptikum von Bindungsstellen an Gehirnmembranen durch das Patientenplasma dazu, neuroleptisch aktive Substanzen zu erfassen. Beide biologische Methoden liefern für manche Neuroleptika Ergebnisse, die erheblich von den mit chromatographischen Verfahren erhaltenen abweichen [189, 352]. Demnach sind auch unterschiedliche Befunde über das kinetische Verhalten der Pharmaka und über die Beziehung zwischen Konzentration und Wirkung zu erwarten.

6.6.3. Applikationswege und Resorption der Neuroleptika

Wie die Antidepressiva werden auch die Neuroleptika überwiegend oral verabreicht; daneben spielt jedoch die parenterale — meist intramuskuläre — Gabe eine beträchtliche Rolle, vor allem in Form des intramuskulären Depots. Hierzu dienen ölige Lösungen von Fettsäureestern solcher Pharmaka, die OH-Gruppen tragen, z. B. *Fluphenazin, Perphenazin, Flupenthixol, Clopenthixol* und *Haloperidol;* im Falle des *Flu-* *spirilen* wird eine Kristallsuspension injiziert.

Aufgrund ihres lipophilen Charakters werden die Neuroleptika in der Regel aus dem Darm vollständig resorbiert. Faeces von Patienten unter oraler *Chlorpromazin*-Behandlung enthielten weniger als 1 % der Dosis als unverändertes Pharmakon [88, 148]. Wenn man trotz der vollständigen Resorption nach oraler Gabe niedrigere

Plasmaspiegel findet als nach parenteraler, also die orale Bioverfügbarkeit eingeschränkt ist (s. Tab. 6.15.), so liegt das an der präsystemischen Elimination. Darunter versteht man die Metabolisierung eines Teils der Substanz im Verlauf des Resorptionsvorganges („first-pass effect"), bevor der systemische Kreislauf erreicht wird. An diesem Prozeß scheint neben der Leber auch die Darmwand beteiligt zu sein (s. Kap. 6.6.6.).

Die mit Hydroxyethyl-Gruppen substituierten Trizyklen *Perphenazin* und *Flupenthixol* erreichen ihre maximalen Plasmaspiegel 2—6 Stunden nach oraler Gabe [164, 193], während Methyl-substituierte Neuroleptika nach 1—4 Stunden die höchste Konzentration aufweisen. Deutlich schneller verläuft meist die Resorption nach intramuskulärer Injektion von Salzen trizyklischer Neuroleptika. Hingegen wird eine verzögerte Abgabe erreicht durch Injektion in Öl gelöster Ester (Önanthat, Decanoat), doch sind die Befunde über den Zeitverlauf der Plasmaspiegel während des Dosierungsintervalls von 1—4 Wochen widersprüchlich.

Mit radioimmunologischer Methodik wurden in den ersten Tagen nach Injektion von *Fluphenazin-decanoat* oft hohe Konzentrationsspitzen gemessen, an die sich eine Plateauphase mit nur langsam abfallenden Spiegeln anschloß [352]. Das gleiche Ergebnis erbrachte die chemische Analyse nach Injektion von ^{14}C-Fluphenazin-decanoat, wobei im Plasma Fluphenazin nur in freier Form nachweisbar war [89]. Andere Autoren berichteten dagegen über ein allmähliches Ansteigen der Spiegel mit Ausbildung flacher oder ausgeprägter Maxima 2—7 Tage nach intramuskulärer Gabe von *Z-Flupenthixol*-decanoat [193], *Perphenazin*-önanthat [164] oder *Haloperidol*-decanoat [99].

Für *Fluspirilen* zeigte der Radioimmuntest maximale Plasmaspiegel 4—8 Stunden nach der intramuskulären Injektion an [347]. *Penfluridol*, ein oral lang wirksames Neuroleptikum, erreichte seine maximale Plasmakonzentration nach 12—24 Stunden [s. 230].

Sulpirid unterscheidet sich von trizyklischen Neuroleptika sowie von Butyrophenonen und Verwandten insofern, als seine eingeschränkte orale Bioverfügbarkeit durch unvollständige Resorption bedingt ist. Das Maximum der Konzentration im Plasma wurde nach 3—6 Stunden gemessen [351].

6.6.4. Bindung und Verteilung der Neuroleptika

Die hohe Affinität der basischen Neuroleptika aus den Gruppen der Trizyklen, Butyrophenone und Diphenylbutylpiperidin-Derivate zu Membranstrukturen bedingt ihre Anreicherung in Organen, während die Konzentrationen im Blut und Plasma viel niedriger liegen. Dieses Verteilungsverhalten kann zahlenmäßig erfaßt werden durch das scheinbare Verteilungsvolumen, das für die genannten Pharmaka meist zwischen 10 und 40 l/kg gefunden wird (s. Tab. 6.15.). Daten über die Verteilung von *Chlorpromazin* und Metaboliten im tierischen Organismus und bei einem autoptisch untersuchten Patienten sind bei USDIN [334] zusammengefaßt.

Die niedrigen Gleichgewichtskonzentrationen im Plasma kommen trotz ausgeprägter Bindung an dessen Proteine zustande. Etwa gleich stark wie an Plasmaproteine werden Neuroleptika an Erythrocyten gebunden; das geht daraus hervor, daß die Erythrocyten/Plasma-Quotienten von Chlorpromazin, Butaperazin und Haloperidol um 1 liegen.

Plasma oder Serum psychiatrischer Patienten bindet Phenothiazin-Neuroleptika und Haloperidol gleich stark wie das gesunder Versuchspersonen. Die freie Fraktion von *Haloperidol* wurde zu etwa 8 % [137] bzw. 12 % [283] bestimmt. Bei *Perazin* betrug sie im Mittel ca. 4 % [52, 293], bei *Chlorpromazin* 2 % [6, 263] und bei *Thioridazin* nur 0,2 % [249]. Der ungebundene Anteil variiert interindividuell weit weniger als die Gesamtkonzentration (s. Kap. 6.6.8.); in vielen Untersuchungen unterschied sich der höchste vom niedrigsten Wert nur um einen Faktor von 2.

Systematische Messungen im **Liquor** wurden bei Patienten unter einer Behandlung mit *Chlorpromazin* [360] oder *Thioridazin* [250] durchgeführt. Während mit Chlorpromazin die Spiegel im Liquor etwa gleich hoch lagen wie die freien Konzentrationen im Plasma, waren sie mit Thioridazin mehrfach höher, vielleicht infolge erheblicher Bindung an Liquorproteine.

Am Beispiel von *Chlorpromazin* wurde untersucht, ob Messungen im **Speichel** solche im Plasma ersetzen können. Die Konzentrationen lagen meist 4- bis 50mal so hoch wie im Plasma, und der Quotient war auch intraindividuell keineswegs immer konstant; ferner beeinflußte Nahrungsaufnahme die Werte im Speichel [227]. Die Befunde lassen es zweifelhaft erscheinen, ob die gestellte Frage positiv zu beantworten ist.

6.6.5. Elimination der Neuroleptika

Die in Tab. 6.15. angeführten Halbwertszeiten für die Elimination der Neuroleptika sind nur als Näherungswerte zu betrachten. Zum einen wurde der Plasmaspiegelverlauf nicht immer über genügend lange Zeit verfolgt, z. B. weil die Analysenmethoden nicht ausreichend empfindlich waren; das Absinken der Konzentration kann dann durch die Verteilung mitbedingt sein, und die Halbwertszeit wird zu kurz gefunden. Zum anderen fallen die Plasmaspiegel oft nicht stetig exponentiell ab, sondern sie steigen zwischenzeitlich erneut an oder bilden ein Plateau [88, 90, 91, 136, 164, 221]. Als mögliche Ursache dafür wird ein entero-hepatischer Kreislauf genannt. Über die Halbwertszeiten der in Depotform injizierten Neuroleptika lassen sich kaum sichere Angaben machen.

Bei 2 Versuchspersonen, die ^{14}C-*Fluphenazinönanthat* intramuskulär erhalten hatten, fiel ^{14}C-Fluphenazin im Plasma mit einer Halbwertszeit von 3,5 Tagen ab; sie war durch die Freisetzung aus dem Depot bedingt, wie der Vergleich mit der Kinetik von intramuskulär appliziertem ^{14}C-Fluphenazin-hydrochlorid ($t_{1/2}$ 15 Stunden) zeigte [89]. Aus radioimmunologischen Messungen im Plasma von 9 Patienten wurde die Halbwertszeit von *Fluspirilen* zu 21 Tagen geschätzt [347].

Die *Penfluridol*-Konzentration im Plasma fiel ab 2 Tage nach oraler Gabe nur langsam ab und war nach 7 Tagen noch meßbar [s. 230].

Tab. 6.15. **Kinetische Daten von Neuroleptika beim Menschen**

Substanz	untersuchte Gruppe	Applikationsweg	V_D (l/kg)	$t_{1/2}$ (Stunden)	orale Bioverfügbarkeit (%)	Literatur
Chlorpromazin	8 Patienten	i. m. oral	21 (10—35)	31 (17—79) 30 (11—103)	32 (10—69)	1
Chlorpromazin	13 Gesunde	i. v.	8,9	31		2
Levomepromazin	4 Patienten	i. m.	30 (23—42)	22 (14—30)	53 (33—74)	3
Perphenazin	4 Patienten 4 Gesunde	i. v.	20 (10—35)	9 (8—12)	39 (15—99)*	4
Z-Flupenthixol	3 Gesunde	i. v.		26 (22—33)	55 (48—60)	5
Haloperidol	6 Gesunde	i. v.	(17—30)	(13—23)	50 (30—59)	6
Haloperidol	36 Gesunde	i. m.	ca. 30	21 ± 5		7
Droperidol	3 Gesunde 9 Gesunde	i. v. i. m.	ca. 18 ca. 15	2,1 2,3 (2,0—2,7)		8
Sulpirid	6 Gesunde	i. v. oral	3,6 (1,9—5,3)	8 (4—14) 10 (6—15)	36 (14—63)	9

V_D: scheinbares Verteilungsvolumen nach Abschluß der Verteilungsphase. $t_{1/2}$: terminale Eliminationshalbwertszeit im Plasma oder Serum. Die **orale Bioverfügbarkeit** wurde aus dem Verhältnis der Flächen unter den Plasmakonzentrations-Zeit-Kurven nach oraler und parenteraler Gabe entnommen. *: aus interindividuellem Vergleich der Flächen unter den Konzentrations-Zeit-Kurven. Literatur: **1**: Dahl u. Strandjord (1977); **2**: Maxwell et al. (1972); **3**: Dahl (1976); **4**: Hansen et al. (1976); **5**: Jørgensen (1980); **6**: Forsman u. Öhman (1976); **7**: Cressman et al. (1974); **8**: Cressman et al. (1973); **9**: Wiesel et al. (1980).

In einigen Studien wurden Eliminationswege und -geschwindigkeiten der Gesamtradioaktivität nach Gabe markierter Neuroleptika verfolgt. Eine Testdosis ^{14}C-*Chlorpromazin*, oral an 2 längerfristig behandelte Patienten gegeben, wurde in 7 Tagen zu 82% im Harn und zu 5% im Stuhl ausgeschieden; dabei erschienen am ersten Tag im Harn schon 65% [148]. Oral appliziertes ^{35}S-*Perazin* wurde von 4 Versuchspersonen in 8 Tagen zu 33—56% mit den Faeces eliminiert und zu 37—43% mit dem Harn; auch hier wurde der größte Teil bereits am ersten Tag ausgeschieden [292]. Viel langsamer erfolgte die Ausscheidung von ^{14}C-*Fluphenazin*-Metaboliten bei Patienten, nämlich 25—81% (Mittel 40%) der Dosis in 7 Tagen in Harn und Faeces zusammen; nach Gabe von ^{14}C-Fluphenazin-decanoat waren es sogar nur 10—23% in 30 Tagen [298].

Während mehrerer Wochen nach Absetzen einer hochdosierten Therapie mit *Chlorpromazin* [308] oder *Perazin* [47] können noch kleine Mengen Metaboliten im Harn ausgeschieden werden. Der Radioimmuntest zeigte bei einigen Patienten noch Monate nach der letzten Injektion von *Fluphenazin*-decanoat die Anwesenheit des Pharmakon im Plasma an [357]. Die Bedeutung der Befunde für einen überdauernden therapeutischen Effekt ist jedoch unklar.

6.6.6. Metabolismus der Neuroleptika

Trizyklische Neuroleptika

Die Ausscheidung in Harn und Faeces erfolgt nur zu einem sehr geringen Teil unverändert [s. 49]. Der Metabolismus, überwiegend durch **oxidative Reaktionen**, führt zu einer Vielzahl von Stoffwechselprodukten. Die quantitativ bedeutsamsten der bekannten Oxidationsreaktionen an Phenothiazinen und Thioxanthenen sind in Tab. 6.16. zusammengestellt. **Konjugation** mit Glucuronsäure kann an einer alkoholischen OH-Gruppe stattfinden, die im Molekül vorhanden war (z. B. bei Fluphenazin, s. Abb. 6.16.) oder an einer oxidativ eingeführten phenolischen; außerdem kann die Ausgangssubstanz an der tertiären Aminogruppe mit Glucuronsäure zu einer quartären Ammoniumverbindung umgesetzt werden [49]. Abb. 6.16. zeigt am Beispiel des Fluphenazin einige wichtige Reaktionen. Wie bei anderen *Piperazin*-substituierten Phenothiazinen kann der Piperazinring oxidativ abgebaut werden. Dadurch erhält man einen Metaboliten, der auch aus dem analogen Phenothiazin mit *Dimethylamino*gruppe in der Seitenkette, in diesem Fall dem Triflupromazin, gebildet wird [47]. Häufig treten mehrere Reaktionen an demselben Molekül auf, wodurch die Zahl der Metaboliten weiter vergrößert wird.

Besonders intensive Studien wurden mit **Chlorpromazin** durchgeführt [Übersicht bei 334]. Ein Versuch, das Metabolitenmuster in Blut, Harn und Faeces chronisch behandelter Patienten vollständig zu erfassen, führte zur Auftrennung in 76 Verbindungen, von denen jedoch nur 36 identifiziert werden konnten [331]. Auch die detaillierte Analyse von ^{14}C-Metaboliten in den Faeces von Patienten führte zu keiner vollständigen Aufklärung des Schicksals der Substanz [148].

Als **Stoffwechselort** muß in Analogie zum Tierversuch in erster Linie die Leber vermutet werden, daneben auch Lunge, Niere und Darm. Die Darmmucosa dürfte vor allem für die Sulfoxid-Bildung beim Resorptionsprozeß („first-pass effect", s. Kap. 6.6.3.) eine Rolle spielen. Wäh-

Tab. 6.16. **Oxidative Biotransformationsreaktionen an Neuroleptika aus der Reihe der Phenothiazine und Thioxanthene**

Reaktion	Produkte
S-Oxidation	→ Sulfoxid → Sulfon
N-Oxidation	→ tertiäres Aminoxid
aromatische Hydroxylierung	→ Phenole
N-Dealkylierung	
Dimethylamino-Gruppe	→ sekundäres Amin → primäres Amin
Heterocyclus	→ Abspaltung von $-CH_3$ oder $-CH_2-CH_2OH$
	→ Abbau des Piperazinrings
oxidative Desaminierung	→ Carbonsäure

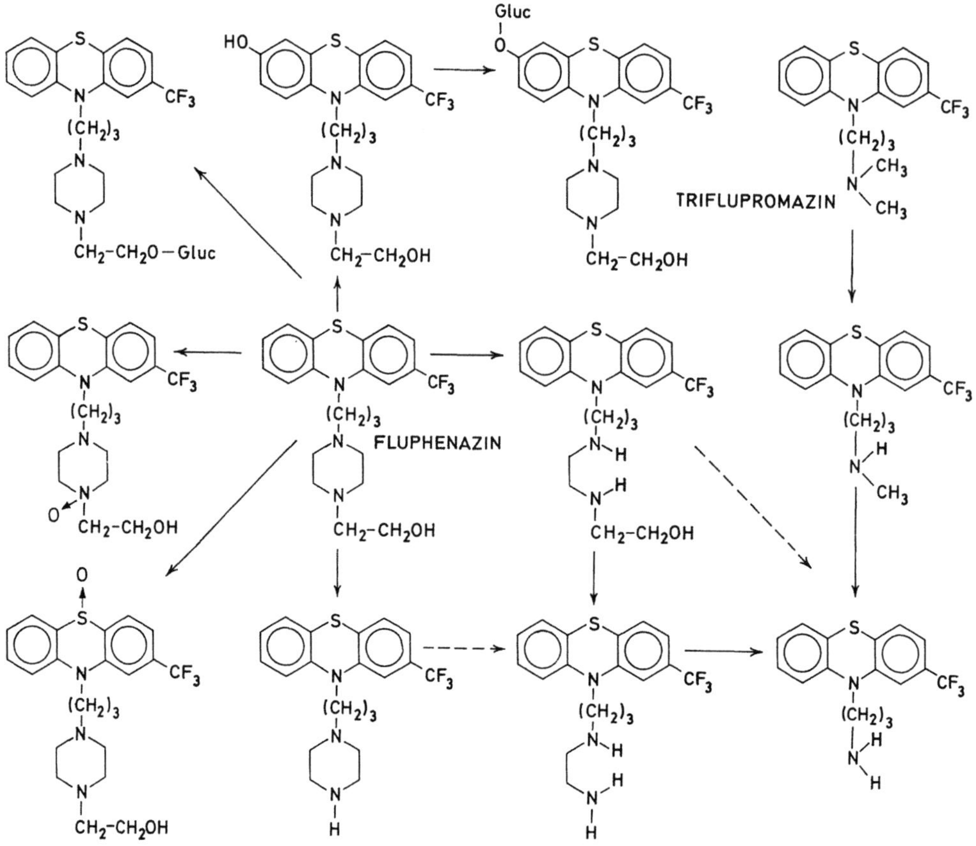

Abb. 6.16. Metabolismus von Fluphenazin
(Einer der Metaboliten entsteht ebenfalls aus Triflupromazin)

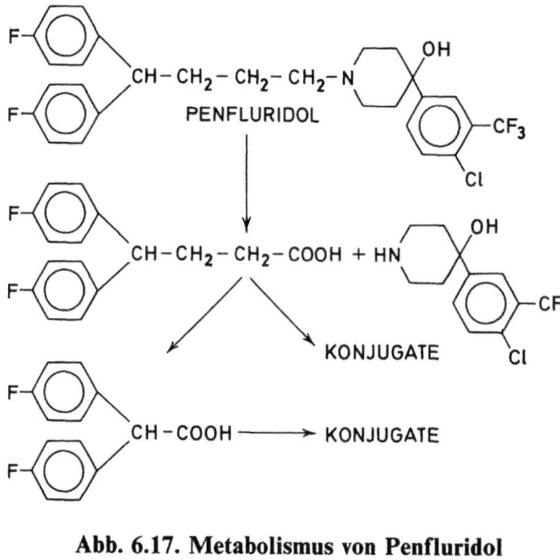

Abb. 6.17. Metabolismus von Penfluridol
(Nach G‌RINDEL et al., 1979; M‌IGDALOF et al., 1979)

rend nach intramuskulärer Gabe von Einzeldosen Levomepromazin oder Chlorpromazin die Sulfoxide im Plasma nicht nachweisbar waren, ließen sie sich nach oraler Verabreichung stets messen [90, 91]. Entsprechend führte bei Perphenazin die orale Applikation zu weit höheren Sulfoxid-Konzentrationen als die parenterale [164].

Einige der **Metaboliten** erwiesen sich im pharmakologischen Experiment oder bei der klinischen Erprobung als wirksam [Übersicht: 271]. Am besten untersucht sind die S-Oxidationsprodukte von Thioridazin, nämlich das *Sulfoxid Mesoridazin* und das *Sulfon Sulforidazin;* beide wurden als Neuroleptika in den Handel gebracht. Viel diskutiert wurde die mögliche Rolle von 7-Hydroxy-chlorpromazin für klinische Wirkungen. Die Fragen sind ungeklärt, denn schon die gefundenen Plasmakonzentrationen variieren stark zwischen den Arbeitsgruppen [241].

Die Metabolisierung von *Clozapin* führt zum Aminoxid, zur demethylierten Verbindung und zum Ersatz des aromatisch gebundenen -Cl durch -OH oder -SCH$_3$ [s. 49].

Butyrophenone und Diphenylbutylpiperidin-Derivate

Der wichtigste Stoffwechselschritt besteht in der oxidativen N-Dealkylierung am Piperidinring. Das Aralkyl-Bruchstück wird zur Carbonsäure oxidiert, die entweder als Konjugat ausgeschieden oder weiter oxidativ abgebaut wird. In einigen Fällen ließ sich auch das basische Bruchstück nachweisen, so z. B. bei *Penfluridol* (s. Abb. 6.17.) und bei *Pimozide;* nach Gabe von *Droperidol* fand sich Benzimidazolinon im Harn. Bei *Haloperidol* wurde neben der N-Dealkylierung mit ihren Folgereaktionen [135] noch eine Reduktion der Ketogruppe zum sekundären Alkohol beobachtet; dieser Metabolit ist möglicherweise neuroleptisch wirksam.

Sulpirid

Die Ausscheidung in Harn und Faeces erfolgt ganz überwiegend in unveränderter Form; als einziger Metabolit wurde ein Produkt mit 5-Oxo-Gruppe im Pyrrolidinring versuchsweise identifiziert [182].

6.6.7. Pharmakokinetische Wechselwirkungen der Neuroleptika

Als exogener Faktor, der die Kinetik von Neuroleptika zu beeinflussen vermag, hat eine vorausgegangene langfristige Behandlung mit diesen Pharmaka zu gelten. Während der ersten 5—15 Wochen einer Therapie mit Chlorpromazin fiel dessen Spiegel um 25—75 % ab [213, 214, 289]; bei chronischer Behandlung betrug der Abfall 5—10 % pro Jahr [280]. Von den Wechselwirkungen mit anderen Pharmaka (s. Tab. 6.17.) wurde am meisten die mit anticholinergen Antiparkinsonmitteln diskutiert.

Tab. 6.17. Beeinflussung des Plasmaspiegels von Neuroleptika durch andere Pharmaka

Neuroleptikum	zusätzliches Pharmakon	Veränderung des Neuroleptikum-Spiegels	Literatur
Chlorpromazin, Butaperazin und andere	Anticholinergika	↓, ↔ oder ↑	COOPER, 1978
Chlorpromazin	Nortriptylin	↑	LOGA et al., 1981
Chlorpromazin	Propranolol	↑	PEET et al., 1980
Chlorpromazin	Lithium	↓ oder ↔	RIVERA-CALIMLIM et al., 1978 b
Chlorpromazin	Phenobarbital	↓	CURRY et al., 1970; LOGA et al., 1975
Butaperazin	Östrogene	↑	EL-YOUSEF und MANIER, 1974
Chlorpromazin	Antacidum	↓	FANN et al., 1973

↓: Erniedrigung. ↔: keine Veränderung. ↑: Erhöhung.

Einige Gruppen beobachteten erniedrigte, eine auch erhöhte Neuroleptika-Konzentrationen bei gleichzeitiger Gabe beider Arzneimittel, doch systematische Studien bestätigten diese Effekte nicht.

Einige Interaktionen im umgekehrten Sinne wurden ebenfalls bekannt. So können gleichzeitig applizierte Neuroleptika die Plasmaspiegel von Antidepressiva erhöhen (s. Kap. 4.6.4.). Die Halbwertszeit des Testpharmakon Phenazon wurde durch Behandlung mit Chlorpromazin verkürzt, mit Fluphenazin nicht verändert und mit Perazin verlängert.

6.6.8. Interindividuelle Unterschiede der Pharmakokinetik und ihre Beziehung zu klinischen Wirkungen der Neuroleptika

Als Folge interindividueller Variationen der Bioverfügbarkeit, Verteilung und Eliminationsgeschwindigkeit unterscheiden sich Patienten, die gleiche Dosen Neuroleptika erhalten, in ihren Gleichgewichtsspiegeln erheblich. Für die Größe des Unterschieds wird meist ein Faktor von mindestens 10 angegeben [80, 136, 241, 340]. Dies führte zu der Vermutung, daß die große Variabilität in der therapeutischen Wirkung sowie in den Nebenwirkungen mit der Kinetik zusammenhänge, und zu der Hoffnung, man könne anhand von Konzentrationsmessungen die Dosis individuell optimieren und so die Therapieerfolge verbessern. Dieses Konzept hat sich bisher nicht im erwarteten Maß bestätigen lassen [Übersicht: 50, 241], obwohl viele Einzelfallberichte sowie die Studien der Gruppe von J. M. Davis an „therapierefraktären" Patienten zu seinen Gunsten sprechen.

Therapieresistenz auf Neuroleptika. Patienten, die auf eine längere Neuroleptika-Behandlung nicht oder kaum angesprochen hatten, wiesen nach Gabe einer Testdosis Butaperazin auffallend niedrige Maximalspiegel in Plasma und Erythrocyten auf und hatten sehr niedrige Gleichgewichtsspiegel unter der Therapie mit Standarddosen Butaperazin, Thioridazin oder Haloperidol. Dies war vermutlich nicht eine Folge der vorausgegangenen Therapie, da bei Patienten, die nur 1—4 Monate erfolglos behandelt worden waren, ebenfalls niedrige Maximalspiegel an Butaperazin auftraten, nicht dagegen bei solchen, die sich während dieser Zeit gebessert hatten [315]. In Übereinstimmung damit steht die Beobachtung von ADAMSON et al. [5], daß bei Patienten, die auf Chlorpromazin per os nicht angesprochen hatten, die Diskrepanzen der Plasmaspiegel nach oraler und intramuskulärer Chlorpromazin-Gabe oft sehr groß waren.

Die Frage, ob Neuroleptika in einem *bestimmten Bereich der Plasmakonzentrationen optimal wirken,* ist bis jetzt nicht klar beantwortet worden. Mögliche Fehler und grundsätzliche Schwierigkeiten, die das Finden einer Antwort (vor allem einer positiven) behindern, sind bei der Besprechung der Antidepressiva (Kap. 4.6.5.) dargestellt worden. Besonderes Augenmerk ist auf den klinischen Aufbau der Studien zu richten, der oft unvollkommen war [226].

In Untersuchungen, die strengen Kriterien genügten, fand sich für *Haloperidol* keine Beziehung zwischen Plasmaspiegel und **psychopathologischem Verlauf** [235], für *Chlorpromazin* eine untere Grenze therapeutisch günstiger Konzentrationen [361] oder keine Beziehung [227], während für *Butaperazin* in Erythrocyten [70] und *Fluphenazin* im Plasma [120] mittlere Konzentrationen bei den Patienten gemessen wurden, die sich am deutlichsten besserten.

Es könnte also sein, daß auch für Neuroleptika das Konzept des „**therapeutischen Fensters**" zutrifft. Ebenfalls in diese Richtung weise die Beobachtung, daß Patienten, die sich bei 4wöchiger Gabe einer Standarddosis Chlorpromazin nicht gebessert hatten, sich nach Dosiserhöhung verschlechterten, wenn ihr Plasmaspiegel dabei über 72 ng/ml anstieg [340]. Andererseits erwies es sich als günstig, Patienten mit schlechter oraler Verfügbarkeit von Chlorpromazin (s. o.) auf eine intramuskuläre Therapie mit Fluphenazin-decanoat umzustellen [5].

Vegetative Begleitwirkungen und **extrapyramidal-motorische** Symptome wiesen — vor allem bei akuter Neuroleptika-Gabe — eine deutlichere Beziehung zu den Konzentrationen in Plasma oder Erythrocyten auf als psychische Veränderungen [80, 241, 289]. Solche Beziehungen ließen sich jedoch nicht immer feststellen.

6.7. Psychiatrische Indikationen der Therapie mit Neuroleptika

Von H. W. SCHIED

6.7.1. Einleitung und Zusammenfassung

In diesem Abschnitt sollen die therapeutischen Indikationen für neuroleptische Substanzen im Rahmen der Psychiatrie aus der Sicht des Klinikers dargestellt werden. Zwar kann man in diesem Bereich auf zahlreiche gut geplante und kontrollierte Studien verweisen, dennoch fließen auch immer wieder Erfahrungen ein, die zwar aus klinischer Sicht fast evident erscheinen, für welche aber dennoch teilweise überhaupt keine Legitimation durch eine bisher durchgeführte empirisch-wissenschaftliche Untersuchung zu finden ist. Daß viele klinische Erfahrungen mit den vorliegenden theoretischen Modellvorstellungen über den Wirkungsmechanismus der Neuroleptika noch nicht in Einklang gebracht werden können, braucht man gar nicht zu betonen.

Im Gegensatz zu zahlreichen anderen psychopharmakologischen Darstellungen der Neuroleptika soll nicht von der Substanz oder der Substanzgruppe ausgegangen werden, sondern von der psychiatrischen Indikation — also von den einzelnen psychiatrischen Syndromen, bei welchen man sinnvoll Neuroleptika einsetzen wird. Sinnvoll bedeutet hier: wo zum einen eine Notwendigkeit zum Einsatz dieser Medikamente besteht und zum anderen ausreichende Erfolgsaussichten für diese Form der Pharmakotherapie. Dieser Teil der Darstellung der psychiatrischen Indikationen nimmt einen breiten Raum ein, da die Syndrome auch kurz beschrieben werden.

Daneben wird — der klinischen Perspektive angemessen — auch auf ganz praktische Fragen der Dosierung, Applikation, Behandlungsdauer etc. eingegangen. Etwas zu kurz sind vielleicht methodologische und methodenkritische Ausführungen zu den klinischen Studien ausgefallen: dies wird aber — so hoffen wir — dadurch ausgeglichen, daß wir fast ohne Ausnahme nur gut kontrollierte Studien angeführt haben, die bezüglich ihrer Methodik und ihres theoretischen Ansatzes dem heutigen Standard seriöser pharmakopsychiatrischer Forschung entsprechen.

Nur angedeutet werden konnte das hochinteressante und wichtige Kapitel der Wechselwirkung zwischen psychodynamischen und soziodynamischen Variablen und der Medikamentenwirkung. Interessenten dieses für den Rahmen dieses Artikels zu komplexen und schwierigen Gebietes möchten wir ausdrücklich auf die Literatur-Hinweise im Text aufmerksam machen.

6.7.2. (Neuro-)Psychiatrische Indikationen der Therapie mit Neuroleptika: eine Übersicht

Die **klinische Wirkung der Neuroleptika** ist gekennzeichnet durch ein Herabsetzen der psychischen Erregtheit und Spannung, eine Dämpfung der Psychomotorik, einen unterschiedlich stark sedierenden Effekt, im allgemeinen auch durch eine Senkung des Antriebsniveaus und eine Dämpfung der Emotionalität mit unterschiedlich starker Anxiolyse. Es kommt zu keiner wesentlichen Beeinträchtigung des Bewußtseins; die intellektuellen Funktionen werden nicht oder nur mittelbar betroffen.

Die **Indikationen der Neuroleptika** lassen sich zutreffend eigentlich nur nach *Zielsyndromen* (FREYHAN) [139] abgrenzen, auch wenn immer wieder von *Zielsymptomen* die Rede ist. Therapeutisch ist die Zuordnung eines Neuroleptikums zu *einem* Zielsymptom so gut wie nicht möglich; andererseits betont z. B. VAN PRAAG [272], daß Neuroleptika nosologisch-diagnostische Einheiten nicht „respektieren", was auch impliziere, daß ätiologische Faktoren fast keine Bedeutung haben. Wenn man den nosologischen Gesichtspunkt dennoch beachtet, dann ist es natürlich die Gruppe der schizophrenen Psychosen, welche das Hauptindikationsgebiet der Neuroleptika darstellt. **Syndromatologisch** sind es — grob umrissen — folgende Indikationen:

a) Syndrome mit Angst, Aggressivität, motorischer Überaktivität oder innerer Unruhe als hervorstechende Merkmale, wie etwa manische oder delirante Syndrome oder Erregungszustände;

b) Syndrome mit schweren Störungen des Denkens oder der Wahrnehmung, insbesondere mit Wahnvorstellungen oder Halluzinationen, unabhängig von der Ursache. Die mit diesen Denkstörungen verbundenen Ängste zeigen oft eine günstige Beeinflussung durch Neuroleptika [272].

LEHMANN [209] faßt die **Indikationen einer Neuroleptikatherapie** folgendermaßen zusammen: (a) Symptomatische Beruhigung jeglichen pathologischen Erregungszustandes; (b) Behandlung akuter psychotischer Störungen; (c) Behandlung chronisch schizophrener Zustände; (d) Erhaltungsmedikation schizophrener Patienten in der Remission.

Die Wirkungen der verschiedenen neuroleptischen Substanzgruppen und Einzelsubstanzen sind in Kap. 6.5. dargestellt.

Aus den **klinischen Wirkprofilen** der einzelnen Substanzen und Substanzgruppen lassen sich bestimmte **Indikationen** abgrenzen: Es wird bei psychomotorischer Erregtheit als Hauptsymptom ein initial stark dämpfendes Neuroleptikum wie etwa *Laevomepromazin* sinnvoll sein; ein psychomotorischer Erregungszustand bei einer akuten paranoid-halluzinatorischen Psychose wird eher mit Butyrophenonen, z. B. *Haloperidol*, behandelt, wobei man unter Umständen mit *Laevomepromazin* kombinieren kann oder man gibt ein stark wirksames Präparat aus den anderen Gruppen: *Fluphenazin, Flupenthixol*; auch *Clozapin* hat sich hier bewährt. Wenn man bei solchen paranoid-halluzinatorischen Bildern *Laevomepromazin* gibt, ist der Patient zwar zunächst sediert, aber man riskiert, daß das psychotische Wahndenken sehr verzögert beeinflußt wird und damit möglicherweise der Patient unnötigen qualenden psychotischen Erleben ausgesetzt ist. Immer wieder sind auch Beobachtungen über antidepressive Wirkungen von Neuroleptika gemacht worden: beim *Laevomepromazin*, beim *Chlorprothixen*, beim *Thioridazin*, beim *Clozapin*.

Schließlich werden Neuroleptika in niedriger Dosierung auch als Tranquilizer angeboten; wegen der langfristigen Nebenwirkungsrisiken (vgl. Kap. 6.5.) erscheint dies problematisch: auch bei niedrigen Dosierungen von Neuroleptika sind tardive Dyskinesien beobachtet worden. Bei Suchtgefahr mag die Verordnung eines Neuroleptikums für eine gewisse Zeit indiziert sein.

Zur Frage der **differentiellen Indikation** für ein bestimmtes Neuroleptikum eines bestimmten Wirkungsprofils für ein bestimmtes Syndrom bei einem bestimmten Patienten stimmen die Autoren im wesentlichen alle mit der Feststellung von MAY und GOLDBERG [224] überein, die einen Literaturüberblick über diese Frage so zusammenfassen, daß für den Kliniker bei der Wahl eines antipsychotischen Medikamentes bis jetzt kein System verfügbar sei, weder durch empirische Forschung noch durch angesammelte klinische Erfahrung, bestimmte Neuroleptika mit symptomatologisch genau definierten Patienten in Korrelation zu bringen.

Gründe für das Fehlen spezifischer Wirkprofile

Dies hat im wesentlichen zwei Gründe: Zum einen ist die **interindividuelle Streubreite** der Neuroleptikawirkung bei verschiedenen Patienten außerordentlich groß, was man sich erklären kann, wenn man das Schema von MURPHY et al. [242] in Abb. 6.18. betrachtet. Zum anderen wirken bei Therapiestudien so viele unspezifische und **schwer kontrollierbare Einflußfaktoren** mit, daß dies auch methodisch bedeutet, daß man, um kleine Unterschiede zwischen Präparaten nachzuweisen, genau ausgelesene, sehr große Patientenkollektive untersuchen müßte und ein ganz komplexes Untersuchungsdesign bräuchte, um die Einflußfaktoren (Stationsmilieu, Umgebung, Verhalten der Familie, Bezugspersonen) wenigstens einigermaßen kontrollieren zu können [vgl. 165]. Komplexe Untersuchungspläne bedeuten aber in Therapiestudien bei akut Schizophrenen häufig, daß die am schwersten gestörten Patienten, und zwar jene mit der höchsten psychomotorischen Erregung oder großer Aggressivität/Dysphorie/Hostilität nicht in die Studie kommen und damit schon durch den Untersuchungsplan eine Selektion stattfindet.

Weitere mögliche Gründe für das Fehlen spezifischer Wirkprofile. 1. Möglichkeit: es gibt keine; 2.: die Stichproben sind bei den Untersuchungen zu inhomogen [165]; 3.: die gängige Art der Prüfung neuer Medikamente begünstigt den Fehler Typ II.

Bisher gibt es zumindest bei der Behandlung akut produktiver Schizophrener keine Vergleichsstudien, die starke Unterschiede zwischen den verschiedenen Neuroleptika mittlerer oder stärkerer Wirksamkeit herausarbeiten konnten, wie auch zwei kürzlich publizierte Doppelblindstudien an akut Schizophrenen — Haloperidol gegen Perazin [294], Haloperidol gegen Pimozide [158] — zeigen; in beiden Studien sind die Präparate gleichwertig. Wie komplex die Ebenen und die Einflußfaktoren sind, die bei der Wirkung eines Medikamentes bei einem Individuum eine Rolle spielen, zeigt das modifizierte Schema (s. Abb. 6.18.) nach MURPHY et al. [242].

Bei der großen interindividuellen Streubreite der Medikamentenwirkung ist die Entscheidung für ein antipsychotisches Medikament von der therapeutischen Indikation her oft nicht zu treffen. Eine entscheidende Hilfe kann eine **positive „drug response"** bei einer früheren psychotischen Episode gewesen sein; derartige Erfahrungen müssen deshalb genau exploriert werden. Sehr oft hängt es von dem eingeschätzten Risiko an Nebenwirkungen und der vermutlichen Verarbeitung bzw. Auswirkung dieser Begleiteffekte ab. Wie später gezeigt werden wird, sind ja die Nebenwirkungen der Neuroleptika, insbesondere die extrapyramidalen Begleitwirkungen, häufige Gründe für Non-Compliance und Therapieabbruch.

Was die therapeutischen Wirkungen betrifft, so ist die Entscheidung für die Wahl eines Medikamentes nicht aufgrund eindeutig empirisch überprüfter kontrollierter Studien für ein Medikament zu treffen. Es gibt zwar zahlreiche Studien, die klinische Merkmale von Patienten mit unterschiedlichem Ansprechen auf bestimmte Substanzgruppen oder auch Einzelsubstanzen korrelieren konnten, diese konnten aber selten repliziert werden [Übersicht 242]. Für die klinische Praxis gibt es dennoch ein grobes Raster. Letztlich sind dies nur grobe klinische Erfahrungswerte mit ausgeprägter starker interindividueller Streubreite (vgl. Abb. 6.18.).

Das hier mehrfach erwähnte Dibenzodiazepin-Derivat **Clozapin** nimmt insofern eine besondere Stellung ein, als es trotz eindeutig nachgewiesener antipsychotischer Wirkung keine extrapyramidal-motorischen Nebenwirkungen macht [14]. Es ist stark sedierend, nimmt aber gegenüber ähnlich sedierenden Neuroleptika eine Sonderrolle ein, weil es eine überlegene antipsychotische Wirkung besitzt, was in Doppelblindversuchen gegen Laevomepromazin [18] und gegen Thioridazin [157] nachgewiesen werden konnte. Es wirkt außerdem antimanisch und anxiolytisch. Es hat sich besonders bei psychomotorisch sehr erregten Patienten bewährt; von Vorteil war auch, daß die Schlafstörungen des Psychotikers unter der Medikation mit Clozapin nicht durch Zusatzmedikamente behandelt werden mußten; ein weiterer Vorteil war, daß man keine pharmakogenen Depressionen bei Langzeitmedikation sah, was mit der von manchen postulierten antidepressiven Wirkung der Substanz zusammenhängen könnte. Auch bei mani-

---

Abb. 6.18. Modell der Einflußfaktoren für die individuell unterschiedlichen Wirkungen eines Neuroleptikums (NL)
(Modifiziert nach MURPHY, D. L., et al., 1978)

Neuroleptikum
↓
Effektiver Plasmaspiegel
↓
Wirkung des NL am Rezeptor und in der Zelle
↓
Wirkung des NL auf höhere integrative biologische Funktionen
↓
Subjektive Einschätzung der Medikamentenwirkung
↓
Wirkung des Medikaments auf Verhalten und Erleben

Jede dieser Stufen kann durch langfristig entwickelte oder angelegte Merkmale (einschließlich genetischer Faktoren) und durch kurzfristige und situative Faktoren der Umgebung (z. B. augenblicklicher Erlebnishintergrund, besonderes Verhalten, Diät, Einwirkung dieses oder eines anderen Medikamentes vorher, Einstellung zu Medikamenten) verändert werden

schen Patienten hat sich die hypnogene Wirkung dieses Präparates sehr bewährt. Durch das Auftreten von teilweise tödlichen Agranulozytosen ist das Medikament seit dem 1. 1. 1979 nur noch zur Weiterbehandlung von Patienten mit schweren psychotischen Erkrankungen verfügbar, die auf andere Neuroleptika nicht oder nur völlig unzureichend angesprochen haben. Außerdem sind sehr strenge Vorschriften bezüglich der Blutbildkontrollen zu beachten. Dennoch wird dieses Präparat bei uns immer noch — und zwar nicht selten — verwendet, weil es zahlreiche Patienten gibt, die die extrapyramidal-motorischen Nebenwirkungen der anderen Medikamente als sehr unangenehm empfinden. Ein Nachfolgepräparat des Clozapin wird im Augenblick klinisch geprüft.

Was die *Nebenwirkungen* betrifft, so wird man bei kardiovaskulären und zerebralsklerotischen Risikofaktoren eher auf Butyrophenone zurückgreifen wegen ihrer geringen hypotensiven Wirkungen, nicht auf Thioridazin, das die stärksten EKG-Veränderungen macht. Junge Frauen mit Gewichtsproblemen könnten Molindone erhalten. Jüngere männliche Patienten, für welche die Störungen der männlichen Potenz oder der Ejakulation sehr belastend sein könnten, sollten kein Thioridazin erhalten [219]. Dies sind nur Beispiele (vgl. Kap. 6.5.).

Letztlich ist somit die Wahl des Medikamentes viel auch von eigenen klinischen Erfahrungen abhängig; deswegen empfehlen die meisten Autoren, von jeder Substanzgruppe der Neuroleptika nicht mehr als zwei bis drei Präparate zu verwenden, um mit diesen ausreichende Erfahrung sammeln zu können; so kann man z. B. aus jeder Gruppe ein eher schwach wirksames und sedierendes und ein stark wirksames Medikament wählen.

6.7.3. Kontraindikationen neuroleptischer Behandlung

Kontraindikationen ergeben sich natürlich vor allem aus den Nebenwirkungen (vgl. Kap. 6.5.). Der klinisch-psychopathologische Versuch der klaren Abgrenzung von Kontraindikationen zeigt, wie weit das Wirkungsspektrum dieser Medikamentengruppe geht. VAN PRAAG [337] betrachtet depressive Syndrome und neurotische Stö-

Tab. 6.18. Kontraindikationen aus der Sicht unerwünschter Begleitwirkungen

Kontraindikationen	vorrangige Gründe für Kontraindikation
Glaukom, Prostatahypertrophie, Harnverhaltung, Pylorusstenose, hirnorganische Vorschädigungen	Anticholinerge Wirkung der Neuroleptika
Arteriosklerose mit zerebraler Beteiligung, kardiovaskuläre oder pulmonale Vorschädigung	Kreislaufwirkungen, z. B. hypotensive Wirkung und Rhythmusstörungen
Zerebrale Krampfanfälle	Erniedrigung der Krampfschwelle v. a. Phenothiazine und Dibenzo-epine
Leberfunktionsstörungen	Cholestase, eventuell mit Ikterus, oder selten direkte Leberzellschädigung
Allergische Diathese	Allergische Reaktion des hämatopoetischen Systems und Hautreaktion
Bestehende Schäden des hämatopoetischen Systems	Gefahr tödlicher Agranulozytosen oder Panzytopenien
Kombination mit Barbituraten Alkohol, Opiaten, Analgetika	Potenzierung
Morbus Parkinson	Verstärkung durch pharmakogenes Parkinsonoid
Bekannte allergische Hauterscheinungen nach Neuroleptika	Photosensibilisierung, eventuell irreversible Pigmentstörungen

rungen als Kontraindikationen, ebenso Syndrome, welche durch Inaktivität und Apathie charakterisiert seien. Scheinbar chronifizierte Syndrome des Rückzugs, der Inaktivität und der Apathie bei manchen Schizophrenen sind hingegen nicht selten durch Neuroleptika deutlich zu bessern (vgl. Kap. 6.7.7.). Was die Depression betrifft, so sind sicherlich gehemmte Depressionen eine eindeutige Kontraindikation; bei agitierten Depressionen ist es nicht mehr so eindeutig. Bezüglich der neurotischen Syndrome wird betont, daß möglichst selten Medikamente eingesetzt werden sollten, am besten gar nicht, wenn die Störung einer Psychotherapie zugänglich sei [337], weil der Mangel an Initiative, die emotionale Indifferenz, welche die Neuroleptika verursachen könnten, den Zielen der Psychotherapie entgegengesetzt seien: mögliche emotionale Erfahrungen zu erleben, auszudrücken und durcharbeiten zu können (vgl. Kap. 14.).

Diese Kontraindikationen einer Kombination zwischen **Pharmakotherapie und Psychotherapie** sind von psychotherapeutischer und psychoanalytischer Seite aus noch differenzierter ausgeführt worden, auch für psychotische und grenzpsychotische Störungen, dort aber eher als Frage der Dosierung. Was die Neurosekranken betrifft, so liegt möglicherweise dann ein Zuviel an Medikamenten vor, wenn die für den psychotherapeutischen Prozeß als Indikatoren notwendigen Gefühle unterdrückt werden, etwa ein gewisses Maß an Angst oder Wut, das nicht durch Pharmaka weggenommen werden sollte [92]. Andererseits wird von psychotherapeutischer Seite auch immer wieder darauf hingewiesen, daß in bestimmten Zuständen auch bei Neurosen Neuroleptika indiziert seien: z. B. zu Beginn einer Psychotherapie bei starker initialer Angst, bei Angstneurotikern oder bei starken phobischen Befürchtungen, welche die Einleitung einer an sich sinnvollen Therapie durch das Symptom unmöglich machen oder etwa bei während der Therapie auftretenden starken aggressiven Impulsen, die dem Patienten starke Angst machen können [285]; in bestimmten Situationen auch bei Zwangskranken oder Borderline-Störungen [92].

Organische Kontraindikationen. Bei diesen Kontraindikationen (vgl. Tab. 6.18) ist immer der Grad der Schädigungsgefahr mit der Notwendigkeit neuroleptischer Medikation abzuwägen; geringe Dosierungen oder ein Wechsel des Präparates ermöglichen es, daß von *absoluten Kontraindikationen* nur ganz selten die Rede sein kann (z. B. für lebensgefährliche Agranulozytosen). Dennoch ist genauestens auf derartige Vorschädigungen zu achten (vgl. Kap. 6.5.).

6.7.4. Gezielte Anamnese, psychopathologische Beobachtung und organische Abklärung: Voraussetzungen einer Neuroleptikabehandlung

Notwendige anamnestische und psychopathologische Informationen

Die Neuroleptika-Therapie ist um so effizienter, je mehr anamnestisch-psychopathologische Daten vorliegen: d. h., ein exakter *psychopathologischer Befund* mit syndromatologischer Diagnose; bei der Anamnese ist auf die *Psychopharmaka-Anamnese* zu achten: Welches Medikament hat der Patient bei einer früheren psychotischen Episode schon erhalten — mit oder ohne Erfolg? Was empfand er als angenehm/unangenehm an dem Medikament; welche Nebenwirkungen traten auf, welche haben ihn besonders beeinträchtigt? Wie ist seine psychische Einstellung zu diesem Medikament, wie seine Einstellung zu Medikamenten und Psychopharmaka überhaupt, was halten seine wichtigsten Bezugspersonen davon (Faktoren, die auf die Compliance einwirken)? Wichtig ist auch die *Familienanamnese* (vgl. Prädiktoren, Kap. 6.7.5.), die familiäre Belastung mit Psychosen. Anamnestisch wichtig sind auch die Fragen zur *privaten Situation*, Beruf und Arbeitsplatz, Primärbeziehungen, Freund/Freundin, psychosexuelle Anamnese (Reaktion auf evtl. Potenzbeeinträchtigung?), Fragen zur Struktur der Familie.

Daß man dies den hochpsychotischen Patienten nicht oder vergeblich fragt, versteht sich von selbst. Man kann es aber evtl. in der subakuten Phase oder vor der Einstellung auf eine Langzeitmedikation explorieren. In der akuten Phase sollte man fremdanamnestische Angaben haben.

Voruntersuchungen zum Ausschluß organischer Risiken und Routineuntersuchungen bei Neuroleptikatherapie

Entsprechend den Empfehlungen des Bundesgesundheitsamtes ist bei der Anwendung von Pharmaka vom Typ trizyklischer Neuroleptika, unabhängig von der Indikation, eine laufende **Kontrolle des Blutbildes** notwendig. Trizyklische

Neuroleptika sollen bei Patienten, die bereits einmal auf Arzneimittel mit einer Schädigung des hämatopoetischen Systems reagiert haben, nicht angewendet werden. Vor der Behandlung müssen das Blutbild, einschließlich Differentialblutbild und die Thrombozytenzahl kontrolliert werden. Unter der Behandlung sollten regelmäßige Kontrollen durchgeführt werden; als Minimalforderung gilt die wöchentliche Bestimmung der Leukozytenzahl. Bei schnellem Absinken, insbesondere unter Werte von 3000 pro µl (s. o.), ist das Neuroleptikum abzusetzen und weitere Blutbildkontrollen bis zur Normalisierung durchzuführen. Ein Umsetzen auf Butyrophenone ist hier ebenfalls nicht angezeigt. Gewarnt wird vor der Anwendung von anderen blutzellschädigenden Medikamenten wie Chloramphenicol oder der Anwendung von Pyrazolidin-Derivaten. Die Patienten, sofern sie ambulant behandelt werden, sollten darüber aufgeklärt werden, daß sie bei Auftreten von Fieber, Zahnfleisch- und Mundschleimhautentzündungen, Halsschmerzen oder eitriger Angina sowie grippeähnlichen Symptomen innerhalb der ersten drei Monate nach Beginn der neuroleptischen Behandlung keine Selbstmedikation mit Analgetika durchführen, sondern ihren behandelnden Arzt sofort konsultieren sollen. Nach den ersten drei Behandlungsmonaten können die Intervalle für die Blutbildkontrollen verlängert werden und sie brauchen bei Langzeitbehandlungen nur noch vierteljährlich durchgeführt werden.

Wegen der Nebenwirkungen auf das Herz-Kreislauf-System sollten zu Beginn der Behandlung **Blutdruck und Puls** mindestens wöchentlich gemessen werden. Bei älteren Patienten und Patienten mit Herz-Kreislauf-Erkrankungen muß vor Beginn der Behandlung ein **EKG** abgeleitet werden, die Ableitung sollte unter der Behandlung, gegebenenfalls auch bei Wechsel des Präparates oder Erhöhung der Dosis wiederholt werden.

Vor jeder neuroleptischen Behandlung ist die Ableitung eines **EEGs** zu empfehlen und eine Kontrolle desselben, wenn die Erhaltungsdosis erreicht ist.

Vor der Behandlung und während der ersten drei Monate 14tägig sollen die Transaminasen, Gamma-GT und alkalische Phosphatase im Serum bestimmt werden, um eine **Leberschädigung** rechtzeitig zu erkennen. Auch die Bestimmung des Blutzuckers und des Kreatinins ist vor und gelegentlich unter der Behandlung ratsam.

Diese Routineuntersuchungen ersetzen keinesfalls eine sorgfältige Beobachtung des Patienten während der Einleitung einer hochdosierten neuroleptischen Behandlung durch Arzt und Pflegepersonal.

6.7.5. Praediktoren erfolgreicher neuroleptischer Therapie

Neben jenen Patienten, welche bei einer akuten schizophrenen Erkrankung ohne Medikamente oder mit Placebo spontan innerhalb 4—8 Wochen remittieren, gibt es auch solche, die auf Neuroleptika nicht ansprechen oder eher schlechter werden. Gibt es Kriterien für jene akut schizophrenen Patienten, mit welchen man — vor dem Beginn einer Therapie — den therapeutischen Erfolg innerhalb der nächsten 2—8 Behandlungswochen mit guter Wahrscheinlichkeit voraussagen könnte? Zahlreiche Studien und Übersichtsartikel haben gezeigt, daß es empirisch gut gesicherte und überprüfbare Kriterien einer zuverlässigen Voraussage des Therapieerfolges *vor* dem Beginn der Therapie mit Neuroleptika nicht gibt [17, 224, 358, 364]. Die Gründe liegen wie bei dem Problem differentialtherapeutischer substanz- und syndromspezifischer Indikationsstellung in der Komplexität der in die Medikamentenwirkung eingehenden Variablen und Einflußgrößen, welche in kontrollierten Untersuchungsplänen kaum mit einem verantwortbaren Aufwand zu prüfen sind (vgl. Abb. 6.18.).

Auf verschiedenen Befundebenen sind Versuche gemacht worden, praediktive Merkmale vor der Therapie bezüglich des Ansprechens auf Neuroleptika zu finden. DAVIS et al. [98] stellte nach einer Übersicht über einige Studien fest, daß die unterschiedliche Reaktion auf Neuroleptika die Annahme von Untergruppen mit bestimmten Merkmalen nahelege; schließlich wurden auch noch Vorhersagemöglichkeiten nach Beginn der Therapie mit Neuroleptika untersucht [Übersicht: 224].

— **Geschlecht:** MAY und GOLDBERG [224] zitieren Studien, in welchen Frauen besser auf Neuroleptika ansprechen als Männer; ebenso DAVIS und COLE [97].

— **Pharmakogenetik:** GALDI et al. [142] fanden, daß Schizophrene, die depressive Verwandte ersten Grades hatten, eine größere Besserung des paranoiden und des Hostilitäts-Syndrom hatten, wenn sie mit aliphatischen und Piperidyl-Phenothiazinderivaten behandelt wurden. Schizophrene mit schizophrenen Verwandten ersten Grades zeigten diesen Effekt nicht. Die

Autoren nehmen Defekte neurologisch-neurochemischer Systeme dieser Untergruppe an.
— **Biochemie und Neuroendokrinologie:** Die Reaktion von Schizophrenen auf Apomorphin-Gabe hat ebenso wie jene auf die Gabe von Amphetamin bezüglich der Neuroleptika-Response noch keine eindeutigen Ergebnisse gebracht [12]; desgleichen die Untersuchung der Metaboliten der biogenen Amine im Liquor und der MAO-Aktivität in den Blutplättchen [335].
— **Pharmakokinetik und Plasmaspiegel:** vgl. Kap. 6.5.
— **Neuroradiologie:** Man fand eine Assoziation zwischen geringem Ansprechen auf Neuroleptika und Erweiterung der Ventrikel im Computertomogramm. Die Autoren vermuten eine Untergruppe von Schizophrenen mit schlechter Prognose; allerdings handelte es sich um chronisch Schizophrene [348, 349].
— **Psychophysiologie:** Einige psychophysiologische Untersuchungen haben in bemerkenswerter Übereinstimmung Hinweise auf die Beziehung zwischen extremer psychophysiologischer Reaktivität *vor* der Behandlung und unterschiedlichem Ansprechen auf Neuroleptika gezeigt. FRITH et al. [140] haben eine erhöhte psychophysiologische Erregbarkeit bei Patienten mit geringerer Besserung gefunden; ZAHN [367] eine paradoxe Reaktivität (höheres Erregungsniveau bei geringer Anforderung, kein Anstieg bei größerer Anforderung) bei den nicht Gebesserten. Ein ähnliches Ergebnis — allerdings wegen der geringen Fallzahl nur als Trend interpretierbar — zeigten STRAUBE et al. [324]: Hypo- und Hyperresponder und Patienten mit paradoxer autonomer Reaktivität sprechen schlecht auf Neuroleptika an.
— **EEG:** ITIL et al. [Übersicht bei 180] fanden, daß gute Neuroleptika-Responder mehr hochfrequente schnelle Aktivitäten und einen geringeren Grad von Alpha- und langsamen Wellen vor der Neuroleptika-Behandlung haben.
— **Experimentalpsychologie:** Patienten mit schlechter drug-response hatten längere Reaktionszeiten [367].
— **Praemorbide soziale Anpassung:** Praemorbide soziale Anpassung und Kompetenz ist eine entscheidende Variable in der Langzeitprognose der Schizophrenie; für die Kurzzeitprognose und das Ansprechen auf neuroleptische Therapie ist in mehreren Studien gezeigt worden, daß Patienten mit sehr schlechter sozialer praemorbider Anpassung und Persönlichkeit am wenigsten von Neuroleptika profitieren [Übersicht: 224]. Interessanterweise behaupten manche Autoren, daß Patienten mit sehr guter sozialer Eingliederung auch nicht gut auf Medikamente ansprechen [150]; diese Befunde sind jedoch nicht unwidersprochen [dazu 224].
— **Soziale Umgebung und Primärgruppen:** Mehrfach ist gesagt worden, daß die soziale Umgebung und die Interaktionen mit den jeweiligen Bezugsgruppen für den Behandlungserfolg der Pharmakotherapie eine große Bedeutung haben können. Aus psychoanalytischer Sicht hatten zuerst 1955 SARWER-FONER und OGLE auf den Einfluß des klinischen Rahmens auf die Wirkung des Neuroleptikums hingewiesen. Zum Einfluß der Stationsatmosphäre legten u. a. SABSHIN und RAMOT [288], KELLAM et al. [195], MOOS und SCHWARTZ [237] und MOOS et al. [236] interessante Studien vor. Außerhalb der Klinik zeigten u. a. VAUGHN und LEFF [343], wie die Familienatmosphäre den Erfolg oder Mißerfolg einer Pharmakotherapie beeinflussen kann; diese britischen Ergebnisse konnten in einer Replikationsstudie in den USA bestätigt werden [344]. Was die möglichen Einflüsse der Situation in Beruf und Arbeitsplatz auf die Wirkung der Neuroleptika betrifft, so liegt hier eine Studie von ENGELHARDT und ROSEN [124] vor. BARCHAS und BARCHAS [29] äußern in einer Zusammenfassung dieser Befunde, daß ohne eine „sozio-pharmakologische" Analyse dem Verständnis der Medikamentenwirkung ein entscheidender Aspekt fehle.
— **Therapeutenvariablen:** Zahlreiche Autoren haben sich mit Persönlichkeitsmerkmalen, individuellem Erfahrungshintergrund, beruflicher und ideologischer Orientierung des Arztes und der möglichen Beziehung dieser Variablen zum Erfolg der Neuroleptikatherapie bei Schizophrenen beschäftigt [z. B. 329]. Dabei wurde neben den genannten Merkmalen insbesondere der therapeutische Stil und die Einstellung zu Psychopharmaka, speziell Neuroleptika, untersucht. FELDMANN [132] behauptete in einer Studie, daß psychoanalytisch orientierte Therapeuten weniger Erfolg mit den von ihnen verordneten Psychopharmaka hatten als psychopharmakologisch orientierte Therapeuten. Nach HAEFNER et al. [162] geben zwar Ärzte mit positiverer Einstellung zu Neuroleptika möglicherweise höhere Dosen als Ärzte mit Vorbehalten gegen Neuroleptika, zugleich laufen aber letztere dann Gefahr, die Bedeutung der Neuroleptika überhaupt zu unterschätzen oder zu leugnen, was wieder auch einen Placebo-Effekt haben kann. Darauf hat SHAPIRO [307] in seiner Arbeit über Placebo-Phänomene hingewiesen: Pharmakotherapie wird mit Unbehagen als fauler Kompromiß betrachtet und — da dies dem Patienten nicht verborgen bleibt — kann so in ihrer Wirksamkeit beeinträchtigt werden, worauf auch RICKELS [277] hinweis. Es könnte sich so die paradoxe Situation ergeben, daß ein Psychopharmaka-averser Psychiater wegen seiner Abneigung gegen Neuroleptika letztlich höhere Dosen als sein neuropsychiatrischer Kollege braucht, um den gleichen Effekt zu erreichen, worauf PATZOLD et al. [256] hinweisen. Diese Autoren fanden in einer Untersuchung, daß in einer sehr psychody-

namisch und sozialpsychiatrisch orientierten, personell gut besetzten Universitäts-Nervenklinik mehr als doppelt soviel Neuroleptika bei akut-schizophrenen Patienten verordnet wurden als auf der Aufnahmestation einer räumlich und personell viel schlechter ausgestatteten kommunalen Nervenklinik. Sie diskutieren Persönlichkeitsmerkmale, wie Lebensalter, Erfahrung, hoher therapeutischer Anspruch, therapeutische Ungeduld, als mögliche Faktoren ebenso wie negative Einstellung zu den Pharmaka. KRÜGER [205] meint, daß die Gefahr solcher mit hohem sozio-psychotherapeutischem Anspruch versehenen Stationen sei, daß in einer Simplifizierung z. B. sozio-genetischer und psychogenetischer Theorien die Bedeutung der psychopharmakologischen Therapie vernachlässigt werde.

— **Compliance** (tatsächliche Einnahme der verordneten Medikamente): VAN PUTTEN et al. [338] verglich „Compliers" mit „Non-Compliers" und fand Größenvorstellungen oder Größenwahn als wichtigste diskriminierende Variable zwischen den beiden Patientengruppen. Patienten mit Grandiositätsvorstellungen waren zu 80 % Non-Compliers; auch die Variablen Angst, soziale Isolation, paranoide Symptomatik waren mit einer schlechten Compliance — bei Kurzzeittherapie — statistisch assoziiert.

— **Verlaufscharakteristika, psychopathologische Merkmale:** Wie auch für die langfristige Prognose hat sich akuter Beginn und produktive paranoide Symptomatik als guter Praediktor des Ansprechens auf neuroleptische Akuttherapie herausgestellt [150]. Allerdings sind diese Variablen nicht unabhängig, da paranoide Symptomatik hochsignifikant mit guter praemobider Persönlichkeit korreliert.

— **Neuroleptische Testdosis bzw. initialer Therapieerfolg:** Die Art des Ansprechens auf eine oder mehrere Testdosen des Neuroleptikums [„Probebehandlung", 246] innerhalb von 48 Stunden haben VAN PUTTEN und MAY [341] als signifikant praediktive Variablen mit dem Therapieerfolg nach 28 Tagen für alle Besserungskriterien herausgearbeitet. Die subjektive Reaktion wurde sowohl auf der verbalen Ebene durch Fragen wie auch auf einer Verhaltensbeobachtung auf dem Continuum euphorisch-dysphorisch ermittelt. Die dysphorischen Reagierer waren nachher alle signifikant weniger gebessert. Ähnliche Befunde von SINGH und Mitarbeiter [310, 311, 312], MAY et al. [227] zeigten auch, daß eine schnelle Besserung im BPRS nach 48 Stunden auch eine gute Besserung nach 28 Tagen prognostizierte [zusammenfassend 224]. NEDOPIL und RÜTHER [244] untersuchten die initiale Besserung nach 5 Tagen als Praediktor für den Behandlungserfolg: Patienten mit starker Besserung im paranoiden und halluzinatorischen Syndrom des AMDP hatten auch nach 20 Tagen eine deutliche Besserung; umgekehrt war es bei den Patienten mit geringer Besserung nach 5 Tagen. WOGGON [364] zeigte, daß bei den Neuroleptika-Respondern am 5. Tag 50 % der Gesamtveränderung im Zielsyndrom (AMDP-Skala: Schizophrenes Syndrom), am 10. Tag 83 % hatten; die Non-Responder hatten 76 % der Besserung am 5. Tag, 83 % am 10. Tag, so daß jeweils eine Praediktion nach diesen Befunden am 5. Tag möglich war (vgl. Kap. 6.6.13.).

Die Praediktionsforschung der Neuroleptikawirkung steht erst am Anfang. Der gegenwärtige Forschungsschwerpunkt versucht einerseits, *einen* Praediktor aus *einer* Merkmalsebene (z. B. psychophysiologische Reaktivität) mit der Neuroleptikawirkung zu korrelieren; andererseits könnte sich nach den augenblicklichen Befunden vielleicht auch ergeben, daß Korrelationen über mehrere Merkmalsebenen gefunden werden. Z. B.: eine bestimmte MHPG-Ausscheidung und bestimmte psychophysiologische Reaktivität (non-responding) und bestimmte Psychopathologie (Rückzug) korrelieren mit negativer Neuroleptika-Wirkung und sagen in dieser Kombination eine negative drug-response voraus. Damit wäre zugleich eine relativ konsistente *Untergruppe* gefunden.

6.7.6. Klassifikation schizophrener Psychosen und Therapie mit Neuroleptika

An der Wirksamkeit der Neuroleptika in der Behandlung schizophrener Psychosen kann heute nach einer beträchtlichen Anzahl groß angelegter, methodisch kontrollierter Studien kein Zweifel mehr sein. MAY [223] empfiehlt, die Pharmakotherapie mit ambulanten Maßnahmen der psychotherapeutischen Betreuung und psychosozialen Programmen zu kombinieren, wobei er betont, die Psychotherapie müsse besonders auf die Forderung sozialer Kompetenz gerichtet sein.

KLEIN und DAVIS [201] referieren 118 **Doppelblind-Vergleichsstudien** mit Phenothiazinen, wo das Verum dem Placebo eindeutig und mit großer Differenz überlegen war. COLE und Mitarbeiter [78, 79] zeigten im Rahmen einer Doppelblind-Vergleichsstudie an einer Gesamtstichprobe von 338 hospitalisierten akut schizophrenen Patienten, wobei 4 verschiedene Neuroleptika gegen Placebo getestet wurden, daß nach 6 Wochen stationärer Behandlung 75 % der Patienten auf antipsychotische Medikation eindeutige Besserung, 5 % keine Besserung, 2 % eine Verschlechterung zeigten, dagegen in der Placebo-Gruppe sich 50 % verschlechterten.

Zahlreiche umfangreiche Studien stellen die Überlegenheit der **Neuroleptika-Therapie gegen andere somatische Therapieverfahren** fest, so u. a. KELLY und SARGANT [196], MAY [222]. Vergleichsstudien an akut Schizophrenen bezüglich verschiedener Therapieformen unternahm MAY [222], MAY et al. [225]. Eine hospitalisierte Gruppe von 228 akut schizophrenen Patienten wurde mehreren Therapieformen unterzogen: (a) Patienten nur mit Milieutherapie als Kontrollgruppe; (b) Patienten nur mit neuroleptischer Therapie; (c) Patienten nur mit Psychotherapie; (d) Patienten mit Neuroleptikatherapie und Psychotherapie; (e) Patienten mit Elektrokrampftherapie. Ergebnis: Die Patienten nur mit Psychotherapie hatten keine Besserung gegenüber jenen der Kontrollgruppe ohne Psychotherapie; deutliche signifikante Besserung der Gruppe mit Pharmakotherapie allein; leichter signifikanter Trend für die Gruppe Pharmakotherapie und Psychotherapie. Schlußfolgerung: Bei akuten Psychosen und relativ kurzen Verläufen bringt zusätzliche Psychotherapie keinen Vorteil gegenüber alleiniger Pharmakotherapie. In einer Nachuntersuchung dieser Gruppe nach mehreren Jahren [225], ebenso wie in einer Literaturübersicht [223], zeigte MAY dann in einem Vergleich zwischen Pharmakotherapie und Psychotherapie und Soziotherapie, daß für hospitalisierte Patienten zusätzliche therapeutische Verfahren zur Pharmakotherapie hinzu keinen wesentlichen Vorteil bringen, andererseits aber auf längere Frist (mindestens 1–2 Jahre) Pharmakotherapie zusammen mit Psychotherapie oder psychosozialer Betreuung deutlich der alleinigen Pharmakotherapie überlegen ist. GREENBLATT et al. [153] verglichen bei chronischen Schizophrenen verschiedene Formen der stationären und ambulanten Soziotherapie; das Ergebnis war, daß sowohl die chronisch Schizophrenen im Krankenhaus wie auch die in der Gemeinde unabhängig von der Form der Psycho- und Soziotherapie sich mit Neuroleptika hochsignifikant mehr besserten.

Nosologische Klassifikation der Schizophrenie und diagnostische Kriterien

Historisches. Seit KRAEPELIN 1896 die Katatonie von KAHLBAUM, die Hebephrenie von HEKKER und die akute Paranoia unter dem Begriff *Dementia praecox* zusammenfaßte, ist diese Krankheitseinheit immer wieder bestritten worden. Für KRAEPELIN war das mögliche Abwechseln der paranoiden oder katatonen oder hebephrenen Syndrome beim gleichen Patienten wie vor allem der übliche Anfang der Krankheit in der Jugend und der infauste Verlauf vor allem die Rechtfertigung für die Annahme einer Krankheitseinheit, letztlich mit der Vorstellung, daß ein und dasselbe ätiopathogenetische Prinzip der wechselnden Symptomatologie zugrunde liege. E. BLEULER fand ein Bindeglied auf der Ebene der psychopathologischen Struktur in seiner berühmten Unterscheidung zwischen den primären Symptomen der vermuteten Grundstörung und den sekundären, die er als psychologische Reaktion der Psyche auf das Erleben der Grundstörung auffaßte. In dem Begriff *Schizophrenie* ist enthalten, daß der Strukturzusammenhang der Persönlichkeit in der Krankheit verlorengeht, daß Erleben, Affekte und Denken voneinander gespalten, getrennt und die einzelnen Bereiche auch noch in sich selbst fragmentiert sind.

Die Geschichte des Krankheitsbegriffes Schizoprenie spiegelt sich auch im **ständigen Wechsel der nosologischen Unterklassifizierungen.** Neben den 4 klassischen Formen (Hebephrenie, paranoid-halluzinatorische Schizophrenie, Katatonie, Schizophrenia simplex) sind immer wieder neue Untergruppen vorgeschlagen worden, die so zahlreich und teilweise auch schon wieder vergessen sind, daß ihre Aufzählung nicht lohnt. Manfred BLEULER [41] hat die bisherige Einteilung für eher willkürlich gehalten; im Rahmen seiner langfristigen Katamnesen hat er festgestellt, daß katatone und paranoide Patienten nicht klar voneinander abzugrenzende Gruppen seien und daß hebephrene und simplex-Formen immer seltener würden.

Eine Zusammenfassung der gegenwärtigen Tendenzen zur Subklassifikation der Schizophrenie müßte den starken **multikonditionalen Ansatz** dieser Tendenzen beschreiben. Auch die durch große transkulturelle Untersuchungen gewonnenen statistischen Daten (IPSS: *„International Pilot Study of Schizophrenia"* der Weltgesundheitsorganisation) haben in cluster-Analysen letztlich wieder Untergruppen ergeben, die den bisher bekannten nicht unähnlich sind; gefordert für eine neue Subklassifikation der Schizophrenie wird vor allem, daß sie nur dann eine Bedeutung haben könne, wenn sie in Beziehung stehe zu validierenden Kriterien wie Neuroleptika-Response, klinischem Verlauf, Remissionsmodus, biologischen und psychologischen Merkmalen und Familiendaten [68]. Weiterhin wird gefordert, daß ein *multiaxiales System* zur Klassifikation eingeführt werde, wobei Symptomebene, Verlaufsform, auslösende Lebensereignisse, soziale Beziehungen und die Berufsdimension eingehen müsse.

Ein starker Trend herrscht auch zu **operationalisierten diagnostischen Kriterien** mittels standardisierter Befunderhebungsinstrumente [z. B. PSE von 353] mit computerisierter Auswertung. Die verschiedenen diagnostischen Kriterien für Schizophrenie erfassen sehr unterschiedliche Populationen, wie BROCKINGTON et al. [53] zeigen konnten. Die in den USA verbreiteten Symptome ersten Ranges nach Kurt SCHNEIDER haben eine geringe Validität bezüglich prognostischer Aussage; die im Diagnostischen und Statistischen Manual III (DSM III) der American Psychiatric Association angeführten diagnostischen Kriterien machen die Schizophrenie zu einer chronischen Krankheit, deren Dauer mindestens 6 Monate, wenn nicht über 2 Jahre sein müssen und trennen die kürzeren Formen von der Schizophrenie ab. Bewährt haben sich die RDC (Research Diagnostic Criteria) nach SPITZER et al. [316] und das von CARPENTER entwickelte System diagnostischer Kriterien, das sehr viel Ähnlichkeit hat mit der BLEULERschen Beschreibung schizophrener Symptomatik.

Syndromatologische Klassifikation der Schizophrenie

Trotz vielversprechender integrativer Ansätze zur Korrelation ätiopathogenetischer Vorstellungen mit psychopathologisch-phänomenologischen Befunden, Pharmaka-Response hat die Psychiatrie für die schizophrenen Psychosen noch keine einheitlichen ätiopathogenetischen Grundlagen und damit noch keine Möglichkeit zu einer kausalen Therapie einer Krankheit. Angesichts dieser Situation empfiehlt sich aus pragmatischen Gründen eine Syndromatologie psychischer Störungen, wenn es um therapeutische Praxis geht.

Syndrome fassen Symptomkomplexe zusammen [369] als Ordnungsgesichtspunkte ohne Rücksicht auf deren Entstehungsbedingungen. Die in der Psychiatrie heute gebräuchlichen Syndrome sind aus zwei Quellen entstanden: aus der direkten **klinischen Empirie** [291] und von der Vorstellung möglicherweise betroffener gestörter Funktionsbereiche [369], z. B. in der Einteilung: Syndrom des gestörten Bewußtseins, der gestörten Erinnerung, Syndrome des gestörten Antriebs, affektive Syndrome, Syndrome des gestörten Denkens und der Wahrnehmung etc. Bei organischen Syndromen sind allerdings auch ätiologische und pathogenetische Vorstellungen eingegangen, auch wenn diese noch nicht letztgültig gesichert sind. Die andere Quelle der gebräuchlichen psychiatrischen Syndrome stammt aus den **standardisierten Erhebungsinstrumenten** für den psychischen Befund, die in den letzten Jahren auch bei uns gebräuchlich wurden und die alle über Datenreduktion auf Syndromebene kamen. Besonders zu nennen sind hier die *IMPS-Lorr-Skala* [253], die *BPRS-Skala* [215] und schließlich das *AMP-System* [13, jetzt AMDP-System), das aus über 100 Items besteht und deren Merkmale den Konzepten der deutschsprachigen Psychopathologie entstammen, während in der Kurzskala BPRS der Merkmalskonstrukte auf einem höheren Abstraktionsniveau aus der psychologischen Verhaltensbeobachtung gewonnen sind. Alle drei Befunderhebungsinstrumente sind sehr gebräuchlich und praktikabel und haben in ihren Faktorenanalysen ein bemerkenswertes Maß an Übereinstimmung der Faktoren gezeigt, deren Syndromcharakter eindeutig war und die ohne Zwang in Beziehung gesetzt werden konnten zu diagnostisch-nosologischen Untergruppen, wie sie in der Klinik schon immer üblich waren [138].

Vom **AMP-System** sind mehrere Faktorenanalysen gerechnet worden, wobei die Unterschiede zwischen den gewonnenen Syndromen nicht sehr groß sind: So haben sich etwa aus der Züricher Faktorenanalyse folgende Syndrome analysieren lassen: paranoides, halluzinatorisches, katatones, manisches, Hostilitäts-, apathisches, gehemmt-depressives, somatisch-depressives und hypochondrisches Syndrom, und später wurden dann noch zwei übergeordnete Syndrome entwickelt: manisch-depressives Syndrom und schizophrenes Syndrom [16, 363].

Die im folgenden verwendeten Syndrome lehnen sich an diese eben besprochenen klinischen Erfahrungen und emprischen Befunde an; bei einer solchen syndromatologischen Klassifikation [204] erscheint es möglich, mit Einschränkungen differentielle Indikationen für neuroleptische Medikation in unterschiedlicher Dosierung und Applikationsform zu stellen, wenn nötig diese therapeutischen Entscheidungen an klinischen Erfahrungen und aufgrund von kontrollierten Studien, die meist auch mit den genannten Untersuchungsinstrumenten gearbeitet haben, zu begründen. Natürlich bleibt auch hier eine beachtliche Unschärfe, da der Vielfalt der Neuroleptika ohne jeweils ganz genau umschriebene Wirkungsdifferenz auch eine Vielfalt sich überschneidender Syndrome gegenübersteht. Wertvolle Anregungen für die Anordnung und die Auswahl der Syndrome haben wir der Darstellung von KLINE und ANGST [204] entnommen.

6.7.7. Therapie mit Neuroleptika bei schizophrenen Syndromen

Die Begriffe zur Beschreibung der Syndrome entsprechen jenen der geläufigen deutschsprachigen deskriptiven Psychopathologie [vgl. 291]; bezüglich der pharmakotherapeutischen Empfehlungen zur Dosierung (niedrig, mittel, hoch) wird auf den Appendix dieses Buches (Abschnitt VI) und auf Kap. 6.5. verwiesen; eine Übersicht bietet Tabelle 6.19.

Akutes paranoid-halluzinatorisches Syndrom

Psychopathologie. Im Vordergrund steht das oft große Ausmaß produktiver psychotischer Symptome, insbesondere akustischer Halluzinationen, meist Stimmen, kommentierend, befehlend; eventuell empfindet der Kranke seine Gedanken als eingegeben, von außen gemacht, gelenkt; je nach Inhalt der Gedanken kann dann oft Angst und Erregung sehr ausgeprägt sein; das Denken ist oft logisch gelockert, inkohärent; die Kommunikation mit dem Patienten ist oft sehr schwierig; sowohl maniformes Verhalten wie auch Anspannung und Hostilität können im Vordergrund der Affektivität stehen.

Pharmakotherapie. Wegen der Intensität des psychotischen Erlebens ist ein stark wirksames Neuroleptikum nötig, z. B. *Haloperidol* (15—40 mg/die), *Fluphenazin* (10—20 mg/die), *Perphenazin* (20—60 mg/

Tab. 6.19. Zielsyndrome einer differentiellen Therapie mit Neuroleptika unterschiedlicher psychotroper Wirkungsprofile (Schema)

Schizophrene Zielsyndrome	Wirkungsprofil der als erste Wahl empfohlenen Neuroleptika-Typen			
	I	II	III	IV
— akute produktiv-paranoid-halluzinatorische Syndrome mit ausgeprägten Denkstörungen	X			
— paranoid-schizophrene Syndrome mit vorwiegend psychomotorischer Erregung und starker Anspannung, Unruhe, evtl. Angst und/oder Hostilität		X		
— akute schizophren-psychotische Bilder mit vorwiegend maniformem Affekt und assoziativer Lockerung, Umtriebigkeit	X	X		
— schizophrene Rückzugssyndrome mit Apathie, Antriebsverlust, Hemmung ohne starke produktive Symptome			X	
— subakute bzw. subchronische schizophrene Syndrome mit stark depressiver Komponente				X

Typ I: stark antipsychotisch wirksames („hochpotentes") Neuroleptikum der Butyrophenon-Gruppe (z. B. Haloperidol) oder hochpotentes Neuroleptikum aus der Piperazinyl-Phenothiazin-Gruppe (z. B. Fluphenazin).

Typ II: mittelgradig bis stark antipsychotisches, aber auch etwas sedierendes Medikament, etwa aus der Phenothiazin-Gruppe das Piperazinylderivat Perphenazin oder Clozapin aus der Gruppe der Benzodiazepine (s. unten).

Typ III: mittelgradig antipsychotisch wirksame Substanzen mit (nach den vorliegenden Ergebnissen wahrscheinlichem) antriebssteigerndem Effekt wie etwa Pimozide aus der Butyrophenongruppe oder Thiothixen aus der Thioxanthengruppe.

Typ IV: eher geringer antipsychotisch wirksame Substanz mit — zumindest nicht depressiogener — evtl. antidepressiver und evtl. antriebssteigernder Komponente, z. B. bei den Phenothiazinen aus der Piperidyl-Gruppe Thioridazin, aus der Piperazinyl-Gruppe Perazin, aus der Thioxanthen-Gruppe Chlorprothixen oder aus der Dibenzo-epin-Gruppe Clozapin.

die), *Thiothixen* (20–80 mg/die) oder Neuroleptika gleichwertiger antipsychotischer Wirksamkeit. Oft wird die Angst und die Erregung durch diese Neuroleptika nicht genügend gedämpft: wenn psychomotorische Erregung im Vordergrund steht, kann auch an *Clozapin* (300–800 mg/die) oder an die Kombination eines der obigen Neuroleptika mit einem niederpotenten (z. B. Laevomepromazin) gedacht werden.

Passiv-paranoides schizophrenes Syndrom
(KLINE und ANGST, 1979)

Psychopathologie. Gegenüber der beschriebenen akut-floriden paranoid-halluzinatorischen Form handelt es sich hier um paranoide Vorstellungen vor allem mit Beziehungsideen, wobei die psychotische Dynamik sehr viel geringer ist, der Patient einen eher inaktiven Eindruck macht. Beziehungsideen, Verfolgungsideen, Beeinflussungsideen, oft miteinander verbunden, stehen im Vordergrund, wobei belanglosen Ereignissen abnorme Bedeutung gegeben wird. Man erhält nur vage Antworten über diejenigen, die verfolgen; der Kranke zeigt eine mehr oder weniger passive Reaktion auf das wahnhafte Erleben. Dieses Syndrom ist oft charakterisiert durch eine relativ soziale Unauffälligkeit (der Patient ist oft am Arbeitsplatz und auch sozial einigermaßen integriert). Subakute bis chronische Verläufe überwiegen.

Pharmakotherapie. Ein nicht sedierendes, stärker potentes Neuroleptikum in mittlerer Dosierung, wie z. B. *Perphenazin, Fluphenazin, Flupenthixol*, sollte zunächst als erste Wahl eingesetzt werden; wegen der fehlenden Krankheitseinsicht sind diese Patienten oft „Non-Compliers", deswegen sollte gegebenenfalls eine parenterale Depot-Form der genannten Präparate mit dem Patienten und den Angehörigen erwogen werden.

Systematisiertes paranoides Syndrom (Paranoia)

Psychopathologie. Es imponiert eine relativ gut erhaltene Persönlichkeit mit ausgestanztem, logisch konstruiertem, oft kohärentem Wahnsystem; dieses basiert häufig auf einem falsch interpretierten Erlebnis oder einer Reihe solcher Erlebnisse. Der Patient berichtet in logischer Abfolge, ist von seinem Wahn nicht abzubringen. Die Entwicklung verläuft meist chronisch.

Pharmakotherapie. Aus mangelnder Krankheitseinsicht ist der Patient selten oder nur schwer für eine Kooperation in der Behandlung zu gewinnen; falls dies noch gelingt, sind stärker potente, nicht sedierende Neuroleptika manchmal wirksam, eher in niedriger bis mittlerer Dosierung, da solche Patienten nicht selten wegen ihres Mißtrauens auf Sedierung mit Abbruch der Behandlung reagieren: positive Erfahrungen gibt es z. B. mit *Trifluoperazin*, auch *Thioridazin* (200–400 mg), das eventuell als Retard-Form abends empfohlen werden kann wegen häufiger Schlafstörungen dieser Patienten. Immer wieder haben wir allerdings erlebt, daß die antipsychotische Wirksamkeit des Thioridazin zu gering ist, um auch nur eine geringe Entaktualisierung der paranoiden Inhalte zu bewirken.

Katatones Syndrom

Psychopathologie. Im Vordergrund steht eine ausgeprägte psychomotorische Störung, meist in Form einer Hemmung, nicht selten auch im Wechsel zweier Extreme wie Erregung und Stupor bzw. Befehlsautomatie und Negativismus andererseits; in schweren Fällen tritt der Stupor mit Mutismus und kataleptischer Symptomatik auf. Ein plötzlicher Umschlag in einen katatonen Bewegungssturm, manchmal mit blinder Aggressivität oder impulsiver Suizidalität, ist immer wieder berichtet worden. Meist besteht neben den katatonen Symptomen auch Wahn und Halluzinationen, die nicht geäußert werden können.

Pharmakotherapie. Hochpotente, nicht sedierende Neuroleptika wie *Haloperidol* (in hoher Dosierung) oder *Trifluperidol* sind indiziert. Initial geben wir bei katatonen Bildern häufig die Medikation intravenös zum schnelleren Wirkungseintritt und — nach unserem Eindruck — zum „Überspringen" der unerwünschten extrapyramidalen Begleitwirkungen. Bei hoher Erregung und Unruhe sind immer wieder Erfolge mit *Clozapin*, manchmal auch als Zusatz zu den obigen Medikamenten berichtet worden. Auch die zusätzliche Gabe von *Benzodiazepinen* (Diazepam 10–30 mg oder Lorazepam 3–6 mg/die) zur Erregungsdämpfung und Anxiolyse wurde empfohlen.

Die große Gefahr bei der katatonen Schizophrenie ist das Auftreten einer **akuten lebensbedrohlichen Katatonie** [163]: ein hochakutes Zustandsbild mit Stupor, Verweigerung von Nahrungs- und Flüssigkeitsaufnahme, bei meistens drohenden oder schon eingetretenen medizinischen Komplikationen wie Exsikkose und Elektrolytverschiebung; Fieber ab 38° C rektal ohne Hinweis auf einen Infekt; Tonuserhöhung der Skelettmuskulatur; sympathikovasale Zeichen (Tachykardie ab 120 p. m. oder Hypertonie ab 150/100 mm Hg).

HÄFNER und KASPER [163] haben gezeigt, daß bei dieser gefährlichen Form des katatonschizophrenen Syndroms die *Elektrokrampftherapie* das Mittel der Wahl ist, weil wegen der schweren vegetativen Entgleisung, der Elektrolytverschiebung und des oft schon schlechten Allgemeinzustandes durch ein längeres Weiterbestehen der zentralen Erregung und der vegetativen Dysfunktionen das Letalitätsrisiko bei ausschließlicher Therapie mit Neuroleptika vergrößert werden könne. Die Autoren empfehlen, Neuroleptikatherapie ohne Elektrokrampftherapie nur bei ordentlichem Allgemeinzustand, bei kurzem Krankheitsverlauf und Fehlen schwerer vegetativer Störungen einzusetzen; dann kann man z. B. 20—90 mg *Haloperidol*/die parenteral (i. v. oder i. m.) geben, oft auch eine Kombination eines hochpotenten mit einem niedrigpotenten, sedierenden Neuroleptikum (z. B. Laevomepromazin, evtl. auch in Kombination mit Diazepam). Daneben sind internistische Intensiv- und Überwachungsmaßnahmen nötig. Die im Regelfall überdauernde schizophrene Symptomatik nach dem Abklingen des katatonen Zustandsbildes wird durch neuroleptische Therapie je nach Art und Ausprägung behandelt.

Differentialdiagnostisch muß bei der neuroleptischen Behandlung des katatonen Syndroms darauf geachtet werden, daß nicht ein schwerer katatoner Stupor mit einem sogenannten **„malignen neuroleptischen Syndrom"** (vgl. Kap. 6.5.6.9.) verwechselt wird. Dieses Intoxikationssyndrom zeigt neben Hyperthermie, Blässe der Haut auch eine extreme Steigerung der extrapyramidalmotorischen Nebenwirkungen, die als Stupor und Mutismus imponieren können. Therapeutisch sollte man alle Neuroleptika absetzen; wenn die katatonschizophrene Symptomatik wieder auftritt, sollte ein therapeutischer Versuch mit Elektrokrampftherapie gemacht werden.

Hebephrenes Syndrom

Psychopathologie. Neben den im Vordergrund stehenden Affektveränderungen mit flachem, inadäquatem Affekt und Ausdrucksverhalten und dem Fehlen von Distanzgefühl können flüchtige Wahnideen und Halluzinationen vorkommen. Dieses Syndrom ist eher selten; typisch ist ein früher Beginn und ein chronischer Verlauf. Die Diagnose sollte nicht zu schnell gestellt werden.

Pharmakotherapie. Sedierende Neuroleptika, wie *Clozapin, Chlorprothixen* oder auch Laevomepromazin, in vergleichsweise mittleren bis hohen Dosierungen und bei langer Behandlungszeit erweisen sich oft als günstig. Auch Kombinationen von sedierenden und hochpotenten Neuroleptika werden empfohlen.

Schizophrenia-simplex-Syndrom

Psychopathologie. Dieses Syndrom ist charakterisiert durch die blande Symptomatik, den flachen Affekt, Kontaktstörung, autistische Arten des Denkens und Verhaltens; der Realitätsbezug ist verkümmert; die Aktivitäten sind eher bizarr; oft liegt defizitäres, mangelhaft integrierendes Denken vor, aber meist keine wahnhaften Erlebnisse und Halluzinationen, allenfalls katatone Symptome wie Grimassieren, Schwunglosigkeit, Mangel an Vitalität, Interesselosigkeit, Leistungsabbruch. Diese Symptome bestehen oft schon lange vor der ersten psychiatrischen Konsultation.

Pharmakotherapie. Dieses Syndrom ist entgegen häufigen Vorstellungen reversibel, allerdings ist oft eine lange Behandlungsdauer notwendig. Sedierende Neuroleptika (wie etwa die aliphatischen Phenothiazine) sind nicht die Präparate der ersten Wahl; *Thiothixen* in mittlerer bis höherer Dosierung wird oft vorgeschlagen oder eine Kombination mittel- bis stärker potenter Neuroleptika mit einem Antidepressivum (z. B. *Perphenazin* mit *Amitriptylin*). Die Behandlung ist über Monate notwendig. Gute Ergebnisse werden z. B. mit Pimozide [129, 130] berichtet (in einer Doppelblindstudie gegen Fluphenazin-Dekanoat). Offensichtlich sind Medikamente mit starken extrapyramidalmotorischen Wirkungen, vor allem durch die Akinese, für dieses Syndrom eher ungünstig; u. a. werden auch gute Erfolge mit *Clozapin* berichtet, wegen der fehlenden extrapyramidalen Begleitwirkungen.

Das **Rückzugssyndrom bei Schizophrenen** ist in mehrfacher Hinsicht paradigmatisch für differentialdiagnostische und differentialtherapeutische Probleme bei der Neuroleptika-Therapie. Differentialdiagnostisch kann es sich um einen Residualzustand nach einem akuten psychotischen Prozeß handeln, wobei der soziale Rückzug eine Form des „coping", also eine Form der Stressbewältigung sein kann. VENABLES und WING [345] haben gezeigt, daß es solchen zurückgezogenen Schizophrenen Schwierigkeiten macht, selektiven Reizschutz gegen Außenreize aufrechtzuerhalten und sie sich deshalb von ihrer Umwelt abschirmen, es sich also um einen protektiven Mechanismus handelt; zugleich haben sie hohe psychophysiologische Erregungsniveaus bei diesen Patienten gefunden. Bei solchen Patienten wäre es dann auch verständlich, wieso Neuroleptika z. B. den Reizschutz erhöhen und deshalb der soziale Rückzug nicht mehr so notwendig ist. Daß in diesem Zustand noch eine beträchtliche psychotische Dynamik herrscht, zeigen auch die akuten Exazerbationen in solchen Residualzuständen.

Differentialdiagnostisch ist auch an einen pharmakogenen Effekt zu denken: die *„akinetische Depression"* (s. Kap. 6.8.6.), also ein Syndrom, das durch die extrapyramidalmotorischen Nebenwirkungen der Neuroleptika wesentlich bedingt oder verstärkt ist. Dieses Syndrom kann sich überlagern mit dem „postremissiven Erschöpfungszustand" bzw. der „postpsychotischen Depression" (vgl. zu diesen Konzepten Kap. 6.6.14.). Das Problem, daß die *extrapyramidalmotorischen* Nebenwirkungen differentialdiagnostisch oft schwer von genuin psychopathologischen Manifestationen abzugrenzen sind, ist in der Klinik sehr häufig und deshalb wichtig, weil es oft ein entgegengesetztes pharmakotherapeutisches Vorgehen erfordert.

Chronische Schizophrenie

Psychopathologie. Die Kriterien für Chronizität sind sehr unterschiedlich; zum einen sind sie rein zeitlich, bei anderen Autoren auch inhaltlich psychopathologisch [354]. Das DSM III fordert für die Diagnose der Chronizität eine persistierende Symptomatik über 2 Jahre (subchronischer Verlauf: zwischen 6 Monaten und 2 Jahren). WING [354] definiert die Chronizität durch psychopathologische Merkmale: er nennt *ein* Syndrom der emotionalen Apathie, der Verlangsamung des Denkens und der Motorik, der Unteraktivität, Antriebslosigkeit und des sozialen Rückzugs, das in seiner Beschreibung dem obigen Residualzustand entspricht, das andere chronische Syndrom charakterisiert er durch eine chronifizierte schizophrene Denkstörung, bei welcher vor allem die assoziative Lockerung, Sprunghaftigkeit im Vordergrund steht und die bei schwerer Ausprägung zu schweren kommunikativen und sozialen Beeinträchtigungen führen kann.

Beide Zustände, die auch oft gemeinsam bei chronischen Verlaufsformen auftreten können, hält der Autor für reversibel; allerdings nur auf lange Sicht mit einer Kombination von soziotherapeutischen und pharmakotherapeutischen Maßnahmen.

Pharmakotherapie. Beim chronisch Schizophrenen ist pharmakotherapeutisch ein sehr individuelles Vorgehen notwendig; bei langer und ausreichend dosierter Neuroleptikatherapie empfiehlt sich ein Absetzversuch; ansonsten sind bei therapieresistenten chronischen Syndromen auch Versuche mit der sog. „Megadosierung" (s. Kap. 6.8.1.) erfolgreich gewesen. Auch Versuche mit neueren Antipsychotika sollten gemacht werden: Loxapin, Molindone, Clozapin.

Borderline-Syndrom

Diese umstrittene syndromale Abgrenzung hat inzwischen durch mehrere operationalisierte und standardisierte diagnostische Instrumente und durch die Veröffentlichung von langfristigen Katamnesen etwas an Einhelligkeit gewonnen [69, 317].

Psychopathologie. Ausgeprägte Psychosen oder schizophrene Symptome finden sich nicht, aber die Bereitschaft zu kurzfristigen psychoseähnlichen Reaktionen; immer wieder fällt in der Anamnese oder in der klinischen Beobachtung impulsives Agieren auf, auch episodischer Verlust der Impulskontrolle ist recht charakteristisch, nicht selten mit autoaggressiven Handlungen; intensive Affekte in Form von Feindseligkeit oder auch Depressivität, schnell fluktuierend, bestimmen in Kombination mit häufigen Depersonalisationserlebnissen und hypochondrischen Ängsten das Erleben des Patienten. Die zwischenmenschlichen Beziehungen schwanken zwischen oberflächlichen punktuellen Kontakten und klammernd-abhängigen Beziehungen. Polysymptomatisch-neurotische, über die Pathologie einer Symptom-Neurose hinausgehende Phänomene („Pan-Neurose", 173) sind typisch. Chronische, frei flottierende Angst, multiple Phobien mit Panikattacken, bei manchen Patienten multiple Konversionssyndrome, fast immer sexuelle Perversionen sind charakteristisch für dieses Syndrom.

Pharmakotherapie. KLEIN [202] unterteilt das Borderline-Syndrom in verschiedene Untergruppen mit unterschiedlichen pharmakotherapeutischen Zugängen: er unterscheidet u. a. die chronisch angespannt-ängstlichen (Antidepressiva), die hysteroid-sensitiven mit depressiven Neigungen (Antidepressiva), die Labilen mit oberflächlicher Affektivität und innerer Leere (Neuroleptika), die phobisch-ängstlichen mit frei flottierender Angst und Panikattacken (Antidepressiva). BRINKLEY et al. [51] betrachten alle Medikamente als Hilfsmittel zur Ermöglichung einer psychotherapeutischen Betreuung; da Borderline-Patienten sehr sensibel auf Einschränkungen der Vigilanz-Kontrollfunktionen reagieren, empfiehlt er hochpotente Neuroleptika in sehr geringer Dosierung („low-dose-neuroleptic regimen"). Bei Zuständen, wo Denkstörungen oder drohender Verlust der Impulskontrolle oder schwer kontrollierbare Wut im Vordergrund stehen: *Perphenazin* 2—6 mg abends; *Thiothixen* 5—10 mg abends; bei Depressionen *Doxepin* 75 mg abends, dann *Thiothixen* 3 × 2 mg tagsüber, bei Zuständen der Angst, hypochondrischen Zwangsgedanken, affektiver Labilität: *Perphenazin* 2 × 4 mg; bei häufig auftretenden extremen Stimmungsschwankungen gibt der Autor *Perphenazin* 2 mg täglich; wenn ängstlich-phobische und depressive Züge mehr in den Vordergrund treten: 25 mg *Thioridazin* abends; und bei dem nicht seltenen Schwanken zwischen Hostilität und Überabhängigkeit in zwischenmenschlichen Beziehungen, auch in der therapeutischen Beziehung, gibt der Autor *Fluphenazin-Hydrochlorid* 0,25 mg zum Schlafen.

BRINKLEYS Vorschläge sind ein Beispiel für eine aus der **psychotherapeutischen und psychiatrischen Praxis** entwickelte Form der Pharmakotherapie. Obwohl sich die einzelnen Differentialindikationen wissenschaftlich kontrolliert wohl nicht begründen ließen, hatte der Autor offensichtlich Erfolg, überdies erscheinen die Anregungen praxisnah und plausibel. BRINKLEY betont, daß der Patient in die Lage versetzt werden müsse, die Medikamenteneinnahme je nach psychischer Verfassung selbst zu regulieren. Eine gleichbleibende Dauermedikation bei solchen Patienten lehnt der Autor ebenso wie SARWER-FONER [290] ab, zum einen wegen der sehr fluktuierenden Symptomatik; bei psychotherapeutischer Behandlung werden Pharmaka ohnehin nur punktuell zur Unterstützung der Psychotherapie eingesetzt.

6.7.8. Therapie mit Neuroleptika bei schizoaffektiven Syndromen

Manisch-schizophrenes Syndrom

Psychopathologie. Das Syndrom ist gekennzeichnet durch Überaktivität, das Denken ist beschleunigt, aber im Gegensatz zum reinen Maniker inkohärent oder zumindest paralogisch. Größenwahn, Verfolgungs- oder Eifersuchtswahn kommen vor.

Pharmakotherapie. Die Pharmakotherapie entspricht jener der *Manie*.

Depressiv-schizophrenes Syndrom

Psychopathologie. Ein mehr oder weniger ausgeprägtes depressives Syndrom besteht neben katatonen oder paranoiden Symptomen; die Depression wirkt eher steif, weniger klagsam, mehr autistisch; möglich ist Inkohärenz, Verfolgungs- und Beziehungsideen.

Pharmakotherapie. Man kombiniere ein nicht sedierendes Neuroleptikum mit einem trizyklischen Antidepressivum (z. B. *Perphenazin* mit *Amitriptylin*).

6.7.9. Therapie mit Neuroleptika bei affektiven Syndromen

Agitiert-depressives Syndrom

Psychopathologie. Der Patient fühlt sich verzweifelt, angstvoll, leidet an motorischer Unruhe, ist agitiert, hat Schlafstörungen. Ansonsten können alle Symptome eines depressiven Syndroms hinzukommen.

Pharmakotherapie. Man gebe ein sedierendes trizyklisches Antidepressivum, ev. kombiniert mit einem Benzodiazepin. Monotherapeutisch — je nach Agitiertheit — kann auch *Laevomepromazin*, *Chlorprothixen* oder *Perazin* versucht werden. Auch die Kombination Neuroleptikum und trizyklisches Antidepressivum wird als günstig beschrieben (vgl. Kap. 4.7.6.1.).

Manisches Syndrom

Psychopathologie. Die Psychopathologie ist gekennzeichnet durch gehoben-euphorische Stimmung (bei der *gereizten* Manie Dysphorie), Überbetriebsamkeit, Antriebssteigerung, Ideenflucht, Enthemmung, gesteigertes Selbstbewußtsein, Konzentrationsstörungen, Schlaflosigkeit; hinzukommen kann gesteigerte Initiative, vermehrte soziale Kontaktaufnahme, eine Fülle von Plänen und Ideen und gesteigerte Sexualität.

Pharmakotherapie. Es sollte mit *Lithium* behandelt werden (1000–2000 mg pro Tag, je nach Blutspiegel); da die Wirkung des Lithiums 4–10 Tage Latenz hat, kommt man ohne sedierende und wirksame Neuroleptika nicht aus; gute Erfahrungen wurden berichtet vom *Clozapin* [239b], weil die initiale Sedierung durch das Clozapin und die nachfolgende Besserung von Ideenflucht und Antriebssteigerung dem Wirkungsprofil dieses Medikamentes gut entsprechen. Ansonsten empfiehlt sich die Kombination eines sedierenden Neuroleptikums mit einem stark gegen die manische Erregung und antipsychotisch wirkenden: z. B. *Laevomepromazin* und *Haloperidol*; von den Phenothiazinen allerdings wurde berichtet, daß sie dysphorische Reaktionen hervorgerufen hätten [204], deshalb eher andere Substanzgruppen. Gegen die manische Betriebsamkeit war z. B. *Clopenthixol* wirksam. Nach der akuten Phase sollte außer dem Lithium alles andere bald abgesetzt werden [270].

Neuere Befunde in kontrollierten Studien zeigen, daß das Antiepileptikum **Carbamazepin** in Dosierungen zwischen 600 und 1600 mg/die sehr wirksam ist, und zwar sowohl bei manischen wie auch bei depressiven Phasen (gerade auch bei Lithium-Nonrespondern); überdies soll Carbamazepin auch prophylaktisch wirken.

6.7.10. Therapie mit Neuroleptika bei nicht-psychotischen Syndromen

Therapie bei akuten Erregungszuständen

Die medikamentöse Behandlung akuter Zustände in der Psychiatrie hängt von der zugrundeliegenden Störung ab. Bei psychogenen Erregungszuständen, insbesondere mit großer psychomotorischer Erregtheit, ist *Laevomepromazin* gut wirksam, wobei man zu Beginn 50 mg i. m. gibt, nach BENKERT und HIPPIUS [35] in den ersten 24 Stunden nicht mehr als 200 mg. Diese Injektionen können im Abstand von 30 Minuten 2- bis 3mal wiederholt werden (vgl. Kap. 11.).

Wenn der **Erregungszustand sehr ängstlich** gefärbt ist, kann *Diazepam* (initial 10 mg i. v.) indiziert sein; dies ist auch das Mittel der Wahl bei „Horrortrips" (bad trips) nach dem Konsum von LSD oder sonstigen Halluzinogenen. Allerdings können sich beim Diazepam bei Rauschmittelgenuß manchmal Komplikationen durch Arzneimittelwechselwirkungen ergeben, so daß bei diesem Risiko eher *Haloperidol* das Mittel der Wahl wäre.

Bei Erregungszuständen im Zusammenhang mit **Alkohol-Schlafmittelintoxikationen** ist Diazepam genauso wie dämpfend wirkende Neuroleptika (z. B. Laevomepromazin) *kontraindiziert*; letztere insbesondere wegen ihrer hypotensiven Wirkung.

Die Komplikationsgefahr ist bei *Haloperidol* am geringsten. Zur Dämpfung injiziert man initial 1–2 Ampullen Haloperidol i. v. oder i. m., wobei wir die intravenöse Injektion vorziehen. Eine bis zu zweimalige Wiederholung dieser Dosis im Abstand von 30 Minuten ist möglich; in den ersten 24 Stunden sollten 50 mg möglichst nicht überschritten werden [35]. Haloperidol in geringerer Dosierung eignet sich auch zur Dämpfung von Erregungszuständen bei geriatrischen oder arteriosklerotisch vorgeschädigten Patienten wegen der geringen kardiovaskulären Effekte dieses Medikamentes.

Therapie mit Neuroleptika bei neurotischen Störungen

Was den Einsatz von Neuroleptika bei neurotischen Störungen betrifft, so sei auf die Einschränkungen verwiesen, die in Kap. 6.7.3. gemacht wurden. Nach DANCKWARDT [92] kann die Wirkung einer zeitweiligen begleitenden Psychopharmakatherapie neben einer Psychotherapie als gesichert gut angesehen werden, wenn sie begrenzt werde auf akute Krisensituationen. Meist, so der Autor, seien es regressive Zustände depressiver, suizidaler, psychosomatischer und phobisch-panikartiger Prägung. Die pharmakologische Behandlung werde durchgeführt, bis die Symptomreduktion und die Beseitigung der Ich-Regression dem Patienten es wieder erlaube, mit einem Therapeuten zu arbeiten, Angst und Aggression zu kontrollieren, vitale Gefährdung nicht zu riskieren und neurotisches Agieren zu beschränken.

So können bei **Angstzuständen** im Rahmen von Angstneurosen sedierende Neuroleptika wie *Laevomepromazin* oder *Chlorprothixen* in niedriger bis mittlerer Dosierung eingesetzt werden, um den Fortgang der Therapie überhaupt zu ermöglichen; bei schweren Zwangsneurosen bzw. wenn die Zwänge so übermächtig werden und zu einem Zustand führen, den man als praepsychotisch bezeichnen kann und in dem zugleich sehr viel Angst empfunden wird: auch hier können mäßig sedierende Neuroleptika wie *Perazin* oder *Thioridazin* hilfreich sein. Manchmal sind sogar noch stärker antipsychotisch wirksame Neuroleptika nötig. Bei **anorektischen Syndromen** können starke Verschlechterungen eintreten, die das Einführen einer Magensonde notwendig machen, was häufig nicht ohne sedierende Neuroleptika geht. Bei dramatischen **hysterischen Manifestationen** kann man auch mittelgradig sedierende Neuroleptika geben.

Therapie bei Gilles-de-la-Tourette-Syndrom

Diese Störung mit multiplen Tics vorwiegend im Gesicht oder am Hals, oft verbunden mit Zwangshandlungen, kann psychogene oder zerebralorganische Ursachen haben; dabei wird *Haloperidol* empfohlen; wir haben gute Erfolge mit *Laevomepromazin* gesehen [30].

6.7.11. Therapie mit Neuroleptika bei organischen Psychosyndromen

Neuroleptika bei älteren Menschen: eine Übersicht

Organische Psychosyndrome treten vor allem bei älteren Menschen auf; die psychischen Störungen, welche ältere Menschen haben, sind in der großen Mehrzahl irreversible organische Psychosyndrome, insbesondere durch Hirnarteriosklerose (vgl. Kap. 10. und 20.). Sie werden von HELMCHEN und HIPPIUS [167] zutreffend unter die „Syndrome des vereinfachten psychischen Lebens" eingereiht. Die Autoren betonen, daß gerade für diese Kranken ein Gerüst differenzierter psycho- und soziotherapeutischer Maßnahmen ganz wesentlich erforderlich sei und nur in diesem Zusammenhang und auf dieses Ziel hin die medikamentöse Therapie angewendet werden solle.

Die Ziele der medikamentösen **Behandlung bei irreversiblen organischen Psychosyndromen:** (a) die Beseitigung bzw. Vermeidung akuter deliranter oder verwirrter Dekompensationen; (b) die Beeinflussung von persistierenden oder rezidivierenden Zuständen von Unruhe, Agitiertheit, zielloser, nicht kanalisierbarer Antriebssteigerung, von ängstlicher oder trauriger Verstimmtheit sowie auch von Antriebsinsuffizienz bis zum apathischen Dahindämmern; (c) Besserung des Sozialverhaltens und des „self care" [167].

Übereinstimmung besteht darin, daß im Alter die Empfindlichkeit gegenüber Nebenwirkungen zunimmt und daß deshalb, je älter der Kranke, je schlechter sein Allgemeinzustand, je stärker die Hirnschädigung, um so geringer dosiert werden muß; in der Regel, so HELMCHEN und HIPPIUS [167] $1/3 - 2/3$ unter der durchschnittlichen Erwachsenendosis. Nach einer Zusammenstellung von VILLA und WERTHEIMER von 1969 werden in der Gerontopsychiatrie bei stärkeren Erregungen, insbesondere psychotischen Produktionen, schwache bis mittelstarke Phenothiazine wie *Promazin* (bis maximal 150 mg/die), *Thioridazin* bis maximal 300 mg/die, sowie *Periciazin* bis maximal 10 mg/die empfohlen, weil diese Pharmaka in den angegebenen Dosierungen wenig extrapyramidale und hypotone Nebenwirkungen haben. Ebenso wird vom *Fluanison* berichtet, daß es eine gute und rasche Wirkung ohne wesentliche Nebenwirkungen in einer Dosierung zwischen 30 und 150 mg habe. Auch das *Haloperidol* eignet sich für die kurzfristige Behandlung akuter Erregungen gut. Für alle Medikamente in der Gerontopsychiatrie ist nach allgemeiner Erfahrung die orale Applizierbarkeit in Tropfenform wichtig. Nach einer amerikanischen Zusammenfassung [219] werden dort folgende Neuroleptika bei älteren Patienten am meisten verwendet: *Mesoridazin, Thioridazin, Haloperidol, Thiothixen, Trifluoperazin, Fluphenazin, Chlorpromazin.*

Das *Thioridazin* ist auch bei uns sehr gebräuchlich, allerdings sollte dabei intensiv auf EKG-Veränderungen geachtet werden. Das *Haloperidol* ist bei der Behandlung seniler Psychosen und den organischen Psychosyndromen im Alter nach einer Übersicht bei DENBER [104] über 4 Doppelblind-Studien gleich wirksam wie das Thioridazin; die antipsychotische Medikation von Haloperidol ist etwas eingeschränkt durch die starken extrapyramidalen Nebenwirkungen bei älteren Menschen; Antiparkinson-Medikamente soll man äußerst vorsichtig geben, unter anderem auch wegen der Delirgefahr. Die Medikamente zur Verbesserung der Gehirndurchblutung oder des Gehirnstoffwechsels sind zum Teil umstritten, dennoch sind die Versuche mit Erfolg in Einzelfällen zu machen. Weiterhin ist entscheidend, die kardiale Situation zu verbessern, auch in Zweifelsfällen zu digitalisieren (vgl. Kap. 10. und 20.).

Therapie mit Neuroleptika beim organischen Psychosyndrom

Das organische Psychosyndrom insgesamt (diffuses hirnorganisches Syndrom) ist gekennzeichnet durch die Störung der Merkfähigkeit, des Gedächtnisses, der Orientierung, die Beeinträchtigung intellektueller Funktionen, die Affektlabilität, Affektinkontinenz, schlechte Impulskontrolle, Stimmungslabilität, und Persönlichkeitsveränderungen oft im Sinne einer Entdifferenzierung und Einengung. Neuroleptika sollten nur dann eingesetzt werden, wenn starke Unruhe, ängstlich gefärbte Agitiertheit, Antriebsüberschuß mit leerer und nicht zu bremsender Betriebsamkeit und schwere affektive Entgleisung vorliegen; für die Schlafstörungen infolge der Schlafumkehr sollte man es eher mit Chloralhydrat z. B. versuchen (vgl. Kap. 10.).

Bei dem **cerebral-arteriosklerotischen Syndrom** ist es häufig die Unruhe und emotionale Labilität, ebenso wie die Überbetriebsamkeit, die eine Neuroleptika-Medikation sinnvoll erscheinen lassen: z. B. ein Beginn mit niedrigen Dosen von *Haloperidol* 0,5—5 mg/die. Beim **affektiven Typ** des organischen Psychosyndroms gibt es starke Stimmungsschwankungen, die bei hypomanischer Stimmungslage manchmal gut auf *Thioridazin* (30—100 mg) ansprechen.

Beim **amnestischen Typ der senilen Demenz**, bei welchem die schweren amnestischen und intellektuellen Beeinträchtigungen ja eher stabil sind und eher Antriebsmangel und Depression vorliegt, haben Neuroleptika selten eine Indikation, eher Antidepressiva.

Therapie mit Neuroleptika bei speziellen organischen Psychosyndromen

Bei den akuten **symptomatischen Psychosen** (akuter exogener Reaktionstyp BONHOEFFER) sind zu erwähnen: das amentielle Syndrom, das delirante Syndrom und der Dämmerzustand; daneben gibt es depressive, manische, paranoide, katatone Zustandsbilder. Zu behandeln ist immer die körperliche Grundkrankheit; symptomatisch kann man z. B. bei paranoiden, katatonen oder maniformen Syndromen Neuroleptika geben; die Toleranz für diese Substanzen ist meist vermindert.

Posttraumatische zerebrale Syndrome entsprechen psychopathologisch manchmal den chronischen diffusen hirnorganischen Syndromen (s. u.). Am häufigsten wird nach schweren Schädel-Hirn-Traumen mit Substanzschädigung das *hirnlokale Psychosyndrom* beobachtet, das durch schwere affektive und intellektuelle Entdifferenzierung (so z. B. beim *Stirnhirnsyndrom*), durch Antriebsstörungen und starke Stimmungsschwankungen (z. B. beim sogenannten *„Stammhirnsyndrom"*) und/oder durch Störung einzelner Triebbereiche [Hunger, Durst, Sexualität] gekennzeichnet ist; letzteres besonders beim *Zwischenhirnsyndrom*. Je nach syndromaler Ausprägung kann man Neuroleptika einsetzen, wobei wegen der Toleranzverminderung die Dosierung meist niedriger sein muß.

Das **endokrine Psychosyndrom** [40] ist in seiner Symptomatik vom hirnlokalen Psychosyndrom nicht zu unterscheiden. Es tritt auf z. B. bei Hyperthyreosen, Addison-Syndrom. Die Behandlung ist natürlich zunächst internistisch-endokrinologisch. Darüber hinaus kann eine schwere psychopathologische Symptomatik je nach vorherrschendem Zielsyndrom neuroleptisch behandelt werden. Zu beachten ist, daß Neuroleptika selbst auf das Endokrinium wirken. Bei ausgeprägten Stimmungsschwankungen im Rahmen dieses Syndroms wird immer wieder Lithium empfohlen.

Praktisch wichtig sind noch die **psychischen Störungen bei Corticoid-Therapie**, die bei allen Corticoiden und bei ACTH-Therapie auftreten können: nach einer derartigen Behandlung wenige Wochen bis zu 2 Jahren nach Behandlungsbeginn können psychopathologische Bilder mit blander hypochondrischer, phobisch-anankastischer, ängstlich-depressiver oder hypomanischer Symptomatik auftreten, aber auch ausgeprägte depressive oder manische oder schizophrene Psychosen. Schließlich sind auch delirante Syndrome berichtet worden. Auch hier besteht die Behandlung zunächst in der Reduktion oder im Absetzen des Corticosteroides, soweit möglich, bevor man mit Neuroleptika die Psychopathologie angeht.

Bei der **Chorea-Huntington** entspricht die Psychopathologie anfangs der des hirnlokalen Psychosyndroms (s. oben), welches je nach vorherrschender Symptomatik zu behandeln wäre. Die choreatischen Bewegungsstörungen können durch *Reserpin, Phenothiazine* oder *Butyrophenone* gedämpft werden.

Bei der **Neurolues** ist im Tertiärstadium die vaskuläre Form die häufigste (im Vergleich zur meningitischen oder zu den Gummen). Diese luetische Vaskulitis ähnelt in ihrem Erscheinungsbild sehr der Hirnarteriosklerose; meist ist außer der Penicillin-Therapie keine neuroleptische Behandlung notwendig. Bei der **progressiven Paralyse**, einer chronischen luetischen Enzephalitis, sieht man fast alle Formen organischer Psychosyndrome und symptomatischer Psychosen, die dann auch entsprechend der vorherrschenden Syndrome psychopharmakotherapeutisch behandelt werden müssen.

Oligophrene Syndrome gehen zeitweilig mit Verstimmungen, Reizbarkeit, Wutausbrüchen, Erregungszuständen einher und sprechen dann ganz gut auf sedierende Neuroleptika an: *Thioridazin, Laevomepromazin, Clozapin, Chlorprothixen, Clopenthixol* (cave: pharmakogenes Delir!). Diese oligophrenen Syndrome sind zu unterscheiden von endogenen Psychosen, z. B. Schizophrenien, welche Oligophrene auch noch zusätzlich haben können und die dann auch als solche behandelt werden.

Hirntumoren und intrazerebrale Raumforderungen machen im wesentlichen (a) anamnestisch-affektive Durchgangssyndrome, (b) alle anderen Formen des exogenen Reaktionstyps, (c) hirnlokale Psychosyndrome mit schließlichem Übergang in diffuse organische Psychosyndrome. Die Pharmakotherapie, soweit nötig, richtet sich nach der Syndromausprägung.

Tab. 6.20. **Indikationen zur Psychopharmakotherapie bei psychopathologischen Syndromen bei cerebralen Anfallsleiden**
(Modifiziert nach HELMCHEN, H., HIPPIUS, H., 1974)

Psychopathologische Syndrome	EEG	Medikamente
1. Reversible psychopathologische Syndrome		
— episodische Verstimmungen	abnorme Rhythmisierung „forcierte Normalisierung"	Diazepam Laevomepromazin Carbamazepin evtl. Amitriptylin
— episodische Psychosen produktiv-psychotische Episoden (akute paranoid-halluzinatorische Syndrome	„forcierte Normalisierung"	(Reduktion der Antikonvulsiva) Chlorpromazin Laevomepromazin Diazepam Haloperidol
— postparoxysmale Dämmerzustände	Allgemeinveränderung Krampfpotentiale paroxysmale Dysrhythmie	Haloperidol
— Petit-Mal-Syndrom (Stupor)	(un-)regelmäßige SW-Komplexe	Diazepam
— sonstige akute exogene Reaktionstypen (z. B. Intoxikation)	Allgemeinveränderung	Haloperidol (Clomethiazol)
2. Irreversible psychopathologische Syndrome		
— hirnlokales Psychosyndrom („epileptische Wesensveränderung")	Herdbefunde Krampfpotentiale abnorme Rhythm.	Diazepam Thioridazin Amitriptylin (Carbamazepin)
— hirndiffuses Psychosyndrom	Allgemeinveränderung	
— chronische paranoid-halluzinatorische Syndrome	Herdbefund Krampfpotentiale	Chlorpromazin Thiothixen Haloperidol

Therapie mit Neuroleptika bei epileptischen Psychosen

Bei den Epileptikern findet man sowohl reversible psychopathologische Syndrome, zu welchem vor allem die akuten paranoid-halluzinatorischen Syndrome zählen, die den Schizophrenien sehr ähnlich sind. Indiaktionen für Neuroleptika sind aber auch die irreversiblen chronischen paranoiden Zustände, die ebenfalls sehr den Wahnbildungen bei Schizophrenen ähneln. Weniger starke, aber mögliche Indikationen für neuroleptische Therapie können die hirnlokalen Psychosyndrome („epileptische Wesensveränderungen") und die diffusen hirnorganischen Syndrome („epileptische Demenz") sein. Zum Überblick eignet sich besonders das Schema von HELMCHEN und HIPPIUS [167], welches in Tabelle 6.20. verkürzt dargestellt ist.

Therapie mit Neuroleptika bei pharmakogenen und toxischen Psychosen

Chronische paranoide und halluzinatorische Syndrome nach chronischem Mißbrauch von Alkohol (z. B. Alkoholhalluzinose) oder von Amphetaminen, Kokain oder Halluzinogenen werden wie die schizophrenen paranoiden Syndrome neuroleptisch behandelt, wobei die Abstinenz von der toxischen Substanz natürlich Voraussetzung ist.

Neuroleptika beim Delirium tremens. Das Delir ist vor allem wegen seiner vegetativen Symptomatik immer noch eine lebensgefährliche Erkrankung; *Clomethiazol* ist heute das Mittel der Wahl. ATHEN et al. [24] haben die Wirksamkeit des Clomethiazols mit jener der vorher und auch immer wieder gleichzeitig verwendeten Neuroleptika verglichen — der Vergleich fiel eindeutig zugunsten des Clomethiazols aus, welches die Letalität des Alkoholdelirs entscheidend gesenkt hat.

Phenothiazine sind wegen der Senkung der Krampfschwelle beim Delir kontraindiziert. Manche Autoren [134] empfehlen die Kombination *Clomethiazol und Haloperidol* (ca. alle 3 Stunden 10 mg); zeitweilig wurde auch eine alleinige Delirbehandlung mit *Haloperidol* propagiert (bis zu 200 mg täglich) [255].

Einen **zusammenfassenden Vergleich der Pharmakotherapien des Alkoholdelirs** unternimmt HOLZBACH [175]. Er zeigt u. a., daß *Haloperidol* starke extrapyramidale Nebenwirkungen hatte und außerdem die Unruhe nicht beseitigen konnte, so daß man mit einem Sedativum kombinieren mußte; bei einem Überblick über die Literatur zur Haloperidol-Behandlung des Delirium tremens läßt sich diese Therapie nur als unbefriedigend und teilweise sehr risikoreich zusammenfassen. Nur bei bestehender Clomethiazol-Abhängigkeit wird Haloperidol, kombiniert mit *Diazepam*, oder eine *Fluphenazin*-Infusionstherapie empfohlen [267] (vgl. Kap. 15.3.2.).

6.7.12. Therapie mit Neuroleptika in der Kinder- und Jugendpsychiatrie

Der Einsatz neuroleptischer Medikamente in der Kinder- und Jugendpsychiatrie wird vor allem im Rahmen der Behandlung psychotischer Kinder empfohlen: dort wirken sie wie bei Erwachsenen gegen Angst-, Erregungs-, Spannungszustände, psychotische Denkstörungen und Erlebnisproduktionen. Außerdem werden sie bei der Behandlung von Hyperaktivität, Zerstörungsimpulsen, auch autodestruktiven Impulsen und Stereotypien bei geistig behinderten Kindern verwendet. Bei hyperkinetischen Kindern sind sie weniger wirksam als Stimulantien und Antidepressiva. Auch in der Kinder- und Jugendpsychiatrie gilt, daß Neuroleptika wie alle Psychopharmaka nur ein Hilfsmittel im Rahmen eines Gesamttherapiekonzeptes sind, zu der psycho-soziotherapeutische Maßnahmen gehören. Bei Kindern ist zu beachten, daß sie sich in der Entwicklung befinden und daß ein sehr **unerwünschter Medikamenteneffekt** die Beeinträchtigung von Denken, Wahrnehmung und Lernfähigkeit durch überstarke Sedierung sein kann, daß weiterhin der Langzeiteffekt auf das endokrine System und das Auftreten eines Syndroms, welches der tardiven Dyskinesie ähnlich ist, beachtet werden muß. Akute Begleitwirkungen der Neuroleptika wie paroxysmale Tachykardie, Dyskinesien, Blickverkrampfungen, ataktische Bilder und gelegentlich Verwirrtheitszustände bei Überdosierungen werden von Kindern sehr angstvoll erlebt, insbesondere die nicht seltenen Sensationen im Mund- und Schlundbereich, mit Zungen-Schlund-Krämpfen, Verkrampfungen der Kaumuskulatur [240]. Deshalb ist auch gerade in diesem Bereich eine strenge Indikationsstellung für Neuroleptika notwendig. Zur Neuroleptika-Therapie bei Kindern im einzelnen, zu den Indikationen, verwendeten Substanzen und Dosierungen vgl. Kap. 19.

WINSBERG und YEPES [355] haben die Literatur über den **Einfluß der Neuroleptika auf das Lernen** in der Schule bei Kindern, welche der Neuroleptikabehandlung bedürfen, gesammelt. MASON und GRANACHER [219] kommen nach diesem Überblick über die Literatur zu dem Schluß, daß in klinischen Dosen Neuroleptika das Lernen in der Schule nicht behindern.

6.8. Durchführung der Therapie mit Neuroleptika

Von H. W. SCHIED

6.8.1. Fragen der Dosierung

Das Problem der neuroleptischen „Potenz" und der äquivalenten Dosierung ist im Zusammenhang mit dem Problem der Bedeutung der feinmotorischen extrapyramidalen Störungen und der neuroleptischen Schwelle im Kap. 6.5. erörtert worden.

Tab. 6.21. gibt eine Übersicht über die mittleren verwendeten Dosen in mg/Tag, geordnet nach den verschiedenen Substanzklassen. Auch bei diesen Mittelwertangaben ergeben sich zum Teil zwischen den verschiedenen zitierten Autoren noch erhebliche Unterschiede. Angegeben ist jeweils die Dosierung für die stationäre laufende Behandlung von akut kranken Patienten. Nicht berücksichtigt sind die erforderlichen Dosierungen bei akuten Erregungszuständen einerseits und bei Langzeitbehandlung partiell oder voll remittierter Patienten andererseits, und die initialen Dosierungen beim „Einschleichen". Unabhängig von der Vorstellung einer Koppelung zwischen extrapyramidaler und antipsychotischer Wirkung haben andere Autoren Äquivalenztabellen entwickelt, die anhand einer Zusammenfassung aller kontrollierten Doppelblind-Vergleichsstudien bei psychotischen Patienten gewonnen wurden [93 oder 366]. Diese Doppelblind-Studien sind an hospitalisierten, mittelgradig bis schwer psychotischen Patienten gemacht worden. In Tab. 6.21. sind für einige Neuroleptika diese *Äquivalenzdosen* angegeben, wobei die Standardsubstanz Chlorpromazin ist. Die Umrechnung der

Tab. 6.21. Äquivalente Dosierungen einiger Neuroleptika
(Modifiziert nach DAVIS, J. M., COLE, J. O., 1975)

Freiname	Äquivalente Dosis (CPZ = 100)	$\bar{x}$ tägliche Gesamtdosis	Umrechnungsfaktor (CPZ = 1)
Chlorpromazin	100	734,00	1 : 1
Thioridazin	95,3 ± 8,2	700,00	1 : 1
Perphenazin	8,9 ± 0,6	65,10	1 : 10
Fluphenazin	1,2 ± 0,1	8,80	1 : 50
Trifluoperazin	2,8 ± 0,4	20,60	1 : 20
Chlorprothixen	43,9 ± 13,9	322,00	1 : 1
Thiothixen	5,2 ± 1,3	38,00	1 : 20
Haloperidol	1,6 ± 0,4	11,45	1 : 50

Dosen der verschiedenen Substanzen auf Chlorpromazinäquivalente ergibt deshalb Probleme, weil sich die Wirkungsprofile der Neuroleptika, insbesondere die Wirkungsprofile der Nebenwirkungen, sehr voneinander unterscheiden (vgl. Kap. 6.5.).

Zur Frage der **Dosissteigerung** ist aus klinischer Sicht (vergleiche auch das Kapital Klinische Pharmakologie) aus vielen Gründen das möglichst rasche Erreichen bzw. das Anfangen mit der angestrebten optimalen antipsychotischen Dosierung zu befürworten. DENCKER [105] tritt besonders für eine initial hohe Dosierung der hochpotenten Neuroleptika bei akuten Psychosen ein (ca. 10fache Menge der normalen Dosis für eine Dauerbehandlung). Nach seinen klinischen Beobachtungen an 300 Patienten unter *Flupenthixol, Haloperidol, Fluphenazin* und *Perphenazin* sind motorische Störungen unter der höheren Dosis nicht häufiger und die antipsychotische Wirkung ist ausgeprägter. In diesem Zusammenhang ist zu überlegen, ob das Auftreten von EPMS an einen bestimmten Dosisbereich oder an eine bestimmte Geschwindigkeit der Anflutung der Substanz oder ihrer Metabolite im Gewebe gebunden ist. Andererseits zeigt eine Doppelblindstudie an akut schizophrenen Patienten [125] keinen therapeutischen Vorteil von 60 mg/d Haloperidol gegenüber 15 mg/d, jedoch mehr Nebenwirkungen bei der höheren Dosis. NEBORSKY et al. [243] vergleichen über 7 Tage, also initial, die Effekte einer hohen (im Mittel 48 mg/d) Haloperidoldosis mit einer niedrigen (im Mittel 12,5 mg/d) bei jungen, akut psychotischen Männern. Sie finden in ihrer doppelblind angelegten Studie keine Unterschiede bezüglich der antipsychotischen Wirkung und der Nebenwirkungen.

Nachdem man gesehen hat, daß Intensität und Häufigkeit adverser Begleiteffekte, insbesondere auch der extrapyramidalen, nicht steigt, ist schwer einzusehen, wieso man bei einem organisch gesunden Patienten mit einer niedrigen Dosierung beginnen soll, von welcher man empirisch weiß, daß sie unter der antipsychotischen Wirksamkeit liegt. Ein **schneller antipsychotischer Effekt** erspart den Patienten viel psychotische Erregung und Angst. Einige Autoren sind der Ansicht, daß man dadurch die Chance erhöht, daß der Patient bald und vor allem wieder ganz remittiert: bei zu niedriger Dosierung mag er, so MASON und GRANACHER [219], „irreparable ego damage" erleiden und nicht zuletzt auch einen beinahe irreparablen Schaden in seinem Verhältnis zum Behandlungsteam und auch in seinen persönlichen Bindungen. Je länger die psychotischen Denkinhalte bestehen, umso eher könnten sie sich auch verfestigen. Je schneller der Prozeß der kognitiven Reorganisation und der Distanzierung von den psychotischen Kognitionen in Gang kommen kann, umso besser. Dies gilt auch für ein psychotherapeutisch orientiertes Vorgehen bei Psychosen, mit dem man bei schneller antipsychotischer Wirkung der Medikamente früher anfangen kann. Zu häufig, so DAVIS [96], werde unterdosiert; keinen Zweifel gibt es in der gesamten Literatur, daß man bei einer akuten Psychose nicht unter der äquivalenten Dosis von 500—1000 mg Chlorpromazin oral dosieren sollte.

Eine Form der Dosierung, die mit extrem hohen Dosen arbeitet, wird in der Literatur als **„Hochdosierung"**, „Ultrahoch-Dosierung" oder „Megadosierung" bezeichnet. Dabei werden hochpotente Neuroleptika in sehr hohen Dosierungen angewendet, z. B. *Fluphenazin* (100—1200 mg), *Haloperidol* (60—300 mg), *Perphenazin* (120—600 mg), also teilweise über das zehnfache der antipsychotisch wirksamen Dosis.

Nach einer Übersicht von DAVIS et al. [96] über zahlreiche **Doppelblind-Vergleichsstudien zwischen Hochdosierung und Normaldosierung** zeigt sich, daß Megadosen keinen Vorteil bei akut psychotischen Patienten haben. DONLON et al. [117] zeigen dies in einer gut kontrollierten Doppelblind-Studie mit 3 verschiedenen Dosierungen von Haloperidol. Derartig hohe Dosierungen zeigten bei einigen chronischen therapieresistenten Patienten eine deutliche Besserung und könne da gerechtfertigt sein. PLATZ und HINTERHUBER [268] haben in einem Übersichtsreferat zu dieser Dosierung darauf hingewiesen, daß intravenös verabreichte Phenothiazine wie das Fluphenazin Endothelschäden, insbesondere Thrombophlebitiden, machen; als weitere ungeklärte Probleme einer solchen Megadosierung ergeben sich die Frage der stärkeren Entwicklung von Spätdyskinesien, die Frage der Entwicklung einer Hypersensitivität der Rezeptoren und schließlich auch das Problem des „malignen neuroleptischen Syndroms" (vgl. Kap. 6.5.).

6.8.2. Dauer der neuroleptischen Akuttherapie

Über den Zeitverlauf und die Stadieneinteilung akuter unbehandelter schizophrener Psychosen gibt es wenig Studien [Übersicht: 117]. Über die Entwicklung der akuten Psychose unter ausreichender neuroleptischer Medikation gibt es mehr Studien; die oben zitierten Untersuchungen von NEDOPIL et al. [245] und WOGGON [364] zeigten, daß bei Neuroleptika-Respondern schon am 5. Tag nach Beginn der neuroleptischen Behandlung 50 % der Gesamtveränderung nachzuweisen sind. Ähnliche Ergebnisse wurden in einer Berliner Studie mit Perazin [167] und von VAN PUTTEN und MAY [341] gefunden (vergleiche dazu Abschnitt Prädiktoren in diesem Kapitel). Die Empfehlungen zum Umsetzen des Präparates schwanken zwischen 4 und 12 Wochen bei akuten Psychosen; BENKERT und HIPPIUS [35] meinen, man solle nach 4—6 Wochen bei akut Schizophrenen umsetzen, MASON [220] hält dies nach 6—8 Wochen für notwendig; allerdings gibt es auch Verläufe, wo Erfolge erst nach einem Zeitraum von 6 Monaten beobachtet wurden. Bei chronischen Patienten sollte man mit dem Umsetzen des Medikamentes viel länger warten (12—24 Wochen) [220].

6.8.3. Indikationen zur Kombination von Neuroleptika mit anderen psychotropen Substanzen

Dieses Thema wird ausführlich in Kap. 21. erörtert, weswegen wir uns auf kurze Bemerkungen beschränken. Die Frage der Kombination **zweier Neuroleptika** ist bei der Behandlung akuter paranoider und akuter katatoner Syndrome erörtert worden. Die Kombination von **Neuroleptika und Antidepressiva** wird empfohlen bei schweren depressiven Syndromen, bei postakuten Schizophrenien, wenn die Reduktion des Neuroleptikums oder die Zugabe eines Anticholinergikums keine Besserung der depressiven Symptomatik gebracht haben [Übersicht: 314]. Die Kombination von **Neuroleptika mit Tranquilizern**, vor allem Benzodiazepinen, wird in der Literatur selten empfohlen. LADER [206a] befürwortet sie dort, wo ein hochpotentes, ausreichend dosiertes Neuroleptikum in der akuten Psychose keine ausreichende Anxiolyse erreicht.

Nach unseren Erfahrungen ist gerade bei akuten Psychosen mit hoher Erregung und Angst die **Zugabe eines Benzodiazepins** (eher ein kurz wirksames, z. B. Lorazepam 2—5 mg/die) oft vom klinischen Eindruck her vorteilhaft, weil zum einen Schlafstörungen von Medikamenten wie Haloperidol nicht genügend erreicht werden, ebenso wie bei manchen Patienten die ängstliche Erregung. Durch die Zugabe eines Benzodiazepins kann man so unter Umständen die zusätzliche Verordnung eines niederpotenten sedierenden Neuroleptikums sparen. Zugleich helfen Benzodiazepine (z. B. Lorazepam 1—3 mg/die) häufig bei Akathisien.

Ob man ein **Anticholinergikum** gegen die extrapyramidalen Nebenwirkungen prophylaktisch jedem Patienten geben sollte oder erst beim Auftreten von extrapyramidalen Begleitwirkungen, wird auch in der Literatur kontrovers diskutiert (vgl. Kap. 6.5.). Die Mehrzahl der klinisch orientierten Autoren befürworten, daß unter stationären Bedingungen erst dann Antiparkinson-Medikamente hinzugegeben werden sollten, wenn extrapyramidale Symptome auftreten; spätestens nach 3 Monaten sollte man sie dann absetzen [25, 220].

Gegen eine prophylaktische Anticholinergika-Medikation spricht, daß mehrere Studien zeigen, daß nur 30 % der Patienten überhaupt extrapyramidale Nebenwirkungen bekommen, weiterhin, daß die Anticholinergika eventuell tardive Dyskinesien fördern; schließlich wird auch noch angeführt, daß in einigen Studien eine Verminderung der antipsychotischen therapeutischen Wirkung der Neuroleptika bei Zugabe von Anticholinergika gesehen wurde [26, 313].

Für eine prophylaktische Anticholinergika-Medikation sind RIFKIN et al. [278] mit dem Argument, daß sehr häufig Psychopathologie mit Nebenwirkungen verwechselt werde. So werde Akinese in extremen Fällen oft mit katatonen Syndromen verwechselt, in leichteren Fällen mit postakuten Depressionen; Akathisie könne wie Angst oder psychomotorische Erregung aussehen. Wenn man diese Begleitwirkungen für psychopathologische Verschlechterungen halte, dann werde oft das Neuroleptikum erhöht, bevor man an ein Antiparkinson-Medikament denke. RIFKIN et al. weisen darauf hin, daß die extrapyramidalmotorischen Wirkungen der Hauptgrund für die unregelmäßige Medikamenteneinnahme oder den Abbruch der Medikation seien und man dieses Risiko nicht eingehen solle.

Die Argumente *für* eine Prophylaxe extrapyramidaler Symptome mit Anticholinergika sind zwar einleuchtend, sollten aber eher dazu führen, unter stationären Bedingungen den Blick zu schärfen für die Differentialdiagnose, extrapyramidale Begleitwirkungen oder psychotische Symptomatik. Dennoch wird man bei *ambulanten* Patienten eher gleich ein Anticholinergikum dazugeben als bei stationären; bei ambulanten empfiehlt es sich aber, nach 3 Monaten das Anticholinergikum versuchsweise abzusetzen.

6.8.4. Therapieresistenz auf Neuroleptika

Bei Symptompersistenz trotz ausreichend lange und ausreichend hoch dosierter neuroleptischer Pharmakotherapie mit Phenothiazinen oder Butyrophenonen sollte ein Versuch gemacht werden mit Medikamenten wie *Clozapin*, bei welchem wir gesehen haben, daß es gerade bei Patienten ohne Response auf die traditionellen Neuroleptika eine Besserung bringt. Dies gilt insbesondere für akut psychotische Patienten mit Non-Response. Bei einigen chronisch therapieresistenten Patienten hat die oben erörterte *Ultrahoch*-Dosierung Erfolg gebracht. Sollte auch diese Pharmakotherapie ohne Erfolg sein, empfiehlt sich besonders bei chronischen Patienten ein *Absetzversuch*. Sollten alle medikamentösen Versuche und Absetzversuche keine Besserung bringen, ist auch an *Elektrokrampftherapie* zu denken.

6.8.5. Neuroleptische Langzeitmedikation und Rezidivprophylaxe schizophrener Psychosen

Die neuroleptische Langzeitmedikation hat nach HELMCHEN [168] **drei Indikationen**: *Symptomsuppression* bei persistierenden Symptomen, *Remissionsstabilisierung* nach akuten Episoden und vor allem die *Rückfallprophylaxe* bei Remission und möglicherweise schubweisen Verlauf mit deutlichen Rezidiven. Zwischen Rückfallprophylaxe und Symptomsuppression bestehen, wie HEIMANN [165a] betont, fließende Übergänge: eine Differenzierung läßt sich erst retrospektiv vornehmen, nämlich dadurch, daß ein Absetzversuch im Fall der Rückfallprophylaxe erst nach einer gewissen Latenz zu einem Rezidiv führt, während im Zweifelsfall das Absetzen unmittelbar kurzfristig wieder zu psychotischer Symptomatik führt.

DAVIS [96] hat 29 kontrollierte Doppelblind-Studien zitiert, welche die Wirkungen von **Placebo und neuroleptischer Dauermedikation** vergleichen; das Ergebnis ist so eindeutig zugunsten der neuroleptischen Behandlung, daß man eine kontrollierte Studie eines *Depot-Neuroleptikums* gegen Placebo in der Langzeitmedikation ethisch nicht mehr verantworten kann [165a].

Die **Rückfallrate nach dem Absetzen** ist allerdings unterschiedlich hoch: z. B. 56 % bei Placebo gegen 20 % bei Verum [269], 66 % gegen 6 % [172], 67 % gegen 31 % [174]. GOTTFRIES [152] berechnete die mittlere Rückfallrate unter Placebo bei 29 Placebo-Verum-Vergleichsstudien mit 52 % von insgesamt 1346 Placebo-Patienten und mit 20 % von insgesamt 1884 behandelten Patienten. Die Latenz zum Rückfall lag zwischen 2 Wochen und 7 Monaten, manchmal zeigten sich aber schon die ersten Zeichen nach 48 Stunden, manchmal erst im 2. Jahr nach dem Absetzen. Bei den Patienten, welche schon innerhalb 2 Wochen einen Rückfall hatten und die schon in den ersten Tagen Symptome subjektiv spürten, kann man annehmen, daß Neuroleptika zur Symptomsuppression dienten.

Durch die *prospektiven* Untersuchungen [Übersicht: 327] ist die rezidivprophylaktische Wirkung mit Sicherheit bis zu einer Dauer von 3 Jahren nachgewiesen; der Untersuchungszeitraum der *retrospektiven* Studien lag (aus methodischen Gründen weniger überzeugend) zwischen 4 und über 10 Jahren.

Indikation und Prädiktion erfolgreicher neuroleptischer Langzeitmedikation

Studien über die Langzeitmedikation der Schizophrenie geben uns trotz der eindeutigen Ergebnisse über die rezidivprophylaktische Wirkung keine Auskunft darüber, bei welcher Untergruppe von Patienten Landzeitmedikation mit Erfolg eingesetzt wird und welche Gruppe keine Langzeitmedikation braucht. In allen kontrollierten Studien zur Langzeitbehandlung findet sich eine Gruppe von Patienten, die unter Placebo nicht rezidivieren — immerhin 10—20 % nach einem Jahr [172, 208]; diese Gruppe dürfte in Wirklichkeit noch etwas größer sein, denn sogenannte „reaktive" Schizophrenien mit guter Prognose werden kaum in kontrollierten Langzeitmedikationsstudien einbezogen [94].

PIETZCKER [Übersicht: 264] zitiert Studien, nach welchen innerhalb eines Jahres ca. 15 %, innerhalb von 2 Jahren unter Depot-Neuroleptika 17 % die Behandlung abbrechen [191]. Auch wenn eine Langzeitmedikation durchgeführt wird, kommt es bei nicht wenigen Patienten zu Rückfällen; ein Teil dieser Rückfälle ist auch auf Non-Compliance, also die Unzuverlässigkeit in der Medikamenteneinnahme, zurückzuführen. So hat VAN PUTTEN [339] festgestellt, daß 46 % chronisch schizophrener Patienten ihre Medikamente nicht einnahmen. Hier sind natürlich die injizierbaren Depot-Neuroleptika ein großer Fortschritt. Selbst wenn die Langzeitmedikation zuverlässig durchgeführt wird, können sie nicht bei allen Patienten einen Rückfall verhindern: diese Rate liegt zwischen 8 % in einem Jahr [172] und 37 % in 2 Jahren [191].

Daß beim Rückfall, ob mit oder ohne Medikamente, **psychosoziale Faktoren** eine große Rolle spielen, haben zahlreiche Studien nachgewiesen; so ist z. B. die Bedeutung von familiendynamischen Strukturen in mehreren Studien gezeigt worden: in Familien mit emotional sehr dichter und gefühlsprovozierender Atmosphäre und zugleich kritischer Einstellung gegenüber dem Patienten kommt es hochsignifikant häufiger zu Rückfällen als in Familien, wo die Bezugspersonen nicht überengagiert und überkritisch waren [343, 344]. In der 1976 von VAUGHN und LEFF durchgeführten Studie erlitten 58 % der Patienten, die in eine solche emotional überengagierte und überkritische Atmosphäre entlassen wurden, einen Rückfall, während nur 16 % der Patienten wieder erkranken, die in eine Familie mit weniger überengagierter und gegenüber dem Patienten kritischer Atmosphäre kamen. Als bester Schutz gegen die Belastung durch solch eine ungünstige Umgebung erwies sich die *neuroleptische Medikation*.

Daß die bekannten Merkmale einer langfristig günstigen Prognose auch gute **Prädiktoren für den Verlaufsausgang auf kurzfristige (Akuttherapie) und mittelfristige (2—5 Jahre) Dauer** sind, ist in mehreren Studien gezeigt worden: dazu gehört eine emotional und intellektuell gut entwickelte prämorbide Persönlichkeit mit guter sozialer Integration, nachweisbare auslösende Faktoren, akuter Beginn, eine psychopathologische Symptomatik mit Beimischung manisch-depressiver Züge, eine akzeptierende, aber emotional nicht überstimulierende Umgebung vor und nach Ausbruch der Erkrankung, z. B. in Familie und in der Berufssphäre [Übersicht: 320]. Daraus leitet zum Beispiel CIOMPI [74] ab, daß man Patienten, die in eine im obigen Sinne günstige und familiäre Umgebung kommen und nach einer akuten psychotischen Episode sind, nicht auf Langzeitmedikation einstellen sollte. Auch DAVIS [94] kommt zu dem Schluß, daß man am ehesten die Patienten, welche eine sogenannte „brief reactive psychosis" hatten, und dies zum ersten Mal, nicht auf Langzeitmedikation einstellen sollte.

Eine immer wieder diskutierte Frage ist auch, inwiefern man ein Rezidiv beim Patienten riskieren sollte, wenn entsprechend günstige prognostische Merkmale vorliegen. LEHMANN [209] betont, daß auch Patienten mit Vollremission doch in ihrer psychischen und sozialen Situation nach jedem Rezidiv verschlechtern und das Rezidiv an sich auch soziale Folgen (z. B. Arbeitsplatzverlust) haben kann, die sich auf die weitere psychosoziale Entwicklung negativ auswirken.

HELMCHEN [168] schlägt als Konsequenz der Abwägung Langzeitmedikation mit den entsprechenden Risiken *oder* Risiko eines Rezidivs folgende praktische **Indikationen zur neuroleptischen Langzeitmedikation** vor: (a) nach einer **Ersterkrankung** mit Vollremission, aber der typischen postpsychotischen Phase verminderter emotionaler und leistungsmäßiger Belastbarkeit 3—12 Monate Erhaltungsmedikation: *remissionsstabilisierende* Langzeitmedikation; (b) bei **Krankheitsrezidiven,** wenn zwar eine Remission vorliegt, aber ein schubweiser Verlauf mit deutlichen Rezidiven, besonders in kürzeren Intervallen, beispielsweise 3mal in 5 Jahren, eine Langzeitmedikation von 5 Jahren und länger: *rezidivprophylaktische*

Langzeitmedikation; (c) bei **Symptompersistenz** mit deutlicher Beeinträchtigung des Kranken eine möglicherweise unbegrenzte Langzeitmedikation: *symptomsuppressive* Langzeitmedikation.

Die Frage, ob man zu einer Langzeitmedikation bei einer **einmaligen psychotischen Erkrankung** raten soll, läßt sich wahrscheinlich nur sehr individuell beantworten; insgesamt ist auch bei günstiger Prognose das Risiko eines Rezidivs nicht gering, wie DENCKER et al. [107] an 32 gut integrierten, voll remittierten Schizophrenen gezeigt haben, von denen nach einem Absetzversuch nach einem Jahr 26 und nach 2 Jahren 30 rückfällig waren. Deshalb rät LEHMANN [209] auch nach der ersten schizophrenen Episode zu einer Langzeitmedikation von 2 bis 3 Jahren. Die Frage, wie lange man die Langzeitmedikation machen soll, wird von diesem Autor mit 2 bis 3 Jahren nach der ersten Erkrankung, nach dem Rezidiv mit 5 Jahren und nach einem weiteren Rezidiv mit unbegrenzter Dauer beantwortet.

PIETZCKER [264] berichtet über Studien, die gezeigt haben, daß gerade auch diejenigen Patienten, die unter einer Langzeitmedikation über Jahre rezidivfrei geblieben sind, nach Absetzversuchen mit über 65 % einen Rückfall erlitten; die Rückfallrate hatte also den identischen Prozentsatz wie in dem ersten Jahr nach Klinikentlassung *ohne Medikamente* beobachtet worden war [174]. **Absetzversuche** sollte man nach PIETZCKER bei langfristig hospitalisierten Patienten bei chronisch persistierender Schizophrenie machen, wenn diese Patienten schon längere Zeit in einem stabilen psychischen Zustand sind.

Zur Praxis der neuroleptischen Langzeitmedikation: Grundregeln, Probleme, Risiken

Übereinstimmung herrscht darin, daß die Wahl des Präparates zusammenhängen sollte mit der Medikation, auf welche der Patient in der akuten Psychose gut angesprochen hat; entweder dasselbe oder ein Medikament aus dieser Substanzgruppe. Auch die Dosierung läßt sich nur in einem längerfristigen ambulanten Kontakt festlegen; sie sollte immer wieder überprüft werden; insofern sind wöchentliche oder 14tägige Kontakte nicht nur aus Gründen der Beziehung zwischen Arzt und Patient zumindest in den ersten Monaten besser als längerfristige Intervalle, welche bei manchen Depot-Neuroleptika auch als Möglichkeit angegeben werden.

Die Frage, ob **orale oder parenterale Langzeitmedikation,** wird unterschiedlich beantwortet. HIPPIUS [171] betont, daß Patienten, welche zuverlässig sind und ihre orale Medikation einnehmen, nicht unbedingt auf ein Depot eingestellt werden sollen, da man bei der oralen Medikation die Möglichkeit zu solchen Medikamenten, wie *Perazin, Thioridazin* oder *Clozapin* habe; von seiner Klinik berichtet er, daß nur ungefähr ein Drittel auf injizierbares Depot-Neuroleptikum eingestellt würden. Der Vorteil der Depot-Neuroleptika ist die Verringerung der Non-Compliance; mehrere Studien [Übersicht: 264] zeigen, wie signifikant die parenteralen Depot-Neuroleptika gegenüber den kurz wirkenden den Prozentsatz der Wiederaufnahme und der stationären Behandlungsdauer nach Umstellung auf das Depot-Präparat verbesserten (retrospektiv); dagegen wird immer wieder auf geringere Nebenwirkungen, auch geringere langfristige depressive Syndrome, bei größerer Variabilität in der oralen Langzeitmedikation hingewiesen [171]; hier wird besonders auf die hohe Suizidrate der Schizophrenen hingewiesen und die pharmakogene Depression als besonderes Risiko der Langzeitmedikation dargestellt. Dies hänge, so HIPPIUS, auch damit zusammen, daß die Langzeitpräparate alle eher hochpotente Neuroleptika seien. Zwar vermindere man durch die Injektion die Non-Compliance, andererseits habe man möglicherweise durch die Depot-Neuroleptika mehr Nebenwirkungen und diese würden dann möglicherweise vermehrt Therapie-Abbrüche machen. In diesem Sinne äußern sich auch RIFKIN et al. [279], die bei einer Vergleichsstudie zwischen Fluphenazin oral und Depot gegen Placebo die gleiche Zahl an Rückfällen, aber die geringere Zahl an Komplikationen und Depressionen bei der oralen Medikation gesehen haben. Ein ähnliches Ergebnis bringt eine gut kontrollierte Studie von FALLOON et al. [129, 130]. Sie weisen besonders auf die bei Fluphenazin-Dekanoat häufigen Akinesen hin und deren Wirkung auf die soziale Reintegration. Im Vergleich zu Pimozide wurden dort auch mehr Rückfälle bei Fluphenazin-Dekanoat gesehen.

Letztlich kann die Frage, ob orale oder parenterale Langzeitmedikation, *individuell* bei guter Kenntnis des Patienten und langfristiger Betreuung am besten entschieden werden.

Zwischen den verfügbaren *parenteralen Depot-Präparaten* (vgl. Appendix, Teil VI des Buches) konnten ANGST und WOGGON [19] keinen Unterschied im Wirkprofil entdecken.

Die Höhe der rezidivprophylaktischen neuroleptischen Medikation hängt von einer langzeitigen Evaluierung bei häufigen ambulanten Kontakten ab; insbesondere auch von den Nebenwirkungen, die für Therapieabbrüche und auch für die Schwierigkeiten in der sozialen Wiedereingliederung verantwortlich sein können [129, 130]. Bei der prophylaktischen Medikation können oft sehr niedrige Dosierungen gewählt werden, die ungefähr 200 mg Chlorpromazin in der äquivalenten Dosierung entsprechen. Bei therapieresistenten chronischen Patienten zur Symptomsuppression müssen die Dosierungen natürlich vergleichsweise hoch sein.

Was die **Applikationsintervalle der Depot-Injektionen** betrifft, so wird von einigen Autoren empfohlen, die Intervalle immer länger zu machen; unsere Erfahrung ist eher, bei den Intervallen zu bleiben und dafür die Dosis etwas zu erniedrigen. HAASE [160] wendet sich überhaupt gegen Präparate, welche länger als 2 Wochen wirken; er meint, kein Präparat könne ohne ständige Überdosierung 3 oder 4 Wochen wirken.

Bei **Absetzversuchen** ist zu beachten, daß das Neuroleptikum langsam abgesetzt werden sollte und zwar vor dem Anticholinergikum [GARDOS und COLE, 146]. Behandlungsabbrüche (Non-Compliance) kommen nach VAN PUTTEN [339] häufig durch extrapyramidale Nebenwirkungen zustande; der Autor nennt vor allem die Akathisie als für die Patienten störendstes Syndrom. FALLOON et al. [129, 130] nennt die Akinese als für den Patienten und die soziale Eingliederung störendstes Symptom; GARDOS und COLE [146] erwähnen noch die Gewichtszunahme, welche von Frauen subjektiv am störendsten angegeben werde [101], weiter Potenzprobleme, Akkomodationsstörungen.

6.8.6. Neuroleptika-bedingte depressive Syndrome

Als eines der größten Probleme und Risiken der Langzeitmedikation werden neben den tardiven Dyskinesien (vgl. Kap. 6.5.) von der überwiegenden Anzahl der Autoren die langfristigen depressiven Syndrome angesehen [129, 171, 341, MÖLLER 1981] angesehen. Ihre Häufigkeit wird zwischen 15 und 70 % angegeben.

MÖLLER und von ZERSSEN [235] unterscheiden zwischen den *morbogenen, psychoreaktiven* und *therapiebedingten* **depressiven Zuständen im Behandlungsverlauf schizophrener Patienten**. Bei einer retrospektiven Untersuchung von 280 akut Schizophrenen fanden diese Autoren, daß die meisten der Patienten, die bei der Entlassung unter Depressionen litten, auch bei der Aufnahme bereits ein depressives Syndrom gleicher oder stärkerer Intensität hatten. Nur 14 % entwickelten eine längerdauernde depressive Verstimmung, ohne bei der Aufnahme depressiv gewesen zu sein. Nur diese neuaufgetretenen Depressionen, so die Autoren, könnten als pharmakogene Depressionen im Sinne von HELMCHEN und HIPPIUS [167] aufgefaßt werden. Andere Autoren geben etwas höhere Prozentzahlen an.

Als Erklärungsmöglichkeit für das Auftreten depressiver Syndrome während schizophrener Erkrankungen, insbesondere nach der akuten Psychose, werden die *pharmakogenen Depressionen* durch die depressiogene Wirkung des Neuroleptikums diskutiert (s. o.) [167]. Ein weiteres Konzept ist das des *„postremissiven Erschöpfungszustandes"* (HEINRICH 1967), eine Kombination von pharmakogenen Wirkungen wie auch der Reaktion der Person auf die psychotische Erlebnisweise und eine Reaktion auf die Einsicht, schizophren gewesen zu sein. Ein eher psychoreaktives Konzept ist auch die sog. *„postpsychotische Depression"* [228], welche z. B. durch die Erlebnisse nach der akuten Psychose ausgelöst werden könne, etwa durch den Verlust des Größenwahns oder anderer eher den Selbstwert steigernder Anteile in den psychotischen Erlebnissen: ebenso kann überhaupt die Tatsache des psychotischen Erlebens nach der kognitiven Reorganisation depressiv machen. Schließlich wird noch das Konzept der *akinetischen Depression* diskutiert [Übersicht: 279, 341].

RIFKIN et al. [279] sind der Ansicht, daß die Akinese einem depressiven Syndrom sehr ähnlich sei, womit er die psychomotorische Hemmung, klaglose Sprachlosigkeit, Apathie meint. MÜLLER [239a] hat in einer Literaturübersicht und einer eigenen Untersuchung die Parallelität der depressiven Syndrome mit dem Wirksamwerden der medikamentösen neuroleptischen Behandlung zu zeigen versucht; er hält diese Depressionen für pharmakogene Depressionen, deren zeitlicher Zusammenhang mit dem Auftreten extrapyramidaler Begleitwirkungen von ihm betont wurde.

Therapeutisch wird bei den für vorwiegend *pharmakogen* gehaltenen Depressionen übereinstimmend zunächst eine *Dosisreduktion* des Neuroleptikums empfohlen [15], wenn es psychopathologisch von der Psychose her möglich sei. Als weitere Maßnahme wird die Zugabe von *Anticholinergika* empfohlen, die oft auch eine Besserung bringen. Schließlich wird die Kombination eines Neuroleptikums mit einem *Thymoleptikum* empfohlen [Übersicht: 314]. FÄHND-RICH [128] berichtet über *Schlafentzugs-Behandlung* dieser depressiven Syndrome im Rahmen der Schizophrenie, die von $^2/_3$ der Patienten sehr positiv beurteilt worden sei. Schließlich soll nicht vergessen werden, daß gerade in der Phase der postakuten depressiven Syndrome im Rahmen der Langzeitmedikation eine *kontinuierliche ärztliche Betreuung* sehr wichtig ist (in dieser postakuten Phase sollte kein Wechsel des Arztes stattfinden), nicht zuletzt auch in Hinblick auf die in dieser Zeit nicht geringe Suizidalität [170].

Literatur

1. ACKENHEIL, M. (1980): Biochemical effects (in men). In: Handbook of Experimental Pharmacology Vol. 55/I (HOFFMEISTER, F., STILLE, G., Hrsg.), S. 213—223. Berlin - Heidelberg - New York: Springer.
2. ACKENHEIL, M., HIPPIUS, H. (1977): Clozapine. In: Psychotherapeutic Drugs, Vol. 2 (USDIN, E., FORREST, I. S., Hrsg.) part 2, S. 923—956. New York - Basel: Marcel Dekker.
3. ACKENHEIL, M., HIPPIUS, H., MATUSSEK, N. (1978): Ergebnisse der biochemischen Forschung auf dem Schizophrenie-Gebiet, Nervenarzt 49, 634—649.
4. ADAMS, H. R., MANIAN, A. A., STEENBERG, M. L., BUCKLEY, J. P. (1974): Effects of promazine and chlorpromazine metabolites on the cornea. In: Advances in Biochemical Psychopharmacology, Vol. 9 (FORREST, I. S., CARR, C. J., USDIN, E., Hrsg.), S. 281—293. New York: Raven Press.
5. ADAMSON, L., CURRY, S. H., BRIDGES, P. K., FIRESTONE, A. F., LAVIN, N. I., LEWIS, D. M., WATSON, R. D., XAVIER, C. M., ANDERSON, J. A. (1973): Fluphenazine decanoate trial in chronic in-patient schizophrenics failing to absorb chlorpromazine. Dis. Nerv. Syst. 34, 181—191.
6. ALFREDSSON, G., SEDVALL, G. (1980): Protein binding of chlorpromazine in cerebrospinal fluid and serum. Int. Pharmacopsychiat. 15, 261—269.
7. AMERICAN PSYCHIATRIC ASSOCIATION (1980): Diagnostic and statistical Manual of Mental Disorders, 4. Aufl., Washington, D. C.
8. AMON, K. (1980): Antikonvulsiva, Psychopharmaka, Appetitzügler, Antemetika, Antihistaminika. In: Arzneimittel in der Schwangerschaft und Stillperiode (HÜLLER, H., JÄHRIG, K., STEINHOFF, R., TRÄGER, A., Hrsg.), S. 98—107. Berlin: VEB Verlag Volk und Gesundheit.
9. AMSLER, H. A., TEERENHOVI, I., BARTH, E., HARJULA, K., VUOPIO, P. (1977): Agranulocytosis in patients treated with clozapine. A study of the Finnish epidemic. Acta psychiat. scand. 56, 241—248.
10. ANANTH, S. (1982): Current psychopathological theories of tardive dyskinesia and their implications for future research. Neuropsychobiol. 8, 210—222.
11. ANDÉN, N. E., BUTCHER, S. G., CORRODI, H., FUXE, K., UNGERSTEDT, U. (1970): Receptor activity and turnover of dopamine and noradrenaline after neuroleptics. Eur. J. Pharmacol. 11, 303—314.
12. ANGRIST, B., ROTROSEN, J., GERSHON, S. (1980): Responses to apomorphine, amphetamine and neuroleptics in schizophrenic subjects. Psychopharmacol. 67, 31—38.
13. ANGST, J., BATTEGAY, R., BENTE, D., BERNER, P., BROEREN, W., CORNU, F., DICK, P., ENGELMEIER, M.-P., HEIMANN, H., HEINRICH, K., HELMCHEN, H., HIPPIUS, H., POELDINGER, W., SCHMIDLIN, P., SCHMITT, W., WEIS, P. (1969): Das Dokumentationssystem der Arbeitsgemeinschaft für Methodik und Dokumentation in der Psychiatrie (AMP). Arzneim.-Forsch./Drug Res. 19, 399—405.
14. ANGST, J., BENTE, D., BERNER, P., HEIMANN, H., HELMCHEN, H., HIPPIUS, H. (1971a): Das klinische Wirkungsbild von Clozapin (Untersuchung mit dem AMP-System). Pharmakopsychiat. Neuropsychopharmakol. 4, 201—211.
15. ANGST, J., DINKELKAMP, T. (1974): Die somatische Therapie der Schizophrenie. Stuttgart: G. Thieme.
16. ANGST, J., DITTRICH, A., WOGGON, B. (1979): Reproduzierbarkeit der Faktoren-

struktur des AMP-Systems. Int. Pharmacopsychiat. *14*, 319—324.
17. ANGST, J. (1978): Drug evaluation. In: Neuropsychopharmakology (DENIKER, P., et al., Hrsg.), Vol. 2, S. 1023—1031. Oxford: Pergamon Press.
18. ANGST, J., JAENICKE, U., PADRUTT, A., SCHARFETTER, Ch. (1971b): Ergebnisse eines Doppelblindversuches von Clozapin (8-Chlor-11-(4-methyl-1-piperazinyl)-5 H-dibenzo(b,c)(1,4)diazepin) im Vergleich zu Laevomepromazin Pharmakopsychiat. *4*, 192—200.
19. ANGST, J., WOGGON, B. (1975): Klinische Prüfung von fünf Depot-Neuroleptika. Arzneim.-Forsch./Drug Res. *25*, 267—270.
20. APPLETON, W. S., DAVIS, J. M. (1965): The snow phenomenon — tranquilizing the assaultive. Psychiat. *28*, 88.
21. APPLETON, W. S., SHADER, R. I., DIMASCIO, A. (1970): Dermatological effects. In: Psychotropic Drug Side Effects (SHADER, R. I., DIMASCIO, A., Hrsg.), S. 77—85. Baltimore: Williams & Wilkins.
22. D'ARCY, P. F., GRIFFIN, J. P. (1979): Iatrogenic diseases. Oxford — New York — Toronto: Oxford University Press.
23. ASPER, H., BAGGIOLINI, M., BÜRKI, H. R., LAUENER, H., RUCH, W., STILLE, G. (1973): Tolerance phenomena with neuroleptics. Catalepsy, apomorphine stereotypies and striatal dopamine metabolism in the rat after single and repeated administration of loxapine and haloperidol. Eur. J. Pharmacol. *22*, 287—294.
24. ATHEN, D., HIPPIUS, H., MEYENDORF, R., RIEMER, Ch., STEINER, Ch. (1977): Ein Vergleich der Wirksamkeit von Neuroleptika und Chlormethiazol bei der Behandlung des Alkoholdelirs. Nervenarzt *48*, 528—532.
25. AYD, F. J., jr. (1974a): Rules for neuroleptic therapy. Int. Drug Ther. Newsletter *9*, 33—36.
26. AYD, F. J., jr. (1974b): Do antiparkonsonia drugs interfere with the therapeutic effects of neuroleptics. Int. Drug Ther. Newsletter *9*, 29—30.
27. BALDESSARINI, R. J. (1980): Drugs and the treatment of psychiatric disorders. In: The Pharmacological Basis of Therapeutics (GOODMAN, L. S., GILMAN, A., Hrsg.), S. 391—447. New York: MacMillan.
28. BAN, T. A., PECKNOLD, J. C. (1977): Other antipsychotic agents. In: Psychotherapeutic drugs, Vol. 2, (USDIN, E., FORREST, I. S., Hrsg.), Part 2, S. 971—995. New York — Basel: Marcel Dekker.
29. BARCHAS, P. R., BARCHAS, J. D. (1977): Sociopharmacology. In: Psychopharmacology: From theory to practice (BARCHAS, J. D., et al., Hrsg.), S. 81—87. New York: Oxford University Press.
30. BARTELS, M. (1982): Persönliche Mitteilung.
31. BATTEGAY, R. (1966): Entziehungserscheinungen nach abruptem Absetzen von Neuroleptika als Kriterien zu ihrer Differenzierung. Nervenarzt *37*, 552—556.
32. BATTEGAY, R., COTAR, B., FLEISCHHAUER, J., RAUCHFLEISCH, U. (1977): Results and side effects of treatment with clozapine (Leponex R. Comprehens. Psychiat. *18*, 423—428.
33. BAUER, D., GAERTNER, H. J. (1983): Wirkungen der Neuroleptika auf die Leberfunktion, das blutbildende System, den Blutdruck und die Temperaturregulation. Pharmakopsychiat. 16, S. 23—29.
34. BAYER, I. (1982): Science vs practice and/or practice vs science?. In: Side effects of drug annual 6 (DUKES, M. N. G., Hrsg.), S. XV—XVIII. Amsterdam — Oxford — Princeton: Excerpta Medica.
35. BENKERT, O., HIPPIUS, H. (1980): Psychiatrische Pharmakotherapie, 3. Aufl. Berlin — Heidelberg — New York: Springer.
36. BENNETT, J. P., ENNA, S. J., BYLUND, D. B., GILLIN, J. C., WYATT, R. J., SNYDER, S. H. (1979): Neurotransmitter receptors in frontal cortex of schizophrenics. Arch. Gen. Psychiat. *36*, 927—934.
37. BERGER, Ph. A. (1981): Biochemistry and the schizophrenias. Old concepts and new hypotheses, J. Nerv. Ment. Dis. *169*, 90—99.
38. BEUMONT, P. J. V. (1981): Endocrine effects of psychotropic drugs: a historical perspective. In: Handbook of Biological Psychiatry, Part 6 (LADER, M. H., RAFAELSEN, O. J., SACHAR, E. J., Hrsg.), S. 39—56. New-York — Basel: Marcel Dekker.
39. BJØRNDAL, J., BJERRE, M., GERLACH, J., KRISTJANSEN, P., MAGELUND, G., OESTRICH, I. H., WAEHRENS, J. (1980): High dosage haloperidol therapy in chronic schizophrenic patients: a double-blind study of clinical response, side effects, serum haloperidol and serum prolactin. Psychopharmacol. *67*, 17—23.
40. BLEULER, M., HESS, R. (1954): Endokrinologische Psychiatrie. Stuttgart: G. Thieme.
41. BLEULER, M. (1972): Die schizophrenen Geistesstörungen im Lichte langjähriger Kranken- und Familiengeschichten. Stuttgart: G. Thieme.
42. BLUM, A., MAURUSCHAT, W. (1972): Temperaturanstiege und Bluteiweißveränderungen unter der Therapie mit Neuroleptika— unter besonderer Berücksichtigung des neuartigen Dibenzodiazepin-Derivates Clozapin. Pharmakopsychiat. *5*, 155—169.

43. BOJANOVSKY, J., TÖLLE, R. (1974): Dihydroergotamin gegen die Kreislaufwirkungen der Thymoleptika. Dtsch. med. Wschr. 99, 1064—1069.
44. BOWERS, M. B. (1978): CSF acid monoamine metabolites in psychotic syndromes: What might they signify? Biol. Psychiat. 13, 375—383.
45. BOWERS, M. B., GOLD, B. I., ROTH, R. H. (1980): CSF GABA in psychotic disorders. Psychopharmacol. 70, 279—282.
46. BRENNER, I., RHEUBAN, W. J. (1978): The catatonic dilemma. Am. S. Psychiat. 135, 1242—1243.
47. BREYER, U., GAERTNER, H. J., PROX, A.: (1974): Formation of identical metabolites from piperazine- and dimethylamino-substituted phenothiazine drugs in man, rat and dog. Biochem. Pharmacol. 23, 313—322.
48. BREYER, U., MÜLLER-OERLINGHAUSEN, B., MAURUSCHAT, W. (1977): Phenothiazines with piperazine side chains. In: Psychotherapeutic drugs, Vol. 2 (FORREST, I. S., Hrsg.), Part 2, S. 755—793. New York - Basel: Marcel Dekker.
49. BREYER-PFAFF, U. (1980): Antipsychotics: Metabolism and kinetics. In: Handbook of Experimental Pharmacology (HOFFMEISTER, F., STILLE, G., Hrsg.), Vol. 55/1, S. 287—304. Berlin - Heidelberg - New-York: Springer.
50. BREYER-PFAFF, U. (1982): Messungen von Neuroleptika und ihren Metaboliten in Blut, Liquor und Speichel: Welchen Wert könen sie für den Psychiater haben? In: Ergebnisse der psychiatrischen Therapieforschung (KRYSPIN-EXNER, K., HINTERHUBER, H., SCHUBERT, H., Hrsg.), S. 75—87. Stuttgart - New York: Schattauer.
51. BRINKLEY, J. R., BEITMAN, B. D., FRIEDEL, R. O. (1979): Low-Dose Neuroleptic Regimens in the Treatment of Borderline Patients. Arch. Gen. Psychiat. 36, 319—326.
52. BRINKSCHULTE, M., GAERTNER, H. J., SCHIED, H. W., BREYER-PFAFF, U. (1982): Plasma protein binding of perazine and amitriptyline in psychiatric patients. Eur. J. Clin. Pharmacol. 22, 367—373.
53. BROCKINGTON, I. F., KENDELL, R. E:, LEFF, J. P. (1978): Definition of Schizophrenia: concordance and prediction of outcome. Psychol. Med. 8, 387—398.
54. BUNNEY, B. S., GRACE, A. A. (1978): Acute and chronic haloperidol treatment: Comparison of effects on nigral dopaminergic cell activity. Life Sci. 23, 1715—1728.
55. BURRELL, E. (1977): Phenothiazines with piperadine side chains. In: Psychotherapeutic drugs, Vol. 20 (USDIN, E., FORREST, I. S., Hrsg.), Part 2, S. 795—826. New York - Basel: Marcel Dekker.
56. BÜRKI, H. R. (1978): Correlation between ^{3}H-haloperidol binding in the striatum and brain amine metabolism in the rat after treatment with neuroleptics. Life Sci. 23, 437—442.
57. BÜRKI, H. R. (1979a): Biochemical methods for predicting the occurrence of tardive dyskinesia. Comm. Psychopharmacol. 3, 7—15.
58. BÜRKI, H. R. (1979b): Extrapyramidal side-effects. Pharmac. Ther. 5, 525—534.
59. BÜRKI, H. R. (1980): Inhibition of ^{3}H-clozapine binding in rat brain after oral administration of neuroleptics. Life Sci. 26, 2187—2193.
60. BÜRKI, H. R., EICHENBERGER, E., SAYERS, A. C., WHITE, T. G. (1975): Clozapine and the dopamine hypothesis of schizophrenia, a critical appraisal. Pharmakopsychiat. 8, 115—121.
61. BURT, D. R., CREESE, I., SNYDER, S. H. (1976): Properties of ^{3}H-haloperidol and ^{3}H-dopamine binding associated with dopamine receptors in calf brain membranes. Mol. Pharmacol. 12, 800—812.
62. CALDWELL, A. E. (1978): History of Psychopharmakology. In: Principles of Psychopharmacology (CLARK, W. G., DEL GUIDICE, J., Hrsg.), 2. Aufl., S. 9—40. New York: Academic Press.
63. CAMPBELL, M., ANDERSON, L. T., MEIER, M., COHEN, I. L., SMALL, A. M., SAMIT, C., SACHAR, E. J. (1978): A comparison of haloperidol and behavior therapy and the interaction of both in autistic children. J. Amer. Acad. Child Psychiat. 17, 640—655.
64. CAMPBELL, M., COHEN, I. L. (1981): Psychotropic Drugs in Child Psychiatry. In: Handbook of Biological Psychiatry (VAN PRAAG, H., et al., Hrsg.), Part VI, S. 215—241. New York - Basel: Marcel Dekker.
65. CARLSSON, A. (1970): Biochemical implications of dopainduced action on the central nervous system with particular reference to abnormal movements. In: L-DOPA and parkinsonism (BARBEAU, A., MCDOWELL, F. H., Hrsg.), S. 205—212. Philadelphia: Davis.
66. CARLSSON, A., LINDQVIST, M. (1963): Effect of chlorpromazine or haloperidol on formation of 3-methoxytyramine and normetanephrine in mouse brain. Acta pharmacol. toxicol. 20, 140—144.
67. CARPENTER, W. T., STRAUSS, J. S., BARTKO, J. J. (1973): A Flexible System for Identification of Schizophrenia: A Report from the W. H. O. IPSS. Science 182, 1275—1278.

68. CARPENTER, W. T., BARTKO, J. T., CARPENTER, C. L., STRAUSS, J. S. (1976): Another View of Schizophrenia Subtypes. Arch. Gen. Psychiat. *33*, 508—516.
69. CARPENTER, W. T., GUNDERSON, J. G., STRAUSS, J. S. (1977): Consideration of the borderline syndrome: a longitudinal comparative study of borderline and schizophrenic patients. In: Borderline Personality Disorders (HARTOCOLLIS, P., Hrsg.), S. 231—253. New York: International University Press.
70. CASPER, R., GARVER, D. L., DEKIRMENJIAN, H., CHANG, S., DAVIS, J. M. (1980): Phenothiazine levels in plasma and red blood cells. Their relationship to clinical improvement in schizophrenia. Arch. Gen. Psychiat. *37*, 301—305.
71. CHANG, S. S., DAVIS, J. M. (1979): Toxicity of psychotherapeutic agents. In: Handbook of Clinical Neurology, Vol. 37 (VINKEN, P. J., BRUYN, G. W., Hrsg.), S. 299—327. Amsterdam – New York – Oxford: North-Holland.
72. CHOUINARD, G., JONES, B. D. (1980): Neuroleptic-induced supersensitivity psychosis: clinical and pharmacology characteristics. Am. J. Psychiat. *137*, 16—21.
73. CHOUINARD, G., JONES, B. D., ANNABEL, L. (1978): Neuroleptic induced supersensitivity psychosis. Am. J. Psychiat. *135*, 1409—1410.
74. CIOMPI, L. (1981): Wie können wir die Schizophrenen besser behandeln? – Eine Synthese neuer Krankheits- und Therapiekonzepte. Nervenarzt *52*, 506—515.
75. CLEMENT-CORMIER, Y. C., KEBABIAN, J. W., PETZOLD, G. L., GREENGARD, P. (1974): Dopamine-sensitive adenylate cyclase in mammalian brain: a possible site of action of antipsychotic drugs. Proc. Nat. Acad. Sci. USA *71*, 1113—1117.
76. CLOW, W., JENNER, P., MARSDEN, C. D. (1979): Changes in dopamine-mediated behaviour during one year's neuroleptic administration. Eur. J. Pharmacol. *57*, 365—375.
77. COHEN, I. L., CAMPBELL, M., POSNER, D., SMALL, A. M., TRIEBEL, D., ANDERSON, L. T. (1980): Behaviorial effects of haloperidol in young autistic children: An objective analysis using a within-subjects reversal design. J. Amer. Acad. Child Psychiat. *19*, 665—677.
78. COLE, J. O., GOLDBERG, S. C., DAVIS, J. M. (1966): Drugs in the treatment of psychosis: controlled studies. In: Psychiatric Drugs (SOLOMON, P., Hrsg.), S. 153—180. New York: Grune & Stratton.
79. COLE, J. O., GOLDBERG, S. C., KLERMAN, G. L. (1964): Phenothiazine treatment in acute schizophrenia. Arch. Gen. Psychiat. *10*, 246—261.
80. COOPER, T. B. (1978): Plasma level monitoring of antipsychotic drugs. Clin. Pharmacokin. *3*, 14—38.
81. COSTA, E., CHENEY, D. L., MAO, C. C., MORONI, F. (1978): Action of antischizophrenic drugs on the metabolism of γ-aminobutyric acid and acetylcholine in globus pallidus, striatum and n. accumbens. Fed. Proc. *37*, 2408—2414.
82. COWDRY, R. W., GOODWIN, F. K. (1981): Biological and physiological predictors of drug response. In: Handbook of BiologicalPsychiatry (PRAAG, H. M. VAN, LADER, M. H., RAFAELSEN, O. J., SACHER, E. J., Hrsg.), Part 6, S. 263—308. New York – Basel: Marcel Dekker.
83. CREESE, I., BURT, D. R., SNYDER, S. H. (1976): Dopamine receptor binding predicts clinical and pharmacological potencies of antischizophrenic drugs. Science *192*, 481—483.
84. CREESE, I., BURT, D. R., SNYDER, S. H. (1978a): Biochemical actions of neuroleptic drugs: focus on the dopamine receptor. In: Handbook of Psychopharmacology (IVERSEN, L. L., IVERSEN, S. D., SNYDER, S. H., Hrsg.), Vol. 10, S. 37—89. New York – London: Plenum Press.
85. CREESE, I., PROSSER, T., SNYDER, S. H. (1978b): Dopamine receptor binding: specificity, localization and regulation by ions and guanyl nucleotides. Life Sci. *23*, 495—500.
86. CRESSMAN, W. A., BIANCHINE, J. R., SLOTNICK, V. B., JOHNSON, P. C., PLOSTNIEKS, J. (1974): Plasma level profile of haloperidol in man following intramuscular administration. Eur. J. Clin. Pharmacol. *7*, 99—103.
87. CRESSMAN, W. A., PLOSTNIEKS, J., JOHNSON, P. C. (1973): Absorption, metabolism and excretion of droperidol by human subjects following intramuscular and intravenous administration. Anesthesiol. *38*, 363—369.
88. CURRY, S. H., DAVIS, J. M., JANOWSKY, D. S., MARSHALL, J. H. L. (1970): Factors affecting chlorpromazine plasma levels in psychiatric patients. Arch. Gen. Psychiat. *22*, 209—215.
89. CURRY, S. H., WHELPTON, R., DE SCHEPPER, P. J., VRANCKS, S., SCHIFF, A. A. (1979): Kinetics of fluphenazine after fluphenazine dihydrochloride, enanthate and decanoate administration to man. Br. J. Clin. Pharmacol. *7*, 325—331.
90. DAHL, S. G. (1976): Pharmacokinetics of methotrimeprazine after single and multiple doses. Clin. Pharmacol. Ther. *19*, 435—442.

91. DAHL, S. G., STRANDJORD, R. E. (1977): Pharmacokinetics of chlorpromazine after single and chronic dosage. Clin. Pharmacol. Ther. *21*, 437—448.
92. DANCKWARDT, J. F. (1980): Psychopharmaka — ein Problem für Psychotherapeuten? Prax. Psychother. Psychosom. *25*, 99—113.
93. DAVIS, J. M. (1974): Dose equivalence of antipsychotic drugs. J. Psychiat. Res. *11*, 65—69.
94. DAVIS, J. M. (1975): Overview: Maintenance therapy in psychiatry: I. Schizophrenia. Am. J. Psychiat. *132*, 1237—1245.
95. DAVIS, J. M. (1976): Recent developments in the drug treatment of schizophrenia. Am. J. Psychiat. *133*, 208—214.
97. DAVIS, J. M., COLE, J. O. (1975): Antipsychotic drugs. In: Comprehensive Textbook of Psychiatry II (FREEDMAN, A. M., et al., Hrsg.), Vol. 2, S. 1921—1941. Baltimore: Williams and Wilkins.
98. DAVIS, J. M., SCHAFFER, Ch. B., KILLIAN, G. A., KINARD, C., CHAN, C. (1980): Important issues in the drug treatment of schizophrenia. Schizophrenia Bull. *6*, 70—87.
99. DE BUCK, R. P., ZELASCHI, N., GILLES, C., DURDU, J., BRAUMAN, H. (1981): Theoretical and practical importance of plasma levels of haloperidol. Correlations with clinical and computerized EEG data. Progr. Neuro-Psychopharmacol. *5*, 499—502.
100. DEGKWITZ, R. (1967): Leitfaden der Psychopharmakologie für Klinik und Praxis. Stuttgart: Wissenschaftl. Verlagsanstalt.
101. DEISER, R., SCHINDLER, R. (1980): Das Verlaufsbild langjähriger Behandlungen mit Fluphenazindekanoat (Dapotum D). Psychiat. clin. *13*, 193—205.
102. DELAY, J., DENIKER, P. (1952): Le traitment des psychoses par une méthode neurolytique dérivée de l'hibernothérapie (1e 4560 RP utilisé seul en cure prolongée et continue). (C. R. du L^{eme} Congr. des Al. et Neurol. de Langue franc., Luxembourg, 1952), S. 497—518. Paris: Masson.
103. DELAY, J., DENIKER, P. (1968): Drug-induced extrapyramidal syndromes. In: Handbook of Clinical Neurology, Vol. 6. Diseases of the Basal Ganglia (VINKEN, P. J., BRUYN, G. W., Hrsg.), S. 248—266. Amsterdam: North-Holland.
104. DENBER, H. C. B. (1979): Textbook of Clinical Psychopharmacology. Stuttgart: G. Thieme.
105. DENCKER, S. J. (1976): High-dose treatment with neuroleptics in the acute phase of mental disease. Proc. Roy. Soc. Med. *59*, 32—33.
106. DENCKER, S. J., ENOKSSON, P., JOHANSSON, R., LUNDIN, I., MALM, U. (1981): Late (4—8 years) outcome of treatment with megadose of fluphenazine enanthate in drug-refracotry schizophrenics. Acta Psychiat. Scand. *63*, 1—12.
107. DENCKER, S. J., LEPP, M., MALM, U. (1980): Do schizophrenics well adapted in the community need neuroleptics? A depot neuroleptic withdrawal study. In: Depot Neuroleptic Treatment in Schizophrenia (DENCKER, S. J., ELGER, K., Hrsg.), S. 64—76. (Acta Psychiat. Scand. *61*, Suppl. 279.) Copenhagen: Munksgaard.
108. DENIKER, P. (1960): Experimental neurological syndromes and the new drug therapies in psychiatry. Compr. Psychiat. *1*, 92—103.
109. DENIKER, P. (1970): Introduction of neuroleptic chemotherapy into psychiatry. In: Discoveries in Biological Psychiatry (AYD, F. J., BLACKWELL, B., Hrsg.), S. 155—164. Philadelphia - Toronto: Lippincott.
110. DIMASCIO, A., SHADER, R. I. (1972): Butyrophenones in Psychiatry. New York: Raven Press.
111. DIMASCIO, A., HAVENS, L. L., KLERMAN, G. L. (1963a): The psychopharmacology of phenothiazine compounds: a comparative study of the effects of chlorpromazine, promethazine, trifluoperazine and perphenazine in normal males, I: Introduction, aims and methods. J. Nerv. Ment. Dis. *136*, 15—28.
112. DIMASCIO, A., HAVENS, L. L., KLERMAN, G. L. (1964b): The psychopharmacology of phenothiazine compounds: a comparative study of the effects of chlorpromazine, promethazine, trifluoperazine, and perphenazine in normal males, II: Results and discussion, J. Nerv. Ment. Dis. *136*, 168—186.
113. DIMASCIO, A., SHADER, R. I. (1970): Behavioral toxicity, Part I: Definition, Part II: Psychomotor functions. In: Psychotropic Drug Side Effects (SHADER, R. I., DIMASCIO, A., Hrsg.), S. 124—131. Baltimore: Williams & Wilkins.
114. DIMASCIO, A., SHADER, R. I., GILLER, D. R. (1970): Behavioral toxicity, Part III: Perceptual-Cognitive Functions, Part IV: Emotional (mood) states. In: Psychotropic Drug Side Effects (SHADER, R. J., DIMASCIO, A., Hrsg.), S. 132—141. Baltimore: Williams & Wilkins.
115. DOCHERTY, J. P., VAN KAMMEN, D. P., SIRIS, S. G., MARDER, S. R. (1978): Stages of Onset of Schizophrenic Psychosis. Amer. J. Psychiat. *135*, 420—423.
115.a) DOCHERTY, J. P. (1978): Prophylactic efficacy of long-acting parenteral vs. short-acting oral phenothiazines in schizophrenia. In: Depot Fluphenazines (AYD, F. J., Hrsg.). Baltimore: Waverly Press.
116. DÖLLE, W., MARTINI, G. A. (1978): Leber.

In: Erkrankungen durch Arzneimittel (HEINTZ, R., Hrsg.). Stuttgart: G. Thieme.
117. DONLON, P. T., HOPKIN, J. T., TUPIN, J. P., WICKS, J. J., WAHBA, M., MEADOW, A. (1980): Haloperidol for acute schizophrenic patients. Arch. Gen. Psychiat. 37, 691–695.
118. DOSS, F. W. (1979): The effects of antipsychotic drugs on body weight: a retrospective review. J. Clin. Psychiat. 40, 528/53–530/55.
119. DRAY, A. (1980): The physiology and pharmacology of mammalian basal ganglia. Progr. Neurobiol. 14, 221–335.
120. DYSKEN, M. W., JAVAID, J. I., CHANG, S. S., SCHAFFER, C., SHAHID, A., DAVIS, J. M. (1981): Fluphenazine pharmacokinetics and therapeutic response. Psychopharmacol. 73, 205–210.
121. EBERT, M. H., SHADER, R. I. (1970): Hepatic effects. In: Psychotropic drug side effects (SHADER, R. I., DiMASCIO, A., Hrsg.). Baltimore: William & Wilkins.
122. EBERT, M. H., SHADER, R. I. (1970): Hematological effects. In: Psychotropic Drug Side Effects (SHADER, R. I., DIMASCIO, A., Hrsg.), S. 164–174. Baltimore: Williams & Wilkins.
123. EL-YOUSEF, M. K., MANIER, D. H. (1974): Effects of conjugated estrogens on plasma butaperazine. Psychopharmacol. 39, 39–41.
124. ENGELHARDT, D. M., ROSEN, B. (1976): Implications of drug treatment for the social rehabilitation of schizophrenic patients. Schizophrenia Bull. 2, 454–462.
125. ERICKSEN, S. E., HURT, S. W., CHANG, S. et al. (1978): Haloperidol dose, plasma levels, and clinical response: a double-blind study. Psychopharmacol. Bull. 14, 15.
126. ERLE, G., BASSO, M., FEDERSPIL, G., SICOLO, N., SCANDELLARI, C. (1977): Effects of chlorpromazine on blood glucose and plasma insulin in man. Eur. J. Clin. Pharmacol. 11, 15–18.
127. ETTIGI, P., LAL, S., FRIESEN, H. G. (1973): Prolactin, phenothiazines, admission to mental hospital and carcinoma of the breast. Lancet ii, 266–267.
128. FÄHNDRICH, E. (1982): Schlafentzugs-Behandlung depressiver Syndrome bei schizophrener Grunderkrankung. Nervenarzt 53, 279–283.
129. FALLOON, I., WATT, D. C., SHEPHERD, M. (1978b): The social outcome of patients in a trial of long-term continuation therapy in schizophrenia: pimozide vs. fluphenazine. Psychol. Med. 8, 265–274.
130. FALLOON, I., WATT, D. C., SHEPHERD, M. (1978a): A comparative controlled trial of pimozide and fluphenazine decanoate in the continuation therapy of schizophrenia. Psychol. Med. 8, 59–70.
131. FANN, W. E., DAVIS, J. M., JANOWSKY, D. S., SEKERKE, H. J., SCHMIDT, D. M. (1973): Chlorpromazine: effects of antacids on its gastrointestinal absorption. J. Clin. Pharmacol. 13, 388–390.
132. FELDMAN, R. E. (1956): The Personal Element in Psychiatric Research. Am. J. Psychiat. 113, 52–54.
133. FIELDING, S., LAL, H. (1974): Screening tests using higher animals. In: Industrial Pharmacology. Vol. 1: Neuroleptics (FIELDING, S., LAL, H., Hrsg.), S. 64–97. Futura Publ. Co.
134. FINZEN, A. (1979): Medikamentenbehandlung bei psychischen Störungen. Leitlinien für den psychiatrischen Alltag. Rehburg - Loccum: Psychiatrie-Verlag.
135. FORSMAN, A., FÖLSCH, G., LARSSON, M., ÖHMAN, R. (1977): On the metabolism of haloperidol in man. Curr. Therap. Res. 21, 606–617.
136. FORSMAN, A., ÖHMAN, R. (1976): Some aspects of the distribution and metabolism of haloperidol in man. In: Antipsychotic drugs: pharmacodynamics and pharmacokinetics (SEDVALL, G., et al., Hrsg.), S. 359–365. (Wenner-Gren Center International Symposium Series, Vol. 25.) Oxford: Pergamon.
137. FORSMAN, A., ÖHMAN, R. (1977): Studies on serum protein binding of haloperidol. Curr. Therap. Res. 21, 245–255.
138. FREUDENTHAL, K., GEBHARDT, R., PIETZCKER, A. (1977): AMP (PAS) and BPRS: A comparison of two assessment methods. Pharmakopsychiat. 10, 57–66.
139. FREYHAN, F. A. (1957): Psychomotilität, extrapyramidale Syndrome und Wirkungsweisen neuroleptischer Therapien (Chlorpromazin, Reserpin, Prochlorperazin). Nervenarzt 28, 504–509.
140. FRITH, C. D., STEVENS, M., JOHNSTONE, E. C., CROW, T. F. (1979): Skin conductance responsivity during acute episodes of schizophrenia as a predictor of symptomatic improvement. Psychol. Med. 9, 101–106.
141. GABRIEL, E., KÜFFERLE, B., LENZ, G., SCHUSTER, P. (1976): Über die individuellen Bedingungen pharmakogener Verwirrtheiten. Psychiat. Clin 9, 5–13.
142. GALDI, J., RIEDER, R. O., SILBER, D., BONATO, R. R. (1981): Genetic factors in the response to neuroleptics in schizophrenia: a psychopharmacogenetic study. Psychol. Med. 11, 713–728.
143. GALE, K. (1980a): Chronic blockade of dopamine receptors by antischizophrenic drugs enhances GABA binding in substantia nigra. Nature 283, 569–570.

144. GALE, K. (1980b): Effects of chronic neuroleptic treatment on tyrosine hydroxylase in dopaminergic terminals: Comparisons between drugs and brain regions reveals different mechanisms of tolerance. In: Adv. Biochem. Psychopharmacol., Vol. 24: Long-term effects of neuroleptics (CATTABENI, F., RACAGNI, G., SPANO, P. F., COSTA, E., Hrsg.), S. 23—29. New York: Raven Press.
145. GALLANT, D. M., BISHOP, M. P., STEELE, C. A. (1973): Molindone: a crossover evaluation of capsule and tablet formulations in severely ill schizophrenic patients. Current Therap. Res. 15, 915—918.
146. GARDOS, G., COLE, J. O. (1976): Maintenance antipsychotic therapy: is the cure worse than the disease? Am. J. Psychiat. 133, 32—36.
147. GERLE, B. (1964): Clinical observations of the side-effects of haloperidol. Acta Psychiat. Scand. 40, 65—76.
148. GEORGOTAS, A., SERRA, M. T., GREEN, D. E., PEREL, J. M., GERSHON, S., FORREST, I. S. (1979): Chlorpromazine excretion. 3. Fecal excretion of ^{14}C-chlorpromazine in chronically dosed patients. Commun. Psychopharmacol. 3, 197—202.
149. GOLDBERG, S. C., FROSCH, W. A., DROSSMAN, A. K., SCHOOLER, N. R., JOHNSON, G. F. S. (1972): Prediction of response to phenothiazine in schizophrenia. Arch. Gen. Psychiat. 26, 367—373.
150. GOLDSTEIN, M. J. (1970): Premorbid adjustment, paranoid status, and patterns of response to phenothiazine in acute schizophrenia. Schizophrenia Bull. 3, 24—37.
151. GONCALVES, N., GRÜNEBERG, F. (1977): Laborklinische Untersuchungen unter besonderer Berücksichtigung des Leberstoffwechsels bei Schizophrenen unter ambulanter neuroleptischer Langzeitmedikation. Pharmakopsychiat. 10, 36—40.
152. GOTTFRIES, C. G. (1981): Discussion after the paper: DENCKER, S. J.: The need for long-term neuroleptic treatment in schizophrenia. In: Long-term Neuroleptic Treatment Benefits and Risks (GOTTFRIES, C. G., Hrsg.), S. 40. Acta Psychiatrica Scandinavica 63, Suppl. 291. Copenhagen: Munksgaard.
153. GREENBLATT, M., SOLOMON, H. C., EVANS, A. S., BROOKS, G. W. (1965): Drugs and Social Therapy in Chronic Schizophrenia. Springfield, Ill.: Ch. Thomas.
154. GRINDEL, J. M., MIGDALOF, B. H., HILLS, J. F. (1979): Characterization of a new urinary metabolite of penfluridol in the rat, rabbit, dog, and man. Drug Metab. Dispos. 7, 448.
155. GROSS, H., HACKL, H., KALTENBAECK, E. (1970): Results of Double-Blind Study of Clozapine and Thioridazine. (Vortrag auf dem VII. Internationalen Kongress der CINP, Prag, 11. bis 15. August 1970.)
156. GROSS, F. H., INMAN, E. H. W., Hrsg. (1977): Drug Monitoring. London – New York – San Francisco: Academic Press.
157. GROSS, H., LANGER, E. (1970): Das Neuroleptikum 100—129/HF–1854 (Clozapin) in der Psychiatrie. Int. Pharmakopsychiat. 4, 220—230.
158. HAAS, S., BECKMANN, H. (1982): Pimozide versus haloperidol in acute schizophrenia. A double blind controlled study. Pharmacopsychiat. 15, 70—74.
159. HAASE, H. H. (1972): Therapie mit Psychopharmaka und anderen psychotropen Medikamenten. Stuttgart – New York: Schattauer.
160. HAASE, H. J. (1977): Diskussionsbemerkungen beim Alpenländischen Psychiatrie-Symposium 1976. In: Klinik und Pharmakologie der Langzeitneuroleptika (KRYSPIN-EXNER, K., Hrsg.), S. 9. Stuttgart: Schattauer.
161. HADASS, H., HIPPIUS, H., MAURUSCHAT, W., MÖLLER-OERLINGHAUSEN, B., ROSENBERG, L. (1974): Multidimensionale pharmakopsychiatrische Untersuchungen mit dem Neuroleptikum Perazin, 3. Mitt.: Perazin-Konzentration im Blut und klinisches Wirkungsbild. Pharmakopsychiat. 7, 1—64.
162. HAEFNER, D. P. et al. (1960): Physicans' attitudes toward chemotherapy as a factor in psychiatric patients' responses to Medication. J. Nerv. Ment. Dis. 131, 64—66.
163. HÄFNER, H., KASPER, S. (1982): Akute lebensbedrohliche Katatonie. Nervenarzt 53, 385—394.
164. HANSEN, C. E., CHRISTENSEN, T. R., ELLEY, J., HANSEN, L. B. (1976): Clinical pharmacokinetic studies of perphenazine. Br. J. Clin. Pharmacol. 3, 915—923.
165. HEIMANN, H. (1976): Drug-induced behavioural disorders in man. In: Int. Symp., St. Moritz, 1975 (BIRKMAYER, W., Hrsg.), S. 217—226. Bern – Stuttgart – Wien: Huber.
165.a) HEIMANN, H. (1982): Methodische Probleme der Wirksamkeitsprüfung von Neuroleptika im Rahmen der Langzeittherapie. (Vortrag gehalten beim Janssen Symposium „Bestandsaufnahme der Psychopharmakotherapie" in Rosellen, 26. Februar 1982.)
166. HEIMANN, H., GAERTNER, H. J. (1982): Research methodology in clinical trials of psychotropic drugs. In: Handbook of Experimental Pharmacology 55/III (HOFFMEISTER, F., STILLE, G., Hrsg.), S. 391—407. Berlin – Heidelberg – New York: Springer.
167. HELMCHEN, H., HIPPIUS, H. (1974): Multi-

dimensionale pharmakopsychiatrische Untersuchungen mit dem Neuroleptikum Perazin, 1.—7. Mitt. Pharmakopsychiat. 7, 1—64.
168. HELMCHEN, H. (1979): Neuroleptische Langzeitmedikation in der Praxis. Mkurse ärztl. Fortbild. 29, 800—801.
169. HIPPIUS, H. (1960): Therapeutisch unerwünschte Wirkungen der modernen Psychopharmaka, I. Mitt.: Phenothiazinderivate und verwandte Verbindungen. Internist 1, 453—460.
170. HIPPIUS, H. (1977): Diskussionsbemerkungen beim Alpenländischen Psychiatrie-Symposium 1976. In: Klinik und Pharmakologie der Langzeitneuroleptika (KRYSPIN-EXNER, K., et al., Hrsg.), I. Expertengespräche, S. 3—60, passim. Stuttgart – New York: Schattauer.
171. HIPPIUS, H. (1977): Diskussionsbemerkung beim Alpenländischen Psychiatrie-Symposium 1976. In: Klinik und Pharmakologie der Langzeitneuroleptika (KRYSPIN-EXNER, K., et al., Hrsg.), S. 46. Stuttgart – New York: Schattauer.
172. HIRSCH, S. R., GAIND, R., RHODE, P. D., STEVENS, B., WING, J. K. (1973): Outpatient maintenance of chronic schizophrenic patients with long acting fluphenazine: a double-blind placebo trial. Br. Med. J. 1, 633—637.
173. HOCH, P. H., POLATIN, P. (1949): Pseudoneurotic form of schizophrenia. Psychiat. Quart. 23, 248—276.
174. HOGARTY, G. E., GOLDBERG, S. C., and the Collaborative Study Group (1973): Drugs and social therapy in the aftercare of schizophrenic patients. Arch. Gen. Psychiat. 28, 54—63.
175. HOLZBACH, E. (1981): Vergleich heutiger Therapiemethoden beim Delirium tremens. In: Behandlung der Sucht und des Mißbrauchs chemischer Stoffe (KEUP, W., Hrsg.), S. 54—65. Stuttgart – New York: G. Thieme.
176. HONG, J. S., YANG, H. Y. T., GILLIN, J. C., COSTA, E. (1980): Effects of long-term administration of antipsychotic drugs on enkephalinergic drugs. In: Adv. Biochem. Psychopharmacol. Vol. 24: Long-term effects of neuroleptics (CATTABENI, F., RACAGNI, G., SPANO, P. F., COSTA, E., Hrsg.), S. 223—232. New York: Raven Press.
177. HYTTEL, J. (1978): Effects of neuroleptics on ^{3}H-Haloperidol and ^{3}H-Cis-(Z)-flupentixol binding and on adenylate cyclase activity in vitro. Life Sci. 23, 551—556.
178. IDÄNPÄÄN-HEIKKILÄ, J., ALHAVA, E., OLKINUORA, M., PALVA, I. P. (1977): Agranulocytosis during treatment with clozapine. Eur. J. clin. Pharmacol. 11, 193—198.

179. ITIL, T. M. (1978): Effects of psychotropic drugs on qualitatively and quantitatively analyzed human EEG. In: Principles of Psychopharmacology (CLARK, W. G., DEL GUIDICE, Hrsg.), 2. Aufl., S. 261—277. New York: Academic Press.
180. ITIL, T. M. (1977): Qualitative and quantitative EEG in schizophrenia. Schizophrenia Bull. 3, 61—79.
182. IMONDI, A. R., ALAM, A. S., BRENNAN, J. J., HAGERMAN, L. M. (1978): Metabolism of sulpiride in man and rhesus monkeys. Arch. Int. Pharmacodyn. 232, 79—91.
183. JANKE, W. (1964): Experimentelle Untersuchungen zu Abhängigkeit der Wirkung psychotroper Substanzen von Persönlichkeitsmerkmalen. Frankfurt: Akademische Verlagsanstalt.
184. JANKE, W. (1980): Psychometric and Psychophysiological Actions of Antipsychotics in Men. In: Handbook of Experimental Pharmacology Vol. 55/I (HOFFMEISTER, F., STILLE, G., Hrsg.), S. 305—336. Berlin – Heidelberg – New York: Springer.
185. JANSSEN, P. A. J. (1970): The Butyrophenone Story. In: Discoveries in Biological Psychiatry (AYD, F. J., BLACKWELL, B., Hrsg.), S. 165—179. Philadelphia – Toronto: Lippincott.
186. JANSSEN, P. A. J., VAN BEVER, W. F. M. (1977): Butyrophenones and diphenylbutylamines. In: Psychotherapeutic Drugs, Vol. 2 (USDIN, E., FORREST, I. S., Hrsg.), Part 2, S. 869—921. New York – Basel: Marcel Dekker.
187. JANSSEN, P. A. J., VAN BEVER, W. F. M. (1978): Structure-Activity Relationships of the Butyrophenones and Diphenylbutylpiperidines. In: Neuroleptics and Schizophrenia (IVERSEN, L. L., IVERSEN, S. D., SNYDER, S. H., Hrsg.), Vol. 10, S. 1—35. New York – London: Plenum Press.
188. JANSSEN, P. A. J., VAN BEVER, W. F. M. (1980): Butyrophenones and Diphenylbutylpiperidines. In: Psychotropic Agents, Part I: Antipsychotics and Antidepressants (HOFFMEISTER, F., STILLE, G., Hrsg.), S. 27—41. Berlin – Heidelberg – New York: Springer.
189. JAVAID, J. I., PANDEY, G. N., DUSLAK, B., HU, H.-Y., DAVIS, J. M. (1980): Measurement of neuroleptic concentrations by GLC and radioreceptor assay. Commun. Psychopharmacol. 4, 467—475.
190. JELLINEK, T., GARDOS, G., COLE, J. O. (1981): Adverse effects of antiparkinson drug withdrawal. Am. J. Psychiat. 138, 1567—1571.
191. JOHNSON, D. A. W. (1976): The duration of maintenance therapy in chronic schi-

192. JUNGI, W. F., FISCHER, J., SENN, H. J., HARTLAPP, J., PÖLDINGER, W., KUNZ, H., KRUPP, P. (1977): Gehäufte durch Clozapin (Leponex) induzierte Agranulocytosen in der Ostschweiz? Schweiz. Med. Wschr. *107*, 1861–1864.
193. JØRGENSEN, A. (1980): Pharmacokinetic studies in volunteers of intravenous and oral cis(Z)-flupenthixol and intramuscular cis(Z)-flupenthixol decanoate in Viscoleo^R. Eur. J. Clin. Pharmacol. *18*, 355–360.
194. KEBABIAN, J. W., CALNE, D. B. (1979): Multiple receptors for dopamine. Nature *277*, 93–96.
195. KELLAM, S., GOLDBERG, S., SCHOOLER, N., BERMAN, A., SCHMELZER, J. (1967): Ward atmosphere and outcome of treatment of acute schizophrenia. J. Psychol. Res. *5*, 145–163.
196. KELLY, D. N., SARGANT, W. (1965): Present treatment of schizophrenia: A continued follow-up study. Br. Med. J. *1*, 147–150.
197. KIRKEGAARD, D., JENSEN, A. (1979): An investigation of some side effects in 47 psychotic patients during treatment with clozapine and discontinuing of the treatment. Arzneim.-Forsch./Drug Res. *29*, 851–858.
198. KLATZKIN, G. (1975): Toxic and drug-induced hepatitis. In: Diseases of the Liver (SCHIFF, E., Hrsg.), 4. Aufl. Philadelphia – Toronto: Lippincott.
199. KLAWANS, H. L. (1973): The pharmacology of tardive dyskinesias. Amer. J. Psychiat. *130*, 82–88.
200. KLAWANS, H. L., RUBOVITS, R. (1972): An experimental model of tardive dyskinesia. J. Neural. Transm. *33*, 235–246.
201. KLEIN, D. F., DAVIS, J.: Diagnosis and Drug Treatment of Psychiatric Disorders. Baltimore: Williams & Wilkins.
202. KLEIN, D. F. (1977): Psychopharmacological treatment and delineation of borderline disorders. In: Borderline Personality Disorders (HARTOCOLLIS, P., Hrsg.), S. 365–383. New York: International University Press.
203. KLERMAN, G. L. (1960): Staff attitudes, decision-making, and the use of drug therapy in the mental hospital. In: Research Conference on Therapeutic Community (DENBER, H. C. B., Hrsg.), S. 191. Springfield, Ill.: Ch. C Thomas.
204. KLINE, N. S., ANGST, J. (1979): Psychiatric Syndromes and Drug Treatment. New-York: Jason Aronson.
205. KRÜGER, H. (1974): Die Funktion der klinischen Behandlungseinheit im psychiatrischen Versorgungssystem. Psychiat. Prax. *1*, 263–272.
206. KULIK, A. V., WILBUR, R. (1982): Delirium and stereotypy from anticholinergic antiparkinson drugs. Prog. Neuro-Psychopharmacol. Biol. Psychiat. *6*, 75–82.
206.a) LADER, M. H. (1980): Clinical anxiety and the benzodiazepines. In: Neuropharmacology of Central Nervous System and Behavioral Disorders (PALMER, G. C., Hrsg.), S. 225–241. New York: Academic Press.
207. LANGER, G., SACHAR, E. J., GRUEN, P. H., HALPERN, F. S. (1977): Human prolactin response to neuroleptic drugs correlate with antischizophrenic potency. Nature *266*, 639–645.
208. LEFF, J. P., WING, J. K. (1971): Trial of maintenance therapy in schizophrenia. Br. Med. J. *3*, 599–604.
209. LEHMANN, H. E. (1975): Psychopharmacological treatment of schizophrenia. Schizophrenia Bull. *13*, 27–45.
210. LEUSCHNER, F., NEUMANN, W., HEMPEL, R. (1980): Toxicology of antipsychotic agents. In: Handbook of Experimental Pharmacology, Vol. 55/I (HOFFMEISTER, F., STILLE, G., Hrsg.), S. 225–265. Berlin – Heidelberg – New York: Springer.
211. LEYSEN, J. E., NIEMEGEERS, C. J. E., TOLLENAERE, J. P., LADURON, P. M. (1978): Serotonergic component of neuroleptic receptors. Nature *272*, 168–171.
212. LJUNGBERG, T., UNGERSTEDT, U. (1979): Evidence that the different properties of haloperidol and clozapine are not explained by differences in anticholinergic potency. Psychopharmacol. *60*, 303–307.
213. LOGA, S., CURRY, S., LADER, M. (1975): Interactions of orphenadrine and phenobarbitone with chlorpromazine: plasma concentrations and effects in man. Br. J. Clin. Pharmacol. *2*, 197–208.
214. LOGA, S., CURRY, S., LADER, M. (1981): Interaction of chlorpromazine and nortriptyline in patients with schizophrenia. Clin. Pharmacokin. *6*, 454–462.
215. LORR, M., KLETT, C. J., MCNAIR, D. M. LASKY, J. J. (1963): Inpatient Multidimensional Psychiatric Scale Manual. Palo Alto: Psychological Press.
216. MACKAY, A. V. P., BIRD, E. D., SPOKES, E. G., ROSSOR, M., IVERSEN, L. L., CREESE, I., SNYDER, S. H. (1980): Dopamine receptors and schizophrenia: drug effect or illness? Lancet *ii*, 915–916.
217. MANOS, N., GKIOUZEPAS, J., LOGOTHETIS, J. (1981): The need for continous use of antiparkinsonian medication with chronic schizophrenic patients receiving long-term neuroleptic therapy. Amer. J. Psychiat. *138*, 184–188.
218. MARSDEN, C. D., TARSY, D., BALDESSARINI, R. J. (1975): Spontaneous and drug-indu-

ced movement disorders in psychotic patients. In: Psychiatric aspects of neurological disease (BENSON, D. F., BLUMER, D., Hrsg.), S. 219—266. New York – San Francisco – London: Grune & Stratton.
219. MASON, A. S., GRANACHER, R. P. (1980): Clinical Handbook of Antipsychotic Drug Therapy. New York: Brunner/Mazel.
220. MASON, A. S. (1975): Basic Principles in the Use of Antipsychotic Agents. In: Current Psychiatric Therapies, Vol. 15 (MASSERMAN, J. H., Hrsg.), S. 135—145. New-York: Grune & Stratton.
221. MAXWELL, J. D., CARRELLA, M., PARKES, J. D., WILLIAMS, R., MOULD, G. P., CURRY, S. H. (1972): Plasma disappearance and cerebral effects of chlorpromazine in cirrhosis. Clin. Sci. *43*, 143—151.
222. MAY, P. R. A. (1968): Treatments of Schizophrenia: A Comparative Study of Five Treatments Methods. New York: Science House.
223. MAY, P. R. A. (1976): When, what and why? Psychopharmacotherapy and other Treatments in Schizophrenia. Comprehensive Psychiat. *17*, 683—693.
224. MAY, P. R. A., GOLDBERG, S. C. (1978): Prediction of Schizophrenic Patients' Response to Pharmacotherapy. In: Psychopharmacology – A Generation of Progress (LIPTON, M. A., et al., Hrsg.), S. 1139—1153. New York: Raven Press.
225. MAY, P. R. A., TUMA, A. H., YALE, C., POTEPAN, P., DIXON, W. J. (1975): Schizophrenia – A Follow-up Study of Results of Treatment. Arch. Gen. Psychiat. *33*, 481—486.
226. MAY, P. R. A., VAN PUTTEN, T. (1978): Plasma levels of chlorpromazine in schizophrenia. A critical review of the literature. Arch. Gen. Psychiat. *35*, 1081—1087.
227. MAY, P. R. A., VAN PUTTEN, T., JENDEN, D. J., YALE, C., DIXON, W. J. (1981): Chlorpromazine levels and the outcome of treatment in schizophrenic patients. Arch. Gen. Psychiat. *38*, 202—207.
228. MCGLASHAN, T. H., CARPENTER, W. T. (1976): Postpsychotic depression in schizophrenia. Arch. Gen. Psychiat. *33*, 231—239.
229. MELTZER, H. Y., STAHL, S. M. (1976): The dopamine hypothesis of schizophrenia: a review. Schizophrenia Bull. *2*, 19—74.
230. MIGDALOF, B. H., GRINDEL, J. M., HEYKANTS, J. J. P., JANSSEN, P. A. J. (1979): Penfluridol: a neuroleptic drug designed for long duration of action. Drug Metab. Rev. *9*, 281—299.
231. MINDHAM, R. H. S. (1977): The major tranquilizers. In: Side effects of drugs Annual (DUKES, M. N. G., Hrsg.). Amsterdam – Oxford: Excerpta medica.
232. MINDHAM, R. H. S. (1978): The major tranquilizers. In: Side effects of drugs Annual (DUKES, M. N. G., Hrsg.). Amsterdam – Oxford: Excerpta medica.
233. MITCHELL, P. H., et al. (1957): Effects of 'Pacatal' on symptoms in chronic psychotic female inpatients. Br. Med. J. *1*, 204.
234. MITCHELL, J. E., POPKIN, M. K. (1982): Antipsychotic drug therapy and sexual dysfunction in men. Amer. J. Psychiat. *139*, 633—637.
235. MÖLLER, H. J., KISSLING, W., MAURACH, R., SCHMID, W., DOERR, P., PIRKE, K., V. ZERSSEN, D. (1981): Beziehungen zwischen Haloperidol-Serumspiegel, Prolaktin-Serumspiegel, antipsychotischem Effekt und extrapyramidalen Begleitwirkungen. Pharmakopsychiat. *14*, 27—34.
236. MOOS, R., SHELTON, R., PETTY, C. (1973): Perceived ward climate and treatment outcome. J. Abnormal Psychol. *82*, 291—298.
237. MOOS, R., SCHWARTZ, J. (1972): Treatment environment and treatment outcome. J. Nerv. Ment. Dis. *154*, 264—275.
238. MÜLLER, H., BATTEGAY, R., GEHRING, A. (1969): Die orthostatische Hypotonie als vegetative Begleiterscheinung der Therapie mit Neuroleptika und deren medikamentöse Kompensationsversuche. Schweiz. Arch. Neurol. Neurochir. Psychiat. *104*, 365—387.
239. MÜLLER, P. (1982): Zur Rezidivprophylaxe schizophrener Psychosen. Stuttgart: Enke.
239.a) MÜLLER, P. (1981): Depressive Syndrome im Verlauf schizophrener Psychosen. Stuttgart: Enke.
239.b) MÜLLER, P., HEIPERTZ, N. (1977): Zur Behandlung manischer Psychosen mit Clozapin. Fortschr. Neurol. Psychiat. *45*, 420—424.
240. MÜLLER-KÜPPERS, M. (1972): Die Therapie im Kindes- und Jugendalter. In: Psychiatrie der Gegenwart. Forschung und Praxis (KISKER, K. P., et al., Hrsg.), Vol. II, 1: Klinische Psychiatrie I, S. 977—1005. Berlin – Heidelberg – New York: Springer.
241. MÜLLER-OERLINGHAUSEN, B. (1980): Antipsychotics: clinical pharmacology (Pharmacokinetics). In: Handbook of Experimental Pharmacology (HOFFMEISTER, F., STILLE, G., Hrsg.), Vol. 55/1, S. 267—285. Berlin – Heidelberg – New York: Springer.
242. MURPHY, D. L., SHILING, D. J., MURRAY, R. M. (1978): Psychoactive drug responder subgroups: possible contributions to psychiatric classification. In: Psychopharmacology – A Generation of Progress (LIPTON, M. A., et al., Hrsg.), S. 807—820. New York: Raven Press.

243. NEBORSKY, R., JANOWSKY, D., MUNSON, E., DEPRY, D. (1981): Rapid treatment of acute psychotic symptoms with high- and low-dose haloperidol. Arch. Gen. Psychiat. 38, 195—199.
244. NEDOPIL, N., RÜTHER, E. (1981): Initial improvement as predictor of outcome of neuroleptic treatment. Pharmacopsychiat. 14, 205—207.
245. NEDOPIL, N., RÜTHER, E., STRAUSS, A. (1980): Zum Zeitverlauf der antipsychotischen Wirkung von Neuroleptika bei akuten Psychosen. In: Therapie akuter psychiatrischer Syndrome. II. Alpenländisches Psychiatrie-Symposium 1978 (KRYSPIN-EXNER, K., et al., Hrsg.), S. 139—148. Stuttgart – New York: Schattauer.
246. NETTER, P., BAUMANN, U. (1982): Voraussagbarkeit des Therapieerfolges bei der Behandlung mit Antidepressiva und Neuroleptika. Arzneim.-Forsch./Drug Res. 32, 868.
247. NILSSON, J. L. G., CARLSSON, A. (1982): Dopamine-receptor agonist with apparent selectivity for autoreceptors: a new principle for antipsychotic action. TIPS 3, 322—325.
248. NYBACK, H., BORZECKI, Z., SEDVALL, G. (1968): Accumulation and disappearance of catecholamines formed from tyrosine-^{14}C in mouse brain; effect of some psychotropic drugs. Eur. J. Pharmacol. 4, 395—403.
249. NYBERG, G., AXELSSON, R., MÅRTENSSON, E. (1978): Binding of thioridazine and thioridazine metabolites to serum proteins in psychiatric patients. Eur. J. Clin. Pharmacol. 14, 341—350.
250. NYBERG, G., AXELSSON, R., MÅRTENSSON, E. (1981): Cerebrospinal fluid concentrations of thioridazine and its main metabolites in psychiatric patients. Eur. J. Clin. Pharmacol. 19, 139—148.
251. OFFERMEIER, J., VAN ROOYEN, J. M. (1982): Is it possible to integrate dopamine receptor terminology? TIPS 3, 326—327.
252. OLDHAM, A. J., BOTT, M. (1971): The management of excitement in a general hospital psychiatric ward by high dosage Haloperidol. Acta Psych. Scand. 47, 369—376.
253. OVERALL, J. E., GORHAM, D. R. (1962): The brief psychiatric rating scale. Psychol. Rep. 10, 799—812.
254. OVERALL, J. E. (1978): Prior psychiatric treatment and the development of breast cancer. Arch. gen. Psychiat. 35, 898—899.
255. PALESTINE, M. L. (1973): Quart. J. Stud. Alcohol 34, 185—193.
256. PATZOLD, U., KRÜGER, H., ANGERMEYER, M. (1976): Einfluß nicht-pharmakologischer Faktoren auf den Neuroleptikaverbrauch bei stationär-psychiatrischer Akutbehandlung. Psychiat. Prax. 3, 222—229.
257. PAUL, S. M., GALLANT, D., MIELKE, D. H. (1976): Cardiotoxicity of commonly prescribed psychotherapeutic drugs: clinical implications. In: Psychotherapeutic drugs, Vol. 2 (USDIN, E., FORREST, I. S., Hrsg.), Part 1, S. 483—520. New York – Basel: Marcel Dekker.
258. PEELE, R., VON LOETZEN, I. S. (1973): Phenothiazine deaths: A critical review. Am. J. Psychiat. 130, 306—309.
259. PEROUTKA, St. J., SNYDER, S. H. (1980): Relationship of neuroleptic drug effects at brain dopamine, serotonin, a-adrenergic, and histamine receptors to clinical potency. Amer. J. Psychiat. 137, 1518—1522.
260. PEET, M., MIDDLEMISS, D. N., YATES, R. A. (1980): Pharmacokinetic Interaction between propranolol and chlorpromazine in schizophrenic patients. Lancet ii, 978.
262. PETERSEN, P. V., MOLLER-NIELSEN, I., PEDERSEN, V., JORGENSEN, A., LASSEN, N. (1977): Thioxanthenes. In: Psychotherapeutic Drugs (USDIN, E., FORREST, I. S., Hrsg.), Vol. II, S. 827—867. New York – Basel: Marcel Dekker.
263. PIAFSKY, K. M., BORGÅ, O., ODAR-CEDERLÖF, I., JOHANSSON, C., SJÖQVIST, F. (1978): Increased plasma protein binding of propranolol and chlorpromazine mediated by disease-induced elevations of plasma α_1, acid glycoprotein. New Engl. J. Med. 299, 1435—1439.
264. PIETZCKER, A. (1978): Langzeitmedikation bei schizophrenen Kranken. Nervenarzt 49, 518—533.
265. PISCIOTTA, V. (1978): Drug-induced agranulocytosis. Drugs 15, 132—143.
266. PISCIOTTA, V., et al. (1958): Agranulocytosis following administration of phenothiazine derivates. Amer. J. Med. 25, 211—222.
267. PLATZ, W. (1981): Therapie medikamentös bedingter deliranter Syndrome, insbesondere bei Clomethiazol-Abhängigkeit. In: Behandlung der Sucht und des Mißbrauchs chemischer Stoffe (KEUP, W., Hrsg.), S. 65—73. Stuttgart – New York: G. Thieme.
268. PLATZ, T., HINTERHUBER, H. (1981): Die hochdosierte Neuroleptikatherapie. Pharmacopsychiat. 14, 141—147.
269. PRIEN, R. F., COLE, J. O., BELKIN, N. F. (1969): Relapse in chronic schizophrenics following abrupt withdrawal of tranquillizing drugs. Br. J. Psychiat. 115, 679—686.
270. POST, R. M., CUTLER, N. R. (1979): Pharmacology of acute mania. In: Clinical Neuropharmacology (KLAWANS, H. L., Hrsg.), Vol. 4, S. 39—81. New York: Raven Press.
271. POTTER, W. Z., BERTILSSON, R., SJÖQVIST, F. (1981): Clinical pharmacokinetics of psy-

chotropic drugs: fundamental and practical aspects. In: Handbook of Biological Psychiatry, Part VI (VAN PRAAG, H. M., et al., Hrsg.), S. 71—134. New York – Basel: Marcel Dekker.
272. VAN PRAAG, H. M. (1978): Psychotropic Drugs. A Guide for the Practitioner, S. 135—139. Amsterdam: van Gorum, Assen.
273. PRIETO, J., MORAGUES, J., SPICKETT, R. G., VEGA, A., COLOMBO, M., SALAZAR, W., ROBERTS, D. J. (1977): Synthesis and pharmacological properties of a series of antidopaminergic piperidyl benzamides. J. Pharm. Pharmac. 29, 147—152.
274. VAN PUTTEN, T., MUTALIPASSI, L. R., MALKIN, M. D. (1974): Fluphenazine-induced decompensation. Arch. Gen. Psychiat. 30, 102—106.
275. RAGHEB, M. (1981): Drug interactions in psychiatric practice. Int. Pharmacopsychiat. 16, 92—118.
276. REUSE, J. (1979): Pharmacologie du métoclopramide, du sulpiride et de leurs dérivés. Actualités Pharmacol. (Paris) 31, 99—118.
277. RICKELS, K., Hrsg. (1969): Non-specific factors in drug therapy, Springfield, Ill.: Charles C. Thomas.
278. RIFKIN, A., QUITKIN, F., KANE, J., STRUVE, F., KLEIN, D. F. (1978): Are prophylactic antiparkinson drug necessary? A controlled study of procyclidine withdrawal. Arch. Gen. Psychiat. 35, 483—489.
279. RIFKIN, A., QUITKIN, F., RABINER, Ch. J., KLEIN, D. F. (1977): Fluphenazine, decanoate, fluphenazine hydrochloride given orally, and placebo in remitted schizophrenics, relapse rates after one year. Arch. Gen. Psychiat. 34, 1215—1219.
280. RIVERA-CALIMLIM, L., GIFT, T., NASRALLAH, H. A., WYATT, R. J., LASAGNA, L. (1978a): Low plasma levels of chlorpromazine in patients chronically treated with neuroleptics. Commun. Psychopharmacol. 2, 113—121.
281. RIVERA-CALIMLIM, L., KERZNER, B., KARCH, F. E. (1978b): Effect of lithium on plasma chlorpromazine levels. Clin. Pharmacol. Ther. 23, 451—455.
282. ROTH, R. H., BACOPOULOS, N. G., BUSTOS, G., REDMOND, D. E. (1980): Antipsychotic drugs: differential effects on dopamine neurons in basal ganglia and mesocortex following chronic administration in human and nonhuman primates. In: Adv. Biochem. Psychopharmacol., Vol. 24: Long-term effects of neuroleptics (CATTABENI, F., RACAGNI, G., SPANO, P. F., COSTA, E., Hrsg.), S. 23—29. New York: Raven Press.
283. ROWELL, F. J., HUI, S. M., FAIRBAIRN, A. F., ECCLESTON, D. (1981): Total and free serum haloperidol levels in schizophrenic patients and the effect of age, thioridazine and fatty acid on haloperidol-serum protein binding in vitro. Br. J. Clin. Pharmacol. 11, 377—382.
284. RUDENKO, G. M., LEPAKHIN, V. K.: The major tranquillizers. In: SEDA 3, 39—58 (1979) (DUKES, M. N. G., Hrsg.). Amsterdam – Oxford – Princeton: Excerpta Medica.
285. RÜGER, U. (1979): Kombinationen von psychiatrischer Pharmakotherapie und Psychotherapie. Nervenarzt 50, 491—500.
286. RÜTHER, E., SCHILDKRUT, R., ACKENHEIL, M., EBEN, E., HIPPIUS, H. (1976): Clinical and biochemical parameters during neuroleptic treatment. I. Investigations with haloperidol. Pharmakopsych. 9, 33—36.
287. SABSHIN, M., EISEN, S. B. (1957): The effects of ward tension on the quality and quantity of tranquilizer utilisation. Acad. Sci. 67, 746—757.
288. SABSHIN, M., RAMOT, J. (1956): Pharmacotherapeutic Evaluation and the Psychiatric Setting. A. M. A. Arch. Neurol. Psychiat. 75, 362—370.
289. SAKALIS, G., CURRY, S. H., MOULD, G. P., LADER, M. H. (1972): Physiologic and clinical effects of chlorpromazine and their relationship to plasma level. Clin. Pharmacol. Ther. 13, 931—946.
290. SARWER-FONER, G. J., OGLE, W. (1955): The use of reserpine in open psychiatric settings. Can. Med. Assoc. J. 73, 187.
291. SCHARFETTER, Ch. (1976): Allgemeine Psychopathologie, Stuttgart: G. Thieme.
292. SCHLEY, J., RIEDEL, E., MÜLLER-OERLINGHAUSEN, B. (1981): Stoffwechsel und Ausscheidung des Neuroleptikums Perazin bei gesunden Versuchspersonen. Int. Pharmacopsychiat. 16, 201—211.
293. SCHLEY, J., SIEGERT, M., MÜLLER-OERLINGHAUSEN, B. (1980): Binding of perazine to α_1-acid glycoprotein. Eur. J. Clin. Pharmacol 18, 501—504.
294. SCHMIDT, L. G., SCHÜSSLER, G., KAPPES, V., MÜHLBAUER, H., MÜLLER-OERLINGHAUSEN, B. (1982): A Double-Blind Study of the Antipsychotic Efficacy of Perazine Compared to Haloperidol. Arzneim.-Forsch./Drug Res. 32, 910—911.
295. SCHMUTZ, J. (1975): Neuroleptic piperazinyl-dibenzo-azepines. Arzneim.-Forsch./Drug Res. 25, 712—720.
296. SCHMUTZ, J., PICARD, C. W. (1980): Tricyclic neuroleptics: Structure-activity relationships. In: Psychotropic Agents, Part I: Antipsychotics and Antidepressants (HOFFMEISTER, F., STILLE, G., Hrsg.), S. 3—26. Berlin – Heidelberg – New York: Springer.

297. Schou, M. (1980): Pharmacology and toxicology of lithium. In: Handbook of Experimental Pharmacology Vol. 55/I (Hoffmeister, F., Stille, G., Hrsg.), S. 583—590. Berlin – Heidelberg – New York: Springer.
298. Schreiber, E. C., Grozier, M. L. (1973): Metabolic studies with long-acting compounds. Thérapie 28, 441—449.
299. Schultz, G., Jakobs, K. H., Hofmann, F. (1980): Wirkungsprinzipien von Hormonen und Neurotransmittern. Arzneim.-Forsch./Drug Res. 30, 1981—1986.
300. Schwalb, H., Eckmann, F., Brüninghaus, H. (1981): Psychopharmaka und kardiale Risikofaktoren. Nervenarzt 52, 549—553.
301. Schyre, P. M., Smithline, F., Meltzer, H. Y. (1978): Neuroleptic-induced prolactin level elevation and breast cancer. Arch. Gen. Psychiat. 35, 1291—1301.
302. Sedvall, G. (1980): Relationships among biochemical, clinical and pharmacokinetic variables in neuroleptic-treated schizophrenic patients. In: Adv. Biochem. Psychopharmacol., Vol. 24: Long-term effects of neuroleptics (Cattabeni, F., Racagni, G., Spano, P. F., Costa, E., Hrsg.), S. 521—528. New York: Raven Press.
303. Sedvall, G., Bjerkenstedt, L., Nybäck, H., Wode-Helgodt, B. (1979): The biochemical pharmacology of chlorpromazine treatment. In: Biochemical clinical pharmacology (Tillement, S. P., Hrsg.), S. 49—57. Oxford: Pergamon Press.
304. Seeman, P. (1981): Brain dopamine receptors. Pharmacol. Rev. 32, 229—313.
305. Shader, R. I. (1970): Male sexual function. In: Psychotropic Drug Side Effects (Shader, R. I., DiMascio, A., Hrsg.), S. 63—71. Baltimore: Williams & Wilkins.
306. Shader, R. I., Elkins, R. (1980): The effects of antianxiety and antipsychotic drugs on sexual behavior. Mod. Probl. Pharmacopsychiat. 15, 91—110.
307. Shapiro, A. K. (1969): Jatroplacebogenics. Int. Pharmacopsychiatry 2, 215.
308. Siegel, M., Tefft, H. (1971): „Pink spot" and its components in normal and schizophrenic urine. J. Nerv. Ment. Dis. 152, 412—426.
309. Simpson, G. M., Pi, E. H., Sramek, J. J. (1981): Adverse effects of antipsychotic agents. Drugs 21, 138—151.
310. Singh, M. M., Schroth, J. M. (1973): Kinetics and dynamics of response to Haloperidol in acute schizophrenia: A longitudinal study of the therapeutic process. Compr. Psychiat. 14, 393—414.
311. Singh, M. M. (1976): Dysphoric response to neuroleptic treatment in schizophrenia and its prognostic significance. Dis. Nerv. Syst. 37, 191—196.
312. Singh, M. M., Kay, S. R., Stanley, R. K. (1979): Dysphoric Response to Neuroleptic Treatment in Schizophrenia: Its Relationship to Anatomic Arousal and Prognosis. Biol. Psychiat. 14, 2277—2294.
313. Singh, M. M., Kay, S. R. (1975): A comparative study of haloperidol and chlorpromazine in terms of clinical effects and therapeutic reversal with benztropine in schizophrenia. Psychopharmacol. 43, 103—113.
314. Siris, S. G., van Kammen, D. P., Docherty, J. P. (1978): Use of Antidepressant Drugs in Schizophrenia. Arch. Gen. Psychiat. 35, 1368—1377.
315. Smith, R. C., Crayton, J., Dekirmenjian, H., Klass, D., Davis, J. M. (1979): Blood levels of neuroleptic drugs in nonresponding chronic schizophrenic patients. Arch. Gen. Psychiat. 36, 579—584.
316. Spitzer, R. L., Endicott, J., Robins, E. (1978): Research Diagnostic Criteria. Rationale and Reliability. Arch. Gen. Psychiat. 35, 773—782.
317. Spitzer, R. L., Endicott, J. (1979): Justification for Separating Schizotypal and Borderline Personality Disorders. Schizophrenia Bull. 5, 95—102.
318. Spohn, H. E., Lacoursiere, R. B., Thompson, K., Coyne, L. (1978): The effects of antipsychotic drug treatment on attention and information processing in chronic schizophrenics. In: The nature of schizophrenia. New approaches to research and treatment (Wynne, L. C., Cromwell, R. L., Matthysse, S., Hrsg.). New York: Wiley.
319. Stacher, A., Grohs, H. (1973): Hämatopoetisches System. In: Klinik und Therapie der Nebenwirkungen (Kuemmerle, H. P., Goossens, N., Hrsg.). Stuttgart: G. Thieme.
320. Stephens, J. H. (1978): Long-term prognosis and follow-up in schizophrenia. Schizophrenia Bull. 4, 25—47.
321. Stewart, R. B., Karas, B., Springer, P. K. (1980): Haloperidol excretion in human milk. Amer. J. Psychiat. 137, 849—850.
322. Stille, G. (1971): Die Wirkung der Neuroleptika. Arzneim.-Forsch./Drug Res. 21, 800—808.
323. Stille, G., Hippius, H. (1971): Kritische Stellungnahme zum Begriff der Neuroleptika (anhand von pharmakologischen und klinischen Befunden mit Clozapin). Pharmakopsychiat. Neuropsychopharmakol. 4, 182—191.
324. Straube, E., Schied, H. W., Rein, W., Breyer-Pfaff, U. (1982): Voraussage des Therapieerfolges aufgrund der psychophysiologischen Ausgangslage. (Vortrag gehalten vor der Deutschen Forschungsgemeinschaft in Bonn am 9. Februar 1981.)
325. Sulman, F. G., Givant, Y. (1980): Endo-

crine effects of neuroleptics. In: Handbook of Experimental Pharmacology Vol. 55/I (HOFFMEISTER, F., STILLE, G., Hrsg.), S. 337–348. Berlin – Heidelberg – New York: Springer.
326. SWAZEY, J. P. (1974): Chlorpromazine in Psychiatry: A Study in Therapeutic Innovation. Cambridge, Mass.: M. I. T. Press.
327. TEGELER, J., LEHMANN, E., STOCKSCHLAEDER, M. (1980): Zur Wirksamkeit der langfristigen ambulanten Behandlung Schizophrener mit Depot- und Langzeit-Neuroleptika. Nervenarzt 51, 654–661.
328. TORNATORE, F. L., LEE, D., SRAMEK, J. J. (1981): Psychotic acerbation with haloperidol. Drug Intell. Clin. Pharm. 15, 209–213.
329. TUMA, A. H., MAY, P. R. A., YALE, C., FORSYTHE, A. B. (1978): Therapist characteristics and the outcome of treatment in schizophrenia. Arch. Gen. Psychiat. 35, 81–85.
330. TUNE, L., COYLE, J. T. (1981): Akute extrapyramidal side effects: serum levels of neuroleptics and anticholingercis. Psychopharmacol. 75, 9–15.
331. TURANO, P., TURNER, W. J., MANIAN, A. A. (1973): Thin-layer chromatography of chlorpromazine metabolites. Attempt to identify each of the metabolites appearing in blood, urine and feces of chronically medicated schizophrenics. J. Chrom. 75, 277–293.
332. UNGVÁRI, G. (1980): Neuroleptic-related sudden death. Pharmacopsychiat. 13, 29–34.
333. UNGVÁRI, G. (1982): Neuroleptische Behandlung und unerwarteter Tod. Fortschr. Neurol. Psychiat. 50, 267–273.
334. USDIN, E. (1971): The assay of chlorpromazine and metabolites in blood, urine, and other tissues. CRC Crit. Rev. Lab. Sci. 2, 347–391.
335. VAN KAMMEN, D. P., MARDER, S. R., MURPHY, D. L., et al. (1978): MAO-activity, CSF amine metabolites and drug free improvement in schizophrenia. Am. J. Psychiat. 135, 567–569.
336. VAN PRAAG, H. M. (1977): The significance of dopamine for the mode of action of neuroleptics and the pathogenesis of schizophrenia. Br. J. Psychiat. 130, 463–474.
337. VAN PRAAG, H. M. (1978): Psychotropic Drugs. A Guide for the Practitioner. Assen: Van Gorcum.
338. VAN PUTTEN, T., CRUMPTON, E., YALE, C. (1977): Drug refusal and the wish to be crazy. Arch. Gen. Psychiat. 33, 1443–1446.
339. VAN PUTTEN, T. (1974): Why do schizophrenic patients refuse to take their drugs? Arch. Gen. Psychiatr. 31, 67–72.
340. VAN PUTTEN, T., MAY, P. R. A., JENDEN, D. J. (1981): Does a plasma level of chlorpromazine help? Psychol. Med. 11, 729–734.
341. VAN PUTTEN, T., MAY, P. R. A. (1978): "Akinetic depression" in schizophrenia. Arch. Gen. Psychiat. 35, 1368–1377.
342. VAN PUTTEN, T., MAY, P. R. A: (1978): Subjective Response as a Predictor of Outcome in Pharmacotherapy. Arch. Gen. psychiat. 35, 477–480.
343. VAUGHN, C. E., LEFF, J. P. (1976): The influence of family and social factors on the course of psychiatric illness: A comparison of schizophrenic and depressed neurotic patients. Br. J. Psychiat. 129, 125–137.
344. VAUGHN, C. E., SNYDER, K. S., FREEMAN, W., JONES, S., FALLOON, I. R. H., LIBERMAN, R. P. (1982): Family factors in schizophrenic relapse: a replication. Schizophrenia Bull. 8, 425–426.
345. VENABLES, P. H., WING, J. K. (1962): Level of Arousal and the Subclassification of Schizophrenia. Arch. Gen. Psychiat. 7, 114–119.
346. VILLA, J. L., WERTHEIMER, J. (1969): Über den Einfluß des Alters auf die Wirkung psychotroper Medikamente. Pharmakopsychiat. 2, 129–150.
347. VRANCKX-HAENEN, J., DE MUNTER, W., HEYKANTS, J. (1979): Fluspirilene (Imap®) administered in a biweekly dose for the prevention of relapses in chronic schizophrenics. Acta Psychiat. Belg. 79, 459–474.
348. WEINBERGER, D. R., BIGELOW, L. B., KLEINMANN, J. E., KLEIN, S. T., ROSENBLATT, J. E., WYATT, R. J. (1980a): Cerebral Ventricular Enlargement in Chronic Schizophrenia. An Association with Poor Response to Treatment. Arch. Gen. Psychiat. 37, 11–13.
349. WEINBERGER, D. R., CANNON-SPOOR, E., POTKIN, S. G., WYATT, R. J. (1980b): Poor Premorbid Adjustment and C-Scan Abnormalities in Chronic Schizophrenia. Am. J. Psychiat. 137, 1410–1413.
350. WEINBERGER, D. R., KELLY, M. J. (1977): Catatonia and malignant syndrome: A possible complication of neuroleptic administration. J. Nerv. Ment. Dis. 165, 263–268.
351. WIESEL, F.-A., ALFREDSSON, G., EHRNEBO, M., SEDVALL, G. (1980): The pharmacokinetics of intravenous and oral sulpiride in healthy human subjects. Eur. J. Clin. Pharmacol. 17, 385–391.
352. WILES, D. (1981): Preliminary assessment of a calf caudate radioreceptor assay for the estimation of neuroleptic drugs in plasma: comparison with other techniques. In: Clinical Pharmacology in Psychiatry. Neuroleptic and Antidepressant Research (Us-

DIN, E., et al., Hrsg.), S. 111—121. London: MacMillan.
353. WING, J. K., COOPER, J. E., SARTORIUS, N. (1974): The Measurement and Classification of Psychiatric Symptoms. London: Cambridge University Press.
354. WING, J. K., Hrsg. (1978): Schizophrenia. Towards a New Synthesis. London: Academic Press.
355. WINSBERG, B. G., YEPES, L. E. (1978): Antipsychotics. In: Pediatric Psychopharmacology (WERRY, J. S., Hrsg.), S. 234—272. New York: Brunner/Mazel.
356. WINTROBE, M. M. (1968): Clinical Hematology, 6. Aufl. Philadelphia: Lea & Febiger.
357. WISTEDT, B., WILES, D., KOLAKOWSKA, T. (1981): Slow decline of plasma drug and prolactin levels after discontinuation of chronic treatment with depot neuroleptics. Lancet i, 1163.
358. WITTENBORN, J. R. (1973): Approaches to the predictive problem. J. nerv. ment. Dis. 156, 75—81.
359. WITTENBORN, J. R. (1977): Guidelines for clinical trials of psychotropic drugs. Pharmacopsychiat. Neuro-Psychopharmakol. 10, 205—231.
360. WODE-HELGODT, B., ALFREDSSON, G. (1981): Concentrations of chlorpromazine and two of its active metabolites in plasma and cerebrospinal fluid of psychotic patients treated with fixed drug doses. Psychopharmacol. 73, 55—62.
361. WODE-HELGODT, B., BORG, S., FYRÖ, B., SEDVALL, G. (1978): Clinical effects and drug concentrations in plasma and cerebrospinal fluid in psychotic patients treated with fixed doses of chlorpromazine. Acta Psychiat. Scand. 58, 149—173.
362. WODE-HELGODT, B., ENEROTH, P., FYRÖ, B., GULLBERG, B., SEDVALL, G. (1977): Effect of chlorpromazine treatment on prolactin levels in cerebrospinal fluid and plasma of psychotic patients. Acta Psychiat. Scand. 56, 280—293.
363. WOGGON, B., DITTRICH, A. (1979): Konstruktion übergeordneter AMP-Skalen: „manisch-depressives" und „schizophrenes Syndrom". Int. Pharmakopsychiat. 14, 325—337.
364. WOGGON, B. (1980): Veränderungen der psychopathologischen Symptomatik während 20tägiger antidepressiver oder neuroleptischer Behandlung. Psychiat. clin. 13, 150—164.
365. WORD HEALTH ORGANIZATION (1979): Schizophrenia. Chichester – New York: J. Wiley.
366. WYATT, R. J. (1976): Biochemistry and schizophrenia, Part IV: The neuroleptics — their mechanism of action: a review of the biochemical literature. Psychopharmacol. Bull. 12, 5—50.
367. ZAHN, P. T. (1980): Predicting outcome from measures of attention and autonomic functioning. In: Perspectives in Schizophrenia Research (BAXTER, C., MELNECHUK, T., Hrsg.), S. 81—104. New York: Raven Press.
368. ZBINDEN, G. (1976): Progress in toxicology, Vol. 2. Berlin – Heidelberg – New York: Springer.
369. VON ZERSSEN, D. (1973): Syndrom. In: Lexikon der Psychiatrie (MÜLLER, CH., Hrsg.), S. 508—509. Berlin – Heidelberg – New York: Springer.
370. ZIRKLE, C. L., KAISER, C. (1974): Antipsychotic agents (tricyclic). In: Psychopharmacological Agents (GORDON, M., Hrsg.), Vol. III, S. 39—128. New York – San Francisco – London: Academic Press.
371. ZIV, G., SHANI, J., GIVANT, Y., BUCHMAN, O., SULMAN, F. G. (1974): Distribution of triated haloperidol in lactating and pregnant cows and ewes. Arch. Int. Pharmacodyn. Ther. 212, 154—163.

7. Tranquilizer und Hypnotika: Grundlagen und Therapie

Von W. Haefely, W. Pöldinger und F. Wider

7.1.	Einleitung (Von W. Haefely, W. Pöldinger und F. Wider)	302
7.2.	**Chemie der Tranquilizer und Hypnotika** (Von W. Haefely)	303
7.2.1.	Benzodiazepine	305
7.2.2.	Barbiturate und andere Tranquilizer	305
7.3.	**Neurophysiologische und neurobiochemische Wirkungen der Tranquilizer und Hypnotika** (Von W. Haefely)	306
7.3.1.	Vorbemerkungen und Zusammenfassung	306
7.3.2.	Benzodiazepine	307
7.3.3.	Barbiturate	310
7.3.4.	Meprobamat, Methaqualon und Piperidindione	310
7.4.	**Pharmakologie der Tranquilizer und Hypnotika** (Von W. Haefely)	310
7.4.1.	Vorbemerkungen und Zusammenfassung	310
7.4.2.	Pharmakologie der Benzodiazepine	311
7.4.2.1.	Wirkungen auf das Verhalten in Konfliktsituationen und bei Angst	311
7.4.2.2.	Wirkungen auf epileptiforme Aktivität	312
7.4.2.3.	Wirkungen auf die Vigilanz, Schlafinduktion	312
7.4.2.4.	Wirkungen auf den Tonus der Skelettmuskulatur	312
7.4.2.5.	Wirkungen auf psycho-vegetative Streßreaktionen	312
7.4.2.6.	Wechselwirkungen mit anderen Psychopharmaka	312
7.4.2.7.	Benzodiazepin-Antagonisten	313
7.4.3.	Pharmakologie der Barbiturate	313
7.4.4.	Pharmakologie des Meprobamats, des Methaqualons und der Piperidindione	313
7.4.5.	Toxikologie der Tranquilizer	314
7.4.6.	Abhängigkeit von Tranquilizern	315
7.5.	**Klinische Pharmakologie und Pharmakokinetik der Tranquilizer und Hypnotika** (Von W. Pöldinger und F. Wider)	316
7.5.1.	Vorbemerkungen	316
7.5.2.	Klinische Pharmakologie	318
7.5.2.1.	Wirkungen auf (neuro-)psychiatrische Parameter	318
7.5.2.2.	Therapeutisch unerwünschte (Neben-)Wirkungen	320
7.5.2.3.	Toxizität, Onkogenität und Teratogenität	322
7.5.2.4.	Wirkungen nach Absetzen von Tranquilizern und Hypnotika („Entzugssymptome")	324
7.5.3.	Klinische Pharmakokinetik	325
7.5.4.	Abhängigkeit von Tranquilizern und Hypnotika	330
7.6.	**Indikationen der Therapie mit Tranquilizern und Hypnotika** (Von W. Pöldinger und F. Wider)	333
7.6.1.	Vorbemerkungen	333

7.6.2.	Kontraindikationen der Therapie	333
7.6.3.	Psychiatrische Indikationen der Therapie	334
7.6.4.	(Neuro-)Psychiatrische und weitere klinische Indikationen der Therapie	335
7.7.	**Durchführung der Therapie mit Tranquilizern und Hypnotika** (Von W. PÖLDINGER und F. WIDER)	336
7.7.1.	Vorbemerkungen und allgemeine Richtlinien für die Therapie	336
7.7.2.	Therapie mit Tranquilizern	337
7.7.3.	Therapie mit Hypnotika	339
	Literatur	341

7.1. Einleitung

Wohl auf keinem anderen Gebiet der Psychopharmakologie machen sich semantische Probleme so störend bemerkbar wie bei den Psychopharmaka, die je nach Autor und Gelegenheit als *Tranquilizer*, *„Minor Tranquilizers"*, *Anxiolytika*, *Ataraktika*, *Sedativa-Hypnotika* oder *Hypnotika* bezeichnet werden. In der Frühzeit der Psychopharmakologie wurden die Begriffe *„Sedation"* und *„sedieren"* geprägt, die sich noch heute — wohl wegen ihrer Unschärfe und Unverbindlichkeit — großer Beliebtheit erfreuen.

Sedation (Beruhigung, Dämpfung) bezeichnet zwei verschiedene Endzustände einer Pharmakonwirkung: einerseits die Dämpfung abnorm gesteigerter psychischer und körperlicher Aktivitäten bei normalen äußeren und inneren Reizen sowie die Dämpfung an sich durchaus adäquater psychischer und somatischer Reaktionen auf exzessive Reize — in beiden Fällen also die Reduktion dieser Aktivitäten auf eine mittlere Intensität; andererseits die Dämpfung der zentralen Erregbarkeit unter das für die Intensität der Reize adäquate Niveau. Beide Endzustände der Sedation können therapeutisch erstrebenswertes Ziel oder unerwünschte Nebenwirkung einer Therapie sein.

Sedation im definierten Sinn kann durch eine große Zahl von zentral aktiven Pharmaka erreicht werden, z. B. auch durch Neuroleptika und Antidepressiva, daher sollte der Ausdruck *„Sedativum"*, weil zu unpräzise, wenn immer möglich vermieden werden. Auch der Begriff *„Hypnotikum"* ist unbefriedigend und insofern irreführend, als er suggeriert, normaler Schlaf lasse sich pharmakologisch erzwingen und eine solche Wirkung komme durch eine selektive Beeinflussung physiologischer schlafregulierender Mechanismen ohne Veränderung anderer zentralnervöser Funktionen zustande.

Die ältesten heute noch verwendeten Tranquilizer, die **Barbiturate**, üben mit steigenden Dosen *ein Kontinuum von Wirkungen* aus, angefangen bei „Sedation" und Erleichterung des Schlafeintrittes über Erzwingung eines schlafähnlichen Zustandes bis zu Narkose und Koma. Bei neueren Tranquilizern, vor allem den **Benzodiazepinen**, findet sich dieses Kontinuum der zunehmenden Dämpfung des ZNS nicht oder in viel geringerem Ausmaß, z. B. führen sie, allein gegeben, nicht zur Vollnarkose.

Der in angloamerikanischen Ländern geprägte Begriff „**Tranquilizer**" für Antipsychotika machte später eine Unterteilung in *„Major Tranquilizers"* (für Neuroleptika) und *„Minor Tranquilizers"* (für Anxiolytika) nötig.

Es ist ein Verdienst der modernen **Verhaltenspharmakologie,** klar die prinzipiellen Unterschiede zwischen den Wirkungen von Neuroleptika und jenen der neueren Tranquilizer herausgearbeitet zu haben. Während nur die **Neuroleptika** bedingte Vermeidungsreaktionen in Dosen blockieren, welche unbedingte Fluchtreaktionen noch nicht hemmen, zeigen nur **Tranquilizer** die typische Enthemmung von Verhaltensantworten, die durch Bestrafung, Angst vor Bestrafung oder mangelnder Belohnung unterdrückt sind.

Die unverwechselbaren Wirkungen der heutigen Neuroleptika und Tranquilizer in den erwähnten tierexperimentellen Verhaltenstests — die eine Parallele in Verhaltenstests am Menschen finden — berechtigen zur Bezeichnung „**Anxiolytika**" für die neueren Tranquilizer. Obwohl dieser Ausdruck sinnvoller erscheint als jener der Tranquilizer, hat er auch seine Nachteile, indem er verschweigt, daß die heutigen Anxiolytika neben der Anxiolyse sehr wichtige andere Eigenschaften besitzen, z. B. antikonvulsive, muskelrelaxierende und schlafinduzierende Wirkungen, und daß sich Anxiolytika in ihrem neurobiochemischen und neurophysiologischen Wirkungsmechanismus z. T. sehr deutlich unterscheiden.

Die Tranquilizer und Hypnotika sind die am meisten verwendeten Psychopharmaka. Zum Teil liegt dies wohl an ihrem *breitgefächerten* (klinisch-)pharmakologischen *Wirkungsprofil*, welches von Anxiolyse und Schlafinduktion bis zu muskelrelaxierenden und antiepileptischen Wirkungen reicht. Hinzu kommt ferner die gute allgemeine *Verträglichkeit* der Tranquilizer, insbesondere ihrer wichtigsten Substanzklasse — der Benzodiazepine —, eine Eigenschaft, welcher diese Substanzen ihre beliebte therapeutische, aber auch antitherapeutische (mißbräuchliche) Anwendung verdanken.

Die Beliebtheit der Verschreibung von Tranquilizern, ihre breite Anwendung in allen Gebieten der Medizin, vor allem auch durch den Allgemeinpraktiker, hat durch unkritische Verallgemeinerung dieser Substanzklasse die Psychopharmaka überhaupt in Verruf gebracht. Zwar hat die Forschung über die **Pharmakokinetik** und **Pharmakodynamik** der Tranquilizer präzise Informationen über eine rationale Anwendung dieser Stoffe erbracht. Auch die klinischen Studien lassen in etwa erkennen, wo man sie vernünftigerweise einsetzen sollte. Gerade diese Studien zeigen aber die Schwierigkeiten einer präzisen Diagnostik, Voraussetzung für eine rationale Therapie. Unglücklicherweise hat sich der Begriff „Problempatient" eingebürgert und ist durch unkritische Ärzteinformationen zur Indikationsstellung von Tranquilizern hochstilisiert worden. Dabei ist nicht einmal klar, ob der Patient *dem Arzt* Probleme schafft, weil dieser mit seiner rein somatisch ausgerichteten Sichtweise mit den funktionellen Störungen nichts anzufangen weiß, die etwa 30 % der Patienten einer Allgemeinpraxis ausmachen, oder ob damit Probleme gemeint sind, *die der Patient hat* und die seine funktionellen Störungen begründen. Eine Verschreibung von Tranquilizern bei Patienten mit funktionellen Störungen ist keine Lösung, sondern könnte allenfalls bessere Voraussetzungen für eine adäquate, nämlich psychotherapeutische Behandlung schaffen. Aus diesem Grunde ist eine kritische Haltung der Verschreibung dieser Substanzen gegenüber angezeigt und eine sehr differenzierte Abklärung funktioneller Störungen, vor allem auch von Schlafstörungen im Zusammenhang mit Lebensproblemen bzw. neurotischen Syndromen unbedingt erforderlich. Obwohl Tranquilizer bei Polytoxikomanen oft als vikariierende Suchtmittel eingesetzt werden, ist ihr Abhängigkeitspotential nicht das entscheidende Argument für eine zurückhaltende kritisch-diagnostische Indikationsstellung. Das gilt vor allem für die Benzodiazepine. Viel wichtiger ist die Bedeutung des ärztlichen Gesprächs und eine durch die Erfahrung in der Praxis und entsprechende Weiterbildung zu erwerbende psychotherapeutische Haltung des Arztes, der sich nicht zu einem schlichten Pillenverschreiber degradieren lassen darf.

Unter den zahlreichen Substanzklassen der Tranquilizer und Hypnotika nehmen die *Benzodiazepine,* dank ihrer pharmakologischen Vorzüge, den ersten Rang in der therapeutischen Anwendung ein. Hierbei verdrängten sie die Barbiturate und andere Tranquilizer von ihrer früheren breiten Anwendung auf wenige spezielle Indikationen.

7.2. Chemie der Tranquilizer und Hypnotika

Von W. HAEFELY

Nach chemischen Gesichtspunkten lassen sich die heute am meisten verwendeten Tranquilizer und Hypnotika unterteilen in
a) Derivate von *1,4-* und *1,5-Benzodiazepinen;*
b) *Barbiturate;*
c) *Propandiole;*
d) *Quinazoline* und
e) *Piperidindione*
(s. Abb. 7.1. und 7.2.).

304 7. Tranquilizer und Hypnotika: Grundlagen und Therapie

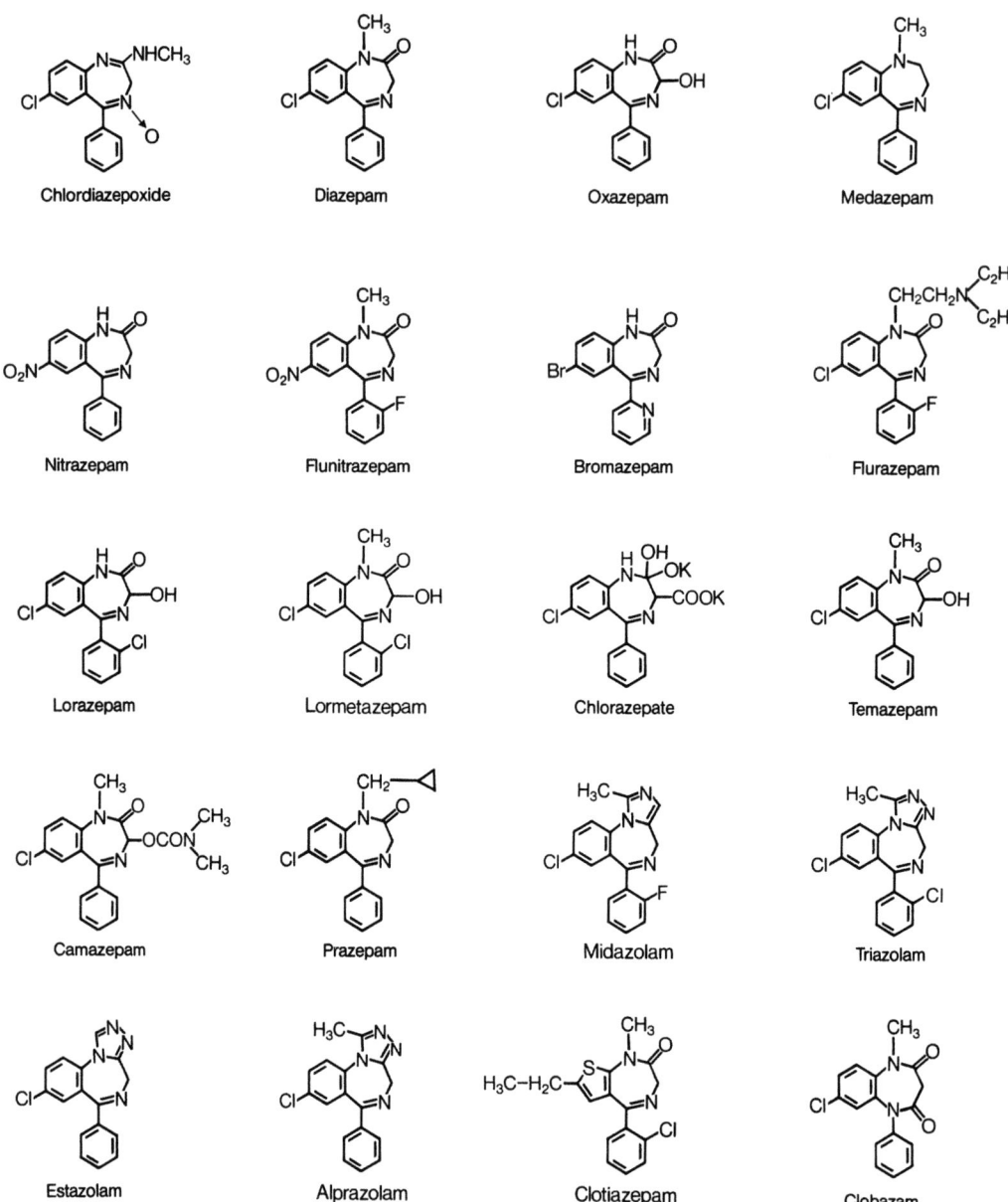

Abb. 7.1. Strukturformeln der in Mitteleuropa verwendeten Benzodiazepine

7.2.1. Chemie der Benzodiazepine

Von Benzodiazepinen, deren erster Vertreter *Chlordiazepoxid* war, wurden über 3000 Derivate synthetisiert und pharmakologisch geprüft. Ungefähr 30 Benzodiazepinderivate sind heute im Handel erhältlich; die im deutschsprachigen Raum verwendeten sind in Abb. 7.1. dargestellt. Die chemischen Variationen am Grundgerüst betreffen vor allem Substituenten am Benzolkern (Halogen, Nitro), Substituenten am Stickstoff in Stellung 1 und am Kohlenstoff in Stellung 2, wobei hier neuerdings Überbrückungen (Imidazol- und Triazolring) vorgenommen wurden. Ein Substituent in Stellung 3 führt zu asymmetrischen, optisch aktiven Verbindungen. Halogensubstituenten im Phenylring (in Orthostellung) führen in der Regel zu Steigerung der Wirkungspotenz; *Bromazepam* ist das einzige klinisch verwendete Benzodiazepin mit Ersatz des Phenylrings durch einen aromatischen Heterozyklus (Pyridin). Im *Clobazam* sind die beiden Stickstoffe des Diazepinrings im Gegensatz zu den 1,4-Benzodiazepinen in Stellung 1,5 angebracht.

Die verschiedenen **Variationen im Benzodiazepinskelett** bedingen Unterschiede in der Potenz, im Wirkungsprofil, in physikalisch-chemischen Eigenschaften, in der Metabolisierbarkeit und im pharmakokinetischen Verhalten. Was bei der Darstellung der Benzodiazepinstrukturen in einer Ebene nicht zum Ausdruck kommt, ist die Abknickung des Diazepinringes gegenüber der Ebene, in der der planare Benzolring liegt, sowie die Drehung des Phenylrings aus der Ebene des Benzolringes.

7.2.2. Chemie der Barbiturate und anderer Tranquilizer

Bei den Barbituraten (das Barbituratgerüst ist das Kondensat von Malonsäure und Harnstoff) spielt die Substitution in Stellung 5 eine wesentliche Rolle. Ersatz des Sauerstoffs in Stellung 2 durch Schwefel führt zu den sehr lipophilen *Thiobarbituraten*. Manche Barbiturate besitzen in Stellung 5 einen Substituenten mit chira-

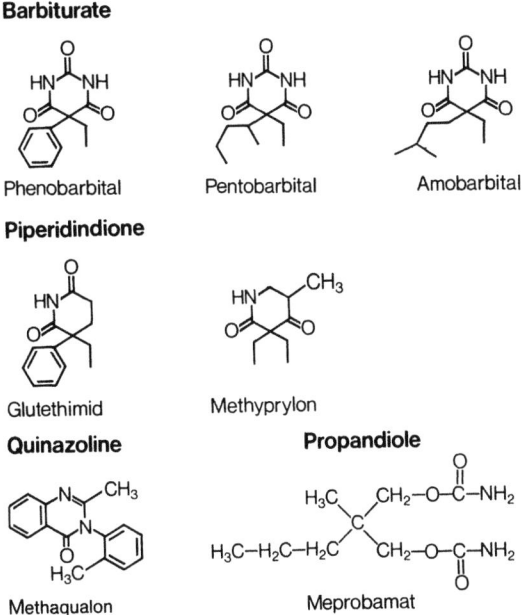

Abb. 7.2. Strukturformeln einiger Tranquilizer und Hypnotika, die neben Benzodiazepinen noch verwendet werden

lem Zentrum, z. B. *Pentobarbital.* Wenn ein Stickstoff der Barbitursäure substituiert ist (meist mit Methyl), so wird das Molekül unsymmetrisch und C_5 zu einem chiralen Zentrum; ungleiche Substituenten aus C_5 führen dann zum Auftreten von optischen Antipoden.

Interessanterweise zeigen diese stark unterschiedliche metabolische, pharmakokinetische und pharmakodynamische Eigenschaften: die einen Antipoden haben statt zentral depressiver eine stimulierende und konvulsive Wirkung [71].

Von den Propandiolen hat einzig *Meprobamat* eine Bedeutung erreicht. Die Piperidindione sind das Resultat der Anstrengungen, „Nichtbarbiturate" mit barbituratähnlicher Wirkung zu schaffen. *Methaqualon* ist der einzige Tranquilizer mit Quinazolinstruktur.

7.3. Neurophysiologische und neurobiochemische Wirkungen der Tranquilizer und Hypnotika

Von W. HAEFELY

7.3.1. Vorbemerkungen und Zusammenfassung

Der Wirkungsmechanismus der **Benzodiazepine** und **Barbiturate** ist erst in den letzten Jahren weitgehend aufgeklärt worden. Für diese beiden Substanzklassen war das Auffinden der überragenden Rolle von **Gamma-Aminobuttersäure (GABA)** bei synaptischen Hemm-Mechanismen Voraussetzung. GABA ist der wichtigste und mengenmäßig vorherrschende inhibitorische Neurotransmitter. Diese Aminosäure vermittelt sowohl die sogenannte *präsynaptische Hemmung* von erregenden Signalen, die über sensorische Neurone 1. Ordnung das Rückenmark erreichen, als auch einen Großteil der *postsynaptischen Hemmung,* die in allen Regionen des Gehirns unentbehrlich ist, um eine unkontrollierte explosive Erregung von Neuronen zu verhindern. GABA wirkt auf *spezifische Membranrezeptoren,* die mit *Chloridkanälen* gekoppelt sind.

Bei Aktivierung der GABA-Rezeptoren kommt es zur Öffnung von **Chloridkanälen;** die Folge ist ein Chloridionenfluß in Richtung des an einer neuronalen Membran herrschenden elektrochemischen Gradienten für Chlorid. Die durch GABA hervorgerufene erhöhte Chloridleitfähigkeit der Membran bewirkt an Endigungen von primären Afferenzen eine Verminderung der Freisetzung des erregenden Transmitters, an den Zellkörpern und Dendriten zentraler Neurone eine reduzierte Antwort auf erregende Transmitter.

Der wichtigste — und wahrscheinlich praktisch einzige — **Angriffspunkt der Benzodiazepine** ist die *GABAerge Synapse* [47, 49]. Diese Pharmaka bewirken über einen noch nicht völlig abgeklärten Mechanismus eine Verstärkung der GABAergen synaptischen Übertragung. Erregende Synapsen werden nicht direkt beeinflußt.

Auch **Barbiturate** haben eine verstärkende Wirkung auf die GABAerge synaptische Übertragung; der Mechanismus dieser Verstärkung ist deutlich verschieden von dem der Benzodiazepine. Im Gegensatz zu diesen hemmen Barbiturate zusätzlich jedoch auch die erregende Synapsenaktivität und sind daher in hohen Dosen in der Lage, jede Neuronenaktivität reversibel zu unterdrücken [47].

Der Wirkungsmechanismus des **Meprobamats** und der **anderen Tranquilizer** ist nicht bekannt, beruht jedoch (mit Ausnahme von Methaqualon) *nicht* auf einer Verstärkung der GABAergen synaptischen Übertragung.

7.3.2. Neurophysiologische und neurobiochemische Wirkungen der Benzodiazepine

Wirkung auf GABAerge Synapsen

Als primärer Angriffspunkt der Benzodiazepine haben sich die Synapsen erwiesen, in denen Gamma-Aminobuttersäure (GABA) als chemischer Transmitter funktioniert [48]. Diese Pharmaka verstärken die Effizienz der **GABAergen inhibitorischen Transmission** in allen bisher untersuchten Strukturen des ZNS [43, 44, 45, 47, 49]. GABA ist der wichtigste und mengenmäßig vorherrschende inhibitorische Transmitter im Gehirn und wahrscheinlich auch im Rückenmark [115].

Im Kleinhirnkortex sind vier der fünf vorkommenden Neuronentypen wahrscheinlich GABAerg, unter anderem die Purkinje-Zellen, welche die einzigen Efferenzen aus dem Kleinhirnkortex darstellen. Neben längeren GABAergen Projektionsbahnen, wie z. B. die schon erwähnten Efferenzen aus dem Kleinhirnkortex zum Hirnstamm und zu Kleinhirnkernen, einer strio-nigralen und einer nigro-thalamischen Bahn kommen GABAerge Zellen vor allem als **Interneurone** in praktisch allen grauen Bezirken des Gehirns vor, z. B. im Groß- und Kleinhirnkortex, im Hippocampus, im Striatum, im Thalamus, im Hypothalamus sowie in verschiedensten Kernen und im retikulären System des Hirnstamms.

Eine häufige Schaltanordnung von GABAergen Interneuronen ist schematisch in Abb. 7.3. dargestellt. Ein Blick auf den **rekurrenten Hemmungstyp** (rekurrente negative Rückkoppelung) zeigt die funktionelle Bedeutung dieser Schaltung, nämlich *die niederfrequente Entladung von Hauptzellen unbeeinflußt zu lassen, hingegen hochfrequente Entladungen zu erschweren*. Eine Verstärkung der Effizienz GABAerger Transmission durch Benzodiazepine wird also die niederfrequente Aktivität eines Hauptneurons nicht oder unwesentlich beeinflussen, hingegen repetitive hochfrequente Entladungen deutlich erschweren, d. h. exzessive Antworten dämpfen und somit die Aktivität von Hauptneuronen stabilisieren. Dieser Schutz der Neurone vor hochfrequenter repetitiver Aktivität liefert die einleuchtende Erklärung für die *antikonvulsive Wirkung* der Benzodiazepine, möglicherweise aber auch für die Dämpfung emotioneller Übererregbarkeit. Eine weitere charakteristische Eigenheit der Benzodiazepinwirkung ergibt sich aus der Betrachtung der rekurrenten Hemmung, nämlich daß *die maximal mögliche Dämpfung neuronaler Aktivität durch diese Pharmaka in ihrer Intensität beschränkt ist*: nimmt die Entladungsfrequenz der Hauptneurone unter dem Einfluß verstärkter GABAerger Hemmung ab, so verringert sich auch die rekurrente Erregung der GABAergen Interneurone und damit die Möglichkeit der Benzodiazepine, die synaptische Hemmung zu verstärken, d. h. ihre „Servowirkung" auf die GABAerge Transmission auszuüben.

Diese „eingebaute" Begrenzung der maximal möglichen Depression neuronaler Aktivität, die durch Verstärkung der GABAergen Transmission möglich ist, mag zwanglos erklären, weshalb Benzodiazepine — zum Unterschied z. B. zu Barbituraten — mit steigender Dosis *nicht* eine steil zunehmende allgemeine Unterdrückung zentraler Funktionen bewirken.

Unter dem hemmenden Einfluß von GABAergen Neuronen — und damit durch Benzodiazepine modulierbar — sind nicht nur Neuronentypen mit längst bekannten und scharf definierten Funktionen, wie z. B. die kortikalen Pyramidenzellen, sondern auch dopaminerge Zellen im Mittelhirn sowie noradrenerge und serotoninerge Zellen im Rhombenzephalon, für welche ein modulierender Einfluß auf Stimmungslage, Motivation, Aufmerksamkeit,

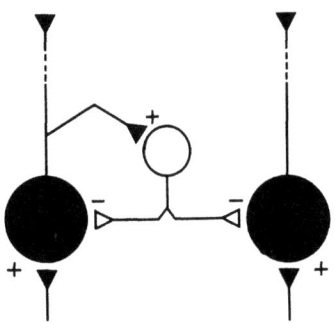

Abb. 7.3. Feedback (rekurrente)-Hemmung
Neurone mit erregenden Transmitter **schwarz**, inhibitorisches (GABAerges) Interneuron **weiß**. Eine rekurrente Kollaterale des Hauptneurons erregt das hemmende Interneuron, das auf dasselbe Hauptneuron und benachbarte Hauptneuronen hemmend wirkt

Schlaf-Wach-Verhalten, Habituation und verschiedenste zentrale Kontrollstellen für Vegetativum und Endokrinium zugeschrieben werden. Diese **monoaminergen Systeme** werden durch Benzodiazepine unter normalen Bedingungen sehr schwach, unter Bedingungen erhöhter, z. B. streßbedingter Aktivität stark gedämpft.

Die spezifischen Benzodiazepinrezeptoren

Die hohe pharmakologische Potenz der Benzodiazepine und ihre hochspezifische primäre Beeinflussung eines einzigen Neurotransmittersystems beruht auf der Existenz spezifischer Rezeptoren für Benzodiazepine im ZNS. Nach Inkubation von Hirnhomogenat oder isolierten Hirnmembranen mit hochradioaktiv markierten Benzodiazepinen läßt sich eine fixe Zahl spezifischer Bindungsstellen nachweisen, um welche die verschiedenen Benzodiazepinderivate mit einer Affinität konkurrieren, die im großen und ganzen ihrer pharmakologischen Potenz entspricht [98, 131].

Die Dichte dieser **spezifischen Bindungsstellen** ist in den verschiedenen Gebieten des ZNS sehr unterschiedlich. Die höchsten Dichten finden sich im Großhirnkortex und in limbischen Strukturen. Mit Hilfe des *„photoaffinity labeling"* war es möglich, bestimmte Benzodiazepine unter dem Einfluß ultravioletter Bestrahlung *irreversibel* an die Benzodiazepinrezeptoren zu binden. Dies erlaubt die Isolierung und Charakterisierung der Bindungsstellen als Proteinmoleküle mit einem Molekulargewicht von ca. 50.000 (als Monomere) und deren autoradiographische Darstellung im licht- und im elektronenmikroskopischen Schnitt [99].

Die Abb. 7.4. zeigt z. B. die Lokalisation von spezifischen Benzodiazepinbindungsstellen im Hippocampus der Ratte. Die Besetzung spezifischer Bindungsstellen durch Benzodiazepine läßt sich auch in vivo im ZNS von Tieren bestimmen. Da die Wirkung der Pharmaka von der Besetzung spezifischer Rezeptoren abhängt, wird es interessant sein, systematische Untersu-

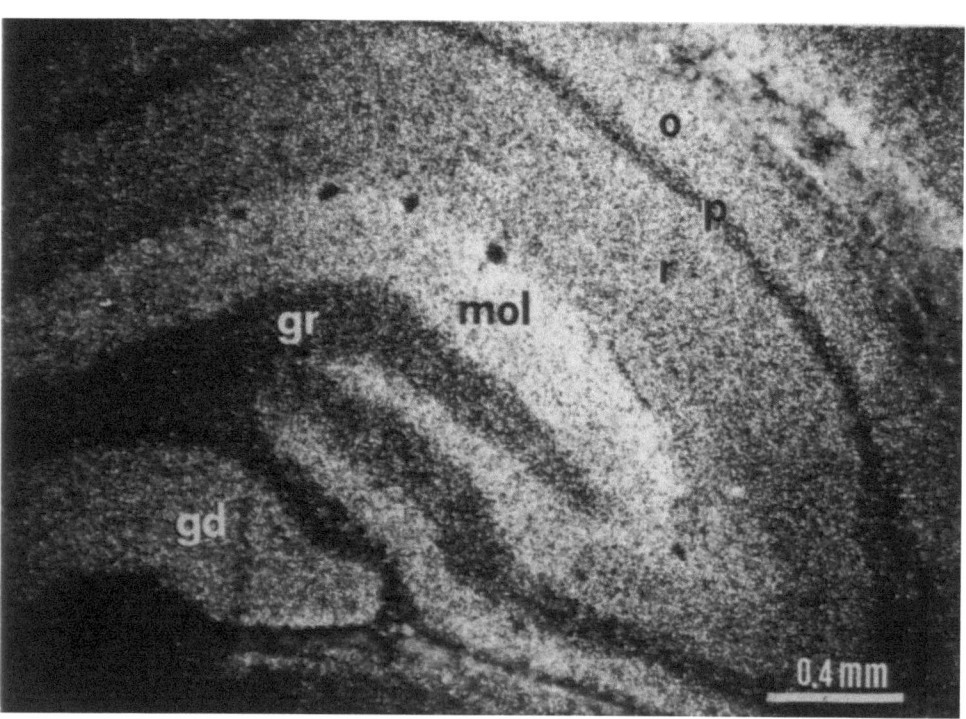

Abb. 7.4. Autoradiographische Darstellung von spezifischen Benzodiazepinbindungsstellen im Hippocampus der Ratte
Ein präfixierter Hippocampusschnitt wurde mit ^{3}H-Flunitrazepam inkubiert. Im Dunkelfeldmikroskop erscheinen die durch ^{3}H-Flunitrazepam induzierten Silberkörner weiß.
gd: gyrus dentatus. **gr**: stratum granulare hippocampi. **mol**: stratum moleculare hippocampi: **o**: stratum oriens hippocampi. **p**: stratum pyramidale hippocampi. **r**: stratum radiatum hippocampi (Aufnahme von Dr. J. G. RICHARDS)

chungen der Korrelation zwischen Anzahl besetzter Rezeptoren einerseits und pharmakologischem Effekt sowie Blut- und Organkonzentrationen von Benzodiazepinen andererseits anzustellen.

Molekulare Mechanismen der Verstärkung der GABAergen Transmission (s. Abb. 7.5.)

Die molekularen Mechanismen, über welche die Besetzung von Benzodiazepinrezeptoren zur Verstärkung der GABAergen Transmission führt, sind noch nicht aufgeklärt. Der Angriffspunkt könnte am GABAergen *Neuron selbst* liegen (s. Pfeil 1): eine erhöhte Empfindlichkeit dieser Neurone auf erregende Einflüsse würde zu höherer Aktivität derselben und damit zu vermehrter Freisetzung von GABA führen. Eine Beeinflussung der elektrosekretorischen Koppelung an GABAergen *Nervenendigungen* (s. Pfeil 2) könnte die pro Impuls freigesetzte Menge an GABA erhöhen. Ein Angriffspunkt auf der *postsynaptischen* Seite der GABAergen Synapse (s. Pfeil 3), also an der Membran von GABAerg innervierten Neuronen, könnte die Wirkung des in die Synapse freigesetzten GABA verstärken. Ein **Modell eines supramolekularen Komplexes** von GABA-Rezeptor, Benzodiazepinrezeptor, Regulator des GABA-Rezeptors und des durch den GABA-Rezeptor modulierten Ionenkanals für Chlorid wurde vorgeschlagen [18]. Möglicherweise ist das Benzodiazepin bindende Protein (Benzodiazepinrezeptor) ein Koppelungsprotein (s. d), das den GABA-Rezeptor (s. c) mit dem Chloridkanal (s. e) verbindet. Benzodiazepine (s. b) würden dann die Koppelungsfunktion des Benzodiazepinrezeptors verbessern und damit die Wirkung von GABA (s. a) verstärken. Vielleicht sind alle drei theoretisch möglichen Angriffspunkte an der Verstärkung der GABAergen Übertragung beteiligt.

Existieren endogene Liganden für Benzodiazepinrezeptoren?

Natürlich stellt sich die Frage, ob Benzodiazepine Bindungsstellen besetzen, die für endogene Stoffe *(Liganden)* geschaffen sind. Es könnte sich bei diesen potentiellen endogenen Liganden um Stoffe mit benzodiazepinähnlicher Funktion handeln (z. B. endogene anxiolytische und antikonvulsive Stoffe), welche die GABAerge Transmission verstärken, oder um Stoffe mit entgegengesetzter Wirkung (z. B. pathologischerweise auftretenden anxiogene oder prokonvulsive Prinzipien). Die bis heute im ZNS nachgewiesenen endogenen Stoffe mit sehr schwacher Affinität für die Benzodiazepinrezeptoren kommen als endogene Liganden kaum in Frage [97].

Im Einklang mit den fehlenden Wirkungen von Benzodiazepinen außerhalb des ZNS wurden spezifische Bindungsstellen mit denselben Affinitäten und Spezifitäten wie im ZNS in *peripheren Organen nicht gefunden*.

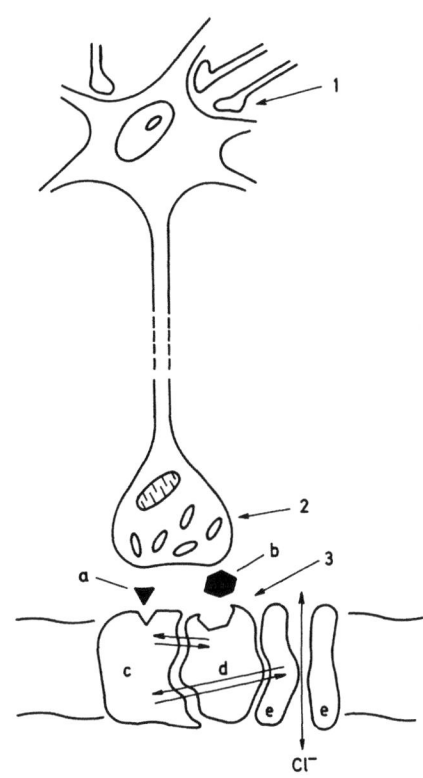

Abb. 7.5. Mögliche Angriffsstellen der Benzodiazepine zur Verstärkung der GABAergen synaptischen Transmission
1. Reaktivität des GABAergen Neurons. 2. Verstärkte elektrosekretorische Koppelung bei der Freisetzung von GABA. 3. Erhöhung der Affinität des GABA-Rezeptors. (c) für GABA (a) oder verbesserte Koppelung des GABA-Rezeptors mit dem Chloridkanal (e) durch Einwirkung der Benzodiazepine (b) mit dem Benzodiazepinrezeptor (d). Die **Pfeile** innerhalb des Rezeptorkomplexes deuten an, wie sich GABA-Rezeptor, Benzodiazepinrezeptor und Chloridkanal gegenseitig beeinflussen können

7.3.3. Neurophysiologische und neurobiochemische Wirkungen der Barbiturate

Der Wirkungsmechanismus der Barbiturate ist *viel komplexer* als derjenige der Benzodiazepine. Barbiturate beeinflussen sowohl inhibitorische als auch exzitatorische Synapsenaktivitäten. Auch Barbiturate verstärken die Wirksamkeit GABAerger Synapsen, jedoch ist der Mechanismus von dem der Benzodiazepine deutlich verschieden [47]. Wahrscheinlich greifen Barbiturate direkt am Chloridkanal an, der durch GABA-Rezeptoren moduliert wird [7]. Gleichzeitig hemmen Barbiturate jedoch auch die Wirksamkeit erregender Synapsen — teils durch Verminderung der Transmitterfreisetzung, teils durch Reduktion der Transmitterwirkung an der postsynaptischen Membran.

Es ist noch nicht klar, ob es spezifische Rezeptoren für Barbiturate gibt, oder ob die Akkumulation einer kritischen Menge dieser Stoffe in der lipophilen Phase der Zellmembranen für die relativ unspezifischen Membraneffekte verantwortlich ist [43, 46].

7.3.4. Neurobiochemische Wirkungen von Meprobamat, Methaqualon und den Piperidindionen

Der Wirkungsmechanismus von **Meprobamat** ist noch völlig ungeklärt. Es verstärkt die GABAerge Transmission nicht und es besitzt keine relevante Affinität zu Benzodiazepinrezeptoren. Entsprechend hemmen spezifische Benzodiazepinantagonisten die Wirkung von Meprobamat nicht.

Methaqualon scheint, ähnlich wie Barbiturate und Benzodiazepine, die GABAerge Transmission zu verstärken [POLC, persönliche Mitteilung].

Über neurobiochemische Wirkungen von **Piperidindionen** ist so gut wie nichts bekannt.

7.4. Pharmakologie der Tranquilizer und Hypnotika

Von W. HAEFELY

7.4.1. Vorbemerkungen und Zusammenfassung

Die bei weitem charakteristischste pharmakologische Eigenschaft der Tranquilizer (Anxiolytika) beim Versuchstier ist nicht eine Dämpfung psychomotorischer Aktivität, sondern eine *Enthemmung bestimmter, gehemmter Verhaltensformen*.

Es handelt sich dabei um bedingte oder nicht-bedingte Antworten (Verhaltensformen), die durch Bestrafung, Verhaltenskonflikt, Furcht vor Unbekanntem oder natürliche Abneigungen und durch Frustration (Mangel an Belohnung) unterdrückt werden.

Gegenwärtig ist noch umstritten, ob die angstlösende Wirkung der Tranquilizer eine spezifisch gegen Angst gerichtete Aktivität ist oder ein Sonderfall einer generellen Verhaltensenthemmung. Postuliert wird die Existenz eines komplexen neuronalen Systems, das vorwiegend im limbischen System lokalisiert wäre (*„behavioural inhibitory system"*) und dessen Aktivität durch Anxiolytika gedämpft wird [31].

Neben dieser verhaltensenthemmenden Wirkung (und parallel dazu) *dämpfen* Tranquilizer eine Reihe von psychomotorischen und vegetativen Funktionen, vor allem wenn diese übersteigert sind. Von enormer Bedeutung ist die Beeinflussung des *gestörten Schlafverhaltens*. Interessant ist, daß alle Tranquilizer *antikonvulsive* Eigenschaften besitzen, während nicht alle Antiepileptika Tranquilizeraktivität aufweisen.

7.4.2. Pharmakologie der Benzodiazepine

In Tab. 7.2. (s. Kap. 7.5.2.) sind die sechs wichtigsten Wirkungen der Benzodiazepine im Tierversuch aufgeführt und mit therapeutischen Anwendungen in Beziehung gesetzt. Eine eingehende Darstellung der Pharmakologie der Benzodiazepine findet sich bei HAEFELY et al. [49]. Eine auffallende Eigenschaft der Benzodiazepine ist das *Fehlen direkter Wirkungen auf Systeme außerhalb des ZNS* in therapeutischen Dosen und Mehrfachen davon. Dadurch unterscheiden sich Benzodiazepine ganz wesentlich von anderen Psychopharmaka, wie Neuroleptika und Antidepressiva. Im weiteren haben Benzodiazepine eine sehr *geringe allgemeine Toxizität*. Zusammen mit der sehr hohen pharmakologischen Potenz der meisten Benzodiazepine ergibt sich eine außergewöhnlich große therapeutische Breite.

7.4.2.1. Wirkungen auf das Verhalten in Konfliktsituationen und bei Angst

Der anxiolytischen Wirkung am Menschen entsprechen die Effekte von Benzodiazepinen auf das Verhalten von Tieren in sogenannten *Konfliktsituationen*, bei *instinktiven Hemmungen*, bei *Frustration* (Mangel an Belohnung) und bei gewissen Formen der *Aggressivität* [21, 31, 125, 127].

In sogenannten **Konflikttests** werden Tiere zunächst trainiert (konditioniert), für Belohnung (z. B. Futter) bestimmte Tätigkeiten (Antworten) auszuführen, z. B. eine Taste niederzudrücken. Hat dieses positiv verstärkte Verhalten ein konstantes Niveau erreicht, so werden Konfliktperioden eingebaut, während deren z. B. jeder Tastendruck *sowohl mit einer Futterpille belohnt als auch mit einem elektrischen Schock über den Fußrost bestraft wird*. Während dieser Konfliktperioden, die durch ein Licht- oder Tonsignal angekündigt werden, hören die Tiere fast vollständig auf, die Taste zu betätigen. Benzodiazepine erhöhen nun über einen weiten Dosenbereich die Anzahl der „bestraften" Antworten während der Konfliktperioden, ohne die Anzahl der unbestraften Tastendrucke außerhalb der Konfliktperioden zu beeinflussen.

Benzodiazepine vermindern den hemmenden Einfluß der Bestrafung auf positiv verstärktes Verhalten. Von größter Bedeutung ist die Tatsche, daß neben Benzodiazepinen nur *Barbiturate* (in einem engen Dosenbereich) sowie *Meprobamat* und *Methaqualon* eine solche spezifische Wirkung auf bestraftes Verhalten ausüben, während z. B. Neuroleptika und Analgetika unwirksam sind und Äthanol nur in Dosen wirkt, die eine schwere motorische Inkoordination bewirken.

Benzodiazepine lösen nicht nur die Verhaltenshemmung, die durch Koppelung von Belohnung mit Bestrafung hervorgerufen wird, sondern reduzieren offensichtlich auch die Angst vor Bestrafung, d. h. sie steigern das Arbeiten für Futter auch während der Perioden, in denen nur die Möglichkeit der Bestrafung signalisiert wird, ohne daß tatsächlich die Bestrafung erfolgt („*konditionierte Angst*"). Nicht nur der Effekt einer konditionierten Angst wird durch Benzodiazepine vermindert, sondern auch die Hemmung von Verhaltensweisen durch instinktive Angst oder Aversion reduziert, z. B. Angst vor dem Unbekannten Neuen (Neophobie). So steigern Benzodiazepine das *explorative Verhalten* und die Futtereinnahme von Tieren in einer neuen Umgebung. Benzodiazepine verringern auch den sog. *Frustrationseffekt*, d. h. sie erhöhen die Arbeit für Belohnung bei Tieren, bei denen der positiv verstärkende Faktor für Tastendrücken kontinuierlich vermindert oder ganz weggelassen wird.

Die bisher beschriebenen Wirkungen der Benzodiazepine auf komplexes motiviertes Verhalten waren noch nicht bekannt, als Chlordiazepoxid entdeckt wurde. Sehr beeindruckt waren jedoch die Pharmakologen zur Zeit, da Chlordiazepoxid noch nicht klinisch geprüft war, durch die auffallende **zähmende Wirkung** bei sehr aggressiven Affen. Im Laufe der Zeit hat sich herausgestellt, daß Benzodiazepine aggressives Verhalten bei weitem nicht generell reduzieren. Eine Dämpfung scheint dann zu erfolgen, *wenn der Aggressivität Ängstlichkeit zugrunde liegt,* also Pseudoaggressivität vorliegt. Benzodiazepine lösen sogar unter bestimmten Umständen Aggressivität aus, wahrscheinlich dann, wenn soziale Unterstellung und Angst aggressives Verhalten hemmen. (Analogien zu fälschlicherweise als „paradox" bezeichneten Enthemmungen von Verhaltensweisen beim Menschen drängen sich auf.)

7.4.2.2. Wirkungen auf epileptiforme Aktivität

Benzodiazepine sind die *potentesten* der heute bekannten *antikonvulsiv* wirksamen Pharmaka. Sie beeinflussen alle experimentellen Epilepsieformen; die durch Pentetrazol und Hemmer der GABA-Synthese (z. B. 3-Mercaptopropionsäure) hervorgerufenen Krämpfe werden jedoch in kleinsten Dosen gehemmt. Diese Dosen liegen deutlich unter jenen, bei denen die ersten diskreten Effekte auf Verhalten und zentrale Kontrolle des Vegetativums erfaßbar werden. Der antikonvulsive Effekt der Benzodiazepine kommt in erster Linie durch Verhinderung der Ausbreitung paroxysmaler Aktivität über das ZNS, durch Hemmung spinaler motorischer Mechanismen und z. T. durch eine Stabilisierung von Neuronen in epileptischen Herden zustande (s. Kap. 8.1).

7.4.2.3. Wirkungen auf die Vigilanz, Schlafinduktion

Die „*sedierende*" Wirkung der Benzodiazepine zeigt sich durch deutliche Veränderung psychomotorischer und emotioneller Reaktionen (Schrecksituationen und Aggressivität) auf (vorwiegend Angst erzeugende) äußere Reize.

Die Beeinflussung des Schlafes ist bei Tier und Mensch sehr komplex. Beim meist verwendeten Versuchstier, der Katze, vermehren nur extrem kleine Benzodiazepindosen den **normalen Schlaf**. Mittlere „therapeutische" Dosen vermindern ihn hingegen sehr deutlich. Das gleiche gilt für den Hund. Beim Kaninchen findet sich hingegen eine dosisabhängige Zunahme eines elektroenzephalographisch normalen Schlafes. Wesentlich anders ist die Benzodiazepinwirkung auf den experimentell (durch erregende Pharmaka oder verschiedene Störfaktoren, wie Lärm oder Anwesenheit einer anderen Tierspezies) **gestörten Schlaf**: in diesen Situationen, die vielen Formen der menschlichen Insomnie nahe kommen, *ermöglichen diese Pharmaka einen weitgehend normal strukturierten Schlaf*.

Von großer Bedeutung ist die Tatsache, daß selbst höchste Dosen von Benzodiazepinen auch bei intravenöser Injektion bei den meisten Tierspezies *keine Vollnarkose* hervorrufen, in dem Sinne, daß chirurgische Eingriffe ohne reflektorische Abwehrmechanismen möglich würden. In höheren Dosen, vor allem bei intravenöser Injektion, bewirken Benzodiazepine eine *anterograde Amnesie*.

7.4.2.4. Wirkungen auf den Tonus der Skelettmuskulatur

Schon der normale Tonus der Skelettmuskulatur wird durch Benzodiazepine vermindert, wobei sich die Katze als besonders empfindlich gegenüber dieser Wirkung erweist. Noch deutlicher ist der Effekt der Benzodiazepine bei experimentell gesteigertem Muskeltonus, z. B. bei der Dezerebrationsstarre. Die *muskelrelaxierende Wirkung* der Benzodiazepine ist das Resultat einer Dämpfung supraspinaler fördernder Einflüsse auf Motoneuronen und eines spinalen Angriffspunktes (Hemmung polysynaptischer Reflexe, Verstärkung der präsynaptischen Hemmung von primären Afferenzen zu Motoneuronen). In hohen Dosen kommt zur Reduktion des Muskeltonus eine Störung der motorischen Koordination; diese *Ataxie* ist Folge des verminderten Muskeltonus (und kann entsprechend willentlich korrigiert werden), und das Resultat einer komplexen Beeinflussung der Kleinhirnaktivität.

7.4.2.5. Wirkungen auf psychovegetative Streßreaktionen

Benzodiazepine *vermindern zentral vermittelte Hyperaktivitäten* des sympathischen und des parasympathischen Nervensystems sowie verschiedener endokriner Organe auf äußere Reize. Als Beispiel vermindern diese Substanzen dosisabhängig den Anstieg von Katecholaminen im Blut als Antwort auf elektrische Reize über das Fußgitter oder sie vermindern das Auftreten von streßbedingten Magenulzera.

7.4.2.6. Wechselwirkungen mit anderen Pharmaka

Benzodiazepine *verstärken* die Wirkung der meisten *zentral depressiven Substanzen*, z. B. des Äthanols, der intravenösen und der volatilen Narkotika, wobei diese Verstärkung teils additiv, teils überadditiv ist.

7.4.2.7. Benzodiazepin-Antagonisten

Antidote gegen Benzodiazepine wurden verschiedentlich vorgeschlagen. Cholinesterasehemmer und Naloxon haben klinisch nicht die erwünschte Wirkung und sind im Tierversuch von fraglichem Nutzen. Coffein hemmt im Tierversuch eine Reihe von Benzodiazepineffekten; dieser Effekt beruht nicht auf einer Wechselwirkung an Benzodiazepinrezeptoren, sondern wahrscheinlich auf einer Blockierung von Rezeptoren für Adenosin oder Adenosinderivate durch Coffein und einer daraus resultierenden Änderung der „background activity" des ZNS [111]. Ob die sehr schwache Hemmung der zellulären Adenosin-Aufnahme durch Benzodiazepine funktionell von Bedeutung ist, bleibt noch offen.

Kürzlich sind hochpotente, absolut **spezifische Antagonisten von Benzodiazepinen** an Benzodiazepinrezeptoren gefunden worden [10, 58, 100, 112].

Es handelt sich um Substanzen mit dem *Diazepinskelett*, die alle zentral vermittelten Benzodiazepinwirkungen vermindern oder blockieren, ohne die Wirkung anderer zentral aktiver Pharmaka (z. B. Barbiturate, Äthanol, Meprobamat) zu beeinflussen. (Sie wirken gegenüber tranquilisierenden Benzodiazepinen im Prinzip gleich wie z. B. Naloxon gegenüber Opiaten.)

7.4.3. Pharmakologie der Barbiturate

Die *6 Hauptwirkungen der Benzodiazepine* (s. Tab. 7.3.) finden sich auch bei Barbituraten. Es bestehen jedoch die folgenden wichtigen **Unterschiede zwischen Barbituraten und Benzodiazepinen** [43]:

— Barbiturate üben die ersten erkennbaren Wirkungen in wesentlich höheren Dosen aus als Benzodiazepine, d. h. sie sind wesentlich *weniger potent*.

— Während eine spezifische *anxiolytische (Antikonflikt-)Wirkung* mit Benzodiazepinen über einen recht weiten Dosenbereich erreicht wird, ist eine solche bei Barbituraten auf einen sehr *engen Dosenbereich beschränkt*, weil bei steigenden Dosen sehr bald starke Sedation eintritt.

— Ein weiterer, sehr großer Unterschied zwischen Benzodiazepinen und Barbituraten besteht darin, daß mit steigenden Dosen von Barbituraten sehr rasch eine zunehmende *Lähmung zentralnervöser Aktivitäten* eintritt. In einem nicht weit von letalen Dosen entfernten engen Bereich bewirken Barbitruate eine Vollnarkose. Wie beim Menschen sind diese narkotischen Dosen auch beim Tier individuell verschieden, was in der Regel eine Dosierung „nach Wirkung" nötig macht.

— In narkotischen — und wahrscheinlich schon in subnarkotischen — Dosen beeinflussen Barbiturate auch *periphere* neuronale und nichtneuronale Strukturen.

7.4.4 Pharmakologie des Meprobamats, des Methaqualons und der Piperidindione

Meprobamat hat ein ähnliches Wirkungsprofil wie Benzodiazepine. Der Unterschied liegt vornehmlich in der wesentlich *geringeren* pharmakologischen *Potenz* von Meprobamat. Daraus ergibt sich eine wesentlich kleinere therapeutische Breite [50].

Die spärliche Literatur über die Pharmakologie von **Methaqualon** erschwert den Vergleich mit anderen Tranquilizern. Am ehesten kann Methaqualon qualitativ und quantitativ *mit Meprobamat verglichen* werden [15].

Piperidindione sind pharmakologisch recht wenig untersuchte Substanzen. Zwar sind sie chemisch nicht als Barbiturate zu bezeichnen, doch leiten sie sich chemisch deutlich von den Barbituraten ab. Wirkungsprofil und Potenz von *Gluthetimid* und *Methyprylon* sind sehr ähnlich denen der Barbiturate. Die vorübergehend häufige Verwendung dieser Präparate beruhte auf der unbegründeten Annahme von Vorteilen gegenüber den Barbituraten. Gluthetimid zeichnet sich durch eine deutliche *anticholinerge* Wirksamkeit aus.

7.4.5. Toxikologie der Tranquilizer

Zur enorm verbreiteten Anwendung der Tranquilizer hat neben deren vielseitigem Wirkungsprofil die generell *gute Verträglichkeit* wesentlich beigetragen. In therapeutischen Dosen sind Tranquilizer frei von schwerwiegenden Nebenwirkungen und toxischen Effekten; der Grund dafür ist zu einem guten Teil darin zu suchen, daß sie — im Gegensatz z. B. zu Neuroleptika und Antidepressiva — keine oder nur sehr geringe direkte Wirkungen auf periphere autonome Funktionen ausüben. Toxikologische Probleme ergeben sich daher — abgesehen von seltenen individuellen Überempfindlichkeitsreaktionen — nur bei akuten Überdosierungen mit chronischem Abusus.

Toxikologie der Benzodiazepine

Die akut letalen Dosen von Benzodiazepinen sind absolut sehr hoch und relativ mehrhundert- bis tausendfach höher als pharmakologisch wirksame Dosen [49, 54].

Entsprechend sind in der gesamten umfangreichen Literatur nur einige wenige Fälle belegt, bei denen eine **Überdosis eines Benzodiazepins** als alleinige Todesursache in Frage kommt. Wenn Unterkühlung und respiratorische Insuffizienz verhindert werden, dürfte ein Suizidversuch mit einem Benzodiazepin allein praktisch erfolglos sein. Gefährlich ist die *kombinierte* Überdosierung von Benzodiazepinen mit anderen zentral dämpfenden Pharmaka und mit Alkohol.

Akute Nebenwirkungen der Benzodiazepine sind die Folge zu hoher Dosierung und damit exzessive pharmakologische Effekte; sie betreffen vorwiegend Vigilanz (Schläfrigkeit, anterograde Amnesie), Muskeltonus und -koordination (Muskelschwäche, Ataxie). Gelegentlich zu beobachtende Erregungszustände und aggressives Verhalten sind wahrscheinlich der Ausdruck einer desinhibitorischen Wirkung bei gehemmten Individuen. *Allergische* Reaktionen auf Benzodiazepine sind äußerst selten [54].

Organ- oder gewebsspezifische Schädigungen (blutbildende Systeme, Leber, Niere usw.) bei **chronischer** Benzodiazepineüberdosierung fehlen praktisch ganz.

Periodisch auftretende Sensationsberichte über **embryotoxische, teratogene und kanzerogene** Wirkungen von Benzodiazepinen haben streng wissenschaftlichen Kontrollen nicht standgehalten [54]. Dies ist jedoch kein Grund, von der generellen Forderung abzugehen, in den ersten Monaten der Schwangerschaft Medikamente nur bei strengster Indikation einzunehmen.

Toxikologie der Barbiturate

Die akuten letalen Dosen der Barbiturate sind absolut betrachtet zwar nicht viel kleiner als diejenigen der Benzodiazepine, hingegen ist die *therapeutische Breite beträchtlich geringer* als bei den Benzodiazepinen. Entsprechend groß ist die Zahl der erfolgreichen Suizide mit Barbituraten allein, nicht zu sprechen von den Kombinationen mit anderen zentral depressiven Substanzen.

Akute Nebenwirkungen der Barbiturate sind denjenigen bei Benzodiazepinen sehr ähnlich; sie sind jedoch viel häufiger wegen der steilen Dosis-Wirkungskurve der Barbiturate für zentrale Dämpfung. Da Barbiturate recht *starke Induktoren mikrosomaler Enzyme* sind, ergeben sich eine Fülle von möglichen **Interaktionen** mit anderen metabolisierbaren Pharmaka. Die Auslösung von Porphyrieanfällen durch Barbiturate beruht ebenfalls auf Enzyminduktion. *Allergische* Reaktionen auf Barbiturate sind häufiger als bei Benzodiazepinen.

Organ- und gewebsspezifische Schädigungen bei **chronischer** Barbituratüberdosierung sind selten. Vermutet wurden *teratogene* Wirkungen der Barbiturate und eine mögliche Rolle dieser Pharmaka bei Hirntumoren von Kindern [54].

Toxikologie des Meprobamats, des Methaqualons und der Piperidindione

Die akut letalen Dosen sind recht hoch, etwa in der Größenordnung der Benzodiazepine. Wegen der beträchtlich geringeren therapeutischen Breite können Suizidversuche mit **Meprobamat** allein jedoch fatal sein. Allergische Reaktionen auf Meprobamat sind selten, ebenso organspezifische Schädigungen.

Genaue Angaben über die Toxizität von **Methaqualon** sind spärlich. Ohne Zweifel ist seine therapeutische Breite viel geringer als die der Benzodiazepine. Das akute Vergiftungsbild von Methaqualon unterscheidet sich von jenem der Barbiturate und Benzodiazepine dadurch, daß bei massiver Überdosierung *epileptiforme* Erscheinungen vorkommen.

Die Symptome der akuten Intoxikation mit **Piperidindionen** gleichen jenen der Barbituratüberdosierung, außer daß beim Glutethimid ausgeprägte *anticholinerge* Effekte dazukommen. Eindeutige organ- und gewebsspezifische Schädigungen sind nicht beschrieben.

7.4.6. Abhängigkeit von Tranquilizern

Vorbemerkungen

Jedes Pharmakon, d. h. jede biologisch aktive chemische Substanz, bewirkt eine Veränderung von funktionellen (physiologischen oder pathologischen) Gleichgewichten im Organismus. In einem reaktionsfähigen Organismus löst meistens der Pharmakoneffekt entgegenwirkende Mechanismen aus. Wird der Organismus längere Zeit hohen Pharmakondosen exponiert, so können *zwei verschiedene,* häufig aber miteinander gekoppelte, Phänomene eintreten:

a) **Eine Toleranz**, d. h. eine Abschwächung der Pharmakonwirkung, die eine Dosiserhöhung zur Erreichung einer gegebenen Wirkungsintensität erfordert.

b) **Eine physische (körperliche) Abhängigkeit.** Diese äußert sich darin, daß die abrupte Unterbrechung der chronischen Pharmakongabe zu mehr oder weniger intensiven, meist unangenehm empfundenen körperlichen und/oder psychischen Symptomen führt *(Abstinenz- oder Entzugssymptome).* Zur Aufrechterhaltung ungestörter Funktionen muß daher die Pharmakonzufuhr aufrechterhalten werden. Theoretisch könnte der Zustand der physischen Abhängigkeit erfaßt werden durch die Messung der durch die Pharmakon-provozierten Gegenmechanismen. Praktisch erfolgt jedoch die Feststellung einer physischen Abhängigkeit durch die Suche nach Entzugsphänomenen, die nach abruptem Absetzen der Pharmakonzufuhr auftreten.

Zwei der häufigsten **Fehlinterpretationen von Entzugserscheinungen** sind die *Verwechslung von eigentlichen Entzugsphänomenen mit den Krankheitssymptomen,* die vor der Pharmakongabe bestanden und vom Pharmakon gemildert oder beseitigt wurden, sowie der Schluß, daß *die Intensität der Entzugssymptomatik eine einfache Funktion der Intensität der physischen Abhängigkeit sei.* Das letztere ist nur beschränkt der Fall; ganz wesentlich bestimmend für die Intensität der Entzugssymptome ist daneben nämlich die *Geschwindigkeit,* mit der das Pharmakon nach Absetzen der chronischen Zufuhr eliminiert und/oder inaktiviert wird. Ist diese Geschwindigkeit gering oder bilden sich die durch das Pharmakon bewirkten Veränderungen am biologischen Substrat nur langsam zurück, so haben die kompensatorischen Gegenmechanismen genügend Zeit, sich ebenfalls entsprechend langsam zurückzubilden; eine milde Entzugssymptomatik widerspiegelt in diesem Fall nicht die tatsächliche Schwere der physischen Abhängigkeit. Umgekehrt ist die Entzugssymptomatik dann sehr ausgeprägt, wenn die Wirkung des Pharmakon durch einen spezifischen Antagonisten praktisch augenblicklich aufgehoben werden kann, z. B. Opiatantagonisten, Benzodiazepinantagonisten [20].

Die Entwicklung einer physischen Abhängigkeit ist die unvermeidliche Konsequenz der *länger dauernden Gabe* der allermeisten Pharmakaklassen (nicht nur von Psychopharmaka). Aufgabe der Pharmakotherapie ist es, die möglichen Gefahren der physischen Abhängigkeit gegen den therapeutischen Nutzen abzuwägen und das Auftreten von Entzugsphänomenen durch *adäquates Ausschleichen* zu vermeiden.

Von der physischen Abhängigkeit zu unterscheiden ist die **psychische Abhängigkeit.** Die letztere im Tierversuch zu erfassen, ist aus prinzipiellen und methodischen Gründen schwierig. Als Korrelat der psychischen Abhängigkeit beim Menschen wird häufig die Eigenschaft eines Pharmakons betrachtet, beim Tier Verhaltensantworten auszulösen und aufrechtzuerhalten, die mit der intravenösen oder intragastralen Verabreichung der Pharmakon belohnt werden *(„drug self-administration", „Reinforcing property")*. Es muß jedoch davor gewarnt werden, auf Grund solcher Tierversuche zu weitgehende Voraussagen über die Fähigkeit eines Pharmakon zu machen, beim Menschen psychische Abhängigkeit und Sucht hervorzurufen.

Abhängigkeit von Benzodiazepinen

Die zwangsweise, langdauernde Verabreichung von Benzodiazepinen in hohen Dosen beim Tier führt zur *Toleranzentwicklung* gegenüber gewissen Wirkungen dieser Pharmaka (Sedation, Ataxia), *nicht* jedoch gegenüber anderen (z. B. Antikonfliktwirkung) [54]. Diese Toleranz scheint vorwiegend Folge einer verhaltensmäßigen Anpassung zu sein. Längerdauernde Zwangsverabreichung führt auch zu einer milden Form der *physischen Abhängigkeit* [20, 54, 141] (erkennbar am Auftreten von Entzugsphänomenen nach Gabe eines Benzodiazepinantagonisten [20]), z. B. kurzdauernde Zunahme des Skelettmuskeltonus und Auftreten von psychomotorischer Unruhe und vegetativer Symptome, eventuell auch von epileptoiden Phänomenen.

Naive und selbst „drogenerfahrene" **Ratten und Affen** zeigen eine geringe Tendenz, sich freiwillig Benzodiazepine intragastral oder intravenös zu verabreichen, wenn sie die Wahl zwischen einem solchen Pharmakon und Placebo haben [39, 142].

Abhängigkeit von Barbituraten, Meprobamat, Methaqualon und Piperidindionen

Die Entwicklung von Toleranz (pharmakodynamischer und metabolischer Natur) und physischer Abhängigkeit ist bei den **Barbituraten** *recht ausgeprägt*. Im Gegensatz zu den Benzodiazepinen induzieren Barbiturate pharmakametabolisierende Enzyme sehr stark, so daß die physische Abhängigkeit sowohl pharmakodynamischer als auch pharmakokinetischer Art ist. Versuchstiere zeigen auch eine ausgeprägtere Tendenz zur Selbstverabreichung von Barbituraten als im Falle der Bezodiazepine [39, 142].

Die Fähigkeit von **Meprobamat, Methaqualon** und **Piperidindionen** zu Toleranz, physischer Abhängigkeit und Suchtverhalten zu führen, ist beim Menschen wohlbekannt, jedoch im Tierversuch wenig untersucht.

7.5. Klinische Pharmakologie und Pharmakokinetik der Tranquilizer und Hypnotika

Von W. PÖLDINGER und F. WIDER

7.5.1. Vorbemerkungen

Aus praktischen Überlegungen sollte die klinische Pharmakologie in Humanpharmakologie einerseits und klinische Prüfung andererseits unterteilt werden, was der Phase I bzw. II—IV der klinischen Prüfung entspricht. Hierdurch ergibt sich die Problematik, daß humanpharmakologische Versuche an *gesunden* Probanden durchgeführt und demgegenüber klinische Untersuchungen an *erkrankten* Patienten vorgenommen werden. Hierbei stellt sich die Frage, in welchem Rahmen und Limite die Ergebnisse dieser Prüfungen miteinander korrelieren bzw. gegenseitig übertragen werden können [109, 130]. Diese Problematik der „Extrapolation" betrifft auch sämtliche Untersuchungen der Pharmakokinetik, welche nicht nur an gesunden, sondern überdies meistens an jüngeren Probanden durchgeführt werden.

Im weiteren müssen wir zu den in der Einleitung (s. Kap. 7.1.) erörterten semanti-

Tab. 7.1. (Klinisch-)Pharmakologische Wirkungsprofile verschiedener anxiolytischer Substanzen (Modifiziert nach HOLLISTER, 1978)

Wirkungen*	Pheno-barbital	Mepro-bamat	Diaze-pam	Hydroxy-zin	Trifluo-perazin	Doxepin
Therapeutisch meist erwünscht						
Anxiolyse/Sedierung	+	+	+ +	±	±	±
Muskelrelaxierung	+	+ +	+ +	0	−	0
Wirkungsdauer	+ + +	+	+ + +	+	+ +	+ +
Therapeutisch unerwünscht						
Enzyminduktion	+ + +	+ +	+	?	+	?
Toleranz	+ +	+ + +	+	0	±	?
Physische Abhängigkeit	+	+ + +	+	0	±	±
Gestörtes Schlafverhalten	+ +	+ +	±	+ +	+ +	+ +
Potentielles Suizidmittel	+ +	+ + +	0	+ +	+	+ + +

* Wirkung: −: entgegengesetzt; 0: keine; ±: minimal; +: schwach; + +: mäßig; + + +: stark; ?: nicht feststellbar.

schen Problemen noch ein zusätzliches, die **Termini der Benzodiazepinderivate** betreffendes, hinzufügen: Obwohl alle Benzodiazepine für die Behandlung von Angstzuständen und Schlafstörungen geeignet sind und eine Unterscheidung mehr aus markttechnischen als aus pharmakologischen Gründen gemacht wird [90], werden diese doch in zwei Gruppen eingeteilt. Dabei findet man „Anxiolytika", „Tranquilizer", „Tages-Tranquilizer" einerseits und „Hypnotika", „schlafanstoßende", „Hypnobenzodiazepine" andererseits. Wie das „Committee on the Review of Medicines" [17] feststellt, scheint die konventionelle Aufteilung in die oben erwähnten zwei Gruppen auf keine bekannten Unterschiede in den pharmakologischen oder klinischen Eigenschaften zu beruhen.

Im folgenden werden einige klinisch-pharmakologische Wirkungen von Psychopharmaka, geordnet nach ihrer Indikation (Anxiolytika und Schlafmittel), tabellarisch zusammenfassend dargestellt:

Chemisch unterschiedlichste **anxiolytisch wirksame Substanzen** und ihre differenzierten klinisch-pharmakologischen Wirkungsprofile sind in Tab. 7.1. dargestellt.

Wir unterscheiden — aus praxisorientierten Gründen — zwischen „therapeutisch erwünschten" und „unerwünschten" Wirkungen. Der

Tab. 7.2. (Klinisch-)Pharmakologische Wirkungsprofile verschiedener Hypnotika (Nach JOHNS et al., 1975)

Wirkungen*	Barbi-turate	Nitra-zepam	Flura-zepam	Chloral-hydrat	Metha-qualon	Glute-thimid	Methy-prylon
Ein- und Durchschlafwirkung:							
— in den ersten Nächten	+ +	+ +	+ +	+ +	+ +	+ +	+ +
— nach 2 Wochen Behandlung	0	+ ?	+	0	0	0	0
Unterdrückung des REM-Schlafes, zumindest am Anfang	+ +	±	0	0	+	+ +	+ +
REM-Rebound nach Behandlungsabbruch	+ +	+	0	0	+	+ +	+ +
Unterdrückung des Tiefschlafstadiums (Delta)	±	+	+ +	0	±	+	0
Toxizität bei Überdosierung	+ +	±	±	+	+ +	+ +	+ +
Abhängigkeitspotential	+ +	± ?	± ?	+ +	+ +	+ +	+ +

* Wirkung: 0: unbedeutend; ±: leicht; +: mäßig; + +: deutlich.

Tab. 7.1. kann unter anderem entnommen werden, daß die Benzodiazepine die meisten therapeutisch erwünschten pharmakologischen Wirkungen vereinigen. Ein weiterer Punkt, der hervorzuheben ist, betrifft die Tranquilizer im allgemeinen: Bei diesen geht — wie übrigens auch bei den Neuroleptika — die Sedation nie mit Narkose einher; dies steht im Gegensatz zu den Barbituraten. Auch besitzen die Tranquilizer keinerlei kataleptische oder sonstige extrapyramidale Wirkungen; ebenso fehlen direkte Effekte auf vegetative Funktionen. Schließlich sei noch die Hemmung polysynaptischer Rückenmarkreflexe erwähnt (welche Muskelerschlaffung und Ataxie bewirkt), dies als Eigenheit, die die Tranquilizer mit den reinen Interneuronenblockern (Muskelrelaxantien) gemeinsam haben.

Chemisch unterschiedliche **schlafinduzierende Substanzen** („Schlafmittel") und ihre differentiellen klinisch-pharmakologischen Wirkungsprofile sind in Tab. 7.2. dargestellt.

7.5.2. Klinische Pharmakologie der Tranquilizer und Hypnotika

7.5.2.1. Wirkungen auf (neuro-)psychiatrische Parameter

(Neuro-)Psychiatrische Wirkungen der Benzodiazepine

Eine Gegenüberstellung der pharmakologischen Wirkungen der Benzodiazepine am Tier mit den entsprechenden therapeutischen Indikationen am Patienten wird in Tab. 7.3. geboten.

In Tab. 7.3. fassen wir auch die Wirkungen der Benzodiazepine auf (neuro-)psychiatrische Symptome zusammen. Ergänzend sei noch vermerkt, daß sich die tranquilizierende Wirkung der Benzodiazepine auf innere und äußere Unruhe durch die Wirkung auf das limbische System (und indirekt auf die Formatio reticularis) erklären läßt. Die Wirkung auf verschiedene psychovegetative Störungen erklärt sich hingegen über den affektiven Anteil der „arousal reaction", der durch die Benzodiazepine ebenfalls beeinflußt wird.

Tab. 7.3. **Benzodiazepine: Wichtigste pharmakologische Wirkungen und therapeutische Anwendung** (Nach HAEFELY, 1980)

Pharmakologische Wirkungen	Klinische Indikationen
Anxiolyse, Antikonflikt- und Antifrustrationswirkung; Enthemmung gewisser Verhaltensformen	Angst, Phobien Ängstliche Depression Neurotische Hemmungen
Antikonvulsive Wirkungen	Verschiedenste Formen epileptischer Aktivität (Epilepsien, Konvulsivavergiftungen)
Dämpfung der psychischen Reaktionsbereitschaft auf Reize („Sedation")	Hyperemotionelle Zustände Schizophrenie (?)
Schlaffördernde Wirkung	Schlafstörungen
Dämpfung zentral vermittelter vegetativ nervöser und hormonaler Antworten auf emotionelle und psychische Reize	Psychosomatische Störungen (kardiovaskuläre, gastrointestinale, urogenitale, hormonelle)
Zentrale Verminderung des Skelettmuskeltonus	Somatisch bedingte und psychogene Muskelspasmen, Tetanus
Verstärkung der Wirkung von zentral dämpfenden Pharmaka; anterograde Amnesie	Anästhesiologie für chirurgische und diagnostische Eingriffe
Fehlen direkter Wirkungen außerhalb des Zentralnervensystems; ungewöhnlich geringe Toxizität	Breites Indikationsfeld wegen guter allgemeiner Verträglichkeit in therapeutischen Dosen

Wenn wir uns die Frage stellen, wie die psychovegetativen Störungen — aus psychodynamischer Sicht — zustande kommen, so stoßen wir auf das psychopathologische Urphänomen „Angst", das ja all diesen Manifestationen zugrunde liegt. Da das *limbische System* die zentrale Repräsentanz unserer Stimmungen, Emotionen und Affekte ist, kann man sich erklären, weshalb die *Benzodiazepine* auch eine sehr ausgeprägte angstlösende Wirkung haben.

Zu den als Hypnotika verwendeten Benzodiazepinderivaten ist zu sagen, daß sie *schlafanstoßend* wirken und den REM-Schlaf nur gering beeinflussen. Sie erzeugen selten eine vorausgehende Schläfrigkeit, und der Schlaf wird subjektiv nicht als erzwungen empfunden. Auch ist der Patient jederzeit weckbar.

(Neuro-)Psychiatrische Wirkungen der übrigen Tranquilizer

Meprobamat ist der wichtigste Vertreter der Nicht-Benzodiazepin-Tranquilizer und der ursprüngliche Prototyp der Anxiolytika. Sein Wirkungsprofil ist dem der Barbiturate ähnlich. Die therapeutische Breite ist wesentlich geringer als die der Benzodiazepine. Bereits bei anxiolytisch wirksamen Dosen sediert Meprobamat. Es besitzt eine gute muskelrelaxierende Wirkung. Wie bei den Barbituraten wird mit Meprobamat die REM-Phase des Schlafes beeinträchtigt.

Benzoctamin, eine Substanz mit tetrazyklischer Struktur, die mit dem Antidepressivum Meparotilin sehr nahe verwandt ist, besitzt eine große therapeutische Breite. Sein Wirkungsprofil ist dem der Benzodiazepine ähnlich, nur daß es noch zusätzlich über die Gammafasern auf den Muskeltonus einwirkt.

Hydroxyzin, ein Diphenylmethanderivat, entfacht nebst seiner zentral sedierenden Wirkung auch eine spasmolytische, antihistaminische und antiemetische Wirkung.

(Neuro-)Psychiatrische Wirkungen der Hypnotika

Barbiturate

Die *sedierende* Wirkung der Barbiturate, Ausdruck ihrer hemmenden Wirkung auf das ZNS, wurde von KUSCHINSKY und LÜLLMANN [75] wie folgt skizziert: „Alle in der Therapie eingeführten Barbiturate wirken gleichartig, sie unterscheiden sich nur quantitativ. Ihre Hauptwirkung ist eine Hemmung des Zentralnervensystems, die als *sedative, hypnotische* oder *narkotische Wirkung* ausgenützt wird. Selbst bei Dosen, die ausgesprochen hypnotisch wirken, werden Funktionen anderer Organe kaum beeinträchtigt."

Wie die Benzodiazepine besitzen die Barbiturate eine dosisabhängige *antikonvulsive Wirkung*. Einige Barbiturate — u. a. Phenobarbital — besitzen einen spezifischen antiepileptischen Effekt (s. Kap. 8).

Barbiturate haben *keine* analgetische Wirkung, sollten also nicht als „Schmerzmittel" verordnet werden.

Barbiturate beeinflussen — im Gegensatz zu Benzodiazepinen — *neurovegetative* Funktionen, wie Atmung, Körpertemperatur, Blutdruck und Herzfrequenz.

Bezüglich ihrer *schlafinduzierenden* Wirkung ist beachtenswert, daß Barbiturate nicht nur den *Tiefschlaf reduzieren,* sondern vor allem die Dauer des *REM-Schlafes vermindern*. Sie können demzufolge eine *Dyssomnie* — einen Schlaf mit desynchronisiertem Schlafmuster — erzeugen, greifen also unphysiologisch ein. Dem Wirkungseintritt der Barbiturate geht eine Schläfrigkeit voraus; der Schlaf wird als subjektiv erzwungen empfunden, und der Patient ist schwer weckbar.

Nicht-Barbiturate

Glutethimid und **Methyprylon** wirken bei akuter wie chronischer Applikation gleich wie die Barbiturate. Gemeinsam ist ihnen ebenfalls der — bei täglich wiederholter Gabe — nach ca. einer Woche einsetzende Wirkungsverlust.

Methaqualon besitzt ein breiteres Wirkungsspektrum als die Barbiturate; sein Wirkungsprofil ist jedoch diesen ähnlich. Was die Wirkung auf die Schlafstadien anbetrifft, sind die Berichte widersprüchlich. Wenn es einen Effekt auf das Schlafstadium 4 und den REM-Schlaf gibt, so ist dieser ein hemmender, mit Ausnahme von niedrigen Dosen (150 mg), von denen berichtet wird, daß sie eine Zunahme der REM-Aktivität bewirken [53].

Chloralhydrat, eigentlich „ältestes" Mitglied der Hypnotika, gilt als zuverlässiges, gut wirksames Schlafmittel. Ob Chloralhydrat den REM-Schlaf beeinflußt, ist ungewiß. Nach KAYE et al. [63] wurde nur in einer von 7 Studien (mit Dosen zwischen 0,5 und 1,5 g) der REM-Schlaf beeinträchtigt. Da es keine gefährdende Muskelrelaxion bewirkt, kann es besonders bei Schlafstörungen älterer Patienten eingesetzt werden. Es verliert aber bei täglicher Gabe schnell an Wirksamkeit. Als weitere Nachteile sind die Reizung der Magenschleimhaut sowie der schlechte Geruch und Geschmack zu nennen. Letzterem wird aber durch moderne Applikationsformen, z. B. zugeschmolzenen Plastikkapseln bzw. Perlen, abgeholfen.

Paraldehyd besitzt im wesentlichen die gleichen hypnotischen Wirkungen wie das Chloralhydrat, ist aber weniger wirksam als dieses. Wie beim Chloralhydrat sind auch die gleichen Nachteile zu vermerken: lokale Reizwirkung auf den Magen, schlechter Geschmack und schlechter Geruch der Ausatmungsluft.

Clomethiazol wird wegen seines ausgeprägten antikonvulsiven Wirkungsprofils hauptsächlich bei Alkoholentzugssymptomen eingesetzt. Zusätzlich besitzt es einen rasch eintretenden sedativ-hypnotischen Effekt und wird auch als Kurzzeit-Therapeutikum bei altersbedingten Schlafstörungen appliziert.

Carbromal und **Bromisolval** gelten als leichte Schlafmittel, sind aber obsolet und sollten wegen der Gefahr eines Bromismus zumindest nicht mehr chronisch appliziert werden.

7.5.2.2. Therapeutisch unerwünschte (Neben-)Wirkungen der Tranquilizer und Hypnotika

Einleitend wollen wir vermerken, daß der pharmakologische Grundsatz der *„Dosisabhängigkeit* einer pharmakologischen Wirkung" selbstverständlich auch für die „Nebenwirkungen" gültig ist. Durch die Wahl der geeigneten Applikationsart und durch einschleichende Dosierung können Nebenwirkungen verringert werden.

Auf die Wechselwirkung zwischen Tranquilizer, Hypnotika und **Alkohol** muß warnend hingewiesen werden; unter anderem können hierdurch auch die Nebenwirkungen der Psychopharmaka verstärkt werden. Auch muß der Patient darauf aufmerksam gemacht werden, daß das Reaktionsvermögen beeinträchtigt wird und demzufolge weder gefährliche Maschinen bedient noch Fahrzeuge geführt werden sollten (s. Kap. 23.).

Grundsätzlich sollten **psychoaktive Stoffe nicht mit Alkohol** eingenommen bzw. soll unter Behandlung mit Psychopharmaka kein Alkohol genossen werden, da sich daraus eine gegenseitige Potenzierung ergibt, wodurch Begleiterscheinungen ebenfalls verstärkt werden können. Die *akute* Alkoholeinnahme, besonders in großen Mengen, *verlangsamt* den Metabolismus der Tranquilizer (Kompetition um die metabolisierenden Leberenzyme). Anderseits ist der Abbau vieler Substanzen bei *chronischem* Alkoholabusus *beschleunigt* (die Leberenzyme sind bereits zu erhöhter Abbauleistung induziert worden).

Unerwünschte (Neben-)Wirkungen der Tranquilizer

Nebenwirkungen der Benzodiazepine. Im allgemeinen werden Benzodiazepine gut vertragen. In den ersten Tagen der Anwendung, besonders bei erstmaliger Verabreichung, können *Müdigkeit, Schläfrigkeit, Konzentrationsschwäche* sowie *Einschränkung der Aufmerksamkeit und der Leistungsfähigkeit* auftreten. (Wobei zu vermerken ist, daß die Begleiterscheinung „Schläfrigkeit" bei den als Hypnotika eingesetzten Benzodiazepinen eben eine willkommene „Nebenwirkung" ist!)

Ataktische Beschwerden werden — dosisabhängig besonders bei älteren Patienten — beobachtet.

Folgende **Nebenwirkungen** werden **selten** beobachtet: Benommenheit, Kopfschmerzen, Diplopie, verwaschene Sprache, Schwindel, Appetitsteigerung und entsprechende Gewichtszunahme, Hypersensibilität, Hautreaktion („Rash"). Allergische Reaktionen auf Benzodiazepine sind sehr selten, aber immerhin wurden Fälle (mit Anaphylaxie) beschrieben.

Paradoxe Reaktionen werden gelegentlich beobachtet: Insomnie, Unruhe, Agitation, akute Angstzustände, Aggressionen, Erregung, Halluzinationen. Besonders bei *Oxazepam* scheinen Patienten über Alpträume zu klagen [128].

Die **Inzidenz paradoxer Reaktionen** ist nicht bekannt [143]; sie kommen aber wahrscheinlich mehr bei jungen Kindern und älteren Patienten vor [81]. Auch die Ätiopathogenese ist ungeklärt.

Das *Herzkreislaufsystem* wird bei oraler Applikation im allgemeinen kaum beeinflußt. POZENEL et al. [113] stellten aber nach täglicher oraler Verabreichung von 6 bis 8 mg Bromazepam eine deutliche und signifikante Abnahme des *Blutdrucks* fest. Dies sollte bei einer bestehenden orthostatischen Hypotonie besonders beachtet werden. *Hohe Dosen* von Chlordiazepoxid und Diazepam, wie sie bei Alkoholentzugssymptomen eingesetzt werden, wie auch die intravenöse Applikation von Diazepam, können zu einer *Apnoe* und *Herzstillstand* führen [6]. Allerdings ist diesbezüglich zu bemerken, daß meistens andere Faktoren (u. a. Multimorbidität, Alter) mitbeteiligt sind [24].

Lebererkrankungen stellen im allgemeinen keine Kontraindikation für Benzodiazepine dar; allerdings gibt es auch gegenteilige Ansichten.

KLOTZ et al. [69] empfehlen, bei bestehenden **Lebererkrankungen** keine Benzodiazepine zu verordnen, die eine sogenannte „Mehr-Schritt-Umwandlung" durchmachen müssen. Dies sind Benzodiazepine, die im Körper sowohl demethyliert als auch hydroxyliert werden müssen.

SHADER und GREENBLATT [36] weisen diesbezüglich darauf hin, daß *Oxazepam* und *Lorazepam* (die weder demethyliert noch hydroxyliert werden müssen) bei bejahrten Patienten und bei Leberkranken eine größere Sicherheitsspanne haben, also eher verordnet werden sollen.

Das Phänomen der „*residuellen Tagessedation*" ist gut dokumentiert. Sie wird während der Applikation von *langwirkenden* Benzodiazepinen beobachtet, bei denen eine langsame Elimination zu einer Akkumulierung der Muttersubstanz wie der aktiven Metaboliten führt.

Diese „**Residualwirkungen**" manifestieren sich durch Schläfrigkeit, Koordinationsstörungen und sind nicht davon abhängig, ob das Medikament als Hypnotikum oder in mehreren Tagesdosen appliziert wurde [17] [vgl. *Flurazepam*, Kap. 7.5.3.]. Auch kann es unerwartete Interaktionen mit Alkohol geben, wenn Alkohol am Tage oder Abend nach der Einnahme eines Hypnotikums (Benzodiazepin oder Barbiturat) konsumiert wird. Dies kann besonders für Autofahrer gefährlich sein, vor allem wenn der Patient nicht von diesem Residualeffekt weiß.

Abschließend sei noch auf die größere Empfindlichkeit der **Alterspatienten** auf bestimmte Pharmaka hingewiesen. Unerwünschte Wirkungen können manchmal bereits bei Serumkonzentrationen innerhalb der therapeutischen Breite manifest werden, was sich z. B. in einer verstärkten und verlängerten Sedation oder sogar in Verwirrtheitszuständen bemerkbar macht [vgl. Kap. 20.].

Nebenwirkungen von Meprobamat. Schläfrigkeit und ataktische Störungen sind die häufigsten Begleiterscheinungen. Weiter kommen hinzu: Hypotension, allergische Reaktionen (Urtikaria, Ausschläge), angioneurotische Ödeme. Seltener sind Magen-Darm-Störungen, Bronchospasmen, Temperaturerhöhungen. Bei Dosen von 1600 mg täglich sind beträchtliche lern- und motorische Koordinationsstörungen sowie herabgesetzte Reaktionszeit zu vermerken [53].

Nebenwirkungen von Benzoctamin und Hydroxyzin. Müdigkeit und Mundtrockenheit. Benzoctamin wird in der Leber metabolisiert und renal ausgeschieden und sollte deshalb bei bestehenden Leber- und Nierenerkrankungen nicht angewendet werden.

Unerwünschte (Neben-)Wirkungen der Hypnotika

Nebenwirkungen der Barbiturate. Es kann am Morgen nach einer Nacht unter Barbituraten zum „*hangover*" kommen, dies besonders bei langwirkenden Barbituraten. Gelegentlich treten auch paradoxe Reaktionen auf, im Sinne eines Erregungs- und Verwirrtheitszustandes vor allem bei Alterspatienten (bedingt durch Arteriosklerose). Schmerzen in den Muskeln und Gelenken werden berichtet. Kopfschmerzen und Nausea sollen nicht häufiger als bei Placebo vorkommen [59]. Gemessen an der weitverbreiteten Anwendung in der Vergangenheit sind Hypersensibilitätsreaktionen (Allergien, Asthma, Urtikaria) selten [59].

Von großer Wichtigkeit ist, daß die Barbiturate, bedingt durch die Enzyminduktion, die Wirksamkeit oraler Antikoagulantien herabsetzen. Auch hemmen die Barbiturate kompetitiv den Metabolismus verschiedener Substanzen u. a. trizyklischer Antidepressiva (s. Kap. 22.).

Nebenwirkungen von Glutethimid und Methyprylon. Den Barbituraten ähnliche

Nebenwirkungen werden berichtet. Allerdings treten unter Glutethimid nach längerer Applikation neurologische Komplikationen auf: schleppende Sprache, Ataxie, periphere Neuropathie und Gedächtnisverlust.

Nebenwirkungen von Methaqualon. Ein „hangover" ist häufig zu beobachten. Bekannt sind auch gastrische Reizung, Mundtrockenheit, Müdigkeit, Nausea, Kopfschmerzen. Es sind auch Fälle von Polyneuropathien beschrieben worden, dies nach längerem Gebrauch.

Nebenwirkungen von Chloralhydrat und Paraldehyd werden, außer ihrer Reizwirkung auf Oesophagus und Magen, kaum beobachtet. Bemerkenswert ist aber, daß Chloralhydrat die Wirkungen von oralen Antikoagulantien potenzieren wie antagonisieren kann. Die klinische Bedeutung dieser Interaktion ist allerdings umstritten.

Nebenwirkungen von Clomethiazol. Reizungen der Nasen- und Augenschleimhäute (Niesen, Tränen) sowie gastrointestinale Beschwerden können auftreten. Selten sind Atemdepressionen oder Kreislaufkollaps (bei intravenöser Applikation!). Clomethiazol potenziert die Wirkung von Neuroleptika und Barbituraten. Es sollte nicht mit MAO-Hemmern oder Reserpinderivaten gemeinsam verabreicht werden.

Nebenwirkungen von Carbromal und Bromisoval sind bei normaler Dosierung selten. Man darf sie jedoch nicht zum chronischen Gebrauch einsetzen. Beide setzen im Körper Bromionen frei (Gefahr des Bromismus!).

7.5.2.3. Toxizität, Onkogenität und Teratogenität der Tranquilizer und Hypnotika

Toxizität der Tranquilizer

Benzodiazepine zeichnen sich auch bei Überdosierung durch eine geringe Toxizität aus. Wahrscheinlich ist es unmöglich, mit Benzodiazepinen alleine Suizid zu verüben [56]. Bei den berichteten Todesfällen waren fast immer noch andere Substanzen involviert. Sogar Dosen von 2500 mg Chlordiazepoxid oder 400 mg Diazepam hatten keine letalen Folgen [36]. Bei der akuten Intoxikation verzeichnet man Somnolenz, Benommenheit, Ataxie, Bewußtlosigkeit bis zum Koma, aber auch paradoxe Reaktionen mit Erregung. Eine ausführliche Beschreibung der Vergiftungssymptome findet sich bei SILBERSCHMIDT [126]; die entsprechende Therapie bei KHANTZIAN und MCKENNA [65].

Die **Therapie** mit selektiven Benzodiazepinantagonisten (s. Kap. 7.4.2.) ist noch nicht klinisch etabliert.

Meprobamat-Überdosierung bzw. -Intoxikation ist lebensgefährlich (Todesfälle sind nicht selten). Die Intoxikationssymptome reichen von Muskelrelaxation, relativ häufige Hypotension, Schwindel, verwaschene Sprache, bis zum Koma, Atemdepression, Schock, Lungenödem und Herzversagen. Die letale Dosis liegt in der Regel über 40 g, kann aber im Einzelfall [53] auch niedriger sein (12 g).

Toxizität der Hypnotika

Barbiturate gehören wohl zu den häufigsten in suizidaler Absicht verwendeten Substanzen. Besonders gefährlich ist es, sie mit anderen ZNS-Depressoren — vor allem Alkohol — einzunehmen. Wir beschränken uns hier auf die Erörterung einiger allgemeiner Aspekte der Toxizität der Barbiturate; für ein näheres Studium konsultiere man einschlägige Werke [53, 96, 140]. Im allgemeinen sind die Barbiturate mit kurzer Halbwertszeit potenter und toxischer als diejenigen mit langer Halbwertszeit (z. B. Phenobarbital). Typische Vergiftungssymptome sind: Zentrale Atemdepression, Bewußtlosigkeit mit eventuell vorausgehender deliranter Erregung, Schock, Kreislaufversagen. Bekanntlich sind die Symptome einer leichten Intoxikation einem Alkoholrausch ähnlich.

Toxizität der Nicht-Barbiturate

Glutethimid ist bekannt durch seine lähmende Wirkung auf das Atemzentrum (letale Dosis 10 bis 20 g).

Bromisoval und Carbromal können zum Lungenschock (Plättchenagglutination in den Lungenkapillaren) Anlaß geben. Auf die Gefahr eines Bromismus bei chronischer Intoxikation haben wir bereits hingewiesen.

Methaqualon führt bei Überdosierung zu Hypermotorik und Krämpfen. Die letale Dosis liegt bei 8 bis 10 g. Methaqualon hat ein hohes Mißbrauchspotential und führt zur Abhängigkeit, vor allem in Kombination mit Diphenhydramin.

Chloralhydrat führt bei Überdosierung zu tödlicher Narkose und/oder zum primären Herztod [140]. Die letale Dosis liegt bei 5 g. Bei Überdosierung treten auch kardiale Arrhythmien auf [41, 87].

Onkogenität der Tranquilizer und Hypnotika

Diazepam soll nach HORROBIN et al. [57] bei experimentellen Tumoren eine tumorwachstumsfördernde Wirkung haben. Aus einer Stellungnahme von ROE [118] geht aber hervor, daß die obenerwähnten experimentellen Befunde nicht ausreichen, um einen Verdacht auszusprechen. GUAITANI et al. [40] fanden, daß *Oxazepam* keinen signifikanten Einfluß auf das Tumorwachstum habe. *Barbiturate* sollen in bezug auf Lungenkarzinom [26] keine signifikante Rolle spielen.

Offensichtlich sind die verfügbaren Studien zur Frage der Onkogenität zu spärlich, um gültige Aussagen treffen zu können.

Teratogenität der Tranquilizer und Hypnotika

Der Leser konsultiere zu dieser Frage Kap. 18. Weder konnte für diese Substanzklassen eine Teratogenität nachgewiesen noch die teratogene Ungefährlichkeit bescheinigt werden.

Wenn aus zwingenden Gründen während der Embryonalzeit ein Benzodiazepin verordnet werden sollte, so gehört der Vorzug einem Derivat (z. B. **Diazepam**), dessen Eigenschaften und Wirkungen am besten belegt sind. Betreffend Diazepam sei hier vermerkt, daß es entgegen früheren Ansichten keine uterusrelaxierende Wirkung besitzt.

Auch bei den Barbituraten, wie bei Hydroxyzin, Glutethimid und Methaqualon, bestehen keine sicheren Befunde, die auf eine Teratogenität schließen ließen [119, 104]. Bekannt ist allerdings, daß Barbiturate den fetalen hepatischen Metabolismus verändern [53, 136].

Abschließend ist zu erwähnen, daß durch die Einnahme von Tranquilizern und Hypnotika während der Schwangerschaft beim Neugeborenen Abhängigkeits- bzw. Entzugssymptome beobachtet werden konnten.

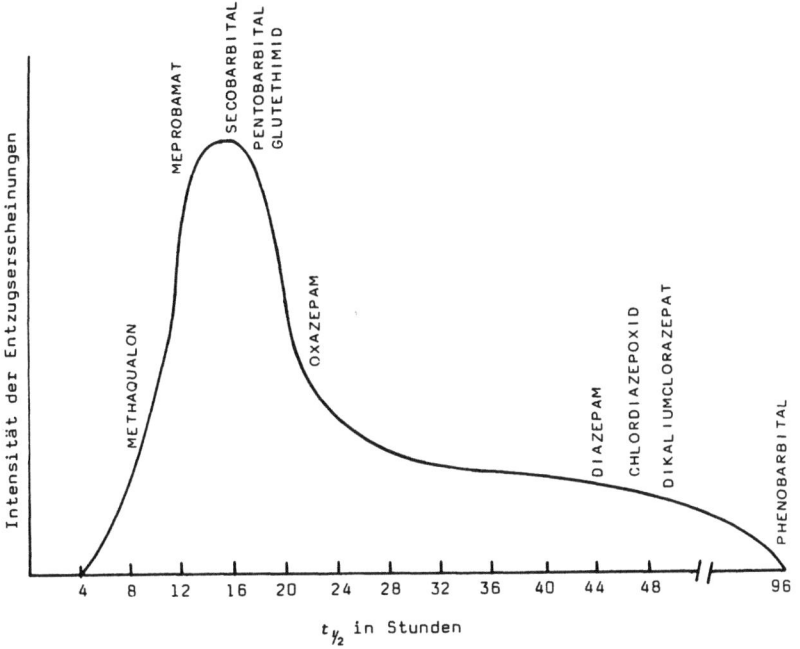

Abb. 7.6. Tranquilizer und Hypnotika: Postulierte Beziehungen zwischen der Intensität der Entzugserscheinungen und der Serumeliminations-Halbwertszeit (HWZ, $t_{1/2}$)
Nach dieser Darstellung treten Entzugssymptome nur bei Substanzen auf, deren HWZ ($t_{1/2}$) länger als 4 Stunden ist. Die schwersten Entzugssymptome treten bei Substanzen auf, deren HWZ zwischen 10—24 Stunden beträgt. Vermutlich ist für das Auftreten von Entzugssymptomen ein *steiler Abfall* des Wirkungsspiegels der Substanz, und zwar von einem *hohen Ausgangsniveau*, verantwortlich. Beide Bedingungen erfüllt nur die mittlere Substanzgruppe optimal (nach HOLLISTER, 1978)

7.5.2.4. Wirkungen nach Absetzen von Tranquilizern und Hypnotika („Entzugssymptome")

Nach dem Absetzen einer Therapie mit Tranquilizern oder Hypnotika können *„Entzugssymptome"* beobachtet werden. Sie treten wesentlich häufiger nach Barbituraten und Meprobamat als nach Benzodiazepinen auf.

Unter **Benzodiazepinen** treten Entzugssymptome innerhalb von 1 bis 20 Tagen, in der Regel *etwa eine Woche* nach dem abrupten Absetzen auf. Es ist empfehlenswert, die Therapie durch *stufenweise* Dosisreduktion abzubrechen, dies besonders bei kurzwirkenden Benzodiazepinen.

Entzugssymptome manifestieren sich in Form von Schlaflosigkeit, innerer Unruhe, Agitiertheit bis zu Erregungszuständen, Kopfschmerzen, Übelkeit (manchmal als Erbrechen), Ataxie und Tremor, seltener in Form von Krampfanfällen und Delirium.
Eine Korrelation zwischen der Intensität der Entzugserscheinungen und den **Serumeliminations-Halbwertszeiten** (HWZ) (s. Abb. 7.6.) wurde von HOLLISTER [56] postuliert. Entzugserscheinungen können 3 bis 10 Tage nach Therapieabbruch von langwirkenden Benzodiazepinen und innerhalb von 24 Stunden nach Abbruch von Benzodiazepinen mit einer kurzen HWZ auftreten [17].

Verschiedentlich wird nach abruptem Absetzen von Benzodiazepinen eine *„Rebound-Insomnie"* (definitionsgemäß eine Verschlechterung des Schlafes) beobachtet.

KALES et al. [61] fanden, daß diese bei Benzodiazepinen mit kurzen und mittleren HWZ, nicht aber bei solchen mit langen HWZ auftrat. (Es könnte aber möglich sein, daß die Rebound-Insomnie bei Benzodiazepinen mit langen HWZ ebenfalls auftritt, nur später, dies dem Abbau der kumulierenden Substanz entsprechend.) Anhand von zitierten Arbeiten finden HARTSE et al. [51] jedoch keine Veränderungen der die **Rebound-Insomnie** nach KALES et al. definierenden Parameter, die berechtigen würden, von einem solchen Phänomen zu sprechen. Auch LADEWIG [78] stellte fest, daß „derzeit zu wenig experimentelle oder klinische Daten vorliegen, die anzeigen, daß ein Hypnotikum mit einer kurzen HWZ bei einer entsprechend niedrigen Dosierung zu einer Rebound-Insomnia führt".

In diesem Zusammenhang sei noch vermerkt, daß nach einer unbestätigten klinischen Hypothese Benzodiazepine und Koffein zentralantagonisierende Wirkungen an den gleichen neuropharmakologischen Rezeptoren haben; demzufolge könnte **Koffein** die Entzugserscheinungen der Benzodiazepine verstärken [114].

Unter **Meprobamat** treten — viel früher als bei Benzodiazepinen — Entzugssymptome bereits nach 12 bis 48 Stunden auf.

Entzugssymptome manifestieren sich in Form von Angstzuständen, Schlaflosigkeit, Tremor, gastrointestinalen Störungen. Beim Absetzen von Dosen über 2,4 g täglich (über mehrere Wochen) kann es häufig zu Halluzinationen kommen. In 10 % der Fälle werden epileptiforme Konvulsionen beobachtet. Milde Entzugssymptome können bereits beim Absetzen von chronischen Dosen (1,6 g/die) auftreten.

Unter **Barbituraten, Methaqualon und Glutethimid** treten einander — auch mit Meprobamat — vergleichbare Entzugssymptome auf. Entsprechend der Wirkungslänge bzw. der Serumeliminations-Halbwertszeit kommt es bei Glutethimid und Phenobarbital erst nach 7 bis 8 Tagen zu Entzugssymptomen, wogegen bei kurzwirkenden Barbituraten die typischen Entzugssymptome bereits in den ersten 12 bis 16 Stunden nach Entzug oder Therapieabbruch einsetzen.

Entzugssymptome äußern sich in verschiedenen Schweregraden. Bei *milden Entzugsfolgen* können sich lediglich paroxysmale EEG-Veränderungen zeigen. Je nach Stärke der physischen Abhängigkeit kommt es zu Zittern, Angst, Schwäche, Insomnie, Übelkeit (auch mit Erbrechen) und abdominellen Krämpfen sowie zur orthostatischen Hypotonie (charakteristisch!).

In *schweren Fällen* kann es zu epileptischen Anfällen (Grand Mal) und zu Delirien kommen. Im Rahmen eines Delirs (meist zwischen dem 4. bis 7. Tag) können Hyperthermie und Agitiertheit zu Erschöpfung und zu einem kardiovaskulären Kollaps führen. In diesem Zusammenhang sind auch Todesfälle in der Literatur belegt. (Es muß besonders darauf geachtet werden, daß Entzugserscheinungen nicht als Epilepsie falsch diagnostiziert und demzufolge noch mehr Barbiturate zugeführt werden!)

Wie aus den Ausführungen ersichtlich geworden ist, stellt der Entzug von Barbituraten und verwandten Substanzen ein ernstes, manchmal sogar lebensgefährliches Problem dar [6]. In diesem Zusammenhang ist auch auf die sogenannte *„Kreuztoleranz"* zwischen Barbituraten und Tranquilizern hinzuweisen. Der Zusammenhang zwischen „Entzugssymptomen" und „Abhängigkeit" wird in Kap. 7.5.4. diskutiert.

7.5.3. Klinische Pharmakokinetik der Tranquilizer und Hypnotika

Es gibt zahlreiche Faktoren, die die Parameter der klinischen Pharmakokinetik beeinflussen können (s. Abb. 7.7.). Diese Abbildung verdeutlicht, daß der klinische — wie auch der pharmakologische oder therapeutische — Effekt nicht nur von der Pharmakokinetik, sondern auch — unter anderem — von der Genetik und Konstitution des Patienten abhängt. Hieraus erklärt sich zwangsläufig die große interindividuelle Variabilität, z. B. der *Serumeliminations-Halbwertszeit* („Halbwertszeit", HWZ, $t_{1/2}$). Letztere ist eine Variable, die vom *Verteilungsvolumen (Vd)* und von der *Clearance (Cl)* mitbestimmt wird. Es darf aber nicht vergessen werden, daß auch pharmakodynamische Schwankungen von Wichtigkeit sind.

Selbst innerhalb *eines* Patienten gibt es **zirkadiane Schwankungen,** wie aus einer Arbeit von FUCELLA [27] hervorgeht, der bei den HWZ von Temazepam eine Differenz von 30 % zwischen den am Morgen und am Abend gemessenen Daten feststellte.

Weiter ist grundsätzlich zu vermerken, daß der Kliniker die Konzentration z. B. eines Benzodiazepins *nicht direkt am Rezeptor* messen kann und sich deshalb mit Angaben wie „Serumkonzentration", „Dosis und beobachtete Wirkung" zufrieden geben muß. Zwar können durch pharmakokinetische Modelle quantitative Beziehungen errechnet werden, doch sollte nicht vergessen werden, daß auch die „raffinierteste" mathematische Gleichung lediglich eine Vereinfachung biologischer Prozesse darstellt.

So lassen sich z. B. die meisten pharmakokinetischen Daten der Benzodiazepine durch Anwendung eines **„offenen Zwei-Kompartiment-Modells"** ausdrücken. Man weiß aber nicht, ob die Konzentration im zentralen und im peripheren Kompartiment im Gleichgewicht mit denen an den Rezeptoren stehen. Daraus müssen wir zwangsläufig den Schluß ziehen, daß die Pharmakokinetik lediglich eine Leitlinie für eine zuverlässigere und rationellere Pharmakotherapie sein kann.

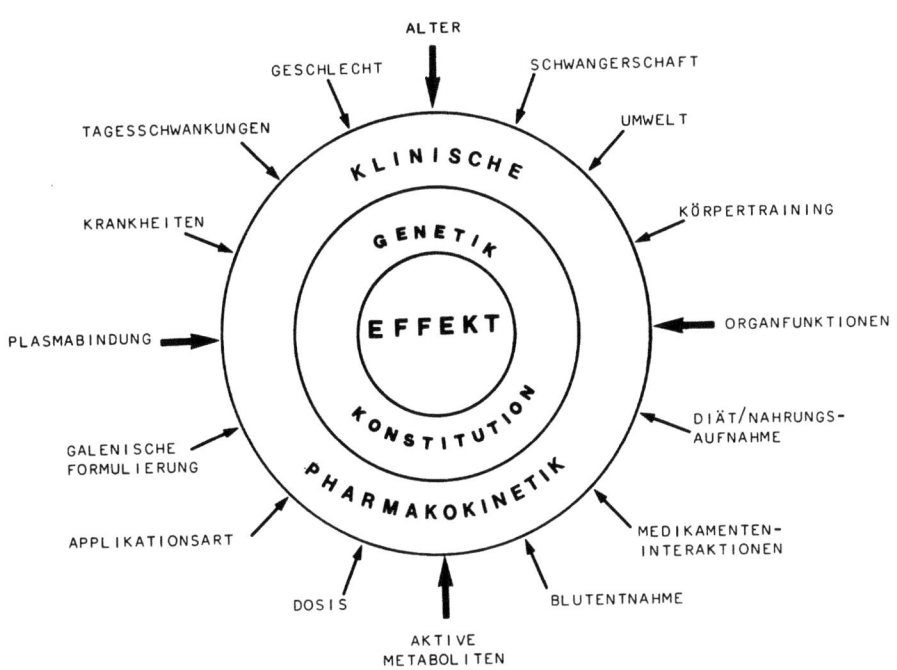

Abb. 7.7. Faktoren, die die klinische Pharmakokinetik von Benzodiazepinen beeinflussen können (Nach KLOTZ, 1982)

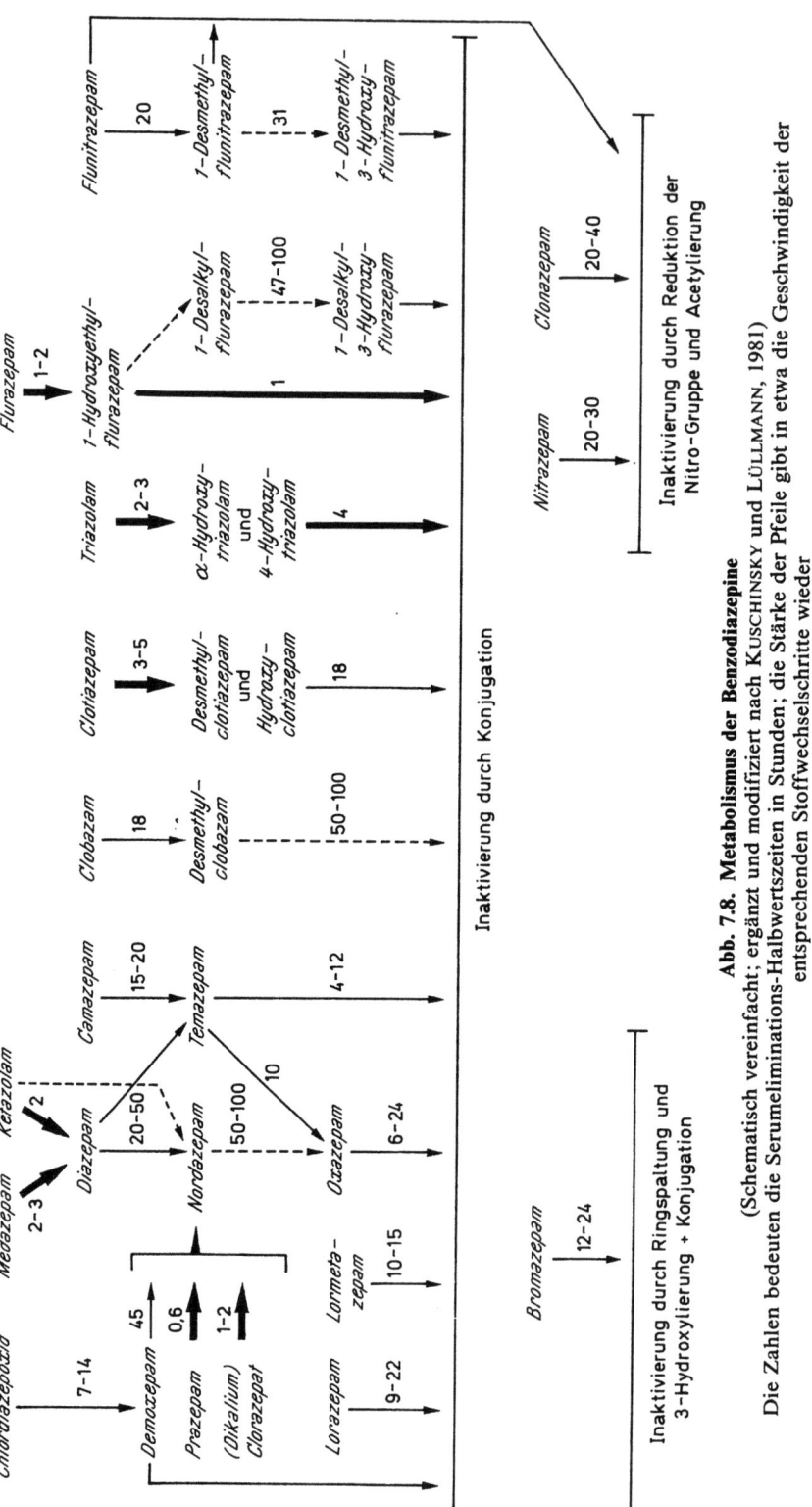

Abb. 7.8. Metabolismus der Benzodiazepine
(Schematisch vereinfacht; ergänzt und modifiziert nach KUSCHINSKY und LÜLLMANN, 1981)
Die Zahlen bedeuten die Serumeliminations-Halbwertszeiten in Stunden; die Stärke der Pfeile gibt in etwa die Geschwindigkeit der entsprechenden Stoffwechselschritte wieder

Klinische Pharmakokinetik der Benzodiazepine

Die einzelnen Substanzen der Benzodiazepine zeigen große Unterschiede in ihrem Metabolismus, wie z. B. aus den Serumeliminations-Halbwertszeiten (HWZ) ersichtlich ist [s. Abb. 7.8.; modifiziert nach KUSCHINSKY und LÜLLMANN, 75]. Folgende **Charakteristika des Metabolismus** können hierbei unterschieden werden:
a) **Geschwindigkeit des Metabolismus:** *Langsam* werden z. B. Diazepam und Flurazepam, *schnell* werden z. B. Temazepam und Triazolam metabolisiert.
b) **Zwischenschritte des Metabolismus:** Einen *„Ein-Schritt-Metabolismus"* durchgehen z. B. Oxazepam, Lorazepam und Lormetazepam; Substanzen wie Chlordiazepoxid, Prazepam und Diazepam hingegen haben einen *„Mehr-Schritt-Metabolismus"*.
c) **Ein gemeinsamer (aktiver) Metabolit** für unterschiedlichste („Ausgangs-")Substanzen: So ist z. B. *Nordazepam* ein biologisch aktiver und lange wirksamer Metabolit von u. a. Prazepam, Dikaliumclorazepat und Diazepam.

Die Kenntnis des Metabolismus der einzelnen („Ausgangs"-)Substanzen der Benzodiazepine, besonders die Tatsache, daß einzelne Substanzen *„aktive Metaboliten"* (gemeint ist biologisch aktiv) besitzen und andere nicht *(s. „Ein-Schritt-Metabolismus")*, ist für die praktische Therapie (z. B. Dosierung) von großer Bedeutung. Dies gilt besonders für die *Dauer* einer Wirkung und für das Phänomen der *Akkumulation* von Metaboliten (vgl. Kap. 7.7.1.).

So hat z. B. **Flurazepam** eine außerordentlich kurze HWZ (1,5 Stunden) verglichen mit einem seiner aktiven Metaboliten — dem Desalkyl-Flurazepam —, dessen HWZ um das 20- bis 50fache länger ist und deshalb kumulieren kann [106, 129].

Die *Benzodiazepine* können nach der Art ihrer **Metabolisierung in 2 Klassen geteilt** werden (s. Tab. 7.4.):

a) **Metabolismus durch Oxidation:** hierbei treten „aktive Metaboliten" auf, die lange HWZ aufweisen. Ein *„steady-state"* wird relativ spät erreicht; die Möglichkeit der *Kumulierung* ist gegeben, wenn konstant über längere Zeit dosiert wird. Beim *Absetzen der Therapie* klingt die Wirkung (wegen der langen HWZ) nur allmählich ab.

b) **Metabolismus durch Konjugation:** hierbei treten keine „aktiven Metaboliten" auf, weshalb die Substanzen auch relativ kurze HWZ haben. Ein *„steady-state"* wird relativ rasch erreicht, die (mögliche) Ge-

Tab. 7.4. **Klassifikation der Benzodiazepine nach ihrem Metabolismus**
(Ergänzt nach GREENBLATT, 1980)

Muttersubstanz	Aktive Metaboliten
Metabolisierung durch Oxidation	
Chlordiazepoxid	Desmethylchlordiazepoxid
	Demoxepam
	Nordazepam
Diazepam	Nordazepam
Dikaliumclorazepat*	Nordazepam
Prazepam*	Nordazepam
Ketazolam	Nordazepam
	Desmethylketazolam
Flurazepam*	Hydroxyethylflurazepam
	Desalkylflurazepam
Clobazam	Desmethylclobazam
Metabolisierung durch Konjugation	
Oxazepam, Lorazepam, Temazepam, Lormetazepam	Keine aktiven Metaboliten

* Diese Substanzen können als Präkursoren betrachtet werden, da sie im Blut nicht in klinisch wichtigen Mengen angetroffen werden.

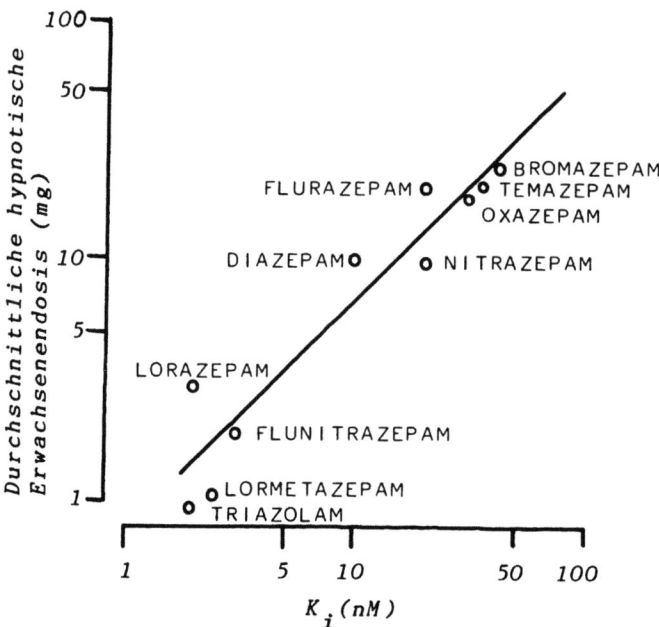

Abb. 7.9. Korrelation zwischen der Affinität verschiedener Benzodiazepine zum Benzodiazepin-Rezeptor und ihrer mittleren hypnotischen Erwachsenendosis
(Nach MÜLLER, 1982)

fahr einer Kumulierung ist kaum gegeben. Allerdings klingt nach dem *Absetzen der Therapie* die Wirkung relativ rasch ab.

Nach neueren Ergebnissen aus der Forschung um die Benzodiazepinrezeptoren ließen sich die Benzodiazepine auch nach einer Affinität zu diesen Rezeptoren einteilen. Diese Rezeptor-Affinität wird in sogenannten K_i-Werten ausgedrückt (d. i. die Bindungskonstante des Inhibitors), wobei niedrige K_i-Werte eine hohe Affinität zum Rezeptor wiedergeben. Wie aus der Abb. 7.9. hervorgeht, besteht eine relativ gute Korrelation zwischen den therapeutisch wirksamen Dosen und der Affinität zum Rezeptor [102 a].

Es sei betont, daß die **klinische Wirkungsdauer einer Substanz** nicht ausschließlich von den beschriebenen pharmakokinetischen Parametern bestimmt wird. Für die **akute** Wirkung einer Substanz ist u. a. die Geschwindigkeit der intestinalen Resorption und das Verteilungsvolumen der Substanz sehr wichtig. *Diazepam* und *Dikaliumclorazepat* zeigen z. B. einen raschen und tiefen Wirkungseintritt schon bei der ersten Applikation. Bei **chronischer** Verabreichung kann das Phänomen der „Adaption" beobachtet werden, d. h. selbst bei konstantem Serumspiegel, etwa von Diazepam, kann dessen sedierende Wirkung abnehmen.

Es gelang bisher *nicht*, eine Korrelation zwischen **Serumspiegel** von Benzodiazepinen und ihrer *anxiolytischen oder hypnotischen* Wirkung herzustellen. Nach LADER [77] sind hierfür multiple methodische Probleme, die von der klinischen Beurteilung der Wirkung bis zu den komplexen pharmakokinetischen Bedingungen reichen, verantwortlich zu machen.

Die Angaben über die *Serumeliminations-Halbwertszeiten* (HWZ) sind in der Literatur außerordentlich uneinheitlich. Wir haben uns in unseren Angaben an KUSCHINSKY und LÜLLMANN [75] orientiert (s. Abb. 7.8.).

Bei den **(Serumeliminations-)Halbwertszeiten** variieren die Angaben von Autor zu Autor sehr stark, was u. a. dem Fehlen vergleichbarer Standards zugeschrieben werden kann. Dies kann kurz anhand des **Oxazepams** gezeigt werden: KNOWLES et al. [72] finden 2,8 bis 5,7 Stunden, die gleichen Autoren geben nach Reanalysierung die Werte 3,7 bis 10,9 Stunden an. ALVAN et al. [3] finden 5,9 bis 25 Stunden, wogegen VESSMANN et al. [138] 8,8 bis 21,2 Stunden angaben. Außerdem wird meistens bei den zitierten Daten nicht angegeben, ob sich die HWZ auf eine einmalige oder wiederholte Gabe bezieht.

Tab. 7.5. Plasmaproteinbindung einiger Benzodiazepine
(Nach MUELLER, 1977; BELLANTUONO et al., 1980; KLOTZ et al., 1980; PAKES et al., 1981; und Angaben der Hersteller)

Substanz	% Bindung	Substanz	% Bindung
Alprazolam	~80	Lorazepam	85–94
Bromazepam	45	Lormetazepam	>85
Brotizolam	90	Medazepam	99
Camazepam	67–89	Midazolam	95
Chlordiazepoxid	89–94	Nitrazepam	85–88
Clobazam	87–90	Nordazepam	96–98
Clotiazepam	~99	Oxazepam	86–89
Diazepam	96–98	Prazepam	97
Dikaliumclorazepat	95–98	Temazepam	76
Flunitrazepam	~80	Triazolam	89
Flurazepam	15		

Alle Benzodiazepine werden (nach oraler Applikation) schnell und vollständig resorbiert [62]. Maximale Blutspiegel können zwischen 0,5 und 4 Stunden beobachtet werden. Allen ist eine ausgeprägte Lipophilie eigen, welche eine rasche Verteilung in allen Geweben gewährleistet. Die Plasmaproteinbindungswerte der häufigsten Benzodiazepine sind aus Tab. 7.5. ersichtlich.

Erwähnenswert ist noch, daß die Benzodiazepine im allgemeinen *weniger* pharmakokinetische **Interaktionen** mit anderen Substanzen verursachen als die meisten anderen Hypnotika und Anxiolytika [74].

Die Bedeutung des Alters für den Metabolismus der Benzodiazepine. Die Metabolisierung durch *Oxidation* soll — nach GREENBLATT [33] — mehr als die Konjugation im Alter beeinträchtigt sein. Weiters sollen im Alter die Charakteristika für das Verteilungsvolumen, im Sinne einer Verlängerung der HWZ, verändert sein [62]. Übrigens soll das Alter, bezüglich der Pharmakokinetik, beim Mann eine größere Rolle spielen als bei der Frau [33].

Bei *Diazepam* z. B. nimmt die HWZ linear zum Alter zu; sie beträgt bei 20jährigen ca. 20 Stunden, bei 80jährigen ca. 90 Stunden [69]. Auch die HWZ von *Chlordiazepoxid, Nordazepam und Nitrazepam* waren signifikant länger bei alten Patienten, wogegen die HWZ von *Lorazepam* und *Oxazepam* unverändert blieben.

Klinische Pharmakokinetik von Meprobamat

Meprobamat wird nach oraler Applikation sehr gut resorbiert und Plasmaspitzen werden nach 1 bis 3 Stunden erreicht. Die Plasmaproteinbindung ist schwach. Die Eliminations-HWZ beträgt 6 bis 17 Stunden, kann aber bei chronischer Applikation 24 bis 48 Stunden betragen. Die Eliminationskinetik ist möglicherweise dosisabhängig [91].

Klinische Pharmakokinetik der Hypnotika

Die klassische Einteilung der **Barbiturate** in lang-, mittel-, kurz- und ultrakurzwirkende wurde bereits 1969 von MARK als archaisch bezeichnet. Seitdem man erkannt hat, daß die Eliminations-Halbwertszeiten nicht mit der ersichtlichen Wirkungslänge übereinstimmen, sollte man diese Einteilung aufgeben [13].

Im Gegensatz zu den freien Säuren werden die Barbituratsalze rasch resorbiert. Bei (sub-)chronischer Applikation beschleunigen die Barbiturate ihren eigenen Abbau (durch Induktion der Leberenzyme). So weist z. B. Butobarbital bei chronischer Applikation eine um 20 bis 25 % niedrigere HWZ auf. Die metabolische Elimination ist bei jungen Patienten rascher als bei alten und bei Kleinkindern. (Bei Phenobarbital beträgt die HWZ bei Kindern die Hälfte und bei Kleinkindern das 2- bis 5fache derjenigen bei Erwachsenen [53].)

Die **HWZ** sind während der *Schwangerschaft* erhöht, dies z. T. wegen der erhöhten Bindung an Plasmaproteine [53]. Bei *Lebererkrankungen* sind bei gewissen Patienten die Eliminationsraten erniedrigt, wogegen eine Niereninsuffizienz zu einer Kumulation polarer Metaboliten führen kann [13].

Tab. 7.6. Serumeliminations-Halbwertszeiten (HWZ) einiger Hypnotika
(Nach BREIMER, 1977; HARVEY, 1980)

Barbiturate	HWZ (Stunden)	Nicht-Barbiturate	HWZ (Stunden)
Amobarbital	8— 42	Glutethimid	5— 22
Butobarbital	34— 42	Methyprylon	4
Cyclobarbital	8— 17	Methaqualon	10— 40
Heptabarb	6— 11	Chloralhydrat:	
Pentobarbital	15— 48	— Trichlorethanol*	7— 9,5
Phenobarbital	24—140	— Trichloressigsäure*	96
Secobarbital	19— 34	Clomethiazol	3,5— 4,5
Vinylbital	17— 33,5		

* Metaboliten

Glutethimid entspricht bei einmaliger wie bei wiederholter Applikation dem pharmakokinetischen Verhalten der Barbiturate. Dies auch besonders was den Wirkungsverlust (nach ca. einer Woche) bei täglicher wiederholter Zufuhr anbetrifft [105].

Methaqualon folgt der Pharmakokinetik eines Zwei-Kompartiment-Systems, mit einer Verteilungs-HWZ von weniger als einer Stunde und einer Eliminations-HWZ von 10 bis 40 Stunden [22]. Bedingt durch diese lange HWZ kann es bei täglicher Applikation zu einer Kumulation kommen.

Chloralhydrat wird oral rasch resorbiert; die Wirkung tritt bereits nach 30 Minuten ein. Der aktive Metabolit *Trichlorethanol* wird ziemlich schnell eliminiert. Ein anderer wichtiger Metabolit, *Trichloressigsäure,* hat hingegen eine HWZ von 4 bis 5 Tagen, was ein Kumulationsproblem aufwirft.

7.5.4. Zur Frage der Abhängigkeit von Tranquilizern und Hypnotika

Eingangs wollen wir den **Begriff der Abhängigkeit definieren,** und zwar im Einklang mit dem Vorschlag der WHO:
— Ein Verlangen oder Zwang, die Einnahme eines Mittels unter allen Umständen fortzusetzen
— Eine Tendenz, die Dosis zu steigern
— Eine psychische und manchmal physische Abhängigkeit von der Wirkung des Mittels (Abstinenzerscheinungen)

Die Voraussetzung für eine Abhängigkeit liegt in dem Mißbrauch von Substanzen, die abhängig machen können. Die **Bedingungen für die Entstehung eines Mißbrauchs** sind von KIELHOLZ [66] wie folgt zusammengestellt worden:
— Unwiderstehliches und unersättliches Verlangen nach Korrektur der Realität
— Flucht in eine Scheinwelt
— Unlustverhütung, Lustgewinn, Leistungssteigerung

Demzufolge führen chemische Stoffe zur Abhängigkeit und können damit zu Suchtgiften werden, die folgende primäre Wirkungen entfalten:
— Entspannung, Betäubung und Angstlösung
— Euphorisierung und Stimulierung
— Halluzinogene Wirkung

Daß aber chemische Stoffe wie diese auch wirklich zur Abhängigkeit führen, hat zur Voraussetzung, daß neben den Eigenschaften der Droge auch noch die Faktoren Persönlichkeit und soziales Milieu in die Entstehung der Drogenabhängigkeit mit einbezogen werden (s. Abb. 7.10.) (über Entzugssymptome s. Kap. 7.5.2.4.)

Die Abb. 7.10., die auf eine eigene Publikation im Jahre 1968 zurückgeht und in der vorliegenden Form durch verschiedene Autoren modifiziert wurde, zeigt, daß die angegebene Trias die Entstehungsursachen der Drogenabhängigkeit darstellt. Aus dem Vorausgegangenen kann man folgern, daß praktisch jeder chemische Stoff ein Abhängigkeits-, Mißbrauchs- oder Suchtauslösungspotential innehat, vorausgesetzt er „erfüllt"

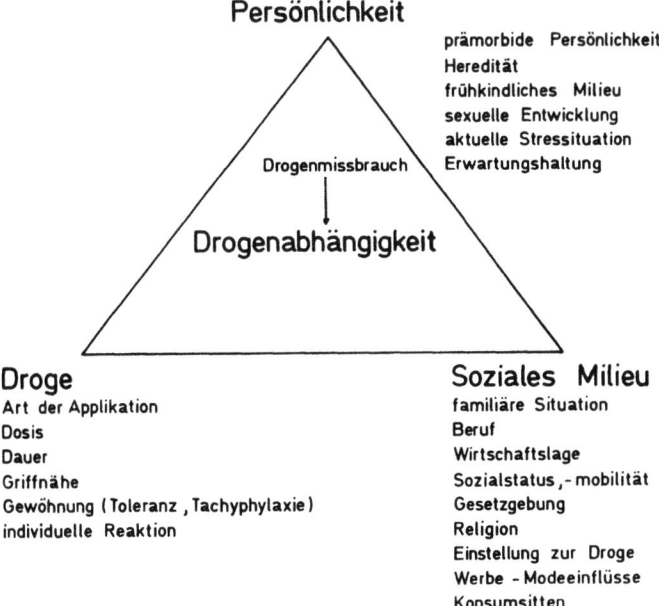

Abb. 7.10. Trias der Entstehungsbedingungen der Drogenabhängigkeit

gewissermaßen die obenerwähnten und definierten Kriterien.

Was die Entzugssymptome anbetrifft, so haben wir diese bereits im Kap. 7.5.2.4. beschrieben. Ergänzend sei noch beigefügt, daß diese dem gemäß WHO definierten Alkohol- und Barbiturat-Typ entsprechen. Außerdem darf nicht unerwähnt bleiben, daß zwischen den Tranquilizern, Sedativa und Barbituraten eine „gekreuzte Toleranz" besteht.

Benzodiazepine und Abhängigkeit

Nähme man als Bewertungskriterium lediglich die „Abstinenzerscheinungen" (Entzugssymptome), so ließe sich die Frage mit einem eindeutigen Ja beantworten. Aber es geht vielmehr darum, den Fragenkomplex breit zu stellen und auch u. a. das Mißbrauchspotential und die Toleranz miteinzubeziehen.

Bei der Durchsicht der Literatur fand MARKS [85], daß weniger als 500 Fälle von **Abhängigkeit durch Benzodiazepine** beschrieben wurden. In dieser Zahl sind unklare Fälle sowie Polytoxikomanien miteingeschlossen. Es gibt dramatisch beeindruckende Fallberichte über Entzugssymptome [55], insbesondere beim abrupten Absetzen von hohen Dosen. Auch haben HOLLISTER et al. 56a] eine Studie über mögliche Entzugserscheinungen bei hohen Dosen durchgeführt.

MARKS [85] berechnete, daß das Risiko einer echten pharmakologischen Abhängigkeit bei Benzodiazepinen nur 1 Fall pro 5 Millionen Patienten-Monate beträgt. Einen ähnlichen Standpunkt vertreten HOLLISTER [55], GREENBLATT und SHADER [37], LADEWIG und SCHWARZ [79] sowie eine Enquete von LADEWIG et al. [80] und MARKS [85], der zusammenfaßte: „Das Risiko einer pharmakologischen Abhängigkeit von Benzodiazepinen wurde weit übertrieben." KEMPER et al. [64] vertreten hingegen die Meinung, daß das Suchtpotential der Benzodiazepine größer ist, als bisher angenommen wurde.

Interessant ist auch die Arbeit von KIELHOLZ [66], der **Abhängigkeitsfaktoren psychoaktiver Substanzen** zu berechnen versuchte: Der Abhängigkeitsfaktor für Analgetika wurde willkürlich mit 1 eingesetzt; Hypnotika erhielten den Faktor 2,7, zentrale Stimulantien 3,8 und die Tranquilizer lediglich 0,2. Dies heißt, daß für die Tranquilizer ein relativ geringes Abhängigkeitsrisiko besteht.

Eine weitere wichtige klinische Frage ist, **ob Benzodiazepine in therapeutischen Dosen**

Abhängigkeit erzeugen können. Dies ist schwierig zu beantworten, denn Angst ist nicht ein gleichbleibender „Faktor", sondern vielmehr Schwankungen unterworfen, so daß z. B. eine Erhöhung der Dosis auch eine momentane Zunahme der Angstsymptome, nicht nur Toleranzbildung, bedeuten kann. Auch sind Entzugssymptome, diagnostisch betrachtet, unspezifisch; da Angst eine ihrer wichtigsten Komponenten ist, können offensichtlich Entzugserscheinungen nach Absetzen ein Wiederaufleben der präexistierenden Angstzustände bedeuten [137] oder beides zusammen [76]. Leider gibt es zu wenige *zuverlässige* Berichte über das Absetzen von Benzodiazepinen bei normalen Dosen [9, 11, 19, 117, 122, 139]. Aus den Studien kann geschlossen werden, daß angesichts der sehr weiten Verbreitung der Benzodiazepine wenige Fälle einer nachgewiesenen Abhängigkeit dokumentiert sind. Allerdings gibt es vereinzelt abhängige Patienten, sogar bei normalen therapeutischen Dosen.

In einer neuesten Studie und Übersicht folgert jedoch LADER [77 a] „... daß eine Abhängigkeit bei normalen Dosen häufig vorkommen kann und vorkommt, dies speziell bei Patienten, die Benzodiazepine während mehreren Monaten oder länger einnehmen. Das Nichteskalieren der Dosen kann nicht länger als Zeichen angesehen werden, daß keine Abhängigkeit vorliegt".

Die Gefahr der Abhängigkeit von Benzodiazepinen kann weitgehend gebannt werden, wenn beim Verschreiben gewisse Richtlinien befolgt werden, wie z. B. HAASE und LINDE [42] zusammengefaßt haben:

10 Gebote eines bestimmungsgemäßen und kunstgerechten Einsatzes von Benzodiazepinen:
1. Verwenden Sie Benzodiazepine in möglichst niedriger, aber ausreichender Dosierung und passen Sie die Dosis in jedem Falle individuell an.
2. Überschreiten Sie die vom Hersteller empfohlene mittlere Dosis nur in besonderen Ausnahmefällen und dann nur während weniger Tage.
3. Verordnen Sie Benzodiazepine nicht auf unbegrenzte Zeit, sondern vereinbaren Sie mit dem Patienten gleich zu Beginn den Zeitpunkt, an dem er wieder medikationsfrei auf eigenen Füßen stehen sollte.
4. Beschränken Sie die Langzeittherapie mit Benzodiazepinen ausschließlich auf diejenigen Fälle, bei denen trotz kombinierter psychotherapeutischer und psychopharmakologischer Intervention aus inneren oder äußeren Gründen eine Stabilisierung nicht erzielbar ist.
5. Empfehlen Sie dem Patienten, zum frühestmöglichen Zeitpunkt auf die *regelmäßige* Einnahme zu verzichten und auf Einnahme im Intervall — bei Bedarf — überzugehen.
6. Nutzen Sie die Möglichkeit zur Dosisreduktion in der 1. Woche. Weisen und empfehlen Sie dem Patienten, die Dosis bereits nach 2 bis 3 Tagen zu reduzieren, was er in der Phase des Wirkstoffspiegelaufbaus vom 1. bis zum 3. oder 7. Tag (je nach Halbwertszeit des Präparates) meist problemlos kann.
7. Betrachten Sie die eigenmächtige Überschreitung der vom Hersteller für die Ambulanz empfohlenen Dosis als zwingende Indikation zur intensiven Intervention mit dem Ziel, die Medikation zu beenden.
8. Intervenieren Sie bei erkennbarer Tendenz zu kontinuierlicher Dosissteigerung sofort durchgreifend mit dem Ziel, die Einnahmedisziplin sicherzustellen oder, falls diese nicht verläßlich zu gewährleisten ist, die Medikation zu beenden.
9. Beenden Sie die Therapie ausschleichend. Insbesondere nach langer Verabreichung von mittleren, ambulanzüblichen Dosen (länger als 1 Jahr) oder generell nach Einnahme hoher, ambulanzunüblicher Dosen darf die Therapie keinesfalls abrupt beendet werden, vielmehr ist die Wochendosis über einen Zeitraum von 6 bis 8 Wochen schrittweise abzubauen.
10. Verordnen Sie Benzodiazepin-Tranquilizer nur an Patienten, die eine ausreichende Compliance zeigen, und schließen Sie alle Patienten mit Abhängigkeitsanamnese von der Behandlung aus. Die orale und/oder ambulante Verabreichung eine Benzodiazepintranquilizers an einen Patienten mit starker Bindung an Alkohol, Schlafmittel, Analgetika, Stimulantien oder gar Rauschmittel ist ein besonders schwerer Kunstfehler.

Meprobamat und Abhängigkeit. Abhängigkeit wird beobachtet bei langer Applikation von Dosen, die nicht viel größer waren als die obere Grenze der normalen therapeutischen Dosis [6].

Barbiturate und Abhängigkeit. Die sogenannten langwirkenden Barbiturate haben ein geringeres Mißbrauchspotential als die kurzwirkenden. Allgemein sind die Barbiturate wegen ihrer abhängigkeitmachenden Wirkung bekannt.

An dieser Stelle muß erwähnt werden, daß die Barbiturate weitgehend durch die Benzodiazepine verdrängt wurden und eigentlich, mit Ausnahme von Phenobarbital (beim Status epilepticus) nur selten verschrieben werden. Wenn man alle Faktoren berücksichtigt, so haben die Barbiturate aufgehört, eine bedeutende Rolle bei der Behandlung der Insomnie zu spielen [59] (vgl. Kap. 16.). Wegen den diesen Substanzen inneliegenden Gefahren (Intoxikation, Suizid) sind die Benzodiazepine vorzuziehen.

Methaqualon und Abhängigkeit. Besonders in Kombination mit Diphenhydramin hat Methaqualon ein abhängigkeitserzeugendes Potential und ist mit entsprechendem Mißbrauch behaftet [73, 95].

Clomethiazol und Abhängigkeit. Es kann sich im Zusammenhang mit der Behandlung von Alkoholentzugssymptomen eine sekundäre Abhängigkeit entwickeln. Bei Alterspatienten hingegen, als Hypnotikum in den entsprechenden Dosen appliziert, konnte keine solche Abhängigkeit verzeichnet werden.

7.6. Indikationen der Therapie mit Tranquilizern und Hypnotika

Von W. Pöldinger und F. Wider

7.6.1. Vorbemerkungen

Die Indikationen der im vorigen Kap. 7.5. erörterten Substanzen ergeben sich mehr oder weniger direkt aus deren pharmakologischen Wirkungsprofilen (z. B. für die Benzodiazepine s. Tab. 7.3.). Der Übersicht halber haben wir einige (neuro-)psychiatrische und andere klinische Indikationen in der Tab. 7.7. zusammengefaßt. Wir werden sie im folgenden einzeln erörtern.

Im Falle, daß eine Indikation anderswo in diesem Buch eine ausführliche Erörterung erfahren hat, werden wir auf dieses Kapitel verweisen.

Tab. 7.7. Klinische Indikationen der Therapie mit Tranquilizern und Hypnotika

Indikationen	Benzodiazepine	Meprobamat	Barbiturate	Chloralhydrat	Paraldehyd	Clomethiazol
Angstzustände	+ + +	+ +	+	0	0	(+)
Adjuvans bei Depressionen	+	0	0	+ +	0	0
Neurotische Zustandsbilder	+	0	0	0	0	0
Psychosomatische Störungen	+ +	+ +	+	0	0	0
Schlafstörungen	+ + +	+	+ +	+ +	+ +	(+)
Alkohol-Entzugssymptome	+ + +	+	+	+	+	+ + +
Epilepsie	+ +	0	+ +	0	+	(+)
Muskelspasmen	+ +	+ +	+	0	0	0
Anästhesiologie	+ +	0	+ +	0	(+)	(+)

0: nicht geeignet; +: mäßig geeignet; + +: gut geeignet; + + +: sehr gut geeignet.

7.6.2. Kontraindikationen der Therapie mit Tranquilizern und Hypnotika

Benzodiazepine. Insbesondere die Myasthenia gravis. Selbstverständlich auch bei Hypersensibilität auf Benzodiazepine. Kleinkindern sollten Benzodiazepine nicht verordnet werden.

Meprobamat. Akute intermittierende Porphyrie, Schwangerschaft. Kinder unter 6 Jahren sollten kein Meprobamat erhalten.

Barbiturate. Akute Alkohol-, Schlafmittel-, Analgetika- und Psychopharmakaintoxikationen, Porphyrie. Schwere Funktionsstörungen der Leber, Niere und des Myokards. Hypersensibilität gegenüber Barbituraten.

Chloralhydrat. Erkrankungen der Leber, Nieren, des Herzens sowie bei Gastritis. Nicht für stillende Frauen.

7.6.3. Psychiatrische Indikationen der Therapie mit Tranquilizern und Hypnotika

Tranquilizer bei Angstzuständen. Diese Indikation stellt das Hauptindikationsgebiet der Benzodiazepine dar. Was die diagnostische Bestimmung der verschiedenen Angstzustände und spezielle therapeutische Anweisungen betrifft, verweisen wir auf das Kap. 12. Es sei hier bloß vermerkt, daß bei der Therapie von Angstzuständen eine kontinuierliche Behandlung angestrebt wird. Deshalb sollten mit Vorteil Derivate mit langer „Halbwertszeit" der Substanz oder des aktiven Metaboliten verabreicht werden; das sind diejenigen Derivate, die einen sogenannten „Mehr-Schritt-Metabolismus" haben (s. Abb. 7.7.).

Nebst den Benzodiazepinen finden aber immer noch die Barbiturate in kleinen Dosen wie auch Meprobamat Verwendung.

Tranquilizer bei Panikzuständen und Phobien. Der Einsatz der Benzodiazepine bei Panikzuständen wird im Kap. 12. behandelt.

Tranquilizer bei Depressionen. Oft ist die Rede davon, daß Benzodiazepine eine antidepressive Wirkungskomponente hätten. Bis jetzt konnte aber eine antidepressive-stimmungsaufhellende Wirkung im Fall endogener Depressionen nicht mit Sicherheit nachgewiesen werden. Sicher haben die Tranquilizer eine Wirkung auf die Angstkomponente der Depression. BOWEN [12] fand aber, daß Diazepam als Zusatzmedikation bei mit Trizyklika behandelten Depressiven die Besserung verspätete. Diesen Verdacht gegenüber den Benzodiazepinen haben auch wir geäußert [67].

Wie bereits erwähnt, sollten bei der **Depressionsbehandlung** weder Barbiturate noch barbituratfreie Substanzen verabreicht werden, da diese durch Enzyminduktion die Wirkung von trizyklischen Antidepressiva (wenn diese konstant dosiert bleiben) abschwächen können.

Tranquilizer bei neurotischen Zustandsbildern. Für nähere diagnostische und therapeutische Ausführungen s. Kap. 12.

Tab. 7.8. Tranquilizer (Benzodiazepine und Nicht-Benzodiazepine)
(Zunahme der dämpfenden und schlafanstoßenden Wirkungskomponente von oben links nach unten rechts)

Freiname	Mittlere Dosis (mg/die)	Freiname	Mittlere Dosis (mg/die)
Medazepam	15— 30	Alprazolam	1,5 — 3
Camazepam	20— 30	Ketazolam	15 —60
Clotiazepam	5— 30	Benzoctamin	15 —30
Meprobamat	200—1200	Diazepam	6 —30
Chlordiazepoxid	15— 60	Nordazepam	2,5 —10
Oxazepam	30— 150	Temazepam	abends: 20 —30
Prazepam	10— 30	Brotizolam	abends: 0,125— 0,5
Lorazepam	2— 4	Nitrazepam	abends: 5 —15
Clobazam	20— 30	Lormetazepam	abends: 0,5 — 2
Bromazepam	3— 9	Triazolam	abends: 0,25 — 1
Oxazolam	20— 60	Flurazepam	abends: 15 —30
Hydroxyzin	30— 100	Flunitrazepam	abends: 1 — 4
Dikaliumclorazepat	10— 30	Midazolam	abends: 15 —30

Tranquilizer bei psychosomatischen Störungen. Die Verwendung der Tranquilizer in der Psychosomatik geht auf die Annahme zurück, daß es sich in vielen Fällen um ins Körperliche konvertierte Angst handelt.

Bei diesen Störungen vermögen die Tranquilizer lediglich eine Hilfsfunktion auszuüben, da sie selbst keine kausale Wirkung auf die Krankheitsprozesse haben. Man muß sich aber bewußt sein, daß die Behandlung psychosomatischer Erkrankungen zweigleisig zu erfolgen hat, indem man neben der Psychopharmakotherapie und einer intensiven Somatotherapie auch Psychotherapie durchführt (vgl. Kap. 14.).

Tranquilizer und Hypnotika bei Schlafstörungen. Für diese Indikation sind die schlaferzwingenden Barbiturate und deren barbituratfreie Abkömmlinge zugunsten der lediglich schlafinduzierenden Benzodiazepine verdrängt worden (s. Tab. 7.8.). Nähere diagnostische und therapeutische Ausführungen entnehme man Kap. 16.

In Tab. 7.8. sind alle Tranquilizer (Benzodiazepine und Nicht-Benzodiazepine), wie auch die als *Hypnotika eingesetzten Benzodiazepine*, zusammengestellt. Die dämpfende und schlafanstoßende Wirkungskomponente nimmt von links nach rechts und von oben nach unten zu; an der Spitze dieser Liste stehen also Präparate, welche angstlösend wirken, ohne eine wesentliche sedierende Wirkung zu zeigen, während am Ende dieser Liste jene Präparate angeführt sind, die vorwiegend zur Schlafinduktion eingesetzt werden.

Bei der Therapie der Schlafstörungen kann man davon ausgehen, daß bei vielen Schlafgestörten zusätzlich mehr oder weniger ausgeprägte Angstzustände vorhanden sind. Eine Besserung der Angst ist also dem (gestörten) Schlaf förderlich. Dieser Aspekt und die pharmakokinetischen Erkenntnisse (s. Kap. 7.5.3.) erlauben prinzipiell **zwei Behandlungsmöglichkeiten der Schlafstörung:**

a) Verabreichung einer einmaligen höheren Dosis als **Hypnotikum**. Das pharmakokinetische Profil der Präparate lautet: schneller Wirkungseintritt, Wirkungsdauer auf die Nacht beschränkt, und keine aktiven Metaboliten, die die Wirkung verlängern. *Lorazepam, Lormetazepam* und *Temazepam* entsprechen diesem Profil. (*Oxazepam* würde ebenfalls entsprechen, kommt aber wegen relativ langsamer Resorption als Einschlafmittel weniger in Frage.)

b) Verabreichung eines **Anxiolytikums** über längere Zeit. Das pharmakokinetische Profil der Präparate lautet: langanhaltende Wirkung durch aktive Metaboliten; keine Entzugssymptome, falls eine Dosis ausgelassen wurde: *Dikaliumclorazepat, Diazepam, Flurazepam* und *Ketazolam* entsprechen diesen Kriterien. OSWALD [107] hingegen zieht aus einer Studie den Schluß, daß eine Substanz mit mäßig kurzer Wirkungszeit und einer HWZ von ca. 10 Std. das optimale Hypnotikum darstellen würde.

Chloralhydrat und in einem kleineren Maß *Paraldehyd* gehören zu den Substanzen, die für eine kurzzeitige Applikation ihren festen Platz haben.

Tranquilizer bei Alkoholentzugssymptomen. Sie stellen eine gute Indikation für Benzodiazepine dar, da diese ähnliche pharmakologische Eigenschaften besitzen wie der Alkohol und als angemessene Substituenten betrachtet werden können. Clomethiazol stellt trotz einigen Nachteilen das Mittel der Wahl dar. Für weitere Angaben ist das Kap. 15. zu konsultieren.

7.6.4. (Neuro-)Psychiatrische und weitere klinische Indikationen der Therapie mit Tranquilizern und Hypnotika

Tranquilizer und Hypnotika bei Epilepsien. Dieses Thema wird ausführlich in Kap. 8. erörtert.

Tranquilizer bei Muskelspasmen. Verschiedene Anxiolytika werden bei Muskelzerrungen verwendet. Bei entzündlichen, degenerativen und traumatischen Erkrankungen des Skelettmuskelsystems, die zu einer Tonuserhöhung der quergestreiften Muskulatur führen, finden die Benzodiazepine ebenfalls Anwendung.

Tranquilizer und Hypnotika in der Anästhesiologie. Besonders für die Narkoseeinleitung, für kleine Chirurgie und diagnostische Eingriffe, haben die Benzodiazepine Verwendung gefunden. Daneben behaupten sich noch die kurzwirkenden Barbiturate und — viel seltener — Clomethiazol.

7.7. Durchführung der Therapie mit Tranquilizern und Hypnotika

Von W. PÖLDINGER und F. WIDER

7.7.1. Vorbemerkungen und allgemeine Richtlinien für die Therapie

Eine rationale Pharmakotherapie mit Tranquilizern z. B. bei Angstzuständen bedingt u. a. Kenntnisse der verschiedenen Formen der Angst. Wir haben diese im Kap. 12 ausführlich behandelt. Ferner lassen sich aus der im Kap. 7.5.3. erörterten Pharmakokinetik für die Therapie folgende wesentliche Implikationen ableiten: Nebst der Serumeliminations-Halbwertszeit (HWZ), die meistens als Hauptdeterminante einer Substanz erwähnt wird, sind auch die Resorption und die Verteilung zu berücksichtigen. (So kann z. B. eine Substanz trotz einer langen HWZ eine kurze Wirkungsdauer haben, wenn sie eine kurze Verteilungsphase aufweist und in einer Einzeldosis verabreicht wird.)

Von großer therapeutischer Bedeutung ist ferner, daß die **Benzodiazepine nach ihrer Metabolisierung in zwei Gruppen eingeteilt** werden können (s. Abb. 7.7.):

a) Derivate, die einen „Ein-Schritt-Metabolismus" (Konjugation) durchgehen, keine aktiven Metaboliten und relativ *kurze HWZ* haben. Ein „steady-state" wird relativ rasch erreicht, die Gefahr der Kumulierung ist kaum gegeben und die Wirkung klingt nach Absetzen der Therapie relativ schnell ab; allerdings ist die Gefahr von Entzugserscheinungen größer.

b) Derivate, die einen „Mehr-Schritt-Metabolismus" (Oxidation) durchlaufen, aktive Metaboliten mit relativ *langen HWZ* besitzen. Ein „steady-state" wird relativ spät erreicht; die Möglichkeit der *Kumulierung* ist gegeben, wenn konstant über längere Zeit appliziert wird. Beim Absetzen der Therapie klingt die Wirkung nur langsam ab, weswegen auch die Entzugserscheinungen schwächer sind.

Weiter ist zu erwähnen, daß die meisten Benzodiazepine nach **oraler Applikation** schnell und vollständig resorbiert werden. Allen ist eine ausgeprägte Lipophilie eigen, welche eine rasche Verteilung in allen Geweben gewährleistet. (Die Verteilung im Plasma, d. h. die Plasmaproteinbindungswerte sind aus Tab. 7.5. ersichtlich.)

Zusammenfassend kann man sagen: Je kürzer die HWZ eines Präparates ist, desto besser ist seine Steuerbarkeit. Das Fehlen aktiver Metaboliten bedeutet eine größere Übersichtlichkeit, was die Zusammenhänge zwischen Dosis, Plasmakonzentration und Wirkung betrifft.

Therapeutisch wichtig ist es auch zu wissen, daß unter den doch recht zahlreichen Benzodiazepinderivaten lediglich drei davon in **parenteralen Applikationsformen** verfügbar sind: *Chlordiazepoxid, Dikaliumclorazepat* und *Diazepam* (Clonazepam — Epilepsie —, Flunitrazepam und Midazolam — Anästhesiologie — wurden ihrer spezifischen Indikation wegen bewußt ausgelassen).

Für eine möglichst **sichere intravenöse Applikation** eines Benzodiazepins können folgende praktische Ratschläge gegeben werden [92]:
— vor der Injektion sollte die Ampullenflüssigkeit handwarm sein
— eine Vene mit nicht zu engem Lumen wählen (z. B. Venae cubitales)
— zuerst etwas Blut aspirieren und dieses mit der Benzodiazepin-Lösung in der Injektionsspritze vermischen
— das Blut-Benzodiazepin-Gemisch langsam injizieren (5 mg/min)
— eventuell mit NaCl-Lösung (0,9 %) nachspülen

Was die **Dauer der Therapie** mit Benzodiazepinen betrifft, verweisen wir auf die „10 Gebote eines bestimmungsmäßigen und kunstgerechten Einsatzes von Benzodiazepin-Tranquilizern" (s. Kap. 7.5.4.).

Auf die pharmakokinetischen **Wechselwirkungen** mancher Benzodiazepine mit *Cimetidin* und möglicherweise auch mit *Phenytoin* soll kurz hingewiesen werden:

Cimetidin, ein H$_2$-Rezeptorenantagonist, und Benzodiazepine werden häufig bei der Therapie des Ulcus pepticum kombiniert. Bei dieser Kombination kann eine Erhöhung der Plasmaspiegel, eine langsamere Elimination (HWZ bis zu 40 % länger) und eine Erhöhung der steady-state-Konzentrationen um wahrscheinlich mehr als ein Drittel derjenigen Benzodiazepine erfolgen, die durch Hydroxylierung metabolisiert werden (z. B. *Chlordiazepoxid, Diazepam, Nordazepam, Prazepam*). Wenn die Dosis der Benzodiazepine nicht entsprechend reduziert wird, ist eine verstärkte Sedierung die Folge; Cimetidin selbst wirkt auch sedierend [Übersicht: 134]. Hingegen soll man bei **Ranitidin** (auch ein H$_2$-Rezeptorantagonist) diese Wechselwirkung nicht beobachtet haben. Hingegen wurde festgestellt, daß bei gleichzeitiger Verabreichung von Ranitidin und Diazepam die steady-state-Konzentrationen von Diazepam niedriger waren, dies wahrscheinlich bedingt durch eine verminderte Resorption. Die hepatische Elimination von Diazepam war aber durch Ranitidin nicht beeinflußt [70 a].

Über die möglichen Wechselwirkungen zwischen dem Antiepileptikum **Phenytoin** und Benzodiazepinen besteht noch keine einheitliche Meinung; Erhöhungen wie auch Erniedrigungen des Phenytoin-Plasmaspiegels sind beobachtet worden [54, 116].

Im folgenden soll die therapeutische Anwendung spezieller Präparate von Tranquilizern und Hypnotika erörtert werden. Hierbei werden pharmakokinetische und andere Daten der Präparate soweit erwähnt, wie sie für eine rationale Pharmakotherapie nützlich sein können. Um Wiederholungen zu vermeiden, verweisen wir bei therapeutisch wichtigen Daten *allgemeiner* Art auf die vorangehenden Kap. 7.5. und 7.6. Dort findet man auch Tabellen über die Serumeliminations-Halbwertszeiten (s. Abb. 7.8. und Tab. 7.6.) und die Proteinbindung (s. Tab. 7.5.) der speziellen Präparate.

7.7.2. Therapie mit speziellen Präparaten von Tranquilizern

Chlordiazepoxid wird peroral relativ rasch (Maxima-Plasmaspiegel nach 1 bis 2 Std.) und vollständig resorbiert; die intramuskuläre Applikation hingegen kann schmerzhaft sein und die Resorption erfolgt langsam und erratisch [5, 35]. (Dosen von 25 mg ergeben peroral appliziert höhere Spiegel als nach i. m. Applikation [30].) Für die intravenöse Anwendung siehe Ausführungen unter 7.7.1. Chlordiazepoxid wird über mehrere Schritte abgebaut (= aktive Metaboliten, welche bei mehrmaliger Applikation z. T. kumulieren und demzufolge in höheren Konzentrationen als die Muttersubstanz vorliegen können). Die durchschnittliche Tagesdosis als Anxiolytikum beträgt 15 bis 60 mg.

— Im *Alter* kann die HWZ verlängert und die Clearance erniedrigt sein. Das Verteilungsvolumen scheint vom *Geschlecht* beeinflußt zu sein [70].
— Bei *Leberzirrhose* kommt es zu einer Verlängerung der HWZ um das 2- bis 3fache und zu einer Abnahme der Clearance [68].
— Über **Wechselwirkungen** mit *Cimetidin* (s. Kap. 7.7.1.). Bei gleichzeitiger Gabe mit *Disulfiram* fällt die Clearance stark ab [124]. Gleichzeitige Verabreichung von *Antazida* reduziert die Geschwindigkeit, aber nicht die Vollständigkeit der Resorption [38].

Diazepam wird peroral rasch und vollständig resorbiert (Maxima-Plasmaspiegel nach 0,5 bis 2 Std.). Für die parenterale Applikation siehe *Chlordiazepoxid*, ebenso für die Metabolisierung. Der aktive Metabolit *Nordazepam* spielt eine große Rolle, da er wesentlich stärker als Diazepam kumuliert und bei Dauertherapie ca. um das Zweifache höhere Konzentrationen aufweisen kann [68]. Die durchschnittliche Tagesdosis als Anxiolytikum beträgt 6 bis 30 mg.

— Applikation im *Alter* und bei *Leberfunktionsstörungen*, Interaktion mit *Cimetidin* und *Disulfiram*, gleichzeitig Gabe von *Antazida* (s. Chlordiazepoxid).
— Die Resorptionsrate kann durch die gleichzeitige Gabe einer *sauren Substanz* (z. B. Grapefruitsaft) erhöht werden. Die Resorption kann im *Alter* und bei chronischem *Alkoholismus* niedriger sein [70]. Bei der Applikation von *Suppositorien* bei Kindern erfolgt die **Resorption** langsam [1].
— Die **Verteilung** scheint durch die *Nahrungsaufnahme* beeinflußt zu sein. Eine veränderte Verteilung beobachtet man im *Alter*, bei *Alkoholikern*, bei *Lebererkrankungen* und bei *Schwangeren* nach der Entbindung [70].

Nordazepam (Desmethyldiazepam) ist der wichtigste aktive Metabolit von mehreren Benzodiazepinen und zählt zu denjenigen Substanzen, die die längste HWZ haben (50 bis 100 Std.) und demzufolge am längsten im Körper verweilen. Auch stellt Nordazepam die wichtige Substanz dar, bei denjenigen Benzodiazepinen, die als Vorstufe („pro-drugs") gegeben werden (z. B. *Dikaliumclorazepat, Prazepam).* Die Resorption ist rasch, aber wahrscheinlich nicht vollständig. Die durchschnittliche Tagesdosis als Anxiolytikum beträgt 2,5 bis 10 mg.

— Applikation im *Alter* und bei *Leberfunktionsstörungen,* Interaktion mit *Cimetidin* (s. Chlordiazepoxid).

Medazepam wird relativ rasch resorbiert (Maxima-Plasmawerte nach 1 bis 2 Std.) und ist als sogenannter „milder Tranquilizer" einzustufen. Medazepam durchgeht einen Mehr-Schritt-Metabolismus und hat auch aktive Metaboliten. Die durchschnittliche Tagesdosis als Anxiolytikum beträgt 15 bis 30 mg.

— Für die Behandlung von angst- und spannungsbedingten Störungen der gastrointestinalen und urogenitalen Sphäre gibt es ein **Kombinationspräparat** mit *Clidiniumbromid.*

Camazepam wird relativ rasch resorbiert (Maxima-Plasmawerte nach 1 bis 2 Std.) und ist auch als „milder Tranquilizer" einzustufen. Camazepam hat einen aktiven Metabolit *(Temazepam).* Die durchschnittliche Tagesdosis als Anxiolytikum beträgt 20 bis 30 mg.

Clotiazepam gehört zu der Gruppe der Thienodiazepine. Die Resorption scheint relativ rasch zu sein [68]. Es hat drei z. T. aktive Metaboliten. Die durchschnittliche Tagesdosis als Anxiolytikum beträgt 5 bis 30 mg.

Oxazepam wird relativ *langsam resorbiert* (Maxima-Plasmawerte nach 1 bis 4 Std.). Es tritt als aktiver Metabolit von anderen Benzodiazepinen auf und hat eine besondere Bedeutung, da es durch Konjugation eliminiert wird (= unabhängig von Alter, Leber- und Nierenfunktionen). Die durchschnittliche Tagesdosis als Anxiolytikum beträgt 30 bis 150 mg. Obwohl Oxazepam eine kurze HWZ hat, ist es als Einschlafmittel wegen der langsameren Resorption relativ ungeeignet.

Lorazepam wird relativ rasch resorbiert (Maxima-Plasmaspiegel nach 1 bis 2 Std.). Es hat keine aktiven Metaboliten und wird wie Oxazepam metabolisiert. Die durchschnittliche Tagesdosis als Anxiolytikum beträgt 2 bis 4 mg.

Clobazam wird sehr gut resorbiert und Maxima-Plasmaspiegel werden nach 1 bis 4 Std. erreicht. Es hat einen aktiven Metaboliten. Aufgrund seiner langsameren HWZ kann dieser bis zu 8mal höhere „steady-state"-Konzentrationen aufweisen als die Muttersubstanz. Die durchschnittliche Tagesdosis als Anxiolytikum beträgt 20 bis 30 mg.

Dikaliumclorazepat ist ein Precursor („pro-drug") von *Nordazepam* und wird im Magen durch die Magensäure zu diesem aktiven Metaboliten hydrolysiert. Maxima-Plasmaspiegel werden innerhalb von 1 bis 2 Std. erreicht. Bei der intramuskulären Applikation werden Maxima-Plasmaspiegel innerhalb von 2 Std. erreicht und Dikaliumclorazepat wird mit einer HWZ von 1 bis 2 Std. zu Nordazepam verwandelt. Die durchschnittliche Tagesdosis als Anxiolytikum beträgt 10 bis 30 mg.

— Die **Resorption** hängt von der *Magensäurekonzentration* ab. Bei Patienten mit niedriger Magensäurekonzentration kann die Resorption verzögert sein. Das gleiche gilt bei gleichzeitiger Verabreichung von Antazida.

Prazepam ist ebenfalls eine „pro-drug" von *Nordazepam.* Es untersteht einem fast kompletten first-pass-Metabolismus in der Leber (zu Nordazepam). Die Transformation zu Nordazepam erfolgt sehr langsam. Die durchschnittliche Tagesdosis als Anxiolytikum beträgt 10 bis 30 mg.

Oxazolam wird peroral rasch resorbiert und Maxima-Plasmaspiegel werden nach ca. 1,5 Std. erreicht. Oxazolam durchläuft einen Mehr-Schritt-Metabolismus, wobei *Nordazepam* der aktive Hauptmetabolit ist. Die durchschnittliche Tagesdosis als Anxiolytikum beträgt 20—60 mg.

— Bei gleichzeitiger Gabe von *Cimetidin* kann die Elimination verzögert sein.

Bromazepam wird peroral relativ rasch und fast vollständig resorbiert. Der durchschnittliche Maxima-Plasmaspiegel wird nach 1 bis 2 Std. erreicht. Die Verteilung erfolgt ebenfalls rasch. Bromazepam hat einen aktiven Metaboliten, der eine gleich lange Wirkungsdauer wie die Muttersubstanz aufweist. Die durchschnittliche Tagesdosis als Anxiolytikum beträgt 3 bis 9 mg.

— Bei wiederholter Applikation kann es zu **Blutdrucksenkungen** kommen, was bei bestehender orthostatischer Hypotonie besondere Beachtung verdient.

Ketazolam wird nach peroraler Applikation gut resorbiert und rasch in aktive Metaboliten umgewandelt. Maxima-Plasmawerte der aktiven Metaboliten werden nach ca. 8 Std. erreicht. Ketazolam durchgeht demzufolge einen Mehr-Schritt-Metabolismus, wobei der Muttersubstanz nur eine geringe Bedeutung zukommt („prodrug"). Die durchschnittliche Tagesdosis als Anxiolytikum 15 bis 60 mg.

Alprazolam wird peroral rasch resorbiert und Maxima-Plasmaspiegel werden nach 1—2 Std. erreicht. Die HWZ beträgt 12—15 Std. Alprazolam hat zahlreiche Metaboliten, wobei der aktive Hauptmetabolit, α-Hydroxy-Alprazolam, ca. die Hälfte der Aktivität der Muttersubstanz aufweist und bei chronischer Dosierung nicht kumulieren soll. Die durchschnittliche Tagesdosis als Anxiolytikum beträgt 1,5—3 mg.

— Bei älteren Männern ist die HWZ verlängert und die Clearance erniedrigt [38a].

7.7.3. Therapie mit speziellen Präparaten von Hypnotika

Benzodiazepin-Hypnotika

Temazepam wird peroral rasch und vollständig resorbiert. Maxima-Plasmawerte werden innerhalb von 0,8 bis 1,4 Std. erreicht. Es hat einen Ein-Schritt-Metabolismus und praktisch keine aktiven Metaboliten (außer Oxazepam zu einem sehr kleinen Anteil, der aber klinisch nicht relevant ist). Die durchschnittliche Dosis als Hypnotikum beträgt 20 mg abends.

— Temazepam wird in manchen Ländern auch als Tranquilizer eingesetzt. Die durchschnittliche Tagesdosis als Anxiolytikum beträgt 2- bis 3mal 10 mg.

Lormetazepam wird peroral vollständig und sehr rasch resorbiert. Bereits nach 30 Min. findet sich ein durchschnittlicher Plasmaspiegel, der ca. 80 % des Maximums entspricht. Maxima-Plasmaspiegel sind nach 2 Std. erreicht. Auch Lormetazepam hat einen Ein-Schritt-Metabolismus und ebenfalls keine aktiven Metaboliten. Zu erwähnen ist noch, daß Lormetazepam einen First-pass-Metabolismus von ca. 20 % der oralen Dosis durchgeht. Die durchschnittliche Dosis als Hypnotikum beträgt 0,5 bis 2 mg abends.

Brotizolam wird peroral rasch resorbiert und Maxima-Plasmaspiegel werden nach ca. 2 Std. erreicht. Brotizolam hat zwei aktive Hauptmetaboliten. Die HWZ der Muttersubstanz liegt zwischen 3,6—7,9 Std., diejenige der Metaboliten bei 8,5 Std. Die durchschnittliche Dosis als Hypnotikum beträgt 0,125—0,5 mg abends.

Triazolam wird nach peroraler Applikation rasch und sehr gut (mindestens 85 %) resorbiert. Maxima-Plasmaspiegel sind nach 1,3 Std. erreicht. Triazolam hat zwei aktive Metaboliten, deren Wirkung unbedeutend ist [14]. Auch entsteht keine nennenswerte Kumulation. Die durchschnittliche Dosis als Hypnotikum beträgt 0,25 bis 1 mg abends.

— Bei der wiederholten Applikation von Triazolam (0,5 mg) stellten MORGAN and OSWALD [101] fest, daß eine sogenannte „**rebound anxiety**" während des Tages auftrat, was die Autoren auf die rasche Metabolisierung von Triazolam zurückführten.

Nitrazepam weist eine variable Resorption und Maxima-Plasmaspiegel nach 2 Std. auf. Es hat keine aktiven Metaboliten von klinischer Bedeutung. Die Bioverfügbarkeit beträgt ca. 80 %. Die durchschnittliche Dosis als Hypnotikum beträgt 5 bis 15 mg abends.

— Bei wiederholter Applikation kommt es zur *Kumulation* und einem persistierenden klinischen Effekt auch am Tag. Es scheint, daß *Alterspatienten* empfindlicher auf die sedierende Wirkung von Nitrazepam reagieren, was nicht nur auf die Kinetik zurückzuführen ist; man vermutet eine erhöhte Empfindlichkeit der Rezeptoren [70].

Flunitrazepam wird rasch im Magen-Darm-Trakt resorbiert und klinisch wirksame Plasmakonzentrationen werden rasch erreicht (10 bis 20 Min.); Maxima-Plasmaspiegel nach ca. 1 bis 2 Std. Die Bioverfügbarkeit beträgt ca. 80 %. Flunitrazepam durchgeht einen Mehr-Schritt-Metabolismus. Die Hauptmetaboliten haben eine ähnliche, aber schwächere Wirkung als die Muttersubstanz. Die Kumulierung bei wiederholter Applikation ist schwach. Die durchschnittliche Dosis als Hypnotikum beträgt 1 bis 4 mg abends.

— Hier sei nur von der peroralen Applikation die Rede, da die parenterale Form der Anästhesiologie vorbehalten ist.

Flurazepam wird rasch im Magen-Darm-Trakt resorbiert und in der Leber rasch zu den beiden aktiven Metaboliten Hydroxyethylflurazepam und Desalkylflurazepam umgewandelt. Die Bioverfügbarkeit beträgt ca. 80 %. Nach neuesten Untersuchungen ist die klinische Wirkung als Summe der Muttersubstanz und der zwei obenerwähnten aktiven Metaboliten aufzufassen. Die durchschnittliche Dosis als Hypnotikum beträgt 15 bis 30 mg abends.

— Bei mehrmaliger Applikation ist die hypnotische Wirkung von Flurazepam in den ersten Nächten weniger groß als in den nachfolgenden, was auf eine *Kumulierung* schließen läßt. Mit Nachwirkungen ist auch nach dem Absetzen von Flurazepam zu rechnen.

Midazolam wird peroral sehr rasch und vollständig resorbiert. Ungefähr die Hälfte der Substanz durchläuft in der Leber einen first-pass-Metabolismus. Der aktive Hauptmetabolit, α-Hydroxy-Midazolam, wird sofort nach seiner Bildung durch Glucuronidierung inaktiviert. Die HWZ der Muttersubstanz liegt zwischen 1,7–2,2 Std. Die durchschnittliche Dosis als Hypnotikum beträgt 15–30 mg abends.

— Es gibt auch eine parenterale Applikationsform, die der Anästhesiologie vorbehalten ist.

Nicht-Benzodiazepin-Hypnotika

Den Nicht-Benzodiazepin-Hypnotika, wie z. B. **Barbiturate, Glutethimid, Methaqualon,** kommt gegenüber den Benzodiazepinen nur geringe praktische Bedeutung zu.

Chloralhydrat wird oral rasch resorbiert. Die Wirkung tritt bereits nach 30 Minuten ein. *Trichlorethanol* — ein aktiver Metabolit — wird ziemlich schnell eliminiert. Ein anderer wichtiger Metabolit — *Trichloressigsäure* — hingegen hat eine HWZ von 4 bis 5 Tagen, was ein Kumulationsproblem aufwirft. Die durchschnittliche Dosis als Hypnotikum beträgt 0,5 bis 2 g.

Paraldehyd wird nach peroraler und rektaler wie auch nach intramuskulärer Applikation rasch resorbiert. Der Schlaf tritt bereits nach 10—15 Minuten ein und dauert ungefähr 8 Stunden. 70—80 % der Substanz werden in der Leber metabolisiert, wogegen 11—28 % unverändert durch die Lunge eliminiert werden [53, 88]. Die durchschnittliche Dosis als Hypnotikum beträgt 2—10 ml abends.

— Perorale und rektale Dosen sind äquivalent.
— Paraldehyd zersetzt sich bei längerem Lagern und besonders bei Zutritt von Licht und Luft (bereits geöffnete Flaschen!). Die Verabreichung von zum Teil zersetztem Paraldehyd ist gefährlich. Angebrochene Flaschen sind deshalb nicht mehr zu verwenden. Weist die Substanz eine Braunfärbung auf oder hat sie einen starken Essigsäure-Geruch, so darf sie nicht mehr verwendet werden.
— Für die Injektion sollten keine Plastikspritzen verwendet werden; auch ist der Kontakt mit Gummi zu vermeiden.
— Die intramuskuläre Injektion ist schmerzhaft. Es sollten auch nicht mehr als 5 ml am gleichen Ort injiziert werden.

Clomethiazol wird nach peroraler Verabreichung sehr rasch und praktisch vollständig resorbiert. Maxima-Plasmaspiegel werden mit der Mixtur nach 15 Minuten und mit den Kapseln nach 30 Minuten erreicht. Die HWZ beträgt bei jungen Probanden ca. 4 Std. Für Schlafstörungen bei Alterspatienten beträgt die durchschnittliche Dosis 10 ml Mixtur oder 2 Kapseln abends.

— 5 ml Mixtur entsprechen therapeutisch 1 Tablette bzw. 1 Kapsel. Tabletten und Kapseln sind therapeutisch äquivalente Einheiten.
— Bei Alkoholikern ohne Leberzirrhose ist die HWZ etwas kürzer und bei Alterspatienten beträgt sie ca. 8 Std. [100a].
— Die Hauptindikation von Clomethiazol sind die Alkoholentzugssymptome. Für die diesbezügliche Applikation sind die von den Herstellern erarbeiteten Dosierungsschemata zu konsultieren.

Literatur

1. AGURELL, S., BERLIN, A., FERNGREN, H., HELLSTRÖM, B. (1975): Plasma levels of diazepam after parenteral and rectal administration in children. Epilepsia 16, 277—283.
2. ALLGULANDER, C. (1978): Dependence on sedative and hypnotic drugs. Acta Psychiatr. Scand. Suppl. 270.
3. ALVAN, G., SIWERS, B., VESSMAN, J. (1977): Pharmacokinetics of oxazepam in healthy volunteers. Acta Pharmacol. Toxicol. Suppl. 1, 40—51.
4. AMREIN, R., LEISHMAN, B. (1980): Importance of pharmacokinetic data for clinical practice. In: Benzodiazepines Today and Tomorrow. (PRIEST, R. G., et al., Hrsg.). Lancaster: MTP Press.
5. ASSAF, R. A. E., DUNDEE, J. W., GAMBLE, J. A. S. (1975): The influence of the route of administration on the clinical action of diazepam. Anaesthesia 30, 152—158.
6. BALDESSARINI, R. J. (1980): Principles of treatment and management. Chemotherapy. In: The Harvard Guide to Modern Psychiatry (NICHOLI, A. M. jr., Hrsg.). Cambridge: Belknap Press of Harvard University Press.
7. BARKER, J. L., MATHERS, D. A. (1981): GABA receptors and the depressant action of pentobarbital. Neurosci. 4, 10—13.
8. BELLANTUONO, C., REGGI, V., TOGNONI, G., GARATTINI, S. (1980): Benzodiazepines: clinical pharmacology and therapeutic use. Drug 19, 195—219.
9. BOENIG, J. (1981): Entzugsdelirien unter Bromazepam (Lexotanil®). Nervenarzt 52, 293—297.
10. BONETTI, E. P., PIERI, L., CUMIN, R., SCHAFFNER, R., PIERI, M., GAMZU, E. R., MÜLLER, R. K. M., HAEFELY, W. (1982): Benzodiazepine antagonist Ro 15—1788. Psychopharmacol. 78, 8—18.
11. BOWDEN, C. L., FISCHER, J. G. (1980): Safety and efficacy of long-term diazepam therapy. South. Med. J. 73, 1581—1584.
12. BOWEN, R. C. (1978): The effect of diazepam on the recovery of endogenously depressed patients. J. Clin. Pharmacol. 18, 280—284.
13. BREIMER, D. D. (1977): Clinical pharmacokinetics of hypnotics. Clin. Pharmacokin. 2, 93—109.
14. BREIMER, D. D., JOCHEMSEN, R.: Pharmacokinetics of Hypnotic Benzodiazepines in Man. (Vortrag gehalten am 6th European Congress of Sleep Research, Zürich 1982.)
15. BROWN, S. S., GOENECHEA, S. (1973): Methaqualone: metabolic, kinetic, and clinical pharmacologic observations. Clin. Pharmacol. Ther. 14, 314—324.
16. BYCK, R.: Drugs and the treatment of psychiatric disorders. In: The Pharmacological Basis of Therapeutics (GOODMAN, L. S., GILMAN, A., Hrsg.), 5. Aufl. New York: Macmillan.
17. Committee on the review of medicines (1980): Systematic review of the benzodiazepines. Br. Med. J. 29, 910—912.
18. COSTA, E., GUIDOTTI, A. (1979): Molecular mechanisms in the receptor action of benzodiazepines. Ann. Rev. Pharmacol. 19, 531—545.
19. COVI, L., LIPMAN, R. S., PATTISON, J. H., DEROGATIS, L. R., UHLENHUTH, E. H. (1973): Length of treatment with anxiolytic sedatives and response to their sudden withdrawal. Acta Psych. Scand. 49, 51—64.
20. CUMIN, R., BONETTI, E. P., SCHERSCHLICHT, R., HAEFELY, W. E. (1982): Use of the specific benzodiazepine antagonist Ro 15—1788 in studies of physiological dependence on benzodiazepines. Experientia 38, 833—834.
21. DANTZER, R. (1977): Behavioral effects of benzodiazepines. Biobehav. Rev. 1, 71—86.
22. DELONG, A. F., SMYTH, R. D., POLK, A., NAYAK, R. K., REAVEY-CANTWELL, N. H. (1976): Blood levels of methaqualone in man following chronic therapeutic doses. Arch. Int. Pharmacodyn. 222, 322—331.
23. DESMOND, P. C., ROBERTS, R. K., WILKINSON, G. R., SCHENKER, S. (1979): No effect of smoking on metabolism of chlordiazepoxide. New Engl. J. Med. 300, 199—200.
24. DONALDSON, D., GIBSON, G. (1980): Systemic complications with intravenous diazepam. Oral Surg. 49, 126—130.
25. EVANS, J. I., OGUNREMI, O. (1970): Sleep and hypnotics. Br. med. J. 3, 310—313.
26. FRIEDMAN, G. D. (1981): Barbiturate and lung-cancer in humans. J. nat. cancer Inst. 67, 291—295.
27. FUCELLA, L. M. (1979): Bioavailability of Temazepam in Soft Gelatin Capsules. Br. J. clin. Pharmac. 8, Suppl. 1, 31—35.
28. GOLDNEY, R. D. (1977): Paradoxical reactions to a new minor tranquilizer. Med. J. Aust. 1, 139.
29. GOODMAN, L. S., GILMAN, A. (1975): The Pharmacological Basis of Therapeutics, 5. Aufl. New York: Macmillan.
30. GOTTSCHALK, L. A., BIENER, R., DINOVO, C. (1974): Effect of oral and intramuscular routes of administration on serum chlordiazepoxide levels and the prediction of these levels from predrug fasting serum glucose

concentrations. Res. Comm. Chem. Pathol. Pharmacol. *8,* 697—702.
31. GRAY, J. A. (1982): The hemobiology of anxiety: an enquiry into the functions of the septo-hippocampal system. Oxford: Clarendon Press.
32. GREENBLATT, D. J. (1980): Discussion. Psychosomatics *21,* Suppl., 28.
33. GREENBLATT, D. J. (1980): Pharmacokinetic comparisons. Psychosomatics *21,* Suppl., 9—14.
34. GREENBLATT, D. J., SHADER, R. I. (1974): Benzodiazepines in clinical practice. New York: Raven Press.
35. GREENBLATT, D. J., SHADER, R. I., KOCH-WESER, J. (1974): Slow absorption of intramuscular chlordiazepoxide. New Engl. J. Med. *291,* 1116—1118.
36. GREENBLATT, D. J., ALLEN, M. D., NOEL, B. J., SHADER, R. I. (1977): Acute overdosage with benzodiazepine derivatives. Clin. Pharm. Ther. *21,* 497—514.
37. GREENBLATT, D. J., SHADER, R. I. (1978): Dependence, tolerance, and addiction to benzodiazepines: clinical and pharmacokinetic considerations. Drug Met. Rev. *8,* 13—28.
38. GREENBLATT, D. J., SHADER, R. I. (1980): Effects of age and other drugs on benzodiazepines kinetics. Arzneim.-Forsch./Drug Res. *30,* 886—890.
38.a) GREENBLATT, D. J., DIVOLL, M., ABERNETHY, D. R., MOSCHITTO, L. J., SMITH, R. B., SHADER, R. I. (1983): Alprazolam kinetics in the elderly. Arch. Gen. Psychiatry *40,* 287—290.
39. GRIFFITHS, R. R., LUKAS, S. E., DIANNE BRADFORD, L., BRADY, J. V., SNELL, J. D. (1981): Self-injection of barbiturates and benzodiazepines in baboons. Psychopharmacol. *75,* 101—109.
40. GUAITANI, A., CARLI, M., ROCCHETTI, M., GARATTINI, S. (1979): Diazepam and experimental tumour growth. Lancet *1,* 1147—1148.
41. GUSTAFSON, A., SVENSSON, S. E., UGANDER, L. (1977): Cardiac arrhythmias in chloral hydrate poisoning. Acta Med. Scand. *201,* 227—230.
42. HAASE, H. J., LINDE, O. K. (1981): Therapeutische Aspekte zur Anwendung von Benzodiazepinen als Tranquilizer. Psycho *4,* 245—251.
43. HAEFELY, W. (1977): Synaptic pharmacology of barbiturates and benzodiazepines. Agents and Actions *7,* 353—359.
44. HAEFELY, W. E. (1978): Behavioral and neuropharmacological aspects of drugs used in anxiety and related states. In: Psychopharmacology: A Generation of Progress (LIPTON, M. A., DIMASCIO, A., KILLAM, K. F., Hrsg.), S. 1359—1374. New York: Raven Press.
45. HAEFELY, W. (1980): Biological basis of the therapeutic effects of benzodiazepines. In: Benzodiazepines Today and Tomorrow (PRIEST, R. G., VIENNA FILHO, U., AMREIN, R., SKRETA, M., Hrsg.), S. 19—45. Lancaster: MTP Press.
46. HAEFELY, W. (1983): The biological basis of benzodiazepine actions. J. Psychoactive Drugs (im Druck).
47. HAEFELY, W., POLC, P. (1982): Electrophysiological studies on the interaction of anxiolytic drugs with GABAergic mechanisms. In: Anxiolytics: Neurochemical, Behavioral and Clinical Perspectives (MALICK, J. B., ENNA, S. J., YAMAMURA, H. I., Hrsg.), S. 113—145. New York: Raven Press.
48. HAEFELY, W., KULCSÁR, A., MÖHLER, H., PIERI, L., POLC, P., SCHAFFNER, R. (1975): Possible involvement of GABA in the central actions of benzodiazepines. In: Mechanism of Action of Benzodiazepines (COSTA, E., GREENGARD, P., Hrsg.), S. 131—151. New York: Raven Press.
49. HAEFELY, W., PIERI, L., POLC, P., SCHAFFNER, R. (1981a): General pharmacology and neuropharmacology of benzodiazepine derivatives. In: Handbook of Experimental Pharmacology (HOFFMEISTER, F., STILLE, G., Hrsg.), Vol. 55, Part II, S. 13—262. Berlin – Heidelberg – New York: Springer.
50. HAEFELY, W., SCHAFFNER, R., POLC, P., PIERI, L. (1981b): General pharmacology and neuropharmacology of propanediol carbamates. In: Handbook of Experimental Pharmacology (HOFFMEISTER, F., STILLE, G., Hrsg.), Vol. 55, Part II, S. 263—283. Berlin – Heidelberg – New York: Springer.
51. HARTSE, K. M., ROTH, T., PICCIONE, P. M., ZORICK, F. J. (1980): Rebound insomnia. Science *208,* 423—424.
52. HARTZ, S. C., HEINONEN, O. P., SHAPIRO, S., SISKIND, V., SLONE, D. (1975): Antenatal exposure to meprobamate and chlordiazepoxide in relation to malformations, mental development, and childhood mortality. New Engl. J. Med. *292,* 726—728.
53. HARVEY, S. C. (1980): Hypnotics and Sedatives. In: The Pharmacological Basis of Therapeutics (GOODMAN, L. S., GILMAN, A., Hrsg.). 5. Aufl. New York: Macmillan.
54. HINES, L. R. (1981): Toxicology and Side-Effects of Anxiolytics. In: Handbook of Experimental Pharmacology. Vol. 55/II: Psychotropic agents, Part II: Anxiolytics, Gerontopsychopharmacological Agents and Psychomotor Stimulants (HOFFMEISTER, F., STILLE, G., Hrsg.). Berlin – Heidelberg – New York: Springer.

55. HOLLISTER, L. E. (1973): Clinical Use of Psychotherapeutic Drugs. Springfield, Ill.: Thomas.
56. HOLLISTER, L. E. (1978): Clinical Pharmacology of Psychotherapeutic Drugs (Monograph in clinical pharmacology, Vol. 1). New York: Churchill Livingstone.
56.a) HOLLISTER, L. E., MOTZENBECK, F. P., DEGAN, R. O. (1961): Withdrawal reactions from chlordiazepoxide („Librium"). Psychopharmacologia 2, 63–68.
57. HORROBIN, D. F., TROSKO, J. E. (1981): The possible effect of diazepam on cancer development and growth. Med. Hypotheses 7, 115–125.
58. HUNKELER, W., MÖHLER, H., PIERI, L., POLC, P., BONETTI, E. P., CUMIN, R., SCHAFFNER, R., HAEFELY, W. (1981): Selective antagonists of benzodiazepines. Nature 290, 514–516.
59. JOHNS, M. W. (1975): Sleep and hypnotic drugs. Drugs 9, 448–478.
60. KALES, A., KALES, J., SCHARF, M. B., TJIAUW-LING, T. (1970): Hypnotics and altered sleep patterns. II. All-night EEG studies of chloral hydrate, flurazepam and methaqualone. Arch. Gen. Psychiat. 23, 219–225.
61. KALES, A., SCHARF, M. B., KALES, J. D., SOLDATOS, C. R. (1979): Rebound Insomnia. A potential hazard following withdrawal of certain benzodiazepines. JAMA 241, 1692–1695.
62. KAPLAN, S. A. (1980): Pharmcokinetics of the Benzodiazepines. In: Benzodiazepines Today and Tomorrow (PRIEST, R. G., et al., Hrsg.). Falcon House: MTP Press.
63. KAYE, D. C., BLACKBURN, A. B., BUCKINGHAM, J. A., KARACAN, I. (1976): Human pharmacology of sleep. In: Pharmacology of Sleep (WILLIAMS, R. L., KARACAN, I., Hrsg.). New York: J. Wiley.
64. KEMPER, N., POSER, W., POSER, S. (1980): Benzodiazepin-Abhängigkeit. Dtsch. Med. Wschr. 105, 1707–1712.
65. KHANTZIAN, E. J., MCKENNA, G. J. (1979): Acute toxic withdrawal reactions associated with drug use and abuse. Ann. Int. Med. 90, 361–372.
66. KIELHOLZ, P. (1957): Abusus und Sucht mit phenazetinhaltigen Kombinationspräparaten. Schweiz. Med. Wschr. 87, 1131–1134.
67. KIELHOLZ, P., PÖLDINGER, W. (1980, 1981): Die Stellung der Tranquilizer in der Depressionsbehandlung – eine Warnung. Schweiz. Ärztezeit. 61, 2736–2737; 62, 3230–3231.
68. KLOTZ, U. (1982): Tranquilizer – Pharmakokinetik der Benzo- und Thienodiazepine. Krankenhausarzt 55, 94–108.

69. KLOTZ, U., AVANT, G. R., HOYUMPA, A., SCHENKER, S., WILKINSON, G. R. (1975): The effects of age and liver disease on the disposition and elimination of diazepam in adult man. J. Clin. Invest. 55, 347–359.
70. KLOTZ, U., KANGAS, L., KANTO, J. (1980): Clinical Pharmacokinetics of Benzodiazepines. Stuttgart – New York: G. Fischer.
70.a) KLOTZ, U., REIMANN, I. W., OHNHAUS, E. E. (1983): Effect of ranitidin on the steady state pharmacokinetics of diazepam. Eur. J. Clin. Pharmacol. 24, 357–360.
71. KNABE, J., RUMMEL, W., BÜCH, H. P., FRANZ, N. (1978): Optisch aktive Barbiturate. Synthese, Konfiguration und pharmakologische Wirkung. Arzneimittel-Forsch./Drug Res. 22, 1048–1056.
72. KNOWLES, J. A., RUELIUS, H. W. (1972): Absorption and excretion of oxazepam in humans. Determination of the drug by gas-liquid chromatography with electron capture detection. Arzneim.-Forsch./Drug Res. 22, 687–692.
73. KOWCZYN, A. D. (1980): Hypnotics and sedatives. In: Meyler's Side Effects of Drugs (DUKES, M. N. G., Hrsg.), 9. Aufl. Amsterdam: Excerpta Medica.
74. KOSMAN, M. E. (1974): Pharmacokinetic drug interactions. Sedative, hypnotic and anti-anxiety agents. JAMA 229, 1485–1488.
75. KUSCHINSKY, G., LUELLMANN, H. (1981): Kurzes Lehrbuch der Pharmakologie und Toxikologie, 9. überarb. und erw. Aufl. Stuttgart: G. Thieme.
76. LADER, M. (1978): Benzodiazepines – The opium of the masses? Neurosci. 3, 159–165.
77. LADER, M. (1979): Correlation of Plasma Concentrations of Benzodiazepines with Clinical Effects. In: Sleep Research (PRIEST, R. G., PLETSCHER, A., WARD, J., Hrsg.). Falcon House: MTP Press.
77.a) LADER, M. (1983): Dependence on benzodiazepines. J. Clin. Psychiatry 44, 121–127.
78. LADEWIG, D. (1980): Gibt es eine Rebound-Insomnia nach Benzodiazepin-Medikation? Dtsch. Med. Wschr. 105, 1483–1484.
79. LADEWIG, D., SCHWARZ, E. (1980): Langzeitbehandlung mit Tranquilizern am Beispiel des Diazepam. Der Inform. Arzt 1, 29–37.
80. LADEWIG, D., BAENZIGER, W., LOEWENHECK, M. (1981): Tranquilizer-Abusus-Ergebnisse einer gesamtschweizerischen Enquête. Schweiz. Ärztezeit. 62, 3203–3209.
81. LEAROYD, B. M. (1972): Psychotropic drugs and the elderly patient. Med. J. Aust. 1, 1131–1133.

82. LEUTNER, V. (1979): Klassifizierung und pharmakologische Etikettierung der Schlafmittel. In: Schlaf und Pharmakon (HARRER, G., LEUTNER, V., Hrsg.). Basel: Editiones Roche.
83. MACLEOD, S. M., GILES, H. G., BENGERT, B., LIU, F. F., SELLERS, E. M. (1979): Age- and gender-related differences in diazepam pharmacokinetics. Journ. Clin. Pharmacol. 19, 15–19.
84. MARK, L. C. (1969): Archaic classification of barbiturates. Clin. Pharm. Ther. 10, 287–291.
85. MARKS, J. (1978): The Benzodiazepines. Use, overuse, misuse, abuse. Lancaster: MTP Press.
86. MARKS, J. (1981): Are the benzodiazepines being over-prescribed? 3rd World Congress on Biological Psychiatry, Stockholm.
87. MARSHALL, A. J. (1977): Cardiac arrhythmias caused by chloral hydrate. Brit. Med. J. 2, 994.
88. MARTINDALE, (1977): The Extra Pharmacopoeia. (WADE, A., Hrsg.), 27. Aufl. London: The Pharmaceutical Press.
89. MAYNERT, E. W. (1971): Sedatives and Hypnotics I: Nonbarbiturates. In: Drill's Pharmacology in Medicine (DIPALMA, J. R., Hrsg.), 4. Aufl. New York: McGraw-Hill.
90. MEDICAL LETTER (1981): The Choice of Benzodiazepines. The Medical Letter 23, 41–43.
91. MEYER, M. C., STRAUGHN, A. B. (1977): Meprobamate. Bioavailability monograph J. Amer. Pharm. Ass. 17, 173–176.
92. MICHELS, TH. H. L. (1979): Benzodiazepinen; antwoorden op vragen. Amsterdam: Wyeth Laboratoria BV.
93. MILKOVICH, L., VAN DEN BERG, B. J. (1974): Effects of prenatal meprobamate and chlordiazepoxide on human embryonic and fetal development. New Engl. J. Med. 291, 1268–1271.
94. MILLER, R. R. (1977): Effects of smoking on drug action. Clin. Pharm. Ther. 22, 749–756.
95. MINDHAM, R. H. S. (1975): Hypnotics and sedatives. In: Meyler's side effects of drugs (DUKES, M. N. G., Hrsg.), 8. Aufl. Amsterdam: Excerpta Medica.
96. MOESCHLIN, S. (1980): Klinik und Therapie der Vergiftungen, 6. neubearb. und erw. Aufl. Stuttgart – New York: G. Thieme.
97. MÖHLER, H. (1981): Benzodiazepine receptors: are there endogenous ligands in the brain? Trends in Pharmacological Sciences 2, 116–118.
98. MÖHLER, H., OKADA, T. (1977): Benzodiazepine receptors: demonstration in the central nervous system. Science 198, 849–851.
99. MÖHLER, H., BATTERSBY, M. K., RICHARDS, J. G. (1980): Benzodiazepine receptor protein identified and visualized in brain tissue by a photoaffinity label. Proc. Nat. Acad. Sci. USA 77, 1666–1670.
100. MÖHLER, H., BURKARD, W. P., KELLER, H. H., RICHARDS, J. G., HAEFELY, W. (1981): Benzodiazepine antagonist Ro 15–1788: binding characteristics and interactions with drug-induced changes in dopamine turnover and cerebellar cGMP levels. J. Neurochem. 37, 714–722.
100.a) MOORE, R. G. (1975): A study on the pharmacokinetics of chlormethiazole. Eur. J. Clin. Pharmacol. 8, 353–357.
101. MORGAN, K., OSWALD, I. (1982): Anxiety caused by a short-life hypnotic. Br. Med. J. 284, 942.
102. MÜLLER, W. E. (1977): Über die Bedeutung der Plasmaproteinbindung für Verteilung und Wirkung von Tranquilantien vom Benzodiazepintyp. Klin. Wschr. 55, 105–110.
102.a) MÜLLER, W. E. (1982): Benzodiazepin-Rezeptoren — Eigenschaften und Bedeutung. In: Benzodiazepine in der Behandlung von Schlafstörungen (HIPPIUS, H., Hrsg.). Gräfelfing b. München: INFORMED.
103. NEFTEL, K. (1980): Betablocker als Anxiolytika. Pharma-Kritik 2, 57–59.
104. NISHIMURA, H., TANIMURA, T. (1976): Clinical aspects of the teratogenicity of drugs. Amsterdam: Excerpta Medica.
105. ÖLSCHLÄGER, H. (1979): Pharmakokinetik der Schlafmittel. In: Schlaf und Pharmakon (HARRER, G., LEUTNER, V., Hrsg.). Basel: Editiones Roche.
106. OSWALD, I. (1979): The why and how of hypnotic drugs. Br. Med. J. 1, 1167–1168.
107. OSWALD, I. (1982): Towards a semi-rational basis for hypnotics. (Vortrag, gehalten am 6th European Congress of Sleep Research, Zürich 1982.)
108. PAKES, G. E., BROGDEN, R. N., HEEL, R. C., SPEIGHT, T. M., AVERY, G. S. (1981): Triazolam: A review of its pharmacological properties and therapeutic efficacy in patients with insomnia. Drugs 22, 81–110.
109. PÖLDINGER, W. (1963): Comparison between imipramine and desipramine in normal subjects and their action in depressive patients. Psychopharmacol. 4, 302–307.
110. PÖLDINGER, W. (1967): Kompendium der Psychopharmakotherapie. Basel: Editiones Roche.
111. POLC, P., BONETTI, E. P., PIERI, L., CUMIN, R., ANGIOI, R. M., MÖHLER, H., HAEFELY, W. (1981): Caffeine antagonizes several

central effects of diazepam. Life Sci. *28,* 2265—2275.
112. POLC, P., LAURENT, J.-P., SCHERSCHLICHT, R., HAEFELY, W. (1981): Electrophysiological studies on the specific benzodiazepine antagonist Ro 15—1788. Naunyn-Schmiedeberg's Arch. Pharmacol. *316,* 317—325.
113. POZENEL, H., BÜCKERT, A., AMREIN, R. (1977): The antihypertensive effect of Lexotan (bromazepam): a new benzodiazepine derivate. Int. J. Clin. Pharmacol. *15,* 31—39.
114. PROCTER, A. W., GREDEN, J. F. (1982): Caffeine and benzodiazepine use (letter to the ed.). Am. J. Psychiatry *139,* 132.
115. ROBERTS, E., CHASE, T. N., TOWER, D. B. (1976): GABA in nervous system function. New York: Raven Press.
116. RICHENS, A. (1977): Drug interactions in epilepsy. In: Drug Interactions (GRAHME-SMITH, D. G., Hrsg.), S. 239—249. Baltimore: University Park Press.
117. RICKELS, K., CASE, W. G., DIAMOND, L. (1980): Relapse after short-term therapy in neurotic outpatients. Int. Pharmacopsychiat. *15,* 186—192.
118. ROE, F. J. C. (1981): Letters. New Scientist *89,* 236.
119. SCHADEIN, J. L. (1976): Drugs As Teratogens. Cleveland: CRC Press.
120. SCHNEIDER-HELMERT, D. (1981): Interval therapy with L-tryptophan in severe chronic insomniacs. Int. Pharmacopsychiat. *16,* 162—173.
121. SCHNEIDER-HELMERT, D., SCHÖNENBERGER, G. A. (1981): The influence of synthetic DSIP (delta-sleep-inducing-peptide) on disturbed human sleep. Experientia *37,* 913—917.
122. SCHÖPF, J. (1981): Ungewöhnliche Entzugssymptome nach Benzodiazepin-Langzeitbehandlungen. Nervenarzt *52,* 288—292.
123. SCHWARTZ, D. E., VECCHI, M., RONCO, A., KAISER, K. (1966): Blood levels after administration of diazepam in various forms. Arzneim.-Forsch./Drug Res. *16,* 1109—1110.
124. SELLERS, E. M., GILES, H. G., GREENBLATT, D. J., NARANJO, C. A. (1980): Differential effects on benzodiazepine disposition by disulfiram and ethanol. Arzneim.-Forsch./Drug Res. *30,* 882—886.
125. SEPINWALL, J. COOK, L. (1978): Behavioral pharmacology of antianxiety drugs. In: Handbook of Psychopharmacology (IVERSEN, L. L., et al., Hrsg.), S. 345—393. New York: Plenum Press.
126. SILBERSCHMIDT, U. (1979): Das klinische Erscheinungsbild akuter peroraler Vergiftungen mit medikamentös verwendeten Benzodiazepinen. Dissertation, Universität Zürich.
127. SIMON, P. SOUBRIÉ, P. (1979): Behavioral studies to differentiate anxiolytic and sedative activity of the tranquilizing drugs. Mod. Probl. Pharmacopsych. *14,* 99—143.
128. SHEPHER, M., LADER, M., LADER, S. (1972): Hypnotics and sedatives. In: Side effects of drugs (MEYLER, L., HERXHEIMER, A., Hrsg.), Vol. 7. Amsterdam: Excerpta Medica.
129. SOLOMON, F., WHITE, C. C., PARRON, D. L., MENDELSON, W. B. (1979): Sleeping pills, insomnia and medical practice. New Engl. J. Med. *300,* 803—808.
130. SPIEGEL, R. (1980): On predicting therapeutic usefulness of psychotropic drugs from experiments in healthy persons. Rev. Pure Appl. Pharmacol. Sci. *1,* 215—291.
131. SQUIRES, R. F., BRAESTRUP, C. (1977): Benzodiazepine receptors in rat brain. Nature *266,* 732—734.
132. STAMM, H. (1973): Schwangerschaft. Psychopharmaka. In: Klinik und Therapie der Nebenwirkungen (KÜMMERLE, H. P., GOSSENS, N., Hrsg.), 2., völlig neubearb. und erw. Aufl., S. 674. Stuttgart: G. Thieme.
133. STEINBRECHER, W. (1975): Die klinischen Gesamtsyndrome bei Mißbrauch und Sicht unter besonderer Berücksichtigung intern-neurologischer Befunde. In: Sucht und Mißbrauch (STEINBRECHER, W., SOLMS, H., Hrsg.), 2., völlig neubearb. Aufl. Stuttgart: G. Thieme.
134. TESTER-DALDERUP, C. B. M. (1982): Antihistamines. In: Side Effects of Drugs, Annual 6/1982 (DUKES, M. N. G., Hrsg.). Amsterdam: Excerpta Medica.
135. THIELS, C. (1980): Psychopharmaka und Schwangerschaft: Eine Übersicht. Pharmakopsychiat. *13,* 301—317.
136. TUCHMANN-DUPLESSIS, H. (1976): Drug Effects on the Fetus. New York: ADIS-Press.
137. TYRER, P. (1980): Dependence on Benzodiazepines. Br. J. Psychiat. *137,* 576—577.
138. VESSMAN, J., ALEXANDERSON, B., SJOQVIST, F., STRINDBERG, B., SUNDWALL, A. (1973): Comparative pharmacokinetics of oxazepam and nortriptyline after single oral doses in man. In: The Benzodiazepines (GARATTINI, S., MUSSININ, E., RANDALL, L. O., Hrsg.), S. 139—147. New York: Raven Press.
139. WINOKUR, A., RICKELS, K., GREENBLATT, D. J., DNYDER, P. J., SCHATZ, N. J. (1980): Withdrawal reaction from long-term low-dosage. Administration of diazepam. Arch. Gen. Psychiat. *37,* 101—105.
140. WIRTH, W., GLOXHUBER, C. (1981): Toxiko-

logie, 3., neubearb. Aufl. Stuttgart – New York: G. Thieme.
141. YANAGITA, T. (1981): Dependence-producing effects of anxiolytics. In: Handbook of Experimental Pharmacology (HOFFMEISTER, F., STILLE, G., Hrsg.), Vol. 55, Part II, S. 395–406.
142. YANAGITA, T., TAKAHASHI, S. (1973): Dependence liability of several sedative-hypnotic agents evaluated in monkeys. J. Pharmacol. exp. Ther. *185*, 307–316.
143. ZISOOK, S., DEVAUL, R. A. (1977): Adverse behavioral effect of benzodiazepines. J. Fam. Pract. *5*, 963–966.

8. Antiepileptika: Grundlagen und Therapie

Von W. Haefely, W. Fröscher und B. Rambeck

8.0.	**Einleitung**	348
8.1.	**Methoden und Konzepte der neurobiologischen Epilepsieforschung** (Von W. Haefely)	349
8.1.1.	Neurophysiologie der neuronalen Krampfaktivität	349
8.1.2.	Möglichkeiten pharmakologischer Beeinflussung der neuronalen Krampfaktivität	351
8.1.3.	Modelle zur Pathogenese und Therapie der Epilepsien	351
8.2.	**Chemie der Antiepileptika** (Von W. Haefely)	353
8.3.	**Neurophysiologisch-neurobiochemische Wirkungen der Antiepileptika** (Von W. Haefely)	353
8.3.1.	Vorbemerkungen und Zusammenfassung	353
8.3.2.	Barbiturate und Desoxybarbiturate	354
8.3.3.	Hydantoine (Diphenylhydantoin)	354
8.3.4.	Oxazolidondione (Trimethadion)	355
8.3.5.	Succinimide (Ethosuximid)	355
8.3.6.	Benzodiazepine	355
8.3.7.	Dibenzazepine (Carbamazepin)	355
8.3.8.	Dipropylacetat (Valproat)	356
8.3.9.	Acetazolamid und Sultiam	356
8.4.	**Pharmakologische Wirkungen der Antiepileptika** (Von W. Haefely)	356
8.4.1.	Vorbemerkungen und Zusammenfassung	356
8.4.2.	Barbiturate und Desoxybarbiturate	357
8.4.3.	Hydantoine	357
8.4.4.	Oxazolidondione	357
8.4.5.	Succinimide	358
8.4.6.	Benzodiazepine	358
8.4.7.	Dibenzazepine	358
8.4.8.	Dipropylacetat (Valproat)	359
8.4.9.	Acetazolamid und Sultiam	359
8.4.10.	Toxikologie der Antiepileptika	359
8.4.11.	Physische Abhängigkeit von Antiepileptika	360
8.5.	**Klinische Pharmakologie und Pharmakokinetik der Antiepileptika** (Von W. Fröscher und B. Rambeck)	360
8.5.1.	Vorbemerkungen und Zusammenfassung	360
8.5.2.	Antikonvulsive Wirkungen	361
8.5.3.	Unerwünschte Wirkungen (Nebenwirkungen)	363
8.5.4.	Toxizität, Onkogenität und Teratogenität	365
8.5.5.	Klinische Pharmakokinetik	366

8. Antiepileptika: Grundlagen und Therapie

8.6. Indikationen der Therapie mit Antiepileptika: Allgemeine Erörterung (Von W. FRÖSCHER) . . 368
8.6.1. Vorbemerkungen und Zusammenfassung 368
8.6.2. Diagnostische Zuordnung und Therapie 368
8.6.3. Die Frage der Behandlungsbedürftigkeit 369
8.6.4. Anfallstyp und Therapie 369
8.6.5. Zahl und Provokationsart der Anfälle und Therapie 370
8.6.6. EEG-Befund und Therapie 372
8.6.7. Indikationen zur Anfallsprophylaxe mit Antiepileptika 373
8.7. **Indikationen der Therapie mit Antiepileptika: Therapie bei speziellen Anfallsformen** (Von W. FRÖSCHER) 375
8.7.1. Vorbemerkungen, Klassifikationen der Anfallsformen und Zusammenfassung 375
8.7.2. Therapie bei generalisierten Anfällen 375
8.7.3. Therapie bei fokalen Anfällen (= partielle Anfälle) 377
8.7.4. Therapie beim Status epilepticus 378
8.7.5. Therapie bei antiepileptikabedingten psychischen Störungen 379
8.7.6. Beendigung der antiepileptischen Therapie 379
8.8. **Durchführung der Therapie mit Antiepileptika** (Von B. RAMBECK und W. FRÖSCHER) . . . 380
8.8.1. Vorbemerkungen und allgemeine Richtlinien für die Therapie mit Antiepileptika 380
8.8.2. Therapie mit Barbituraten und Desoxybarbituraten 382
8.8.3. Therapie mit Hydantoinen (Phenytoin) 383
8.8.4. Therapie mit Succinimiden (Ethosuximid und Mesuximid) 383
8.8.5. Therapie mit Dibenzazepinen (Carbamazepin) 384
8.8.6. Therapie mit Valproinsäure (Valproat) 384
8.8.7. Therapie mit Benzodiazepinen 385
8.8.8. Therapie mit Antiepileptika II. Ordnung 385
Literatur 385

8.0 Einleitung

Zu Beginn sollen die **Begriffe „Antikonvulsiva" und „Antiepileptika" definiert** werden; beide Begriffe werden also im folgenden nicht synonym verwendet. *„Antikonvulsiva"* verhindern den Ausbruch oder unterbrechen den Ablauf von Konvulsionen, d. h. von anfallsweise auftretenden, spontanen oder ausgelösten unwillkürlichen und unkontrollierbaren tonischen und/oder klonischen Muskelkrämpfen mit Ursprung in abnormen, „paroxysmalen" Aktivitäten zentraler Neurone. Der Angriffspunkt der Antikonvulsiva liegt im Zentralnervensystem (ZNS), und deren dämpfende Wirkung beschränkt sich nicht auf Krämpfe der Skelettmuskulatur, sondern umfaßt auch die zugrunde liegenden neuronalen Aktivitäten sowie nichtmuskuläre klinische Symptome, wie z. B. anfallsmäßige Veränderungen sensorischer, vegetativer und psychischer Funktionen. Antikonvulsive Wirkungen im beschriebenen Sinne besitzen viele Pharmaka. Der *Begriff „Antiepileptika"* ist *viel enger*. Er bezeichnet Substanzen, die antikonvulsive Wirkungen in Dosen ausüben, bei denen die normalen Funktionen des ZNS und peripherer Systeme nicht oder in erträglichem Ausmaß verändert werden und die sich deshalb klinisch zur Behandlung verschiedener Anfallsleiden eignen. Viele Antiepileptika besitzen neben ihren hemmenden Wirkungen auf epileptiforme Aktivitäten auch psychotrope Eigenschaften.

Im Grundlagenteil dieses Kapitels sollen nur die wichtigsten therapeutisch verwendeten Antiepileptika besprochen werden.

Die **medikamentöse Therapie der Epilepsien** gehört trotz zahlreicher noch ungelöster Probleme zu den dankbarsten Aufgaben des Nervenarztes. Unter medikamentöser Langzeitbehandlung werden nach derzeitigem Wissensstand etwa 50—60 % der Patienten anfallsfrei, 20—30 % bessern sich, mindestens 15—20 % bleiben unbeeinflußt [103, 112, 132], wobei die Prognose für die einzelnen Anfallsformen sehr unterschiedlich ist. Bei den Blitz-, Nick- und Salaamkrämpfen werden nur ca. 10 % der betroffenen Patienten anfallsfrei, bei pyknoleptischen Absencen hingegen werden die Heilungsaussichten mit 62—80 % angegeben [159]. Myoklonisch-astatische Anfälle und psychomotorische Anfälle sind häufig therapieresistent, Grand mal-Anfälle hingegen sprechen überdurchschnittlich gut auf die Therapie an, bei 55—75 % der Patienten läßt sich Anfallsfreiheit erreichen [159].

Voraussetzung zur Erreichung dieser relativ günstigen Behandlungsergebnisse sind die genaue Kenntnis der verschiedenen Anfallstypen sowie des Wirkungsspektrums und der Nebenwirkungen der einzelnen Antiepileptika, ferner die Berücksichtigung wesentlicher allgemeiner Behandlungsrichtlinien bei Patienten mit Epilepsie.

8.1. Methoden und Konzepte der neurobiologischen Epilepsieforschung

Von W. HAEFELY

8.1.1. Neurophysiologie der neuronalen Krampfaktivität

Neurophysiologische Untersuchungen der letzten Jahre haben einige wesentliche Aspekte der epileptischen neuronalen Aktivität aufgeklärt [68, 86, 107, 114, 121]. Dabei ließ man sich weniger durch die Vorgänge beim akuten generalisierten Anfall leiten als vielmehr von der interiktalen neuronalen Aktivität sowie deren Ausbreitung und Generalisation.

Auf die einfachste Formel gebracht, setzen konvulsive Erscheinungen einerseits die Existenz von abnorm aktiven „epileptischen" Neuronen als „Schrittmacher" voraus und andererseits anatomische und funktionelle Verbindungen zwischen diesen „epileptischen" Neuronen und rekru-

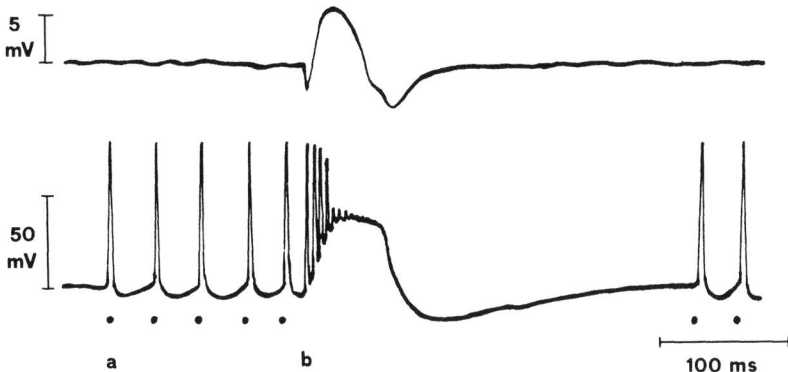

Abb. 8.1. Paroxysmale Depolarisation eines „epileptischen Neurons"
Oberflächenableitung vom Kortex der Katze (**obere Kurve**) und intrazelluläre Ableitung (**untere Kurve**) von einem kortikalen Neuron innerhalb eines Penicillinfocus. **a**: isolierte Aktionspotentiale; **b**: „paroxysmal depolarization shift" (Halbschematisch nach PRINCE [1968])

tierbaren, an sich normalen nicht-epileptischen Neuronen. Die Masse dieser letzteren Neurone, die durch die paroxysmale Aktivität der „epileptischen" Neurone zu weitgehend synchroner Erregung gebracht werden können, bestimmt Art und Stärke des klinischen Anfalles.

Die Charakterisierung des „epileptischen" Neurons wurde möglich durch intrazelluläre Ableitung von Zellen innerhalb von chronischen und akuten experimentellen Herden und in isolierten dünnen Hirnschnitten (vor allem des Hippocampus) unter dem Einfluß konvulsiver Substanzen. Interiktale Entladungen in einem Herd oder Hirnschnitt sind auf Ebene der Einzelzelle durch die sogenannte *paroxysmale Depolarisation (paroxysmal depolarization shift, PDS)* gekennzeichnet.

Der PDS besteht aus einer spontan auftretenden oder durch Reizung ausgelösten massiven Depolarisation, die initial mit einer Salve von (zum Teil abortiven) Aktionspotentialen einhergeht (s. Abb. 8.1.) und die im weiteren Verlauf zu einem Depolarisationsblock führt. Der PDS ist meist von einer Hyperpolarisation gefolgt.

Die Natur des PDS ist immer noch umstritten. In Frage kommen *intrinsische*, d. h. im Neuron selbst liegende pathologische Veränderungen der chemischen und elektrischen Erregbarkeit der subsynaptischen Membran und der spike-generierenden Mechanismen (jener Mechanismen, die für die Auslösung eines Aktionspotentials verantwortlich sind); vermutet wird eine Beteiligung der Dendriten, die bei starker Depolarisation zur Erzeugung eines von Ca^{2+} getragenen Aktionspotentials fähig sind. *Extrinsische*, d. h. außerhalb des Neurons gelegene Faktoren werden ebenfalls mit guten Argumenten in Erwägung gezogen, z. B. ein extrem starker und synchronisierter Erregungseinstrom oder Wegfall der normalerweise an somanahen Dendriten stark ausgeprägten inhibitorischen postsynaptischen Potentiale (IPSP). Entsprechend wird die paroxysmale Depolarisation als „Riesen-EPSP" (exzitatorisches postsynaptisches Potential) betrachtet [70]. Für diese Annahme spricht das Auftreten von typischen PDS in Hirnschnitten unter dem Einfluß von Pharmaka, welche IPSP unterdrücken, z. B von Penicillin. Ausfall von inhibitorischen Neuronen (die auf Hypoxie besonders empfindlich sind) drängt sich als weitere Grundlage des PDS auf sowie Membrandepolarisation durch Störungen des Energiestoffwechsels und durch Ausfall der Ionenpumpen.

In chronisch epileptischen Herden ist der Gehalt an *Glutamatdecarboxylase reduziert*, des Enzyms, das für die Synthese von GABA (Gamma-Aminobuttersäure) aus Glutamat unentbehrlich und damit ein biochemischer Marker von GABAergen Neuronen ist.

Die dem PDS folgende Hyperpolarisation beruht größtenteils auf einer Ca^{2+}-abhängigen Zunahme der K^+-Leitfähigkeit [2] und entspricht damit weitgehend der an normalen Neuronen beobachteten posttetanischen Hyperpolarisation (PTH); sie macht die Zelle refraktär gegen synaptische Erregung.

Die in jüngster Zeit mit ionenselektiven Mikroelektroden gemessenen Veränderungen der Ionenkonzentration im Extrazellulärraum von „epileptischen" Neuronen sind mit den oben erwähnten Vorgängen im Einklang. Der PDS geht mit einer deutlichen Abnahme des extrazellulären Na^+ und Ca^{2+} einher (die in das Zellinnere fließen) sowie einer Zunahme des aus den Neuronen ausströmenden K^+. Diese Veränderung des extrazellulären Ionenmilieus als Folge der paroxysmalen Aktivität können ihrerseits fördernd und auslösend auf epileptiforme Vorgänge wirken. Die Senkung des extrazellulären Ca^{2+} kann die neuronale Membran labilisieren, die Erhöhung des extrazellulären K^+ die Repolarisation oder gar Hyperpolarisation hindern.

Die *interiktale Aktivität* eines epileptischen Herdes kann klinisch unbemerkt ablaufen, d. h. je nach Lage und Ausmaß des Herdes bleiben die zerebrospinalen Funktionen als Ganzes intakt. Die funktionelle *„Isolierung" des Herdes* ist nur möglich durch erhöhte inhibitorische synaptische Aktivität in normalen Neuronen des Randgebiets, welche den Herd gegen den Rest des Gehirns abschirmen. Zusätzliche, die epileptische Aktivität fördernde Faktoren sind daher nötig, damit es zur Ausbreitung der pathologischen Aktivität des Herdes in benachbartes, gesundes Gewebe, zur Ausbildung sekundärer Herde und zur Generalisierung bis zum Iktus kommt.

Epileptiforme Aktivität fördernde Faktoren sind z. B. Beeinträchtigung inhibitorischer synaptischer Mechanismen durch Hemmung der GABA-Synthese oder Blockierung der GABA-Rezeptoren sowie Hypoxie. Aber auch physiologische Zustände, die mit erhöhter synchroner Aktivität normaler Neuronenpopulationen einhergehen, wie Schläfrigkeit und Spindelschlaf, erleichtern das Übergreifen der paroxysmalen Aktivität auf Strukturen mit nichtepileptischen Neuronen. Tatsächlich sind die Spitzenpotentiale der „spikes and waves" wahrscheinlich dasselbe elektrophysiologische kortikale Phänomen wie eine Spindelwelle, wobei die „spikes" Ausdruck der gestörten hemmenden Synapsenaktivität sind [78].

8.1.2. Prinzipielle Möglichkeiten pharmakologischer Beeinflussung der neuronalen Krampfaktivität

Diese vereinfachte Trennung des epileptischen Vorganges in *Schrittmacher- und Folgerfunktion* macht deutlich, welche Möglichkeiten prinzipiell bestehen, epileptische und nichtepileptische Neurone mit Pharmaka zu beeinflussen:

a) Eine *spezifische Beeinflussung* jener pathologischen Membranprozesse, die dem „epileptischen" Neuron möglicherweise zugrunde liegen, ist wenig wahrscheinlich.

b) *Beeinflussung fundamentaler Membraneigenschaften* von Neuronen, die sich in einem bestimmten Dosenbereich ausschließlich oder vorwiegend an *Zellen mit abnormer Aktivität* bemerkbar machen. In Frage kommen Veränderungen von Membranpotential und Leitfähigkeit, von aktiven Ionentransporten, von synaptischen Strömen, von spike-generierenden Mechanismen, von Repolarisation und Refraktärzeit und von „post activation phenomena" (Nachpotentiale, posttetanische Potenzierung).

c) *Hemmung der Freisetzung von exzitatorischen Neurotransmittern.*

d) *Verstärkung von inhibitorischen synaptischen Mechanismen.*

e) *Primär nicht an Neuronen angreifende Effekte* können eine antiepileptische Wirkung ausüben oder verstärken, z. B. Verbesserung der Durchblutung und Sauerstoffversorgung sowie Änderung des pH (und damit der freien Konzentration gewisser Ionen) und des pCO_2. Zur *speziellen* Erörterung des Themas s. Kap. 8.3.1.

8.1.3. Modelle zur Pathogenese und Therapie der Epilepsien

Tierexperimentelle Epilepsiemodelle

Eine Hauptschwierigkeit in der experimentellen Neuropharmakologie, nämlich der Mangel an relevanten Tiermodellen für viele menschliche, neurologische und psychische Erkrankungen, entfällt für die Pharmakologie der Antiepileptika weitgehend. Zwar kommt es bei Labortieren nur selten zu spontanen Epilepsien, die den wichtigsten Formen der ideopathischen menschlichen Epilepsie — dem Grand mal und dem Petit mal — entsprechen.

a) **Genetisch bedingte Epilepsieformen** existieren jedoch und werden experimentell pharmakologisch verwendet, z. B. die *Photomyoklonie* bei gewissen Stämmen senegalesischer Paviane und die genetische Prädisposition von Mäusen und Ratten für *audiogene Krämpfe*.

Daneben fehlt es nicht an vielfältigsten Methoden, akute oder chronische, fokale oder generalisierende Krampfanfälle beim Tier zu erzeugen [53, 130].

b) **Chemisch induzierte Krämpfe** werden am häufigsten verwendet. Lokale Infiltrationen mit unspezifisch gewebsschädigenden Substanzen, z. B. Aluminium und Kobalt, eignen sich zur Erzeugung von chronischen epileptischen Herden [86]. Ähnlichen Zwecken dient lokale Vereisung.

Akute fokale Epilepsien erzeugt man mit Strophanthin, das höchstwahrscheinlich durch Hemmung der Na^+, K^+-ATPase zu funktionellen Ausfällen von Neuronen und schweren lokalen Änderungen des Ionenmilieus führt, sowie durch Substanzen, welche inhibitorische synaptische Aktivitäten stören. Dies kann entweder durch Hemmung der Freisetzung inhibitorischer Transmitter (Tetanustoxin, Penicillin, Lokalanästhetika), durch Hemmung der GABA-Synthese (Hydrazine, 3-Mercaptopropionsäure), durch Blockierung von GABA-Rezeptoren (Bicucullin) oder der durch GABA regulierten Chloridkanäle (Pikrotoxin, Penicillin, Pentetrazol) geschehen. Die meisten dieser Substanzen führen bei systemischer Applikation zu generalisierten Krampfanfällen.

Beim c) **eletrokonvulsiven Schock** [122] werden Stromstöße durch das ganze Gehirn verabreicht. Beim *„minimalen Elektroschock"* wird die geringste Strommenge (Schwelle) verabreicht, die gerade noch zu sichtbaren Symptomen (meist Cloni) führt; beim *„maximalen Elektroschock"* arbeitet man mit Stromstößen, die das Bild eines klonisch-tonischen Krampfanfalles mit Bewußtseinsverlust erzeugen.

352   8. Antiepileptika: Grundlagen und Therapie

Von zunehmendem praktischem und theoretischem Interesse ist das Phänomen des „**kindling**": bei wiederholter elektrischer Reizung bestimmter Hirnstrukturen über chronisch implantierte Elektroden mit Stromstärken, die direkt keine Konvulsionen hervorrufen, entwickelt sich nach Wochen eine von der Reizung unabhängige paroxysmale Aktivität.

Modelle zum Studium antikonvulsiver Mechanismen

Verschiedene Formen der normalen neuronalen Aktivität, die gewisse Ähnlichkeiten mit dem paroxysmalen Geschehen aufweisen oder epileptiforme Aktivitäten erleichtern oder unterhalten können, dienen zur Prüfung der Wirkung von antikonvulsiven Substanzen auf elementare neuronale Funktionen.

Nachentladungen sind salvenartige Entladungen von Neuronen, die eine Periode von hochfrequenter Reizung überdauern; sie können in der gereizten Struktur selbst oder in entfernten Gebieten auftreten [133].

Die **posttetanische Potenzierung (PTP)** ist die verstärkte synaptische Antwort im Anschluß an eine kurze, hochfrequente Reizung („Tetanus"); die Testantwort kann über dieselbe Neuronenbahn ausgelöst werden wie die tetanische, konditionierende Reizung und wird dann *homosynaptische* PTP genannt. Erreichen konditionierender Reiz und Testreiz das Neuron über verschiedene synaptische Afferenzen, so spricht man von *heterosynaptischer* PTP. Verschiedene Mechanismen liegen der PTP zugrunde; bei der homosynaptischen PTP spielen präsynaptische Prozesse eine Hauptrolle. Durch die hochfrequente Reizung kommt es zu einer Akkumulation von Ca^{2+} in Nervenendigungen. Da das intrazelluläre Ca^{2+} ausschlaggebend ist für die Menge des freigesetzten Transmitters, setzen Testimpulse nach dem Tetanus mehr Transmitter frei (Fazilitierung der Transmitterfreisetzung) als normal.

Spontane Bildung von Aktionspotentialen in Axonen und deren Endigungen („backfiring") in Ca^{2+}-armer Lösung sowie physiologische salvenartige Entladungen von Kaltblüterneuronen

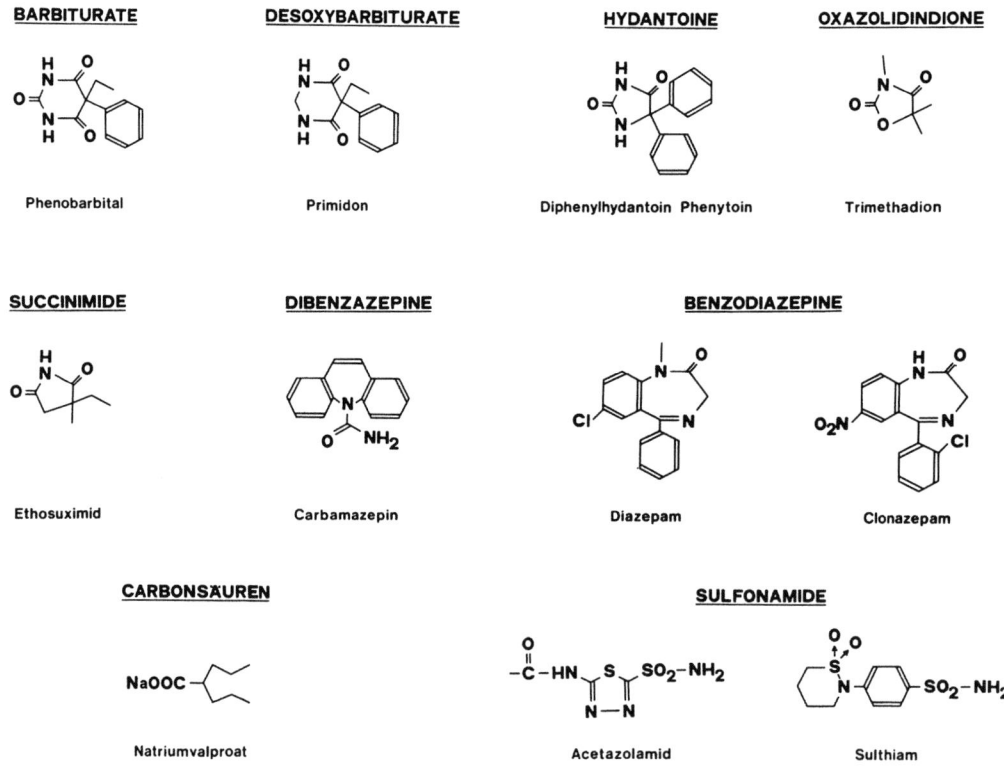

Abb. 8.2. Strukturformeln der gebräuchlichsten Antiepileptika

wurden als neuronale Modelle paroxysmaler Aktivität auf Beeinflussung durch Antikonvulsiva geprüft.

Bei der zunehmenden Beliebtheit und Notwendigkeit von *in vitro*-Studien zur Abklärung von antikonvulsiven Wirkungsmechanismen ist es wichtig, daß sinnvolle, d. h. bei antikonvulsiv wirksamen Dosen im Blut oder — noch besser — im Gehirn auftretende Pharmakon-Konzentrationen verwendet werden [59, 86].

8.2. Chemie der Antiepileptika

Von W. HAEFELY

Die Strukturformeln der heute gebräuchlichsten Antiepileptika sind in Abb. 8.2. dargestellt. Sie lassen sich chemisch den Substanzklassen *Barbiturate, Desoxybarbiturate, Hydantoine, Oxazolidindione, Succinimide, Benzodiazepine, Dibenzazepine* und verzweigten *Carbonsäuren* zuordnen. Die Sulfonamide *Acetazolamid* und *Sultiam* können als Antiepileptika 2. Ordnung bezeichnet werden (s. Abb. 8.1.). Für nähere Ausführungen zur Chemie der Barbiturate und Benzodiazepine konsultiere man Kap. 7.2. Sucht man nach einem allen Antiepileptika gemeinsamen Strukturelement, so enthalten formell (mit Ausnahme des Valproats) alle die *Amidfunktion,* meist als Teil eines Heterozyklus. Es besteht jedoch keine Berechtigung, diese Funktion als eine für antikonvulsive Wirkung wesentliche pharmakophore Gruppe zu betrachten, da prinzipielle Unterschiede im Wirkungsmechanismus der einzelnen Antiepileptika bestehen. Vielmehr widerspiegelt sich darin die Absicht des Chemikers, bei der Entwicklung neuer Antiepileptika vom Barbituratgerüst wegzukommen unter Beibehaltung eines als wichtig erachteten Strukturelementes.

8.3. Neurophysiologisch-neurobiochemische Wirkungen der gebräuchlichsten Antiepileptika

Von W. HAEFELY

8.3.1. Vorbemerkungen und Zusammenfassung

In Kap. 8.1.2. wurden die prinzipiell möglichen pharmakologischen Beeinflussungen der neuronalen Krampfaktivität auf Grund unserer heutigen Kenntnisse über das Wesen der epileptischen Entgleisung der Neuronenaktivität erwähnt. Einige Antiepileptika wirken vorwiegend oder ausschließlich durch *Verstärkung jener Mechanismen, die physiologischerweise paroxysmale Aktivitäten verhindern,* nämlich der synaptischen Hemmung.

Benzodiazepine und wahrscheinlich **Valproat** üben ihre antikonvulsive Wirkung über Verstärkung der GABAergen inhibitorischen synaptischen Transmission. Hemmer der metabolischen Inaktivierung von GABA durch die GABA-Transaminase befinden sich zur Zeit in klinischer Prüfung. **Barbiturate** verdanken ihre antikonvulsive Wirksamkeit zu einem guten Teil ebenfalls der Verstärkung GABAerger Hemmung; im Unterschied zu den Benzodiazepinen greifen Barbiturate möglicherweise am Chloridkanal selbst an. Daneben beeinflussen Barbiturate, vor allem in höheren Dosen, eine Reihe von Membraneigenschaften der Neurone, z. B. ihre Durchlässigkeit für Natrium und Kalzium. Trotz intensiver Forschung ist der Wirkungsmechanismus der **Hydantoine** nicht genügend abgeklärt.

Im Vordergrund steht wahrscheinlich die Beeinflussung der generellen Erregbarkeit neuronaler Membranen; ähnliches gilt für **Carbamazepin**. Neurophysiologische und biochemische Wirkungen der **Oxazolidindione** und der **Succinimide** sind sehr wenig untersucht worden. Die Karboanhydrasehemmer **Acetazolamid** und **Sultiam** wirken nicht spezifisch auf die neuronale Aktivität ein, sondern beeinflussen das „milieu interne" in der Richtung, welche paroxysmale Aktivität erschwert.

8.3.2. Neurophysiologisch-neurobiochemische Wirkungen der Barbiturate und Desoxybarbiturate

Der Wirkungsmechanismus der **Barbiturate** ist in Kap. 7.3.3. behandelt.

Das Desoxybarbiturat **Primidon** ähnelt in seinen Wirkungen und Nebenwirkungen sehr stark dem Phenobarbital, in welches es übrigens, vor allem bei wiederholter Gabe, z. T. metabolisch umgewandelt wird.

Der Grund, warum Barbiturate und Desoxybarbiturate **Absenzen** nicht vermindern, sondern häufig sogar verstärken, ist noch nicht klar. Vielleicht bewirken sie eine leichtere Synchronisierbarkeit jener Strukturen (Thalamus?), die als Schrittmacher oder Folger für Absenzen wichtig sind.

8.3.3. Neurophysiologisch-neurobiochemische Wirkungen der Hydantoine (Diphenylhydantoin)

Diphenylhydantoin übt *keine spezifische Wirkung* auf einen bestimmten Typ eines chemischen *Transmitters* aus und hat keine oder nur eine verschwindend geringere Wirkung auf normale, d. h. niederfrequente exzitatorische und inhibitorische Synapsenaktivität [19, 157, 160]. Die Auslösung spontaner Aktionspotentiale an isolierten Axonen unter Ca^{2+}-Mangel wird gehemmt [77]. Durch eine Kombination mehrerer, zum Teil noch umstrittener Einflüsse auf bioelektrische Phänomene erregbarer Zellmembranen *hemmt Diphenylhydantoin repetitive und paroxysmale neuronale Aktivitäten*. Dazu tragen bei:

a) **Hemmung der Ruheleitfähigkeit für Na^+** [115, 144] sowie des raschen potentialabhängigen Na^+-Einwärtsstromes [81, 113], der dem Anstieg des Aktionspotentials zugrunde liegt. Folgen davon sind Hyperpolarisation, Erhöhung des transmembranären Na^+-Gradienten, Verkleinerung der Aktionspotentialamplitude und Verlangsamung der Leitungsgeschwindigkeit des Aktionspotentials [137].

b) **Hemmung der Ca^{2+}-Permeabilität** [54, 115]. Dies könnte die Auslösung der durch Kalzium getragenen Aktionspotentiale hemmen, wie sie in Dendriten von hippokampalen Pyramidenzellen nachgewiesen sind. Ferner könnte die Freisetzung von Neurotransmittern vermindert werden.

c) **Unterdrückung von Generatorpotentialen**, die an extrafusalen motorischen Nervenendigungen zu posttetanischen (ektopischen) Entladungen und an Endigungen von Muskelspindelafferenzen zu repetitiven Aktionspotentialen führen [4].

d) Die für Diphenylhydantoin als typisch postulierte **Verlängerung der synaptischen Erholungszeit** nach Einzelimpulsen und die Abschwächung der PTP [31] kann durch die ersten zwei erwähnten Wirkungen wahrscheinlich befriedigend erklärt werden.

e) Eine früher vermutete Stimulierung der Na^+, K^+-ATPase kann heute ausgeschlossen werden. Die bei Kaltblütern gefundene Verstärkung der prä- und postsynaptischen Hemmung und der GABA-Wirkung fehlt wahrscheinlich bei Säugetieren.

Diphenylhydantoin kann als Prototyp eines Antikonvulsivums betrachtet werden, das in therapeutischen Konzentrationen die physiologische Impulsleitung und Signalübertragung wenig beeinflußt, jedoch die Bildung, Leitung und Übertragung hochfrequenter Impulse hemmt und damit auch jene Faktoren vermindert, die eine paroxysmale neuronale Aktivität sekundär begünstigen oder unterhalten (z. B. Erhöhung der intrazellulären Ca^{2+}-Konzentration mit Verstärkung der elektrosekretorischen Koppelung der Transmitterfreisetzung).

8.3.4. Neurophysiologisch-neurobiochemische Wirkungen der Oxazolidondione (Trimethadion)

Trimethadion hemmt polysynaptische Rückenmarksreflexe weniger stark als Phenobarbital und ist praktisch unwirksam auf monosynaptische spinale Reflexe. Im Gegensatz zum Diphenylhydantoin bewirkt es keine spezifische Dämpfung der PTP [19]. Als charakteristisch wurde die *Verlängerung der synaptischen Erholungszeit* beschrieben, was zu einer Hemmung der synaptischen Transmission bei höheren Frequenzen führt.

Trimethadion hemmt in Versuchen an Katzen lokale Nachentladungen, am deutlichsten im Thalamus. Die Substanz hemmt die Ausbreitung kortikaler Herdaktivität in den Thalamus besser als die intrakortikale Ausbreitung. Auffallend ist der wechselseitige Antagonismus zwischen Trimethadion und Pentetrazol, der sich nicht nur bei Krämpfen äußert, sondern auch bei mannigfachen neuronalen Aktivitäten im ZNS von Säugetieren und an einzelnen Neuronen von Kaltblütern.

Über Beeinflussung von spezifischen erregenden und hemmenden Synapsen ist nichts bekannt. Elektrophysiologische Untersuchungen zur Frage, wie Trimethadion neuronale Membranen beeinflußt, fehlen fast völlig [19].

8.3.5. Neurophysiologisch-neurobiochemische Wirkungen der Succinimide (Ethosuximid)

Wie Trimethadion hemmt **Ethosuximid** die monsynaptische Erregung von spinalen Motoneuronen bei frequenter Impulsfolge [11] und scheint besonders stark intrathalamische und thalamokortikale Bahnen zu beeinflussen [101]. Selektive Wirkungen auf bestimmte Transmittersysteme und molekulare Mechanismen sind nicht bekannt [19, 139].

8.3.6. Neurophysiologisch-neurobiochemische Wirkungen der Benzodiazepine

Der Wirkungsmechanismus der Benzodiazepine ist zur Zeit wahrscheinlich der bestbekannte von allen Antiepileptika (s. Kap. 7.3.2.). Er besteht in einer selektiven Verstärkung inhibitorischer, durch GABA vermittelter Synapsenaktivität, während exzitatorische Synapsen und Membraneigenschaften von Neuronen in therapeutisch relevanten Dosen nicht beeinflußt werden [52, 53].

8.3.7. Neurophysiologisch-neurobiochemische Wirkungen der Dibenzazepine (Carbamazepin)

Wahrscheinlich beeinflußt **Carbamazepin** ähnlich wie Diphenylhydantoin spezielle neuronale Aktivitätsformen [19, 71, 80]. So hemmen beide die im Anschluß an eine hochfrequente Reizsalve in motorischen Nervenendigungen auftretenden ektopischen Entladungen (posttetanische repetitive Nachentladungen) und die posttetanische Potenzierung der neuromuskulären Übertragung [57]. Welche Membranprozesse dabei vorwiegend verändert werden, ist nicht bekannt.

8.3.8. Neurophysiologisch-neurobiochemische Wirkungen von Dipropylacetat (Valproat)

Zahlreiche Untersuchungen sprechen für einen engen Zusammenhang zwischen GABAerger Neurotransmission und der Wirkung von Dipropylazetat [5, 10, 94, 134, 154]. Unklar ist noch, inwieweit die (schwache) Hemmung des GABA-Abbaus durch Hemmung der Enzyme GABA-Transaminase und Bernsteinsäuresemialdehyd-Dehydrogenase sowie die Aktivierung des GABA synthetisierenden Enzyms Glutamatdekarboxylase [88] zur antikonvulsiven Wirkung beitragen, findet sich doch eine Erhöhung des endogenen GABA-Gehaltes im Gehirn erst in höheren als antikonvulsiv wirksamen Dosen [30, 61, 87, 106].

Verschiedene Autoren fanden an Einzelneuronen in verschiedenen Hirngebieten mit **Dipropylazetat** eine sofort einsetzende Verstärkung der inhibitorischen Wirkung von mikroiontophoretisch appliziertem GABA und Muscimol, jedoch nicht von Glycin [7, 44, 74, 89]; eine Wirkung, die kaum mit Veränderungen des GABA-Stoffwechsels in Zusammenhang stehen kann.

8.3.9. Neurophysiologisch-neurobiochemische Wirkungen von Acetazolamid und Sultiam

Acetazolamid und Sultiam sind antibakteriell unwirksame Sulfonamide mit Hemmwirkung auf die Carboanhydrase. Sie haben eine *schwache antikonvulsive* Wirkung in akuten Modellen von chemisch und elektrisch induzierten Krämpfen [145]. Sulthiam erhöht den endogenen GABA-Gehalt in mehreren Regionen des Rattenhirns [106]. Eine Abhängigkeit der antikonvulsiven Wirkung dieser Carboanhydrasehemmer von zentralen Noradrenalinneuronen wird vermutet [148]. Die Primärwirkung beider Substanzen ist jedoch die Hemmung der Carboanhydrase in Erythrozyten und Geweben mit daraus resultierender systemischer metabolischer *Azidose*. Gewebsazidose, Erhöhung des intrazerebralen pCO_2 und verminderte Liquorproduktion tragen wahrscheinlich zur antikonvulsiven Wirkung bei [156]. Sultiam erhöht zudem die Konzentration von Diphenylhydantoin in Blut und Gehirn [158].

8.4. Pharmakologische Wirkungen der gebräuchlichsten Antiepileptika

Von W. HAEFELY

8.4.1. Vorbemerkungen und Zusammenfassung

Das generelle pharmakologische Spektrum der Barbiturate und Benzodiazepine ist im Kap. 7.4. beschrieben. Hier beschränken wir uns auf die antikonvulsiven Wirkungen. Während Barbiturate und Benzodiazepine neben ihrem Einsatz in der Epilepsiebehandlung noch vielfältige andere Anwendungen finden, sind die übrigen gebräuchlichen Antiepileptika kaum bei anderen Erkrankungen indiziert, mit Ausnahme des Diphenylhydantoins, das eine beschränkte Bedeutung bei der Behandlung von kardialen Arrhythmien, vor allem bei Digitalisintoxikation hat, und der Antiepileptika 2. Ordnung.

Schon im Tierversuch gelingt es weitgehend, die Nützlichkeit eines Antikonvulsivums bei den verschiedenen Formen epileptischer Aktivität vorauszusehen. Während Barbiturate und Benzodiazepine (mindestens unter Berücksichtigung ihrer Wirksamkeit bei akuten Anfällen aller Art) als *Breitbandantiepileptika* angesehen werden können, sind die meisten anderen Antiepileptika *gezielt* für bestimmte Formen einzusetzen.

8.4.2. Pharmakologische Wirkungen der Barbiturate und Desoxybarbiturate

Pharmakologische Wirkungen sind in Kap. 7.4.3. dargestellt.

Antikonvulsive Wirkungen der Barbiturate sind wenig selektiv, d. h. verschiedenste chemisch induzierte Krämpfe und Elektroschockkrämpfe werden in ungefähr gleichen Dosen blockiert.

Obwohl alle sedativ-hypnotischen Barbiturate im Prinzip ein ähnliches pharmakologisches Wirkungsprofil haben, unterscheiden sich die einzelnen Derivate zum Teil sehr deutlich voneinander durch das Vorherrschen der einen oder anderen Wirkung bei vergleichbaren Dosen. Neben physikalisch-chemischen Eigenschaften (z. B. Verteilungskoeffizient), die zu sehr unterschiedlichem pharmakokinetischem Verhalten führen, scheinen dafür noch wenig bekannte Strukturwirkungsbeziehungen verantwortlich zu sein; von Interesse sind die unterschiedlichen pharmakologischen Eigenschaften chiraler Barbituratverbindungen. Unter den Barbituraten zeichnet sich *Phenobarbital* durch ein besonders günstiges Verhältnis zwischen antikonvulsiv- und sedativ-hypnotischen Eigenschaften im unteren Dosenbereich aus.

8.4.3. Pharmakologische Wirkungen der Hydantoine (Diphenylhydantoin)

Pharmakologische Wirkungen. Diphenylhydantoin unterscheidet sich von allen anderen Antiepileptika durch das *Fehlen sedativer Effekte* und zeigt damit, daß Sedation und antikonvulsive Wirkung im Prinzip getrennt voneinander vorkommen können. Spezifische Wirkungen auf das Verhalten wurden bei subtoxischen Dosen nicht beobachtet. Die beiden Hauptangriffspunkte des Diphenylhydantoins sind ZNS und Herz. In hohen subtoxischen Dosen wirkt Diphenylhydantoin erregend und steigert den Muskeltonus; vestibulozerebelläre Systeme sind hauptsächlich betroffen (Vertigo, Nystagmus, Ataxie, Nausea).

Diphenylhydantoin hat ausgeprägte Wirkungen auf die Erregbarkeit des *Myokards;* es ähnelt in seinen Eigenschaften teilweise dem Lidocain (z. B. Verkürzung der Aktionspotentialdauer, Verstärkung des Kaliumauswärtsstromes, geringe Wirkung auf Refraktärzeit) und ist bei ventrikulären Arrhythmien und ganz speziell bei Digitalisintoxikationen wirksam.

Antikonvulsive Wirkungen. Die vorherrschende Wirkung von Diphenylhydantoin ist die Blockierung voll ausgebildeter generalisierter *tonischer* Krämpfe, seien sie nun durch Elektroschock oder chemische Konvulsiva [50] hervorgerufen. *Klonische* Krämpfe werden kaum gehemmt oder sogar verstärkt. Diphenylhydantoin verändert kaum die elektrische oder chemische Schwelle für die Auslösung von konvulsiven Phänomenen. Es beeinflußt nur wenig die paroxysmale Aktivität eines epileptischen Herdes, hemmt jedoch dessen Ausbreitung und Generalisierung.

8.4.4. Pharmakologische Wirkungen der Oxazolidindione (Trimethadion)

Der Hauptvertreter dieser Klasse, Trimethadion, war die erste Substanz mit spezifischer Wirkung auf *Absenzen.*

Pharmakologische Wirkungen. Die Wirkung von Trimethadion beschränkt sich praktisch auf das ZNS. Außer unspezifischen sedativen Effekten ist keine charakteristische Beeinflussung des Verhaltens beschrieben, jedoch fehlen gezielte Untersuchungen in dieser Richtung.

Antikonvulsive Wirkungen. Die antikonvulsiv wirksamen Dosen von Trimethadion sind hoch, bei allerdings auch geringer akuter Toxizität. Die besonders ausgeprägte Schutzwirkung gegen Pentetrazolkrämpfe wurde lange Zeit als eine besondere Eigenart von Trimethadion gehalten. Sie ist aber auch bei neueren Antiepileptika vorhanden (z. B. bei Succinimiden, Benzodiazepinen, Dipropylazetat). Für die Unterdrückung von tonischen Elektroschockkrämpfen sind deutlich höhere Dosen notwendig.

8.4.5. Pharmakologische Wirkungen der Succinimide (Ethosuximid)

Pharmakologische Wirkungen. Unter den substituierten Succinimiden scheint Ethosuximid die günstigsten Eigenschaften zu besitzen und hat das mit beträchtlichen toxischen Nebenwirkungen behaftete Trimethadion weitgehend ersetzt. Seine Wirkungen sind weitgehend auf das ZNS beschränkt. Neben seinen antikonvulsiven Eigenschaften besitzt es sedative und in höheren Dosen narkotische Wirkungen.

Antikonvulsive Wirkungen sind dem Trimethadion sehr ähnlich; am potentesten ist Ethosuximid gegen die durch Pentetrazol induzierten Krämpfe, während maximale Elektroschockkrämpfe erst in narkotischen Dosen unterdrückt werden.

8.4.6. Pharmakologische Wirkungen der Benzodiazepine

Pharmakologische Wirkungen der Benzodiazepine wurden in Kap. 7.4.2. abgehandelt.

Antikonvulsive Wirkungen. Benzodiazepine sind die *potentesten* bekannten Hemmer von chemisch (lokal und systemisch) evozierten Konvulsionen und unterdrücken in höheren Dosen auch elektrisch induzierte Krämpfe [53, 117]. Während bei allen bisher bekannten tranquilisierenden Benzodiazepinen die Hemmung der durch Pentetrazol induzierten Krämpfe eine gute Korrelation mit anxiolytischer und tranquilisierender Wirkung zeigt, ist die Schutzwirkung gegen Elektroschockkrämpfe unterschiedlich stark ausgeprägt und kann ganz fehlen. Für die praktische Verwendbarkeit von Benzodiazepinen als Antikonvulsiva (chronische Behandlung, akute Unterdrückung eines Status epilepticus etc.) sind neben pharmakologischem Wirkungsprofil auch pharmakokinetische Eigenschaften ausschlaggebend.

8.4.7. Pharmakologische Wirkungen der Dibenzazepine (Carbamazepin)

Pharmakologische Wirkungen. Carbamazepim besitzt das gleiche trizyklische Grundgerüst wie Imipramin. Es hat keine nennenswerten antidepressiven oder neuroleptischen Eigenschaften, teilt jedoch mit anderen Trizyklika einige Wirkungen auf kardiovaskuläre und andere vegetative Systeme und hat einen schwach sedativen Effekt [75]. Carbamazepin besitzt *antiarrhythmische* Wirkungen, die jedoch nicht völlig identisch sind mit denen von Diphenylhydantoin [142].

Antikonvulsive Wirkungen. Auf Grund seiner antikonvulsiven Eigenschaften bei experimentellen Krämpfen läßt sich Carbamazepin zwischen Phenobarbital und Diphenylhydantoin einordnen [75]. Carbamazepin ist sehr wirksam gegen elektrisch ausgelöste Konvulsionen. Chemisch induzierte Krämpfe werden besser beeinflußt als durch Diphenylhydantoin, jedoch schlechter als durch Barbiturate. Hippocampale Nachentladungen werden durch Carbamazepin gut, durch Diphenylhydantoin jedoch wenig beeinflußt. Carbamazepin verringert die PTP weniger deutlich als Diphenylhydantoin. Carbamazepin hemmt die Erregbarkeit von Neuronen im *Trigeminuskern*, was im Zusammenhang mit seiner therapeutischen Wirkung bei Trigeminusneuralgie von Bedeutung ist.

8.4.8. Pharmakologische Wirkungen von Dipropylacetat (Valproat)

Pharmakologische Wirkungen. Dipropylacetat [Übersicht: 118] ist eine akut wenig toxische Substanz. Die Entdeckung seiner antikonvulsiven Wirkung erfolgte zufällig in Versuchen, in denen die Substanz als Lösungsmittel für potentielle Antikonvulsiva verwendet wurde. Dipropylacetat wirkt praktisch ausschließlich auf das ZNS. Es hat schwach sedative, hypotherme und muskelrelaxierende Eigenschaften. Akute Verabreichung einer hohen Dosis von Dipropylacetat löst bei der Ratte einen Symptomenkomplex aus, der dem Opiatentzugssyndrom („*Quasi-Morphin-Abstinenz-Syndrom*") gleicht [9].

Antikonvulsive Wirkungen. Dipropylacetat ist vorwiegend gegen chemisch induzierte Krämpfe wirksam, darunter besonders gegen Pikrotoxin. Die Hemmung auf fokale und elektrisch induzierte Konvulsionen ist sehr schwach ausgeprägt. Das antikonvulsive Spektrum und auch die Potenz sind sehr ähnlich denjenigen von Trimethadion und Ethosuximid [33]. Dipropylacetat beeinflußt günstig die Photomyoklonie von Pavianen [27].

8.4.9. Pharmakologische Wirkungen von Acetazolamid und Sultiam

Diese Sulfonamide haben keine spezifischen zentralen Aktivitäten. Die meisten, wenn nicht alle, pharmakologischen Wirkungen dieser Substanzen beruhen auf der *Hemmung der Carboanhydrase* in praktisch allen Geweben.

8.4.10. Toxikologie der Antiepileptika

Da die Antiepileptika meist über Monate und Jahre verabreicht werden müssen, kommt ihrer Verträglichkeit resp. ihrer Toxizität größte Bedeutung zu. Die große Zahl von unerwünschten und schädlichen Nebenwirkungen, die den Antiepileptika angelastet werden, dürfen nicht als Hinweis für die besondere Gefährlichkeit von Antiepileptika verstanden werden, sondern sind Ausdruck der besonderen medizinischen Kontrolle der Epilepsiepatienten. Paradox und noch weitgehend ungeklärt ist die Tatsache, daß alle Antiepileptika zum Auftreten oder zur Verstärkung jener Epilepsieformen führen können, gegen die sie nicht speziell indiziert sind, also Förderung oder Auslösung von Grand mal-Anfällen bei Präparaten gegen Petit mal und umgekehrt.

Toxikologie der Barbiturate und der Benzodiazepine (s. Kap. 7.4.5.)

Toxikologie der übrigen Antiepileptika

Diphenylhydantoin kann bei **akuter** Überdosierung zu *Kreislaufkollaps, Überleitungsstörungen* und zu *zerebellär-vestibulären* Symptomen (Ataxie, Vertigo, Diplopie, Nausea, Tremor, Nystagmus) führen. Toxische Erscheinungen bei **chronischer** Therapie betreffen ebenfalls das *Zentralnervensystem*: Degeneration von Purkinje-Zellen im Kleinhirnkortex kann autoptisch nachgewiesen werden und läßt sich im Tierversuch erzeugen. Die Symptome gleichen denjenigen bei akuter Überdosierung. Bei ca. $^1/_5$ der Patienten tritt eine harmlose, aber lästige *Hyperplasie der Gingiva* auf, die auf einer Störung des Kollagenstoffwechsels beruht. Die Pathogenese des gelegentlich auftretenden *Hirsutismus* ist unbekannt. Endokrinologische Nebenwirkungen betreffen den *Kohlenhydratstoffwechsel* (Hemmung der Insulinfreisetzung?) und die *Schilddrüse* (Interferenz mit der Thyroxinbindung an das thyroxinbindende Globulin). Osteomalazie wird auf Störung des Vitamin D-Stoffwechsels und der intestinalen Kalziumresorption zurückgeführt. Recht häufig sind *Überempfindlichkeitsreaktionen*, wie Exantheme, Lupus erythematodes und Depression blutbildender Gewebe.

Die häufigsten toxischen Folgen des **Trimethadions** sind *Benommenheit* und *Heme-*

ralopie, die nicht unbedingt zum Therapieunterbruch führen müssen. Mäßige *Neutropenie* ist häufig, schwere *Überempfindlichkeitsreaktionen* in Form von exfoliativer Dermatitis, Lupus erythematodes, Blutdyskrasien, aplastischer Anämie und Pancytopenie kommen vor.

Ethosuximid führt nicht selten zu *gastrointestinalen* Beschwerden, zu übermäßiger *Sedation, Kopfschmerzen* und *Singultus.* Seltener sind parkinsonoide Symptome und Photophobie und zentrale Stimulation, allergische Reaktionen der Haut und der blutbildenden Organe.

Carbamazepin kann zu ähnlichen zerebellären und vestibulären neurologischen Störungen führen *wie Diphenylhydantoin.* Neben Überempfindlichkeitsreaktionen des hämatopoietischen Systems kann Carbamazepin *kardiovaskuläre* Nebenwirkungen hervorrufen, wie sie von trizyklischen Antidepressiva bekannt sind.

Dipropylacetat galt lange Zeit als wenig toxisch; in letzten Jahren mehren sich Meldungen über z. T. schwerste *Leberschädigungen.* Eine regelmäßige Kontrolle der Leberfunktion ist daher angebracht. Nach sehr hohen Dosen tritt Tremor auf.

8.4.11. Physische Abhängigkeit von Antiepileptika

Bei allen Antiepileptika kann eine **Toleranz** nicht nur gegenüber unerwünschten Nebenwirkungen, sondern auch gegenüber der antikonvulsiven Wirkung auftreten. Der nicht selten nötige Wechsel des Präparates darf dabei nicht abrupt erfolgen, da auch alle Antiepileptika prinzipiell zu physischer Abhängigkeit führen können. Dies ist nicht anders zu erwarten, da diese Stoffe mit elementaren Faktoren der neuronalen Erregbarkeit interferieren. Entsprechend der neuronal dämpfenden Wirkung der Antiepileptika führt der abrupte **Entzug** zu Zeichen neuronaler Überaktivität. Bei Epileptikern ist dies besonders gefährlich und löst sehr leicht massive Anfälle aus. Psychische Abhängigkeit und Sucht kommen bei Barbituraten und seltener bei Benzodiazepinen vor, scheinen aber bei Epileptikern nicht häufiger zu sein als bei Nichtepileptikern.

Abhängigkeit von Barbituraten und Benzodiazepinen (s. Kap. 7.4.6.).

Abhängigkeit von den übrigen Antiepileptika. Systematische tierexperimentelle Studien existieren nicht. Klinische Einzelbeobachtungen belegen nur das oben Gesagte.

8.5. Klinische Pharmakologie und Pharmakokinetik der Antiepileptika

Von W. FRÖSCHER und B. RAMBECK

8.5.1. Vorbemerkungen und Zusammenfassung

Die zur Zeit verwendeten wesentlichen Antiepileptika sind in der Reihenfolge ihrer Einführung in Tab. 8.1. dargestellt. Die wesentlichen Antiepileptika werden auch als *Antiepileptika I. Ordnung,* die nur noch selten bei therapieresistenten Epilepsien verwendeten Medikamente hingegen als *Antiepileptika II. Ordnung* bezeichnet (s. Tab. 8.1. und 8.2.).

Das antikonvulsive Wirkungsprofil der einzelnen Substanzen ist unterschiedlich; ein „*Breitband-Antiepileptikum*", das bei allen Anfallstypen als Mittel der ersten Wahl in Betracht käme, gibt es noch *nicht.* Alle Antiepileptika können zu Nebenwirkungen führen. Bei sorgfältiger Dosierung und Überwachung der Patienten kann der größte Teil der Patienten weitgehend nebenwir-

Tab. 8.1. Antiepileptika I. Ordnung

Freinamen (Einführungsjahr)	Handelsnamen[1]		
	BRD	Österreich	Schweiz
Phenobarbital (1912)	Luminal, Phenaemal	Agrypnal, Austrominal, Spasepelin, Tridezibarbitur	Aphenyletten, Gardenal, Hegraminal, Luminal
Barbexaclon	Maliasin[2]	Maliasin[2]	Maliasin[2]
Phenytoin (1938)	Citrullamon, Epanutin, Phenhydan, Zentropil	Citrullamon, Difhydan, Epanutin, Epilan-D	Antisacer, Dilantin, Epanutin, Tacosal
Ethosuximid (1951)	Petnidan, Pyknolepsinum, Suxinutin	Petinimid, Simatin, Suxinutin	Petinimid, Petnidan, Simatin, Suxinutin
Mesuximid (1951)	Petinutin	Petinutin	Petinutin
Primidon (1952)	Liskantin, Mylepsin, Resimatil	Cyral, Mysoline	Mysoline
Carbamazepin (1962)	Tegretal, Timonil	Tegretol	Tegretol
Diazepam (1963)	Valium	Valium	Valium
Nitrazepam (1963)	Imeson, Mogadan	Mogadon	Mogadon
Valproinsäure (1963)	Convulex, Ergenyl, Leptilan, Mylproin, Orfiril	Convulex, Leptilan	Depakine, Leptilan
Clonazepam (1969)	Rivotril	Rivotril	Rivotril

[1] Hinsichtlich der Handelsnamen wird kein Anspruch auf Vollständigkeit erhoben.
[2] Barbexaclon s. Text.

kungsfrei gehalten werden, bei den übrigen Patienten können die Nebenwirkungen in der Regel in erträglichen Grenzen gehalten werden. Die Erfassung von Nebenwirkungen ist durch die Möglichkeit zur Bestimmung der Antiepileptika-Spiegel im Serum wesentlich erleichtert worden. Die Bestimmung der Antiepileptika-Serumspiegel hat die Therapie einfacher und transparenter gemacht.

Bei Behandlung mit einer *Kombinationstherapie* (Kombination von Antiepileptika oder Kombination von Antiepileptikum und anderen Wirksubstanzen) muß die Möglichkeit vielfältiger Interaktionen berücksichtigt werden.

8.5.2. Antikonvulsive Wirkungsprofile der Antiepileptika

In der *Reihenfolge des Einführungsjahres* der Grundsubstanz werden in den folgenden Kapiteln die Hauptindikationen der einzelnen Antiepileptika dargestellt.

Wirkungsprofil der Barbiturate (Phenobarbital) und Desoxybarbiturate (Primidon)

Der spezielle Indikationsbereich von Phenobarbital umfaßt die Grand mal-Anfälle insbesondere vom Aufwach-Typ und generalisierte Myoklonien.

Primidon besitzt die Indikationen des Phenobarbitals, darüber hinaus wird es nicht selten bei therapieresistenten fokalen Anfällen, speziell psychomotorischen (komplex-fokalen) Anfällen oder Grand mal-Anfällen fokaler Genese eingesetzt. Gut kontrollierte Studien, welche die Überlegenheit des Primidons über Phenobarbital bzw. ein über Phenobarbital hinausgehendes Wirkungsspektrum beweisen, fehlen noch.

Wirkungsprofil der Hydantoine (Phenytoin)

Phenytoin ist beim Schlaf-Grand mal, beim diffusen Grand mal, bei Grand

Tab. 8.2. Antiepileptika II. Ordnung

Freiname	Handelsnamen	Indikationen	mittlere Tagesdosis mg/die (Erwachsene)
Acetylharnstoffderivate:			
Chlorphenacemid	Comitiadon (A)	therapieresistente psychomotorische Anfälle	750—1500
Äthylphenacemid	in Trinuride „H" (CH) enthalten		
Brom	in Calcibronat (D, CH), Antisacer compositum (D, A, CH) und Apydan (D) enthalten	therapieresistente Grand-mal-Anfälle	3000[1]
Mephenytoin	Epilan (A), Epilanex (D), Mesantoin (CH)	therapieresistente psychomotorische Anfälle und Grand-mal-Anfälle	300—600
Oxazolidine:			
Ethadion	Petidiol (D, A), Petidion (CH), Neo-Absentol (CH)	therapieresistente Absencen und Petit-mal fokaler Genese	1000—1500
Paramethadion	Paradione (D, A, CH)		1200—1800
Trimethadion	Tridione (D, A, CH), Absentol (CH)		1200—1800
Sultiam	Ospolot (D, A, CH)	therapieresistente fokale Anfälle und psychomotorische Anfälle	200—600

D = Bundesrepublik Deutschland, A = Österreich, CH = Schweiz. In Österreich und der Schweiz befinden sich noch einige weitere, selten verwendete Antiepileptika zweiter Ordnung im Handel. Hinsichtlich der Handelsnamen wird kein Anspruch auf Vollständigkeit erhoben.
[1] Die Dosierungsangabe bezieht sich auf Natrium-Bromid (WOODBURY et al., 1972).

mal-Anfällen fokaler Genese und bei einfachen und komplexen fokalen (= psychomotorischen Anfällen) indiziert. Sein Wirkungsspektrum deckt sich mit demjenigen des Carbamazepins. Die intravenöse Verabreichung von Phenytoin gehört bei verschiedenen Formen des Status epilepticus zu den Mitteln der ersten Wahl [35].

Wirkungsprofil der Succinimide

Ethosuximid wird zur Behandlung einfacher und komplexer Absencen erfolgreich verwendet.
Mesuximid wird bei therapieresistenten Petit mal-Epilepsien, insbesondere bei myoklonisch-astatischen Anfällen und bei Mischepilepsien mit komplexen atypischen Absencen und Sturzanfällen, eingesetzt [143].

Wirkungsprofil der Dibenzazepine

Carbamazepin ist beim Schlaf-Grand mal, beim diffusen Grand-mal, bei Grand mal-Anfällen fokaler Genese, bei einfachen und komplexen fokalen Anfällen indiziert, wie Phenytoin. Vom Nebenwirkungsspektrum her geben wir Carbamazepin den Vorzug (s. Kap. 8.5.3.).

Wirkungsprofil der Valproinsäure

Valproinsäure ist das Mittel der ersten Wahl bei Absencen, bei Impulsiv-Petit-mal-Anfällen, beim myoklonisch-astatischen Petit mal, „zentrencephaler" Genese [25] und bei „primär" generalisierten Grand mal-Anfällen.

Wirkungsprofil der Benzodiazepine

Clonazepam ist bei der Therapie der Blitz-, Nick- und Salaam-Krämpfe und des myoklonisch-astatischen Petit mal („sekundär" generalisiert) Mittel der 1. Wahl.

Die parenterale Verabreichung von **Diazepam** und **Clonazepam** gehört zu den wirksamsten Maßnahmen bei verschiedenen Formen des Status epilepticus [35].

Wirkungsprofil der Antiepileptika II. Ordnung

Bei den Antiepileptika II. Ordnung handelt es sich um Medikamente, die vor allem wegen ihrer unerwünschten Begleiterscheinungen nur noch selten in besonders therapieresistenten Fällen verabreicht werden [112]. Ein Rückgriff auf Substanzen wie Chlorphenacemid, Aethylphenacemid und Sultiam ist besonders bei den häufig *therapieresistenten psychomotorischen Anfällen* erforderlich (s. Tab. 8.2.).

8.5.3. Unerwünschte Wirkungen (Nebenwirkungen) der Antiepileptika

Die nach der Literatur [26] sowie nach eigener Erfahrung [39, 42, 43, 112] wichtigsten *dosisabhängigen* Nebenwirkungen der Antiepileptika I. Ordnung sind in Tab. 8.3. zusammengestellt. Sie zeigen dem behandelnden Arzt eine Überdosierung an. Die Serumspiegel, bei denen diese Nebenwirkungen beim einzelnen Patienten manifest werden, zeigen große interindividuelle Unterschiede.

Im folgenden Abschnitt werden häufige oder schwere Nebenwirkungen genannt, die zur Steuerung der Dosishöhe wenig geeignet sind, weil sie *keine klare Dosisabhängigkeit* erkennen lassen oder eher nach längerer Zeit eintreten.

Nebenwirkungen der Barbiturate und Desoxy-Barbiturate

Phenobarbital kann zu Muskel- und Gelenkbeschwerden führen und möglicherweise das Auftreten einer Dupuytrenschen Kontraktur verursachen oder begünstigen. Phenobarbital wird unter anderem als Barbexaclon, einer salzartigen Verbindung von Phenobarbital und einem Ephedrin-Deri-

Tab. 8.3. Antiepileptika I. Ordnung: Wichtigste Dosis-abhängige Nebenwirkungen

Substanzen	Nebenwirkungen
Carbamazepin	Müdigkeit, Kopfschmerzen, Schwindel, Nausea, Verschwommensehen, Doppeltsehen, Nystagmus, Ataxie
Clonazepam	Müdigkeit, Verlangsamung, muskuläre Hypotonie, Ataxie, Gereiztheit
Ethosuximid (u. Mesuximid)	Müdigkeit, Benommenheit, Kopfschmerzen, Schwindel, Magenbeschwerden, Übelkeit, Singultus
Phenobarbital	Müdigkeit, Verlangsamung, Reizbarkeit, Verstärkung eines vorbestehenden psycho-organischen Syndroms, Dysarthrie, Nystagmus, Ataxie, Verwirrtheit
Phenytoin	innere Unruhe, „inneres Zittern", Tremor, Müdigkeit, Kopfschmerzen, Schwindel, Nausea, Doppeltsehen, Nystagmus, Ataxie, choreatische Hyperkinesen, Dysarthrie, Verwirrtheit
Primidon	wie Phenobarbital, darüber hinaus vor allem bei zu schneller Dosissteigerung Benommenheit, Schwindel, Nausea, Erbrechen
Valproinsäure	Müdigkeit, Tremor

vat (CHP), verabreicht. Letzteres kann zu Unruhe, Gereiztheit und Appetithemmung führen. Ausnahmsweise wurden Halluzinosen beobachtet. Exantheme, Leber-, Nieren- und hämatologische Störungen treten bei Phenobarbital nur ganz selten auf.

Bei **Primidon** können neben den Nebenwirkungen des Metaboliten Phenobarbital Nebenwirkungen durch Primidon selbst und den Metaboliten PEMA auftreten. Schon bevor wesentliche Mengen von Phenobarbital gebildet worden sind, kann Primidon zu Benommenheit, Übelkeit und Schwindel führen [55]. Ferner wird über Leukopenien durch Primidon berichtet. (Über *dosisabhängige* Nebenwirkungen vgl. Tab. 8.3.).

Nebenwirkungen der Hydantoine

Die häufigste Nebenwirkung des **Phenytoins** dürfte die Gingivahyperplasie sein. Daneben kommt es zu allergischen Exanthemen, Hypertrichose und Hyperpigmentierung, zu Polyneuropathien und sehr selten zu einer cerebellären Atrophie. Blutbildveränderungen bis hin zur Agranulozytose, Leber- und Nierenschäden kommen vor, sind jedoch sehr selten. Phenytoin wirkt gelegentlich leicht antriebssteigernd und führt ausnahmsweise zu Erregungszuständen und psychotischen Episoden. (Über *dosisabhängige* Nebenwirkungen vgl. Tab. 8.3.).

Nebenwirkungen der Succinimide

Bei **Ethosuximid** kann es zu Schlaflosigkeit, Unruhe, Appetitlosigkeit und allergischen Exanthemen kommen. Eine Provokation von Grand mal-Anfällen ist möglich. Bei **Mesuximid** werden schwere Haut-, Leber-, Nieren- und Blutzell-Schäden berichtet. Verschiedentlich wird auf die Auslösung psychotischer Episoden sowie auf die Möglichkeit einer Grand mal-Provokation durch Succinimide hingewiesen. (Über *dosisabhängige* Nebenwirkungen vgl. Tab. 8.3.).

Nebenwirkungen der Dibenzazepine

Carbamazepin. Allergische Exantheme und Leukopenien — extrem selten bis zur Agranulozytose — und Leberschäden sind zu erwähnen. Eine isolierte Erhöhung der Gamma-GT ist wie auch bei Phenobarbital Primidon und Phenytoin häufig und wird in der Regel nicht als pathologischer Befund gewertet (sofern nicht sehr hohe Werte erreicht werden). (Über *dosisabhängige* Nebenwirkungen vgl. Tab. 8.3.).

Nebenwirkungen der Valproinsäure

Magen-Darm-Beschwerden, Appetitabnahme oder Zunahme (mit Gewichtsveränderungen) und Haarausfall sind beobachtet worden. Blutungs- und Gerinnungsstörungen werden gelegentlich beobachtet, erreichen jedoch offenbar selten ein klinisch relevantes Ausmaß. In sehr seltenen Fällen kommt es zu schweren Leberschäden. (Über *dosisabhängige* Nebenwirkungen vgl. Tab. 8.3.).

Nebenwirkungen der Benzodiazepine

Clonazepam kann zu vermehrtem Speichelfluß und vermehrter Bronchialsekretion führen. (Über *dosisabhängige* Nebenwirkungen vgl. Tab. 8.3.).

Nebenwirkungen der Antiepileptika II. Ordnung *(s. Tab. 8.2.)*

Acetylharnstoffderivate können zu allergischen Reaktionen sowie Knochenmarks- und Leberschädigungen führen und psychotische Episoden hervorrufen. **Mephenytoin** kann dieselben Nebenwirkungen wie Phenytoin hervorrufen, gilt jedoch als toxischer. Unter Mephenytoingabe wurde sehr selten die Entstehung eines Lupus erythematodes beobachtet (wird auch bei anderen Antiepileptika beschrieben). **Oxazolidine** können zu Dämpfung, Unruhe, Schwindel, Magenbeschwerden, Singultus, Lichtscheu, Exanthemen, Leukopenien, Leber- und Nierenschäden führen und Grand mal-Anfälle provozieren. **Sultiam** kann zu Parästhesien, Tachy- und Hyperpnoe, gastrointestinalen Beschwerden, Gewichtsabnahme und innerer Unruhe führen. Bei **Brom** sind Müdigkeit, Abgeschlagenheit, Stumpfheit, Appetitlosigkeit und Bromakne als Nebenwirkungen bekannt [17].

8.5.4. Toxizität, Onkogenität, Osteopathia antiepileptica und Teratogenität der Antiepileptika

Jedes Pharmakon kann *toxische* Reaktionen hervorrufen, sofern es in der hierzu erforderlichen Dosis verabreicht wird. Nichttoxische Pharmaka gibt es nicht. Die für toxische Reaktionen erforderliche Dosis ist interindividuell verschieden. Bei erhöhter Empfindlichkeit des einzelnen Individuums können schon bei therapeutischen oder subtherapeutischen Dosen Intoxikationszeichen auftreten; in diesem Falle spricht man von idiosynkratischen Reaktionen im Gegensatz zu den „echten Intoxikationen", die nach akuter Überdosierung oder chronischer Normaldosierung auftreten [98].

Bei der Einnahme von Antiepileptika gibt es vielfältige **toxische Reaktionen.** Das Vorkommen dieser toxischen Reaktionen ist jedoch relativ selten, so daß die Toxizität der *Antiepileptika I. Ordnung* als gering angesehen werden kann. Die wichtigsten dosisabhängigen Nebenwirkungen der Antiepileptika I. Ordnung sind in Tab. 8.3. zusammengestellt. Die Mehrzahl der in der Tabelle genannten Symptome tritt in der Regel nur bei höheren Dosen auf („echte Intoxikationen"). Am häufigsten sind dosisabhängige Unverträglichkeitsreaktionen schon bei geringen Dosen bei *Primidon* (Benommenheit, Schwindel, Übelkeit) und bei *Clonazepam* (Müdigkeit) zu beobachten.

Die *Antiepileptika II. Ordnung (s. Tab. 8.2.)* sind im wesentlichen toxischer als die Antiepileptika I. Ordnung *(s. Kap. 8.5.3.7.).*

Antiepileptika scheinen auch bei langfristiger Verabreichung kein **karzinogenes** Risiko zu bergen [14, 63]. Die Angaben sind jedoch widersprüchlich.

WHITE et al. [153] stellten eine nicht signifikante Häufung von **malignen Erkrankungen** bei Patienten mit Epilepsie fest. TREYVE und DUCKERT [149] berichten über eine phenytoininduzierte maligne Lymphadenopathie im Nasopharyngealbereich.

Die Angaben zur Häufigkeit einer klinisch manifesten **Osteopathia antiepileptica** im Erwachsenenalter liegen zwischen 5 % und 77 % [95]. Die vorliegenden Berichte beziehen sich vor allem auf die Einnahme von *Phenytoin* und/oder *Phenobarbital* bzw. *Primidon,* aber auch *Carbamazepin* und wohl alle Antiepileptika mit einer enzyminduzierenden Wirkung und einem dadurch möglichen *Einfluß auf den Vitamin-D-Abbau* müssen in Betracht gezogen werden. Die Ausprägung einer Osteopathia antiepileptica ist nach Untersuchungen von MÖLLER et al. [95] mit der Dauer der Antiepileptika-Einnahme korreliert.

Die Frage der **Teratogenität** der Antiepileptika ist noch nicht ganz geklärt. Das Risiko für eine Mutter mit Epilepsie, ein Kind mit größeren Mißbildungen zu bekommen (wie Herzfehler, Gaumenspalte), ist um das 1,6- bis 2fache höher als in der Durchschnittsbevölkerung, unabhängig davon, ob die Mutter Antiepileptika während der Schwangerschaft einnahm oder nicht; die Häufigkeit congenitaler Anomalien bei Kindern von Vätern mit Epilepsie ist nicht signifikant geringer als bei Kindern von epileptischen Müttern [67]. DANSKY et al. [16] fanden hingegen signifikant höhere Phenytoin-Dosen und Serum-Spiegel bei den Müttern von Kindern mit Mißbildungen als bei unauffälligen Kindern; bei Phenobarbital, Primidon und Ethosuximid zeigten sich ähnliche Ergebnisse. Hinsichtlich des Syndroms kleiner Fehlbildungen, dem akrofacialen Syndrom, gibt es Hinweise auf eine Verursachung durch Antiepileptika, wobei das Risiko bei einer Kombinationstherapie größer zu sein scheint als bei einer Monotherapie. Vor allem Phenytoin, Phenobarbital und Trimethadion stehen im Verdacht, akrofaciale Dysplasien hervorrufen zu können [20, 90, 97, 129].

Zur Frage der Teratogenität der Antiepileptika *vgl. Kap. 18.3.6.*

8.5.5. Klinische Pharmakokinetik der Antiepileptika

Methodische Vorbemerkungen. Ein wesentlicher pharmakokinetischer Parameter der Antiepileptika ist die Konzentration im Serum. Zur Messung dieser sogenannten „Serumspiegel" stehen *Methoden mit hoher Spezifität und Empfindlichkeit* zur Verfügung, so vor allem gaschromatographische Methoden [127] und die technisch weniger aufwendigen, für wissenschaftliche Zwecke jedoch nicht bei allen Fragestellungen verwendbaren Immunoassays. Neuerdings sind auch hochdruckflüssigkeitschromatographische und (zu Forschungszwecken) massenfragmentographische Methoden in Verwendung.

Allgemeine pharmakokinetische Gesichtspunkte der Antiepileptika

Antiepileptika werden meist oral als Tabletten oder Lösung eingenommen, in Notfallsituationen aber auch parenteral oder rektal verabreicht. Nach der **Resorption** durch die Darmschleimhaut gelangen diese Medikamente in den Blutkreislauf, wo sie in bestimmten Verhältnissen an Serum-Proteine gebunden werden. Der nicht an Protein gebundene Anteil erreicht nach dem Durchgang durch die Blut-Hirn-Schranke den Wirkort Gehirn. Zum **Abbau** werden die Antiepileptika in der Leber hydroxyliert. Wenn im Molekül eine Phenylgruppe vorhanden ist, erfolgt die Hydroxylierung an dieser Gruppe. Dann wird die Substanz als Glucuronsäureester über die Nieren in den Harn ausgeschieden [158]. Der therapeutisch Effekt einer antiepileptischen Substanz wird von ihrer Konzentration im Gehirn bestimmt. Die **Gehirnkonzentration** steht mit dem *freien*, d. h. nicht an Proteine gebundenen Anteil eines Medikaments im Serum im Gleichgewicht. Trotzdem ist es in der Regel sinnvoll, die *Gesamtkonzentration*, die sich aus dem proteingebundenen und dem freien Anteil zusammensetzt, im Serum zu messen, da die Gesamtkonzentration dem freien Anteil proportional ist.

Aus der Korrelation von Serumspiegelhöhe, Anfallshäufigkeit und dem Auftreten von Nebenwirkungen ergibt sich der „therapeutische Bereich". *Unterhalb* dieses Bereichs kann bei der Mehrzahl der Patienten nicht mit einem therapeutischen Effekt gerechnet werden, *oberhalb* dieses Bereichs ist keine Verbesserung der Wirksamkeit mehr zu erwarten, und/oder es treten Intoxikationszeichen auf. Es handelt sich also um *Richtwerte*, die helfen sollen, den individuellen therapeutischen Bereich der von aktueller klinischer Anfallsbereitschaft, Anfallstyp, Lebensalter u. ä. abhängt, schneller zu finden. Neben toxischen Nebenwirkungen, die bei überhöhten Serumkonzentrationen auftreten, kann es jedoch *auch bei therapeutischen Konzentrationen* zu einer Reihe von „Nebenwirkungen" kommen. Zu beachten ist auch, daß es mit steigendem Serumspiegel zu „*paradoxen Intoxikationen*" kommen kann, einem Syndrom, das charakterisiert ist von zunehmender Anfallsfrequenz mit nur geringen Nebenwirkungen [150].

Bedeutung und Indikationen zur Konzentrations-Bestimmung der Antiepileptika im Serum und anderen Körperflüssigkeiten

Vor allem bei folgenden Fragestellungen ist die Bestimmung der Konzentration im Serum von Bedeutung [39]:

— bei Verdacht auf Nicht- oder *unregelmäßige Einnahme* der Medikamente,

— bei scheinbar *therapieresistenten Anfällen* wegen möglicher Unterdosierung, bei *Intoxikationsverdacht* wegen möglicher Unterdosierung,

— bei *unspezifischen Beschwerden*, um abzuklären, ob ein Medikament oder die Grundkrankheit als Ursache anzusehen ist,

— zur Erfassung von Medikamenten-Wechselwirkungen bei *Kombinationstherapien*

— beim Verdacht auf Konzentrationsänderungen durch *Erkrankungen*, die zu einer Störung der Resorption, der Metabolisierung oder Elimination führen können sowie

— zur Erleichterung der Dosisanpassung im Verlauf einer *Schwangerschaft*.

Die Medikamentenkonzentration kann mit gewissen Einschränkungen statt im Serum auch im **Speichel** gemessen werden [39]. Hierbei wird, da Speichel als Ultrafiltrat des Serums betrachtet werden kann, nur der freie, also nicht an Proteine gebundene Anteil des Medikaments gemessen. Dies stellt erhöhte Anforderungen an die Empfindlichkeit der Meßmethode. Der freie Medikamentenanteil läßt sich auch in **Tränenflüssigkeit** [96] und **Schweiß** [105] messen.

Wechselwirkungen der Antiepileptika untereinander

Es sind pharmakodynamische und pharmakokinetische Interaktionen zu unterscheiden.

Pharmakodynamische Interaktionen am Wirkort der Substanzen im Gehirn sind wenig bekannt. SCHMUTZ et al. [136] beobachteten im Tierversuch eine Potenzierung des antikonvulsiven Effekts bei gleichzeitiger Gabe von Carbamazepin und Valproinsäure. Berichte über Komazustände bei der Kombination von Valproinsäure und Phenobarbital (bei „normalen" Serumspiegeln) sprechen für die Verursachung durch eine pharmakodynamische Interaktion oder den Effekt von Metaboliten.

Pharmakokinetische Interaktionen erfolgen durch wechselseitige Beeinflussung der Medikamente beim Abbau in der Leber und durch wechselseitige Beeinflussung der Proteinbindung. Manche Antiepileptika wie Phenobarbital induzieren die Bildung von Medikamenten-abbauenden Enzymen, so daß die Serumkonzentration anderer Medikamente abfällt. Manche Medikamente hemmen Medikamenten-abbauende Enzyme, so daß die Serumkonzentration anderer, gleichzeitig gegebener Medikamente ansteigt. Bei manchen Kombinationen kann es bei verschiedenen Patienten und in Abhängigkeit von Dosis und Dauer der Verabreichung zu unterschiedlichen Reaktionen (Erhöhung, Erniedrigung oder auch Konstanz des Serumspiegels) kommen. Von den möglichen Interaktionen der Antiepileptika untereinander dürften die folgenden die wichtigsten sein [39]:

— *Erhöhung des Phenytoin-Spiegels* durch Sultiam sowie Mesuximid,
— *Erhöhung des Phenobarbital-Spiegels* durch Valproinsäure sowie Mesuximid,
— *Erhöhung des aus Primidon gebildeten Phenobarbitals* bei gleichzeitiger Verabreichung von Primidon und Phenytoin oder/und Carbamazepin,
— *Erniedrigung des Valproinsäure-Spiegels* durch Carbamazepin, Phenobarbital, Phenytoin.

Pharmakokinetische Wechselwirkungen der Antiepileptika mit anderen Medikamenten

Von den Interaktionen der Antiepileptika mit anderen Medikamenten ist vor allem auf die Möglichkeit einer Anhebung des Phenytoin-Spiegels (und auch des Phenobarbital- und Primidon-Spiegels) durch *INH* hinzuweisen. Durch Phenobarbital und Phenytoin kann es zu einer Senkung des *Doxycyclin*-Spiegels und des *Cumarin*-Spiegels kommen; umgekehrt kann *Dicoumarol* zu einer Erhöhung des Phenobarbital- und des Phenytoin-Spiegels führen.

Eine Erniedrigung des *Folsäure*-Spiegels wurde bei Carbamazepin, Phenobarbital- und Phenytoinverabreichung beobachtet. Körpereigene und synthetische *Steroidhormone* können beschleunigt metabolisiert und damit in ihrer Wirksamkeit vermindert werden. Klinische Bedeutung erlangt dies bei beschleunigtem Abbau von Vitamin D (s. o. Osteopathia antiepileptica). Der beschleunigte Abbau der weiblichen Sexualhormone bedingt eine verminderte Wirksamkeit von *Ovulationshemmern* bei allen enzyminduzierenden Antiepileptika. Über Wechselwirkungen der Antiepileptika mit anderen Medikamenten vgl. Kap. 22.

8.6. Indikationen der Therapie mit Antiepileptika: Allgemeine Erörterung

Von W. Fröscher

8.6.1. Vorbemerkungen und Zusammenfassung

Die medikamentöse Behandlung epileptischer Anfälle dauert in der Regel Jahre, nicht selten Jahrzehnte. Die hierdurch bedingten Belastungen für die betroffenen Patienten erfordern eine *sorgfältige Indikationsstellung*. Dabei ist das Risiko der unterlassenen Therapie dem Risiko der Nebenwirkungen der Antiepileptika gegenüberzustellen. Bei wiederholtem Auftreten von Anfällen ist in der Regel das Risiko der unterlassenen Therapie größer als das Risiko der Nebenwirkungen. Bei vereinzelten Anfällen wird die Indikation zur Behandlung etwas unterschiedlich beurteilt. Die Entscheidung hängt auch von der Feststellung vermeidbarer Provokationsfaktoren und vom EEG-Befund ab.

Vor Einleitung der medikamentösen Therapie muß man sich Klarheit darüber verschaffen, mit welcher Wahrscheinlichkeit es sich um epileptische Anfälle handelt, welcher *Anfallstyp* und welche Ursache vorliegen. Epilepsietypische Potentiale im *EEG* ohne faßbares klinisches Korrelat stellen in aller Regel keine Indikation zur Behandlung dar. Ausnahmen von dieser Regel sind seltene Fälle mit besonders ausgeprägten EEG-Veränderungen.

Die Frage der *Anfallsprophylaxe* mit Antiepileptika ergibt sich vor allem nach Schädel-Hirntraumen. Verbindliche Richtlinien lassen sich noch nicht angeben. Bei der Entscheidung sind verschiedene Gesichtspunkte, insbesondere Art und Lokalisation der Schädigung zu berücksichtigen. Im Zweifelsfall ist zur prophylaktischen Antiepileptika-Gabe zu raten.

8.6.2. Die Bedeutung der diagnostischen Zuordnung für die Therapie

In den meisten Fällen erlauben eine sorgfältige *Anamnese* und Fremdanamnese schon eine weitgehende Zuordnung zunächst unklarer Anfallssyndrome zu den Kategorien „epileptischer Anfall" oder „nichtepileptischer Anfall".

In jedem Fall wird man die klinische Diagnose eines cerebralen Anfalls durch das **EEG** abzusichern versuchen und bei normalem Routine-EEG Provokationsmethoden durchführen [40]. In schwierig zu diagnostizierenden Fällen können eine EEG-Langzeitableitung und eine simultane Doppelbildaufzeichnung (SDA) weiterführen [109, 141].

Wenn gesichert ist, daß ein Patient an epileptischen Anfällen leidet, muß neben der Frage der medikamentösen Anfallsprophylaxe die Frage nach **kausalen Behandlungsmöglichkeiten,** z. B. bei einem Hirntumor oder einem Angiom, abgeklärt werden. Auch primär extracerebrale Ursachen eines epileptischen Anfalls wie Hypoglykämie, Herzrhythmusstörungen oder Stoffwechselerkrankungen, wie z. B. eine Urämie, müssen in die initialen diagnostischen Überlegungen mit einbezogen werden, bevor man sich auf die Verabreichung von Antiepileptika beschränkt. Umgekehrt ist der Nachweis einer solchen extracerebralen Störung kein Grund, auf eine Antiepileptika-Gabe ganz zu verzichten. Eine kardial bedingte cerebrale Minderdurchblutung kann zu cerebralen Herdläsionen geführt haben, die zu epileptischen Anfällen führt, auch wenn die Herzrhythmusstörung behoben ist. Ein urämischer Patient wird durch die Dialysebehandlung nicht automatisch anfallsfrei.

Wenn bei epileptischen Anfällen eine *behandelbare Ursache nicht gefunden* wird — was bei der ganz überwiegenden Zahl der

Patienten der Fall ist —, ist in der Regel die Behandlung mit Antiepileptika die Methode der Wahl. Eine neurochirurgische Behandlung wird zur Zeit erst bei Pharmakoresistenz erwogen.

Trotz sorgfältiger Diagnostik gibt es immer wieder schwer zuzuordnende anfallsartige Störungen ohne epilepsietypische Potentiale im EEG. Ein Behandlungsversuch mit Antiepileptika — auch zur diagnosis ex iuvantibus — kann hier gerechtfertigt sein.

8.6.3. Die Frage der Behandlungsbedürftigkeit

Wenn die Diagnose gesichert ist, muß — wie bei jeder Therapie — das Risiko der unterlassenen Therapie dem Risiko der Behandlung gegenübergestellt werden [49].

Das Risiko der unterlassenen Therapie besteht in der Verletzungsgefahr im Anfall, den zahlreichen Einschränkungen im beruflichen und gesellschaftlichen Leben, welche die Anfälle mit sich bringen, den reaktiven psychischen Veränderungen (Verunsicherung durch das drohende Gespenst erneuter Anfälle, Selbstwertprobleme usw.) und schließlich in der Gefahr einer organischen Hirnschädigung zumindest durch Grand mal-Anfälle. In welchem Maße *einzelne* epileptische Anfälle cerebrale Schäden verursachen, ist nicht sicher geklärt.

Das Risiko der Antiepileptika besteht vor allem in deren Nebenwirkungen, daneben insbesondere bei jüngeren Patienten in einer Verstärkung des Krankheitsbewußtseins und Insuffizienzgefühlen wegen dem Angewiesensein auf eine medikamentöse „Krücke".

Bei der **Entscheidung für oder gegen eine Behandlung** sind vor allem folgende Punkte in Betracht zu ziehen:
— Der *Anfallstyp* und die *Zahl* der Anfälle
— die Prognose der Erkrankung mit und ohne Therapie.

8.6.4. Die Bedeutung des Anfallstyps für die Therapie

Grundsätzlich besteht weitgehende Einigkeit darüber, daß bei *allen* Anfallstypen eine *frühzeitige* Behandlung angestrebt werden soll. Man geht davon aus, daß das Ausmaß des Erfolges der Anfallskontrolle von der Dauer des Bestehens des Anfalleidens abhängig ist. Die besten Erfolgsaussichten bestehen bei denjenigen Patienten, bei denen die Behandlung bald nach Diagnosestellung begonnen wurde [84]. Kontrollierte Vergleichsstudien sind aus ethischen Gründen nicht möglich.

Hinsichtlich der Blitz-Nick-Salaam-**(BNS-)Krämpfe** ist einschränkend festzustellen, daß es nach der Literaturübersicht von WOLF [159] bisher keinen Beweis dafür gibt, daß die Prognose dieser Anfallsform durch die derzeit verfügbaren Behandlungsmöglichkeiten gebessert werden kann.

Die Behandlungsindikation bei **Absencen** ergibt sich auch durch die Gefahr des Hinzutretens von Grand mal-Anfällen. Diese Gefahr ist bei Patienten mit unbehandelten Absencen größer als bei erfolgreicher Behandlung der Absencen [22, 159].

Beim **Impulsiv-Petit mal** (bilateraler massiver epileptischer Myoklonus) ergibt sich bei geringer subjektiver Beeinträchtigung bei ausreichend motivierten Patienten die Behandlungsindikation ebenfalls aus der Häufigkeit des Hinzutretens von Grand mal-Anfällen. Nur bei 10 % [64] bis 20 % [111] der Patienten verläuft ein Impulsiv-Petit mal über Jahrzehnte als isolierter Anfallstyp; bei der Mehrzahl der Patienten treten Grand mal-Anfälle hinzu.

8.6.5. Die Bedeutung von Zahl und Provokationsart der Anfälle für die Therapie mit Antiepileptika

Gelegenheitsanfälle und Therapie mit Antiepileptika

Gelegenheitsanfälle (syn. Okkasionsanfälle) sind meist Anfälle vom *Grand mal-Typ*. Die Bezeichnung wird vor allem verwendet, wenn es bei Patienten, bei denen eine Epilepsie nicht bekannt ist, durch Provokationsfaktoren zu einzelnen Anfällen kommt [41].

Solche **Provokationsfaktoren** sind: Schlafentzug, exogene oder endogene Intoxikationen (z. B. Urämie), Entzug von Alkohol oder bestimmten Medikamenten (z. B. Benzodiazepine, Phenobarbital), Fieber, akute cerebrale Erkrankungen, Stoffwechselstörungen (z. B. Hypoglykämie), Pharmaka (z. B. trizyklische Antidepressiva, Chlorpromazin), Fernsehen [40, 135].

Bei diesen Anfällen wird **keine antiepileptische Behandlung** eingeleitet, wenn eine Wiederholung der Provokationssituation unwahrscheinlich erscheint, eine Frage, die häufig nicht zu entscheiden ist. Die Notwendigkeit der Vermeidung von Provokationsfaktoren wird klargestellt.

In manchen Situationen wird man aber doch auch bei Gelegenheitsanfällen zumindest vorübergehend (Tage bis Monate) eine **antiepileptische Behandlung** einleiten:
— bei Anfällen im Rahmen eines *Entzugsdelirs*, soweit die Medikamente gegen das Delir (z. B. Clomethiazol) nicht als Antikonvulsivum ausreichen,
— bei Grunderkrankungen oder Zuständen, deren Kombination mit einem erneuten Anfall eine *lebensbedrohliche Situation* für den Patienten darstellen würde (z. B. bei einer Subarachnoidalblutung oder beim Vorliegen einer akuten Herzerkrankung).
— Auch bei gelegentlichen Anfällen *durch Schlafentzug* scheint ein Behandlungsversuch bei zuverlässig einnehmenden Patienten diskutabel.

Die strikte Regelung des Schlaf-Wach-Rhythmus dürfte eine größere Beeinträchtigung für manchen Patienten im täglichen Leben darstellen als die Medikamenteneinnahme. Inwieweit die durch Provokationsfaktoren ausgelösten Anfälle durch regelmäßige Einnahme tatsächlich verhindert werden können, bedarf sicher einer weiteren Überprüfung. DOOSE [22] hebt hervor, die durch Exzesse ausgelösten Anfälle könnten durch eine antiepileptische Therapie mittlerer Dosierung im allgemeinen nicht aufgefangen werden.

Bei der Entscheidung über eine Behandlung muß berücksichtigt werden, daß auch ein faßbarer Provokationsfaktor nicht ausschließt, daß es sich um die *ersten Anfälle einer chronischen Epilepsie* handelt. JANZ [64] stellte im Hinblick auf Gelegenheitsanfälle fest, je mehr Indizien für eine cerebrale Vorschädigung oder je mehr spezifische Veränderungen im EEG nachzuweisen seien, desto eher sei ein chronischer Verlauf zu erwarten.

Fieberkrämpfe des Kindes und Therapie mit Antiepileptika

Bei den Fieberkrämpfen im Kindesalter liegen ausreichende Untersuchungsergebnisse vor, um konkretere Empfehlungen machen zu können:
— Bei **einfachen Fieberkrämpfen** erfolgt keine kontinuierliche antiepileptische Therapie [15, 17, 25, 92].
— Bei **komplizierten Fieberkrämpfen** empfiehlt DOOSE (1980) eine Behandlung mit 2—3mal ½ Tablette (zu 250 mg) Primidon.

Komplizierte Fieberkrämpfe liegen nach DOOSE [25] bei einem oder mehreren der folgenden Faktoren vor: Familiäre Belastung durch Epilepsie; Zeichen einer cerebralen Vorschädigung; Auftreten des ersten Fieberkrampfes während des ersten Lebensjahres oder nach dem 4. Geburtstag; Herdzeichen im Anfall oder nach dem Anfall; mehrmalige Wiederholung von Krampfanfällen während eines Infektes; länger als 15 Minuten anhaltende Konvusionen; mehr als insgesamt 3malige Wiederholung von Infektkrämpfen; konstant bleibende EEG-Veränderungen (Herdveränderungen, hypersynchrone Aktivität, Theta-Rhythmen).

Die prophylaktische Gabe von Antiepileptika reduziert das Risiko nachfolgender Fieberkrämpfe, die Reduktion des Risikos der Entwicklung einer Epilepsie ist nicht gesichert. Falls eine Behandlung eingeleitet wird, führt man sie in der Regel mindestens 2 Jahre oder ein Jahr über den letzten Anfall hinaus durch [15, 17].

Oligoepilepsie und Therapie mit Antiepileptika

Beim Auftreten eines Anfalles oder einzelner Anfälle im Abstand von Monaten oder Jahren ohne faßbare Provokationsfaktoren spricht man von einer „*Monoepilepsie*" bzw. einer „*Oligoepilepsie*". Die Frage, ob nach einem einzelnen gesicherten epileptischen Anfall *ohne* faßbare Provokationsfaktoren schon behandelt werden soll oder nicht, wird in der Literatur verschieden beantwortet.

Häufig wird — wie auch bei Gelegenheitsanfällen — auf das EEG als Entscheidungshilfe verwiesen *(s. Kap. 8.6.6.)* und beim Auftreten von epilepsietypischen Potentialen oder auch nur einer pathologischen Dysrhythmie [64, 108] eher eine Behandlung eingeleitet, beim Fehlen von solchen Potentialen eher abgewartet. LIVINGSTON et al. [85] empfehlen hingegen, bei einem sicheren Anfall mit der antiepileptischen Therapie zu beginnen. Das Risiko der antiepileptischen Therapie wird geringer eingeschätzt als die Gefahr eines weiteren Anfalles (Lebensgefahr bei Unfall, Verlust des Arbeitsplatzes, Führerscheinverlust etc.).

Nach einer von LIVINGSTON [82] durchgeführten Studie bei 200 3- bis 6jährigen Kindern hat sich die Antiepileptikaverabreichung nach einem sicheren Anfall bewährt. Von den 100 unbehandelten Kindern erlitten 91 innerhalb der 4 Jahre nach dem ersten Anfall mindestens einen weiteren Anfall, von 100 mit Phenobarbital behandelten Kindern waren es im gleichen Zeitraum nur 19.

Die Ergebnisse der Untersuchung von RODIN [132] und einer japanischen Arbeitsgruppe [103] sprechen zumindest bei einzelnen Anfallsformen für eine bessere Prognose bei möglichst frühzeitigem Behandlungsbeginn.

JANZ [66] schätzt aufgrund einer Zusammenfassung von verschiedenen Studien, daß 3 von 4 Erwachsenen mit einem erstmaligen Anfall in ihrem Leben *keine* weiteren Anfälle erleben werden.

DEGEN [17] hebt bei einem einzelnen Anfall (neben dem EEG-Befund) die Anfallsdauer als Entscheidungskriterium für die Frage der Therapieeinleitung hervor. Bei einem langdauernden Anfall (15 Minuten und mehr) sieht er die Behandlungsindikation gegeben (auch bei normalem Intervall-EEG).

PENIN [108] stellt fest, wenn sich eine akute oder stattgehabte Hirnschädigung nachweisen lasse, sei der Verdacht auf eine sich entwickelnde symptomatische Epilepsie so groß, daß der Verzicht auf eine antiepileptische Behandlung ein Fehler wäre.

Nach verschiedenen Autoren ist ein erster Anfall im allgemeinen noch keine Therapieindikation, Epilepsien mit weniger als 2 Anfällen im Jahr würden in der Regel nicht medikamentös behandelt. Treten 2 Anfälle innerhalb von einigen Monaten auf, wird dies im allgemeinen als Therapieindikation angesehen, insbesondere bei Hinweisen auf organische oder funktionelle cerebrale Störungen, auch im anfallsfreien Intervall.

Unsere Empfehlung geht zur Zeit dahin, bei einem gesicherten epileptischen Anfall ohne sichere Provokationsfaktoren *eher zu behandeln*. Auch beim Einfluß von Provokationsfaktoren würden wir, insbesondere bei Bestehen von EEG-Veränderungen (s. unten), eher behandeln. Zwar ist der Effekt der antikonvulsiven Therapie bei Anfällen, die durch Provokationsfaktoren ausgelöst werden, unsicher, aber es ist auch nicht bewiesen, daß die Antiepileptika wirkungslos wären. Die Nebenwirkungen der Antiepileptika werden zur Zeit eher überschätzt. Die Folgen eines einzelnen Grand mal-Anfalles oder auch eines psychomotorischen Anfalls können verheerend sein (Erstickungen im Anfall, Contusio cerebri, epidurales Hämatom, Verbrennungen, Verkehrsunfälle). Auch die sozialen Folgen eines jeden Anfalls können in bestimmten Situationen einen Lebensweg bleibend negativ verändern (Anfall eines Lehrers vor der Klasse, Anfall einer Verkäuferin am Arbeitsplatz etc.).

8.6.6. Die Bedeutung des EEG-Befundes für die Therapie

Allgemeine Bedeutung des EEG-Befundes für die Therapie

Die Bedeutung des EEG-Befundes für die Therapie liegt einmal im „Vorfeld" der Therapie, nämlich der *Diagnostik*. Sodann gibt der EEG-Befund Entscheidungshilfen bei der Einleitung und Beendigung einer antiepileptischen Medikation sowie in der Therapieführung.

Bei der *Einleitung der Therapie* trägt das EEG zur Anfallstypisierung und damit zur Auswahl des richtigen Medikamentes bei. Während der Phase der *Langzeittherapie* besteht die wichtigste Aufgabe des EEG in der Kontrolle der Frequenz der Grundtätigkeit; kommt es zu einer Verlangsamung, muß eine Antiepileptika-Überdosierung erwogen werden. Durch quantifizierende Längsschnittbetrachtung epilepsietypischer Potentiale im EEG ergeben sich Hinweise auf die aktuelle Anfallsbereitschaft. Bei zunehmender Ausprägung eines Herdbefundes oder dem Neuauftreten eines Herdbefundes muß die Frage der symptomatischen Genese eines Anfalleidens neu überprüft werden. Bei der *Beendigung der Therapie* orientieren sich Beginn und Geschwindigkeit des Absetzens auch am EEG-Befund.

EEG bei unklaren Anfällen

Bei unklaren Anfällen verstärken epilepsietypische Potentiale im EEG den Verdacht auf das Vorliegen epileptischer Anfälle und rechtfertigen einen Behandlungsversuch.

EEG bei Gelegenheitsanfällen und Oligoepilepsie

Die Kombination derartiger Anfälle mit epilepsietypischen Potentialen im EEG muß daran denken lassen, daß es sich um den ersten Anfall bzw. die ersten Anfälle einer chronischen Epilepsie handelt. In einem solchen Fall würden wir Antiepileptika verabreichen, wenn eine zuverlässige Einnahme wahrscheinlich ist. Auch das Auftreten einer gruppierten Dysrhythmie ist in solchen Fällen ein wichtiges Argument für die Einleitung einer antiepileptischen Behandlung [108].

Epilepsietypische Potentiale bei „epileptischen Äquivalenten" bzw. bei „maskierter Epilepsie"

Als *„maskierte Epilepsie"* wird von manchen Autoren die Kombination von epilepsietypischen Potentialen im EEG (oder auch nur dysrhythmischen Veränderungen im EEG) mit einer Reihe von Beschwerden (ohne Bewußtseinstrübung) verstanden. Solche Beschwerden wie Bauchschmerzattacken, Kopfschmerzen, „Nabelkoliken", Enuresis, nächtliche Unruhezustände, Konzentrations- und Verhaltensstörungen [22] werden auch als *„epileptische Äquivalente"* bezeichnet. Diese Begriffe sind Anlaß vieler Mißverständnisse und bergen die Gefahr nicht indizierter Therapieversuche in sich. Wenn eine klare Diagnose nicht gelingt und die Beschwerden hartnäckig anhalten, kommt man trotz aller theoretischen Bedenken manchmal nicht umhin, einen Behandlungsversuch mit Antiepileptika zu unternehmen.

Persistenz epilepsietypischer Potentiale bei Anfallsfreiheit

Die Frage des Vorgehens bei anfallsfrei gewordenen Patienten, die im EEG noch epilepsietypische Potentiale haben, wird hier angesprochen, weil sich hierbei dieselben Überlegungen ergeben, nämlich die Frage der cerebralen Schädigung oder Funktionsbeeinträchtigung durch epilepsietypische Potentiale. Die Meinungen gehen weit auseinander. Wir würden in einem solchen Fall beim derzeitigen Wissensstand versuchen, ob durch eine Dosissteigerung (ohne Nebenwirkungen) oder notfalls durch eine Kombinationstherapie oder einen Medikamentenwechsel nicht doch eine völlige Unterdrückung von epilepsietypischen Potentialen möglich ist. Dieses Vorgehen ergibt sich einmal aus der Befürchtung, daß epilepsietypische Potentiale noch eine erhöhte „Krampfbereitschaft" signalisieren, zum anderen im Hinblick auf die geltenden Richtlinien zur Erlangung (bzw. Wiedererlangung) des Führerscheins und Fragen der Berufsfähigkeit.

DEGEN [17] stellte fest, bei Normalisierung des EEG seien Rezidive (klinischer Anfall) selten zu erwarten.

DOOSE [23] strebt die Normalisierung des EEG speziell bei primär generalisierten (spikes wave-)Epilepsien mit ihrer guten Korrelation von EEG-Befund und klinischem Verlauf an. Bei fokalen sharp waves und Anfallsfreiheit hält er den Versuch der „EEG-Sanierung" hingegen nicht für gerechtfertigt.

Epilepsietypische Potentiale ohne Anfallsanamnese

In diesen Fällen besteht in der Regel nach derzeitiger Auffassung *keine* Indikation zur antiepileptischen Behandlung. Ausnahmen von dieser Regel sind nach DOOSE [25] seltene Fälle mit besonders ausgeprägten EEG-Veränderungen (Hypsarrhythmie, multifokale generalisierte sharp waves). Hier ist die Behandlung auch beim Fehlen einer eindeutigen Anfallsdiagnostik indiziert, da sich im weiteren Verlauf in aller Regel eine Epilepsie manifestiert und ein „bioelektrischer Status" zur Demenz führen kann. Auch bei Kindern mit gehäuften bilateral synchronen spike-wave-Komplexen im Ruhe-EEG ist das Risiko der Manifestation einer Epilepsie so groß (etwa 50 %), daß eine prophylaktische Behandlung gerechtfertigt erscheint [23]. Auch MATTHES [92] hält bei multifokalen und darüber hinaus bei temporalen Herden eine prophylaktische Behandlung für sinnvoll.

Zur Zeit ist noch nicht geklärt, ob und in welchem Ausmaß die Träger von *Krampfpotentialen im EEG hierdurch eine cerebrale Schädigung erleiden* können. Die folgenden Befunde mahnen zur Vorsicht hinsichtlich der Gefahr der Unterschätzung von solchen Potentialen:

DOOSE et al. [21] fanden, daß normal entwickelte Kinder nach Beginn einer myoklonisch-astatischen Epilepsie dann eine besonders schnelle Entwicklungsverzögerung und sogar einen dementiellen Abbau zeigten, wenn Petit mal-Staten auftraten.

Bei 5 Patienten von TASSINARI et al. [146] verminderten sich psychische Beeinträchtigungen zunehmend mit Verschwinden pathologischer EEG-Muster („elektrischer Status epilepticus").

LIVINGSTON [83] beobachtete bei 6 von 11 bis dahin mental unauffälligen Patienten nach Petit mal-Staten die Entwicklung einer Demenz.

Im *Tierversuch* gibt es gravierende Hinweise auf neuronale Schäden vom ischämischen Schädigungstyp bei „bioelektrischen Krämpfen" von 1,5 bis 5 Stunden Dauer [94].

Unglücklich gewählt ist die Bezeichnung „**latente Epilepsie**" oder auch „*bioelektrische Epilepsie*" bei Menschen, bei denen sich epilepsietypische Potentiale im EEG finden, jedoch niemals Anfälle aufgetreten sind („subklinische" epileptische Aktivität im EEG). Da epilepsietypische Potentiale im Laufe des Lebens völlig verschwinden können und nie ein Anfall aufzutreten braucht, sollte man EEG-Merkmalsträgern die benachteiligende Bezeichnung „latente Epilepsie" ersparen.

8.6.7. Indikationen zur Anfallsprophylaxe mit Antiepileptika

Die Frage der prophylaktischen Behandlung ergibt sich einmal beim Bestehen von *epilepsietypischen Potentialen* im EEG ohne klinisch manifeste Anfälle (s. Kap. 8.6.6.), zum anderen bei *Gehirnläsionen* jeder Art und schließlich bei *akuten funktionellen cerebralen Störungen* wie z. B. dem Alkohol- und Medikamentenentzug.

Die Untersuchungen zur prophylaktischen Behandlung bei **Gehirnläsionen** konzentrieren sich vor allem auf **Traumen** (Contusio cerebri etc.).

Die Zahlenangaben für die Entwicklung einer Epilepsie nach *gedeckten* Schädel-Hirntraumen liegen zwischen 1 und 5 %, bei *offenen* Hirnverletzungen zwischen 20 und 50 % [104].

Nach ANNEGERS et al. [6] beträgt das Risiko für eine posttraumatische Epilepsie nach einer schweren Kopfverletzung (Contusio, intracerebrales oder intrakranielles Hämatom, 24stündige Bewußtlosigkeit oder Amnesie) sogar 7,1 % innerhalb des ersten Jahres und 11,5 % innerhalb der ersten 5 Jahre nach dem Trauma.

Weitgehende Einigkeit besteht in der Literatur darüber, daß eine Behandlung *nach* dem Auftreten eines ersten Anfalls nach einem Hirntrauma eingeleitet werden soll [104]. Umstritten ist noch immer die Frage der *prophylaktischen* Antikonvulsiva-Medikation nach Hirnverletzungen. Sie hat sich jedoch in der Praxis mehr und mehr durchgesetzt. Die Präventivmedikation geht von der Vorstellung aus, durch regelmäßige Antiepileptikagaben könne die „Reifung" eines epileptogenen Herdes und das „Einschleifen" der Anfälle verhindert werden.

Die Präventivmedikation wird vor allem bei höheren Graden der Epilepsiegefährdung, nämlich bei **primär offenen Hirnverletzungen**, nach operierten intrakraniellen Hämatomen, nach Hirnabszessen, bei penetrierenden Verletzungen der Zentro-parietal-Region und Temporalregion, ferner wenn eine Frühepilepsie (im allgemeinen werden hierunter Anfälle in den ersten 4 Wochen nach dem Trauma verstanden) beobachtet wurde, empfohlen. Die meisten Autoren empfehlen, die prophylaktische Medikation über 2 Jahre fortzusetzen.

Im Tierversuch liegen **günstige Ergebnisse zur prophylaktischen Antiepileptikagabe nach Gehirntraumen** vor. Auch die bisher vorliegenden Studien am Menschen sprechen für eine prophylaktische antiepileptische Therapie mit *Phenytoin* [138] bzw. *Carbamazepin* [45] bzw. *Phenytoin* oder *Valproinsäure* [69]. Dafür muß man in Kauf nehmen, daß sehr viele Patienten einer medikamentösen Langzeitbehandlung mit möglichen Nebenwirkungen unterzogen werden, die nie einen Anfall bekommen würden.

Viele Autoren richten sich in der Entscheidung über die prophylaktische Medikation nach dem *EEG-Befund*. So wird allgemein das Überdauern oder Wiederauftreten von paroxysmalen Herdveränderungen und epilepsietypischen Potentialen als Indikator für die Einleitung einer prophylaktischen antiepileptischen Medikation gewertet [104].

Es ist zur Zeit noch nicht möglich, eine verbindliche Empfehlung für die Einleitung einer antiepileptischen Medikation nach einem Gehirntrauma zu geben. Man muß im Einzelfall die statistische Wahrscheinlichkeit der Epilepsieentstehung und persönliche Faktoren (wie Zuverlässigkeit der Einnahme, Möglichkeiten der Kontrolle der Antiepileptika-Therapie) gegeneinander abwägen. Nach Auffassung des Autors ist im Zweifelsfall zur prophylaktischen Antiepileptikagabe zu raten, da die Gefährdung durch Nebenwirkungen geringer eingeschätzt wird als die negativen Folgen eines Anfalls. Zur Prophylaxe empfehlen wir entsprechend dem fokalen Charakter der Anfälle bei Hirnverletzungen *Carbamazepin* oder — falls eine injizierbare Substanz erforderlich wird — *Phenytoin*.

Eine prophylaktische Behandlung wird auch bei anderen Gehirnläsionen mit hohem Epilepsierisiko empfohlen, nämlich bei **Hirnabszessen** [65] und bei **eitrigen Meningitiden** [56]. Bei **tumorbedingten Epilepsien** sollte die antikonvulsive Behandlung nach der Operation zumindest 6—12 Monate fortgesetzt werden, da sonst eine Rezidivgefahr besteht [66] (wir selbst würden eher noch länger behandeln).

Eine weitere Indikation zur antiepileptischen Behandlung sind **Entzugssituationen** bei Alkohol, Barbituraten und Benzodiazepinen, wenn nicht wegen einer deliranten Symptomatik schon eine antikonvulsiv wirksame Medikation wie *Clomethiazol* verabreicht wird. Über die erfolgreiche Prophylaxe mit *Phenytoin* gegen Alkoholentzugsanfälle sowohl beim Menschen als auch im Tierversuch wird in der Literatur verschiedentlich berichtet [13]. Phenytoin läßt sich übrigens nach den bisher vorliegenden Erfahrungen mit Clomethiazol kombinieren [1, 35].

8.7. Indikationen der Therapie mit Antiepileptika: Therapie bei speziellen Anfallsformen

Von W. FRÖSCHER

8.7.1. Vorbemerkungen, Klassifikationen der Anfallsformen und Zusammenfassung

In der Literatur werden mehrere **Einteilungsschemata** der Anfallsformen angegeben. Weit verbreitet ist inzwischen die von der *WHO* empfohlene *internationale Klassifikation der epileptischen Anfälle und der Epilepsien;* für die Einteilung der epileptischen Anfälle liegt bereits eine revidierte Fassung vor [8]. Die folgende Einteilung lehnt sich an die internationale Klassifikation an, berücksichtigt jedoch auch Einteilungsgesichtspunkte der herkömmlichen Nomenklatur (vegetative Bindung der Grand mal-Anfälle, Petit mal-Gruppen).

Tab. 8.4. gibt einen Überblick über die **Indikationen der Antiepileptika** in der Langzeitbehandlung der verschiedenen Anfallsformen [23, 24, 25, 26, 32, 38, 39, 92, 109, 112].

Mittel der ersten Wahl in der epileptischen **Langzeittherapie** sind *Carbamazepin, Clonazepam, Phenobarbital* und *Valproinsäure.* Phenytoin betrachten wir im Hinblick auf seine Nebenwirkungen und seine Kinetik als ein Mittel zweiter Wahl, Primidon ist dem Phenobarbital in der Langzeitbehandlung nicht sicher überlegen (s. Kap. 8.5. und 8.8.). Für die Therapie des **Grand mal-Status** sind Mittel erster Wahl die Benzodiazepine *Clonazepam* und *Diazepam* sowie *Phenytoin*, ein Mittel zweiter Wahl ist Phenobarbital. Beim **Absence-Status** sind *Clonazepam* und *Diazepam* die Mittel der ersten Wahl.

Beim Auftreten von *psychischen Veränderungen* während einer antiepileptischen Langzeittherapie müssen pharmakogene Durchgangssyndrome, Alternativpsychosen und reaktive Veränderungen differentialdiagnostisch berücksichtigt werden.

Bei der *zusätzlichen Verabreichung von Neuroleptika und Antidepressiva* kommen vor allem Präparate in Betracht, die keine anfallssteigernde Wirkung haben.

Nach *mehrjähriger Anfallsfreiheit* wird in der Regel versucht, die antiepileptische Medikation allmählich abzusetzen.

8.7.2. Pharmakotherapie bei generalisierten Anfällen

Grand mal-Anfälle (generalisierte tonisch-klonische Anfälle)

Große Anfälle können *ohne* oder *mit tageszeitlicher Bindung* auftreten. Die tageszeitlich gebundenen Anfälle kommen als Aufwachtyp oder als Schlaftyp vor.

a) Bei **großen Anfällen ohne tageszeitliche** Bindung und beim **Schlaftyp** empfiehlt sich unter Berücksichtigung des Nebenwirkungsspektrums ein Behandlungsbeginn mit *Carbamazepin* mehr als mit *Phenytoin.* Erzielt man beim Schlaftyp und beim Verlaufstyp ohne tageszeitliche Bindung („diffuses" Grand mal) mit Carbamazepin oder Phenytoin keine hinreichende Wirkung, sollte ein Behandlungsversuch mit Barbituraten gemacht werden.

b) Bei der **Aufwachform** sollte zuerst *Phenobarbital* oder *Valproinsäure* verabreicht werden. Bei Unwirksamkeit kommt ein Behandlungsversuch mit Primidon oder auch Carbamazepin oder Phenytoin in Betracht.

Bei **allen Verlaufstypen** können *Valproinsäure* und *Clonazepam* angewandt werden. Die Wirksamkeit dieser Medikamente beim Grand mal wird noch uneinheitlich beurteilt. Eine besonders gute Wirksamkeit von *Valproinsäure* fanden mehrere Untersucher beim Aufwachtyp mit typischen 3/s spike-wave-Komplexen im EEG.

8. Antiepileptika: Grundlagen und Therapie

Tab. 8.4. Indikationen für die Langzeitbehandlung verschiedener Anfallsformen mit Antiepileptika*

Anfallsform	Mittel 1. Wahl	Mittel 2. Wahl	Mittel 3. Wahl
Generalisierte Anfälle			
Grand mal-Anfälle (tonisch-klonische Anfälle)			
— Aufwachtyp	Phenobarbital, Valproinsäure	Primidon	Carbamazepin, Phenytoin, Clonazepam
— Schlaftyp	Carbamazepin	Phenytoin	Phenobarbital, Primidon, Valproinsäure, Clonazepam
— diffuses tageszeitliches Auftreten	Carbamazepin	Phenytoin, Phenobarbital, Primidon	Valproinsäure, Clonazepam
BNS-Krämpfe	Clonazepam	ACTH, Dexamethason, Nitrazepam	Phenytoin, Valproinsäure
Myoklonisch-astatisches Petit mal			
— sekundär generalisiert, multifokal	Clonazepam	Nitrazepam, Phenobarbital, Primidon, Valproinsäure	Ethosuximid, Mesuximid, ACTH, Dexamethason, Trimethadion
— primär generalisiert	Valproinsäure	Clonazepam, Nitrazepam, Phenobarbital, Primidon	Ethosuximid, Mesuximid, ACTH, Dexamethason, Trimethadion
Absencen	Valproinsäure	Ethosuximid	Clonazepam, Mesuximid, Trimethadion
Impulsiv-Petit mal	Valproinsäure	Phenobarbital, Primidon	Ethosuximid, Mesuximid, Clonazepam
Fokale (partielle) Anfälle			
einfache fokale Anfälle	Carbamazepin	Phenytoin	Phenobarbital, Primidon, Clonazepam, Valproinsäure
komplexe fokale Anfälle (psychomotorische Anfälle)	Carbamazepin	Phenytoin	Phenobarbital, Primidon, Clonazepam, Valproinsäure
Grand mal-Anfälle fokaler Genese	Carbamazepin	Phenytoin	Phenobarbital, Primidon, Clonazepam, Valproinsäure

* Mit Ausnahme von Trimethadion wurden Antiepileptika zweiter Ordnung nicht berücksichtigt. Die Eingruppierung der angegebenen Antiepileptika als Mittel 1.–3. Wahl wird in der Literatur zum Teil unterschiedlich beurteilt.

„Kleine" generalisierte Anfälle

Die im folgenden genannten Anfallsformen manifestieren sich vor allem im *Kindes- und Jugendalter* und werden deshalb häufig als „altersgebundene kleine Anfälle" bezeichnet. Dabei bedeutet „Altersbindung" das erstmalige oder das bevorzugte Auftreten eines Anfallstyps in einer bestimmten Lebensperiode. Diese Tatsache schließt nicht aus, daß solche Anfälle in mehreren Altersstufen *beibehalten* werden können.

a) Blitz-Nick-Salaam-Krämpfe. Sie sind häufig therapieresistente Anfälle. Die Behandlung wird im allgemeinen mit einem *Benzodiazepin* eingeleitet, und zwar vor allem mit Clonazepam (oder auch Nitrazepam). Die übliche Dosierung von Clonazepam beträgt 1 bis 3 mg täglich bei Säuglingen, bei Kleinkindern 2 bis 6 mg täglich. Bei nicht ausreichender Wirksamkeit der Benzodiazepine wird Dexamethason 0,3 bis 0,7 mg/kg oder ACTH (50 bis 80 IE/Tag unter Beibehaltung der Benzodiazepine) gegeben. Bei Therapieresistenz wird von manchen Autoren ein Behandlungsversuch mit Valproinsäure oder einem Phenytoinpräparat empfohlen.

b) Myoklonisch-astatisches Petit mal. Diese Anfallsform ist oft therapieresistent. Bei der häufigeren Form mit **multifokaler Schädigung** erfolgt die Behandlung in der Regel zunächst mit einem *Benzodiazepin* wie Clonazepam. Bei Wirkungslosigkeit kommt ein Behandlungsversuch mit Nitrazepam, Phenobarbital, Primidon oder Valproinsäure, ferner auch mit Dexamethason oder ACTH, oder einem Succinimid in Betracht. Die Verwendung der Oxazolidine sollte wegen ihrer relativ großen Toxizität der Klinik vorbehalten bleiben.

Bei der kleineren Gruppe der **primär generalisierten** myoklonisch-astatischen Anfälle sollte die Therapie mit *Valproinsäure* eingeleitet werden (s. Tab. 8.4.).

c) Absencen. Diese Anfallsform stellt die Hauptindikation von *Valproinsäure* dar, die wir hierbei als Mittel der ersten Wahl verwenden. Bei nicht ausreichendem Effekt von Valproinsäure verwenden wir ein Ethosuximidpräparat. Mesuximid soll etwas toxischer sein als Ethosuximid. Ein Behandlungsversuch mit dieser Substanz kommt daher nur bei Versagen von Ethosuximid in Betracht. Bei sonst therapieresistenten Fällen kann Clonazepam oder Trimethadion angewandt werden.

In der Regel wird bei der Gabe von Succinimiden zur Behandlung von Absencen vorbeugend (d. h. auch wenn Grand mal-Anfälle bisher nicht auftraten) eine *Grand mal-„Prophylaxe"* mit einem *Barbiturat* durchgeführt. Da Valproinsäure auch beim Grand mal wirksam sein kann und ein vorbeugender Grand mal-Schutz somit nicht erforderlich ist, verwenden wir es bei Absencen als Mittel der ersten Wahl.

Bei den seltenen Fällen *therapieresistenter Absencen* muß an das Vorliegen eines Fokus gedacht werden. Läßt sich ein solcher nachweisen, kommt auch ein Behandlungsversuch mit *Carbamazepin* in Betracht.

d) Impulsiv-Petit mal. Als Mittel der ersten Wahl wenden wir *Valproinsäure* an. Falls diese Substanz nicht ausreichend wirksam ist, geben wir Phenobarbital bzw. Primidon (s. Tab. 8.4.).

8.7.3. Pharmakotherapie bei fokalen Anfällen (= partielle Anfälle)

Die Einteilung folgt der revidierten internationalen Klassifikation. Bei dieser Einteilung gehört die Mehrzahl der *psychomotorischen Anfälle* zu den komplexen fokalen Anfällen. Abortive psychomotorische Anfälle (im Sinne von isolierten Auren) können zu den einfachen fokalen Anfällen gehören).

Einfache fokale Anfälle (= fokale Anfälle ohne Störung des Bewußtseins). Ihre Behandlung ist im wesentlichen wie die bei komplexen fokalen Anfällen.

Komplexe fokale Anfälle (= fokale Anfälle mit Bewußtseinsstörung). Als Mittel der ersten Wahl verwenden wir bei diesen Anfällen *Carbamazepin*. Bei nicht ausreichender Wirksamkeit verabreichen wir Phenytoin. Falls weder Carbamazepin noch Phenytoin wirksam sind, sollte ein Behandlungsversuch mit Primidon (oder Phenobarbital), Clonazepam oder auch Valproinsäure gemacht werden.

Grand mal-Anfälle fokaler Genese (= fokale Anfälle, die in generalisierte tonisch-klonische Anfälle übergehen). Hier geben wir *Carbamazepin* als Mittel der ersten Wahl. Ist Carbamazepin nicht wirksam, setzen wir *Phenytoin* ein. Falls auch dies nicht ausreichend effektiv ist, verabreichen wir versuchsweise Primidon oder Phenobarbital oder Valproinsäure oder Clonazepam. Falls eine *einzelne* Substanz nicht ausreichend wirksam ist oder nur in einer von den Nebenwirkungen her nicht mehr zu tolerierenden hohen Dosierung, muß ein Versuch mit einer *Kombinationstherapie* unternommen werden, zum Beispiel mit einer Kombination von Carbamazepin und Primidon. Bei sehr therapieresistenten Anfällen vom Grand mal-Typ kommt auch noch ein Behandlungsversuch mit Bromsalzen in Betracht.

8.7.4. Pharmakotherapie beim Status epilepticus

Grand mal-Status

Zur **Initialtherapie** des Status epilepticus haben sich vor allem die intravenöse Verabreichung von *Phenytoin* und die intravenöse Verabreichung von *Diazepam* oder *Clonazepam* bewährt. Barbiturate werden vor allem wegen ihrer stark sedierenden Wirkung seltener verwendet als früher.

Die Initialdosierung von **Phenytoin** im Erwachsenenalter beträgt 500 mg intravenös. Zur Aufrechterhaltung eines wirksamen Serumspiegels werden ca. 1 Stunde und ca. 6 Stunden nach der Initialdosis jeweils weitere 250 mg Phenytoin injiziert. Bei Therapieresistenz ist eine Überschreitung dieser Dosis möglich. Am 2. und 3. Tag sind zur Aufrechterhaltung eines wirksamen Serumspiegels ca. 500 mg Phenytoin täglich erforderlich. Dann kann man auf die Erhaltungsdosis von 300—400 mg Phenytoin übergehen. Statt der Phenytoin-Ampullen zur i. v. Injektion kann mit gutem Erfolg auch eine *Phenytoin-Infusion* (750 mg Phenytoin) zur Initialbehandlung verwendet werden.

Bei **Diazepam** beträgt die Initialdosis im Erwachsenenalter 1—2 Ampullen zu 10 mg intravenös, bei **Clonazepam** 1—2 Ampullen zu 1 mg intravenös.

Sowohl bei der **intravenösen Verabreichung** von Phenytoin als auch bei Diazepam und Clonazepam ist auf *langsame* Injektion zu achten. Der Vorteil von Clonazepam und Diazepam besteht im rascheren Wirkungseintritt, der Vorteil des Phenytoin im weitgehenden Fehlen eines sedierenden Effekts und seiner besseren Eignung zur Dauertherapie.

In der Klinik kommen beim Versagen der genannten Medikamente *Paraldehyd* und *Clomethiazol* in Betracht. Bei **therapieresistenten** Fällen ist vor allem im Hinblick auf den Allgemeinzustand die Intubationsnarkose mit Relaxierung der fortgesetzten hochdosierten Verabreichung von Antiepileptika vorzuziehen.

Neben der Verabreichung von Antiepileptika gehört die begleitende **Hirnödembehandlung** mit einer hyperosmolaren Lösung (wie z. B. 40%iges Sorbit) oder einem Diuretikum wie Furosemid oder auch Acetazolamid zum routinemäßigen Vorgehen. Im übrigen entspricht die Behandlung des Grand mal-Status den allgemeinen Richtlinien bei der Therapie bewußtloser Patienten.

Andere Statusformen epileptischer Anfälle

Der Begriff „Status epilepticus" ist nicht auf den Grand mal- und den Absencen-Status beschränkt. Es gibt so viele Statusformen, wie es Formen von epileptischen Anfällen gibt.

Beim Status von BNS-Krämpfen, dem Status myoklonisch-astatischer Anfälle und dem Impulsiv-Petit mal-Status werden *Clonazepam* oder *Diazepam* i. v. empfohlen. Bei Staten fokaler Anfälle (z. B. einem Status von Jackson-Anfällen, einer Epilepsia partialis continua und dem sehr seltenen Status psychomotorischer Anfälle) können die beim Grand mal-Status angegebenen Antiepileptika in gleicher Dosierung verabreicht werden [35].

8.7.5. Pharmakotherapeutische Maßnahmen beim Auftreten von antiepileptikabedingten psychischen Störungen

Alle Antiepileptika können zu psychischen Veränderungen führen, wenn auch in unterschiedlicher Häufigkeit. Carbamazepin, Clonazepam und Valproinsäure gelten als relativ *„psychoseindifferent"* [109].

Beim Auftreten psychischer Symptome während der Antikonvulsiva-Therapie, die von vorschneller Ermüdbarkeit bis zu paranoid-halluzinatorischen Psychosen und einer Pseudodemenz reichen kann, muß immer die Möglichkeit eines pharmakogenen Durchgangssyndroms in Betracht gezogen werden. Der Zusammenhang kann unmittelbar sein oder die Folge eines Alternativmechanismus [37, 60, 76, 100, 110, 147].

Bei einer diagnostischen Abklärung von medikamentös bedingten psychischen Symptomen — insbesondere bei Überdosierung — leisten EEG und Serumspiegelbestimmung wertvolle Dienste. Bei diagnostisch unklaren Fällen muß durch *Reduktion* oder *Wechsel der Antiepileptika* ein pharmakogenes Durchgangssyndrom ausgeschlossen werden.

Wenn mit einem Antiepileptikum Anfallsfreiheit erreicht wurde, aber alternativ psychische Veränderungen auftreten, wird man zunächst prüfen, ob sich bei einer **geringeren Dosis** ein Dosierungsbereich ergibt, bei dem keine Psychose auftritt, aber auch keine Anfälle.

Wenn die psychotische Symptomatik persistiert, kann die antiepileptische Therapie *mit Neuroleptika kombiniert* werden, bevor man sich entschließt, die antikonvulsive Medikation soweit zu reduzieren, daß wieder Anfälle auftreten (wobei diese Entscheidung auch vom Anfallstyp abhängt). Oft genügt eine Reduktion der Antiepileptika bis zu einer Pathologisierung des EEG bzw. der Zunahme bereits vorher bestehender EEG-Veränderungen um die Psychose zu bessern [109]. Falls eine **Therapie mit zusätzlichen Psychopharmaka** erforderlich wird, kann diese — wie mit Psychopharmaka üblich — nach Zielsymptomatik durchgeführt werden. Wenn bei leichten Unruhezuständen und depressiven Verstimmungen das Wiederauftreten von Anfällen vermieden werden soll, versuchen wir, anfallssteigernde Neuroleptika wie Chlorpromazin (Largctil, Megaphen) oder Antidepressiva wie Amitriptylin zu vermeiden. Bei leichten Unruhezuständen wird *Melperon* empfohlen, das keine anfallssteigernde Wirkung haben soll; allerdings fehlt hierzu unseres Wissens ein kontrollierter Versuch. Als nicht anfallssteigernde Antidepressiva gelten z. B. *Nomifensin* [99] und Viloxazin [119]; letzteres wird hierin allerdings unterschiedlich beurteilt [99].

8.7.6. Bedingungen für die Beendigung der antiepileptischen Therapie

Der Entschluß zum Absetzen der Antiepileptika-Therapie beruht auf der Vorstellung, daß die funktionellen Störungen im Gehirn als Folge der antiepileptischen Behandlung oder spontan soweit beseitigt sind, daß keine Anfälle mehr auftreten, auch wenn der Schutz der Antiepileptika wegfällt [92].

Es besteht noch immer ein Mangel an exakten Untersuchungen über das optimale Vorgehen bei Beendigung der Behandlung. In der Regel wird die Beendigung der antiepileptischen Therapie nach *2- bis 3jähriger völliger Anfallsfreiheit* eingeleitet [18, 22, 23, 26, 48, 65, 79, 92, 112]. Die Aussicht eines für 2—3 Jahre anfallsfrei gebliebenen Patienten auf dauerhafte Anfallsfreiheit ohne Einnahme von Antikonvulsiva beträgt mindestens 50 % [72, 159] bis ca. 70 % (nach vierjähriger Anfallsfreiheit bei Kindern) [29].

LIVINGSTON et al. [84, 85] empfehlen eine *mindestens 4jährige Anfallsfreiheit* bis zum Beginn der Antikonvulsiva-Reduktion. Eine 5jährige Anfallsfreiheit bis zum Beginn der Antiepileptika-Reduktion sollte abgewartet werden, wenn im EEG epilepsietypische Potentiale, eine ausgeprägte Dysrhythmie oder ein Herdbefund weiterbestehen, ferner wenn die Anfallskontrolle nur schwer zu erreichen war.

8.8. Durchführung der Therapie mit Antiepileptika

Von B. RAMBECK und W. FRÖSCHER

8.8.1. Vorbemerkungen und allgemeine Richtlinien der Therapie mit Antiepileptika

Bei der Erstmanifestation eines Anfallsleidens muß versucht werden, die **Ursache** zu klären. Im Verlaufe der Erkrankung muß immer wieder bedacht werden, ob ein „idiopathisches" Anfallsleiden nicht doch eine symptomatische Genese — z. B. bei langsam wachsendem Hirntumor — haben könnte.

Nach Möglichkeit sollte eine **Monotherapie** durchgeführt werden. Das Nebenwirkungsrisiko wird dadurch wahrscheinlich vermindert, die Beurteilung von fraglichen Nebenwirkungen wird erleichtert und die Gefahr unübersichtlicher Arzneimittel-Interaktionen vermieden. Die Monotherapie trägt ferner zur Verminderung von Einnahmefehlern bei und wird vielfach auch von den Patienten selbst bevorzugt, zumal wenn sie die Schwere ihrer Erkrankung an der Zahl der einzunehmenden Medikamente und Tabletten messen.

Die **Kombination** von verschiedenen antiepileptischen Substanzen wird unumgänglich, wenn Anfallstypen vorliegen, die nicht mit dem gleichen Medikament behandelt werden können, so zum Beispiel bei der Kombination von Grand mal-Anfällen und Absencen, wenn letztere mit Ethosuximid behandelt werden. Bei Nichtansprechen auf eine Monotherapie ist der Versuch mit einer Kombinationstherapie oft unumgänglich.

Fertige Kombinationen von antikonvulsiven Substanzen (zum Beispiel Antisacer® comp.), deren Hauptbestandteile Phenytoin und/oder Phenobarbital und bei einigen zusätzlich Brom sind, geben wir nur, falls eine Monotherapie nicht ausreichend wirksam ist und der betreffende Patient nicht in der Lage ist, mit verschiedenen Sorten von Medikamenten umzugehen. Der Nachteil der **Kombinationspräparate** liegt im starren Mengenverhältnis der einzelnen Bestandteile, wobei eine Substanz im Einzelfall schon überdosiert sein kann, während die andere noch nicht voll ausgeschöpft ist.

Bei der **erstmaligen Verabreichung** eines Antiepileptikums sollte zur Vermeidung von Unverträglichkeitserscheinungen *einschleichend dosiert* werden. In der Regel kann man mit einer halben Tablette eines Antiepileptikums täglich beginnen, danach wird die Dosis alle 3 Tage gesteigert; hiervon ausgenommen sind Notfälle wie der Status epilepticus, wo eine Schnellsättigung erforderlich ist. Eine besonders langsame Steigerung ist bei Primidon erforderlich (bei ambulanter Therapie Steigerung der Dosis um eine Vierteltablette im Abstand von 3—7 Tagen).

Als Faustregel kommt eine **Verabreichungshäufigkeit** von 3mal täglich in Betracht. Abweichungen hiervon sind in Abhängigkeit von der Halbwertzeit der einzelnen Substanzen möglich. Den Patienten muß die Notwendigkeit einer **regelmäßigen Einnahme** vor Augen gehalten werden. Die Serumspiegelbestimmung erlaubt die Prüfung der Einnahme-Zuverlässigkeit.

Beim **Umsetzen** von einem Antiepileptikum auf ein anderes muß der Wirkspiegel des neuen Medikaments aufgebaut sein und sich als verträglich erwiesen haben, bevor das zuerst verabreichte Antiepileptikum ausschleichend abgebaut wird, es sei denn, daß das erste Medikament mit Sicherheit unwirksam war oder erhebliche Nebenwirkungen verursachte. Wenn Anfallsfreiheit erst unter Verabreichung eines zweiten Antiepileptikums erreicht wird, sollte versucht werden, das erste Medikament abzusetzen.

Das **Absetzen** eines Antiepileptikums sollte *schrittweise* vorgenommen werden, um Entziehungserscheinungen vorzubeugen. Entziehungserscheinungen treten vor allem bei den Benzodiazepinen und bei Barbituraten auf. Sie äußern sich in psychischen Symptomen (Unruhe, Angst, Depressivität, in schweren Fällen delirante Symptomatik) und Anfällen bis hin zum Status epilepticus.

Die **erforderliche Dosis** ist individuell *sehr verschieden* in Abhängigkeit von den interindividuellen Unterschieden der Resorption und Metabolisierungsgeschwindigkeit. Bevor ein Medikament als unwirksam beurteilt wird, muß die Dosis „ausgeschöpft" werden, nötigenfalls bis zur Intoxikationsgrenze. Das hierbei bestehende Risiko kann durch Bestimmung des *Serumspiegels* der Antiepileptika vermindert werden (s. Tab. 8.5.). Nach einem einzelnen Grand mal-Anfall bei schon behandelten Patienten ist in der Regel akut keine zusätzliche Medikation erforderlich, sondern die verordnete Dauertherapie muß überprüft werden.

Bei **Therapieresistenz** muß durch eine neurologische Nachuntersuchung ein fortschreitender Hirnprozeß als Epilepsieursache ausgeschlossen werden. Nicht selten wird eine Resistenz gegen Antiepileptika durch psychogene Anfälle vorgetäuscht. Dabei darf nicht außer Acht gelassen werden, daß derselbe Patient im gleichen Zeitraum sowohl epileptische Anfälle als auch psychogene Anfälle bieten kann.

Zur Erfolgskontrolle sollte ein **Anfallskalender** geführt werden. Ohne solche Aufzeichnungen läßt sich die Verlaufstendenz oft nicht ausreichend rekonstruieren. Die Patienten müssen auf die Notwendigkeit einer **regelmäßigen Lebensführung** mit geregeltem Schlaf-Wach-Rhythmus und weitgehender Vermeidung von Alkohol hingewiesen werden. Ferner müssen sie auf die Vermeidung von Gefahrensituationen hingewiesen werden, die sich ergeben, solange keine stabile Anfallsfreiheit erreicht ist.

Während der Behandlung mit Antiepileptika müssen **Kontrollen** des *klinischen* Befundes (allgemein-körperlicher, neurologischer und psychischer Befund) in mindestens jährlichem Abstand durchgeführt werden. Bei den *Laboruntersuchungen* ist vor allem die Kontrolle von Blutbild und Leberwerten (vor allem GPT) erforderlich. Spektrum und Häufigkeit der erforderlichen Laboruntersuchungen sind bei den einzelnen Substanzen verschieden [39].

Tab. 8.5. Antiepileptika I. Ordnung: Dosierung, therapeutischer Bereich und Serumeliminations-Halbwertszeit

Freiname	mittlere Tagesdosis mg/die (Erwachsene)	Einzeldosen pro Tag	therapeutischer Bereich (Serumspiegel)	Halbwertszeit (Stunden)
Phenobarbital	150— 200	1—3	10— 40 µg/ml	50—100
Primidon	750—1000	2—3	5— 15 µg/ml[1]	10— 12
Phenytoin	250— 350	1—3	5— 18 µg/ml	25—200[1]
Ethosuximid	750—1500	2—3	40— 80 µg/ml	30— 50
Mesuximid	900—1200	2—3	15— 35 µg/ml[2]	40[2]
Carbamazepin	600—1200	2—4	4— 9 µg/ml[1]	10— 21[1]
Valproinsäure	1200—1800	1—4	40—100 µg/ml	12— 16[1]
Clonazepam	2—6	3—4	5— 60 ng/ml	20— 40

[1] Erläuterung im Text beachten!
[2] Daten beziehen sich auf den wirksamen Metaboliten N-Desmethyl-Mesuximid.

8.8.2. Therapie mit Barbituraten und Desoxybarbituraten

Phenobarbital wird entweder direkt oder in Form des *Barbexaclons* verabreicht, welches ein salzartig gebundenes, mildes, zentrales Stimulans (11-Cyclohexyl-2-methyl-aminopropan) enthält, um die häufigste Nebenwirkung des Phenobarbitals, den sedativen Effekt, zu mildern. Phenobarbital wird in der Regel mit 150–200 mg/die in 1–3 Einzeldosen dosiert. Zwischen Dosis und Spiegel wird eine lineare Beziehung angenommen. Der *therapeutische Bereich* liegt bei *10 bis 40 µg/ml Serum.*

Phenobarbital wird zum Teil zu p-Hydroxy-Phenobarbital verstoffwechselt und im Urin zum größten Teil als Phenobarbital, als freies und als an Glucuronsäure gebundenes Hydroxy-Phenobarbital wiedergefunden [155]. Die *Serumeliminations-Halbwertszeit* für Phenobarbital liegt im Bereich von *50 bis 100 Stunden,* bei Patienten mit Leber-Zirrhose um etwa 50 % höher [3]. Entsprechend der Halbwertszeit kann man erwarten, daß 10–20 Tage nach Aufbau einer Phenobarbital-Therapie das Fließgleichgewicht (Steady-State), d. h. ein stabiler Serumspiegel erreicht ist.

Primidon wird mit 750–1000 mg/die in 2–3 Einzeldosen dosiert. Der *therapeutische Bereich* des Primidons liegt zwischen *5 und 15 µg/ml Serum.* Bei der Angabe des therapeutischen Bereichs muß aber beachtet werden, daß die Serumkonzentration im Tagesverlauf stark ansteigen kann, und daß neben dem Primidon durch Metabolisierung eine *erhebliche Konzentration an Phenobarbital* auftritt, das wahrscheinlich den wesentlichen Teil der *anfallshemmenden Wirkung* ausmacht.

Versuche an Hunden, die in ihrem pharmakokinetischen Verhalten dem Menschen sehr ähnlich sind, lassen errechnen, daß Phenobarbital im Steady-state mehr als 85 % der Gesamtwirkung einer Primidon-Behandlung trägt. Ein überzeugender klinischer Nachweis für eine wesentliche Rolle der etwa 10 % der Wirkung, die auf Primidon selbst entfallen, ist bisher nicht geführt worden [34].

Die **Pharmakokinetik des Primidons** ist kompliziert. Primidon wird zu etwa 40 % als Primidon, zu 40 % als Phenyläthylmalondiamid und der Rest als Phenobarbital und Hydroxy-Phenobarbital ausgeschieden [73]. Die Halbwertszeit des Primidons ist mit 10 bis 12 Stunden relativ kurz. Für Nüchternwerte wird im Serum bei Mono-Therapie ein Phenyläthylmalondiamid/ Phenobarbital/Primidon-Verhältnis von meist 1 : 4 : 4, bei Kombinationstherapie von meist 1 : 4 : 1 bis 0,5 gefunden [128]. Im Falle von Nieren-Dysfunktion wird *Phenyläthylmalondiamid* im Serum angereichert; es kann bei einem Serumspiegel über 15 µg/ml eigene Nebenwirkungen hervorrufen [55, 128].

Wird eine Primidon-Therapie aufgebaut, findet man in den ersten Tagen vorwiegend Primidon und wenig Phenobarbital. Vermutlich findet erst *allmählich Enzyminduktion* des Primidon-Abbaus und Anreicherung des Phenobarbitals statt, die zu einem Absinken des anfangs hohen Primidon-Spiegels und Anstieg des Phenobarbital-Spiegels führt. Dadurch kann auch die Beobachtung erklärt werden, daß Primidon langsam aufgebaut werden muß, um Nebenwirkungen zu vermeiden.

Werden zu einer *bestehenden Primidon-Therapie* noch weitere Antiepileptika gegeben, kann der Phenobarbital-Spiegel beträchtlich ansteigen und der Primidon-Spiegel abfallen. Dies kann vor allem durch Enzym-Induktion erklärt werden. Entsprechend der erst allmählich erfolgenden Enzym-Induktion kann es bei Mono- und Kombinations-Therapie mehrere Wochen dauern, bis stabile Serum-Konzentrationen (Steady-state) für Primidon und Phenobarbital erreicht werden. Nach der Faustregel, daß es etwa 5 Halbwertszeiten dauert, bis beim Aufbau einer Substanz ein Steady-state erreicht wird, wird häufig in der Literatur eine Zeit von wenigen Tagen bis zum Erreichen des Steady-state angegeben. Wegen der Enzym-Induktion ist diese Regel beim Primidon jedoch nicht anwendbar.

8.8.3. Therapie mit Hydantoinen (Phenytoin)

Der Phenytoin-Stoffwechsel hängt weit mehr von der *genetisch* bedingten Stoffwechselkapazität, die interindividuell sehr verschieden sein kann, ab als von Körpergewicht, Körperoberfläche, Alter oder Geschlecht. Deshalb muß für jeden Patienten eine individuelle Dosierung gesucht werden. Meist liegen diese Dosierungen zwischen 250 und 350 mg/die. Der *therapeutische Bereich* wurde früher mit *10—20 µg/ml* angegeben. Vor allem zur Vermeidung von Spätschäden setzt man ihn heute niedriger, etwa mit *5—18 µg/ml,* an.

Die **komplizierte Pharmakokinetik des Phenytoins** ist einerseits der Grund, warum Phenytoin eines der bestuntersuchten Medikamente ist, andererseits aber auch der Grund, daß es sehr oft falsch dosiert wird. Phenytoin wird in der Leber hydroxyliert und als Glucuronsäurekonjugat über die Nieren ausgeschieden. Nur ein sehr geringer Anteil (<2 %) wird direkt als Phenytoin im Urin ausgeschieden. Der Metabolismus des Phenytoins gehorcht einer sog. *Michaelis-Menten-* oder *Sättigungs-Kinetik*, d. h. die Kinetik liegt im Übergangsbereich zwischen 1. und 0. Ordnung. Das bedeutet, daß nur bei sehr niedrigen Dosen die Konzentration linear mit der Dosis ansteigt, während im therapeutischen Bereich und darüber eine geringe Dosis-Erhöhung zu einem sehr starken Anstieg der Serumkonzentration führen kann [131].

Ausgehend von einem stabilen Dosis-Spiegel-Wert ist es unter Verwendung von gemittelten Enzymkonstanten möglich, Voraussagen über den Anstieg der Phenytoin-Konzentration nach Dosis-Änderung zu machen [125]. Diese Sättigungskinetik impliziert auch, daß die *Halbwertszeit von der Serumkonzentration abhängig* ist. Das bedeutet, daß die *Serumeliminations-Halbwertszeit* je nach Serumkonzentration *zwischen 25 und 200 Stunden* liegen kann. Da andererseits beim Phenytoin-Aufbau die Zeit bis zum Erreichen einer stabilen Serumkonzentration abhängig von der Halbwertszeit ist, kann es wenige Tage bis mehrere Wochen dauern, bis eine stabile Serumkonzentration erreicht ist [152].

Weitere Komplikationen bei der Dosierung mit Phenytoin ergeben sich aus der *unterschiedlichen Bioverfügbarkeit verschiedener Phenytoin-Präparate,* was zu beträchtlichen Serumkonzentrations-Änderungen beim Austausch von Phenytoin-Präparaten, insbesondere Kombinations-Präparaten, führen kann [124], und aus der Tatsache, daß das Ausmaß der Protein-Bindung des Phenytoins von Komedikation und Nierenerkrankungen abhängen kann. Eine verminderte Protein-Bindung des Phenytoins führt zu einem erhöhten Angebot von freiem Phenytoin an die Leber, damit zu einem verstärkten Metabolismus und zu erniedrigten Gesamt-DPH-Spiegeln im Serum. Falls der freie Anteil erhöht ist, muß mit einer höheren Gehirnkonzentration und damit stärkeren Nebenwirkungen gerechnet werden.

8.8.4. Therapie mit Succinimiden (Ethosuximid und Mesuximid)

Die therapeutisch notwendige Dosis des **Ethosuximids** liegt bei 750—1500 mg/die. Als *therapeutischer Bereich* wird *40—80 µg/ml* angegeben. Die Spiegel-Dosis-Beziehung scheint weitgehend linear zu verlaufen [140]. Die Metabolisierung des Ethosuximids erfolgt über die Oxidation der Äthyl-Seiten-Gruppe zu 2 diastereomeren Alkoholen und einem Keton. Ethosuximid hat eine *Serumeliminations-Halbwertszeit von etwa 30—50 Stunden.* Entsprechend werden stabile Serumkonzentrationen nach 8 bis 10 Tagen erreicht [46].

Die mittlere Tagesdosis des **Mesuximids** beträgt 900—1200 mg/die. Mesuximid wird mit einer sehr kurzen Halbwertszeit von wenigen Stunden zu **N-Desmethyl-Mesuximid** verstoffwechselt. Dieser Metabolit hat eine *Serumeliminations-Halbwertszeit von etwa 40 Stunden* und stellt das therapeutisch wirksame Agens dar. Sein *therapeutischer Bereich* liegt zwischen *15 und 35 µg/ml* Serum. Die Beziehung zwischen Mesuximid-Dosis und N-Desmethyl-Mesuximid-Serumkonzentration ist linear. Entsprechend der Halbwertszeit des Metaboli-

384   8. Antiepileptika: Grundlagen und Therapie

ten dauert es etwa 10 Tage, bis bei Mesuximid-Aufbau Steady-state-Bedingungen für die N-Desmethyl-Mesuximid-Konzentration erreicht werden.

Eine Besonderheit des Mesuximids sind die relativ *starken Interaktionen mit anderen Antiepileptika*. So kann Mesuximid sowohl den Phenobarbital als auch den Phenytoin-Spiegel anheben und dadurch indirekt Nebenwirkungen verursachen [126].

8.8.5. Therapie mit Dibenzazepinen (Carbamazepin)

Carbamazepin wird in der Leber zu dem ebenfalls antikonvulsiv wirksamen (Ausmaß der antikonvulsiven Wirksamkeit beim Menschen wahrscheinlich gering) Metaboliten Carbamazepin-10,11-Epoxid und weiter zu einem inaktiven 10,11-Dihydro-Diol metabolisiert [123]. Ähnlich wie beim Primidon spielen *Auto-* und *Fremd-Induktion* bei der Pharmakokinetik des Carbamazepins ein wichtige Rolle.

Es wird mit durchschnittlich 600—1200 mg/die in 2 bis 4 Einzelgaben dosiert. Die *Serumeliminations-Halbwertszeit,* die am Anfang der Dosierung im *Bereich von 35 Stunden* liegt, kann unter längerer Dosierung auf *10—21 Stunden* abfallen (**Autoinduktion**) [28]. Die **Fremdinduktion** des Carbamazepin-Abbaus zeigt sich dadurch, daß Patienten mit Carbamazepin-Mono-Therapie höhere Carbamazepin Konzentrationen als Patienten unter Carbamazepin mit Phenobarbital- oder Phenytoin-Komedikation haben [12]. Der *therapeutische Bereich* liegt beim Carbamazepin zwischen 4 und 9 µg/ml Serum (Nüchternwert).

Wegen der durch Auto- und Fremd-Induktion **sich verkürzenden Halbwertszeit** ist es schwierig, die Zeit bis zum Erreichen des Steady-state nach der 5 × Halbwertszeit-Regel anzugeben. Legt man eine Anfangs-Halbwertszeit von 35 Stunden zugrunde, wird zwar ein vorläufiger Steady-state nach etwa 1 Woche erreicht, danach kann die Serumkonzentration durch Auto-Induktion noch für ca. 2 Wochen lang weiter abfallen. Wegen der relativ kurzen Halbwertszeit schwanken die Carbamazepin-Werte im Tagesverlauf beträchtlich [36].

8.8.6. Therapie mit Valproinsäure

Valproinsäure erfordert eine durchschnittliche Dosierung von 1200—1800 mg/die, wegen der kurzen Halbwertszeit in 3 bis 4 Einzelgaben, wenn man von der Notwendigkeit der Aufrechterhaltung eines therapeutischen Serumspiegel-Bereiches ausgeht. Inzwischen wurde verschiedentlich über eine erfolgreiche Behandlung mit einer täglichen Einzeldosis von Valproinsäure berichtet. Als *therapeutischer Bereich* wurde *40—100* µg/ml Serum vorgeschlagen. Die Verwendung eines solchen Bereichs bei der Valproinsäure ist jedoch *problematisch,* da die Beziehung zwischen Serumspiegel und therapeutischer Wirkung einerseits und Nebenwirkungen andererseits nicht so eindeutig wie bei anderen Antiepileptika ist [47], und weiterhin die Serumkonzentration im Tagesverlauf beträchtlich schwanken kann. Zwischen Dosis und Serumkonzentration wurde eine *lineare* [102], von anderen Autoren jedoch eine *kurvilineare* [47] Beziehung gefunden. Die *Serumeliminations-Halbwertszeit* der Valproinsäure liegt bei *12—16 Stunden*. Eine Verkürzung der Halbwertszeit durch Autoinduktion und Fremdinduktion muß nach neueren Untersuchungen angenommen werden [58].

Valproinsäure wird in der Leber zu 3-, 4- und 5-Hydroxy-Derivaten verstoffwechselt [62]. In ganz seltenen Fällen wurde Leberversagen unter Valproinsäure beobachtet. Dies läßt sich durch partielle Metabolisierung in ungesättigte Carbonsäuren erklären, welche zu einer Entkopplung der oxidativen Phosphorylierung in der Leber führen können [91].

8.8.7. Therapie mit Benzodiazepinen

Die durchschnittliche Tagesdosis von **Clonazepam** beträgt bei Erwachsenen in der Langzeitbehandlung 2—6 mg, bei Kleinkindern 1—3 mg. Die Angaben zum *therapeutischen Bereich* gehen weit auseinander, sie umfassen einen Bereich von *5—60 ng/ml*.

Bei **Nitrazepam** beträgt die Tagesdosis bei Kleinkindern 10—20 mg, bei Schulkindern 15—30 mg. Der *therapeutische Bereich* ist noch wenig untersucht, er wird mit 80 bis 120 ng/ml Serum angegeben. Die *Serumeliminations-Halbwertszeit* beträgt 6—34 Stunden. Die empfohlene Verabreichungshäufigkeit beträgt 3—4 Einzeldosen/die [39].

Bei **intravenöser Verabreichung** von Diazepam oder Clonazepam zur Therapie des Status epilepticus ist auf langsame Injektion zu achten. Bei Diazepam sollte die *Injektionsgeschwindigkeit* im Kindesalter nicht schneller als 1—2 mg/min sein, bei Erwachsenen nicht schneller als 3—10 mg/min. Bei Clonazepam können 0,2—0,25 mg/min bei Kindern und Erwachsenen injiziert werden. Bei zu schneller Injektion drohen Herz- und Atemstillstand [35].

Ein besonderes Problem der Benzodiazepine in der **Langzeitbehandlung** der Antiepileptika besteht in der Möglichkeit der Entwicklung einer *pharmakodynamischen Toleranz*, also einem Wirkungsverlust bei konstantem Serumspiegel.

8.8.8. Therapie mit Antiepileptika II. Ordnung

Die wichtigsten Angaben zu den Antiepileptika II. Ordnung sind in Tab. 8.2. zusammengestellt (s. Kap. 8.5.1.). Als therapeutischer Bereich werden bei **Äthylphenacemid** (= **Pheneturid**) 5—15 µg/ml, bei **Sultiam** 6—10 µg/ml angegeben [39].

Literatur

1. VON ALBERT, H.-H. (1982): Die Phenytoin-Schnellinfusion in der Therapie des Status epilepticus als Behandlungsmethode der ersten Wahl. In: Anästhesie bei Epileptikern und Behandlung des Status epilepticus (OPITZ, A., et al., Hrsg.), Basel: Editiones „Roche".
2. ALGER, B. E., NICOLL, R. A. (1980): Epileptiform burst after hyperpolarisation: calcium-dependent potassium potential in hippocampal CA$_1$ pyramidal cells. Science *210*, 1122—1124.
3. ALVIN, J., MCHORSE, T., HOYUMPA, A., BUSH, M. T., SCHENKER, S. (1975): The Effect of Liver Disease in Man on the Disposition of Phenobarbital. J. Pharmacol. Exp. Ther. *192*, 224—235.
4. ANDERSON, R. J., RAINES, A. (1974): Suppression by diphenylhydantoin of afferent discharges arising from muscle spindles of the triceps surae of the cat. J. Pharmacol. exp. Ther. *191*, 290—299.
5. ANLEZARK, G. M., HORTON, R. W., MELDRUM, B. S., SAWAYA, M. C. B. (1976): Anticonvulsant action of ethanolamine-O-sulphate and di-4-propylacetate and the metabolism of γ-amino-butyric acid (GABA) in mice with audiogenic seizures. Biochem. Pharmacol. *25*, 413—417.
6. ANNEGERS, J. F., GRABOW, J. D., GROOVER, R. V., LAWS, E. R., ELVEBACK, L. R., KURLAND, L. T. (1980): Seizures after head trauma: A population study. Neurol. *30*, 683—689.
7. BALDINO, F., GELLER, H. M. (1981): Sodium valproate enhancement of γ-aminobutyric acid (GABA) inhibition: Electrophysiological evidence for anticonvulsant activity. J. Pharmacol. exp. Ther. *217*, 445—450.
8. BANCAUD, J., HENRIKSEN, O., RUBIO-DONNADIEU, F., SEINO, M., DREIFUSS, F. E., PENRY, J. K. (1981): Proposal for revised clinical and electroencephalographic classification of epileptic seizures. Epilepsia *22*, 489—501.
9. DE BOER, T., BARTELS, K., METSELAAR, H. J., BRUINVELS, J. (1980): Di-n-propylacetate-induced abstinence behaviour as a possible correlate of increased GABAergic activity in the rat. Psychopharmacol. *71*, 257—267.
10. BROWNE, T. R. (1980): Valproic acid. New Engl. J. Med. *302*, 661—666.

11. CAPEK, R., ESPLIN, B. (1977): Effects of ethosuximide on transmission of repetitive impulses and apparent rates of transmitter turnover in the spinal monosynaptic pathway. J. Pharmacol. Exp. Ther. 201, 320–325.
12. CHRISTIANSEN, J., DAM, M. (1973): Influence of phenobarbital and diphenylhydantoin on plasma carbamazepine levels in patients with epilepsy. Acta Neurol. Scand. 49, 543–546.
13. CHU, N.-S. (1981): Prevention of alcohol withdrawal seizures with phenytoin in rats. Epilepsia 22, 179–184.
14. CLEMMESEN, J., FUGLSANG-FREDERIKSEN, V., PLUM, C. M. (1974): Are anticonvulsants oncogenic? Lancet i, 705–707.
15. Consensus statement (1980): Febrile seizures – long time management of children with fever-associated seizures. NIH consensus development conference. Neuropediat. 11, 196–202.
16. DANSKY, L., ANDERMANN, E., ANDERMANN, F., SHERWIN, A. (1981): Malformations in offspring of epileptic women: correlation with maternal anticonvulsant plasma levels during pregnancy. Epilepsia 22, 235–242.
17. DEGEN, R. (1976): Die kindlichen Anfallsleiden. Stuttgart: Hippokrates.
18. DEGEN, R. (1977): Fehler bei der antiepileptischen Therapie im Kindesalter. Med. Welt 28, 267–272.
19. DEUPREE, J. D. (1980): Mode of action of anticonvulsant drugs: membrane effects. In: The Treatment of Epilepsy (TYRER, J. H., Hrsg.), S. 1–28. Lancaster: MTP.
20. DIETERICH, E. (1979): Antiepileptika-Embryopathien. In: Ergebnisse der Inneren Medizin und Kinderheilkunde, Nr. 43. Berlin – Heidelberg – New York: Springer.
21. DOOSE, H., GERKEN, H., LEONHART, R., VÖLZKE, E., VÖLZ, H. (1970): Centrencephalic myoclonic-astatic petit mal. Neuropädiatrie 2, 59–78.
22. DOOSE, H. (1971): Indikationen zur Einleitung und Beendigung einer antiepileptischen Therapie. In: Epilepsie (KRUSE, R., Hrsg.). Stuttgart: G. Thieme.
23. DOOSE, H. (1976): Cerebrale Anfälle. In: Therapie der Krankheiten des Kindesalters (HARNACK, G.-A., Hrsg.). Berlin – Heidelberg – New York: Springer.
24. DOOSE, H. (1979): Myoklonisch-astatisches Petit mal. In: Beiträge zur Klassifikation und medikamentösen Therapie epileptischer Anfälle (DOOSE, H., et al., Hrsg.). Hamburg: Desitin-Werke.
25. DOOSE, H. (1980): Zerebrale Anfälle im Kindesalter. Hamburg: Desitin-Werke.
26. DREYER, R. (1972): Die Pharmakotherapie der Epilepsien. In: Psychiatrie der Gegenwart (KISKER, K. P., et al., Hrsg.), Bd. II/Teil 2. Berlin – Heidelberg – New York: Springer.
27. EHLERS, L., MULBRY, L. W., KILLAM, E. K. (1980): EEG and anticonvulsant effects of dipropylacetic acid and dipropylacetamide in the baboon Papio papio. Electroencephal. and Clin. Neurophysiol. 49, 391–400.
28. EICHELBAUM, M., EKBOM, K., BERTILSSON, L., RINGBERGER, V. A., RANE, A. (1975): Plasma kinetics of carbamazepine and its epoxide metabolite in man after single and multiple doses. Europ. J. clin. Pharmacol. 8, 337–341.
29. EMERSON, R., D'SOUZA, B. J., VINING, E. P., HOLDEN, K. R., MELLITS, E. D., FREEMAN, J. M. (1981): Stopping medication in children with epilepsy. New Engl. J. Med. 304, 1125–1129.
30. EMSON, P. C. (1976): Effects of chronic treatment with aminooxyacetic acid or sodium n-dipropylacetate on brain GABA levels and the development and regression of cobalt epileptic foci in rats. J. Neurochem. 27, 1489–1494.
31. ESPLIN, D. W. (1957): Effects of diphenylhydantoin on synaptic transmission in cat spinal cord and stellate ganglion. J. Pharmacol. exp. Ther. 120, 301–323.
32. FICHSEL, H. (1979): BNS-Krämpfe: Klinik, Therapie und Prognose. In: Beiträge zur Klassifikation und medikamentösen Therapie epileptischer Anfälle (DOOSE, H., et al., Hrsg.). Hamburg: Desitin-Werk.
33. FREY, H.-H., LÖSCHER, W. (1976): Di-n-propylacetic acid-profile of anticonvulsant activity in mice. Arzneim.-Forsch./Drug Res. 26, 299–301.
34. FREY, H.-H., LÖSCHER, W. (1980): Kann Primidon mehr als Phenobarbital? Nervenarzt 51, 359–362.
35. FRÖSCHER, W. (1976): Therapie des Status epilepticus. Stuttgart: Schattauer.
36. FRÖSCHER, W., EICHELBAUM, M., GUGLER, R., BAUR, M. P. (1979): Nachtabfall des Carbamazepin-Serumspiegels. Nervenarzt 50, 171–178.
37. FRÖSCHER, W. (1979): Psychische Störungen bei Epilepsien. Z. Allg. Med. 55, 488–496.
38. FRÖSCHER, W. (1980): Medikamentöse Behandlung der Epilepsien. Ther. Ggw. 119, 139–153.
39. FRÖSCHER, W., EICHELBAUM, M., GUGLER, R., HILDENBRAND, G. (1980): Medikamentöse Therapie der Epilepsien unter Kontrolle der Antiepileptika-Serumspiegel. Stuttgart: Schattauer.
40. FRÖSCHER, W., STEFAN, H. (1980): Aktiva-

41. GASTAUT, H. (1973): Dictionary of epilepsy. Genf: WHO.
42. GEHLEN, W., FRÖSCHER, W., BRON, B. (1978a): Nebenwirkungen antiepileptischer Medikamente (1). Internist. Prax. *18*, 333—339.
43. GEHLEN, W., FRÖSCHER, W., BRON, B. (1978b): Nebenwirkungen antiepileptischer Medikamente (2). Internist. Prax. *18*, 551—559.
44. GENT, J. P., PHILLIPS, N. I. (1980): Sodium di-n-propylacetate (valproate) potentiates responses to GABA and muscimol on single central neurones. Brain Res. *197*, 275—278.
45. GLÖTZNER, F. L. (1981): Antiepileptische Prophylaxe mit Carbamazepin nach schweren Schädel-Hirn-Traumen. In: Epilepsie 1980 (REMSCHMIDT, H., et al., Hrsg.), Stuttgart: G. Thieme.
46. GOULET, J. R., KINKEL, A. W., SMITH, T. C. (1976): Metabolism of ethosuximide. Clin. Pharmacol. Ther. *20*, 213—218.
47. GRAM, L., FLACHS, H., WÜRTZ-JØRGENSEN, A., PARNAS, J., ANDERSEN, B. (1979): Sodium valproate, serum level and clinical effect in epilepsy: A controlled study. Epilepsia *20*, 303—312.
48. GROH, Ch. (1980): Anfallskrankheiten im Kindesalter. In: Die Psychologie des 20. Jahrhunderts, Bd. 12 (SPIEL, W., Hrsg.). Zürich: Kindler.
49. GROSS, R., SPECHTMEYER, H. (1977): Nutzen und Schaden durch Arzneimittel. (Kurzmonographien Sandoz, Nr. 20.) Nürnberg: Sandoz.
50. GUBERMAN, A., GLOOR, P., SHERWIN, A. L. (1975): Response of generalized penicillin epilepsy in the cat to ethosuximide and diphenylhydantoin. Neurology *25*, 758—764.
51. HAEFELY, W. E. (1977): Synaptic pharmacology of barbiturates and benzodiazepines. Agents and Actions *7*, 353—359.
52. HAEFELY, W. E. (1980): GABA and the anticonvulsant action of benzodiazepines and barbiturates. Brain Res. Bull. *5*, Suppl. 2, 873—878.
53. HAEFELY, W., PIERI, L., POLC, P., SCHAFFNER, R. (1981): General pharmacology and neuropharmacology of benzodiazepine derivatives. In: Handbook of Experimental Pharmacology (HOFFMEISTER, F., et al., Hrsg.), Vol. 55, Part II, S. 13—262. Berlin — Heidelberg — New York: Springer.
54. HASBANI, M., PINCUS, J. H., LEE, S. H. (1974): Diphenylhydantoin and calcium movement in lobster nerves. Arch. Neurol. *31*, 250—254.
55. HEIPERTZ, R., GUTHOFF, A., BERNHARDT, W. (1979): Primidone metabolism in renal insufficiency and acute intoxication. J. Neurol. *221*, 101—104.
56. HEITMANN, R. (1978): Bakterielle und nichtbakterielle Meningitiden und Enzephalitiden. In: Neurologische und psychiatrische Therapie (FLÜGEL, K. A., Hrsg.). Erlangen: Perimed-Verlag.
57. HERSHKOWITZ, N., DRETCHEN, K. L., RAINES, A. (1978): Carbamazepine suppression of post-tetanic potentiation at the neuromuscular junction. J. Pharmacol. Exp. Ther. *207*, 810—816.
58. HOFFMANN, F., JANCIK, B. C., v. UNRUH, G. E. (1983): Valproinsäure-Kinetik bei Mono- und Kombinationstherapie. In: Epilepsie 1981 (REMSCHMIDT, H., et al., Hrsg.), Stuttgart: G. Thieme.
59. HOUGHTON, G. W., RICHENS, A., TOSELAND, P. A., DAVIDSON, S., FALCONER, M. A. (1975): Brain concentrations of phenytoin, phenobarbitone and primidone in epileptic patients. Eur. J. Clin. Pharmacol. *9*, 73—78.
60. HUBER, G., PENIN, H. (1972): Psychische Dauerveränderungen und Persönlichkeit der Epileptiker. In: Psychiatrie der Gegenwart (KISKER, K. P., et al., Hrsg.), Bd. 2, T. 2. Berlin – Heidelberg – New York: Springer.
61. IADAROLA, M. J., RAINES, A., GALE, K. (1979): Differential effects of n-dipropyl-acetate and amino-oxyacetic acid on γ-aminobutyric acid levels in discrete areas of rat brain. J. Neurochem. *33*, 1119—1123.
62. JAKOBS, C., LÖSCHER, W. (1978): Identification of metabolites of valproic acid in serum of humans, dog, rat, and mouse. Epilepsia *19*, 591—602.
63. JANCAR, J. (1980): Anticonvulsant drugs and cancer. Lancet *i*, 484.
64. JANZ, D. (1969): Die Epilepsien. Stuttgart: G. Thieme.
65. JANZ, D. (1971): Indikationen zur Einleitung und Beendigung einer antiepileptischen Therapie bei Jugendlichen und Erwachsenen. In: Epilepsie (KRUSE, R., Hrsg.). Stuttgart: G. Thieme.
66. JANZ, D. (1976): Problems encountered in the treatment of epilepsy. In: Epileptic Seizures, Behaviour, Pain (BIRKMAYER, W., Hrsg.). Bern – Stuttgart – Wien: Huber.
67. JANZ, D. (1978): Haben Antiepileptika eine teratogene Wirkung beim Menschen? Dtsch. Med. Wschr. *103*, 485—487.
68. JASPER, H. H., WARD, A. A., POPE, A. (1969): The epileptic neuron: chronic foci in animals and man. Boston: Little, Brown & Co.
69. JENNETT, B. (1981): Prediction of posttraumatic epilepsy. Implications for the pa-

tients' future. In: Epilepsie 1980 (REMSCHMIDT, H., et al., Hrsg.), Stuttgart: G. Thieme.
70. JOHNSTON, D., BROWN, T. H. (1981): Giant synaptic potential hypothesis for epileptiform activity. Science 211, 294–297.
71. JULIEN, R. M., HOLLISTER, R. P. (1975): Carbamazepine: mechanisms of action. In: Advances in Neurology (PENRY, J. K., et al., Hrsg.), Vol. 11, S. 263–276. New York: Raven Press.
72. JUUL-JENSEN, P. (1968): Frequency of recurrence after discontinuance of anticonvulsant therapy in patients with epileptic seizures. Epilepsia 9, 11–16.
73. KAUFFMAN, R. E., HABERSANG, R., LANSKY, L. (1977): Kinetics of primidone metabolism and excretion in children. Clin. Pharmacol. Ther. 22, 200–205.
74. KERWIN, R. W., OLPE, H.-R., SCHMUTZ, M. (1980): The effect of sodium n-dipropyl acetate on γ-aminobutyric acid-dependent inhibition in the rat cortex and substantia nigra in relation to its anticonvulsant activity. Br. J. Pharmacol. 71, 545–551.
75. KOELLA, W. P., LEVIN, P., BALTZER, V. (1976): Zur Pharmakologie von Carbamazepin und einiger anderer Antiepileptika. In: Anfall-Verhalten-Schmerz (BIRKMAYER, W., Hrsg.), S. 32–51. Bern: H. Huber.
76. KÖHLER, G.-K. (1980): Zur Einteilung der Psychosen bei Epilepsie. In: Psychopathologische und pathogenetische Probleme psychotischer Syndrome bei Epilepsie (WOLF, P., KÖHLER, G.-K., Hrsg.). Bern – Stuttgart – Wien: Huber.
77. KOREY, S. R. (1951): Effect of dilantin and mesantoin on the giant axon of the squid. Proc. Soc. Exp. Biol. Med. 76, 297–299.
78. KOSTOPOULOS, G., AVOLI, M., PELLEGRINI, A., GLOOR, P. (1982): Laminar analysis of spindles and of spikes of the spike wave discharge of feline generalized penicillin epilepsy. Electroencephal. and Clin. Neurophysiol. 53, 1–13.
79. KRIŠTOF, M. (1979): Die Prognose der Epilepsie und die Taktik der Beendigung der antiepileptischen Therapie. Psychiatrie 31, 449–457.
80. KRUPP, P. (1969): The effect of tegretol on some elementary neuronal mechanisms. Headache 9, 42–46.
81. LIPICKY, R. J., GILBERT, D. L., STILLMAN, I. M. (1972): Diphenylhydantoin inhibition of sodium conductance in squid giant axon. Proc. Natl. Acad. Sci. USA 69, 1758–1760.
82. LIVINGSTON, S., (1958): Convulsive disorders in infants and children. In: Advances in Pediatrics (LEVINE, S. Z., Hrsg.). Chicago: Year Book Medical Publ.
83. LIVINGSTON, S. (1972): Comprehensive management of epilepsy in infancy, childhood and adolescence. Springfield, Ill.: Ch. C Thomas.
84. LIVINGSTON, S., PRUCE, I., PAULI, L. L. (1979): Epilepsy: Medical treatment. Initiation of drug therapy. Pediat. Ann. 8, 15–46.
85. LIVINGSTON, S., PRUCE, I., PAULI, L. L. (1979): Epilepsy: Medical treatment. Maintenance of drug therapy. Ped. Ann. 8, 47–79.
86. LOCKARD, J. S., WARD, A. A. (1980): Epilepsy: a window to brain mechanism. New York: Raven Press.
87. LÖSCHER, W. (1980): A comparative study of the pharmacology of inhibitors of GABA metabolism. Naunyn-Schmiedeberg's Arch. Pharmacol. 315, 119–128.
88. LÖSCHER, W. (1981): Valproate induced changes in GABA metabolism at the subcellular level. Biochem. Pharmacol. 30, 1364–1366.
89. MACDONALD, R. L., BERGEY, G. K. (1979): Valproic acid augments GABA-mediated postsynaptic inhibiton in cultured mammalian neurons. Brain Res. 170, 558–562.
90. MAJEWSKI, F., RAFF, W., FISCHER, P., HUENGES, R., PETRUCH, F. (1980): Zur Teratogenität von Antikonvulsiva. Dtsch. Wschr. 105, 719–723.
91. MATHIS, R. K., HANSON, R. F., SHARP, H. L. (1979): Hepatic failure from valproic acid. New Engl. J. Med. 301, 436.
92. MATTHES, A. (1977): Epilepsie, 3. Aufl. Stuttgart: G. Thieme.
93. MELDRUM, B. S. (1979): Die Bedeutung physiologischer Veränderungen während prolongierter Krampfanfälle für die epileptogene Hirnschädigung. In: Epilepsie 1978 (DOOSE, H., GROSS-SELBECK, G., Hrsg.). Stuttgart: G. Thieme.
94. MELDRUM, B. S. (1979): Convulsant drugs, anticonvulsants and GABA-mediated neuronal inhibition. In: GABA-Neurotransmitters (KOOGSGAARD-LARSEN, P., et al., Hrsg.), S. 390–405. Copenhagen: Munksgaard.
95. MÖLLER, W.-D., SCHULZ, H., VANSELOW, K., WOLSCHENDORF, K. (1980): Quantitative Bestimmung des Mineralsalzgehaltes des Knochens unter Antikonvulsiva mit einem röntgen-densitometrischen Verfahren (Quotientendensitometrie). In: Pathologische Erregbarkeit des Nervensystems und ihre Behandlung (MERTENS, H. M., PRZUNTEK, H., Hrsg.). Berlin – Heidelberg – New York: Springer.
96. MONACO, F., MUTANI, R., MASTROPAOLO, C., TONDI, M. (1979): Tears as the best practical indicator of the unbound fraction

of an anticonvulsant drug. Epilepsia 20, 705—710.
97. NAKANE, Y., OKUMA, T., TAKAHASHI, R., SATO, Y., WADA, T., SATO, F., FUKUSHIMA, Y., et al. (1980): Multi-institutional study on the teratogenicity and fetal toxicity of antiepileptic drugs: a report of a collaborative study group in Japan. Epilepsia 21, 663—680.
98. NARANJO, P., KUEMMERLE, H. P., HITZENBERGER, G., SPITZY, K. H. (1973): Pharmakodynamik und unerwünschte Nebenwirkungen. In: Klinische Pharmakologie und Pharmakotherapie, 2. Aufl. (KUEMMERLE, H. P., GARRETT, E. R., SPITZY, K. H., Hrsg.), S. 83—103. München - Berlin - Wien: Urban und Schwarzenberg.
99. NAWISHY, S., TRIMBLE, M. R., RICHENS, A. (1980): Antidepressants and epilepsy: The place of nomifensine. In: Nomifensine (STONIER, P. D., JENNER, F. A., Hrsg.). London: Academic Press.
100. NISSEN, G. (1980): Psychosen im Kindesalter. In: Die Psychologie des 20. Jahrhunderts, Bd. 12 (SPIEL, W., Hrsg.). Zürich: Kindler.
101. NOWACK, W. J., JOHNSON, R. N., ENGLANDER, R. N., HANNA, G. R. (1979): Effects of valproate and ethosuximide on thalamocortical excitability. Neurology 29, 96—99.
102. NUTT, J. G., KUPFERBERG, H. J. (1979): Linear relationship between plasma concentrations and dosage of sodium valproate. Epilepsia 20, 589—592.
103. OKUMA, T., KUMASHIRO, H. (The Group for the Study of Prognosis of Epilepsy in Japan, 1981): Natural history and prognosis of epilepsy: report of a multi-institutional study in Japan. Epilepsia 22, 35—53.
104. PAMPUS, I., SEIDENFADEN, I. (1974): Die posttraumatische Epilepsie. Fortschr. Neurol. Psychiat. 42, 329—384.
105. PARNAS, J., FLACHS, H., GRAM, L., WÜRTZ-JØRGENSEN, A. (1978): Excretion of antiepileptic drugs in sweat. Acta Neurol. Scand. 58, 197—204.
106. PATSALOS, P. N., LASCELLES, P. T. (1981): Changes in regional brain levels of amino acid putative neurotransmitters after prolonged treatment with the anticonvulsant drugs diphenylhydantoin, phenobarbitone, sodium valproate, ethosuximide and sulthiamine in the rat. J. Neurochem. 36, 688—695.
107. PEDLEY, T. A. (1978): The pathophysiology of focal epilepsy: neurophysiological considerations. Ann. Neurol. 3, 2—9.
108. PENIN, H. (1965): Die moderne ambulante Behandlung der Epilepsien. Med. Klin. 60, 392—396.
109. PENIN, H. (1978): Antiepileptische Langzeitmedikation. Nervenarzt 49, 497—506.
110. PENIN, H. (1978b): Epileptische Psychosen. In: Neurologische und psychiatrische Therapie (FLÜGEL, K. A., Hrsg.). Erlangen: Perimed Verlag.
111. PENIN, H. (1979): Massiver bilateraler Myoklonus. In: Beiträge zur Klassifikation und medikamentösen Therapie epileptischer Anfälle (DOOSE, H., et al., Hrsg.). Hamburg: Desitin-Werk.
112. PENIN, H., FRÖSCHER, W. (1981): Therapie der Epilepsien. In: Neurologie in Praxis und Klinik (HOPF, H. C., POECK, K., SCHLIACK, H., Hrsg.). Stuttgart - New York: G. Thieme.
113. PERRY, J. G., MCKINNEY, L., DE WEER, P. (1978): The cellular mode of action of the anti-epileptic drug 5,5-diphenyl-hydantoin. Nature 272, 271—273.
114. PETSCHE, H. (1976): Pathophysiologie des epileptischen Anfalls. In: Anfall-Verhalten-Schmerz (BIRKMAYER, W., Hrsg.), S. 11—29. Bern: H. Huber.
115. PINCUS, J. H., LEE, S. H. (1973): Diphenylhydantoin and calcium. Arch. Neurol. 29, 239—244.
116. PINCUS, J. H., GROVE, I., MARINO, B. B., GLASER, G. E. (1970): Studies on the mechanism of action of eiphenylhydantoin. Arch. Neurol. 22, 566—571.
117. PINDER, R. M., BROGDEN, R. N., SPEIGHT, T. M., AVERY, G. S. (1976): Clonazepam: a review of its pharmacological properties and therapeutic efficacy in epilepsy. Drugs 12, 321—361.
118. PINDER, R. M., BROGDEN, R. N., SPEIGHT, T. M., AVERY, G. S. (1977): Sodium valproate: a review of its pharmacological properties and therapeutic efficacy in epilepsy. Drugs 13, 81—123.
119. PÖLDINGER, W. (1980): Neuere Entwicklungen auf dem Gebiet der Psychopharmaka. Medica 1, 48—55.
120. PRINCE, D. A. (1968): The depolarization shift in "epileptic" neurons. Exp. Neurol. 21, 467—485.
121. PRINCE, D. A.: (1978): Neurophysiology of epilepsy. Ann. Rev. Neurosci. 1, 395—415.
122. PURPURA, D. P., PERRY, J. K., TOWER, D., WOODBURY, D. M., WALTERS, R. (1972): Experimental models of epilepsy. New York: Raven Press.
123. PYNNÖNEN, S. (1979): Pharmacokinetics of Carbamazepine in man: a review. Ther. Drug Monitor. 1, 409—431.
124. RAMBECK, B., BOENIGK, H.-E., STENZEL, E. (1977): Bioavailability of three phenytoin preparations in healthy subjects and in epileptics. Europ. J. clin. Pharmacol. 12, 285—290.

125. RAMBECK, B., BOENIGK, H.-E., DUNLOP, A., MULLEN, P. W., WADSWORTH, J., RICHENS, A. (1979a): Predicting phenytoin dose — a revised nomogram. Ther. Drug Monitor. *1*, 325—333.
126. RAMBECK, B. (1979): Pharmacological interactions of mesuximide with phenobarbital and phenytoin in hospitalized epileptic patients. Epilepsia *20*, 147—156.
127. RAMBECK, B., MEIJER, J. W. A. (1980): Gas chromatographic methods for the determination of antiepileptic drugs. A systematic review. Ther. Drug Monitor. *2*, 385—396.
128. RAMBECK, B. (1981): Nicht publizierte Ergebnisse.
129. RATING, D., JÄGER-ROMAN, E., KOCH, S., GÖPFERT-GEYER, I., NAU, H., HELGE, H. (1981): Minor anomalies in the offspring of epileptic parents. In: Epilepsy, Pregnancy and the Child (JANZ, D., et al., Hrsg.). New York: Raven Press.
130. REINHARD, J. F., REINHARD, J. F. (1977): Experimental evaluation of anticonvulsants. In: Anticonvulsants (VIDA, J. A., Hrsg.), S. 57—111. New York: Academic Press.
131. RICHENS, A. (1979): Clinical pharmacokinetics of phenytoin. Clin. Pharmacokinet. *4*, 153—169.
132. RODIN, E. A. (1968): The prognosis of patients with epilepsy. Springfield, Ill.: Ch. C Thomas.
133. SCHALLEK, W., KUEHN, A. (1973): Effects of trimethadione, diphenylhydantoin and chlordiazepoxide on after-discharge in brain of cat. Proc. Soc. Exp. Biol. Med. *112*, 813—817.
134. SCHECHTER, P. J., TRANIER, Y., GROVE, J. (1978): Effect of n-dipropylacetate on amino acid concentration in mouse brain: correlations with anticonvulsant activity. J. Neurochem. *31*, 1325—1327.
135. SCHMIDT, D. (1981): Behandlung der Epilepsien. Stuttgart - New York: G. Thieme.
136. SCHMUTZ, M., BALTZER, V., KOELLA, W. P. (1979): Combination of Carbamazepine and Valproate Sodium in Mice, Rats and Cats. Vortrag, 11th Epilepsy International Symposium, Florenz, 30. September bis 3. Oktober 1979.
137. SCHWARZ, J. R., VOGEL, W. (1977): Diphenylhydantoin: excitability reducing action in single myelinated nerve fibres. Eur. J.Pharmacol. *44*, 241—249.
138. SERVÍT, Z., MUSIL, F. (1981): Prophylactic treatment of posttraumatic epilepsy: results of a long-term follow-up in Czechoslovakia. Epilepsia *22*, 315—320.
139. SHERWIN, A. L. (1978): Clinical pharmacology of ethosuximide. In: Antiepileptic Drugs: Quantitative Analysis and Interpretation (PIPPENGER, C. E., et al., Hrsg.), S. 283—295. New York: Raven Press.
140. SMITH, G. A., MCKAUGE, L., DUBETZ, D., TYRER, J. H., EADIE, M. J. (1979): Factors influencing plasma concentrations of ethosuximide. Clin. Pharmacokinet. *4*, 38—52.
141. STEFAN, H. (1980): Moderne Anfallsdiagnostik und Therapieüberwachung. Dtsch. Ärztebl. *77*, 2357—2364.
142. STEINER, C. A., WIT, A. L., WEISS, M. B., DAMATO, A. N. (1970): The antiarrhythmic actions of carbamazepine (tegretol). J. Pharmacol. exp. Ther. *173*, 323—335.
143. STENZEL, E., BOENIGK, H.-E., RAMBECK, B. (1977): Mesuximid in der Epilepsiebehandlung. Nervenarzt *48*, 377—382.
144. SWANSON, P. D., CRANE, P. O. (1972): Diphenylhydantoin and movement of radioactive sodium into electrically stimulated cerebral slices. Biochem. Pharmacol. *21*, 2899—2905.
145. TANIMUKAI, H., INUI, M., HARIGUCHI, S., KANEKO, Z. (1965): Antiepileptic property of inhibitors of carbonic anhydrase. Biochem. Pharmacol. *14*, 961—970.
146. TASSINARI, C. A., DRAVET, C., ROGER, J. (1977): Encephalopathy related to electrical status epilepticus during sleep. Electroenceph. clin. Neurophysiol. *43*, 529—530.
147. TELLENBACH, H. (1969): Epilepsie als Anfallsleiden und als Psychose. Nervenarzt *36*, 190—202.
148. TORCHIANA, M. L., LOTTI, V. J., STONE, C. A. (1973): The anticonvulsant effect of carbonic anhydrase inhibitors in mice — a noradrenergic mechanism of action. Eur. J. Pharmacol. *21*, 343—349.
149. TREYVE, E. L., DUCKERT, L. G. (1981): Phenytoin-induced lymphadenopathy appearing as a nasopharyngeal malignant neoplasm. Arch. Otolaryngol. *107*, 382—384.
150. TROUPIN, A. S., OJEMANN, L. M. (1975): Paradoxical intoxication — a complication of anticonvulsant administration. Epilepsia *16*, 753—758.
151. VIDA, J. A. (1977): Anticonvulsants. New York: Academic Press.
152. WAGNER, J. G. (1978): Time to reach steady state and prediction of steady state concentrations for drugs obeying Michaelis-Menten elimination kinetics. J. Pharmacokin. Biopharm. *6*, 209—225.
153. WHITE, S., MCLEAN, A. E. M., HARLAND, C. (1979): Anticonvulsant drugs and cancer. Lancet *ii*, 458—460.
154. WHITTLE, S. R., TURNER, A. J. (1978): Effects of anticonvulsant sodium valproate on γ-aminobutyrate and aldehyde metabolism in ox brain. J. Neurochem. *31*, 1453—1459.

155. WHYTE, M. P., DEKABAN, A. S. (1977): Metabolic fate of phenobarbital. A quantitative study of p-hydroxyphenobarbital elimination in man. Drug Metab. Dispos. *5*, 63—70.
156. WOODBURY, D. M., KEMP, J. W. (1970): Some possible mechanisms of antiepileptic drugs. Pharmakopsychiat. Neuropsychopharmakol. *3*, 201—226.
157. WOODBURY, D. M., KEMP, J. W. (1971): Pharmacology and mechanisms of action of diphenylhydantoin. Psychiat. Neurol. Neurochir. *74*, 91—115.
158. WOODBURY, D. M., PENRY, J. K., SCHMIDT, R. P. (1972): Antiepileptic drugs. New York: Raven Press.
159. WOLF, P. (1979): Verlaufsprognose von Epilepsien. Akt. Neurol. *6*, 197—203.
160. YAARI, Y., PINCUS, J., ARGOV, Z. (1976): Inhibiton of synaptic transmission by phenytoin. Arch. Neurol. *33*, 334—338.

9. Beta-Rezeptoren-Blocker: Grundlagen und Therapie

Von H. M. Emrich und D. v. Zerssen

9.1.	Einleitung	393
9.2.	Entdeckungsgeschichte der Beta-Rezeptoren-Blocker	394
9.3.	Chemie und Pharmakologie der Beta-Rezeptoren-Blocker	396
9.4.	Klinische Pharmakologie der Beta-Rezeptoren-Blocker	398
9.4.1.	Vorbemerkungen	398
9.4.2.	Primär periphere Wirkungen	398
9.4.3.	Primär zentralnervöse Wirkungen	399
9.5.	(Neuro-)Psychiatrische Indikationen der Therapie mit Beta-Rezeptoren-Blockern	400
9.5.1.	Vorbemerkungen und Zusammenfassung	400
9.5.2.	Kontraindikationen der Therapie	400
9.5.3.	Therapie bei Angstzuständen	400
9.5.4.	Therapie bei Psychosen	402
9.5.5.	Therapie bei Tremor	403
9.5.6.	Therapie bei Migräne	404
9.5.7.	Unerwünschte (Neben-)Wirkungen der Therapie	404
9.6.	Durchführung der Therapie mit Beta-Rezeptoren-Blockern	405
9.6.1.	Vorbemerkungen und allgemeine Richtlinien für die Therapie	405
9.6.2.	Therapie mit speziellen Präparaten	405
	Literatur	406

9.1. Einleitung

Bei der Einführung der Beta-Rezeptoren-Blocker in die Klinik [Übersicht: 29] war keineswegs zu erwarten, daß diese Substanzen eines Tages auch als Psychopharmaka eine Rolle spielen würden. Vielmehr entwickelten sich *zuerst rein internistische Indikationen* auf dem Gebiet der Herz-Kreislauf-Erkrankungen (Herzrhythmusstörungen, Tachykardien, arterielle Hypertension, Prophylaxe der Angina pectoris). Da aber neben den Beta-Rezeptoren in der Peripherie (Herz: überwiegend Beta$_1$; Bronchialbaum, Uterus, Gefäßsystem und Stoffwechselsystem: überwiegend Beta$_2$) *auch zentrale Beta-Rezeptoren entdeckt* wurden, und da psychische Erkrankungen auch mit vegetativen Störungen (z. B. Veränderung des Sympathikotonus) einhergehen, wurden später auch Indikationen in der *Psychiatrie* gefunden (Behandlung von Angstzuständen verschiedener Genese, Dämpfung von Streßreaktionen mit situativen Ängsten, Behandlung von vegetativen Begleiterscheinungen beim alkoholischen Prädelir und Delir, Zusatztherapie bei Psychosen). Auch in der Neurologie sind Beta-Rezeptoren-Blocker heute therapeutisch von Bedeutung (Tremor, Migräneprophylaxe).

Die Anwendung von Beta-Rezeptoren-Blockern in der (Neuro-)Psychiatrie ist noch nicht so fest etabliert wie diejenige von Neuroleptika und Antidepressiva. Noch ist eine große Anzahl von Fragen hinsichtlich Indikation, Wirksamkeit und Wirkungsmechanismus ungeklärt. Dennoch kann heute bereits als sicher gelten, daß Beta-Rezeptoren-Blocker, zum Beispiel in der anxiolytischen Therapie und in der Tremor- und Migränebehandlung, zunehmend an Bedeutung gewinnen.

9.2. Entdeckungsgeschichte der Beta-Rezeptoren-Blocker

Die erste Substanz, bei der eine spezifische Beta-Adrenozeptoren blockierende Wirkung nachgewiesen wurde, war *Dichlorisoproterenol* [37]. Dieser Beta-Rezeptoren-Blocker konnte jedoch wegen seiner hohen Toxizität klinisch nicht eingesetzt werden. 1962 wurden erstmals Hoffnungen auf eine erfolgreiche klinische Verwendung des Beta-Rezeptoren-Blockers Pronethalol geäußert [3]. 1964 wurde dann *Propranolol* als erste Beta-Rezeptoren blockierende Substanz klinisch eingesetzt [4]. Propranolol und die später entwickelten Beta-Blocker, wie Alprenolol, Oxprenolol, Metoprolol, Pindolol, Sotalol, Atenolol u. a. [Übersichten: 28, 29], für die eine Catecholamin-ähnliche Struktur charakteristisch ist (s. Abb. 9.1.), zeichnen sich durch eine besonders hohe Arzneimittelsicherheit aus, sind weitgehend untoxisch und machen einen sehr hohen Prozentsatz der in der **Inneren Medizin** verwendeten Medikamente aus. Dies gilt allerdings nur mit der Einschränkung, daß beim Practolol gravierende Spätschäden an verschiedenen Organen (ausgeprägte Pannusbildung, sezernierende Otitis media, Lupus erythematodes mit Pleuritis und Pericarditis) beobachtet wurden, weswegen diese Substanz aus dem Handel gezogen wurde.

Es konnte mittlerweile gezeigt werden, daß diese Nebenwirkungen, die wahrscheinlich auf einen immunologischen Effekt eines Practolol-Metaboliten zurückzuführen sind, *auf Practolol beschränkt sind* (sogenanntes „**Practolol-Syndrom**"); die übrigen Beta-Rezeptoren-Blocker scheinen in dieser Hinsicht unbedenklich zu sein.

Sehr bald nach Einführung von Propranolol in die Therapie von Herz-Kreislauf-Erkrankungen wurde als erste Indikation in der **Psychiatrie** die Anwendbarkeit von Beta-Rezeptoren-Blockern bei Angstpatienten mit Tachykardie entdeckt [49]. Danach eröffnete sich das gesamte Therapiefeld von psychiatrischen Indikationen bei Patienten mit Beta-adrenerger Übererregung, und es entwickelten sich die weiteren neuropsychiatrischen Indikationen (s. Kap. 9.5.).

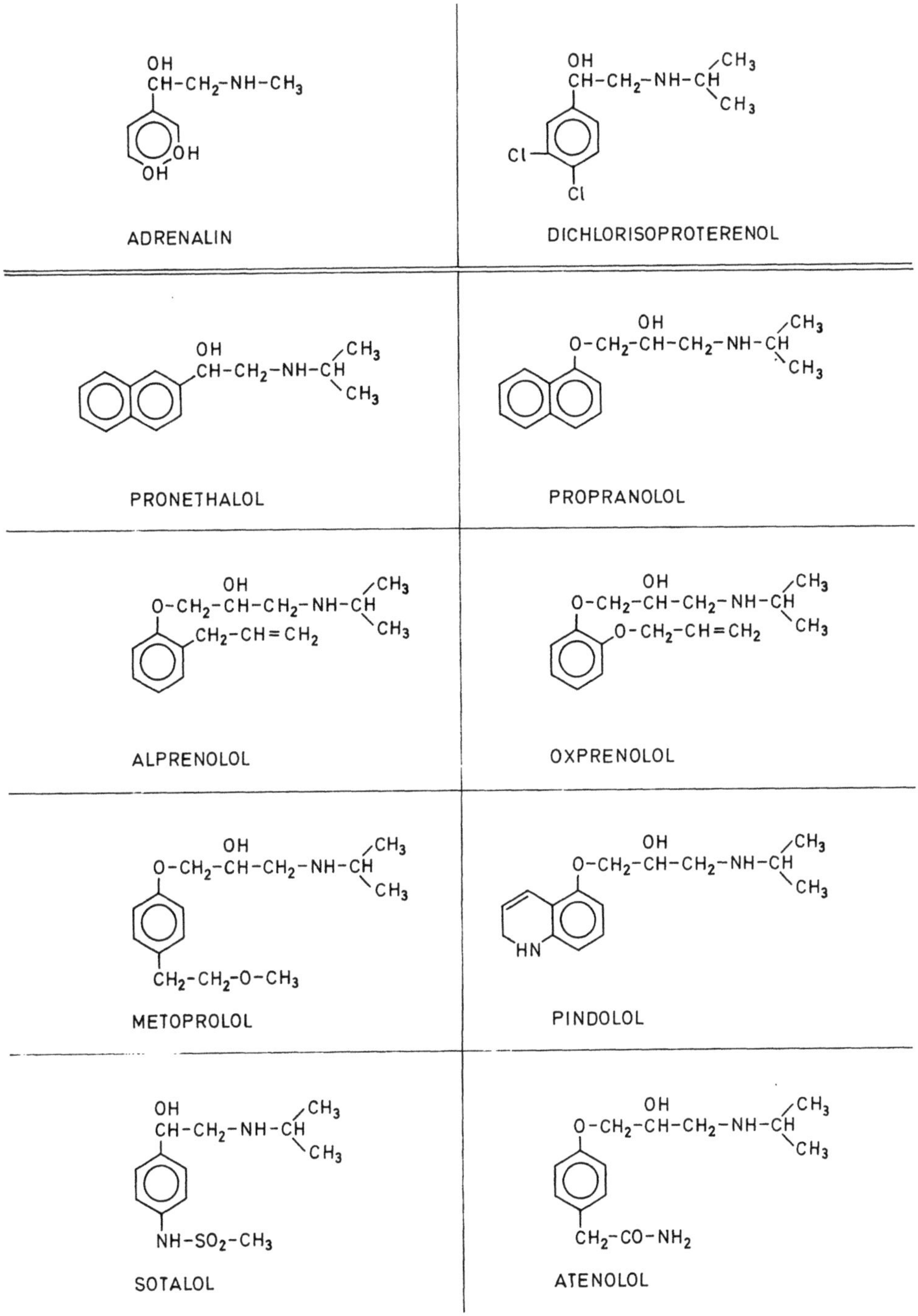

9.2. Beta-Rezeptoren-Blocker: Entdeckungsgeschichte

Abb. 9.1. Strukturformeln von Adrenalin, Dichlorisoproterenol und klinisch relevanten Beta-Blockern

9.3. Chemie und Pharmakologie der Beta-Rezeptoren-Blocker

Die gegenüber Dichlorisoproterenol erzielte Wirkungsverstärkung kommt in der Regel durch eine *Kettenverlängerung um O-CH₂* zustande (s. Abb. 9.1.). Die verschiedenen Präparate unterscheiden sich hinsichtlich folgender **physiko-chemischer Eigenschaften** und **pharmakologischer Wirkungen** (s. Tab. 9.1.):
— *Wirkungsstärke* (im Vergleich mit Propranolol),
— *Beta₁-Rezeptor-Selektivität* („Kardioselektivität"), intrinsische sympathomimetische Aktivität („intrinsic activity", ISA),
— *Lipophilie* (gemessen mit Hilfe des Octalol/Wasser-Teilungskoeffizienten),
— *Pharmakokinetik* (z. B. Serumeliminations-Halbwertszeit) und
— *unspezifische Wirkungsqualität* („membranstabilisierender" bzw. „lokalanästhetischer Effekt").

Die genannten physiko-chemischen Eigenschaften bzw. pharmakologischen Wirkungen sollen im folgenden eingehender besprochen werden.

Beta₁-Rezeptor-Selektivität

Die Beta-Rezeptoren werden hinsichtlich ihres Verteilungsmusters in verschiedenen Organsystemen in **zwei Untertypen** (Beta₁- und Beta₂-Adrenozeptoren) unterteilt.

Die **Beta₁-Adrenozeptoren** vermitteln *kardial* stimulierte Effekte von Beta-Sympathicomimetica (u. a. Erhöhung der Herzleistung durch Steigerung der Herzfrequenz, der Erregungsleitung und der Kontraktilität des Myocards sowie des kardialen Stoffwechsels, zusätzlich Reninfreisetzung aus dem juxtaglomerulären Apparat der Niere).

Die **Beta₂-Adrenozeptoren** vermitteln die Erschlaffung des *Bronchialbaumes* und des Uterus sowie der glatten *Gefäßmuskulatur* durch Beta-Sympathicomimetica. Auch *Beta-adrenerge Stoffwechseleffekte (Lipolyse, Glykogenolyse, Insulinfreisetzung) und Muskeltremor* scheinen über Beta₂-Rezeptoren vermittelt zu werden [Übersicht: 28]. Über die Zugehörigkeit der **Beta-Rezeptoren im ZNS** zur Beta₁- bzw. Beta₂-Subgruppe und insbesondere deren unterschiedliche spezifische Funktion liegen noch kaum gesicherte Erkenntnisse vor. Im Hinblick auf die topische Organisation der Beta₁/Beta₂-Rezeptoren ist die Beta₁-Rezeptor-Selektivität *(„Kardioselektivität")* von Bedeutung. Neuere Beta-Rezeptoren-Blocker wie z. B. Metoprolol und Atenolol zeichnen sich durch diese Eigenschaften aus (s. Tab. 9.1.).

Beta-Rezeptoren-Blocker können neben ihrer Beta-Rezeptoren *blockierenden* Eigenschaften gleichzeitig eine *aktivierende* Wirkung auf Beta-Rezeptoren ausüben („**intrinsische sympathomimetische Aktivität**", ISA). Wie aus Tab. 9.1. hervorgeht, unterscheiden sich verschiedene Beta-Rezeptoren-Blocker in dieser Hinsicht: Alprenolol, Oxprenolol und Pindolol zeigen diese Ei-

Tab. 9.1. Übersicht über physiko-chemische und pharmakologische Eigenschaften verschiedener Beta-Rezeptoren-Blocker
(Nach LEMMER, 1982)

Freiname	Wirkungsstärke (Propranolol = 1)	Beta₁-Selektivität	ISA	Teilungskoeffizient Octal/Puffer, pH 7,0	Serumhalbwertszeit (Stunden)	Unspezifischer Effekt
Propranolol	1	—	—	5,4	2— 6	+ +
Alprenolol	0,3	—	+	3,27	2— 3	+
Oxprenolol	1	—	+	0,51	1,5— 2	+
Metoprolol	1	+	—	0,18	3— 5	(+)
Pindolol	6—10	—	+	0,20	2— 5	(+)
Sotalol	0,3	—	—	0,011	8—12	—
Atenolol	1	+	—	0,0033	6—11	—

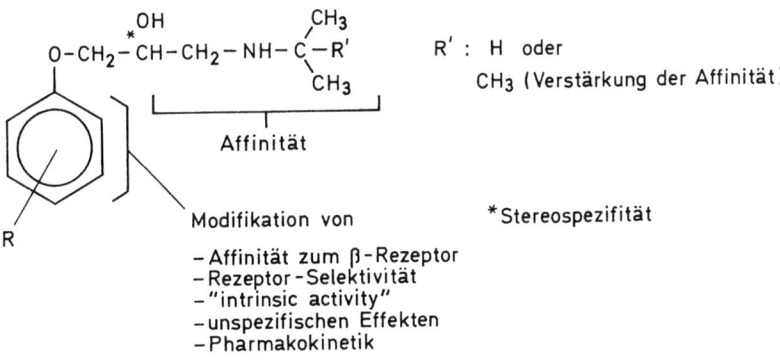

Abb. 9.2. Struktur-Wirkungs-Beziehungen von Beta-Rezeptoren-Blockern
(nach LEMMER, 1982)

genschaft, während die übrigen in der Tabelle aufgeführten Substanzen keine „intrinsic activity" aufweisen.

Lipophilie und Pharmakokinetik

Von besonderer Bedeutung für die *zentralnervöse* Wirksamkeit von Beta-Rezeptoren-Blockern (Überwindung der Blut-Hirn-Schranke) ist die Eigenschaft der Lipophilie. Für die Anwendung von Beta-Rezeptoren-Blockern in der Psychiatrie und Neurologie, insbesondere bei der *Behandlung von Psychosen*, dürfte die Eigenschaft einer *hohen Lipidlöslichkeit* von ausschlaggebender Bedeutung sein.

Durch Ausschütteln einer Substanz in einem Octanol/Wasser-Gemisch kann ein *Verteilungskoeffizient* (s. Tab. 9.1.) bestimmt werden, der ein Maß für die Lipophilie darstellt: Hohe Werte bedeuten, daß die Substanz eine **hohe Lipidlöslichkeit** aufweist und somit leicht die Blut-Hirn-Schranke passiert (z. B. *Propranolol, Alprenolol;* in geringerem Maße *Oxprenolol*). Niedrige Werte zeigen an, daß die Substanz **hydrophile Eigenschaften** hat und somit in nur geringen Mengen ins ZNS eindringt (z. B. *Sotalol* und *Atenolol*).

Nach LEMMER kann man die verschiedenen Beta-Rezeptoren-Blocker nach Maßgabe der Lipophilie (und der hiervon wesentlich abhängigen Pharmakokinetik) in drei Gruppen einteilen:
— eine **lipophile Gruppe** (u. a. *Propranolol, Alprenolol* und *Oxprenolol*) mit *kurzer* Serumeliminations-Halbwertszeit (ca. 2—4 Stunden);
— eine **Zwischengruppe** (u. a. *Metoprolol* und *Pindolol*) mit einer Serumeliminations-Halbwertszeit von etwa 3—7 Stunden;
— eine **hydrophile Gruppe** (u. a. *Sotalol* und *Atenolol*) mit Serumeliminations-Halbwertszeiten von etwa 5—24 Stunden.

Es liegt auf der Hand, daß für das therapeutische Vorgehen (u. a. Häufigkeit der Tabletteneinnahme) die Zugehörigkeit der verordneten Substanzen zu einer dieser Gruppen von entscheidender Bedeutung ist.

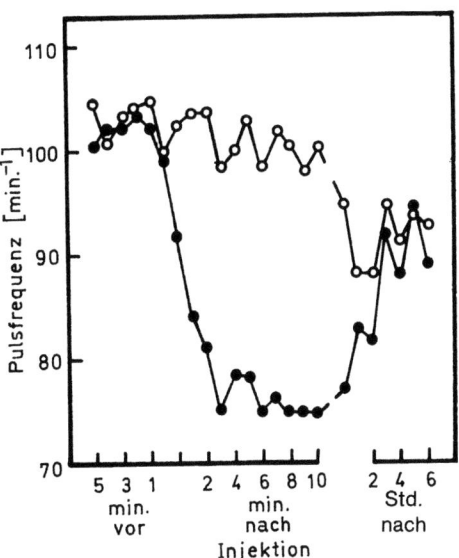

Abb. 9.3. Wirkung von Propranolol bzw. Placebo auf die Pulsfrequenz
(modifiziert nach TURNER et al., 1965)
Zum Zeitpunkt der i. v. Injektion wurden entweder Propranolol (5 mg; Punkte) oder Placebo (Kreise) bei 8 Patienten (Thyreotoxikose, Angstzustände) verabreicht

Unspezifische Wirkungsqualität

Die „unspezifische Wirkungsqualität" von Beta-Rezeptoren-Blockern, auch als „lokalanästhetischer" bzw. „*membranstabilisierender* Effekt" bezeichnet, wird tierexperimentell geprüft (z. B. Vergleich mit Chinidin-Wirkung am isolierten spontananschlagenden Meerschweinchenvorhof). Die „membranstabilisierende" Wirkung der Beta-Rezeptoren-Blocker beruht auf einem hemmenden Einfluß auf die elektrische Erregbarkeit der Nervenzellmembranen. Unter den in Tab. 9.1. aufgeführten Beta-Rezeptoren-Blockern zeichnen sich nur Sotalol und Atenolol durch völliges Fehlen dieser Eigenschaft aus.

Wie aus Tab. 9.1. ersichtlich, ist die unspezifische Wirkungsqualität eng mit der Lipophilie korreliert, so daß davon auszugehen ist, daß die ZNS-gängigen Beta-Rezeptoren-Blocker u. a. auch unspezifische Wirkungen hervorrufen.

Abschließend sei kurz auf die physiko-chemische Eigenschaft der „Stereospezifität" und ihre klinische Bedeutung eingegangen. Die **Stereospezifität** von Beta-Rezeptoren-Blockern wird durch das *optisch aktive C-Atom in der Seitenkette* des Moleküls determiniert (s. Abb. 9.2.). Generell wirken die l-Stereoisomeren von Beta-Rezeptoren-Blockern spezifisch auf Beta-Rezeptoren blockierend ein, während die *d-Formen* erst in ca. 100fach höheren Konzentrationen wirksam sind. Die in Abb. 9.1. und Tab. 9.1. aufgeführten Substanzen sind als *Racemate (50 % d—, 50 % l-Form)* im Handel. Die unterschiedliche Wirksamkeit des l- und d-Stereoisomers von Propranolol kommt z. B. deutlich bei der Wirkung auf die Herzfrequenz zum Vorschein.

9.4. Klinische Pharmakologie der Beta-Rezeptoren-Blocker

9.4.1. Vorbemerkungen

Bei der Wirkung von Beta-Rezeptoren-Blockern kann zwischen peripheren und zentralen Effekten unterschieden werden. Für die **„peripheren"** Effekte von Beta-Rezeptoren-Blockern dürfte im wesentlichen die Antagonisierung der Auswirkungen eines (z. B. streßbedingten) verstärkten Sympathikotonus verantwortlich sein, d. h. der Effekte von einerseits neuronal freigesetztem Noradrenalin und von andererseits auf humuralem Weg (aus dem Nebennierenmark) freigesetztem Adrenalin und Noradrenalin.

Zentralnervöse Wirkungen von Beta-Rezeptoren-Blockern sind bei normaler Dosierung nur zu erwarten entweder bei Anwendung stark lipophiler Substanzen (wie Propranolol, Alprenolol) und, in geringerem Maße, Oxprenolol (s. Tab. 9.1.), oder bei direkter intrazerebraler Applikation (im Tierversuch). Sotalol und Atenolol können allerdings auch bei systemischer Applikation (Ratte) zentral sedierend wirken, wenn sie entsprechend hoch dosiert werden. Voraussetzung für zentrale spezifische Effekte von Beta-Rezeptoren-Blockern ist das Vorhandensein von Beta-Adrenozeptoren im ZNS, die erst vor wenigen Jahren zweifelsfrei nachgewiesen werden konnten.

9.4.2. Primär periphere Wirkungen der Beta-Rezeptoren-Blocker

Herz-Kreislauf-System

Der *negativ-inotrope* und *negativ-chronotrope* Effekt von Beta-Rezeptoren-Blockern hängt weitgehend von dem aktuellen Zustand des Herz-Kreislauf-Systems ab; d. h. bei bestehendem hohen Sympathikotonus werden diese Substanzen eine starke Wirkung haben, während bei niedrigem Sympathikotonus nur geringe Effekte erwartet werden können.

Dadurch erklärt sich auch die günstige Wirkung von Beta-Rezeptoren-Blockern bei der **Prophylaxe der Angina pectoris**. Infolge des durch die Medikation erzwungenen „Schongangs des Herzens", der Vermeidung von durch Sympathikusaktivation induzierten Spitzenleistungen des Herzens, ist eine Minderperfusion (Unterversorgung) des Myokards weniger wahrscheinlich.

Wirkungen auf andere Organsysteme

Da Beta-Rezeptoren-Blocker in der Regel auch auf die Beta$_2$-Rezeptoren des Bronchialbaums wirken, kommt ihnen wegen der bronchuserweiternden Wirkung des Sympathikotonus auch eine bronchospasmogene Wirkungskomponente zu. Daneben sind nur wenige Nebenwirkungen von Beta-Rezeptoren-Blockern beschrieben worden (an Haut und Augen, wobei die letzteren möglicherweise mit einer verminderten Tränensekretion zu tun haben). Nach Practolol-Anwendung wurden schwere Nebenwirkungen beobachtet (vgl. Kap. 9.2.), derentwegen die Substanz als Therapeutikum vom Markt genommen wurde. Andere Beta-Rezeptoren-Blocker weisen dieses sogenannte „Practolol-Syndrom" nicht auf. Die derzeit verwendeten Beta-Rezeptoren-Blocker gelten als besonders sichere und nebenwirkungsarme Medikamente.

9.4.3. Primär zentralnervöse Wirkungen der Beta-Rezeptoren-Blocker

In den letzten Jahren konnte durch eine Reihe von Untersuchungen gezeigt werden, daß es **auch im ZNS Beta-Rezeptoren** gibt, deren physiologische Funktion teilweise bereits aufgeklärt werden konnte:

Ein **biochemischer Beweis** für das Vorhandensein zentraler Beta-Adrenozeptoren gelang erstmals KAKIUCHI und RALL [20] durch Messung einer Isoprenalin-stimulierbaren Adenylatcyclase im Kaninchen-Cerebellum, die durch Dichlorisoproterenol gehemmt werden kann. Vorher waren aber bereits durch mehrere Arbeitsgruppen stereospezifische, hochaffine Bindungsstellen für verschiedene Beta-Rezeptoren-Blocker nachgewiesen worden, und zwar im limbischen System, im extrapyramidal-motorischen System, im Hypothalamus, in der Medulla oblongata und im Cerebellum.

Physiologische Hinweise für das Vorhandensein von Beta-Rezeptoren im ZNS liegen ebenfalls vor. So läßt sich z. B. ein hypothalamisches beta-adrenerges „satiety"-System nachweisen, welches einen hemmenden Einfluß auf das Eßverhalten von Ratten ausübt [27]. Auch in der Amygdala scheinen Beta-Rezeptoren lokalisiert zu sein, deren Aktivierung in komplexen Verhaltenstests die durch aversive Reize ausgelösten Hemmeffekte verstärken [31]. Bei Untersuchungen über die zentrale Blutdruckregulation wurden Hinweise dafür gefunden, daß Beta-Rezeptoren-Blocker (nach intraventrikulärer Applikation) über einen direkten Angriff im ZNS hypotensive Effekte auslösen können.

Pharmakologische Hinweise auf zentralnervöse Wirkungen von Beta-Rezeptoren-Blockern sind: Verminderung der Lokomotion bei Tieren, Hemmung zentralbedingten Tremors, Erhöhung der Krampfschwelle, Verminderung von Erregungszuständen verschiedener Genese (durch Hirnläsionen, Isolation oder Gabe von Stimulantien) bei Tieren.

Für die pharmakodynamische Interpretation der therapeutischen Wirkung von Beta-Rezeptoren-Blockern bei **(neuro-) psychiatrischen Erkrankungen** spielt die Frage nach möglichen zentralen Effekten dieser Substanzen eine entscheidende Rolle. Allerdings ist es bisher in der Regel äußerst schwierig, zentrale und periphere Effekte, die sich häufig offenbar überlagern, sicher voneinander abzugrenzen. Von besonderer therapeutischer Bedeutung ist die Tatsache, daß, im Gegensatz zu den Anxiolytika der Benzodiazepinreihe, Beta-Rezeptoren-Blocker keine Abhängigkeit und keine Toleranz erzeugen. (Weitere — auch theoretische — Ausführungen zu diesem Thema entnehme der Leser Kap. 9.5.)

9.5. (Neuro-)Psychiatrische Indikationen der Therapie mit Beta-Rezeptoren-Blockern

9.5.1. Vorbemerkungen und Zusammenfassung

Da es sich bei den Beta-Rezeptoren-Blockern um nichtsedierende und sehr spezifisch wirkende Pharmaka handelt, stellen ihre Verwendung in der (Neuro-)Psychiatrie, insbesondere bei somatisierten Angstzuständen und anderen psychiatrischen Erkrankungen mit adrenerger Übererregung sowie bei verschiedenen Formen von Tremor und bei Migräne, einen bedeutenden therapeutischen Durchbruch dar. Das Wissen um diese therapeutischen Möglichkeiten ist aber noch relativ wenig verbreitet (ähnlich wie in der Anfangszeit der Lithiumtherapie deren rezidivverhütende Wirkung bei affektiven Psychosen), so daß in der (Neuro-)Psychiatrie bisher nur in ungenügendem Maße von Beta-Rezeptoren-Blockern Gebrauch gemacht wird.

9.5.2. Kontraindikationen einer Therapie mit Beta-Rezeptoren-Blockern

Beta-Rezeptoren-Blocker sind bei Vorliegen einer *Asthma bronchiale*-Anamnese kontraindiziert. Dies gilt ebenfalls für die Beta$_1$-selektiven Beta-Rezeptoren-Blocker (s. Tab. 9.1.), da auch diese eine gewisse Beta$_2$-blockierende Wirkung aufweisen. Bei Vorhandensein einer *latenten Herzinsuffizienz* muß die Indikation zur Beta-Rezeptoren-Blocker-Therapie wegen der Gefahr der Dekompensation vom Internisten überprüft werden. Ferner sollte bei Patienten mit *agitierter Depression* die Indikation zur Beta-Rezeptoren-Blocker-Therapie zurückhaltend gestellt werden, da in einzelnen Fällen eine Verstärkung der depressiven Symptomatik beobachtet worden ist.

9.5.3. Beta-Rezeptoren-Blocker bei Angstzuständen

Angstreaktionen gehören zum physiologischen Verhaltensinventar höherer Lebewesen. Sie sind offenbar notwendig, um eine schnelle und adäquate Reagibilität bei Gefahrensituationen zu gewährleisten. Über die *physiologisch* notwendigen **Angstreaktionen** des täglichen Lebens [25] hinausgehende Häufungen, Intensitätssteigerungen und Reaktionsverlängerungen von Angstzuständen können *pathologische* Ausmaße annehmen und dazu führen, daß ärztliche Hilfe in Anspruch genommen werden muß (z. B. bei „ängstlicher Persönlichkeit"). Auf der anderen Seite können Ängste als Teil- und Hauptsymptom psychischer Erkrankungen auftreten. Neben Angstneurosen und Phobien sind hier depressive Erkrankungen, Schizophrenien und akute organische Syndrome, insbesondere das Delir, zu nennen.

Im Hinblick auf die anxiolytischen Wirkungen von Beta-Rezeptoren-Blockern ist die Tatsache von besonderer Bedeutung, daß Angstzustände mit somatischen Begleitsymptomen einhergehen, die wohl, zumindest teilweise, durch die physiologisch bedeutungsvolle Aktivationsfunktion (Steigerung des Sympathikotonus) der Angstreaktion bedingt ist. Derartige *somatische Korrelate der Angst* sind Pulsfrequenzsteigerung (Herzklopfen), Schwitzen, Händezittern, daneben aber auch ein Gefühl der Enge im Hals und in der Brust, Atemnot, Mundtrockenheit, epigastrische Beschwerden, Erbrechen, plötzlicher Stuhl- und Harndrang sowie Benommenheit und körperliche Schwäche [25]. Die vorwiegend körperfernen *(intrapsychischen) Symptome der Angst* korrelieren nur teilweise mit den oben genannten Beschwerden, so daß man von **„zwei Typen von Angstpatienten"** sprechen kann: solchen mit vorwiegend „somatisierten" und sol-

Tab. 9.2. **Behandlung von Angstneurosen und verwandten Zuständen**
(Nach FREEDMAN, 1980, modifiziert von SPIEGEL und AEBI, 1981)

		Somatische Symptome	
		Stark	Schwach
Kognitive Symptome	Stark	*Angstanfälle:* 1. Benzodiazepine 2. Beta-Blocker 3. Psychotherapie	*Generalisierte Angst; antizipatorische Angst:* 1. Psychotherapie 2. Beta-Blocker 3. Benzodiazepine
	Schwach	*Kardiovaskuläre Symptome; Lampenfieber:* 1. Beta-Blocker 2. Psychotherapie	*Passagere Zustände:* 1. Beruhigung, Zuwendung 2. Benzodiazepine 3. Beta-Blocker

Die Zahlen bezeichnen die Rangordnung der Therapie der Wahl

chen mit „ich-nahen" Ängsten. Diese Unterscheidung zwischen mehr körpernahen Angstsymptomen mit einer Vielzahl vegetativer Beschwerden und vorwiegend persönlichkeitsnahen (psychisch erlebten) Angstsymptomen ist für die Indikationsstellung zur anxiolytischen Beta-Rezeptoren-Blokker-Therapie besonders wichtig, da, wie in eingehenden Studien gezeigt wurde, vorwiegend die *somatisierten Ängste* (nach der Mehrzahl der vorliegenden Studien) *auf Beta-Rezeptoren-Blocker ansprechen* (s. Tab. 9.2.).

Tab. 9.2. gibt eine synoptische Übersicht (nach FREEDMAN [12], vereinfacht von SPIEGEL und AEBI [43]) über die erwähnten anxiolytischen Therapieformen (vgl. Kap. 7. und 12.).

Der pharmakologische **Wirkungsmechanismus** der durch Beta-Rezeptoren-Blocker induzierten **Anxiolyse** ist im wesentlichen auf einen *peripheren antiadrenergen Effekt* zurückzuführen. Hierfür spricht einmal die Tatsache, daß Practolol, das wegen seiner geringen Lipophilie kaum ins Gehirn gelangt, sich bei somatisierten Ängsten als etwa gleich stark therapeutisch wirksam erwies wie das besser hirngängige Propranolol [5]. Ferner ist erwiesen, daß eine ganze Reihe von Beta-Rezeptoren-Blockern in den anxiolytisch wirksamen Dosen keine nachweisbaren zentralnervösen Effekte aufweisen (Veränderungen der Flimmerverschmelzungsfrequenz, Reaktionszeit, etc.; Übersicht [48]). Dessen ungeachtet kann eine zentrale Begleitkomponente bei der anxiolytischen Wirkung von Beta-Rezeptoren-Blockern nicht ausgeschlossen werden.

Klinische Studien zur Anxiolyse durch Beta-Rezeptoren-Blocker

TURNER et al. [49] waren die ersten, die nach Einführung der Beta-Rezeptoren-Blocker in die Therapie von Herz-Kreislauf-Erkrankungen die Hypothese aufstellten, daß *vegetative Überreaktionen* bei pathologischen Angstzuständen durch Behandlung mit Beta-Rezeptoren-Blockern günstig beeinflußt werden.

In einer Doppelblind-Untersuchung fanden die Autoren bei acht Patienten mit **Angstneurose und Tachykardie** eine Normalisierung der Pulsfrequenz innerhalb von zwei Minuten nach Injektion von 5 mg *Propranolol* (i. v.), während sich nach *Placebo* eine Besserungstendenz erst innerhalb von 2–4 Stunden zeigte (s. Abb. 9.3.).

In einer weiteren placebokontrollierten Doppelblind-Studie konnten GRANVILLE-GROSSMAN und TURNER [14] folgendes zeigen: Propranolol (20 mg oral) besserte nicht nur objektiv meßbare physiologische Variablen wie die Pulsfrequenz, sondern ergab auch in der Beurteilung durch den Untersucher und in der Selbstbeurteilung durch die Patienten eine gegenüber Placebo statistisch signifikante Verringerung autonomer *Angstsymptome*. Offenbar wird bei dieser Behandlung infolge der Beta-Blokkade ein positiver „feedback"-Mechanismus (Verstärkung der subjektiven Angstempfindung durch die vegetativen Nebenwirkungen der Angst und vice versa) durchbrochen.

In mehreren Doppelblind-Studien wurde ferner gezeigt, daß Patienten mit *somatisierten Ängsten* wesentlich besser auf die Beta-Blocker-Therapie ansprechen als diejenigen mit ichnahen Ängsten.

In einer ausgedehnten Studie an 104 Patienten mit **verschiedenen Angstzuständen**, phobischen Ängsten bei depressiven Syndromen und bei psychosomatischen Erkrankungen wurde bei 65 von 88 Patienten, die mit *Propranolol* oder *Oxprenolol* behandelt wurden, eine deutliche Besserung festgestellt [16]. Insbesondere zeigten Patienten mit somatischen Angstsymptomen gute Resultate.

Von besonderer Bedeutung dürfte in diesem Zusammenhang der Befund sein, daß Patienten mit multiplen Situationsphobien (Platzangst, etc.) auf die *Kombination von Verhaltenstherapie mit Beta-Blocker*-Behandlung besser ansprechen als auf verhaltenstherapeutische Interventionen allein [50].

Der klinischen Forschung stellte sich auch die Frage, wie weit der anxiolytische Effekt von **Beta-Rezeptoren-Blockern** *qualitativ* (hinsichtlich des Wirkungsprofils) und *quantitativ* (hinsichtlich der Wirkungsintensität) mit dem der klassischen Anxiolytika der **Benzodiazepine** vergleichbar ist.

Beim *Vergleich von Oxprenolol mit Diazepam* wurde gefunden, daß beide Substanzen bei 62 Patienten mit chronischen, mäßigen bis starken somatischen und/oder psychischen Ängsten *gleich wirksam* sind; beide Substanzen erzielten im Vergleich zu Placebo bessere Ergebnisse [7].

In einer anderen Untersuchung [33] wurde gefunden, daß Oxprenolol (3 × 80 mg) ebenso intensiv wie 3 × 5 mg Diazepam Angstsymptome, innere Spannung und das Allgemeinbefinden verbessert (vgl. MÜLLER, A. A., et al., in: Angstbeeinflussung durch peripher und zentral wirksame Stoffe (NETTER, P., JANKE, W., Hrsg.). Weinheim: Beltz Verlag. 1983).

Hierbei ist hervorzuheben, daß Beta-Rezeptoren-Blocker weniger stark sedierend wirken als Benzodiazepin-Derivate, und daß sie keine Abhängigkeit hervorrufen. In der letzten Zeit wurde von der Gruppe von LADER auch die Kombination von Propranolol mit Diazepam bei Patienten mit chronischen Angstzuständen erprobt und deren besondere Wirksamkeit festgestellt.

Nicht nur Angstreaktionen im Rahmen einer neurotischen Entwicklung oder einer Persönlichkeitsstörung, sondern auch **normale Streßreaktionen** wie *Lampenfieber* oder *Examensängste* werden durch Beta-Rezeptoren-Blocker günstig beeinflußt, genausogut wie durch Benzodiazepine.

So zeigten Doppelblind-Studien bei Studenten mit **Prüfungsangst** beim Vergleich der Wirkung von *Oxprenolol* und *Diazepam*, daß beide Präparate Angst und Spannung aufhoben. Diazepam bewirkte allerdings, im Gegensatz zu Oxprenolol, eine ungerechtfertigte Zunahme des Selbstvertrauens und damit relativ schlechtere Prüfungsergebnisse als die Behandlung mit dem Beta-Rezeptoren-Blocker [23, 24].

Auch die Prüfungsergebnisse von 30 Schwesternschülerinnen zeigten bei einer Placebo-kontrollierten Behandlung mit *Oxprenolol*, daß dieser Beta-Rezeptoren-Blocker extreme Affektlagen coupiert und dadurch die prüfungsbedingten Leistungseinbußen verringerte [26].

Bei 24 Orchestermusikern zeigte sich in einer Placebo-kontrollierten Doppelblind-Studie, daß *Oxprenolol* bei einmaliger Gabe von 40 mg p. o. eine im Vergleich zu Placebo signifikante Abnahme der Nervosität, des Tremors, der Herzfrequenz und des Schwitzens hervorrief und die musikalische Leistung signifikant verbesserte [18, 19].

Wegen der starken Antistreß-Wirkung von Beta-Rezeptoren-Blockern lassen sich diese auch gegen die vegetativen Nebenwirkungen bei **Prädelir und Delir** erfolgreich einsetzen [Übersicht: 46].

9.5.4. Beta-Rezeptoren-Blocker bei Psychosen

Porphyrie und Schizophrenie

Die therapeutische Verwendung von Beta-Rezeptoren-Blockern bei psychotischen Erkrankungen geht zurück auf eine Zufallsentdeckung einer israelischen Forschergruppe bei einer Patientin mit Porphyrie-Psychose.

Bei der internistischen Therapie eines Falles von Porphyrie-Psychose mit erheblicher Tachykardie fiel ATSMON und BLUM [1] auf, daß für die Normalisierung der Herzfrequenz ganz erhebliche Dosen von Propranolol erforderlich waren, und daß im Zuge dieser Behandlung die psychotische Symptomatik verschwand. Nach Absetzen der **hochdosierten Propranolol-Therapie** kam es dagegen wieder zu einem erneuten Auftreten der Psychose. An einem weiteren Fall von Porphyrie-Psychose konnte inzwischen die günstige Wirkung einer hochdosierten Propranolol-Behandlung dokumentiert werden [42].

Für die Arbeitsgruppe von ATSMON stellte sich die Frage, wie weit Beta-Rezeptoren-Blocker auch bei endogenen Psychosen therapeutisch einsetzbar sind. Ausgehend von der Hypothese, daß möglicherweise in der Pathogenese **schizophrener Psychosen** eine Überaktivität zentraler beta-adrenerger Neurone eine Rolle spielen könnte bzw. daß überhaupt bestimmte Formen agitierter Psychosen mit einer beta-adrenergen Übererregbarkeit einhergehen, behandelten ATSMON et al. [2] schizophrene Patienten mit hohen Dosen von Propranolol (800—5800 mg/die).

In *mehr als 50 % der Fälle* beobachteten die Autoren sowohl bei akuten als auch bei chronischen Verläufen therapeutisch *günstige Resultate*. Ähnliche Befunde wurden auch von anderen Arbeitsgruppen berichtet [15, 52—54], zumindest bei länger dauernder Behandlung, zum Teil in Kombination mit Neuroleptika.

Von besonderer Bedeutung ist der Befund von HIRSCH et al. [17], daß *auch das d-Stereoisomer*(!) von Propranolol, das keine Beta-Rezeptoren blockierende Wirkung hat, *antipsychotische* Effekte hervorruft. Hieraus ist, ähnlich wie bei der Maniebehandlung (s. unten), zu schließen, daß eine Beta-Rezeptoren-Überaktivität wahrscheinlich keine pathogenetische Bedeutung für die Schizophrenie besitzt. Der therapeutische Effekt einer hochdosierten Propranolol-Behandlung bei schizophrenen Patienten konnte allerdings von mehreren Untersuchergruppen nicht bestätigt werden [13, 35, 39, 44, 56].

Die **Widersprüche** werden zum Teil verständlich dadurch, daß die positiven Therapieeffekte teilweise erst nach längerer Propranolol-Behandlung auftraten, zum anderen sich offenbar auf verschiedenartige Patientenkollektive bezogen [46].

Von Bedeutung ist auch der Befund [36], daß Neuroleptika-Plasmaspiegel durch gleichzeitige Gabe von Propranolol erhöht werden. Bei therapieresistenten schizophrenen Psychosen mit starker Erregung und deutlicher adrenerger Aktivation ist eine Kombination von Neuroleptika mit Propranolol erwägenswert.

Beta-Rezeptoren-Blocker bei der Manie

Nachdem bereits STEINER et al. [45] bei 2 von 5 *manischen* Patienten nach einer hochdosierten Propranolol-Behandlung einen therapeutisch günstigen Effekt beobachteten [vgl. 51], fanden RACKENSPERGER et al. [39], daß sich bei *schizoaffektiven* Patienten unter der Propranolol-Behandlung die manische Begleitsymptomatik zurückbildete. Versuchstherapien bei reinen Manien zeigten dann, daß Propranolol in einem Dosisbereich von 440—3800 mg/die einen relativ spezifischen antimanischen Effekt aufweist [Übersicht: 34, 40, 56].

Inzwischen konnte auch nachgewiesen werden, daß dieser Effekt — ebenso wie die antipsychotische Wirkung — offenbar nur teilweise mit der Blockierung von Beta-Rezeptoren zu tun hat. Es konnte nämlich auch hier gezeigt werden, daß die gleiche Wirkung ebenfalls von dem auf Beta-Rezeptoren nicht wirksamen d-Isomer des Propranolol ausgeübt wird [9].

Da die hochdosierte Propranolol-Behandlung nur unter strenger kardiovaskulärer Überwachung möglich ist und zu toxischen Psychosen und epileptischen Anfällen führen kann, hat sie *keine praktisch-klinische Bedeutung* erlangt. Sie bildete aber den Ausgangspunkt für weiterführende psychopharmakologische Entwicklungen (GABA-Hypothese der Manie; Valproat-Therapie [10]). In diesem Zusammenhang ist auch erwähnenswert, daß Propranolol (in mittelhoher Dosierung) sich auch bei aggressivem Verhalten von Hirntraumatikern einsetzen läßt [55].

9.5.5. Beta-Rezeptoren-Blocker bei Tremor

Eine wichtige Indikation zur Behandlung mit Beta-Rezeptoren-Blockern stellen verschiedene Formen von Tremor dar.

Das **Symptom Tremor** kann sowohl zentrale als auch periphere Ursachen haben, zu denen auch adrenerge Mechanismen zu rechnen sind.

So haben z. B. MARSDEN und OWEN [32] gezeigt, daß in die Arteria brachialis injiziertes Adrenalin und Isoprenalin einen auf diesen Arm begrenzten Tremor hervorruft, der sich durch lokal injiziertes Propranolol beeinflussen läßt.

Therapeutisch sehr gute Resultate erzielt man bei der Beta-Rezeptoren-Blocker-Behandlung des **essentiellen Tremors.** Hier konnte in einer Reihe von Studien (auch unter Doppelblind-Bedingungen) eindeutig nachgewiesen werden, daß z. B. 120 mg Propranolol eindrucksvolle Besserungen, insbesondere im Bereich der oberen Extremitäten, hervorrufen [47].

Eine weitere wichtige Tremorart, die durch Beta-Rezeptoren-Blocker günstig zu beeinflussen ist, ist der **Lithium-induzierte Tremor.** Unter der Lithium-Dauerbehandlung beobachtet man häufig einen leichten, feinschlägigen Fingertremor, der im allgemeinen bei emotioneller Anspannung noch zunimmt. Unter Verwendung einer Dosis von 80–100 mg Propranolol kann dieser Tremor in der Regel weitgehend zum Verschwinden gebracht werden [11, 21].

Auch beim **senilen Tremor** sind durch Beta-Rezeptoren-Blocker günstige therapeutische Resultate möglich. Beim **Parkinson-Tremor** ist der zentral bedingte Ruhetremor durch Propranolol und vergleichbare Beta-Rezeptoren-Blocker *nicht* therapeutisch angehbar. Dagegen ist eine zusätzliche Komponente, die, insbesondere streßabhängig, beim Parkinson-Patienten vorhanden ist, durch Beta-Rezeptoren-Blocker günstig zu beeinflussen.

Die **Dosen der Beta-Rezeptoren-Blocker,** die bei der Behandlung von Tremor verwendet werden, liegen in der Größenordnung der üblichen internistischen Verschreibungen (z. B. 120–240 mg Propranolol).

9.5.6. Beta-Rezeptoren-Blocker bei Migräne

Einer Zufallsentdeckung aus dem Jahre 1966 bei der Langzeitbehandlung der Angina pectoris mit Propranolol verdankt man die Erkenntnis, daß Migränepatienten auf diese Behandlung sehr günstig ansprechen [38]. In einer Fülle von Untersuchungen konnte gezeigt werden, daß Propranolol in einer Dosierung von 80–160 mg/die einen sehr ausgeprägten *prophylaktischen* Effekt bei Patienten mit Migräneanfällen besitzt. Dies konnte sowohl durch placebokontrollierte Doppelblind-Untersuchungen [6, 8] an Erwachsenen als auch in Fällen von kindlicher Migräne gesichert werden [30].

Der pharmakologische **Wirkungsmechanismus** von Propranolol besteht möglicherweise darin, einen normalen Tonus der Hirngefäße aufrechtzuerhalten; hierdurch wird die initiale Vasokonstriktion, die wahrscheinlich einem **Migräneanfall** vorausgeht, gehemmt. Allerdings ist nicht auszuschließen, daß auch eine antiserotonerge Wirkungskomponente des Propranolol an der therapeutischen Wirkung bei Migräne beteiligt ist.

9.5.7. Psychiatrisch unerwünschte (Neben-)Wirkungen bei einer Therapie mit Beta-Rezeptoren-Blockern

Bei Anwendung der in der Inneren Medizin üblichen Dosierungen von Beta-Rezeptoren-Blockern, die auch, mit Ausnahme der antipsychotischen Therapien, in der Neuropsychiatrie angewendet werden, sind Nebenwirkungen ausgesprochen *selten.* In einzelnen Fällen kann es zu besonders lebhaften Träumen (Alpträumen), depressiven Verstimmungen und toxischen Psychosen kommen [22, 41]. Bei hochdosierter Propranolol-Therapie sind, wahrscheinlich wegen der kurzen Halbwertszeit in Verbindung mit der antikonvulsiven Wirkung, generalisierte Krampfanfälle möglich.

Ein *rasches Absetzen* von Beta-Rezeptoren-Blockern sollte vermieden werden, da in diesem Fall Absetzerscheinungen (Angst, Tremor, Brustschmerzen) und (bei sehr hoher Dosierung) Anfälle auftreten können.

9.6. Durchführung der Therapie mit Beta-Rezeptoren-Blockern

9.6.1. Vorbemerkungen und allgemeine Richtlinien für die Therapie

Beim derzeitigen Stand des Wissens über (neuro-)psychiatrische Indikationen zur Therapie mit Beta-Rezeptoren-Blockern ist zu beachten, daß die größte Anzahl von Untersuchungen auf diesem Gebiet mit wenigen Standardpräparaten *(Propranolol, Oxprenolol, Sotalol)* durchgeführt wurde, so daß über die mögliche Anwendbarkeit neuerer Präparate (z. B. *Metoprolol* u. a.) noch keine ausreichenden Erfahrungen vorliegen.

Grundsätzlich ist allerdings zu erwarten, daß bei den Indikationen, bei denen die Wirksamkeit mit großer Wahrscheinlichkeit vorwiegend auf eine periphere Beta-Rezeptoren-Blockade zurückzuführen ist, generell alle Beta-Rezeptoren-Blocker einsetzbar sind.

Die derzeit noch relativ geringe Verbreitung von Beta-Rezeptoren-Blockern in der Therapie (neuro-)psychiatrischer Erkrankungen dürfte z. T. darauf zurückzuführen sein, daß von den Herstellern der Präparate als Indikationen vorwiegend nur kardiovaskuläre Erkrankungen aufgeführt werden.

Versuchstherapien mit hohen Dosierungen, wie sie bei affektiven und schizophrenen Psychosen sowie Porphyrie-Psychosen unternommen wurden, werden in diesem Abschnitt nicht abgehandelt, da sie wegen der Notwendigkeit eingehender kardiovaskulärer Überwachung klinischen Studien vorbehalten bleiben müssen. Diesbezüglich wird auf die oben zitierte Spezialliteratur verwiesen.

9.6.2. Therapie mit speziellen Präparaten von Beta-Rezeptoren-Blockern

Zentral und peripher wirksame sowie vorwiegend peripher wirksame Beta-Rezeptoren-Blocker sind einsetzbar bei schweren **Angstzuständen** und als Adjuvantien bei der psychologischen Behandlung phobischer Zustände sowie zur Unterdrückung vegetativer Störungen bei Prädelir und Delir in der Behandlung von Alkoholikern und anderen Suchtkranken. Hier dürften *alle* klinisch erprobten Beta-Rezeptoren-Blocker einsetzbar sein, wobei die Dosierungen den vegetativen Wirkungen im Einzelfall anzupassen sind.

Als **Dosierungen** der jeweiligen Präparate sind diejenigen Bereiche zu wählen, die bei *koronarer Herzerkrankung* indiziert sind. Dabei muß besonders darauf hingewiesen werden, daß auch bereits *niedrigere Dosierungen anxiolytisch* wirksam sein können.

Vor einem **Mißbrauch** von Beta-Rezeptoren-Blockern als Antistreß-Mittel bei Gesunden, wie er derzeit mit Benzodiazepin-Derivaten betrieben wird, soll an dieser Stelle ausdrücklich gewarnt werden. Nur wenn Lampenfieber, Examensängste etc. ein gravierendes Ausmaß annehmen und dadurch die berufliche Tätigkeit oder soziale Interaktionen entscheidend gefährden, erscheint der Einsatz von Beta-Rezeptoren-Blockern medizinisch gerechtfertigt.

Bei den übrigen neuropsychiatrischen Indikationen, **Tremor** und **Migräneprophylaxe,** liegen noch keine sicheren Informationen darüber vor, ob ein zentraler Wirkungsmechanismus wesentlich zum Erfolg der Therapie beiträgt. Aus diesem Grunde erscheint es in der Praxis zum jetzigen Zeitpunkt nicht sinnvoll, von der Verschreibung zentral wirksamer Beta-Rezeptoren-Blocker (z. B. *Propranolol* und z. T. *Oxprenolol*) abzuweichen. Allerdings zeigen neuere Untersuchungen auch therapeuti-

Tab. 9.3. Therapie mit Beta-Rezeptoren-Blockern

Indikation	Freiname	Handelsname	Dosierung (mg/die)
Tremor (Therapie)	Propranolol	Dociton; Indobloc; Propranur	80—240
	Oxprenolol*	Trasicor	80—240
	Metoprolol	Beloc; Prelis; Lopresor	50—150
Migräne (Prophylaxe)	Propranolol	Dociton; Indobloc; Propranur	80—240
	Metoprolol	Beloc; Prelis; Lopresor	50—150

* Besonders bei Parkinson-Tremor (teilweise) und Lithium-induziertem Tremor anwendbar.

sche Effekte von *Metoprolol* bei diesen Indikationen. Weitere Untersuchungen sind notwendig, um zu klären, welche Beta-Rezeptoren-Blocker bei der Therapie des Tremors und bei der Prophylaxe der Migräne optimal einsetzbar sind.

Danksagung

Wir danken Herrn Prof. Dr. B. LEMMER, Zentrum der Pharmakologie, Universität Frankfurt, für die freundliche Durchsicht des Manuskripts und Beratung sowie Frau A. WENDL für ihre hervorragende technische Assistenz.

Literatur

1. ATSMON, A., BLUM, I. (1970): Treatment of acute porphyria variegata with propranolol. Lancet *i*, 196—197.
2. ATSMON, A., BLUM, I., STEINER, M., LATZ, A., WIJSENBEEK, H. (1972): Further studies with propranolol in psychotic patients. Psychopharmacol. *27*, 249—254.
3. BLACK, J. W., STEPHENSON, J. S. (1962): Pharmacology of a new adrenergic beta-receptor-blocking compound (Nethalide). Lancet *ii*, 311—314.
4. BLACK, J. W., CROWTHER, A. F., SHANKS, R. G., SMITH, L. H., DORNHORST, A. C. (1964): A new adrenergic beta-receptor antagonist. Lancet *i*, 1080.
5. BONN, J. A., TURNER, P., HICKS, D. C. (1972): Beta-adrenergic-receptor blockade with practolol in treatment of anxiety. Lancet *i*, 814—815.
6. BØRGESEN, S. E., NIELSEN, J. L., MØLLER, C. E. (1974): Prophylactic treatment of migraine with propranolol. Acta Neurol. Scand. *50*, 651—656.
7. BURROWS, G. D., DAVIES, B., FAIL, L., POYNTON, C., STEVENSON, H. (1976): A placebo controlled trial of diazepam and oxprenolol for anxiety. Psychopharmacol. *50*, 177—179.
8. DIAMOND, S., MEDINA, J. L. (1976): Double blind study of propranolol for migraine prophylaxis. Headache *16*, 24—27.
9. EMRICH, H. M., V. ZERSSEN, D., MÖLLER, H.-J., KISSLING, W., CORDING, C., SCHIETSCH, H. J., RIEDEL, E. (1979): Action of propranolol in mania: Comparison of effects of the d- and the l-stereoisomer. Pharmakopsychiat. *12*, 295—304.
10. EMRICH, H. M., V. ZERSSEN, D., KISSLING, W., MÖLLER, H.-J., WINDORFER, A. (1980): Effect of sodium valproate on mania. The GABA-hypothesis of affective disorders. Arch. Psychiat. Nervenkr. *229*, 1—16.
11. FLORU, L. (1971): Klinische Behandlungsversuche des lithiumbedingten Tremors durch einen Beta-Rezeptorenantagonisten (Propranolol). Int. Pharmacopsychiat. *6*, 197—222.
12. FREEDMAN, A. M. (1980): Psychopharmacology and psychotherapy in the treatment of anxiety. Pharmakopsychiat. *13*, 277—289.
13. GARDOS, G., COLE, J. O., VOLICER, L., ORZACK, M. H., COLE OLIFF, A. (1973): A dose-response study of propranolol in chronic schizophrenics. Curr. Ther. Res. *15*, 314—323.
14. GRANVILLE-GROSSMAN, K. L., TURNER, P. (1966): The effect of propranolol on anxiety. Lancet *i*, 788—790.
15. HANSSEN, T., HEYDEN, T., SUNDBERG, I., ALFREDSSON, G., NYBÄCK, H., WETTERBERG, L. (1980): Propranolol in schizophrenia. Arch. Gen. Psychiat. *37*, 685—690.
16. HAWKINGS, J. R. (1975): Clinical experience

with beta-blockers in consultant psychiatric practice. Scott. Med. J. *20*, 294—297.
17. HIRSCH, S. R., MANCHANDA, R., WELLER, M. P. I. (1981): Dextro-Propranolol in schizophrenia. Prog. Neuro-Psychopharmacol. *4*, 633—637.
18. JAMES, I. M., PEARSON, R. M., GRIFFITH, D. N. W., NEWBURY, P. (1977): Effect of oxprenolol on stage-fright in musicians. Lancet *ii*, 952—954.
19. JAMES, I. M., PEARSON, R. M., GRIFFITH, D. N. W., NEWBURY, P., TAYLOR, S. H. (1978): Reducing the somatic manifestations of anxiety by beta-blockade — a study of stage fright. J. Psychosom. Res. *22*, 327—337.
20. KAKIUCHI, S., RALL, T. W. (1968): The influence of chemical agents on the accumulation of adenosine 3′, 5′ phosphate in slices of rabbit cerebellum. Molec. Pharmacol. *4*, 367—378.
21. KIRK, L., BAASTRUP, P. C., SCHOU, M. (1973): Propranololbehandlung bei Lithiumtremor. Nervenarzt *44*, 657—658.
22. KOEHLER, K., GUTH, W. (1977): Schizophrenieähnliche Psychose nach Einnahme von Propranolol. Münch. med. Wschr. *119*, 443—444.
23. KRISHNAN, G. (1975): Oxprenolol in the treatment of examination nerves. Scott. Med. J. *20*, 288—289.
24. KRISHNAN, G. (1976): Oxprenolol in the treatment of examination stress. Curr. Med. Res. Opin. *4*, 241—243.
25. LADER, M. (1974): The peripheral and central role of the catecholamines in the mechanisms of anxiety. Int. Pharmacopsychiat. *9*, 125—137.
26. LEHRL, S., BLAHA, L., ERZIGKEIT, H. (1977): Einfluß von Oxprenolol auf die Affektlage in einer Prüfungssituation. Eine Verlaufsuntersuchung unter Doppelblindbedingungen. Arzneim.-Forsch./Drug Res. *27*, 429—435.
27. LEIBOWITZ, S. F. (1970): Hypothalamic beta-adrenergic "satiety" system antagonizes an α-adrenergic "hunger" system in the rat. Nature *226*, 963—964.
28. LEMMER, B. (1982): Pharmakologische Grundlagen der Therapie kardiovaskulärer Erkrankungen mit Beta-Adrenozeptorenblockern. Herz *7*, 168—178.
29. LUCCHESI, B. R., WHITSITT, L. S. (1969): The pharmacology of beta-adrenergic blocking agents. Progr. Cardiovasc. Dis. *11*, 410—430.
30. LUDVIGSSON, J. (1974): Propranolol used in prophylaxis of migraine in children. Acta Neurol. Scand. *50*, 109—115.
31. MARGULES, D. L. (1971): Alpha and beta adrenergic receptors in amygdala: Reciprocal inhibitors and facilitators of punished operant behavior. Eur. J. Pharmacol. *16*, 21—26.
32. MARSDEN, C. D., OWEN, A. D. L. (1967): Mechanisms underlying emotional variation in parkinsonian tremor. Neurol. *17*, 711—715.
33. MCMILLIN, W. P. (1975): Oxprenolol in the treatment of anxiety due to environmental stress. Am. J. Psychiat. *132*, 965—966.
34. MÖLLER, H.-J., v. ZERSSEN, D., EMRICH, H. M., KISSLING, W., CORDING, C., SCHIETSCH, H. J., RIEDEL, E: (1979): Action of d-propranolol in manic psychoses. Arch. Psychiat. Nervenkr. *227*, 301—317.
35. PEET, M., BETHELL, M. S., COATES, A., KHAMNEE, A. K., HALL, P., COOPER, S. J., KING, D. J., YATES, R. A. (1981): Propranolol in schizophrenia, I. Comparison of propranolol, chlorpromazine and placebo. Br. J. Psychiat. *139*, 105—111.
36. PEET, M., MIDDLEMISS, D. N., YATES, R. A. (1981): Propranolol in schizophrenia. II. Clinical and biochemical aspects of combining propranolol with chlorpromazine. Br. J. Psychiat. *138*, 112—117.
37. POWELL, C. E., SLATER, I. H. (1958): Blocking of inhibitory receptors by a dichloro analogue of isoproterenol. J. Pharmacol. Exp. Ther. *122*, 480—488.
38. RABKIN, R., STABLES, D. P., LEVIN, N. W., SUZMAN, M. M. (1966): The prophylactic value of propranolol in angina pectoris. Am. J. Cardiol. *18*, 370—383.
39. RACKENSPERGER, W., GAUPP, R., MATTKE, D. J., SCHWARZ, D., STUTTE, K. H. (1974): Behandlung von akuten schizophrenen Psychosen mit Beta-Receptoren-Blockern. Arch. Psychiat. Nervenkr. *219*, 29—36.
40. RACKENSPERGER, W., FRITSCH, W., SCHWARZ, D., STUTTE, K. H., v. ZERSSEN, D. (1976): Wirkung des Beta-Rezeptoren-Blokkers Propranolol auf Manien. Arch. Psychiat. Nervenkr. *222*, 223—243.
41. REMICK, R. A., O'KANE, J., SPARLING, T. G. (1981): A case report of toxic psychosis with low-dose propranolol therapy. Am. J. Psychiat. *138*, 850—851.
42. SCHWARZ, D., MERTIN, J. (1973): Die Anwendung von Propranolol bei der akuten intermittierenden Porphyrie. Nervenarzt *44*, 648—651.
43. SPIEGEL, R., AEBI, H.-J. (1981): Psychopharmakologie. Stuttgart – Berlin – Köln – Mainz: Kohlhammer.
44. STAM, F. C. (1971): Enkele ervaringen met propranolol-behandeling van schizofrenen. Ned. Tijdschr. Psychiatr. *13*, 424.
45. STEINER, M., BLUM, I., WIJSENBEEK, H., ATSMON, A. (1972): Results of the treatment of psychoses with propranolol. Kupat Holim Yearbook *2*, 201—209.
46. SUZMAN, M. M. (1981): Use of beta-adrener-

gic receptor blocking agents in psychiatry. In: Neuropharmacology of Central Nervous System and Behavioral Disorders (PALMER, G. C., Hrsg.), S. 339–391. New York: Academic Press.
47. TOLOSA, E. S., LOEWENSON, R. B. (1975): Essential tremor: treatment with propranolol. Neurol. *25*, 1041–1044.
48. TURNER, P. (1978): Die zentralen Wirkungen der Betablocker – klinische und experimentelle Untersuchungen beim Menschen. In: Betablocker und Zentralnervensystem (KIELHOLZ, P., Hrsg.), S. 35–38. Bern – Stuttgart – Wien: H. Huber.
49. TURNER, P., GRANVILLE-GROSSMAN, K. L., SMART, J. V. (1965): Effect of adrenergic receptor blockade on the tachycardia of thyrotoxicosis and anxiety state. Lancet *ii*, 1316–1318.
50. ULLRICH, R., ULLRICH DE MUYNCK, R., PEIKERT, V., CROMBACH, G. (1975): Die Therapie multipler Situationsphobien (Platzangst) durch Habituationstraining (flooding) und periphere Erregungshemmung. Klin. Psychol. *4*, 209–233.
51. VOLK, W., BIER, W., BRAUN, J. P., GRÜTER, W., SPIEGELBERG, U. (1972): Behandlung von erregten Psychosen mit einem Beta-Rezeptoren-Blocker (Oxprenolol) in hoher Dosierung. Nervenarzt *43*, 491–492.
52. YORKSTON, N. J., ZAKI, S. A., MALIK, M. K. U., MORRISON, R. C., HAVARD, C. W. H. (1974): Propranolol in the control of schizophrenic symptoms. Br. med. J. *4*, 633–635.
53. YORKSTON, N. J., ZAKI, S. A., PITCHER, D. R., GRUZELIER, J. H., HOLLANDER, D., SERGEANT, H. G. S. (1977): Propranolol as an adjunct to the treatment of schizophrenia. Lancet *ii*, 575–578.
54. YORKSTON, N. J., ZAKI, S. A., WELLER, M. P., GRUZELIER, J. H., HIRSCH, S. R. (1981): DL-propranolol and chlorpromazine following admission for schizophrenia. Acta Psych. Scand. *63*, 13–27.
55. YUDOFSKY, S. WILLIAMS, D., GORMAN, J. (1981): Propranolol in the treatment of rage and violent behavior in patients with chronic brain syndromes. Am. J. Psychiat. *138*, 218–220.
56. ZERSSEN, D. V. (1976): Beta-adrenergic blocking agents in the treatment of psychoses. A report on 17 cases. In: Neuro-Psychiatric Effects of Adrenergic Beta-Receptor Blocking Agents (CARLSSON, C., ENGEL, J., HANSSON, L., Hrsg.), S. 105–114. München – Berlin – Wien: Urban & Schwarzenberg.

10. Nootropika: Grundlagen und Therapie

Von H. Coper und S. Kanowski

10.1.	Einleitung	409
10.2.	Erörterung methodischer und konzeptioneller Probleme	411
10.2.1.	Probleme in der Gerontologie und Geriatrie	411
10.2.2.	Probleme in der Gerontopsychopharmakologie	412
10.3.	Chemie und Biochemie der Nootropika	414
	Piracetam, Pyritinol, Hydergin, Nicergolin, Vincamin, Centrophenoxin, Cinnarizin	414
10.4.	Pharmakologie der Nootropika	415
	Piracetam, Pyritinol, Hydergin, Nicergolin, Vincamin, Centrophenoxin, Cinnarizin	416
10.5.	Klinische Pharmakologie und Pharmakokinetik der Nootropika	417
10.5.1.	Piracetam	417
10.5.2.	Pyritinol (Pyrithioxin)	419
10.5.3.	Hydergin	420
10.5.4.	Weitere nootrop-wirksame Substanzen	422
10.6.	(Neuro-)Psychiatrische Indikationen der Therapie mit Nootropika	423
10.6.1.	Vorbemerkungen und Zusammenfassung	423
10.6.2.	Therapie beim hirnorganischen Psychosyndrom (HOPS)	425
10.6.3.	Therapie bei depressiven Syndromen	426
10.6.4.	Therapie beim (pseudo-)neurasthenischen Syndrom	426
10.7.	Durchführung der Therapie mit Nootropika	427
10.7.1.	Vorbemerkungen und Zusammenfassung	427
10.7.2.	Therapie mit Piracetam	428
10.7.3.	Therapie mit Pyritinol	429
10.7.4.	Therapie mit Hydergin, Nicergolin, Vincamin, Centrophenoxin und Cinnarizin	429
	Literatur	430

10.1. Einleitung

Unter „*Nootropika*" werden zentralnervös wirksame Arzneimittel verstanden und subsummiert, die höhere integrative noetische Hirnfunktionen, wie Gedächtnis, Lern-, Auffassungs-, Denk- und Konzentrationsfähigkeit, verbessern sollen, für die jedoch ein spezifischer, einheitlicher Wirkungsmechanismus nicht bekannt ist [31, 32]. Der von manchen Autoren verwendete Name „*Neurodynamika*" soll wahrschein-

410   10. Nootropika: Grundlagen und Therapie

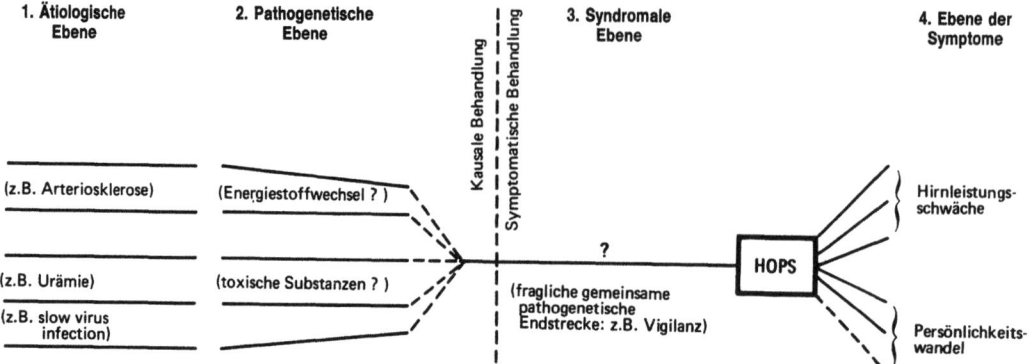

Abb. 10.1. Hirnorganisches Psychosyndrom (HOPS): Ätiopathogenetische Heterogenität bei fraglicher pathogenetischer Endstrecke der syndromalen Ebene HOPS (Schematische Darstellung)

lich eine aktivierende Wirkung auf neuronale Zellverbände betonen. Der Begriff „*Geriatrika*" wird mit der Feststellung assoziiert, daß Störungen der erwähnten Hirnfunktionen bei Menschen höheren Lebensalters häufiger beobachtet werden. Unter Geriatrika werden aber auch Substanzen wie z. B. Kombinationspräparate, die Vitamine, Spurenelemente, Hormone, Pflanzenextrakte und Tonika enthalten, verstanden, von denen allgemein roborierende Effekte im Sinne von Stärkungsmitteln erwartet werden. Sie sind jedoch nicht Gegenstand der folgenden Übersicht.

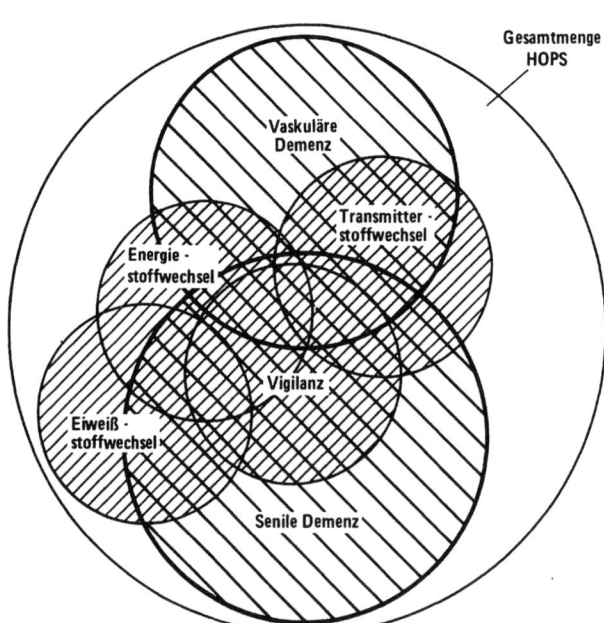

Abb. 10.2. Hirnorganisches Psychosyndrom (HOPS): Ätiopathogenetische Heterogenität des HOPS, illustriert mit Hilfe der Mengenlehre (Schematische Darstellung)

Die Gesamtmenge des HOPS (äußere Kreisfläche) umfaßt ätiopathogenetisch unterschiedliche Teilmengen (innere Kreisflächen). Dünnausgezogene Kreise mit Schraffierung von 1 Stunde nach 7 Stunden bedeuten *pathogenetische* Teilmengen; dickausgezogene Kreise mit Schraffierung von 11 Stunden nach 5 Stunden bedeuten *ätiologische* Teilmengen.

Störungen der Hirnleistungen in der Art eines „**hirnorganischen Psychosyndroms**" (**HOPS**) können im Hinblick auf Ätiologie und Pathogenese sehr unterschiedlich sein (s. Abb. 10.1.), ohne daß diese Heterogenität in der Ausgestaltung und im Erscheinungsbild der Funktionseinbuße erkennbar wird.

Das Problem läßt sich vielleicht am besten in Begriffen der Mengenlehre verdeutlichen (s. Abb. 10.2.). Danach wäre die Gesamtmenge aller Hirnleistungsstörungen — das hirnorganische Psychosyndrom (HOPS; s. Kap. 10.4.) — aus einer Vielzahl ätiologisch und pathogenetisch definierbarer Teilmengen zusammengesetzt, die wiederum zahlreiche Überschneidungsbereiche (Schnittmengen) enthalten.

Aus Abb. 10.1. wird weiter verständlich, daß die Wirksamkeit von „Nootropika", deren Zielrichtung auf eine globale Verbesserung von Hirnleistungen ausgerichtet ist, unbefriedigend sein muß, weil jede der Substanzen — wenn überhaupt — wahrscheinlich nur Teil- und Schnittmengen aus der Gesamtmenge aller Hirnleistungsstörungen beeinflußt und daher gegen sie auch nur partiell wirksam sein kann.

10.2. Erörterung methodischer und konzeptioneller Probleme

10.2.1. Probleme in der Gerontologie und Geriatrie

Im Hinblick auf die Indikation von „Nootropika" in der Geriatrie sind folgende Fakten und Überlegungen zu berücksichtigen:

a) **Das Alter** ist ein schwer zu operationalisierender Begriff. Alle Grenzziehungen, die praktiziert werden, sind eher soziale Setzungen als biologisch zu begründen. Während das kalendarische Alter eine jederzeit ablesbare Größe ist, ist die Bestimmung des biologischen Alters eines Individuums weder organsystembezogen noch ganzheitlich bisher befriedigend möglich. „Das Alter" per se kann damit nicht zum Gegenstand medikamentöser Therapie werden.

b) Der Lebensabschnitt jenseits des 60. Lebensjahres ist durch eine zunehmende Erwartungswahrscheinlichkeit für das Auftreten chronischer Erkrankungen gekennzeichnet. Diese Tatsache kommt in den Begriffen **„Multimorbidität"** oder **„Polypathologie"** des höheren Lebensalters zum Ausdruck. Der Faktor Gesundheit, respektive Krankheit, hat in der Regel für das biologische Alter ein wesentlich größeres Gewicht als das kalendarische Alter. Diese Feststellung gilt auch für das psychische Befinden und Verhalten. Altersspezifische, d. h. nur von einem physiologischen Alterungsprozeß abhängige Hirnfunktionsschwächen sind daher schwer und bisher nicht ausreichend einzugrenzen, inhaltlich eindeutig zu definieren und meßbar zu machen. Sie können somit auch nicht begründet Ziel einer medikamentösen Geroprophylaxe sein. *„Geroprophylaktika"*, die in der Lage wären, physiologische Alterungsprozesse aufzuhalten, gibt es derzeit nicht und wird es mangels theoretischer Grundlage in nächster Zukunft auch nicht geben können [18]. Diese Auffassung wird durch die psychologische Alternsforschung gestützt. Sie lehnt fast einmütig das Defizitmodell des Alterns ab, weil gesunde, ältere Probanden weder in der Längsschnittbeobachtung noch im Querschnittsvergleich gegenüber jüngeren Personen altersabhängige Funktionseinbußen in einem solchen Ausmaß erkennen lassen, daß von einem *„Altersabbau"* gesprochen werden könnte. Die von älteren Menschen subjektiv erlebten Leistungsstörungen und objektivierbaren Leistungsausfälle sind in der Regel krankheits-, und nicht altersbedingt.

c) Im Leistungsverhalten älterer Menschen besteht eine **intraindividuelle „Plastizität"**. Sie dokumentiert sich in einem bei Jüngeren unbekannten Leistungszuwachs bei wiederholten Testuntersuchungen.

BALTES und BALTES [4] geben dafür folgende Erklärung: „Without down grading the role of biological factors, we believe that older individuals generally live in a context of cognitive deprivation. Consequently, when it comes to psychometric intelligence test, older persons are likely to function below their optimal level of performance. It follows that relatively short-term behavioral interventions (such as retesting and cognitive training) result in significant improvement."

Diese intraindividuelle Plastizität könnte die *hohe Placebo-Wirkungsrate* erklären, die allgemein bei der klinischen Doppelblind-Prüfung von „Nootropika" gefunden wird.

d) MAX BÜRGER hat auf den **lebenszeitlichen Wandel biologischer Strukturen und Funktionen** hingewiesen und hierfür den Begriff der „*Biomorphose*" geprägt. Alternsprozesse sind aber offensichtlich viel deutlicher im allgemeinkörperlichen Bereich als im psychisch-mentalen Funktionsfeld zu beobachten. Außerdem hat die moderne Altersforschung sehr deutlich gezeigt, daß dem Begriff der Biomorphose noch zwei komplementäre Begriffe zuzuordnen sind: die Begriffe „*Psychomorphose* (lebenslänglicher Wandel des Erlebens, Befindens und Verhaltens) und „*Soziomorphose*" (lebensphasentypische Veränderung sozialer Beziehungen und Rollen). Aus dieser Dreidimensionalität resultiert die besonders im Alter ausgeprägte Individualität. Sie trägt ebenfalls zur Erklärung der großen Variabilität der Wirkungen von „Nootropika" bei älteren Patienten bei.

10.2.2. Methodische und konzeptionelle Probleme in der Gerontopsychopharmakologie

Die **Wirksamkeitsbeurteilung** der „Nootropika" wird zusätzlich dadurch erschwert, daß die Gesamtmenge aller Wirkungen eines Pharmakons aus einer Vielzahl verschiedener Wirkungsteilmengen zusammengesetzt ist, die wahrscheinlich wieder Schnittmengen bilden. Normalerweise werden — nicht zuletzt zur Abschätzung von Nutzen und Risiko — möglichst alle Wirkungsteilmengen von Arzneimitteln zu erkennen gesucht, berücksichtigt und in Relation zueinander und zu möglichen Indikationen gesetzt. Bei „Nootropika" wird dagegen bisher lediglich ein gewünschter klinischer Effekt auf eine gerade ins Konzept passende oder werbewirksame pharmakologische Wirkqualität projiziert und nur selten der Versuch gemacht, diese Verknüpfungen zu belegen. „Nootropika" sind also auch nur insofern „*Gerotherapeutika*", als Hirnleistungsstörungen, die als ihr Indikationsbereich anzusehen sind, im höheren Lebensalter häufiger auftreten. Auf diesen Hintergrund sind die folgenden Ausführungen über einige der wichtigsten Präparate zu beziehen, von denen die Hersteller behaupten, sie seien „Nootropika".

Zur Voraussetzung für gezielte tierexperimentelle Untersuchungen eines Pharmakons, das noetische Funktionen günstig beeinflussen soll, gehören Tests, die annähernd und vereinfacht menschliche Hirnleistungen nachahmen oder repräsentieren. Das **Tiermodell** muß also dem Original zumindest in wichtigen Teilen isomorph sein, d. h. seinen wesentlichen Inhalt abbilden und mit ihm vergleichbar sein. Diese notwendige Grundforderung wird bei der Prüfung von „Nootropika" meist nicht erfüllt. Der Nutzen eines Medikaments zur Besserung der Symptomatik, z. B. eines „hirnorganischen Psychosyndroms", läßt sich mangels eines geeigneten Modells tierexperimentell nur bedingt und indirekt feststellen, nicht zuletzt weil — wie erwähnt — auch die Ätiologie des HOPS noch unklar ist. Daher wird zunächst zurecht von nicht belegten Annahmen ausgegangen werden müssen. Doch darf weder bewußt noch unbewußt der Fehler gemacht werden, Hypothesen als weitgehend gesicherte Erkenntnisse auszugeben und sie schließlich als Argument oder gar als Beweismittel für die Richtigkeit nachfolgender Schlüsse zu verwenden.

Bestes Beispiel hierfür war die Vorstellung, „Nootropika" müßten über eine *Verbesserung der Hirndurchblutung* wirksam werden. Nachdem sich dieses Wunschbild als falsch herausgestellt hat, wird nun bei den gleichen Substanzen suggeriert, ihr therapeutischer Nutzen beruhe auf einer *Verbesserung der Glukoseutilisation* oder einer *gesteigerten Sauerstoffaufnahme* des Gehirns, zumal mit einigen Verbindungen tatsächlich entsprechende Befunde erhoben werden konnten. Doch ob sie für valide klinische Wirkungen oder auch Nebenwirkungen verantwortlich sind, ist völlig offen.

Vieles spricht dafür, daß folgender Gedankengang *nicht* die tatsächlichen Gegebenheiten wiedergibt: Eine vasculäre oder degenerative Veränderung im ZNS ist mit einer relativen Hypoxie verknüpft. Diese beeinträchtigt den **Energiestoffwechsel**, wodurch es zu einem Mangel an Energie kommt, der wiederum Hirnleistungsstörungen hervorruft:

a) Normalerweise werden 100 g Hirngewebe/min. von 55—58 ml Blut bei einem arteriellen Sauerstoffpartialdruck von 80 mm Hg (20 Vol.% O_2 und 95% Hb-Sättigung) durchströmt. Dem Gehirn stehen also pro 100 g Gewebe 11,6 ml Sauerstoff/min. zur Verfügung, von denen 3,7 ml verbraucht werden. Aus Tierversuchen geht nun hervor, daß selbst bei einem arteriellen PO_2 von nur 50 mm Hg keine Veränderung im Redoxzustand NADH/NAD (gemessen an korrespondierenden Substratpaaren Pyruvat/Laktat oder Malat/Oxalacetat etc.) oder im Energietransfer (gemessen am Adeninnukleotidpool) vorhanden sind. Zwischen den Schätzungen des Redoxzustandes hinsichtlich der Affinität des O_2 zu den Enzymen der Atmungskette in vivo und in vitro gibt es allerdings Differenzen. Während bei isolierten Mitochondrien bei 1 Torr O_2 — Partialdruck eine hundertprozentige Oxydation von Cytochrom c erfolgt, wird aus direkten Messungen am Gehirn in situ geschlossen, daß die Cytochromoxydase nur zu etwa 7% oxydiert ist.

b) Die für den Erhaltungsstoffwechsel kritische Grenze der O_2-Versorgung des Gehirns mit Absinken des Energietransfers ist erreicht, wenn der arterielle Sauerstoffpartialdruck 30 mm Hg unterschreitet bzw. im *venösen* Mischblut der O_2-Partialdruck unter 20 mm Hg abfällt. Dies entspricht einer Hb-Sättigung von 35% bzw. einem O_2-Gehalt von 7 Vol.% oder einer Verringerung der Hirndurchblutung um ca. 65% der Norm. Bei dieser Stoffwechselsituation besteht tiefe Bewußtlosigkeit.

c) Bei einem arteriellen Sauerstoffpartialdruck von 50 mm Hg ist der Energietransfer nach BERNTMAN und SIESJÖ [11] noch völlig intakt; höhere Hirnleistungen, wie die dunkel adaptierte Sehschärfe und das Kurzzeitgedächtnis, sind dagegen schon beeinträchtigt. Bei 35—40 mm Hg PO_2 treten Übelkeit und Benommenheit auf.

Personen, deren Hirndurchblutung ständig um mehr als 20% vermindert ist, haben statistisch signifikant häufiger Störungen im Sinne eines pseudo-neurasthenischen Syndroms. Für sie ergibt sich rechnerisch ein Sauerstoffangebot von 9,2 statt 11,6 ml/Min. pro 100 g Hirngewebe, von denen 3 ml O_2 verbraucht werden. Der venöse PO_2-Druck würde noch 35 mm Hg betragen.

Aus obigen Ausführungen ist *nicht* zu begründen, daß eine chronische relative Hypoxie zu einer unzureichenden Energiebereitstellung (durch verminderte Glucoseverbrennung) führt und daß ein Mangel an Energie Hirnleistungsstörungen hervorruft. Damit ist nicht gesagt, daß ein ungenügendes Sauerstoffangebot nicht an einer Leistungseinbuße bestimmter Hirnfunktionen beteiligt sein kann. Die Verknüpfung liegt jedoch wahrscheinlich auf einer anderen molekularen Ebene.

Ein relativ kleiner Teil des cerebralen Sauerstoffverbrauchs entfällt auf einige Schritte im **Stoffwechsel biogener Amine**. Die Affinität des O_2 zu den Reaktionen der Catecholamin- und Serotoninsynthese, speziell zu der Tyrosin- und Tryptophanhydroxylase, soll nach BOWEN und DAVISON [14] erheblich niedriger sein als die zu den energieliefernden und -verbrauchenden Reaktionen. Aus in vitro-Messungen ergibt sich, daß die Gehirn-Tyrosin-Hydroxylase wie auch Tryptophanhydroxylase eine scheinbare Michaelis-Menten-Konstante (Km) von 8—16 Torr O_2 und damit einen wesentlich höheren Wert hat als die mitochondrialen Enzyme der Atmungskette. In vivo-Messungen zeigen, daß z. B. die Tryptophanhydroxylase unter normalen Verhältnissen nur zu 40% mit Sauerstoff gesättigt ist. Eine chronische Hypoxie könnte sich daher primär in einer Störung des Transmitterstoffwechsels äußern, die ihrerseits die Informationsverarbeitung beeinträchtigt und zum Leistungsverlust einiger zentralnervös regulierter Funktionen führt.

Unabhängig von dem Mechanismus, über den es zu Hirnleistungsstörungen durch eine Hypoxie kommen kann, sind die meisten bisher angewandten tierexperimentellen Versuchsanordnungen, die eine „Hypoxiedose" beim Menschen nachahmen sollen, unzulänglich. Kaum eine dieser Methoden erfüllt die Grundforderung, die an Modelle im oben definierten Sinne zu stellen ist. In der Regel bilden sie höchstens die Situation eines akuten Sauerstoffmangels ab. Dabei werden adaptive Mechanismen, wie sie DAVIS [24] nach 12- bis 36stündiger Hypoxie (10% O_2 in der Einatmungsluft) festgestellt hat, überhaupt nicht berücksichtigt. Darüber hinaus sind nahezu alle Untersuchungen an jungen Tieren, die möglicherweise anders als alte reagie-

414 10. Nootropika: Grundlagen und Therapie

ren, durchgeführt worden. Viele Ergebnisse sind daher auch nicht sehr aussagefähig. Bemerkenswert ist weiterhin die Tatsache, daß die Folgen einer akuten oder chronischen Hypoxie wie auch die Wirkung von „Nootropika" häufig in relativ komplizierten Versuchsanordnungen geprüft worden sind. Die Vermutung liegt nahe, daß in einfachen Tests positive Effekte nicht nachzuweisen waren.

10.3. Chemie und Biochemie der Nootropika

Nicht jede biochemische Meßgröße, die durch Arzneimittel beeinflußt wird, ist a priori ein Kriterium für deren klinische Wirksamkeit. Darüber hinaus werden Forschungsansätze, die mit biochemischen Methoden versuchen, monokausal formulierte Hypothesen von Hirnleistungsstörungen zu überprüfen, aus den eingangs erwähnten Gründen ihr Ziel genausowenig erreichen wie die, die den Wirkungsmechanismus von „Nootropika" durch Erhebung möglichst vieler biochemischer Daten erklären wollen. Deshalb wird bei der folgenden Beschreibung auf die Wiedergabe biochemischer in vivo- und in vitro-Befunde weitgehend verzichtet [45]. Auch werden nur einige ausgewählte Substanzen abgehandelt.

Piracetam

Piracetam (2-Oxo-pyrrolidin-1-acetamid) (Pyrrolidonacetamid) ist eine gut wasserlösliche Substanz. Sie kann als Derivat der Gamma-Aminobuttersäure angesehen werden, greift aber offenbar nicht in dieses Transmittersystem ein.

Der molekulare Mechanismus der zentralen Wirkung ist nicht bekannt. Die mit biochemischen Methoden erhobenen Befunde sind weder Substanz- noch Effekt-spezifisch.

Pyritinol

Pyritinol (Bis-(3-hydroxy-4-hydroxymethyl-2-methylpyridyl-(5)-methyl)-di-hydrochlorid-monohydrat) ist gut wasserlöslich. Oberflächlich gesehen, sind im Pyriti-

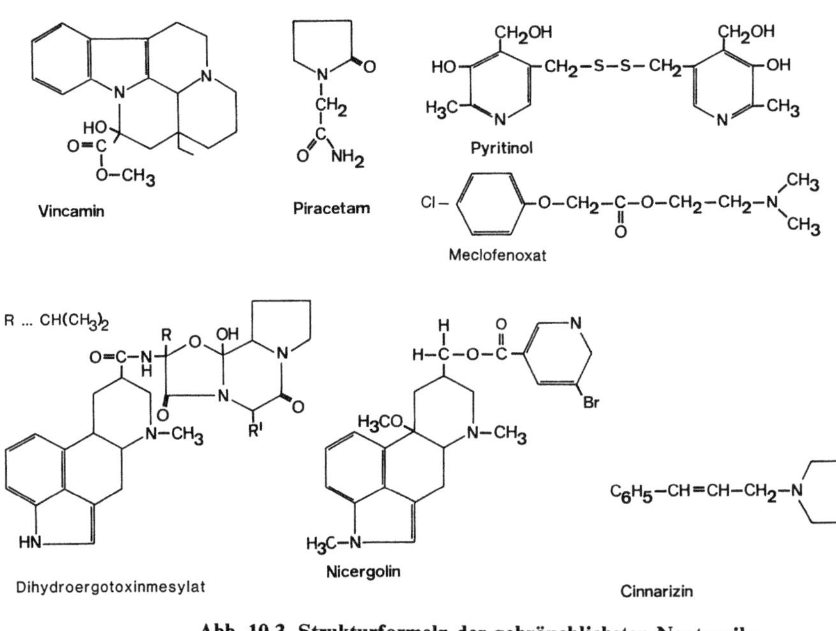

Abb. 10.3. Strukturformeln der gebräuchlichsten Nootropika

nol zwei Moleküle des Vitamins B_6 durch eine Disulfid-Brücke verknüpft, die Substanz besitzt jedoch keine Vitamin- oder Antivitamin-B-Aktivität. Die Wirkung der Substanz wird in den Glucose-Transport und -Stoffwechsel projiziert. Der molekulare Mechanismus dieses Effekts ist unklar.

Hydergin

Hydergin enthält als aktive Wirkkomponente die Mesylate der Dihydroergotoxingruppe, Dihydroergocornin-, cristin sowie α- und β-Dihydroergocryptin im Verhältnis von 3:3:2:1. Im ZNS greift Hydergin in mehrere Stoffwechselschritte ein. Es hemmt relativ stark die durch Noradrenalin stimulierbare Adenylcyklase und damit die Synthese von zyklischem AMP. Andererseits kommt es aber auch zu einer Hemmung der „low Km phosphordiesterase" und damit zu einem Anstieg von C-AMP. Nach etwas höherer Dosierung wird die Noradrenalin-induzierte Aktivität der neuronalen Na^+-, K^+-abhängigen ATPase geringer. Hydergin stimuliert Dopamin-Rezeptoren in der pontomedullären formatio reticularis, hemmt aber auch alpha-adrenerge Rezeptoren. Es hat gewisse serotonerge Eigenschaften usw. Letztlich bleibt unklar, über welche Mechanismen die dem Hydergin zugeschriebene nootrope Wirkung zustande kommt.

Nicergolin

Nicergolin (1-Methyl-10-α-methoxy-dihydrolysergol-5-bromo-nicotinat) ist ein Ester des 10-α-methoxy-Dihydrolyserols. In seinen Wirkungen ähnelt es dem Hydergin. Im molekularen Bereich führt Nicergolin zu einer Akkumulation von zyklischem AMP durch Hemmung der Phospho-diesterase bzw. durch direkte Stimulation der Adenylcyklase und erhöht die Mg-abhängige ATPase-Aktivität.

Vincamin

Ähnlich wie Pyritinol stimuliert auch Vincamin den neuronalen Stoffwechsel. Außerdem kommt es nach hohen Dosen zu einem kurzen und leichten Abfall von Noradrenalin und Serotonin im Gehirn.

Centrophenoxin

Centrophenoxin (p-Chlorphenoxyessigsäure-dimethylamino-äthylester) ist ein Derivat der Phenoxyessigsäure. Es ist auch dem Procain ähnlich. Aus beiden Verbindungen werden hydrolytisch Aminoäthanole freigesetzt, die experimentell eine schwache Kreislaufwirkung hervorrufen.

Cinnarizin

Cinnarizin (1-cinnamyl-4-diphenylmethylpiperazin) ist als Gefäßdilatator verwendet worden. Der Wirkungsmechanismus soll in einer depolarisationsabhängigen Hemmung des Calcium „uptake" in die glatte Muskulatur der Arterien bestehen.

10.4. Pharmakologie der Nootropika

Als Ergänzung der chemischen Kurzbeschreibung einiger als „Nootropika" angebotener Substanzen (s. Kap. 10.3.) und den generellen, z. T. kritischen Überlegungen zur pharmakologischen Prüfung und Bewertung von „Nootropika" (s. Kap. 10.2.2.) sind im folgenden die wichtigsten Angaben zur Pharmakokinetik und -Dynamik erörtert.

Verhaltenspharmakologie der Nootropika

Einige der Nootropika beeinflussen im Tierexperiment auch psycho-motorische Leistungen. Unter relativer Hypoxie (9% O_2 in der Einatmungsluft) ist z. B. die Antwortrate in bestimmten **Vermeidungstests** vermindert. Durch *Hydergin* und einige andere hydrierte Mutterkornalkaloide kann dieser Effekt aufgehoben werden. Hydergin scheint danach die Folgen einer O_2-Mangelsituation im ZNS rückgängig machen zu können. Doch auch dopaminerge Substanzen wie Bromocriptin, L-Dopa und Apomorphin sind in diesem Test wirksam. Ihnen wird jedoch keine nootrope Eigenschaft zugeschrieben.

Im **Rotard-Test** halten sich Mäuse nach *Nicergolin* längere Zeit auf dem rotierenden Stab als unbehandelte Tiere. *Pyritinol* verbessert bei Tieren, die von Geburt an mit einer Proteinmangeldiät ernährt worden sind, die Leistung in einem **Klettertest** und erhöht die exploratorische Aktivität.

Die Aufzählung derartiger Experimente und ihrer Ergebnisse läßt sich beliebig fortsetzen. Sie ist jedoch wenig sinnvoll und hilfreich, denn aus allen bisherigen Untersuchungen lassen sich wegen Fehlens einer gezielten Fragestellung nach einer bestimmten Wirkqualität (z. B. Gedächtnis) und sich daraus ergebenden mangelnden Modellfähigkeit der verwendeten Tests keine Schlüsse auf die Wirksamkeit einer Substanz als Nootropikum ziehen. Kein einziges sogenanntes „Nootropikum" ist am Tier ausreichend darauf geprüft worden, ob eventuell vorhandene neuropharmakologische Effekte überhaupt „nootrope" kognitive Gedächtnisleistungen bzw. Lernfähigkeit etc. wiedergeben bzw. welche Teilmengen dieser Funktionen betroffen werden.

In diesem Zusammenhang ist es bemerkenswert, daß es bei **alten Affen** nach *Hydergin*, *Piracetam* und *Vincamin* sowohl zu Verbesserungen, Nichtbeeinflussung wie auch Verschlechterung des Kurzzeitgedächtnisses kommt.

Zusammenfassend läßt sich feststellen, daß die tierexperimentelle Basis, auf der die Wirkung von Pharmaka als „Nootropika" geprüft werden kann, noch nicht ausreicht, um den klinischen Wert dieser Arzneimittelgruppe abschätzen zu können (s. Kap. 10.5.).

Pharmakologie von Piracetam

Piracetam wird rasch und fast vollständig resorbiert. Nach oraler Applikation wird in 30—60 Minuten die maximale Konzentration im Blut erreicht. Wegen der guten Wasserlöslichkeit kann Piracetam nur bei relativ hohem Gradienten die Blut-Hirn-Schranke passieren. Aus gleichem Grunde ist auch die Elimination der Substanz recht schnell; die Serumeliminationshalbwertzeit beträgt ca. 4—5 Stunden. Piracetam wird nahezu unverändert über die Nieren ausgeschieden. Piracetam ist wenig toxisch; die akute orale Toxizität liegt im Tierversuch (Ratte und Maus) bei über 10 g/kg. Auch nach chronischer Gabe sind selbst bei hoher Dosierung keine pathologischen Reaktionen beschrieben worden.

In den klinisch empfohlenen Dosen werden Herz-, Kreislauf- und Atemfunktion nicht beeinträchtigt, auch das autonome Nervensystem bleibt weitgehend unbeeinflußt. Piracetam wirkt in gewisser Weise stimulierend, ohne einen meßbaren Einfluß auf die motorische Aktivität zu besitzen. Piracetam hat keine sedative, analgetische, antikonvulsive oder kataleptische Wirkung. In Stoffwechseluntersuchungen sind zwar einige Effekte gezeigt worden, ob sie jedoch für die „nootrope Wirkung" von Bedeutung sind, bleibt derzeit noch unklar.

Pharmakologie von Pyritinol

Pyritinol wird wie Piracetam schnell und gut resorbiert. Die maximale Blutkonzentration wird nach 30—60 Minuten erreicht. Die Serumeliminationshalbwertzeit beträgt etwa 4 Std. Für die Durchdringung der Blut-Hirn-Schranke ist ein relativ hoher Gradient notwendig. Pyritinol wird in der Leber in zahlreiche Metabolite verstoffwechselt. Die Elimination der Abbauprodukte erfolgt vorwiegend über die Niere.

Die orale Toxizität ist sehr gering, sie liegt bei den meisten Tierarten über 4 g/kg, bei der i. v. Gabe zwischen 80—250 mg/kg (LD_{50}). Bei chronischer oraler Anwendung von 100 mg/kg an Ratten bzw. 25 mg/kg bei Hunden sind keine pathologischen Veränderungen gefunden worden.

Pyritinol hat, soweit untersucht, keinen Effekt auf Herz, Kreislauf und Atmung, auch der Einfluß auf das autonome Nervensystem ist gering. Es besitzt keine sedative, analgetische, antikonvulsive oder kataleptische Wirkung, auch die spontan-motorische Aktivität wird nicht wesentlich beeinflußt.

Pharmakologie von Hydergin

Die Verbindung wird schnell, aber nur zum Teil resorbiert. Die Serumeliminationshalbwertzeit beträgt ca. 4 Stunden; Nach der Metabolisierung wird Hydergin vorwiegend über die Galle ausgeschieden. Wegen der unvollständigen Resorption ist die Toxizität nach intravenöser Gabe wesentlich höher als nach peroraler oder subcutaner Verabreichung. Die LD_{50} liegt zum Beispiel bei der Ratte bei weniger als 100 mg/kg i. v., jedoch bei mehr als 1000 mg/kg oral. Beim Kaninchen sind die Werte ca. 20 mg/kg i. v. und über 1000 mg/kg oral.

Im Gegensatz zu Piracetam und Pyritinol hat Hydergin eine Reihe von klar definierbaren pharmakologischen Wirkungen, deren hervorstechendste als *alpha-adrenolytisch* bezeichnet werden kann. Beim Hund wirkt es emetisch, beim Kaninchen hypotherm. Bei der Ratte wird die Fertilität etwas vermindert. Einen geringen pressorischen Effekt zeigt Hydergin an der spinalisierten Katze.

Pharmakologie von Nicergolin

Nicergolin wird im Gegensatz zu Hydergin gut resorbiert und nach Umwandlung in verschiedene Metabolite relativ schnell, vorwiegend über die Niere, ausgeschieden. Die Halbwertzeit im Serum beträgt etwas über eine Stunde. In seinen Wirkungen ähnelt Nicergolin dem Hydergin. Es besitzt α-blockierende Eigenschaften, hemmt einige kardiovaskuläre Serotonin-Effekte, hat aber nahezu keinen Einfluß auf den Blutdruck.

Pharmakologie von Vincamin

Das Alkaloid wird gut resorbiert und durch die Leber fast vollständig metabolisiert. Tierexperimentell (und auch beim gesunden Probanden) führt Vincamin zu einer Steigerung des peripheren und cerebralen Blutflusses durch Verminderung des Gefäßwiderstandes und zum Anstieg oxydativer Stoffwechselprozesse. Dadurch treten einige unspezifische Reaktionen (arousel) auf. Sie sind in „therapeutischer" Dosis nur nach i. v. Injektion reproduzierbar.

Pharmakologie von Centrophenoxin

Das Centrophenoxin wird sehr schnell metabolisiert, daher kann es nur für kurze Zeit wirksam werden. Nach enteraler Gabe zeigt es im Tierexperiment keine Wirkqualitäten, die als Substanz- oder Gruppen-spezifisch angesehen werden können.

Pharmakologie von Cinnarizin

Zahlreiche experimentelle Studien weisen auf eine Hemmung der vasokonstriktorischen Wirkung von Angiotensin, Bradykinin, Catecholaminen, Histamin und Vasopressin hin. Außerdem hat Cinnarizin antihistaminartige und calziumantagonistische Wirkungen.

10.5. Klinische Pharmakologie und Pharmakokinetik

10.5.1. Klinische Pharmakologie von Piracetam

Faßt man die Untersuchungsergebnisse über Piracetam zusammen, so läßt sich feststellen, daß die Substanz mit Sicherheit cerebral wirksam ist (konstante EEG-Veränderungen) und auch Verhaltensveränderungen respektive Leistungsverbesserungen an Probanden und Patienten beobachtet werden können. Sie lassen sich am ehesten auf eine allgemeine Aktivierung und Vigilanzsteigerung zurückführen, erweisen sich jedoch nicht als stabil genug, um ihnen eindeutige klinische Relevanz zuzubilligen.

Pharmakokinetik von Piracetam

Piracetam wird gut resorbiert. Die maximale Konzentration im Serum wird nach 30—60 Minuten erreicht. Die Verteilung erfolgt über den Blutweg praktisch gleichmäßig in alle wichtigen Organe (Leber, Niere, Herz) mit Ausnahme des Gehirns. Hier dringt Piracetam verzögert ein, wie Liquoruntersuchungen zeigten. Demgemäß wird der Höchstgehalt im Liquor später als im Blut erreicht, und die Halbwertzeit im Liquor ist um ca. zwei Stunden verlängert. Untersuchungen deuten darauf hin, daß eine relative Anreicherung der Substanz im Gehirn erfolgt. (Kontinuierlicher, linearer Anstieg des Piracetam-Quotienten Liquor/Blut innerhalb 24 Std.).

Piracetam wird offensichtlich kaum metabolisiert. Die Ausscheidung erfolgt fast ausschließlich über die Nieren mit nur geringer Rückresorption in den Tubuli. Die renale Clearance variiert zwischen 90 und 105 ml/Min.; die Serumeliminationshalbwertzeit beträgt viereinhalb Stunden. Piracetam passiert auch die Plazentaschranke. Die Serumeliminationshalbwertzeit ist beim Neugeborenen deutlich verlängert (9 Stunden und 50 Min.) [15].

Klinische Wirkungen von Piracetam

Aus einer früheren Durchsicht der Literatur [49] ergab sich keine gesicherte klinische Wirksamkeit von Piracetam. Andererseits ergaben sich Hinweise auf vigilanzstimulierende Wirkungen, Verbesserungen der Konzentrationsfähigkeit, antriebssteigernde und antidepressive Effekte.

CRONHOLM et al. [19] untersuchten die Piracetamwirkung doppelblind im Vergleich zum Placebo-Effekt an Patienten mit **Herzschrittmachern** bei Frequenzen von 45 bzw. 70 Schlägen/Min. und gesunden Probanden im Durchschnittsalter von 56 Jahren, die jedoch über **Gedächtnisverlust** klagten.

Bei beiden Patientenkollektiven ergaben sich statistisch signifikante Wirkungsunterschiede zugunsten von Piracetam, gemessen an der Flimmerverschmelzungsfrequenz und einer weiteren optischen Diskriminierungsleistung (Krakau Visual Acuity Test); im zweiten Versuch gelang auch die statistisch zuverlässige blinde Zuordnung zu Placebo und Verum. Jedoch sind die Ergebnisse im einzelnen nicht widerspruchsfrei.

In einer sehr sorgfältigen und die vielfältigen methodischen Probleme reflektierenden Untersuchung prüften ABUZZAHAB et al. [1] Piracetam an 65 geriatrischen Patienten mit leichtem **hirnorganischen Psychosyndrom** und chronisch-stationärem Verlauf eines Bezirkskrankenhauses im Doppelblindvergleich gegenüber Placebo.

Zur Beurteilung der Wirkung benutzten die Autoren ein vieldimensionales Untersuchungsinstrumentarium unter Einbeziehung einer Reihe bewährter, als valide geltender psychomotorischer Verfahren. Eine statistisch signifikante, allerdings nur leichte Verbesserung der Piracetambehandelten Patienten (die mit Ausnahme des Zahlen-Symbol-Testes keine Korrelate auf den anderen Prüfebenen hatte) zeigte nur die globale ärztliche Beurteilung an („Clinical Global Improvement Scale"). Nach Ansicht der Autoren bleibt daher unklar, welcher Art die Wirkung von Piracetam ist.

Bemerkenswert sind auch die Untersuchungen von DIMOND [26] und SQUITIERI et al. [76], die die „Eigenwirkung" von Piracetam an Probanden prüften.

DIMOND kam in seiner Studie an Studenten zu dem Ergebnis, daß Piracetam gegenüber Placebo deutlich die **verbale Lernkapazität** verbessert, andere Leistungen allerdings nicht beeinflußt. Von besonderem Interesse ist der Versuch des Autors, tierexperimentelle Ergebnisse, die eine Zunahme interhemisphäralen Informationstransfers via corp. callosum unter Piracetam aufzeigten, klinisch zu bestätigen. Als Modell benutzte er „dichotic listening task". Aus der Tatsache, daß Piracetam gegenüber Placebo die verbale Reproduktion über das linke Ohr zugeführter Informationen deutlich steigerte, schloß er auf eine erhöhte Transformationsrate von der rechten zur linken Hemisphäre (Sprachzentrum).

SQUITIERI et al. fanden an einem Modell des **Kurzzeitgedächtnisses** (probe-digit-test), daß bei Probanden (bezahlte Studenten) ein Papaverinabkömmling die Leistung des Kurzzeitgedächtnisses signifikant verbesserte, während Placebo und Piracetam ohne Effekt waren.

MINDUS et al. [65] prüften den Einfluß von Piracetam auf **Elektrokrampftherapie-bedingte Gedächtnisstörungen** bei depressiven Patienten und konnten im Gegensatz zu analogen Tierversuchen keine protektive Wirkung feststellen.

In zwei weiteren Doppelblind-Placebo-Studien ergaben sich bei Patienten mit beginnenden **dementiellen Prozessen** und bei Patienten mit fokalisierten oder generalisierten **cerebrovasculären Prozessen** (PACIARONI et al. [69] verbesserte verbale Lernfähigkeit, Zunahme von Aufmerksamkeit und Wahrnehmung.

BENTE [7] demonstrierte einen **vigilanzsteigernden Effekt** des Piracetams in einer offenen, jedoch plazebokontrollierten Langzeitstudie (Behandlungsdauer 8—13 Monate), der sich sowohl im EEG als auch in der Fremdbeurteilung erfassen ließ.

Die Verhaltensverbesserungen betrafen vor allem das „Frischgedächtnis", „Motivation und Initiative" und „geistige Beweglichkeit". In der Selbstbeurteilung wurden Depressivität, Interessiertheit und Aufmerksamkeit auf dem statistischen 10%-Niveau von den Patienten als gebessert erlebt.

Abschließend sei noch eine offene Untersuchung an zehn langfristig hospitalisierten, **defektschizophrenen Patienten** erwähnt [77].

Auch hier gewannen die Untersucher den Eindruck, daß es bei sieben Patienten zu einer deutlichen Verbesserung „schizophrener Minussymptome" kam, wobei die Antriebssteigerung das hervorstechende Merkmal war. Doch stellen auch diese Autoren fest, daß Verbesserungen keineswegs auf allen gemessenen Ebenen (Freiburger Persönlichkeitsinventar, Reinforcement Survey Schedule, Wittenborn-Skala, d-2-Test nach Brickenkamp) homogen waren. Die Ergebnisse von PRYCE et al. [73] verstärken den Widerspruch, denn die Autoren fanden im Vergleich zu Placebo keine stärkeren Effekte des Pirazetams bei Schizophrenen.

Relativ intensiv wurde Piracetam bei **Alkoholikern** untersucht.

BINDER [12] sowie BORK et al. [13] untersuchten in Doppelblind-Placebo-Versuchen den Einfluß der Substanz auf psychometrische Testleistungen bei *chronischen* Alkoholikern und fanden signifikante Verbesserungen unter Piracetam bei der Reaktionszeitbestimmung, dem Pauli-Test und der Assoziationsfähigkeit.

DENCKER et al. [25] und MARKS [60] fanden Piracetam gleich gut wirksam bei *akuten Entziehungserscheinungen* wie Clomethiazol respektive Chlorpromazin.

10.5.2. Klinische Pharmakologie von Pyritinol (Pyrithioxin)

Pyritinol ist cerebral wirksam und führt klinisch zu einer global erfaßbaren und subjektiv vom Patienten erlebbaren Verbesserung des Befindens und Verhaltens bei Vorliegen eines hirnorganischen Psychosyndroms, möglicherweise als Folge einer Stimulation und Stabilisierung der Vigilanzfunktion. Auch beim Pyritinol sind diese Wirkungen jedoch nicht zuverlässig zu erwarten, und die Differenz zum Placebo-Effekt ist nicht sehr ausgeprägt.

Klinische Pharmakokinetik von Pyritinol

Pyritinol wird beim Menschen sehr gut und zum großen Teil wahrscheinlich bereits im Magen resorbiert. Innerhalb von 40 Min. nach oraler Gabe werden maximale Blutspiegel erreicht. Die Substanz wird nahezu vollständig verstoffwechselt [68] und rasch mit dem Urin in Form mehrerer Metaboliten ausgeschieden. Vier Stunden nach einmaliger Gabe sind bereits 70%, nach 48 Stunden 94% der verabreichten Menge eliminiert [21].

Klinische Wirkungen von Pyritinol

Aufgrund neurophysiologisch nachweisbarer Stimulation der *Vigilanzfunktion* und neurochemisch verifizierbaren Einflusses auf die *Glucoseutilisation* im Gehirn kann die cerebrale Wirksamkeit des Pyritinols als gesichert angesehen werden. Klinische Prüfergebnisse lassen einen leistungssteigernden Effekt in bestimmten testpsychologisch erfaßbaren Bereichen bei gesunden Probanden und bei Alterskranken mit *hirnorganischem Psychosyndrom* vermuten [49]. Wie die Wirkung zustandekommt, ist nicht geklärt. Inzwischen sind eine Reihe von Arbeiten erschienen, die die Bewertung des Pyritinols sicherer machen können.

HOYER et al. [46] prüften den Einfluß von Pyritinol auf die *Hirndurchblutung* und den *oxydativen Metabolismus* mit der Kety-Schmidt-Technik an 87 Patienten mit **hirnorganischem Psychosyndrom** als Folge einer Alzheimerschen Demenz, von Hirntraumen oder exogenen Intoxikationen.

Die Dosierung betrug 900 mg Pyritinol p. o./d. bzw. 1000 mg p. i./d. (N = 45), die Behandlungsdauer im Durchschnitt drei Wochen. 42 Patienten wurden als Kontrollgruppe betrachtet und erhielten nur Laevulose-Infusionen. Gemäß den Kriterien dieser Arbeitsgruppe wurden alle Patienten je nach der „führenden Stoffwechselstörung" entweder einer „**hypoxidotischen**" oder „**hypoglycoxidotischen**" Gruppe zugeordnet. In beiden Gruppen veränderten sich unter Pyritinol die globale Hirndurchblutung und O_2-Metabolisierungsrate nicht. Bei den Patienten mit hypoglycoxidotischer Ausgangslage ergab sich aber ein offensichtlich therapiespezifischer signifikanter Anstieg der Glucoseutilisation auf normale Werte, dem angeblich die klinische Besserung parallel ging. Leider wurden die klinischen Symptome nicht näher beschrieben oder qualifiziert.

HERRSCHAFT [41] bestimmte mit Hilfe der Xenon-Clearance die *regionale Hirndurchblutung* bei vierzehn Patienten mit „akuter" oder „subchronischer" **cerebraler Ischaemie** in einer offenen Studie.

Die Patienten erhielten im Akutversuch 400 mg Pyritinol i. v. Unter diesen Bedingungen ergab sich ein statistisch signifikanter Anstieg der regionalen Durchblutung vor allem in der grauen Substanz zuvor minderdurchbluteter Regionen. Aus der Tatsache, daß Durchblutungssteigerungen in der weißen Substanz nicht zu beobachten waren, schließt der Autor, daß die Zunahme der Durchblutung in der grauen Substanz ein Sekundäreffekt des *gesteigerten Zellstoffwechsels* und kein primär vasoaktiver Effekt sei. Zu bedenken ist allerdings, daß diese Ergebnisse nicht ohne weiteres auf orale Langzeitmedikation übertragbar sind.

Die klinische Wirksamkeit von Pyritinol wurde in einer Reihe doppelblind- und plazebokontrollierter Studien vorwiegend an geriatrischen Patienten mit „hirnorganischer Leistungsschwäche" oder „HOPS" untersucht [17, 34, 36, 37, 48, 78].

In allen Untersuchungen tritt ein relativ *starker Placebo-Effekt* hervor. Nach den ersten vier Wochen der Behandlung sei aber die prozeßhafte Tendenz der Krankheit unter Placebo klarer erkennbar als in den Verumgruppen [17], ähnlich wie das auch beim Hydergin der Fall ist [56]. Dies wird unter Pyritinol vor allem in der *globalen klinischen Einschätzung* („Global Clinical Improvement Scale") deutlich.

In einer Doppelblind-Untersuchung [48], die 407 Patienten von 20 niedergelassenen Ärzten umfaßt und verschiedene Nootropika miteinander vergleicht, war der Anteil der unter Pyritinol global gebesserten Patienten besonders hoch (83%). Annähernd gleich waren nur die Ergebnisse mit Hydergin (81%).

Im Hinblick auf klinische Einzelsymptome oder Verhaltensmerkmale läßt sich **kein systematisierbares Wirkungsprofil** des Pyritinol erkennen. Dies mag auf unterschiedlichen Erfassungsmethoden und -instrumenten ebenso beruhen wie auf der unterschiedlichen Zusammensetzung der untersuchten Patientengruppen. Offenbar beeinflußt Pyritinol jedoch *eher psychische* Funktionen und das Verhalten der Patienten *als die Folgen neurologischer Ausfälle* (im Rahmen cerebrovaskulärer Erkrankungen) [78].

Psychometrisch validierbare Besserungen, die jedoch auch unter Placebo zu beobachten sind, ergeben sich immer nur in einzelnen Tests [37]. *Kopfschmerzen, Schwindel und Schlafstörungen* bei cerebrovaskulären Störungen und neurasthenischem Syndrom werden im Vergleich zu Placebo unter Pyritinol günstiger beeinflußt. Andererseits sind auch widersprüchliche Ergebnisse nicht zu übersehen (s. unten).

JANSEN [48] findet eine Pyritinol-Wirkung bei mittleren bis starken geistigen „Abbauerscheinungen", während TAZAKI et al. [78] zu dem Schluß kommen, daß eher jüngere und prognostisch günstiger einzustufende Patienten vom Pyritinol profitieren. Allerdings basieren beide Studien auf unterschiedlich zusammengesetzten Patientenkollektiven.

GONZALVES [34] findet bei 132 Patienten von elf niedergelassenen Ärzten durchgehende Pyritinol-Effekte nur bei *Frauen*, nicht jedoch bei Männern. Bei ihnen hat Pyritinol erst bei stärkerer Ausprägung der klinischen Symptomatik eine günstigere Wirkung als Placebo. Auch die Arzt-Patienten-Übereinstimmung in der Beurteilung des Behandlungserfolges ist bei Frauen signifikant höher als bei Männern. Die anderen Autoren sind offenbar der Frage einer geschlechtsspezifischen Abhängigkeit des Therapieeffektes nicht nachgegangen, obwohl dergleichen Zusammenhänge aus anderen Bereichen der Psychopharmakotherapie bekannt sind [39].

Schließlich hat sich Pyritinol auch bei Folgezuständen nach **Schädel-Hirntraumen** in doppelblind-plazebokontrollierten Studien [54] und im Vergleich zu nicht mit Pyritinol behandelten Patienten [20] als wirksam erwiesen.

Bemerkenswert an der letztgenannten Untersuchung, die den Einfluß des Pyritinol auf das posttraumatische Coma untersuchte, ist die *geringere Mortalitätsrate* der behandelten Patientengruppe (35,3%) gegenüber der Vergleichsgruppe (54,2%). Die Autoren dieser Untersuchung konstatieren unter i. v. Applikation des Pyritinol vor allem eine raschere Stabilisierung der Vigilanzfunktion und Rückkehr zu geordneter Bewußtseinsfunktion.

10.5.3. Klinische Pharmakologie von Hydergin

An der Tatsache einer cerebralen Wirksamkeit des Hydergin besteht kein Zweifel. Hydergin bewirkt klinisch meßbare, in einer Reihe von Doppelblindstudien nachgewiesene Verhaltens- und Leitungsverbesserugen bei Patienten mit hirnorganisch bedingter Leistungsinsuffizienz. Positive Veränderungen werden am häufigsten bei depressiven Verstimmungen, Verwirrtheit, Reizbarkeit, Aggressivität und Affektlabilität gefunden. Außerdem werden allgemeine Aktivierung, Zunahme geistiger Regsamkeit und Verbesserung in einzelnen psychometrischen Testverfahren beschrieben. Kritisch zu bemerken ist, daß auch die Hydergin-Effekte nicht zuverlässig eintreten und *ihre klinische Relevanz* im Hinblick auf die Kompensation der durch die Schwere des Krankheitsbildes oft erheblich beeinträchtigten Bewältigung praktischer alltäglicher Lebensaufgaben *nicht sehr stark* ist. Auf dieses Problem hat besonders HEIMANN [38] aufmerksam gemacht. Dem entspricht, wenn BAZO [5] in seiner sehr sorgfältigen Untersuchung zum Schluß kommt, daß positive Effekte des Hydergin in den angegebenen Einflußbereichen um so seltener zu erwarten sind, je schwerer die Störungen vor der Behandlung ausgeprägt waren; oder positiv formuliert: Je leichter der cerebrale Störungsgrad, um so eher ist eine günstige Wirkung von Hydergin zu erwarten.

Klinische Pharmakokinetik von Hydergin

Wie alle Ergot-Alkaloide wird auch Hydergin rasch resorbiert. Doch über die Bioverfügbarkeit und Pharmakokinetik der im Hydergin enthaltenen Mutterkornalkaloide ist speziell beim Menschen bemerkenswert wenig bekannt. Dies hängt nicht zuletzt mit der Schwierigkeit des Nachweises der in sehr geringen Mengen bereits wirksamen Substanzen zusammen. Die Ausscheidung erfolgt zweiphasig mit einer kürzeren und längeren Halbwertzeit. ECKERT et al. [27] zitieren drei Publikationen über Metaboliten von Methysergid, Methergolin und Nicergolin. Offenbar wird nur ein geringer Teil der Originalsubstanzen unverändert wieder ausgeschieden; der weitaus größte Teil der Metaboliten wird in der Galle gefunden [9]. Gemessen am EEG beträgt die Dauer der Aktivität von Dihydroergotoxinmesylat mindestens acht Stunden (zit. n. 9).

Klinische Wirkungen von Hydergin

Nach Quantität und Qualität der Untersuchungen gehört Hydergin zu den am besten untersuchten Nootropika [Übersichten 62, 80]. Nach der Analye von 26 Studien (Doppelblind-Bedingungen und Place-bo-kontrolliert) kommt McDONALD zu dem Schluß, daß Hydergin „bestimmte kognitive Leistungen", Verstimmungen, Müdigkeit und anderes — beurteilt aufgrund sprachlicher Äußerungen der Patienten — positiv beeinflußt.

McDONALD-Originalzitat: "It appears that Hydergin favorably influences certain aspects of cognitive functioning, e. g., confusion, mental alterness, impairment of recent memory, disorientation, in elderly institutionalized patients as assessed by subjective clinical rating scales. Other variables responding well to Hydergine therapy are mood depression, emotional lability, fatigue, dizziness, anxiety, unsociability, and mobility... Thus, the majority of symptoms showing significant improvement in at least 50% of the studies after Hydergine therapy are those symptoms appraised in the interview situation based mainly upon the patients verbal behavior."

McDONALD weist ferner darauf hin, daß 85% der untersuchten Patienten „institutionalisiert" waren und somit die Ergebnisse nicht auf alte Menschen insgesamt generalisiert werden dürften. Tatsächlich ist der Anteil der in Institutionen untergebrachten älteren Menschen mit ca. 4% gering. Ihre Lebenssituation, Lebensbedingungen und damit auch Befindlichkeiten sind von denen in der Gemeinde lebender zudem stark verschieden.

VENN [80], der seiner Übersicht eine noch größere, wenn auch weniger stringent ausgewählte Zahl von Untersuchungen zugrunde gelegt hat, kommt im Hinblick auf die klinischen Wirkungen zu dem Schluß, daß mehrere Ergot-Alkaloide eine positive Wirkung bei cerebraler Insuffizienz im Senium haben.

"Studies with dihydroergotoxine, dihydroergonine, and nicergoline have shown that these ergot alkaloids have a beneficial effect on patients with symptoms of senile cerebral insufficiency, and that improvement in the EEG patterns in these patients correlates well with the clinical improvement. There is also evidence that dihydroergotoxine improves the metabolic processes of the aging brain, in that cerebral blood flow and oxygen uptake are augmented by its use" [80].

Im einzelnen werden in der Literatur folgende Wirkungen von klinischer Bedeutung beschrieben:

a) **Hyderginwirkungen auf die cerebrale Durchblutung.** Beschrieben werden eine

Verkürzung der cerebralen Durchblutungszeit (bei vorheriger pathologischer Verlängerung) unter oraler Langzeitmedikation [42, 43, 56] und eine *Steigerung der Hirndurchblutung*, eine *Abnahme des cerebralen Gefäßwiderstandes* und eine *Steigerung der O_2-Aufnahme* nach parenteraler Applikation [29, 44]. Diesen positiven Ergebnissen widersprechen die Befunde von GOTTSTEIN [35] und HERRSCHAFT [40], wobei es sich allerdings in beiden Fällen um einmalige i. v. oder i. a. Applikationen handelt, deren Vergleichbarkeit zu chronisch-oraler Applikation in Frage zu stellen ist.

b) **Hyderginwirkungen auf das Elektroencephalogramm.** Beschleunigung der dominanten alpha-Frequenz, Abnahme von delta- und theta-Wellen, Zunahme der Energie der dominanten alpha-Frequenz und unterschiedliche Veränderungen im beta-Bandbereich unter oraler Langzeitmedikation. Während MATEJCEK [61] hierauf seine Hypothese gründete, daß Nootropika den altersabhängigen EEG-Veränderungen entgegenwirkten und deshalb gleichzeitig zu einer Besserung klinisch beobachtbarer Leistungsausfälle führten, interpretierten KUGLER et al. [56] ihre sehr ähnlichen EEG-Befunde als Ausdruck einer „Relaxation wie auch Tranquilisierung".

Bedeutsam erscheint die Feststellung einiger Autoren, daß die EEG-Veränderung mit der beobachtbaren *„gesamtklinischen" Verbesserung* und Verbesserungen in einigen Leistungstests, aber auch mit den radiozirkulatorisch erhobenen Befunden gut korrelierten [3, 42, 56, 61, 82].

c) **Klinische Wirkungen von Hydergin** unter oraler Langzeitmedikation erstrecken sich vor allem auf Verhaltensverbesserungen in der gesamtklinischen Beurteilung („Global Clinical Improvement Scale"), Abnahme von Depressivität, Zunahme von Aktivität und Selbstverantwortlichkeit, Abnahme von Verwirrtheit und Vergeßlichkeit.

d) **Testpsychologisch faßbare Hydergin-Wirkungen** äußern sich, wie vor allem die Langzeitstudie (plazebokontrolliert; 15 Monate) von KUGLER et al. [56] gezeigt hat, in einer Stabilisierung der intellektuellen Leistungsfähigkeit, d. h. die Leistungsabnahme unter Placebo kann durch Hydergin mehr oder weniger aufgehalten werden. Von Interesse — vor allem unter methodischen Gesichtspunkten — ist in diesem Zusammenhang die Studie von YESAVAGE et al. [83]. Ausgehend von der Tatsache, daß Medikamente die Lernleistung sowohl mindern als auch bessern können, untersuchten sie den wechselseitigen Einfluß von Hydergin, kognitivem Training und stützender Beratung in der Gruppe im Rahmen einer Pilot-Studie, die zunächst auf Placebo-Kontrollgruppen verzichtete. Die Kombination von Hydergin mit beiden Formen von Gruppentherapie erzielte die besten Resultate, gemessen an der Lernleistung, wobei das kognitive Gruppentraining gegenüber der stützenden Beratung besser abschnitt.

10.5.4. Klinische Pharmakologie weiterer nootrop-wirksamer Substanzen

Auf eine eingehende Besprechung weiterer Nootropika — wie die unter Kap. 10.3. bereits erwähnten *Nicergolin, Centrophenoxin* und *Vincamin* — kann verzichtet werden, da sie entweder unter klinischen Gesichtspunkten bisher weniger gut als die drei referierten Substanzen untersucht worden sind oder aber keine wesentlichen neuen oder zusätzlichen Therapiewege eröffnen.

Möglicherweise neue therapeutische Perspektiven ergeben sich hingegen durch die Anwendung einiger **Neuropeptide** sowie durch die Beeinflussung *monoaminerger* und *cholinerger* Neurotransmission. Ausgehend von den bekannten psychischen Veränderungen bei endokrinen Erkrankungen und unter der Behandlung mit *ACTH* und Nebennierenrindenhormonen wurden zunächst tierexperimentell die Wirkungen von *ACTH-Fragmenten*, speziell $ACTH_{4-10}$ auf das Verhalten untersucht.

Hierbei wurden vor allem Verbesserungen des Lernens, des Gedächtnisses und der mit CO_2 ausgelösten Amnesie beobachtet [81]. Die Befunde bei Probanden und Patienten mit HOPS sind jedoch noch widersprüchlich und uneinheitlich [74]. Am meisten Übereinstimmung herrscht darüber, daß die **ACTH-Fragmente** zu einer sich vom Placebo-Effekt signifikant abhebenden Zunahme visueller, nicht jedoch verbaler Gedächtnisfunktionen führen [64]. FERRIS et al. [28] berichteten außerdem über angstreduzierende und antidepressive Wirkungen, die von einer Steigerung der subjektiv erlebten Kompetenz begleitet waren.

Über geringe Verbesserungen der Gedächtnisfunktionen berichtete FERRIS et al. [28] auch durch **Vasopressin**.

Aufgrund der Untersuchungsergebnisse über Veränderungen des Hirnmetabolismus bei Alzheimerschen Demenzen und unter der Bedingung physiologischen Alterns [Übersichten: 22, 23, 51, 70, 71] sind Versuche unternommen worden, kognitive Hirnleistungen durch Gaben von *Cholin* und *Physostigmin* [75] oder *L-Dopa* [2, 55] zu stimulieren; allerdings konnten bisher keine durchschlagenden Erfolge erzielt werden [16, 63, 66, 67].

10.6. (Neuro-)Psychiatrische Indikationen der Therapie mit Nootropika

10.6.1. Vorbemerkungen und Zusammenfassung

Wie in Kap. 10.1. dargelegt, wird von „nootrop" oder „neurodynamisierend" wirksamen Substanzen erwartet, daß sie eine verminderte Funktionsfähigkeit noch vitaler Neurone verbessern. Die Funktionssteigerung sollte so stark sein, daß sie auch an Leistung und Verhalten deutlich erkennbar wird. Voraussetzung der *Wirksamkeit* nootroper Substanzen ist demnach eine wie auch immer geartete *Schädigung* neuronaler Funktionen, die mittels biochemisch-pharmakologischer Intervention zu restituieren oder wenigstens zu restabilisieren ist. Dabei sind die Art und Modalität wie auch die zeitlichen Dimensionen der zugrundeliegenden Schädigung sicher nicht ohne Bedeutung. Es ist ganz unwahrscheinlich, daß akuten (z. B. Delir) und chronischen exogenen Psychosen im Sinne des HOPS die gleichen neurofunktionellen, neurobiochemischen oder gar morphologischen Substrate zugrunde liegen.

Auch das **hirnorganische Psychosyndrom (HOPS)** stellt ätiologisch und pathogenetisch betrachtet keine Einheit dar. Tab. 10.1. gibt eine Übersicht über die Vielfalt von Ursachen, die zu einer dementiellen Entwicklung, als deren Kernsyndrom das HOPS anzusehen ist, führen können. Die *primär degenerative Demenz* (Typ Alzheimer) und die *vaskuläre Demenz* (Multi-Infarkt-Demenz) sind keineswegs die einzigen in der praktischen Diagnostik der Geriatrie und Gerontopsychiatrie zu berücksichtigenden Demenzformen.

Da ätiologische Faktoren zumindest bei primären und vor allem degenerativen Formen von Demenzen entweder noch unbekannt oder medikamentöser Behandlung nicht zugänglich sind, konzentriert sich das Interesse verständlicherweise auf die Beeinflussung der **pathogenetischen Teilstrecke**. In diesem Zusammenhang bedeutsame biochemische Funktionssysteme sind der *Energiestoffwechsel,* der *Transmitterstoffwechsel,* der *Nucleinsäure-* und *Eiweißstoffwechsel* [Übersicht: 53]. Dabei wäre es wichtig und interessant zu klären, ob es für alle Formen des HOPS eine biochemisch oder vielleicht eher neurophysiologisch zu definierende gemeinsame pathogenetische Endstrecke gibt. Das Ergebnis wäre möglicherweise ein Ansatzpunkt für eine Pharmakotherapie im Sinne einer für alle Formen des HOPS gültigen Indikation. Abb. 10.1. deutet an, daß aus neurophysiologischer Sicht die **gestörte Vigilanzregulation** zunächst hypothetisch als ein solches Modell betrachtet werden könnte.

Es gibt Argumente, die dafür sprechen, so die klinische Beobachtung, daß in Stadien fortschreitender Demenz schließlich die **Insuffizienz der Vigilanzregulation** von der Zerstörung des normalen Schlaf-Wach-Rhythmus bis hin zu dessen Inversion grob sichtbar wird [30].

Tab. 10.1. Klassifikation organischer Psychosen im höheren Lebensalter
(Nach LAUTER, 1980). Mögliche Indikationen einer Therapie mit Nootropika (s. Text)

1. *Störungen der Hirndurchblutung:*	Zerebrovaskuläre Erkrankungen
2. *„Primär degenerative" kortikale Erkrankungen mit argentophilen Gewebsveränderungen:*	Alzheimersche Krankheit im Senium und Präsenium
3. *Subkortikale Dystrophie:*	Präsenile argyrophile subkortikale Dystrophie (SEITELBERGER) progressive supranuclear palsy (STEELE)
4. *Systematrophien:*	Picksche Krankheit M. Parkinson Chorea Huntington u. a.
5. *Hirntraumen:*	Hirnkontusion, subdurales Hämatom
6. *Infektionen:*	Encephalitis progressive Paralyse Creutzfeldt-Jakobsche Krankheit u. a.
7. *Intoxikationen:*	Alkohol, Medikamente, CO, Schwermetalle
8. *Störung der Liquorzirkulation:*	Lösungsvermittler
9. *Intrakranielle Neoplasmen:*	Kommunizierender Hydrocephalus Hirntumoren, Schädelbasistumoren
10. *Bronchialkarzinome und andere extracerebrale Tumoren:*	Carcinomatöse Meningitis Paraneoplastisches Syndrom
11. *Vitaminmangelzustände:*	Vitamin B_{12} (Perniziosa-Psychosen) Nikotinsäure (Pellagrapsychosen) Folsäure Vitamin B_1
12. *Metabolische Encephalopathien:*	Eiweißmangelzustände Schilddrüsenerkrankungen Hypoglykämie (z. B. nach Gastrektomie) chronische Lebererkrankungen Niereninsuffizienz Hypo- und Hyperparathyreoidismus Hyperlipidämie M. Addison Porphyrie

Weiter spricht die als Vigilanzreduktion interpretierte Grundrhythmusverlangsamung im EEG dafür. BENTE [6] hat schon vor vielen Jahren darauf aufmerksam gemacht, daß zwischen dem neurasthenischen Syndrom, das auch recht häufig den Beginn eines chronisch-hirnorganischen Krankheitsprozesses markiert, und einer Insuffizienz des Vigilanztonus ein innerer Zusammenhang besteht. Für einige der nootropen Substanzen ist ein „vigilanzstimulierender" Effekt nachgewiesen worden [8] (s. Kap. 10.5.).

Die verfügbaren Befunde dürfen allerdings nicht vorschnell zu einer endgültigen Annahme der Vigilanzregulationsstörung als gemeinsame pathogenetische Endstrecke des HOPS führen, denn Störungen dieses neurophysiologisch zu definierenden Funktionssystems sind auch bei der Entstehung des Delirs, also eines *akuten* exogenen Reaktionstyps beteiligt [52] und scheinen auch bei Altersdepressionen eine Rolle zu spielen [72]. Die Vigilanzregulation ist wahrscheinlich eine noch weit generellere Einflußebene und kann daher nicht ohne weiteres Modell für eine gemeinsame pathogenetische Endstrecke aller hirnorganischen Psychosyndrome sein.

Wie die Darstellung der experimentellen und klinischen Pharmakologie der Nootropika ergeben hat, lassen die hier besprochenen, derzeit verfügbaren Nootropika weder ein substanzspezifisches Wirkungsprofil noch eine klare pathogenetische Spezifität erkennen, sieht man einmal davon ab, daß von den meisten ein vigilanzstimulierender Effekt behauptet werden kann.

Daraus folgt, *daß es auch keine substanzspezifischen Indikationsbereiche für die einzelnen Nootropika geben kann.* Sie sind im Hinblick auf Indikation und wahrscheinlich auch im Hinblick auf ihre klinische Wirksamkeit weitgehend als austauschbar anzusehen. Dies wird auch dadurch belegt, daß keiner einzigen der zitierten Untersuchungen Kriterien für eine differentielle Indikation noch für die zuverlässige Unterscheidung von Respondern und Non-Respondern zu entnehmen sind. Infolgedessen werden im folgenden die wesentlichen psychopathologischen **Zielsyndrome** für alle Nootropika gemeinsam dargestellt. Auf eine substanzgebundene Indikationsangabe wird verzichtet, weil sie ständiger Redundanz nicht entgehen könnte.

10.6.2. Nootropika beim hirnorganischen Psychosyndrom (HOPS)

Das HOPS stellt die Kernsymptomatik aller dementiellen Prozesse dar [57]; es ist nicht *grundsätzlich* als *irreversibel* zu betrachten und kann daher eine Indikation für den Einsatz nootroper Substanzen sein. Die Frage, ob sich ein HOPS dem Richtungsziel der Demenz progredient nähert, hängt von der Eigengesetzlichkeit des zugrundeliegenden Krankheitsprozesses und dessen Therapierbarkeit ab. Die Symptomatik als Ausdruck einer chronisch wirksamen generalisierten Hirnschädigung läßt sich auf zwei Ebenen zusammenfassen: 1. die *Hirnleistungsschwäche* als Teilsyndrom des HOPS umfaßt hauptsächlich kognitive Störungen, während 2. die *Wesensänderung* eher emotional-affektive Auffälligkeiten eines vorgegebenen Persönlichkeitsmusters mit qualitativer oder quantitativer Veränderung von Charaktereigenschaften beschreibt [58].

Die Hirnleistungsschwäche

Die Hirnleistungsschwäche wird gewöhnlich charakterisiert durch Störungen a) des Gedächtnisses, b) der Konzentrationsfähigkeit, c) des Denkens, d) der Auffassung, e) der Orientierung und f) der Affektivität.

a) Die Prozeßrichtung der **Gedächtnisschwäche** ist der *gelebten Zeit entgegengesetzt,* indem zuerst die Merkfähigkeit, danach das Neu- und schließlich das Altgedächtnis erfaßt werden.

Daraus ergibt sich bereits, daß das **Gedächtnis eine zusammengesetzte Funktion** ist, deren weitere Teilfunktionen auf einer anderen Ebene – Retention, Retrieval und Reproduktion – sehr vielschichtige Prozesse des Kodierens, Wiederauffindens und Reproduzierens von Gedächtnismaterial bezeichnen. Ihre spezifische *Quantifizierung* wäre klinisch wünschenswert, ist aber *bisher kaum möglich.* Zur Zeit sind Umfang des Gedächtnisinhaltes und die Dauer des unmittelbaren Behaltens sowie die Störbarkeit des Kodierungsprozesses die wichtigsten Meßparameter der Gedächtnisfunktion.

b) Die **Konzentrationsfähigkeit** gilt als Leistungsindikator der *Vigilanz.* Präzision, d. h. Genauigkeit und Ausdauer, Wahrnehmungsleistungen und Informationsverarbeitung sind praktikable Meßgrößen.

c) Innerhalb der **Denkstörungen** gelten formal Verlangsamung, Umständlichkeit und Zähflüssigkeit sowie Haftneigung als charakteristisch. Inhaltlich imponieren Einengung, Verlust der Abstraktionsfähigkeit, d. h. Haften am Vordergründig-Konkreten und Beeinträchtigung des Urteilsvermögens. Eine psychometrische *Quantifizierung,* die klinisch brauchbar ist, existiert *erst in Ansätzen.*

d) **Auffassungsstörungen** werden gewöhnlich als Folge getrübten Bewußtseins und dadurch beeinträchtigter Wahrnehmungsfunktionen betrachtet. Die behinderte Auffassungsfähigkeit kann jedoch auch als Produkt der Denkstörung und der geminderten Konzentrationsfähigkeit aufgefaßt werden. Auch hierfür existiert *keine quantifizierende Erfassungsmethode.*

e) Ebenso lassen sich die Störungen der zeitlichen, räumlichen, situativen und personenbezogenen **Orientierung** als sekundäre Folge gestörter Gedächtnis- und Denkleistung ansehen, obwohl auch hier — wenigstens für den räumlichen, zeitlichen und situativen Bereich — primäre, d. h. autonome Eigenfunktionen denkbar sind. *Operationalisierungsversuche* existieren ebenfalls *erst in Ansätzen.*

f) **Affektlabilität** und **Affektinkontinenz** weisen auf Störungen limbischer Funktionen hin und leiten bereits über zur zweiten Dimension klinisch erfaßbarer hirnorganischer Erscheinungen, nämlich der Persönlichkeitsveränderungen.

Persönlichkeitsveränderungen

Auch für diese Funktionsstörung bestehen keine exakt quantifizierenden Erfassungsmethoden. Die hier kurz beschriebenen psychopathologischen Einzelmerkmale stellen, wenn sie im Kontext des hirnorganischen Psychosyndroms auftreten, **Zielsymptome** nootroper Medikation dar. Dabei ist zu beachten, daß jedes einzelne dieser Merkmale natürlich auch im Gefolge zahlreicher anderer psychischer Störungen und Erkrankungen vorkommen kann, z. B. im Rahmen von Depressionen, schizophrenen Psychosen, aber auch neurotischen Störungen und sogar extracerebralen Leiden. Deshalb sind die Einzelmerkmale nicht ohne weiteres als Indikatoren zu nootroper Therapie anzusehen. *Die Indikation zu nootroper Behandlung ist primär an das Symptomgefüge „hirnorganisches Psychosyndrom" gebunden,* wobei die psychopathologischen Einzelmerkmale eher als Meßindikatoren fungieren.

Über spezielle **therapeutische Maßnahmen** s. Kap. 10.7.

10.6.3. Nootropika bei depressiven Syndromen

Depressive Syndrome kommen als Indikationsgebiet von Nootropika nur dann in Frage, wenn an ihrer Entstehung mit Wahrscheinlichkeit *cerebral-organische* Prozesse beteiligt sind, was in der Gerontopsychiatrie häufiger der Fall ist. Es handelt sich dann um symptomatische Depressionen im Sinne einer exogenen Psychose.

Bei diesen Patienten dürfte in der Regel eine kombinierte **Therapie** mit *Antidepressiva und* solchen *Nootropika* angebracht sein, von denen anzunehmen ist, daß sie aufgrund ihrer biochemischen Wirkungen synergistische potenzierende Effekte erwarten lassen.

Dies könnte z. B. aufgrund von **Wechselwirkungen** zwischen Energie- und Transmitterstoffwechsel dann der Fall sein, wenn die Grundkrankheit zu einer Beeinträchtigung des cerebralen Energiestoffwechsels geführt hat und sekundär der Transmitterstoffwechsel aufgrund des energetischen Defizits beeinträchtigt ist [14, 79], so daß zumindest die hypothetische Annahme gerechtfertigt ist, daß wegen der Beeinträchtigung depressionsspezifischer Transmittersysteme auch die Wirksamkeit von Antidepressiva gemindert ist.

Die Gabe eines die Stoffwechselsituation stabilisierenden Nootropikums könnte dann selbst einen antidepressiven Effekt ausüben bzw. die verbesserte Wirksamkeit von Antidepressiva zur Folge haben [10].

Über spezielle **therapeutische Maßnahmen** s. Kap. 10.7.

10.6.4. Nootropika beim (pseudo-)neurasthenischen Syndrom

Als dritter und letzter Indikationsbereich sei das neurasthenische Syndrom genannt. HUBER [47] stellt es neben die Persönlichkeitsveränderung und die Demenz. Es ist jedoch nicht ohne weiteres Teil eines organischen Persönlichkeitsabbaues und bereitet auch differentialdiagnostische Schwierigkeiten, z. B. gegenüber neurotischen Störungen, asthenischen und Defizienzsyndromen bei schizophrenen Psychosen und psychopathischen Bildern.

Psychopathologisch imponiert der Zustand als „reizbare Schwäche", die neben vegetativ-vasomotorischen Störungen vor allem durch zeitlich stark schwankende affektive Reaktivität im Sinne des „hyperästhetisch-emotionellen Schwächezustandes", Minderung der Konzentrations- und Merkfähigkeit, abnorme Ermüdbarkeit und Erschöpfbarkeit gekennzeichnet sind. BENTE [6] hat wahrscheinlich gemacht, daß dem neurasthenischen Syndrom eine Störung der Vigilanzregulation zugrunde liegt. Von dieser Annahme ausgehend, erscheint auch beim neurasthenischen Syndrom, wenigstens wenn es auf hirnorganischer Basis entsteht, der Einsatz von Nootropika gerechtfertigt.

Über spezielle **therapeutische Maßnahmen** s. Kap. 10.7.

10.7. Durchführung der Therapie mit Nootropika

10.7.1. Vorbemerkungen und Zusammenfassung

Der Therapie mit Nootropika sollen *fünf grundsätzliche Aspekte* zur Beachtung vorangestellt werden:

a) Nootropika sind definitionsgemäß Substanzen, die auf metabolischem Wege die Hirnleistung stimulieren. Zumindest von den in diesem Abschnitt besprochenen Substanzen kann die cerebrale Wirksamkeit als gesichert angesehen werden. Ihre Wirkungsweise ist hingegen trotz intensiver Bemühungen um Aufklärung bisher noch unklar. Sie stellen **„Gerotherapeutika"**, aber *keine „Geroprophylaktika"* dar [18].

Nootropika sind bisher ganz überwiegend im Bereich der Gerontopsychiatrie bei cerebrovaskulärer (Multi-Infarkt-) und primär degenerativer Demenz, bei jüngeren Patienten auch im Gefolge posttraumatischer und alkoholischer Schädigungen untersucht worden. Als *hauptsächlicher Indikationsbereich ist das chronische hirnorganische Psychosyndrom* anzusehen. Daneben können *hirnorganisch mitbestimmte Depressionen* und das *neurasthenische Syndrom* im Rahmen primärer oder sekundärer cerebraler Erkrankungen als weitere Indikationsgebiete angesehen werden. Die vielfältige Ätiologie und Pathogenese des HOPS und damit auch die zu erwartende Vielfalt metabolischer Störungen erlauben aber nicht, positive Ergebnisse, die bei einer bestimmten Krankheitsgruppe erzielt werden, zu generalisieren, obwohl die Wirksamkeit von Nootropika bei anderer Ätiologie und Pathogenese des HOPS als der untersuchten natürlich auch nicht ausgeschlossen werden kann.

b) Die **geringe klinische Effizienz** bzw. Relevanz nootroper Wirkungen ist in der mangelnden Kenntnis der metabolischen Veränderungen unter physiologischen und pathologischen Alternsbedingungen einerseits [18] und schwierig zu lösenden methodischen Problemen klinischer Prüfungen andererseits [50] begründet.

— Die **Wirkung** der bisher verfügbaren Substanzen ist **nicht zuverlässig**. Ein Teil der Patienten erfährt eine günstige Beeinflussung ihrer Symptome oder Funktionsausfälle, andere überhaupt nicht (Responder und Non-Responder). Zuverlässige Voraussagekriterien gibt es hierfür nicht. Ferner sind die Differenzen zwischen Verum- und Placeboeffekt gering, auch wenn sie im statistischen Sinne signifikant sind. Sie betragen im Durchschnitt ca. 15—25%. Außerdem sind bisher keine regelmäßig wiederkehrenden, festen Korrelationen zwischen verschiedenen Meßbereichen gefunden worden, d. h. es existiert noch *kein systematisierbares Wirkungsprofil*. Die geringe Wirkungsstabilität der Nootropika führt zu einer erheblichen „Inter-Investigator-Varianz" und „Inter-Item-Varianz". In manchen Untersuchungen mit hoher Merkmalszahl überschreiten signifikante Veränderungen einzelner Merkmale nicht den Bereich zufällig zu erwartender signifikanter Ergebnisse.

— Es ist gegenwärtig **nicht möglich**, für einzelne Substanzen klare **differentielle Indikationen** im Hinblick auf krankheitsbedingte Funktionsausfälle nosologische Entitäten oder metabolische Störungen anzugeben, die auch in der Praxis angewendet werden können.

— **Statistische Signifikanz ist nicht gleichbedeutend mit klinischer Relevanz.** Es kann z. B. sein, daß ein Nootropikum 70% der Patienten in die Lage versetzt, sich um ein bis zwei Ziffern im Zahlennachsprechen zu verbessern, während unter Placebo nur 45% der Patienten diese „Leistung" erbringen [38]. Die Differenz mag statistisch signifikant sein (s. oben) und die Annahme einer verum-Wirkung rechtfertigen. Jedoch sagt ein derartiges Ergebnis nichts darüber aus, ob die behandelten Patienten selber oder die sie versorgenden Angehörigen auch eine bessere Bewältigung alltäglicher Lebensprobleme erleben oder erkennen können.

c) Nach Behandlung mit Nootropika kommt es bei einem derzeit noch nicht näher beschreibbaren Teil von Patienten mit einem chronischen, hirnorganischen Psychosyndrom zu einer globalen, subjektiv erlebten und objektiv beobachtbaren Verbesserung des Befindens und Verhaltens. Die Zunahme der Leistungen in bestimmten Testverfahren wie auch die globale Besserung lassen sich als Folge allgemeiner Aktivierung bzw. einer Aktivierung und **Stimulierung der vigilanzregulierenden Hirnsysteme** auffassen. Nootropika haben daher vor allem bei primär und sekundär degenerativen Demenzen neben der nach internistischen Prinzipien zu orientierenden Basistherapie den **Rang von Zusatztherapeutika**, deren Wirksamkeit der von Placebo überlegen ist, auch wenn der Wirkungsunterschied nicht sehr ausgeprägt ist.

d) Der Einsatz von Nootropika darf eine genauere **diagnostische Abklärung** jedes HOPS nicht verhindern oder als überflüssig erscheinen lassen, weil es zahlreiche Formen gibt, bei denen das Grundleiden extracerebrale Organe betrifft und entsprechend behandelt werden muß. Weiterhin *dürfen Nootropika nicht als Ersatz für die gerade im Falle dementieller Erkrankungen so wichtige soziale und allgemeine psychotherapeutische Betreuung des Patienten und seiner Angehörigen angesehen werden.* Nootropika dürfen auch nicht als Alibipräparate für unterlassene Diagnostik und andere indizierte Therapieverfahren eingesetzt werden.

e) Bei der Abwägung von **Kosten und Nutzenaspekten von Nootropika** rechtfertigt die ungünstige Prognose vieler dementieller Prozesse und die mit ihnen verbundenen schweren Belastungen für den Patienten und seine Familie jeden Versuch einer Therapie. Weiter ist zu bedenken, daß die *Verhinderung eines Pflegetages* im Heim bzw. Pflegeheim zur Zeit zwischen DM 60,— und DM 100,— Pflegekosten erspart. Diese mögliche Ersparnis übersteigt bei weitem die täglichen Behandlungskosten selbst teurer Nootropika, zumal sie mit Sicherheit wirksamer sind als Placebo und ihre Anwendung auf verschiedenen Wegen die Entwicklung neuerer und wirkungsvollerer Arzneimittel stimulieren kann.

Konkrete therapeutische Vorbemerkungen

Im folgenden werden Indikation, Dosierung und Nebenwirkungen für die in diesem Beitrag besprochenen Nootropika einzeln kurz dargelegt. Im Gegensatz z. Kap. 10.6. werden hier nicht Zielsyndrome angegeben, da sie aus Gründen, die erläutert wurden, für alle Substanzen gleich sind, sondern **nosologisch** orientierte Indikationsbereiche, soweit sie sich aus der Literatur ableiten lassen. Die Indikationsstellung für den neuropädiatrischen und kinder- und jugendpsychiatrischen Bereich bleibt dabei unberücksichtigt, weil sie außerhalb des Erfahrungsbereiches der Autoren liegt.

Die **Behandlungsdauer** hängt für solche Nootropika vom Therapieeffekt ab. Ist ein solcher beim einzelnen Patienten evident, ist bei Berücksichtigung der Tatsache, daß die zugrunde liegenden Organprozesse beim HOPS in der Regel chronisch und progredient verlaufen — zumindest ist das bei den primär degenerativen Demenzen der Fall —, eine *Dauerbehandlung* angemessen. Hierfür spricht vor allem auch die Untersuchung von KUGLER et al. [56] über die Hydergin-Langzeitwirkung, wenngleich die Generalisierungsfähigkeit der Studie durch die relativ hohe drop-out-Rate eingeschränkt wird. Um festzustellen, ob ein Therapieeffekt eintritt oder nicht, sollte *mindestens 4—6 Wochen* — dies gilt für alle Nootropika — behandelt werden, wobei eine genaue Beobachtung des Patienten unter Einbeziehung subjektiver Angaben des Patienten und von Beobachtungen von Beziehungs- oder Betreuungspersonen unerläßlich ist. Ist nach *drei Monaten* keine positive Wirkung festzustellen, sollte das Präparat abgesetzt werden. Mangelhafte oder fehlende therapeutische Reaktion auf ein Nootropikum schließt die Wirksamkeit anderer Substanzen keineswegs aus.

10.7.2. Therapie mit Piracetam

Der **Indikationsbereich** erstreckt sich bisher hauptsächlich auf das *HOPS* bei cerebrovaskulären und primär degenerativen Demenzen (Alzheimer-Typ) und bei chronischem *Alkoholismus*. Als einziges Nootropikum scheint Piracetam auch zur ergänzenden oder alleinigen Behandlung von *akuten Entziehungserscheinungen* im Rahmen des Prädelirs bzw. Delirs indiziert. Ob darüber hinaus Piracetam auch geeignet ist, schizophrene Defektsyndrome zu behandeln, kann aufgrund der bisher vorliegenden Literatur noch nicht entschieden werden.

Als **Dosierung** empfiehlt sich in der Regel die orale Gabe von 2,4 bis 4,8 g/die.

Weitere Dosiserhöhungen — im Extremfall bis zu 10 g/die oral — scheinen keine besseren Behandlungsergebnisse zu bringen.

Nebenwirkungen sind wegen der guten klinischen Verträglichkeit kaum zu beobachten. Bedeutsame Veränderungen von Laborwerten wurden nicht gefunden. Bei einzelnen Patienten wurden im Verlauf der Behandlung lediglich Zunahme von psychomotorischer Unruhe und Aggressivität sowie sexuelle Stimulation beobachtet.

Kontraindikationen im strengen Sinne sind nicht bekannt. Agitierte Formen depressiver Syndrome sowie psychomotorische Erregtheit anderer Ursachen sind als relative Kontraindikationen zu betrachten.

10.7.3. Therapie mit Pyritinol

Der **Indikationsbereich** erstreckt sich primär auf das *HOPS* im Rahmen cerebrovaskulärer und vor allem primär degenerativer Demenzen. Ob die Einschränkung von HOYER et al. [46] zutrifft, daß es ausschließlich bei primären Störungen der Glucoseutilisation und damit primär degenerativen Demenzen wirksam sei, bedarf noch der Bestätigung. Sie steht im Gegensatz zu einigen klinischen Untersuchungen. Pyritinol ist ferner indiziert zur Behandlung *akuter Zustände* nach Schädel-Hirntrauma, insbesondere des posttraumatischen Comas.

Als **Dosierung** empfehlen die meisten Untersuchungen zwischen 600 und 800 mg/d. aufgeteilt in drei bis vier Einzeldosen. GLATZEL [33] fand aufgrund einer retrospektiven Analyse von 317 geriatrischen Patienten, die innerhalb eines Dreijahreszeitraumes stationär wegen eines chronischen hirnorganischen Psychosyndroms mit Pyritinol behandelt worden waren, eine Wirkungsabhängigkeit von Behandlungsdauer und Dosierung. Er empfiehlt eine Mindestbehandlungsdauer von einem Monat, die bei schweren und therapieresistenten Fällen ebenso überschritten werden sollte wie die Standarddosis von 600 mg/d. Er fand bei Gaben von 900 bis 1000 mg/d. deutlichere Therapieerfolge als bei niedrigeren Dosierungen.

Nebenwirkungen sind wegen der guten Verträglichkeit selten. In Einzelfällen werden Hautallergien (besonders häufig offenbar bei komatösen Patienten, [20]), Appetitlosigkeit, Übelkeit, Erbrechen und Durchfälle berichtet.

10.7.4. Therapie mit Hydergin, Nicergolin, Vincamin, Centrophenoxin und Cinnarizin

Therapie mit Hydergin

Der **Indikationsbereich** ist vor allem beim HOPS, auf der Basis cerebrovaskulärer und primär degenerativer Ätiologien zu sehen. Als **Dosierung** empfehlen die meisten Untersuchungen 3—4,5 mg/d. **Nebenwirkungen** werden nicht berichtet.

Therapie mit Nicergolin

Der **Indikationsbereich** ist praktisch der gleiche wie für das Hydergin, nämlich hauptsächlich das HOPS auf cerebrovaskulärer Basis, insbesondere Hypertension. Als **Dosierung** empfehlen sich in der Regel 15—30 mg/d. **Nebenwirkungen** sind bei der angegebenen Dosierung kaum zu erwarten. In seltenen Fällen und bei höherer Dosierung treten Schwindel, Hypotonie oder Sedation auf.

Therapie mit Vincamin

Der **Indikationsbereich** wird hauptsächlich bei der cerebrovaskulären Genese des HOPS gesehen. Als **Dosierung** empfehlen sich in der Regel 40—60 mg/d. **Nebenwirkungen** sind gelegentlich als gastrointestinale Störungen zu beobachten. Bei Hirndruck und Hirnblutungen ist Vincamin **kontraindiziert**.

Therapie mit Centrophenoxin

Der **Indikationsbereich** dieser Substanz erstreckt sich sowohl auf das HOPS bei cerebrovaskulären als auch bei primär degenerativen Prozessen. Als **Dosierung** empfehlen sich in der Regel 600—1000 mg/d. Nebenwirkungen in Form von Einschlafstörungen werden beschrieben. Bei ausgesprochenen Unruhe- und Angstzuständen, insbesondere im Rahmen von Psychosen, ist Centrophenoxin **kontraindiziert**.

Therapie mit Cinnarizin

Der **Indikationsbereich** liegt vorwiegend beim HOPS cerebrovaskulärer Genese, insbesondere auch bei Encephalopathien im Gefolge der Hypertension. Als **Dosierung** empfehlen sich in der Regel 75—150 mg/d. **Nebenwirkungen** treten bis auf gelegentliche Sedierungserscheinungen praktisch nicht auf. Wegen jodhaltiger Kapseln kann es zur Interaktion mit einem Radio-Jodtest kommen.

Literatur

1. ABUZZAHAB, F. S. MERWIN, G. E., ZIMMERMANN, R. L., SHERMANN, M. C. (1977): A double blind investigation of piracetam (Nootropil) vs placebo in geriatric memory. Pharmakopsychiat. 10, 49—56.
2. ADOLFSSON, R., GOTTFRIES, C. G., ORELAND, L., ROOS, B. E., WINBLAD, B. (1978): Reduced levels of catecholamines in the brain and increased activity of monoamine oxidase in platelets in Alzheimer's disease: Therapeutic implications. In: Alzheimer's Disease: Senile Dementia and Related Disorders. (KATZMANN, R., TERRY, R. D., BICK, R. R., Hrsg. Aging, Vol. 7.) New York: Raven Press.
3. ARRIGO, A., BRAUN, P., KAUTCHTSCHISCHWILLI, G., MOGLIA, A., TARTARA, A., PAVIA, L. T. (1973): Influence of treatment of symptomatology and correlated electroencephalographic (EEG) changes in the ages. Curr. ther. Res. 15, 417—426.
4. BALTES, P. B. BALTES, M. M. (1980): Plasticity and variability in psychological aging: methodological and theoretical issues. In: Determining the Effects of Aging on the Central Nervous System (GURSKI, G. E., Hrsg.), S. 41—66. Berlin: Schering AG, 1980.
5. BAZO, A. J. (1973): An ergot alkaloid preparation (hydergine) versus papaverine in treating common complaints of the aged: double-blind-study. J. Am. Geriatrics Soc. 22, 63—71.
6. BENTE, D. (1964): Die Insuffizienz des Vigilitätstonus. Eine klinische und elektroencephalographische Studie zum Aufbau narkoleptischer und neurasthenischer Syndrome. Habilitationsschrift, Erlangen-Nürnberg.
7. BENTE, D., GLATTHAAR, G., ULRICH, G., LEWINSKY, M. (1978): Piracetam und Vigilanz. Elektroenzephalographische und klinische Ergebnisse einer Langzeitmedikation bei gerontopsychiatrischen Patienten. Arzneim.-Forsch./Drug Res. 28, 1529—1530.
8. BENTE, D. (1979): Vigilance and evaluation of psychotropic drug effects on EEG. Pharmakopsychiat. 12, 137—147.
9. BERDE, B., SCHILD, H. O., Hrsg. (1979): Pharmacology and Clinical Pharmacology of Hydergine. Berlin - Heidelberg - New York: Springer.
10. BERNER, P., KRYSPIN-EXNER, K., POELDINGER, W. (1974): Therapy possibilities for therapy-resistant depressions. Pharmakopsychiat. 7, 189—193.
11. BERNTMAN, L., SIESJÖ, B. K. (1978): Brain energy metabolism and circulation in hypoxia. Proc. Europ. Soc. Neurochem. 1, 253—265.
12. BINDER, S., DODDABELA, P. (1976): Die Wirkung von Piracetam auf das geistige Leistungsverhalten chronischer Alkoholiker. Med. Klin. 71, 711—716.
13. BORK, D., RÖHL, K., SELUGGA, A., SELUGGA-REINSCHENK, B., TRAXLER, S. (1976): Die Wirkung von Piracetam auf die zerebrale Leistungsfähigkeit bei chronischen Alkoholikern. Therapiewoche 26, 6971—6980.
14. BOWEN, D. M., DAVISON, A. N.: Biochemical changes in the normal aging brain and in dementia. In: Recent Advances in Geriatric Medicine (ISAACS, B., Hrsg.), S. 41—59. Edinburgh - London - New York: Churchill Livingstone. 1978.
15. Casella-Riedel Pharma GmbH (1976): Dokumentation Piracetam (Normabrain). Frankfurt.
16. CHRISTIE, J. E., SHERING, A., FERGUSON, J., GLEN, A. I. M. (1981): Physostigmine and arecoline: effects of intravenous infusions in Alzheimer presenile dementia. Brit. J. Psychiat. 138, 46—50.
17. COOPER, A. J., MAGNUS, V. (1980): Eine plazebokontrollierte Untersuchung mit Pyriti-

nol („Encephabol") bei Demenz. Pharmatherapeutica 2, 317—322.
18. COPER, H., KANOWSKI, S. (1976): Geriatrika: Theoretische Grundlagen, Erwartungen, Prüfung, Kritik. Hippokrates 47, 303—319.
19. CRONHOLM, B., SCHALLING, D., LAGERGREN, K., LEVANDER, S., MINDUS, P. (1975): Effects of piracetam on mental performance in man. In: Proceedings of the Symposium „Nooanaleptic an Nootropic Drugs". (AGNOLI, A., Hrsg.), S. 102—110. 3rd Congress of the International College of Psychosomatic Medicine, Rom.
20. DALLE ORE, G., BRICOLO, A., ALEXANDRE, A. (1980): The influence of the administration of pyritinol on the clinical course of traumatic coma. J. Neurosurg. Sci. 24, 1—8.
21. DARGE, W., LISS, E., OEFF, K. (1969): Untersuchungen zur Pharmakokinetik und zum Metabolismus von 35S-Pyrithioxin beim Menschen. Arzneim.-Forsch./Drug Res. 19, 9—10.
22. DAVIES, P., MALONEY, A. J. F. (1976): Selective loss of cholinergic neurons in Alzheimer's disease. Lancet ii, 1403.
23. DAVIES, P., VERTH, A. (1978): Regional distribution of muscarinic acetylcholine receptors in normal and Alzheimer-type dementia brains. Brain Res. 138, 385—392.
24. DAVIS, J. N. (1975): Adaption of brain monoamine synthesis to hypoxia in the rat. J. appl. Physiol. 34, 215—220.
25. DENCKER, S. J., WILHELMSON, G., CARLSSON, E., BEREEN, F.-J. (1978): Piracetam and chlormethiazole in acute alcohol withdrawal: a controlled clinical trial. J. Int. Med. Res. 6, 395—400.
26. DIMOND, S. J. (1975): Use of a nootropic substance to increase the capacitiy for verbal learning and memory in normal man. In: Proceedings of the Symposium „Nooanaleptic and Nootropic Drugs". (Agnoli, A., Hrsg.), S. 107—110. 3rd Congress of the International College of Psychosomatic Medicine, Rom.
27. ECKERT, H., KRIECHL, J. R., ROSENTHALER, J., SCHMIDT, R., SCHREIER, E. (1978): Biopharmaceutical aspects — analytical methods, pharmacokinetics, metabolism and bioavailability. In: Ergot Alkaloids and Related Compounds (BERDE, B., SCHILD, H. O., Hrsg.), S. 719—803. Berlin – Heidelberg – New York: Springer.
28. FERRIS, S. H., REISBERG, B. (1981). Clinical studies of neuropeptide treatment in impaired elderly. Abstracts of the IIIrd World Congress of Biological Psychiatry, Stockholm.
29. GERAUD, J., BES, A., RASCOL, A., DELPHA, M., MARC-VERGNES, J. P. (1963): Measurement of cerebral blood flow using Krypton 85. Some physiopathologicial and clinical applications. Rev. Neurol. 108, 542—557.
30. GIRKE, W., KANOWSKI, S. (1972): Elektroenzephalographische Untersuchung der Vigilanz bei psychischen Störungen im höheren Alter und ihre therapeutische Bedeutung. Act. Gerontol. 2, 279—285.
31. GIRUGEA, C. (1973). The „Nootropic" approach to the pharmacology of the integrative activity of the brain. Conditional Reflex 8, 108—115.
32. GIURGEA, C. (1975): Differential experimental definition of nootropic drugs. In: Proceedings of the Symposium „Nooanaleptic and Nootropic Drugs" (AGNOLI, A., Hrsg.), S. 83—92. 3rd Congress of the International College of Psychosomatic Medicine, Rom.
33. GLATZEL, J. (1978): Die Dosis-Wirkungs-Relation oraler Pyritinol-Gaben bei chronischem organischem Psychosyndrom. Med. Klinik 73, 1117—1121.
34. GONCALVES, N. (1979): Pyritinol bei ambulanten geriatrischen Patienten. Eine Placebokontrollierte Verbundstudie. Med. Welt 20, 494—498.
35. GOTTSTEIN, U. (1965): Pharmacological studies of total cerebral blood flow in man with comments on the possibility of improving regional cerebral blood flow by drugs. Acta neurol. scand. 14, 136—141.
36. HAMOUZ, W. (1977): The use of pyritinol in patients with moderate to severe organic psychosyndrome. Pharmatherapeutica 1, 398—404.
37. HASKOVEC, L., JIRAK, R., SRUTOVA, L. (1977): Organisches Psychosyndrom im Alter. Ergebnisse einer klinischen Doppelblindprüfung. Ärztl. Praxis 29, 3959—3961.
38. HEIMANN, H. (1978): Die medikamentöse Behandlung von zerebralen Zirkulations- und Nutritionsstörungen. Monatskurse ärztlicher Fortbildung 28, 279—285.
39. HELMCHEN, H., KANOWSKI, S., ROSENBERG, L. (1974): Multidimensionale pharmakopsychiatrische Untersuchungen mit dem Neuroleptikum Perazin. Pharmakopsychiat. 7, 31—41.
40. HERRSCHAFT, H. (1975): Die regionale Gehirndurchblutung, S. 167—183. Berlin – Heidelberg – New York: Springer.
41. HERRSCHAFT, H. (1978): Die Wirkung von Pyritinol auf die Gehirndurchblutung des Menschen. Quantitative regionale Hirndurchblutungsmessungen bei der akuten zerebralen Ischämie. Münch. Med. Wschr. 120, 1263—1268.
42. HERZFELD, U., CHRISTIAN, W., RONGE, J., WITTGEN, M. (1972a): Richtgrößen für die Beurteilung der Hirnfunktion nach Lang-

zeittherapie mit Hydergin. Ärztl. Forsch. 26, 215—228.
43. HERZFELD, U., CHRISTIAN, W., OSWALD, W. D., RONGE, J., WITTGEN, M. (1972b): Zur Wirkungsanalyse von Hydergin im Langzeitversuch. Med. Klin. 67, 1118—1125.
44. HEYCK, H. (1959): Der Einfluß gefäßaktiver sympathicolytischer Medikamente auf die Hämodynamik und den Sauerstoffverbrauch des Gehirns bei cerebrovasculären Erkrankungen. Dtsch. Zschr. Nervenheilk. 179, 58—74.
45. HOFFMEISTER, F., STILLE, G., Hrsg. (1981): Handbook of Experimental Pharmacology, Vol. 55/II, S. 409—532. Berlin – Heidelberg – New York: Springer, 1981.
46. HOYER, S., OESTERREICH, K., STOLL, K.-D. (1977): Effects of Pyritinol-HCL on Blood Flow and Oxidative Metabolism of the Brain in Patients with Dementia. Arneim.-Forsch./Drug Res. 27, 671—674.
47. HUBER, G. (1972): Klinik und Psychopathologie der organischen Psychosen. In: Psychiatrie der Gegenwart (KISKER, K. P., MEYER, J. E., MÜLLER, M., STRÖMGREN, E. Hrsg.), S. 91 ff. Berlin – Heidelberg – New York: Springer.
48. JANSEN, W. (1980): Die zerebrale Leistungsschwäche im Blickpunkt therapeutischer Bemühungen. Doppelblinde Vergleichsprüfung mit Encephabol forte und weiteren neurotropen Substanzen bei ambulanten geriatrischen Patienten. Therapiewoche 30, 1126—1131.
49. KANOWSKI, S. (1975a): Zum Wirkungsnachweis der enzephalotropen Substanzen (Pyrithioxin und Pirazetam). Z. Gerontol. 5, 333—338.
50. KANOWSKI, S. (1975b): Methodenkritische Überlegungen zur Prüfung von Geriatrikal Z. Gerontol. 5, 316—322.
51. KANOWSKI, S. (1978): The Aging Brain: Current Theories and Psychopharmacological Possibilities. In: Proceedings of the Tenth Congress of the Collegium International Neuro-Pharmacologicum (DENIKER, P., RADOUCO-THOMAS, C., VILLENEUVE, A., Hrsg.), S. 23—31. Oxford – New York: Pergamon Press.
52. KANOWSKI, S., COPER, H. (1978): Disturbed Vigilance Regulation as a Model of Geriatric Neuropsychopharmacology. In: Proceedings of the Tenth Congress of the Collegium International Neuro-Psychopharmacologicum (DENIKER, P., RASOUCO-THOMAS, C., VILLENEUVE, A., Hrsg.), S. 1669—1671. Oxford – New York: Pergamon Press.
53. KANOWSKI, S. (1981): Störungen von Durchblutung und Stoffwechsel des Hirns. In: Fortschritt und Fortbildung in der Medizin. V. Interdisziplinäres Forum der Bundesärztekammer, S. 289—294. Köln: Deutscher Ärzte-Verlag.
54. KITAMURA, K. (1981): Therapeutic effect of pyritinol on sequelae of head injuries. J. Int. Med. Res. 9, 215—221.
55. KRISTENSEN, V., OLSEN, M., THEILGAARD, A. (1977): Levodopa treatment of presenile dementia. Acta Psychiat. Scand. 55, 41—51.
56. KUGLER, J., OSWALD, W. D., HERZFELD, U., SEUS, R., PINGEL, J., WELZEL, D. (1978): Langzeittherapie altersbedingter Insuffizienzerscheinungen des Gehirns. Dtsch. Med. Wschr. 103, 456—462.
57. LAUTER, H. (1973a): Demenz. In: Lexikon der Psychiatrie. Gesammelte Abhandlungen der gebräuchlichsten psychopathologischen Begriffe (MÜLLER, CH., Hrsg.), S. 94—96. Berlin – Heidelberg – New York: Springer.
58. LAUTER, H. (1973b): Psychosyndrom, organisches. In: Lexikon der Psychiatrie. Gesammelte Abhandlungen der gebräuchlichsten psychopathologischen Begriffe (MÜLLER, CH., Hrsg.), S. 418—419. Berlin – Heidelberg – New York: Springer.
59. LAUTER, H.: Gerontopsychiatrie — die somatische Dimension. In: Das ärztliche Gespräch 28. Gerontopsychiatrie (KANOWSKI, S., Hrsg.), S. 7—54. Köln: Tropon-Arzneimittel. 1980.
60. MARKS, N. S. (1977): Controlled clinical trial of piracetam in the treatment of the alcoholic withdrawal phase. Acta therap. 3, 181—190.
61. MATEJCEK, M., ARRIGO, A., KNOR, K. (1975): Quantitative EEG in Geriatric drug research. In: Quantitative Analysis of the EEG (MAZEJCEK, M., SCHENK, G. K., Hrsg.). (Proceedings of the 2nd Symposium of the Study Group for EEG-Methodology, Jongny sur Vevey), S. 127—147. Konstanz: AEG-Telefunken.
62. McDONALD, R. J. (1979): Hydergine: A review of 26 clinical studies. Pharmakopsychiat. 12, 407—422.
63. MEYER, J. S., WELCH, K. M. A., DESHMUDK, V. D., PEREZ, F. I., JACOB, R. H., HAUFRECT, D. B. METHEW, N. T., MORELL, R. M. (1977): Neurotransmitter precursor amino acids in the treatment of multi-infarct dementia and Alzheimer's disease. J. Am. Geriat. Soc. 25, 289—298.
64. MILLER, L. H., GROVES, G. A., BOPP, M. J., KASTIN, A. J. (1980): A Neuroheptapeptide Influence on Cognitive Functioning in the Elderly. Peptides 1, 55—57.
65. MINDUS, R., CRONHOLM, B., LEVANDER, S. E. (1975): Does Piracetam counteract the ECT-induced memory dysfunction in de-

pressed patients? Acta Psychiat. Scand. *51*, 319—326.
66. MOHS, R. C. DAVIS, K. L., TINKLENBERG, J. R., HOLLISTER, L. E., YESAVAGE, U. A. KOPBELL, B. S. (1979): Choline Chloride treatment of memory deficits in the elderly. Am. J. Psychiat. *136*, 1275—1277.
67. MOHS, R. C., DAVIS, K. L. TINKLENBERG, J. R., HOLLISTER, L. E. (1980): Choline chloride effects on memory in the elderly. Neurobiology of Aging *1*, 21—25.
68. NOWAK, H., SCHORRE, G. (1969): Untersuchungen zum Metabolismus von Pyrithioxin. Arzneim.-Forsch./Drug Res. *19*, 11—15.
69. PACIARONI, E., RASPA, E. G. (1975): Nooanaleptic Drugs in Geriatry. In: Proceedings of the Symposium „Nooanaleptic and Nootropic Drugs" (AGNOLI, A., Hrsg.), 3rd Congress of the International College of Psychosomatic Medicine, Rom.
70. PERRY, E. K., PERRY, R. H., BLESSED, G., TOMLINSON, B. E. (1977a): Necropsy evidence of central cholinergic deficits in senile dementia. Lancet *i*, 189.
71. PERRY, E. K., PERRY, R. H., GIBSON, P. H., BLESSED, G., TOMLINSON, B. E. (1977b): A cholinergic connection between normal aging and senile dementia in the human hippocampus. Neurosci. Letters *6*, 85—89.
72. POST, F. (1972): Spezielle Alterspsychiatrie. In: Psychiatrie der Gegenwart (KISKER, K. P., MEYER, J. E., MÜLLER, M., STRÖMGREN, E., Hrsg.), S. 1077—1101. Berlin - Heidelberg - New York: Springer.
73. PRYCE, I. G., GRAY, CH. (1978): Trail of piracetam in chronic schizophrenia. Br. J. Psychiat. *132*, 205, 1978.
74. SCHNEIDER, E., JACOBI, P., VAN RIEZEN, H., VOERMAN, J. W. A., FISCHER, P.-A. (1981): Wirkungen synthetischer Neuropeptide auf die hirnorganische Leistungsinsuffizienz. Ergebnisse der Anwendung von ACTH$_{4-10}$ und des ACTH$_{4-9}$-Analogen. Pharmakopsychiat. *14*, 155—159.
75. SMITH, C. M, SWASH, M. (1980): Effects of Cholinergic Drugs on Memory in Alzheimer's Disease. In: Determining the Effects of Aging on the Central Nervous System (GURSKI, G. E., Hrsg.), S. 19—25. Berlin: Schering AG.
76. SQUITIERI, G., CERVONE, A., AGNOLI, A. (1975): A Study on Short-Term Memory in Man. Interactions with Nooanaleptic and Nootropic Drugs. In: Proceedings of the Symposium „Nooanaleptic and Nootropic Drugs" (AGNOLI, A., Hrsg.), S. 111—121. 3rd Congress of the International College of Psychosomatic Medicine, Rom.
77. TACKE, B., FREISTEIN, H., KEMPF, H., WINDHEUSER, A. (1975): Klinische Prüfung von 2-Pyrrolidon-Acetamid (Generic Name: Piracetam) — Eine Pilot Study. Pharmakopsychiat. *7*, 82—89.
78. TAZAKI, Y., OMAE, T., KUROMARU, S., SHTOMO, E., HASEGAWA, K., MORI, A., KURUHARA, M., KUTSAWA, N., OKADA, T. (1980): Clinical effect of encephabol (pyritinol) in the treatment of cerebrovascular disorders. J. Ing. Med. Res. *8*, 118—126.
79. TORACK, R. M. (1978); The Pathologic Physiology of Dementia. Berlin - Heidelberg - New York: Springer.
80. VENN, R. D. (1978): Clinical pharmacology of ergot alkaloids in senile cerebral insufficiency. In: Ergot Alkaloids and Related Compunds (BERDE, B., SCHILD, H. O., Hrsg.), S. 533—566. Berlin - Heidelberg - New York: Springer.
81. DE WIED, D. (1977): Peptides and behavior. Life Sci. *20*, 195—204.
82. WILDER, B. J., GONYEA, E. F. (1973): The effects of dehydrogenated ergot alkaloids on syrup forms of aging. A controlled pilot study of clinical, neurologic and EEG changes. Scientific exhibit, Am. Med. Assoc. Ann. Conv. New York, 23. bis 27. Juni 1973.
83. YESAVAGE, J. A., WESTPHAL, J., RUSH, L. (1981): Senile dementia: combined pharmacologic and psychologic treatment. J. Am. Geriat. Soc. *29*, 164—171.

III. Psychopharmaka: Spezielle Indikationen der therapeutischen Anwendung

11. Psychopharmakotherapie bei (psychotischen) Erregungszuständen

Von S. Haas und H. Beckmann

11.1.	Einleitung	437
11.2.	Allgemeine Richtlinien für die Psychopharmakotherapie	438
11.3.	Psychopharmakotherapie bei Erregungszuständen mit Bewußtseinsstörungen	440
11.3.1.	Therapie bei deliranten Syndromen	440
11.3.2.	Therapie bei Erregungs- und Verwirrtheitszuständen	441
11.3.3.	Therapie bei Dämmerzuständen	441
11.3.4.	Therapie beim pathologischen Rausch	441
11.3.5.	Therapie von Erregungszuständen bei Intoxikationen durch Drogen	442
11.3.6.	Therapie bei hysterischen Ausnahmezuständen	442
11.4.	Psychopharmakotherapie bei Erregungszuständen ohne Bewußtseinsstörungen	442
11.4.1.	Therapie bei paranoid-halluzinatorischen Syndromen	442
11.4.2.	Therapie bei katatonen Syndromen	444
11.4.3.	Therapie bei manischen oder maniformen Syndromen	444
11.4.4.	Therapie bei suizidal-depressiven Syndromen	445
11.4.5.	Therapie bei akuten Angstsyndromen (abnorme psychogene Erregungszustände)	445
11.4.6.	Therapie von Erregungszuständen bei Hirnschädigungen	445
11.4.7.	Therapie von Erregungszuständen bei pharmakogenen Notfällen	445
	Literatur	446

11.1. Einleitung

Akute, insbesondere psychotische Erregungszustände erfordern ein rasches therapeutisches Eingreifen, um eine Gefährdung des Erkrankten und/oder seiner Umgebung abzuwenden. Hierbei ergibt sich die Notwendigkeit, sowohl psychopharmakologische als auch psychotherapeutische Maßnahmen umgehend fachgerecht und zielgerichtet durchzuführen. Für die Pharmakotherapie im Akutfall bewährt sich eine **Klassifikation** der klinisch wichtigsten Erregungszustände zunächst auf der *Syndromebene*, bevor nosologische und ätiopathogenetische Erwägungen angestellt werden. Syndromatologisch ist sodann zwischen Erregungszuständen *mit* und *ohne* Bewußtseinsstörungen zu unterscheiden, da diese die therapeutischen Maßnahmen vom ersten Moment an maßgeblich bestimmen.

Allgemein sind **Bewußtseinsstörungen** unspezifische Reaktionen des Gehirns auf verschiedenartige Schädigungen, die entweder direkt oder indirekt (extrazerebrale Erkrankungen) auf das Gehirn einwirken können. Bewußtseinsstörungen auf psychogener Grundlage sind sehr selten.

Grundsätzlich sollte bei Vorliegen von Bewußtseinsstörungen die Einweisung in ein Krankenhaus zur Abklärung erfolgen und zurückhaltende Verordnung von Psychopharmaka durchgeführt werden, da die notwendige Therapie sich eher nach internistischen und/oder toxikologischen Grundsätzen richten muß. Jedenfalls hat vor der psychopharmakologischen Therapie akuter Erregungszustände eine (zumindest orientierende) neurologische und körperliche Untersuchung zu erfolgen. Überdies sind fremdanamnestische Erhebungen nach früheren Erkrankungen, Mißbrauch von Alkohol und Medikamenten sowie die Untersuchung auf Intoxikationssymptome notwendig.

11.2. Allgemeine Richtlinien für die Psychopharmakotherapie bei (psychotischen) Erregungszuständen

Bei der Auswahl von für die Therapie geeigneten Psychopharmaka ist es ratsam, sich auf eine möglichst *übersichtliche Zahl von Präparaten zu beschränken* und mit ihnen intensive Erfahrungen über Wirkung und Begleiteffekte in verschiedenen Dosierungshöhen zu erarbeiten.

Es sei betont, daß es nicht immer gelingt, binnen kurzem einen erregten Patienten zu beruhigen. In solchen Fällen kann es manchmal besser sein, den Patienten kurzfristig zu seinem und seiner Umgebung **Schutz zu fixieren**, als die Dosis der angewandten Psychopharmaka unverantwortlich zu steigern. Bei Einweisung ins Krankenhaus sollte eine Sedierung nur zur Transporterleichterung angestrebt werden, damit die differentialdiagnostischen und therapeutischen Maßnahmen der Klinik nicht unnötig behindert werden.

Im folgenden sollen *allgemeine pharmakotherapeutische Aspekte* jener Substanz(-klass)en erörtert werden, die bei Erregungszuständen zur Anwendung gelangen.

Therapie mit Neuroleptika

Bei der Therapie mit Neuroleptika ist zunächst zu entscheiden, ob hoch- oder niederpotente Neuroleptika oder eine Kombination aus beiden angewandt werden sollen. Grundsätzlich gilt, daß bei akuten psychotischen Erregungszuständen wegen der meist erforderlichen hohen Dosierung den *hochpotenten* Neuroleptika der Vorzug zu geben ist. *Niederpotente* Präparate haben zwar stärker sedierende und schlafanstoßende Wirkungen, sie können jedoch wegen ihrer erheblichen vegetativen Begleitwirkungen nicht immer in ausreichender Dosierung verabreicht werden.

Die **hochpotenten Neuroleptika** *Haloperidol* und *Fluphenazin* sind besonders gut untersucht. Ihre große therapeutische Breite und ihre relativ gute Verträglichkeit sind umfangreich dokumentiert [3, 4, 7, 8, 9, 12]. Die *parenterale* Applikation gewährt gegenüber der *peroralen* eine rascher eintretende therapeutische Wirkstoffkonzentration und ist deshalb bei Bedarf zu bevorzugen. Allerdings besteht nach Untersuchungen von PIESCHL et al. [12] kein wesentlicher Unterschied im Wirkungseintritt zwischen der intravenösen und der intramuskulären Gabe von z. B. Fluphenazin.

Der Einsatz **niederpotenter Neuroleptika** (z. B. *Melperon, Laevomepromazin* und *Chlorprothixen*) kann entsprechend der Zielsymptome monotherapeutisch oder in Kombination mit hochpotenten Neuroleptika notwendig sein. Ihr sedierender Effekt bei ausreichender Steuerbarkeit erlaubt den Einsatz bei psychomotorischer Erregung und bei Angstzuständen überwiegend psychotischer und nicht psychotischer Genese. Psychomotorische Unruhe mit Verwirrtheit und Schlafstörungen besonders alter Menschen, oligophrener und hirnorganisch vorgeschädigter Patienten, lassen sich mit dem wegen seiner relativ kurzen Halbwertzeit gut steuerbaren Butyrophenon *Melperon* (das allerdings nur in oral applizierbarer Form vorliegt) ausreichend kreislaufneutral beherrschen.

Eine *ultrahohe Dosierung* (in der Regel 10 bis 30fache Dosierung der Erhaltungsdosis), über die ausreichende Erfahrungen lediglich für Fluphenazin und Haloperidol vorliegen, gehört u. E. nicht in die Therapie akuter Erregungszustände. Sie kommt höchstens für die Anwendung sorgfältig ausgewählter Fälle von therapieresistenten Psychosen in Frage [13].

Therapie mit Antidepressiva und Lithium

Die Therapie mit **sedierenden Antidepressiva** wie *Amitriptylin* und *Doxepin* ist bei depressiver Agitiertheit mit Suizidgefahr als Akuttherapie indiziert. Auch hier bietet sich die intravenöse Applikationsform in ausreichender Dosierung (initial 25—50 mg i. v., bei Jüngeren und hirnorganisch Gesunden bis zu insgesamt 150 mg/die) an. Auch die Kurzinfusion mit drei Ampullen Doxepin (75 mg in 250—500 mg Infusionslösung) ist geeignet, akute Erregungszustände Depressiver wirkungsvoll zu therapieren.

Antidepressiva, vor allem vom „*Amitriptylin-Typ*", besitzen wegen ihrer starken anticholinergen Komponente eine *delirauslösende* oder verstärkende Wirkung, weshalb ihr Einsatz bei exogen ausgelösten Krankheitsbildern vorerst nicht erfolgen sollte. Die weiteren **Nebenwirkungen** der trizyklischen Antidepressiva, vor allem auf das Herz-Kreislaufsystem, schränken ihren höher dosierten Einsatz bei internistisch-laborchemisch nicht hinreichend untersuchten Patienten in der Akutphase ein, weshalb in solchen Fällen dem Einsatz von *niederpotenten Neuroleptika* oder von *Diazepam* vorübergehend Vorzug gegeben werden sollte.

Da die *antimanische* Wirkung von **Lithium** erst mit einigen Tagen Latenz auftritt und überdies seine Anwendung ohne umfassende internistische Voruntersuchungen (s. Kap. 5) [14] nicht begonnen werden darf, ist dieses Pharmakon nicht für die Akuttherapie von Erregungszuständen geeignet.

Therapie mit Hypnotika und Tranquilizer

Clomethiazol wirkt sedierend, antikonvulsiv und hypnotisch und ist bei der Therapie des Alkoholdelirs das Mittel der Wahl. Bei nichtdeliranten Erregungs-, Unruhe- und Verwirrtheitszuständen sollte es erst nach erfolglosem Einsatz von höheren Dosen Neuroleptika eingesetzt werden.

Seine hypnotische Wirkung erlaubt den vorübergehenden Einsatz als Schlafmittel vor allem bei älteren Menschen. Die antiepileptische Komponente des Clomethiazols rechtfertigt seine Gabe bei der Behandlung des Status epilepticus, vor allem in solchen Fällen, bei denen mit Hydantoinen und Diazepam kein Erfolg erzielt werden konnte [3].

Die z. T. ausgeprägten **Nebenwirkungen** des Clomethiazols, wie Atemdepression und deutliche hypotone Blutdruckreaktionen, schränken seinen höher dosierten, vor allem parenteralen Einsatz ein, zwingen somit zu enger und zeitlich begrenzter Indikationsstellung und verlangen strenge ärztliche Überwachung. Die süchtige Abhängigkeitsentwicklung nach länger dauernder Einnahme erlaubt nur eine kurzzeitige Einnahme, die in der Regel 14 Tage nicht überschreiten sollte.

Paraldehyd bewährt sich als Hypnotikum auch bei Kindern und alten Menschen. Sein Einsatz ist bei letzteren auch zur Therapie von Erregungszuständen nicht-psychotischer Genese vertretbar, jedoch den Neuroleptika in seiner Wirkung unterlegen. Bei parenchymatöser Vorschädigung von Niere, Leber und Herz ist größte Vorsicht geboten.

Benzodiazepine besitzen wegen ihrer angstlösenden, schlafanstoßenden und antikonvulsiven Eigenschaften bei nur geringen Nebenwirkungen große Bedeutung für die Therapie psychiatrischer Notfälle, hier vor allem bei ängstlichen Verstimmungszuständen verschiedener Genese.

Die Verstärkung der Wirkung von *Alkohol, Barbituraten* und niederpotenten *Neuroleptika* muß bei der Gabe von Benzodiazepinen besonders berücksichtigt werden, wie auch die gelegentlichen Paradox-Reaktionen und das Auftreten von Ataxien, vor allem bei älteren Menschen.

Obstruktive Bronchialerkrankungen bei alten Menschen verbieten die *i. v.-Injektion* von z. B. Diazepam, die sonst in Dosen von 10 mg gut vertragen wird. Wegen unzuverlässiger Resorption nach *i. m.-Injektion* von Diazepam kann der Wirkungseintritt später als nach oraler Applikation erfolgen und sollte daher möglichst unterbleiben (vgl. Kap. 7.7.2.).

Therapie mit Parasympathomimetika

Physostigmin hemmt die Cholinesterase und antagonisiert so die Wirkungen anticholinerger Pharmaka. Durch seinen Antidot-Charakter ist es den oben aufgezählten Psychopharmaka bei der Therapie von akuten und chronischen Vergiftungen durch trizyklische Antidepressiva, Atropin, Scopolamin, Antihistaminika, Anticholinergika, Phenothiazinen, ferner bei Intoxikationen mit Benzodiazepinen, überlegen [5]. Die Dosierung erfolgt initial mit 2 mg Physostigmin-Salicylat (Physostigminum Salicylicum: A, CH, D; Eserin®: D) sehr langsam i. v. oder i. m.; alle 20 min kann die erneute Gabe von 1—4 mg erfolgen, auch als Infusion [5].

11.3. Psychopharmakotherapie bei Erregungszuständen mit Bewußtseinsstörungen

11.3.1. Therapie bei deliranten Syndromen

Psychopathologisch besteht neben der Trübung des Bewußtseins eine Desorientiertheit in bezug auf Zeit, Ort und eigene Person, meist verbunden mit optischen und (seltener) akustischen Halluzinationen. Überdies besteht häufig erhöhte Suggestibilität und Neigung zum Konfabulieren. Für das alkoholische Delir sind zudem noch lebhafter Tremor der Extremitäten und Gesichtsmuskulator sowie eine starke vegetative Erregung (Tachykardie, Schwitzen) kennzeichnend.

Ätiopathogenetisch überwiegen durch *Alkohol* und durch *Medikamente* (wie *Hypnotika, Tranquilizer, Drogen, Clomethiazol*) ausgelöste delirante Syndrome. Seltener treten sie bei therapeutischer Anwendung von *trizyklischen Antidepressiva* und *Neuroleptika* mit ausgeprägter anticholinerger Wirkung, bei Überdosierung von Anticholinergika, bei Vergiftungen durch atropinhaltige Substanzen oder bei schweren fieberhaften Krankheiten auf.

Die **Pharmakotherapie** hat grundsätzlich stationär nach umfassender diagnostischer Abklärung und unter Einschluß der Fremdanamnese, wenn möglich ursachengerichtet, zu erfolgen. Die Akuttherapie besteht — falls möglich — im sofortigen Entzug des auslösenden Agens auf einer Krankenstation, verbunden mit sorgfältiger Herz-/Kreislaufkontrolle und der sorgsamsten Überwachung des Flüssigkeits- und vor allem Elektrolythaushaltes. Die in der Regel vorhandene Hypokaliämie und Hypochloridämie müssen ausgeglichen werden.

Beim **Alkoholdelir** hat sich das *Clomethiazol*, in der Dosierung von *3—max. 10 g/24 Std. oral* eingesetzt, als Mittel der ersten Wahl erwiesen [2, 3, 4, 7] und hat die Letalität des Delirs fast auf 0 % gesenkt. Die *parenterale* Gabe als Infusionsbehandlung muß unter ständiger Kontrolle der Atmung möglichst mit einem Tropfenzähler erfolgen. Generell darf Clomethiazol nicht länger als 14 Tage eingesetzt werden, da es bei disponierten Personen Mißbrauch und süchtige Abhängigkeit auslösen kann. Erweist sich das Clomethiazol als nicht indiziert, z. B. bei mißbräuchlicher Einnahme oder obstruktiven Bronchialerkrankungen, kann der Einsatz von *Paraldehyd* und vor allem von *Haloperidol* (5—20 mg i. v. oder i. m.) bis max. 50 mg/die als Mittel der zweiten Wahl versucht werden (vgl. Kap. 15.).

Falls erforderlich, z. T. auch zur Prophylaxe von zerebralen Anfällen, ist die zusätzliche Gabe von *Diazepam* (in Dosen von 10—20 mg i. v. bis max. 50 mg/die) indiziert.

Ob durch den Einsatz von hochdosiertem *Piracetam* beim Delir und beim Alkoholentzugssyndrom eine alternative Therapie besteht, ist noch nicht ausreichend beurteilbar.

Bei **Intoxikationen** (mit oder ohne Erregungszustände) durch Benzodiazepine kann der Einsatz von *Physostigmin* versucht werden. Bei Deliren durch Anticholinergika ist *Physostigmin* das Mittel der ersten Wahl [5].

Sind die deliranten Syndrome durch fieberhafte **Allgemeinkrankheiten** verursacht, muß der Therapie der Grundkrankheit Vorrang gegeben werden, ggf. unter zusätzlicher Gabe von *Clomethiazol* oder *Haloperidol*.

11.3.2. Therapie bei Erregungs- und Verwirrtheitszuständen im Rahmen amentieller Syndrome

Psychopathologisch bestehen neben der Trübung des Bewußtseins Desorientiertheit und Verwirrtheit. Charakteristisch ist die Ratlosigkeit und Klebrigkeit. Weitere Störungen betreffen die Merk- und Erinnerungsfähigkeit. Die oft nächtlich auftretenden Exazerbationen verursachen zuweilen erhebliche therapeutische Schwierigkeiten.

Ätiopathogenetisch stehen die Hirngefäßarteriosklerose sowie toxische Stoffwechselschädigungen des zentralen Nervensystems (Leber, Urämie, Hypoglykämie etc.) im Vordergrund. Ferner ist es auch kennzeichnend für Hirnatrophien und für Enzephalitiden verschiedenster Ätiologie. Besonders bei *alten Menschen* können solche psychopathologischen Phänomene ausschließlich als Ausdruck pharmakogener Nebenwirkungen bei regelmäßiger Einnahme von Hypnotika und Sedativa oder auch bei Überdosierung anderer psychotroper Substanzen auftreten; in Einzelfällen sogar ausschließlich infolge sozialer Veränderungen wie Verlust von Angehörigen oder Verlegung in ein Krankenhaus.

Die **Pharmakotherapie (akut)** beim **arteriosklerotisch** bedingten amentiellen Syndrom besteht vorrangig in einer Blutdruck- und *Kreislaufregulierung* evtl. mit Digitalisierung, auch mit Infusionen von niedrig molekularem Dextran (Rheomacrodex®: A, CH, D). Bei **Erregungszuständen** und nächtlicher Verwirrtheit empfehlen sich *Clomethiazol* (1–3 g), *Haloperidol* (0,5–3 mg/evtl. wiederholbar), *Melperon* (25–150 mg) oder *Paraldehyd* (5–10 ml i. m. oder als Klysma). Auch ein Versuch mit *Koffein* (Coffein®: A; Coffeinum®: A, CH, D) (50–100 mg) kann gemacht werden.

Kontraindiziert sind Antidepressiva, niederpotente Neuroleptika und Hypnotika vom Barbiturat-Typ.

11.3.3. Therapie bei Dämmerzuständen

Psychopathologisch herrscht ein traumartig verändertes, eingeengtes Bewußtsein mit Angst, Mißstimmung und z. T. wahnhafter Verkennung der Umwelt vor. Es kann zu persönlichkeitsfremden Handlungen und bisweilen zu gefährlichen, unberechenbaren Aggressionszuständen speziell in einer Triebrichtung kommen.

Ätiopathogenetisch sind Zustände nach grand maux (Grand-mal-Status!) besonders nach gehäuft auftretenden psychomotorischen Anfällen, Hirntraumen, Hypoxien sowie Stoffwechselstörungen, die das Gehirn beeinträchtigen, zu erwägen.

Die **Pharmakotherapie** besteht in der parenteralen Gabe von *Diazepam* 10–20 mg (möglichst langsam i. v.), die mehrmals wiederholt werden kann, wenn ein Dämmerzustand durch Intoxikation ausgeschlossen worden ist. Die serumwertkontrollierte Gabe weiterer *Antiepileptika* sollte erst nach umfassender neurophysiologisch-neurologischer Diagnostik erfolgen.

Kontraindiziert sind Antidepressiva sowie besonders niederpotente Neuroleptika wegen ihrer krampfschwellensenkenden Eigenschaften.

11.3.4. Therapie beim pathologischen Rausch

Psychopathologisch bestehen Desorientiertheit, Personenverkennung und meist ausgeprägte motorische Erregung und Neigung zu persönlichkeitsfremden Gewalttaten. Häufig haben solche Zustände eine scharfe zeitliche Umgrenzung mit nachfolgender, meist vollständiger Amnesie.

Ätiopathogenetisch sind u. a. Alkoholunverträglichkeit, chronischer Alkoholmißbrauch, Persönlichkeitsstörungen und ungünstige Tagesdispositionen wie Hunger etc., Übermüdung sowie psychische Erregung zu erwägen.

Die **Pharmakotherapie** besteht in der Gabe von *Diazepam* (10–20 mg i. v.) oder *Haloperidol* (10–20 mg i. v./i. m.) oder, sofern möglich, von 2–4 Kapseln *Clomethiazol* oral.

11.3.5. Therapie von Erregungszuständen bei Intoxikationen durch Drogen

Die verschiedenen, zum Drogenmißbrauch verwendeten Substanzen verursachen mannigfaltige psychopathologische Syndrome als Ausdruck akuter exogener Psychosen. **Psychopathologisch** bestehen Dysthymien, wahnhafte Verkennung sowie psychomotorische Erregungszustände mit nicht selten alternierender Bewußtseinslage.

In der **Pharmakotherapie** bei ängstlich gefärbten Zuständen (z. B. „Horrortrip") hat sich *Diazepam* (10—20 mg parenteral oder per os) als Mittel der Wahl erwiesen. Beim zusätzlichen Vorhandensein von produktiv-psychotischen Symptomen ist der Einsatz von hochpotenten Neuroleptika, z. B. *Haloperidol* (5—20 mg parenteral oder per os), indiziert. Zuspitzungen im sozialen Umfeld des Drogenkranken sowie die Gefahr des Auftretens von internistischen Komplikationen bedingen immer die stationäre Beobachtung und eine multidimensionale Therapie.

11.3.6. Therapie bei hysterischen Ausnahmezuständen

Psychopathologisch imponieren eine Vielfalt „unecht" und demonstrativ wirkender körperlicher und psychischer Störungen wie grobe motorische Ausfälle, „Krampfanfälle", Stuporen oder ekstatische Zustände. Das Bewußtsein ist teils erhalten, teils eingeengt und bisweilen getrübt.

Ätiopathogenetisch handelt es sich dabei um pathologisch verarbeitete Konflikte und teilweise unbewußte Wunschvorstellungen, die in hysterischen Mechanismen ihren Ausdruck finden.

Die **Pharmakotherapie** (akut) besteht in der parenteralen Gabe von *Diazepam* (10 bis 20 mg), die mehrmals bis maximal 60 mg/die wiederholt werden kann.

11.4. Psychopharmakotherapie bei Erregungszuständen ohne Bewußtseinsstörungen

11.4.1. Therapie bei paranoid-halluzinatorischen Syndromen

Psychopathologisch bestehen Wahnsymptome und Trugwahrnehmungen, meist auch durch Unruhe, Erregung und Schlafstörungen gekennzeichnet.

Ätiopathogenetisch kommen Erkrankungen aus dem schizophrenen Formenkreis in Frage, aber auch Traumen, Enzephalitiden und verschiedene Intoxikationszustände.

Die **Pharmakotherapie** besteht in der Applikation von Butyrophenonen (z. B. *Haloperidol* 5—20 mg i. v., i. m. oder per os mit mehrmaliger Wiederholung bis zu 100 mg/die) oder Phenothiazinen (z. B. *Fluphenazin* 5—20 mg i. v., i. m., per os mit mehrmaliger Wiederholung bis 60 mg/die, evtl. in der Kombination mit 12,5—50 mg Fluphenazin/Dekanoat i. m.).

Ist eine starke Sedierung indiziert, kann die Kombination mit niederpotenten Neuroleptika wie *Laevomepromazin* (25—100 mg i. m., per os, mit mehrmaliger Wiederholung bis max. 300 mg/die) oder *Chlorprothixen* (100—500 mg i. m., per os, mit mehrmaliger Wiederholung bis max. 600 mg/die) oder mit *Diazepam* 10—20 mg i. v./i. m., per os, mit mehrmaliger Wiederholung bis 60 mg/die) erwogen werden (s. Tab. 11.1.).

Tab. 11.1. **Psychopharmakotherapie bei akuten (psychotischen) Erregungszuständen**

Substanzklasse, Freiname*	Indikation	(Neben-)Wirkungen und Dosierung
Neuroleptika (hochpotent)		
Haloperidol	produktiv-psychotische Symptome (Wahn, Halluzinationen, formale Denkstörungen)	wenig sedierend; geringe vegetative Nebenwirkungen; ausgeprägte Wirkung auf extrapyramidalmotorisches System; 5—20 mg iv, im, per os mehrmalige Wiederholung bis 100 mg/die
Fluphenazin		wenig sedierend; geringe vegetative Nebenwirkungen; 5—20 mg iv, im, per os mehrmalige Wiederholung bis 60 mg/die; eventuell in Kombination mit 12,5—50 mg Fluphenazin-Dekanoat im
Neuroleptika (niederpotent)		
Melperon		geringe Wirkung auf extrapyramidalmotorisches System; sedierend; gut steuerbar; wenig vegetative Nebenwirkungen; 25—50 mg per os bis maximal 200 mg/die
Laevomepromazin	psychomotorische Erregung/Angst;	sedierend; gering antipsychotisch; ausgeprägte vegetative Nebenwirkungen; 25—100 mg im, per os (25 mg bei Älteren) mehrmalige Wiederholung bis maximal 300 mg/die
Chlorprothixen		sedierend; gering antipsychotisch; ausgeprägte vegetative Nebenwirkungen; 100—500 mg im, per os mehrmalige Wiederholung bis maximal 600 mg/die
Antidepressiva (trizyklisch)		
Amitriptylin Doxepin	ängstlich-agitierte Erregung bei Depressionen; Suizidalität	vegetative Nebenwirkungen; Delir; 25—50 mg im, per os mehrmalige Wiederholung bis maximal 150 mg/die

Tab. 11.1. (Fortsetzung)

Substanzklasse, Freiname*	Indikation	(Neben-)Wirkungen und Dosierung
Hypnotika und Tranquilizer		
Clomethiazol	delirante Syndrome; verwirrte Erregung	Mißbrauch; Atemdepression (bei Infusion); kurze Halbwertszeit; 0,6—0,9 g, per os; Wiederholung in 2stündigem Abstand bis 10 g/die; Geriatrie: 0,3—0,6 g bis maximal 4 g/die; für iv.-Behandlung sorgfältige Beachtung spezieller Richtlinien
Paraldehyd	Erregungszustände nicht psychotischer Genese	5—10 ml im. oder als Klysma (bei Kindern 2—5 ml)
Benzodiazepine	ängstliche Erregung; erhöhte zerebrale Krampfbereitschaft	paradoxe Wirkung; Ataxie bei höherer Dosierung; 10—20 mg iv, per os, mehrfache Wiederholung bis max. 60 mg/die (bei im.-Injektion wegen unterschiedlicher Resorption unsicherer Wirkeintritt)
Parasympathomimetikum		
Physostigmin	bei Vergiftungen mit trizyklischen Antidepressiva, Phenothiazinen, Antihistaminika, Benzodiazepinen	parasympathikomimetische Wirkungen (z. B. Übelkeit, Erbrechen, Bradykardie); 2 mg langsam iv oder im wiederholbar alle 20 Min., mit Dosen von 1—4 mg, gegebenenfalls als Dauertropfinfusion

* Aus jeder Substanzklasse wird diejenige Substanz (mit Freinamen) angegeben, welche besonders gut untersucht und/oder sehr gebräuchlich ist.

11.4.2. Therapie bei katatonen Syndromen

Psychopathologisch finden sich psychomotorische Erregung mit vielfältigen Hyper- und Parakinesen, eventuell gewalttätiger Entladung oder psychomotorische Hemmung mit Stupor, kataleptischen Erscheinungen sowie akinetischen Zuständen.

Ätiopathogenetisch sind hier schizophrene Erkrankungen, Hysterie, untypische Manien, Thyreotoxikosen, Enzephalitiden u. a. in Betracht zu ziehen.

Die **Pharmakotherapie** erfolgt mit parenteralen Gaben von *hochpotenten Butyrophenonen* oder *Phenothiazinen* ggf. kombiniert mit *niederpotenten* Neuroleptika (s. Tab. 11.1. und Kap. 11.4.1.).

11.4.3. Therapie bei manischen oder maniformen Syndromen

Psychopathologisch bestehen euphorische oder gereizte Verstimmung, Antriebssteigerung, Größenideen, Störungen der Kritik- und Urteilsfähigkeit sowie fehlendes Schlafbedürfnis.

Ätiopathogenetisch kommen endogene manische Verstimmungen im Verlauf von Zyklothymien oder schizophrenen Erkrankungen in Frage. Seltener sind sie Ausdruck von Intoxikationen durch Psychostimulantien, Lösungsmittelinhalationen oder Schwermetallvergiftungen.

Die **Pharmakotherapie** besteht in der parenteralen Gabe von *hochpotenten Butyrophenonen* oder *Phenothiazinen* gegebenenfalls in der Kombination mit *niederpotenten* Neuroleptika (s. Tab. 11.1. und Kap. 11.4.1.).

11.4.4. Therapie bei suizidal-depressiven Syndromen

Psychopathologisch sind traurige Verstimmtheit, Antriebshemmung und/oder Agitiertheit, körperliche Mißempfindungen, massive Schlafstörungen und Suizidneigung bestimmend.

Ätiopathogenetisch kommen endogene und/oder neurotische Mechanismen in Frage. Auch Erschöpfungszustände sowie körperliche Grundkrankheiten können zu depressiven Syndromen führen. Reserpin- und Cortisontherapie, aber auch viele andere Antihypertonika, gelegentlich Ovulationshemmer, bedingen nicht selten depressiv-ängstlich gefärbte Zustandsbilder.

Die **Pharmakotherapie** zielt darauf, einen drohenden Suizid zu verhindern. Grundsätzlich hat bei Verdacht auf Suizidalität die Einweisung in eine psychiatrische Klinik zu erfolgen. Einleitend bewährt sich hier die Gabe von sedierenden niederpotenten Neuroleptika wie *Chlorprothixen* (100—500 mg i. m., per os/die) oder *Laevomepromazin* (25—300 mg/die) allein oder kombiniert mit sedierenden Antidepressiva wie *Doxepin* (25—max. 200 mg i. m. per os/die) oder *Amitriptylin* (25—max. 150 mg i. m., per os/die). Ängstliche Agitiertheit kann die zusätzliche Gabe von Benzodiazepinen (*Diazepam* 10—20 mg i. v./per os) notwendig machen (vgl. Kap. 4.7.6.3.).

11.4.5. Therapie bei akuten Angstsyndromen (abnorme psychogene Erregungszustände)

Psychopathologisch besteht ein meist unvermittelt auftretendes qualvolles Vitalgefühl der Beengung und der Bedrohung, ferner innere Unruhe und Spannung, die sich im Psychomotorischen als Agitiertheit oder Hemmung manifestieren können. Nicht selten begleiten vegetative Symptome wie Pupillenerweiterung, Hautblässe, Schweißausbrüche, Tachykardie, Hyperventilation, Verdauungsstörungen und Blutdruckanstieg das Krankheitsbild.

Ätiopathogenetisch sind Realangst, Neurosen, endogene Psychosen, toxisch ausgelöste Ängste sowie starke Schmerzzustände in Betracht zu ziehen.

Die **Pharmakotherapie** verwendet Anxiolytika vom Benzodiazepintyp *Diazepam* 10—20 mg i. v./per os, eventuell wiederholt). Auch *Neuroleptika* wirken angstlösend, werden aber von nicht-psychotischen Patienten meist schlecht vertragen.

11.4.6. Therapie von Erregungszuständen bei Hirnschädigungen

Psychopathologisch bestehen Gespanntheit, Gereiztheit, aggressives Verhalten und psychomotorische Unruhe.

Ätiopathogenetisch stehen angeborene oder erworbene Hirnschädigungen zur Differentialdiagnose.

Die **Pharmakotherapie** sollte die parenterale oder auch perorale Gabe von *Chlorprothixen* (25—50 mg) und/oder *Diazepam* (10—20 mg i. v.), gegebenenfalls mehrmals wiederholt, beinhalten.

11.4.7. Therapie von Erregungszuständen bei pharmakogenen Notfällen

Ätiopathogenetisch handelt es sich hierbei um akute psychiatrische Störungen, die durch *Psychopharmaka* ausgelöst werden. Bei Nichterkennung solcher Notfälle besteht die Gefahr, daß sie eine weitere Zufuhr der primär schädigenden Substanzen zur Folge haben können. *Neuroleptika, trizyklische Antidepressiva* mit deutlicher anticholinerger Komponente und *Anxiolytika* können bedeutsame Nebenwirkungen haben. Folgende zwei Notfälle besitzen klinische Relevanz:

a) Psychomotorische Erregungszustände

Unter höherer Dosierung von *stark potenten Neuroleptika* sind Auftreten von Unruhe, Umtriebigkeit, Schlaflosigkeit bis hin zu psychomotorischer Erregtheit möglich, häufig in Kombination mit extrapyramidalmotorischen Nebenwirkungen hyperkinetisch-dystoner Form oder Akathisie. *Antidepressiva mit wenig sedierender Wirkung* (z. B. „Nortriptylin-Typ" und Monoaminoxidasehemmer) können innere Unruhe, Agitiertheit bis hin zu Erregungszuständen, bisweilen verbunden mit Suizidalität, auslösen. Ähnliche Zustandsbilder sind beim Benzodiazepin-Einsatz im Sinne einer Paradox-Reaktion möglich.

Die **Pharmakotherapie** besteht in einer Dosisreduktion bis zum Medikamentenentzug. Die Gabe von *schwachpotenten Neuroleptika* oder von *Benzodiazepinen* ist indiziert. Beim Vorliegen von extrapyramidalmotorischen Nebenwirkungen hat sich die Injektion eines Anticholinergikums (z. B. *Biperiden)* bewährt.

b) Pharmakogene Delire

Sie können durch niederpotente Neuroleptika, trizyklische Antidepressiva mit *anticholinerger* Wirkung oder Antiparkinsonmittel ausgelöst werden. Nicht selten begünstigen Unverträglichkeit, Empfindlichkeitssteigerung und zerebrale Vorschädigung oder Kombination von psychotropen Substanzen ihr Auftreten.

In der Regel reicht **pharmakotherapeutisch** das Absetzen der Medikamente, gegebenenfalls kann zusätzlich die Gabe von *Physostigmin* in Dosierungen von 2 mg langsam i. v. oder i. m. erfolgen. In 20minütigen Abständen Wiederholung der Injektionen mit jeweils 1 mg bis zum Sistieren des Delirs (s. Tab. 11.1.).

Literatur

1. BECKMANN, H. (1977): Diagnostik und Soforttherapie psychiatrischer und neuropsychiatrischer Notfälle. Therapiewoche 27, 7699–7705.
2. BECKMANN, H., ATHEN, D. (1978): Die Therapie des Delirium tremens. Dtsch. Med. Woschr. *103*, 1427–1428.
3. BENKERT, O., HIPPIUS, H. (1980): Psychiatrische Pharmakotherapie. Berlin – Heidelberg – New York: Springer.
4. FÜNFGELD, E. W., KULHANEK, F. (1978): Hochdosierte neuroleptische Infusionsbehandlung mit Fluphenazin. Arzneim.-Forsch./Drug Res. *9*, 1489–1491.
5. GRANACHER, R. P., BALDESSARINI, R. J. (1975): Physostigmine. Its use in acute anticholinergic syndromes with antidepressant and antiparkinson drugs. Arch. Gen. Psychiat. *32*, 375–380.
6. HAAS, S., BECKMANN, H. (1981): Delirium tremens: Erfolgloser Einsatz von Droperidol. Nervenarzt *52*, 181–183.
7. HAASE, H.-J. (1977): Therapie mit Psychopharmaka und anderen seelisches Befinden beeinflussenden Medikamenten. Stuttgart – New York: Schattauer.
8. KRYSPIN-EXNER, K., HINTERHUBER, H., SCHUBERT, H. (1980): Therapie akuter psychiatrischer Syndrome. Stuttgart – New York: Schattauer.
9. KULHANEK, F., SEELER, W. (1979): Physiologie, Pharmakologie und Klinik der neuroleptischen Hochdosierung. Krankenhausarzt *52*, 621–635.
10. MARX, H. (1974): Klinische Erfahrungen mit Piracetam bei Entziehungserscheinungen. Therapiewoche *24*, 3375–3379.
11. MAURER, Y. A. (1979): Vergleichende Untersuchung von Wirkung und Nebenwirkung bei intravenöser, intramuskulärer und oraler Applikation von Fluphenazin Dihydrochlorid. Pharmakopsychiat. *12*, 366–374.
12. PIESCHL, D., KULHANEK, F., PIERGIES, A. (1978): Fluphenazindihydrochlorid — eine Verbundstudie bei 660 schizophrenen Patienten. Arzneim.-Forsch./Drug Res. *28*, 1503–1504.
13. PLATZ, T., HINTERHUBER, H. (1981): Die hochdosierte Neuroleptikatherapie. Pharmacopsychiat. *14*, 141–147.
14. SCHOU, M. (1980): Lithium Treatment of Manic-Depressive Illness: a Practical Guide. Basel: Karger.
15. STEINER, S., EICHBERGER, F., DORNINGER, F. (1978): Neuroleptische Hochdosierung in der Behandlung schizophrener Psychosen. München: Schwarzeck-Verlag.
16. ULBRICHT, B. (1976): Über die klinische Anwendung von Piracetam bei chronischem Alkoholismus und dessen Komplikationen Prädelir und Delir. Med. Welt *27*, 1912–1915.

12. Psychopharmakotherapie bei Angstsyndromen, phobischen Syndromen und Zwangssyndromen

Von W. PÖLDINGER und F. WIDER

12.1.	Einleitung	447
12.2.	Definition und Klassifikation einiger psychopathologischer Begriffe	448
12.2.1.	Vorbemerkungen und Zusammenfassung	448
12.2.2.	Definition und Klassifikation der Angstsyndrome	449
12.2.3.	Definition und Klassifikation der phobischen Syndrome	451
12.2.4.	Definition und Klassifikation der Zwangssyndrome	453
12.3.	Indikationen der Psychopharmakotherapie bei Angstsyndromen, phobischen Syndromen und Zwangssyndromen	454
12.3.1.	Vorbemerkungen und Zusammenfassung	454
12.3.2.	Therapie bei Angstsyndromen	455
12.3.3.	Therapie bei phobischen Syndromen	456
12.3.4.	Therapie bei Zwangssyndromen	458
12.4.	Psychopharmakotherapie und Psychotherapie	460
	Literatur	461

12.1. Einleitung

Angst, Furcht und *Phobien* zählen zu den häufigsten psychischen Leiden, denen man in der klinischen Praxis begegnet. Hierbei kann man **Angst** als ein Primärsyndrom auffassen, während Phobien und Zwänge als Abwehrmechanismen gegen Angst betrachtet werden können. Angst ist nicht nur psychisch erlebbar und ausdrückbar, sondern kann „konvertieren" und sich in Form von psychosomatischen Störungen und Erkrankungen manifestieren. Neben diesen Formen *neurotischer* Angst findet man Angst auch bei depressiven, schizophrenen und organischen *Psychosen*. Generalisierend kann man wohl sagen, daß es kaum eine psychische Störung gibt, bei der Angst nicht vorkommt.

Angst ist ein ubiquitäres Alarmzeichen bei einer Bedrohung des Organismus. Diese Bedrohung kann real sein, sie kann aber auch durch innerseelische Konflikte bedingt oder in psychotischen Zuständen frei flottierend auftreten. Angst ist deshalb ein Symptom, das man bei fast allen psychiatrischen Syndromen beobachten kann. Sie reicht von der ängstlichen Einstellung des Hypochonders seinen Körperfunktionen gegenüber bis zu schwersten panikartigen Ausbrüchen im Rahmen von schizophrenen Psychosen. Phobien und Zwänge werden dagegen als Abwehrmechanismen neurotischer Konflikte, die mit schweren Angstaffekten beladen sind, aufgefaßt. Der Begriff Angst ist, da er der Alltagssprache entnommen ist, semantisch unscharf und bezeichnet sowohl das subjektive Erleben des Betroffenen als auch die mit Angsterscheinungen verbundenen vegetativen Erscheinungen, die sich im allgemeinen als Aktivierungssyndrom sympathischer Erregungsmuster manifestieren. Im Rahmen neurotischer Erscheinungen und psychosomatischer Krankheitsbilder ist das subjektive Erleben des zugrundeliegenden Konfliktes und die damit verbundene subjektive Angst verdrängt, so daß nur die somatischen Erscheinungen beobachtet werden können und deren Auswirkungen, welche die Aufmerksamkeit des Patienten fesseln.

Neben neurotischer und psychotischer Angst sind noch „*Realangst*", „*Vitalangst*", „*Existenzangst*" und „*Gewissensangst*" zu erwähnen. Sie sind in der Regel keine Indikationen für eine Therapie, sondern sollten als Signale erhalten bleiben, da sie Konflikte anzeigen, deren Nichtbeachtung gefährlich werden kann.

12.2. Definition und Klassifikation einiger psychopathologischer Begriffe

12.2.1. Vorbemerkungen und Zusammenfassung

In den drei folgenden Unterkapiteln werden wir versuchen, die Angst-, phobische und Zwangssyndrome zu definieren und auch eine entsprechende Klassifikation aufzustellen. Für letztere übernehmen wir aus praktischen Gründen die Einteilung, wie sie von der American Psychiatric Association in ihrem Diagnostic and Statistical Manual of Mental Disorders (DSM-III) vorgeschlagen worden ist (s. Tab. 12.1.).

Es gibt nicht nur eine **Angst**, sondern verschiedene Formen der Angst. Bei diesen kann man unterscheiden, welche Formen pharmakotherapeutisch zugänglich sind und behandelt werden können oder sollen. Da die *Realangst* und die *Vitalangst* eine Signalfunktion darstellen, sollen sie aus offenliegenden Gründen nicht therapeutisch angegangen werden. Die *Existenzangst* und die *Gewissensangst* stellen ebenfalls keine Indikation für eine Psychopharmakotherapie dar. Bei der *neurotischen* Angst kommen hauptsächlich psychotherapeutische Maßnahmen in Frage; die Pharmakotherapie hat hier lediglich eine symptomatische Bedeutung. Nur die *psychotische* Angst stellt eine vorrangige Indikation für die Psychopharmakotherapie dar.

Wichtig ist auch, die objektbezogene **Furcht** von der nicht objektbezogenen „frei flottierenden" Angst zu unterscheiden. Oft wird diese frei flottierende Angst der chronischen Angst (die auf- und abebben kann) gleichgesetzt, wogegen akute Formen in sogenannten Angst- oder Panikanfällen auftreten.

Angst wird im Sinne einer rationalen Verarbeitung normalerweise *bewußt* abgeführt. Es kann aber auch zu einer *unbewußten Angstverarbeitung* kommen; daraus entstehen Abwehrmechanismen: die *Phobien* und *Zwänge* (s. Abb. 12.1.).

Tab. 12.1. Klassifikation der angstbedingten Störungen (nach DSM-III)

1. Agoraphobien (mit oder ohne Panikanfällen)
2. Sozialphobien
3. Einfache Phobien
4. Panikzustände
5. Generalisierte Angstzustände
6. Obsessiv-kompulsive Störungen
7. Atypische angstbedingte Störungen

Bei den **Phobien** handelt es sich um ein *persistierendes Vermeidungsverhalten,* das sekundär zu einer irrationalen Furcht vor einem spezifischen Objekt oder Situation oder Aktivität auftritt. Diese Furcht wird — im Verhältnis zur „Gefährlichkeit" des Objektes, Aktivität oder Situation — als übertrieben oder *unvernünftig bewußt erkannt.* Gemäß DSM-III (s. Tab. 12.1.) werden die Phobien in Agoraphobien, Sozialphobien und einfache Phobien eingeteilt. MARKS [74] stellt eine ähnliche Einteilung auf, nur daß er noch zwischen vermeidbaren und unvermeidbaren Phobien unterscheidet. Zu den letzteren zählen z. B. die *Krankheitsphobien.*

Bei den **Zwängen** handelt es sich um Handlungsimpulse aggressiven (und auch autoaggressiven) Inhaltes, die sich zwanghaft gegen den Willen durchsetzen wollen. Zwangshandlungen müssen *gegen den Willen ausgeführt* werden. Wird die Zwangshandlung unterlassen, löst dies heftige Angst aus. Man unterteilt nach CAPSTICK [19] in sogenannte „*normale*" Zwänge (als eigentliche Übertreibung einer alltäglichen Tätigkeit zu verstehen) und „*bizarre*" Zwänge (worunter auch sogenannte Rituale bzw. Ritualhandlungen zu verstehen sind).

Es ist oft schwierig, einen Zwangszustand von einer Phobie klar abzutrennen. Wenn beide gemeinsam auftreten (durch eine Phobie wird ein bestimmtes Verhalten aufgezwungen), so spricht man von *Anankasmus.*

12.2.2. Definition und Klassifikation der Angstsyndrome

Bevor man Angst — wie die daraus resultierenden Phobien und Zwangszustände — pharmakotherapeutisch zu beeinflussen versucht, sollte man nicht nur nach den Ursachen bzw. Genesen dieser Angstzustände fragen, sondern sich auch vergegenwärtigen, welche Arten von Angst einer Pharmakotherapie zugänglich sind. In Tab. 12.2. wurden verschiedene **Formen der Angst,** ihre Funktionen und ihre mögliche Psychopharmakotherapie zusammengestellt.

Tab. 12.2. Daß die von der Umwelt ausgehende Angst, die **Realangst,** keine Indikation für eine Pharmakotherapie darstellt, ergibt sich von selbst, hat doch diese Form der Angst eine *Signalfunktion* zu erfüllen, nämlich, dem Menschen unangenehme Situationen anzukündigen.

Die vom Körper ausgehende **Vitalangst** stellt primär ebenfalls eine *Signalfunktion* dar (z. B. Angst des Patienten bei einem Herzinfarkt). Sobald diese Angst aber ihre Signalfunktion erfüllt hat, z. B. wenn sich der Patient in ärztlicher Behandlung befindet, kann die Angst den Heilungs- und Rekonvaleszenzprozeß eher beeinträchtigen; zu diesem Zeitpunkt sollte sie *pharmakotherapeutisch* angegangen werden. In dieser Phase erweist sich der Einsatz von angstlösenden Pharmazeutika daher als sinnvoll.

Auch die aus der jeweiligen Lebenssituation der Menschen in ihren Reflexionen sich ergebende sogenannte **Existenzangst** stellt kaum eine Indikation für eine Pharmakotherapie dar, vorausgesetzt, daß es sich dabei allerdings um eine echte existentielle Angst handelt, wie sie von KIERKEGAARD [56] beschrieben wurde. KIERKEGAARD hat übrigens die Unterscheidung zwischen *objektbezogener Furcht* und *nicht objektbezogener, frei flottierender Angst* als erster getroffen. Diese Begriffsbestimmung und Unterscheidung wurde später durch JASPERS [48] in die Psychopathologie übernommen.

Wird die Angst bewußt verarbeitet, so sprechen wir von **Gewissensangst.** Obwohl entgegengesetzte Meinungen bestehen, läßt sich gewiß nicht leugnen, daß diese Gewissensangst mit zu den Grundlagen unserer abendländischen Kultur gehört und demzufolge sicher keine Indikation für eine Therapie darstellt. Diese gilt allerdings nur unter der Voraussetzung, daß es möglich ist, diese Gewissensangst von der neu-

Tab. 12.2. Formen der Angst, ihre Hauptfunktionen und pharmakotherapeutische Beeinflussung

Formen der Angst	Hauptfunktion	Pharmakotherapie
Realangst	Signal (dingliche Umwelt)	nein
Vitalangst	Signal (Körper)	erst nein, später ja
Existenzangst	Signal (noopsychisch)	nein
Gewissensangst	Signal (psychosozial)	nein
Neurotische Angst	psychopathologisch	nur unterstützend für Psycho- und Verhaltenstherapie
Psychotische Angst	psychopathologisch	ja

12. Therapie bei Angstsyndromen, phobischen Syndromen und Zwangssyndromen

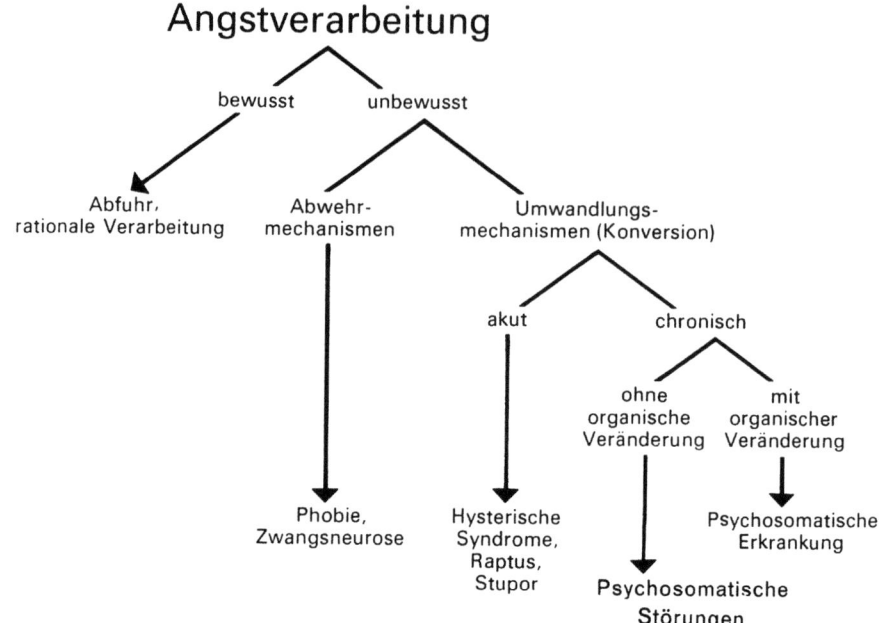

Abb. 12.1. Formen der Angstverarbeitung

rotischen Angst abzutrennen, was tatsächlich oft recht schwierig ist.

Die **neurotische Angst** stellt die Hauptindikation für psychotherapeutische Maßnahmen dar, einschließlich tiefenpsychologisch orientierter Therapien einerseits und verhaltenstherapeutischer Maßnahmen andererseits. Der Pharmakotherapie kommt bei diesen Angstformen nur eine symptomatische Bedeutung zu.

Im Gegensatz zur neurotischen Angst, bei der immerhin diskutierbar ist, inwieweit und in welchem Ausmaß man Anxiolytika einsetzen soll und vor allem wie lange, stellt die **psychotische Angst**, wie wir sie im Rahmen des manisch-depressiven und schizophrenen Formenkreises, aber auch bei organischen Psychosen sehen, eine klassische Indikation für eine *Pharmakotherapie* dar. Hier werden in der Regel, und zwar meist mit recht großem Erfolg, die *Anxiolytika* (Tranquilizer) zusätzlich zu einer basalen *neuroleptischen* oder *antidepressiven* Therapie eingesetzt.

Angst kann aber auch verarbeitet werden und äußert sich dann nicht mehr direkt in Angstsyndromen, sondern indirekt in Form verschiedener pathologischer Verarbeitungen oder Konversionen. Die wichtigsten **Mechanismen der Angstverarbeitung** sind in Abb. 12.1. schematisch dargestellt.

Abb. 12.1. Während die Angst normalerweise *bewußt*, im Sinne der rationalen Verarbeitung,

abgeführt wird, kann es auch zu einer *unbewußten* Angstverarbeitung kommen. Uns interessieren in diesem Kapitel Abwehrmechanismen, wie die *Phobien*, wo die Angst gewissermaßen auf bestimmte Punkte fokalisiert wird, oder die *Zwänge*, die zur Angstabwehr eingesetzt werden.

Angstsymptome können *chronischer* oder *akuter* Art sein. Die chronische Angst wird oft mit der erwähnten „frei flottierenden" Angst gleichgesetzt, die auf- und abebben kann, wogegen die akuten Formen in getrennten Angst- bzw. Panikanfällen auftreten. Oft finden wir aber eine Kombination von einzelnen Panikanfällen, die sich mit seit langer Zeit bestehenden Angstsymptomen überlappen.

Das DSM-III unterscheidet zwischen Panikanfällen und Panikzuständen. Definitionsgemäß sind *Panikanfälle* getrennte Episoden von Befürchtung und/oder Furcht, begleitet von mindestens vier — von einer Liste von 11 — Symptomen somatisierter Angst, wie z. B. Dyspnoe, Herzklopfen, Brustschmerz, Schwäche. Wenn ein Panikanfall mindestens einmal in der Woche während drei Wochen auftritt, ohne daß eine lebensbedrohliche Situation oder eine physische Anstrengung als Begleitumstand vorhanden ist, spricht man von einem *Panikzustand*.

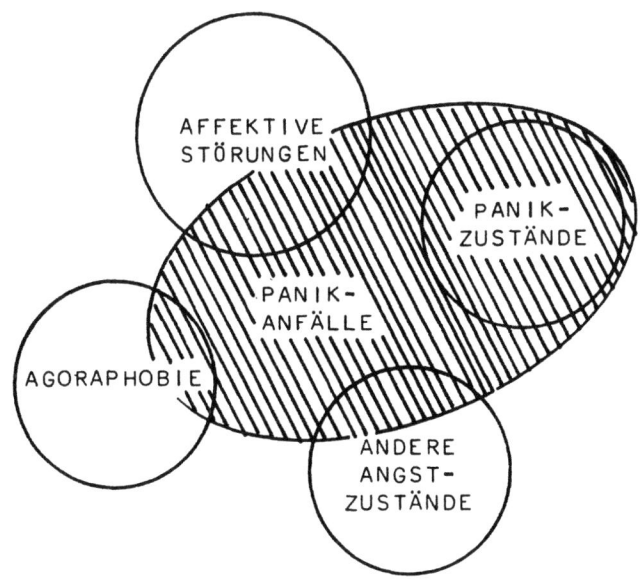

Abb. 12.2. Beziehungen der Panikanfälle zu anderen psychischen Störungen
(Schematische Darstellung, nach PARISER et al., 1979)

Die Beziehung der *Panikanfälle* zu anderen psychischen Störungen wird in Abb. 12.2 schematisch dargestellt. [87].

Epidemiologie der Angst. Das Symptom „Angst" in seiner akuten wie chronischen Form ist eine Komponente von fast jeder psychischen Störung; auch Panikanfälle sind weitverbreitet. Trotzdem ist es sehr schwer, Zahlen über die Inzidenz zu nennen. KAPLAN und SADDOCK [50] meinen, daß 5% der Population an akuter oder chronischer Angst leiden könnten, wobei das Verhältnis Frauen zu Männer 2 : 1 ist. Auch gibt es einige wenige Studien, die eine Familienhäufung angeben. Eine Studie — vorgenommen bei Zwillingspaaren — läßt die Möglichkeit einer genetischen Basis vermuten [50]; allerdings ist nicht präzisiert, ob endogene Depressionen ausgeschlossen wurden.

12.2.3. Definition und Klassifikation der phobischen Syndrome

Phobien kann man als irrationale situations- und objektbezogene Ängste bzw. Angstreaktionen bezeichnen. Sie können einerseits in fast jeder Beziehung zu Situationen und Objekten heraus entstehen oder andererseits zusammen mit fast allen anderen psychischen Symptomen auftreten.

Eine mögliche **Klassifikation** besteht darin, die Phobien (unter Zuhilfenahme griechischer Präfixe) nach den *Situationen oder Objekten,* die sie erzeugen, einzuteilen, was zu einer fast endlosen Aufzählung führt und eine klassische Einteilung der Phobien nach deren Inhalt darstellt [74]. Ein anderer Faktor, der berücksichtigt werden muß, ist der Grad der *Situationsspezifität* der Phobie, der von bestimmten isolierten Ängsten bis zu sehr generalisierten Angstreaktionen variieren kann [17].

In **Tab. 12.3.** ist die Klassifikation der Phobien, wie sie MARKS [74] vorgenommen hat, wiedergegeben:

Die 1. Gruppe umfaßt die Phobien, die von **externen Reizen,** d. h. von der Umwelt bestimmt bzw. ausgelöst werden und **vermeidbar** sind; wenn die Furcht intensiv wird, kann der Patient der Situation bzw. dem Objekt aus dem Wege gehen. Beispiele hierfür sind: Die Angst, freie oder öffentliche Plätze zu betreten (Agoraphobie), wie auch Angst, die Wohnung zu verlassen, Angst, in der Öffentlichkeit zu essen oder zu trinken (Sozialphobien), Angst vor Tieren, Auto, Untergrundbahn, Flugzeug, Wasser.

Zum Begriff „**Agoraphobie**" ist noch folgendes zu bemerken: Eigentlich sollte die Agoraphobie besser mit dem Ausdruck „*agoraphobisches Syn-*

Tab. 12.3. Klassifikation der Phobien bei Erwachsenen
(Modifiziert nach MARKS, 1975)

Phobien	Verwandte Störungen
Gruppe 1: Durch externe Reize erzeugte Phobien (vermeidbare Phobien)	
1. Agoraphobie	Angstzustände, neurotische Depression
2. Sozialphobien	sensible Personen, konditionierte autonome Störungen
3. Tierphobien	
4. Verschiedene spezifische monosymptomatische Phobien	
Gruppe 2: Durch interne Reize erzeugte Phobien (nicht vermeidbare Phobien)	
5. Krankheiten-Phobien	Hypochondrie
6. Zwangsphobien (Anankasmen)	separate Einteilung unter Zwangszuständen

drom" umschrieben werden [75], denn sie beinhaltet nicht nur die Angst, freie oder öffentliche Plätze zu überqueren, sondern auch die Angst vor dem Einkaufen, der Menge „ausgeliefert" zu sein, alleine reisen zu müssen, Angst vor geschlossenen Räumen, die Wohnung zu verlassen. Auch muß in diesem Zusammenhang noch erwähnt werden, daß die bei Agoraphobien spontan auftretenden *Panikanfälle* (die nicht nur als Begleit-, sondern auch als Auslösesymptom vorkommen) für einige Autoren als das eigentliche Kennzeichen der Agoraphobien betrachtet werden [44, 114].

Die 2. Gruppe bei MARKS [74] umfaßt die durch **interne Reize** bestimmten Phobien, die **unvermeidbar** sind. Hierher gehören die Angst vor bestimmten Krankheiten (Krebs), wie auch die *Zwangsphobien*, d. h. etwas ganz Bestimmtes, „Unmögliches" oder „Ausgefallenes" tun oder unterlassen zu müssen.

In bestimmten Fällen ist die Unterscheidung der Phobien nach dieser Aufteilung in interne und externe Stimuli nicht mehr möglich, dies z. B. wenn eine Agoraphobie von einer Angst vor dem Sterben begleitet wird.

Zu den **Krankheitsphobien** ist noch zu bemerken, daß gemäß SCHWIDDER [101] klinische Beobachtungen dafür sprechen, diese von den typischen neurotischen Phobien abzutrennen. Als Abgrenzungsmerkmal wird dann die Projektion von Furcht auf äußere Situationen und Objekte gewählt.

Die Klassifikation von MARKS umfaßt die sogenannten eigenständigen Phobien, die von den **„symptomatischen" Phobien** zu unterscheiden sind. Diese phobischen Symptome treten als begleitendes oder auch als vorherrschendes Symptom *neurotischer* oder *psychotischer* Krankheiten auf und können mit diesen eventuell phasenweise auftreten und wieder verschwinden.

Klinische Beobachtungen zeigen, daß solche **phobischen Symptome** ein Teil der Depressionen sein können und gleichzeitig mit den depressiven Symptomen zu- und abnehmen (sie weisen besonders bei Depressionen einen larvierenden Charakter auf). Sie können aber auch als Merkmal bei Zwangsneurosen, diffusen Angstzuständen, Persönlichkeitsstörungen oder sogar bei Schizophrenien in Erscheinung treten. Bei all diesen Zuständen ist aber die Behandlung der Phobie von derjenigen des Hauptzustandes, mit dem sie sich manifestiert, abhängig.

Schließlich möchten wir noch die Einteilung der Phobien erwähnen, wie sie von der American Psychiatric Association in ihrer neuesten Ausgabe des Diagnostic and Statistical Manual of Mental Disorders (DSM-III) vorgenommen wird (s. Tab. 12.1.): Hierbei versteht man unter „*Agoraphobien*" durch eine Situation bedingte Phobien (mit oder ohne Panikanfälle). „*Sozialphobien*" sind durch eine Funktion bedingt, während „*einfache Phobien*" als durch ein Objekt bedingt definiert werden.

Epidemiologie der Phobien. Da methodologische Schwierigkeiten bestehen — dies vor allem was die Definitionen anbetrifft — kann es kaum erstaunen, daß die Prävalenzangaben je nach Autoren zwischen 0,22% und 26% variieren. Außerdem muß betont werden, daß (bis auf eine Ausnahme) unseres Wissens diese Studien keine speziellen Unterteilungen der Angst und Phobien vorgenommen haben. Für näheres Studium verweisen wir auf AGRAS et al. [1, 2], BURNS et al. [15] und KATSCHNIG [51].

Die von AGRAS et al. [2] in Burlington durchgeführte Studie (sogenannte „Burlington-Studie") gibt für Phobien eine geschätzte Prävalenz von 7,69% des gesamten repräsentativen Populationsmusters, wovon 0,22% als schwerbeeinträchtigende Phobien eingestuft wurden. Hingegen meinen KAPLAN und SADOCK [50], daß Agoraphobien 60% aller Phobien ausmachen. Agoraphobien und einfache Phobien sind bei Frauen häufiger (DSM-III, 1980). Gemäß MARKS [77] sind Sozialphobien bei beiden Geschlechtern gleich häufig.

Die **Ätiologie der Phobien** ist ungeklärt, mit großer Sicherheit kann angenommen werden, daß Erbdeterminanten impliziert sind [31, 46, 95].

12.2.4. Definition und Klassifikation der Zwangssyndrome

Bevor man versucht, Zwangszustände zu klassifizieren (soweit dies überhaupt möglich ist), sollte man sich vorerst im klaren sein, daß Zwangszustände von Phobien nicht eindeutig abgegrenzt werden können. **Zwangszustände** beinhalten Zwangserscheinungen und -vorstellungen. Es handelt sich dabei um immer *wiederkehrende, sich aufdrängende* Bewußtseinsinhalte (Zwangserinnerungen und -gedanken), Zweifel, Befürchtungen, wie etwas tun oder unterlassen zu müssen. Diese Gedanken werden als *irrational, unsinnig, fremdartig* und manchmal unheimlich erkannt und ebenso abgelehnt. Aber trotz dieser Einsicht wird erfolglos dagegen angekämpft.

Die **Zwangsantriebe** sind Handlungsimpulse aggressiven (aber auch autoaggressiven) Inhaltes, die sich zwanghaft gegen den Willen durchsetzen wollen. Der Zwangsantrieb ist eng mit der Angst verbunden, „es" — die Handlung — auszuführen. Bei den Zwangshandlungen handelt es sich um Handlungen, die gegen den Willen ausgeführt werden müssen, wie z. B. der Waschzwang. Wird die Zwangshandlung unterlassen, so löst dies eine heftige Angst aus.

Ist ein Zwang mit einer Phobie verbunden, was sehr oft der Fall ist, d. h. wenn die Phobie ein bestimmtes Verhalten aufzwingt, in Form etwas zu vermeiden, so spricht man von **Anankasmus**. Dieser Ausdruck umfaßt auch den Übergang von einer Phobie zu einem Zwang oder umgekehrt. Da Zwangszustände von Phobien nicht klar abgrenzbar sind, bedient man sich häufig des Begriffes „Anankasmus", der sowohl Zwangserscheinungen als auch Phobien einschließt [68].

Die **Klassifikation der Zwänge** kann nach CAPSTICK [19, 24] in 2 Gruppen erfolgen: a) sogenannte *„normale"* Zwänge. Diese können als eine Übertreibung einer alltäglichen Tätigkeit (Waschen, Kontrollieren) betrachtet werden. b) sogenannte *„bizarre"* Zwänge. Diese entstehen nicht aus einer täglichen üblichen Tätigkeit heraus. Als Beispiele seien erwähnt: Bevor die Straße überquert wird, muß der Randstein mehrere Male angeklopft werden oder bevor die Türe aufgemacht wird muß die Klinke mehrere Male berührt werden oder es müssen bestimmte Rituale ausgeführt werden, bevor ein Zimmer betreten wird.

Es gibt auch **Mischformen**, wo beide Zwangskomponenten, die normale und die bizarre, simultan auftreten. Der Zwang, sich die Hände jedesmal eine bestimmte Anzahl von Malen zu waschen, ist ein Beispiel hierfür.

Die Unterscheidung in 2 Gruppen ist insofern von Bedeutung, als man festgestellt hat, daß der „bizarre" Zwangstyp in der Regel in den ersten zwei Lebensjahrzehnten erscheint und eine eventuell vorhandene Depression nicht als Hauptkrankung auftritt. Der Patient sucht relativ spät nach einer Behandlung. Der **„normale" Zwangstyp** hingegen erscheint erst in den späteren Lebensjahren, ist sekundär zur Depression, und der Patient sucht relativ früh nach einer Behandlung [23].

Epidemiologie der Zwänge. Es ist schwer, die genaue Inzidenz der Zwänge zu bestimmen. In der sogenannten „Midtown Manhatten Study" von LANGNER und MICHAEL [64] wurden 8,1% als „obsessive-compulsive trends" eingestuft. Es wurde aber festgestellt, daß die Inzidenz bei allen neurotischen Patienten nie mehr als 5% beträgt. Gemäß KAPLAN und SADOCK [50] wird die Prävalenz auf 0,05% geschätzt, wogegen SCHWIDDER [101] angibt, daß nach allen vorliegenden Ergebnissen Zwangsneurosen bei weniger als 1% der Bevölkerung vorkommen.

Studien neueren Datums weisen darauf hin, daß Zwänge bei Personen, die *höheren Sozialschichten* angehören und die eine *überdurch-*

schnittliche Intelligenz aufweisen, häufiger sind [50]. Die Rolle des Geschlechts in der Prävalenz der Zwänge ist noch unentschieden [DSM-III, 1980; 50, 101]. Zwangsneurosen haben ein *geringes Suizidrisiko* aufzuweisen [28, 40].

Zur Ätiologie der Zwänge möchten wir noch erwähnen — ohne dabei auf die verschiedenen psychodynamischen und analytischen Theorien einzugehen —, daß mehrere Studien auf die Implikation eines genetischen Faktors hinweisen; es scheint eine konstitutionelle Prädisposition für Zwangssymptome zu bestehen [96]. Es gibt auch Hinweise dafür, daß Eltern und Geschwister von Zwangspatienten — verglichen mit einer Kontrollpopulation — eine höhere Inzidenz aufweisen.

12.3. Indikationen der Psychopharmakotherapie bei Angstsyndromen, phobischen Syndromen und Zwangssyndromen

12.3.1. Vorbemerkungen und Zusammenfassung

In **Tab. 12.4.** ist übersichtlich dargestellt, welche Substanzklassen für die **Psychopharmakotherapie** von Angst-, phobischen und Zwangssyndromen eingesetzt werden können. Neben den Substanzen, die eingehend besprochen werden, gibt es eine Reihe von Präparaten, die mit guten oder auch mit recht unterschiedlichen Resultaten bei der Behandlung von Phobien und Zwangsphänomenen eingesetzt wurden. Wir beschränken uns auf die Angabe weniger Psychopharmaka, die meistens als Monosubstanz, aber auch untereinander oder mit verhaltenstherapeutischen Methoden kombiniert zur Anwendung kamen: *Amitriptylin, Desipramin, Dosulepin* [33], *Doxepin* [7], *Doxepin* und Verhaltenstherapie [100], *Trimipramin* und *Phenelzin* und Verhaltenstherapie [5, 100], *Periciazin* [35], *Clomipramin* und *Periciazin* [68], *Perphenazin* [29], *Chlordiazepoxid* [35, 36], *Medazepam* [36], *Moperon* [95a], *Trifluperidol* [11], *Methohexital* und Verhaltenstherapie [67], *Bromazepam* [16, 30, 36], *Clonidin* [61].

Eine Übersicht über Psychopharmakotherapie der Zwangszustände findet sich bei INSEL et al. [46a], und MARKS [76a] hat die kontrollierten Studien über die Anwendung von Antidepressiva bei Phobien und Zwängen zusammengefaßt.

Was die **Therapieergebnisse** bei der Behandlung von Phobien und Zwangsphänomenen anbetrifft, so variieren die Angaben je nach Autor zwischen 50 und 70% vollständigen Remissionen oder weitgehender Besserung.

WAXMANN [107] stellte fest, daß sich die Phobien in einem größeren Ausmaße als die Zwangssymptome bessern. Bei der Behandlung von phobischen Zuständen erzielte BEAUMONT [13] eine Besserung der Symptomatik zwischen 70 und 80% und bei über 50% der Patienten eine Symptomfreiheit.

Tab. 12.4. **Psychopharmakologische Therapien bei unterschiedlichen Angstsyndromen**
(Modifiziert und ergänzt nach PARISER et al., 1979)

| Indikation | Benzodiazepine | Antidepressiva | | Beta-Blocker |
		Trizyklika*	MAO-Hemmer	
Symptomatische Angst	X			X
Frei flottierende Angst	X			
Angst bei reaktiven Störungen	X			
Panikzustände	X	X	X	(X)
Agoraphobien		X	X	(X)
Andere Phobien		X	(X)	
Angst-Zwangsphobien		X		

* Clomipramin und Imipramin wurden am besten untersucht.

Zusammenfassung (vgl. Tab. 12.4.)

Es gibt unterschiedliche Arten von Angstsyndromen, die mit verschiedenen **angstdämpfenden Psychopharmaka** therapeutisch beeinflußt werden können. Andererseits können auch manche Psychopharmaka Angst aktivieren, was z. B. in Hinsicht auf die Suizidprävention von entscheidender Bedeutung ist. Unter den angstdämpfenden Pharmaka überwiegen in der Anwendungshäufigkeit *Tranquilizer*, besonders die *Benzodiazepine*. Es gibt aber auch unter den *Neuroleptika* wie bei den *Antidepressiva* einige Substanzen, die im Indikationsgebiet der Tranquilizer als Anxiolytika eingesetzt werden können. Dies hat für die Antidepressiva eine besondere Bedeutung, da Depressionen meistens mit Angstsyndromen einhergehen.

Symptomatische Angst, frei flottierende Angst und Angst *bei reaktiven Störungen* werden mit **Benzodiazepinen** therapiert.

Bei *Angstzuständen mit somatischen Begleiterscheinungen* wie auch bei *symptomatischer Angst* haben sich die **Beta-Rezeptoren-Blocker** besonders bewährt.

Bei den *Panikzuständen* bzw. *Panikanfällen* können **Benzodiazepine** mit einer kurzen Halbwertszeit mit Erfolg eingesetzt werden, wie auch **Beta-Rezeptoren-Blocker**. Bei *Panikzuständen im Zusammenhang mit Agoraphobien* wird mit Vorteil **Imipramin** appliziert (Imipramin scheint aber gegen die durch die Panikanfälle erzeugte Erwartungsangst wie gegen das Vermeidungsverhalten unwirksam zu sein). GRUNHAUS et al. [41a] kommen zum Schluß, daß die wirksamen Substanzen für die Behandlung von *Panikanfällen Phenelzin* und *Imipramin* sind. Im gleichen Sinne stellt SNAITH [98a] fest, daß es keine festen Gründe gibt, ein Antidepressivum (MAO-Hemmer, Trizyklikum) dem anderen vorzuziehen [vgl. 59a, 65a, 82a].

Agoraphobien sind einer Pharmakotherapie mit **Imipramin, Clomipramin** oder **MAO-Hemmern** zugänglich, **Beta-Rezeptoren-Blocker** kommen bei dieser Indikation seltener zum Einsatz. **MAO-Hemmer** finden auch in Kombination mit systematischer Desensibilisierung bei *Sozialphobien* Verwendung.

Zwangsphänomene (und Phobien) sowie *anankastische Zustandsbilder* — mit oder ohne depressiver Färbung — können mit **Clomipramin** behandelt werden. Die Therapie mit Beta-Rezeptoren-Blockern ist bei Zwangszuständen unzureichend dokumentiert und die Berichte sind zum Teil widersprüchlich.

Es gibt noch zahlreiche Substanzen, die bei der Behandlung von Phobien und Zwängen eingesetzt werden. Von diesen soll lediglich **Haloperidol** erwähnt werden, von dem ein Autor meinte, daß bei therapierefraktären Patienten zumindest ein Therapieversuch durchgeführt werden sollte. Auch könnte sich ein neues Antidepressivum, **Zimelidin**, als erfolgversprechend erweisen.

Von mehreren Autoren wurde betont, daß *Clomipramin, Imipramin* oder *MAO-Hemmer* in **Kombination mit Verhaltenstherapie,** die zur Zeit besten Resultate bei Phobien und Zwängen erbrachte. Wegen der relativ rasch einsetzenden Wirkung der Pharmakotherapie (mit oben genannten Präparaten) und wegen der kontinuierlichen und anhaltenden Besserung durch die Psychotherapie und Verhaltenstherapie, scheint eine Kombination dieser therapeutischen Maßnahmen für Phobien wie für Zwangszustände die Behandlungsmethode der Wahl zu sein.

12.3.2. Psychopharmakotherapie bei Angstsyndromen

Für die Behandlung von Angstsyndromen können die **Tranquilizer**, insbesondere die Klasse der Benzodiazepine, als eigentliche „Mittel der Wahl" bezeichnet werden. Weitere Substanzgruppen, die bei der Therapie von Angstsyndromen eingesetzt werden können, sind in Tab. 12.5. zusammengestellt. Über Dosierung und Applikation der verschiedenen Tranquilizer s. Kap. 7.7.2.

In **Tab. 12.5.** sind neben den anxiolytisch wirksamen Psychopharmaka auch Substanzen aufgelistet, die eine *Aktivierung der Angst* hervorrufen können. Da Angst oft Hand in Hand mit Suizidtendenzen einhergeht, ist die Kenntnis dieser angstaktivierenden Psychopharmaka von großer klinischer Bedeutung.

Es sei hier nur kurz erwähnt — was für die Anwendung bei *akuten* Angstzuständen und -anfällen wichtig ist —, daß unter den zahlreichen **Benzodiazepinen** nur *Chlordiazepoxid, Diazepam* und *Dikaliumclorazepat* in parenteralen Applikationsformen verfügbar sind.

Tab. 12.5. Angst-beeinflussende Psychopharmaka

Angst-Dämpfung (Anxiolyse)	Angst-Aktivierung
Tranquilizer Neuroleptika Antidepressiva (mit dämpfender Wirkung) Beta-Rezeptoren-Blocker Hypnotika (in kleinen Dosen) Antihistaminika	Psychostimulantien (Appetitzügler) Antidepressiva (mit aktivierender Wirkung) Halluzinogene

Für die Behandlung von Patienten mit episodischen Angstzuständen oder von solchen, die zu Panikreaktionen neigen, sind **Benzodiazepine** mit einer **kurzfristigen Wirkung** den langfristig wirkenden vorzuziehen. Der Patient hat eine bessere Kontrolle über die Wirkungsdauer, denn die Wirkung klingt rasch ab (bei diesen Patienten ist keine Dauermedikation erforderlich).

Zu den Psychopharmaka mit angstlösenden Wirkungen zählen auch die **Neuroleptika** („Major Tranquilizer" der angelsächsischen Literatur) und manche **Antidepressiva**. Diese Psychopharmaka werden eigentlich außerhalb ihres „angestammten" Indikationsbereiches eingesetzt, zum Teil auch unter anderen Handelsnamen. Bei den Neuroleptika, die in dieser Indikation in verhältnismäßig niedrigen Dosen appliziert werden, handelt es sich um: *Chlorprothixen, Dixyrazin, Flupentixol, Fluphenazin, Fluphenazin-Dekanoat, Fluspirilen, Haloperidol, Levomepromazin, Melperon, Pimozid* und *Thioridazin*. Unter den Antidepressiva sind es vor allem *Doxepin, Opipramol* und *Trazodon*. Für weitere Einzelheiten s. Kap. 4. und 6.

Die **Beta-Rezeptoren-Blocker** bilden eine weitere Gruppe von Anxiolytika. Obwohl auch sie nur eine symptomatische Wirkung besitzen, bieten sie im Vergleich zu den herkömmlichen Tranquilizern entscheidende Vorteile. Sie vermögen nämlich in niedrigen Dosen praktisch ohne sedative Effekte, ohne wesentliche Nebenwirkungen und ohne Abhängigkeitsgefahr, gewisse Angstsymptome und Streßreaktionen zu beheben. Auch sind sie wegen ihrer sehr unterschiedlichen Wirkungsweise zur Therapie mit *einmaligen prophylaktischen* Gaben prädestiniert [85]. Sie können bei Examens- und Premierenangst, Lampenfieber und akuten phobischen Angstzuständen und bei Panikanfällen eingesetzt werden (s. Tab. 12.4.). Bei *chronischen* Panikanfällen in Verbindung mit Agoraphobie haben sie sich hingegen als unwirksam erwiesen [44], scheinen aber gewisse somatische Symptome der Erwartungsangst reduzieren bzw. beheben zu können (s. Kap. 9).

12.3.3. Psychopharmakotherapie bei phobischen Syndromen

In einer Studie beschrieb KLEIN [57] erstmals, daß *Panikanfälle bei Agoraphobikern* erfolgreich mit **Imipramin** behandelt werden können. Weitere Studien bestätigen diese Wirkung [58, 60].

Den Folgerungen der letztgenannten Autoren entsprechend, ist **Imipramin** wirksam für die Behandlung von Agoraphobien, indem es die Zahl der spontanen *Panikanfälle* vermindert. Weiter führte KLEIN [59] aus, daß Imipramin rekurrierende Episoden von Panikanfällen blockiert. Imipramin scheint aber gegen die (konditionierte) Erwartungsangst (von Panikanfällen) sowie gegen das durch diese Erwartungsangst bedingte Vermeidungsverhalten *unwirksam* zu sein. Denn gemäß einer neueren Konzeptualisierung der Agoraphobien nehmen die spontanen Panikfälle eine zentrale und *primäre* Stellung ein; sie führen zur Erwartungsangst, das als *sekundäres* und zu Vermeidungsverhalten das als *tertiäres* Phänomen betrachtet wird [83].

Für die Therapie von Bedeutung ist die Beobachtung, daß Agoraphobiker, die unter Panikanfällen leiden, manchmal sehr empfindlich auf die stimulierenden Begleiterscheinungen von Imipramin reagieren. Demzufolge sollte bei solchen Patienten die Anfangsdosis *sehr niedrig* sein (25 mg täglich). Die Dosen für die Behandlung von Panikanfällen sind im allgemeinen niedriger als für die Depressionsbehandlung und müssen individuell angepaßt werden; sie können zwischen 5 mg und 300 mg variieren [65]. Wie lange eine Erhaltungstherapie nach der Remission der Symptome weitergeführt werden muß, konnte noch nicht genau festgestellt werden [65].

In der oben erwähnten Studie erlitten 17% der Patienten nach einem Jahr Rückfälle [114]. Eine Behandlung der an Agoraphobie leidenden Patientinnen mit Imipramin und Gruppen-Konfrontationstherapie zeigte mäßige bis deutliche Besserungen bei der Mehrzahl der Patientinnen. Zudem wurde festgestellt, daß diejenigen Patienten, die zu Beginn der Behandlung depressiver waren, schlechtere Behandlungsresultate zeigten [115].

Die Therapie mit **MAO-Hemmern** bei Phobien hat im deutschprachigem Raum wenig Verbreitung gefunden. MAO-Hemmer können bei Agoraphobien, anderen Phobien wie auch bei Panikanfällen (s. Tab. 12.4.) zusammen mit Methoden der Verhaltenstherapie eingesetzt werden. In dieser Indikation werden sie niedriger dosiert als bei der Behandlung der Depressionen.

Die Pharmakotherapie bei Phobien weist hohe Rückfallraten auf, weswegen **Langzeitbehandlungen** notwendig werden, bei welchen die *Nachteile der MAO-Hemmer* besonders zum Ausdruck kommen. Einerseits sind dies Hypotonie, Kopfschmerzen, aber auch plötzlich auftretende hypertone Blutdruckkrisen, andererseits die möglichen Interaktionen und Inkompatibilitäten mit anderen Medikamenten wie L-Dopa, Thymoleptika oder schließlich tyraminreiche Speisen (s. Tab. 4.5.). In diesem Zusammenhang bemerkten SOLYOM et al. [100], daß wegen der einzuhaltenden tyraminarmen Diät die Ängste der Patienten exazerbiert werden können.

Für die Behandlung von **Agoraphobien** können MAO-Hemmer [52, 104] wie trizyklische Antidepressiva [26, 57, 82, 115] sehr wirksam sein [83 a]. Die vorläufigen Resultate einer Studie belegen, daß *Imipramin, Reizüberflutung* und die *kombinierte Anwendung* beider Therapiearten gleich wirksam sind, vorausgesetzt, daß grundlegende Instruktionen für das in vivo-Üben vorgegeben sind [83 a].

In einer neuesten Studie wird nicht nur bestätigt, daß *Imipramin* für die Behandlung von Agoraphobien mit *begleitenden Panikanfällen* wirksam ist; es geht ferner hervor, daß *dynamisch orientierte unterstützende Psychotherapie* gleich wirksam wie *Verhaltenstherapie* ist, vorausgesetzt beide Therapien führen zur Konfrontierung mit der phobie-erzeugenden Situation [116]. Demgegenüber steht eine Studie von MARKS et al. [78 a], mit der Schlußfolgerung, daß *Imipramin* bei nichtdepressiven Agoraphobikern mit Panikanfällen keine Vorteile bietet. Statt dessen finden die Autoren, daß die *in vivo Auto-Konfrontation* eine spezifische und potente Behandlung darstellt, die durch von *Therapeuten assistierte Konfrontation* verstärkt werden kann.

Die beiden Studien und die Kontroverse um die Wirksamkeit von *Imipramin* werden in methodologischer Hinsicht von MATUZAS et al. [82 a] besprochen. Es besteht überhaupt eine beträchtliche Verwirrung, was den Einsatz von Psychopharmaka und den verschiedenen Formen von Psychotherapie bei Agoraphobien anbetrifft [59 a, 65 a, 82 a].

In einer katamnestischen Untersuchung von Agoraphobien und Sozialphobien, ein Jahr nach Abschluß der Behandlung mit MAO-Hemmern, konnte kein Unterschied zwischen der *Phenelzin*-Gruppe und der Placebo-Gruppe festgestellt werden [104]. Die Autoren folgern, daß Phenelzin bei phobischen Zuständen die gleiche symptomatische Wirkung aufweist wie andere (symptomatische) Behandlungen. **Agoraphobien** scheinen am besten auf eine Kombination von MAO-Hemmern (*Phenelzin* oder *Isocarboxazid* sollen am wenigsten Nebenwirkungen aufweisen) und *Reizüberflutung* anzusprechen. Bei **Sozialphobien** hat sich eine Kombinationsbehandlung von *MAO-Hemmern* mit *systematischer Desensibilisierung* bewährt [66].

Beta-Rezeptoren-Blocker können bei *akuten Panikanfällen* hilfreich sein, bei *chronischen* Panikanfällen in Verbindung mit Agoraphobien scheinen sie jedoch unwirksam zu sein [44]. Auch vermögen sie das Vermeidungsverhalten nicht zu reduzieren (97, 105). Über die Therapie mit Beta-Rezeptoren-Blockern bei *Agoraphobien* liegen widersprüchliche Ergebnisse vor.

Bei der Behandlung von **Agoraphobikern** mit einer Kombinationstherapie aus *Propranolol* und in vivo Konfrontation stellten HAFNER und MILTON [43] fest, daß Propranolol den Therapieverlauf ungünstig beeinflußte (wobei dieser ungünstige Einfluß von den Autoren auf die nachlassende Wirkung des Propranolol während der letzten Stunden der Konfrontationstherapie zurückgeführt wird!). Anderseits beschrieben die

Autoren, daß die Propranolol-Gruppe während der Konfrontationstherapie signifikant weniger Panikanfälle erlebte als die Placebo-Gruppe.

GOSH et al [38] hingegen berichteten, daß bei Agoraphobikern die Konfrontationstherapie mit *Oxprenolol* in drei zweistündigen Behandlungen eine signifikante Besserung der Symptomatik bewirkte.

Trizyklische Antidepressiva wie *Imipramin* und *Clomipramin* können bei Phobien ebenfalls eingesetzt werden (vergl. Kap. 12.3.4.).

Für die Behandlung von **phobischen Zuständen** mit oder ohne **Zwangskomponenten** berichten WOOTON und BAILEY [110, 111] von einer kombinierten Polypharmakotherapie: Täglich oral 10 mg *Clomipramin*, bis ein Maximum von 150 mg erreicht wird; gleichzeitig wird ein mehr dämpfendes trizyklisches Antidepressivum (z. B. *Dosulepin*) — in gleicher steigender Dosierung wie das Clomipramin — verabreicht und zusätzlich — für die Begleiterscheinungen — ein Beta-Rezeptoren-Blocker *(Propranolol)* bis zu 60 mg täglich gegeben.

GLOGER et al. [39] erzielten bei Patienten mit **Panikanfällen** oder Agoraphobie mit einer Dosis von täglich 75—100 mg *Clomipramin* gute Resultate; die Autoren empfehlen Clomipramin auch zur Prophylaxe von rekurrierenden Panikanfällen.

POHL et al. [93 a] vertreten die Meinung, daß unter Berücksichtigung von Schwierigkeiten der Methodik es ganz offensichtlich scheint, daß **Antidepressiva** (MAO-Hemmer, Tryziklika) **Panikanfälle** unterdrücken können; diese Wirkung ist *nicht* abhängig vom gleichzeitigen Vorhandensein depressiver Symptome. Letztere Behauptung ist aber — analog zum Antizwang-Effekt von Clomipramin bei Zwangssymptomen — umstritten [78 a, 82 a].

12.3.4. Psychopharmakotherapie bei Zwangssyndromen

Es ist das Verdienst von LOPEZ-IBOR [69], als erster die für ihre Therapieresistenz bekannten Zwangssyndrome mit **Clomipramin**-Infusionen behandelt und somit einen neuen Weg für die Pharmakotherapie dieser Zustände aufgezeigt zu haben.

Andere Autoren berichteten ebenfalls über die Behandlung von Zwangszuständen mit dem trizyklischen Antidepressivum **Clomipramin** [27, 42, 49, 106]. Von mehreren Autoren wird die Vermutung geäußert, daß Clomipramin — neben seiner antidepressiven Wirkung — einen spezifischen, gegen Zwänge gerichteten Effekt („anti-obsessive effect") habe [7, 18, 22, 23, 46 b, 68, 98, 103 a, 108]. Es bestehen entgegengesetzte Ansichten, ob der Antizwang-Effekt dem antidepressiven vorangeht [6, 7] oder umgekehrt [68]. Aus einer kontrollierten Studie mit Placebo ziehen MARKS und RACHMAN [77] die Folgerung, daß Clomipramin primär eine antidepressive und erst sekundär eine Wirkung auf die Zwangsphänomene hat. Aus einer Studie ziehen jedoch MAVISSAKALIAN & MICHELSON [83 b] den Schluß, daß ihre Resultate die Behauptung nicht unterstützen, wonach trizyklische Antidepressiva einen spezifischen Antizwang-Effekt besitzen, der von der antidepressiven Wirkung unabhängig ist.

Ähnlich geteilte Meinungen bestehen bezüglich des **Applikationsmodus**. LOPEZ-IBOR und LOPEZ-IBOR [68] konstatieren, daß wenn mehr als 50% der Dosis parenteral appliziert wird, der Therapieerfolg signifikant besser ist, wogegen COLGAN [26] bei beiden Applikationsformen ähnlich gute Resultate aufzeigt und CAPSTICK [18] feststellt, daß die Infusionstherapie der peroralen nicht überlegen ist. Wir können CAPSTICK [23] folgen und festhalten, daß mit der parenteralen Applikation lediglich eine schnellere Reaktion bzw. Wirkung erfolgt und die Infusion den schweren Formen und der stationären Behandlung vorbehalten bleiben sollte.

Es wurden verschiedene Varianten der *Kombination einer peroralen mit einer parenteralen* Clomipramin-Behandlung beschrieben [19, 26, 79, 80, 81, 84]. Bei diesen Kombinationsbehandlungen wird nach einem gewissen Zeitpunkt die parenterale Applikation durch die orale substituiert (die Infusionstechnik ist bei den erwähnten Autoren eingehend beschrieben). Im allgemeinen sollte die Pharmakotherapie mit Clomipramin nicht nach einem starren Behandlungsplan erfolgen, sondern vielmehr jedem Fall individuell angepaßt werden. Wichtig ist, daß die Behandlungen von schweren Zwangszuständen *höhere Dosen* erfordern, als es bei der Behandlung von depressiven Zuständen üblich ist.

Dosierung. Der Therapie mit Clomipramin sollte nach Möglichkeit eine einwöchige Auswaschperiode vorausgehen. In allen Fällen sollte dann während einer Woche *einschleichend* dosiert werden (50—100 mg peroral täglich). Das weitere Vorgehen hängt vom Schweregrad der Zwangssymptome ab. Da die therapeutische Wirkung meistens erst nach mehreren Tagen oder Wochen einsetzt, richtet sich die Dosierung der ersten Tage nach der subjektiven Verträglichkeit [68]. Die Dosen werden im weiteren um 25 mg oder sogar nur um 10 mg täglich erhöht, bis sich ein therapeutischer Effekt zeigt (bei schwerer Symptomatik können die Tagesdosen bis zu *375 mg* peroral betragen!). Das Erhöhen und Beibehalten der Dosen hängt von der individuellen Verträglichkeit und dem Auftreten von Nebenwirkungen ab. Die therapeutisch wirksame Dosis wird über einige Wochen beibehalten und sukzessiv und stufenweise abgebaut. CAPSTICK [23] überläßt es dem Patienten, die Dosisreduktion selber vorzunehmen. Dieses Vorgehen bietet den Vorteil, daß der Patient den Wert eine Medikamentes kennenlernt und daß bei später wieder auftretenden Rückfällen oder Krisen diese durch eine sofortige Wiederaufnahme der Medikation eingedämmt werden können. Eine Einzeldosis von täglich 20—50 mg sollte über mehrere Jahre weitergegeben werden [68]. Auch die Erhaltungsdosis muß, wie bereits betont, individuell angepaßt werden.

Im allgemeinen scheint die Besserung der Zwänge größer zu sein, wenn eine depressive Symptomatik vorliegt. MARKS et al. [87] stellten eine Besserung der *ritualisierten Zwänge* nur bei denjenigen Patienten fest, die zu Beginn der Behandlung depressiv verstimmt waren.

Dieselben Autoren vertreten auch die Meinung, daß mit einer Kombination von *Clomipramin und in vivo Konfrontationstherapie* die **Zwangsrituale** besser behandelt werden können, wohingegen für SOLYOM und SOOKMAN [99] die Kombination von *Clomipramin mit Verhaltenstherapie* die optimale Behandlungsart für an ritualisierten Zwängen leidende Patienten scheint. AMIN et al. [4] stellten bei Depressiven, die an Zwangszuständen oder Phobien litten, fest, daß mit einer Kombination von Clomipramin und Verhaltenstherapie bessere Resultate erzielt wurden als mit der Kombination von Clomipramin und *simulierter* Verhaltenstherapie. Für MARKS et al. [78] hingegen bleibt bei Ritualzwängen oder ritualisierten Zwängen ohne begleitende depressive Verstimmung die *in vivo Konfrontationstherapie* die Behandlung der Wahl.

Clomipramin mit Neuroleptika oder Tranquilizern zu kombinieren scheint den Erfolg nicht wesentlich zu vergrößern. Aus einer kontrollierten Studie bei anankastischen Zustandsbildern, wo die Kombinationen *Clomipramin* mit *Haloperidol* und *Clomipramin* mit *Diazepam* eingesetzt wurden, ziehen CASSANO et al. [25] den Schluß, daß die Wirksamkeit von Clomipramin durch diese Kombination nicht ausgesprochen verbessert wurde. Durch die anxiolytische Wirkung von Diazepam scheint allerdings die Akzeptanz der Clomipramin-Behandlung verbessert zu werden, da sich die Zahl der Therapieabbrüche reduzierte.

Bei mit **Imipramin** behandelten Zwangskranken, fanden GEISSMANN und KAMMERER [37] eine bedeutende Verminderung und sogar ein Verschwinden der begleitenden Angst und der Panikanfälle, eine quantitative Verminderung der Zwangssymptome und Rituale (mit gleichzeitigem Verlust des Angstpotentials dieser Symptome). Außerdem konstatierten die Autoren eine erstaunlich gute Toleranz des Imipramins, d. h. es waren kaum Begleiterscheinungen zu beobachten.

Beta-Rezeptoren-Blocker scheinen gewisse Begleiterscheinungen des Zwangssyndroms günstig zu beeinflussen, die klinische Symptomatologie als Ganzes wird aber nicht beeinflußt. Auch konnte keine Besserung der subjektiven Angst, wie sie von anderen Autoren berichtet wurde, konstatiert werden [94].

Über die Therapie mit **MAO-Hemmern** liegen — unseres Wissens — lediglich Berichte über Einzelfälle vor, die auf diese Substanzengruppe positiv ansprachen [10, 47, 47a, 48a, 48b].

JENIKE [48b] stellte aber fest, daß bei vier Fällen, wo eine schwere Zwangssymptomatik nicht mit Angst oder Panikanfällen verbunden war, die Patienten auf MAO-Hemmern nicht ansprachen.

In einer Doppelblindstudie stellten INSEL et al. [46b] fest, daß — obwohl einzelne Patienten eine Besserung zeigten — die ganze mit *Clorgylin* (selektiver MAO-A Hemmer) behandelte Gruppe keine signifikante Besserung aufwies.

STERNBERG [103] meint, daß Zwangsneurotiker, die eine Clomipramin-Intoleranz aufweisen, oft auf eine kleine Dosis von MAO-Hemmern ansprechen. Derselbe Autor meint übrigens, daß Patienten mit ausgesprochener Zwangspersönlichkeit — aber ohne Zwangsneurose — durch sehr niedrige Dosen von *Clomipramin* (10 mg täglich) oder *Isocarboxazid* (10 mg täglich) von ihren Zwangsvorstellungen erleichtert werden können.

Die Therapie mit **Neuroleptika** (z. B. *Haloperidol*) zeitigte widersprüchliche Ergebnisse. Erfolge bei einer therapierefraktären Zwangsneurose [86] und bei anankastischen Zuständen [88] stehen Mißerfolge gegenüber [45]. ANANTH [5] meint, daß Haloperidol einen „Antizwang-Effekt" habe und bei jedem therapieresistenten Zwangspatienten ein Therapieversuch mit Haloperidol durchgeführt werden sollte.

In der **Ätiologie der Zwangsphänomene** postuliert man unter anderem eine Störung im Serotonin- und/oder Dopaminstoffwechsel [113]. *Haloperidol* (Dopamin-Rezeptor-Blockade) wie auch *Clomipramin* (Hemmung der Wiederaufnahme von Serotonin) würden aus diesen Gründen eine besondere Stellung einnehmen.
Dasselbe gilt übrigens auch für *L-Tryptophan*.

YARYURA-TOBIAS und BHAGAVAN [112] behandelten Zwangskranke mit einer Kombination von *L-Tryptophan, Nicotinsäure* und *Pyridoxin* und erzielten dabei gute Resultate.

In einer Doppelblindstudie wurde Agoraphobikern und Sozialphobikern *Clomipramin* kombiniert mit *L-Tryptophan* verabreicht. Es zeigte sich aber, daß *L-Tryptophan* die günstige Wirkung von *Clomipramin* auf das Vermeidungsverhalten, die phobische Angst und das Aufkommen von Panikanfällen nicht potenzierte [87a].

Wie aus einer Arbeit von EVANS et al. [32] hervorgeht, könnte sich auch *Zimelidin* (ein weiteres Antidepressivum mit Hemmung der Serotonin-Wiederaufnahme) als erfolgversprechend erweisen.

12.4. Psychopharmakotherapie und Psychotherapie

Die verschiedenen Ansatzpunkte für die Therapie der Angstsyndrome haben wir versucht in Abb. 12.3. schematisch darzustellen. Die zwei wichtigsten Angriffspunkte sind dabei die *Gesprächstherapie* einerseits und die *Pharmakotherapie* andererseits. Diese beiden Therapien sollen aber — wie bereits erwähnt — nicht als Gegensätze aufgefaßt werden, sondern als zwei Methoden, die sich gegenseitig ergänzen.

Der scheinbare Gegensatz Psychotherapie versus Psychopharmakotherapie, der aus theoretischen Erwägungen heraus durchaus konstruiert und entsprechend auch medizinhistorisch belegt werden kann, soll hier kurz näher erörtert werden.

Stellt man *Psychotherapie* und *Psychopharmakotherapie* einander gegenüber, so ist klar, daß man das eine Mal von einem psychologischen und tiefenpsychologischen Gesichtspunkt aus-

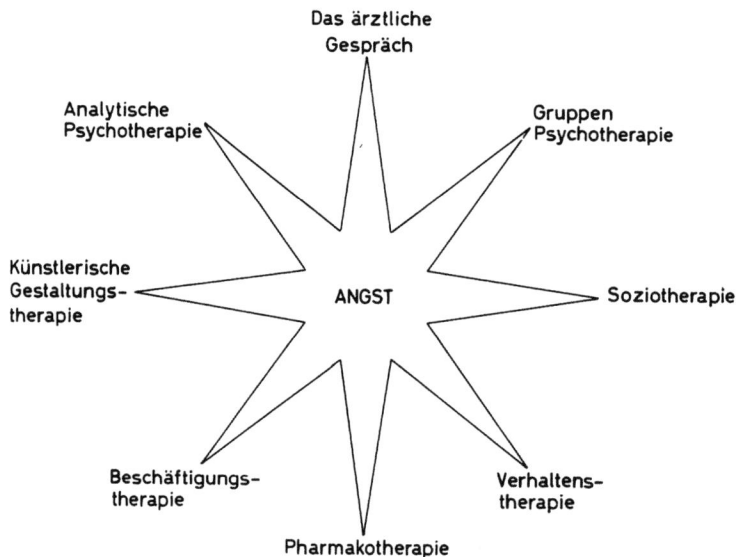

Abb. 12.3. Verschiedene Therapieformen der Angstsyndrome
(Schematische Darstellung)

geht, das andere Mal aber von einem psychobiologischen. Dabei handelt es sich, was betont werden muß, lediglich um **unterschiedliche Gesichtspunkte** bzw. Betrachtungsweisen und nicht um prinzipielle Gegensätze, weil die sich daraus ergebenden Therapien einander nicht ausschließen. Wenn man z. B. einen komplizierten psychodynamischen Verdrängungsprozeß oder ein lerntheoretisches Geschehen betrachtet, so können diese nur stattfinden, wenn die Ganglienzellen funktionstüchtig sind (denn lebende funktionstüchtige Ganglienzellen sind Voraussetzung für jedes psychologische und psychosomatische Geschehen). Daraus ergibt sich, daß man die psychobiologische Betrachtungsweise nicht beiseite schieben kann, da sie die Voraussetzung für die anderen Betrachtungsweisen ist. Allerdings haben Psychopharmaka lediglich eine *symptomatische* Wirkung; durch den Einsatz von Psychopharmaka alleine ist es deshalb nicht möglich, innere- und außerseelische Probleme oder Konflikte oder gar soziales Geschehen direkt zu beeinflussen bzw. zu lösen. Durch pharmakologische Spannungslösung, durch eine angstlösende Wirkung, durch eine Beruhigung oder durch eine Stimmungsaufhellung wird jedoch oft die (psychobiologische) *Voraussetzung* geschaffen, sinnvoll mit dem Patienten über seine Probleme zu sprechen. Wenn die Kombination von Psychotherapie mit Psychopharmakotherapie zur Sprache steht, muß man auch daran denken, daß neben der eigentlichen pharmakologischen Wirkung auch noch die nach BALINT [12] genannte *„Droge" Arzt* eine große Rolle spielt. Es ist ja bekannt, daß gerade bei den Psychopharmaka der Anteil des sogenannten Placeboeffektes relativ groß ist und daß es besonders darauf ankommt, in welcher Form und von welchen Worten begleitet ein Medikament verschrieben, verordnet oder verabreicht wird. Durch die Verabreichung eines Psychopharmakons kann man also gewissermaßen auch einen psychotherapeutischen Eingriff vornehmen, so wie man umgekehrt durch die Verabreichung von Psychopharmaka — da diese ja nicht nur psychische Funktionen, sondern auch psychovegetative Symptome beeinflussen — gleichzeitig auch eine Somatotherapie durchführen bzw. verstärken kann.

Man sieht also, daß bei genauerer Betrachtung kein Gegensatz zwischen Psychotherapie und Psychopharmakotherapie besteht, sondern daß diese Behandlungsmethoden vielmehr aufeinander übergreifen und zudem noch die reine Somatotherapie beeinflussen können. Die Psychopharmakotherapie kann unter Umständen erst die richtigen Voraussetzungen für die Psychotherapie schaffen; die Psychotherapie kann andererseits (unter anderem) einem Patienten verständlich machen, daß es für ihn notwendig ist, für eine gewisse Zeit ein Psychopharmakon einzunehmen; dieses Psychopharmakon kann wieder direkte somatische Wirkungen aufweisen und daher auch vom somatischen her die Befindlichkeit beeinflussen.

Literatur

1. AGRAS, W. S., CHAPIN, H. N., JACKSON, M. S., OLIVEAU, C. D. (1972): The natural history of phobia. Arch. Gen. Psychiat. *26*, 315—317.
2. AGRAS, W. S., SYLVESTER, D., OLIVEAU, D. (1969): The epidemiology of common fears and phobia. Compr. Psychiat. *10*, 151—156.
3. AMERICAN PSYCHIATRIC ASSOCIATION (1980): Diagnostic and Statistical Manual of Mental Disorders (DSM-III). Washington, D. C.: APA.
4. AMIN, M. M., BAN, T. A., PECKNOLD, J. C., KLINGNER, A. (1977): Clomipramine (Anafranil) and behaviour therapy in obsessive-compulsive an phobic disorders. J. Int. Med. Res. *5*, Suppl. 5, 33—37.
5. ANANTH, J. (1976): Treatment of obsessive compulsive neurosis: Pharmacological approach. Psychosomatics *17*, 180—184.
6. ANANTH, J. (1977): Treatment of obsessive-compulsive neurosis with clomipramine (Anafranil). J. Int. Med. Res. *5*, Suppl. 5, 38—41.
7. ANANTH, J., PECKNOLD, J. C., VAN DEN STEEN, N., ENGELSMANN, F. (1979): Double-blind comparative study of chlorimipramine in obsessive neurosis. Curr. Therap. Res. *25*, 703—709.
8. ANANTH, J., SOLYOM, L., SOLYOM, C., SOOKMAN, D. (1975): Doxepin in the treatment of obsessive compulsive neurosis. Psychosomatics *16*, 185—187.
9. ANANTH, J., VAN DEN STEEN, N. (1977): Systematic studies in the treatment of obsessive compulsive neurosis with tricyclic antidepressants. Curr. Therap. Res. *21*, 495—501, 1977.
10. ANNESLEY, P. T. (1969): Nardil response in a chronic obsessive compulsive. Br. J. Psychiat. *115*, 748.
11. BAGADIA, V. N., DAVE, K. P., SHAH, L. P.

(1972): Further experience with trifluperidol — A study of 206 patients. Indian J. Psychiat. *14,* 45—53, 1972.
12. BALINT, M. (1957): Der Arzt, sein Patient und die Krankheit. Stuttgart: Klett. 1977.
13. BEAUMONT, G. (1977): A large multicentre trial of clomipramine (Anafranil) in the management of phobic disorders. J. Int. Med. Res. *5,* Suppl. 5, 116—123.
14. BLASER, P., POELDINGER, W. (1967): Angst als geistesgeschichtliches Phänomen und naturwissenschaftliches Problem. In: Angst, psychische und somatische Aspekte (KIELHOLZ, P. Hrsg.), Bern – Stuttgart: Huber.
15. BURNS, L. E., THORPE, G. L. (1977): The epidemiology of fears and phobias. J. Int. Med. Res. *5,* Suppl. 5, 57, 1—7.
16. BURRELL, R. H., CULPAN, R. H., NEWTON, K. J., OGG, G. J., SHORT, J. H. (1974): Use of bromazepam in obsessional, phobic and related states. Curr. Med. Res. Opin. *2,* 430—436.
17. BUTOLLO, W. (1979): Chronische Angst. Theorie und Praxis der Konfrontationstherapie (Fortschritte der klinischen Psychologie, Vol. 19). Urban & Schwarzenberg, München.
18. CAPSTICK, N. (1971): Chlorimipramine in obsessional states. Psychosomatics *12,* 332—335.
19. CAPSTICK, N. (1973): The Graylingwell study. J. Int. Med. Res. *1,* 392—396.
20. CAPSTICK, N. (1975a): Clomipramine in the treatment of the true obsessional state. Psychosomatics *16,* 21—25.
21. CAPSTICK, N. (1975b): Depressive reactions in the course of clomipramine therapy used in the treatment of obsessional conditions. Scot. med. J. *20,* 45—48.
22. CAPSTICK, N. (1977): Clinical experience in the treatment of obsessional states (1). J. Int. Med. Res. *5,* Suppl. 5, 71—80.
23. CAPSTICK, N. (1980): Contributions to the understanding of obsessional states and to the use of clomipramine in these conditions. Pharmc. Medecine, *i,* 179.
24. CAPSTICK, N., SELDRUP, J. (1973): Phenomenological aspects of obsessional patients treated with clomipramine. Brit. J. Psychiat. *122,* 719—720.
25. CASSANO, G. B. CASTROGIOVANNI, P., MAURI, M., et al. (1981): A multicenter controlled trial in phobic-obsessive psychoneurosis. The effect of chlorimipramine and of its combinations with haloperidol and diazepam. Prog. Neuro-Psychopharmacol. *5,* 129—138.
26. COLGAN, A. (1975): A pilot study of Anafranil in the treatment of phobic states. Scot. med. J. *20,* 55—60.

27. CORDOBA, E. F., LOPEZ-IBOR, J. J. (1967): Monochlorimipramine in psychiatric patients resistant to other forms of treatment. Actas Lusoespanolos de Neurol. Psiquiat. *26,* 119—147.
28. COREYLL, W. (1981): Obsessive-compulsive disorders and primary unipolar depression. Comparisons of background, family history, courses and mortality. J. nerv. ment. Dis. *169,* 220—224.
29. DALLY, P. (1967): Chemotherapy of Psychiatric Disorders. London: Logos Press. 1967.
30. DEBERDT, R. (1974): Treatment of obsessional and phobic neurosis with Ro 5—3350. Medikon *3,* 27—29.
31. DELPRATO, D. J. (1980): Hereditary determinants of fears and phobias. A critical review. Behav. Ther. *11,* 79—103.
32. EVANS, L., BEST, J., MOORE, G., COX, J. (1980): Zimelidine — a serotonin uptake blocker in the treatment of phobic anxiety. Prog. Neuro-Psychopharmacol. *4,* 75—79.
33. FREED A., KERR, T. A., ROTH, M. (1972): The treatment of obsessional neurosis, Br. J. Psychiat. *120,* 590—591.
34. GASTPAR, M., HOBI, V., POELDINGER, W., GOLDSMITH, S., MALY, V., SCHMIDLIN, P. E. (1980): A placebo-controlled comparative study of the combined effect of oxprenolol and clomipramine in depressed patients. Int. Pharmacopsychiat. *15,* 24—58.
35. GAYRAL, L. (1969): Evolution symptomatique et structurale des névroses obsessionnelles et phobies sous l'influence des chimiothérapies. Essai de compréhension des facteurs de modification. Sympos. Intern. Ass. mond. de psychiatrie, Madrid.
36. GAYRAL, L. F., FAYAT-PICARD, J. (1975): Quatre 1,4 benzodiazepines psychotropes face à l'anxiéété-angoisse névrotique. Actualités Psychiat. *6,* 49—58.
37. GEISSMANN, P., KAMMERER, Th. (1964): L'imipramine dans la névrose obsessionelle. Etude de 30 cas. Encéphale 53, 369—382.
38. GHOS, A., GAIND, B., WATSON, J. P. (1977). The use of a beta-blocking drug in exposure treatment of agoraphobic patients. Abstr. VI World Congr. Psychiat., Honolulu.
39. GLOGER, S., GRUNHAUS, L., BIRMACHER, B., TROUDART, T. (1981): Treatment of spontaneous panic attacks with chlomipramine. Am. J. Psychiat. *138,* 1215—1217.
40. GOODWIN, D. W., GUZE, S. B., ROBINS, E. (1969): Follow-up studies in obsessional neurosis. Arch. Gen. Psychiatr. *20,* 182—187.
41. GRINGRAS, M. (1977): An uncontrolled trial of clomipramine (Anafranil) in the treat-

ment of phobic and obsessional states in general practice. J. Int. Med. Res. 5, Suppl. 5, 111–115.
41.a) GRUNHAUS, L., GLOGER, S., WEISSTUB, E. (1981): Panic Attacks. A review of treatments and pathogenesis. J. nerv. ment. Dis. 169, 608–613.
42. GUYOTAT, J., FAVRE-TISSOT, M., MARIE-GARDINE, M. (1968): A clinical Trial with a new antidepressant G. 34586. Presented at the CR Congress of Psychiatry and Neurology, Dijon, 1967. Paris: Masson, S. 717–721.
43. HAFNER, J., MILTON, F. (1977): The influence of propranolol on the exposure in vivo of agoraphobics, Psychol. Med. 7, 419–425.
44. HEISER, J. F. DEFRANCISCO, D. (1976): The treatment of pathological panic states with propranolol. Am. J. Psychiat. 133, 1389–1394.
45. HUSSAIN, M. Z., AHAD, A. (1970): Treatment of obsessive-compulsive neurosis. Canad. Med. Assoc. J. 103, 648–650.
46. INOUYE, E. (1972): Genetic aspects of neurosis. Int. J. Ment. Health 1, 176–189.
46.a) INSEL, T. R., MURPHY, D. L. (1981): The psychopharmacological treatment of obsessive-compulsive disorder: A review. J. clin. Psychopharmacol. 1, 304–311.
46.b) INSEL, T. R., MURPHY, D. L., COHEN, R. M., ALTERMAN, I., KILTS, C., LINNOILA, M. (1983): Obsessive-compulsive disorder. A double-blind trial of clomipramine and clorgyline. Arch. Gen. Psychiat. 40, 605–612.
47. ISBERG R. S. (1981): A comparison of phenelzine and imipramine in an obsessive-compulsive patient. Am. J. Psychiatr. 138, 1250–1251.
47.a) JAIN, V. K., SWINSON, R. P., THOMAS, J. G. (1970): Phenelzine in obsessive neurosis. Br. J. Psychiat. 117, 237–238.
48. JASPERS, K. (1913/1948): Allgemeine Psychopathologie, 1. Aufl.: 1913, 5. Aufl.: 1948. Berlin – Göttingen – Heidelberg: Springer.
48.a) JENIKE, M. A. (1981): Rapid response of severe obsessive-compulsive disorder to tranylcypromine. Am. J. Psychiat. 138, 1249–1250.
48.b) JENIKE, M. A. (1982): MAOI for obsessive compulsive disorder. Br. J. Psychiat. 140, 549.
49. JIMENEZ, F. (1968): A clinical study of clomipramine in depression, obsessional and schizophrenic patients. Folia Neuropsiquiatria del sur y Este de Espana 3, 189–211.
50. KAPLAN, H. I., SADOCK, B. J. (1981): Modern Synopsis of Comprehensive, Textbook of Psychiatry/III, 3. Aufl. Baltimore, Williams & Williams.
51. KATSCHNIG, H. (1978): Epidémiologie des phobies et des obsessions. Psychol. Méd. 10, 863–871.
51.a) KEEFE, P. H., AGRAS, W. S. (1983): Panic attacks and phobias. New Engl. J. Med. 308, 341–343.
52. KELLY, D., GUIRGUIS, W., FROMMER, E., MITCHELL-HEGGS, N., SARGANT, W. (1970): Treatment of phobic states with antidepressants. Br. J. Psychiat. 116, 387–398.
54. KIELHOLZ, P. (1978a): Betablocker und Zentralnervensystem. Bern: H. Huber.
55. KIELHOLZ, P. (1978b): Der therapeutische Zugang zur Psyche über das beta-adrenerge System. Bern: H. Huber.
56. KIERKEGAARD, S. (1960): Der Begriff der Angst. Hamburg: Rowohlt.
57. KLEIN, D. F. (1964): Delineation of two drug-responsive anxiety syndroms. Psychopharmacol. 5, 397–408.
58. KLEIN, D. F. (1976): Imipramine, behavior therapy, and phobia. Psychopharmacol. Bull. 12, 73–74.
59. KLEIN, D. F. (1980): Behavior therapy, supportive therapy, and imipramine in different classes of phobics. Psychopharmacol. Bull. 16, 62–63.
59.a) KLEIN, D. F. (1982): Medication in the treatment of panic attacks and phobic states. Psychopharmacol. Bull. 18, 85–90.
60. KLEIN, D. F., ZITRIN, C. M., WOERNER, M. G. (1977): Imipramine and phobia. Psychopharmacol. Bull. 13, 24–27.
61. KNESEVICH, J. W. (1982): Successful treatment of obsessive-compulsive disorder with clonidine. Am. J. Psychiat. 139, 364–365.
62. LADER, M., MARKS, I. (1971): Clinical Anxiety. London: W. Heinemann.
63. LANCET, THE. (1979): Treatment for agoraphobia. Lancet ii, 679–680.
64. LANGNER, TH, S., MICHAEL, ST, T. (1963): Life, stress and mental health. The Midtown Manhattan Study. In: Series in Social Psychiatry (Rennie, T. A. C., Hrsg.), Vol. II. London: Collier-Macmillan.
65. LIEBOWITZ, M. R., KLEIN, D. F. (1979): Assessment and treatment of phobic anxiety (case 1). J. clin. Psychiat. 40, 53–59.
65.a) LIEBOWITZ, M. R., KLEIN, D. F. (1982): Unresolved issues in the treatment of agoraphobia with panic attacks. Psychopharmacol. Bull. 18, 109–114.
66. LIPSEDGE, M. S. (1977): The treatment of phobic and obsessional states. Rec. Adv. Med. 17, 199–222.
67. LIPSEDGE, M. S., HAJIOFF, J., HUGGINS, P., NAPIER, L., PEARCE, J., PIKE, D. J. RICH, M. (1973): The management of severe agora-

phobia: a comparison of iproniazid and systematic desensitization. Psychopharmacol. (Berlin) 32, 67—80.
68. LOPEZ-IBOR ALINO, J. J., LOPEZ-IBOR ALINO, J. M. (1974): Die psychopharmakologische Behandlung von Zwangsneurosen. Arzneim.-Forsch. / Drug Res. 24, 1119—1122.
69. LOPEZ-IBOR ALINO, J. J.: Intravenous perfusions of monochlorimipramine: technique and results. In: Proceedings on the 6th International Congress of CINP, Tarragona, April 1968. Int. Congress Series No. 180, S. 519—521. Amsterdam: Excerpta Medica.
70. LOPEZ-IBOR ALINO, J. J. (1972): The treatment of obsessional neurosis with clomipramine administered intravenously. In: Obsessional States and their Treatment with Anafranil (Rees L. Geigy, Hrsg.)
71. LOPEZ-IBOR ALINO; J. M. LOPEZ-IBOR ALINO, J. J. (1971): Tratamiento psicofarmacologico de las neurosis obsesivas. Comunicación en el XI congreso de la Asociación Española de Neuropsiquiatria, Málaga.
72. LUSCOMBE, D. K. MARKS, I. M. (1977): Pharmacokinetic studies in obsessional patients. J. Int. Med. Res. 5, Suppl. 5, 91—96.
73. LUSCOMBE, D. K., WRIGHT, J., STERN, R. S., MARKS, I. M. MAWSON, D. (1980): Plasma concentrations of clomipramine and desmethylclomipramine in obsessive-compulsive neurosis. Postgrad. Med. J. 56, Suppl. 1, 140—143.
74. MARKS, I. M. (1969): Fears and Phobias. London: W. Heinemann.
75. MARKS, I. M. (1970): The classification of phobic disorders. Br. J. Psychiat. 116, 377—386.
76. MARKS, I. M. (1978): Living with Fear. New York: McGraw-Hill.
76.a) MARKS, I. (1982): Are there anticompulsive or antiphobic drugs? Review of the evidence. Psychopharmacol. Bull. 18, 78—84.
77. MARKS, I. M. RACHMAN, S. (1978): Interim report to the Medical Research Council. In: Obsessions and Compulsions (RACHMAN, S. J., HODGSON, R. J., Hrsg.), Englewood Cliffs, N. J.: Prentice-Hall.
78. MARKS, I. M., STERN, R. S., MAWSON, D., COBB, J., MCDONALD, R. (1980): Clomipramine and exposure für obsessive-compulsive rituals: I. Br. J. Psychiat. 136, 1—25.
78.a) MARKS, I. M., GRAY, S., COHEN, D., HILL, R., MAWSON, D., RAMM, E., STERN, R. S. (1983): Imipramine and brief therapistaided exposure in agoraphobics having self-exposure homework. Arch. Gen. Psychiat. 40, 153—162.
79. MARSHALL, W. K. (1971): Treatment of obsessional illnesses and phobic anxiety states with clomipramine. Br. J. Psychiat. 119, 467—471.
80. MARSHALL, W. K. (1977): Clinical experience in the treatment of phobic disorders. J. Int. Med. Res. 5, Suppl. 5, 65—70.
81. MARSHALL, W. K., MICEV, V. (1973): Clomipramine (Anafranil) in the treatment of obsessional illnesses and phobic anxiety states. J. Int. Med. Res. 1, 403—412.
82. MARSHALL, W. K., MICEV, V. (1975): The role of intravenous clomipramine in the treatment of obsessional and phobic disorders. Scot. med. J. 20, 49—53.
82.a) MATUZAS, W., GLASS, R. M. (1983): Treatment of agoraphobia and panic attacks. Arch. Gen. Psychiat. 40, 220—222.
83. MAVISSAKALIAN, M., BARLOW, D. H. (1981): Phobia, psychological and pharmacological treatment. New York: Guilford Press.
83.a) MAVISSAKALIAN, M., MICHELSON, L. (1982): Agoraphobia: Behavioral and pharmacological treatments, preliminary outcome, and process findings. Psychopharmacol. Bull. 18, 91—103.
83.b) MAVISSAKALIAN, M., MICHELSON, L. (1983): Tricyclic antidepressants in obsessive-compulsive disorder. Antiobsessional or antidepressant agents? J. nerv. ment. Dis. 171, 301—306.
84. MUELDNER, H. (1980): Die Behandlung von Zwangsphänomenen mit Clomipramin, Therapiewoche 30, 5614—5616.
85. NEFTEL, K. (1980): Betablocker als Anxiolytika. Pharma-Kritik 2, 57—59.
86. O'REGAN, J. B. (1970): Treatment of obsessive-compulsive neurosis with haloperidol, Canad. Med. Assoc. J. 103, 167—168.
87. PARISER, S. F., PINTA, E. R., JONES, B. A., YOUNG, E. A. (1979): Diagnosis and management of anxiety symptoms and syndroms. In: Psychopharmacology Update: New and Neglected Areas (Davis, J. M., Greenblatt, D, Hrsg.) New York: Grune & Stratton.
87.a) PECKNOLD, J. C., MCCLURE, D. J., APPELTAUER, L., ALLAN, T., WRZESINSKI, L. (1982): Does tryptophan potentiate clomipramine in the treatment of agoraphobic and social phobic patients? Br. J. Psychiat. 140, 484—490.
88. PERENYI, G. (1970): Treatment of neurotic patients with low doses of haloperidol. Report from the Neurologic Out-patients' Clinic, Hospital and Central Polyclinic of the Hungarian State Railroads (nicht veröffentlicht).
89. POELDINGER, W. (1967): Das Problem der Dämpfung in der Geriatrie. Österr. Monatshefte für ärztl. Fortb. Sonderheft Int.

Symp. über Psychosedierung in Geriatrie und Pädiatrie, Wien.
90. POELDINGER, W. (1972): Suizidalität, Depression und Angst. In: Depressive Zustände (KIELHOLZ, P. Hrsg.). Bern – Stuttgart – Wien: H. Huber.
91. POELDINGER, W. (1977): Die Angst des modernen Menschen. Wien. med. Wschr. 645–652.
92. POELDINGER, W. (1980): Psychotherapy and psychopharmacotherapy. In: Benzodiazepines Today and Tomorrow (PRIEST, R. G. et al. Hrsg.), Lancaster: MTP Press.
93. POELDINGER, W. (1982): Kompendium der Psychopharmakotherapie, 4. Aufl. Basel: Editiones Roche.
93.a) POHL, R., BERCHOU, R., RAINEY, J. M. (1982): Tricyclic antidepressants and monoamine oxidase inhibitors in the treatment of agoraphobia. J. clin. Psychopharmacol. *2*, 399–407.
94. RABAVILAS, A. D., BOULOUGOURIS, J. C., PERISSAKI, C., STEFANIS, C. (1979): The effect of peripheral beta-blockade on psychophysiologic responses in obsessional neurotics. Compr. Psychiat. *20*, 378–383.
95. RAPP, M. S., THOMAS, M. R. (1982): Genetic contribution to agoraphobia. Am. J. Psychiat. *139*, 260.
95.a) REITER, P. J. (1969): Erfahrungen mit Luvatren® bei ambulanten, psychiatrischen Patienten. Schweiz. Arch. Neur. Neurochir. Psych. *104*, 169–178.
96. SALZMAN, L., THALER, F. H. (1981): Obsessive-compulsive disorders: a review of the literature. Am. J. Psychiat. *138*, 286–296.
96.a) SHEEHAN, D. V., BALLENGER, J., JACOBSEN, G. (1980): Treatment of endogenous anciety with phobic, hysterical, and hypochondriacal symptoms. Arch. Gen. Psychiat. *37*, 51–59.
97. SILVERSTONE, T., BERNADT, M. W. (1970): Persönliche Mitteilung. Zitiert in LIPSEDGE, 1977.
98. SINGH, A. N., SAXENA, B., GENT, M. (1977): Clomipramine (Anafranil) in depressive patients with obsessive neuroses. J. Int. Med. Res. *5*, Suppl. 5, 25–32.
98.a) SNAITH, P. (1983): Panic disorder. Br. med. J. *286*, 1376–1377.
99. SOLYOM, L., SOOKMAN, D. (1977): A comparison of clomipramine hydrochloride (Anafranil) and behavior therapy in the treatment of obsessive neurosis. J. Int. Med. Res. *5*, Suppl. 5, 49–61.
100. SOLYOM, L., SOOKMAN, D., SOLYOM, C., MORTON, L. (1979): Obsessive symptoms response to behavior therapy and to antidepressant drugs. In: Biological Psychiatry Today, Vol. A (OBIOLS, J. et al., Hrsg.). Amsterdam: Elsevier/North-Holland.

101. SCHWIDDER, W. (1972): Klinik der Neurosen. In: Psychiatrie der Gegenwart. Klinische Psychiatrie I (KISKER, K. P., MEYEN, J. E. MÜLLER, M., STRÖMGREN, E., Hrsg.), 2. Aufl. Berlin – Heidelberg – New York: Springer.
102. STERN, R. S., MARKS, I. M., MAWSON, D., LUSCOMBE, D. K. (1980): Clomipramine and exposure for compulsive rituals: II. plasma levels, side effects and outcome. Br. J. Psychiat. *136*, 161–166.
103. STERNBERG, M. P. (1978): Obsessive compulsive neurosis. Practioner *220*, 253–257.
103.a) THORÉN, P., ÅSBERG, M., CRONHOLM, B., JÖRNESTEDT, L., TRÄSKMAN, L. (1980): Clomipramine treatment of obsessive-compulsive disorder. Arch. Gen. Psychiat. *37*, 1281–1285.
104. TYRER, P., STEINBERG, D. (1975): Symptomatic treatment of agoraphobia and social phobias: a follow-up study. Br. J. Psychiat. *127*, 163–168.
105. ULLRICH, R., GRAMBACH, G., PEIKERT, V. (1972): Three flooding procedures in the treatment of agoraphobics. Paper presented at the 2nd Annual Conference of the European Association of Behavior Therapy, Wexford, Eire.
106. VAN RENYNGHE DE VOXVRIE, G. (1968): Anafranil (G34586) in obsession. Acta Neurol. Belg. *68*, 787–792.
107. WAXMAN, D. (1973): A general practitioner investigation on the use of clomipramine (Anafranil) in obsessional and phobic disorders. J. Int. Med. Res. *1*, 417–420.
108. WAXMAN, D. (1975): An investigation into the use of Anafranil in phobic and obsessional disorders. Scot. med. J. *20*, 61–66.
109. WAXMAN, D. (1977): A clinical trial of clomipramine and diazepam in the treatment of phobic and obsessional states. J. Int. Med. Res. *5*, Suppl. 5, 99–110.
110. WOOTTON, L. W., BAILEY, R. I. (1975): Experiences with clomipramine (Anafranil) in the treatment of the phobic anxiety states in general practice. J. Int. Med. Res. *3*, Suppl. 1, 101–107.
111. WOOTTON, L. W. BAILEY, R. I. (1977): The Management of phobic disorders in general practice. J. Int. Med. Res. *5*, Suppl. 5, 124–128.
112. YARYURA-TOBIAS, J. A., BHAGAVAN, H. N. (1977): L-tryptophan in obsessive-compulsive disorders. Am. J. Psychiat. *134*, 1298–1299.
113. YARYURA-TOBIAS, J. A., NEZIROGLU, F., BHAGAVAN, H. N. (1979): Obsessive compulsive disorders: a serotonergic hypothesis. In: Neuropsychopharmacology (SALETU, B., et al. Hrsg.). Oxford: Pergamon Press.

114. ZITRIN, C. M., KLEIN, D. F., WOERNER, M. G. (1978): Behavior therapy, supportive psychotherapy, imipramine, and phobias. Arch. Gen. Psychiatr. *35*, 307—316.
115. ZITRIN, C. M., KLEIN, D. F., WOERNER, M. G. (1980): Treatment of agoraphobia with group exposure in vivo and imipramine. Arch. Gen. Psychiat. *37*, 63—72.
116. ZITRIN, C. M., KLEIN, D. F., WOERNER, M. G., ROSS, D. C. (1983): Treatment of phobias. Arch. Gen. Psychiat. *40*, 125—145.

13. Psychopharmakotherapie bei schizoaffektiven Psychosen

Von N. Nedopil und E. Rüther

13.1.	Einleitung	467
13.2.	Erörterung der Methoden und Konzepte	468
13.2.1.	Definition und Klassifikation psychopathologischer Begriffe	468
13.2.2.	Methodische Erörterung der referierten Studien	468
13.3.	Psychopharmakotherapie bei schizoaffektiven Psychosen	470
13.3.1.	Psychopharmakotherapie bei der akuten Phase	470
13.3.1.1.	Therapie mit Antidepressiva	471
13.3.1.2.	Therapie mit Lithium	471
13.3.1.3.	Therapie mit Neuroleptika	472
13.3.1.4.	Therapie mit Kombinationen von Psychopharmaka	472
13.3.2.	Psychopharmakotherapie zur Phasenprophylaxe	474
13.3.2.1.	Prophylaxe mit Lithium	474
13.3.2.2.	Prophylaxe mit Neuroleptika	475
	Literatur	475

13.1. Einleitung

Der Begriff *„schizoaffektive Syndrome"*, im deutschen Sprachgebrauch ungewohnt, ist in der anglo-amerikanischen Terminologie als „schizoaffective states" durchaus gebräuchlich [33]. Gemeint ist damit das gleichzeitige Nebeneinander — oder die kurzfristige Folge — von schizophrener Symptomatik (formale oder/und inhaltliche Denkstörungen oder Halluzinationen, psychomotorische Auffälligkeiten, Ich-Störungen) und ausgeprägter affektiver Symptomatik (manische oder depressive Syndrome). Bei dieser syndromalen Zuordnung bleiben Verlaufskriterien und andere Faktoren, die eine nosologische Klassifikation ermöglichen würden, unberücksichtigt. Eine syndromale Beschreibung erscheint deshalb sinnvoll, da die beschriebene Querschnittssymptomatik nicht nur bei schizoaffektiven Psychosen, sondern auch bei Wochenbettpsychosen, gewissen exogenen Psychosen oder auch bei später eindeutig als Zyklothymie oder Schizophrenie erkannten Erkrankungen zu beobachten ist [10, 38]. Erst der phasenhafte Verlauf und das Fehlen anderer Faktoren, z. B. einer vorausgehenden Entbindung, erlauben die differenzierte Einordnung des Syndroms in eine gesonderte Erkrankung *„schizoaffektive Psychose"*.

Im folgenden wird vor allem die Behandlung bei schizoaffektiven Psychosen referiert, da gesonderte Untersuchungen über die Behandlung schizoaffektiver Syndrome im Rahmen von anderen Erkrankungen bislang nicht vorliegen.

13.2. Erörterung der Methoden und Konzepte

13.2.1. Definition und Klassifikation psychopathologischer Begriffe

Die **nosologische Zuordnung** der schizoaffektiven Psychosen ist seit der Erstbeschreibung durch KASANIN [16] in der wissenschaftlichen Literatur uneinheitlich. POPE und LIPINSKI [27] ordnen sie eher den affektiven Erkrankungen zu. LEHMANN [20], KOLB [19] und HUBER [14] zählen sie zu den Erkrankungen aus dem schizophrenen Formenkreis. LEONHARD [21], PERRIS [26] und MCCABE [24] beschreiben sie als eigenständige nosologische Einheit. In jüngeren Arbeiten verweisen ANGST [3, 5] anhand von Familienanamnesen und BROKKINGTON [8], der die Remissionsbereitschaft betrachtet, auf die Eigenständigkeit der schizoaffektiven Psychose. Auch Klassifikationssysteme wie die „International Classification of Diseases" der Weltgesundheitsbehörde (*ICD-9,*1978) oder das „Diagnostic and Statistical Manual" der American Psychiatric Association (*DSM III*, 1980) unterscheiden sich in der Zuordnung der Erkrankung. In der ICD-9 erscheint die schizoaffektive Psychose unter der Nummer 295.7 als Untergruppe der Schizophrenien, in der DSM-III unter der Nummer 295.70 als eigenständige Erkrankung unter der Rubrik „nicht anderweitig klassifizierbare Psychosen". Ungeachtet der Unsicherheit bei der nosologischen Zuordnung wird die Diagnose „schizoaffektive Psychose" in zunehmendem Maße gestellt. Literaturübersichten zur diagnostischen Klassifikation der Erkrankung wurden u. a. von PROCCI [29], STABENAU [36] und LIEBERMANN [22] veröffentlicht.

In der *Psychiatrischen Klinik der Universität München* wurden in den Jahren 1976 bis 1979 pro Jahr zwischen 130 und 195 neuaufgenommene Patienten als schizoaffektiv (ICD-Nr. 295.7) diagnostiziert; das entspricht 7 bis 11 % aller aufgenommenen Patienten und 16 bis 21 % aller psychotischer Patienten.

Im folgenden wird auf die **pharmakopsychiatrische Therapie** der akuten Syndrome und auf die pharmakologische Phasenprophylaxe bei schizoaffektiven Psychosen eingegangen. In beiden Bereichen besteht jedoch eine therapeutische Unsicherheit: Bei der Behandlung **akuter** psychiatrischer Syndrome sollte die Pharmakotherapie nicht nosologisch, sondern *syndromorientiert* vorgehen [13]. Im Begriff des schizoaffektiven Syndroms ist von vornherein die Problematik angesprochen, welche Bedeutung Neuroleptika und welche Bedeutung Antidepressiva bei der Behandlung erhalten. Bei der **Langzeitbehandlung** hingegen ist die *nosologische* Einordnung der Erkrankung von entscheidender Bedeutung. Je nach Zuordnung der Erkrankung zum schizophrenen Formenkreis oder zu den affektiven Psychosen sind unterschiedliche Vorgehensweisen gerechtfertigt.

13.2.2. Methodische Erörterung der referierten Studien

a) Für die **Therapie akuter Phasen** bei schizoaffektiven Psychosen werden in den pharmakologischen Standardwerken *uneinheitliche Empfehlungen* gegeben. Während z. B. BENKERT und HIPPIUS [5b] Neuroleptika mit antidepressiver Wirkungskomponente (z. B. Thioridazin) oder die Kombination von Antidepressiva und Neuroleptika (z. B. Amitriptylin und Perphenazin) empfehlen, raten KLEIN et al. [18] zu hohen Dosen hochpotenter Neuroleptika sowohl für agitierte wie für depressive schizoaffektive Patienten.

Dieser Unterschied mag darauf zurückzuführen sein, daß es nur *wenige kontrollierte und vergleichende Untersuchungen* zur pharmakologischen Behandlung schizoaffektiver Syndrome gibt.

Veröffentlichte Studien

SPIKER [35] konnte in einer Literaturübersicht zur Behandlung depressiver schizoaffektiver Patienten lediglich vier Arbeiten aus den Jahren 1961 bis 1978 zusammenstellen, ohne daraus konkrete Therapieempfehlungen ableiten zu können.

In den letzten zehn Jahren wurden **sechs Studien** zur medikamentösen Therapie akuter schizoaffektiver Syndrome veröffentlicht, die eine ausreichende Beschreibung der diagnostischen Zuordnung und eine Charakterisierung des Krankheitsbildes enthielten [s. Tab. 13.1.]. Lediglich drei dieser Arbeiten zielen von vornherein auf die Behandlung schizoaffektiver Psychosen ab [28, 9, 7]. Drei weitere Autoren schlossen schizoaffektive Patienten bei Untersuchungen zur Wirksamkeit von Psychopharmaka an schizophrenen Patienten mit ein, beschrieben sie aber gesondert [15, 15a, 34]. Wegen der geringen Zahl der Studien, in denen sich Versuchspläne, verabreichte Pharmaka und Medikamentendosierungen unterschieden, in denen aber auch unterschiedliche Beschreibungen der behandelten Untergruppen wiedergefunden wurden (z. B. depressiv versus manisch, affektiv versus schizophren, agitiert versus nicht-agitiert), können kaum definitive Richtlinien für die Behandlung akuter schizoaffektiver Phasen erwartet werden.

Die **Dosierungsbreite** der neuroleptischen Therapie in den referierten Studien reichte von 200 bis 3000 mg Chlorpromazin. In keiner Untersuchung wurde eine Behandlung mit konstanten Dosen, in einer einzigen [9] eine Kontrolle des Medikamentenplasmaspiegels durchgeführt.

Tab. 13.1. **Schizoaffektive Psychosen: Art der Psychopharmakotherapie in der akuten Phase (Literaturübersicht)**

Autoren (Jahr)	Syndrom (Patientenzahl)	Psychopharmakotherapie	Ergebnis
JOHNSON et al. (1968)	maniform (14)	Lithium oder Chlorpromazin	Chlorpromazin wirksamer als Lithium
JOHNSON et al. (1971)	maniform (13)	Lithium oder Chlorpromazin	Chlorpromazin wirksamer als Lithium
PRIEN et al. (1972)	maniform oder depressiv (83)	Lithium oder Chlorpromazin	Chlorpromazin wirksamer oder gleich wirksam wie Lithium (s. Text)
SMALL et al. (1975)	maniform oder depressiv (8)	Neuroleptika + Lith. oder Neuroleptika + Placebo	Kombination wirksamer als Neuroleptika allein
BIEDERMAN et al. (1979)	schizophreniform oder affektiv (36)	Halop. + Placebo oder Haloperidol + Lith.	Haloperidol + Lith. wirksamer als Haloperidol allein
BROCKINGTON et al. (1978)	maniform oder depressiv (60)	Chlorpromazin oder Lithium Amitriptylin oder Chlorpromazin oder Amitriptylin + Chlorpromazin	Lithium gleich wirksam wie Chlorpr. Chlorpr. wirksamer als Amitriptylin; Chlorpromazin + Amitriptylin gleich wirksam wie Chlorpromazin allein

Tab. 13.2. Schizoaffektive Psychosen: Art der Psychopharmakotherapie an einer Psychiatrischen Universitätsklinik (München)

Substanzklasse bzw. Substanz	Zahl der behandelten Patienten mit		
	1 Präparat	2 Präparaten	3 oder mehr Präparaten
Neuroleptikum	23	38	51
Lithium	1	9	33
Neuroleptikum kombiniert mit:			
— Antiparkinson-Mittel	—	15	50
— Lithium	—	9	33
— Antidepressivum	—	8	26
— Benzodiazepin	—	6	50

Noch schwieriger ist es, die Nützlichkeit einer neuroleptisch-thymoleptischen **Kombinationstherapie** bei depressiv-schizoaffektiven Syndromen zu klären. Die Schwierigkeit bei der Durchführung solcher Studien liegt nicht nur in der Uneinigkeit bei der diagnostischen Zuordnung, vielmehr wird hier einerseits durch die Vielzahl der möglichen Kombinationen, andererseits durch die unterschiedliche Dosierungsbreite des jeweiligen Pharmakons und drittens durch die individuell unterschiedlichen Psychopharmaka-Interaktionen eine kaum mehr interpretierbare Vielfalt von Daten erhoben. Die Anzahl der Patienten in solchen Studien ist bislang auch sehr gering. Man wird deshalb in der Beurteilung der Nützlichkeit einer solchen Therapie eher auf die klinische Erfahrung als auf kontrollierte Studien zurückgreifen müssen, wie dies schon BERNER et al. [6] betonten.

Diese Empirie wird hier anhand von 113 Patienten dokumentiert, die während des Jahres 1976 mit schizoaffektiven Syndromen in die *Psychiatrische Klinik der Universität München* aufgenommen wurden und bei der Entlassung die Diagnose „schizoaffektive Psychose" (ICD-Nr. 295.7) erhielten [siehe Tab. 13.2.].

b) Auch die Empfehlungen zur **Phasenprophylaxe** bei schizoaffektiven Psychosen sind uneinheitlich. SCHOU [30] steht aus klinischer Erfahrung der Lithium-Prophylaxe bei schizoaffektiven Psychosen skeptisch gegenüber. Er empfiehlt [31] eine neuroleptische Langzeitmedikation bei diesem Krankheitsbild, ohne daß jedoch kontrollierte Untersuchungen zur Phasenprophylaxe bei schizoaffektiven Erkrankungen zitiert werden. Von den fünf Arbeiten, die in den vergangenen zehn Jahren zur Phasenprophylaxe schizoaffektiver Erkrankungen mit Lithiumsalzen veröffentlicht wurden, beschäftigten sich nur zwei [26, 37] ausschließlich mit der Behandlung schizoaffektiver Psychosen, während in zwei weiteren Arbeiten [4, 12] die Wirksamkeit von Lithium bei affektiven Erkrankungen überprüft wurde und schizoaffektive Patienten lediglich als eine Untergruppe des untersuchten Patientenkollektivs auftraten.

13.3. Psychopharmakotherapie bei schizoaffektiven Psychosen

13.3.1. Psychopharmakotherapie bei der akuten Phase

Die Behandlung eines akuten schizoaffektiven Syndroms richtet sich in der klinischen Praxis häufig nach der vorliegenden **affektiven Komponente**, die besonders dann Bedeutung erhält, wenn es sich um depressiv-schizoaffektive Syndrome handelt. Während bei *manischen* schizoaffektiven Syndromen sowohl aufgrund der affektiven Komponente wie aufgrund der schizophrenen Symptomatik eine neuroleptische Therapie sinnvoll erscheint, ist bei den *depressiven* Patienten an die Gefahr einer zusätzlichen pharmakologischen Depression bei einer alleinigen neuroleptischen Therapie zu denken. Bei den manischen schizoaffektiven Syndromen ist zusätzlich die Frage einer Lithium-Behandlung zu stellen, wobei sowohl eine alleinige Behandlung mit Lithiumsalzen als auch eine Kombination mit Neuroleptika denkbar wäre.

Zusammenfassend stellt Tab. 13.1. die verfügbare Literatur über die Pharmakotherapie schizoaffektiver Psychosen (akute Phase) dar. Wie aus der Tabelle zu ersehen ist, handelt es sich bei den meisten der zitierten Untersuchungen um *Vergleiche* zwischen Psychopharmaka. Hierbei wurde übereinstimmend die Effektivität der *Neuroleptika* bei der Akutbehandlung schizoaffektiver Syndrome bestätigt (auch in unserer klinischen Praxis wurden 111 der 113 schizoaffektiven Patienten aus dem Jahre 1976 unter anderem neuroleptisch behandelt). Eine *Kombination des Neuroleptikums mit Lithium* erscheint besonders bei den Patienten ratsam, bei denen eine neuroleptische Monotherapie bei manischen schizoaffektiven Syndromen nicht ausreichte. Eine *Kombinationstherapie aus Neuroleptikum und Antidepressivum* bei depressiv-schizoaffektiven Syndromen stützt sich hingegen eher auf klinische Erfahrung als auf kontrollierte Studien.

Bei **Kombinationstherapien** dieser Art sind immer die Wechselwirkungen der Psychopharmaka [siehe Kap. 21] zu beachten. So erhöht z. B. eine zusätzliche Therapie mit Lithium oder Antidepressiva den Serumspiegel der Neuroleptika. Hierdurch kann schwer entschieden werden, ob die bessere Wirksamkeit der Kombinationstherapie auf eine pharmako*dynamische* Wechselwirkung oder auf eine Erhöhung des Neuroleptika-Serumspiegels zurückzuführen ist (pharmako*kinetische* Wechselwirkung).

13.3.1.1. Therapie mit Antidepressiva

In der Literatur gibt es nur wenige Studien, die sich mit der *ausschließlichen antidepressiven* Pharmakotherapie schizoaffektiver Syndrome befaßten (s. Tab. 13.1.).

BROCKINGTON et al. [9] behandelten 14 von 41 Patienten einer Doppelblindstudie ausschließlich mit Amitriptylin. Lediglich bei einem dieser Patienten kam es zu einer Vollremission, während bei 5 weiteren Patienten nur eine Besserung gesehen werden konnte. 8 Patienten sprachen auf die Therapie nicht an, 1 Patient zeigte eine Zunahme der psychotischen Symptomatik.

SPIKER [35] bezog in seiner Literaturübersicht drei weitere Studien mit ein, in denen verschiedene Therapieverfahren an depressiven Patienten untersucht wurden, wobei auch schizoaffektive Patienten eingeschlossen waren. Von einer Gesamtzahl von 33 Patienten aus allen Studien waren nach antidepressiver Therapie 6 Patienten voll remittiert und 9 Patienten teilweise gebessert, während insgesamt 18 Patienten auf die Therapie nicht ansprachen.

Aufgrund der geringen in der Literatur dokumentierten Besserungsrate erscheint die *Monotherapie* akuter schizoaffektiver Syndrome mit *Antidepressiva nicht gerechtfertigt*. Auch aus der Übersicht der Behandlungspraxis aus dem Jahr 1976 [siehe Tab. 13.2.] ist ersichtlich, daß hier eine ausschließlich antidepressive Therapie nicht durchgeführt wurde.

13.3.1.2. Therapie mit Lithium

In der Literatur der letzten zehn Jahre werden drei Studien genannt, in denen Patienten mit akuten schizoaffektiven Syndromen *ausschließlich mit Lithium* behandelt wurden (s. Tab. 13.1.).

PRIEN et al. [28] behandelten 17 agitierte und 20 nicht-agitierte Patienten drei Wochen lang mit Lithiumcarbonat. Bei den agitierten Patienten fanden sich keine signifikanten Besserungen, während bei den nicht-agitierten Patienten ein eindeutiger Behandlungserfolg zu sehen war.

JOHNSON et al. [15] beobachteten bei 85 % ihrer 14 maniformen schizoaffektiven Patienten sogar eine Zunahme der psychotischen Symptomatik unter Lithium-Therapie.

Von den 8 „schizomanischen" Patienten, die BROCKINGTON et al. [9] mit Lithium behandelt hatten, brachen 2 Patienten die Studie ab, 3 Patienten erreichten eine Vollremission, bei 2 Patienten kam es zu einer deutlichen Besserung, während 1 Patient keine Änderung seiner Symptomatik aufwies.

Aufgrund der referierten Literatur lassen sich *keine eindeutigen Aussagen* zur Wirksamkeit einer *Monotherapie mit Lithium* bei manischen schizoaffektiven Syndromen machen. Diese therapeutische Zurückhaltung entspricht auch unserer klinischen Praxis, da lediglich 1 Patient aus dem Patientengut von 1976 allein mit Lithium behandelt worden war (s. Tab. 13.2.).

13.3.1.3. Therapie mit Neuroleptika

Über eine Monotherapie schizoaffektiver Syndrome mit Neuroleptika berichteten mehrere Studien (s. Tab. 13.1.).

PRIEN et al. [28] beobachteten bei 25 agitierten und bei 21 nicht-agitierten schizoaffektiven Patienten unter der Behandlung mit 200 bis 3000 mg *Chlorpromazin* täglich („symptomorientierte Dosierung") eine deutliche Besserung.

Auch JOHNSON et al. [15] berichteten von einer Besserungsrate von 76 % bei 13 Patienten mit einer schizoaffektiven Psychose, die mit 200 bis 400 g *Chlorpromazin* täglich behandelt wurden.

BROCKINGTON et al. [9] untersuchten 14 depressive und 11 manische schizoaffektive Patienten, die ebenfalls mit *Chlorpromazin* behandelt wurden. Von den depressiven Patienten brachen 3, von den manischen 6 die Untersuchung ab. Vier der depressiven und 2 der manischen Patienten zeigten eine Vollremission, 2 Patienten aus jeder Gruppe waren gut gebessert; 5 der depressiven und 1 der manischen Patienten zeigten keine Änderung der Symptomatik, Chlorpromazin schien in dieser Studie sowohl bei depressiven wie bei manischen schizoaffektiven Patienten gleich gut zu wirken.

BIEDERMAN et al. [7] behandelten 19 schizoaffektive Patienten ausschließlich mit *Haloperidol*. 14 Patienten zeigten eine deutliche Besserung ihrer Symptomatik, wobei in dieser Studie besonders betont wird, daß gerade bei ausgeprägter affektiver Beteiligung mit dieser Therapie größere Erfolgsaussichten bestehen.

Aufgrund der Befunde in der Literatur scheint eine *Monotherapie mit Neuroleptika* bei psychoaffektiven Psychosen *erfolgversprechender* zu sein als die alleinige Behandlung entweder mit Lithium oder mit Antidepressiva. Dies geht auch aus den Studien hervor, die entweder einen direkten Vergleich zwischen neuroleptischer und Lithiumtherapie [9, 15, 15a, 28] anstellten oder zwischen Amitriptylin- und Chlorpromazintherapie [8] verglichen hatten.

Auch bei den Patienten, die 1976 in der *Psychiatrischen Klinik der Universität München* behandelt wurden, wurden Neuroleptika als einzige Stoffklasse monotherapeutisch bei schizoaffektiven Psychosen angewandt (s. Tab. 13.2.).

13.3.1.4. Therapie mit Kombinationen von Psychopharmaka

Wenngleich die Behandlung depressiver schizoaffektiver Syndrome mit einer **Kombination von Neuroleptika und Antidepressiva** entsprechend einer syndromalen Therapie empfohlen wird [5a], gibt es doch nur wenige Untersuchungen, welche die Wirksamkeit einer solchen Therapie überprüft haben (s. Tab. 13.1.).

Die einzige *kontrollierte prospektive* Studie, von BROCKINGTON et al. [9] zeigte, daß bei einer Kombination von Amitriptylin und Chlorpromazin nur 2 von 13 Patienten eine Remission erreichten, während bei 7 Patienten eine partielle Besserung erzielt werden konnte. In dieser Studie erbrachte die Kombinationstherapie keinen besseren Behandlungserfolg als eine alleinige neuroleptische Therapie.

In einer *retrospektiven* Analyse berichtete DORFMAN [11], daß 9 von 14 schizoaffektiven Patienten durch eine Kombinationstherapie gebessert wurden, ohne daß jedoch Kriterien für eine Besserung angesehen wurden.

Auch in unserer klinischen Praxis [siehe Tab. 13.2.] erscheint diese Kombination relativ selten; nur 8 von 113 Patienten wurden ausschließlich mit einer neuroleptisch-antidepressiven Kombinationstherapie behandelt.

In zwei Arbeiten der letzten Jahre [7, 34] wurde die therapeutische Wirkung einer **Kombination von Neuroleptika und Lithium** untersucht.

SMALL et al. [34] fanden, daß sich 3 von 4 maniformen schizoaffektiven Patienten, 1 von 4 depressiven schizoaffektiven Patienten, die sich unter alleiniger neuroleptischer Therapie nicht gebessert hatten, bei der zusätzlichen Verabreichung von Lithium signifikant besserten.

BIEDERMAN et al. [7] fanden, daß sich unter einer Kombinationstherapie von Haloperidol und Lithium bei 16 von 18 behandelten Patienten eine deutliche Besserung zeigte. Diese Arbeitsgruppe wies in einer weiteren Untersuchung [32] darauf hin, daß unter der Kombinationstherapie die Zunahme des depressiven Syndroms ausblieb, das bei alleiniger Haloperidolgabe beobachtet wurde.

Aufgrund dieser Berichte in der Literatur scheint die *Kombination von Lithium mit einem Neuroleptikum der neuroleptischen Monotherapie überlegen* zu sein. Dennoch fand diese Kombinationstherapie nur wenig Eingang in die therapeutische Praxis unserer Klinik. Nur 9 der 113 Patienten wurden ausschließlich mit dieser Kombination behandelt (s. Tab. 13.2.).

13.3. Psychopharmakotherapie bei schizoaffektiven Psychosen

Sowohl aufgrund der Literatur wie aufgrund der klinischen Praxis können keine spezifischeren therapeutischen Empfehlungen für eine streng syndromorientierte Therapie akuter schizoaffektiver Psychosen gegeben werden. Dies gilt insbesondere für die **Behandlung depressiver Syndrome** *im Rahmen der Erkrankung.*

In einer **Untersuchung zum Verordnungsverhalten der Ärzte** wurde an 82 schizoaffektiven Patienten geprüft, ob das Vorliegen bestimmter Syndrome die Therapie beeinflußt, das heißt, ob z. B. das Vorliegen *depressiver Symptomatik* zu einer *zusätzlichen* Gabe eines *Thymoleptikums* führt. Dazu wurden die psychopathologischen Aufnahmebefunde, die anhand des AMDP-Dokumentationsschemas erhoben wurden, mit den von BAUMANN et al. [5a] angegebenen Faktoren ausgewertet. Im Gruppenvergleich zeigte sich, daß nicht die besondere Ausprägung eines Syndroms zur zusätzlichen Gabe eines Antidepressivums führte. Vielmehr wurden Antidepressiva dann eingesetzt, wenn nur geringe Ausprägungen des manischen oder des Hostilitätssyndroms vorhanden waren. Zwischen den Patienten, die Neuroleptika allein und jenen, die Neuroleptika in Kombination mit Lithium erhielten, ließ sich kein wesentlicher Unterschied beim Gruppenvergleich des Ausgangsbefundes feststellen (s. Abb. 13.1.).

Die alleinige Medikation mit Antidepressiva wurde überhaupt nicht, die Kombination eines Antidepressivums mit einem Neuroleptikum als seltenste Medikamentenkombination verordnet. Damit kommt sowohl aufgrund der wissenschaftlichen Literatur wie aufgrund der klinischen Praxis in der Behandlung akuter schizoaffektiver Syndrome den Antidepressiva nur eine untergeordnete Bedeutung zu.

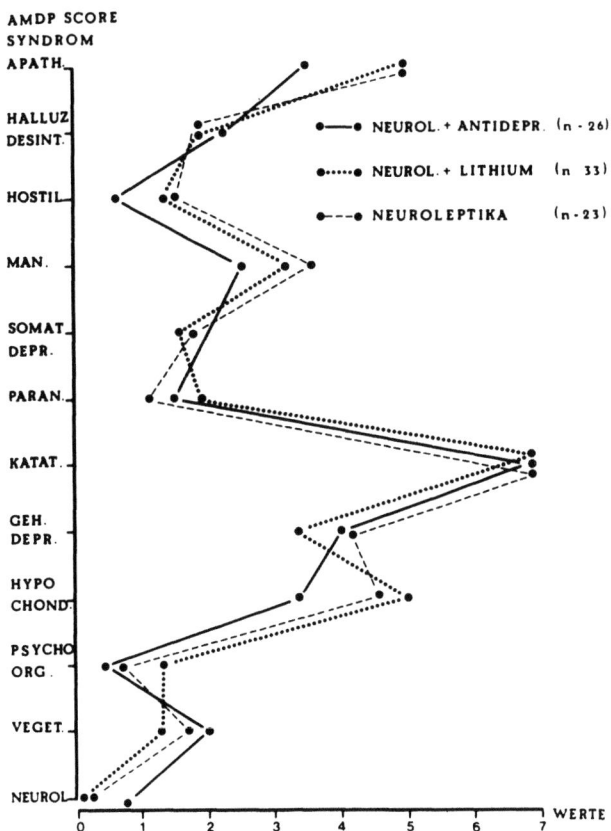

Abb. 13.1. Syndromausprägung bei schizoaffektiven Patienten
(Die Auswahl der jeweiligen Therapie erfolgte nur bedingt nach der syndromalen Ausprägung der Psychopathologie)

13.3.2. Psychopharmakotherapie zur Phasenprophylaxe schizoaffektiver Psychosen

13.3.2.1. Prophylaxe mit Lithium

Die Wirkung einer kontinuierlichen Einnahme von Lithium auf das Wiederauftreten schizoaffektiver Psychosen („*Prophylaxe*") wurde von 5 Studien untersucht (s. Tab. 13.3.).

ANGST et al. [5] untersuchten 72 schizoaffektive Patienten in einer multizentrischen Studie. Während eines Beobachtungszeitraumes von im Mittel 28 Monaten kam es bei 35 Patienten unter Lithiumbehandlung zu einer Abnahme der Episodenhäufigkeit und der Hospitalisierungsfrequenz verglichen mit entsprechenden Zeitabschnitten vor Beginn der Behandlung. Bei 25 Patienten trat keine Änderung ein, und bei 12 Patienten wurde eine Zunahme der Episoden beobachtet. Insgesamt nahm sowohl die Anzahl der Episoden als auch die Hospitalisierungsfrequenz unter Lithium signifikant ab.

EGLI [12] behandelte 25 schizoaffektive Patienten durchschnittlich 16 Monate lang mit Lithium. Auch bei dieser Patientengruppe kam es unter der Behandlung zu einer *signifikanten Abnahme* der Erkrankungshäufigkeit und Hospitalisierung im Vergleich zur entsprechenden Zeitspanne vor Einsetzen der Lithium-Therapie.

MÜLLER-OERLINGHAUSEN [25] stellte bei 5 der 7 schizoaffektiven Patienten, die in seine katamnestische Untersuchungen zur Lithium-Prophylaxe aufgenommen worden waren, eine *deutliche Verringerung* der Phasenhäufigkeit fest. Der Beobachtungszeitraum betrug bei diesen Patienten im Mittel 6,9 Jahre.

PERRIS, der 1974 über 74 Patienten mit cykloiden Psychosen berichtete, die zwischen 1 und 7 Jahren mit Lithium behandelt wurden, stützt durch seine Befunde ebenfalls die Hypothese, daß Lithium zur Phasenprophylaxe bei schizoaffektiven Psychosen geeignet sei. Eine *signifikante Abnahme* der Hospitalisierungshäufigkeit fand er allerdings nur bei Patienten, deren Lithium-Spiegel über 0,6 mVal/ml gehalten wurde.

In einer neueren Untersuchung von TRESS und HAAG [37] an 22 schizoaffektiven Patienten führte die Lithium-Therapie während des 2,8 Jahre dauernden Beobachtungszeitraums bei 16 Patienten zu einer *Senkung der Rezidivquote*.

ANGST et al. [5], EGLI [12], TRESS und HAAG [37] verglichen ihre Ergebnisse bei schizoaffektiven Patienten mit jenen, die sie bei cyklothymen Patienten gewonnen hatten. Keiner der Autoren berichtete über wesentliche Unterschiede im Vergleich der beiden Patientengruppen. Die *Lithium-Prophylaxe* muß also *bei schizoaffektiven Erkrankungen* als *ebenso gerechtfertigt* angesehen werden *wie bei manisch-depressiven Psychosen*. Alle zitierten Autoren hielten jedoch bei den schizoaffektiven Patienten eine zeitweilige neuroleptische Medikation für erforderlich. Lediglich TRESS und HAAG [37] konnten bei der Hälfte ihrer Patienten auf eine solche Zusatzmedikation verzichten.

Auch die eigenen klinischen Erfahrungen sprechen dafür, Lithium als prophylaktische Dauermedikation zu verwenden. Unsere Erfahrung stützt sich auch auf neuere Absetzuntersuchungen, bei denen es nach abruptem Absetzen der Lithium-Prophylaxe gerade bei schizoaffektiven Patienten zu einer Häufung von Rückfällen kam [17]. Bei schizoaffektiven Patienten scheint es in vielen Fällen notwendig zu sein, die Lithium-Prophylaxe *länger* als bei reinen Cyklothymien durchzuführen, bevor ein Absetzversuch unternommen werden kann (bei manisch-depressiven Krankheiten empfiehlt SCHOU [32], *nach 4 bis 5 Jahren einen Absetzversuch zu erwägen*).

Tab. 13.3. Schizoaffektive Psychosen: Erfolg der Rückfallprophylaxe durch chronische Lithiumeinnahme (Literaturübersicht)

Autor(en) (Jahr)	Rückfallquoten vor bzw. während der Lithiumeinnahme		statistische Signifikanz (Patientenzahl)
	vor	während	
ANGST et al. (1970)	0,36	0,20	p<0,02 (72)
EGLI (1971)	0,57	0,23	p<0,01 (25)
PERRIS (1974)	2,25	1,05	p<0,05 (24)
TRESS, HAAG (1979)	0,43	0,13	nicht angegeben (22)

Zusätzliche Gaben von Neuroleptika und Thymoleptika während einer Prophylaxe mit Lithium scheinen bei schizoaffektiven Psychosen häufiger erforderlich zu sein als bei Cyklothymien.

13.3.2.2. Prophylaxe mit Neuroleptika

Wenngleich SCHOU [31] eine prophylaktische Behandlung schizoaffektiver Psychosen mit Neuroleptika empfiehlt, gibt es *keine kontrollierten Untersuchungen* über die prophylaktische Wirksamkeit von Neuroleptika bei diesem Krankheitsbild. Andererseits geht aus vielen Untersuchungen zur Dauerbehandlung schizophrener Patienten hervor, daß gerade Patienten mit ausgeprägter affektiver Komponente gut auf eine neuroleptische Langzeitmedikation ansprechen [23, 3]. Auch bei den Patienten, die unter Lithium-Prophylaxe stehen, ist häufig eine vorübergehende oder auch länger dauernde zusätzliche neuroleptische Therapie erforderlich [siehe oben]. Eine neuroleptische Langzeitbehandlung erscheint aus klinischer Erfahrung immer dann empfehlenswert, wenn die diagnostische Einordnung schwierig ist, und wenn eine Phasenprophylaxe mit Lithium nicht erfolgreich war.

Literatur

1. American Psychiatric Association (1980): Diagnostic and statistical manual of mental disorders, 3rd ed. Washington, D. C.: American Psychiatric Association.
2. ANGST, J. (1978): Prognose und Verlauf von schizophrenen und affektiven Psychosen. In: Aktuelle Neurologie und Psychiatrie (FINKE, J., TÖLLE, R., Hrsg.). Berlin–Heidelberg–New York: Springer.
3. ANGST, J. (1980): Verlauf unipolar depressiver, bipolar manisch-depressiver und schizo-affektiver Erkrankungen und Psychosen. Ergebnisse einer prospektiven Studie. Fortschr. Neurol. Psychiat. *48*, 3–30.
4. ANGST, J., WELS, P., GROF, P., BAASTRUP, P. C., SCHOU, M. (1971): Lithium prophylaxis in recurrent affective disorders. Brit. J. Psychiatry *116*, 604–614.
5. ANGST, J., FELDER, W., LOHMEYER, B. (1979): Schizoaffective disorders. Results of a genetic investigation I, II, 139–165.
5.a) BAUMANN, U. (1974): Diagnostische Differenzierungsfähigkeit von Psychopathologie-Skalen. Arch. Psychiat. Nerv. Krankh. 219, 89–103.
5.b) BENKERT, O., HIPPIUS, H. (1980): Psychiatrische Pharmakotherapie. Berlin–Heidelberg–New York: Springer.
6. BERNER, P., GABRIEL, E., KÜFFERLE, B. (1977): Therapie und Rückfallverhütung bei schizoaffektiven Psychosen. In: Therapie, Rehabilitation und Prävention schizophrener Erkrankungen (HUBER, G., Hrsg.), S. 249–259. Stuttgart: Schattauer.
7. BIEDERMAN, J., LERNER, Y., BELMAKER, R. H. (1979): Combination of lithium carbonate and haloperidol in schizoaffective disorder. Arch. gen. Psychiatry *35*, 327–333.
8. BROCKINGTON, I. F. (1981): The nosological status of schizoaffective psychosis. Vortrag beim III. Weltkongreß für Biologische Psychiatrie, Stockholm 1981, Abstr., S. 35.
9. BROCKINGTON, I. F., KENDELL, R. E., KELLET, J. M., CURRY, S. H., WAINWRIGHT, S. (1978): Trials of lithium, chlorpromazine, and amitriptyline in schizoaffective patients. Brit. J. Psychiatry *133*, 162–168.
10. CARLSON, G. A., GOODWIN, F. K. (1973): The stages of mania. A longitudinal analysis of the manic episode. Arch. gen. Psychiatry *28*, 221–228.
11. DORFMAN, W. (1963): Combined drug treatment. Am. J. Psychiatry *120*, 275–276.
12. EGLI, H. (1971): Erfahrungen mit Lithiumprophylaxe phasischer affektiver Erkrankungen in einer psychiatrischen Poliklinik. Schweiz. med. Wschr. *101*, 157–164.
13. HIPPIUS, H. (1981): Psychiatrie. In: Geriatrie, Psychiatrie (FRANKE, R., HIPPIUS, H., Hrsg.). Berlin–Heidelberg–New York: Springer.
14. HUBER, G., GROSS, G., SCHÜTTLER, R. (1980): Langzeitentwicklung schizophrener Erkrankungen („Bonn-Studie"). In: Psychiatrische Verlaufsforschung (SCHIMMELPENNING, G. W., Hrsg.), S. 11–133. Bern: Huber.
15. JOHNSON, G., GERSHON, S., BURDOCK, E. I., FLOYD, A., HEKIMIAN, L. (1971): Comparative effects of lithium and chlorpromazine in the treatment of acute manic states. Brit. J. Psychiatry *119*, 267–276.
15.a) JOHNSON, G., GERSHON, S., HEKIMIAM, L. J. (1968): Controlled evaluation of lithium and chlorpromazin in the treatment of manic states: An interim report. Comprehensive Psychiatry *9*, 563–573.
16. KASANIN, I. (1933): The acute schizo-affective psychoses. Am. J. Psychiatry *90*, 97–126.

17. KLEIN, H., BROUCEK, J., GREIL, W. (1981): Lithium withdrawal triggers psychotic states. Brit. J. Psychiatry *139*, 255–256.
18. KLEIN, D. F., GITTELMANN, R., QUITKIN, F., RIFKIN, A. (1980): Diagnosis and Drug Treatment of Psychiatric Disorders: Adults and Children, 2. Aufl. Baltimore: Williams & Wilkins.
19. KOLB, L. L. (1973): Modern Clinical Psychiatry, 8. Aufl. Philadelphia: W. B. Saunders Co.
20. LEHMAN, H. (1967): Schizophrenia. IV. Clinical features. In: Comprehensive Textbook of Psychiatry (FREEDMAN, A., KAPLAN, H., Hrsg.), S. 621–648. Baltimore: Williams & Wilkins.
21. LEONHARD, K. (1968): Aufteilung der endogenen Psychosen, 4. Aufl. Berlin: Akademie-Verlag.
22. LIEBERMAN, C. (1979): Schizoaffective illness defies the dichotomy and keeps DSM III pondering. Schizophrenia Bulletin *5*, 436–440.
23. MAY, P. R., GOLDBERG, S. C. (1978): Prediction of schizophrenic patients response to pharmacotherapy. In: Psychopharmacology: A Generation of Progress (LIPTON, M. A., DIMASCIO, A., KILLAM, K. F., Hrsg.), S. 1139–1152. NewYork: Raven Press.
24. MCCABE, M. S., CADORET, R. J. (1976): Genetic investigations of atypical psychosis, I. Comprehens. Psychiatry *17*, 347–352.
25. MÜLLER-OERLINGHAUSEN, B. (1977): 10 Jahre Lithium-Katamnese. Nervenarzt *48*, 483–493.
26. PERRIS, C. (1975): Study of cycloid psychosis. Acta psychiatrica scand., Suppl., 253.
27. POPE, H. J., LIPINSKI, J. F. (1978): Diagnosis in schizophrenia and manic-depressive illness. Arch. gen. Psychiatry *35*, 811–829.
28. PRIEN, R. F., POINT, P., CASTEY, E. M., KLETT, J. C., POINT, P. (1972): A comparison of lithium carbonate and chlorpromazine in the tratment of excited schizoaffective. Arch. gen. Psychiatry *27*, 182–189.
29. PROCCI, W. R. (1976): Schizo-affective psychoses: fact or fiction? Arch. gen. Psychiatry *33*, 1167–1178.
30. SCHOU, M. V. (1974): Heutiger Stand der Lithium-Rezidivprophylaxe der endogenen affektiven Erkrankungen. Nervenarzt *45*, 397–414.
31. SCHOU, M. (1980): Lithiumbehandlung der manisch-depressiven Krankheit. Stuttgart: Thieme.
32. SHALIF, I., LERNER, J., DASBERG, H. (1981): A symptom profile analysis of antipsychotic drug treatment: nonparametric multidimensional technique. Psychiatry Res. *4*, 1–12.
33. SIM, M. (1981): Guide to Psychiatry, 4. Aufl., S. 362–363. Edinburgh: Churchill Livingstone.
34. SMALL, I. G., KELLAMS, J. J., MILSTEIN, V. A. (1975): Placebo-controlles study of lithium combined with neuroleptics in chronic schizophrenic patients. Am. J. Psychiatry *132*, 1315–1317.
35. SPIKER, D. (1981): The pharmacological treatment of schizoaffective disorder-depressed: A review of the literature. Psychopharmacol. Bulletin *17*, 75–78.
36. STABENAU, J. R. (1977): Genetic and other factors in schizophrenic, manic-depressive, and schizoaffective psychoses. J. nerv. ment. Dis. *164*, 149–167.
37. TRESS, W., HAAG, H. (1979): Vergleichende Erfahrungen mit der rezidiv-prophylaktischen Lithium-Langzeitmedikation bei schizoaffektiven Psychosen. Nervenarzt *50*, 524–526.
38. TSUANG, M. T., DEMPSEY, M., RAUSCHER, F. (1976): A study of „atypical schizophrenia": Comparison with schizophrenia and affective disorder by sex, age of admission, precipitant, outcome, and family history. Arch. gen. Psychiatry *33*, 1157–1160.

14. Psychopharmaka und Psychosomatische Medizin

Von G. Paar

14.1.	Einleitung	477
14.2.	Erörterung der Methoden und Konzepte	478
14.2.1.	Kurzdarstellung der psychosomatischen Theorie	478
14.2.2.	Interaktion zwischen Psychopharmaka und Psychotherapie	478
14.2.3.	Psychopharmaka und die Arzt-Patient-Beziehung	479
14.2.4.	Einteilung der Wirkungsweise von Psychopharmaka nach psychodynamischen Gesichtspunkten	481
14.3.	Psychopharmakotherapie bei psychosomatischen Syndromen	482
14.3.1.	Vorbemerkungen und allgemeine Richtlinien der Therapie	482
14.3.2.	Therapie bei Herz- und Kreislauferkrankungen	483
14.3.3.	Therapie bei Erkrankungen des Gastrointestinaltrakts	484
14.3.4.	Therapie bei Erkrankungen der Atmungsorgane	484
14.3.5.	Therapie bei Gewichtserkrankungen	485
14.3.6.	Therapie bei psychosomatischen Syndromen des Bewegungsapparates	486
	Literatur	487

14.1. Einleitung

Psychopharmaka sind heute die in der Welt am häufigsten verschriebenen Medikamente. Überblicke zeigen, daß über 50% von Krankenhauspatienten mit Hypnotika oder Tranquilizern behandelt werden [50]. Die Mehrzahl der verschriebenen Psychopharmaka verordnen Nicht-Psychiater; Internisten, Chirurgen und Allgemeinmediziner beteiligen sich mit mehr als 70% an allen Verschreibungen [9]. Besonders Patienten mit chronischen Erkrankungen, wie Hypertonie, Coronare Herzkrankheit, funktionelle Unterbauchbeschwerden etc., erhalten langjährige Verordnungen [33].

Die nachfolgende Darstellung gliedert sich in zwei Teile: Zunächst wird die Bedeutung und Auswirkung der Gabe und Einnahme von Psychopharmaka auf die *Arzt-Patient-Beziehung* untersucht (s. Kap. 14.2.). Die Herausarbeitung der psychologischen Aspekte ist insoweit sinnvoll, als die Verordnung psychotroper Medikamente in der Allgemeinmedizin und der psychosomatischen Medizin erfolgt, weil der Arzt damit die Affekte des Patienten (Angst, Depression etc.) behandelt. Als paradoxe Überlegung dazu könnte ferner gelten, daß Nicht-Psychiater (im weiteren Sinne gilt das auch für Psychiater) dann ein Psychopharmakon verordnen, wenn sie beim Patienten und/oder bei sich, unbewußt oder bewußt, einen unangenehmen Affekt wahrnehmen. Damit würde die Verordnung von Psychopharmaka als Indikator eines emotionalen oder psychosozialen Problems dienen — bei der Häufigkeit verordneter psychotroper Medikamente ein Hinweis auf unser massenhaftes psychosoziales Elend. Im zweiten Teil (s. Kap. 14.3.) werden zunächst allgemeine Richtlinien der Psychopharmakotherapie angegeben. Die speziellen Gesichtspunkte der Therapie ordnen sich hierauf nach *Indikationen und Psychopharmakaklassen.*

14.2. Erörterung der Methoden und Konzepte

14.2.1. Kurzdarstellung der psychosomatischen Theorie

Psychosomatische Medizin wird hier in einem *ganzheitlichen* Ansatz gesehen. Danach leidet ein Kranker nicht *„an"* einer gestörten Funktion oder an einem kranken „Organ", sondern *„in"* seiner *„bio-psycho-sozialen Gesamtheit"* [26]. Aus dieser umfassenden Definition folgt, daß wir bei jedem Patienten, in unterschiedlichen Anteilen, Veränderungen in diesen drei ineinandergreifenden Bereichen beschreiben können. Es bedingt sich auch ein *multikausales Konzept* der Entstehung und/oder Unterhaltung von Krankheiten.

Psychosomatische Erkrankungen umfassen ein **vielgestaltiges Spektrum,** das von Unwohlsein, Ängsten über veränderte eigene Körperfunktionen, über psychisch bedingte physiologische Funktionsstörungen bis hin zu organischen Krankheiten reicht [36]. Damit *erweitern wir das Konzept der sogenannten klassischen Psychosomatosen,* wie Ulcus duodeni, essentielle Hypertonie, Colitis ulcerosa, Hyperthyreose, Neurodermitis, rheumatoide Arthritis und Bronchialasthma [1].

Mit WAELDER [77] sehen wir, daß der psychische Apparat des Menschen multiple Funktionen vertritt. Danach stellen dessen Leistungen — Phantasien, Gedanken, Handlungen, neurotische Symptome — **„Kompromißbildungen"** zwischen den verschiedenen psychischen Instanzen dar [30]. Konfliktbestandteile eines Symptoms sind Triebwunsch, Gefahrensignal (Angst), Abwehr und schließlich der Kompromiß zwischen diesen Faktoren. Auch ein psychosomatisches Symptom stellt eine Kompromißbildung zwischen widerstrebenden Impulsen dar. Auslöser ist meist ein phantasierter oder realer Objektverlust [25]. Zum **Symptom** kommt es durch regressive psychophysiologische Prozesse, indem Körperliches und Seelisches in einer untrennbaren Einheit reagieren. Diese Prozesse entsprechen frühkindlichen Entwicklungsphasen, in denen bei Frustration präverbale, heftige emotionale und somatische Reaktionen hervorgerufen werden. Die Fixierungsstelle, auf die regrediert wird, bestimmt sich durch die *„psychosomatische Triangulation"* [47], die Beziehung „Körper-Objekt-Selbst". Therapieansätze müssen berücksichtigen, daß es bei psychosomatischen Störungen um **Körpersprache** geht. Im Verhalten und im Symptom des Patienten drückt sich aus, daß er aufgrund frustrierender Erfahrungen der frühen Kindheit zu einer anderen Lösung nicht in der Lage war.

14.2.2. Einige Überlegungen zur Interaktion Psychopharmaka — Psychotherapie

Eine Möglichkeit, Erfahrungen über die *psychodynamische* Wirksamkeit von psychotropen Substanzen zu machen, besteht in ihrem Einsatz in Psychotherapien. Psychotherapeuten scheinen der Gabe von Pharmaka in ihren Therapien skeptisch gegenüberzustehen, weil damit ein *„Parameter"* eingeführt wird.

Unter einem **Parameter** verstehen wir mit EISSLER [27] die Einführung einer zusätzlichen Behandlungsmethode — Ratschlag, Verbot, Medikament — in eine Psychotherapie, die sich nur durch konfrontierendes-interpretierendes Vorgehen auszeichnet. Nach ihm dürfen Parameter nur eingesetzt werden, wenn das traditionelle Behandlungsrepertoire nicht ausreicht; sie dürfen nur kurz eingeführt werden und müssen eine Rückkehr zur Standardtechnik ermöglichen. Die Notwendigkeit, einen Parameter einzuführen, begründet EISSLER mit dem Grad der Störungen der Patienten.

Ziel einer aufdeckenden Psychotherapie ist, dem Patienten über Klärung, Konfrontation und Deutung zur Einsicht in die ihm unbewußten krankmachenden Prozesse zu führen und ihm am Ende zur Unabhängigkeit zu verhelfen. Dieser Entwicklungsprozeß erfolgt in der Therapie durch Übertragungs- und Gegenübertragungsphänomene [35].

In der Weiterentwicklung der Theorie und Technik der Psychotherapie hat sich die Behandlungsindikation erweitert. Es konnten Krankheitsbilder mit einbezogen werden, die vorher nur betreut wurden, wie schwere Zwangsneurosen, akute Psychosen und psychosomatische Erkrankungen. Viele Patienten wurden behandelt, die gleichzeitig Psychopharmaka einnahmen. Im deutschsprachigen Raum hat DANCKWARDT [21, 22, 23] die Interaktion gleichzeitiger Psychotherapie und Psychopharmakotherapie hervorragend dargestellt.

14.2.3. Der Einfluß von Psychopharmaka auf die Arzt-Patient-Beziehung

Wir gehen davon aus, daß die Verordnung eines psychotropen Medikamentes immer in einem Interaktionsprozeß geschieht [82]. Im folgenden wollen wir uns zum weiteren Verständnis der Interaktion Arzt–Patient–Medikament mit zwei Modellen beschäftigen: a) dem Begriff der *„Droge Arzt"* (MICHAEL BALINT) und seiner Bedeutung für die Allgemeinmedizin und b) *psychodynamischen Modellvorstellungen* zur Bedeutung und Wirksamkeit von *Psychopharmaka* in Psychotherapien.

Das Modell der „Droge Arzt" (M. BALINT)

MICHAEL BALINT und seine Ur-Balintgruppe haben sich ausführlich mit der „Pharmakologie der Droge Arzt" beschäftigt. BALINT ging von folgender Erkenntnis aus: „... daß das am häufigsten verwendete Heilmittel der Arzt selber sei. Nicht die Flasche Medizin und die Tabletten seien ausschlaggebend, sondern die Art und Weise, wie der Arzt sie verschreibt — kurz die gesamte Atmosphäre, in welcher die Medizin verabreicht und genommen werde" [7].

Die **Wechselwirkungen zwischen Arzt und Patient** sind nach BALINT kein konstanter Faktor. Sie werden durch den Einfluß von *„Übertragung"* und *„Gegenübertragung"* (s. unten) bestimmt. In dieser Verschränkung gegenseitiger bewußter oder unbewußter Einstellungen spielen sowohl die Psychodynamik des Patienten als auch die „Pharmakologie des Arztes" (Anwendungsbereich, Kontraindikation, Nebenwirkung und Dosierung) eine Rolle. BALINT erfaßt die Beschwerden und Symptome des Patienten als „Angebot" an den Arzt, auf die er reagiert. Klagt beispielsweise ein Patient über Herzbeschwerden, die sich bei genauer Untersuchung als funktionell erweisen, und der Arzt behandelt diese lediglich mit einem Tranquilizer oder Beta-Rezeptoren-Blocker, so fixiert er ihn auf eine somatische Krankheit. Ein anderer, vielleicht aufgeschlossener Arzt, ermöglicht es dem Patienten, über das Körperliche hinaus seine Gefühle mit einzubeziehen. So kann der Patient den *Sinn* seiner Beschwerden verstehen lernen.

Die Reaktion des Arztes auf die Angebote des Patienten, ob er die Symptome in den Gefühlen und Vorstellungen des Patienten belassen kann *(„autogen")* oder ob er sie in ein traditionelles Krankheitskonzept übersetzen muß *(„iatrogen")*, hängt von des Arztes apostolischer Funktion ab: seiner Voreingenommenheit, seinen fest verwurzelten Anschauungen von Krankheiten und dem richtigen Umgang mit Patienten. Je rigider diese apostolische Funktion ausgebildet ist, desto eingeschränkter sind beim Arzt Bereitschaft und emotionale Fähigkeit, seinen Patienten zu verstehen und ihm gemäß zu handeln.

BALINTS Überlegungen sind wichtig, wenn wir annehmen, daß zwischen 30 und 60 Prozent aller Patienten, die einen Allgemeinmediziner aufsuchen, unter psychischen, funktionellen sowie psychosomatischen Symptomen leiden [76]. BALINT und seine Gruppe haben uns in ihrer letzten Arbeit ein Beispiel für den *psychodynamischen Einfluß auf die Medikamentenverordnung* vorgelegt [8]. Sie untersuchten die Patienten der an der Gruppe teilnehmenden Allgemeinpraktiker, die lediglich zur Rezepterneuerung in die Praxis kamen. 30% der dieser Patientengruppe verordneten Mittel waren Psychopharmaka!

BALINT charakterisierte diese **Patienten mit Dauerrezept:** „Sie scheinen Menschen zu sein, die von anderen etwas erwarten, das sie nötig brauchen; sie können jedoch nicht genau sagen, worin dieses Etwas besteht. Dieses Bedürfnis scheint im Laufe des Lebens erworben zu sein, vielleicht infolge einer ungünstigen Bilanz zwischen Befriedigungen und Versagungen."

Solche Patienten weichen dem direkten Kontakt zum Arzt aus und zwingen dem Arzt das Regime der Dauer-Medikation auf. Dieses „Etwas", die ungünstige Bilanz zwischen Entbehrung und Bedürfnisbefriedigung, wird zeitweilig symbolisch durch das vom Arzt verordnete Medikament kompensiert.

Psychodynamische Modelle der Psychopharmakawirkung

Begibt sich ein Patient in psychotherapeutische Behandlung, so entwickeln sich verschiedene Beziehungsebenen: die reale der a) *Arbeitsbeziehung*, die neurotische der b) *Übertragung* und *Gegenübertragung*, sowie die c) *symbiotische* Beziehungsebene.

a) Die Arbeitsbeziehung, das „Arbeitsbündnis", kann als etwas aufgefaßt werden, „das auf dem bewußten oder unbewußten Wunsch des Patienten nach Kooperation gründet und auf seiner Bereitschaft, die Hilfe des Therapeuten bei der Bewältigung innerer Schwierigkeiten anzunehmen" [67]. Psychopharmaka, besonders *Tranquilizer*, können hier störend eingreifen, indem sie zur Abhängigkeit führen. Noch gesunde Ich-Funktionen werden leicht durch Medikamenteneinwirkung beeinträchtigt („Snowing") [49]. Insgesamt können alle Psychopharmaka dem Patienten seine persönliche Verantwortung für seine Lebenssituation nehmen: sein Vertrauen, mit Krisen selbst fertig zu werden, vermindert sich. Dieser Aspekt wurde von COLE [20] beschrieben.

Nach COLE können **Psychopharmaka** eine „**behavioral toxicity**" entwickeln, unter ihrem Einfluß verschwindet das normale Ausmaß an Angst, mit dem wir alle leben. Angstaffekte bilden sich nach psychodynamischer Vorstellung als Reaktion des Ich auf eine äußere oder innere Gefahrensituation. Neurotische Symptome werden gebildet, um diese zu vermeiden, die durch die Angstentwicklung signalisiert wird [30].

Bei schwer gestörten, psychosomatisch erkrankten Patienten kann sogar dieser Angstaffekt verdrängt sein. Sie geben uns an, keinerlei psychische Probleme zu haben, sondern lediglich unter einem Körpersymptom, etwa Atemnot, krampfartiger Unterbauchbeschwerden oder Durchfällen, zu leiden. Im Verlaufe längerer Behandlung gilt es als ein Zeichen der Besserung (oder Neurotisierung), wenn diese Patienten die bislang verdrängten, aber zu ihrem körperlichen Leid dazugehörigen Angstaffekte *erleben* können. Dieses diagnostisch wichtige Zeichen wird leicht unter Psychopharmakaeinfluß verwischt.

b) Die Übertragung/Gegenübertragung und Psychopharmaka. In einer Psychotherapie ist es die Aufgabe des Therapeuten, die vielfältigen Aspekte von Beziehungen zu untersuchen, die sich in der Behandlung und sich gegenüber der Person des Therapeuten einstellen. Eine besondere Rolle spielt dabei die **Übertragung** als eine „spezifische Illusion, die sich in bezug auf eine andere Person einstellt, und die ohne Wissen des Subjekts in einigen ihrer Merkmale eine Wiederholung der Beziehung zu einer bedeutsamen Figur der eigenen Vergangenheit darstellt" [67]. Dies betrifft auch die unbewußten Vorstellungen des Patienten über die physiologischen Wirkungen des Medikaments. Frühere Untersucher der Interaktion Psychopharmaka/Psychotherapie, wie SARWER-FONER und OSTOW, glauben, daß ein Psychopharmakum auf die Übertragung/Gegenübertragung nicht verzerrender wirkt als andere ärztliche Maßnahmen. Besonders OSTOW [58] betonte den *fördernden* Einfluß von Psychopharmaka auf die positive Übertragung. DANCKWARDT [23] hält dem allerdings folgendes Argument *entgegen:*

„Bei der Verabreichung eines Medikamentes wird in Tat und Wahrheit behandelt. Nichts bleibt in einem zwischen Patient und Therapeut zum Betrachten gleichsam ‚ausgespannten' Raum des Probehandelns. Die das Patienten-Verhalten steuernden, krankhaften, *inneren* Phantasien (und nur die kann man analytisch orientiert psychotherapeutisch behandeln) werden *äußere* Realität (die kann man nicht mit psychotherapeutischen Mitteln behandeln). Die Übertragung läßt sich also mit der Zeit nicht mehr virtualisieren und zum Schluß einer Behandlung ihrerseits als Widerstand gegen die Aufgabe früherer Objektbeziehungen darstellen."

Die Art, wie ein Therapeut seinen Patienten erlebt, wirkt sich ebenfalls auf die Wirksamkeit eines psychotropen Medikaments aus. Unter **Gegenübertragung** des Therapeuten verstehen wir „eine spezifische Gefühlsreaktion... auf spezifische Qualitäten seines Patienten" [67]. SARWER-FONER [68] beschreibt Reaktionen von Ärzten, die aufgrund eigener Ängste durch ein verordnetes **Medikament** auf Distanz gehen. Der Patient kann daraufhin die Medikamenteneinwirkung als sichtbaren Ausdruck der Zurückweisung des Arztes erleben. Das Medikament wird als unwirksam, schlecht, mit üblen Nebenwirkungen behaftet erlebt, wie (in der Übertragung) ein verlassender, verfolgender, desinteressierter Elternteil.

c) **Die symbiotische Beziehung und Psychopharmaka.** Unter der symbiotischen Beziehungsebene oder der „anaklitisch-diatrophischen Gleichung" verstehen wir mit LOCH [48] eine basale positiv gefärbte narzißtische Übertragung. Als Basis jeder menschlichen Beziehung beschreibt sie den nährenden und pflegenden Umgang eines mütterlichen Objekts mit einem kindlichen Subjekt. Gerade bei psychosomatisch kranken Patienten ist auf die Entwicklung einer positiven basalen Beziehung zu achten. Da diese Ebene nach LOCH in einer Behandlung interpretatorisch nicht angesprochen werden darf, kann auch die Wirkung eines *Psychopharmakons* nur schwer in den Beziehungs- und Verstehensprozeß mit einbezogen werden.

14.2.4. Einteilung der Wirkungsweise von Psychopharmaka nach psychodynamischen Gesichtspunkten

Trotz der kritischen Bedenken gegen Psychopharmaka bei gleichzeitiger Psychotherapie wurden von einigen Pionieren grundlegende Untersuchungen dazu veröffentlicht [6, 46, 58, 59, 69, 31, 49]. Die dabei entwickelten metapsychologischen Wirkungsvorstellungen lassen sich in einem a) *Triebpsychologischen*, einem b) *Ichpsychologischen* und einem c) *Objektpsychologischen Konzept* zusammenfassen.

a) **Das Triebpsychologische Konzept** wurde besonders von OSTOW [58] entwickelt. Nach ihm wirken **Psychopharmaka** im Sinne einer Ab- bzw. Zunahme libidinöser und/oder aggressiver Triebenergien im Es. Zusätzlich stellt er sich vor, daß die Regenerationsrate von Triebenergien im Es sich vermindert. *Neuroleptika* „entleeren" künstlich die Intensität des pathogenen Konfliktes und stärken die Ich-Kontrolle. Im Gegensatz zu OSTOW sieht SARWER-FONER [69] die triebdynamische Wirkung der Psychopharmaka mehr in der Umverteilung psychischer Energie. AZIMA [6] hingegen sieht eher eine medikamenteninduzierte Änderung in der Besetzung innerer Objekte.

b) **Beim Ich-psychologischen Konzept** wird die Wirkung von **Psychopharmaka** in der Stärkung der Abwehr und der Realitätsprüfung gesehen [78]. BELLAK et al. [13] versuchten die Ich-stabilisierende Funktion eines *Anxiolytikums* im psychotherapeutischen Prozeß zu zeigen.

In einer Doppel-Blind-Studie wurden verschiedene **Ich-Funktionen** (Realitätsprüfung, Objektbeziehung, Triebkontrolle, etc.) bei sogenannten normalen, neurotischen und psychotischen Patienten durch unabhängige Beobachter im Verlauf einer Psychotherapie überprüft. Die Anwendung von **Diazepam** verbesserte den Behandlungserfolg gegenüber den Placebo-Kontrollen. Ich-psychologisch ließen sich die stabilisierenden Effekte folgendermaßen beschreiben: Ich-Stärkung, Stärkung der Triebabwehr, Verminderung von Ängsten.

SARWER-FONER [70] beschreibt die Ich-psychologische Wirkung aus der Sicht des Patienten: „When a drug effect is perceived by the patient as increasing his ability to control the expression of the impulses threatening to flood him in an uncontrolled way and to handle impulses that are bursting through into activity, then the stage is set for improvement and ego integration. When pharmacological effects do not significantly affect his control, a significant improvement cannot be expected."

c) **Das Objektpsychologische Konzept** zum Verständnis der Wirkung von **Psychopharmaka** wurde vor allem von BALINT (s.

oben) entwickelt. Nach ihm ersetzt das Medikament symbolisch ein dringend benötigtes inneres Objekt und kann damit das Auftreten von Ängsten verschiedener Genese verhindern.

In diesen Zusammenhang gehören auch Überlegungen, in welcher Situation ein Medikament gegeben und eingenommen wird. Ist in einer Arzt-Patient-Beziehung oder in einer stationären Behandlungssituation das Psychopharmakon *die therapeutische Modalität*, werden im Erleben von Patienten, Ärzten, Schwestern, der Familie, alle Vorstellungen zur Behandlung sich mit dem Medikament und seiner Wirkungsweise verbinden.

Die oben referierten Arbeiten zeigen, daß die beschriebenen Beziehungsebenen einer Arzt-Patient-Beziehung durch psychotrope Substanzen nicht irreversibel beeinflußt werden. Sie können aber von den an der Behandlung beteiligten Partnern verzerrt wahrgenommen werden. Die teilweise widersprüchlichen Befunde erklären sich aus den unterschiedlichen Anwendungen in verschiedenen Settings und der unterschiedlichen Reflektion der Trias Patient–Medikament–Therapeut. Jedes Psychopharmakon hat ein spezifisch klinisch-pharmakologisches Profil, wirkt aber therapeutisch unspezifisch und entfaltet seine therapeutische Aktion auf unterschiedliche Weise [70]. Gerade bei Patienten mit Ich-Struktur-Störungen scheint die pharmakologische Wirkung zunächst nur physiologisch und vage koenästhetisch wahrgenommen zu werden und bleibt damit „nicht-psychisch". Erst durch die Arzt-Patient-Beziehung wird die pharmakologische Wirkung „psychisch" und erfährt ihre Wertung [23].

14.3. Psychopharmakotherapie bei psychosomatischen Syndromen

14.3.1. Vorbemerkungen und allgemeine Richtlinien der Therapie

In dem hier vertretenen Ansatz wird zur **Indikation** von Psychopharmaka in der psychosomatischen Medizin und auch für die Allgemeinmedizin ein eng begrenzter Katalog angegeben. Nach MAY [49] und ZAUNER [81] ist die Indikation für Psychopharmaka nur in *akuten Krisensituationen* gerechtfertigt. Bei den Krisensituationen handelt es sich um akute regressive Zustände mit depressiven, suizidalen, psychosomatischen, mikropsychotischen und akuten Angstsymptomen.

Die **Ziele der Therapie** (sie sollte kurzfristig-initial oder intermittierend sein) sind:
— Eine Symptomreduktion, um eine Behandlung erst möglich zu machen
— Dem Patienten die Kontrolle über Aggression und Angst zu ermöglichen
— Herstellung und Beibehaltung eines therapeutischen Kontaktes
— Beseitigung neurotischer Aktivität, um Zuwachs an selbstbeobachtenden Ichfunktionen zu ermöglichen
— Überwindung psychotischer Episoden
— Beseitigung vitaler Gefährdungen.

Bei den Überlegungen, ob die Verordnung eines Psychopharmakons indiziert ist, muß der Arzt gerade bei körperlichen Krankheiten eine Beziehung zwischen den affektiven Symptomen und der zugrundeliegenden Krankheit herstellen. Medikamenteninteraktionen müssen bei der Verwendung mehrerer Pharmaka bedacht werden. Ferner ist zu fragen, wie Psychopharmaka den Verlauf der Krankheit beeinflussen und umgekehrt, ob die Krankheit und ihre Behandlung die Wirkung des Psychopharmakons beeinflußt.

OSTOW [58] gibt folgende allgemeine **Kontraindikationen** an: Seiner Meinung nach ist es nicht berechtigt, Patienten, deren Selbstbeherrschung, Realitätsprüfung und Fähigkeit zur Selbstbeobachtung ausreichend sind und die den Mindestanforderungen des menschlichen Lebens gewachsen sind, mit Psychopharmaka zu behandeln. Absolut kontraindiziert ist nach ihm der Versuch, durch Medikamente sogenannte Widerstände bei Patienten zu überwinden.

14.3.2. Psychopharmakotherapie bei Herz- und Kreislauferkrankungen

Bei vielen Patienten mit Herzerkrankungen werden Psychopharmaka verordnet. Mit Ausnahme der Benzodiazepine haben alle wichtigen Psychopharmaka kardiovaskuläre Nebenwirkungen.

Therapie mit Antidepressiva

Die *trizyklischen* Antidepressiva haben schon in therapeutischen Dosen starke Nebenwirkungen auf das kardiovaskuläre System durch direkte Wirkung und durch Interaktion mit anderen Medikamenten [40, 14]. Anticholinerge Aktivität, Wirkung auf das adrenerge Neuron und direkt hemmender Einfluß auf das Myocard können Arrhythmien, Einfluß auf den Blutdruck und Cardiomyopathien bewirken. Patienten mit vorgeschädigtem Herzen sind eher gefährdet. *Amitriptylin* hat die meisten kardiotoxischen Nebenwirkungen. *Doxepin* scheint in therapeutischen Dosen relativ sicher zu sein [10] (vgl. Kap. 4. 5. 5.).

Therapie mit Neuroleptika

Über einige Phenothiazine wurden kardiotoxische Nebenwirkungen berichtet [5]. Die meisten Berichte über diese Nebenwirkungen betreffen *Thioridazin* und *Chlorpromazin*, Medikamente mit starken Wirkungen auf das autonome Nervensystem. Umgekehrt finden sich vegetative Einflüsse kaum bei Haloperidol und den *Piperazinphenothiazinen*. Somit stellt *Haloperidol* für agitierte und psychotische Patienten nach einem Herzinfarkt oder mit einem psychoorganischen Durchgangssyndrom das Medikament der Wahl dar.

Therapie mit Tranquilizern

Angst wird als ein wichtiger Faktor für die Auslösung von Arrhythmien, auch ohne koronare Herzkrankheit, gesehen [17]. Patienten in der Akutphase nach einem **Herzinfarkt** leiden oft unter Todesängsten. Gerade wegen fehlender direkter autonomer Nebenwirkungen hat sich die Behandlung mit Benzodiazepinen zur Sedierung und Anxiolyse eingebürgert.

Eine positive Korrelation zwischen ventrikulären Arrythmien und endogener Adrenalinproduktion wurde gefunden [41].
In einer Studie wurde die Auswirkung einer mit 45 mg/die hochdosierten oralen *Diazepamtherapie beim akuten Herzinfarkt* untersucht [53]. Bei den sedierten Patienten waren die gewöhnlich erhöhten endogenen Adrenalinspiegel signifikant erniedrigt und es traten weniger ventrikuläre Arrhythmien auf.

Benzodiazepine werden häufig in der Behandlung **funktioneller Herzbeschwerden** angewendet. Heute sind angesichts der *Beta-Rezeptoren-Blocker* differentialtherapeutische Überlegungen anzustellen, ob eine Sedierung und zentrale Anxiolyse oder mehr die peripheren somatischen Angstäquivalente behandelt werden sollen. Tranquilizer werden gelegentlich Patienten mit essentieller Hypertonie adjuvant verschrieben, um die Wirkung anderer Antihypertensiva zu verstärken. Benzodiazepine haben keine direkte blutdrucksenkende Wirkung; unerwünschte Interaktionen mit Antihypertensiva sind nicht bekannt.

Therapie mit Beta-Rezeptoren-Blocker

Beta-Rezeptoren-Blocker sind wirksam in der Behandlung von Sinus- und supraventrikulären Arrhythmien, Palpitationen, Brustschmerz, Symptome, die bei funktionellen Herzbeschwerden auftreten können. *Propranolol* und seine modernen Derivate reduzieren Frequenz und Schwere von *Angina pectoris*-Anfällen. Alleine oder kombiniert mit einem Diuretikum gehören die Beta-Rezeptoren-Blocker zur Basistherapie der *essentiellen Hypertonie*. Die entsprechenden Nebenwirkungen (Bradycardie, Förderung einer nicht kompensierten Herzinsuffizienz etc.) müssen beachtet werden.

14.3.3. Psychopharmakotherapie bei Erkrankungen des Gastrointestinaltrakts

Die Füllung des Gastrointestinaltrakts mit Nahrungsmitteln verändert die Resorption von Psychopharmaka. Es gibt viele Befunde, die zeigen, daß Antacida die Resorption oral eingenommener Psychopharmaka vermindern [28, 34]. Der Metabolismus vieler, aber nicht aller Psychopharmaka wird durch parenchymatöse Erkrankungen der Leber und durch Dysproteinämien verändert. Infolge eines anderen Metabolismus scheint die Serumeliminations-Halbwertszeit z. B. von *Oxazepam* bei Leberzirrhose nicht zu verlängern [71].

Therapie mit Antidepressiva. Viele Patienten mit gastrointestinalen Erkrankungen zeigen, besonders in akuten Phasen, depressive Verstimmungen. Man bedenke, daß Antidepressiva die Magensäuresekretion infolge ihrer anticholinergen Wirkung reduzieren.

Kasuistische Befunde liegen vor über die Anwendung von *Imipramin* bei *Colitis ulcerosa* [43, 73].

In einer kontrollierten Multicenterstudie wurde ein günstiger Effekt von *Trimipramin* auf Beschwerden und Abheilung von *Ulcera duodeni* gefunden [79].

Eine kontrollierte Studie über die Anwendung von *Desimipramin* bei Patienten mit *Colon irritabile* ergab einen positiven Behandlungseffekt bezüglich der depressiven Symptome sowie der Unterbauchbeschwerden [38].

Therapie mit Neuroleptika. Aufgrund der anticholinergen Wirkungen wird die Motilität im Gastrointestinaltrakt gehemmt und eine vorherbestehende Obstipation möglicherweise verstärkt.

Metoclopramid beschleunigt die Magenentleerung. Da der duodenogastrische Reflux als ein Faktor in der Ätiologie des *Ulcus duodeni* gilt, bietet sich hier ein therapeutischer Ansatzpunkt [39]. Beim *Ulcus ventriculi* wirkt Metoclopramid möglicherweise ungünstig. *Chlorpromazin* und besonders *Fluopromazin* sind wirksame Antiemetika und werden auch in Kombination mit Analgetika bei Krebspatienten zur Linderung von Schmerzen, Angstminderung und Sedierung gegeben.

Therapie mit Tranquilizern. Einige *Benzodiazepine* sind in ihrer Wirksamkeit auf pathophysiologische Veränderungen im Gastrointestinaltrakt gut untersucht. In mehreren Doppelblindstudien wurden Patienten mit verschiedenen Erkrankungen (funktionelle Ober- und Unterbauchbeschwerden, peptisches Ulcus, entzündliche Dickdarmerkrankungen) behandelt, bei denen *Ängste* im Vordergrund standen.

Lorazepam in Dosen zwischen 2 und 4 mg erwies sich als wirksam in der Reduzierung der Angst [65, 19].

Bromazepam erwies sich bei Patienten mit funktionellen Abdominalbeschwerden stimmungsaufhellend und anxiolytisch [72].

Benzodiazepine hemmen Nüchtern- und nächtliche Magensekretion und haben einen günstigen Einfluß auf die Schmerzsymptomatik bei Patienten mit *peptischem Ulcus.*

In zwei Studien wiesen BIRNBAUM et al. [15, 16] nach, daß *Diazepam* beim Ulcuspatient die Magenmotilität verzögert, damit die Einwirkung eines gleichzeitig gegebenen Antacidums verstärkt, und die zwei- bis dreifach gesteigerte nächtliche Sekretion signifikant senkt. Die Autoren vermuten die Beeinflussung übergeordneter zentraler Regulationszentren.

Erwähnt werden soll noch der günstige Effekt der Kombination von *Chlordiazepoxid* mit Clidiniumbromid (Librax® s. Mischpräparateliste) beim *spastischen Colon* [51]

14.3.4. Psychopharmakotherapie bei Erkrankung der Atmungsorgane

Alle das ZNS dämpfenden Medikamente können bei Patienten mit beeinträchtigender Lungenfunktion infolge *Atemdepression* gefährlich wirken.

Therapie mit Antidepressiva. *Amitriptylin* und *Imipramin*) in niedrigen Dosen erweisen sich beim Asthma bronchiale als erfolgreich [2]. Es gibt Hinweise, daß die therapeutische Wirksamkeit von *Beclomethason* durch trizyklische Antidepressiva potenziert werden kann. Dies kann auf der bronchodilatatorischen Wirkung beruhen [4, 44].

Therapie mit Neuroleptika. Das in einer kontrollierten Studie untersuchte *Chlorpromazin* scheint bei ängstlich agitierten *Asthmatikern* günstig zu sein; die Anfallshäufigkeit und Schwere wurde gesenkt. Viele Patienten beklagten allerdings, daß der Bronchialschleim viskoser wurde [63].

Eine kontrollierte Untersuchung bei Patienten mit *chronischer Atmungsobstruktion*, den sogenannten „Pink Puffers" ergab: *Promethazin* verringerte die Atemnot und erhöhte die Belastbarkeit, ohne die Lungenfunktion zu beeinflussen — *Diazepam* hingegen beeinflußte nicht die Atemnot und reduzierte zusätzlich die Belastbarkeit der Patienten [80].

Therapie mit Hypnotika. Barbiturathältige Präparate sind weitgehend kontraindiziert.

Atemdepressive Nebenwirkungen sind bei den *Barbituraten* besonders ausgeprägt. Kombiniert mit Cortisonderivaten wird oft bei Asthmatikern klinische Verschlechterung, Zunahme des Bronchospasmus und Eosinophilie beobachtet. Die Barbiturate scheinen den Cortisonabbau zu beschleunigen und damit die Wirksamkeit zu erniedrigen [18].

Therapie mit Tranquilizern Benzodiazepine werden häufig (auch intravenös) in der Behandlung eines *akuten Hyperventilationsanfalls* eingesetzt.

In der Literatur werden unterschiedliche Angaben über die *atemdepressive Wirkung* oral oder intravenös verabreichter Benzodiazepine gemacht [62]. Die Möglichkeit, daß sie die Atemfunktion einschränken, sollte bei intravenöser Gabe und bei Kombination mit ZNS wirksamen Medikamenten bedacht werden.

Therapie mit Beta-Rezeptoren-Blocker. Sie erweisen sich besonders wirkungsvoll in der Behandlung körperlicher Angstsymptome wie *Hyperventilationstetanie* (in der amerikanischen Literatur als „Hyperdynamic Beta-Adrenergic Circulatory State" bezeichnet). Die Wirkungsvorstellung geht dahin, daß die peripheren somatischen Angstäquivalente von dem zentralen Angsterleben abgekoppelt werden.

Als unerwünschte (Neben-)Wirkungen können auch die neueren *cardioselektiven* Beta-Rezeptoren-Blocker einen **Bronchospasmus** bei Patienten mit latenten oder manifesten Asthma bronchiale oder obstruktiven Lungenerkrankungen hervorrufen (vgl. Kap. 9.).

14.3.5. Psychopharmakotherapie bei Gewichtserkrankungen

Therapie bei Adipositas

Die psychopharmakologische Therapie der Adipositas beruht auf einer Hemmung des Appetitverhaltens mittels anorexiogener Substanzen. Eine Therapie der Adipositas mit Psychopharmaka allein ist abzulehnen.

Zwei kontrollierte Studien verglichen die Wirksamkeit von **Pharmakotherapie** und **Verhaltensmodifikation** [57, 74]. In beiden Untersuchungen nahmen die Patienten unter Verhaltenstherapie mehr ab als unter *Fenfluramin* allein. Nach einem Jahr hatten die medikamentös Behandelten durchschnittlich das Ausgangsgewicht völlig bzw. zur Hälfte wieder erreicht; die Verhaltensmodifizierten nahmen zur Hälfte bzw. ein Fünftel zu.

Indirekte Sympathomimetika wie *Dextroamphetamin* und *Fenfluramin* haben als Appetithemmer Bedeutung erlangt. Beide reduzieren nur kurzfristig das Gewicht und sind außerdem mit erheblichen Nebenwirkungen behaftet; nach Therapieende erfolgt sogar ein „Rebound-Effekt" (Gewichtszunahme).

Therapie bei Magersucht

Dem Krankheitsbild wird nur eine *mehrdimensionale* Betrachtung gerecht, die biologische, psychosoziale und familiendynamische Aspekte berücksichtigt. Heute werden die Patienten in längerfristigen Behandlungen kombiniert behandelt: die internistische im Notfall geht in stationäre und/oder ambulante psychotherapeutische und familientherapeutische über [45]. Eine zusätzliche Psychopharmakamedition ist erfolgversprechend bei depressiver Stimmungslage, psychomotorischer Unruhe, Hyperaktivität, Angst, zwanghaften Beschäftigungen mit Essen und zwanghaftem Erbrechen [52]. Längerfristige klinische Erfahrungen liegen bisher nur mit Neuroleptika vor.

Antidepressiva, insbesondere *Amitriptylin*, sind in mehreren kasuistischen Studien angewandt worden [54, 56]. Unter Dosierungen von 150 mg wurden Stimmungsaufhellung, Gewichtszunahme und Sistieren des Erbrechens berichtet. Die Indikation leitet sich über die beobachtbare depressive sowie über die zwanghafte Symptomatik ab.

Neuroleptika, insbesondere *Pimozid* (ein selektiver Dopaminantagonist), werden aufgrund pathophysiologischer Überlegungen über die Magersucht (dopaminerge Rezeptorüberempfindlichkeit) empfohlen [12]. Eine erfolgversprechende, allerdings nicht kontrollierte Studie, liegt vor [60].

Die adjuvante Therapie mit Phenothiazinderivaten ist sinnvoll zur Hemmung der psychomotorischen Unruhe, besonders bei Sondenernährung vital gefährdeter Patienten; ferner werden Angstminderung, Gewichtszunahme sowie Brechhemmung ausgenutzt. In Deutschland wurde ein rein somatisch orientiertes Behandlungsschema mit Sonde und Phenothiazinen (durchschnittlich 650 mg Chlorpromazin, bis maximal 1500 mg) von FRAHM [29] eingeführt.

Lithium ist möglicherweise wegen seiner („Neben"-)Wirkungen, nämlich Appetitsteigerung und Gewichtszunahme, therapeutisch hilfreich.

BARCAJ [11] diagnostizierte bei zwei Patientinnen eine Depression bzw. Hypomanie und behandelte mit einer Monotherapie von 1500 mg Lithium täglich. Kasuistisch berichtet REILLY [64] über eine Kombinationsbehandlung von Psychotherapie, Imipramin und Lithium. Die Gewichtszunahme führt er auf metabolische Effekte des Lithiums zurück.

14.3.6. Psychopharmakotherapie bei psychosomatischen Syndromen des Bewegungsapparates

Hier soll auf die Psychopharmakotherapie der *rheumatoiden Arthritis* und des *Weichteilrheumatismus* eingegangen werden.

Antidepressiva erweisen sich als hilfreich. Die Wirksamkeit antirheumatischer Therapie kann sich dramatisch steigern, wenn eine Depression mit dem Patienten angesprochen und gleichzeitig antidepressiv behandelt wird.

RIMON [66] konnte bei 60 % von 37 reaktiv depressiven Rheumatikern zeigen, daß *Clomipramin* und supportive Psychotherapie eine wesentliche Erfolgssteigerung antirheumatischer Therapie ergab. Ist der chronisch Kranke aber gerade in einem Prozeß der Auseinandersetzung über seine Krankheit (anhaltende Schmerzen, Verlust an Autonomie), darf diese Trauerarbeit psychopharmakologisch nicht unterbrochen werden [82].

Oft liegt bei Patienten mit Weichteilrheumatismus eine *larvierte Depression* zugrunde [42]. Konsequente antidepressive Behandlung und supportive Psychotherapie sind antirheumatischer Behandlung vorzuziehen. Bei bislang therapieresistenten Schmerzen im Bewegungsapparat zeigt das Ansprechen eines Antidepressivums auf die eigentliche Ursache.

Neuroleptika sind gelegentlich nützlich. Besonders bei schwerstem therapieresistentem Weichteilrheumatismus oder emotional stark belasteten Patienten mit rheumatoider Arthritis sind auch Kombinationen, etwa von *Imipramin*, mit *Laevomepromazin*, zu empfehlen [61].

Benzodiazepine (vorwiegend *Diazepam* wurde untersucht) sind hilfreich bei akuten Angstzuständen von Rheumatikern und (infolge der muskelrelaxierenden Wirkung) bei muskulären Verspannungszuständen.

Literatur

1. ALEXANDER, F. (1951): Psychosomatische Medizin. Berlin: De Gruyter.
2. ANANTH, J. (1975): Psychopharmacology and psychosomatic illness. Psychosomatics 16, 124—128.
3. ANSELL, B., Hrsg. (1976): Rheumatism and the Psyche. Bern: H. Huber.
4. AVNI, J., BRUDERMAN, J. (1969): The effect of amitriptyline on pulmonary ventilation and mechanics of breathing. Pharmacol. 16, 184—192.
5. AYD, F. J. (1970): Cardiovascular effects of phenothiazines. Int. Drug. Ther. Newslett. 5, 1—8.
6. AZIMA, H. (1959): Changes in organization of mood as a therapeutic and research problem in psychopharmacology. Neuropsychopharmacol. 491, 488—491.
7. BALINT, M. (1965): Der Arzt, sein Patient und die Krankheit. Stuttgart: Klett.
8. BALINT, M., HUNT, J., JOYCE, D., MARINKER, J., WOODCOCK, J. (1975): Das Wiederholungsrezept — Behandlung und Diagnose. Stuttgart: Klett.
9. BALTER, M. B., LEVINE, J. O. (1969): The nature and extent of psychotropic drug usage in the United States. Psychopharmacol. Bull. 5, 3—13.
10. BAN, T. A. (1977): Introduction to the Pharmacology of Doxepin. Montreal: Pfitzer.
11. BARCAI, A. (1977): Lithium in adult anorexia nervosa. Acta Psychiat. Scand. 55, 97—101.
12. BARRY, V. C., KLAWANS, H. L. (1976): On the role of dopamine in the pathophysiology of Anorexia nervosa. J. Neurol. Transm. 38, 107—122.
13. BELLAK, L., CHASSAN, J. B., GEDIMAN, H. K., HURVICH, M. (1973): Ego function assessment of analytic psychotherapy combined with drug therapy. J. Nerv. Ment. Dis. 157, 465—469.
14. BIGGER, J. T., KANTOR, S. J., GLASSMAN, A. H., PEREL, J. M. (1978): Cardiovascular effects of tricyclic antidepressant drugs. In: Psychopharmacology: A Generation of Progress (LIPTON, M. A., DI MASCIO, A., KILLIAM, K. F., Hrsg.). New York: Raven Press.
15. BIRNBAUM, D., KARMELI, F., MAKONEN, T. (1971): The effect of diazepam on human gastric secretion. Gut. 12, 616—618.
16. BIRNBAUM, D. (1973): Peptic ulcer and the central nervous system — aetiology and management. Clin. Gastroent. 2, 245—257.
17. BISHOP, L. F., REICHERT, P. (1971): The interrelationship between anxiety and arrythmias. Psychosomatics 4, 771—782.
18. BROOKS, S. M., WERK, E. E., ACKERMAN, S. J., SULLIVAN, J., TRASHER, K. (1972): Adverse effects of phenobarbital on corticosteroid metabolism in patients with bronchial asthma. New Engl. J. Med. 286, 1125—1128.
19. CHAPLAN, A., VANOV, S. K. (1977): GJ Illness: treatment of the anxiety component. Psychosomatics 18, 49—54.
20. COLE, J. O. (1960): Behavioral toxicity. In: Drugs and Behavior (UHR, L., MILLER, J. G., Hrsg.). New York: Wiley.
21. DANCKWARDT, J. F. (1978): Zur Interaktion von Psychotherapie und Psychopharmakotherapie. Psyche 32, 111—154.
22. DANCKWARDT, J. F. (1979): Anmerkung zur Indikation und Kontraindikation für die gleichzeitige Anwendung von psychoanalytischer Psychotherapie und Psychopharmakotherapie. Psyche 33, 528—544.
23. DANCKWARDT, J. F. (1980): Psychopharmaka — ein Problem für Psychotherapeuten. Prax. Psychother. Psychosom. 25, 99—113.
24. DYER, H. R. (1973): Psychotropic drugs in rheumatology. JAMA 226, 1572.
25. ENGEL, G. L., SCHMALE, A. H. (1967): Eine psychoanalytische Theorie somatischer Störung. In: Seelischer Konflikt — Körperliches Leiden (OVERBECK, G., OVERBECK, A., Hrsg.). Reinbek: Rowohlt.
26. ENGEL, G. L. (1977): The need for a new medical model: a challenge for biomedicine. Science 196, 129—136.
27. EISSLER, K. R. (1953): The effect of structure of the ego on psychoanalytic technique. J. Am. Psychoanal. Ass. 1, 104—143.
28. FANN, W. E., DAVIS, J. M., et al. (1973): Chlorpromazine: effects of antacids on its gastrointestinal absorption. J. Clin. Pharmacol 13, 388—390.
29. FRAHM, H. (1973): Anorexia nervosa. In: Innere Medizin in Praxis und Klinik (HORNBOSTEL, H., KAUFMANN, W., SIEGENTHALER, W., Hrsg.), Band 4. Stuttgart: G. Thieme.
30. FREUD, S. (1926): Hemmung, Symptom und Angst. In: Gesammelte Werke, Band 14.
31. GOTTSCHALK, L. A. (1968): Some problems in the evaluation of the use of psychoactive drugs, with or without psychotherapy, in the treatment of non-psychotic personality disorders. In: Psychopharmacology — a review of progress 1957—1967. Washington, D.C.: Public Health Publication 1836.
32. GREEN, J. P., MAAYANI, S. (1977): Tricyclic antidepressant drugs block histamine H_2-receptor in brain. Nature 269, 163—165.
33. GREENBLATT, D. J., SHADER, R. J., KOCH-WESER, J. (1975): Psychotropic drug use in the Boston area: a report from the Boston Collaborative Drug Surveillance Program. Arch. Gen. Psychiat. 32, 518—521.
34. GREENBLATT, D. J., SHADER, R. J., et al.

(1976): Influence of magnesium and aluminium hydrocide mixture on chlordiazepoxide absorption. Clin. Pharmacol. Ther. *19*, 234—239.
35. GREENSON, R. R. (1973): Technik und Praxis der Psychoanalyse. Stuttgart: Klett.
36. GROLNIK, L. (1972): A family perspective of psychosomatic factors in illness: A review of the literature. Family Process *11*, 457—488.
37. GUDAHL, M. (1977): The effect of trimipramine (Surmontil®) on masked depression in patients with duodenal ulcer: a double-blind study. Scand. J. Gastroenterol. *12*, Suppl. 43, 27—31.
38. HEEFNER, J. D., WILDER, R. M., WILSON, J. D. (1978): Irritable colon and depression. Psychosomatics *19*, 540—547.
39. HOSKINS, E. O. L. (1973): Metoclopramide in benigne gastric ulceration. Postgrad. med. J. *49*, Suppl. 4, 95—97.
40. JEFFERSON, J. W. (1975): A review of the cardiovascular effects and toxicity of tricyclic antidepressants. Psychosom. Med. *37*, 160—179.
41. JEWETT, D. E., MERCER, C. J., et al. (1969): Free noradrenaline and adrenaline excretion in relation to the development of cardiac arrythmias and heart failure in patients with acute myocardial infarction. Lancet *i*, 635—641.
42. KIELHOLZ, P. (1973): Die larvierte Depression. Bern: H. Huber.
43. KIRSNER, J. B. (1966): Drug therapy in ulcerative colitis. Mod. Med. *34*, 115—117.
44. KNAPP, P. H., MATHE, A. A., VACHON, L. (1976): Psychosomatic aspects of bronchial asthma. In: Bronchial Asthma (WEISS, E. B., SEGAL, M. S., Hrsg.). Boston: Little, Brown & Co.
45. KÖHLE, K., SIMONS, C. (1981): Anorexia nervosa. In: Lehrbuch der Psychosomatischen Medizin (v. UEXKÜLL, Th., Hrsg.). München: Urban & Schwarzenberg.
46. KUBIE, L. S. A. (1960): A psychoanalytic approach to the pharmacology of psychological processes. In: Drugs and Behavior (UHR, L., MILLER, J. G., Hrsg.). New York: Wiley.
47. KUTTER, P. (1980): Emotionalität und Körperlichkeit. Prax. Psychother. Psychosom. *25*, 131—145.
48. LOCH, W. (1965): Voraussetzungen, Mechanismen und Grenzen des psychoanalytischen Prozesses. Stuttgart: H. Huber.
49. MAY, P. R. A. (1971): Psychotherapy and ataraxic drugs. In: Handbook of Psychotherapy and Behavior Change: A empirical Analysis (BERGIN, A. E., GARFIELD, S. L., Hrsg.). New York: Wiley.
50. MAY, F. E., STEWART, R. B., CHEFF, L. E. (1974): Drug use in the hospital: evaluation of determinants. Clin. Pharmacol. Ther. *16*, 834—845.
51. MCHARDY, G., SEKINGER, D., BALORT, L. (1968): Chlordiazepoxide — clidinum bromide in gastrointestinal disorders: Controlled clinical studies. Gastroenterol. *54*, 508—513.
52. MEERMANN, R. (1980): Zur Psychopharmakotherapie der Anorexia nervosa. Prax. Psychother. Psychosom. *25*, 269—278.
53. MELSOM, M., ANDREASSEN, H., et al. (1976): Diazepam in acute myocardial infarction. Clinical effects and effects on catecholamines, free fatty acids and cortisol. Br. Heart J. *38*, 804—810.
54. MOORE, D. C. (1977): Amitriptyline therapy in anorexia nervosa. Am. J. Psychiat. *134*, 1303—1304.
55. MYREN, J., BERSTAD, A. (1975): The early effect of trimipramine (Surmontil®) on gastric secretion on man. Scand. J. Gastroenterol. *10*, 817—819.
56. NEEDLEMAN, H. L., WABER, D. (1977): The use of amitriptyline in anorexia nervosa. In: Anorexia nervosa (VIGERSKY, R. A., Hrsg.). New York: Raven Press.
57. ÖST, L. G., GÖTESTAM, K. G. (1976): Behavioral and pharmacological treatment for obesity: A experimental comparison. Addict. Behav. *1*, 331—338.
58. OSTOW, W., Hrsg. (1962): Psychopharmaka in der Psychotherapie. Stuttgart: H. Huber.
59. OSTOW, W., Hrsg. (1979): The Psychodynamic Approach to Drug Therapy. New York: Psychoanalytic Research and Development Found.
60. PLANTEY, F. (1977): Pimozide in treatment of Anorexia nervosa. Lancet *i*, 1105.
61. PÖLDINGER, W. (1976): Psychiatric problems in physically ill patients. In: ANSELL, B., a.a.O.
62. RAO, S., SHERBANINK, R. W., et al. (1973): Cardiopulmonary effects of diazepam. Clin. Pharmacol. Ther. *14*, 182—189.
63. RESS, L. (1975): The value and limitations of psychotropic drugs in the treatment of psychosomatic disorders. Vortrag auf dem ICPM, Rom.
64. REILLY, P. P. (1977): Anorexia nervosa. Lithium administration has contributed to the management of anorexia nervosa. Roy. Inf. Med. J. *60*, 419—422, 455—456.
65. RIDER, J. A. (1977): Lorazepam in anxiety with GJ disorders. Psychosomatics *18*, 55—58.
66. RIMON, R. (1974): Depression in rheumatoid arthritis. Ann. clin. Res. *6*, 171—175.
67. SANDLER, J., DARE, C., HOLDER, A. (1973): Die Grundbegriffe der Psychoanalytischen Therapie. Stuttgart: Klett.
68. SARWER-FONER, G. J., KERENY, A. B. (1961):

Accumulated experience with transference and counter-transference aspects of the psychotropic drugs 1953—1960. In: Neuropsychopharmacology (ROTHLIN, E., Hrsg.). Amsterdam: Elsevier.
69. SARWER-FONER, G. J. (1963): On the mechanisms of action of neuroleptic drugs: A theoretical psychodynamic explantation. Rec. Adv. Biolog. Psychiat. 6, 217—232.
70. SARWER-FONER, G. J. (1975): Psychiatric symptomatology: Its meaning and function in relation to the psychodynamic actions of drugs. In: Psychopharmacological Treatment: Theory and Practice (DEUBER, H. C. B., Hrsg.). New York: Dekker.
71. SCHENKER, S., BREEN, K. G., HOYUMPA, A. M. (1974): Hepatic encephalopathy: current status. Gastroenterol. 66, 121—151.
72. SCHÜFFEL, W. (1974): Patienten mit funktionellen Abdominalbeschwerden. Habilitationsschrift, Ulm.
73. SPIEGELBERG, U. (1968): Pharmacotherapy and psychosomatics. Int. Pharmacopsychiat. 1, 87—111.
74. STUNKARD, A. J., CRAIGHEAD, L. W., O'BRIEN, R. (1980): Controlled trial of behaviour therapy, pharmacotherapy, and their combination in the treatment of obese hypertensives. Lancet 15, 1045—1047.
75. TYRER, P. J., LADER, M. H. (1974): Response to propanolol and diazepam in somatic and psychic anxiety. Br. Med. J. 2, 14—16.
76. v. UEXKÜLL, Th. (1981): Funktionelle Syndrome in der Inneren Medizin. In: Lehrbuch der Psychosomatischen Medizin (v. UEXKÜLL, Th., Hrsg.). München: Urban & Schwarzenberg.
77. WAELDER, R. (1980): Das Prinzip der mehrfachen Funktion. In. Ansichten der Psychoanalyse (WAELDER, R., Hrsg.). Stuttgart: Klett-Cotta.
78. WINKELMANN, N. W. (1960): The use of chlorpromazine and perchlorpromazine as adjuncts to psychoanalytic psychotherapy. In: The Dynamics of Psychiatric Drug Therapy (SARWER-FONER, G. J., Hrsg.). Springfield, Ill.: Ch. C Thomas.
79. WETTERHUS, S., AUBERT, E., BERG, C. E., et al. (1976): The effect of trimipramine (Surmontil®) on symptoms and healing of peptic ulcer: A double-blind study. Scand. J. Gastroenterol. 12, Suppl. 43, 33—38.
80. WOODCOCK, A. A., GROSS, E. R., GEDDER, D. M. (1981): Drug treatment of breathlessness: contrasting effects of diazepam and promethazine in pink puffers. In: Br. Med. J. 283, 343—346.
81. ZAUNER, J. (1972): Psychopharmaka und klinische Psychotherapie. Z. Psychosom. Med. Psychoanal. 29, 138—148.
82. ZEITLIN, D. J. (1977): Psychological issues in the management of rheumatoid arthritis. Psychosomatics 10, 7—14.
83. ZIOLKO, H. H. (1967): Die Bedeutung subjektiver psychischer Faktoren für das Wirkungsfeld von Psychopharmaka. Der Internist 8, 331—335.

15. Psychopharmakotherapie bei Abhängigkeitsprozessen von Alkohol, Medikamenten und Drogen

Von K. KRYSPIN-EXNER

15.1.	**Einleitung**	491
15.2.	**Methodische Vorbemerkungen und Definitionen**	493
15.2.1.	Definition der Abhängigkeitsprozesse	493
15.2.2.	Indikationen der Psychopharmakotherapie bei Abhängigkeitsprozessen	494
15.2.3.	Theoretische Grundlagen der Psychopharmakotherapie bei Abhängigkeitsprozessen	494
15.3.	**Indikationen der (Psycho-)Pharmakotherapie bei Alkoholabhängigkeit**	496
15.3.1.	Vorbemerkungen und Zusammenfassung	496
15.3.2.	Therapie beim Alkoholentzug	498
15.3.3.	Therapie in der Alkoholentwöhnungsphase	500
15.3.3.1.	Erzielung einer pharmakogenen Alkoholintoleranz	500
15.3.3.2.	Reduktion des Alkoholverlangens	501
15.3.3.3.	Protrahierte Entzugssyndrome	501
15.4.	**Indikationen der (Psycho-)Pharmakotherapie bei Abhängigkeit von Hypnotika und Tranquilizern bzw. von Psychostimulantien**	504
15.4.1.	Vorbemerkungen und Zusammenfassung	504
15.4.2.	Therapie bei Abhängigkeit von Hypnotika und Tranquilizern	505
15.4.3.	Therapie bei Mißbrauch von Psychostimulantien	506
15.4.4.	Therapie bei Polytoxikomanie	506
15.5.	**Indikationen der (Psycho-)Pharmakotherapie bei Opiatabhängigkeit**	507
15.5.1.	Vorbemerkungen und Zusammenfassung	507
15.5.2.	Therapie des Opiatentzuges	508
15.5.3.	Therapie in der Entwöhnungsphase nach Opiatentzug	509
15.5.3.1.	Langzeittherapie mit Methadon	509
15.5.3.2.	Langzeittherapie mit L-Alpha-Acetylmethadol (LAAM)	510
15.5.3.3.	Langzeittherapie mit Morphinantagonisten	511
	Literatur	512

15.1. Einleitung

Im Rahmen des gesamten Therapieplanes bei Abhängigkeitsprozessen kommt der *Psychopharmakotherapie* nur eine *sekundäre Bedeutung* zu. Ein entscheidender Einfluß der Psychopharmakotherapie auf den letztlich erzielten Behandlungserfolg ist deshalb nicht zu erwarten, weil die Motivation des Patienten, die Persönlichkeitsstruktur, sein Lebensschicksal, die Gunst und Ungunst der Umweltbedingungen und viele andere **milieubedingte Faktoren** mit Therapieerfolg und Rückfallhäufigkeit viel stärker korreliert sind. Es ist daher unmöglich, das komplexe und vielschichtige Geschehen der Behandlung eines Abhängigkeitsprozesses aus der Sicht einer einzigen Therapieform (nämlich der Psychopharmakotherapie), der zudem nur die Bedeutung einer periodischen oder Hilfstherapie zukommt, beurteilen zu wollen. In vielen Fällen beinhalten pharmakotherapeutische Therapieprogramme auch *psychotherapeutische* Elemente, wie die Kontrollnotwendigkeit beim Methadon-Erhaltungsprogramm oder das tägliche Erinnertwerden an die Gefährdung durch Alkohol während der Disulfiram-Einnahme. Allein die *Motivation* des Patienten, diese Pharmakotherapien mit durchzuführen und die notwendigen Kontakte zu den Behandlungsinstituten aufrechtzuerhalten, ist ein Faktor, der mit dem erfolgreichen Ausgang in direkter Beziehung steht. Daher werden die vielen Untersuchungen, die eine Methode der Psychopharmakotherapie in direkte Relation zum Erfolg des Therapieprogrammes setzen, kaum zu vergleichbaren und schlüssigen Ergebnissen gelangen können.

Obige einschränkende Bemerkungen schließen die Möglichkeit nicht aus, durch die Verwendung von Psychopharmaka in den therapeutischen Prozeß mit verschiedenartigsten Mechanismen einzugreifen. Wie und in welcher Indikation diese **Adjuvanstherapie** des Entzuges und der Entwöhnung eingesetzt wird, bedarf in jedem Fall sorgfältiger Erwägung. Diese Sorgfalt ist deshalb notwendig, weil durch die Gabe von psychotropen Stoffen die Möglichkeit der Entwicklung von Bewältigungsstrategien nicht neuerlich vermindert werden soll, andererseits, weil viele Psychopharmaka selbst ein gewisses Abhängigkeitspotential besitzen.

Die kurzfristige Verwendung von Psychopharmaka während des *Entzuges* von Substanzen, die eine körperliche Abhängigkeit hervorgerufen haben, wird übereinstimmend akzeptiert. Die Indikationen für die dabei anzuwendenden Techniken bedürfen noch sorgfältiger wissenschaftlicher Bearbeitung. Weniger klar ist die Rolle der Pharmaka als Hilfsmittel während der *Entwöhnungsphase,* die letzten Endes viel mehr als der Entzug für den Erfolg der Therapie maßgeblich ist. Gerade in diesem Bereich sind zum Beispiel bei den sogenannten Maintenance-Programmen die Ansichten noch sehr unterschiedlich.

Zu diskutieren ist ferner in diesem Kapitel das pharmakotherapeutische Vorgehen bei **protrahierten Entzugserscheinungen** von Substanzen, die eine körperliche Abhängigkeit hervorgerufen haben. Angesprochen sind vor allem das noch immer am häufigsten mißbrauchte Suchtmittel, der Alkohol, weiters gebräuchliche Medikamente, wie Hypnotika und Tranquilizer; schließlich die Opiumalkaloide und deren halbsynthetische und synthetische Derivate, speziell das Diazetylmorphin. Bei allen diesen genannten abhängigkeitserzeugenden Substanzen treten nach Beseitigung der akuten Entzugserscheinungen protrahierte Entzugserscheinungen auf, die viele Monate und länger dauern können [26, 45]. Trotz des Vorliegens von zahlreichen Befunden über langfristige EEG-Veränderungen und kognitive Beeinträchtigungen herrscht über die Ätiopathogenese dieser protrahierten Entzugserscheinungen noch viel Unklarheit. Nach jahrelangem Verlauf eines Abhängigkeitsprozesses und dessen Unterbrechung kommt es offensichtlich zu einem langdauernden Prozeß der neuropsychologischen und psychologischen Umstrukturierung, der mit entsprechenden, phasenhaft auftretenden subjektiven Beschwerden einhergeht. Eine emotionelle Labilität, oft mit vegetativer Labilität gepaart, findet sich in allen diesen Fällen [7].

Je nach der mißbrauchten psychotropen Substanz müssen beim Entzug Psychopharmaka mit verschiedenartiger Wirkungsweise zur Anwendung kommen. Auch für die Langzeitbehandlung gelten differenzierte Überlegungen je nach der Art der Substanz, von der der Patient abhängig war. Dabei ist zu beachten, daß die Zahl der **Polytoxikomanien** in allen Bereichen stark ansteigt. Der Alkoholmißbrauch tritt zunehmend vermischt mit dem Mißbrauch sedierender, tranquilisierender und hypnotisch wirksamer Medikamente auf. Der Medikamentenmißbrauch ist zu 50 %

mit Alkoholmißbrauch verbunden; Drogenabhängige mißbrauchen zunehmend Alkohol und gebräuchliche sedierende Medikamente, so daß für den Entzug und die Entwöhnung Polytoxikomaner gesonderte Überlegungen angestellt werden müssen.

15.2. Methodische Vorbemerkungen und Definitionen

15.2.1. Definition der Abhängigkeitsprozesse

Der von der W.H.O. 1964 eingeführte Begriff der *„Abhängigkeit"* beschreibt das pathophysiologische bzw. psychopathologische Phänomen besser als die früher gebräuchlichen Termini: *Sucht* und *Gewöhnung*. Der Begriff Abhängigkeit beinhaltet sowohl den Mechanismus der *psychischen* Abhängigkeit als auch den der *physischen*.

Vom Standpunkt der Klinik der Suchtkrankheiten ist die **physische Abhängigkeit** nur als eine Komplikation im Verlauf des Prozesses anzusehen, während die **psychische Abhängigkeit** in *jedem Fall* gegeben ist. So wie im Beginn des Abhängigkeitsprozesses rein psychische Faktoren von Bedeutung sind, sind für einen Rückfall nach jahrelanger Unterbrechung einer körperlichen Abhängigkeit mit hoher Wahrscheinlichkeit nur psychologisch verständliche Mechanismen verantwortlich zu machen.

Die **Zeiträume**, in denen es zur Entwicklung einer körperlichen Abhängigkeit kommt, sind je nach der mißbrauchten psychotropen Substanz äußerst verschieden. So kann bei Diamorphin (Heroin) bereits nach wenigen Monaten eine körperliche Abhängigkeit entstehen, bei der Alkoholabhängigkeit oft erst im Verlauf von Jahren.

Als **Abhängigkeit** wird ein krankhafter Zustand **definiert,** der auf Grund psychischer und manchmal auch zusätzlich physischer Mechanismen zu einer Interaktion zwischen einem Organismus und einem psychotropen Stoff führt. Diese Interaktion ist, charakterisiert durch Verhaltensänderungen und andere Veränderungen, immer verbunden mit der *zwanghaften* Einnahme des psychotropen Stoffes auf *kontinuierlicher* oder *periodischer* Basis, *um die psychologischen Effekte der Substanz zu erleben* oder um Unlustgefühle bei ihrer Abwesenheit zu vermeiden. Eine Toleranz kann sich, muß sich aber nicht entwickeln.

Ein Individuum kann von mehr als einem dieser psychotropen Substanzen abhängig sein.

Zur Präzisierung dieser Definition wurden von der W. H. O. einzelne **Abhängigkeitstypen** beschrieben. Diese Typologie folgt den pharmakologischen Eigenschaften der jeweiligen abhängigkeitserzeugenden psychotropen Substanzen. Die klinische Beobachtung spricht dafür, daß im Laufe eines Abhängigkeitsprozesses die pharmakologischen Eigenschaften der mißbrauchten Substanz zu einer *Uniformierung* des sonst so vielgestaltigen Prozeßgeschehens führen.

Unterschiede zwischen den Abhängigkeitstypen resultieren nach dem heutigen Stand des Wissens aus der Lokalisation der Angriffspunkte der psychotropen Substanzen im Zentralnervensystem. Während etwa alle Abhängigkeitsprozesse vom **Morphintyp** keine intellektuelle Leistungsbeeinträchtigung bewirken, ist das beim **Alkohol-Barbiturattyp** in fortgeschrittenen Stadien immer der Fall. Auch in der Symptomatologie, dem Zeitpunkt des Auftretens und der Intensität der Entzugserscheinungen, unterscheiden sich die Abhängigkeitstypen beträchtlich. Die Zusammenfassung von Alkohol und Barbituraten bzw. anderen Tranquilizern zu einem einzigen Abhängigkeitstyp zeigt die Ähnlichkeit der Wirkung, die auch für die Technik der Therapie der Entzugserscheinungen bzw. für die Möglichkeit der Suchttransposition von großer Bedeutung ist.

Die anderen Abhängigkeitstypen, wie die Abhängigkeit vom **Amphetamintyp**, vom **Cannabistyp,** vom **Kokaintyp** und **Halluzinogentyp,** sind von der pharmakologischen Wirkung von Substanzen gekennzeichnet, die *nicht* zur körperlichen Abhängigkeit führen und daher keine oder kaum Abstinenzerscheinungen hervorrufen.

Bei allen psychotropen Stoffen, die zur *physischen Abhängigkeit* führen, entwickelt sich diese parallel zum Phänomen der **Toleranz.** Die Möglichkeit der Toleranzentwicklung ist allerdings bei den einzelnen Substanzen verschieden ausgeprägt; so etwa ist die Toleranzentwicklung bei Alkohol wesentlich geringer als bei Opiaten. Bei Unterbrechungen des Abhängigkeitsprozesses, der auch zur körperlichen Abhängigkeit von der psychotropen Substanz geführt hat, kommt es zu **Entzugserscheinungen**, die in der Ausgestaltung der Symptome und im Zeitpunkt des Auftretens ihrer größten Intensität zwischen den einzelnen Substanzen stark unterschiedlich ausgeprägt sind.

Körperliche und *psychische* Entzugserscheinungen sind nicht nur von der Dauer der körperlichen Abhängigkeit und von der Höhe der eingenommenen Dosis abhängig, sondern auch vom Angriffspunkt der mißbrauchten Substanz an den Strukturen des Zentralnervensystems.

15.2.2. Indikationen der Psychopharmakotherapie bei Abhängigkeitsprozessen

Wie schon in der Einleitung erwähnt, ist die Indikation zur Anwendung von Psychopharmaka bei Abhängigkeitsprozessen beschränkt. Pharmakotherapie ist praktisch nur dann angezeigt, *wenn eine körperliche Abhängigkeit* vorliegt. Bei Abhängigkeit von Substanzen, die keine körperliche Abhängigkeit erzeugen, kann nur im Falle der Intoxikation (z. B. bei Halluzinogenen) bzw. zur Behandlung der zugrundeliegenden psychischen Störungen eine Psychopharmakotherapie zur Anwendung kommen. Letztere Indikation folgt den Gesetzmäßigkeiten der Anwendung der Psychopharmaka bei psychischen Erkrankungen anderer Art. Gleiches gilt für alle Fälle von reinem Mißbrauch von psychotropen Substanzen. Ein *direkter* Eingriff in eine laufende körperliche Abhängigkeit durch Psychopharmakotherapie ist unmöglich. Die Abhängigkeit kann nur unterbrochen oder das Suchtmittel unwirksam gemacht werden durch z. B. Gabe von Morphin- bzw. Benzodiazepin-Antagonisten.

Die **Hauptindikation** bleibt die *Abschwächung* bzw. *Verkürzung von Entzugserscheinungen*. Eine andere Indikation der Anwendung von Pharmaka ist der *Ersatz des Suchtmittels* durch ein Mittel gleicher pharmakologischer Wirkungsweise, das in kontrollierten Dosen weiter gegeben wird bzw. die Erzeugung einer künstlichen Intoleranz gegenüber dem Suchtmittel.

15.2.3. Theoretische Grundlagen der Psychopharmakotherapie bei Abhängigkeitsprozessen

Wenn wir uns den Indikationen der Psychopharmakotherapie folgend auf die Betrachtung solcher Abhängigkeitstypen beschränken, denen *auch physische* Mechanismen zugrunde liegen, so zeigt sich innerhalb der großen Gruppe des Alkohols und der anderen sedierenden Substanzen die Verschiedenartigkeit der Abhängigkeitspotentiale. Dementsprechend different ist auch die Tendenz zur Toleranzentwicklung, die Dauer bis zum Eintritt der psychisch-physischen Abhängigkeit und die Schwere der Entzugssyndrome. Der Abhängigkeitsprozeß wird aber nicht nur von physischen Mechanismen aufrechterhalten, auch nimmt die körperliche Abhängigkeit, z. B. bei der Alkoholabhängigkeit, keine zentrale Rolle im Krankheitsgeschehen ein bzw. ist ein Phänomen der Spätphase.

Die uns nach dem derzeitigen Stand des Wissens bekannten **Faktoren, die einen Abhängigkeitsprozeß aufrechterhalten,** sind äußerst komplex. Von entscheidender Bedeutung sind die *Persönlichkeitsstruktur* des Abhängigen, die *Milieubedingungen,* aber auch Faktoren, die in der *Disposition* des betroffenen Individuums liegen. *Körperliche Abhängigkeit* und *Toleranz* können mit längeren freien Intervallen intermittierend auftreten und zu „partiellen Entzugserscheinungen" führen, die eine Ursache der Aufrechterhaltung der Abhängigkeit sein können (die partiellen Entzugserscheinungen kommen durch Dosisschwankungen bzw. durch Unterbrechung der Zufuhr des psychotropen Stoffes zustande). Daneben ist das sogenannte *„state dependent learning"* von ebensolcher Bedeutung wie *neuropsychologische Veränderungen* durch das Suchtmittel sowie akute unter dem Suchtmitteleinfluß auftretende oder auch für längere Zeit bestehen bleibende kognitive *Defizite* und Veränderungen des *Antriebs*, der *Stimmung* und der *Motivation*. Die grundsätzliche Änderung der *Sozialbezüge* der durch das Suchtmittel veränderten Persönlichkeit ist ebenso ein Faktor der Perpetuation des Prozesses.

Jede einschichtige Betrachtungsweise, also etwa nur des Mechanismus der körperlichen Abhängigkeit, führt zu Fehlschlüssen und zu therapeutischen Fehlkonzepten. Allerdings besteht auch in dieser Hinsicht ein großer Unterschied zwischen den einzelnen mißbrauchten psychotropen Stoffen. Während, wie erwähnt, bei der Alkoholabhängigkeit der körperlichen Abhängigkeit keine so entscheidende Bedeutung zukommt, ist das bei der Abhängigkeit vom Morphintyp in hohem Maße der Fall. Nochmals sei betont, daß aber bei jedem Abhängigkeitsprozeß psychische Faktoren eine entscheidende Rolle spielen.

Körperliche Abhängigkeit. Ihr liegen offensichtlich Anpassungsmechanismen zugrunde, die die Homöostase aufrechterhalten sollen.

Die **Homöostase** wird nicht durch eine definierbare Struktur (wie etwa das Diencephalon) allein, sondern auch auf neuronaler Ebene aufrechterhalten. Kompensationsmechanismen der Ganglienzellen scheinen zur Entwicklung einer latenten neuronalen Übererregbarkeit zu führen, solange das Suchtmittel verabreicht wird. Bei Unterbrechung der Zufuhr des psychotropen Stoffes kommt es dann zu einer manifesten neuronalen Übererregbarkeit und damit zum Auftreten von Entzugserscheinungen.

Die über weite Bereiche des Zentralnervensystems effektiven sedierenden Substanzen bewirken eine unspezifische, allgemeine latente Übererregbarkeit, die im Entzug bis zum Auftreten von epileptischen Anfällen führen kann.

Durch die Einwirkung sedierender Substanzen wird die Freisetzung von Neurotransmittern gehemmt (praesynaptische Wirkung), aber auch die Erregbarkeit der Rezeptoren vermindert. So führt z. B. **langdauernde Alkoholzufuhr** zu einer Reduktion der Empfindlichkeit der noradrenergen Rezeptoren. Bei Entzug des Suchtmittels kommt es dann auf neuronaler Ebene zu einer überschießenden Reagibilität und damit offensichtlich zu einem Substrat für die Entzugserscheinungen.

Für **Barbiturate** und andere zur Gruppe der Hypnotika gehörende Substanzen sowie für den Alkohol gilt, daß diese *diffus* das Zentralnervensystem angreifen; die Lokalisation der Wirkung ist vom Rückenmark über die Medulla oblongata und das Cerebellum bis zum Cortex relativ unspezifisch.

Für die Gruppe der **Benzodiazepine** sind hingegen spezifische Rezeptoren nachgewiesen worden. Diese Rezeptoren sind im Zentralnervensystem weiter verbreitet als die Opiatrezeptoren. Kürzlich entwickelte Benzodiazepin-Antagonisten sind imstande, die Wirkung der Benzodiazepine, allerdings nur für wenige Stunden, zu unterbrechen.

Bei den sedierenden Substanzen ist nicht nur die neuronale Gewöhnung eine Ursache der körperlichen Abhängigkeit, sondern auch der Mechanismus der **Enzyminduktion** ist von wesentlicher Bedeutung. Die *Aktivierung der Enzyme* gilt vor allem für die Barbiturate und für die Benzodiazepine bei Gabe von sehr hohen, das therapeutische Niveau überschreitenden Dosen.

Auf *zellulärer Ebene* scheint es bei Alkohol und sedierenden Substanzen zu etwa gleichartigen Veränderungen zu kommen wie bei den Opiaten. So wie bei den Opiaten steigt auch beim Entzug die Aktivität der Adenylatzyklase an.

Unterschiede in der Ausprägung des **Entzugssyndroms** zwischen den Opiaten und der Gruppe der sedierenden Substanzen lassen sich durch die unterschiedliche Ausbreitung der Angriffspunkte und durch die spezifischere Lokalisation der Opiatrezeptoren erklären. Der weite Wirkungsbereich der sedierenden Substanzen bewirkt, daß sich Entzugserscheinungen dieses Abhängigkeitstyps praktisch nur mit Psychopharmaka ähnlicher Wirkungsweise beeinflussen lassen. Zwischen den Substanzen des gesamten Abhängigkeitstyps besteht eine **„Kreuztoleranz"**, eine Erklärung dafür, daß Entzugserscheinungen bei Alkoholabhängigkeit durch Barbiturate, Benzodiazepine oder andere sedierende Substanzen behandelt werden können. Daß die spezifisch wirkenden Neuroleptika zum Alkoholentzug weniger geeignet sind, läßt sich klinisch beweisen und bestätigt die theoretischen Vorstellungen. Wie Selbstversuche Drogenabhängiger in der Praxis zeigen, ist der Effekt allgemein sedierender Substanzen auf die Entzugserscheinungen bei Opiatabhängigkeit ungenügend und z. B. nur durch Einnahme extrem hoher Dosen von Alkohol oder Diazepam zu erzielen.

Der **Mechanismus der körperlichen Abhängigkeit** ist am eingehendsten **beim Morphintyp** studiert worden.

Bei chronischer Einwirkung von Opiaten wurde eine Veränderung im **Adenylatsystem** festgestellt; die initiale Hemmung der Adenylatzyklase nimmt bei fortgesetzter Opiateinwirkung bzw. auch bei Endorphinexposition immer mehr ab, weil die Adenylatzyklase kompensatorisch aktiviert wird. Bei einem Entzug des Opiats oder der Gabe eines Morphinantagonisten kommt es daher zur überschießenden Bildung von zyklischem Adenosinmonophosphat (cAMP) [16]. Auch entwickelt sich eine Überempfindlichkeit gegenüber Neurotransmittern.

Opiate können weiters die Freisetzung von Neurotransmittern hemmen. Als Folge einer solchen langdauernden Hemmung ist die Entwicklung einer neuronalen Überempfindlichkeit gegenüber verschiedenen **Neurotransmittern** zu erwarten. Solche Empfindlichkeitsveränderungen sind noch Monate nach Morphinentzug nachgewiesen worden. HERZ meint, es sei fraglich, ob ein Zusammenhang zwischen solchen latenten Veränderungen und der langdauernden labilen Stimmungslage und verminderten psychischen Belastbarkeit bei ehemals Opiatabhängigen besteht.

Nach HERZ gibt es heute Anhaltspunkte dafür, daß die **Opiatrezeptoren** keine einheitliche Population darstellen, sondern sich verschiedene Opiate mit dem einen oder anderen Typ eines Rezeptors verbinden. Entsprechend dem Wirkungsbild findet sich eine große Zahl von Opiatrezeptoren im Hirnstamm sowie in Teilen des limbischen Systems, aber auch im Striatum und in anderen Teilen des extrapyramidalen Systems. Die Zahl der Opiatrezeptoren bleibt im Zustand der Toleranz und Abhängigkeit gleich und es tritt keine Veränderung der Bindungseigenschaften ein. Die Lokalisation der Opiatrezeptoren erklärt das spezifische Entzugssyndrom bei Opiatabhängigkeit. Die gleichen Rezeptoren werden auch von Antagonisten bzw. Partialantagonisten besetzt. Die Ähnlichkeit der Lokalisation der Opiatrezeptoren mit den Alpha$_2$-Rezeptoren könnte die günstige Wirkung erklären, die nach neueren Untersuchungen Clonidin auf das Opiatentzugssyndrom hat. Aus der andersartigen Lokalisation der Angriffspunkte erklärt sich aber auch die ungenügende Wirkung der Neuroleptika beim Opiatentzug.

Eine optimale Pharmakotherapie bei Opiatabhängigkeit müßte dem Rebound-Phänomen auf zellulärer Ebene mit spezifischer Lokalisation entgegenwirken. Jeder Eingriff in das Neurotransmittersystem wird nach dem derzeitigen Stand des Wissens zu einer Verformung der Entzugserscheinungen führen, ohne daß damit eine ausreichende therapeutische Wirksamkeit gegeben sein muß. Ob langdauernde Störungen im endophinergen System Ursache der protrahierten Symptomatik in der Entwöhnungsphase bei ehemals Opiatabhängigen sein könnten, ist bislang unbekannt, daher gibt es auch keine theoretischen Grundlagen für eine Psychopharmakotherapie in dieser Phase.

15.3. Indikationen zur (Psycho-)Pharmakotherapie bei Alkoholabhängigkeit

15.3.1. Vorbemerkungen und Zusammenfassung

Der Einsatz von Psychopharmaka im weiteren Sinn ist beim **akuten Alkoholabstinenzsyndrom** allgemein akzeptiert und dient dazu, die Gefährlichkeit der Syndrome zu vermindern und den Patienten die oft quälenden Beschwerden zu ersparen.

Andere Autoren [45] meinen, daß man auf die Verwendung von Medikamenten verzichten könne und der Entzug ohne Psychopharmaka kürzer dauert als der Entzug mit Psychopharmaka. Ein verständnisvolles und gut geschultes Personal würde ge-

15.3. Alkoholabhängigkeit: Therapie

nügen, um den Patienten über die kurze Dauer des Entzugssyndroms hinwegzuhelfen. Diese Feststellung gilt sicherlich nicht für die schweren Formen des Delirium tremens, die eine Gefahr für das Leben des Patienten darstellen.

Entzugssymptome nach Unterbrechung der Zufuhr des Äthylalkohols treten bei Alkoholabhängigen, abhängig von der Trinkdauer, der Art und Menge des konsumierten Getränkes, den Begleit- und Folgeerkrankungen, dem Lebensalter und von konstitutionellen und vielen anderen Faktoren, auf. Es handelt sich um *exogene Reaktionstypen* vom hyperästhetisch-emotionellen Schwächezustand bis zum Delirium tremens. Alle Formen der exogenen Reaktionstypen können allein oder in Kombination, aber auch in rascher Abfolge der Syndrome auftreten. Sie sind von vegetativen und anderen somatischen Störungen verschiedenster Intensität begleitet. Zu einem hohen Prozentsatz sind epileptische Anfälle in die Entzugssymptomatik eingestreut. Leichte Formen des Alkoholentzugs verschwinden nach 48 Stunden, während schwere Formen mit Halluzinationen, Krampfanfällen und Verwirrtheit durchschnittlich 48 bis 60 Stunden andauern.

Die verschiedenen **Formen der exogenen Reaktionstypen** können auch beim partiellen Entzugssyndrom oder während des Spontanverlaufs der Alkoholabhängigkeit in Erscheinung treten (s. Tab. 15.1.). Das *Delirium tremens* ist die diesbezüglich schwerste Komplikation. Für die Behandlung gilt die Regel des abrupten Entzugs und der Einsatz gruppengleicher sedierender Substanzen. Eine andersartige Technik erfordert das Auftreten von *subakuten* oder *chronischen Reaktionstypen* (das paranoid-halluzinatorische Syndrom, die Alkoholhalluzinose, das depressive Syndrom, das paranoische Syndrom und das ausgeprägte organische Psychosyndrom). Hier ist je nach der Symptomkonstellation der Einsatz von hochpotenten Neuroleptika bzw. Antidepressiva oder Nootropika indiziert.

Tab. 15.1. Indikationen der (Psycho-)Pharmakotherapie bei Alkoholabhängigkeit

Indikation	Behandlungstechniken bzw. verwendete Substanzen
Akutes Alkohol-Abstinenz-Syndrom	— abrupter Alkoholentzug — Sedativa mit Kreuztoleranz bzw. Kreuzabhängigkeit — Neuroleptika (Nebenwirkungen!) — Clonidin?
Akuter exogener Reaktionstyp im Spontanverlauf der Alkoholabhängigkeit	— abrupter Entzug — gruppengleiche Sedativa (s. o.)
Subakute bzw. chronische exogene Reaktionstypen (paranoid-halluzinatorisches Syndrom, depressives-paranoisches Syndrom, organisches Psychosyndrom)	— abrupter Entzug — Neuroleptika — Antidepressiva — Nootropika
Versuch, eine pharmakogene Aversion gegen Alkohol zu erzeugen	— Apomorphin — Emetin — Pharmaka sind von (fraglicher) Wirksamkeit nur mit gleichzeitiger Psycho-Sozio-Therapie
Versuch, eine pharmakogene Alkoholintoleranz zu erzeugen	— Disulfiram — Calcium-Carbamid-Citrat — Langzeittherapie nur in Kombination mit Psycho-Sozio-Therapie
Versuch einer Substitution des Suchtmittels	— Dauergabe von gruppengleichen Sedativa ist *kontraindiziert* — eventuell symptomatisch und periodisch Neuroleptika und Antidepressiva geben

Die Versuche, nach dem Entzug eine **Aversion gegen Alkohol** zu erzeugen, werden in der Literatur unterschiedlich beurteilt und sind von fraglichem Wert. Doch finden sich immer wieder positive Berichte über den Einsatz von *Apomorphin*. Der Versuch, mit Hilfe von *Disulfiram* oder *Calcium-Carbamid-Citrat* eine künstliche Alkoholintoleranz zu erzeugen, ist immer noch aktuell, ist aber nur in Kombination mit Sozio-Psycho-Therapie und als Langzeittherapie erfolgreich. Die Wirksamkeit beruht wahrscheinlich auf psychologisch verständlichen Mechanismen.

Eine **Dauersubstitution des Alkohols** durch gruppengleiche Suchtmittel *(sedierende Substanzen)* ist kontraindiziert. Dagegen können *Neuroleptika* und *Antidepressiva* symptomatisch periodisch verwendet werden. Der periodische Einsatz von Benzodiazepinen ist umstritten, die Wirksamkeit wohl nur bei intensiver psychotherapeutischer Betreuung gegeben. Wie bei anderen Abhängigkeitsformen ist ein direkter pharmakologischer Eingriff in den laufenden Prozeß ohne die Technik des abrupten Alkoholentzugs nicht möglich.

Zusammenfassend muß festgestellt werden, daß in jedem Fall in der *Langzeittherapie* Alkoholabhängiger *psychotherapeutischen* und *milieutherapeutischen* Maßnahmen ein wesentlich höheres Gewicht zukommt als der Pharmakotherapie. Andererseits kann die Pharmakotherapie, methodisch exakt und in richtiger Indikation eingesetzt, eine wesentliche Hilfe für den ehemals Alkoholabhängigen bedeuten.

15.3.2. (Psycho-)Pharmakotherapie beim Alkoholentzug

Therapie beim akuten Alkoholabstinenzsyndrom

Zur Behandlung des Abstinenzsyndroms werden prinzipiell die gleichen, vorwiegend sedierenden Substanzen verwendet, die auch bei der Behandlung des Delirium tremens zum Einsatz kommen, nur ist die erforderliche *Dosis viel niedriger*. Das therapeutische Ziel beim Abstinenzsyndrom ist es, den Patienten die körperlichen und psychischen Entzugserscheinungen zu erleichtern. Bei prädeliranten Zustandsbildern soll vor allem die Entwicklung des Vollbildes eines Delirium tremens verhindert werden. So wie bei der Behandlung des Delirium tremens kommt auch bei der Behandlung des Abstinenzsyndroms der internistischen Begleitmedikation größte Bedeutung zu.

Als wirksame Substanzen haben sich in der Behandlung des Abstinenzsyndroms vor allem das *Clomethiazol*, das *Meprobamat* und die Tranquilizer der *Benzodiazepin*-Reihe bewährt. Von diesen Substanzen haben das Clomethiazol und Meprobamat eine starke eigene Abhängigkeitspotenz. Beide Psychopharmaka sollten daher nur stationär unter strenger Kontrolle und für kurze Zeit verabreicht werden. Längere Verabreichung von Clomethiazol (über 2 bis 3 Wochen) führt in einem sehr hohen Prozentsatz der Fälle zur Abhängigkeitsverschiebung. So wie beim Delirium tremens werden *Neuroleptika* auch in geringerer Dosis wegen der verhältnismäßig starken Nebenerscheinungen bei den an sich schon vegetativ labilen Alkoholabhängigen schlecht vertragen. Dagegen wurde der Einsatz von *Clonidin* und von *Antiepileptika* versucht.

Unter **Clonidin** zeigte sich eine gute Wirkung gegen den Tremor und die Schweißausbrüche, jedoch konnten die Schlafstörungen, die obligat beim Alkoholabstinenzsyndrom auftreten, nicht beeinflußt werden [2]. Insgesamt erwies sich das Clonidin den Benzodiazepinen gegenüber als unterlegen.

Auch das *Propranolol* wurde beim Abstinenzsyndrom versuchsweise verwendet, es konnte jedoch gegenüber der Gabe von Placebo keine Besserung des Tremors beobachtet werden.

Günstige Wirkungen zeigten die **Antiepileptika** *Carbamazepin* und *Dipropylacetat (Valproat)*, auch bei der Behandlung schwerer Abstinenzsyndrome. Durch GABA-erge Substanzen scheint man eine Einsparung an sedierenden Medikamenten zu erreichen.

Bis jetzt konnte noch keine Substanzgruppe gefunden werden, die die Beschwerden beim schweren Alkoholabstinenzsyndrom ähnlich gut beeinflußt wie die Tranquilizer, wobei in der Therapieführung die Gefahr der Suchtverschiebung immer wieder beachtet werden muß.

Therapie beim Delirium tremens

In der Therapie des Delirium tremens wurden vorzüglich *Barbiturate* und *Paraldehyd* verwendet. Beide Substanzen zeigen eine Kreuztoleranz gegenüber Alkohol, so daß ihre Anwendung eine theoretische Basis hat. Neben *Clomethiazol* stehen besonders in den USA verschiedene *Benzodiazepine* in hoher Dosis in Gebrauch.

Das althergebrachte Schlafmittel **Paraldehyd** wird in hohen Dosen noch immer beim Delirium tremens verwendet. Neben der schlechten Administrierbarkeit soll auch die Gefahr der metabolischen Acidose bei hoher Dosierung und des toxischen Lungenödems bestehen, allerdings zeichnet sich das Präparat durch relativ gute Verträglichkeit und gute Wirksamkeit aus.

Einen besonderen Fortschritt in der Therapie schrieb man der Entdeckung des **Clomethiazols** zu. Es handelt sich um ein synthetisches Produkt, chemisch verwandt mit dem Thiazol. Seine Nachteile sind die in höheren Dosen starken Nebenwirkungen, wie Blutdruckabfall, Atemdepression, Husten und Niesen bei oraler Applikation, Tendenz zur bronchialen Hypersekretion und die schlechte Kombinierbarkeit mit anderen sedierenden Substanzen. Wegen des schon erwähnten hohen Abhängigkeitspotentials kann sowohl beim Abstinenzsyndrom als auch beim Delirium tremens Clomethiazol nur kurzfristig verwendet werden.

Als Ergebnis vieler Untersuchungen hat sich gezeigt, daß es kein **Benzodiazepin** gibt, das dem anderen wirklich überlegen ist. Die meisten amerikanischen Studien beziehen sich auf *Chlordiazepoxid*. In hohen Dosen soll es mindestens so effektvoll sein wie Promazin bzw. Chlorprothixen und Paraldehyd. Benzodiazepine verhindern Krampfanfälle in der Entzugsphase besser als die Phenothiazine. Auch *Diazepam* ist in der Therapie des Delirium tremens wirksam. Es handelt sich um eine langwirkende Substanz mit aktiven pharmakologischen Metaboliten, daher führen wiederholte Dosen zu einer Kumulation der Substanz oder der Metaboliten. *Oxazepam* hat dagegen eine wesentlich kürzere Halbwertszeit und keine aktiven Metaboliten. Chlordiazepoxid wurde in Dosen bis zu 1600 mg verwendet [42].

Die Benzodiazepine verursachen keine Enzyminduktion und haben ein geringeres Abhängigkeitspotential, sie sind weniger toxisch als die Phenothiazine, verursachen weniger Begleiteffekte und zeigen auch eine geringere Toxizität als Barbiturate und Paraldehyd.

Wirksamer als Chlordiazepoxid scheinen hohe Dosen von **Meprobamat** zu sein.

Die *Phenothiazine* sind beim Delirium tremens genauso wirksam wie Benzodiazepine und Paraldehyd und Clomethiazol, die Nebenwirkungen sind allerdings wesentlich stärker ausgeprägt.

Neuroleptika mit aliphatischen Seitenketten sind zwar potente Sedativa, blockieren aber die Alpha-Aktivität, was eine beträchtliche *Hypotonie* hervorrufen kann — ein beim an sich vegetativ labilen Delirium tremens nicht ungefährlicher Begleiteffekt. Neuroleptika senken auch die *Krampfschwelle* und sind daher in dieser Hinsicht beim Delirium tremens anderen Substanzen unterlegen.

Der Einsatz der Neuroleptika bewirkt, daß das Delir in eine stillere Form übergeht und die vegetativen Begleiteffekte zum Teil vermindert werden. Die Dauer des Delirium tremens wird nicht verkürzt, die Nebenwirkungen können gefährlich werden.

Butyrophenone zeigen in geringerem Maße einen hypotensiven Begleiteffekt, sind aber weniger effektiv.

Wegen des häufigen Auftretens von epileptischen Anfällen im Vorstadium oder Verlauf des Delirium tremens wurde auch eine antiepileptische Therapie versucht, etwa die **Antiepileptika** der Barbituratgruppe, das *Carbamazepin* [4] und *Dipropylacetat (Valproat)*. Diese Substanzen haben sich aber beim ausgeprägten Delirium tremens als alleinige Medikation als zu schwach wirksam erwiesen.

Dem Prinzip der **Vigilanzsteigerung** folgend, wurde der Versuch unternommen, das Delir durch Gabe von *Etamivan* abzukürzen bzw. wurden offensichtlich aufgrund gleicher Überlegungen hohe Dosen von *Pirazetam* i. v. empfohlen.

Nach Gabe von **5-OH-Tryptophan** und **L-Tryptophan** wurde über gute therapeutische Ergebnisse berichtet, wobei der therapeutische Effekt durch die Erhöhung des Serotonin-Gehaltes zustande kommen soll [12].

Der *internistischen Begleitmedikation* zur Verhinderung von Komplikationen und der Überwachung des Patienten kommt in allen Fällen von Delirium tremens als Ausdruck eines Alkoholentzuges mehr Bedeutung zu als der spezifischen sedierenden

Medikation. Letztere ist aber notwendig, um die Erschöpfung des Patienten zu verhindern.

Bis heute wurde noch *keine kausale Therapie* des Delirium tremens gefunden. Untersuchungen über die Wirksamkeit verschiedener Techniken der Sedierung lassen sich schwer vergleichen, da die Alkoholismusformen, die mißbrauchten Getränke, aber auch die diagnostischen Kriterien von Region zu Region zu stark wechseln, sodaß sich nur generelle Richtlinien für die Therapie aufstellen lassen.

15.3.3. (Psycho-)Pharmakotherapie in der Alkoholentwöhnungsphase

Vorbemerkungen

Wie schon erwähnt, treten in der Entwöhnungsphase *mannigfache Symptome phasisch* in Erscheinung. Es handelt sich um die immer auftretende emotionelle Labilität, um mannigfache Verstimmungs- und Depressionszustände, vegetative Störsymptome, Befindlichkeitsschwankungen u. v. a. m. Diese Symptome treten teils abhängig, teils unabhängig von umweltbedingten Faktoren auf. Charakteristisch und für die Aufrechterhaltung der Motivation des Patienten gefährlich ist das *plötzliche* nicht vorhersagbare Zustandekommen von *Verstimmungs- und Versagenszuständen*. Daher wurde der Versuch unternommen, den Patienten durch eine medikamentös erzeugte Alkoholintoleranz vor diesen plötzlichen Schwankungen seiner Motivation zu schützen bzw. durch Pharmakotherapie das Alkoholverlangen herabzusetzen, ohne daß es bisher gelungen ist, letzteren Mechanismus in irgendeiner Weise pharmakologisch zu beeinflussen.

Mit einer ganz anderen Indikation wirkt die Psychopharmakotherapie auf die Symptombeseitigung während des *protrahierten Entzugssyndroms*. Diese Symptombeseitigung sollte möglichst rasch erfolgen, rascher als der Zeitraum, den es braucht, bis kompliziertere psychotherapeutische und soziotherapeutische Maßnahmen zu einer Umstrukturierung des Patientenverhaltens führen. Gleichzeitig sollte aber der Suchtmechanismus nicht gefördert werden und dem Patienten die Möglichkeit belassen werden, eigene Bewältigungsstrategien für seine Beschwerden zu entwickeln. All das sind komplizierte und in vieler Hinsicht noch unerforschte Fragestellungen.

15.3.3.1. Therapie zur Erzielung einer pharmakogenen Alkoholintoleranz

Die am häufigsten verwendete Substanz ist **Disulfiram**. Durch die Substanz wird der Effekt des Suchtmittels nicht blockiert wie bei der Gabe von Morphinantagonisten, sondern ins Gegenteil verkehrt. Der Patient hat unter der Disulfiram-Alkoholreaktion eine Reihe von Mißempfindungen. Disulfiram blockiert neben vielen anderen Enzymen die Acetylaldehyddehydrogenase. Ein Versuch, durch Infusion von Acetaldehyd die gleichen Symptome zu reproduzieren, ist allerdings nur unvollständig gelungen. Da Disulfiram auch eine Hemmung der Dopamin-Beta-Hydroxylase bewirkt, wird dadurch die Tendenz zur Blutdrucksenkung erklärt.

Während die meisten Behandlungsstellen seit vielen Jahren von einer Demonstration der **Disulfiram-Alkoholreaktion** vor der Entlassung des Patienten aus stationärer Behandlung absehen, wird diese Trinkprobe noch gelegentlich propagiert [38]. Ob dieser experimentellen Alkohol-Disulfiram-Reaktion tatsächlich eine psychotherapeutische Bedeutung zukommt, ist fraglich. In Anbetracht des nicht ganz ungefährlichen Experimentes sollte man diese Probe eher fallen lassen.

Die Disulfiram-Alkoholreaktion kann durch intravenöse Gabe eines *Antihistaminikums* bzw. durch eine höhere Dosis von *Ascorbinsäure* (Cebion®: A, D; Redoxon®: A, CH) unterbrochen werden.

Der Effekt von Disulfiram beginnt nach 12 bis 18 Stunden und dauert bis zu 6 Tagen an. Der Abbau der Substanz geht sehr langsam vor sich. Bei nicht sachgerechter Dosierung (meist über 0,25 g täglich) sind die Nebenwirkungen häufig, darunter auch die theoretisch sehr interessanten Disulfiram-Psychosen (Depressionen könnten auf die Hemmung der Dopamin-Beta-Hydroxylase zurückgeführt werden). Die Einnahme der Substanz soll über einen sehr langen Zeitraum täglich erfolgen. Es handelt sich ausschließlich um eine *Adjuvanstherapie* der Alkoholabhängigkeit, die den Entschluß des Patienten, abstinent zu bleiben, täglich symbolisch verstärken soll. Alle positiven Ergebnisse, die berichtet werden, beziehen sich wahrscheinlich auf die Motivation und die positive Compliance des Patienten. Die nicht verordnete Unterbrechung der Disulfiram-Medikation ist hoch mit Rückfällen korreliert.

Versuche, **Disulfiram zu implantieren,** zeigten nur geringe Effekte, weil es nicht gelungen ist, über lange Zeiträume relevante Blutspiegel zu erzeugen, die man nur in der ersten Woche nach der Implantation nachweisen konnte. Daneben gibt es in einem hohen Prozentsatz der Fälle lokale Komplikationen, wie Infektionen, Ulcerationen usw. Die positiven Effekte, die beschrieben wurden, beruhen offensichtlich wieder auf psychologischen und nicht auf pharmakologischen Wirkungsmechanismen.

Kürzer und schwächer wirkend als Disulfiram ist das **Calcium-Carbimidcitrat,** das einen geringeren Effekt auf das cardiovasculäre System hat und in Intervallen von 12 Stunden eingenommen werden muß. Bei allen diesen Substanzen spielt das Behandlungsritual und psychologische Motive wahrscheinlich eine entscheidende Rolle.

Auch bei **Antidiabetika** der *Sulphonyl-Harnstoffreihe* (Englucon®: A, CH, D) kommt es gelegentlich zu einer Reaktion, die der Disulfiram-Alkoholreaktion ähnelt.

Das Antiprotozoenmittel **Metronidazol** (Flagyl®: A, CH, D) soll neben einer leichten Disulfiram-Alkoholreaktion auch eine Reduktion des Alkoholverlangens bewirken. Beweisende Ergebnisse sind bisher nicht publiziert worden.

Von theoretischem Interesse ist ein Befund, der bisher keine praktische Relevanz hat, nämlich die Herabsetzung des stimulierenden Effektes des Alkohols nach einer Prämedikation mit **Alpha-Methyl-p-Tyrosin,** das ein Inhibitor der Tyrosin-Hydroxylase und damit der Dopamin- und der Noradrenalin-Synthese ist. Es ist bekannt, daß Alkohol den Catecholamin-Umsatz im Gehirn steigert. AHLENIUS et al. [1] haben nun versucht, die Interaktion zwischen Alpha-Methyl-p-Tyrosin und Äthylalkohol beim Menschen zu studieren. Bei allen Versuchspersonen kam es zu einer Reduktion des stimulierenden und euphorisierenden Effektes des Äthylalkohols. (Es handelt sich hier um die gleiche Substanz, die auch die Verhaltenseffekte von Amphetamin antagonisieren kann und bei Amphetaminsüchtigen die stimulierenden und euphorisierenden Wirkungskomponenten kurzfristig unterdrückt. Zu einer therapeutischen Anwendung konnte dieser Versuch bisher nicht führen).

15.3.3.2. Therapie zur Reduktion des Alkoholverlangens

Die Versuche, das Alkoholverlangen zu unterdrücken und auszuschalten, treffen nicht den Kern des therapeutischen Anliegens. Das „Craving" ist im alkoholischen Krankheitsprozeß ein nicht so bedeutsamer Faktor, wie das allgemein angenommen wird. Daher müssen Therapien, die auf die Verminderung des Alkoholverlangens abzielen, nicht unbedingt wirksam sein. Dies zeigte sich bei dem Versuch, durch **aversive Therapien** den Geschmack, den Geruch und den Gedanken an Alkohol mit aversiven Reizen zu verbinden (aversives Konditionieren). Durch die wiederholte Gabe von *Apomorphin* (Apomorphinium chloratum®: A, CH, D) und *Emetin* ® (A, CH, D) nach Alkoholzufuhr wurde versucht, dieses therapeutische Ziel zu erreichen. Die Erfahrungen sprechen dafür, daß die Wirkung nur kurze Zeit andauert.

Ob **Apomorphin** aufgrund seiner Eigenwirkung imstande ist, das Alkoholverlangen zu reduzieren, wie das behauptet wurde, ist aus obiger Überlegung für den Therapieerfolg nicht so wesentlich. Der Alkoholiker versucht vielmehr, gewisse Veränderungen seines psychischen Zustandes zu erreichen, ohne daß direktes Alkoholverlangen auftritt.

Das aufgrund lerntheoretischer Überlegungen eingeführte **Succinylcholin,** das bei intravenöser Gabe alle Skelettmuskeln einschließlich des Zwerchfells und der Intercostalmuskulatur lähmt, ist heute wieder als *obsolet* zu betrachten. Die Methode ist nicht ungefährlich und vor allem den Patienten nicht zumutbar.

15.3.3.3. Therapie bei protrahierten Entzugssyndromen

An der Existenz protrahierter Entzugserscheinungen bei der Alkoholabhängigkeit kann, wie oben erwähnt, kein Zweifel mehr bestehen. Die Erscheinungen können über *viele Monate,* ja manchmal über die Frist von einem Jahr oder länger andauern. Sie erschweren die Therapieführung beträchtlich, besonders deshalb, weil in der ersten Zeit nach dem Entzug die starke Besserung des Allgemeinbefindens und der Leistungsfähigkeit als Verstärker für abstinentes Verhalten empfunden wurde. Das neuerliche Auftreten von Symptomen, das nicht mehr erwartet wurde, vermindert die Hoffnung des Patienten, das Therapieziel doch noch erreichen zu können und läßt alle therapeutischen Bemühungen als vergeblich erscheinen. Die Beseitigung dieser Symptome muß also ein besonderes therapeutisches Anliegen sein. Wegen der *mannigfachen Symptomatik,* die besonders durch Unruhe, Angst- und Spannungszustände, Schlafstörungen und depressive Verstimmungen gekennzeichnet ist, ist der Einsatz der Pharmakotherapie, die diese Beschwerden rasch zu beseitigen imstande ist, naheliegend. Über die **Notwendigkeit der Psychopharmakotherapie** herrschen aber beträchtliche Meinungsverschiedenheiten. Während manche Autoren den Einsatz von Psychopharmaka in der Langzeitbehandlung für kontraindiziert halten [35, 37] und meinen, daß eine langdauernde Behandlung zu einer Verminderung der Fähigkeit, neue Bewältigungsmechanismen zu entwickeln, führt, sind andere Autoren der Auffassung, daß eine gelegentliche periodische Anwendung von Psychopharmaka gerechtfertigt erscheint.

EWING [10, 11] meint, daß der Gebrauch von *Barbituraten* zur Gänze kontraindiziert ist und fast auch die Verwendung von *Tranquilizern,* allerdings mit der Ausnahme, daß ein Patient unter strenger Kontrolle einen guten Effekt von gelegentlichen kleinen Dosen eines Tranquilizers zeigt. Auch kleine Dosen von *Neuroleptika* können gegeben werden. Immer wieder sollte der Patient über die Gefahr der Abhängigkeitsverschiebung informiert werden.

PATTISON [36] ist der Ansicht, daß das medizinische Modell der Alkoholismustherapie für gewisse Gruppen von Alkoholikern das einzig akzeptable Modell ist. Es handelt sich um Alkoholabhängige mit einer hohen sozialen Kompetenz und einer psychologischen Inkompetenz. Wie für manch andere, so kommt auch für die Therapie mit sedierenden Substanzen nur eine Patientengruppe mit hoher Kooperation und guten Kontrollmöglichkeiten in Frage, wobei in jedem Fall psychotherapeutische und milieutherapeutische Aspekte zur Anwendung kommen und überwiegen müssen.

Es gibt keine Resultate in der Alkoholismusbehandlung, die den absoluten Nutzen der **Benzodiazepine** in Hinblick auf die erste erzielte Abstinenzrate zeigen können. Allerdings ist, was die Behandlungsresultate anlangt, auch nicht das Gegenteil der Fall. Bei länger gesteckten therapeutischen Zielen ist die Behandlung mit Chlordiazepoxid, Oxazepam usw. durch *einige Wochen,* besonders in Hinblick auf die Beseitigung von Angst- und Spannungszuständen, dem Placebo überlegen.

Vergleichsuntersuchungen haben etwa gezeigt, daß *Oxazepam* in dieser Indikation dem Chlorprothixen und dieses wieder einem Placebo überlegen ist. Die Chlorprothixen-Therapie zeigte weitaus die meisten Nebenwirkungen [42]. Auch KISSIN [26] zeigte höhere Besserungsraten mit *Chlordiazepoxid* allein oder in Kombination mit Imipramin im Vergleich zu Placebo und anderen Substanzen. KISSIN plädiert für eine gewisse Form der Maintenance mit Chlordiazepoxid, wobei es durch Beseitigung der störenden Symptome des protrahierten Entzugssymptoms gelingen soll, die Patienten in der Therapie zu halten. Wenn Benzodiazepine Verwendung finden, so solche mit relativ niedrigem Abhängigkeitspotential und immer wieder nur unter den Bedingungen strengster Kontrolle.

Von einer **langdauernden Gabe von Benzodiazepinen** in der Entwöhnungsphase, mit dem Ziel, etwa das Auftreten protrahierter Entzugserscheinungen zu verhindern bzw. dem Patienten einen ständigen leichten Schutz gegenüber Angst- und Spannungszuständen zu vermitteln, sollte abgesehen werden [29]. Die langfristige Einstellung auf Benzodiazepine beinhaltet folgende **Gefahren:**

— Abhängigkeitsverschiebung zur Tranquilizerabhängigkeit
— Aufrechterhalten der generellen Abhängigkeitstendenz und damit Erleichterung des Alkoholrückfalls
— Defizit im Wiedererlernen alter und Erlernen neuer Bewältigungsstrategien
— Aufrechterhalten einer geringfügigen, aber für den Alkoholabhängigen typischen Wesensveränderung mit Antriebsdefizit, Apathie und Passivität
— Zusätzliche Leistungsbeeinträchtigung bei noch vorhandenem kognitiven Defizit.

Für die **kurzfristige** Anwendung von **Benzodiazepinen** spricht der rasche Wirkungseintritt, also die Möglichkeit der prompten Symptombeseitigung, die Notwendigkeit einer strikten ärztlichen Kontrolle der Medikation und dadurch ein Aufrechterhalten der Motivation des Patienten zur Behandlung. Die kurzfristige Gabe von Benzodiazepinen kann nur bei strenger Indikationsstellung und unter intensiver Aufsicht erfolgen.

Alkoholabhängige zeigen in der protrahierten Abstinenzphase häufig **depressive Syndrome** verschiedenster Genese. Ein Teil dieser Depressionen scheint sich auf das organische Psychosyndrom aufzusetzen, ein Teil ist rein neurotisch bedingt, während andere Depressionen doch eher der Zyklothymie zuzuordnen sind. Etwa 50 % der zyklothymen Patienten hatten schon vorher depressive Phasen, während die nicht-zyklothyme Depression offensichtlich durch die Alkoholabhängigkeit provoziert wurde. Der Einsatz von **Antidepressiva** ist also oft indiziert und immer wieder wirksam. Eine Abhängigkeitsgefahr besteht bei Alkoholabhängigen nicht. Dagegen muß bei vorgeschädigten Patienten und höheren Dosen von Antidepressiva die Gefahr des Auftretens exogener Reaktionstypen (bis zu deliranten Phasen) beachtet werden. Die Gefahr ist in den ersten Wochen nach dem Entzug bei schweren körperlichen Begleiterkrankungen bzw. bei persistierendem organischem Psychosyndrom besonders groß. Häufig ausgelöst werden exogene Reaktionstypen durch Antidepressiva, die eine stark sedierende mit einer stark anticholinergischen Eigenschaft verbinden. Im Gegensatz zur in der Literatur geäußerten Auffassung können auch *kleine Dosen* von Antidepressiva oder *Neuroleptika* wirksam sein.

So hat das schwach wirksame und hauptsächlich sedierend wirksame *Opipramol* in der Therapie der Alkoholabhängigkeit ebenso seine Indikation wie *Melitracen* und *Flupentixol* in Kombination bzw. *Maprotilin* in kleinen Dosen. Die Auffassung von SELLERS et al. [42], daß trizyklische Antidepressiva nur bei chronischen Alkoholikern mit endogenen Depressionen verwendet werden sollen, wird durch die praktische Erfahrung widerlegt. Vor allem erfordern depressive Zustandsbilder auf organischer Basis die gleiche Medikation. Die Sedierung des Alkoholikers mit kleinen Neuroleptika-Dosen (ohne Abhängigkeitspotential) kann versucht werden, doch sind die Nebenwirkungen meist störend, da die Tendenz zur Ausbildung starker Begleiteffekte der Neuroleptika auch in der Entwöhnungsphase bestehen bleibt.

Einige Studien haben gezeigt, daß **Lithium** die Trinkepisoden und die Rehospitalisierungsrate bei depressiven Alkoholikern zu reduzieren imstande ist [22]. Der Lithiumeffekt bei der Alkoholabhängigkeit ist bislang wissenschaftlich schlecht belegt, doch zeigen sich gelegentlich leichte Vorteile bei Lithium im Vergleich zu einer Placebo-Gruppe. Für die Spezifität der Wirkung sprechen genetische Studien, die vielleicht auf ein Bindeglied zwischen Alkoholismus und unipolarer Depression hinweisen [48]. Nach dem heutigen Stand des Wissens scheint Lithium bei nur einem kleinen Prozentsatz der Alkoholabhängigen erfolgreich eingesetzt werden zu können. Vor allem scheint es sich um Patienten zu handeln, bei denen in der Pathogenese der Alkoholabhängigkeit zyklothyme Phasen einen bedeutsamen Faktor dargestellt hatten.

Es gibt keinen eindeutigen Hinweis dafür, daß **Lithium** einen Effekt auf die Alkoholabhängigkeit hat, wenn nicht Depressionen mit der Abhängigkeit verbunden sind. Die Beeinträchtigung der kognitiven Funktionen kann sich zu der an sich beim Alkoholabhängigen durch lange Zeit in der Abstinenz bestehenden kognitiven Störung addieren. Immerhin erfordert die Lithiumeinstellung eine strenge Einhaltung der therapeutischen Regeln, so daß die Motivation etwa genauso hoch sein muß wie bei der fortgesetzten Disulfiram-Einnahme.

Vor allem in den USA wurde **Lysergsäurediäthylamid (LSD)** bei chronischen Alkoholikern verwendet. Die Lysergsäure (LSD) hat jetzt keine Bedeutung in der Alkoholismustherapie mehr und ist in Anbetracht der Drogensituation nicht mehr indiziert. Die *psychedelische Psychotherapie* bestand aus der mehrfachen Gabe hoher Dosen von LSD, um einen transzendentalen Zustand mit psychotherapeutischer Wirksamkeit zu erreichen. Über Erfolge mit dieser Methode wurde aus den USA berichtet [17]. Zwei-Jahres-Kontrollen haben keinen besseren Effekt als andere Programme gezeigt.

Nach Unterbrechung der Alkoholabhängigkeit scheinen nach in der Literatur vermehrt auftauchenden Berichten [6, 8, 32] **kognitive Defizite** zu persistieren, die sich in manchen Fällen nicht, in manchen Fällen erst nach einer Jahresfrist rückbilden. Vergleichsuntersuchungen mit unbehandelten Fällen haben gezeigt, daß die langdauernde Gabe von **Nootropika** (z. B. *Piracetam, Pyritinol)* [31] in hohen Dosen zu einer etwas rascheren Rückbildung dieser Symptome des organischen Psychosyndroms führen könnten.

Wenn aufgrund psychologischer Untersuchungen oder des klinischen Bildes die Gewißheit oder der Verdacht besteht, daß solche kognitiven Defizite mit andauerndem Bild einer Leistungsbehinderung der Wesensänderung zugrunde liegen, können diese nootropen Substanzen in der Entwöhnungsphase versuchsweise eingesetzt werden. Die Wirksamkeit ist allerdings noch nicht eindeutig wissenschaftlich belegt. Erst die wiederhergestellte volle Leistungsfähigkeit gibt dem Patienten die Möglichkeit, sich aktiv mit seiner Umgebung und seinen Problemen auseinanderzusetzen.

15.4. Indikationen der (Psycho-)Pharmakotherapie bei Abhängigkeit von Hypnotika und Tranquilizern bzw. von Psychostimulantien

15.4.1. Vorbemerkungen und Zusammenfassung

Während die Barbituratabhängigkeit heute klinisch nicht mehr so sehr in Erscheinung tritt wie in früheren Jahrzehnten, nimmt die Zahl der Fälle, die von nicht barbitursäurehältigen Hypnotika aller Art und von Tranquilizern abhängig sind, ständig zu. In fast der Hälfte der Fälle besteht gleichzeitig ein Alkoholmißbrauch. Die Schwere der Entzugserscheinungen ist abhängig von der Pharmakolo-

Tab. 15.2. Indikationen der (Psycho-)Pharmakotherapie bei Abhängigkeit von Hypnotika und Tranquilizern

Indikation	Behandlungstechniken bzw. verwendete Substanzen
Akutes Abstinenzsyndrom	— stufenförmiger Entzug durch Dosisreduktion bzw. durch gruppengleiche Sedativa mit geringem Abhängigkeitspotential — abrupter Entzug; Gabe niedrig potenter, stark sedierender Neuroleptika — Kombinationstherapie mit Ausschleichen der gruppengleichen Sedativa
Akute exogene Reaktionstypen	gruppengleiche Substanzen (ev. Antiepileptika)
Subakute und chronische exogene Reaktionstypen (paranoid-halluzinatorische Syndrome, depressive Syndrome, schwere organische Psychosyndrome)	nach dem Entzug Neuroleptika bzw. Antidepressiva und Nootropika; syndrombezogene Therapie; gruppengleiche Sedativa *kontraindiziert*
Psychopathologische Syndrome in der Entwöhnungsphase	Neuroleptika bzw. Antidepressiva; keine gruppengleichen Substanzen
Bei Benzodiazepinabhängigkeit Versuch, den Effekt des Suchtmittels zu verhindern	Dauergabe von Benzodiazepinantagonisten (hypothetisch, nicht in der Praxis anwendbar)

gie der mißbrauchten Präparate, der Höhe der Dosis, der Dauer der Einnahme, der körperlichen Konstitution und vieler anderer Umstände. Bei kurz wirksamen Schlafmitteln manifestieren sich die Entzugserscheinungen nach 12 bis 16 Stunden, bei länger wirksamen Sedativa können nach 7 bis 9 Tagen noch Entzugserscheinungen auftreten.

Die Hauptindikation zum Einsatz der Psychopharmaka ist wie bei anderen Abhängigkeitsformen das **Entzugssyndrom**, das bei diesem Abhängigkeitstyp schwere bis lebensgefährliche Form annehmen kann. In der Regel wird ein *stufenförmiger Entzug* mit gruppengleichen Substanzen geringeren Abhängigkeitspotentials indiziert sein und nicht ein abrupter Entzug durch Gabe von Neuroleptika. Ebenso (s. Tab. 15.2.) ist bei akuten exogenen Reaktionstypen z. B. beim Entzugsdelir die Gabe gruppengleicher Substanzen angezeigt. Bei subakuten bzw. chronischen exogenen Reaktionstypen sollte allerdings, um eine Perpetuierung der Symptomatik zu verhindern, eine syndromspezifische Therapie mit Neuroleptika bzw. Antidepressiva durchgeführt werden.

In der **Entwöhnungsphase** besteht die Indikation für die gleichen Substanzgruppen und eine absolute Kontraindikation für die Gabe von Hypnotika, Sedativa und Tranquilizern, die sofort neuerliche Abhängigkeit bewirken können. Eine Aufhebung der Wirkung bei Zufuhr des Suchtmittels bei Benzodiazepinabhängigkeit durch Benzodiazepinantagonisten wäre eine Therapieform, über die derzeit noch rein theoretische Überlegungen angestellt werden.

15.4.2. Psychopharmakotherapie bei Abhängigkeit von Hypnotika und Tranquilizern

Die Ansichten über die Methoden der Psychopharmakotherapie sind sehr different. Während manche Länder den *stufenförmigen* **Barbituratentzug** bevorzugen, sind andere Regionen im *sofortigen* Entzug erfahren und berichten über das Fehlen schwerer Komplikationen [34]. Diejenigen Autoren, die den stufenförmigen Entzug propagieren, meinen, daß Neuroleptika die Krampfschwelle senken und deshalb ihre Verwendung vermieden werden sollte, da die Entzugserscheinungen nach Schlafmittelabhängigkeit vielfach mit epileptischen Anfällen einhergehen.

Da meist polytoxikomanes Verhalten vorgelegen hat, können allgemeingültige Regeln für den Einsatz der Psychopharmakotherapie nicht aufgestellt werden. War die Abhängigkeit mit dem Mißbrauch sehr hoher Dosen von Hypnotika verbunden, so können im Übergang *Benzodiazepine* mit einem schwächeren Abhängigkeitspotential und einer schwächeren Wirksamkeit gegeben werden. Ist das nicht der Fall, so genügen *Neuroleptika* mit stark sedierender Komponente allein, die in den ersten Tagen in Kombination mit Benzodiazepinen (z. B. Oxazepam) verabreicht werden können. Daß die Tranquilizerwirkung das Absetzen der Suchtmittel der Hypnotikareihe erleichtert, ist seit langem bekannt [15]. So wie bei der Alkoholabhängigkeit, die in ihrer Klinik eng mit der Hypnotika- und Sedativaabhängigkeit verwandt ist, treten nach Unterbrechung dieses Typs der Abhängigkeit protrahierte Entzugserscheinungen auf. Die dabei im Vordergrund stehenden Schlafstörungen sind einer Therapie mit stark sedierenden Neuroleptika in relativ hohen Dosen zugänglich. Bei den immer wieder zu beobachtenden depressiven Bildern können *Antidepressiva* wechselnder Stärke und wechselnder Dosierung eingesetzt werden [28].

Substanzen, die selbst ein Abhängigkeitspotential besitzen, müssen in der Therapieführung dieses Abhängigkeitstyps besonders vermieden werden, da es durch den Mechanismen des „state-dependent-learning" sehr rasch zu Verhaltensmustern kommt, wie sie während des Verlaufes der Abhängigkeit zu beobachten waren. Die Therapieführung nach Medikamentenabhängigkeit ist deshalb besonders schwierig.

So wie bei den Folgezuständen der Alkoholabhängigkeit gibt es auch bei der Medikamentenabhängigkeit Hinweise dafür, daß die in vielen Fällen oft lang andauernden kognitiven Defizite durch kontinuierliche Gabe leistungssteigernder Medikamente *(Nootropika)* in hoher Dosierung rascher zur Rückbildung gebracht werden können.

15.4.3. Psychopharmakotherapie bei Mißbrauch von Psychostimulantien

Da es sich bei den Psychostimulantien zum Teil noch um gebräuchliche, vom Arzt verordnete Medikamente handelt und der Psychostimulantienmißbrauch sehr oft kombiniert mit dem Phänomen des Mißbrauchs von Hypnotika und Tranquilizern auftritt, soll die Therapie der Psychostimulantienabhängigkeit kurz erwähnt werden. Die Psychostimulantien, wie z. B. Amphetamin, Methamphetamin, Phenmetrazin, Methylphenidat und Kokain, verursachen *keine körperliche Abhängigkeit*. Im Vordergrund steht die Tendenz zur **Toleranzerhöhung** und damit zur Dosissteigerung, wenn nicht schon a priori aus Gründen des psychedelischen Erlebnisses hohe Dosen eingenommen wurden. Da keine physische Abhängigkeit zustandekommt, sind auch Entzugserscheinungen schwereren Grades nicht zu erwarten. Als Rebound-Phänomen findet man immerhin starke Müdigkeit, Depressivität und Antriebsschwäche durch einige Tage.

Man hat versucht, zum Entzug dieser Psychostimulantien *trizyklische Antidepressiva* zu verwenden. Erste klinische Erfahrungen sprechen dafür, daß sie die quälende Müdigkeit und allgemeine Schwäche etwas zu lindern imstande sind, gesicherte wissenschaftliche Ergebnisse liegen aber derzeit nicht vor.

Hohe Dosen von Psychostimulantien führen sehr rasch zu den sogenannten Psychostimulantien- oder **Amphetaminpsychosen**, die klinisch von schizophrenen Psychosen im Querschnitt auch vom Erfahrenen nicht unterschieden werden können. Sie sollten wie akute Schübe der paranoiden Schizophrenie behandelt werden, nämlich mit hohen Dosen von *hochpotenten Neuroleptika*, etwa Haloperidol, und mit primärer Ruhigstellung durch niederpotente, stark *sedierende Neuroleptika*, wie Chlorprothixen.

Neuroleptika blockieren den Amphetamineffekt im Tierversuch. Auch Amantadin soll den Amphetamineffekt im Tierversuch antagonisieren.

Außer der Gabe von Neuroleptika bei psychotischen Komplikationen sind keine pharmakotherapeutischen Maßnahmen beim Entzug von Psychostimulantien angezeigt [34].

15.4.4. Psychopharmakotherapie bei Polytoxikomanie

Wie schon erwähnt, ist im Rahmen des Mißbrauches von Hypnotika und Tranquilizern, aber auch beim Alkoholismus und beim Drogenphänomen der jungen Generation polytoxikomanes Verhalten vorherrschend. Therapeutische Regeln zur Behandlung der Polytoxikomanie müssen sich nach der ursprünglichen Mischung der Suchtmittel richten. Dabei folgt polytoxikomanes Verhalten bestimmten Regeln. Abhängige, die aus Prinzip — etwa um den psychedelischen Effekt zu verstärken — Suchtmittel *verschiedener* Wirkungsspektren gleichzeitig mißbrauchen und auch davon abhängig sind, kann man als *„echte Polytoxikomane"* bezeichnen. Andererseits gibt es häufig *„Pseudopolytoxikomane"*, die aufgrund von Beschaffungsschwierigkeiten etwa Suchtmittel mit *gleichem* Wirkungsspektrum in der Abfolge hintereinander mißbrauchen. Ein ganz anderer Vorgang tritt ein, wenn die Nebenwirkungen eines Suchtmittels, etwa der Hypnotika, durch ein gegensinnig wirkendes, z. B. Stimulantien, paralysiert werden sollen. Aber auch im Übergang von einem schwächer wirksamen, etwa bei Cannabis- und LSD-Mißbrauch, zum stärkeren Suchtmittel (Diacethylmorphin) können polytoxikomane Züge zustandekommen.

Psychopharmakotherapie. Im Medikamentenentzug muß man sich jeweils nach der *„Leitabhängigkeit"* richten, nämlich nach derjenigen Substanz, von der der Patient mit den höchsten Dosen und über die längste Zeit hinaus abhängig war. Liegt eine echte Polytoxikomanie vor, etwa die wahllose Mischung von Analgetika, Hypnotika oder Alkohol, so können die Entzugserscheinungen entsprechend den verschiedenen Halbwertszeiten der mißbrauchten Substanzen protrahiert verlaufen und die tagelange Gabe von *sedierend* wirkenden Substanzen erforderlich machen. Polytoxikomane können auch durch einige Zeit auf ein potentielles Suchtmittel einer einzigen Wirkungsklasse, etwa auf *Meprobamat* oder ein *Benzodiazepin* in höherer Dosierung, eingestellt werden, und dieses Mittel wird dann nach einigen Tagen mittels der Gabe von *Neuroleptika* stufenförmig entzogen.

15.5. Indikationen der (Psycho-)Pharmakotherapie bei Opiatabhängigkeit

15.5.1. Vorbemerkungen und Zusammenfassung

In Anbetracht der gefährlichen Ausbreitung der Opiatabhängigkeit in der jungen Generation werden weltweit besondere Anstrengungen unternommen, therapeutische Hilfen für diese Form der Abhängigkeit zu entwickeln. Die Pharmakotherapie nimmt dabei einen gewichtigen, aber auch sehr umstrittenen Platz ein.

Fast unbestritten ist die Notwendigkeit des Einsatzes der Pharmakotherapie beim *Opiatentzug*. Indikationen für die Anwendung von Pharmaka zur Beseitigung des oft lang *anhaltenden Verlangens* nach dem Suchtmittel durch Weitergabe eines harmlosen Suchtmittels bzw. durch den Einsatz der Antagonisten, die die Wirkung des Suchtmittels paralysieren, sind noch sehr umstritten.

Tab. 15.3. Indikationen der (Psycho-)Pharmakotherapie bei Opiatabhängigkeit

Indikation	Behandlungstechniken bzw. verwendete Substanzen
Akutes Abstinenzsyndrom	— *abrupter* Entzug mittels Clonidin; Benzodiazepine, Antidepressiva bzw. schwach potente Neuroleptika als Adjuvanstherapie (in den meisten Fällen ausreichend) — *stufenförmiger* Entzug mittels Methadon
Versuch der Substitution durch therapeutische Gabe bekannter und kontrollierbarer Substanzen	*Langzeittherapie* mit — Methadon — L-Alpha-Acethylmethadol (LAAM) — Propoxyphen-Napsylat (Nebenwirkungen!) — Partialantagonisten
Versuch, die Wiedereinnahme des Suchtmittels unwirksam zu machen	— kontinuierliche Gabe von Morphinantagonisten (technisch schwierig, gesteigerte Empfindlichkeit gegenüber Opiaten?)
Psychopathologie der Entwöhnungsphase	— syndromspezifische Neuroleptika- und Antidepressivatherapie (bei vorsichtiger Anwendung) — *Kontraindikation* für die Gruppe Hypnotika und Tranquilizer

Beim **akuten Abstinenzsyndrom** hat sich der Einsatz des Alpha$_2$-Rezeptoren stimulierenden *Clonidin* besser bewährt als der Einsatz der *Neuroleptika* bzw. *Benzodiazepine*. Wegen der Intensität der Syndrome und ihrer eventuellen Gefährlichkeit ist Pharmakotherapie in jedem Fall indiziert. Die Notwendigkeit eines *stufenförmigen* Entzuges unter den Bedingungen der stationären Behandlung ist sehr umstritten. (Der stufenförmige Entzug hat sich aus den Bedürfnissen regionaler Organisation und aus der Notwendigkeit der ambulanten Behandlung der Opiatabhängigkeit entwickelt.)

Der Versuch der **Substitution der Opiate** durch gleichartig wirkende synthetische Substanzen, die bekannt und kontrollierbar sind und legal bezogen werden können, wird weltweit diskutiert. Sozioökonomische Überlegungen [24] scheinen für diese Methode maßgeblicher zu sein als medizinisch-therapeutische.

Das Suchtmittel durch **Antagonisten** unwirksam zu machen ist ein bestechender Gedankengang; die Technik der Anwendung ist aber wegen der kurzen Wirkungszeit und der Notwendigkeit einer guten Patienten-Compliance schwierig.

Nach Opiat-Entzug sollten in der **Entwöhnungsphase** wegen der hochgradigen Empfindlichkeit dieser Patienten für jede pharmakologische Beeinflussung (Empfindlichkeit gegenüber Neurotransmittern?) psychotrope Substanzen in der Regel vermieden werden. Gelegentlich mag ein Einsatz von Antidepressiva oder Neuroleptika notwendig sein (s. Tab. 15.3.).

15.5.2. (Psycho-)Pharmakotherapie des Opiatentzuges

Das Suchtmittel dieser Gruppe, das heute die meiste Verbreitung gefunden hat, ist das *Diacetylmorphin* oder *Diamorphin* (Heroin). In den meisten Fällen handelt es sich daher um die Notwendigkeit, dieses zu entziehen. Der frühe Zustand des Entzuges tritt gewöhnlich nach 6 bis 12 Stunden ein. Der Höhepunkt der Entzugserscheinungen wird 48 bis 72 Stunden nach der letzten Diacetylmorphin-Dosis erreicht. Die Entzugserscheinungen bei Methadon dauern länger an (10 bis 14 Tage). In den USA wird besonders zum **ambulanten Entzug Methadon** eingesetzt, weil Methadon eine Kreuztoleranz mit anderen Opiaten aufweist.

Methadon (Heptadon®: A; Heptanal®: CH) hat eine längere Wirkungsdauer als Diacetylmorphin (24 Stunden), außerdem kann es in einer Periode von etwa 10 Tagen leichter entzogen werden. Eine kurze 7- bis 14tägige Periode der Methadon-Gabe in kleinen und fallenden Dosen produziert keine physische Abhängigkeit. Wenn durch Methadon-Gabe der Schlaf nicht erzielt werden kann, werden Neuroleptika verschrieben.

Der ambulante Entzug soll bis zu 21 Tagen dauern, bei stationären Patienten soll der Entzug in bereits 7 Tagen beendet sein. Diese Form des Entzuges — hauptsächlich in den USA geübt — erfordert entsprechende Erfahrung und eine strenge Indikationsstellung [34].

Beim **abrupten Entzug** von Opiaten gibt es eine Reihe von Methoden und Substanzen, die die Entzugserscheinungen mildern und für den Patienten erträglicher machen sollen:

Das *Apomorphin* wurde in dieser Indikation nicht als Aversionstherapeutikum, sondern zur Erleichterung des Entzuges von Diacetylmorphin eingesetzt. Apomorphin wurde in sub-emetischen Dosen (z. B. 2 mg) in vielen Einzeldosen während der Opiatentzugsbehandlung gegeben.

Apomorphin stimuliert die Dopaminrezeptoren, die Apomorphingabe soll das Verlangen nach Diacetylmorphin herabsetzen. Nebeneffekte sind Speichelfluß, Gähnen, Schwindel, Kreislaufstörungen, Übelkeit, Müdigkeit und Depersonalisationsgefühl. Apomorphin wirkt entspannend und angstlösend, es kann sowohl peroral als auch subcutan gegeben werden. Es hat selbst kein Abhängigkeitspotential.

Der Beta-Rezeptoren-Blocker *Propanolol* wurde von GROSZ [14] in die Therapie eingeführt. Propanolol wird in 10-mg-Dosen dreimal täglich gegeben.

Das Verlangen nach Diamorphin soll vermindert werden, gleichzeitig soll Entspannung, Beruhigung und besserer Schlaf eintreten. **Propanolol** soll die Heroineuphorie verhindern und das Verlangen in der Abstinenzphase herabsetzen. HOLLISTER et al. [19] haben nachgewiesen, daß mit Propanolol behandelte Patienten zur Detoxifikation weniger Methadon brauchen.

Eine später in die Therapie des Entzugssyndroms eingeführte Substanz ist das *Clonidin*. Mit Clonidin wurden Patienten auch in ambulanter Behandlung entzogen. Clonidin wird peroral oder subcutan in einer täglichen Dosis von *0,3 bis 1,2 mg* verabreicht. Während der Clonidin-Behandlung des Opiatentzugssyndroms kann es zur Blutdrucksenkung kommen; eine gleichzeitige Medikation von trizyklischen Antidepressiva soll den blutdrucksenkenden Effekt abschwächen (in der Praxis spielt allerdings die Hypotonie keine so große Rolle, wie man theoretisch annehmen könnte).

Die spezifische Wirksamkeit des **Clonidin** auf zentrale Alpha$_2$-adrenergische Rezeptoren ließ vermuten, daß durch Clonidin auch jene erhöhten noradrenergen Neuronenaktivitäten beeinflußt werden, welche für die Entzugssymptome bei Opiatentzug verantwortlich gemacht worden sind. Zahlreiche Untersuchungen haben tatsächlich eine signifikante Verminderung von Entzugssymptomen gezeigt, besonders wenn Clonidin unter sorgfältiger Überwachung der Kreislaufverhältnisse in höherer Dosis zur Anwendung kam.

Auch beim *Methadonentzug* verhinderte Clonidin das Auftreten der Mehrzahl der Abstinenzsyndrome. Clonidin kann sehr wirksam beim akuten Entzug nach Opiatabhängigkeit eingesetzt werden [13, 24].

HOLMSTRAND et al. [21] verglichen den Effekt von 20 mg Morphinhydrochlorid i. m. mit einem synthetischen **Metenkephalinanalogon** bei Süchtigen, die im Heroinentzug standen. Obwohl Diacethylmorphinabhängige besonders sensibel für Substanzen sind, die einen opiatähnlichen Effekt haben, wurde kein solcher Effekt unter dem Metenkephalin beschrieben. Es kam zu einer nur sehr inkompletten Beseitigung der Entzugssyndrome für sehr kurze Zeit. Therapeutische Konsequenzen konnten also aus diesem Versuch nicht abgeleitet werden.

Durch die oben beschriebenen, neu eingeführten Substanzen wird sich die Gabe der *Neuroleptika* mit stark sedierender Wirkungskomponente bzw. der *Benzodiazepine* beim Opiatentzug, wie er bisher gepflogen wurde, erübrigen. Sowohl die Neuroleptika als auch Benzodiazepine sind nicht imstande, kausal in das Geschehen einzugreifen. Sie können nur einzelne störende Symptome dämpfen bzw. den Schlaf des Patienten wieder herstellen [25]. Hohe Dosen von Benzodiazepinen (Diazepam i. v.) bzw. hohe Dosen Alkohol werden auch von den Drogenabhängigen ohne Inanspruchnahme medizinischer Hilfe zur Bekämpfung von Entzugserscheinungen verwendet. Als Adjuvanstherapie können niederpotente Neuroleptika beim Opiatentzug aber noch immer ihre Verwendung finden.

15.5.3. Psychopharmakotherapie in der Entwöhnungsphase nach Opiatentzug (Langzeittherapie)

15.5.3.1. Langzeittherapie mit Methadon

Eine der umstrittensten, aber weit verbreitetsten therapeutischen Methoden ist die Methadon-Maintenance. Die theoretische Basis bildet die Überlegung von DOLE und NYSWANDER [9], daß das beim Drogenabhängigen immer wieder beobachtete persistente Drogenverlangen auf einem persistenten metabolischen Defekt beruhen könnte, der durch die langfristige Gabe von Methadon ausgeglichen werden kann.

Die Annahme wird durch die jüngst geäußerte Hypothese unterstützt, ein chronischer Opiatmißbrauch könnte ein Endorphindefizit und damit die ursprünglich angenommene metabolische Krankheit, die dem süchtigen Prozeß zugrunde liegt, hervorrufen [41].

Das Methadon wird in **zwei Dosierungsniveaus**, hochdosiert mit 70 bis 150 mg per Tag und niederdosiert mit 40 bis 50 mg per Tag, angewandt. Die hohe Dosierung hat den Vorteil, daß der Drogenhunger voll abgesättigt wird und daß sich eine echte Kreuztoleranz zu Diacethylmorphin entwickelt. Untersuchungen haben gezeigt, daß die Erfolge in beiden Programmen fast gleich sind. Die Versuche, die narkotische Blockade zu überschreiten, werden allerdings bei der Niederdosierung häufiger beobachtet. In den USA sind ca. 80.000 Menschen unter der Methadon-Maintenance-Behandlung, in Europa haben diese Programme keine weite Verbreitung gefunden.

Grundvoraussetzungen für Methadon sind eine sehr strenge Indikationsstellung, was das Lebensalter, die Vorbehandlung, die Dauer der Abhängigkeit und die Zustimmung zum Behandlungsprogramm anlangt, sowie die Bindung an eine Behandlungsinstitution, die alle Möglichkeiten der Rehabilitation des Patienten einschließen muß. Methadon darf nur *per os* verabreicht werden. Die Methadongabe bedeutet die Substitution eines gefährlichen Suchtmittels durch ein weniger gefährliches. Daher wird die *körperliche Abhängigkeit* beim Methadon-Maintenance-Programm *aufrechterhalten*.

Gründe, warum **Methadon weniger gefährlich** sein soll, lassen sich folgendermaßen zusammenfassen [38]:
— Methadon *wirkt länger* als Diacethylmorphin, und der Süchtige kann mit einer einzigen Dosis pro Tag auskommen.
— Methadon kann *peroral* eingenommen werden und die parenterale Gabe wirkt nicht stärker als die orale.
— *Entzugserscheinungen* vom Methadon sind in der Regel nicht so schwerwiegend wie vom Diacethylmorphin.
— Die *Abhängigkeitspotenz* des Methadon ist weniger ausgeprägt als beim Diacethylmorphin.
— Die durch Methadon hervorgerufene *Euphorie* ist wesentlich geringer.
— Methadon hat verhältnismäßig geringe *Nebeneffekte*.

Gegen das Methadon wurde eingewandt:
— eine Abhängigkeit wird durch eine andere ersetzt und damit eine Heilung verhindert bzw. es wird damit süchtiges Verhalten perpetuiert, und es besteht auch die Gefahr der Weitergabe des Methadon auf dem illegalen Markt.
— Es wurde häufig ein gleichzeitiger Mißbrauch *anderer Suchtmittel* beobachtet, vor allem von Alkohol und sedierenden Substanzen; aber auch Kokain und Diacethylmorphin wurde bei den Patienten im Methadon-Maintenance-Programm festgestellt.
— Es konnte nach jahrelanger Beobachtung nur ein relativ geringer Prozentsatz (unter 10 %) der Patienten von Methadon frei gemacht werden.

Die Frage, **ob Methadon für die Langzeitbehandlung** eingesetzt werden soll, ist eine Frage der spezifischen Situation eines Landes bzw. eine Frage der Gesundheitspolitik. Jedenfalls ist jeder Einsatz des Methadon ohne begleitende Rehabilitationsmaßnahmen und ohne die Einhaltung der oben aufgezeigten Regeln strengstens kontraindiziert. Methadon-Programme scheinen nur in Regionen indiziert zu sein, in denen die Zahl der durch viele Jahre von Opiaten Abhängigen sehr hoch ist, die Kriminalitätsziffer als Folge des Drogenmißbrauches stark ansteigt und keine sonstigen Programme und Institutionen zur langzeitigen Behandlung und Rehabilitation Opiatabhängiger zur Verfügung stehen.

15.5.3.2. Langzeittherapie mit L-Alpha-Acetylmethadol (LAAM) und Propoxyphen-Napsylat

Eine Substanz mit längerer Wirkungsdauer als das Methadon, nämlich das **L-Alpha-Acetylmethadol (LAAM)**, bietet dem Methadon gegenüber Vorteile. Die Wirkung beträgt 72 Stunden, so daß der Patient die Behandlungsinstitution nicht so häufig aufsuchen muß und die Gefahr der Weitergabe geringer ist. Die bisherigen Ergebnisse der Therapie gleichen denen des Methadons. Die geringere Frequenz der nötigen Kontrollbesuche könnte sich auch als ein Nachteil erweisen. Bisher scheint die Drop-out Rate etwas höher zu sein [40].

Das **Propoxyphen-Napsylat** hat die positiven Effekte von Methadon und soll frei von einigen unerwünschten psychotropen Wirkungen sein. Propoxyphen-Napsylat ähnelt in seiner Wirkungsstärke etwa dem Codein. Es ist ein schwaches Analgetikum. Wegen der häufig erheblichen Begleiteffekte auf *innere Organe* sollte es aber nicht verwendet werden.

Erste Untersuchungen wurden von TENNANT et al. [43] durchgeführt. Bisher wurden 400 Patienten damit detoxifiziert und auch einem Maintenance-Programm unterzogen. Es soll nur geringes Verlangen nach Diamorphin auftreten. Die Schwierigkeiten in der Anwendung des Präparats sind die *Nebenwirkungen*: krampfartige Attacken innerhalb der ersten Stunden, nachdem Diacethylmorphin eingenommen wurde, Lebertoxizität, Knochenmarkschäden, cardiale und endokrine Nebenwirkungen [3].

15.5.3.3. Langzeittherapie mit Morphinantagonisten

Morphinantagonisten sind strukturell ähnlich dem Morphin und haben auch zum Teil eine morphinähnliche Wirkung, daneben aber auch einen mehr oder weniger ausgeprägten antagonisierenden Effekt. Antagonisten bringen den Effekt der Opiate zum Verschwinden, es kann sich keine körperliche Abhängigkeit entwickeln, weil die Rezeptoren besetzt sind. Sie könnten in der Therapie der Abhängigkeit wirksam sein, weil sie den psychotropen Effekt des Suchtmittels ausschalten und Entzugssymptome eliminieren, die ihrerseits wieder den Suchtmechanismus aufrechterhalten können.

Mit dieser psychopharmakologischen Wirkung der Antagonisten könnten zwei **Verstärker der Opiatabhängigkeit beseitigt** werden: Einerseits wird das Auftreten *intermittierender Entzugserscheinungen* verhindert und andererseits wurde angenommen, daß das mehrfache *Erlebnis der Effektlosigkeit* des Suchtmittels letztlich das Verlangen nach diesem Suchtmittel zum Verschwinden bringt [46]. Um eine solche totale Blockade der Wirkung des Suchtmittels zu erreichen, ist allerdings bei der kurzen Wirkungsdauer der derzeit bekannten Antagonisten eine besonders hohe Kooperationsbereitschaft des Patienten nötig, die bekanntlich an sich wieder mit guten Therapieergebnissen korreliert ist. Die Frage, ob die Antagonisten tatsächlich in dieser Hinsicht wirksam sind, muß also noch einer Klärung zugeführt werden. Der Prozeß des *„cognitive labeling"* soll in der erfolgreichen Behandlung des Opiatabhängigen mit Naltrexon eine bedeutsame Rolle spielen [33].

Cyclazocin, eine Benzomorphan-Verbindung, blockiert Diamorphin durch 24 Stunden. Allerdings sind in den ersten Behandlungsphasen für den Patienten äußerst unangenehme Nebenwirkungen zu beobachten, wie Angst, Unruhe, Denkstörungen und halluzinatorische Phänomene. Obwohl die Substanz mit der Zeit eine körperliche Abhängigkeit hervorruft, ist das Abhängigkeitsrisiko wegen der Nebenwirkungen relativ gering. Eine Dauerdosis von 4 bis 6 mg Cyclazocin blockiert den Effekt von 25 mg Diamorphin i. v. für 24 Stunden.

Mit **Cyclazocin** wurden auch **Maintenance-Programme** durchgeführt, die offensichtlich von Erfolg begleitet waren. Die Studien haben gezeigt, daß der Prozentsatz der Patienten, die nach einer ambulanten Cyclazocin- oder Naltrexon-Maintenance opiatfrei geblieben sind, direkt mit der Dauer der vorhergegangenen Antagonisten-Maintenance korreliert [47]. Die agonistischen Eigenschaften des Cyclazocin werden von den Patienten meist als störend empfunden.

Morphinantagonisten, vor allem auch das partial-agonistisch wirkende *Nalorphin* (Lethidrone®), wurden auch zu diagnostischen Zwecken bei der Frage nach dem Bestehen einer Opiatabhängigkeit verwendet. Nach intravenöser oder subcutaner Gabe von Nalorphin, das selbst agonistische Eigenschaften besitzt, oder von *Naloxon* (Narcanti®) treten rasch Abstinenzerscheinungen auf.

Nach RESNICK et al. [39] wird üblicherweise gefordert, einen **Antagonisten zu entwickeln,** der eine lange Wirkungsdauer hat und *frei von agonistischen* Eigenschaften ist. Die Erfahrungen, die RESNICK mitteilt, lassen an der Berechtigung der letzten Forderung zweifeln. Die Autoren untersuchten **Oxilorphan,** ein synthetisches Morphinderivat, das etwa die gleiche Potenz und Wirkungsdauer wie Cyclazocin hat, aber nur ein Viertel des Dysphorie erzeugenden Potentials. Eine dieser Substanz eigene euphorisierende Wirkungskomponente sollte ein Verstärker für detoxifizierte Opiatabhängige sein, die Substanz weiter einzunehmen. Das war auch die Ursache, warum ein totales Fehlen agonistischer Eigenschaften bei einem Antagonisten als nicht für günstig erachtet wurde. Tatsächlich zeigte Oxilorphan nicht einen Antagonismus gegenüber Diacethylmorphin, sondern bei längerer Gabe kam es zum Auftreten milder Entzugssymptome. Klinische Erfahrungen mit dieser Substanz liegen nicht vor. Es wird sowohl mit Oxilorphan als auch mit Cyclazocin eine gewisse Maintenance einer euphorischen Wirkungskomponente angestrebt.

Naloxon (Narcanti®) ist ein reiner Antagonist. Selbst nach hohen Dosen kommt es zu keiner Toleranzentwicklung und zu keiner physischen Abhängigkeit. Die Substanz hat leider eine relativ kurze Wirkungszeit von ungefähr 4 bis 6 Stunden, die ihre Verwendbarkeit in der ambulanten Behandlung stark beeinträchtigt. Bei sehr hohen Dosen von 1,5 bis 2,5 mg kann man eine Diacethylmorphinblockade für 15 bis 24 Stunden erreichen.

Nach der Hypothese von SCHULZ et al. [41] könnten Veränderungen des endophinergen Systems — Defizienz des Beta-Endorphins — auch durch langdauernde Behandlung mit **Naloxon** hervorgerufen werden. Dies würde bedeuten, daß die Naloxonbehandlung beim Menschen nicht indiziert ist, da sie die Sensibilität gegenüber Opiaten erhöht.

Naltrexon, welches oral wirksam immerhin einen 24-stündigen Effekt zeigt, wird von den meisten Patienten nach der Einnahme weniger Dosen nicht mehr genommen. Die Therapie hat also eine hohe Drop-out Rate, wie der Bericht von HOLLISTER et al. [20] gezeigt hat.

Auch **Naltrexon** soll kaum agonistische Eigenschaften besitzen, obwohl VOLAVKA et al. [44] an gesunden Versuchspersonen solche agonistischen Effekte nachgewiesen haben. Die Wirkungsdauer beträgt 24 Stunden. Untersuchungsserien mit Cyclazocin und Naltrexon berichten über günstige Resultate. Allerdings ist diese Antagonistentherapie bei der derzeit noch sehr komplizierten Technik und kurzen Wirkungsdauer nur für hoch motivierte Patienten geeignet, wobei dieser hohe Grad an Motivation wieder sehr stark die Behandlungsergebnisse beeinflußt.

Die freiwillige Mitarbeit des Patienten an einem Antagonistenprogramm scheint auch von der Selektion des Krankengutes beeinflußt zu sein. Offensichtlich nehmen Patienten mit einem geringeren Opiatverlangen und einer höheren sozialen Stabilität eher am Antagonistenprogramm teil als andere Abhängige. Alle vorliegenden Untersuchungen zeigen die Tendenz der Korrelation des Behandlungserfolges mit der Dauer der vorangegangenen Antagonistengabe.

Wegen der polytoxikomanen Züge, die die meist jugendlichen Opiatabhängigen häufig zeigen, ist in der Langzeittherapie die Gabe von Psychopharmaka, die selbst ein Abhängigkeitspotential besitzen, kontraindiziert. Verwendet werden können hoch oder niedrig potente *Neuroleptika*, in niedriger Dosierung als Sedativa und höher dosiert als Hypnotika. Bei den depressiven Bildern, die häufig in der Entwöhnungsphase auftreten, können *Antidepressiva*, vorzüglich mit sedierender Wirkungskomponente, verwendet werden.

Jüngste Berichte [5] haben allerdings gezeigt, daß auch die Substanzen, deren Abhängigkeitspotential man als nicht existent beurteilt hatte, als Suchtmittel mißbraucht werden können. Allerdings handelt es sich nicht um eine Abhängigkeit im eigentlichen Sinne, sondern um den Mißbrauch hoher Dosen von *Amitriptylin* bei Drogenabhängigen in einer Dosis (200 bis 600 mg/die), die ein Delirium hervorruft und mit der sie offensichtlich ihr Repertoire an psychedelischen Substanzen ergänzen zu können hoffen.

Im allgemeinen *vermeiden* die Rehabilitationsprogramme eine Pharmakotherapie bei Drogenabhängigen, da die Tendenz zur Realitätsbewältigung durch Einnahme psychotroper Stoffe so groß ist, daß jedes therapeutische Entgegenkommen in dieser Hinsicht neuerlich zu einer Verschlechterung des Gesamtzustandes des Patienten führen kann.

Literatur

1. AHLENIUS, S. CARLSSON, A., ENGEL, J., SVENSSON, H., SÖDERSTEN, P. (1973): Antagonism by alpha methyltyrosine of the ethanol-induced stimulation and euphoria in man. Clin. Pharmacol. Ther. *14*, 586.
2. BJÖRKVIST, S. E. (1975): Clonidine in alcohol withdrawal. Acta Psych. Scand. *52*, 256—263.
3. BOURNE, P., HOMILLER, J. D. (1978): Innovative methods of treatment in drug abuse. In: Treatment of Aspects of Drug Dependence (SCHECTER, A., MULÉ, S. J., Hrsg.), S. 197—210. West Palm Beach, Fla.: CRC Press.
4. BRUNE, F. (1966): Anhebung der Krampfschwelle als therapeutisches Prinzip bei der Behandlung von Alkoholdelirien. Nervenarzt *37*, 415—418.
5. COHEN, M. J., HANBURY, R., STIMMEL, B. (1978): Abuse of amitryptiline. JAMA *240*, 1372—1373.
6. CUTTING, J. (1979): Alcohol dependence and alcohol-related disabilities. In: Recent Advances in Clinical Psychiatry (GRANVILLE-GROSSMAN, K., Hrsg.), Vol. 3, S. 225—250. Edinburgh – London – New York: Churchill Livingstone.
7. DEMEL, I. (1974): Veränderungen des Persönlichkeitsprofils von Alkoholikern unter Abstinenzbedingungen. Ztschr. Klin. Psychol. *3*, 221—237.
8. DEMEL, I., KRYSPIN-EXNER, K. (1975): Restitution im Bereich der Motorik und der Hirnleistung chronischer Alkoholiker unter Abstinenzbedingungen. Ztschr. Klin. Psychol. *4*, 18—37.

9. DOLE, V. P., NYSWANDER, M. (1965): A medical treatment for diacethylmorphine (heroin) addiction. J. Amer. Med. Ass. *193*, 646–650.
10. EWING, J. A. (1977a): Current concepts of the etiology and therapy of alcoholism. In: Current Psychiatric Therapies (MASSERMAN, J. H., Hrsg.), Vol. 17, S. 249–256. New York – San Francisco – London: Grune & Stratton.
11. EWING, J. A. (1977b): Different approaches to the treatment of alcoholism. In: Recent Advances in the Study of Alcoholism (IDESTRÖM, C.-M., Hrsg.), S. 23–31. Amsterdam – Oxford: Excerpta Medica.
12. FONTANARI, D., CAMPIONI, A., RUSSO PEREZ, G. (1981): Behandlung des Delirium tremens und prädeliranter Syndrome. In: Depressive Syndrome, chronischer Alkoholismus (LECHNER, H., KUGLER, J., FONTANARI, D., Hrsg.), S. 180–190. Amsterdam – Oxford – Princeton: Excerpta Medica.
13. GOLD, M. S., REDMOND, D. E., KLEBER, H. D. (1978): Clonidine blocks acute opiate – withdrawal symptoms. Lancet *16*, 599–601.
14. GROSZ, H. J. (1972): Successful treatment of a heroin addict with propranolol. Implications for opiate addiction, treatment and research. J. Ind. State med. Ass. *65*, 505–509.
15. HAASE, H.-J. (1972): Therapie mit Psychopharmaka und anderen psychotropen Medikamenten, 3. Aufl. Stuttgart – New York: Schattauer.
16. HERZ, A., BLÄSIG, J. (1979): Die Opiatsucht: Neue Forschungsperspektiven. Nervenarzt *50*, 205–211.
17. HOFFER, A., OSMOND, H. (1968): New Hope for Alcoholics. New York: University Books.
18. HOFFMEISTER, F., STILLE, G., Hrsg. (1982): Psychotropic Agents, Part III: Alcohol and Psychotomimetics, Psychotropic Effects of Central Acting Drugs. (Handbook of Experimental Pharmacology, Vol. 55/III.) Berlin – Heidelberg – New York: Springer.
19. HOLLISTER, L. E., PRUSMACK, J. (1975): Propranolol as a possible treatment of opiate dependence. In: Neuropsychopharmacology (BOISSIER, J. R., HIPPIUS, H., PICHOT, P., Hrsg.), S. 271–275. Amsterdam: Excerpta Medica.
20. HOLLISTER, L. E., BEARMAN, J. E., DUSTER, T. S., FREEDMAN, D. X. et al. (1978): Clinical evaluation of naltrexone treatment of opiate-dependent individuals. Arch. Gen. Psychiat. *35*, 335–340.
21. HOLMSTRAND, J., GUNNE, L. M. (1980): Application of a synthetic enkephalin analogue during heroin withdrawal. Pharmakopsychiat. *13*, 68–71.
22. KEELER, M. H. (1980): Lithium treatment of alcoholism. In: Phenomenology and Treatment of Alcoholism (FANN, W. E., KARACAN, I., POKORNY, A. D., WILLIAMS, R. L., Hrsg.), S. 207–216. Lancaster: MTP Press.
23. KEUP, W. (1981): Behandlung der Sucht und des Mißbrauchs chemischer Stoffe. Stuttgart – New York: G. Thieme.
24. KEUP, W. (1982): Clonidin im Opiat-Entzug. Münch. Med. Wschr. *124*, 148–158.
25. KIELHOLZ, P., BATTEGAY, R., LADEWIG, D. (1972): Drogenabhängigkeiten. In: Psychiatrie der Gegenwart. Forschung und Praxis (KISKER, K. P., MEYER, J.-E., MÜLLER, M., STRÖMGREN, E., Hrsg.), Bd. II/ 2, 2. Aufl.: Klinische Psychiatrie II, S. 497–564. Berlin – Heidelberg – New York: Springer.
26. KISSIN, B. (1975): The use of psychoactive drugs in the long term treatment of chronic alcoholics. Ann. N. Y. Acad. Sci. *252*, 385–395.
27. KISSIN, B. (1977): Medical management of the alcoholic patient. In: The Biology of Alcoholism (KISSIN, B., BEGLEITER, H., Hrsg.), Vol. 5: Treatment and Rehabilitation of the Chronic Alcoholic, S. 53–103. New York: Plenum Press.
28. KRYSPIN-EXNER, K. (1976): Psychopharmakotherapie Suchtkranker. Therapiewoche *26*, 3868–3878.
29. KRYSPIN-EXNER, K. (1979): Behandlung des Alkoholismus. Nervenarzt *50*, 277–285.
30. MARTIN, W. R. (1977): Drug Addiction, Part I and Part II. Berlin – Heidelberg – New York: Springer.
31. MASARIK, J., DEMEL, I. (1974): Die Wirkung von Pyritinol-HCI auf Leistung und Gedächtnis chronischer Alkoholiker mit organischem Psychosyndrom. Therapiewoche *24*, 4033.
32. MCLAUGHLIN, E. J., FAILLACE, L. A., OVERALL, J. E. (1979): Alcohol studies: cognitive status and changes during 28-day hospitalization. In: Currents in Alcoholism (GALANTER, M., Hrsg.), Vol. V: Biomedical Issues and Clinical Effects of Alcoholism, S. 269–283. New York – San Francisco – London: Grune & Stratton.
33. MEYER, R., RANDALL, M. BARINGTON, C., MIRIN, S., GREENBERG, G. (1976): Limitations of an extinction approach to narcotic antagonist treatment. In: Narcotic Antagonists: Naltrexone. Progress Report (JULIUS, D., RENAULT, P., Hrsg.), S. 123–135. (NIDA Research Monogr. 9.) DHEW Publ. No (ADM) 76–387, National Technical Information Service, Springfield, VA 22161, U.S.A.
34. MIRIN, S. M., MEYER, R. E. (1978): Treatment of substance abusers. In: Principles of Psychopharmacology, 2. Aufl. (CLARK, W.

G., Del Giudice, J., Hrsg.), S. 701—720. New York – San Francisco – London: Academic Press.
35. O'Brien, Ch. P., Woody, G. E. (1980): The use of psychotropic medication in the treatment of drug abuse. In: Substance Abuse and Psychiatric Illness (Gottheil, E., McLellan, A. Th., Druley, K. A., Hrsg.), S. 125—133. New York – Oxford – Toronto – Sydney – Frankfurt – Paris: Pergamon Press.
36. Pattison, E. M. (1974): Rehabilitation of the chronic alcoholic. In: The Biology of Alcoholism (Kissin, B., Begleiter, H., Hrsg.), Vol. 3: Clinical Pathology, S. 587—658. New York – London: Plenum Press.
37. Poley, W., Lea, G., Vibe, G. (1979): Alcoholism: A Treatment Manual. New York: Gardner Press.
38. Van Praag, H. M. (1978): Psychotropic Drugs. Assen/Amsterdam: Van Gorcum.
39. Resnick, R. B., Schwartz, L. K., Kestenbaum, R. S. (1978): Oxilorphan. In: Treatment of Aspects of Drug Dependence (Schecter, A., Mulé, S. J., Hrsg.), S. 71—77. West Palm Beach/Fla.: CRC Press.
40. Schecter, A., Schecter, M. J. (1978): The role of long-acting methadone (LAAM in the treatment of opiate dependence). In: Treatment of Aspects of Drug Dependence (Schecter, A., Mulé, S. J., Hrsg.), S. 33—40. West Palm Beach/Fla.: CRC Press.
41. Schulz, R., Herz, A. (1979): Opiate addiction – new perspectives in research. In: Neuro-Psychopharmacology (Saletu, B., Berner, P., Hollister, L., Hrsg.), S. 675—685. Oxford – New York – Toronto – Sydney – Paris – Frankfurt: Pergamon Press.
42. Sellers, E. M., Kalant, H. (1978): Pharmacotherapy of acute and chronic alcoholism and alcohol withdrawal syndrome. In: Principles of Psychopharmacology, 2. Aufl. (Clark, W. G., Del Guidice, J., Hrsg.), S. 721—740. New York – San Francisco – London: Academic Press.
43. Tennant, F. S., jr., Russell, B. A., McMarna, A., Cassas, M. (1974): Propoxyphene napsylate treatment of heroin and methadone dependence: one year's experience. J. Psychedel. Drugs 6, 201.
44. Volavka, J., Mallya, A., Pevnick, J., Cho, D., et al. (1979): Naltrexone in normal men. In: Neuro-Psychopharmacology (Saletu, B., Berner, P., Hollister, L., Hrsg.), S. 427—433. Oxford-New York – Toronto – Sydney – Paris – Frankfurt: Pergamon Press.
45. Whitfield, Ch., L. (1980): Non-drug treatment of alcohol withdrawal. In: Current Psychiatric Therapies (Masserman, J. H., Hrsg.), Vol 19, S. 101—109. New York – London – Toronto – Sydney – San Francisco: Grune & Stratton.
46. Wikler, A. (1974): Requirements for extinction of relapse-facilitating variables and for rehabilitation in a narcotic-antagonist treatment program. In: Narcotic Antagonists: Advances in Biochemical Psychopharmacology, Vol. 8 (Baude, M. C., Harris, L. S., May, E. L., Smith, J. P., Villareal, J. E., Hrsg.), S. 399—414. New York: Raven Press.
47. Wikler, A. (1980): Opioid Dependence. Mechanisms and Treatment. New York – London: Plenum Press.
48. Winokur, G., Reich, T., Rimmer, J., et al. (1970): Alcoholism III: diagnosis and familial psychiatric illness in 159 alcoholic probands. Arch. Gen. Psychiat. 23, 104—111.

16. Psychopharmakotherapie bei Schlafstörungen

Von R. SPIEGEL

16.1. Einleitung	515
16.2. Methoden, Konzepte und Probleme der klinischen Schlafforschung	517
16.2.1. Epidemiologie und Aetiologie der Schlaflosigkeit	517
16.2.2. Klinische und polygraphische Diagnostik	517
16.2.3. Das Problem der primären (idiopathischen) Insomnie	519
16.2.4. Das Problem der Schlaf-Apnoe	520
16.3. Indikationen der Psychopharmakotherapie bei Schlafstörungen	521
16.3.1. Therapie bei situativen Insomnien	521
16.3.2. Therapie bei pharmakogenen Insomnien	522
16.3.3. Therapie bei sekundären Insomnien	522
16.3.4. Therapie bei Schlaf-Apnoe und nächtlichem Myoklonus	523
16.3.5. Therapie bei primären Insomnien	523
16.4. Therapie mit schlafinduzierenden Medikamenten	524
16.4.1. Therapie mit „älteren" Schlafmitteln	525
16.4.2. Therapie mit „neueren" Schlafmitteln	525
16.4.3. Therapie mit sedierenden Antidepressiva und Neuroleptika	527
Literatur	528

16.1. Einleitung

Trotz beachtlichen Fortschritten der experimentellen und klinischen Schlafforschung in den letzten 25 Jahren läßt sich die *Frage, wann und wie Schlafstörungen mit pharmakologischen Mitteln zu behandeln sind,* auch heute nicht in allen Punkten befriedigend beantworten. Dies ist einerseits Folge der Vielfalt von Schlafstörungen in klinischer und ätiologischer Hinsicht, andererseits Ausdruck der Unsicherheit, die die Anwendung von Psychopharmaka in nicht „vitalen" Indikationen kennzeichnet.

Eine von klinischen Schlafforschern ausgearbeitete Nomenklatur unterscheidet *4 große Gruppen von „Wach-Schlaf-Störungen"* **(ASDC-Klassifikation, 1979)**, deren jede 8 bis 18 Syndrome umfaßt. Aus Raumgründen werden wir uns auf die zahlenmäßig wichtigste Gruppe der Insomnien (DIMS = Disorders of Initiating and Maintaining Sleep) beschränken und auch daraus nur die häufigsten und mit klinischen Mitteln abgrenzbaren Formen erörtern (s. Tab. 16.1.). Eine Darstellung der übrigen Schlafstörungen, verbunden mit einem umfangreichen Literaturverzeichnis, findet sich bei WEITZMAN [37].

Wir werden in diesem Kapitel versuchen, auf folgende Fragen nach Möglichkeit empirisch abgestützte Antworten zu geben:
— Wie häufig ist die sogenannte Schlaflosigkeit, wer klagt über sie, und unter welchen Bedingungen kommt sie besonders häufig vor?
— Welchen Beitrag hat die moderne Schlafforschung zur besseren Beschreibung und zum Verständnis der Schlaflosigkeit geleistet?
— Welche Pharmaka bieten sich zur Behandlung verschiedener Formen der Schlaflosigkeit an, und welche sind ihre spezifischen Vor- und Nachteile, verglichen mit anderen Therapieformen?

Schlaflosigkeit oder „*Insomnie*" im wörtlichen Sinne ist nur ganz vereinzelt beschrieben worden [31]. Einige Autoren ziehen den Ausdruck „*Dyssomnie*" vor, um Zustände gestörten, unbefriedigenden Schlafs zu bezeichnen. Dieser Begriff hat sich aber nicht durchgesetzt und wird auch im folgenden Kapitel nicht verwendet.

Tab. 16.1. **Einteilung der Schlafstörungen (Insomnien): ASDC-Klassifikation (1979)**

1. *Psychophysiologische* Insomnien

    a) Vorübergehend und situativ: Meist im Zusammenhang mit Aufregungen, Konflikten, Bedrohungen

    b) Anhaltend: Chronische, somatisierte Spannung und Angst — verstärkt durch negative Konditionierung (Bett, Schlafzimmer etc. als Schlaf-störende Umgebung)

2. Mit *psychischen Krankheiten* verbundene Insomnien

    a) Bei neurotischen Syndromen: Phobien, Angstzuständen, Zwangssymptomen
    b) Bei affektiven Psychosen, besonders Depressionen
    c) Bei anderen funktionellen Psychosen, besonders Schizophrenien

3. Insomnien, verbunden mit *Medikament- und Alkohol-Konsum*

    a) Gewöhnung an oder Entzug von sedierenden Substanzen (Hypnotika, Sedativa, Alkohol)
    b) Konsum und Mißbrauch von Psychostimulantien, inklusive Koffein
    c) Dauernde Einnahme oder Absetzen anderer Medikamente mit zentraler Wirkung
    d) Chronischer Alkoholismus

4. Insomnien, verbunden mit *nächtlichen respiratorischen Störungen*

    a) Schlafapnoe-Syndrom (bei normaler Atmungsfunktion im Wachen)
    b) Atmungsstörung, die sich im Schlaf verstärkt (Alveoläre Hyperventilation)

5. Insomnien, verbunden mit *nächtlichem Myoklonus* und „*Restless legs syndrome*"

6. Insomnien, die auf *andere medizinische, toxische* oder *Umgebungsfaktoren* zurückzuführen sind

7. Insomnien, die seit *früher Kindheit* bestehen

8. *Andere Insomnien:* Häufige Unterbrüche des REM-Schlafs, Alpha-Delta-Schlaf, „mini-arousals"

9. *Kurzer Schlaf* und *Pseudo-Insomnie* (Klage über Schlaflosigkeit ohne objektives Korrelat)

16.2. Methoden, Konzepte und Probleme der klinischen Schlafforschung

16.2.1. Epidemiologie und Aetiologie der Schlaflosigkeit

Gemäß Statistiken aus mehreren europäischen Ländern und den USA leidet jeder 7. bis 8. Erwachsene nach seinem eigenen Urteil häufig oder dauernd unter gestörtem Schlaf, Frauen häufiger als Männer, ältere Personen häufiger als jüngere [Übersicht bei 26]. Am weitesten verbreitet sind Einschlafstörungen, gefolgt von Durchschlafstörungen und zu frühem Erwachen am Morgen. Das Gefühl, zu wenig zu schlafen, findet sich vor allem im jüngeren und mittleren Alter, alle anderen Formen der Schlaflosigkeit werden im Alter häufiger. Der Konsum von Schlafmitteln nimmt ebenfalls mit dem Alter zu und ist bei Frauen verbreiteter als bei Männern (s. Abb. 16.1.).

Schlaflosigkeit tritt eher selten als isolierte Störung auf, häufig dagegen in Verbindung mit akuten oder chronischen emotionellen Belastungen, körperlichen oder psychischen Krankheiten — auch wenn der Zusammenhang nicht immer offen zutage liegt oder von den Patienten in Abrede gestellt wird. Gestörter Schlaf ist oft Teil oder Begleiterscheinung einer Krankheit, kann aber selbst für den Betroffenen zum Hauptproblem werden, so daß die Frage, ob Schlaflosigkeit eine Krankheit oder ein Symptom sei, in manchen Fällen müßig ist. Wiederholt wurden hohe Korrelationen zwischen der Einnahme von Schlafmitteln und jener von Analgetika und Tranquilizern gefunden, und ein positiver Zusammenhang bestand in einer amerikanischen Längsschnitt-Untersuchung auch zwischen dem Konsum von Schlafmitteln und der Mortalität [25]. Diese Befunde bestätigen die dem Arzt aus der Praxis bekannte enge Verbindung von Schlafstörungen mit anderen körperlichen und psychischen Leiden.

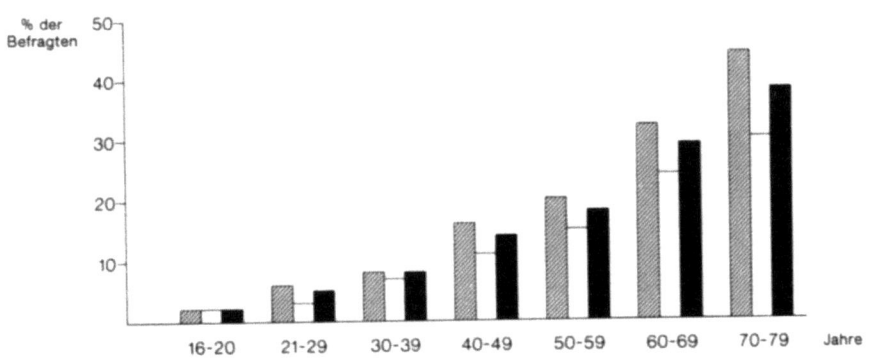

Abb. 16.1. Beziehung zwischen der Schlafmitteleinnahme und dem Alter und Geschlecht

In einer Repräsentativ-Umfrage in der BRD wurden Probanden gefragt, ob sie „auch manchmal ein Schlafmittel einnehmen". Der Konsum von Schlafmitteln steigt mit dem Alter stetig an (nach SPIEGEL, 1981)

16.2.2. Klinische und polygraphische Diagnostik

Klagt ein Patient über gestörten Schlaf, so sollte man zunächst folgende nähere Fragen stellen, aus welchen sich die **Art der Schlafstörung** und ihr **subjektiver Schweregrad** meist recht zuverlässig abschätzen läßt:

16. Psychopharmakotherapie bei Schlafstörungen

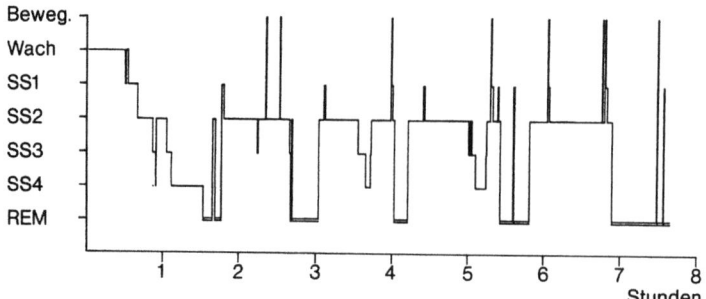

Abb. 16.2. Normales Hypnogramm (standardisierte Darstellung des Schlafverlaufs)
Beweg.: Bewegung; **Wach**: Wachstadium; **SS**: Schlafstadium; **REM**: Rapid Eye Movement-Schlaf; SS 3 und SS 4 repräsentieren den Tiefschlaf

— Wie äußert sich die Schlafstörung, wie häufig tritt sie auf und wie wirkt sie sich subjektiv und objektiv auf den Patienten aus? Was geschieht, wenn der Patient nicht ein- oder durchschlafen kann? Wie wichtig ist für ihn ein ungestörter Schlaf?
— Seit wann ist der Schlaf gestört? Kann das Auftreten der Schlafstörung mit inneren und äußeren Geschehnissen in einen Zusammenhang gebracht werden?
— Welche — vielleicht falschen oder zwanghaften — Erwartungen hegt der Patient in bezug auf die Dauer und die Merkmale eines „normalen Schlafs"?

Die nächsten Überlegungen gelten den möglichen **Faktoren, die die Störung auslösen oder aufrechterhalten**:
— *Psychische Krankheiten:* Depressionen, Neurosen, psychosomatische Syndrome.
— *Somatische Störungen:* chronische Schmerzzustände, Asthma und andere Atmungsstörungen, Herzinsuffizienz, Hyperthyreose etc.
— *Ursachen, die tagsüber nicht nachweisbar sind:* Schlaf-Apnoe, nächtlicher Myoklonus, restless legs syndrome.

Ein Teil dieser Faktoren läßt sich durch eine psychiatrische bzw. internmedizinische Untersuchung feststellen oder ausschließen. Schwierig oder unmöglich ist es aber, tagsüber abzuklären, ob ein Patient auch objektiv an gestörtem Schlaf leidet, — und Schlaf-Apnoe, nächtlicher Myoklonus und andere, seltenere Syndrome lassen sich nur in Nachtschlaf-Ableitungen feststellen.

Mit dem Aufkommen der **Schlafpolygraphie**, d. h. der gleichzeitigen Ableitung des *Elektroenzephalogramms (EEGs)* und weiterer elektrophysiologischer Indikatoren während des Schlafs, besteht heute in manchen Kliniken die Möglichkeit, die Angaben von schlafgestörten Patienten über ihren Schlaf mit den Ergebnissen objektiver Registrierung zu vergleichen (s. Abb. 16.2.).

Abb. 16.2. zeigt das Hypnogramm eines 25jährigen Probanden mit normalem Schlaf; dargestellt ist der zeitliche Ablauf der Schlafstadien in einer Nacht. Der Schlaf des Menschen ist zyklisch organisiert: auf einen 60 bis 80 Minuten dauernden Abschnitt „NREM-Schlaf" (Schlafstadien 2, 3 und 4 = Non Rapid Eye Movement Schlaf) folgt eine „REM-Phase" von 10 bis 40 Minuten Dauer. Diese Abfolge wird als *NREM-REM Zyklus* bezeichnet. Die *Tiefschlafstadien* 3 und 4 finden sich vorwiegend in den ersten 2 bis 3 NREM-REM Zyklen, gegen Ende der Nacht wird der Schlaf oberflächlicher. Schlafunterbrüche sind selten und meist von sehr kurzer Dauer.

Während bei jüngeren, nicht schlafgestörten Probanden allgemein eine gute Übereinstimmung zwischen subjektiven und objektiven Daten besteht, fallen die Selbsteinschätzungen älterer Menschen und besonders **schlafgestörter Patienten** oft sehr ungenau aus: Die Schlafdauer wird vielfach unterschätzt und die Zeit bis zum Einschlafen überschätzt [10]. Interessanterweise vermögen Frauen über ihren Schlaf in der Regel viel genauere Angaben zu machen als Männer [36]. Schlaf-polygraphische Untersuchungen haben gezeigt, daß sich schlafgestörte Patienten punkto Schlafdauer und Schlafstadien von guten Schläfern nicht oder meist nur geringfügig unterscheiden: Weder der Tiefschlaf (Slow Wave Sleep, SWS), der sich durch besonders hohe und langsame EEG-Aktivität und

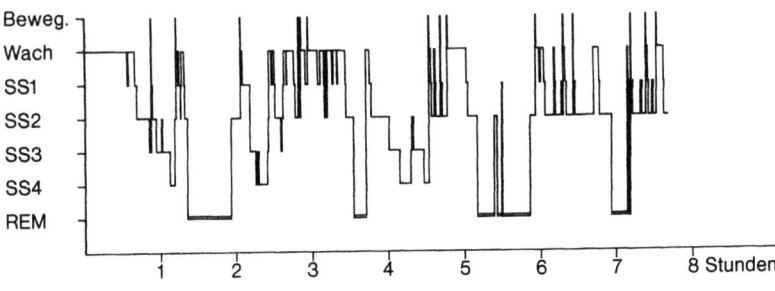

Abb. 16.3. **Hypnogramm eines Schlafgestörten**
Dieser 63jährige Mann zeigt ein für ältere Schlafgestörte typisches Muster: Häufige Wechsel der Schlaftiefe, häufige — längere und kürzere — Wachphasen (Legende der Abkürzungen s. Abb. 16.2.) (nach SPIEGEL, 1981)

eine hohe Weckschwelle auszeichnet, noch der Rapid Eye Movement (REM) Schlaf, der Phasen intensiver Traumtätigkeit anzeigt, sind bei Schlafgestörten in ihren Anteilen verändert. Hingegen ist der Schlafablauf durch häufige Unterbrechungen oft gestört (s. Abb. 16.3.).

Insomnie-Patienten wachen häufig, oft nur für einige wenige Sekunden, auf (s. Abb. 16.3.) und können so das Gefühl erhalten, „die ganze Nacht kein Auge zugetan zu haben", obwohl ihre tatsächliche Schlafzeit mehrere Stunden, gelegentlich 7 Stunden und mehr, betragen kann. (Bei gesunden Probanden läßt sich durch experimentelle Verabreichungen von niedrig dosierten Psychostimulantien ein ähnliches Phänomen hervorrufen: Nach Nächten mit zahlreichen — längeren und kürzeren — Wachphasen sind auch sie nicht mehr in der Lage, die Dauer und andere quantitative Merkmale des Schlafs richtig einzuschätzen, und solche Nächte werden als unruhig und wenig erholsam beurteilt [14].

Polygraphische Untersuchungen des Schlafs können also Auskunft geben über Merkmale des Schlafverlaufs, die das Urteil eines Patienten über seinen gestörten, unruhigen Schlaf mitbedingen. Die erwähnten, erst seit wenigen Jahren bekannten Syndrome **Schlafapnoe** und **nächtlicher Myoklonus** lassen sich ebenfalls nur in polygraphischen Schlafableitungen feststellen. Auch sie können bei den Betroffenen das Gefühl gestörten, nicht erholsamen Schlafs auslösen, ohne daß aus der Beschreibung des Patienten allein ein Hinweis auf die zugrundeliegende Störung zu erhalten ist.

Aufzeichnungen der *Atmungsaktivität* während der Nacht und des *Elektromyogramms* von Rumpf und Extremitäten führen rasch zur richtigen Diagnose; allerdings werden solche Untersuchungen in Europa bisher nur in einzelnen Spitälern durchgeführt.

16.2.3. Das Problem der primären (idiopathischen) Insomnie

Nach herkömmlicher Auffassung sind schwere, länger anhaltende Schlafstörungen ohne körperliche Ursachen fast immer Prodrome einer **psychischen Störung** oder Symptome einer solchen. Neuere Untersuchungen mit psychodiagnostischen Tests an chronisch Schlafgestörten scheinen diese Meinung zu bestätigen. Nach KALES et al. [20] und ähnlich nach anderen Autoren neigen chronisch Schlafgestörte dazu, affektive Spannungen zu somatisieren oder sonstwie zu unterdrücken. Zu einer aktiven Konfliktbewältigung seien sie nicht fähig [9], eine depressive Grundstimmung wird als typisch angesehen.

Dieses „Charakterprofil" des chronisch Schlafgestörten, das sich mit Hilfe von Persönlichkeitstests wie dem MMPI (Minnesota Multiphasic Personality Inventory) aufzeigen läßt, mag bei schweren, langjährigen Fällen von Schlaflosigkeit vorkommen; ob es auch für die gelegentliche, in der Praxis weitaus häufigere Form der Insomnie typisch ist, erscheint recht fraglich. Besonders im mittleren und höheren Alter treten Schlafstörungen auch bei psychisch gesunden, testpsychologisch unauffälligen Personen häufig auf [36].

Für den praktizierenden Arzt, der in der Regel weder schlafpolygraphische noch ausführliche testpsychologische oder psychiatrische Untersuchungen durchführen kann, ist die **Differentialdiagnose** zwischen einer primären Insomnie, einer larvierten Depression mit Schlaflosigkeit und einem der genannten, tagsüber okkulten Syndrome, die sich ebenfalls in Form gestörten Schlafs manifestieren können, recht schwierig, wenn nicht unmöglich. Ist die Schlaflosigkeit begleitet von **depressiver Verstimmung** und weiteren vitalen Symptomen, wie Appetitmangel, Gewichtsabnahme und Libido-Verlust, dann ist eine Depression wahrscheinlich. Eine psychiatrische Diagnose kann aber nur dann mit einiger Gewissheit gestellt werden, wenn mögliche somatische Ursachen wie chronische Schmerzzustände, Herzinsuffizienz, Hyperthyreose ausgeschlossen worden sind. Fehlen weitere Symptome aus dem Vitalbereich und läßt sich keine somatische Ursache eruieren, so ist an eine primäre Schlaflosigkeit zu denken.

Die Differentialdiagnose der Schlaflosigkeit umfaßt auch die genaue Frage nach Medikamenten und **Genußmitteln** mit psychostimulierenden („Neben"-)Wirkungen, vor allem Kaffee, Tee und Alkohol. Am Abend genossener *Kaffee* oder *Tee* kann den Schlaf auch dann stören, wenn der Patient selbst keine stimulierende Wirkung wahrnimmt.

Alkohol, der — vor allem, wenn als Rotwein oder Bier genossen — primär entspannend und in höheren Dosen auch schlaffördernd wirkt, vermag den Schlaf indirekt zu stören: Bier hat eine diuretische Wirkung, und nach höheren Dosen alkoholischer Getränke ist im zweiten Teil der Nacht mit „rebound-Phänomenen" zu rechnen, d. h. mit einer kompensatorischen Erhöhung des durch den Alkohol im ersten Teil der Nacht unterdrückten REM-Schlafs und der Schlafunruhe. Diese Gegenregulation kann in Form unangenehmer und erschreckender Träume, Wachphasen, unruhigen Schlafs in Erscheinung treten („Entzugsinsomnien"; s. unten).

16.2.4. Das Problem der Schlaf-Apnoe

In den letzten Jahren haben mehrere Gruppen von Schlafforschern auf das Syndrom der Schlaf-Apnoe hingewiesen, d. h. auf Unterbrüche der Atemtätigkeit während des Schlafs, die länger als 10 Sekunden dauern und mit zunehmendem Alter offenbar häufiger werden.

CARSKADON und DEMENT [7] stellten bei 15 von 40 Personen im Alter zwischen 62 und 85 Jahren nächtliche Apnoen mit einer Frequenz von $\geq$ 5 pro Stunde fest, und in einer weiteren Studie [2] wurde bei älteren Probanden eine ähnliche Inzidenz dieser Störung gefunden. Eine Untersuchung an über 60jährigen Patienten einer „sleep disorders clinic" [8] ergab apnoeische Episoden während des Schlafs ($\geq$ 5 Episoden von $\geq$ 10 s Dauer) in 39% aller Fälle.

Wenn auch Häufigkeit und klinische Bedeutung der Schlaf-Apnoe zur Zeit noch ungeklärt sind, so verdient dieses Syndrom doch die ärztliche Aufmerksamkeit, weil Schlafmittel, besonders Barbiturate, die Atemfunktion beeinträchtigen. Eine Verabreichung von Hypnotika an Patienten mit klinisch relevanter Schlaf-Apnoe wäre demnach kontraindiziert. Wie **diagnostiziert** man eine Schlaf-Apnoe? Eine routinemäßige polygraphische Untersuchung sämtlicher Personen über 60 Jahren, die über gestörten Schlaf klagen, ist nicht möglich, doch gibt es mehrere klinische Merkmale, die das Erkennen gefährdeter Patienten mit einer gewissen Sicherheit ermöglichen.

Klinik der Schlaf-Apnoe. Die meisten Patienten mit Schlaf-Apnoe klagen nicht über gestörten Schlaf, sondern über *Schläfrigkeit tagsüber*. Vorwiegend betroffen sind Männer, besonders solche mit Übergewicht und mit anamnestischen Hinweisen auf Halsoperationen. Typisch sind auch lautes Schnarchen und häufige motorische Unruhe im Schlaf. Entscheidend ist aber, ob die Patienten zusätzlich unter Hypertonie, Corpulmonale oder Herzversagen leiden [5]: Hier sollten Schlafmittel, sogar Benzodiazepine (die bei gesunden Probanden nur eine geringe Wirkung auf die Atemfunktion haben), nicht oder nur unter enger Überwachung verabreicht werden.

Da die Schlaf-Apnoe zur Zeit von mehreren Gruppen intensiv bearbeitet wird, ist anzunehmen, daß in den nächsten Jahren weitere Angaben über die tatsächliche Häufigkeit und Relevanz dieses Syndroms sowie Empfehlungen für die Therapie veröffentlicht werden.

16.3. Indikationen der Psychopharmakotherapie bei Schlafstörungen

„Schlaflosigkeit" (im Urteil des Patienten) ist die meistverbreitete Schlafstörung. Sie kann durch mannigfaltige körperliche, psychische und situative Faktoren ausgelöst und aufrechterhalten werden.

Die *Behandlung* richtet sich nach Möglichkeit auf die Therapie dieser unterschiedlichen Faktoren und erst dann auf die Schlaflosigkeit selbst. Verschiedene therapeutische Ansätze schließen sich nicht aus, wie aus dem folgenden Schema (s. Tab. 16.2.) zu erkennen ist.

Tab. 16.2. **Therapeutische Maßnahmen bei ätiologisch unterschiedlichen Schlafstörungen** (Schema in Anlehnung an SCHNEIDER-HELMERT, 1978)

Art der Insomnie	„Ursächlich" orientierte Maßnahmen		Symptomorientierte Maßnahmen	
	somatisch	Psychotherapie	Aufklärung, Beratung	Schlafmittel
Situativ	−	(+)	+	(+)
Pharmakogen	+	(+)	+	−
Sekundär	(+)	(+)	+	(+)
Primär	−	+	+	+

+ : die angeführte Therapie ist in der Regel indiziert; (+): die angeführte Therapie ist gelegentlich indiziert; − : die angeführte Therapie ist nicht indiziert.

16.3.1. Therapie bei situativen Insomnien

Situative Insomnien entsprechen dem Punkt 1a der ASDC-Klassifikation (s. Tab. 16.1.). Sie sind per definitionem vorübergehend und stehen im Zusammenhang mit Veränderungen der psychosozialen Situation, die beim Betroffenen Angst und Spannung auslösen. Die Tätigkeit des Arztes besteht darin, dem Patienten bei der Überwindung der auslösenden Situation beratend und wenn nötig beruhigend zur Seite zu stehen.

Eine zeitweise Anwendung von **Schlafmitteln** ist dann sinnvoll, wenn eine Entlastung des Patienten erreicht und die Bewältigung der Situation erleichtert wird. Da bei der situativen Insomnie Spannung und Angst dominieren und eine Beeinträchtigung des Patienten am folgenden Tag unerwünscht ist, sind kurz wirksame Benzodiazepine (z. B. *Triazolam, Temazepam*) die Präparate der ersten Wahl.

Situativ ist auch die Schlaflosigkeit, die aus Anlaß medizinischer Hospitalisierungen oder bei **Heimunterbringungen alter Menschen** auftritt. Hier werden Schlafmittel fast routinemäßig und oft auch prophylaktisch verwendet. Nach unserer Erfahrung geschieht in vielen Spitälern und Heimen des „Guten" zuviel: Patienten erhalten manchmal ein Schlafmittel, ohne es zu verlangen oder zu wissen, was sie einnehmen; nicht selten werden unnötig starke Präparate bzw. hohe Dosen verschrieben. Die Folge ist allzuoft eine Entzugs-Insomnie (s. unten), die nach der Entlassung aus dem Spital auftritt. Stehen Patienten bereits unter Schlafmitteln, so ist eine Reduktion der Dosis — oder mindestens ein entsprechender Versuch — grundsätzlich ratsam. Dies gilt besonders bei Alterspatienten, die vielfach aus Bequemlichkeit auf einer einmal verordneten Schlafmitteldosis belassen werden.

16.3.2. Therapie bei pharmakogenen Insomnien

Pharmakogene Insomnien entsprechen dem Punkt 3 der ASDC-Klassifikation (s. Tab. 16.1.). Zahlreiche Medikamente stören den Schlaf: Alpha-Methyldopa und Reserpin-haltige *Antihypertensiva* beeinflussen biogene Amine im Gehirn und können Insomnien auslösen; *Diuretika* wirken indirekt schlafstörend, wenn sie am Abend verabreicht werden und dann zu Nycturie führen. Schlafstörungen sind auch beobachtet worden unter *L-Dopa*-Therapie bei Morbus Parkinson, und einige *Beta-Rezeptoren-Blokker* induzieren Nachtmahre und besonders lebhafte Träume. Nicht immer ist in solchen Fällen leicht zu entscheiden, ob eine iatrogene oder eine Schlaflosigkeit anderer Genese vorliegt, doch sollte der Arzt mindestens bei Schlafstörungen, die im Gefolge einer Änderung der Medikation auftreten, die Möglichkeit einer pharmakogenen Insomnie in Betracht ziehen und nicht sofort ein Schlafmittel verordnen.

Auf Störungen des Schlafs durch *Kaffee* oder *Tee* wurde bereits hingewiesen (s. Kap. 16.2.3.). Wichtig ist in diesem Zusammenhang die Beobachtung, daß die Empfindlichkeit auf Koffein inter- und intraindividuell stark schwankt [23].

Auch bei Patienten, die fest überzeugt sind, nach einer bis zwei Tassen Kaffee am Abend gut schlafen zu können (oder sogar Kaffee zu benötigen, um gut schlafen zu können), ist mit der Möglichkeit einer **Koffein-Insomnie** zu rechnen. Wenigstens versuchsweise sollten solche Patienten ihre Gewohnheiten ändern, sofern sie über gelegentliche Schlaflosigkeit klagen.

Eine häufige und besonders schwierige Form der pharmakogenen Schlaflosigkeit ist die **Entzugsinsomnie** nach längerem Konsum von Hypnotika und Tranquilizern (s. Kap. 16.4.2). Entscheidend ist hier die Aufklärung des Patienten über die Auswirkungen einer anhaltenden Schlafmittel-Einnahme. Diese Information darf nicht den Charakter einer Warnung oder Drohung tragen, da sonst die Verwendung eines Schlafmittels emotional unnötig aufgeladen und die Entzugsinsomnie als Strafe für Ungehorsam interpretiert werden kann.

Generell empfiehlt sich ein *stufenweises Absetzen* in den Fällen, wo eine hohe Dosis und ein Medikament verabreicht wurde, das zu Entzugsinsomnien führt: Dem Patienten soll bewußt gemacht werden, daß die Normalisierung des Schlafs 1—2 Monate dauern kann, und in dieser Zeit muß der Arzt für die Besprechung der auftretenden Probleme und emotionelle Unterstützung zur Verfügung stehen. In leichteren Fällen empfiehlt es sich, die voraussehbar gestörten Nächte auf Zeiten zu legen, in denen der Patient nach seinem eigenen Ermessen nicht unbedingt schlafen muß (Ferien, Wochenende).

16.3.3. Therapie bei sekundären Insomnien

Sekundäre Insomnien entsprechen den Punkten 2 und 6 der ASDC-Klassifikation (s. Tab. 16.1.). Hier wird zunächst eine Beseitigung der vermuteten Ursache angestrebt, im allgemeinen mit geeigneten internmedizinischen und psychiatrischen Maßnahmen einschließlich Pharmako- und Psychotherapie. Praktisch ist der Übergang von sekundären zu primären Schlafstörungen meist fließend, oder eine ursprünglich sekundäre Insomnie ist durch Gewohnheit und Erwartungen des Patienten zum eigenständigen Problem geworden.

Eine vermutete sekundäre Insomnie *bleibt nicht selten bestehen,* auch wenn kausal orientierte Maßnahmen scheinbar mit Erfolg getroffen worden sind — eine Situation, die besonders bei polymorbiden Alterspatienten häufig ist. In solchen Fällen ist wie bei primären Insomnien zu verfahren (s. unten).

16.3.4. Therapie bei Schlaf-Apnoe und nächtlichem Myoklonus

Sie entsprechen den Punkten 4 und 5 der ASDC-Klassifikation (s. Tab. 16.1.). Die Problematik und Klinik der Schlaf-Apnoe wurden in Kap. 16.2.4. erörtert. Bei klinisch relevanter **Schlaf-Apnoe** sind *Barbiturate* und andere Medikamente, die die Atemfunktion beeinträchtigen, nach heutigem Wissen *kontraindiziert*. Benzodiazepine sollten ebenfalls mit Zurückhaltung verschrieben werden, und eine intensive internmedizinische Überwachung dieser Patienten ist notwendig. In schweren Fällen müssen die im Schlaf behinderten Atemwege operativ freigelegt werden [37].

Das *„restless legs syndrome"* und ähnliche **nächtliche Bewegungsstörungen (Myoklonus)** sprechen günstig auf muskelrelaxierende Präparate an. Nach der Ansicht einiger Autoren ist *Clonazepam* in dieser Indikation zu bevorzugen, doch spricht u. E. nichts gegen eine Anwendung anderer, *kürzer* wirksamer *Benzodiazepine*.

16.3.5. Therapie bei primären Insomnien

Primäre Insomnien entsprechen den Punkten 1b und 7 der ASDC-Klassifikation (s. Tab. 16.1.). Ihre Problematik wurde in Kap. 16.2.3. dargestellt. Im oben angeführten Behandlungsschema sind Aufklärung und Beratung, Psychotherapie und Pharmakotherapie auf die gleiche Stufe gestellt, da unter der Bezeichnung primäre Insomnien recht verschiedene Bilder zusammengefaßt sind, die ein individuelles und oft additives Vorgehen nötig machen.

Beratung und Aufklärung des Patienten

Ein erster Schritt ist der Abbau falscher Vorstellungen von *„normalem Schlaf"* und von Befürchtungen in bezug auf die *„Folgen der Schlaflosigkeit"*. Eine weitere Aufklärung sollte die Tatsache betreffen, daß sich der Schlaf mit dem *Alter* stark verändert.

Viele Schlafgestörte sind überzeugt, sie benötigen für ihre Gesundheit an Leib und Seele jede Nacht 7—8 Stunden Schlaf [9]. Diese in manchen Fällen fast zwanghafte Vorstellung vom **„normalen Schlaf"** wird aber weder durch klinische noch durch experimentelle Daten gestützt: Viele Personen kommen mit 4—5 Stunden Schlaf pro Nacht aus, andere benötigen 10 und mehr Stunden, um sich am Morgen ausgeruht und leistungsfähig zu fühlen.

Eine zweite und für viele Schlafgestörte beruhigende Information betrifft die **Folgen von schlaflos verbrachten Nächten:** Eine und auch mehrere Nächte mit schlechtem oder gar ohne Schlaf verursachen keinerlei Schaden; der Organismus „holt sich genau den Schlaf, den er braucht". Diese Aussage stützt sich auf Versuche mit totalem Schlafentzug, die eine Woche und länger dauerten und bei den Versuchspersonen zwar Unbehagen und starke Müdigkeit, aber keine psychischen oder körperlichen Schäden anrichteten. Auch sind hier gut studierte Fälle von Kurzschläfern anzuführen, d. h. von Personen, die über Jahre bei voller geistiger und körperlicher Gesundheit mit 2—4 Stunden Schlaf pro Nacht auskommen [19].

Der Anteil des Tiefschlafes nimmt im **Alter** ab, Schlafunterbrüche werden häufiger und länger, die „Schlaf-Effizienz" wird geringer. Es ist somit für den älteren und alten Menschen zwar unangenehm, aber keineswegs alarmierend, wenn er weniger tief und weniger konstant schläft und am Tag gelegentlich das Bedürfnis nach einem Nickerchen verspürt.

Da der Schlaf bekanntlich gerade dann nicht eintritt, wenn man ihn sehnlichst herbeiwünscht, muß sich die Beratung schlafgestörter Patienten das **Ziel** setzen, dem Einschlafen bzw. dem Wiedereinschlafen den Charakter des unbedingt Notwendigen, der Leistungsprüfung zu nehmen. Der Patient soll sich beim Arzt darüber aussprechen können, was eigentlich geschieht, wenn er nicht einschlafen kann, welche Folgen sich daraus real und vermeintlich ergeben. Die realen Folgen sind meist geringfügiger als die emotionalen: Wachphasen in der Nacht sind die Zeit der Einsamkeit, der Sorgen und des Grübelns — und bei der Erörterung der hier auftauchenden Probleme kann die Beratung über Fragen der Schlaflosigkeit oft in eine Psychotherapie übergehen. Ob der Arzt bereit und fähig ist, eine solche aufzunehmen, hängt von seiner Ausbildung und therapeutischen Einstellung ab.

16.4. Therapie mit schlafinduzierenden Medikamenten

Historisches. Daß Schlafmitteln der Ruch des Künstlichen und potentiell Schädlichen anhaftet, ist keine neue Erscheinung unserer Zeit. Schon 1904, kaum war das erste *Barbiturat* (Veronal®) eingeführt, wurden Suizidfälle und Abhängigkeit von Barbituraten beschrieben. E. BLEULER riet 1916 von längerem Hypnotika-Gebrauch ab und empfahl, mit den Mitteln abzuwechseln, um der Gewöhnung vorzubeugen (eine Maßnahme, die nach heutiger Erkenntnis nutzlos ist). Andererseits bedauerte der Psychotherapeut J. H. SCHULTZ [35] die „unablässige ‚Giftpropaganda' der Naturheilkundler", die gerade bei schlafgestörten Patienten hypochondrische Ängstlichkeit, darunter Tabletten- und Schlafmittelangst, hervorrufe.

Obwohl moderne Tranquilizer und Hypnotika für Suizide recht ungeeignet und eher selten suchtauslösende Medikamente sind, liegen die Einstellungen von Ärzten und Forschern gegenüber der Anwendung von Psychopharmaka nach den Worten KLERMANS [24] noch immer zwischen den Extremen eines „pharmakologischen Calvinismus" und eines „psychotropen Hedonismus". So oder so werden wissenschaftliche Gründe für persönliche, meist stark moralisch gefärbte Standpunkte gesucht und auch gefunden. Vor- und Nachteile der Schlafmittel im allgemeinen und einzelner chemischer Klassen werden nachfolgend erörtert. Hier sei vorausgeschickt, daß *Benzodiazepine* in über 90% aller Fälle schlafinduzierend wirksam sind und in angepaßten Dosen wenig Nebenerscheinungen hervorrufen; es sind relativ sichere Medikamente, die allerdings bei Alterspatienten mit Vorsicht und bei toxikomanen Patienten sowie Patienten mit Schlaf-Apnoe nach Möglichkeit überhaupt nicht zu verschreiben sind.

Nach heutiger Kenntnis trifft es nicht zu, daß Schlaf, der mit Schlafmitteln induziert wird, in bezug auf seinen Erholungswert dem natürlichen Schlaf unterlegen ist [29], und es ist ebenfalls nicht richtig, daß Schlafmittel grundsätzlich nach wenigen Tagen oder Wochen regelmäßigen Gebrauchs ihre Wirkung verlieren [1, 27]. Entsprechende Angaben in der Laienpresse lassen sich meist auf ältere, unkontrollierte und inzwischen widerlegte Untersuchungen zurückführen.

Trotz ihrer hohen Sicherheit sollten Schlafmittel aber in keinem Fall ohne angemessene Information verordnet werden. Der Patient muß wissen, daß er eine hochwirksame Substanz einnimmt, die ihm zwar keine nachweisbaren biologischen oder anderweitigen Schäden zufügt, zu der er aber angesichts des Risikos der Gewöhnung nur dann greifen sollte, wenn dies aus seiner Sicht wirklich notwendig ist. Er soll ermutigt werden, wann immer möglich medikamentfreie Nächte einzuschalten, und auf selbständige Erhöhung der Dosis hat er in seinem eigenen Interesse zu verzichten. Verschreibung, Einnahme und Nichteinnahme von Schlafmitteln muß Teil der Vertrauensbeziehung zwischen Arzt und informiertem Patienten sein wie jede andere therapeutische Interaktion.

In der bisherigen Darstellung wurde betont, daß Schlaflosigkeit unter sehr verschiedenen Bedingungen auftreten und von zahlreichen, sich oft ergänzenden Faktoren aufrechterhalten werden kann. Psychopharmakologische Behandlung der Insomnie ist somit in den meisten Fällen *symptomatische* Therapie mit allen Vor- und Nachteilen einer solchen. Im konkreten Fall wird der Arzt zunächst trachten, den oder die verursachenden Faktoren der Schlaflosigkeit zu erkennen (s. Tab. 16.1., Punkt 1–6) und mit allgemeinmedizinischen und psychiatrischen Maßnahmen auszuschalten. Indessen schließt die Bemühung um kausale Therapie die gleichzeitige oder spätere Anwendung von Schlafmitteln nicht aus, sofern diese dem schlafgestörten Patienten Linderung bringt und mit den übrigen Maßnahmen nicht in Konflikt steht. Kausal gerichtete oder symptomatische Therapie brauchen sich nicht zu widersprechen.

Aus dem Vorangehenden wird deutlich, welche allgemeinen Wirkeigenschaften ein Schlafmittel besitzen soll: *Es sollte den Schlaf auslösen und aufrechterhalten, ohne andere vitale Funktionen zu beeinflussen oder Nachwirkungen zu verursachen.* Leider werden diese scheinbar einfachen Anforderungen auch von den modernsten Präparaten nur teilweise erfüllt.

16.4.1. Therapie mit „älteren" Schlafmitteln

Die ältesten und heute noch bekannten schlafinduzierenden Substanzen — *Alkohol, Opium, Alraun* (Mandragora) und *Bilsenkraut* (Hyoscyamus) — dämpfen zwar, doch ist ihre hypnotische Wirkung unspezifisch, vermengt mit zahlreichen anderen pharmakologischen Effekten. Auch ist ihre therapeutische Breite (d. h. die Spanne zwischen hypnotisch wirksamer und bereits toxischer Dosis) gering.

Mangelnde Spezifität und geringe therapeutische Breite kennzeichnen auch die meisten in den letzten 150 Jahren gefundenen synthetischen Schlafmittel. Die Mitte des letzten Jahrhunderts entdeckten *Bromsalze* neigen als Folge ihrer extrem langen Halbwertszeiten (bis 12 Tage) zur Kumulation. *Barbiturate* — zu Beginn unseres Jahrhunderts in die Medizin eingeführt und während langer Jahre trotz der früh erkannten Suchtgefahr für unersetzlich gehalten — sind recht toxisch, interagieren mit vielen anderen Medikamenten und weisen weitere Nachteile auf [14, 15]. Auch neuere und zunächst hochgepriesene *Nichtbarbiturate*, wie *Glutethimid, Methyprylon, Methaqualon*, entpuppten sich nach wenigen Jahren als nicht ungefährliche, für eine breite Anwendung ungeeignete Medikamente. Einzig *Chloralhydrat*, 1832 synthetisiert und gegen Ende des 19. Jahrhunderts als Schlafmittel eingesetzt, bestand den Test der Zeit. Zwar ist es geschmacklich unangenehm, kann die Magen- und andere Schleimhäute reizen, doch ist es wirksam, billig und wenig toxisch, kumuliert kaum und führt nur in Ausnahmefällen zu Gewöhnung und Sucht. Ähnlich günstige Wirkungen werden dem etwas jüngeren *Paraldehyd* nachgesagt [11, 15]. Vor allem bei stationären Alterspatienten und in der Psychiatrie finden Chloralhydrat und Paraldehyd auch heute noch breite Anwendung.

16.4.2. Therapie mit „neueren" Schlafmitteln

Benzodiazepine sind heute die mit Abstand meistverschriebenen Schlafmittel: In den USA entfielen 1979 47% aller Schlafmittelverschreibungen auf *Flurazepam*, in den meisten europäischen Ländern sind *Nitrazepam, Flunitrazepam* und *Flurazepam* die führenden Präparate; ferner werden *Diazepam* und *Oxazepam* häufig auch als

Tab. 16.3. Therapie mit Benzodiazepinen: Vor- und Nachteile

Vorteile	Nachteile
— Hohe Sicherheitsmarge (große therapeutische Breite) Nur geringe Wirkung auf Atmung und kardiovaskuläre Funktionen	— Zunahme der ZNS-depressorischen Wirkung mit dem Alter — Interaktion mit Alkohol (additiver Effekt)
— Keine Induktion von Leber-Enzymen (d. h. keine Beschleunigung des Abbaus und keine Interferenzen mit dem Abbau anderer Medikamente) — Keine Veränderungen der Proteinbindung	— Lange Halbwertszeiten, daher Akkumulation aktiver Metaboliten bei einigen Präparaten möglich
— Kein wesentlicher Wirkungsverlust bei wiederholter Applikation — Kein gravierendes Suchtpotential	— Entzugs-Insomnie beim Absetzen, vorübergehende Verstärkung der vorbestehenden Insomnie

Schlafmittel verwendet. Benzodiazepine sind wirksame und vergleichsweise sichere Schlafmittel, denen nur wenige bedeutsame Nachteile anhaften (s. Tab. 16.3.).

Nach großangelegten Statistiken [12, 18] wird mit *Nitrazepam* und auch mit anderen Benzodiazepinen in über 90% aller Fälle eine zufriedenstellende Wirkung erreicht. Die Rate der Nebenwirkungen liegt nach den gleichen Statistiken unter 5%; sie ist bei jüngeren Patienten noch niedriger, bei älteren Patienten höher (vor allem Sedation am folgenden Tage [17]).

Trotz ähnlichen pharmakologischen Eigenschaften sind Benzodiazepine *untereinander nicht beliebig austauschbar* (s. Kap. 7). Als Schlafmittel sind Präparate vorzuziehen, deren Wirkung rasch eintritt, in den ersten 4 Stunden das Maximum erreicht und nicht in den folgenden Tag hinüberreicht. Diesem Ideal kommen einige Präparate dank ihren pharmakokinetischen Eigenschaften recht nahe, andere sind weit davon entfernt [6] (vgl. Kap. 7.5.3). Nach pharmakokinetischen Kriterien sind *Triazolam* und *Temazepam* als Schlafmittel besonders geeignet.

Tab. 16.4. **Wirkung von Schlafmitteln auf polygraphische Schlafparameter**

Substanz(-Klasse)	Einschlafzeit	Schlafdauer	REM-Schlaf	Tiefschlaf (SWS)	Andere Effekte
Barbiturate	↓	↑	↓	?	Zunahme rascher Wellen
Benzodiazepine	↓	↑	(↓)	↓	Zunahme von Schlafspindeln
Chloralhydrat	↓	↑	=	=	
Glutethimid, Methyprylon, Methaqualon	(↓)	(↑)	↓	K.A.	

↓: Abnahme; ↑: Zunahme; ( ): leichter Effekt; =: unverändert; K.A.: keine Angaben; ?: widersprüchliche Angaben.

In Tab. 16.4. sind weitere Effekte von Schlafmitteln auf Schlafparameter, die sich mit elektrophysiologischen Methoden erfassen lassen, zusammengestellt.

Eine ausgedehnte, spezialisierte Literatur befaßt sich mit der möglichen Bedeutung dieser Merkmale [Übersicht: 30], doch ist der Praktiker gut beraten, aus experimentellen Ergebnissen, deren Bezug zur klinischen Realität teilweise noch nicht gesichert ist, keine weitreichenden Schlüsse für seine Verschreibungsgewohnheiten zu ziehen. Weder hat sich bestätigt, daß Medikamente, die den REM-Schlaf unterdrücken, allgemein ein erhöhtes Suchtrisiko bergen, noch erwächst dem Patienten, soweit wir heute wissen, aus der Reduktion des Tiefschlafs (SWS) nach Benzodiazepinen oder etwa aus der Vermehrung von Schlafspindeln ein Nachteil.

Zwei untereinander zusammenhängende Probleme, die auch klinische Konsequenzen haben, sollen im folgenden zur Sprache kommen: Die Gefahr der *Kumulation* bei wiederholter Verabreichung und die *Entzugs-Insomnie* beim Absetzen längerfristig verabreichter Schlafmittel.

Nitrazepam, Flurazepam und *Flunitrazepam,* um drei Beispiele zu nennen, sind Präparate, die entweder selbst *lange* (Serumeliminations-)Halbwertszeiten aufweisen oder in pharmakologisch wirksame, langlebige Metaboliten umgebaut werden. Bei wiederholter Verabreichung wird also besonders bei Alterspatienten (als Folge langsamer Metabolisierung und Ausscheidung) eine **Kumulation** der Ursprungssubstanz bzw. ihrer aktiven Metaboliten auftreten [13, 22], die klinisch fast immer unerwünscht ist.

Motorische und kognitive **Störungen nach Einnahme langwirksamer Benzodiazepine** sind sowohl experimentell als auch klinisch gezeigt worden. So berichtete OSWALD [29] über mehrere Krisensituationen und Unfälle in einer kontrollierten Langzeitstudie mit *Flurazepam* und stellte auch fest, daß die Leistung in psychomotorischen Tests unter Dauerbehandlung mit diesem Präparat stetig abnahm, ohne daß die Beeinträchtigung den Patienten gewahr wurde. In Kontrollgruppen, die mit Placebo bzw. mit dem kurz wirksamen Benzodiazepin *Lormetazepam* behandelt wurden, traten weder entsprechende Krisensituationen und Unfälle noch Leistungsbeeinträchtigung auf. Da auch andere Autoren ungünstige Nachwirkungen und Kumulations-Effekte von Flurazepam beobachteten, wird von einer nicht unbedingt notwendigen regelmäßigen Einnahme dieses Medikamentes und ähnlicher lang wirksamer Benzodiazepine abgeraten [16].

Andere Benzodiazepine haben wie erwähnt *kürzere* (Serumeliminations-)Halbwertszeiten als Flurazepam, und die Tendenz geht heute dahin, Präparate wie *Triazolam* und *Temazepam* als Schlafmittel der ersten Wahl einzusetzen [28]. Diese Benzodiazepine führen in den üblichen Dosen kaum zu psychomotorischen Behinderungen oder subjektiv empfundener Müdigkeit am Morgen, und eine Kumulation ist angesichts der pharmakokinetischen Daten nicht zu erwarten. Allerdings wird dieser Vorteil dadurch erkauft, daß auf das brüske Absetzen kurz wirksamer Benzodiazepin-Derivate, die während mehrerer Tage oder Wochen regelmäßig eingenommen wurden, häufig eine **Entzugs-Insomnie** folgt: Die Patienten schlafen extrem unruhig, liegen während Stunden wach — und glauben nur allzu leicht, sie könnten ohne Schlafmittel gar nicht mehr zurecht kommen.

Dieser kombinierte Effekt des Therapieabbruchs und der Wirkungs-Zuschreibung durch die Patienten führt in gewissen Fällen zur (psychischen) **Schlafmittel-Abhängigkeit**: Jedesmal, wenn der Patient einen Anlauf zum Absetzen des Medikaments nimmt, tritt die durch ängstliche Erwartung noch geförderte Entzugsinsomnie auf, so daß der Patient schließlich die Überzeugung gewinnt, er habe die Fähigkeit, ohne chemische Hilfe zu schlafen, ganz verloren. Nach dem Absetzen von Flurazepam und anderen Präparaten mit langer Plasma-Halbwertszeit tritt die Entzugsinsomnie mit einigen Nächten Verzögerung auf und wird dann vom Patienten weniger direkt mit dem Absetzen des Medikaments in Verbindung gebracht [21]. Ob Abhängigkeit von Flurazepam seltener ist als Abhängigkeit von anderen Benzodiazepinen, ist bisher nicht bekannt.

Tryptophan und DSIP

Die von einigen Autoren vertretene Anwendung der biologischen Serotonin-Vorläufer **L-Tryptophan** und **5-Hydroxy-Tryptophan** [Übersicht: 14] hat sich bis heute nicht durchgesetzt. Die sedierende Wirkung dieser Aminosäuren ist nur schwach und die in verschiedenen Indikationen optimale Dosis nicht genau bekannt.

Über das **Delta-Sleep-Inducing Peptide (DSIP)** liegen bisher, neben pharmakologischen Untersuchungen am Tier, erst vereinzelte klinische Berichte vor. Nach SCHNEIDER-HELMERT [34] führt dieses Pentapeptid in einem engen Dosisbereich bei chronisch schlafgestörten Patienten zu einer auch polygraphisch objektivierbaren Schlafverbesserung. Wird DSIP tagsüber verabreicht, so ist nicht Sedation die Folge, sondern Zunahme der Aktivität und Leistungsfähigkeit; neurotische Patienten fühlten sich sicherer und waren „streßtoleranter". Theoretisch und möglicherweise auch praktisch sind diese Beobachtungen von Bedeutung, doch wird es nötig sein, sie in weiteren, unabhängigen Untersuchungen an größeren Patientenzahlen zu überprüfen.

Abzuraten ist von der breiten Anwendung *anticholinerg* wirksamer Medikamente, die dank ihrer dämpfenden Wirkung gelegentlich auch als Schlafmittel eingesetzt werden.

16.4.3. Therapie mit sedierenden Antidepressiva und Neuroleptika

Die überwiegende Mehrzahl der primären und symptomatischen Insomnien läßt sich mit Schlafmitteln aus der Gruppe der Benzodiazepine zufriedenstellend beherrschen. Ausnahmen sind Insomnien im Rahmen von endogenen Psychosen, Toxikomanien und bei Alterspatienten, besonders solchen mit psychoorganischem Syndrom.

Die Pharmakotherapie der Depression ist in Kap. 4.8. abgehandelt. Hier sei wiederholt, daß *Schlafstörungen bei Depressionen* sehr häufig sind und auf die Behandlung mit **Antidepressiva** meist gut ansprechen.

Sedierende Präparate, wie *Amitriptylin, Doxepin, Trimipramin* und *Maprotilin*, werden bevorzugt. Stärker antriebssteigernde Antidepressiva, tagsüber gegeben, können abends oft einen Zusatz von schlafanstoßenden Neuroleptika (z. B. *Thioridazin, Laevomepromazin*) oder Benzodiazepinen erforderlich machen. (Über unerwünschte Nebenwirkungen von Antidepressiva, v. Kap. 4.5.5.). Bei Alterspatienten mit Schlafstörungen im Rahmen einer Depression fällt die fehlende amnestische und muskelrelaxierende Wirkung einiger Antidepressiva positiv ins Gewicht; Präparate wie *Trimipramin, Maprotilin* und *Mianserin*, deren anticholinerge Effekte schwach sind, bieten in solchen Fällen zusätzliche Vorteile.

Schwere Schlaflosigkeit begleitet akute Stadien von *schizophrenen* sowie *manischen Psychosen*. Diese Zustände werden, wie in Kap. 6.6. dargestellt, mit **Neuroleptika** behandelt. Mit dem Abklingen der akut psychotischen Symptome bessert sich meist auch die Schlaflosigkeit, und eine zusätzliche Verschreibung von Schlafmitteln ist oft nicht nötig.

Neuroleptika sind auch bei Patienten indiziert, die zur **Toxikomanie** neigen oder bereits Medikamenten-abhängig sind. Schlafmittel aller chemischen Gruppen sind hier kontraindiziert, lediglich in der Entzugsphase ist eine allmählich ausschleichende Anwendung von Paraldehyd, evtl. auch Benzodiazepinen, zur Verhinderung gravierender Absetzsymptome indiziert (s. Kap. 15). Zur Dauerbehandlung bei anhaltender Schlaflosigkeit werden sedierende Neuroleptika, wie *Laevomepromazin, Thioridazin, Floropipamid* empfohlen, die kein Abhängigkeits-Potential aufweisen.

Schlafgestörte **Alterspatienten** können auf Barbiturate und Benzodiazepine bekanntlich paradox, d. h. mit Erregung und Verwirrung, reagieren; außerdem sind höhere Dosen von Schlafmitteln angesichts der muskelrelaxierenden und amnestischen Effekte bei älteren Menschen nicht angezeigt (s. Kap. 20). Eine Alternative stellen auch hier sedierende Neuroleptika in niedrigen Dosen dar, doch ist den neurologischen und kardiovaskulären Wirkungen der entsprechenden Medikamente bei körperlich geschwächten geriatrischen Patienten besondere Beachtung zu schenken.

Literatur

1. ADAM, K., ADAMSON, L., BREZINOVA, V., HUNTER, W. M, OSWALD, I. (1976): Nitrazepam: Lastingly effective but trouble on withdrawal. Br. Med. J. *1,* 1558—1560.
2. ANCOLI-ISRAEL, S., KRIPKE, D. F., MASON, W., MESSIN, S. (1981): Sleep apnea and nocturnal myoclonus in a senior population. Sleep *4,* 349—358.
3. ASDC Klassifikation 1979: Associaton of Sleep Disorders Centers: Diagnostic classification of sleep and arousal disorders, 1. Aufl., Sleep *2,* 1—137.
4. BLEULER, E. (1916): Lehrbuch der Psychiatrie. Berlin: Springer.
5. BLOCK, A. J. (1981): Polysomnography: Some difficult questions. Ann. Int. Med. *5,* 644—645.
6. BREIMER, D. D. (1979): Pharmacokinetics and metabolism of various benzodiazepines used as hypnotics. Br. J. clin. Pharmac. *8,* 7 S—13 S.
7. CARSKADON, M. A., DEMENT, W. (1981): Respiration during sleep in the aged human. J. Gerontol. *36,* 420—423.
8. COLEMAN, R. M., MILES, L. E., GUILLEMINAULT, CH, C., ZARCONE, V. P., VAN DEN HOED, J., DEMENT, W. C. (1981): Sleep-wake disorders in the elderly: A polysomnographic analysis. J. Am. Ger. Soc. *7,* 289—296.
9. ENGEL, R. R., ENGEL-SITTENFELD, P. (1980): Schlafverhalten, Persönlichkeit und Schlafmittelgebrauch von Patienten mit chronischen Schlafstörungen. Nervenarzt *51,* 22—29.
10. FRANKEL, B. L., COURSEY, R. D., BUCHBINDER, R., SNYDER, F. (1976): Recorded and reported sleep in chronic primary insomnia. Arch. Gen. Psychiat. *33,* 615—623.
11. GREENBLATT, D. J. (1978): Drug therapy of insomnia. In: Clinical Psychopharmacology (BERNSTEIN, J. G., Hrsg.), S. 27—39. Littleton, Mass.: PSG Publishing Company.
12. GREENBLATT, D. J., ALLEN, M. A. (1978): Toxicity of nitrazepam in the elderly: A report from the Boston collaborative drug surveillance program. Br. J. clin. Pharmac. *5,* 407—413.
13. GREENBLATT, D. J., DIVOLL, M., HARMATZ, J. S., MACLAUGHLIN, D. S. SHADER, R. I. (1981): Kinetics and clinical effect of flurazepam in young and elderly noninsomniacs. Clin. Pharmacol. Ther. *30,* 475—486.
14. HARTMANN, E. (1978): The Sleeping Pill. New Haven – London: Yale University Press.
15. HARVEY, S. C. (1980): Hypnotics and sedatives. In: The Pharmacological Basis of Therapeutics (GOODMAN, L. S., GILMAN, A., Hrsg.), 6. Aufl. New York: Macmillan.
16. IOM Studie (1979): Institute of Medicine. Sleeping Pills, Insomnia, and Medical Prac-

tice. Washington, D. C.: National Academy of Sciences.
17. JERRAM, T. C. (1982): Hypnotics and sedatives. In: Side Effects of Drugs Annual, Vol. 6 (DUKES, M. N. G., ELIS, J., Hrsg.), S. 35—45. Amsterdam: Excerpta Medica.
18. JICK, H. (1975): Various methods for evaluating clinical effects of hypnotics. In: Hypnotics — Methods of Development and Evaluation. KAGAN, F., HARWOOD, I., RIKKELS, K., RUDZIK, A. D., SORER, H., Hrsg.), S. 145—156. New York: Spectrum.
19. JONES, H. S., OSWALD, I. (1968): Two cases of healthy insomnia. Electroenceph. Clin. Neurophysiol. 24, 378—380.
20. KALES, A., CALDWELL, A. B., PRESTON, T. A., HEALEY, S., KALES, J. D. (1976): Personality patterns in insomnia. Arch. Gen. Psychiat. 33, 1128—1134.
21. KALES, A., SCHARF, M. B., KALES, J. D. (1978): Rebound insomnia. A new clinical syndrome. Science 201, 1039—1041.
22. KANGAS, L., BREIMER, D. D. (1981): Clincal pharmacokinetics of nitrazepam. Clin. Pharmacokinet. 6, 346—366.
23. KARACAN, K., THORNBY, J. I., ANCH, A. M., BOOTH, G. H., WILLIAMS, R. L., SALIS, P. J. (1976): Dose-related sleep disturbances induced by coffee and caffeine. Clin. Pharmacol. Therap. 20, 682—688.
24. KLERMAN, G. L.: Psychotropic hedonism vs pharmacological Calvinism. Hastings Cent. Rep. 2, 1—3 (1972); zitiert nach ROSENBAUM (1982).
25. KRIPKE, D. F., SIMONS, R. N., GARFINKEL, L., HAMMOND, E. C. (1979): Short and long sleep and sleeping pills: Is increased mortality associated? Arch. Gen. Psychiat. 36, 103—116.
26. MILES, L. E., DEMENT, W. C. (1980): Sleep and aging. Sleep. 2, 119—220.
27. MITLER, M. M., CARSKADON, M. A., PHILLIPS, R. L., STERLING, W. R., ZARCONE, V. P., SPIEGEL, R., GUILLEMINAULT, C., DEMENT, W. C. (1979): Hypnotic efficacy of temazepam: A long-term sleep laboratory evaluation. Br. J. clin. Pharmacol. 8, 63 S—68 S.
28. NICHOLSON, A. N. (1980): Hypnotics: Rebound insomnia and residual sequelae. Br. J. clin. Pharmacol. 9, 223—225.
29. OSWALD, I. (1979): The why and how of hypnotic drugs. Br. Med. J. 1, 1167—1168.
30. OSWALD, I. (1980): Sleep studies in clinical pharmacology. Br. J. clin. Pharmacol. 10, 317—326.
31. OSWALD, I., ADAM, K. (1980): The man who had not slept for 10 years. Br. Med. J. 281, 1684—1685.
32. ROSENBAUM, J. F. (1982): Current concepts in psychiatry: The drug treatment of anxiety. New Engl. J. Med. 306, 401—404.
33. SCHNEIDER-HELMERT, D. (1978): Formen der Insomniebehandlung. Therap. Umschau 35, 53—59.
34. SCHNEIDER-HELMERT, D. (1982): Influences of DSIP on sleep and waking behavior in man. Vortrag am 6. Europ. Kongress für Schlafforschung, Zürich, 23. bis 26. März 1982.
35. SCHULTZ, J. H. (1933): Die Psychopathologie und Psychotherapie des Schlafes. Ztschr. ärztl. Fortbildg. 30, 225—228.
36. SPIEGEL, R. (1981): Sleep and Sleeplessness in Advanced Age. Advances in Sleep Research, Vol. 5 (WEITZMAN, E. D., Hrsg.). New York: Spectrum.
37. WEITZMAN, E. D. (1981): Sleep and its disorders. Ann. Rev. Neurosci. 4, 381—417.

17. Psychopharmakotherapie bei Schmerzzuständen

Von K.-H. Plattig* und R. Kocher

17.1.	**Einleitung** (Von K.-H. Plattig und R. Kocher)	532
17.2.	**Methodische Vorbemerkungen und Definitionen** (Von K.-H. Plattig)	532
17.2.1.	Der Schmerz als Sinnesmodalität	532
17.2.2.	Adäquater Reiz, Rezeptoren und Spezifität des Schmerzsinnes	533
17.3.	**Funktionelle Anatomie und Neurophysiologie der Schmerzvermittlung** (Von K.-H. Plattig)	535
17.3.1.	Rezeptoren und Schmerzpunkte	535
17.3.2.	Somatischer Oberflächen- und Tiefenschmerz und vegetativer Schmerz	536
17.3.3.	Die Schmerzbahnen	537
17.3.4.	Die „Gate-Control"-Hypothese	538
17.3.5.	Zentrale Schmerzprojektionen	539
17.3.6.	Besondere Schmerzformen, die sich aus den strukturell-funktionellen Leitungseigenschaften ergeben	539
17.4.	**Biochemie und Pharmakologie der Schmerzvermittlung** (Von K.-H. Plattig)	540
17.4.1.	Wirkungen der Neuroleptika und Antidepressiva bei der Schmerzvermittlung	543
17.5.	**Psychophysik und Psychophysiologie des Schmerzes** (Von K.-H. Plattig)	544
17.5.1.	Psychophysik des Schmerzes	544
17.5.2.	Experimentelle Schmerzforschung	544
17.5.3.	Psychophysiologie des Schmerzes	545
17.6.	**Indikationen der Psychopharmakotherapie bei Schmerzzuständen** (Von R. Kocher)	546
17.6.1.	Vorbemerkungen	546
17.6.2.	Zusammenfassende Übersicht	547
17.7.	**Psychopharmakotherapie bei Schmerzzuständen** (Von R. Kocher)	547
17.7.1.	Vorbemerkungen	547
17.7.2.	Therapie mit Antidepressiva	549
17.7.3	Therapie mit Neuroleptika	550
17.7.4.	Therapie mit Antiepileptika und Tranquilizer	550
17.7.5.	Kombinationstherapie mit Psychopharmaka	550
	Literatur	552

* Herrn Prof. Dr. Wolf D. Keidel zum 65. Geburtstag am 14. Dezember 1982 gewidmet.

17.1. Einleitung

Der Schmerz ist sicher nicht nur ein somatisches, neuro- oder sinnesphysiologisches Problem; er hat vielmehr auch wesentliche psychologische, neuro-psychiatrische, aber auch philosophische und theologische Aspekte. Die Kenntnis seiner biochemischen, neurophysiologischen und pharmakologischen Grundlagen kann die Auseinandersetzung mit dem Problem „Schmerz" in seiner ganzen Komplexität erleichtern, auch im Hinblick auf die psychopharmakologisch unterstützte Schmerzlinderung.

Der *akute* Schmerz kann dank neuer Analgetika und neuer Methoden der Anästhesie heute gut beherrscht werden. Im Gegensatz dazu bereitet die Behandlung **chronischer Schmerzen** immer noch große Schwierigkeiten und Probleme. Chronische Schmerzen können die „normale" Schmerzwahrnehmung zu einem intensiven und quälenden Schmerzerlebnis ausweiten, welches den Betroffenen in seiner Persönlichkeit deformieren, ja sogar bis in die Suizidalität treiben kann [68]. Dieser psychische Aspekt macht gut verständlich, warum mit den Psychopharmaka, insbesondere den Antidepressiva und Neuroleptika, bei schweren chronischen Schmerzzuständen wesentliche Behandlungsfortschritte erzielt werden konnten.

Die Wirksamkeit der *Antidepressiva* und *Neuroleptika* ist heute weltweit anerkannt. Eigene, mehr als 15jährige Erfahrungen bei Patienten mit chronischen Schmerzen aus dem neurologischen und rheumatologischen Fachgebiet, aber auch bei Karzinomschmerzen haben uns persönlich von der guten analgetischen Wirkung überzeugt. Vereinzelte kontrollierte Langzeitstudien berichten auch über langjährige Linderung von ehemals chronischen Schmerzen bei 20—40 % der Patienten.

17.2. Methodische Vorbemerkungen und Definitionen

Von K.-H. PLATTIG

17.2.1. Der Schmerz als Sinnesmodalität

Ob der Schmerz eine *eigene* Sinnesmodalität ist oder nach den klassischen „Muster- oder Intensitätstheorien" (z. B. WUNDT) über die verschiedensten, anderen Sinnesmodalitäten zugehörigen Rezeptoren bzw. sensorischen Nervenendigungen vermittelt wird (z. B. als Folge einer übermäßigen Reizeinwirkung), ist immer noch nicht sicher geklärt. Die meisten Autoren neigen heute dazu, den Schmerz als eigene Sinnesmodalität mit spezifischen Rezeptoren zu betrachten *(„Spezifitätstheorie")*.

Im folgenden sollen einige **Begriffe definiert** werden:

— „Sinn" oder „Modalität" ist die Bezeichnung für eine Gruppe einander ähnlicher Empfindungen (= Sinneseindrücke), die durch ein bestimmtes Sinnesorgan vermittelt werden. In ihrer *Intensität* können diese Sinneseindrücke je nach der auslösenden Reizstärke verschieden sein; sie ähneln einander aber stets in der „Art".

— **„Qualität"** ist eine weitere Unterteilungsmöglichkeit der Art des von einem Sinnesorgan vermittelten Sinneseindrucks. So wie bei der Modalität „Geschmack" die Qualitäten süß, sauer, bitter und salzig als gegeben gelten, unterscheidet man beim Schmerz die Qualitäten *„somatischer"* und *„viszeraler (= vegetativer)"* Schmerz als Schmerz im eigentlichen Sinne von „Jukken", das als Vorstufe des Schmerzes gilt.

— Die **„Modalitätsspezifität"** einer Sinnesempfindung ist an das Vorhandensein eines definierten Sinneskanals gebunden. Dieser ist eine neuronale Struktur, die in der Peripherie des Organismus mit *Rezeptivstrukturen* beginnt, sich über neuronale *Erregungslei-*

tungsstrukuren in und durch das ZNS fortsetzt und im allgemeinen mit kortikalen Projektionen in spezifischen kortikalen *Projektionsfeldern* endet.

— Als **Rezeptoren des Schmerzes** gelten freie Nervenendigungen, die in Epidermis, Muskeln, Binde- und Stützgewebe (Corium, Gelenkkapseln, Sehnen, Knochen) und schließlich in den meisten Eingeweiden, einschließlich ihrer serösen Häute und glatten Muskeln (Gefäße) liegen.

Schmerzrezeptive Nervenendigungen *fehlen* in allen parenchymatösen Organen (Leber, Lunge, aber auch Magen, Darm, Gehirn usw.) bei dichter Nervenversorgung und hoher Schmerzempfindlichkeit der sie bedeckenden Häute. Diese Organe sind gegen mechanische und thermische Schmerzreize unempfindlich, wie bereits 1897 von BIER beschriebene.

Die schmerzempfindlichen freien Nervenendigungen gehören den Telodendrien von hauptsächlich in den Spinalganglien (für den Kopfbereich im Ggl. trigeminale GASSERI) gelegenen Nervenzellen der Klassifikation Aδ nach ERLANGER-GASSER (= Gruppe III nach LLOYD-HUNT) und Klassifikation C (= Gruppe IV) an. Die Aδ-Fasern sind schwach, die C-Fasern gar nicht myelinisiert. Beide Fasertypen leiten relativ langsam; die C-Fasern (= Gruppe IV) mit 0,5—1,5 m/s, die Aδ-Fasern (= Gruppe III) mit 15—25 m/s.

Die *Gesamtzahl* der Schmerzrezeptoren im ganzen menschlichen Organismus wird auf rund 3 Millionen geschätzt, die über ca. 1 Million neuronaler Afferenzen mit dem ZNS verbunden sind.

— Als **kortikale Repräsentation** wird die somatische Rinde des Gyrus postcentralis im Scheitellappen des Großhirns (BRODMANN-Felder 1 bis 3) angesehen. Allerdings sprechen manche experimentelle Befunde gegen ein umschriebenes *Projektionsrindenzentrum* für den Schmerz; vielmehr scheinen offensichtlich beim Schmerz weite Rindengebiete in Erregung gesetzt zu werden.

17.2.2. Adäquater Reiz, Rezeptoren und Spezifität des Schmerzsinnes

Als **adäquat** wird diejenige Reizart bezeichnet, die mit einem Minimum an Energieaufwand (Schwellenenergie z. B. in erg) einen Sinneskanal in Erregung versetzt.

Demnach ist für jeden Sinneskanal ein anderer Reiz adäquat (Licht für das visuelle System, Schall für das Gehör, gas- oder staubförmige chemische Riechstoffe für den Geruch usw.). Ein Sinneskanal kann auch inadäquat, dann aber nur mit sehr viel größerem Energieaufwand zur Erregung gebracht werden (ein Schlag auf das Auge löst „Sternchensehen", also eine visuelle Wahrnehmung, aus). Der **adäquate** Reiz greift am Rezeptor eines Sinneskanals an und löst dort eine Erregung aus, die „bei Überschwelligkeit" den ganzen Sinneskanal durchläuft. Für **inadäquate** Reize ist es dagegen umstritten, ob sie überhaupt genügend Energie aufbringen können, um Rezeptoren inadäquat zu reizen, ohne sie zu zerstören. Sicherlich können durch die inadäquate Reizung von Nervenfasern (z. B. mit elektrischem Strom) bestimmte diagnostische und therapeutische Prozeduren — besser als mit adäquater Reizung — quantifiziert und kontrolliert werden.

Beim Schmerz ist bis heute unklar, wie und wodurch die Schmerzrezeptoren adäquat erregt werden: ein adäquater Schmerzreiz — falls existent — muß erst noch gefunden werden. Die Hypothese eines körpereigenen Schmerzstoffes *("pain producing substance")*, vielleicht ein Polypeptid, stützt sich auf die Tatsache, daß Schmerz durch verschiedenartigste Reize (elektrische, mechanische, chemische, thermische usw.) ausgelöst werden kann, sofern diese Reize Struktur und Funktion eines Gewebes lokal verändern (z. B. „Entzündungsschmerz") oder zerstören („Verletzungsschmerz"). Die *Geschwindigkeit* der genannten Veränderungen kann als entscheidendes Quantitätskriterium für gewebeschädigende (nociceptive) Reize dienen.

17. Psychopharmakotherapie bei Schmerzzuständen

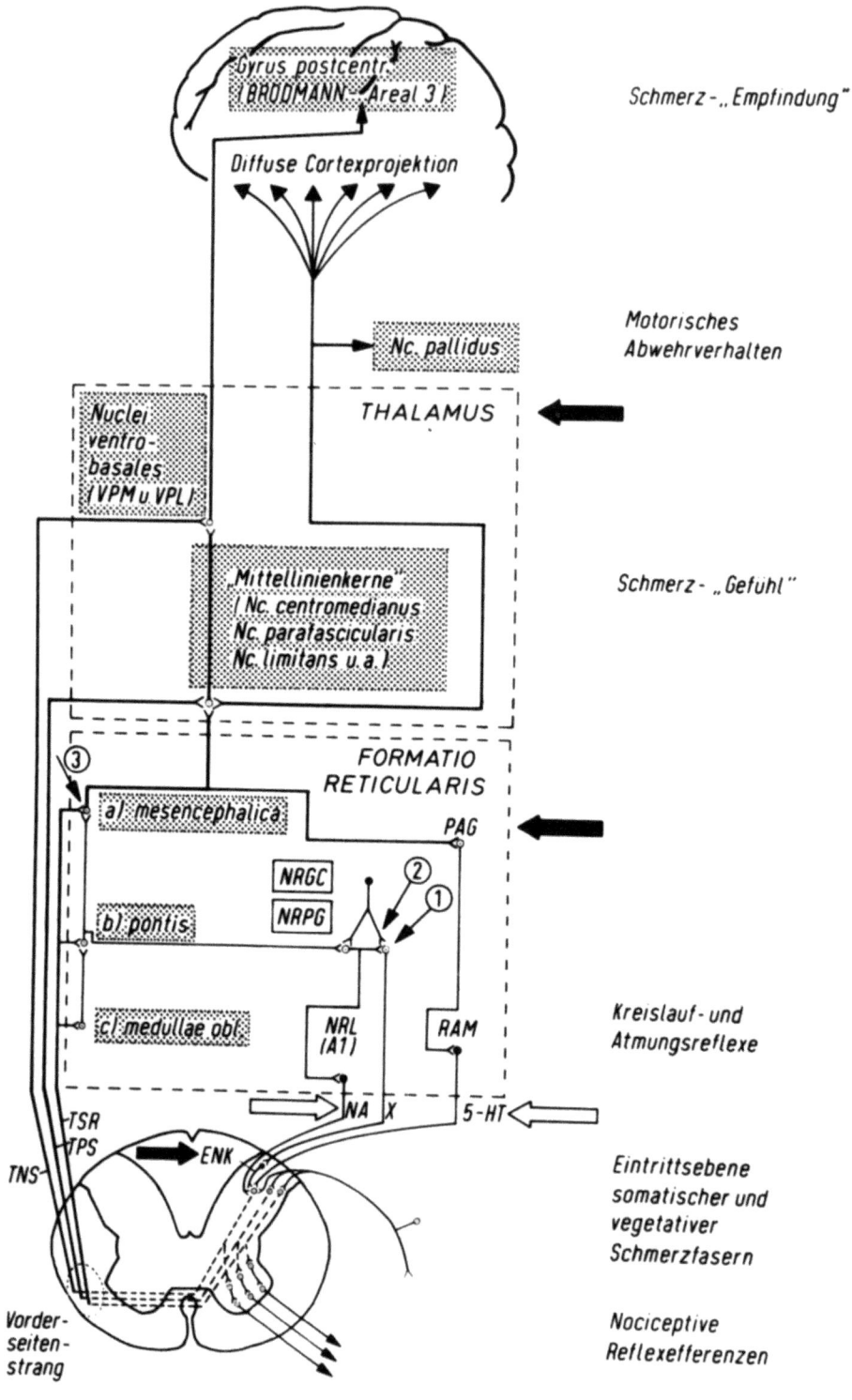

Abb. 17.1. (Legende, s. S. 535)

17.3. Funktionelle Anatomie und Neurophysiologie der Schmerzvermittlung

Von K.-H. PLATTIG

17.3.1. Rezeptoren und Schmerzpunkte

Nach jüngeren neurophysiologischen und biochemischen Befunden sind chemorezeptive Substrate an den freien Endigungen verschiedener Nerven mit „mechanosensiblen", „chemosensiblen" und „thermosensiblen" Nozizeptoren für eine besondere Schmerzspezifität verantwortlich; die weitaus größte Gruppe der Nozizeptoren sind polymodale hochschwellige C-Faser-Rezeptoren (Gruppe-IV-Afferenzen; s. unten). Für die Spezifität der Schmerzrezeptoren und gegen die WUNDTsche Intensitätstheorie spricht auch die Tatsche, daß Haut und Schleimhäute für Schmerz nicht gleichmäßig empfindlich sind, sondern daß umschriebene „Schmerzpunkte" existieren, die sich von den für die Mechanorezeption verantwortlichen Druckpunkten und den für die Thermorezeption zuständigen Kalt- und Warmpunkten deutlich unterscheiden.

So hat STRUGHOLD 1924 mit der Methodik der von FREYschen Stachelborste pro cm^2 der menschlichen Unterarmbeugeseite 203 **Schmerzpunkte**, aber nur 33 Druckpunkte gefunden, und die Kalt- bzw. Warmpunkte sind noch weniger zahlreich vorhanden (das Verhältnis der Warm- zu Kalt- zu Druck- zu Schmerzpunkten beträgt etwa $1 : 7 : 23 : 203$ — Merkformel $1 : 7 \times 3 : 3^3 \times 7$ — mit erheblichen Unterschieden je nach dem untersuchten Körperteil).

Die Schmerzpunkte sollen mit den „Juckpunkten" korrespondieren, woraus zu schließen ist, daß Jucken tatsächlich eine Vorstufe, eine Qualität oder eine Subqualität des Schmerzes ist. Dafür spricht auch, daß eine Unterbrechung der Schmerzleitungen im Rückenmark oder im Thalamus auch das Jucken in den betroffenen Körperpartien zum Verschwinden bringt.

Abb. 17.1. Die Schmerzbahnen und ihre psychophysiologische und pharmakologische Beeinflussung (Schematische Darstellung; in Anlehnung an TAKAGI)

Bildteil links: *Die (aufsteigenden) drei Schmerzbahnen:* **TNS** (Tractus neo-spinothalamicus), **TPS** (Tractus paleospinothalmicus) und **TSR** (Tractus spino-reticularis) sind im Vorderseitenstrang zusammengefaßt. Die Rasterung kennzeichnet die wesentlichen Stationen der Schmerzbahnen.

Bildteil Mitte: *Deszendierende (absteigende) Einflüsse auf die Schmerzbahnen und ihre pharmakologische Beeinflussung:* **Schwarze Pfeile** bedeuten Angriffsorte der Neuroleptika; **weiße Pfeile** bedeuten Angriffsorte der Antidepressiva. **Eingekreiste Zahlen** bedeuten Angriffsorte von Morphin und Enkephalinen; hierbei bedeutet ① die direkte Aktivierung eines noradrenergen (**NA**) und eines enkephalinergen (**ENK**) segmentalen Interneuronen-Systems; letzteres wird vom Nc. reticularis paragigantocellularis (**NRPG**) über Vermittlung eines noch unbekannten Transmitters (**X**) indirekt aktiviert; ② bedeutet die Unterdrückung hemmender Interneurone im Nc. reticularis gigantocellularis (**NRGC**), welche physiologischerweise die unter 1. genannten Systeme inhibieren; ③ bedeutet die Unterdrückung *afferenter* Schmerzbahnen im NRGC (bzw. in der mesencephalen und pontinen Formatio reticularis).
5-HT: Serotonin; **NRL**: Nc. reticularis lat.; **PAG**: periaquäduktales Grau; **RAM**: Raphe magna;
Helle Zellkörper: exzitatorische Neurone, **schwarze Zellkörper**: inhibitorische Neurone.

Bildteil rechts: Beschreibung der von den entsprechenden Stationen ausgehenden physiologischen Reaktionen bzw. Empfindungen.

17.3.2. Somatischer Oberflächen- und Tiefenschmerz und vegetativer Schmerz

Der spätere Londoner Neurologe Sir HENRY HEAD (1862–1940) postulierte bereits in seiner Doktorarbeit 1892 in Cambridge die „somatosensorische Duplizitätstheorie" mit *„protopathischer"* und *„epikritischer"* Sensibilität: Hierbei werden die „primitiven" Schmerz-, Temperatur-, Druck- und Berührungsinformationen (ohne präzise Lokalisierungsmöglichkeit) in den spinalen Vorderseitenstrangbahnen, die spezifischen Orts- und Qualitätsinformationen dagegen in den Hintersträngen des Rückenmarks geleitet.

Dafür konnte er auch psychophysische Beweise erbringen, zuletzt in heroischen Selbstversuchen, bei denen er sich 1903 am eigenen Körper periphere Nerven zerschnitt.

HEAD unterschied bereits die beiden Schmerzqualitäten „somatisch" und „viszeral" (s. Tab. 17.1.):

Tab. 17.1. Der Schmerz: Übersicht über Physiologie, Anatomie und Psychologie (Aus KEIDEL und PLATTIG, 1975)*

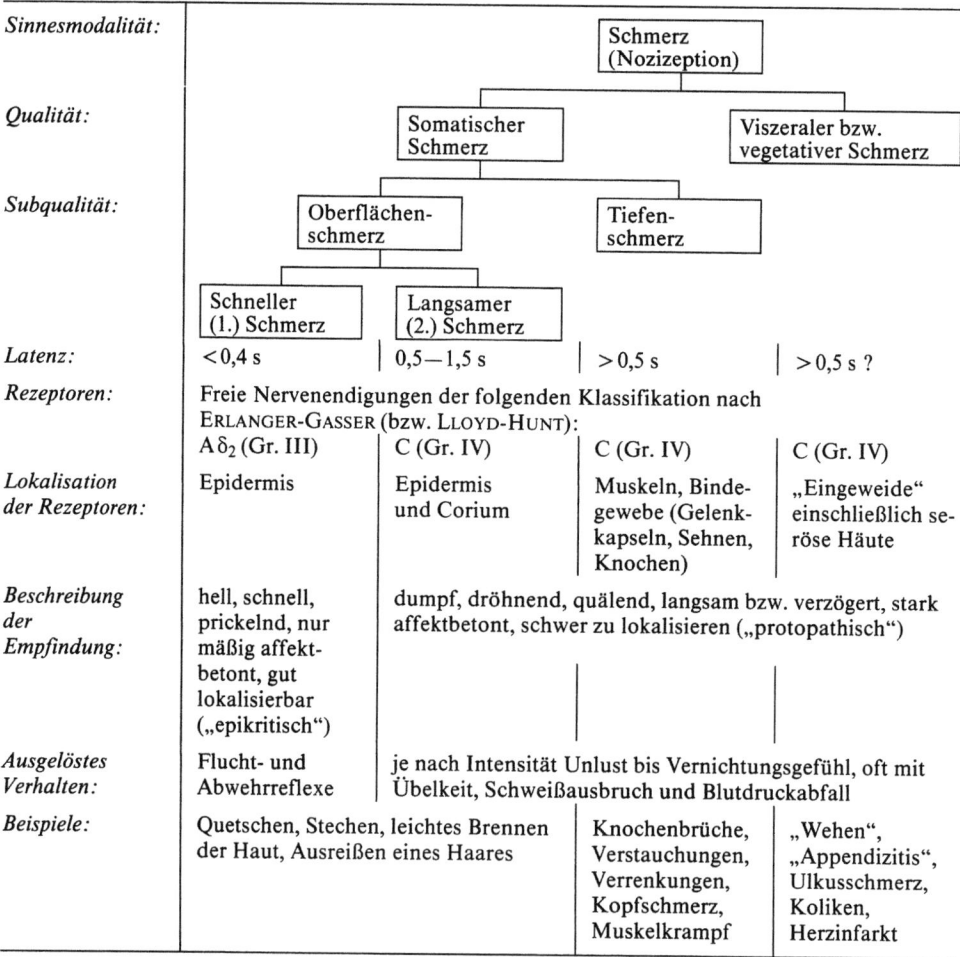

* Die *Latenzzeitangaben* entstammen weitgehend den Messungen von THUNBERG, 1901. Nicht aufgeführt sind die Eigenschaften und Bedingungen der Juckempfindung, die als eine Vorstufe des Schmerzes aufgefaßt werden muß.

Somatischer Schmerz kann als „*Oberflächenschmerz*" von der Haut her ausgelöst werden oder als „*Tiefenschmerz*" von Muskel- und Bindegeweben (Gelenkkapsel, Sehnen, Knochen). Oberflächen- und Tiefenschmerz sind demnach Subqualitäten des somatischen Schmerzes. Der von den „Eingeweiden" im weitesten Sinn einschließlich der serösen Häute ausgelöste **viszerale** bzw. **vegetative Schmerz** wird nicht weiter unterteilt. Es ist auch nach unseren gegenwärtigen Kenntnissen durchaus möglich, daß es sich beim somatischen Tiefenschmerz und beim viszeralen bzw. vegetativen Schmerz um gleiche Abläufe handelt. (Eine Zusammenfassung der verschiedenen Schmerzformen, s. Tab. 17.1.)

Oberflächenschmerz kann etwa durch Erhitzen, Quetschen und Stechen in der Haut ausgelöst werden, wobei zwei Komponenten wiederum unterschieden werden können: a) eine erste *schnelle* Komponente mit bis zu 0,4 s Latenzzeit und b) eine zweite *langsame* Komponente mit Latenzen zwischen 0,5 und 1,5 s.

a) Der **schnelle**, über Gruppe-III-Afferenzen zum ZNS geleitete, erste Schmerz wird als hell, schnell auftretend und prickelnd beschrieben, er ist gut lokalisierbar und nur mäßig affektgetönt.

Von HEAD wurde er als *epikritischer* Schmerz bezeichnet, mit dessen Hilfe schmerzhafte Noxen auf der Haut lokalisiert werden können.

b) Der **langsame**, über Gruppe-IV-Afferenzen zum ZNS geleitete zweite Schmerz wird dagegen nicht nur als langsam bzw. verzögert auftretend, sondern auch als dumpf, dröhnend, quälend und mit Vernichtungsgefühl einhergehend beschrieben; er sei stark affektbetont und schwer zu lokalisieren, gewissermaßen also eine primitive Schmerzvorstufe, weswegen er von HEAD als *protopathisch* bezeichnet wurde. Charakteristisch ist eben wegen dieser schweren Lokalisierbarkeit, daß der langsame Schmerz stärker in die Umgebung ausstrahlt. Die meisten seiner Eigenschaften hat der langsame Oberflächenschmerz mit dem tiefen somatischen Schmerz, aber auch mit dem viszeralen bzw. vegetativen Schmerz gemeinsam.

Praktisch ist es oft unmöglich zu unterscheiden, ob ein beobachteter Schmerz vegetativ oder etwa ein somatischer Tiefenschmerz ist.

Das gilt etwa für den **Kopfschmerz**, der mit einer breiten Palette von Ursachen wohl die häufigste Schmerzmanifestation beim Menschen ist und der deswegen und wegen der Komplexität seiner Ursachen auch für die Therapie als eine der wichtigsten Schmerzformen anzusehen ist.

17.3.3. Die Schmerzbahnen

Der Sinneskanal des Schmerzes für dessen verschiedene Formen bzw. Qualitäten ist *von der Haut bis zum Thalamus recht gut bekannt:* Unmittelbar nachdem sie ins Rückenmark durch dessen Hinterwurzeln eingetreten sind, werden die proximalen Neuriten der pseudounipolaren Spinalganglienzellen umgeschaltet, und zwar auf große, ipsilateral zum Reizeintritt liegende Hinterhornneurone (Lamina-V-Neurone). Deren Neuriten kreuzen in der vorderen weißen Kommisur zum kontralateralen **Tractus spinothalamicus** (Vorderseitenstrang), in dem sie bis zum Thalamus verlaufen (s. Abb. 17.1.). Man kann drei phylogenetisch unterschiedlich alte **Anteile der Schmerzbahn** unterscheiden:

Der im Vorderseitenstrang am weitesten antero-medial laufende **Tractus spinoreticulo-mesencephalicus** erreicht die mesencephale Formatio reticularis und deren pontine und bulbäre Verschaltungen. Er ist z. B. verantwortlich für die nozizeptive Beeinflussung von Atmung und Kreislauf.

Weiter lateral verläuft der **Tractus paleo-spinothalamicus** zu den intralaminären Kernen des Thalamus, über die wohl das „thalamische Schmerzgefühl" mit seinen psychischen Auswirkungen unmittelbar auf Emotionen und Affekte bewirkt wird.

Schließlich erreicht der (lemniskale) **Tractus neo-spinothalamicus** den ventrobasalen Thalamus, der einerseits motorische Reflexe als Schmerzabwehrverhalten auslösen kann, außerdem aber auch verantwortlich dafür ist, daß über den Tractus thalamo-corticalis das BRODMANN-Areal 3 im Gyrus postcentralis erreicht und so die eigentliche Schmerz-„Empfindung" ausgelöst wird.

Für die **genauere Lokalisation von Schmerzauslösern** auf der Körperoberfläche wird außerdem Information über das ebenfalls *lemniskale Hinterstrangsystem* des Rückenmarks herangezogen, das nach ipsilateralem Verlauf im Rückenmark in den Nuclei gracilis und cuneatus der Medulla oblongata auf den Tractus bulbothalamicus umgeschaltet wird. Dieser kreuzt im Lemniscus medialis zum ventrokaudalen Thalamus der Gegenseite, wo er die Nuclei parafascicularis, intralaminaris et limitans erreicht und so der Information aus dem spinothalamischen System begegnet.

Eine umfassende Literaturübersicht zu Schmerzbahnen und -vermittlung gibt REEH [73], die Schmerzphysiologie wurde von ZIMMERMANN [96] erst kürzlich übersichtlich dargestellt.

17.3.4. Die „Gate-Control"-Hypothese (1965)

Die in Abb. 17.1. dargestellten Verflechtungen der afferenten Schmerzbahn mit deszendierenden Modulationsneuronen erklären teilweise, daß verschiedene Menschen Schmerzreize unterschiedlich ertragen können. Auch intra-individuell gibt es

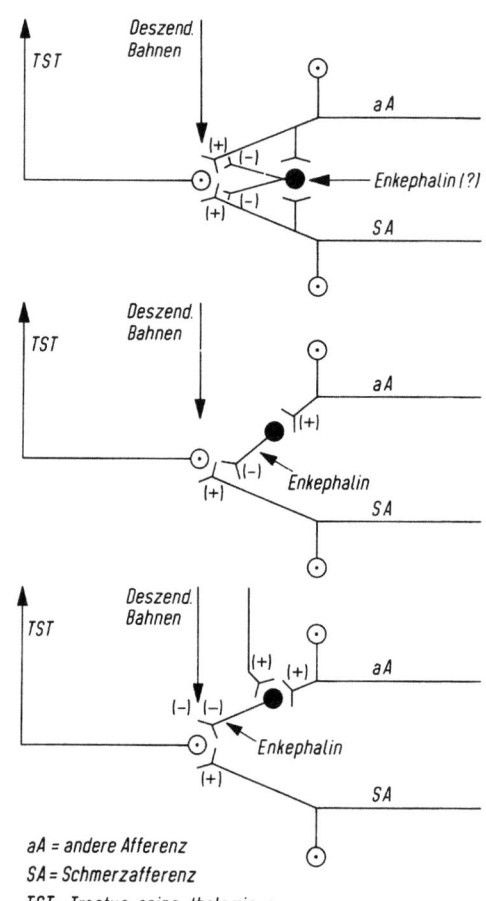

Abb. 17.2. Schmerzbeeinflussende Systeme im Rückenmark

Schematische Darstellung von drei hypothetischen Fällen, wobei noch ungeklärt ist, welche Möglichkeit tatsächlich zutrifft (in Anlehnung an MELZACK und WALL sowie an TERENIUS). Äußere Schichten (Lamina V) des Hinterhornes in der Höhe der „Eintrittsebene somatischer und vegetativer Fasern" (s. Abb. 17.1.). **Weiße Kreise mit Punkt** bedeuten *exzitatorische* Neurone; es sind pseudo-unipolare Spinalganglienzellen im Bild rechts und Hinterhornzellen im Bild Mitte. In den Spinalganglienzellen **(SA)** wird offenbar Substanz P produziert, die durch axonalen Transport zu den Synapsen an den Hinterhornzellen (Bild Mitte) gelangt. **Schwarze Kreise** bedeuten inhibitorische Neurone, und zwar Interneurone.

Unterschiede: bestimmte Einflüsse auf das Zentralnervensystem (Aufmerksamkeitsablenkung, Akupunktur, Hypnose, schmerzhafte oder andere Zusatzreize) mindern die Schmerzempfindung. Die Bedeutung des periaquäduktalen Graus (PAG in Abb. 17.1.) wurde 1969 von REYNOLDS erhellt, der eine völlige Anästhesie bei elektrischer PAG-Reizung feststellte. MELZACK und WALL wurden so 1965 zu ihrer „Gate-Control"-Hypothese angeregt, nach der der Schmerz auf verschiedenen zentralnervösen Ebenen von „Sperren" (= gates) kontrolliert wird, die entweder durch die afferente nozizeptive Information selbst oder mittels deszendierender Information gesteuert werden [91]. Abb. 17.2. zeigt drei mögliche Mechanismen im spinalen Eintrittsbereich. Die Einzelheiten dieser Gate-Postulate werden nach Lektüre des Kap. 17.4. (Biochemie und Pharmakologie der Schmerzvermittlung) voll verständlich werden.

17.3.5. Zentrale Schmerzprojektionen

Da Schmerzerregungen weite Gebiete des ganzen nichtmotorischen Cortex in generelle Erregung versetzen [93], wurde ein Schmerzzentrum im eigentlichen Sinn auf der Großhirnrinde bis vor kurzem bestritten. Heute gilt aber als weitgehend sicher, daß Schmerz zur somatosensorischen Rinde der BRODMANN-Areale 3 und 7 projiziert [73].

Unsere Kenntnisse der **zentralen Schmerzverarbeitung** sind lückenhafter als die der peripheren Schmerzrezeptoren und -afferenzen, so daß die hier über die zentrale Verarbeitung gemachten Aussagen bald überholt sein könnten. Statt eines scharf umschriebenen Projektionszentrums für Schmerz auf der Großhirnrinde kann ein Schmerzzentrum etwa auch nur in phylogenetisch älteren Partien des Stammhirns existieren (s. Schmerz-„Empfindung" und Schmerz-„Gefühl" in Abb. 17.1.).

17.3.6. Besondere Schmerzformen, die sich aus den strukturell-funktionellen Leitungseigenschaften ergeben

Der „projizierte" Schmerz

Aus den neuronalen Verarbeitungsmechanismen des Schmerzes in der Peripherie und — soweit bekannt — im Zentrum ist der „projizierte" Schmerz gut verständlich. Er demonstriert unmittelbar das „Gesetz der spezifischen Sinnesenergien" von JOHANNES MÜLLER, das folgendes aussagt: Bei inadäquater Reizung eines Sinneskanals irgendwo in seinem Verlauf bewirken die erregten Afferenzen Empfindungen, die in das Versorgungsgebiet projiziert werden. Diese Empfindungen können bei relativ schwacher Reizintensität einfache, teils unangenehme somatosensorische Empfindungen, wie Kitzeln, Kribbeln, „Ameisenlaufen" o. ä., sein; hingegen wird bei stärkeren Reizen im Versorgungsgebiet regelmäßig Schmerz empfunden.

Ein Alltagsbeispiel dazu ist die **Reizung des N. ulnaris** (sog. „Musikantenknochen"). Wird der an der Innenseite des Ellenbogens knapp zwischen Haut und Knochen verlaufende Nerv an dieser Stelle z. B. durch einen Schlag inadäquat gereizt, bewirken die in ihm laufenden Efferenzen i. A. kurzfristige Paresen im Bereich des Kleinfingerballens, die zugehörigen Afferenzen dagegen somatosensorische Empfindungen von der leichten Mechanorezeption bis hin zum Schmerz. Die inadäquate Reizung im Ellenbogenbereich wird also in das zugehörige Versorgungsgebiet im Ulnarteil der Hand „projiziert".

Der „übertragene" Schmerz

Klinisch wichtiger noch ist der „übertragene" Schmerz. Hierbei laufen Afferenzen einerseits von der Haut und andererseits von inneren Organen im gleichen zentralnervösen Segment bzw. in der gleichen Strangzelle (etwa des Tractus spinothalamicus) zusammen, so daß die Erkrankung in einem Teil dieses Versorgungsgebietes zu konvergierenden Schmerzen auch im anderen führt [vgl. „HEADsche Dermato-

me"). Dieser übertragene Schmerz ist diagnostisch wichtig bei den verschiedenen viszeralen Schmerzformen, auf deren schlechte Lokalisierbarkeit anfangs bereits hingewiesen worden war.

Bekannteste Beispiele hierzu sind der **pektanginöse Schmerz**, der im hypoxischen Myocard seine Ursache hat, aber weitgehend im Schulterbereich lokalisiert wird, oder die Übertragung von **Gallen-** oder **Nierenkoliken** (die ersteren werden in den rechten Bauch- und Schulterbereich, die letzteren in die Blasen-Leistenregion lokalisiert). Die zugehörigen Dermatome zeigen dabei häufig eine Hyperalgesie bzw. Hyperästhesie oder Hyperpathie, die völlig banale Hautreizungen (etwa durch Kleidung) als schmerzhaft empfinden läßt.

17.4. Biochemie und Pharmakologie der Schmerzvermittlung

Von K.-H. PLATTIG

Einen Überblick über die Biochemie und Pharmakologie der Schmerzvermittlung wird von Tab. 17.2. geboten. Diese Tabelle impliziert folgende weitverbreitete **Hypothese der Schmerzvermittlung:** Körpereigene Polypeptide (z. B. Bradykinin, Kallidin oder Methionyl-Kallidin) oder andere endogene algetische Substanzen (z. B. Histamin, Serotonin, Prostaglandine) werden durch eine gewebsschädigende, genügend schnelle Gewebsveränderung freigesetzt und binden sich hierauf an chemorezeptive polymodale Nozizeptoren der Telodendrien von C-Fasern. Hierdurch wird die Schmerzerregung ausgelöst.

Die mittleren **Schwellenwertkonzentrationen** einiger bei der experimentellen Schmerzauslösung (s. Kap. 17.5.2.) benützten „Schmerzstoffe" sind in Tab. 17.3. angeführt. Wieweit sie auch an der „physiologischen" Schmerzauslösung an der Peripherie beteiligt sind, ist aber bis heute unklar.

Der genaue **biochemische Mechanismus der peripheren Auslösung der Schmerzerregung,** der bei der Bindung algetischer Substanzen an die Nozizeptoren (s. oben) ingangsetzt wird, ist noch ungeklärt. Man vermutet, daß die in den Tab. 17.2. und 17.3. genannten oder noch unbekannte „endogene algetische Substanzen" („endogenous pain producing substances") die

Tab. 17.2. Biochemie und Pharmakologie der Schmerzvermittlung

Morphologisches Substrat	Schmerzstoffe „Agonisten"*	Analgetika „Antagonisten"*
— *Periphere* chemosensible Nozizeptoren an C-Faser-Nervenendigungen	Bradykinin, Histamin, Serotonin, Prostaglandine	Steroide; Acetylsalizylsäure; Phenylbutazon
— *Rückenmark:* Hinterhornsynapsen der Aδ und C-Fasern zum Tr. spinothal.	Substanz P (Naloxon, sofern die segmentalen Hemmechanismen tonisch aktiv sind)	Lokalanästhetika, Opioide, Endorphine
— *weitere Rückenmarks- und Stammhirnneurone:* Periaquäduktales Grau (PAG), periventrikuläres Grau (PVG), Nc. reticularis gigantocellularis (NRGC), Nc. reticularis lat.	Naloxon, sofern die descendierenden Hemmechanismen tonisch aktiv sind.	Spinal: Serotonin, Noradrenalin ? Supraspinal: Opioide, Endorphine, Antidepressiva, Neuroleptika

* Schmerzauslösende bzw. -vermittelnde körpereigene Substanzen („Agonisten") und deren pharmakologische Beeinflussung („Antagonisten") mit ihren möglichen, morphologisch definierbaren Angriffspunkten.

Synthese der Prostaglandine E, F und I (PGE, PGF, PGJ) aus der essentiellen Fettsäure Arachidonsäure (Vitamin F) fördern.

Die genannten **Prostaglandine** erregen die Nozizeptoren entweder direkt oder sensibilisieren sie. Wie Bradykinin senken die Prostaglandine schon in geringer Dosis die Schwelle der Nozizeptoren, z. B. für den gut quantifizierbaren Hitzeschmerz der Haut.

Es gibt experimentelle Belege dafür, daß die Überführung der Arachidonsäure in Prostaglandine durch *Bradykinin* gefördert, durch *Azetylsalizylsäure* (Aspirin®) aber gehemmt wird; Prostaglandine scheinen die Mikrozirkulation und Gefäßpermeabilität zu beeinflussen und hierdurch den Circulus vitiosus der Schmerz- und Entzündungsentstehung zu fördern.

Hinsichtlich der **Spezifität der zentralnervösen Schmerzbahnen** konnte jüngst wahrscheinlichgemacht werden, daß der Schmerz als eigene Transmittersubstanz möglicherweise sowohl peripher in den nozizeptiven „freien" Nervenendigungen und an den primär afferenten Hinterhornsynapsen (die sog. Lamina-V-Neuronen) wie auch weiter zentral die 1931 durch von EULER und GADDUM erstbeschriebene „**Substanz P**" (SP) benutzt. Substanz P (P steht für „Präparat") ist ein Undekapeptid, das mit immunreaktiven Methoden in weiten Teilen des Nervensystems in unterschiedlichen Konzentrationen nachgewiesen werden konnte.

Man findet auffällig **viel Substanz P in verschiedenen Gehirnteilen,** die aber nur zum Teil mit der Schmerzverarbeitung zu tun haben: die höchsten Konzentrationen werden (in der Ratte) mit 15,1 pmol/10 mg Feuchtgewicht in der Substantia nigra, die zweitgrößten mit 12,1 pmol/10 mg im Trigeminuskern und im Bereich der erwähnten Hinterhornzellen gefunden, geringere im Hypothalamus, im Nucleus subthalamicus, im Tuberculum olfactorium und in weiteren Teilen des limbischen Systems. Die Werte von der Ratte korrespondieren gut mit weniger zahlreichen Befunden am Menschen.

Obgleich SP seit 50 Jahren bekannt ist, erhalten wir erst in allerjüngster Zeit allmählich sich festigenden Aufschluß über ihre **funktionelle Bedeutung.** TAKAHASHI und OTSUGA (1975) machten wahrscheinlich, daß SP in den *Zellkörper* der mit der Nozizeption befaßten Spinalganglienzellen produziert und durch axonalen Transport zu deren synaptischen Endkolben im Bereich der Hinterhornzellen getragen wird. Weitere Untersuchungen von HÖKFELT und seiner Gruppe [31, 32] und vielen anderen bestärkten die Auffassung, daß SP als *Transmitter im Hinterhorn bei der Nozizeption* wirken könnte. Diese Hypothese wird auch gestützt durch Befunde mit Capsaicin (ein Säureamid aus 8-Methyl-6-Nonen und N-Vanillin-Säure), dem scharf schmeckenden und in hohen Konzentrationen schmerzauslösenden Pfefferstoff aus Chillischoten und Cayennepfeffer: Bei Einwirkung von Capsaicin in hohen, für den Menschen schmerzhaften Dosen auf die peripheren Gruppe-III- und Gruppe-IV-Afferenzen der Ratte sinkt die SP-Konzentration in der Substantia gelatinosa der Hinterhörner [22]. Zahlreiche *„Opiat-Rezeptoren"* (s. unten) im gleichen Hinterhorngebiet gehören wahrscheinlich zu den Schmerzafferenzen, da sie auf Hinterwurzel-Durchschneidung degenerieren [56, 4, 30].

Vorkommen und Wirkung der SP sind nicht auf das nozizeptive System beschränkt. Man findet sie auch in Speicheldrüsen, glatten Muskelzellen von Darm und Blutgefäßen und im ZNS in den dem extrapyramidal-motorischen System angeschlossenen Basalganglien, in vegetativen Ganglien und bestimmten bulbären Gebieten [Übersicht: 67].

Tab. 17.3. Schmerzstoffe: Mittlere Schwellenkonzentration bei intrakutaner Injektion*

Substanzklassen	Schmerzstoffe (mittlere Schwellenkonzentration g/ml)
— Polypeptide	Bradykinin (10^{-7}—10^{-6}); Vasopressin und Oxytocin (je 10^{-5}); Angiotensin (10^{-5}—10^{-4})
— Biogene Amine	Serotonin (10^{-7}—10^{-6}); Histamin (10^{-5})
— Acetylcholin	(10^{-6}—10^{-5})
— Prostaglandine	?
— Kationen	H^+ (pH 6,2—3,2) im Gewebe; K^+ (5—100 mval/l)
— Tierische und pflanzliche Schmerzgifte	Insekten- und Brennesselgift enthalten einen oder mehrere der ersten drei Substanzklassen

* Die meisten Substanzen kommen auch als physiologische Vermittler der Schmerzauslösung im Gewebe in Frage [28, 38, 45].

„Opiatrezeptoren" und „Opiate"

Opiate hemmen die Schmerzempfindung sehr selektiv, lassen dabei aber die anderen Sinnesfunktionen des Organismus praktisch unbeeinflußt. Ihre Wirkung kann daher — so vermutete man schon seit langem — nicht in einer „unspezifischen" Erregbarkeitsbeeinflussung an allen Nervenzellmembranen bestehen, sondern es müssen spezifisch passende „Rezeptoren" nur im Schmerzsystem vorhanden sein. Der Schmerzphysiologie, -biochemie und -therapie gelang nun der große experimentelle Durchbruch im Jahre 1973, als mittels radioaktiver Markierung von Opiaten die „Opiatrezeptoren" und kurz danach körpereigene Substanzen mit morphinähnlicher Wirkung, die „Endorphine", identifiziert werden konnten.

Erst die Entdeckung der Opiatrezeptoren schuf die experimentelle Grundlage für die Identifizierung der Endorphine, d. h. körpereigener Stoffe, die schon in kleinen Dosen — ähnlich wie die Opiate — analgetisch wirken [35]. Das *Konzept der Opiatrezeptoren und Endorphine* haben die Arbeitsgruppen um S. SNYDER in Baltimore, E. SIMON in New York und L. TERENIUS in Uppsala erarbeitet.

Opiatrezeptoren findet man in vielen Nervenzellen des ZNS, und zwar besonders zahlreich im mesenzephalen Hirnstamm periventrikulär und im limbischen System. Die Opiatrezeptoren im limbischen System werden im Zusammenhang gesehen mit den psychischen Wirkungen der Opiate, also ihrer Angst auf- und Wohlbehagen auslösenden, Unlust vermindernden Wirkung.

Alle Opiatrezeptoren lösen offenbar nach Bindung von Endorphinen, Opiaten oder Opioiden Veränderungen im *Zellstoffwechsel* aus, die die Adenylat-Zyklase hemmen und so die Konzentration an verfügbarem zyklischen Adenosinmonophosphat (cAMP) vermindern. Dieser Effekt, und zwar offensichtlich bereits sein Initialprozeß, die Opiat-Rezeptor-Bindung, wird bei steigenden Na^+-Konzentrationen an den Rezeptoren zunehmend eingeschränkt.

Die vielen Opiatrezeptoren an den Ganglien und glatten Muskelzellen des Dünndarmes hemmen bei ihrer Beladung die *Peristaltik,* was die obstipierende Wirkung der Opiate erklärt.

Opiatrezeptoren fehlen in kortikalen Strukturen! Damit unterscheiden sie sich wesentlich von den jüngst gefundenen „*Benzodiazepinrezeptoren*" [12]. Diese wurden ebenfalls mit radioaktiv markierten Substanzen nachgewiesen. Sie

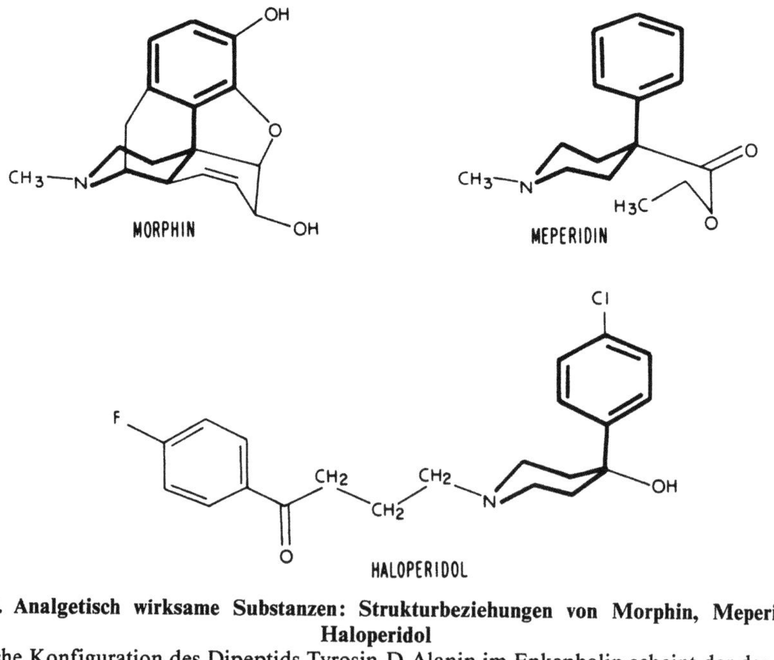

Abb. 17.3. Analgetisch wirksame Substanzen: Strukturbeziehungen von Morphin, Meperidin und Haloperidol
Die sterische Konfiguration des Dipeptids Tyrosin-D-Alanin im Enkephalin scheint der des Opiatrezeptors komplementär zu sein; ihr ähneln wesentliche Teile (fette Linien) dieser sonst chemisch unterschiedlichen analgetisch wirksamen Substanzen. Übrigens enthalten auch die Morphin-Antagonisten diese Struktur.

sind sehr zahlreich in der Rinde auch des menschlichen Gehirns, weniger häufig im Mittelhirn und im limbischen System, während sie in der weißen Substanz praktisch fehlen. Schon aus der Verteilung, aber auch aus den funktionellen Eigenschaften ergibt sich, daß Benzodiazepinrezeptoren und Opiatrezeptoren in Struktur und Funktion verschieden sein müssen.

Die molekulare *sterische Konfiguration* der Opiatrezeptoren (die in die Schmerzvermittlung eingeschaltet sind) erlaubt offenbar eine spezifische Bindung für unterschiedlichste, chemisch aber ähnliche Substanzen (s. Abb. 17.3.). So illustriert die Abbildung die **Strukturwirkungsbeziehungen** von drei analgetisch wirksamen Substanzen unterschiedlichster chemischer Gesamtstruktur: Das *Morphin,* ein natürliches Alkaloid des Opiums, *Meperidin,* ein synthetisches Analgetikum, und *Haloperidol,* ein Neuroleptikum. Entscheidende Teile der chemisch-sterischen Struktur dieser Substanzen bilden offenbar einen gleichartigen „Schlüssel" für das „Schloß" der Opiatrezeptoren.

Die **Endorphine** sind Polypeptide (Ketten von Aminosäuren). Die *Enkephaline* werden bevorzugt im Nervengewebe, vor allem im Gehirn gefunden. Alle Endorphine haben einen charakteristischen Pentapeptidkern mit der Aminosäurestruktur: TYR-ALA-GLY-PHE-MET (s. Abb. 17.3. und Legende). Bei *oraler* Verabreichung werden die Opioide von den Verdauungsenzymen abgebaut, so daß sie nicht analgetisch wirksam werden können; doch selbst bei *parenteraler* Applikation ist die biologische Halbwertszeit der Opioide so kurz, daß sie therapeutisch kaum einsetzbar sind.

Enkephaline kommen auch als physiologische, inhibitorische Transmitter in den Hinterhörnern des Rückenmarks vor (s. Abb. 17.2.). Besonders interessant ist, daß nach einer Bindung von Beta-Endorphinen oder Enkephalinen an zentralnervösen Opiatrezeptoren die Schmerzwahrnehmung zwar verringert wird, jedoch im allgemeinen nicht durch eine generelle Schwellenerhöhung, sondern eher so, daß dauernd wirkende (protopathische) Schmerzen gar nicht oder weniger stark wahrgenommen werden.

Auch *Elektrostimulation* des „zentralen Höhlengraus" im Bereich des 3. Ventrikels und des Aquädukts verringert die Schmerzwahrnehmung; hierbei wird eine Erhöhung der Enkephalinkonzentration im Liquor gefunden [34, 2].

Die durch Opiate oder Opioide bewirkte Minderung der Schmerzwahrnehmung sowie die unerwünschten Nebenwirkungen (Atemdepression u. ä.) können gleichermaßen blockiert werden durch „**Morphinantagonisten**", unter denen *Nalorphin* und *Naloxon* wohl die bekanntesten sind; beide ähneln in ihrer Struktur dem Morphin bzw. Heroin. Na^+-Ionen mindern diese Blockierung der Morphinwirkung.

17.4.1. Wirkungen der Neuroleptika und Antidepressiva bei der Schmerzvermittlung

Das Neuroleptikum *Haloperidol* (s. Abb. 17.3.), das bei Heroin-Abhängigen Abstinenzsymptome mindert, aber nicht eigentlich „analgetisch" wirkt, bindet sich spezifisch an Opiatrezeptoren [14]; auch diese Bindung wird im Beisein von Natriumionen analog der von Opiaten und Opiatantagonisten eingeschränkt. Weiter interagieren *Antidepressiva* und *Neuroleptika* mit nicht-opioiden physiologischen Neurotransmittern, wie Acetylcholin, Noradrenalin, Dopamin und Serotonin. Die Funktionen dieser Neurotransmitter in der Schmerzvermittlung sind bisher nicht umfassend geklärt; man vermutet eine Kopplung des Morphineffektes auch an deszendierende Bahnen im ZNS, welche z. T. die genannten Substanzen als Transmitter benutzen. Hierbei scheint ein *Synergismus zwischen Serotonin und Noradrenalin* zu bestehen.

Eine **Serotonin**-Verminderung im ZNS verstärkt die Schmerzen, während ein Anstieg die „Schmerzkrankheit" bessern kann. Injiziert man Serotonin intraventrikulär beim Tier, wird die Morphinwirkung gesteigert. Parasympathomimetika wie auch Cholinesterasehemmer können beim Menschen die analgetische Morphinwirkung verstärken. Eine Entspeicherung von Dopamin mindert den Morphineffekt. Das Serotonin wird von SPENCER [79] als wichtigstes biogenes Amin für die Entstehung der von Morphin und Enkephalin induzierten Analgesie betrachtet.

TAKAGI [84] interpretiert die oben referierten Einzelbefunde mit der Annahme, daß die bulbäre **Formatio reticularis** für das Zustandekommen der Morphin- und Enkephalinanalgesie folgenden Voraussetzungen liefert (s. Abb. 17.2.): ihre beiden myelencephalen Kerne, der Nucleus reticularis giganto-cellularis und der Nucleus paragiganto-cellularis, sollen deszendierende noradrenerge Bahnen entsenden, die die Schmerzübermittlung durch die Rückenmarks-Hinterhornzellen modulieren. Noradrenalin und Enkephaline könnten dabei an den Hinterhornzellen des Rückenmarks synergistisch zur serotoninergen Hinterhornzelleninhibition wirken; letztere wird über schon länger bekannte Bahnen besorgt, die vom periaquäduktalen Grau über Raphe-Kerne zum Rückenmark laufen.

Zwei Wege der (therapeutischen) **Einwirkung auf die Schmerzvermittlung** zeichnen sich ab: Schmerz kann gemindert werden durch

— *inhibitorischen* Angriff an den Substraten der Schmerzleitung (wie es durch die üblichen Analgetika geschieht),

— *exzitatorischen* Angriff an den die Schmerzleitung hemmenden Leitungsschleifen (wie es für bestimmte Psychopharmaka angenommen werden kann).

17.5. Psychophysik und Psychophysiologie des Schmerzes

Von K.-H. PLATTIG

17.5.1. Psychophysik des Schmerzes

Die STEVENSsche Potenzfunktion $R \sim S^n$ (R: psychische oder physiologische Reaktion; S: auslösende Reizintensität) hat für den Schmerzsinn den höchsten Exponenten n und damit den steilsten Kurvenverlauf von allen Sinnesmodalitäten. Daher steht nur ein ganz kleiner Reizintensitätsbereich für die ganze Skala subjektiver Schmerzintensitäten zur Verfügung. Der Schmerz folgt — überspitzt ausgedrückt — dem Alles-oder-Nichts-Gesetz: Ist er nämlich überschwellig geworden, dann wird er selbst bei nur geringen Steigerungen der Schmerzreizintensität bald unerträglich.

Aussagen wie die in dem vorstehenden Satz sind allerdings so apodiktisch nur schwer reproduzierbar zu belegen, da quantitative Experimente in Unkenntnis des adäquaten Reizes für den Schmerz außerordentlich schwierig sind. Die Schmerzforschung hat aber große klinische Bedeutung und auch für die pharmazeutisch-chemische Industrie sehr hohen kommerziellen Rang. Analgetika haben ja einen sehr großen Anteil an den ärztlichen und pharmazeutischen Aktivitäten, und viele unserer gegenwärtigen Kenntnisse über den Schmerz sind der modernen industriellen Forschung zu verdanken.

17.5.2. Experimentelle Schmerzforschung (Schwellenbestimmung, Adaptation, Analgetikaprüfung)

Eine bequeme und auch gut dimensionier- und reproduzierbare Möglichkeit der Schmerzauslösung ist der **Hitzeschmerz** an der Hautoberfläche, der ziemlich scharf bei knapp 45° C Hauttemperatur ausgelöst wird.

Infrarotstrahlen erwärmen ein geschwärztes Hautfeld z. B. auf der Stirn eines Probanden. Ein Temperaturfühler (Infrarotphotozelle) registriert die Hauttemperatur nach entsprechender Verstärkung auf einem Schreiber, der die Abhängigkeit der vom Probanden eingestellten, mit der Schmerzschwelle korrespondierenden Intensität des einwirkenden Hitzereizes von dessen Dauer im Zeitdiagramm darstellt. Über einen Intensitätsregler am Strahlungsemittenten soll die Versuchsperson das Infrarotlicht so einstellen, daß die Hauttemperatur gerade eben als schmerzhaft empfunden wird. Aufgrund einer gewissen apparativen Trägheit kann die schmerzauslösende Hauttemperatur innerhalb der ersten 3—5 Min. um ca. 1—2° C die Schwelle bei 44,5° C übersteigen; von etwa der 6. Min. an verringert sie sich auf etwa 43—44° C.

Dem Schmerz wird echte *Adaptation* oder *Habituation* abgesprochen, obwohl psychophysische Experimente am Menschen und neuronale Ableitungen am Tier widersprüchliches aussagen. Der Schmerz behält jedenfalls seine Warnfunktion über auch noch so lange Zeit bei, was ja zum Schutz vor Noxen richtig und wichtig erscheint.

Weitere Methoden der experimentellen Schmerzauslösung, neben der Injektion gewebsreizender Substanzen (s. Tab. 17.3.), benutzen die elektrische Reizung oberflächlich verlaufender Nerven (etwa in Ellen- oder Kniebeuge oder der Zahnpulpa) oder das Setzen von Hautquaddeln oder **Extremitätenödemen.**

Am bekanntesten ist das **Eiweißödem** an der Rattenpfote, an dem Antiphlogistika „klassisch" getestet werden. Die Wirkstoffe der „spanischen Fliege" lösen Hautblasen aus, deren Bedeckung entfernt werden kann, worauf die dann in der Epidermis freiliegenden Nervenendigungen durch Aufbringen von Hitze oder bestimmten Substanzen schmerzhaft gereizt werden können.

Der beschriebenen Hitzeschmerzmethode analog ist die „Hot-Plate-Method", bei der Mäuse auf eine heiße Platte von 56° C gesetzt werden; dem dadurch ausgelösten Pfotenschmerz versuchen sie durch Hochspringen zu entkommen. Die gut registrierbare motorische Fluchtaktivität ist ein Korrelat der Schmerzintensität.

In gewisser Weise besteht im Tierversuch natürlich außerdem die Möglichkeit, die Einwirkung schmerzhafter Reize anhand der von C-Fasern oder A δ-Afferenzen ableitbaren Aktionspotentiale zu objektivieren.

Hinsichtlich der **Objektivierbarkeit der Schmerzwahrnehmung** sei nur kurz auf die Möglichkeit der Gewinnung nozizeptiv evozierter Potentiale aus dem *Elektroenzephalogramm* (EEG) des anästhetisierten Tiers [93], aber auch des wachen Menschen [81, 82, 73] und auf das an der Nasenschleimhaut jüngst gefundene „*Elektrotrigeminogramm*" (ETG, ein Summenrezeptorpotential der Nasenschleimhaut nach CO_2-Stimulation) [48] hingewiesen.

Mit diesen Methoden besteht die Möglichkeit, elektrophysiologische Potentiale als quantifizierbare Korrelate von Schmerzempfindungen des Menschen zu registrieren.

17.5.3. Psychophysiologie des Schmerzes

Von unseren geringen Kenntnissen der Psychophysiologie des Schmerzes seien folgende vorgetragen: unter anderem im *Centre median des Thalamus* sind Neuronengruppen bekannt, deren Erregung mit Lustgefühlen einhergeht, und diese liegen verhältnismäßig eng benachbart zu solchen, die offensichtlich im Dienste der Schmerzverarbeitung stehen. Bei Thalmusherderkrankungen treten oft als unerträglich empfundene Schmerzzustände auf, die durch gezielte Eingriffe in diesem Bereich teilweise behoben oder zumindest gemildert werden können, allerdings sehr häufig auf Kosten begleitender Ausfälle an anderen Systemen. Die auch heute noch gelegentlich zur Schmerzlinderung vorgenommene „*Cingulotomie*", bei der stereotaktisch der Gyrus cinguli ausgeschaltet wird, hat weiter Anlaß zu Vermutungen gegeben, daß Schmerz hier und über andere Teile des limbischen Systems nicht nur mit Affekten und Emotionen, sondern auch mit Gedächtnisfunktionen korrespondiert. Schließlich sei der paradox erscheinende Befund erwähnt, daß Schmerzwahrnehmung möglicherweise in frühester Jugend erst erlernt werden muß und sogar konditioniert werden kann [43, 44].

Die *Motivation*, gewisse Schmerzen zu ertragen, bestimmt deren Ertragbarkeit im konkreten Einzelfall. Die Schmerztoleranz wird als größer bezeichnet bei extravertierten, nicht neurotischen Menschen, vor allem wenn sie sich auf eine bestimmte Aufgabe konzentrieren; ängstliche und introvertierte Menschen dagegen ertragen Schmerzen schlechter, was sich u. a. in niedrigeren Schmerzschwellen äußert.

17.6. Indikationen der Pharmakotherapie bei Schmerzzuständen

Von R. Kocher

17.6.1. Vorbemerkungen

Psychovegetative Funktionskreise bei der Schmerzvermittlung

Der Einsatz von Psychopharmaka hat sich insbesondere bei chronischen Schmerzzuständen bewährt. Unter ihnen beschreiben die ätiopathogenetischen Gesichtspunkte ein weites Spektrum von Indikationen, welches vom reinen „psychogenen Schmerz" über die „Schmerzkrankheit" bis zum reinen somatogenen Schmerz reicht (s. Abb. 17.4.).

Abb. 17.4. Auf der *rechten* Bildseite (mit *Pfeil*) sind rein „**psychogene Schmerzen**" dargestellt, wie sie bei Depressionen, vereinzelt bei Schizophrenien mit schmerzhaften Körperhalluzinationen, bei Neurosen und bei psychosomatischen Erkrankungen auftreten. Bei chronischen Schmerzen als Symptom einer Depression sind Antidepressiva und Psychotherapie indiziert, bei Schizophrenien mit schmerzhaften Körperhalluzinationen Neuroleptika. Neurosen und psychosomatische Erkrankungen erfordern eine intensive Psychotherapie kombiniert mit einer medikamentösen Behandlung.

Andererseits können chronische Schmerzen, die über Monate oder Jahre bestehen, zu psychopathologischen Veränderungen führen *(Pfeil Mitte)*. WÖRZ [94] spricht in diesem Zusammenhang vom „**schmerzkranken Menschen**" oder von der „Schmerzkrankheit". Der schmerzkranke Mensch zeigt folgende Merkmale: mißmutig-gereizt-aggressive Verstimmung; erhöhte Empfindlichkeit und Reizbarkeit; Interessen und Erlebnisfähigkeit sind eingeschränkt und auf die eigene Befindlichkeit ausgerichtet; am Ende ist er apathisch-resigniert. Daß bei diesen Patienten Psychopharmaka auch zu einer Schmerzlinderung führen können, ist verständlich.

Auch bei rein „**somatogenen**" Schmerzen *(linkes Bild mit Pfeil),* bei denen keine oder noch keine Zeichen der Schmerzkrankheit vorliegen, konnte die gute Wirkung der Psychopharmaka aufgezeigt werden.

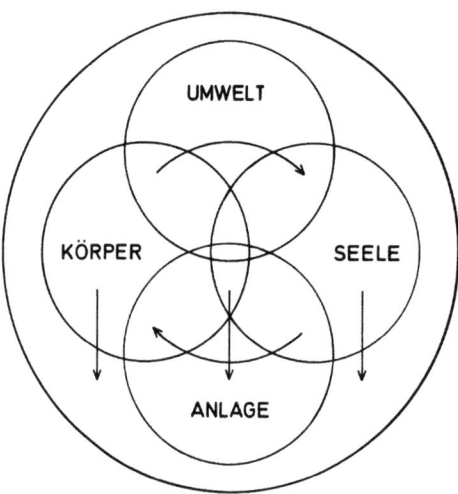

Abb. 17.4. Psychovegetative Funktionskreise der Schmerzvermittlung (Schema)
„Psychogene" Schmerzen (Pfeil rechts), „somatogene Schmerzen" (Pfeil links)

Indikationen von Antipyretika- und Opiat-Analgetika

Während die Psychopharmaka vorwiegend bei chronischen Schmerzen indiziert sind, stellt sich bei *akuten,* kurzdauernden Schmerzzuständen je nach Krankheitsbild die Indikation für Antipyretika-Analgetika oder — bei starken Schmerzen — für Opiat-Analgetika. Wenn die Schmerzen länger dauern, über Wochen und Monate, werden die Antipyretika-Analgetika problematisch, und zwar wegen ihrer „Nebenwirkungen" auf Blut, Leber, Nieren etc. und — bei einigen von ihnen — wegen ihres Abhängigkeitspotentials. Die Indikation für Opiat-Analgetika ist bei längerdauernden Schmerzen mit noch größerer Vorsicht zu stellen, da diese schon nach kurzer Zeit zu einer schweren Abhängigkeit führen können. Die Psychopharmaka sind deshalb bei chronischem Schmerz von großer Bedeutung, da meistens die Analgetika reduziert werden können und bei schweren Schmerzzuständen der Zeitpunkt der Indikation für Opiat-Analgetika hinausgeschoben werden kann.

17.6.2. Zusammenfassende Übersicht der Indikationen einer Psychopharmakotherapie bei Schmerzzuständen

Psychopharmaka, vor allem Antidepressiva und Neuroleptika, sind bei allen chronischen Schmerzsyndromen aus den verschiedensten medizinischen Fachgebieten indiziert:

Neurologische Schmerzsyndrome
— Neuralgien verschiedenster Ursache
— Läsionen des Plexus brachialis und lumbo-sacralis
— Schmerzhafte Neuro— und Polyneuropathien
— Phantom- und Stumpfschmerzen
— Kausalgien
— Thalamusschmerzen
— Chronische Cephalea

Rheumatologisch-orthopädische Schmerzsyndrome
— Degenerative Erkrankungen des Skelettsystems mit Nacken-Schulter-Armsyndrom, Lumbalgien, Lumbo-Ischialgien, Coxarthrosen
— Weichteilrheumatismus

Chirurgisch-orthopädische Schmerzsyndrome
— Posttraumatisch bedingte Schmerzen
— Schmerzen bei Querschnittslähmungen

Karzinomschmerzen

17.7. Psychopharmakotherapie bei Schmerzzuständen

Von R. KOCHER

17.7.1. Vorbemerkungen

Bald nach der Einführung der *Neuroleptika* 1951/52 und der *Antidepressiva* 1957 in die Psychiatrie erschienen auch die ersten Berichte über deren gute analgetische Wirkungen. Den Antidepressiva und Neuroleptika wurde auch eine Analgetika-potenzierende und eine Analgetika-sparende Wirkung zugesprochen. Das „Antiepileptikum" *Carbamazepin* wurde von BLOM [9] erstmals in der Behandlung von Trigeminus-Neuralgien eingesetzt. Die Psychopharmaka sind heute, dies ist unbestritten, aber allgemein noch zu wenig bekannt, zu einem wesentlichen Bestandteil in der Behandlung von *chronischen* Schmerzen verschiedenster Ursachen geworden, neben und unter vielen anderen Behandlungsmöglichkeiten (s. Abb. 17.5.).

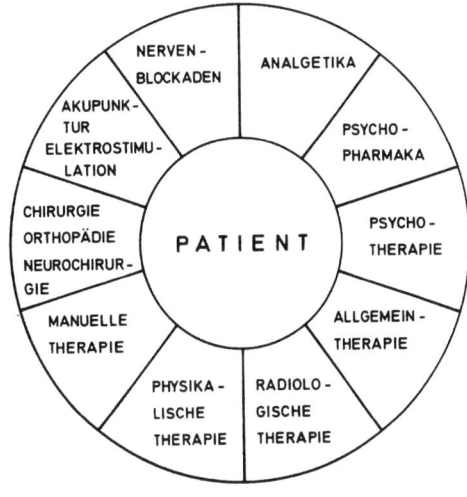

Abb. 17.5. Behandlungsformen chronischer Schmerzzustände

Für die kunstgerechte Anwendung der Psychopharmaka in der Schmerztherpie ist die Kenntnis zweier pathologischer Funktionskreise von großer Bedeutung. Sie werden vor der Erörterung der praktischen analgetischen Therapie im folgenden referiert.

Pathologischer Funktionskreis: Schmerz-Psychovegetativum

Der gute Erfolg einer Behandlung mit Antidepressiva oder Neuroleptika wird vor allem dadurch erklärt, daß es zu einer Veränderung des Schmerzerlebnisses kommt. Man spricht von einer *„Entpersönlichung des Schmerzes"* und von einer inneren „Schmerzdistanzierung" [60, 75]. Dies stimmt überein mit den Aussagen vieler unserer Patienten, die angaben: „Ich habe noch Schmerzen, aber sie tun mir nicht weh", oder „Ich habe noch Schmerzen, aber sie sind weit weg."

Schmerz ist ja nicht nur Empfindung und Gefühl. Schmerz ist auch Affekt und wird stark durch die Erfahrung geprägt. So kann vielleicht erklärt werden, daß die Antidepressiva und Neuroleptika nicht nur das Schmerzgeschehen als solches, sondern dessen bewußtes Erleben im Sinne des „Erleidens" sowie auch seine emotionale Auslösung beeinflussen.

Persönlichkeit und psychische Verfassung spielen bei der Gestaltung des Schmerzerlebnisses eine entscheidende Rolle. Durch ihren diencephalen Angriffspunkt sind die Psychopharmaka in besonderer Weise geeignet, die unlustbetonten Begleiteffekte der Schmerzempfindung abzuschwächen [68].

Durch diese „entkoppelnde" Wirkung auf das Psychovegetativum sind die Psychopharmaka, vor allem *Neuroleptika und Antidepressiva mit leicht vegetativem Effekt*, in hervorragender Weise imstande, den verhängnisvollen Circulus vitiosus: Schmerz → vegetative Erregbarkeit → psychische Reaktionsweise zu unterbrechen (s. Abb. 17.6.). Die Wirkung der Psychopharmaka ist dementsprechend eindrucksvoller, je stärker die Schmerzzustände von einer Störung des emotionalen, psychischen und vegetativen Gleichgewichts beherrscht sind.

Durch ihre Wirkung auf die thalamisch-hypothalamischen Kerngebiete, die den Knotenpunkt aller afferenten Systeme beim Schmerzgeschehen darstellen, erreichen die Psychopharmaka eine Psychosedierung mit Verminderung des Antriebs- und Wachbewußtseins der chronischen Schmerzpatienten. Die Patienten gewinnen damit *eine andere Einstellung zu ihrem chronischen Schmerz*, er wird ihnen weniger bewußt, er kann leichter verarbeitet werden und wird gleichsam der subjektiven Erlebnissphäre entrückt. Das quälende Schmerzerlebnis bleibt aus [60]. Weiterhin führen sie zu einer Aufhebung des bewußten Erlebens mit Abschaltung von der Außenwelt, wodurch selbst stärkere Schmerzreize nicht mehr zur vollen Perception gelangen. Anstelle der die Patienten beherrschenden Erregung, Unruhe, Angst und Gespanntsein, tritt innere Ruhe und Ausgeglichenheit [60].

Pathologischer Funktionskreis: Schmerz — Angst — Depression

Untrennbar vom psychovegetativen Funktionskreis ist der affektiv-emotionale

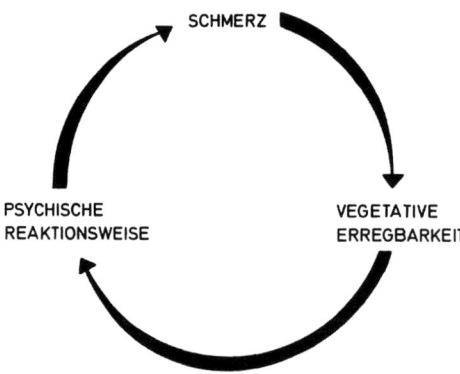

Abb. 17.6. Pathologischer Funktionskreis: Schmerz-Psychovegetativum (Schema) (Nach LINKE, 1963)

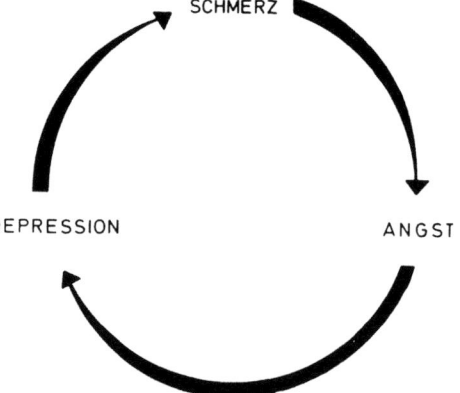

Abb. 17.7. Pathologischer Funktionskreis: Schmerz — Angst — Depression (Schema)

Funktionskreis zu sehen, der bei chronischen Schmerzzuständen häufig zu einem Circulus vitiosus: Schmerz → Angst → Depression → Schmerz führt (s. Abb. 17.7.). Schwere körperliche Erkrankungen mit Schmerzen führen sehr häufig zu einer Verschiebung der Stimmungslage in Richtung Depression. Häufig stellen sich schwere Angstzustände ein, bedingt durch die Angst vor einem unheilbaren Leiden oder durch die Wechselwirkung von Schmerz und Angst vor den Schmerzen (Beispiel: Trigeminusneuralgie). Eine kombinierte Behandlung mit einem Antidepressivum und Neuroleptikum kann diesen Circulus vitiosus eher durchbrechen oder verhindern als nur eine Monotherapie mit einem Antidepressivum oder Neuroleptikum.

Vorteile der Therapie mit Psychopharmaka bei chronischen Schmerzen

Im folgenden sollen bloß stichwortartig die Vorzüge einer Therapie mit Psychopharmaka (im Vergleich zu Antipyretika-Analgetika oder Opiaten) bei chronischen Schmerzzuständen aufgelistet werden:
— Wirkung auch auf Patienten, die auf die üblichen Analgetika nicht angesprochen haben
— Keine Gefahr einer Medikamentenabhängigkeit
— Analgetikapotenzierung
— Analgetikaeinsparung
— Verhinderung von Analgetikamißbrauch und Analgetikaabhängigkeit.

17.7.2. Antidepressiva bei Schmerzzuständen

Unter den Antidepressiva haben sich vor allem diejenigen bewährt, die gleichzeitig eine stimmungsaufhellende-depressionslösende und eine angstlösende und sedierende Wirkung haben. Pharmakologisch sollten sie sowohl die Serotonin- als auch die Noradrenalin-Aktivität im ZNS erhöhen.

Die besten und die meisten Erfahrungen wurden mit folgenden Antidepressiva gemacht: *Clomipramin, Imipramin, Amitriptylin, Maprotilin, Nortriptylin* und *Trimipramin*. Sie werden zumeist in einer durchschnittlichen Tagesdosis von 75 mg (3 × 25 mg) bei chronischen Schmerzen verschiedenster Ursache verabreicht. Eine Literaturübersicht zum Thema s. Tab. 17.4.

Tab. 17.4. **Analgetische Therapie mit Antidepressiva (Literaturübersicht)**

Substanz (% Besserung*)	Indikation (Patientenzahl)	Autoren (Jahr)
Imipramin (80 %)	Neurologische Patienten inklusive Karzinom (80)	DAXELMÜLLER (1966)
Clomipramin (67 %)	Karzinom (52)	GEBHARDT et al. (1969)
Imipramin (75 %)	Inoperables Karzinom (20)	MÖNKEMEIER & STEFFEN (1970)
Imipramin (80 %)	Karzinom (31)	ADJAN (1970)
Clomipramin (90 %)	Karzinom (50)	ADJAN (1970)
Imipramin (75 %)	Chirurgische Patienten inklusive Karzinom (30)	BARJOU (1971)
Clomipramin (75 %)	Neurologische Patienten (28)	RADEBOLD (1971)
Imipramin (44 %)	Karzinom (44)	DEUTSCHMANN (1971)

* Definition der Besserung: Die Therapieergebnisse waren entweder gut (weniger Schmerzen und Reduktion der Analgetika möglich) oder sehr gut (keine Schmerzen ohne Analgetika).

17.7.3. Neuroleptika bei Schmerzzuständen

Vor allem das *Laevomepromazin* und das *Haloperidol* haben sich als gut analgetisch erwiesen. Da aber das Laevomepromazin auch in niedrigen Dosen (37,5—75 mg/die) unerwünschte Nebenwirkungen wie Somnolenz und Orthostase bewirkt, setzen wir heute vermehrt Haloperidol (1,5—3 mg/die) ein, das diese Nebenwirkungen kaum aufweist. Wir verabreichen diese Präparate, gelegentlich auch *Chlorpromazin* oder *Thioridazin* (je 75 mg/die), bei chronischen Schmerzen verschiedenster Ursachen. Eine Literaturübersicht zum Thema bietet Tab. 17.5.

Tab. 17.5. Analgetische Therapie mit Neuroleptika (Literaturübersicht)

Substanz (% Besserung*)	Indikation (Patientenzahl)	Autoren (Jahr)
Laevomepromazin (50 %)	Karzinom und Arthritis (18)	BLOOMFIELD et al. (1961)
Propericiazin (75 %)	Neurologische Patienten (33)	HAAS et al. (1966)
Benzperidol (82 %)	Neurologische Patienten (124)	LÜTZENKIRCH & MERTENS (1970)

* Definition der Besserung, s. Tab. 17.4.

17.7.4. Antiepileptika und Tranquilizer bei Schmerzzuständen

Unter den Antiepileptika wird das *Carbamazepin* nicht nur bei Neuralgien verschiedenster Ursache, bei schmerzhaften Neuro- und Polyneuropathien, sondern auch bei chronischen Schmerzzuständen anderer Ätiologien mit Erfolg gegeben. Es kann als Monotherapie oder in Kombination mit einem Antidepressivum oder einem Neuroleptikum oder als „Dreierkombination" verabreicht werden. Über die Wirkungsweise von Carbamazepin ist noch nichts sicheres bekannt. Die durchschnittliche Dosierung beträgt 3 × 200 mg täglich.

Die *Tranquilizer* allein oder in Kombination mit Antidepressiva sind *nicht* geeignet für die Behandlung von chronischen Schmerzen. Übrigens sollte man nicht vergessen, daß eine anxiolytische Wirkung auch durch kleine Dosen eines Neuroleptikums erzielt werden kann (s. Kap. 12.).

17.7.5. Kombinationstherapie mit Psychopharmaka bei Schmerzzuständen

a) Nach den ersten Publikationen über den guten analgetischen Effekt der **Antidepressiva und Neuroleptika** lag es nahe, diese beiden Medikamente zu **kombinieren** in der Hoffnung auf eine Potenzierung der analgetischen Wirkung. Seit mehr als 15 Jahren behandeln wir Patienten mit chronischen Schmerzen prinzipiell mit einer Kombination von Antidepressiva und Neuroleptika. Unsere guten Erfahrungen wurden später von anderen Autoren bestätigt (s. Tab. 17.6.). Unser Erfahrungsbericht mit 103 Patienten, den wir im Jahre 1975 veröffentlichten sei im folgenden detailliert dargestellt.

Die *Indikationen* und die entsprechende Zahl von Patienten, die mit einer Kombination aus Antidepressivum und Neuroleptikum behandelt wurden, ist in Tab. 17.7. dargestellt. Zur Anwendung gelangten die *Kombinationen* von Imipramin oder Clomipramin oder Trimipramin mit Laevomepromazin und die Kombinationen von Imipramin oder Clomipramin mit Haloperidol.

Die **Therapieergebnisse** waren bei 82 Patienten (= 82 %) entweder gut (weniger Schmerzen und Reduktion der Analgetika möglich) oder sehr gut (überhaupt keine Schmerzen mehr ohne Analgetika). Bei 21 Patienten konnten wir keine relevante Besserung feststellen.

17.7. Therapie 551

Tab. 17.6. Analgetische Therapie mit Kombinationen von Psychopharmaka
(Literaturübersicht)

Substanzen (% Besserung*)	Indikation (Patientenzahl)	Autoren (Jahr)
Clomipramin und Laevomepromazin oder Haloperidol (87 %)	Inoperables Karzinom (83)	BERNARD und SCHEURER (1972)
Flupentixol und Melitracen (67 %)	Neurologische Patienten (108)	PUT (1974)
Flupentixol und Melitracen (67 %)	Viszerales Karzinom (17)	PUT (1974)
Amitriptylin und Fluphenazin (87 %)	Neurologische Patienten (39)	TAUB und COLLINS (1974)
Imipramin, Trimipramin oder Clomipramin und Laevomepromazin oder Haloperidol (82 %)	Neurologische Patienten (103)	KOCHER (1975)
Fluphenazin und Nortriptylin (50 %)	Neurologische Patienten mit Dauerschmerz (30)	WÖRZ (1980)

* Definition der Besserung, s. Tab. 17.4.

Wir wandten folgendes **Dosierungsschema** an, das sich nach unseren Erfahrungen bewährt hat; es ist als Richtlinie gedacht, da doch jegliche pharmakologische Behandlung einer individuellen Anpassung bedarf: *Clomipramin*, 3 × 25 mg oral/die und *Haloperidol*, 3 × 0,5—1,0 mg/die. Bei stationären Patienten geben wir Clomipramin in der 1. Woche als Dauertropfinfusion (25—50 mg in 250 ml 5 % Glucoselösung während 3—4 Stunden).

Der *Vergleich von Therapieresultaten* ist äußerst schwierig, da sich bekanntlich Schmerz nicht objektiv messen läßt. Trotzdem haben wir versucht, unsere guten und ermutigenden Resultate mit denjenigen anderer Autoren zu vergleichen. In Tab. 17.4. sind die Resultate derjenigen Autoren aufgeführt, die Antidepressiva allein verwendet haben. In Tab. 17.5. finden sich die Therapieerfolge mit einem Neuroleptikum allein. In Tab. 17.6. schließlich werden unsere Resultate einer kombinierten Behandlung mit denjenigen anderer Autoren verglichen.

Beim *Vergleich der Kombinationstherapie mit der Monotherapie* fällt auf, daß die Behandlung mit einer Kombination im allgemeinen keine höhere Erfolgsquote aufweist als die Behandlung mit einem Antidepressivum oder einem Neuroleptikum allein. Teilweise kann diese Tatsache durch die sehr hohen Dosen erklärt werden, die bei einer Monotherapie verabreicht werden, die im Gegensatz zu den eher niedrigen Dosen bei kombinierter Behandlung stehen. Dennoch stellt sich die Frage, nach den Vorteilen einer Kombinationstherapie mit Neuroleptika und Antidepressiva, wie wir sie bevorzugen und empfehlen.

Tab. 17.7. Analgetische Therapie mit einer Kombination aus einem Antidepressivum und einem Neuroleptikum (eigene Studie)*

Indikation	Zahl der Patienten
— Postherpetische Neuralgien	10
— Läsionen des Plexus brachialis und lumbosacralis	26
— Schmerzhafte Neuro- und Polyneuropathien	10
— Trigeminusneuralgien	16
— Degenerative Veränderungen des Skelettsystems	21
— Traumatische Schmerzen des Bewegungsapparates	5
— Schmerzen bei inoperablem Karzinom	5
— Andere chronische Schmerzzustände verschiedener Ätiologie	10

* Kombiniert wurden *Imipramin, Clomipramin* oder *Trimipramin* mit *Laevomepromazin* oder *Haloperidol*. Bei 82 % der Patienten wurde der Therapieerfolg mit sehr gut oder gut beurteilt.

Vorzüge der Kombination von Antidepressiva und Neuroleptika:

— Bei einer kombinierten Behandlung sind allgemein niedrigere Dosen genügend. Dadurch können starke und/oder störende Nebenwirkungen vermieden werden. Die Patienten können auch ambulant behandelt werden.
— Eine Kombinationsbehandlung enthält beide, den antidepressiven und den neuroleptischen Effekt. Einer von diesen fehlt oder ist ungenügend, wenn dieses Medikament allein angewendet wird (Circulus vitiosus: Schmerz → Angst → Depression → Schmerz).
— Durch eine kombinierte Behandlung wird das Wirkungsspektrum sicher erweitert. Möglicherweise geschieht etwas ähnliches wie bei der Neurolept-Analgesie.
— In einer Kombinationsbehandlung potenziert sich die positive Wirkung der Antidepressiva auf die serotonergischen und noradrenergischen (Schmerz-)hemmenden Bahnen mit der Wirkung der Neuroleptika, vor allem des Haloperidols, als schwacher, aber bestimmter Opiatagonist (s. Abb. 17.3.).

b) Über die Therapie einer Kombination von **Carbamazepin mit anderen Psychopharmaka**, vor allem mit *Neuroleptika* und *Antidepressiva*, liegen bei Schmerzsyndromen nur wenige Befunde vor, die allerdings ermutigend sind.

REIMANN et al. [74] berichteten über die Resultate einer kombinierten Behandlung von idiopathischen und symptomatischen **Trigeminusneuralgien** mit *Carbamazepin + Benzperidol* oder *Carbamazepin + Benzperidol + Imipramin*. Bei ca. 70 % der Patienten mit Trigeminusneuralgien, die auf das Carbamazepin *allein* nicht mehr angesprochen hatten, kam es innerhalb weniger Tage zu einer wochenlangen deutlichen Schmerzlinderung oder Schmerzfreiheit. Eine über vier Monate hinausgehende, längerfristige und eindeutig positiv zu beurteilende Wirkung dieser medikamentösen Kombinationstherapie konnte bei ca. 20 % der Patienten mit idiopathischer Trigeminusneuralgie beobachtet werden.

Literatur

1. ADJAN, M. (1970): Zur therapeutischen Beeinflussung des Schmerzsymptoms bei unheilbaren Tumorkranken. Ther. d. Gegenw. *109*, 1620—1627.
2. AKIL, H., RICHARDSON, D. E., HUGHES, J., BARCHAS, J. D. (1978): Enkephalin-like material elevated in ventricular cerebrospinal fluid of pain patients after analgetic focal stimulation. Science *201*, 463—465.
3. ALMAY, B. G. L., JOHANNSON, F., VON KNORRING, L., TERENIUS, L., WAHLSTRÖM, A. (1978): Endorphins in chronic pain. I. Differences in CSF Endorphin levels between organic and psychogenic pain-syndrom. Pain *5*, 153—162.
4. ATWEH, S. F., KUHAR, M. J. (1977): Autoradiographic localization of opiate receptors in rat brain. 1. Spinal cord and lower medulla. Brain Res. *124*, 53—67.
5. BARJOU, B. (1971): Etude du tofranil sur les douleurs en chirurgie. Revue Méd. de Tours *6*, 473—482.
6. BEAUMONT, G. (1976): The use of psychotropic drugs in other painful conditions. J. Int. Med. Res. *4*, Suppl. 2, 56—57.
7. BERNARD, Ph. A., SCHEURER, H. (1972): Action de la Clorimipramine (Anafranil) sur la douleur des cancers en pathologie cervico-facial. J. F. O. R. L. *21*, 723—729.
8. BLASIUS, W. (1976): Zur Geschichte des Schmerzes und seiner Behandlung. In: Der spastische Schmerz (Symposium München, 8. Mai 1976) (GESSLER, U., Hrsg.), S. 15—20. Wiesbaden: Int. Anst. Förderung exp. klin. Pharmakol.
9. BLOM, S. (1962): Trigeminal neuralgia: its treatment with a new anticonvulsant drug (G-32883). Lancet *1*, 839—840.
10. BLOOMFIELD, S., SIMARD-SAVOIE, S., BERNIER, J., TETRAULT, L. (1964): Comparative analgesic activity of Levopromazine and Morphine in patients with chronic pain: Canad. Med. Ass. J. *90*, 1156—1159.
11. BORTZ, W. (1967): Über die Behandlung schwerer Schmerzzustände bei Karzinomkranken. Med. Welt *19*, 2126—2127.
12. BRAESTRUP, C., NIELSEN, M. (1979): Benzodiazepine receptors and possible endogeneous ligands. Acta physiol. scand. Suppl. 473, 10 (Abstr./Invited Lecture).
13. BRÜCKMANN, J. U., HENNEMANN, U., PAYK, T. R. (1978): Ergebnisse psychopharmakologischer Schmerzbehandlung. Pharmakopsychiat. *11*, 147—153.
14. CLAY, G. S., BROUGHAM, L. R. (1975): Haloperidol binding to an opiate receptor site. Biochem. Pharmacol. *24*, 1363—1367.
15. CREESE, J., FEINBERG, A. P., SNYDER, S. H. (1976): Butyrophenone influences on opiate receptor. Eur. J. Pharmacol. *36*, 231—235.
16. DAXELMÜLLER, L. (1966): Zur Therapie schwerer Schmerzzustände mit Tofranil. Med. Welt *43*, 2339—2340.
17. DEUTSCHMANN, W. (1971): Tofranil in der Schmerzbehandlung der Krebskranken. Med. Welt *22*, 1346—1347.

18. DUBUISSON, D., MELZACK, R. (1976): Classification of clinical pain descriptions of multiple group discriminant analysis. Exp. Neurol. *51*, 480–487.
19. FIELDS, H. L., BASBAUM, A. I. (1978): Brainstem control of spinal pain-transmission neurons. Ann. Rev. Physiol. *40*, 217–248.
20. FLOHÉ, L., FRIDERICHS, E. (1978): Alte Probleme und neue Aspekte in der Analgesieforschung. Arzneim.-Forsch./Drug. Res. *28*, 99–106.
21. GAMSE, R., HOLZER, P., LEMBECK, F. (1980): Decrease of substance P in primary afferent neurones and impairment of neurogenic plasma extravasation by capsaicin. Brit. J. Pharmacol. *68*, 207–213.
22. GAMSE, R., MOLNAR, A., LEMBECK, F. (1979): Substance P release from spinal chord slices by capsaicin. Life Sci. *25*, 629–636.
23. GEBHARDT, K. H., BELLER, J., NISCHK, R. (1969): Behandlung des Karzinomschmerzes mit Chlorimipramin (Anafranil). Med. Klin. *64*, 751–756.
24. GRACELY, R. H., MCGARTH, P., DUBNER, R. (1978): Ratio scales of sensory and effective verbal pain descriptors. Pain *5*, 5–18.
25. GREVERT, P., GOLDSTEIN, A. (1978): Naloxone fails to alter experimental pain or mood in humans. Science *199*, 1093–1095.
26. HAAS, R., LAUBICHLER W. (1966): Ein Beitrag zur medikamentösen Therapie akuter und chronischer Schmerzzustände. Wien. Klin. Wschr. *78*, 579–582.
27. HARKINS, S. W., CHAPMAN, C. R. (1977): The perception of induced dental pain in young and elderly women. J. Gerontol. *32*, 428–435.
28. HENSEL, H. (1966): Allgemeine Sinnesphysiologie – Hautsinne, Geschmack, Geruch. Berlin - Heidelberg - New York: Springer.
29. HERZ, A. (1979): Die Endorphine: ein Schlüssel zum Verständnis von Schmerz, Sucht und psychischen Störungen? Dtsch. med. Wschr. *104*, 371–373.
30. HILLER, J. M., SIMON, E. J., CRAIN, S. M., PETERSON, E. R. (1978): Opiate receptors in cultures of fetal mouse dorsal root ganglia (DRG) and spinal cord: predominance in DRG neurites. Brain Res. *145*, 396–400.
31. HÖKFELT, T., ELDE, R., JOHANSSON, O., LUFT, R., NILSSON, G., ARIMURA, A. (1976): Immunohistochemical evidence for separate populations of somatostatin-containing and substance P-containing primary afferent neurons in the rat. Neurosci. *1*, 131–136.
32. HÖKFELT, T., JOHANSSON, O., KELLERTH, J. O., LJUNGDAHL, A., NILSSON, G., NYGARDS, A., PERNOW, B. (1977): Immunohistochemical distribution of substance P. In: Substance P. (VON EULER, U. S., PERNOW, B., Hrsg.), S. 117–145. New York: Raven Press.
33. HOFFMEISTER, F. (1968): Tierexperimentelle Untersuchungen über den Schmerz und seine pharmakologische Beeinflussung. Arzneim.-Forsch./Drug. Res. *16* (Beiheft).
34. HOSOBUCHI, J., ADAMS, J. E., LINCHITZ, R. (1977): Pain relief by electrical stimulation of the central gray matter in humans and its reversal by naloxone. Science *197*, 183–186.
35. HUGHES, J. (1975): Isolation of an endogenous compound from the brain with pharmacological properties similar to morphine. Brain Res. *88*, 295–308.
36. HUGHES, J., SMITH, T. W., KOSTERLITZ, H. W., FOTHERGILL, L. A., MORGAN, B. A., MORRIS, H. R. (1975): Identification of two related pentapeptides form the brain with potent opiate agonist activity. Nature *258*, 577–579.
37. IGGO, A. (1973): Somatosensory System. (Handb. Sens. Physiol., Vol. 2.) Berlin - Heidelberg - New York: Springer.
38. JANZEN, R., KEIDEL, W. D., HERZ, A., STEICHELE, C., Hrsg. (1972): Schmerz; Grundlagen — Pharmakologie — Therapie. Stuttgart: G. Thieme.
39. JESSEL, T. M., (1977): Opiat analgesics inhibit substance P release from rat trigeminal nucleus. Nature *268*, 549–551.
40. JOHANNSSON, F., VON KNORRING, L. (1979): A double-blind controlled study of a serotonin uptake inhibitor (Zimelidin) versus placebo in chronic pain. Pain *7*, 69–78.
41. KARKALAS, Y., LAL, H. (1973): A comparison of haloperidol with methadone in blokking heroin with-drawal symptoms. Int. Pharmakophsychiat. *8*, 248–251.
42. KEIDEL, W. D. (1972): Schmerz — „Principium cognoscendi" — Ist Schmerz meßbar? In: Schmerz; Grundlagen — Pharmakologie — Therapie (JANZEN, R., KEIDEL, W. D., HERZ, A., STEICHELE, C., Hrsg.), S. 16–28. Stuttgart: G. Thieme.
43. KEIDEL, W. D. (1975): Elektronarkose und Akupunktur aus der Sicht der Neurophysiologie. Klinikarzt *4*, 224–231, 277–285.
44. KEIDEL, W. D. (1979): Über die Natur des Schmerzes (Teil I + II). Dtsch. zahnärztl. Z. *34*, 517–521, 658–663.
45. KEIDEL, W. D., PLATTIG, K.-H. (1975): Physiologie des Schmerzes. In: Kopfschmerz — larvierte Depression — Diagnostik und Therapie in der Praxis (WIECK, H. H., Hrsg.), S. 21–33. Stuttgart - New York: Schattauer.
46. KIELHOLZ, P. (1974): Die Depression in der täglichen Praxis. Bern: Huber.
47. KLEIBEL, F. (1964): Zur Therapie des Karzinomschmerzes. Münch. med. Wschr. *78*, 342–345.
48. KOBAL, G. (1981): Elektrophysiologische

Untersuchungen des menschlichen Geruchssinns. (HabilSchr. Med., Erlangen - Nürnberg.) Stuttgart - New York: Thieme Copythek.
49. KOCHER, R. (1968): Zur Behandlung schwerer Schmerzzustände mit einer Kombination von Tofranil (Imipramin) und Nozinan (Laevopromazin). Praxis 57, 1458—1464.
50. KOCHER, R., SCHÄR, J. (1969): Zur Behandlung schwerer Schmerzzustände mit einer Kombination von Anafranil (Chlorimipramin) und Nozinan (Laevopromazin). Praxis 58, 967—969.
51. KOCHER, R., ROHRER, G. (1974): Die Behandlung schwerer chronischer Schmerzzustände mit einer Kombination von Thymoleptika und Neuroleptika. Schweiz. Rundschau Med. Praxis 63, 1562—1567.
52. KOCHER, R. (1976): The use of psychotropic drugs in the treatment of chronic, severe pains. In: Advances in Pain Research and Therapy, Vol. 1 (BONICA, J. J., ALBE-FESSARD, D., Hrsg.). New York: Raven Press.
53. KOCHER, R. (1978): Psychopharmakotherapie des Kreuzschmerzes. Therapiewoche 28, 5664—5670.
54. KOCHER, R. (1979): The use of psychotropic drugs in the treatment of cancer pain. In: Advances in Pain Research and Therapy, Vol. 2 (BONICA, J. J., VENTAFRIDDA, V., Hrsg.). New York: Raven Press.
55. LAL, H. (1974): Some basic hypothesis regarding effectiveness of haloperidol in heroin addiction. Clin. Toxicol. 7, 728.
56. LA MOTTE, C. PERT, C. B., SNYDER, S. H. (1976): Opiate receptor binding in primate spinal cord: distribution and changes after dorsal root section. Brain Res. 112, 407—412.
57. LENDLE, L. A. (1966): Die pharmakologische Seite der Schmerzbekämpfung. Med. Welt 21, 1188—1189.
58. LERICHE, R. A. (1949): La Chirurgie de la douleur. Paris: Masson.
59. LEYSEN, J., TOLLENAERE, J. P., KOCH, J. P., LADURON, M. H. J. (1977): Differentiation of opiate and neuroleptic receptor binding in rat. Eur. J. Pharmacol. 43, 253—267.
60. LINKE, H. (1963): Die Entpersönlichung des Schmerzes durch Phenothiazinderivate. Ther. Ber. 35, 94—99.
61. LÜTZENKIRCH, H., MERTENS, H. G. (1970): Behandlung chronischer Schmerzsyndrome. Arzneim.-Forsch. 20, 930—931.
62. MALTBIE, A. A., CAVENAR, O., SULLIVAN, J. L., HAMMETT, E. B. (1979): Analgesia and Haloperidol: A Hypothesis. J. Clin. Psychiat. 40, 323—326.
63. MAYER, D. J., PRICE, D. P. (1976): Central nervous system mechanism of analgesia. Pain 2, 379—404.
64. MERKSKEY, H., HESSLER, R. A. (1972): The treatment of chronic pain with psychotropic drugs. Postgrad. Med. J. 48, 494—598.
65. MESSING, R. B. LYTH, L. D. (1977): Serotonin-containing neurons: their possible role in pain and analgesia. Pain 4, 1—21.
66. MÖNKEMEIER, D., STEFFEN, U. (1970): Zur Schmerzbehandlung mit Imipramin bei Krebserkrankungen. Med. Klin. 65, 213—215.
67. NICOLL, R. A., SCHENKER, C., LEEMAN, S. W. (1980): Substance P as a transmitter candidate. Ann. Rev. Neurosci. 3, 227—268.
68. PAYK, TH. R. (1979): Schmerzbehandlung mit Psychopharmaka. Med. Welt 27, 1039—1041.
69. PLATTIG, K.-H., KOBAL, G. (1979): Spatial and temporal distribution of olfactory evoked potentials and techniques involved in their measurement. In: Human Evoked Potentials (LEHMANN, D., CALLAWAY, E., Hrsg.), S. 285—301. New York - London: Plenum Press.
70. PUT, T. R. (1974): Traitement des douleurs rebelles à l'aide du flupenthixol et du mélitracène. Ars medici 29, 1401—1413.
71. RADEBOLD, H. (1971): Behandlung chronischer Schmerzzustände mit Anafranil. Med. Welt 22, 337—339.
72. RANDIC, M., MILETIC, V. (1977): Effect of substance P in cat dorsal horn neurones activated by noxious stimuli. Brain Res. 128, 164—169.
73. REEH, P. (1982): Mündl. Mitt. u. Diss. (Med.), Erlangen - Nürnberg.
74. REIMANN, J., BRUNE, G. G. (1979): Kurz- und Langzeitwirkungen von Neurophsychopharmaka in der Schmerzbehandlung von Trigeminusneuralgien. Nervenarzt 50, 601—604.
75. REISNER, H. A. (1972): Psychopharmaka und Schmerzbekämpfung. In: Schmerz; Grundlagen — Pharmakologie — Therapie (JANZEN, R., KEIDEL, W., HERZ, A., STEICHELE, C., Hrsg.), S. 186—187. Stuttgart: G. Thieme.
76. REYNOLDS, D. V. (1969): Surgery in the rat during electrical analgesia induced by focal brain stimulation. Science 164, 444—445.
77. SEWELL, R. D. E., SPENCER, P. S. J., LEE, R. L. (1979): Interactions between amines, analgesics and enkephalins. Pharmaceut. Med. 1, 23—36.
78. SIMON, E. J. (1976): The opiate receptors. Neurochem. Res. 1, 3—28.
79. SPENCER, P. S. J. (1976): Some aspects of pharmacology of analgesia. J. Int. Med. Res. 4, 1—14.
80. SPENCER, P. S. J., LEE, R. L., SEWELL, R. D.

E. (1979): Centrally-acting analgesics: A brief review of opiates and psychotropic drugs. Pharmaceut. Med. *1*, 6—20.
81. SPRENG, M. (1970): Objektivierende Messungen am Schmerzsinn des Menschen. (HabilSchr. Med. Erlangen - Nürnberg.)
82. SPRENG, M. (1972): Beispiele objektiver Bewertungsversuche der Schmerzwahrnehmung beim Menschen. In: Schmerz; Grundlagen — Pharmakologie — Therapie (JANZEN, R., KEIDEL, W. D., HERZ, A., STEICHELE, C., Hrsg.), S. 160—165. Stuttgart: G. Thieme.
82.a) SPRENG, M., ICHIOKA, M. (1964): Langsame Rindenpotentiale bei Schmerzreizung am Menschen. Pflügers Arch. Ges. Physiol. *279*, 121—132.
83. STRUGHOLD, H. (1924): Über die Dichte und Schwellen der Schmerzpunkte der Epidermis in den verschiedenen Körperregionen. Z. Biol. *80*, 366—380.
84. TAKAGI, H. (1980): The nucleus reticularis paragiganto-cellularis as a site of analgesic action of morphin and encephalin. Trends in Pharmacol. sci. *1*, 182—184.
85. TAKAHASHI, T., OTSUKA, M. (1975): Regional distribution of substance P in the spinal chord and nerve roots of the cat and the effect of dorsal root section. Brain Res. *87*, 1—11.
86. TAUB, A., COLLINS, W. F. (1974): Observations on the treatment on denervation dysesthesia with psychotropic drugs: postherpetic neuralgia, anaesthesia dolorosa, peripheral neuropathy (Advances in Neurology, Vol. 4), S. 309—315. New York: Raven Press.
87. TERENIUS, L. (1981): Biochemische Schmerzmediatoren. Triangel (Sandoz-Zeitschrift für medizinische Wissenschaft) *20*, 19—26.
88. THUNBERG, T. (1901): Untersuchungen über die bei einer einzelnen momentanen Hautreizung auftretenden zwei stechenden Empfindungen. Skand. Arch. Physiol. *12*, 294—442.
89. VON EULER, U. S., GADDUM, J. H. (1931): An unidentified depressor substance in certain tissue extracts. J. Physiol. (Lond.) *72*, 74—87.
90. VON EULER, U. S., PERNOW, B. (1977): Substance P., New York: Raven Press.
91. WALL, P. D. (1978): The gate control theory of pain mechanisms. Brain *101*, 1—18.
92. WARD, G. N., BLOOM, V. L., FRIEDEL, R. O. (1979): The effectiveness of antidepressants in the treatment of coexisting pain and depression. Pain *7*, 331—341.
93. WILSMANN, K. (1970): Evozierte Hirnrindenpotentiale nach Schmerzreizung am Zahn der Katze. Z. ges. exp. Med. *152*, 152—170.
94. WÖRZ, R., LENDLE, R. (1980): Schmerz, psychiatrische Aspekte und psychotherapeutische Behandlung. Stuttgart - New York: Gustav-Fischer-Verlag.
95. ZIMMERMANN, M. (1976): Neurophysiology of Nociception (Int. Rev. Physiol. Neurophysiol. II, Vol. 10), S. 179—221. Baltimore: Univ. Park Press.
96. ZIMMERMANN, M. (1981): Physiologische Mechanismen von Schmerz und Schmerztherapie. Triangel (Sandoz-Zeitschrift für medizinische Wissenschaft) *20*, 7—18.

IV. Psychopharmakotherapie unter besonderer Berücksichtigung des Lebensalters

18. Wirkungen psychotroper Substanzen auf Embryo und Fetus

Von C. Thiels, A. Leeds, F. Resch und L. Goessens

18.1.	Einleitung	559
18.2.	Methodische Vorbemerkungen	560
18.2.1.	Plazenta und Psychopharmaka	560
18.2.2.	Methodik der Grundlagen- und klinischen Studien	561
18.3.	Pränatale Wirkungen der Psychopharmaka und anderer psychotroper Substanzen	562
18.3.1.	Vorbemerkungen und Zusammenfassung	562
18.3.2.	Wirkungen der Neuroleptika	563
18.3.3.	Wirkungen der Antidepressiva	564
18.3.4.	Wirkungen des Lithiums	565
18.3.5.	Wirkungen der Tranquilizer und Hypnotika	566
18.3.6.	Wirkungen der Antiepileptika	567
18.3.7.	Wirkungen von Zigaretten, Alkohol und Opiaten	569
	Literatur	571

18.1. Einleitung

Die tragischen Erfahrungen mit dem Schlafmittel *Thalidomid* haben die Ärzte gelehrt, daß ein Psychopharmakon, dessen jahrelange Anwendung beim Erwachsenen keine manifesten irreversiblen Schäden gesetzt hat, beim menschlichen Embryo dennoch zu Mißbildungen Anlaß geben konnte.

Der Gebrauch von psychotrop wirksamen Substanzen ist sowohl in der therapeutischen als auch in der mißbräuchlichen Verwendung in den letzten Jahrzehnten sehr stark angestiegen. Hiervon bilden Schwangere keine Ausnahme. Es sei allerdings bereits an dieser Stelle betont, daß bei gewissen psychiatrischen Erkrankungen und unter strenger Indikation die Therapie mit Psychopharmaka selbst bei werdenden Müttern nicht nur gerechtfertigt, sondern sogar notwendig ist. Dies gilt besonders für psychotische Syndrome unterschiedlichster Ätiologie, deren Inzidenz während der Schwangerschaft auf 3—5% geschätzt wird.

Im folgenden sollen, nach einer kurzen Erörterung der (methodischen) Problematik der Erfassung von psychopharmaka-induzierten Schäden an der menschlichen Leibesfrucht, wichtige Studien zum Thema des Kapitels referiert und diskutiert werden. Leider ist das wissenschaftlich gesicherte Wissen bei manchen Klassen von

Psychopharmaka noch besonders lückenhaft. Hieraus folgt der allgemein gültige Rat, Psychopharmaka in der Schwangerschaft — insbesondere während des 1. Trimenons — nur unter strenger Indikation zu verordnen. Doch auch jenseits der **Organentwicklung** (im 1. Trimenon) können Psychopharmaka den Fetus schädigen. Solche Schäden (z. B. „*behavioral teratogens*") sind im Einzelfall sogar noch schwerer als Mißbildungen mit der Psychopharmakawirkung in *ursächliche* Beziehung zu bringen. So ist das gesamte Thema der möglichen pränatalen Schäden von Psychopharmaka in seiner Tragweite noch nicht klar genug zu erkennen. Erst eine längere, durch zahlreiche prospektive kontrollierte Studien fundierte Erfahrungsperiode über alle wichtigen Klassen der Psychopharmaka kann unsere relative Unwissenheit mildern.

Selbst dann sollten wir jedoch eines bedenken: Es wird nie mit absoluter Sicherheit von einem *wirksamen* Psychopharmakon behauptet werden können, daß es den Embryo und Fetus, *auch im Einzelfall, gewiß nicht schädigen kann*. Umgekehrt läßt sich aber das Auftreten einer Mißbildung *im Einzelfall nicht zweifelsfrei auf ein Psychopharmakon zurückführen*, wenn dafür nicht statistisch relevante Beobachtungen vorliegen, denn es gibt bekanntlich viele nicht-pharmakologische Faktoren, die Mißbildungen hervorrufen können. An diesem Beispiel zeigt sich besonders brisant die Schwierigkeit prognostischer Aussagen in der Medizin, die für den *Einzelfall* nur Wahrscheinlichkeitsangaben machen kann, — und selbst die nur, wenn ausreichende statistische Unterlagen wie im Thalidomidfall vorliegen.

18.2. Methodische Vorbemerkungen

18.2.1. Plazenta und Psychopharmaka

Aufgrund autoradiographischer Untersuchungen [53] gilt als gesichert, daß alle bekannten Psychopharmaka die Plazenta passieren und sich in Embryo und Fetus anreichern.

Die wichtigsten **Faktoren der Passage eines (Psycho-) Pharmakons durch die Plazenta** sollen im folgenden diskutiert werden:

— Das *molekulare Gewicht* des Pharmakons: Substanzen mit einem Molekulargewicht unter 600 können sehr leicht die Plazenta passieren (die meisten Psychopharmaka haben ein Molekulargewicht zwischen 250 und 400).

— Die *Proteinbindung*: Nur der Anteil eines Medikamentes, der in freier Form (nicht an Protein gebunden) im Serum zirkuliert, kann die Plazenta-Membran passieren.

— Die *Konzentration des Pharmakons*, die im Blut der Mutter erreicht und aufrecht erhalten wird. Je höher die Konzentration im mütterlichen Blut ist, umso höher ist der Anteil des Medikamentes, der in das kindliche Blut *diffundieren* kann.

— Der *plazentare Blutfluß*: Es besteht eine direkte positive Beziehung zwischen dem plazentaren Blutfluß und der Rate des plazentaren Transfers von lipophilen Pharmaka.

— Die *Wechselwirkung* der Pharmakamoleküle mit der Zellmembran kann die Permeabilität des Medikamentes beeinflussen.

— Das *Alter der Plazenta*: Die Dicke des trophoblastischen Epithels nimmt mit zunehmender Reife der Plazenta ab. Dies bedeutet, daß mit zunehmendem Alter des Fetus das Medikament mit immer geringerer Beeinträchtigung in die kindliche Blutzirkulation übertreten kann.

— Die *Interferenz* des Pharmakons mit der Enzymtätigkeit der Plazenta, wodurch es auch zu einer Beeinflussung des plazentaren Metabolismus kommen kann. So konnte man in vitro zeigen, daß viele Medikamente auch durch die Enzyme der Plazenta metabolisiert werden. Ob diese Beobachtung auch für die Bedingungen in vivo gilt, ist noch ungeklärt.

Das **Verteilungsmuster eines Psychopharmakons im Fetus** hängt von der Wechselwirkung folgender Faktoren ab:

— Von der Affinität des Medikamentes zu den *fetalen Geweben* (vom Reifungsgrad der Organe abhängig), und

— von den physiko-chemischen Eigenschaften des *Pharmakons*, und

— von der *Blutzirkulation* des Fetus (eine reduzierte fetale Zirkulation kann Ursache einer verminderten Metabolisierungsrate des Medikamentes in der Plazenta sein).

Der mütterliche Organismus metabolisiert und eliminiert Medikamente in größerem Maße als der Fetus, dessen Leber und Nieren noch relativ unreif sind. Besonders *kurz nach der Geburt* kann dieser Unterschied der Psychopharmaka-Inaktivierung zu einem kritischen Faktor werden, wenn ein Psychopharmakon, der Mutter kurz *vor* der Geburt gegeben, im Neugeborenen zu toxischen Wirkungen Anlaß gibt.

18.2.2. Methodik der Grundlagen- und klinischen Studien

Psychopharmaka können bereits das Genom der unbefruchteten Eizelle schädigen, wie Chromosomenanalysen gezeigt haben. Ob Keimzellen mit durch Psychopharmaka veränderten Genen überhaupt zur Befruchtung gelangen, und wenn ja, ob solche Schwangerschaften zu einer Fehlgeburt oder zu einem geschädigten Kind führen, ist zur Zeit nicht bekannt. Sicher ist jedoch, daß Psychopharmaka, von der Mutter eingenommen, in jeder Phase der Schwangerschaft auf den menschlichen Keim einwirken. Die Art und das Ausmaß einer möglichen teratogenen Schädigung hängen unter anderem vom Zeitpunkt und der Dauer einer Einwirkung des (Psycho-)Pharmakons ab (s. Tab. 18.1.).

In der Folge werden einige **Methoden zur Untersuchung von Psychopharmakawirkungen auf den Embryo und Fetus** diskutiert und die Aussagekraft unterschiedlicher Studien beurteilt:

— **Tierversuche** wurden von der pharmazeutischen Industrie als *teratologische Screening-Tests* ausgeweitet und verfeinert. Sie sind zur Registrierung eines Medikamentes unbedingt erforderlich. Wir werden jedoch aus Platzgründen und wegen der fraglichen Übertragbarkeit ihrer Ergebnisse auf den Menschen im weiteren kaum Bezug auf sie nehmen.

— **Kasuistiken** stellen in Einzelfällen eine *zeitliche* Beziehung zwischen einer Psychopharmakotherapie während der Schwangerschaft und einer manifesten Beeinträchtigung des Kindes dar. Selbstverständlich kann eine *ursächliche* Beziehung im Einzelfall nicht schlüssig bewiesen werden.

— **Register** werden zu dem Zwecke einer möglichst *lückenlosen* Erfassung aller Schwangerschaften mit berichtbarer Medikamenteneinnahme angelegt. Durch Vergleich des Zahlenverhältnisses beeinträchtigter und unauffälliger Schwangerschaftsverläufe mit der allgemeinen Mißbildungsrate versucht man das teratogene Risiko einzuschätzen. Als Fehlerquelle ist zu vermuten, daß Kinder mit *pathologischen Befunden eher gemeldet* werden als gesunde.

— **Epidemiologische Untersuchungen** erfassen eine teratogene Wirkung erst, wenn bereits eine größere Zahl von Kindern *geschädigt* worden ist.

— **Retrospektive Studien** haben den Nachteil, daß sie sich auf *Erinnerungen* der Mütter oder auf *Krankenblätter* stützen, die nicht unter dem Gesichtspunkt der späteren Fragestellung abgefaßt und deshalb *unvollständig* sind.

— **Prospektive Studien** sind die aus methodischer Sicht verläßlichsten Studien, die *im vorhinein mögliche Fehlerquellen kontrollieren* wollen. Über einen Zeitraum werden Schwangere, die unbedingt ein bestimmtes (Psycho-) Pharmakon brauchen, und eine Kontrollgruppe (die ohne Medikamente bleibt) beobachtet und betreut. Nach der Geburt werden die Mißbildungsraten in beiden Gruppen verglichen. Prospektive Studien sind daher die Methode der Wahl [Übersicht: 23].

Tab. 18.1. Mögliche pränatale Schädigungsmuster der Psychopharmaka in Abhängigkeit vom Schwangerschaftszeitpunkt der Einwirkung

Schwangerschaftsphase	Art der möglichen Schädigung
Blastogenese (1.—2. Woche)	— Fruchttod
Embryogenese (3.—12. Woche)	— Mißbildungen (teratogene Schäden)
Fetalentwicklung (12.—40. Woche)	— Wachstumsschäden Verhaltensschäden („behavioral teratogens")*
Perinatalperiode und Stillperiode	— akute toxische Pharmakawirkungen, Entzugssyndrome

* Sie werden oft erst im späteren Lebensalter manifest.

Der *sichere* Nachweis einer ursächlichen Schädigung durch ein (Psycho-)Pharmakon ist im Einzelfall selbst durch eine prospektive Studie nicht zu erbringen. Es bleibt ungeklärt, ob die Beeinträchtigung des Kindes auf die Pharmakawirkung oder auf die behandelte (mütterliche) Störung oder auf andere korrelierende Faktoren zurückzuführen ist. Gleichfalls ist zu bedenken, daß im genetisch disponierten Einzelfall sogar ein Pharmakon, das sich — statistisch gesehen — als nicht teratogen erwiesen hat, eine Mißbildung verursacht haben könnte. Prinzipiell müssen in jedem Falle einer Psychopharmakotherapie in der Schwangerschaft die Gefahren von seiten der zu behandelnden Grundkrankheit für Mutter und Kind gegen eine mögliche pharmakogene Beeinträchtigung des Kindes abgewogen werden.

18.3. Pränatale Wirkungen der Psychopharmaka und anderer psychotroper Substanzen

18.3.1. Vorbemerkungen und Zusammenfassung

Wie aus den Erörterungen des Abschnittes über Methodik (s. Kap. 18.2.) hervorgeht, ist im Einzelfall eine teratogene Potenz bei keiner psychoaktiven Substanz, die die Plazenta passieren kann, auszuschließen. In Fällen einer dringenden medizinischen Indikation muß eine Risikobeurteilung durch den Arzt erfolgen. Vor der leichtfertigen Verwendung psychoaktiver Substanzen als „Genußmittel", als achtlos eingenommene Seelentröster oder Suchtmittel, sollte jede Schwangere in Anbetracht einer unvorhersehbaren Schädigung ihres Kindes gewarnt werden.

Auf die vorrangige Rolle einer *Planung* der Schwangerschaft bei Patientinnen, die mit Psychopharmaka behandelt werden, sei ausdrücklich hingewiesen.

Nachfolgend werden einige **allgemeine Grundregeln bei der Rezeptur** von Psychopharmaka in der Gravidität angeführt:
— *Gewissensfrage:* Ist die Gefährdung von Mutter und Kind durch das Krankheitsgeschehen der Mutter so groß, daß sie das Risiko einer möglichen Kindesschädigung durch eine Pharmakotherapie überwiegt?
— Möglichst keine (Psycho-)Pharmakotherapie im *ersten Trimenon* zur Zeit der Organogenese.
— Möglichst keine Psychopharmakotherapie *eine Woche vor der Geburt* zur Verhütung von toxischen Symptomen oder Entzugserscheinungen.
— Möglichst als *Monotherapie* ein altbewährtes, viel verwendetes Präparat rezeptieren, wobei die minimal erforderliche Tagesdosis in mehreren Einzeldosen über den Tag verteilt werden soll, um Blutspiegelspitzen zu vermeiden.

Zusammenfassung. Ein eindeutiger Nachweis teratogener Wirkungen von *Neuroleptika* ist bis dato nicht erbracht worden. Dies wird durch mehrere prospektive Studien (mit hohen Fallzahlen), bei denen vor allem Phenothiazine verabreicht worden sind, gestützt.

Eine teratogene Wirkung von *MAO-Hemmern* und *trizyklischen Antidepressiva* konnte bisher nicht nachgewiesen werden. Es liegen jedoch keine prospektiven Studien vor, die die Aussagen überzeugender belegen können.

Lithium hat sich in mehreren Studien als teratogen wirksam erwiesen. Es sollte also Patientinnen im 1. Trimenon einer Schwangerschaft nach Möglichkeit nicht verabreicht werden.

Für *Barbiturate* in der Anwendung als Sedativa oder Hypnotika liegen keine prospektiven Studien vor, so daß keine gültige Aussage über eventuelle teratogene Wirkungen gemacht werden kann. Über *Tranquilizer* gibt es mehrere teils prospektive Studien, die eine teratogene Potenz für Meprobamat und Chlordiazepoxid vermuten lassen. Andere prospektive Studien bestätigen diese Befunde jedoch nicht.

Bei Epileptikerinnen besteht im Falle einer Gravidität die Empfehlung der Arzneimittelkommission der Deutschen Ärzteschaft, die Therapie mit *Antiepileptika* fortzuführen, auch während des ersten Trimenons, wobei einer gut eingestellten Monotherapie der Vorzug gegeben wird.

18.3.2. Pränatale Wirkungen der Neuroleptika

Teratogene Wirkungen

Nur die Klasse der **Phenothiazine** ist relativ gut untersucht worden, besonders durch Studien mit großen Fallzahlen. Einige Studien haben ein prospektives Design und sind daher besonders aussagekräftig (s. Tab. 18.2.).

In einer **prospektiven Studie** über Phenothiazine wurden 50.282 Schwangere und ihre Nachkommen untersucht [61]. Die Gesamtrate angeborener Mißbildungen war gleich groß bei den Frauen, die während der ersten vier Schwangerschaftsmonate Phenothiazine eingenommen hatten, und bei der Kontrollgruppe. Kardiovaskuläre Mißbildungen kamen relativ gehäuft bei denen vor, die Phenothiazinen ausgesetzt waren, ohne jedoch das Signifikanzniveau zu erreichen. Ebenfalls ohne signifikanten Unterschied waren die perinatale Mortalitätsrate und das mittlere Geburtsgewicht der Kinder in der Phenothiazin- und in der Kontrollgruppe. Das gleiche galt für den bei 28.358 Kindern im Alter von 4 Jahren gemessenen Intelligenzquotienten.

In einer anderen prospektiven Untersuchung des Zusammenhanges zwischen der Einnahme von *Phenothiazinen* und fötalem Tod an 93 Schwangerschaften [49] zeigte sich kein erhöhtes Risiko für ein Absterben der Frucht in der Phenothiazingruppe.

Im Gegensatz zu den beiden oben genannten Studien steht die prospektive Studie über *Phenothiazine* an 12.764 Müttern und deren Kindern [51]. Die Gesamtrate angeborener Mißbildungen war darin bei den Kindern von 315 Frauen, die während der ersten drei Monate nach der letzten Menstruation Phenothiazine eingenommen hatten — mit 3,5% gegenüber 1,6% —, etwa doppelt so hoch wie bei der Kontrollgruppe. Das Ergebnis dieser Arbeit wurde jedoch in Frage gestellt [70], weil die Mißbildungsrate der Kontrollgruppe deutlich unter der allgemein für westliche Länder angenommenen von etwa 3% liegt. Zudem war in zwei der elf Fälle die Schwangerschafts- bzw. Familienanamnese erheblich belastet.

In **retrospektiven Untersuchungen** von 480 Schwangerschaften unter *Trifluoperazin* [38] war weder eine Erhöhung der Mißbildungsraten noch der Fehl- oder Totgeburten festzustellen. Bei 52 mit *Chlorpromazin* behandelten Schwangeren fand man retrospektiv Schädigungen des Feten nicht häufiger als bei den Kontrollschwangerschaften [62].

Einzelne Berichte über *Chromosomenabnormalitäten* unter Einwirkung von Phenothiazinen auf *Zellkulturen* in vitro [1] erlauben aus methodischen Gründen keine gültige Aussage über das teratogene Risiko beim Menschen.

Die Mißbildungsrate nach Anwendung von **Thioxanthenen** und **Butyrophenonen** in der Schwangerschaft wurde bisher nicht in methodisch abgesicherten Studien untersucht. Eindeutige Hinweise auf die Gefährlichkeit der Anwendung in der Embryonal- oder Fetal-Periode liegen nicht vor.

Andere pränatale Wirkungen

Einigen Kasuistiken ist zu entnehmen, daß *reversible Nebenwirkungen,* wie extrapyramidale Störungen, Apathie, cholestatischer Ikterus und Trombozytopenie, bei Neugeborenen nach hoher Neuroleptikadosierung kurz vor der Geburt zu erwarten sind. Aus diesem Grunde wird empfoh-

Tab. 18.2. Prospektive Studien über die teratogenen Wirkungen der Neuroleptika (Phenothiazine)

Autoren	Fallzahl	teratologisches Risiko erhöht?
Rieder et al., 1975	93	nein
Slone et al., 1977	50.282	nein
Rumeau-Rouquette, 1977	12.764	ja*

* Dieses „ja" ist statistisch signifikant, allerdings stützt es sich auf eine außergewöhnlich niedrige Mißbildungsrate in der Placebo-Kontrollgruppe (näheres s. Text).

len, Neuroleptika in den letzten Schwangerschaftswochen nach Möglichkeit niedrig zu dosieren [6, 24, 31, 62, 65]. In der *Muttermilch* konnten Phenothiazine — wenn auch nur in Spuren — nachgewiesen werden [19].

18.3.3. Pränatale Wirkungen der Antidepressiva

Teratogene Wirkungen

Trotz der weit verbreiteten Anwendung von Antidepressiva gibt es nur wenige gut belegte Studien über mögliche schädigende Wirkungen von Trizyklika oder MAO-Hemmern auf Embryo und Fetus. Zumeist handelt es sich um Registerberichte und Kasuistiken. An großen prospektiven Studien mit hoher Fallzahl (wie bei den Neuroleptika) mangelt es leider.

Über *MAO-Hemmer* wird lediglich berichtet, daß sie bei Frauen Sterilität hervorrufen können [66]. Im Falle der *Trizyklika* wurden Einzelbeobachtungen über teratogene Schäden nach Imipraminanwendung im 1. Trimenon [35] durch internationale Studien überprüft. Eine Erhöhung des Risikos zu Organmißbildungen bei Kindern, deren Mütter ein Trizyklikum während der Schwangerschaft eingenommen hatten, konnte bisher weltweit nicht bestätigt werden.

McBride hatte mit seinen Leserbriefen über einen Fall von Amelie nach **Imipramin** in der Schwangerschaft, den er gesehen, und zwei weitere, von denen er gehört hatte, Anstoß zu einer Serie von Untersuchungen über die Teratogenität von Trizyklika gegeben. Das Australian Drug Evaluation Committee [5] befragte nachträglich die drei von McBride angeführten Mütter und entdeckte Mängel in der Dokumentation der Medikamenteneinnahme. Alle hatten zusätzlich zu dem Antidepressivum auch noch weitere Medikamente während der Schwangerschaft erhalten.

Bei 30 Schwangerschaften in Australien und 300 gut dokumentierten Schwangerschaften in der übrigen Welt hatte die Anwendung von Imipramin im 1. Trimenon nach Feststellung des Australian Drug Evaluation Committee keine angeborenen Defekte verursacht. In retrospektiven Untersuchungen des Schwangerschaftsverlaufes von australischen Müttern, die Kinder mit Dysmelien geboren hatten, zeigte sich, daß in keinem Fall zwischen 1964 und 1972 eine Imipramineinnahme während des 1. Trimenons dokumentiert war. Dieses Ergebnis konnte in ähnlichen Untersuchungen für Amerika [46] und durch die WHO für Europa bestätigt werden. 36.963 Imipraminverordnungen durch australische Allgemeinärzte an Frauen zwischen 15 und 44 Jahren zwischen dem 1. 4. und 31. 12. 1971 führten zu keinem Anstieg der Mißbildungshäufigkeit [50].

In England wurde in den acht Jahren seit der Einführung von Imipramin lediglich ein Fall von Gliedmaßenmißbildung dokumentiert, in dem möglicherweise eine Koinzidenz mit Imipramin in der Schwangerschaft vorliegt.

In einem Rückblick auf jährlich 22.000 Geburten in Irland wurde eine Abnahme der Dysmelieraten seit 1966 festgestellt. In einer seit 1970 laufenden prospektiven irischen Studie über Medikamente während der Schwangerschaft wurden sieben mit Imipramin behandelte Mütter gefunden. Alle brachten gesunde Kinder zur Welt.

Andere pränatale Wirkungen

An Neugeborenen, deren Mütter Imipramin, Desimipramin oder Clomipramin bis zur Geburt eingenommen hatten, wurden *vorübergehende Störungen* des Kreislaufes und der Atmung (Dyspnoe, Tachypnoe, Zyanose) sowie des Verhaltens festgestellt; an Neugeborenen nach Nortriptylinbehandlung der Mutter zusätzlich Störungen der Harnausscheidung. Diese Erscheinungen sind teils als direkt toxische bzw. anticholinerge Wirkungen der Antidepressiva und teils als Entzugssyndrome nach längerer Pharmakaexposition in utero interpretierbar.

Drei Fälle von vorübergehenden Atem-, Kreislauf- und neurologischen Störungen in den ersten Lebenstagen nach mütterlicher Imipramin- oder Clomipramineinnahme bis zur Geburt sind beschrieben [17]. Eine ähnliche Beobachtung nach Desipraminbehandlung während der Schwangerschaft wurde als Entzugssymptomatik gedeutet [71].

Studien über die Wirkungen von pränatalem Imipramin auf das Verhalten von Neugeborenen [11, 12] ergaben, daß Individuen, die in utero dem Medikament ausgesetzt waren, gewisse Verhaltensabnormitäten zeigen können, die kurzfristiger, aber auch chronischer Art sein können.

Eine während der ersten 40 Lebensstunden andauernde Urinretention bei einem Neugeborenen wurde mit der anticholinergen Wirkung des bis vor der Geburt von der Mutter eingenommenen Nortriptylins erklärt [58]. Die Autoren beriefen sich dabei auf die Fallbeschreibung eines Neugeborenen, dessen Mutter am Tag vor der Entbindung eine Überdosis Nortriptylin eingenommen hatte [60]. Bei diesem Kind fand sich eine Plasmaspiegelhalbwertszeit für Nortriptylin von 56 Stunden gegenüber 17 Stunden bei der Mutter. Der Metabolit 10-Hydroxy-Nortriptylin war noch am vierten Lebenstag im Urin des Kindes nachweisbar.

In der *Muttermilch* konnten Amitriptylin, Nortriptylin, Imipramin und Desimipramin bisher nicht nachgewiesen werden [19].

18.3.4. Pränatale Wirkungen des Lithiums

Durch Messungen des Lithiumspiegels im Nabelschnurblut und im Serum Neugeborener weiß man, daß die Lithiumkonzentration im mütterlichen Kreislauf der im fetalen Blut etwa gleich ist.

Blutspiegelkontrollen, zu Beginn der Schwangerschaft monatlich, im letzten Monat wöchentlich, sollen daher die Einhaltung des niedrigst wirksamen Serumspiegels ermöglichen. Schwankungen der mütterlichen Lithium-Serum-Konzentration sollen durch die Gabe von 3 bis 5-Tagesdosen bei einer Einzeldosis von 300 mg verhindert werden [72].

Teratogene Wirkungen

Zur überregionalen Erforschung der Probleme der Lithiumbehandlung während der Schwangerschaft und in der Nachgeburtsperiode wurde auch in Amerika [73] ein „*Lithium-Baby-Register*" eingerichtet, wie es schon seit Jahren in Dänemark und Kanada besteht.

In retrospektiven Untersuchungen zeigte sich eine sechsfache Erhöhung der *kardiovaskulären Mißbildungsrate* nach Lithiumeinnahme im 1. Trimenon. Die Epstein-Anomalie war bei den im amerikanischen Register gemeldeten Neugeborenen sogar 150mal häufiger als allgemein unter mißgebildeten Kindern [72, 73].

Unabhängig vom Verlauf der Schwangerschaft wurden von den Autoren bislang 225 Fälle gesammelt, in denen im 1. Trimenon Lithium genommen wurde. 11% der Neugeborenen zeigten makroskopische Mißbildungen. Da in retrospektiven Studien die Tendenz zur Überrepräsentation von Krankhaftem besteht, ist ein bewertender Vergleich der Gesamtmißbildungsrate mit der Allgemeinbevölkerung von etwa 3% jedoch schwierig. Einige der mißgebildeten Kinder, auch solche mit Herzgefäßanomalien, waren während der Schwangerschaft außer Lithium auch noch anderem psychoaktiven Medikamenten ausgesetzt. Bei einer Einnahme von Lithium nach dem zweiten Schwangerschaftsmonat zeigt sich kein Zusammenhang mit dem Auftreten von Mißbildungen.

Andere Wirkungen auf Mutter und Fetus

Die Toxizität von Lithium bei Schwangeren unterscheidet sich selbstverständlich nicht von der bei anderen Frauen. *Intoxikationserscheinungen* können aber leicht mit Symptomen der Schwangerschaft verwechselt werden, wie Übelkeit und Erbrechen, Gewichtszunahme, Flüssigkeitsretention und Veränderungen in der Häufigkeit des Wasserlassens. Die daraus unter Umständen folgenden ärztlichen Maßnahmen wie Kochsalzrestriktion bzw. Diuretikaverordnung verringern die Lithiumclearance und verschärfen die Intoxikation.

Eine weitere Gefahr besteht darin, daß die *Lithiumclearance* in der zweiten Schwangerschaftshälfte allmählich bis zur Geburt ansteigt (um 30—50%). Nach der Niederkunft fällt sie dann wieder auf die Ausgangswerte der Zeit vor der Schwangerschaft [72]. Keinesfalls darf daher im 3. Trimenon eine Lithiumdosiserhöhung bis zur Erhaltung des früheren Serumspiegels vorgenommen werden, da sich dieser während der Entbindung als Folge der verzögerten Lithiumclearance sehr schnell steigern kann und zu toxischen Konzentrationen in Mutter und Kind führt. Doch auch bei mütterlichen Lithiumspiegeln im therapeutischen Bereich wurden toxische Erscheinungen bei Neugeborenen beobachtet: z. B. Schlappheit, Hypertonie, Bradykardie, Zyanose und niedriger Apgarwert [63].

Da Lithium die Freisetzung von *Schilddrüsenhormonen* hemmen kann, besteht die Möglichkeit einer Struma bei Mutter und

Kind. Obwohl nur ein Fall von Neugeborenenstruma dem amerikanischen Register gemeldet und ein weiterer von NARS und GIRARD [40] beschrieben wurde, sollte die Schilddrüsenfunktion der Schwangeren genau überwacht werden.

In der *Muttermilch* wird Lithium in einer Konzentration von 30 bis 100 % derjenigen des mütterlichen Serums gefunden. Bei den gestillten Kindern hat man Serumkonzentrationen von 10 bis 50% der mütterlichen gemessen [56]. Vorübergehende Störungen des Wasser- und Elektrolythaushaltes sind bei Säuglingen häufig, deshalb sollte bei Fieber, Unruhe, oder einer Erkrankung mit dem Stillen ausgesetzt und die Frage einer Lithiumintoxikation abgeklärt werden.

„**Verhaltensstörungen**". In der körperlich-geistigen Entwicklung nach der Geburt besteht bei Lithiumkindern kein Unterschied zu Kindern einer Kontrollgruppe [57]. Es liegen auch keine Anhaltspunkte dafür vor, daß die kontinuierliche postpartale Zufuhr von Lithium über die mütterliche Milch während der Stillzeit das Risiko für Verhaltensstörungen erhöht.

Anhand von Mütterfragebögen untersuchte SCHOU [57] die körperliche und geistige Entwicklung von 60 **mindestens fünf Jahre alten Lithiumkindern**, die bei der Geburt keine Mißbildung aufwiesen. Als Kontrollgruppe dienten deren durchschnittlich 12 Jahre alten Geschwister, die während der Fetalzeit Lithium nicht ausgesetzt waren. Bei zehn der Lithiumkinder (17%) und 6 der Geschwister (11%) wurden leichte bis mittlere Entwicklungsstörungen gefunden. Der Unterschied ist statistisch nicht signifikant.

18.3.5. Pränatale Wirkungen der Tranquilizer und Hypnotika

Teratogene Wirkungen

Aufgrund der widersprüchlichen Ergebnisse der publizierten Studien läßt sich die Frage nach der Risikofreiheit der Tranquilizermedikation im 1. Trimenon nicht endgültig beantworten.

Die Verabreichung von *Barbituraten* als Sedativa oder Hypnotika in der Schwangerschaft wird im allgemeinen vom teratologischen Standpunkt aus als relativ ungefährlich erachtet. Zur Frage der teratogenen Potenz der *Tranquilizer* liegen mehrere an Fallzahlen reiche Studien vor (s. Tab. 18. 3.) [Übersicht: 68].

Tab. 18.3. Studien über die teratogenen Wirkungen der Tranquilizer

Substanz	Autoren	Mißbildungsrate in %	
		Pharmakon	Kontrolle
Meprobamat	CROMBIE et al., 1975 (Engl. Studie)	0	1,9
	CROMBIE et al., 1975 (Franz. Studie)	5,6*	1,8*
	HARTZ et al., 1975	5,6	4,5
	MILKOVICH & VAN DEN BERG, 1974	12,1**	2,6**
Diazepam	CROMBIE et al., 1975 (Engl. Studie)	0	1,9
	CROMBIE et al., 1975 (Franz. Studie)	0	1,8
Chlordiazepoxid	CROMBIE et al., 1975 (Engl. Studie)	2,6	1,9
	CROMBIE et al., 1975 (Franz. Studie)	2,0	1,8
	HARTZ et al., 1975	4,3	4,5
	MILKOVICH & VAN DEN BERG, 1974	11,4*	2,6*

* Unterschied statistisch nicht signifikant ($p < 0,1$); ** signifikant ($p < 0,05$).

Die Inzidenz von Mißbildungen nach **Meprobamat**medikation im 1. Trimenon war in einer prospektiven Untersuchung von 12.764 Schwangerschaften in Frankreich mit 5,9% gegenüber der Kontrollgruppe mit 1,8% erhöht [13].

Eine andere prospektive Studie berichtete sogar über eine Mißbildungsrate von 12,1% bei Kindern von Frauen, die in den ersten 42 Schwangerschaftstagen *Meprobamat* eingenommen hatten; ein gehäuftes Auftreten von Herzmißbildungen war festzustellen [36]. Diese Ergebnisse wurden von keiner anderen Studie belegt.

Ein Zusammenhang zwischen *Meprobamat*exposition in utero und Hypospadiehäufigkeit zeigte sich in der ersten Analyse der großen Bostoner Datensammlung [22]. Allerdings wurde dieser Verdacht ebenfalls von keiner anderen Publikation bestätigt.

Ob **Benzodiazepin**medikation im 1. Trimenon Spaltbildungen im Mundbereich hervorrufen kann, ein Verdacht, den Untersuchungen von SAXEN [55] sowie SAXEN und SAXEN [54] und SAFRA [52] insbesondere für Gaumenspalten unterstützen, bleibt bis dato ungeklärt.

*Diazepam*medikation führt zu keiner Erhöhung der Mißbildungsrate [13]. Auch eine Erhöhung des Risikos für das Auftreten von Gaumenspalten ist nicht nachweisbar [10], allerdings werden die Ergebnisse in dieser Studie auf die Medikamentenexposition während der gesamten Schwangerschaft bezogen.

*Chlordiazepoxid*medikation im 1. Trimenon kann zu einer erhöhten Mißbildungsrate bei Kindern führen [36], ein Ergebnis, das in anderen Studien nicht bestätigt wird [13].

Zur Frage der teratogenen Potenz der **Barbiturate** berichten einzelne Kasuistiken über Vorkommen von Mikrozephalie, Knochenverkrüppelungen [32] sowie schwerer Wachstumsverzögerung [59], jedoch sind diese Beobachtungen nicht durch methodisch aussagekräftige Studien belegt.

Andere pränatale Wirkungen

Entzugssymptome wurden an Neugeborenen von Müttern, die im letzten Schwangerschaftsdrittel Tranquilizer oder Barbiturate erhalten hatten, wiederholt bebachtet. Für Diazepam und sein Stoffwechselprodukt N-desmethyldiazepam konnte gezeigt werden, daß sie im fetalen Plasma zirkulieren [34]. N-desmethyldiazepam reichert sich im Herzen und in der Lunge an. Die Serumeliminations-Halbwertszeiten von Diazepam und anderen Tranquilizern im Neugeborenen liegen *deutlich über* denen der Mutter, im Falle von Oxazepam wurde die Halbwertszeit bei Neugeborenen mit 22 Stunden angegeben, während sie bei der Mutter 6,5 Stunden betrug [69]. Wie schon im Kapitel 18.2. erwähnt, ist ja die Eliminationsfähigkeit des Neugeborenen aufgrund der Unreife von Leber und Niere eingeschränkt, was möglicherweise auch die beobachteten Latenzen bis zum Auftritt der Entzugssyndrome nach Tranquilizern und Hypnotika erklärt.

Die klinischen Symptome im Falle der *Barbiturate* ähneln den **Entzugserscheinungen** nach *Opiaten*, wie Heroin und Methadon, treten jedoch nach einer Latenzzeit von bis zu 14 Tagen auf [7, 15]. Zusätzlich werden Untergewicht [15] sowie Hypertonie und Lethargie [43] an den Neugeborenen nach Barbituratexposition beschrieben.

Entzugssymptome nach Einnahme von *Diazepam*, *Chlordiazepoxid* und *Hydroxizinhydrochlorid* während der letzten drei Schwangerschaftsmonate [4, 44, 48] unterscheiden sich nicht wesentlich von denen nach Barbiturat- oder Neuroleptikaeinnahme vor der Geburt.

18.3.6. Pränatale Wirkungen der Antiepileptika

Die Frage der pränatalen Wirkungen antiepileptischer Medikamente ist zur Zeit nicht — wissenschaftlich gültig — zu beantworten. Die Gründe hierfür liegen in methodischen Problemen, die sicherlich zum Teil die relativ kleine Zahl prospektiver Studien zu verantworten haben. Einen guten Überblick über dieses Thema und dessen vielschichtige Problematik geben die Artikel von JANZ [27], REITH und SCHÄFER [47] und JENZER [28].

Eine Reihe von Studien mit *prospektivem* Design über das teratologische Risiko von Antiepileptika werden darin referiert. Viele der zitierten Arbeiten sind jedoch *retrospektiv* angelegt, d. h., viele bedeutsame Faktoren wie zum Beispiel die Compliance der Patienten wurden nicht kontrolliert. Negative Befunde könnten also möglicherweise darauf zurückzuführen sein, daß einige Epileptikerinnen ihre Antiepileptika während der Gravidität, aus Angst vor Mißbildungen, seltener eingenommen oder sogar abgesetzt hatten.

Teratogene Wirkungen

Kinder epileptischer Mütter haben, verglichen mit einem normalen Kontrollkollektiv, eine doppelt so hohe Mißbildungsrate, nämlich 5,1—11,1% verglichen mit 2,7—5,7% [27]. Diese Aussage stützt sich auf die Ergebnisse von 4 prospektiven und 11 retrospektiven Studien [Übersicht: 27].

Schwere *cardiovaskuläre* Mißbildungen wurden gegenüber der Allgemeinbevölkerung 3- bis 8fach erhöht gefunden. *Lippen-* oder *Gaumenspalten* hatten eine 8- bis 15fache spezielle Häufigkeit [27]. Kleinere Anomalien, wie Schädeldeformitäten mit abnorm großer Fontanelle, Gesichtsdeformitäten und Strabismus sowie Hypoplasie der distalen Phalangen von Fingern und Zehen, wurden bei Kindern, die in utero antiepileptischen Medikamenten ausgesetzt waren, wiederholt beschrieben [Übersicht: 25, 27].

Für keine der beschriebenen Mißbildungen konnte bisher eine Häufigkeits-Beziehung zu einem bestimmten Medikament oder zur Höhe des Blutspiegels von während der Schwangerschaft verabreichten Antiepileptika aufgezeigt werden. Ein gesondertes „*Trimethadion-*", „*Hydantoin-*" oder „*Barbituratsyndrom*" existiert nach heutigem Wissen daher nicht [27]. Über *Valproinsäure* liegt zur Zeit keine Mitteilung bezüglich fetaler Mißbildungen vor (dieses Mittel ist auch noch nicht lange im Handel).

Da sowohl cardiovaskuläre als auch oro-faciale Mißbildungen auch bei Kindern mit epileptischen *Vätern* häufiger als bei Kindern nicht epileptischer Eltern gefunden wurden, und sich die Mißbildungsrate bei Kindern epileptischer Mütter von der bei Kindern epileptischer Väter in mehreren Studien [27] nicht wesentlich unterschied, wird die alleinige Bedeutung der Antiepileptika für teratogene Schädigungen bei Nachkommen von Epileptikern einschränkend beurteilt.

Im Gegensatz dazu berichten MONSON [37] und ANNEGERS [2], daß die Inzidenz kongenitaler Mißbildungen bei Kindern von Epileptikerinnen, die während der Schwangerschaft keine Antiepileptika erhalten hatten, sich nicht von derjenigen eines Kollektivs ohne Anfallskrankheit unterscheidet (möglicherweise, weil man nur Frauen mit geringer Anfallsfrequenz ohne Antiepileptika betreuen konnte).

Die widersprüchlichen Befunde und die Erkenntnis, daß phänotypische Anomalien an Kindern von Epileptikern schon vor der Ära der Antiepileptika wiederholt beschrieben wurden, lassen nach JANZ [27] vermuten, daß unter der Einwirkung von Antiepileptika auf den Embryo „... genotypisch präformierte Anomalien aus der Latenz gehoben werden können ...". Entsprechend kontrollierte Studien sind derzeit in Durchführung zur Klärung dieses Sachverhaltes.

Andere pränatale Wirkungen

Da die meisten Antiepileptika *Vitamin D, Folsäure und Vitamin K* antagonisieren, ist eine Substitution dieser Faktoren theoretisch zu erwägen. Im Falle der Folsäure vermutet man jedoch, daß eine Substitution ihrerseits krampfauslösend wirken könnte; die Zusammenhänge sind im einzelnen noch ungeklärt. Bei jedem Neugeborenen, dessen Mutter mit Phenobarbital oder Phenytoin behandelt wurde, sollte eine Vitamin-K-Prophylaxe durchgeführt werden, da der Mangel Vitamin-K-abhängiger *Blutgerinnungsfaktoren* (II, VII, IX, X) zu hämorrhagischer Diathese mit schweren intracraniellen oder intraabdominellen Blutungen führen kann [8]. Die Neugeborenen sind hinsichtlich einschlägiger Symptome genau zu beobachten.

Chronische Verabreichung von Barbituraten und Primidon während der Schwangerschaft können bei Neugeborenen Schläfrigkeit, Trinkfaulheit oder Benommenheit auslösen (s. auch Kap. 18.3.5). Nach Hydantoinderivaten können Erbrechen, Zittern, Ausschläge und Methämoglobinämie auftreten.

Alle Antiepileptika werden in der *Muttermilch* ausgeschieden. Die niedrige Konzentration macht ein prinzipielles Abstillen nicht notwendig. Bei hochdosierter Therapie und Auftreten von toxischen Erscheinungen (Schläfrigkeit, Apathie) ist vor allem bei Benzodiazepinen und Barbituraten ein progressives Abstillen vorzunehmen, da ein abruptes Absetzen zu Entzugssymptomen führen kann.

„**Verhaltensstörungen**". Nach Ergebnissen einer amerikanischen Studie (Collaborative Perinatal Projekt USA) waren die

Nachkommen epileptischer Mütter in ihrer psychomotorischen Entwicklung und ihrem Intelligenzquotienten bis zum 4. Lebensjahr *hinter* den Kindern von Müttern ohne Epilepsie zurückgeblieben.

Diese Befunde trafen für alle während der Schwangerschaft verabreichten Antiepileptikaklassen gleichermaßen zu. Eine genetische Determinierung von Entwicklungsstörungen konnte durch Vergleichsuntersuchungen mit Kindern epileptischer Väter ausgeschlossen werden. Unklar bleibt, ob die postnatalen Störungen auf die während der Schwangerschaft verabreichten Medikamente oder auf die von einigen Autoren [25] beschriebene Unfähigkeit mancher epileptischer Mütter, ihre Kinder entsprechend zu erziehen, zurückzuführen sind. Auch ist der IQ der Mütter nicht bekannt.

Therapie mit Antiepileptika: Empfehlungen

Sollen Schwangere mit Antiepileptika behandelt werden? Wir geben hier die *Empfehlungen der Arzneimittelkommission der Deutschen Ärzteschaft* vom 18. Juli 1974 wieder [3]. Bei allen Epileptikerinnen sollte die antikonvulsive Therapie in der Schwangerschaft fortgesetzt werden, um der Gefahr eines Status epilepticus vorzubeugen, der zu schweren hypoxischen Schäden der Frucht führen kann. Die Patientin sollte mit einer Monotherapie in der niedrigst möglichen Dosierung eingestellt werden, insbesondere in der Zeit vom 20. bis zum 40. Tag der Schwangerschaft. In einzelnen Fällen kann die Umstellung einer Kombinationsbehandlung auf Monotherapie große Schwierigkeiten bereiten. In diesen Fällen sollte die Kombinationstherapie belassen werden.

Mindestens einmal pro Monat soll der Plasmaspiegel des Antiepileptikums kontrolliert werden, da wegen der physiologischen Schwangerschaftshydrämie, einer erhöhten Plasmaclearance, geänderten intestinalen Absorptionsverhältnissen und einem gesteigerten Metabolismus Dosierungen notwendig werden, die außerhalb der Schwangerschaft toxisch wären. Morgendliches Erbrechen kann eine Änderung des Therapieschemas notwendig machen. Post partum muß die Dosierung meist erheblich reduziert werden.

18.3.7. Pränatale Wirkungen von Zigaretten, Alkohol und Opiaten

Die mißbräuchliche Verwendung von Genuß- und Rauschmitteln ist bei Schwangeren wegen möglicher Wirkungen auf den Fetus ein „doppeltes" Problem. Trotz der Bedeutung dieses Themas kann unsere Erörterung — aus Platzgründen — nur kursorisch sein.

Zigarettenrauchen: Pränatale Wirkungen

Rauchen von Zigaretten führt nicht nur zu einer höheren Carboxyhämoglobin-Konzentration (2—10%) im mütterlichen, sondern auch im fetalen Blut und setzt somit den Fetus einer erhöhten Kohlenmonoxydkonzentration aus, wie Messungen im Nabelschnurblut zeigen konnten [33]. Die relative Hypoxie kann gemeinsam mit dem Nikotin und anderen Rauchinhaltsstoffen teratogene Schäden setzen, wobei nach bisherigen Erfahrungen der Hypoxie die größte Bedeutung zugeschrieben wird [33].

Beziehungen zwischen mütterlichem Rauchen und Schädigungen des Kindes, wie Spontanabort, perinatalem Tod, Geburtskomplikationen oder niedrigem Geburtsgewicht, wurden wiederholt postuliert [Übersicht bei 33]. Die perinatale Todesrate wird von HILL und STERN [26] in eine direkte Beziehung zur Zahl der gerauchten Zigaretten gestellt.

Eine Beziehung zwischen Rauchen während der Schwangerschaft und Entwicklungs- und *Verhaltensstörungen* des Kindes wurde bisher nur vereinzelt dokumentiert.

Mütterlicher Zigarettenkonsum während der Gravidität und *Störungen im Lesenlernen* bei siebenjährigen Kindern stehen möglicherweise in einer signifikanten Beziehung zueinander, wie aus den Daten von über 5000 Kindern der British National Child Development Study hervorging [14]. Eine Untersuchung an Kindern mit *hyperkinetischem Syndrom* zeigte, daß deren Mütter im Vergleich zu einem Kontrollkollektiv die doppelte bis dreifache Zigarettenanzahl während der Gravidität geraucht hatten [16].

Alkoholmißbrauch: Pränatale Wirkungen

Eine prospektive Studie an Kindern von Alkoholikerinnen fand ein mehr als doppelt so hohes Mißbildungsrisiko für Kinder schwerer Alkoholikerinnen gegenüber den Nachkommen von mäßigen Trinkerinnen oder alkoholabstinenten Frauen [45].

633 Frauen wurden untersucht. 32% der Neugeborenen schwerer Trinkerinnen, 14% der Nachkommen mäßiger Trinkerinnen und 9% in der abstinenten Gruppe wiesen kongenitale Anomalien auf [45]. Diese Unterschiede waren statistisch signifikant ($p < 0,001$).

Ein für geschädigte Nachkommen von Alkoholikerinnen typisches Muster kongenitaler Anomalien wurde erstmals von JONES (29) unter dem Begriff des „Fetalen Alkoholsyndroms" beschrieben und seither von vielen Autoren bestätigt [64, 67]. Es umfaßt folgende Zeichen:

— Wachstumsverzögerung
— Gesichtsdeformitäten mit Epikanthus und Hypoplasie der Maxilla
— Herzmißbildungen, vor allem septale Defekte
— Gelenksdeformierungen an allen Extremitäten mit Einschränkung der Beweglichkeit
— Entwicklungsverzögerung mit Minderbegabung und Geistesschwäche. Hiebei wurde eine signifikante Beziehung zwischen dem Ausmaß der cerebralen Retardierung und der Schwere der körperlichen Deformierung gefunden [64].

Postpartale Entzugssyndrome mit Tremor, Neigung zu Spontankrämpfen, Opisthotonus, cerebraler Depression und Hypoglykämieneigung wurden bei Kindern von Müttern beobachtet, die bis kurz vor der Geburt größere Mengen Alkohol konsumiert hatten [26]. Die Behandlung der schwangeren Alkoholikerin mit *Disulfiram* ist möglicherweise nicht ohne Gefahr für den Fetus. Es zeigte sich, daß unter dieser Behandlung bestimmte Mißbildungen aufgetreten waren [42].

Von 1320 Geburten mit Mißbildungen wurden schwere Gliedreduktionen nur in den einzigen 2 Neugeborenen gefunden, deren Mütter mit **Disulfiram** behandelt worden waren [42].

Opiatmißbrauch: Pränatale Wirkungen

Die Schwangerschaft heroinabhängiger Frauen ist, abgesehen von der sozialen Problematik und ungünstigen Ernährungsbedingungen, auch durch eine spezifische Drogenwirkung auf Embryo und Fetus belastet. Heroin beeinträchtigt das fetale Wachstum und die intrauterine Entwicklung [39] und führt zu einer signifikanten Erniedrigung des Geburtsgewichtes bei Kindern drogenabhängiger Frauen [30]. Die Inzidenz kongenitaler Mißbildungen ist nach bisherigen Untersuchungen nicht erhöht [21].

Behandlungsprogramme mit **Methadon** für heroinabhängige Schwangere haben neben der psychosozialen Betreuung für die Mutter auch ihrer Nachkommenschaft das soziale und biologische Los von „Heroin-Babies" gemildert. Methadon kann das fetale Wachstum bei heroinabhängigen Schwangeren in einer dosisabhängigen Weise fördern und das Geburtsgewicht signifikant steigern, wobei die Werte bei „Methadon-Babies" jedoch immer noch unter denen einer nicht abhängigen Kontrollgruppe liegen [30]. Der Mechanismus der „wachstumsfördernden Wirkung" des Methadons ist noch ungeklärt.

70—90% der „Heroin-Babies" und der „Methadon-Babies" zeigen innerhalb der ersten 48 Stunden nach der Geburt Symptome eines *Entzugssyndroms* [74]. Cerebrale Übererregbarkeit, Konvulsionsneigung, Erbrechen, Diarrhoe, chronische Coryza, profuses Schwitzen und Tränenfluß werden beschrieben [18].

Manche Autoren fanden bei *Methadon-Babies* im Vergleich zu *Heroin-Babies* eine stärkere Ausprägung der Entzugssymptomatik [74]. Dieser Befund blieb nicht unwidersprochen [9].

Zur Behandlung der Entzugserscheinungen werden Phenobarbital, Phenothiazine und Diazepam in niedriger Dosis, je nach klinischen Gesichtspunkten über einen Zeitraum von 4—11 Tagen, empfohlen [21, 41].

Literatur

1. ABDULLAH, S., MILLER, O. J. (1968): Effects of drugs on nucleic acid synthesis and cell division in vitro. Dis. Nerv. Syst. *29*, 829—833.
2. ANNEGERS, J. F., ELVEBACK, L. R., HAUSER, W. A., KURLAND, L. T. (1974): Do anticonvulsants have a teratogenic effect? Arch. Neurol. *31*, 364—373.
3. ARZNEIMITTELKOMMISSION DER DEUTSCHEN ÄRZTESCHAFT (1974): Antiepileptika und Mißbildungen. Dtsch. Ärztebl. *29*, 2230—2239.
4. ATHINARAYANAN-PIEROG, S. H., NIGAM, S. K., GLASS, L. (1976): Chlordiazepoxide withdrawal in the neonate. Am. J. Obstet. Gynecol. *124*, 212—213.
5. AUSTRALIAN DRUG EVALUATION COMMITTEE (1973): Trycyclic antidepressants and limb reduction deformities. A further communication from the Australian Drug Evaluation Committee. Med. J. Aust. *1*, 768—769.
6. AYD, F. J., jr. (1968): Phenothiazine therapy during pregnancy. Int. Ther. Newsletter *3*, 39—43.
7. BLEYER, W. A., MARSHALL, R. E. (1972): Barbiturate withdrawal syndrome in a passively addicted infant. J. A. M. A. *221*, 185—186.
8. BLEYER, W. A. and SKINNER, A. L. (1976): Fatal neonatal hemorrhage after maternal anticonvulsant therapy. Journ. Amer. Med. Assoc. *235*, 626—627.
9. BLINICK, G., JEREZ, E., WALLACH, R. C. (1973): Methadone maintenance, pregnancy and progeny. J. A. M. A. *225*, 477—479.
10. CEIZEL, A. (1976): Diazepam, phenytoin, and aetiology of cleft lip and/or cleft palate. Lancet *i*, 810—812.
11. COYLE, I. R., SINGER, G. (1975a): The interaction of post-weaning housing conditions and prenatal drug effects on behavior. Psychopharmacol. (Berlin) *41*, 237—245.
12. COYLE, I. R., SINGER, G. (1975b): The interactive effects of prenatal imipramine exposure and postnatal rearing conditions on behavior and histology. Psychopharmacol. (Berlin) *44*, 253—262.
13. CROMBIE, D. L., PINSENT, J. R., FLEMING, D. M., RUMEAU-ROUQUETTE, C., GOUJARD, J., HUEL, G. (1975): Fetal effects of tranquilizers in pregnancy. New Engl. J. Med. *293*, 198—210.
14. DAVIE, R., BUTLER, N. R. GOLDSTEIN, H. (1972): From birth to seven. London: Longmans.
15. DESMOND, M. M., SCHWANEEKE, R. P., WILSON, G. S., YASUNAGA, S., BURGDARFF, I. (1972): Maternal barbiturate utilization and neonatal withdrawal symptomatology. J. Pediat. *80*, 190—197.
16. DENSON, R., NANSON, J. L., MC. WATERS, M. A. (1975): Hyperkinesis and maternal smoking. Can. Psychiat. Assoc. J. *20*, 183—190.
17. EGGERMONT, E., RAVESCHOT, J., DENEVE, V., CASTEELS-VAN-DAELE, M. (1976): The adverse influence of imipramine on the adaption of the newborn infant to extrauterine life. Acta Pediat. Belg. *26*, 197—204.
18. GIOVANNI, M., RIVA, E., DARODA, C., COGLIATI, F. (1979) Sindrome da astinenza neonatale. Minerva Pediat. *31*, 63—66.
19. GOLDBERG, H. L., DIMASCIO, A. (1978): Psychotropic drugs in pregnancy. In: Psychopharmacology: A Generation of Progress (LIPTON, M. A., KILLAM, K. F., Hrsg.) S. 1047—1055. New York: Raven Press.
20. GOLDFIELD, M. D., WEINSTEIN, M. R. (1973): Lithium carbonate in obstetrics: Guideline for clinical use. Am. J. Obstet. Gynec. *116*, 15—22.
21. HARPER, R. G. SOLISH, G. I., PUROW, H. M., SANG, E., PANEPINTO, W. C. (1974): The effect of a methadone treatment program upon pregnant heroin addicts and their newborn infants. Pediat. *54*, 300—305.
22. HARTZ, S. C., HEINONEN, O. P., SHAPIRO, S., SISKIND, V., SLONE, D. (1975): Antenatal exposure to meprobamate and chlordiazepoxide in relation to malformations, mental development, and childhood mortality. New Engl. J. med. *292*, 726—739.
23. HEINONEN, O. P., SLONE, D., SHAPIRO, S. (1977): Birth defects and drugs in pregnancy. Littleton, Mass.: PSG. Publ.
24. HILL, R. M., DESMOND, M. M., KAY, J. L. (1966): Extrapyramidal dysfunction in an infant of a schizophrenic mother. J. Pediat. *69*. 589—595.
25. HILL, R. M., VERNIAUD, W. M., HORNING, M. G., MC CULLEY, L. B. and MORGAN, N. F. (1974): Infants exposed in utero to antiepileptic drugs. A prospective study. Amer. J. Dis. Child. *127*, 645—653.
26. HILL, R. M., STERN, L. (1979): Drugs in pregnancy: Effects on the fetus and newborn. Drugs *17*. 182—197.
27. JANZ, D. (1979): Über das Risiko von Mißbildungen und Entwicklungsstörungen bei Kindern von Eltern mit Epilepsie. Nervenarzt *50*, 555—562.
28. JENZER, G. (1978): Epilepsie und Schwangerschaft. Schweiz. Rundschau Med. (Praxis) *67*, 848—853.
29. JONES, K. L., SMITH, D. W. ULLELAND, C. N., STREISSGUTH, A. P. (1973): Pattern of malformation in offspring of chronic alcoholic mothers. Lancet *i*, 1267—1269.

30. KANDALL, R. S., ALBIN, S., LOWINSON, J., BERLE, B., EIDELMAN, A. I., GARTNER, L. M. (1976): Differential effects of maternal heroin and methadone use on birthweight. Pediat. *58*, 681–685.
31. KRIS, E. B., CARMICHAEL, D. M. (1951): Chlorpromazine maintenance therapy during pregnancy and confinement. Psychiat. Q. *31*, 690–695.
32. LAL, K., JAMMIHAI, J. H., (1977): Phenobarbitone teratogenicity: A case report. Clinician (Panjim – Goa.) *41*, 274–277.
33. LONGO, D. (1977): The biological effects of carbon monoxide on the pregnant woman, fetus, and newborn infant. Amer. J. Obstet. Gynecol. *129*, 69–103.
34. MANDELLI, M., MORSELLI, P. L., NORDIO, S., PARDI, G., PRINCIPI, N., SERENI, F., TOGNONI, G. (1975): Placental transfer of diazepam and its disposition in the newborn. Clin. Pharmacol. Ther. *17*, 564–572.
35. MCBRIDE, W. M. (1972): Limb deformities associated with iminodibenzyl hydrochloride. J. Med. Austral. *59*, 492–493.
36. MILKOVICH, K., VAN DEN BERG, B. J. (1974): Effects of prenatal meprobamate and chlordiazepoxide hydrochloride on human embryonic and foetal development. New Engl. J. Med. *291*, 1268–1271.
37. MONSON, R. R., ROSENBERG, L., HARTZ, S. C. et al. (1973): Diphenylhydantoin and selected congenital malformations. New Engl. J. Med. *289*, 1049–1056.
38. MORIARTY, A. J., NANCE, M. R. (1963): Trifluoperazine and pregnancy. Can. Med. Ass. J. *88*, 375–376.
39. NAEYE, R. L. et al. (1973): Fetal complications of maternal heroin addiction: Abnormal growth, infections and episodes of stress. J. Pediat. *83*, 1055–1062.
40. NARS, P. W., GIRARD, J. (1977): Lithium carbonate intake during pregnancy leading to large goiter in a premature infant. Am. J. Dis. Child *131*, 924–925.
41. NATHENSON, G., GOLDEN, G. S., LITT, I. F. (1971): Diazepam in the management of the neonatal narcotic withdrawal syndrome. Pediat. *48*, 523–527.
42. NORA, A., NORA, J., BLU, J. (1977): Limb-reduction anomalies in infants born to disulfiram-treated alcoholic mothers. (Letter to the editor.) Lancet *ii*, 664–665.
43. PERLMAN, M. (1967): Placental transfer of phenobarbitone. (Letter to the editor.) Lancet *ii*, 987–988.
44. PRENNER, B. M. (1977): Neonatal withdrawal syndrome associated with hydroxyzine hydrochloride. Am. J. Dis. Child *131*, 529–530.
45. QUELETTE, E. M., ROSETT, H. L., ROSMAN, N. P., and WEINER, L. (1977): Adverse effects on offspring of maternal alcohol abuse during pregnancy. New Engl. J. Med. *297*, 528–530.
46. RACHELEFSKY, G. S., FLYNT, J. W. EBBIN, A. J., WILSON, M. G. (1972): Possible teratogenicity of tricyclic antidepressants. Lancet *i*, 838–842.
47. REITH, H., SCHÄFER, H. (1979): Antiepileptika während Schwangerschaft und Stillzeit: Dtsch. med. Wschr. *104*, 818–823.
48. REMENTERIA, J. L., BHATT, K. (1977): Withdrawal symptoms in neonates from intrauterine exposure to diazepam. J. Pediat. *90*, 123–126.
49. RIEDER, R. O., ROSENTHAL, D., WENDER, P., BLUMENTHAL, H. (1975): The offspring of schizophrenics. Fetal and neonatal deaths. Arch. Gen. Psychiat. *32*, 200–211.
50. ROWE, I. L. (1973): Prescriptions of psychotropic drugs by general practitioners: 2. Antidepressants. Med. J. Austral. *60*, 642–644.
51. RUMEAU-ROUQUETTE, C., GOUJARD, J., HUEL, G. (1977): Possible teratogenetic effect of phenothiazines in human beings. Teratology *15*, 57–64.
52. SAFRA, M. J., OAKLEY, J. P. (1975): Association of cleft lip with or without cleft palate and prenatal exposure to diazepam. Lancet *ii*, 478–540.
53. SARTESCHI, P., CASSANO, G. B., PLACIDI, G. F. (1973): Placental penetration and foetal uptake of neuropharmacological agents (1). Pharmakopsychiatr. Neuropsychopharmakol. (Stuttgart) *6*, 50–58.
54. SAXEN, I., SAXEN, L. (1975): Association between maternal intake of diazepam and oral clefts. Lancet *ii*, 498–501.
55. SAXEN, I. (1975): Association between oral clefts and drugs taken during pregnancy. Int. J. Epidemiol. *4*, 37–44.
56. SCHOU, M., AMDISEN, A. (1973): Lithium and pregnancy. III. Lithium ingestion by children breast-fed by women on lithium treatment. Brit. Med. J. *2*, 138–144.
57. SCHOU, M. (1976): What happened later to the lithium babies? A follow-up study of children born without malformations. Acta psychiat. Scand. *54*, 193–197.
58. SHEARER, W. T., SCHREINER, R. L., MARSHALL, R. E. (1972): Urinary retention in a neonate secondary to maternal ingestion of nortriptyline. J. Pediat. *81*, 570–572.
59. SIEP, M. (1976): Growth retardation, dysmorphic facies and minor malformations following massive exposure to phenobarbitone. Acta Pediat. Scand. (Stockholm) *65*, 617–623.
60. SJÖQVIST, F., BERGFORS, P. G., BORGÅ, O., LIND, M., YGGE, H. (1972): Plasma disappearance of nortriptyline in a newborn infant following placental transfer from an in-

toxicated mother. Evidence for drug metabolism. J. Pediat. *80,* 496—500.
61. SLONE, D., SISKIND, V., HEINONEN, O. P., MONSON, R. R., KAUFMANN, D. W., SHAPIRO, S. (1977): Antenatal exposure to the phenothiazines in relation to congenital malformations, perinatal mortality rate, birth weight, and intelligence quotient score. Am. J. Obst. Gynecol. *128,* 486—488.
62. SOBEL, D. E. (1960): Fetal damage due to ECT, insulin coma, chlorpromazine or reserpine. Arch. Gen. Psychiat. *2,* 606—613.
63. STEVENS, D., BURMAU, D., MIDWINTER, A. (1974): Transplacental lithium poisoning. Lancet *ii,* 595—599.
64. STREISSGUTH, A. P., HERMAN, C. S., and SMITH, D. W. (1978): Intelligence, behaviour, and dysmorphogenesis in the fetal alcohol syndrome: A report on 20 patients. J. Pediat. *92,* 363—367.
65. TAMER, A., MC. KEY, R., ARIAS, D., WORLY, L., FOGEL, B. J. (1969): Phenothiazine-induced extrapyramidal dysfunction in the neonate. J. Pediat. *75,* 479—480.
66. TARGUM, S. D. (1979): Dealing with psychosis during pregnancy. Am. Pharm. NS *19,* 18—21.
67. TENBRINCK, M. S., BUCHIN, S. Y. (1975): Fetal alcohol syndrome. J. A. M. A. *232,* 1144—1150.
68. THIELS, C. (1980): Psychopharmaka und Schwangerschaft: Eine Übersicht. Pharmakopsychiat. *13,* 301—317.
69. TOMSON, G., LUNELL, N. O., SUNDWALL, A., RANE, A. (1978): Pharmacokinetics of Oxazepam given during labor. Acta Psychiat. Scand. Suppl. *274,* 75—81.
70. TUCHMANN-DUPLESSIS, H. (1978): Embryotoxische Eigenschaften zentralwirksamer Pharmaka. AMI-Berichte, *I,* 137—140.
71. WEBSTER, P. (1973): Withdrawal symptoms in neonates associated with maternal antidepressant therapy. (Letter to the editor.) Lancet *ii,* 318—319.
72. WEINSTEIN, M. R. (1980): Lithium treatment of women during pregnancy and in the post-delivery period. In: Handbook of Lithium Therapy (JOHNSON, F. N., Hrsg.). MTP Press Ltd. Int. Medical Publishers.
73. WEINSTEIN, M. R., GOLDFIELD, M. (1975): Cardiovascular malformations with lithium use during pregnancy. Am. J. Psychiat. *132,* 529—531.
74. ZELSON, C., SOOK, J. L., CASALINO, M. (1973): Comparative effects of maternal intake of heroin and methadone. New Engl. J. Med. *289,* 1216—1220.

19. Psychopharmakotherapie beim Kind

Von G. Nissen

19.1.	**Einleitung**	575
19.2.	**Erörterungen der Methoden und Konzepte**	576
19.2.1.	Theorien der normalen und pathologischen Entwicklung des Kindes	577
19.2.2.	Besonderheiten der Prüfung von Psychopharmaka beim Kind	578
19.3.	**Indikationen der Psychopharmakotherapie beim Kind**	579
19.3.1.	Allgemeine Erörterung psychopathologischer Symptome und Syndrome beim Kind	580
19.3.2.	Spezielle Indikationen der Psychopharmakotherapie	580
19.3.2.1.	Therapie beim antriebsüberschüssigen Syndrom	580
19.3.2.2.	Therapie beim antriebsschwachen Syndrom	581
19.3.2.3.	Therapie beim ängstlichen Syndrom	581
19.3.2.4.	Therapie beim depressiven Syndrom	581
19.3.2.5.	Therapie bei weiteren Leitsymptomen bzw. Syndromen	581
19.4.	**Psychopharmakotherapie beim Kind**	583
19.4.1.	Vorbemerkungen	584
19.4.2.	Zehn Grundregeln der Psychopharmakotherapie	585
19.4.3.	Psychopharmakotherapie und allgemeiner Therapieplan	586
19.4.4.	Unerwünschte Wirkungen (Nebenwirkungen) der Psychopharmaka	586
19.4.5.	Therapie mit speziellen Substanzklassen	587
19.4.5.1.	Therapie mit Psychostimulantien	587
19.4.5.2.	Therapie mit Neuroleptika	588
19.4.5.3.	Therapie mit Antidepressiva	588
19.4.5.4.	Therapie mit Tranquilizern	588
	Literatur	589

19.1. Einleitung

Nicht nur in der angloamerikanischen Literatur, auch in Europa und in Deutschland gibt es eine große, unübersehbare Literatur über die Anwendung von Psychopharmaka im Kindesalter. Während aber in den USA und in anderen Ländern eine Reihe von Monographien und Sammelwerken [14, 19, 30, 48, 49] oder ausführliche Kapitel in Lehrbüchern [6, 9] vorliegen, gibt es im *deutschen Sprachraum* dazu nur wenige und unvollkommene Ansätze [2, 37, 45]. Eine geschlossene und übersichtliche Darstellung fehlt.

Dabei ist die Psychopharmakotherapie inzwischen auch bei Kindern längst keine Behandlungsmethode zweiter Wahl mehr, sie hat für einige Symptome und Syndrome *absolute Indikationen* erworben; nicht nur im Hinblick auf die schizophrenen und affektiven Psychosen, sondern auch auf die minimale cerebrale Dysfunktion, insbesondere für das hyperaktive (hyperkinetische) Syndrom und als *relative Indikation* bei zahlreichen isoliert oder gemeinsam mit anderen Symptomen auftretenden „Zielsymptomen" [17]. Diese für eine Pharmakotherapie zugänglichen Symptome und Syndrome sollen hier dargestellt werden.

Es soll nicht verschwiegen werden, daß die Therapie von Kindern mit Psychopharmaka *umstritten ist*; nicht nur in Deutschland, auch in den USA. Schon das Thema bedeutet für manche Ärzte eine Provokation. Kinder und Medikamente, da scheiden sich die Geister. Einige Kinderpsychiater weigern sich, Medikamenten überhaupt eine psychotrope Wirkung zuzuerkennen. Andere verordnen sie nur ut aliquid fiat. Sie werden in ihrer antipharmakologischen Haltung noch durch Publikationen bestärkt, in denen jedes neue Psychopharmakon frenetisch begrüßt wird, deren Erfolgsstatistiken sich aber als nicht reproduzierbar erweisen.

Das *Odium*, das einige Ärzte, besonders aber nicht-ärztliche Therapeuten in der Psychopharmakologie von Kindern sehen, steht in engem Zusammenhang mit der Entwicklung der Kinder- und Jugendpsychiatrie. Die **Child Guidance Movement**", die sich in den 20er und 30er Jahren unter dem Eindruck psychodynamischer Therapien in den USA ausbreitete, wurde nach 1945 nach Deutschland importiert und gefördert. Zwar existierten schon vorher in Deutschland Erziehungsberatungs-Stellen, aber ihre Zahl war relativ gering. Andererseits bestanden an einigen Universitäten, etwa in Berlin (1923), „Beratungsstellen für psychopathische Kinder und Jugendliche", aus deren Benennung sich jedoch kein starres ätiologisches oder therapeutisches Konzept ableiten ließ.

Die primären Eigenschaften, der *konstitutionelle Anteil* des psychisch gestörten Kindes, wurden damals zwar in den Vordergrund gestellt; der milieureaktive Aspekt wurde aber dabei keineswegs vernachlässigt [32]. Der Begriff der „*Verhaltensstörung*", der an die Stelle der „Schul- und Erziehungsschwierigkeiten" trat, hatte im Konzept von STERN [47] einen Widerpart in der „Charakterstörung", die in der Praxis jedoch nicht den ihr zukommenden Stellenwert erhielt. EYSENCK, ein besonders radikaler Gegner der Psychoanalyse, stellte zur Psychopathie-Neurose-Diskussion provozierend fest, FREUD habe die Entwicklung der Psychiatrie um 50 Jahre verzögert. Dies ist nicht nur eine, wenn auch beabsichtigte Simplifizierung, sondern auch unrichtig, weil die Psychiatrie der Psychotherapie zahlreiche neue Einsichten verdankt. Es wird auch leicht übersehen, daß FREUD selbst äußerte, daß er wünsche, seine Lehre könnte eines Tages auf einen biologischen Grund aufgesetzt werden.

19.2. Erörterungen der Methoden und Konzepte

Wenn Gespräche und Tabletten, Psychotherapie und Psychopharmakotherapie, in der Psychiatrie die wichtigsten **Behandlungsmethoden** sind, dann dominieren in der Kinderpsychiatrie vorrangig die verbalen Konzepte, spiel- und gesprächstherapeutische Verfahren, sodann musik-, beschäftigungs- und bewegungstherapeutische Maßnahmen und Förderungsprogramme im sensomotorisch-perzeptiven, im kognitiven und motorischen Bereich. Aber eine Besserung oder gar Heilung eines psychisch kranken Kindes läßt sich damit nicht in allen Fällen erzielen.

Wenn es zutreffend wäre, was gelegentlich mit Anspruch auf Allgemeingültigkeit vertreten wird, daß alle psychischen Störungen bei Kindern *reaktiv* entstehen, müßte es besonders leicht sein, sie sofort nach ihrem Auftreten zu beseitigen. Nun ist tatsächlich die „Früherkennung und Frühbehandlung" auch von psychischen Störungen nachhaltig propagiert worden. Jeder Kinderpsychiater und jeder Arzt, der Erfahrungen in der Behandlung psychisch gestörter Kinder hat, weiß indes, daß die Gleichung: Früherkannt + Frühbehandelt = Geheilt eine unzutreffende und deshalb unzulässige Vereinfachung darstellt.

Niemand würde auf die Idee kommen, die Ursache des Diabetes mellitus in der Glucose zu suchen, die ein Mensch mit seiner Nahrung aufnimmt. Gesunde Menschen verarbeiten Glucose ohne Störungen ihrer Gesundheit, nur einige reagieren mit einer diabetischen Symptomatik. Wohl kann man leichte Formen diätetisch, durch

Einschränkung der Zuckerzufuhr, kompensieren. Aber schwere Formen müssen substituierend behandelt werden. Dieser Vergleich ist sicher nicht generell als Erklärung für die Entstehung oder für die Behandlung von psychischen Störungen bei Kindern geeignet. Einige Kinderpsychiater, besonders einseitig psychotherapeutisch orientierte, tendieren dazu, die Inhalte psychischer Störungen ausschließlich auf Störungen in der Umwelt zurückzuführen. Aber es läßt sich nicht erklären, weshalb ein Kind mit dieser, ein anderes mit jener Störung reagiert, ein drittes psychisch gesund bleibt und ein weiteres Kind sogar gestärkt aus einer schweren und anhaltenden Krise hervorgeht.

Die *biochemischen Forschungen* der letzten Jahre und Jahrzehnte haben bestätigt, was GRIESINGER [23] überzeugend vermutete, „daß die Seelentätigkeit übrigens immer von materiellen Akten begleitet sein" müsse. Die psychische Gestörtheit eines Kindes kann wie ein Manometer anzeigen, daß eine „exogene" oder „endogene" Störung im Kessel, in der Persönlichkeitsentwicklung vorliegt. Durch Entfernung des Manometers kann man den Störungsanzeiger entfernen, aber nicht den zugrunde liegenden Schaden beseitigen. Diese *„kausale" Therapie* ist ein Anliegen der Psychotherapie und, wenn auch ebenfalls noch weit von ihrer Verwirklichung entfernt, auch das der Psychopharmakotherapie. Wenn FREUD [16] in seiner „Ergänzungsreihe" von „akzidentellen" und „konstitutionellen" Faktoren spricht, die wechselseitig an der Pathogenese psychischer Störungen beteiligt sind, dann sind, von Fall zu Fall, beide Verfahren legitim.

19.2.1. Theorien der normalen und pathologischen Entwicklung des Kindes

Für die Psychologie und Psychiatrie der kindlichen Entwicklung existieren zahlreiche Denkmodelle, die unterschiedliche therapeutische Konsequenzen in sich tragen:

Das biologische Entwicklungsmodell geht von *genetisch kodierten* Sequenzen aus, die allein oder in Wechselwirkung von Umwelt und Anlage das Wachstum und die Reifung des Kindes bestimmen, die durch Konstitution und Disposition vorgegeben sind. Moderne biologische Entwicklungstheorien berücksichtigen, daß *„periolabile" Merkmale* erst durch bestimmte Umwelteinflüsse *„periostabil"* werden, d. h. daß auch „endogene" Persönlichkeits- und Wesenszüge nicht absolut vorgegeben sind. Die Entwicklung wird dennoch vorwiegend als ein spontaner, induktiver Prozeß gesehen, der allerdings durch günstige oder ungünstige Umweltvariablen verändert werden kann.

Das psychoanalytische Entwicklungsmodell postuliert, daß jedes Kind mit einer biologischen Energie (Libido) ausgestattet ist, mit der bestimmte Entwicklungsqualitäten gesteuert werden, die seine Beziehung zur Umwelt bestimmen. Das Neugeborene verfügt über ein unstrukturiertes *„Es"*, das Triebbefriedigung wünscht. Im Laufe der Entwicklung wird durch Erfahrungen dem „Lustprinzip" das „Realitätsprinzip" entgegengestellt, das die Entwicklung des *„Ich"* fördert. Im Zuge der Gewissensbildung durch die Eltern konstituiert sich ein *„Über-Ich"*, das Bestrebungen des „Ich" und die Forderungen des „Es" auszugleichen versucht. Die Kindheitsentwicklung wird in Phasen eingeteilt, die sich an den erogenen Zonen des Mundes, des Anus und der Genitalien orientieren. Bestimmten Phasen werden spezifische Neurosen zugeordnet. ERIKSON hat dieses Konzept durch neue pädagogische, soziologische und transkulturelle Erkenntnisse erweitert.

Das lerntheoretische Entwicklungsmodell stellt die *Dominanz des Milieus* in den Mittelpunkt der Entwicklung. Die verschiedenen Formen der Lerntheorien vertreten übereinstimmend die Ansicht, daß Entwicklung durch Zunahme des Lernpotentials entsteht, unabhängig von organischen Reifungs- und Strukturveränderungen.

Das interaktionistische Entwicklungsmodell versucht eine *Synthese* verschiedener Entwicklungstheorien herzustellen.

PIAGET, einer ihrer Begründer, war vorwiegend an der kognitiven und moralischen Entwicklung des Kindes interessiert. Er geht davon aus, daß jedes Kind mit einer Tendenz zur Adaption und zur Organisation zur Welt kommt. Die **Adaptionstendenz** umschließt die komplementären Faktoren der Assimilation und der Akkomodation. *Assimilation* bezeichnet die Tendenz, die Umgebung zu verändern, um sie an sich anzupassen. *Akkomodation* ist ein Vorgang, durch den sich der Organismus selbst verändert, um sich an die Umgebung anzupassen. Als *Organisation* wird eine angeborene Tendenz des Organismus beschrieben, eigene Prozesse zu zusammenhängenden Systemen zu integrieren.

Durch Aufgaben und Experimente wurden *vier chronologische* Stadien ermittelt, die die organische Auffassung von PIAGET bestätigen. Kognitive Entwicklung ist vorwiegend *genetisch* bestimmt und wird vom Milieu nur bedingt verändert. Im Gegensatz zum Entwicklungspostulat von FREUD, daß vorwiegend das Milieu den Menschen formt, könnte man mit PIAGET davon sprechen, daß das Kind sich trotz der Widerstände der Umwelt auf seine Identität hin entwickelt.

19.2.2. Besonderheiten der Prüfung von Psychopharmaka beim Kind

Für die Psychopharmakotherapie ist es wesentlich, daß das Kind ein noch *unentwickelter Organismus* ist. Die Massenzunahme, die Myelinisierung und Ausdifferenzierung des Gehirns, seine biochemische und bioelektrische Entwicklung ist noch in vollem Gange.

Klinisch lassen sich *psychiatrische* und *normale Entwicklungsstörungen* prima vista oft nur schwer differenzieren. Sollte eine Therapie notwendig werden, darf sie nicht allein an einer Beseitigung der Symptome ausgerichtet sein, sie muß die normale Weiterentwicklung des Kindes im Auge behalten.

Die Placebowirkung beim Kind

Placebo-Effekte kommen bei Kindern besonders häufig vor. Nach CYTRYN et al. [8] reagierten 71 % der Kinder mit neurotischen Symptomen günstig auf Placebo, dagegen nur 10 % der Kinder mit dissozialer Symptomatik.

Placebo ist somit auch bei Kindern eine hochwirksame Substanz. In ihr verdichtet sich das, was sich zwischen dem Doktor und dem Kind und seinen Eltern ereignete. Der „**Doktor-Effekt**" wird auf die Substanz, die direkt von ihm kommt, übertragen. Die Tablette erinnert u. a. daran, daß in der Beratungssituation unerwartete, vielleicht überraschende Einsichten bei den Eltern gewonnen und innere Vorsätze und unerwartete Gelöbnisse abgelegt wurden mit dem Ziel, die eigene Einstellung und Haltung zum Kind zu verändern. Mit der Gabe des Medikamentes wird, auch wenn es nur widerstrebend eingenommen wird, auch das Kind zwei- oder dreimal täglich an die Hinweise, Ratschläge und Auflagen des Arztes erinnert.

Wie stark der „Doktor-Effekt" gelegentlich sein kann, erkennt man z. B. daran, daß dramatische *„Nebenwirkungen"* dann auftreten, wenn sie als möglich erwähnt wurden.

Placebo-Wirkung ist auch bei Kindern Therapie, auch wenn Symptombesserung nicht immer Besserung, oft nur Symptomverschiebung bedeutet. Bei leichten psychischen Auffälligkeiten ist eine Placebo-Behandlung in Erwägung zu ziehen. Besonders ängstliche und phobische Kinder reagieren oft relativ gut auf minimale therapeutische Interaktionen. Nicht dagegen z. B. Kinder mit Tics, mit Enuresis, mit minimaler zerebraler Dysfunktion oder mit Teilleistungsschwächen.

Ein abgestuftes Verhalten des Arztes kann bei bestimmten psychischen Störungen nützlich sein. Es ist bei der Übergabe eines *Rezeptes* nicht ohne Bedeutung, wie es *kommentiert* wird: „Wir wollen es mal probieren" oder „Nimm es mal ein, es soll ganz gut helfen" oder „Ich habe damit ganz eindeutige Erfolge gesehen; es hat sich bei allen gebessert!"

Probleme kontrollierter Pharmakastudien beim Kind

Psychopathologie und Psychopharmakotherapie wurden zunächst in der Erwachsenen-Psychiatrie entwickelt. Aber ebenso, wie sich die Psyche des Kindes nicht aus der des Erwachsenen ableiten oder „erklären" läßt, lassen sich psychopharmakologische Behandlungsergebnisse bei Erwachsenen ungeprüft auf das Kindesalter übertragen.

a) Die Schwierigkeit, *homogene* Gruppen von alters- und entwicklungsgleichen Kindern mit ähnlicher Symptomatik für die klinische Prüfung zu gewinnen, sind noch wesentlich größer als in der Erwachsenen-Psychiatrie.

b) Der *Doppel-Blind-Versuch,* die gegenwärtig objektivste Methode zur Beurteilung von Arzneimitteln, stößt auf sehr große Schwierigkeiten.

Viele **Eltern** würden eher sich selbst als ihrem Kind eine solche Prüfung zumuten. Die meisten Eltern wollen keine Behandlungsversuche mit unsicherem Ausgang, sondern rasche Hilfe für ihr Kind. Voraussetzung für ihre schriftliche Zustimmung ist ein besonders gutes Arzt-Eltern-Verhältnis oder sie wird nur mit dem offenen oder inneren Vorbehalt abgegeben, die Prüfregeln nicht oder doch nicht unbedingt einzuhalten.

c) Bei der Psychopharmaka-Prüfung in der *Praxis* lassen sich zeitraubende Tests *kaum einsetzen.* Der Arzt muß versuchen, von den Eltern einen möglichst differenzierten Bericht über erwünschte oder unerwünschte Wirkungen, so wie die Eltern sie einstufen, zu erhalten. Dafür eignet sich ein *einfacher* Beurteilungsbogen, den er selbst entwerfen kann.

Der **Beurteilungsbogen** sollte Angaben über das Geschlecht, das Körpergewicht, getrennt nach „Erstsicht" und „Zweitsicht", Angaben über den neurologischen und psychopathologischen, evtl. auch den EEG-Befund enthalten, besonders über die psychischen Symptome, die zur Behandlung führten.

Ein solcher Bogen hilft, alles systematisch abzufragen, was für die Dosierung und Dosierungsänderung und für die Beurteilung des Erfolges notwendig ist.

Solche einfachen Beurteilungsbögen, die auch mit *Kurztests* (Mosaik-, Zahlen-, Symbol-Test, Mensch-Zeichnung) kombiniert werden können, geben meistens wesentlich bessere, über den Wiederholungs- und Übungseffekt hinausgehende Beurteilungen, die von den Eltern zunächst nicht so gesehen werden.

Wo es möglich ist, sollten *Lehrer* in die Beurteilung mit einbezogen werden. Dabei ist aber zu bedenken, daß sich dies für das Schulkind nicht immer günstig auswirkt.

Die *Selbstbeurteilung von Kindern* ist abhängig von ihrer alters- und entwicklungsspezifischen Fähigkeit, innere Befindlichkeiten zu erkennen und zu verbalisieren. Sie ist kaum vor dem zehnten Lebensjahr ausreichend ausgebildet und zuverlässig verwertbar.

Bei der *Beurteilung durch die Eltern* sollte man sich erkundigen: nach dem Verhalten bei den Schularbeiten, im Spiel, im Umgang mit den Geschwistern, vor dem Fernsehgerät und beim Essen. Man sollte sich über den Appetit, den Schlaf und die Ausscheidungsfunktionen informieren.

19.3. Indikationen der Psychopharmakotherapie beim Kind

Absolute Indikationen für Psychopharmaka beim Kind sind *rar. Endogene* und *exogene Psychosen,* die eine kaum noch umstrittene Indikation für die Anwendung von Psychopharmaka bilden, sind in diesem Lebensalter selten. Sie werden unter entschiedener Berücksichtigung psychodynamischer Maßnahmen mit einer dem Lebens- und Entwicklungsalter und dem Körpergewicht angepaßten Dosierung ebenso behandelt wie Erwachsene. Daneben haben sich beim Kind bei einer Reihe von Symptomen und Syndromen bestimmte Psychopharmaka mehr oder weniger bewährt.

19.3.1. Allgemeine Erörterung psychopathologischer Symptome und Syndrome beim Kind

Die gestörte psychische Entwicklung eines Kindes ist durch eine große Anzahl relativ *einförmiger* **psychopathologischer Symptome und Syndrome** gekennzeichnet, die nicht immer in einem gesetzmäßigen Zusammenhang mit der Persönlichkeits- und Charakterstruktur stehen.

Im Kleinkindalter werden vorwiegend psychosomatische Erkrankungen und Angstsyndrome beobachtet, später treten depressive, zwangs- und konversionsneurotische Syndrome hinzu. Psychosen sind im Vorschul- und frühen Schulalter sehr selten, aber es werden autistische Syndrome, frühe Demenzprozesse u. a. beobachtet. Minimale zerebrale Dysfunktionen, hyperkinetisches Syndrom und Teilleistungsschwächen werden meistens im mittleren bzw. späten Kleinkind- oder erst im frühen Schulalter als behandlungsbedürftig vorgestellt.

Unter den zahlreichen **Symptomen im Grenzbereich** einer normalen oder schon einer gestörten Entwicklung kann man nennen: Daumenlutschen, Nägelbeißen, Haarausreißen, Spiel- und Lernstörungen, Zündeln, Enuresis, Enkopresis, Weglaufen, Mutismus, Appetitstörungen usw. Sie bedürfen nicht regelmäßig einer besonderen Therapie. Ein Teil dieser Symptome kann die psychische Entwicklung jedoch so ungünstig beeinflussen, daß therapeutische Maßnahmen zwingend werden.

Die Kinder- und Jugendpsychiatrie, therapeutisch pragmatisch ausgerichtet, unterstützt einerseits nachdrücklich *präventive* und psychohygienische Maßnahmen, andererseits ist sie bedacht, durch *psychodynamisch* orientierte Verfahren frühzeitig psychodynamische Störungen zu behandeln. Schließlich beteiligte sie sich seit einiger Zeit an den therapeutischen Fortschritten der Pharmakologie und Psychiatrie, an der *psychiatrischen Pharmakotherapie*.

19.3.2. Spezielle Indikationen der Psychopharmakotherapie beim Kind

Neben den endogenen Psychosen kommen nach ihrer Häufigkeit für eine zusammenfassende Darstellung vier Gruppen in Betracht. Es handelt sich um 1. *antriebsüberschüssige* (hyperaktive, hyperkinetische) Kinder, 2. *antriebsschwache* (apathische, „retardierte") Kinder, 3. *ängstliche* (furchtsame, phobische) Kinder und 4. *depressive* (deprimierte) Kinder.

19.3.2.1. Pharmakotherapie beim antriebsüberschüssigen Syndrom

Zur Ätiopathogenese werden zwei Theorien [21] diskutiert: Nach der *„biologischen"* Theorie ist die zentrale Monoamin-Synthese gestört, die zu einem Dopamin-Mangel führt. Der klinische Effekt von Amphetamin soll zu einer Normalisierung der dopaminergen Transmission führen. Nach der *„psychologischen"* Theorie liegt die Basisstörung in einem Defekt in der Regulation der Aufmerksamkeit. Aus der gestörten Aufmerksamkeit entwickeln sich sekundäre Symptome wie Hyperkinese, Impulsivität usw.

Typische Symptome exzessiver Antriebsüberschüssigkeit sind: extreme motorische Unruhe, Impulsivität, Unaufmerksamkeit, leichte Ablenkbarkeit, geringe Frustrationstoleranz, manchmal kombiniert mit Aggressivität. Generell ließ sich keine Klärung darüber herbeiführen, weshalb ca. 20 % Therapie „Non-Responder" sind.

Pharmakotherapeutisch lassen sich 70 bis 75 % der hyperaktiven Kinder unter *Psychostimulantien* und *Antidepressiva* bessern; nach WINSBERG et al. [50] in der Reihenfolge: *Dextroamphetamin, Methylphenidat, Imipramin,* und zuletzt *Amitriptylin*.

Behandlungsversuche mit *Lithium* [1, 46] brachten Erfolge, es fehlt jedoch an einer ausreichenden Zahl von Vergleichs- und Kontrolluntersuchungen.

Neu hinzugekommen sind *Tiapriden* und *Dimethylaminoäthanol* [41]. Letzteres wirkt zusätzlich anxiolytisch und soll auch bei geistig behinderten Kindern wirksam sein; es hat nur wenig Nebenwirkungen.

GITTELMANN-KLEIN et al. [20] berichteten, daß zwischen *Methylphenidat* allein und Methylphenidat und Verhaltenstherapie kein signifikanter therapeutischer Unterschied bei den Kindern festzustellen war (Doppel-Blindstudie).

19.3.2.2. Pharmakotherapie beim antriebsschwachen Syndrom

Dieses Syndrom wird nicht nur bei geistig behinderten, sondern auch bei lernbehinderten und entwicklungsverzögerten („retardierten") Kindern häufig angetroffen. Diese initiativearmen, wenig spontanen, durchsetzungsschwachen Kinder haben oft schon im Kindergarten Schwierigkeiten, die sich dann in der Schule steigern.

Pharmakotherapeutisch ist eine isolierte Verbesserung der Antriebslage generell ebensowenig möglich wie eine Besserung der defizitären kognitiven Fähigkeiten. Für die zahlreichen Pharmaka, die den Hirnstoffwechsel verbessern oder die Hirndurchblutung steigern sollen, nämlich die „*Nootropika*" (s. Kap. 10), ließ sich ein statistisch gesicherter Nachweis ihrer therapeutischen Wirkung nicht erbringen. Dennoch können z. B. *Meclophenoxat, Pyritinol, Pirazetam* oder *Pyridoxin* im individuellen Fall therapeutisch versucht werden, wobei Nebenwirkungen kaum zu erwarten sind.

19.3.2.3. Pharmakotherapie beim ängstlichen Syndrom

Angstsyndrome sind bei Kindern weit verbreitet und bilden die Basis und den Motor für emotionale Fehlentwicklungen; sie stehen z. B. mit anankastischen Syndromen in wechselseitiger Durchdringung. Überängstliche Kinder kommen überdurchschnittlich häufig aus „Angstfamilien", in denen die Mutter (manchmal auch der Vater) extrem ängstlich sind.

Pharmakotherapeutisch läßt sich das akute Stadium einer „symbiotischen Psychose" [28], die extreme Trennungsfurcht des Kindes von der Mutter (aber auch der Mutter vom Kind), mit *Antidepressiva* oft rasch bessern. Nicht selten ist eine initiale thymoleptische Therapie eine Conditio sine qua non für die psychotherapeutische Behandlung des Kindes und seiner Familie.

Bei der Schulverweigerung ist zu klären, ob es sich um eine Schulphobie, eine Schulfurcht oder um Schulschwänzen [35] handelt, danach richtet sich die Therapie.

Ängstliche Kinder sind Suggestivmaßnahmen gegenüber sehr zugänglich, doch halten die Erfolge meistens nicht lange an. Es ist zweckmäßig, die psychopharmakologische mit einer therapeutischen Behandlung zu kombinieren. In der Einleitungsphase kann der Zugang zum Kind durch *Benzodiazepine, Neuroleptika* (z. B. Thioridazin) oder *Beta-Rezeptoren-Blocker* erleichtert werden.

19.3.2.4. Pharmakotherapie beim depressiven Syndrom

Das depressive Syndrom kommt schon bei Kindern „in allen Varietäten" vor [23]. Bei Kleinkindern treten vorwiegend psychosomatische Symptome auf, bei Schulkindern mentale und psychosomatische Merkmale, während Jugendliche bereits erwachsenentypische depressive Symptome zeigen [33].

Pharmakotherapeutisch empfiehlt sich der Einsatz von *Antidepressiva*, wie bei Erwachsenen gemäß dem „Drei-Komponenten-Schema" nach KIELHOLZ (s. Kap. 4.5.). Das heißt, ängstliche Unruhe läßt sich mit *Amitriptylin* oder *Tradozon* dämpfen. Hingegen werden depressiv-gehemmte Kinder durch kleine Dosen von hemmungslösenden tri- oder tetrazyklischen Antidepressiva (z. B. *Viloxazin*) mäßig aktiviert. *Sulpirid* wirkt ebenfalls angst- und depressionslösend und zeigt, ebenso wie *Maprotilin* und Tradozon, geringe Nebenwirkungen.

19.3.2.5. Therapie bei weiteren Leitsymptomen bzw. Syndromen
(in alphabetischer Ordnung)

Affektpsychosen: Depressive Phasen werden mit *Antidepressiva*, gelegentlich auch mit *Neuroleptika* behandelt. Manische Phasen werden mit *Neuroleptika* und *Lithium* behandelt. Die Prophylaxe beider Phasen erfolgt mit *Lithium* (s. Kap. 6).

Aggressivität mit hyperkinetischem Syndrom spricht auf *Psychostimulantien* an (s. Kap. 19.3.2.1.). Bei Aggressivität ohne hyperkinetisches Syndrom können *Imipramin* [50], *Carbamazepin* [34, 40], *Beclamid* [15] oder *Neuroleptika* verordnet werden.

Angst- und Spannungszustände sprechen auf *Benzodiazepine*, *Neuroleptika* (z. B. *Thioridazin*) oder *Beta-Rezeptoren-Blocker* an.

Anorexia nervosa: *Antidepressiva* und/oder *Neuroleptika* (z. B. *Sulpirid* [42]) sind angezeigt. Bei begleitender schwerer Zwangs- und Depressionssymptomatik kann *Clomipramin* (Infusion; s. „Depression") gegeben werden. Selbstverständlich sind eine hochkalorische Aufbaudiät sowie die Normalisierung der Elektrolyt- und Vitamindefizite.

Antriebsschwäche bei geistig behinderten Kindern: s. Kap. 19.3.2.2.

Autistische Syndrome: Als rein symptomatische Therapie können *Neuroleptika* verordnet werden, z. B. *Sulpirid [31]*, *Thiothixen* [6] oder *Butyrophenone*. Bei retardierten autistischen Kleinkindern kann gelegentlich *L-Dopa* versucht werden.

Autoaggressivität: *s. Aggressivität*.

Depression: Medikation nach dem „Drei-Komponenten-Schema" nach KIELHOLZ (s. Kap. 4.6.). Es können *Imipramin*, *Nomifensin*, *Maprotilin*, *Viloxazin*, *Sulpirid* oder *Tradozon* gegeben werden.

Im Falle von **therapieresistenten** Depressionen kann bei Jugendlichen folgende Infusionstherapie [26] verabreicht werden: Ein *Neuroleptikum* (z. B. *Chlorprotixen*, *Laevopromazin*, *Chlorpromazin*) durch 7 Tage intramuskulär, darauf oral; zusätzlich geben wir Infusionen von *Clomipramin* + *Maprotilin* (je 25–50 mg, in 250 ml NaCl-Lösung; 60 Tropfen/min.) durch 10 bis 20 Tage.

Als Depressions-Prophylaxe ist *Lithium* indiziert, mit den gleichen Richtlinien wie beim Erwachsenen (s. Kap. 6.7.).

Dissozialität selbst ist keine pharmakologische Indikation. Ein zusätzliches hyperkinetisches Syndrom kann mit Stimulantien behandelt werden. Gegen Unruhe und Erregung können *Neuroleptika*, gelegentlich auch *Antidepressiva* gegeben werden.

Enuresis nocturna: *Antidepressiva* (z. B. *Imipramin*, *Maprotilin* oder *Amitriptylin*) können verabreicht werden. Hierbei ist allerdings zu beachten, daß diese Pharmaka nicht vor dem 5. Lebensjahr (nach den Empfehlungen der „Food and Drug Administration" der USA nicht vor dem 10. Lebensjahr) und nicht bei neurologischen Störungen organischer oder funktioneller Genese verordnet werden sollen.

In einer **Dosis** von *10–50 mg/die* kann die erste Dosis von *Imipramin* etwa um 17 Uhr, die zweite kurz vor dem Schlafengehen gegeben werden. Die Pharmakotherapie sollte immer in Verbindung mit heilpädagogisch-psychotherapeutischen Maßnahmen erfolgen.

Die positiven Ergebnisse der genannten Antidepressiva bei der Enuresis scheinen Folge ihrer **Wirkungen auf die Harnblase** und ihrer allgemein psychisch „tonisierenden" Wirkung zu sein. Durch Steigerung des Tonus des Blasenschließmuskels und durch leichte lokalanästhetische Wirkung auf die Blasenschleimhaut wird eine Erhöhung der Kapazität der Blase erreicht (s. Kap. 4.5.).

Geistige Behinderung selbst ist keine pharmakologische Indikation. Bei Unruhe- und Erregungszuständen können *Neuroleptika* (z. B. *Laevopromazin*, *Butyrophenone*) gegeben werden.

Gilles de la Tourette, Maladie de: *Neuroleptika* aus der Klasse der *Butyrophenone* sind die Präparate der Wahl.

Lernbehinderung ist keine pharmakologische Indikation. Bei zusätzlicher Veränderung der Antriebslage s. Kap. 19.3.2.1., 19.3.2.2.

Lernstörungen sind keine direkte pharmakologische Indikation. Allerdings können Störungen der „Vorbedingungen der Intelligenz", wie Motivationsschwäche, Angst- und Spannungszustände, emotionale Fehlentwicklungen, vegetative Syndrome, minimale cerebrale Dysfunktion unter Einschränkungen psychopharmakologisch angehbar sein. Ein Versuch mit *Neuroleptika*, *Antidepressiva* oder *Psychostimulantien* kann unternommen werden.

Pavor nocturnus: Im Vordergrund steht hier die Klärung der Familiensituation (latente „Weglaufimpulse" bei Müttern); weiters sind pathogenetisch Dämmerattacken auszuschließen. Pharmakotherapeutisch können *Benzodiazepine, Beta-Rezeptoren-Blocker* oder *Neuroleptika* (z. B. *Promethazin, Thioridazin*) verordnet werden.

Pica (Geophagie): Wegen des sicheren pathologischen Zusammenhangs mit einem Eisenmangel ist die Therapie der Wahl die Substitution von Eisen.

Schizophrenie: *Neuroleptika* sind die Präparate der Wahl; die Dosierung ist abhängig von Alter und Gewicht. Wegen der extrapyramidalen Nebenwirkungen ist die Kombination mit Anticholinergika gleich zu Therapiebeginn zu empfehlen.

Schlafstörungen: Im Vordergrund steht die Klärung der familiären und schulischen Situation. Pharmakotherapeutisch sind *Baldrian-Hopfen*-Präparate, *Chloralhydrat, Neuroleptika* (z. B. *Promethazin*, evtl. in Kombination mit *Laevopromazin*), oder schlafinduzierende *Tranquilizer (Nitrazepam, Flurazepam)* zu empfehlen.

Schreibkrampf: Selbstverständlich ist auch hier die Klärung der Ursachen vorrangig. Pharmakotherapeutisch können bei begleitender Angst-, Depressions- oder Zwangssymptomatik *Neuroleptika* (z. B. *Thioridazin, Sulpirid) Tranquilizer* oder *Beta-Rezeptoren-Blocker* verordnet werden.

Schulverweigerung: *Antidepressiva* wie *Imipramin* (Kleinkinder 10 bis 20 mg, Schulkinder 30 bis 40 mg/die.) oder *Maprotilin* sind zu empfehlen [18]. Auch *Sulpirid* kann versucht werden.

Tic: Man kann *Dipiperon, Haloperidol* oder *Tiapriden* versuchen.

Teilleistungsschwäche: *s. Lernstörungen.*

Tremor, essentieller: *Beta-Rezeptoren-Blocker* (z. B. *Oxprenolol*) sind zu empfehlen.

Zwangssymptomatik: *Antidepressiva* (z. B. *Maprotilin, Amitriptylin, Clomipramin), Neuroleptika* oder *Beta-Rezeptoren-Blocker* können verordnet werden.

19.4. Psychopharmakotherapie beim Kind

Historische Vorbemerkungen. Als Geburtsjahr der Psychopharmakologie des Kindesalters kann man [48] das Jahr 1937 bezeichnen. In diesem Jahr publizierte BRADLY [4] seine Erfahrungen mit *Amphetamin*. Die eigentliche „psychopharmakologische Aera" in der Psychiatrie begann 1952 mit der Einführung des *Chlorpromazins*. Danach kamen die *Thymoleptika*, die *Benzodiazepine* und *Lithiums*. Bei Kindern berichteten KNOBEL et al. [27] über die Wirkung des *Methylphenidats*, etwas später veröffentlichte EISENBERG seine bekannten Studien [10, 11]. Das hinderte ihn nicht [24], auf die hohe Frequenz der verwendeten Psychopharmaka für die Behandlung verhaltensauffälliger Kinder hinzuweisen, die „im umgekehrten Verhältnis zu den dürftigen Ergebnissen" stünden.

Die Einführung der Psychopharmaka in die Psychiatrie wird, nach der Befreiung des psychisch Kranken von seinen Ketten, manchmal als *zweite psychiatrische Revolution* bezeichnet. Das hängt vor allem damit zusammen, daß im Mittelpunkt der Psychiatrie des Erwachsenenalters immer die endogenen Psychosen standen.

Im Bereich der Kinder- und Jugendpsychiatrie ging in zeitlichem, nicht ursächlichem Zusammenhang damit eine *Veränderung der noso-graphischen Nomenklatur* vor sich. Das früher „schwererziehbare" oder das „böse, hinterhältige", das „schwachsinnige" oder das „faule" Kind wird heute wertfreier als ein psychisch krankes, ein „neurotisches", „geistigbehindertes" oder als ein „lernbehindertes" Kind akzeptiert. Die Prämissen seiner Existenz werden nicht nur grundsätzlich anerkannt, es hat auch einen verbrieften Anspruch auf Therapie. Zu diesen Fortschritten hat im Hinblick auf die Erforschung der Epilepsie und der Oligophrenie die biologisch orientierte Neurologie und Psychiatrie Entscheidendes beigetragen; sie ist mit der Neurochemie offenbar auf dem Wege, ähnliches für die endogenen Psychosen zu leisten.

Die Zeit, in der einseitig pharmakologisch orientierte Kinderpsychiater die Dominanz der Psychopharmaka vertraten, ist ebenso überwunden wie die einer omnipotenten Psychotherapie. Es ist eindeutig, daß einige psychische Störungen sich günstig unter Psychotherapie entwickeln, während sich andere rascher und nachhaltiger unter pharmakologischer Intervention zurückbilden.

Für einen nicht zu unterschätzenden Anteil psychisch gestörter Kinder ist jedoch der *kombinierte Einsatz nicht-medikamentöser und medikamentöser Therapien* wesentlich effektiver als jeweils eine allein. Auch deshalb sollten die Ärzte [7] „die medikamentöse Therapie nicht verketzern, vielmehr in einem positiven Licht darstellen, damit sie im Zusammenhang mit Familienberatung das höchste Maß an Besserung erzielen können".

19.4.1. Vorbemerkungen zur Psychopharmakotherapie beim Kind

Die psychopharmakologische Behandlung eines Kindes ist *nicht einfacher* oder zeitsparender als jede andere Therapie. Bei einem Kind ist eine gründliche körperliche Untersuchung mit Längen- und Gewichtsmessung, Urin- und Blutstatus ebenso erforderlich wie eine sorgfältige neurologische Untersuchung. Nicht nur das Kind muß in einem alters- und entwicklungsangepaßten Gespräch zu seinen Beschwerden und, soweit es das vermag, zu seinen Problemen gehört werden. Auch die nächsten Beziehungspersonen, in der Regel beide Eltern, müssen eingehend zur Symptomatik, zu ihren Erziehungspraktiken, ihren Erziehungszielen, über ihre persönliche Befindlichkeit, ihre Ehe u. a. Fakten befragt werden. In vielen Fällen, besonders dort, wo Schul- und Lernschwierigkeiten vorliegen, ist die Einholung einer leistungspsychologischen Untersuchung erforderlich. Es ist nicht selten, daß Kinder mit Angst-, Zwangs- oder Depressionssymptomen über eine für den jeweiligen Schultyp nicht ausreichende Intelligenz verfügen oder daß partielle Intelligenzdefizite vorliegen. Die Symptome, die diese oder andere Kinder entwickeln, müssen als *Signale* verstanden und *dürfen nicht „wegtherapiert"* werden. Ebenso wie in den Fällen, in denen ein durch längeres Fehlen in der Schule entstandenes Wissensdefizit aufzuholen ist, stehen hier familientherapeutische, schulhygienische oder pädagogische Maßnahmen im Vordergrund.

Für das **Kind** kann die *Gabe eines Medikamentes* sowohl eine Belastung als auch eine Entlastung bedeuten. Entlastung dann, wenn ein psychisch krankes Kind bisher als „schwer erziehbar" angesehen wurde. Aber sie kann auch eine direkte oder indirekte Belastung sein, wenn dadurch nur Symptome beseitigt werden, die sich als Reaktion auf seine pathogene Situation in der Familie oder in der Schule entwickelten. Die Stellung des Kindes in der Familie kann sich durch das Medikament sogar verschlechtern, weil es dadurch endgültig als „krank" abgestempelt wird.

Gelegentlich werden von den **Eltern** an den Kinderpsychiater Forderungen und Wünsche herangetragen, bestimmte Verhaltensauffälligkeiten eines Kindes zu beseitigen, die von ihnen als störend, kränkend oder provozierend empfunden werden. Auch dann, wenn der Arzt sich bedrängt fühlt, sollte er mit eingreifenden therapeutischen Maßnahmen zurückhaltend sein. Er sollte zunächst den Kontakt, das Vertrauen und das Gespräch mit dem Kind und den Eltern suchen. Nicht selten wandelt sich schon nach einigen Begegnungen die Symptomatik des Kindes. Abwarten und beobachten, lenken und korrigieren, ermuntern und zusprechen, loben und tadeln, das sind Kategorien, die auch heute, in unserem psychotherapeutischen und pharmakologischen Zeitalter, ihre Bedeutung nicht verloren haben.

Psychische Symptome, durch die sich **Eltern** gestört fühlen, können aus der Sicht des **Kindes** *Durchsetzungs- oder Abwehrmanöver* darstellen.

So störte die 14jährige Tochter aus einer gut situierten zwangsneurotischen Familie, in der auch „in der Freizeit jeder weiß, was er zu tun hat" und in der alles seine feste Zeit und seinen festen Ort hat, die Familienrituale dadurch, daß sie Handtücher auf den Fußboden wirft, ihr Zimmer unaufgeräumt zurückläßt, zu spät nach Hause kommt und verbotene Ausdrücke benutzt.

Oder ein neunjähriger Junge, der als „Wegläufer" vorgestellt wird, tatsächlich aber seit Monaten gezielt zu der Mutter seines Freundes hinläuft. Diese strahlt eine ruhige mütterliche Wärme und ein Verstehen aus, das ihm seine eigene, hektisch-gereizte Mutter, die ihn ständig herabsetzt und vor den Geschwistern lächerlich macht, nicht geben kann.

So aber auch ein vierjähriges Kind, das von der berufstätigen Mutter seit der Geburt morgens zunächst in eine Kinderkrippe, später im

Kindergarten abgegeben wird. Durch heftige Wein- und Schreiparoxysmen bei der Verabschiedung wurde die Mutter zur Berufsaufgabe gezwungen und das Kind symptomfrei.

Es ist einleuchtend, daß durch eine pharmakologische Behandlung dieser Kinder weder ihnen selbst noch ihren Eltern geholfen worden wäre. Solche Verhaltensstörungen lassen sich durch eine Änderung der Haltungen und Einstellungen der Eltern zum Kind besser beeinflussen als durch therapeutische Maßnahmen, weil sie ihre Ursache in einer gestörten Persönlichkeitsentwicklung der Eltern, in Konflikten der Eltern miteinander oder in Schwierigkeiten der Eltern mit dem Kind haben. Bezeichnend ist, daß viele Kinder ihre psychische Symptomatik auch dann beibehalten, wenn die Reaktion der Umgebung ihnen Nachteile bringt.

An der Behandlung des psychisch gestörten Kindes sind *immer* auch seine Eltern beteiligt. Sie ist nur mit ihrer Zustimmung möglich. Der Arzt muß deshalb ihr Vertrauen gewinnen, damit sie zu verläßlichen Partnern werden. Das Kind leidet sehr häufig nicht unter seiner Störung. Es wird manchmal dem Arzt vorgestellt, ohne daß es weiß weshalb. Die Eltern sind meistens besorgt, manchmal unglücklich. Sie fordern Hilfe. Gelegentlich kommen sie auf Wunsch eines Lehrers oder des Jugendamtes, ohne von der Notwendigkeit einer Untersuchung oder Behandlung des Kindes überzeugt zu sein.

Der Arzt, dem ein solches Kind mit akuten oder chronischen Störungen vorgestellt wird, wird oft mit einer *Fülle von Forderungen* konfrontiert. Er soll einem Kind, das die Schule verweigert, die Furcht vor der Schule nehmen und bessere Schulleistungen ermöglichen. Es wird erwartet, daß er ein psychomotorisch hochgradig unruhiges Kind rasch ruhigstellt, daß eine Konzentrationsschwäche sich bessert und seine Legasthenie beseitigt wird. Man erwartet, daß ein manifest verwahrlostes Schulkind seine Unwahrhaftigkeit ablegt, nichts mehr wegnimmt und seine schulischen und häuslichen Pflichten erfüllt.

Es gibt aber auch Eltern, die realere Erwartungen und geringere Ansprüche haben. Im Hinblick auf den aufzustellenden Therapieplan ist es deshalb zweckmäßig, wenn der Arzt sich darüber vergewissert, welche **Wünsche und Ansprüche die Eltern** an ihn stellen. Er sollte fragen, wie sie sich die Behandlung des Kindes vorstellen. Ob sie durch ihn oder durch einen dafür zuständigen Facharzt, ob sie ambulant oder stationär durchgeführt werden soll. Er wird feststellen, daß einige Eltern konkrete Vorstellungen darüber haben, wie und was geschehen soll und über das, was sie nicht oder nicht so gern akzeptieren würden. Es gibt Eltern, die strikt jede medikamentöse Behandlung ihres Kindes ablehnen. Andere ziehen sie jeder anderen Behandlungsform eindeutig vor.

Es erleichtert das therapeutische Vorgehen des Arztes, wenn er weiß, wo ihn Zustimmung oder Ablehnung erwartet. Er kann sich, wenn es erforderlich sein sollte, rechtzeitig darauf einstellen, wenn Widerstände der Eltern überwunden werden müssen.

19.4.2. Zehn Grundregeln der Psychopharmakotherapie beim Kind

Für die psychiatrische Pharmakotherapie von Kindern gibt es einige Grundregeln, die beachtet werden sollten:

— Die *Indikation* für die Verordnung eines Medikamentes sollte erst nach abgeschlossener *Diagnostik* gestellt werden.

— Die *Rezeptur* steht *nicht im Mittelpunkt* der Therapie, sondern bildet nur einen ihrer Bestandteile.

— Jeder Arzt arbeitet am besten mit *wenigen*, ihm aber gut bekannten Psychopharmaka.

— Nach Möglichkeit sollte nur *ein Medikament* (Monosubstanz) zur gleichen Zeit verordnet werden.

— Es sollte stets mit einer *niedrigen Dosierung begonnen* werden; die *optimale Dosis* läßt sich nur *individuell* ermitteln.

— Ältere Kinder und Jugendliche müssen von der *Notwendigkeit* der Medikation überzeugt und über ihren *Wirkungsmechanismus* unterrichtet werden.

— Die *Beipackzettel* enthalten fast immer die Eltern beunruhigende Angaben.

Werden sie darüber nicht *aufgeklärt,* wird die Verordnung oft nicht oder nur unzureichend erfolgen.

— Es ist zweckmäßig, den *Beginn der Medikation* in die zweite Wochenhälfte oder in die Schulferien zu legen, damit unerwünschte Wirkungen frühzeitig von den Eltern registriert werden.

— Psychopharmaka sind bei Kindern *nicht* für eine *Dauermedikation* geeignet. Ist sie in Ausnahmefällen unumgänglich, sollte das Medikament gewechselt werden.

— *Arzt-Eltern-Gespräche* in regelmäßigen Abständen über die therapeutische Effizienz des Medikamentes und über etwaige unerwünschte Wirkungen.

19.4.3. Psychopharmakotherapie und allgemeiner Therapieplan

Der zu Beginn eines stationären Aufenthaltes für jedes Kind zu erstellende **Therapieplan** berücksichtigt Therapiemittel und Therapieziele und legt den therapeutischen Stellenwert von Therapeuten und Ko-Therapeuten fest. Er bestimmt die zeitliche Abfolge, die Häufigkeit und die Intensität der verschiedenen Behandlungsmethoden. Er schließt die Beratungen der Eltern ebenso ein wie Gespräche mit anderen Beziehungspersonen des Kindes, mit Erziehern und Lehrern. Er soll eine sorgfältige Abstimmung parallel oder chronologisch laufender therapeutischer Maßnahmen vorsehen. Dazu gehört auch der Einsatz des Psychopharmakons.

Im Therapieplan werden nicht nur Schwestern, Pfleger, Psychologen und Psychiater berücksichtigt, sondern auch Musik-, Bewegungs-, Beschäftigungstherapeuten, Logopäden, Sozialpädagogen und besonders Pädagogen und Sonderpädagogen. Die in der Klinikschule tätigen Lehrer können therapeutische Erfolge oder Mißerfolge im schulischen Raum, die oft die Ursache zur ambulanten Vorstellung oder stationären Einweisung bilden, am besten beurteilen.

Die psychiatrische und psychologische **Diagnostik** muß *vor* dem Beginn der *Medikation* erfolgen. Erhält das Kind bereits Psychopharmaka, ist eine medikamentöse Karenz erforderlich.

19.4.4. Unerwünschte Wirkungen (Nebenwirkungen) der Psychopharmaka beim Kind

Es gibt keine Psychopharmaka, die bestimmte vegetative, emotionale oder kognitive Bereiche *isoliert* ansprechen. Auch „Nebenwirkungen" sind, wenn auch nicht erwünschte, so doch Wirkungen, von denen wir nur die erfassen, die wir erkennen können. Es gibt vermutlich medikamentös bedingte Wirkungen, die bei einem Kind zusätzlich erwünschte, bei einem anderen zusätzlich unerwünschte Wirkungen hervorbringen.

Daß Wirkungen und „Nebenwirkungen" auch vom *Lebensalter* abhängig sind, erkennen wir an der Ansprechbarkeit von Kindern und Erwachsenen auf Amphetamine und ihre Derivate.

Bei hyperkinetischen Kindern wirken *Psychostimulantien* stabilisierend, bei Erwachsenen erregend und aktivierend. Regulation und Gegenregulation auf ein Medikament lassen sich bei Kindern schwerer als bei Erwachsenen beurteilen.

Mit *hohen* Dosen werden manchmal nur geringe Effekte erzielt, mit *geringen* Dosen dagegen gelegentlich unerwartete, übersteigerte Wirkungen.

Außerdem verändern sich die Reaktionen gegenüber einem bestimmten Medikament häufig im Verlaufe der *Entwicklung eines Kindes,* weshalb bei einer notwendigen Langzeittherapie ein Wechsel des Pharmakons zu empfehlen ist.

Psychische Nebenwirkungen. Müdigkeit, Schläfrigkeit, Bewußtseinsdämpfung, die, abgesehen von der subjektiven Beeinträchtigung besonders im Hinblick auf Lernen und Schule, unerwünscht sind. Viele Eltern neigen deshalb dazu, das Medikament abzusetzen oder die Dosis drastisch zu reduzieren, auch dann, wenn sie vorher über zeitlich befristete Nebenerscheinungen aufgeklärt wurden.

Somatische Nebenwirkungen. Neuroleptika-bedingte extrapyramidal-motorische Dyskinesien. Sie können durch Anticholinergika (z. B. Biperiden), intravenös verabreicht, rasch beseitigt werden. Bei Kindern empfiehlt sich, die Neuroleptika gleich zu Therapiebeginn mit einem Anticholinergikum (oral) zu kombinieren.

Vegetative Nebenwirkungen. Arterielle Hypertonie, Tachy- oder Bradykardie, Schwindel, Schweißneigung, Obstipation oder Diarrhö; diese Symptome treten bei Kindern seltener und nicht so stark ausgeprägt wie bei Erwachsenen auf.

In einer Untersuchung über **Nebenwirkungen** von Psychopharmaka bei Kindern [43] wurde festgestellt, daß die neurobiologischen Komplikationen mit denen der Erwachsenen *identisch* sind, daß sie aber seltener auftreten. Besonders die *Spätdyskinesien* seien bei Kindern sehr selten. Müdigkeit wurde bei 19 %, dystone Reaktionen bei 25 %, Parkinson-Symptome (Rigor, Tremor, Bradykinesie, Mundtrockenheit) bei 23 % festgestellt.

19.4.5. Therapie mit speziellen Substanzklassen

Die Chemie, die Biochemie, Pharmakologie und Pharmakokinetik der Psychopharmaka wurden in den vorangehenden Kapiteln eingehend besprochen. Ihre Klassifikation, die Einteilung in Antideprssiva, Neuroleptika, Tranquilizer, Antiepileptika, Beta-Rezeptoren-Blocker und Nootropika wurde aus den therapeutischen Erfahrungen mit psychiatrisch kranken *Erwachsenen* gewonnen und beschrieben.

Bei Kindern und Jugendlichen treten zahlreiche psychiatrische Erkrankungen, die im **Erwachsenenalter** häufig vorkommen, *selten* oder relativ selten auf. Soweit *typische psychiatrische Krankheiten* des Erwachsenenalters bei Kindern und Jugendlichen auftreten, sind die Indikationen die gleichen wie die bei Erwachsenen, z. B. bei schizophrenen und affektiven Psychosen. Sie sollten, weil dort eingehend dargestellt (s. Kap. 4. und 5.), hier nicht erneut besprochen werden.

Die meisten psychiatrischen Störungen und damit auch die pharmakologischen Indikationen des **Kindesalters** unterscheiden sich erheblich von denen der Erwachsenen-Psychiatrie. Antidepressiva werden z. B. für die Behandlung hyperaktiver Kinder und der Enuresis eingesetzt. Stimulantien haben sich als motilitätshemmende und konzentrationsfördernde Substanzen bei Kindern erwiesen. Einige Antiepileptika haben sich als antiaggressive Medikamente bewährt.

Psychopharmaka sollten *möglichst nicht vor dem Schulalter* verordnet werden. Dort, wo es dennoch nach sorgfältiger Abwägung der Interessen geschieht, sollte dies nur zeitlich befristet und unter ständiger psychiatrischer und Labor-Kontrolle erfolgen. Dem Kinderpsychiater stehen angstreduzierende, antriebsdämpfende, aggressionshemmende, stimmungsaufhellende und leistungsfördernde Substanzen zur Verfügung. Eine Besprechung dieser Substanzen erfolgt hier nur insoweit, wie sich im Hinblick auf das Kindesalter bemerkenswerte Abweichungen ergeben oder notwendige Hinweise ratsam sind.

19.4.5.1. Therapie mit Psychostimulantien

Stimulantien sind definitionsgemäß psychisch *anregende* Pharmaka. Unter ihnen stellen die *Amphetamine* („Weckamine") die stärksten psychomotorisch stimulierenden Pharmaka dar. Zu den „Nicht-Amphetaminen" gehören das *Methylphenidat, Fenetyllin* und das *Phenmetrazin*.

Bei **Erwachsenen** beseitigen die Stimulantien das Gefühl der Schläfrigkeit und Müdigkeit, die Konzentration und Leistungsfähigkeit wird vorübergehend gesteigert.

Bei psychomotorisch exzessiv unruhigen (*hyperaktiven,* hyperkinetischen) **Kindern** wird durch Amphetamin oder Methylphenidat die motorische Unruhe in 70 % bis 80 %, teilweise dramatisch *vermindert*. Die affektive und emotionale Steuerbarkeit wird verbessert, ebenfalls die Konzentration und Aufmerksamkeit. Kinder unter 5 Jahren sprechen nicht bzw. wesentlich schlechter an.

Durchschnittliche Tagesdosis: 5 bis 20 mg am besten morgens und mittags.

Früher vermutete Zusammenhänge zwischen

den hohen Erfolgsraten bei hyperkinetischen Syndromen mit neurologischen Zeichen und schlechter Ansprechbarkeit bei hyperkinetischer Symptomatik ohne neurologische Begleiterscheinungen haben sich nicht bestätigt.

Kontraindikationen. Kardiovaskuläre und renale Erkrankungen, schwere hirnorganische Schädigungen.

Nebenwirkungen. Appetitmangel, Schlafstörungen, Gewichtsverlust, Kopfschmerzen, Übelkeit; in sehr seltenen Fällen Weinen und Schreien, Gezeiztheit und halluzinatorische Episoden. Eine Drogenabhängigkeit entwickelt sich nicht. Es empfiehlt sich, das Medikament nach einigen Monaten, während der Ferien, abzusetzen, evtl. im Austausch gegen ein *Neuroleptikum* oder *Dimethylaminoäthanol*.

Das **Dimethylaminoäthanol** [41] hat sich bisher bewährt. In einer Doppel-Blind-Studie gegen Methylphenidat und Placebo war es ebenso effektiv wie Methylphenidat beim MBD-Syndrom [25]. Das Medikament hat den Vorzug, daß es nur seltene und schwache Nebenwirkungen aufweist.

19.4.5.2. Therapie mit Neuroleptika

Unter den Neuroleptika haben sich bei Kindern besonders Phenothiazine (z. B. *Promethazin, Thioridazin, Laevopromazin*), Thioxanthene (z. B. *Chlorprothixen*), Butyrophenone (z. B. *Haloperidol, Dipiperon*) und *Sulpirid* bewährt. Neuroleptika werden mit unterschiedlichem Erfolg bei der Behandlung von endogenen und exogenen Psychosen und bei cerebral geschädigten Kindern eingesetzt. Neuroleptika mit stark sedierenden Wirkungen (z. B. *Chlorpromazin, Thioridazin*) eignen sich besonders dort, wo psychomotorische Unruhe im Vordergrund steht.

Nebenwirkungen. Benommenheit, Apathie, Müdigkeit, extrapyramidale Symptome, Dystonie, Leukopenie, Ataxie und Mundtrockenheit; selten ist eine „tardive dyskinesia". Diese bei Kindern, manchmal auch bei Jugendlichen zu Fehldiagnosen führenden Nebenwirkungen, insbesondere das hyperkinetisch-dystone Syndrom (Muskelverkrampfungen, Verkrampfungen im Gesichts-Halsbereich mit chorea-athetotischen Bildern, Verstimmungszustände), lassen sich mit Anticholinergika (z. B. *Biperiden)* schlagartig bessern. Spätdyskinesien treten bei Kindern nur sehr selten auf. Agranulozytosen wurden bei Kindern unter 12 Jahren [29] nicht registriert.

19.4.5.3. Therapie mit Antidepressiva

Von den Antidepressiva werden bei Kindern neben den trizyklischen Antidepressiva (z. B. *Imipramin, Amitriptylin*) in letzter Zeit zunehmend tetrazyklische Antidepressiva (z. B. *Maprotilin*) und weitere nicht-trizyklische Antidepressiva (z. B. *Trazodon, Viloxazin*) eingesetzt. Die bisherigen Behandlungsergebnisse mit *L-Tryptophan*, einer biologischen Serotonin-Vorstufe, sind noch widersprüchlich. Als Indikationen kommen neben (endo-, somato- und psychogenen) Depressionen vor allem die Enuresis nocturna, autistische und hyperkinetische Syndrome, in Einzelfällen auch andere psychische Störungen (Schulverweigerung, Mutismus u. a.) in Betracht.

Nebenwirkungen wurden vor allem bei der Behandlung Erwachsener festgestellt, bei Kindern treten sie seltener auf: Blutdruck- und Pulsänderungen, Mundtrockenheit und Speichelfluß, Obstipation oder Diarrhö, Müdigkeit oder Schlafstörungen, manchmal epileptische Anfälle (nicht bei *Maprotilin, Trazodon* und *Viloxazin*).

19.4.5.4. Therapie mit Tranquilizern

Von den vier Hauptgruppen, der Tranquilizer, Carbaminsäure-, Diphenylmethan- und Benzodiazepin-Derivate sowie tri- und tetrazyklische Tranquilizer, kommen bei Kindern in erster Linie *Benzodiazepine* in Betracht. WERRY [48] führte aus, daß die Rolle der sedierenden und anxiolytischen Psychopharmaka „eine der am schlechtesten untersuchten Bereiche" der Kinder-Psychopharmakologie sei. Sie werden aus vielen, oft unzureichend begründeten Indikationen eingesetzt, z. B. bei nicht-psychotischen Ängsten und Schlafstörungen. Bei zeitlich begrenzter Anwendung ist das Behandlungsrisiko geringer als bei den Neuroleptika und Antidepressiva.

Nebenwirkungen. Extrapyramidale Nebenwirkungen treten *nicht* auf. Vegetative Symptome sind selten. Als unerwünschte

Symptome werden Apathie, allgemeine Verlangsamung, Muskelschwäche, Ataxie, Schwindel, Übelkeit und Kopfschmerzen beobachtet. Besonders bei Kindern sollten nach Möglichkeit Benzodiazepine mit geringer Sedierung und kurzer Halbwertszeit (z. B. *Clobazam, Clotiazepam, Lorazepam*) angewendet werden (s. Kap. 7.).

Literatur

1. ANNELL, A. (1969): Lithium treatment of children and adolescents. A. Paedopsychiat. Scand. *207*, 19—30.
2. BACHMANN, P. (1976): Das hyperkinetische Syndrom im Kindesalter. Berlin – Stuttgart – Wien: H. Huber.
3. BENKERT, O., HIPPIUS, H. (1980): Psychiatrische Pharmakotherapie, 3. Aufl. Berlin – Heidelberg – New York: Springer.
4. BRADLEY, C. (1937): The Behavior of Children Receiving Benzedrine. Am J. Orthopsychiat. *94*, 577—585.
5. CAMPBELL, M. (1975): Psychopharmatherapy in Early Infantile Autism. Biol. Psychiat. *10*, 399—423.
6. CAMPBELL, M. (1979): Psychopharmacology. In: Basic Handbook of Child Psychiatry, Vol. 3 (NOSPITZ, I. D., Hrsg.), *23*, S. 376—409. New York: Basic Books.
7. CANTWELL, D. P. (1977): Psychopharmacology and child psychiatry. Am. Pharm. *19*, 26.
8. CYTRYN, L., et al. (1960): Am. J. Orthopsychiat. *30*, 113—129.
9. DENBER, H. C. (1979): Textbook of clinical psychopharmacology. New York: Stratton.
10. EISENBERG, L. et al. (1961a): The Effectiveness of Psychotherapy alone and in Conjunction with Perphenazine or Placebo in the Treatment of Neurotic and Hyperkinetic Children. Am. J. Orthopsychiat. *17*, 1088—1093.
11. EISENBERG, L. et al. (1963b): A Psychopharmacologic Experiment in a Training School for Delinquent Boys. Am. J. Orthopsychiat. *33*, 431—447.
12. EGGERS, CH. (1980): Therapie mit psychotropen Medikamenten. Psycho *6*, 615.
13. FISH, B. (1976): Pharmacotherapy for autistic and schizophrenic children. In: Autism (RITRO, E. R., Hrsg.). New York: Spectrum.
14. FISHER, S., Hrsg. (1959): Child Research in Psychopharmacology. Springfield, Ill.: Ch. C Thomas.
15. FOCKEN, A., SPIEL, W. (1974): Die medikamentöse Beeinflussung des motorischen, kognitiven und sozialen Verhaltens bei Kindern mit leichten frühkindlichen Hirnschädigungen (Sonderdruck).
16. FREUD, S. (1905): Drei Abhandlungen zur Sexualtheorie. Neudruck: Sexualleben. Studienausgabe (Concitio humana V.). Frankfurt: Fischer.
17. FREYHAN, F. A. (1957): Psychomotilität, extrapyramidale Syndrome und Wirkungsweisen nervoleptischer Therapie (Chlorpromazin, Reserpin, Prochlorperazin). Nervenarzt *28*, 504—509.
18. GITTELMAN-KLEIN, R., KLEIN, D. F. (1973): Schoolphobia: Diagnostic Considerations in the Light of Imipramine Effect. J. nerv. ment. Dis. *3*, 156, 199—215.
19. GITTELMAN-KLEIN, R., Hrsg. (1975): recent advances in child pharmacology. New York: Human Sciences.
20. GITTELMAN-KLEIN, R. et al. (1976): Relative Efficacy of Methylphenidate and Behavior Modification in Hyperkinetic Children: An Interim Report. J. Abnorm. Child. Psychol. *4*, 361—379.
21. GITTELMAN-KLEIN, R. et al. (1977): s. MENDLEWICZ, J., VAN PRAAG, H. M. (Hrsg.).
22. GRAHAM, P. (1974): Depression in Pre-pubertal Children. Develop. Med. Child Neurol. *16*, 340—349.
23. GRIESINGER, W. (1867): Die Pathologie und Therapie der psychischen Krankheiten, 2. Aufl. Stuttgart. (Neudruck: Amsterdam: Bonset. 1964.)
24. HARBAUER, H. (1971): Die Rolle der Psychopharmaka bei der Behandlung von Kindern und Jugendlichen. Dtsch. Ärztebl. *50*, 3336—3340.
25. LEWIS, J. A., YOUNG, R. (1975): Deanol und Methylphenidate in Minimal Brain Dysfunction. Clin. Pharmacol. Ther. *17*, 334—540.
26. KIELHOLZ, P. et al. (1979): Treatment for Therapy Resistant Depressions. Internat. Pharmacopsychiat. *14*, 94—100.
27. KNOBEL, M. et al. (1959): Hyperkinesis and Organicity in Children. Arch. Gen. Psychiat. *1*, 310—321.
28. MAHLER, M. (1972): Symbiose und Individuation. Stuttgart: Klett.
29. MASCIO, A. et al. (1970): Psychotropic Drugs Side Effects in Children. In: Psychotropic Drugs Side Effects (SHADER, R., DIMASCIO, A., Hrsg.). Baltimore: Williams and Wilkins.
30. MENDLEWICZ, J., VAN PRAAG, H. M., Hrsg. (1978): Childhood Psychopharmacology. Basel – München – Paris – London – New York – Sydney: Karger.

31. MILLER, B., WALLIS, H. (1979): Über die Wirkungsweise von Sulpirid bei autistischen Kindern. Münch. Med. Wschr. *119*, 667—669.
32. NEUHÄUSER, K.-J. (1981): 60 Jahre Kinderneuropsychiatrie an der Psychiatrischen Klinik der Charité. Vortrag auf dem Symposion an der Humboldt Universität zu Berlin (DDR).
33. NISSEN, G. (1976a): Psychopharmaka bei Verhaltensstörungen im Kindesalter. In: Die Therapien im Kindes- und Jugendalter (SPIEL, W., Hrsg.). Wien: Egermann.
34. NISSEN, G. et al. (1976b): Tegretol bei kindlichen Verhaltensstörungen. (Verfielfältigtes Manuskript.) Basel: Ciba-Geigy.
35. NISSEN, G. (1977a): Psychopathologie des Kindesalters. Darmstadt: Wissenschaftliche Buchgesellschaft.
36. NISSEN, G. (1977b): Anxiety Syndroms of Childhood and their Treatment with Beta-Blockers. In: Beta-Blockers and the Central Nervous System (KIELHOLZ, P., Hrsg.). Bern – Stuttgart – Wien: H. Huber.
37. NISSEN, G., Hrsg. (1979): Die Bedeutung der medikamentösen Therapie bei Verhaltensstörungen im Kindesalter. Bern – Stuttgart – Wien: H. Huber.
38. NISSEN, G. (1981a): The Use of Psychotropics in Childhood (with Special Reference to Sulpiride). In: Depressive Illness. Biological and Psychopharmacological Issues (MENDLEWICZ, J., VAN PRAAG, H. M., Hrsg.). Basel – München – Paris – London – New York – Sydney: Karger 1981.
39. NISSEN, G. (1981b): Antidepressiv wirkende Infusionen bei Jugendlichen. In: Antidepressive Infusionstherapie (KIELHOLZ, P., ADAMS, C., Hrsg.). Stuttgart – New York: G. Thieme. 1982.
40. OTHARA, K. (1979): Grundlegende klinische Aspekte der medikamentösen Behandlung in der Kinderpsychiatrie. In: The Role of Drugs in the Treatment of Behavioural Disorders in Children (NISSEN, G., Hrsg.). Bern – Stuttgart: Huber 1978.
41. PFEIFFER, C. C. et al. (1957): Stimulans effect of 2-dimethylaminoethanol — possible precursor of brain acetylcholine. Science *126*, 610—611.
42. PIENNES, G. (1977): Value of Dogmatil (Sulpiride) in the treatment of Anorexia nervosa in children. J. Med. Chir. Prat. *148/5*, 201—203.
43. POLIZOS, P., ENGELHARD, D. M. (1978): Psychopharmacol. Bull. *14*, 60—70.
44. RUTTER, M. (1978): Diagnostic validity in childhood psychiatry. In: Childhood Psychopharmacology: Current Concepts (MENDLEWICZ, J., VAN PRAAG, H. M., Hrsg.). München – Basel – Paris – London – New York – Sydney: Karger.
45. SPIEL, W., Hrsg. (1975): Therapien in der Kinder- und Jugendpsychiatrie (Kongreßberichte). Wien: Egermann.
46. SCHOU, A. (1976): Advances in Lithium-Therapy. Curr. Psychiat. Therap. *16*, 139—153.
47. STERN, W. (1953): Über Verhaltens- und Charakterstörungen bei Kindern und Jugendlichen. Zürich: Rascher.
48. WERRY, J. S., Hrsg. (1978): Pediatric Psychopharmacology. New York: Brunner & Macel.
49. WIENER, J. M. (1977): Psychopharmacology in Childhood and Adolescence. New York: Basis Books.
50. WINSBERG, B. et al. (1976): Pharmacologic management of children with hyperactive/aggressive/inattentiv behaviour disorders. Clin. Pediat. *15*, 471—477.

20. Psychopharmakotherapie beim alten Menschen

Von K. Jellinger

20.1.	**Einleitung** ... 591
20.2.	**Stand der neurobiologischen Altersforschung** ... 592
20.2.1.	Morphologische Altersveränderungen des Gehirns ... 592
20.2.2.	Altersveränderungen von Gehirndurchblutung und -Stoffwechsel ... 593
20.2.3.	Biochemische Altersveränderungen des Gehirns ... 593
20.3.	**Pharmakokinetik und -dynamik beim alten Menschen** ... 594
20.3.1.	Altersveränderungen pharmakokinetischer Parameter ... 594
20.3.2.	Altersveränderungen pharmakodynamischer Parameter ... 595
20.4.	**Indikationen der Psychopharmakotherapie beim alten Menschen** ... 595
20.4.1.	Vorbemerkungen und Zusammenfassung ... 595
20.4.2.	Therapie bei körperlich begründbaren Psychosen ... 596
20.4.3.	Therapie bei paranoid-halluzinatorischen Syndromen ... 600
20.4.4.	Therapie bei depressiven Syndromen ... 601
20.4.5.	Therapie bei Schlafstörungen ... 604
20.5.	**Probleme der Therapie mit Psychopharmaka beim alten Menschen** ... 606
20.5.1.	Vorbemerkungen und Zusammenfassung ... 606
20.5.2.	Allgemeine Probleme der Psychopharmakotherapie beim alten Menschen ... 607
20.5.3.	Therapie mit Antidepressiva ... 609
20.5.4.	Therapie mit Lithium ... 609
20.5.5.	Therapie mit Neuroleptika ... 610
20.5.6.	Therapie mit Tranquilizern ... 610
20.5.7.	Therapie mit Antiepileptika ... 610
20.5.8.	Therapie mit Kombinationen von Psychopharmaka ... 611
	Literatur ... 611

20.1. Einleitung

Psychopharmaka werden in zunehmendem Maße bei älteren Menschen zur Anwendung gebracht, doch stellt die Behandlung psychischer Störungen des höheren Lebensalters ein in Theorie und Praxis noch unbewältigtes Problem dar. In Westeuropa und in den USA sind derzeit 12—15 % der Gesamtbevölkerung über 65 Jahre alt. Der Anteil psychisch Auffälliger in dieser Altersgruppe wird mit 30 % angegeben. Nach **epidemiologischen** Untersuchungen in USA, Nord- und Westeuropa leiden 4—6% der über 65jährigen an schwerer, 10—12% an leichter bis mittelgradiger Demenz; d. h. etwa 15% dieser Altersgruppe zeigen erhebliche zerebrale Funktionsstörungen [2, 33]. Die Altersdemenz steht heute an 4.—5. Stelle der Todesursachen. Zwar gilt nur ein Teil der über 65jährigen Personen als psychisch behandlungsbedürftig, doch erhalten über 75% der Insassen von Altersheimen eine oder mehrere psychotrope Substanzen, häufig als Langzeit- oder Dauertherapie [19, 57].

Die Psychopharmakotherapie hat in der Geriatrie mit **geänderten Reaktionen** des gealterten Organismus auf fast alle medikamentösen Substanzklassen zu rechnen, die bei der Therapieplanung berücksichtigt werden müssen [27, 29, 32]. Störende Nebenwirkungen werden bei alten Menschen bis zu sechsmal häufiger als bei jüngeren Patienten beobachtet [27, 39], und QUABECK [48] wies experimentell auf die erhöhte Anfälligkeit des alternden Gehirns für Nebenwirkungen von Medikamenten hin.

Der rasch zunehmende Anteil älterer Menschen an der Gesamtbevölkerung, die steigende Anwendung psychoaktiver Pharmaka und die starke Schwankungsbreite der Reaktion älterer Menschen auf diese Substanzen unterstreichen die Sonderstellung der Psychopharmakotherapie im höheren Lebensalter.

20.2. Stand der neurobiologischen Altersforschung

Neben psychopathologischen und sozialen Faktoren sind für die *geänderte Wirkungsweise von Psychopharmaka beim alten Menschen* eine Reihe von somatischen Parametern entscheidend, deren Aufklärung und quantitative Erfassung das Ziel der modernen neurobiologischen Altersforschung ist. Folgende Faktoren erscheinen wesentlich: 1. *morphologische* und *biochemische* Altersveränderungen des Gehirns; 2. Veränderungen in der *Pharmakokinetik* und *-dynamik;* und schließlich 3. die *Multimorbidität* involutiver Krankheiten, die oft mehrere Organe betrifft.

20.2.1. Morphologische Altersveränderungen des Gehirns

Die morphologischen Gehirnveränderungen im Alter sind quantitativ erfaßbar [2, 11, 33]. Im folgenden sollen einige Forschungsergebnisse gerafft dargestellt werden.

Hirngewicht im Alter. Die Hirnmasse des Menschen verringert sich erst jenseits des 60. Lebensjahres um 4—10% mit einer mittleren Hirngewichtsabnahme bis zum 90. Lebensjahr um 100—150 g [15, 24]. Altersdemenz und präsenile *Demenz* zeigen eine gegenüber altersgleichen Kontrollen signifikante Reduktion des Hirngewichtes [30, 54]. Eine altersabhängige *Erweiterung* der inneren und äußeren *Liquorräume* kann ohne pathologischen Funktionsabbau einhergehen [8, 17, 41].

Zahl der Neuronen des Gehirns im Alter. Mit der Gewichtsabnahme erfolgt eine altersabhängige Neuronenreduktion im Gehirn, die vermutlich erst ab dem 60. Lebensjahr quantitativ erfaßbar ist, wobei die Alterungsprozesse der verschiedenen Kerngebiete unterschiedlich verlaufen. Der mittlere Zellverlust bei nicht dementen 85jährigen beträgt in der Frontal- und Temporalrinde 40—45% [33] und im Hippokampus 12% [4]. Alters*demenz* und M. ALZHEIMER sind durch höhere Zellverluste, besonders der großen Rindenneurone und Zunahme des Astroglia mit Reduktion des Verhältnisses Neuronen : Astroglia gekennzeichnet [54].

Morphologie der Dendriten im Alter. Mit zunehmendem Alter kommt es zu einem progredienten Verlust der horizontalen Dendriten und apikalen Dendritendorne (postsynaptische Komponente), was eine Störung der Synapsenfunktion mit partieller Deafferentierung und Einschränkung von Neurotransmitter- bzw. Modulatorfunktionen bedingt [55].

Alterscharakteristische Gewebsläsionen. Charakteristische senile Gewebsläsionen stellen die Neurofibrillendegeneration mit helixartig gedrehten Filamentpaaren im Neuronenperikaryon sowie die senilen Plaques dar, die aus degenerierten Nervenzellfortsätzen, abnormen Synapsen, reaktiver Glia und Amyloid bestehen [61].

Die Häufigkeit der senilen Läsionen im Kortex und Ammonshorn zeigt nach dem 60. Lebensjahr langsame altersabhängige Zunahme [58] bei Früh- und Vorzugsbefall limbischer Areale [4, 9]; sie sind das charakteristische Substrat der präsenilen Demenz — M. ALZHEIMER [57].

20.2.2. Altersveränderungen von Gehirndurchblutung und -Stoffwechsel

Mit zunehmendem Alter kommt es zu einer verminderten Permeabilität der für den Stoffaustausch und die Bioverfügbarkeit von Pharmaka verantwortlichen *Blut-Hirn-schranke* [49, 61], verringerter *Adaption des Hirngewebes* an Stoffwechselbedürfnisse infolge Relationsverschiebung zwischen Nervenzell- und Kapillaroberfläche zum Volumen sowie zu einer progredienten Verringerung der *Hirndurchblutung,* des zerebralen O_2-Verbrauches, der *Glukoseoxydation und ATP-Utilisation* bei Zunahme des zerebralen Gefäßwiderstandes sowie zur Abnahme *anaboler Vorgänge* durch Reduktion des enzymkontrollierten Kohlenhydrat-, Protein- und Fettstoffwechsels.

Bei **organischem Psychosyndrom** sowie (prä)senilen und vaskulären Demenzen sind Hirndurchblutung, zerebraler O_2- und Glukoseverbrauch signifikant herabgesetzt bzw. zeigen progrediente Reduktion [2, 26, 33].

20.2.3. Biochemische Altersveränderungen des Gehirns

Sie umfassen neben einer dem Neuronenverlust entsprechende Reduktion des Protein- und Gangliosidgehaltes bei unverändertem DNS-Gehalt, Abnahme von Aminosäureaufnahme und -synthese vor allem auch altersabhängige Beeinträchtigung neuraler *Transmitter- und Modulatorsysteme*, die zu Toleranz- und Adaptionsabfall gegenüber gesteigerten Stoffwechselerfordernissen führen [1, 2, 10, 14, 33, 42, 52, 56].

Im senilen Gehirn besteht eine 25—50%ige Reduktion des Axontransportes der für die Neurotransmittersynthese wichtigen **Präkursoren** (Vorstufen). Weiters besteht eine Aktivitätsabnahme von **Enzymen** für die Transmitter*synthese,* z. B. Glutamindekarboxylase — dem für die GABA-Synthese verantwortlichen Enzym, Cholinacetyltransferase, Acetylcholinesterase, Tyrosinhydroxylase, Dopa-Dekarboxylase und andere katecholaminerge Enzyme, während einige transmitter-*abbauende* Enzyme (z. B. die Monoaminoxydase) eine altersabhängige Aktivitätszunahme zeigen. Der „Netto-Effekt" dieser altersbedingten Enzymveränderungen besteht in einer Verminderung funktionell verfügbarer Neurotransmitter. Er geht einher mit einer verminderten **Rezeptoraktivität** insbesondere monoaminerger Systeme, weiters beobachtet man eine altersabhängige Abnahme der Dichte und Bindungskapazität der Rezeptoren, insbesondere von Dopamin-, Serotonin- und beta-adrenergen Rezeptoren [1, 47]. Die selektive Abnahme der Zahl postsynaptischer Aminrezeptoren kann auch bei Abwesenheit und/oder unabhängig vom Schweregrad des neuronalen Verlustes der präsynaptischen Komponente erfolgen; vermutlich ist sie durch einen Mechanismus der Desensitivierung bedingt [1].

Einer spezifischen Affektion des *cholinergen* Systems mit selektivem Ausfall präsynaptischer cholinerger Neurone bei präseniler Demenz (M. ALZHEIMER) [16a] steht eine altersphysiologische Funktionsminderung *dopaminerger* nigro-striärer und limbischer Systeme mit Abfall der Dopamin- und cAMP-Konzentration sowie verminderter Zahl und Bindungskapazität aminerger Rezeptoren gegenüber, die für altersbedingte Störungen motorischer und kognitiver Funktionen verantwortlich gemacht werden. Diese Befunde weisen auf altersbedingte Störungen des neuronalen Zellstoffwechsels sowie der Rezeptoraktivität und zellulären Reagibilität, die zu einer veränderten Empfindlichkeit des ZNS sowie einer veränderten Wirkung von Psychopharmaka auf den älteren Menschen führen.

20.3. Pharmakokinetik und -dynamik beim alten Menschen

Im höheren Lebensalter kommt es zu erheblichen Veränderungen in der Pharmakokinetik und Pharmakodynamik [12, 19, 27, 51, 57, 59] (s. Tab. 20.1.).

20.3.1. Altersveränderungen pharmakokinetischer Parameter

a) **Die Resorption** von oral verabreichten Stoffen ist im höheren Lebensalter infolge häufiger Sub- oder Anazidität des Magensaftes, verminderter Motilität des Gastrointestinaltraktes sowie reduzierter Durchblutung von Leber und Darm verzögert und verringert.

Vor allem besteht eine verringerte Resorptionsrate für Fette, Vitamine, *schwach saure Pharmaka*, z. B. Salizylate, Barbiturate, aber auch Diazepam und Chlordiazepoxyd, während die Resorption schwach *basischer Substanzen* (Koffein, Ephedrin) eher begünstigt ist.

b) **Die Verteilung (Distribution)** resorbierter Substanzen hängt von Kreislaufparametern ab. Abnahmen des Herzminutenvolumens, des Blutvolumens und der Mikrozirkulation im höheren Lebensalter können zu einem verzögerten Wirkungseintritt infolge längerer *Anflutungszeit* der Medikamente führen. Die relative *Minderdurchblutung* von Nieren und Leber (über dem 65. Lebensjahr 40—50 % vermindert) führt zu einer Reduktion von Metabolisierung und Ausscheidung von Pharmaka.

c) Altersveränderte Gleichgewichte der **Gewebsbindung** ergeben sich aus der altersbedingten Minderung von Gesamteiweiß und Wassergehalt (10—15 %), bei Zunahme der Körperfette (18—48 %), die bei fettlöslichen Substanzen (*Barbiturate, Alpha-Blocker* u. a.) zu deren *Kumulation* und Wirkungsverlängerung führen können [39].

Da viele Psychopharmaka an Plasmaproteine und Blutkörperchen gebunden sind, führt die Abnahme der Serumalbuminkonzentration und der Plasmabindungskapazität zu einer *Zunahme des* **Plasmaspiegels** *ungebundener Medikamente*

Tab. 20.1. Die Disposition von Pharmaka beeinflussende Faktoren im höheren Alter (Modifiziert nach VESTAL, 1979)

Pharmakokinetische Parameter	Veränderte Physiologie	Ergebnis
Resorption	erhöhter Magensaft pH; reduzierte Durchblutung des GI-Traktes	veränderte Resorptionsrate für bestimmte Substanzen
Verteilung	*Körperaufbau:* Verminderter Gesamt-Wassergehalt; Reduktion der Körpermasse/kg; vermehrtes Körperfett. Reduzierter Serumalbumingehalt	höhere Konzentration von in Körperflüssigkeiten verteilten Substanzen; längere Wirkungsdauer fettlöslicher Stoffe. Höhere freie Fraktion proteingebundener Substanzen
Metabolismus	*Leberstoffwechsel:* Reduktion der Enzymaktivitäten, der Lebermasse und der Leberdurchblutung	langsamere Biotransformation einzelner Substanzen infolge Umweltfaktoren und Erkrankungen
Elimination	*Nierenausscheidung:* Reduktion von glomerulärer Filtrationsrate, renalem Plasmaflow; veränderte Tubulusfunktion	verzögerte Ausscheidung einzelner Substanzen; erhöhte Halbwertszeit von unverändert ausgeschiedenen Stoffen

(was eine Zunahme des biologisch frei verfügbaren Anteils eines Medikamentes bedeutet!). Altersabhängige Unterschiede der Proteinbindung sind etwa für *Chlormethiazol, Lorazepam, Salizylate, Phenylbutazon* und *Phenytoin* bekannt. Im Gegensatz hierzu sind für *Chlordiazepoxid, Diazepam, Oxazepam, Phenylbarbitursäure* etc. keine solchen Bindungsunterschiede nachgewiesen worden [59].

d) **Stoffwechsel und Elimination** von Pharmaka zeigen starke altersabhängige Veränderungen [27, 59]. Die Ausscheidung von Psychopharmaka ist von 2 Faktoren abhängig: von der *Umwandlung lipidlöslicher in wasserlösliche* Substanzen durch Stoffwechselvorgänge und von ihrer *Ausscheidung* durch die Nieren und andere Organe.

Die *Aktivitätsabnahme der mikrosomalen* **Abbauenzyme** in der Leber führt im Alter zu verzögertem Abbau und — ohne entsprechende Dosisreduktion — zu stärkeren Nebenwirkungen vieler Medikamente, etwa der Barbiturate, Benzodiazepine, Antipyrin, von trizyklischen Antidepressiva (z. B. Desipramin), Clomethiazol u. a.

Die altersbedingte *Abnahme der* **Nierendurchblutung** um 40—50 %, der glomerulären Filtration und der Kreatininclearance führt zu einer Erhöhung des Plasmaspiegels harnpflichtiger Substanzen, so daß für das mittlere Alter übliche Dosierungen bei älteren Menschen toxische Konzentrationen erreichen können. Auch durch die Lunge ausgeschiedene Pharmaka (z. B. Paraldehyd) müssen wegen der im Alter reduzierten Atemkapazität niedriger dosiert werden.

20.3.2. Altersveränderungen pharmakodynamischer Parameter

Veränderte Aktivität der **Rezeptoren** im zunehmenden Lebensalter im Sinne verminderter Empfindlichkeit sowie Abnahme der Rezeptoranzahl spielt eine große Rolle für die Altersveränderungen der Pharmakodynamik [25, 51].

Die größere **Toleranz** gegenüber *Amphetamin* und die effektivere Wirkung von *Morphin* bei älteren Menschen werden durch numerische und qualitative Rezeptorveränderungen erklärt. Die **paradoxe Reaktion** (Erregung statt Sedierung) auf *Barbiturate* wird auf ein langsameres Altern von durch Barbiturate aktivierten gegenüber inhibierten Systemen zurückgeführt.

Neben einer Erhöhung der mittleren **Serumeliminations-Halbwertszeiten** für bestimmte Pharmaka bei geriatrischen Patienten, dürfte altersabhängige Permeabilitätsverminderung der **Blut-Hirnschranke** für den veränderten Effekt von Psychopharmaka bedeutsam sein. Bekanntlich greifen Psychopharmaka nicht nur in den Stoffwechsel von Transmittersubstanzen ein, sondern sie besitzen, wie z. B. Chlorpromazin und Reserpin, auch direkte Wirkungen auf Membranfunktionen.

Neben qualitativ und quantitativ veränderten Wirkungen von Psychopharmaka ist bei älteren Patienten ferner die **Multimorbidität** zu berücksichtigen, d. h. das Nebeneinanderbestehen mehrerer Krankheitsprozesse und die daraus resultierenden Probleme der *Interaktion von Medikamenten* sowie das *Problem der Compliance* [12, 27] (vgl. Kap. 20.5.2.).

20.4. Indikationen der Psychopharmakotherapie beim alten Menschen

20.4.1. Vorbemerkungen und Zusammenfassung

Die therapeutische Planung in der Gerontopsychiatrie hat den altersabhängig veränderten somatischen Bedingungskonstellationen Rechnung zu tragen. Die Psychopharmakotherapie bei älteren Menschen sollte nicht vorwiegend syndromorientiert sein, wie bei jüngeren Patienten, sondern auf einer ätiologischen Analyse des Krankheitsbildes beruhen [32].

Der gesamte Behandlungsplan sollte

Tab. 20.2. Ein multidimensionaler Behandlungsplan im Alter

— Wenn möglich: Therapie der Grundkrankheit (Basistherapie)
— Sichere ärztliche und psychische Führung
— Grundkonzept der Behandlung (medikamentös — Psychotherapie — Soziotherapie)
— Vermeidung von Interferenzen und Medikamentenkombination
— Alternativvorschläge für medikamentöse Therapie
— Gestaltung des Tagesablaufes
— Gestaltung der Lebensgewohnheiten
— Beachtung der lebenssituativen Gegebenheiten (Isolation, körperliche Krankheiten)
— Psychotherapeutische und psychosoziale Maßnahmen

sich an der in Tab. 20.2. angeführten Reihenfolge und Grundsatzstrategie der Psychopharmakotherapie im Alter orientieren. Involutions- oder krankheitsbedingte Einbußen der Leistungsfähigkeit eines oder mehrerer Organe können bei manchem Patienten verstärkte Sensibilität gegenüber unerwünschten Nebenwirkungen, bei anderen Patienten eine besondere Toleranz gegenüber höheren Dosierungen hervorrufen. Ein ideales Psychopharmakon für die Therapie geriatrischer Syndrome sollte nach KRYSPIN-EXNER [37] folgendes Wirkungsspektrum aufweisen: starker psychopharmakologischer Effekt bei geringen vegetativen anticholinergen und extrapyramidalen („Neben"-)Wirkungen.

Dieses ideale Pharmakon existiert nicht, doch gibt es zahlreiche Substanzen, die sich für die Therapie in der Geriatrie eignen, während andere zu besonderer Vorsicht in Anwendung und Dosierung veranlassen [4, 5, 6, 16, 22, 27, 29, 32, 57]. Bei der folgenden Besprechung der Anwendung von Psychopharmaka im Alter beschränken wir uns in Anlehnung an PÖLDINGER [46] auf Neuroleptika, Antidepressiva sowie Tranquilizer und Hypnotika, während auf durchblutungsfördernde und metabolisch wirkende (nootrope) Substanzen nicht eingegangen werden kann (s. Kap. 10).

Die *wesentlichen Indikationen* für die Verwendung von Psychopharmaka in der Geriatrie sind folgende: ein Teil der *körperlich* begründbaren „exogenen" symptomatischen Psychosen, endogene Psychosen, reaktive Psychosen, *Schlafstörungen* sowie *organische Psychosyndrome*.

Die Psychopharmakotherapie aller genannten Indikationen, mit Ausnahme der Therapie der organischen Psychosyndrome (s. Kap. 10) wird nun im folgenden dargestellt.

20.4.2. Psychopharmakotherapie bei körperlich begründbaren Psychosen

Körperlich begründbare Psychosen und delirante Verwirrtheitszustände („akute exogene Reaktionstypen") gewinnen im höheren Lebensalter zunehmendes Gewicht, so daß bei psychischen Störungen älterer Menschen einer Behandlung mit Psychopharmaka eine exakte Diagnostik vorausgehen muß, um entsprechende Funktionsstörungen beeinflussen zu können. Es muß mit Nachdruck betont werden, daß Psychopharmaka nur eine *symptomgerichtete* Therapie gestatten; sie sind nicht imstande organische Prozesse zu heilen.

Folgt man einem exakten morphologischen Schema, so ist die häufigste **Indikation** für die Anwendung von Psychopharmaka die Notwendigkeit der *Ruhigstellung* alter Menschen bei körperlich begründbaren symptomatischen Psychosen oder exogenen Reaktionstypen (s. Tab. 20.3.). Hier stehen Syndrome der akuten Erregung und Verwirrtheit, d. h. delirante und amentielle Bilder, im Vordergrund, deren Syndromgenese in direktem Zusammenhang mit der Schwere der Beeinträchtigung der Hirnleistung steht [28, 37].

Tab. 20.3. **Psychopathologische Syndrome bei organischen Psychosen**

— Koma		
— Somnolenz-Sopor-Stupor		
— Amentielles Syndrom		
— Delir	akuter exogener Reaktionstyp	Reversible Syndrome
— Dämmerzustand		
— Verwirrtheitszustand		
— Halluzinose		
— Paranoid-halluzinator. S.		
— Paranoides Syndrom		
— Depressives Syndrom	Durchgangssyndrome	
— Manisches Syndrom		
— Hypästhet.-emotionelles S.		
— Amnestisches Syndrom	Hirnorganisches Psychosyndrom	Irreversible Syndrome
— Dementielles Syndrom		

Diese Syndrome stellen eine **akute Reaktion des Gehirns** auf direkte oder indirekte Schäden dar, sie sind ätiologisch und auch phänomenologisch von endogenen Psychosen zu trennen. Im Vordergrund steht meist eine Störung des Bewußtseins; dazu kommen Orientierungsstörungen, Zerfahrenheit, Unruhe bis zur Erregung sowie Wahrnehmungsstörungen neben Kreislaufinsuffizienz und vegetativen Störungen.

Der Einsatz *dämpfender Medikamente* stellt oft eine vitale Indikation dar, sollte aber mit einer kausalen Basistherapie einhergehen. Da exogene Psychosen durch körperliche Funktionsstörungen ausgelöst werden, darf sich die Behandlung nicht auf die Beeinflussung des Zielsymptoms „Erregung" beschränken.

Zu den häufigsten **Ursachen** *deliranter Verwirrtheitszustände* im höheren Alter (s. Tab. 20.4.) zählen zerebrale Mangeldurchblutung bzw. zerebrovaskuläre Dekompensation neben Herz- und Kreislauferkrankungen, Störungen im Wasser-, Elektrolyt- und Säure-Basenhaushalt, andere Stoffwechselstörungen, akute Infektionskrankheiten und fieberhafte Infekte. Pharmakogene Ursachen sind vor allem Medikamente mit *anticholinergem Wirkprofil*, z. B. manche Antiparkinsonmittel, trizyklische Antidepressiva und Neuroleptika. Die anticholinerge Wirkkomponente dieser Pharmaka kann annähernd ihrer „delirogenen" Wirkung gleichgesetzt („Atropindelir") und tierexperimentell bestimmt werden (vgl. Kap. 4.4.5.).

Differentialdiagnostisch zu berücksichtigen sind: zerebrale Raumforderung (Hirntumoren), andere hirnorganische Prozesse (senile Demenz); Stoffwechselstörungen (metabolische Präkomazustände). Delirante Zustände werden auch häufig durch Gabe sedierender Psychopharmaka oder Kombination zentral wirkender Mittel iatrogen verursacht bzw. verstärkt.

Die unkritische Gabe sedierender Substanzen und Hypnotika in hoher Dosierung oder falscher Auswahl kann durch Verstärkung der Basisstörung zu einer Intensivierung organischer Psychosen, vermehrter Unruhe und Ausbildung exogener Reaktionstypen führen. Dieser wichtige Gesichtspunkt, etwa die längst bekannte „*paradoxe Wirkung*" von *Barbituraten* und anderen *Hypnotika* bei alten Menschen, wird in der klinischen Praxis oft nicht berücksichtigt, wodurch sich das Zustandsbild verschlechtert und die Patienten schließlich in geschlossene Anstalten eingewiesen werden müssen. Die Therapie besteht dort vor allem darin, die verordneten sedierenden Substanzen *abzusetzen* und unter Ausgleich von Elektrolyt- und Flüssigkeitsbilanz eine gezielte Herz-Kreislaufstabilisierung durchzuführen.

Therapeutische Grundsätze bei organischen Psychosen im Alter

a) Ist die Pathogenese des psychiatrischen Syndroms identifiziert, so sind entsprechende **pharmako-therapeutische** Möglichkeiten zu ergreifen: Normalisierung von Herz-Kreislaufstörungen; gezielte Behandlung der zerebrovaskulären Insuffizienz; Absetzen delirogen wirkender Pharmaka, wie Anti-Parkinsonmittel, trizyklische Antidepressiva und Neuroleptika etc.

Tab. 20.4. Indikationen für sedierende Maßnahmen im höheren Lebensalter

1. *Akute organische Psychosen und delirante Verwirrtheit*
   (Akute exogene Reaktionstypen, hirnorganische Erregungszustände, symptomatische Psychosen)
   a) zerebrale bzw. zerebrovaskuläre Dekompensation (zerebrale Durchblutungsstörungen, Arteriosklerosis cerebri) oft in Verbindung mit Herz-Kreislauferkrankungen
   b) Hirnfunktionsstörungen bei internen Erkrankungen (Leber-, Nierenversagen, Hypoglykämie, Diabetes mellitus, Wasser-, Elektrolythaushaltsstörungen)
   c) Entzündungsprozesse und akute Infektionskrankheiten
   d) degenerative Hirnprozesse („senile Verwirrtheit")
   e) Intoxikationen, metabolische Entgleisungen
   f) Anfallsleiden (Dämmerzustände, epileptische Psychosen)
   g) pharmakogene Delirien — Psychopharmaka mit anticholinergem Wirkprofil; Antiparkinsontherapie; Sedativa, Hypnotika

2. *Ängstlich-agitierte depressive Verstimmungszustände*
   a) Involutionsdepression, Spätdepression
   b) hypochondrisch-depressive Zustände bei seniler Demenz
   c) reaktive Depression und situative Belastung

3. *Reizbar-dysphorische Verstimmungszustände*
   a) neurotisches Fehlverhalten mit Angstbesetzung
   b) situative Belastungsreaktionen

4. *Paranoid-halluzinatorische Syndrome*
   a) Spät-Schizophrenie
   b) Involutions- und Altersparanoia
   c) paranoid-halluzinatorische Durchgangssyndrome

5. *Motorische Erregungszustände*
   a) symptomatische Psychosen
   b) organische Psychosyndrome (präsenile Demenz)
   c) reaktive Erregungszustände (Schmerzsyndrome, psychogen, Dyskinesien, vegetative Syndrome)
   d) endogene Psychosen

6. *Schlafstörungen* oft als Ausdruck von 1—5

b) **Psychosoziale** Maßnahmen zur Erleichterung der allgemeinen Umwelt-Orientierung der Patienten: dem gewohnten häuslichen Milieu nach Möglichkeit nicht entreißen; wenn Aufenthalt im Spital, dann häufig Angehörigenbesuche; nachts Licht brennen lassen etc.

c) Wenn **psychopharmakologische Sedierung** trotz Beachtung der Punkte 1 und 2 erforderlich ist, so muß bedacht werden: Sedierung durch Psychopharmaka wirkt meist pathogenese-*unspezifisch* und kann sogar oft das zerebrale Leistungsniveau weiter senken (!); verwendet werden können hochpotente *Neuroleptika* sowie *Tranquilizer*.

Kontraindikationen. Hypnotika vom *Barbiturat-Typ* (sie verursachen nicht selten eine paradoxe Erregung) sowie stärker sedierende Neuroleptika (z. B. Laevopromazin und Chlorprothixin) wegen ihrer Blutdruck-senkenden Wirkung, insbesondere bei Orthostase (!).

Spezielle (Psycho-)Pharmakotherapie bei organischen Psychosen im Alter

a) Eine **wirksame Herz-Kreislauf-Behandlung** zwecks Erhöhung von Herzleistung, Normalisierung und Stabilisierung des Kreislaufes, Steigerung des Perfusionsdruckes, der zerebralen Nutrition und Verbesserung der Mikrozirkulation. Konkrete Maßnahmen sind: *Digitalisierung*; eventuell *antiarrhythmische, antihypertone* bzw. *antihypotone* Behandlung und eine Verbesserung der *Kreislaufsituation*. Normalisierung der Herz-Kreislaufstörungen insbesondere Strophantin und andere Digitalis-Präparate (vor allem die abendliche Gabe von $1/8$—$1/4$ mg Strophantin ist empfehlenswert). Senkung überhöhter Blutdruckwerte bzw. Verhinderung eines kritischen Blutdruckabfalles (Aufrechterhaltung der Hirndurchblutung!); eventuell eine gezielte Behandlung von Herz-Rhythmus-Störungen. Wichtig sind ebenso Freihaltung der Atemwege, Regelung der Stuhl- und Harnentleerung, Pneumonie-Prophylaxe und Kompensation allfällig metabolischer Entgleisungen.

b) Bei zerebrovaskulären Störungen (z. B. Verwirrtheitszuständen) wird zur **Verbesserung der zerebralen Mikrozirkulation** eine abendliche Infusion von 100—250 mg 10%igem Rheomacrodex® oder Laevodex® mit 0,25 mg Strophantin empfohlen [36].

c) **Sedierende Maßnahmen bei organischen Psychosen.** Bei der Sedierung mit Psychopharmaka ist zu berücksichtigen, daß bei zerebraler Arteriosklerose und organischen Psychosyndromen die üblicherweise verträglichen Dosen einen zentral-depressiven Effekt auf Atem- und Kreislaufsteuerung sowie eine Senkung des zerebralen Leistungsniveaus bedingen können. Manche sedierende Substanzen können bei organischen Erregungszuständen paradox wirken, d. h. die Unruhe eher steigern als dämpfen. (*Cave* daher Barbiturate und Opiate wegen der Möglichkeit einer paradoxen Erregung und Atemdepression; Vorsicht auch bei stärker sedierenden Neuroleptika). Zur Ruhigstellung sedierender Erregungszustände eignen sich vor allem folgende Substanzgruppen [6, 60]:

— **Barbiturat-freie Hypnotika,** wie *Methaqualon* oder *Chloralhydrat,* letzteres oral dosiert als 1—2 Kapseln zu 500 mg oder als Klysma. *Clomethiazol* in einer Dosierung von 1—2 Tabletten à 500 mg oder als Infusion.

Die ausgeprägte Leberenzyminduktion läßt bei **Chloralhydrat** eine zeitlich begrenzte Therapie sinnvoll erscheinen; bei Patienten mit Herz-, Leber- und Nierenleiden ist Vorsicht geboten. Nachteilig sind auch der schlechte Geschmack und die Schleimhaut reizende Wirkung (Vorsicht bei Gastritis!). **Clomethiazol** in Tagesdosen von maximal 8 g peroral hat sich wegen seiner geringen Herz-Kreislaufwirkung gut bewährt. Bei peroraler oder Infusionstherapie bedürfen Bewußtseins-, Stoffwechsellage, Atem-, Kreislaufparameter sowie Elektrolyt- und Wasserhaushalt ständiger Kontrollen; auch sollten sein atemdepressorischer Effekt sowie eine vermehrte bronchiale Sekretion bei chronischer Bronchitis und Pneumoniegefährdung beachtet werden. Die Gefahr der Entwicklung von Abhängigkeitsprozessen spielt bei Alterspatienten nur eine relativ geringe Rolle.

— **Neuroleptika** kommen in zweiter Linie zur Behandlung akuter organischer Psychosen mit deliranter Verwirrtheit und Agitiertheit in Frage, wobei insbesondere *hochpotente* Neuroleptika aller Substanzklassen in *niedriger* Dosierung in Frage kommen.

Als günstig erweist sich bei psychomotorischen Erregungszuständen **hochpotente Neuroleptika** wie *Haloperidol* in Tropfenform (0,5—3,0 mg/die) oder intramuskulär (5—10 mg); Haloperidol kann auch in die Dextran-Infusion gegeben werden. Von anderen hochpotenten Neuroleptika können auch niedrige Dosen von *Clopenthixol* (10—20 mg oral) oder *Flupenthixol* (1,5—5 mg i. m.) verabreicht werden, doch ist bei letzterer Substanz besondere Vorsicht wegen der orthostatischen Regulationsstörung mit Hypotonie, Tachykardie und Atemdepression geboten.

Empfohlen wird auch die Verabreichung **mittelpotenter Neuroleptika,** *Dixyrazin* oder *Melperon* in oralen Dosen von 25—100 mg oder 25 mg i. m. *Melperon* besitzt im Vergleich zu anderen Neuroleptika eine geringe Wirkungsdauer und wird nach ausreichender Resorption rasch ausgeschieden. Als Folge der gesicherten Dopaminrezeptorblockade ist eine Umsatzsteigerung von Dopamin sowie eine Beeinflussung der noradrenergen Rezeptoren nachweisbar, wegen geringer peripherer Beta-Adrenolyse ist der Blutdruckeffekt gering und die Verträglichkeit wird als gut beschrieben, doch sollte es sehr vorsichtig dosiert werden. Auch *Thioridazin* ist zu empfehlen, das in Dosierungen von 15—50 mg oral oder intramuskulär verabreicht werden kann.

Hingegen stellt die Gabe von Neuroleptika mit initial **stärker dämpfender** Wirkung, wie *Laevomepromazin* und *Clozapin,* wegen möglicher Kreislaufnebenwirkungen ein Risiko dar.

— **Tranquilizer.** Von alten Menschen relativ günstig vertragen werden die schwächer sedierenden Tranquilizer wie *Meprobamat* und Benzodiazepine, etwa *Diazepam* (10—20 mg oral). *Nitrazepam* (5—20 mg oral) und *Flunitrazepam* (1—4 mg oral).

Zu beachten ist, daß **delirante Zustände** durch *trizyklische Antidepressiva* oder Kombination mehrerer Substanzen **entstehen können**; etwa durch schwach bis mittelpotente Neuroleptika *(Clozapin)* in Kombination mit Neuroleptika von stärker sedierender Wirkung und starken zentral-anticholinergem Effekt (z. B. *Laevomepromazin*). Neuroleptika mit *Antiparkinsonmitteln* können ebenfalls zu nächtlichen deliranten Syndromen führen [6].

20.4.3. Psychopharmakotherapie bei paranoid-halluzinatorischen (nicht körperlich begründbaren) Syndromen

Paranoid-halluzinatorische Syndrome im Alter können „endogen" auftreten durch die Fortentwicklung einer vorbestehenden Psychose vom schizophrenen Typ oder sie sind die seltene Erst-Manifestation einer Alters-Schizophrenie [44]. Auch als körperlich begründbare Psychosen werden paranoide Syndrome von hirnorganisch beeinträchtigten Patienten produziert; die Symptomatik kann in den Spätformen endogenen Psychosen (Involutionspsychosen) ähnlich sein. Diese Syndrome gehen häufig mit hochgradigen psychomotorischen Erregungszuständen einher.

Pharmakotherapeutisch empfehlen sich *Neuroleptika* mit unterschiedlicher sedierender und antipsychotischer Wirkung.

— Bei Krankheitsbildern mit starker **psychomotorischer Erregung** und Schlaflosigkeit empfiehlt sich eine Dämpfung durch Neuroleptika der Phenothiazin-Reihe, wie *Thioridazin (3 × 25 mg oral)* oder *Dixyrazin* (50—100 mg oral oder 10—50 i. m.); beide haben eine geringe hypotensive Wirkung. Weiters bewährt sich *Haloperidol*; zur Dämpfung injiziert man initial 5—10 mg intramuskulär innerhalb weniger Stunden; in den ersten 24 Stunden sollten nicht mehr als 20 mg verabreicht werden. Auch *Clopenthixol* (10—20 mg p. o.) oder *Flupenthixol* (1,5—10 mg i. m.) können verabreicht werden.

Stark sedierende Neuroleptika, Phenothiazin-Derivate mit aliphatischer Seitenkette (z. B. Laevomepromazin, Alimemazin, Promethazin, Chlorpromazin, Trifluoperazin und Trifluopromazin) sowie Thioxanthen-Derivate (z. B. Chlorprothixen, Clopenthixol, Flupenthixol und Thiothixen) sind wegen der Gefahr orthostatischer Kreislauf-Regulationsstörung und der Auslösung von Verwirrtheitszuständen *weniger geeignet* (s. Tab. 20.5.).

— Bei **produktiv-psychotischer Symptomatik** sind hochpotente Neuroleptika (mit stärkerer extrapyramidal-motorischer Nebenwirkung) indiziert, wie *Fluphenazin*, *Perazin* oder Butyrophenon-Derivate (z. B. wie *Fluanison, Methylperidol, Trifluoperidol* oder *Fluspirilene*).

Tab. 20.5. In der Geriatrie häufig angewandte Psychopharmaka*

Neuroleptika	Antidepressiva	Tranquilizer	Hypnotika
Thioridazin	Dibenzepin	Meprobamat	Metaqualon
Mesoridazin	Maprotilin	Nitrazepam	Clomethiazol
Dixyrazin	Trimipramin	Oxazepam	Methylpryolin
Methylperon	Desipramin	Flunitrazepam	Gluthetimid
Haloperidol	Nomifensin	Temazepam	Chloralhydrat
(Clopenthixol)	Doxepin	(Diazepam)	(Barbiturate)
(Chlorprothixen)	Mianserin		
(Laevopromazin)	Trazodon		
(Clozapin)	(Imipramin)		
(Flupenthixol)	(Amitriptylin)		
(Perazin)	(MAO-Hemmer)		
(Fluphenazin)			
(Methylperidol)			
(Trifluoperidol)			

* Wenig oder nicht empfehlenswerte Präparate sind in Klammer angeführt.

Diese Präparate sollten bei älteren Patienten mit zusätzlicher hirnorganischer Symptomatik mit besonderer Vorsicht und möglichst niedrig dosiert angewandt werden, da das Risiko extrapyramidaler Nebenwirkungen bei älteren Menschen besonders hoch ist [5, 18]. Bei kurzfristiger Anwendung hochpotenter Neuroleptika ist eine *Kombination mit Antiparkinsonmittel* nicht unbedingt nötig, da die meisten Antiparkinsonmittel, wie etwa Diperidin als Anticholinergika eine delirogene Wirkkomponente haben und daher ein psychomotorisch erregter Patient delirant werden kann. Sollten im Einzelfall nach neuroleptischer Medikation extrapyramidale Manifestationen auftreten, kann Diperidin i. v. oder i. m. 5—10 mg gegeben werden.

— Haben Erregungszustände eine **angsthafte Färbung**, ist *Diazepam* (auch) i. v. in Dosierungen von 10—20 mg indiziert. Auch bei Diazepam ist auf Kreislaufnebenwirkungen (Hypotonie) zu achten.

Neuroleptika sind kontraindiziert, insbesondere bei Leber- und Nierenschäden, organischen Hirnschäden, Herz-Rhythmusstörungen und Herzmuskelinsuffizienz. Nach parenteraler Verabreichung von Neuroleptika muß auf Hypotonie, Tachykardie, Kollapsneigung und Dyspnoe geachtet werden. Vorbeugung: Kreislaufmittel, Depot-Amphodyn, Dihydergot etc.

20.4.4. Psychopharmakotherapie bei depressiven (nicht körperlich begründbaren) Syndromen

Depressive Syndrome im höheren Lebensalter umfassen Involutions- und Spätdepressionen, die nach ANGST [3] zu den periodisch auftretenden endogenen monopolaren Depressionen zählen, weiters psychogene Depressionen und Mischformen exo- und endogener Genese. Ferner beobachtet man progrediente Formen mit erhöhtem Suizidrisiko, symptomatische Depressionen im Rahmen hirnorganischer Prozesse und medikamentös bedingte Formen [50]. Rund 50 % der in psychiatrische Kliniken eingewiesenen älteren Patienten bieten depressive Syndrome, doch liegt die Suizidquote bei Patienten jenseits des 65. Lebensjahres mit 22—27 % eher unter der des frühen Erwachsenenalters.

Depressive Syndrome des höheren Lebensalters sprechen meist günstig auf die medikamentöse Behandlung an, gleichgültig ob sie als endomorphe Depressionen oder als symptomatisch depressive Phasen bei organischer Grundstörung aufgefaßt werden, doch ist eine nosologische Zuordnung von Verstimmungszuständen wichtig, denn auch hier gelten die Grundregeln der Psychopharmakotherapie und ihre Erfolgsaussichten [35].

Depressive Syndrome des höheren Lebensalters sind häufig durch biographische und situative Momente bedingt bzw. durch **psychoreaktive** Faktoren ausgelöst, werden aber oft übersehen oder mit organischen Krankheitsbildern verwechselt, so daß Psychopharmaka auch hier nur

Tab. 20.6. Der Stellenwert der Psychopharmaka in der Therapie depressiver Verstimmungszustände der zweiten Lebenshälfte

Stellenwert der Psychopharmaka		Indikation
Entscheidend	bei der Behandlung	vital-depressives Syndrom, endogene Depression
Unterstützend	bei der Behandlung des Grundleidens	Verstimmungszustände bei körperlichen Erkrankungen (z. B. Herz-Kreislaufstörungen, Stoffwechselerkrankungen, zerebrale Durchblutungsstörungen)
Unterstützend	bei der Psychotherapie	depressive Erlebnis- und Konfliktsituation; (depressive Entwicklung und psychoreaktive Faktoren)

Teil des Gesamtbehandlungsplanes sein können [5, 46, 50]. Eine Psychopharmakotherapie bei Depression älterer Menschen wird besonders erfolgreich bei endogenen Formen sein, doch wird sie nur unterstützende Rollen bei jenen Depressionen spielen, die als Reaktion auf ein Erlebnis, Konflikte oder die individuelle Lebenssituation (Isolationsdepression) auftreten, die dadurch selbst nicht beeinflußbar sind (s. Tab. 20.6.).

Die **Pharmakotherapie** geht in erster Linie von 3 Zielsymptomen aus (vgl. Kap. 4.7.6.): die ängstlich motorische Erregtheit, die vitale depressive Verstimmung und die psychomotorische Gehemmtheit. Zur medikamentösen Behandlung depressiver Syndrome im höheren Lebensalter eignen sich stimmungsaufhellende Substanzen, *Antidepressiva* (vgl. Kap. 4.5.4.), die je nach den Zielsymptomen psychomotorisch aktivieren (Nortriptylin-Typ), dämpfen *(Amitriptylin-Typ)* oder in dieser Hinsicht bipolare Komponenten aufweisen *(Imipramin-Typ)*. Die sogenannten Thymeretika *(MAO-Hemmer)* sind in der Geriatrie wegen ihrer Medikamenteninteraktionen und Blutdrucksteigerung bei thyramin-reicher Ernährung weniger geeignet. Eine Übersicht über die pharmakotherapeutischen Möglichkeiten zur Behandlung von Spätdepressionen bietet Tab. 20.7.

Tab. 20.7. Psychopharmaka zur Behandlung von Spätdepressionen

Freiname	Handelsname	Mittlere Tagesdosis (mg)
Trizyklische und nicht-trizyklische Antidepressiva		
mit vorwiegend stimmungsaufhellender Wirkung		
Dibenzepin	Noveril	120—480
Clomipramin	Anafranil	50—100
Imipramin	Tofranil	75—200
Melitracen	Trausabun	50—200
Noxiptilin	Agedal	50—200
mit anxiolytisch-neuroleptischer Komponente		
Doxepin	Sinequan	75—200
Maprotilin	Ludiomil	50—200
Amitriptylin	Tryptizol, Saroten	75—200
Mianserin	Tolvon	50—125
Opipramol	Insidon	25—200
Trazodon	Trittico	
Nomifensin	Alival	50—100
mit hemmungslösend-thymeretischer Komponente		
Desipramin	Pertofran	50—150
Nortriptylin	Nortrilen	50—125
MAO-Hemmer (wenig empfehlenswert!)		
Nialamid	Niamid	50—200
Tranylcypromin	Jatrosom	10— 30
Neuroleptika mit thymoleptischer Komponente (Vorsicht!)		
Thioridazin	Melleril	25—200
Chlorprothixen	Taractan	20—200
Chlorpromazin	Largactil	100—500
Laevomepromazin	Nozinan	25—200
Flupentixol	Fluoanxol	3— 12
Thymoprophylaktika		
Lithium-Acetat	Quilonorm	*
Lithium-Sulfat	Lithiofor	*
Lithium-Carbonat	Quilonorm retard	*

* Optimaler Serumspiegel: 0,8—1,2 µmol/l.

a) Bei psychomotorisch **gehemmten Depressionen** sind antriebssteigernde Substanzen vom *Nortriptylin-Typ* indiziert, die morgens verabreicht werden, doch ist hier wegen unerwünschter Antriebssteigerung, somatischer Nebenwirkungen und Schlafbeeinträchtigung besonders vorsichtig vorzugehen und zu dosieren.

Desimipramin (orale Dosis 25–50 mg/die), soll bei älteren Menschen weniger Nebenwirkungen zeigen als *Imipramin*, dessen Tagesdosis 50 mg — auch im Hinblick auf eine mögliche Delirprovokation — nicht übersteigen sollte. Bei agitierten Depressionen ist diese Substanz kontraindiziert, während gehemmte phasische Formen auf geringe Dosen von Imipramin gut ansprechen.

b) Bei **vitaldepressiver Verstimmung** eignen sich morgendliche Gaben stimmungsaufhellender Substanzen, wie *Clomipramin* (25–50 mg), *Nomifensin* (25–50 mg) und *Dibenzepin*, das in Dosierungen von 80–240 mg peroral mit geringen Nebenwirkungen bei guter individueller Toleranz eingesetzt und dem Imipramin im Hinblick auf eine mögliche Delirprovokation vorgezogen wird.

c) Bei **agitiert-ängstlichen Involutionsdepressionen**, die einen mehr chronischen Verlauf nehmen, greift man zu den sedierend-anxiolytischen tri- und tetrazyklischen Thymoleptika, wie *Amitriptylin* (Dosis 50–100 mg), *Doxepin* (25–100 mg), das geringere kardiotoxische Wirkung besitzen soll, oder das stark sedierende trizyklische Antidepressivum *Trimipramin*, dessen Wirkungsspektrum dem Amitriptylin ähnelt, aber weniger Nebenwirkungen hat. Trimipramin kann auch im Rahmen einer Infusionstherapie (Dosis 25–50 mg) verabreicht werden, ähnlich wie das tetrazyklische *Maprotilin*. Maprotilin zeigt eine gute Verträglichkeit (morgens 25 mg, abends 75 mg oral), ähnlich dem *Mianserin* (3 × 10 mg/die), das übrigens keine anticholinergen Effekte besitzt. Gut verträglich ist auch *Trazodon* (25–50 mg), das sich in seiner chemischen Struktur von den klassischen Antidepressiva unterscheidet und eine den Benzodiazepinen vergleichbare anxiolytische Wirkung besitzen soll (vgl. Kap. 4.8.).

Trotz der günstigen therapeutischen Erfahrung gibt es ängstlich gefärbte chronisch verlaufende Altersdepressionen, die mit den verfügbaren Antidepressiva nur unzureichend therapierbar sind. Hier bietet sich eine **Kombination von Antidepressiva mit Tranquilizern** an, etwa in dämpfend-anxiolytischen Kombinationspräparaten wie Kombination von *Amitriptylin* und *Chlordiazepoxid* oder *Melitracen* mit *Flupentixol*, die sich bei einmaliger abendlicher Applikation in der ambulanten Behandlung bewähren, oder in der antriebssteigernd-sedierenden Kombination von *Nomifensin* und *Clobazam*.

d) Bei **reaktiven Depressionen,** die im höheren Lebensalter häufig auftreten, haben psycho- und soziotherapeutische Maßnahmen den Vorrang vor einer sedierenden Psychopharmakotherapie, die jedoch unterstützend zur raschen Symptomentlastung eingesetzt wird. Unter diesen Einschränkungen empfehlen sich die anxiolytisch wirkenden Tranquilizer der *Benzodiazepine* oder niedrig dosierter Neuroleptika wie *Thioridazin* (5–25 mg oral), oder Kombination von *Melitracen* und *Flupentixol*, das rascher als Trizyklika wirken soll [46].

Tranquilizer der **Benzodiazepine** (s. Tab. 20.8.) wirken tagsüber psychovegetativ stabilisierend, schlafanstoßend und schlafprotektiv. Sie werden in der Geriatrie in niedriger Dosis gewöhnlich gut vertragen, zumal sie trotz des altersbedingt geringen Leberenzymbesatzes gut metabolisiert werden und gute Nierengängigkeit aufweisen. Es ist jedoch zu beachten, daß *Oxazepam*, *Diazepam* und *Chlordiazepoxid* bereits in therapeutischen Dosen muskelrelaxierende Effekte setzen, die zu erhöhter Fallneigung mit Verletzungsgefahr führen können. Daneben ist die Gefahr der Entwicklung von Abhängigkeitsprozessen zu berücksichtigen [34].

Zumeist sind **MAO-Hemmer** bei alten Patienten wegen ihrer häufigen Nebenwirkungen (ortostatische Hypotension; „Käseeffekt") kaum angewendet; zu beachten ist, daß bei gleichzeitiger Verabreichung von Trizyklika und einem MAO-Hemmer Unverträglichkeitserscheinungen (schwere arterielle Hypertonie) auftreten können [46, 50] (vgl. Kap. 4.5.6.).

Auch von einer bei jüngeren suizidgefährdeten Patienten gerne verabreichten **Kombination von trizyklischen Antidepressiva mit Neuroleptika** vom Phenothiazin-Typ wird wegen der Potenzierung anticholinerger Störeffekte bei alten Menschen abgeraten [18]. Während Antidepressiva in niedriger Dosierung die Leistungsfähigkeit alter Menschen verbessern können, sind stark wirksame Antidepressiva mit äußerster Vorsicht anzuwenden, da sie zu Verwirrtheitszuständen, Herz-Rhythmus- und Kreislaufstörungen führen können [35]. Grundsätzlich sollten bei älteren Menschen mit erhöhter Labilität nur nebenwirkungsarme Substanzen angewendet werden.

20.4.5. Psychopharmakotherapie bei Schlafstörungen

Die Häufigkeit von Schlafstörungen nimmt mit dem Alter zu. Nach KAISER [31] klagen 60% der über 65jährigen an Einschlafstörungen, 95% über zu frühes Erwachen. Der Schlaf des Älteren ist qualitativ und quantitativ verändert. Ursachen für Schlafstörungen liegen im somatischen und psychischen Bereich, weshalb die Behandlung der Schlafstörungen alter Menschen einer sorgfältigen Diagnostik bedarf. Schlafstörungen können auf Basis depressiver Verstimmung bei Angstzuständen und Depressionen auch infolge eines umgekehrten Schlafrhythmus entstehen. Häufige Ursachen sind auch kardiale und zerebrovaskuläre Dekompensation, eine Nykturie infolge von Prostatahypertrophie oder latenter Herzinsuffizienz, nächtliche Hypoglykämie usw. (vgl. Kap. 16.).

Pharmakotherapeutisch würden den Patienten Hypnotika zusätzlich gefährden. An ihrer Stelle sollen *kreislaufaktive* bzw. *vigilanzsteigernde* Substanzen (Nootropika) verabreicht werden, die über bessere Durchblutung bzw. Veränderung des Stoffwechsels die Leistungsfähigkeit des Gehirns zu steigern imstande sind (s. Kap. 10).

Eine abendliche Infusion von Rheomacrodex® oder *Laevodex*® mit Strophantin kann über die Beeinflussung der Blutviskosität und verbesserte Hirndurchblutung einen günstigen Einfluß auf das Schlafverhalten haben.

Ältere Menschen berichten mitunter spontan, daß sie nach 1—2 Tassen *Kaffee* gut durchschlafen können. Milde Analeptika *(Psychostimulantien)* werden zur Stimulierung alter Menschen verwendet und können zur zeitweiligen Bewußtseinsaufhellung mit nachfolgendem ruhigen Schlaf führen, wenn etwa *Pentetrazol* oder *Coffein* i. m. 2 Stunden vor der Bettruhe injiziert werden.

Eine abendliche Verabreichung von *Nootropika* ist wegen ihres anhaltenden psychoaktivierenden Effektes dazu nicht geeignet.

KRYSPIN-EXNER [37] erwähnt eigene Erfahrungen über die vigilanzsteigernde Wirkung von *Amantadin* sowie über die aktivierende Wirkung von *Bromocriptin,* die wir wegen häufiger psychotischer Nebeneffekte bei älteren Parkinsonpatienten nicht bestätigen können.

Schlafstörungen durch aktuelle situative Belastungen. Hier sind Tranquilizer der *Benzodiazepine,* wie *Diazepam, Flurazepam, Oxazepam, Nitrazepam, Flunitrazepam, Bromazepam* und *Lorazepam* zur Schlafinduktion gestattet (s. Tab. 20.8.). Sie fördern schon in niedriger Dosierung psychovegetative Entspannung und ermöglichen das Einschlafen. Daneben wirken sie schlafprotektiv, da erregungsdämpfend auf das limbische System ohne Unterdrückung des paradoxen oder REM-Schlafes, was zu Verwirrtheitszuständen führen könnte [5, 23, 60] (vgl. Kap. 7.5.).

Tab. 20.8. Tranquilizer der Benzodiazepine beim alten Menschen

Freiname	Handelsname	Mittlere Tagesdosis (mg)	
Dikaliumclorazepat	Tranxilium	5 —20	
Lorazepam	Temesta	1 — 5	
Oxazepam	Adumbran	10 —50	
Prazepam	Demetrin	10 —30	
Bromazepam	Lexotanil	1,5—18	
Clobazam	Frisium	10 —60	
Camazepam	Albegeo	10 —60	
Schlafanstoßende Substanzen			
Nitrazepam	Mogadon	5 —10	(1000 mg)*
Flurazepam	Dalmadorm	30 —60	(2400 mg)*
Diazepam	Valium	5 —20	(2000 mg)*
Flunitrazepam	Rohypnol	1 — 4	(280 mg)*

* Maximal überlebte Dosis bei Vergiftung.

Bei **isolierten Einschlaf- und Durchschlafstörungen**, die im Vorfeld zerebraler Hypoxidosen auftreten, können abendliche Gaben eines Präparates der *Benzodiazepine* — Nitrazepam, Flurazepam oder Flunitrazepam — *ausreichend* sein, ohne daß zusätzlich tagsüber psychotrope Medikamente verordnet werden müssen. Es ist jedoch zu berücksichtigen, daß die sonst empfohlene höhere Initialdosis (s. Tab. 20.8.), wenn überhaupt, nur kurzfristig verabreicht wird, dann rasch auf eine niedrigere Dosierung reduziert wird, um einen durch allenfalls verminderte Abbaugeschwindigkeit kumulativen Effekt mit Benommenheit und Schwindel entgegenzuwirken.

Bei **Einschlafstörungen** hat sich auch das *Chloralhydrat* vor allem in rektaler Applikation bewährt, das in niedrigen Dosen (500 mg) den physiologischen Schlaf nicht stört und ähnlich wie die Benzodiazepine wirkt. Es reizt allerdings die Magenschleimhaut; wird über die Lungen abgeatmet und verursacht daher Mundgeruch. Wegen der ausgeprägten Leberenzyminduktion sollte es auch nur kurzfristig verabreicht werden. Starke Wirksamkeit, aber geringe therapeutische Breite zeigen barbituratfreie Hypnotika, wie *Methaqualon, Methyprylon, Meprobamat* und *Glutethimid*.

Pflanzliche Präparate, wie Baldrian und Hopfenpräparate, können gefahrlos gegeben werden. Das von KANOWSKI u. PAUR [32], WIECK [60] u. a. empfohlene *Clomethiazol* möchten wir wegen atemdepressiver Effekte eher ablehnen.

Falls keine Kontraindikationen vorliegen (Herz, Leber- und Niereninsuffizienz), kann man auf *Paraldehyd* zurückgreifen.

Tab. 20.9. Vor- und Nachteile verbreiteter Hypnotika
(Nach HARTMANN, 1978)

Substanz-(klass)en	Vorteile	Nachteile
Barbiturate	Gute Wirksamkeit als Schlafmittel	Geringe therapeutische Breite; Atemdepression; Suchtgefahr; Enzyminduktion; Wechselwirkung mit vielen Pharmaka; Störung des physiologischen Schlafmusters (verkürzte REM-Phase); Wirkabfall
Benzodiazepine	Große therapeutische Breite	Störung des normalen Schlafmusters (verkürzte REM-Phase); Suchtgefahr; Interaktion mit Alkohol
Chloralhydrat	Große therapeutische Breite; keine Störung des normalen Schlafmusters	Wechselwirkung mit anderen Pharmaka; Wirksamkeit läßt nach längerem Gebrauch nach; Mundgeruch wegen Abatmung über Lunge; Leberenzyminduktion
Diphenylhydramin	gute Wirksamkeit; kein Mißbrauch	Gefahr der Überdosierung; Störung des normalen Schlafmusters; anticholinerge Effekte mindern Verträglichkeit
Glutethimid	gute Wirksamkeit; Verträglichkeit	Geringe therapeutische Breite; verkürzte REM-Phase; Mißbrauchgefahr; Wirkungsabfall bei Langzeitgebrauch
Methaqualon	Verträglichkeit	Geringe therapeutische Breite; Mißbrauchgefahr; Wirkungsabfall bei längerem Gebrauch
Methylpryolin	Verträglichkeit	Geringe therapeutische Breite; Mißbrauchgefahr; Wirkungsabfall bei längerem Gebrauch
L-Tryptophan	Essentielle Aminosäure; rasche Ausscheidung; keine Störung des normalen Schlafmusters	Biologische Substanz; keine Mißbrauchgefahr; Kontraindiziert bei Leberschäden

Eine ausgezeichnete biologische schlafanstoßende Substanz ist der Serotonin-Vorläufer *Tryptophan* (oral 1—3 g oder als Kurzinfusion 200 bis 1000 mg). Tryptophan kann auch in Kombination mit 100 ml Laevodex® bzw. Rheomacrodex® gegeben werden. 5-Hydroxytryptophan (50—100 mg oral) ist dem Tryptophan vergleichbar.

Die Vor- und Nachteile verbreiteter Hypnotika sind in Tab. 20.9. zusammengestellt; *Barbiturate und Opiate* in der Behandlung der Schlaflosigkeit sind wegen ihrer vielfältigen Angriffsorte und Nebeneffekte *kontraindiziert*.

Schlafstörungen bei depressiven Syndromen. Hier sind trizyklische *Antidepressiva* vom sedativen Typ, etwa *Doxepin* oder *Amitriptylin*, wirksam.

Hartnäckige Schlafstörungen sind auch in der Geriatrie mit *Neuroleptika* zu behandeln, wobei sich vor allem schwächer potente, schlafinduzierende Butyrophenon-Derivate, wie *Melperon* und *Pipamperon* oder *Dixyrazin* (orale Dosis 10—25 mg) bewähren.

Schwachpotente Neuroleptika aus der trizyklischen Reihe — *Laevopromazin*, *Chlorprothixen* oder *Thioridazin* — haben einen guten schlafanstoßenden und -induzierenden Effekt, jedoch eine negative Herz-Kreislaufwirkung, die zur zerebralen Dekompensation beitragen kann.

Schlafstörungen bei paranoid-halluzinatorischen Syndromen können mit hochpotenten Neuroleptika in niedriger Dosierung, etwa 0,3—0,5 mg *Haloperidol* oder 0,3—0,5 mg *Benperidol* behandelt werden.

20.5. Probleme der Therapie mit Psychopharmaka beim alten Menschen

20.5.1. Vorbemerkungen und Zusammenfassung

Die Anwendung von Psychopharmaka spielt im Behandlungsplan psychischer Störungen des höheren Lebensalters eine wichtige Rolle. Da ihre Wirkung eine symptomatische und keine kausale ist, muß die in der Geriatrie häufig multifaktorielle Genese psychischer Störungen im Behandlungskonzept berücksichtigt werden. Die Psychopharmakotherapie eröffnet dem erfahrenen und kritischen Therapeuten die Möglichkeit, durch Milderung oder Beseitigung krankheitsbedingter Symptome und Störungen nicht nur die Pflege alter Menschen zu erleichtern und ihre Gefährdung auszuschließen, sondern auch Lebensqualität und vitale Gesamtsituation zu bereichern. Wie fast alle Medikamente unterliegen die Psychopharmaka altersbedingten Änderungen ihrer Wirkungsweise, die neben vielfältigen anderen altersspezifischen Problemen der Psychopharmakotherapie [5, 12, 27] sowie ihrer im höheren Lebensalter häufiger auftretenden unerwünschten Nebenwirkungen [39] bei der Auswahl und Dosierung der Präparate berücksichtigt werden müssen, um dem obersten ärztlichen Prinzip des „nil nocere" gerecht zu werden. Folgende **grundsätzliche Regeln** sollten beachtet werden:
— Gezielte *Indikationsstellung* und Abwägung des therapeutischen Nutzeffektes gegenüber allfälligen Behandlungsrisiken;
— Gabe einer möglichst geringen *Zahl* von Psychopharmaka unter Vermeidung allfälliger Interaktionen mit anderen Pharmaka;
— Wahl einer geeigneten und möglichst einfachen *Applikationsform;*
— Gabe niedriger Initialdosen und ständige Verlaufskontrolle zwecks Ermittlung optimaler *Individualdosierung;*
— Gabe einfacher Dosisschemata;
— Ausführliche *Information* des Patienten und seiner Umgebung über Wirkung und Nebenwirkung der verordneten Präparate;
— Beachtung der im höheren Lebensalter häufigen „*Non-Compliance*".

20.5.2. Allgemeine Probleme der Psychopharmakotherapie beim alten Menschen

Die altersabhängigen Veränderungen von Psychopathologie, Soziologie, Verhaltensweisen der Patienten sowie die veränderte Wirkungsweise von Psychopharmaka im höheren Lebensalter bringen eine Reihe von Problemen mit sich, die unbedingte Beachtung verlangen: die *Multimorbidität*, die veränderte *Compliance*, Probleme der *Dosierung*, und schließlich Nebenwirkungen und Interaktionen von Psychopharmaka, insbesondere die Gefahr *pharmakotoxischer Psychosen* und anderen Nebeneffekten.

Das Problem der Multimorbidität. Das im höheren Lebensalter häufige Nebeneinanderbestehen mehrerer Krankheitsprozesse und die daraus resultierende Erfordernis der Verabreichung mehrerer Medikamente, deren Interferenz oft nicht abgeklärt ist, erfordert die Setzung *therapeutischer Schwerpunkte* zur Vermeidung einer Polypragmasie [32]. Auf die Behandlung gefährlicher Interaktionen zwischen Psychopharmaka und anderen Substanzen wurde mehrfach hingewiesen [6, 57].

Das Problem der Compliance. Unregelmäßigkeiten sowie Irrtümer in der Medikamenteneinnahme bei älteren Menschen infolge nachlassender psychischer Funktionen sind besonders zu berücksichtigen. Durch unregelmäßige Medikamenteneinnahme kann es zu Unterdosierungen kommen, die sich auf das Krankheitsbild ungünstig auswirken, während versehentliche Überdosierungen toxische Erscheinungen auslösen können. Genaue Instruktion von Patienten und Betreuungspersonen, exakte Überwachung der Medikamenteneinnahme, Vermeidung komplexer Medikamentenkombinationen, Vermeidung der Einnahmefelder durch einmalige Gabe der gesamten Tagesdosis sowie Verabreichung von Neuroleptika mit Depotwirkung sind wichtige Maßnahmen in der Gerontologie.

Das Problem der Dosierung. Einheitliche Dosisempfehlungen lassen sich für Psychopharmaka in der Geriatrie nicht geben, doch sollte grundsätzlich *mit niedriger Dosierung begonnen* werden. Die Empfehlung 30—50 % der für jüngere Erwachsene üblichen Menge zu applizieren [43, 57] erscheint zu pauschal. Grundsätzlich sollte wegen der veränderten Pharmakokinetik und der zu erwartenden Nebenwirkungen etwa ein Drittel der Dosis für Erwachsene gegeben, also initial niedrig dosiert und langsam bis zur Erreichung eines optimalen Therapieeffektes gesteigert werden. Bei Antidepressiva ist eine Latenzzeit bis zum Wirkeintritt zu berücksichtigen; anderseits ist die Gefahr der Suizidalität zu berücksichtigen. Im Gegensatz zu jüngeren Altersgruppen ist bei geriatrischen Patienten eine hohe Initialdosierung kontraindiziert; ein günstiger Therapieeffekt muß erst abgewartet werden, ob zur Dosissteigerung und Anpassung Anlaß gegeben ist. Bei Substanzen mit langer Halbwertzeit (z. B. trizyklische Antidepressiva und Neuroleptika etc.) sollten im Gegensatz zu jüngeren Altersgruppen nicht einmalige Abenddosen verabreicht, sondern die Medikation über den Tag aufgeteilt werden, um Störungen von Kreislauf, unerwünschte Sedierungs- oder Schlafhemmungseffekte zu verringern. Die Verschreibung hoher Dosen sollte vermieden werden, da Suizidgefahr und vor allem Überdosierung im Verwirrtheitszustand bei ungenügender Überwachung besteht.

Das Problem der pharmakotoxischen Psychosen

Bei Anwendung aller Arten von Psychopharmaka im höheren Lebensalter sind vermehrt Nebenwirkungen zu erwarten, wobei neben Intoxikation mit Bewußtseinsbeeinträchtigung und Verwirrtheit sekundäre Medikamenteneffekte (Atemdepression, Harnretention, Kreislaufstörungen) sowie Agitiertheit und motorische Unruhe als Enthemmungsphänomene zu unterscheiden sind [39].

Hinsichtlich der **Häufigkeit psychotoxischer** Nebenwirkungen sei auf LEAROYD [38] verwiesen, der bei 236 Patienten (über 65 Jahre) einer psychogeriatrischen Station in 16 % Nebeneffekte von Psychopharmaka beobachtete. GREENBLATT et al. [21] berichtete über dosis- und altersabhängige Nebenwirkungen von Flurazepam, die bei Patienten über 80 Jahren dreimal höher waren als unter dem 60. Lebensjahr. DANIELCZYK [13] sah bei 180 stationären Patienten

Tab. 20.10. **Akute pharmakotoxische Psychosen bei chronischen Zerebralerkrankungen im Alter** (Nach DANIELCZYK, 1979)

Krankheitsgruppen	Die Psychosen auslösende Therapien	Fallzahl (insgesamt)	Psychosen Zahl	%
M. Parkinson	Madopar®, Sinemet®; selten Bromocriptin, Deprenyl	34	16	47
Parkinsonsyndrom bei Zerebralsklerose	Adamantinsulfat, Anticholinergika	30	18	60
Hirnatrophische Prozesse	Antidepressiva, Neuroleptika	50	2	4
Zerebrale Gefäßprozesse	Diuretika, Digitalispräparate	76	6	7,9

über 60 Jahre mit chronischen Hirnerkrankungen 23,3 % pharmakotoxische Psychosen mit einer Häufigkeit von 53,1 % im Rahmen der Kombinationstherapie des Parkinson-Syndroms (s. Tab. 20.10.). Hingegen lag bei anderen Patientengruppen die Frequenz pharmakotoxischer Psychosen mit 7 % deutlich tiefer als die in 12,4 % spontan auftretenden, d. h. nicht medikamentös bedingten Psychosen im gleichen Krankengut.

Als **Risikofaktoren** für das Auftreten pharmakotoxischer Psychosen bei chronischen ZNS-Erkrankungen gelten: hohes Alter, Progredienz des Krankheitsprozesses, akute zerebrovaskuläre Dekompensation, Kombination mit Anticholinergika und MAO-Hemmern sowie höhere Dosen von Antidepressiva und Neuroleptika [13].

Zur **Therapie** pharmakotoxischer Psychosen ist zunächst die *Absetzung* der auslösenden Substanzen erforderlich; daneben eine antipsychotische Therapie (s. Tab. 20.11.) mit niederen Dosen *hochpotenter Neuroleptika*. Bei Verwirrtheit und Agitiertheit haben sich *Dixyrazin* und *Diazepam*, im Stadium der angst-paranoiden Reaktion und Halluzinationen *Clopenthixol, Flupenthixol* oder *Haloperidol* bewährt. Bei Dopa-Psychosen mit schwerer Unruhe und Schlafstörungen zeigt *Tryptophan* in peroralen Dosen bis 2 g täglich oder als i. v. Infusion gute Wirkung; bei Verwirrtheit mit motorischer Unruhe läßt sich durch Gabe von 50 mg *5-Hydroxytryptophan* sofort Beruhigung erzielen [7].

Tab. 20.11. **Therapie pharmakotoxischer Psychosen**

— Absetzen der die Psychose auslösenden Pharmaka (Anticholinergika!)
— Reduktion von Antiparkinson-Mitteln (L-Dopa, Amatadinpräparate oder Bromocriptin) auf die Minimaldosis, die noch motorische Effekte bringt; etwa 1—2 × 125 mg Madopar® oder anderes Dopa-Kombinationspräparat bzw. 100 mg Amantadinsulfat bzw. Amantadininfusionen
— 3—4 × 500 mg L-Tryptophan per os bei leichter, beginnender Unruhe oder Schlafstörungen
— Bei Angst, Halluzinationen, paranoider Reaktion: niedrige Dosen hochpotenter Neuroleptika, z. B. 10—20 mg Clopenthixol per os; 4—6 × 2 mg Haloperidol per os oder 1,5—10 mg Flupenthixol i. m.
— Bei rezidivierenden Psychosen Flupenthixol i. m.
— Bei akuten Psychosen mit Verwirrtheit und Agitiertheit 100 mg Dixyrazin per os oder 20—40 mg i. m. bzw. 10—20 mg Diazepam i. m.
— Flüssigkeitszufuhr, Elektrolytregulation; eventuell 100—250 ml Infusion hochmolekularer Dextrane (Rheomacrodex® oder Laevodex®) mit ¼ mg Strophanthin

20.5.3. Probleme der Therapie mit Antidepressiva beim alten Menschen

Antidepressiva zeigen beim älteren Menschen meist ausgezeichnete Wirkung, soferne Nebeneffekte nicht die Erreichung optimaler Dosierung verhindern. Wesentliche **Unterschiede gegenüber jüngeren Menschen** sind: a) geringere Dosierung, b) Mehrfachdosierung gegenüber einmaliger Abenddosis, c) bevorzugte Gabe von Substanzen mit möglichst geringen anticholinergen und kardiovaskulären Wirkungen, d) sorgfältige Überwachung allfälliger Nebenwirkungen bis zur Erreichung der wirksamen Dosis sowie e) Beachtung, daß Nebenwirkungen organische Demenz vortäuschen oder die Depression verschlechtern können.

Neben kardiovaskulären Effekten sind zentrale sowie vielfältige somatische und vegetative „**Nebenwirkungen**" zu berücksichtigen. Vor allem tri- und tetrazyklische Substanzen, insbesonders Imipramin, können Tachykardien, Herzrhythmusstörungen mit Blockbildungen, Extrasystolen und Kammerflimmern hervorrufen; deshalb empfiehlt sich regelmäßige EKG-Kontrolle bei antidepressiver Behandlung [32]. Zu den häufigsten Nebenwirkungen zählen anticholinergische Effekte, Austrocknung der Schleimhäute, Akkomodationsstörungen, Obstipation, Miktionsstörungen insbesondere bei Prostatahypertrophie. Zu beachten ist ferner eine Blockierung der Wirkung von Antihypertonika der Guanethiolinreihe. Auf die Gefahr der Glaukomprovokation durch den anticholinergen Begleiteffekt von Antidepressiva muß hingewiesen werden [59]. Nicht selten sind auch delirante Zustände sowie parkinsonähnliche Bilder durch Antidepressiva.

Wegen der starken Nebenwirkungen sollten **MAO-Hemmer** nur ausnahmsweise zur Anwendung kommen, wenn andere Antidepressiva erfolglos waren. In Frage kommt eine Kombination des MAO-Hemmers Tranylcypromin mit dem Neuroleptikum Trifluoperazin. Als *absolute Kontraindikation* der MAO-Hemmer gelten Hypertonie, Koronarinsuffizienz, Kombination mit anderen Antidepressiva oder Sympathomimetika [22] sowie tyramin-hältige Nahrungsmittel (vgl. Kap. 4.5.5. und 4.5.6.).

20.5.4. Probleme der Therapie mit Lithium beim alten Menschen

Die Indikation zur Verabreichung von Lithiumsalzen in der Behandlung bipolarer und chronischer unipolarer Depressionen entspricht jener jüngerer Altersgruppen, doch sind Voraussetzungen eine normale Nierenfunktion, häufige Kontrolle des Blutspiegels und *natriumhaltige Diät zur Verhütung der Herzinsuffizienz* sowie Anstieg des Lithiumspiegels. *Da die Ausscheidung* bei älteren Menschen verzögert ist (Halbwertzeit von 36—48 Stunden gegenüber 24 Stunden bei Jüngeren), können Nebenwirkungen — Zittern, Schwindel, Ataxie, Arrhythmien — auch bei für jüngere Erwachsene als *normal geltenden Serumkonzentrationen* (0,6—1,2 mVal/l) auftreten [6, 50, 57].

Da nach einmaliger Gabe von 100 mg Lithium akut auftretende Dyskinesien und Anfälle beobachtet wurden, empfiehlt sich eine *initiale Testdosis* von 50—75 mg, die langsam über 10 Tage bis zur Erreichung einer *Tagesdosis von 450—600 mg* gesteigert werden sollte; Tagesdosen von 600—900 mg sollten bei Senioren nicht überschritten werden [5]. Auf die Hemmwirkung von Lithium auf die Schilddrüsenhormone (Kontrolle von T_3/T_4), erhöhte Nierenretention von Lithium bei Patienten mit Na-armer Kost sowie Interaktionen mit Diuretika zwecks Vermeidung von Hyponatriämie sollte besonders geachtet werden. Lediglich Spironolacton dürfte keine Lithiumretention verursachen.

20.5.5. Probleme der Therapie mit Neuroleptika beim alten Menschen

Neuroleptika führen bei älteren Patienten zu orthostatischen Kreislaufstörungen, kardiotoxischen, anticholinergen und extrapyramidalen Syndromen.

Kreislaufregulationsstörungen treten besonders in der ersten Behandlungswoche auf; Kranke mit Herzinsuffizienz und Hypertonie sind stark gefährdet, daher ist eine langsame Dosissteigerung und Verabreichung von Kreislaufmitteln erforderlich.

Dyskinesien und *Parkinson-Syndrome* werden unter Neuroleptikabehandlung relativ häufig bei älteren Patienten gesehen. Hier empfiehlt sich die Gabe von Antiparkinsonmitteln, insbesondere Diperidin, das jedoch aufgrund seiner anticholinergen Wirkung besonders in Kombination mit bereits anticholinerg-wirksamen Psychopharmaka (Antidepressiva und Neuroleptika) zu verstärktem organischem Psychosyndrom, Bewußtseinsänderung, Halluzinose und Verwirrtheit bzw. Delirien führen kann [6]. Akathisien lassen sich durch Antiparkinsonmittel wenig beeinflussen, sondern lediglich durch Dosisreduktion.

An *somatischen „Nebeneffekten"* zu berücksichtigen sind hypotone Krisen, Herzrhythmusstörungen, Störung der Blasenentleerung und Abdominalspasmen. Vigilanzminderung, Verminderung der Lungenventilation mit hypostatischer Pneumonie sowie Thrombosen durch Bewegungseinschränkung.

Folgende *Medikamenteninteraktionen* von Neuroleptika sind zu beachten: gesteigerte Resorption von Digoxin, verringerter Effekt von Insulin und oralen Antidiabetika, oraler Antikoagulantien sowie Blockade der antihypertensiven Wirkung von Guanethidien (vgl. Kap. 22.7.).

20.5.6. Probleme der Therapie mit Tranquilizern beim alten Menschen

Unter den Anxiolytika sind im höheren Lebensalter relativ gut verträglich die Tranquilizer vom Benzodiazepintyp, die gut metabolisiert werden und gute Nierengängigkeit aufweisen. Empfohlen werden insbesondere Benzodiazepine mit *kürzerer Halbwertszeit* (z. B. *Lorazepam),* während Substanzen mit langer Halbwertszeit (z. B. Diazepam, Praxepam, Chlordiazepoxyd, Nitrazepam, Flunitrazepam) bei chronischem Gebrauch einen erhöhten Serumspiegel bewirken können [57].

Auf die Gefahr der Suchtentwicklung bei älteren Patienten sei besonders hingewiesen. *Benzodiazepine* können zur Herabsetzung des Muskeltonus, damit zu Gangstörungen, Fallneigung und zu Darmatonie mit ileusartigen Bildern führen; auch Hypotension und Vigilanzstörungen, Verwirrtheit und paradoxe Erregungs- und Angstzustände können auftreten: Die hypotensive, kardiovaskuläre und ZNS-Wirkung trizyklischer Antidepressiva kann potenziert und der Serumspiegel oraler Antikoagulantien gesenkt werden.

20.5.7. Probleme der Therapie mit Antiepileptika beim alten Menschen

Eine effiziente Behandlung mit Antiepileptika orientiert sich an den pharmakokinetischen Daten der verwendeten Präparate, ihren Nebenwirkungen sowie am Anfallstyp und Krankheitsverlauf. Das individuelle Dosisregime hat sich nach dem Wirkspektrum und der Bioverfügbarkeit der Antiepileptika, im allgemeinen erfaßbar an der Serumspiegeluntersuchung, zu richten. Die Indikation und Dosierung von Antiepileptika im höheren Lebensalter entspricht im wesentlichen den für Erwachsene gültigen Vorschriften [40, 45] (vgl. Kap. 8.5.–8.8.).

Allgemein ist bei älteren Patienten primär zu versuchen, mit *einem* bis an die Toleranzgrenze dosierten Präparat auszukommen, wobei die veränderte Pharmakokinetik und Bioverfügbarkeit im Alter zu berücksichtigen sind, doch kann die Gabe von Kombinationstherapien manchmal sinnvoll und nötig sein. Bei Zugabe einer Begleitmedikation sollte stets auf die Möglichkeit von Arzneimittelinterferenzen (mit Herzglykosiden, Diuretika, Psychopharmaka usw.) geachtet werden. Die Grenzen des therapeutischen Bereiches von Antiepileptika ergeben sich aus dem aktuellen Anfallsverlauf, Anfallstyp, dem Lebensalter, Gabe als Mono- oder Kombinationstherapie sowie allfällig bestehenden Leber-, Magen-Darm-, Nieren- und Herzerkrankungen. Zu beachten ist die positive psychotrope und psychotoxische Wirkung vieler Antiepileptika, die zu Bewußtseinsstörungen, Psychosen neben anderen neurotoxischen Effekten, wie Ataxie usw. führen können. Für barbiturathaltige Antiepileptika sowie das in der Schmerzbehandlung häufig verwandte Carbamazepin gelten die für Hypnotika bekannten Vorsichtsmaßnahmen, insbesondere auch ihr Potenzierungseffekt mit Neuroleptika und trizyklische Antidepressiva. Da es sich bei der Antiepileptika im allgemeinen um Langzeittherapie handelt, ist die Kontrolle der Patienten-Compliance und der Einhaltung des vorgeschriebenen Therapieschemas ebenso wesentlich, wie die laufende Kontrolle von Blutbild, Leber- und Nierenfunktion sowie die Beachtung der bekannten toxischen Nebeneffekte vieler Antiepileptika auf Knochenmark, Schleimhäute und Leber.

20.5.8. Probleme der Therapie mit Kombinationen von Psychopharmaka

In der Geriatrie werden häufig Kombinationen verschiedener Substanzen, wie Antidepressiva mit Neuroleptika oder Tranquilizern, gemeinsam angewandt. Nach Möglichkeit sollten solche **Kombinationen** bei älteren Menschen wegen der unübersichtlichen Interferenzen **vermieden** werden. Besonders zu beachten sind unerwünschte Interaktionen von gleichzeitig verabreichten Psychopharmaka: etwa die wechselseitige Verstärkung der *sedierenden* Nebeneffekte bei Kombination von Chlordiazepoxid und trizyklischen Antidepressiva und die Verstärkung *anticholinerger* Wirkungen bei Trizyklika plus Neuroleptika und bestimmten Antiparkinsonmitteln, die neben delirogenen Wirkungen auch zu massiven vegetativen Störungen, verstärkter Obstipation bis paralytischem Ileus führen können. Ebenso zu beachten ist die Aktivitätspotenzierung von Trizyklika durch MAO-Hemmer sowie die wechselseitige Verstärkung somatischer Nebeneffekte (Herz-Kreislaufstörungen, Arrhythmie, Hyper- und Hypotonie etc.) durch die Kombination verschiedener Psychopharmaka. Treten unerwartete Nebenwirkungen auf, die sich aus der Kenntnis über die verordneten Substanzen nicht ableiten lassen, ist auch daran zu denken, daß gleichzeitig noch andere, nicht rezeptierte Pharmaka eingenommen wurden (vgl. Kap. 21.).

Literatur

1. ADELMAN, R. C., Hrsg. (1980): Neural Regulatory Mechanisms During Aging. New York: A. Liss.
2. AMADUCCI, C., DAVISON, A. N., ANTUONO, P. Hrsg. (1980): Aging of the Brain and Dementia. New York: Raven Press.
3. ANGST, J. (1966): Zur Ätiologie und Nosologie endogener depressiver Psychosen. Berlin – Heidelberg – New York: Springer.
4. BALL, M. J. (1978): Topographic distribution of neurofibrillary tyngles and granulo-vacuolar degeneration in hippocampal cortex of aging and demented patients. Acta neuropath. (Berl.) *42*, 73–80.
5. BAN, T. A. (1980): Psychopharmacology for the Aged. Basel – München – Paris – London – New York: Karger.
6. BENKERT, O., HIPPIUS, H. (1979): Psychiatrische Pharmakotherapie, 3. Aufl. Berlin – Heidelberg – New York: Springer.

7. Birkmayer, W., Riederer, P. (1980): Die Parkinson-Krankheit. Wien – New York: Springer.
8. Brinkman, S. D. (1981): Quantitative index of CT in dementia and normal aging. Radiology 138, 89–92.
9. Brun, A., Gustavson, L. (1978): Limbic lobe involvement in presenile dementia. Arch. Psychiat. Nervenkr. 226, 79–94.
10. Carlsson, A.: Aging and brain neurotransmitters. In: Funktionsstörungen des Gehirns im Alter (Platt, A., Hrsg.), S. 67–81. Stuttgart – New York: Schattauer 1981.
11. Corsellis, J. A. N. (1976): Ageing and the dementias. In: Greenfield's Neuropathology (Blackwood, W., Corsellis, J. A. N., Hrsg.), 4. Aufl., S. 796–848. London: E. Arnold.
12. Crooks, J. Stevenson, I. H., Hrsg. (1979): Drugs and the Elderly. Baltimore: University Park Press.
13. Danielczyk, W. (1979): Akute pharmakotoxische Psychosen bei chronischen zerebralen Erkrankungen. Wien. Med. Wschr. 129, Suppl. 55.
14. Davison, A. N. Thompson, R. H. S. (1981): The Molecular Basis of Neuropathology. London: E. Arnold.
15. Dekaban, A. S., Sadowsky, D. (1978): Changes in brain weights during the span of human life. Ann. Neurol. 4, 345–356.
16. Diehl, L. W. (1973): Sedierung und Aktivierung in der Gerontopsychiatrie. Hippokrates 44, 408–427.
16.a) Coyle, J. T., Price, D. L., DeLong, M. R. (1983): Alzheimer's disease: A disorder of chortical cholinergic innervation. Science 219, 1184–1190.
17. Earnest, M. P., Heaton, R. K., Wilkinson, W. E., Manke, W. F. (1979): Cortical atrophy, ventricular enlargement and intellectual impairment in the aged. Neurology (Minneap.) 29, 1138–1143.
18. Epstein, L. J. (1978): Anxiolytics, antidepressants and neuroleptics in the treatment of geriatric patients. In: Psychopharmacology: A Generation of Progress (Lipton, M. A., Di Mascio, A., Killam, K. F., Hrsg.), S. 1517–1523. New York: Raven Press.
19. Friedel, R. O. (1978): Pharmacokinetics in the gerontopsychiatric patient. Psychopharmacology. A Generation of Progress (Lipton, M. A. et al., Hrsg.), S. 1499–1505. New York: Raven Press.
20. Gottfries, C. G. (1980): Biochemistry of dementia and normal aging. T. I. N. S. 3, 55–57.
21. Greenblatt, D. J., DiMascio, A. Messier, M. (1974): Drugs 7, 118–123.
22. Haase, H. J. (1972): Therapie mit Psychopharmaka und anderen psychotropen Substanzen. Stuttgart – New York: Schattauer.
23. Hartmann, E. (1978): Arzneimittel gegen Schlaflosigkeit Internist 19, 552–556.
24. Haug, H. (1974): Wann beginnt der Alterungsprozeß im Gehirn? In: Altern (Platt, D., Hrsg.), S. 29–36. Stuttgart – New York: Schattauer.
25. Heim, F. (1974): Die Altersabhängigkeit von Pharmakawirkungen. In: Experimentelle Gerontologie (Platt, D., Hrsg.). Stuttgart: Fischer.
26. Hoyer, S. (1967): Das organische Psychosyndrom. Nervenarzt 49, 201–207.
27. Jarvik, L. F., Hrsg. (1981): Clinical Pharmacology and the Aged Patient. New York: Raven Press.
28. Jellinger, K. (1975): Die morphologischen Grundlagen des organischen Psychosyndroms. Wien. Klin. Wschr. 87, 229–234.
29. Jellinger, K. (1980): Besonderheiten der Psychopharmakotherapie im Alter. Akt. Gerontol. 10, 291–304.
30. Jellinger, K., Grisold, W., Vollmer, R. (1982): Hirnatrophie bei M. Parkinson und (prä)seniler Demenz. In: Fortschritte der klinischen Neurologie (Schnabert, G., Pateisky, K., Hrsg.), S. 151–164. Stuttgart – New York: G. Thieme.
31. Kaiser, H. (1975): Der gestörte Schlaf, Genese und Therapie. Deutscher Ärzteverlag.
32. Kanowski, S., Paur, R. (1976): Psychopharmaka der Geriatrie. Therapiewoche 26, 3833–3853.
33. Katzman, R. (1983): Biological Aspects of Alzheimer's Disease. New York: Coldspring Harbor Lab.
34. Kemper, N., Poser, W., Poser, S. (1980): Benzodiazepin-Abhängigkeit. Masch. Med. Wschr. 105, 1707–1712.
35. Kielholz, P. (1974): Die Depression in der täglichen Praxis. Bern-Stuttgart-Wien: H. Huber.
36. Kienle, G. (1978): Notfalltherapie neurologischer und psychiatrischer Erkrankungen. Stuttgart: G. Thieme.
37. Kryspin-Exner, K. (1979): Psychopharmaka beim alten Menschen. In: Probleme der Psychosedierung beim alten Menschen. Der praktische Arzt. Wien: T. Schmitt.
38. Learoyd, D. M. (1972): Toxic drug reactions in elderly patients. Med. J. Aust. 1, 1131–1133.
39. Levenson, A. J. (ed) (1979): Neuropsychiatric Side Effects of Drugs in the Elderly. New York: Raven Press.
40. Mattes, A. (1977): Epilepsie, 3. Aufl. Stuttgart: G. Thieme.
41. Meese, W., Kluge, W., Grumme, T., Hopfenmüller, W. (1980): CT evaluation of the

CST-spaces of healthy persons. Neuroradiol. *10*, 131—136.
42. MEIER-RUGE, W., Hrsg. (1979): CNS Aging and Neuropharmacology. Basel: Karger.
43. MÜLLER, C. (1967): Alterspsychiatrie. Stuttgart: G. Thieme.
44. ÖSTERREICH, K. (1975): Psychiatrie des Alterns. Heidelberg: Quelle & Meier.
45. PENIN, H., FRÖSCHER, W. (1981): Allgemeine Therapie der Epilepsien. In: Neurologie in Praxis und Klinik, Bd. 1 (HOPF, H. C., POECK, K., SCHLIACK, H., Hrsg.), S. 87—100. Stuttgart: G. Thieme.
46. PÖLDINGER, W. (1975): Kompendium der Psychopharmakotherapie, 3. Aufl. Basel: Ed. Roche.
47. PRADHAN, S. N. (1980): Central neurotransmitters and aging. Life Sci. *26*, 1643—1656.
48. QUADBECK, G. (1971): In: Scriptum geriatricum (DOBERAUER, W., Hrsg.), S. 121—128. Wien.
49. RAPOPORT, S. K., OHNO, K., PETTIGREW, K. D. (1979): Blood brain barrier permeability in senescent rats. J. Geront. *34*, 162—169.
50. RICHARD, J., DROZ, J. (1978): Die Spätdepression. (Soma & Psyche.) Basel: Ciba-Geigy.
51. RICHEY, D. P., BENDER, D. (1977): Pharmacokinetic consequence of aging. Ann. Rev. Pharmacol. Toxicol. *17*, 49—65.
52. RIEDERER, P., JELLINGER, K. (1980): Die Bedeutung der Seneszent zerebrales Neurotransmitter für das Parkinson-Syndrom. In: Parkinson-Syndrom: Kombinations- und Begleittherapien (FISCHER, P.-A., Hrsg.), S. 35—53. Stuttgart – New York: Schattauer.
53. RIEDERER, P., JELLINGER, K. (1982): Morphological and biochemical changes in human brain. In: The Aging Brain (HOYER, S., Hrsg.). Exp. Brain Res. Suppl. 5. Berlin – Heidelberg – New York: Springer.
54. SCHECHTER, R., YEN, S. H. C., TERRY, R. D. (1981): Fibrous astrocytes in senile dementia of the Alzheimer type. J. Neuropath. exp. Neurol. *60*, 95—101.
55. SCHEIBEL, A. B. (1978): Structural aspects of the aging brain: spine systems and the dentritic arbor. In: Alzheimer's Disease: Senile Dementia and Related Disorders (KATZMAN, R., TERRY, R. D., BICK, K. L., Hrsg.), S. 353—373. New York: Raven Press.
56. TERRY, R. D., DAVIES, P. (1980): Dementia of the Alzheimer type. Ann. Rev. Neurosci. *3*, 77—95.
57. THOMPSON, T. L., MORAN, M. G., NIES, A. S. (1983): Psychotropic drug use in the elderly. New Engl. J. Med. *308*, 194—199.
58. TOMLINSON, B. E. (1979): The ageing brain. In: Recent Advances in Neuropathology, Vol. 1 (SMITH, W. T., CAVANAGH, J. B., Hrsg.). Edinburgh – London – New York: Churchill-Livingstone.
59. VESTAL, R. E. (1979): Aging and pharmacokinetics: Impact of altered physiology in the elderly. In: Physiology and Cell Biology of Aging (CHERKIN, A. et al. Hrsg.), S. 185—201. New York: Raven Press.
60. WIECK, H. H., Hrsg. (1981): Schlafstörungen-Diagnostik und Therapie in der Praxis. Erlangen: Perimed Verlag.
61. WISNIEWSKI, H. M., SOIFER, D. (1979): Neurofibrillary pathology. Mech. Aging Developm. *9*, 119—142.

# V. Psychopharmakotherapie unter Berücksichtigung vielfältiger Wechselwirkungen

21. Klinisch bedeutsame Wechselwirkungen der Psychopharmaka

Von H. E. KLEIN und E. RÜTHER

21.1.	Einleitung	617
21.2.	Methodische Erörterung und Problematik der referierten Studien	618
21.3.	Indikationen einer Kombinationstherapie mit Psychopharmaka	619
21.4.	**Kombinationen mehrerer Neuroleptika**	620
21.4.1.	Kombinationen von Phenothiazinen	620
21.4.2.	Kombinationen von Phenothiazinen mit Butyrophenonen	621
21.5.	**Kombinationen von Neuroleptika mit Antidepressiva**	622
21.5.1.	Pharmakodynamik einer Kombination von Neuroleptika mit Antidepressiva	622
21.5.2.	Pharmakokinetik einer Kombination von Neuroleptika mit Antidepressiva	623
21.5.3.	Studien über Kombinationen von Neuroleptika mit Antidepressiva	624
21.6.	**Kombinationen verschiedener Antidepressiva**	627
21.6.1.	Pharmakodynamik einer Kombination von verschiedenen Antidepressiva	627
21.6.2.	Studien über Kombinationen von verschiedenen Antidepressiva	628
21.7.	**Kombinationen von Lithium mit anderen Psychopharmaka**	629
21.8.	**Kombinationen von Tranquilizern mit Antidepressiva oder Neuroleptika**	630
	Literatur	631

21.1. Einleitung

Unter Wechselwirkungen von Arzneimitteln werden erwünschte und unerwünschte Wirkungen verstanden, die nur bei gleichzeitiger Gabe zweier oder mehrerer Arzneimittel auftreten. Bisweilen wird der Begriff Arzneimittelinteraktion allein auf die unerwünschten Wirkungen begrenzt, die aus Kombinationen resultieren. Allgemein und insbesondere in der Psychopharmakotherapie sind jedoch *erwünschte* und *unerwünschte* klinische Wirkungen nicht absolut definierbar. So können zum Beispiel sedierende Pharmakowirkungen je nach therapeutischer Zielsetzung erwünscht oder unerwünscht sein. Deshalb erscheint es uns sinnvoll, Wechselwirkungen unter dem Aspekt der Psychopharmakotherapie etwas weiter zu definieren. Unter **Arzneimittelinteraktionen** sollen hier alle klinisch bedeutsamen *Wirkungen* verstanden werden, die sich aus einer Kombinationsbehandlung mit Psychopharmaka ergeben, die entweder auf eine verbesserte therapeutische Wirkung oder auf eine Verminderung von unerwünschten Wirkungen abzielt. Wesentlich für die Begriffsdefinition ist, daß unter Interaktionen nicht nur *Verstärkungen* oder *Abschwächungen* des ursprünglich oder zusätzlich verabreichten Medikaments verstanden werden, sondern auch das Auftreten von *neuen Wirkungen*.

Wir beschränken uns in diesem Kapitel auf die Erörterung von Wechselwirkungen zwischen Neuroleptika, Antidepressiva, Lithium, und Tranquilizern. Über Wechselwirkungen von Pharmaka mit Hypnotika und Antiepileptika s. Kap. 22.

21.2. Methodische Erörterung und Problematik der referierten Studien

Psychopharmakologische Mehrfachtherapien sind — wie eine Reihe von Inzidenzuntersuchungen gezeigt haben — häufig [38, 78, 90, 97, 113]. Die gleichzeitige Anwendung mehrerer Pharmaka kann einer bestimmten therapeutischen Zielvorstellung entsprechen oder sich aus der Multimorbidität des jeweiligen Patienten zwangsläufig ergeben. Die zunehmende Häufigkeit von Arzneimittelkombinationen hat dazu geführt, daß man die unerwünschten und erwünschten Wirkungen von Arzneimittelinteraktionen systematisch durch *Arzneimittelüberwachung* („drug-monitoring") zu erfassen versucht.

Unsere Erkenntnisse über Medikamentenwechselwirkungen sind jedoch bislang noch sehr lückenhaft. Dies ist sowohl durch die relativ kurze Zeitspanne, während der sich Untersucher diesen Fragen zuwenden, bedingt wie auch durch eine Reihe von methodischen Schwierigkeiten begründet. So können z. B. viele psychopathologische Anfälligkeiten, wie etwa ein mangelnder Antrieb, sowohl *Symptom* einer Erkrankung, als auch pharmakologische *Wirkung* eines Medikamentes oder auch *Folge einer Arzneimittelinteraktion* sein.

Wir geben folgendes Beispiel: Ein unter neuroleptischer Behandlung aufgetretenes Parkinsonoid kann mit Antriebsstörung einhergehen, die durch Zugabe eines anticholinergen Antidepressivums vermutlich eine Besserung erfahren werden [105]. Ohne zusätzliche Untersuchung, wie z. B. eine Plasmaspiegelbestimmung des Neuroleptikums, ist jedoch kaum zu entscheiden, ob die Zunahme des Antriebs auf das durch die anticholinerge Wirkung gebesserte Parkinsonsyndrom oder auf die antidepressive Wirkung des Pharmakons zurückzuführen ist. Zudem wäre zu diskutieren, ob die Besserung des Antriebs nur auf eine verminderte Wirkung des Neuroleptikums beruht. (EIBERGEN et al. [23] zeigte nämlich, daß durch zusätzliche Gaben von anticholinerg wirkenden Pharmaka die Resorption von Chlorpromazin vermindert wird.) Umgekehrt kann eine Antriebsstörung, die etwa unter einer neuroleptisch-antidepressiven Kombinationsmedikation aufgetreten ist, auch die Folge einer durch Enzymhemmung induzierten Erhöhung des Plasmaspiegels eines Neuroleptikums sein, wie für die Interaktion Butaperazin/Desimipramin nachgewiesen wurde [24].

Diese Beispiele sollen zeigen, daß echte oder scheinbare Interaktionen nur dann erkennbar werden, wenn die Untersuchung mit Pharmaka durchgeführt werden, deren Wirkungen vollständig bekannt sind. Ferner sollten homogene Patientenstichproben unter kontrollierten Bedingungen und unter Einbeziehung von Plasmaspiegelbestimmungen des freien (nicht proteingebundenen) Pharmakons und seiner aktiven Metaboliten untersucht werden. Unter diesen Bedingungen könnte man eher entscheiden, ob erwünschte oder unerwünschte Wirkungen durch Zugabe eines weiteren Arzneimittels nur dadurch zustande kommen, weil die Plasmakonzentration des eigentlich wirksamen Pharmakons verändert worden ist. Obwohl manche dieser Interaktionen von klinischer Bedeutung zu sein scheinen, so muß doch bezweifelt werden, ob je alle prinzipiell möglichen Arzneimittelinteraktionen der ständig zunehmenden Zahl von Psychopharmaka untersucht werden können.

Eine weitere methodische Problematik soll aufgezeigt werden: Ergebnisse von Studien, die (zumeist) an stationären, körperlich gesunden psychiatrischen Patienten jüngeren oder mittleren Lebensalters gewonnen werden, sind nur mit großer Einschränkung zu verallgemeinern. Viele aus solchen Studien oder gar aus *Einzelfallbeobachtungen* gewonnene Erkenntnisse über Arzneimittelinteraktionen sind von geringer klinischer Relevanz.

Therapeutisch nützliche Arzneimittelinteraktionen sind selten und meist quantitativ gering. Es gibt derzeit keine Indikation für Arzneimittelkombinationen in der Erstbehandlung, deren erwünschte Wirkung aus einer echten interaktionellen und nicht aus einer bloßen Addition der Einzelwirkungen der Komponenten resultieren würde. Allen Kombinationsbehandlungen mit der Zielsetzung einer *therapeutisch wirksamen* Interaktion sollte eine genügend lange und ausreichend hoch dosierte Behandlung mit einzelnen Pharmaka vorausgegangen sein. Wegen des gesteigerten Risikos von unerwünschten Wirkungen wie Delir bei Kombinationen von mehreren anticholinergen Pharmaka oder Blutdruckkrisen bei Kombination von MAO-Hemmern und trizyklischen Antidepressiva, müssen Patienten unter einer Kombinationstherapie besonders sorgfältig überwacht werden. Insgesamt sind jedoch aufgrund der — mit Ausnahme von Lithium — großen therapeutischen Breite und allgemeinen Arzneimittelsicherheit von Psychopharmaka unerwünschte Interaktionen innerhalb der Psychopharmaka selten. Weitere kontrollierte Untersuchungen an ambulanten und stationären Patienten und systematisches Sammeln von Einzelbeobachtungen durch Arzneimittelüberwachung („drug-monitoring") sind geeignete Mittel, um objektivere Erkenntnisse über Psychopharmakainteraktionen zu gewinnen.

21.3. Indikationen einer Kombinationstherapie mit Psychopharmaka

— In der Psychopharmakotherapie sind bei der Indikationsstellung für ein bestimmtes Psychopharmakon sowohl nosologische Kriterien wie auch Zielsymptome von entscheidender Bedeutung. Viele psychiatrische Erkrankungen, wie zum Beispiel die *schizoaffektiven Psychosen,* gehen mit Zielsymptomen einher, die den gleichzeitigen Einsatz verschiedenartiger Psychopharmaka angezeigt erscheinen lassen (s. Kap. 13); bei diesen Erkrankungen werden häufig Antidepressiva und Neuroleptika gleichzeitig verordnet.

— Auch bei einer *endogenen Depression* mit *paranoiden* Wahninhalten kann eine Kombination von Antidepressiva und Neuroleptika zur Anwendung gelangen.

— Häufig werden Psychopharmaka aus der gleichen Substanzgruppe mit unterschiedlichen Wirkungen miteinander kombiniert [38]. Bei *psychotischen Erregungszuständen* etwa wird die Kombination von hochpotenten Neuroleptika aus der Butyrophenonreihe mit trizyklischen Phenothiazinen empfohlen [45], da im üblichen Dosisbereich mit einem Präparat alleine keine ausreichende antipsychotische und dämpfende Wirkung zu erreichen wäre.

Nur wenige „fixe" psychopharmakologische Arzneimittelkombinationen haben in der klinischen Praxis größere Bedeutung erlangt. Dazu gehört die Kombination von Antidepressiva mit Tranquilizern; denn *depressive Verstimmungen* gehen oft *mit Angst* einher — ein Zielsymptom, das durch Antidepressiva vor allem im Beginn einer Behandlung nur unzureichend gebessert wird [54].

— Bei sogenannten *therapieresistenten Depressionen* wurde die Kombination von Antidepressiva mit unterschiedlicher Pharmakodynamik empfohlen, wie zum Beispiel die Kombination von Clomipramin, das in seiner nativen Form vorwiegend serotonerg wirkt, und Maprotilin mit überwiegend noradrenerger Wirkung [56].

— Sehr häufig wird eine Kombination mit verschiedenen Psychopharmaka durch die zusätzliche Behandlung einer im Rahmen der Grunderkrankung bestehenden *Schlafstörung* resultieren, die mit Neuroleptika, Antidepressiva oder Tranquilizern erfolgen kann.

— Zu einer Kombination von Psychopharmaka unterschiedlicher Substanzklassen kommt es häufig auch dann, wenn bei

Patienten unter *Dauertherapie* mit Psychopharmaka (z. B. mit Lithium oder Depotneuroleptika) der bislang stabile psychopathologische oder Normzustand *destabilisiert*, d. h. neue Symptome exazerbieren oder die Grunderkrankung rezidiviert. Dadurch kann eine zusätzliche Behandlung mit Antidepressiva, Neuroleptika oder Tranquilizern notwendig werden.

Es sind oben nur einige Psychopharmakakombinationen exemplarisch angesprochen, um zu zeigen, daß diese nicht „aus dem Zufall" heraus entstehen, sondern in der Regel durch Überlegungen zu einer rationalen Pharmakotherapie motiviert sind. Dies wird auch in einer multizentrischen Befragungsuntersuchung von MERLIS et al. [66] deutlich, der zeigen konnte, daß die Inzidenz von Psychopharmakaanwendungen weitgehend mit der individuellen Präferenz der behandelnden Ärzte übereinstimmt.

21.4. Wechselwirkungen durch Kombinationen mehrerer Neuroleptika

Da die in Kap. 21.3. genannten Indikationen bei vielen psychiatrischen Patienten gegeben sind, ist es nicht überraschend, daß in 62,7% aller Behandlungen mindestens zwei oder mehrere Psychopharmaka kombiniert werden [38]. Mit durchschnittlich 25% aller Kombinationen werden Kombinationen von verschiedenen Neuroleptika etwa ebenso häufig angewandt wie die Kombination Neuroleptika/Antidepressiva, wie in einer Reihe von Inzidenzuntersuchungen gezeigt werden konnte [38, 67, 78, 90, 97, 98, 113].

Erörterung der (biochemischen) Wirkungen einer Kombination von Neuroleptika. In zahlreichen Untersuchungen konnte gezeigt werden, daß die Blockierung von Dopaminrezeptoren eine allen gebräuchlichen Neuroleptika gemeinsame pharmakodynamische Eigenschaft ist. Darüber hinaus fand CARLSON [12], daß die zentrale Dopamin blockierende apomorphin-antagonistische Wirkung von Neuroleptika eng mit deren antipsychotischen Wirkung korreliert ist. SEEMAN et al. [92] und CREESE et al. [20] fanden eine direkte quantitative Beziehung zwischen der antipsychotischen Aktivität verschiedener Neuroleptika und ihrer Affinität zu (^{3}H) markierter Dopamin- und (^{3}H) markierten Haloperidolrezeptoren in bestimmten Gehirnarealen. SEDVAL et al. [93] untersuchten eingehend den Einfluß von Neuroleptika auf die Synthese und Umsatzrate von (14 C)-Dopamin und fanden eine gute Korrelation zwischen der antipsychotischen Wirkung von *Phenothiazinen, Butyrophenon* und dem Dibenzepinderivat *Clozapin*.

Diese Befunde legen nahe, daß die antipsychotische Wirkung der bislang bekannten Neuroleptika auf eine einheitliche pharmakodynamische Eigenschaft zurückzuführen ist. Aus einer Kombination von verschiedenen in diesem Sinne gleichartig wirkenden Neuroleptika ist folglich keine zusätzlich *antipsychotische* Wirkung zu erwarten, die über eine bloße Dosiserhöhung einer der beiden Substanzen hinausginge.

21.4.1. Studien über Kombinationen von Phenothiazinen

Die Anzahl der experimentellen Untersuchungen von Neuroleptikakombinationen ist entsprechend groß (s. Tab. 21.1); die Tabelle ist eine Übersicht, die sich auf die Auswertung von kontrollierten Studien über die Kombination von Phenothiazinen beschränkt.

CASEY et al. [13] fanden bei chronisch schizophrenen Patienten durch die zusätzliche Gabe von 30 mg *Trifluoperazin* zu einer Basisbehandlung mit *Chlorpromazin* (200—600 mg) keinen zusätzlichen therapeutischen Nutzen. Allerdings dürfte eine Dosierung von 200—600 mg Chlorpromazin von vielen Psychiatern als nicht ausreichend angesehen werden. Andererseits konnte auch die zusätzliche Gabe von Trifluoperazin das therapeutische Ergebnis in dieser Studie nicht verbessern. Möglicherweise war das hier gewählte Patientenkollektiv chronisch Kranker insgesamt wenig geeignet, generell den Nutzen einer neuroleptischen Therapie und insbesondere den möglichen Vorteil einer Kombinationstherapie aufzuzeigen.

In einer weiteren kontrollierten Studie (s. Tab. 21.1.) wurde die Kombination aus dem Depotpräparat *Fluphenazinönanthat* (28 mg/Woche) plus *Chlorpromazin* (350—400 mg/die) mit je-

Tab. 21.1. Kombinationen mehrerer Neuroleptika
(Literaturübersicht kontrollierter Studien)

Autor(en)	Patienten (Geschlecht)	Vergleich der Medikationen (Therapiedauer)	Ergebnis
CASEY et al. (1961)	104 chronische schizophrene Psychosen (m/w)	Chlorpromazin, 200—600 mg, + Trifluoperazin, 5—30 mg, oder Placebo (8—20 Wochen)	Kombination so gut wie Chlorpromazin
CHIEN und COLE (1973)	15 akute schizophrene Psychosen (m/w)	Fluphenazinönanthat, 26—28,5 mg (11—12 Tage) + Chlorpromazin, 350 mg, oder Monotherapien (30 Tage)	Kombinationen so gut wie Fluphenazin; Chlorpromazin schlechter

dem der beiden Neuroleptika an akuten psychotischen Patienten verglichen [15]. Dabei war Fluphenazinönanthat alleine und in der Kombination mit Chlorpromazin gleichermaßen wirksam; Chlorpromazin als Monotherapie erwies sich jedoch als signifikant schlechter. Auch hier ist anzunehmen, daß die verabreichte Chlorpromazindosis für die Mehrzahl von akut psychotischen Patienten nicht ausreichend gewesen sein dürfte. Die unterschiedlichen Therapieergebnisse in der Gruppe sind deshalb in den unterschiedlichen effektiven Dosen zu vermuten und lassen deshalb keinen Schluß über den Nutzen einer Kombinationstherapie gegenüber einer Monotherapie zu.

FREEMAN [25] faßte in einer Übersicht die Therapieergebnisse von 5 Studien zusammen, in denen *Chlorpromazin* und *Trifluoperazin* als Monotherapie und in Kombinationen miteinander verglichen wurden, und kam zu dem Schluß, daß eine Kombinationstherapie keine besseren Therapieergebnisse erbringe.

21.4.2. Studien über Kombinationen von Phenothiazinen mit Butyrophenonen

Wenn aufgrund von theoretischen Überlegungen aus der Kombination von Phenothiazinen untereinander keine bessere antipsychotische Wirkung zu erwarten ist (wie in den klinischen Studien auch bestätigt wird), so kann doch eine Kombination von Neuroleptika verschiedener Substanzklassen, wie etwa Butyrophenone plus Phenothiazine, für bestimmte Indikationsstellungen von Vorteil sein.

Die *hochpotenten* Butyrophenone sind zwar bereits in niedriger Dosierung antipsychotisch wirksam, sie entfalten dabei aber nur sehr geringe dämpfende Eigenschaften. Bei vielen psychotischen Patienten mit z. B. psychomotorisch erregten, ängstlich-gespannten oder gereizt-maniformen Syndromen sind jedoch beide Wirkungskomponenten erwünscht. Andererseits ist es oft schwierig, mit *stark dämpfenden* Neuroleptika, wie z. B. den aliphatischen oder den piperidin-substituierten Phenothiazinen, *alleine* eine antipsychotisch wirksame Dosierung zu erreichen, da vegetative Nebenwirkungen und unter Umständen auch die sedierenden Wirkungen eine weitere Dosiserhöhung oft nicht zulassen.

Als weitere erwünschte Wirkung bei einer Kombination von Verbindungen aus diesen beiden Neuroleptika-Gruppen ist zu erwarten, daß durch die anticholinergen Eigenschaften der trizyklischen Phenothiazine die *extrapyramidalmotorischen* Nebenwirkungen der Butyrophenone vermindert würden. Solche erwünschten interaktionellen Wirkungen konnten für die Kombination von Trifluoperazin und Chlorpromazin [108] sowie für die Kombination Haloperidol und Chlozapin [84, 118] gezeigt werden.

Während Phenothiazine untereinander und Butyrophenone untereinander seltener kombiniert werden, sind Kombinationen der beiden Stoffklassen miteinander in der klinischen Praxis sehr häufig [38]. Bedauerlicherweise finden sich jedoch keine klinisch experimentellen Untersuchungen, die das Für und Wider von Butyrophenon/Phenothiazin-Kombinationen zu objektivieren versuchten.

21.5. Wechselwirkungen durch Kombinationen von Neuroleptika mit Antidepressiva

Etwa ebenso häufig wie Neuroleptika untereinander werden Antidepressiva und Neuroleptika miteinander kombiniert [38]. Die klinisch-therapeutischen Ergebnisse einer Kombinationsbehandlung sind neben den pharmakodynamischen und pharmakokinetischen Aspekten für den klinisch tätigen Arzt von größtem Interesse.

In insgesamt 15 kontrollierten Studien bei akuten und chronischen schizophrenen Patienten und in 5 Studien bei depressiven Patienten wurde die Frage der therapeutischen Wirksamkeit einer Neuroleptika/Antidepressiva-Kombination geprüft. Die am häufigsten untersuchte Kombination war *Perphenazin/Amitriptylin* (6×) und *Trifluoperazin/Tranylzypromin* (6×). Dies dürfte u. a. damit zusammenhängen, daß für beide Kombinationen mit Triavil® bzw. Jatrosom® Kombinationspräparate im Handel sind.

21.5.1. Pharmakodynamik einer Kombination von Neuroleptika mit Antidepressiva

Die zusätzliche Gabe von Trifluoperazin bei der Behandlung mit MAO-Hemmern (z. B. Kombinationspräparat Jatrosom®) soll geeignet sein, das Auftreten von *hypertensiven Krisen* etwa bei Diätfehlern zu verhindern [43]. Weiter sollen seltener *orthostatische Blutdruckkrisen* unter Kombinationsbedingungen beobachtet werden, als unter dem MAO-Hemmer Pargylin alleine. Auch eine Abnahme der *extrapyramidal-motorischen* Störungen unter einer Kombinationstherapie aus Neuroleptika mit Antidepressiva wurde beobachtet [10, 14, 16, 62, 76, 103].

Allerdings gibt es auch Studien, die keine Unterschiede in der Häufigkeit von extrapyramidal-motorischen Störungen zwischen den verschiedenen Behandlungsgruppen fanden [42, 46, 47, 68, 87, 110, 111]. HANLON et al. [41] fanden sogar einen Trend für häufigere Parkinsonoide unter der Kombination Thioridazin/Imipramin. Befunde über *vegetative* Nebenwirkungen bei vergleichenden Untersuchungen einer Monotherapie mit einer Kombinationstherapie sind ebenfalls widersprüchlich.

Besondere Schwierigkeiten bei der Bewertung des Für und Wider einer Kombinationstherapie aus Neuroleptika mit Antidepressiva bestehen darin, daß unerwünschte Wirkungen von Psychopharmaka oft nicht von Krankheitssymptomen zu unterscheiden sind. Solche Verkennungen werden allerdings nur in Placebo-kontrollierten Studien offenkundig.

HORDERN et al. [50] berichteten über eine kontrollierte Untersuchung, bei der in der Placebo-Gruppe bei 8 Patienten ein neu aufgetretenes Parkinsonoid und bei 6 eine Frühdyskinesie diagnostiziert wurde. Bei zwei weiteren Patienten mußte die Placebo-Medikation wegen „unerwünschter Wirkungen" reduziert werden. Auch COLLINS und DUNDAS [18] fanden nahezu ebenso häufig unerwünschte Wirkungen einschließlich extrapyramidal-motorischer Störungen in der Placebo-Gruppe wie in der Gruppe mit dem pharmakologisch wirksamen Präparat.

Die gegenwärtigen **biochemischen Konzepte zur therapeutischen Wirkung** der *trizyklischen Antidepressiva* und *MAO-Hemmer* stützen sich auf die Beeinflussung von adrenergen und serotonergen Systemen; hingegen wird die antipsychotische Wirkung der *Neuroleptika* mit deren antidopaminergen Eigenschaften begründet.

Neuroleptika wie Chlorpromazin oder Chlorprothixen haben nur eine geringe oder, wie Pimozid, keinen Einfluß auf das serotonerge System [1]; Antidepressiva hingegen nur eine schwache dopaminerge Wirkung, z. B. Nomifensin [11].

Man vermutet, daß die beschriebenen pharmakodynamischen Eigenschaften der Antidepressiva für gelegentlich beobachtete *Exazerbationen produktiver* Symptome bei schizophrenen Psychosen verantwortlich sein können [30, 37, 57]. Andererseits wird häufig von einer *depressiogenen* Wirkung der Neuroleptika berichtet [83, 95]. Aufgrund dieser für einen partiellen Antagonismus sprechenden Befunde ist anzunehmen, daß sich bei gleichzeitiger Gabe von Antidepressiva und Neuroleptika unerwünschte klinische Wirkungsinteraktionen ergeben können. In ihren *anticholinergen* Eigenschaften wirken Neuroleptika und Antidepressiva jedoch synergistisch. Insbesondere die aliphatischen und die Piperidin substituierten Phenothiazine sowie die Thioxanthene aus der Gruppe der Neuroleptika wie die trizyklischen Verbindungen aus der Gruppe der Antidepressiva haben ausgeprägte anticholinerge Eigenschaften. Diese können in der Kombination mit Pharmaka aus den beiden Stoffgruppen zu unerwünschten Wirkungen führen, die von relativ harmlosen Störungen wie Beeinträchtigung der Akkomodation, Mundtrockenheit und Harnretention bis zum paralytischen Ileus und zum Delir reichen können [8, 112].

21.5.2. Pharmakokinetik einer Kombination von Neuroleptika mit Antidepressiva

Bei den pharmakokinetischen Interaktionen ist zu berücksichtigen, daß **anticholinerg**-wirkende Pharmaka die Resorption von Neuroleptika erheblich herabsetzen können, wie EIBERGEN et al. [23] für Chlorpromazin nachweisen konnten.

Als zugrundeliegender Mechanismus wird eine durch die anticholinerge Wirkung hervorgerufene *Verlangsamung der gastrointestinalen Motilität* und eine dadurch begünstigte Metabolisierung in der Darmwand („first-pass effect") vermutet. Obwohl derartige Zusammenhänge für andere Psychopharmaka noch nicht untersucht wurden, könnten solche interaktionellen Wirkungen doch von allgemeiner klinischer Bedeutung sein.

Einige Befunde zeigen eine **wechselseitige Beeinflussung der Metabolisierung** von Antidepressiva und Neuroleptika. BALDESSARINI und LIPINSKI [3] fanden nach *Perphenazingaben* eine Verminderung des aktiven *Imipramin*metaboliten Desimipramin im Plasma und Urin sowie einen Anstieg des nativen Imipramins im Plasma. Gleichsinnige Befunde wurden von GRAM und OVERØ [34] nach Gaben von *Haloperidol*, *Chlorpromazin*, und ebenfalls nach Perphenazingaben erhoben. Umgekehrt fand EL-YOUSSEF [24] eine deutliche Erhöhung von Butaperazin Plasmaspiegel nach zusätzlicher Gabe von Desimipramin. Bei Kombinationen von *Amitriptylin/Perphenazin* fanden COOPER et al. [19] Nortriptylin (ein aktiver Metabolit von Amitriptylin) im Plasmaspiegel erhöht. Ebenso berichteten KUSS et al. [59], daß die Zugabe von Haloperidol bei Patienten, die mit Amitriptylin vorbehandelt waren, zu einem Anstieg des nativen Amitriptylin-Plasmaspiegels um durchschnittlich 24 % und des Nortriptylin-Plasmaspiegels von 40 % führte. OLIVIER-MARTIN et al. [75] fanden nach zusätzlicher Gabe von Laevomepromazin erhöhte Imipramin- und Desmethyl-Imipramin Plasmaspiegel.

Trotz der nachgewiesenen pharmakodynamischen und pharmakokinetischen Interaktionen von Neuroleptika/Antidepressiva-Kombinationen ist es fraglich, ob diese Befunde von klinischer Relevanz sind. Denn die Mehrzahl der klinischen Arbeiten stimmen darin überein, daß Kombinationen von Antidepressiva mit Neuroleptika insgesamt gut verträglich sind und ernste Nebenwirkungen nicht häufiger sind, als unter der jeweiligen Monotherapie zu erwarten gewesen wäre.

21.5.3. Studien über Kombinationen von Neuroleptika mit Antidepressiva

Neuroleptika plus trizyklische Antidepressiva bei Schizophrenen

Die zu diesem Thema vorliegenden kontrollierten Studien sind in Tab. 21.2. zusammengefaßt.

In einer umfangreichen, multizentrischen Untersuchung prüften CASEY et al. [13] verschiedene Zusatzmedikationen wie *Dextroamphetamin, Isokarboxacid, Trifluoperazin, Imipramin* und Placebo, wobei eine flexible Basismedikation von Chlorpromazin (200—600 mg) bei allen Patienten beibehalten wurde. Es zeigte sich, daß die verschiedenen Psychopharmakakombinationen den als apathisch und in sich gekehrt charakterisierten schizophrenen Patienten nicht

Tab. 21.2. **Kombinationen von Neuroleptika mit trizyklischen Antidepressiva bei Schizophrenen** (Literaturübersicht kontrollierter Studien)

Autor(en)	Patienten (Geschlecht)	Vergleich der Medikationen (Therapiedauer)	Ergebnis
MICHAUX et al. (1966)	30 akute schizophrene Psychosen, „depressiv" (m/w)	Chlorpromazin, ~300 mg, + Imipramin, 75 mg, oder Placebo (4 Wochen)	Kombination so gut wie Chlorpromazin allein*
HANLON et al. (1969)	64 akute schizophrene Psychosen, „depressiv" (m/w)	Thioridazin, ~430 mg, + Imipramin, 75 mg, oder Placebo (4,5 Wochen)	Kombination so gut wie Thioridazin allein*
VESTRE et al. (1969)	62 akute und chron. schizophr. Psychosen, schizoaff. Psychosen, psychog. Reaktionen, Persönlichkeitsstörungen (m/w)	Perphenazin, 16/32 mg, + Amitriptylin, 40/80 mg, oder Perphenazin, 32/64 mg, oder Amitriptylin, 100/200 mg (4 Wochen)	Kombination so gut wie Perphenazin allein (Perphenazin signifikant besser als Amitriptylin)
HANLON et al. (1970)	65 akute schizophrene Psychosen, „depressiv" (m/w)	Fluphenazin, ~7,0 mg, + Imipramin, 100 mg, oder Placebo (4,5 Wochen)	Kombination so gut wie Fluphenazin allein*
CHOUINARD et al. (1975)	24 Schizophrenien, ambulante Behandlung, (m/w)	Perphenazin, 20 mg, + Amitriptylin, 125 mg, oder Placebo (~12 Wochen)	Perphenazin besser als Kombination; Kombination besser als Amitriptylin, das nicht besser als Placebo ist
COLLINS und DUNDAS (1967)	29 chronische Schizophrenien (m)	Perphenazin, 12—24 mg, + Amitriptylin, 75—150 mg, oder Placebo (10 Wochen)	Kombination besser als Perphenazin
BECKER (1970)	58 chronische Schizophrenien (w)	Perphenazin, 4—24 mg, + Amitriptylin, 75 mg, oder Placebo (40 Wochen)	Kombination so gut wie Perphenazin

* Diese Beurteilung berücksichtigt *alle* untersuchten Patienten ohne Rücksicht auf mögliche psychopathologische Untergruppierung; bei bestimmten psychiatrischen Untergruppen dieser Patienten zeigen sich indes andere Ergebnisse (s. Text).

mehr nützte, als die Basistherapie mit Chlorpromazin allein; ausgenommen die zusätzliche Gabe von *Amphetamin,* die das Krankheitsbild eher günstig zu beeinflussen schien.

Ebenso konnte eine Reihe anderer Untersuchungen keinen statistisch signifikanten Unterschied zwischen Kombinationstherapie und neuroleptischer Monotherapie bei akuten oder exazerbierten Schizophrenen [16, 41, 68, 110] oder bei chronisch schizophrenen Patienten [4, 18] aufzeigen.

Allerdings ergaben sich bei einer retrospektiven Bildung von diagnostischen Untergruppen Unterschiede; so fanden HANLON et al. [41] bei „nicht gehemmt depressiven" schizophrenen Patienten die Kombination *Thioridazin/Imipramin* der entsprechenden neuroleptischen Monotherapie jeweils überlegen.

Wie zu erwarten war, ergab eine Monotherapie mit Neuroleptika deutlich bessere Resultate, als eine Monotherapie mit Thymoleptika [16, 110].

Dagegen fanden sowohl BECKER [4] als auch CHOUINARD et al. [16], für die Kombination *Perphenazin/Amitriptylin* eine ungünstigere therapeutische Wirkung im Vergleich zur jeweiligen neuroleptischen Monotherapie. Nur eine Studie berichtete über eine signifikante Überlegenheit der Kombinationstherapie Perphenazin/Amitriptylin gegenüber der neuroleptischen Monotherapie bei chronisch schizophrenen Patienten [18].

Neuroleptika plus trizyklische Antidepressiva bei Depressiven

Die zu diesem Thema vorliegenden kontrollierten Studien sind in Tab. 21.3. zusammengefaßt.

Bei depressiven Patienten erwies sich die Kombinationstherapie in 4 von insgesamt 5 kontrollierten Studien einer antidepressiven Monotherapie als gleichwertig [46, 47, 100]. LOWNEY und CEDARLEAF [62] fanden dagegen nach mehrwöchiger Behandlung bei einer diagnostisch heterogenen Gruppe von Patienten mit depressiven Syndromen unter der Kombinationstherapie mit *Fluphenazin/Amitriptylin* signifikant bessere Ergebnisse als unter einer Amitriptylinbehandlung. Allerdings bleibt in dieser Studie unklar, auf welche Parameter sich die statistisch signifikanten Unterschiede beziehen, da standardisierte Beurteilungen nicht verwendet wurden.

Neuroleptika plus MAO-Hemmer

Die Kombination von MAO-Hemmern mit Neuroleptika ist weit verbreitet. Dies wird auch durch die große Zahl von Untersuchungen vergegenwärtigt, die in der Mehrzahl *Trifluoperazin* und *Tranylcypromin* als Einzelsubstanzen und in der Kombination miteinander vergleichen. Diese Kombination ist auch als Kombinations-

Tab. 21.3. **Kombinationen von Neuroleptika mit trizyklischen Antidepressiva bei Depressiven**
(Literaturübersicht kontrollierter Studien)

Autor(en)	Patienten (Geschlecht)	Vergleich der Medikation (Therapiedauer)	Ergebnis
General Practitioner Research Group (1967)	75 depressive Syndrome (m/w)	Amitriptylin, 75 mg, + Perphenazin, 6 mg, oder Perphenazin allein (6 Wochen)	Kombination so gut wie Perphenazin allein
HOLLISTER et al. (1966 und 1967)	12 depressive Syndrome (m/w)	Amitriptylin, 75–200 mg, + Perphenazin, 12–32 mg, oder Amitriptylin allein (4 Wochen)	Kombination so gut wie Amitriptylin allein
DE SILVERIO et al. (1970)	48 depressive Neurosen (m/w)	Amitriptylin, 100 mg, + Perphenazin, 8 mg, oder Monotherapien (4 Wochen)	Kombination so gut wie Perphenazin allein, aber besser als Amitriptylin allein
LOWNEY und CEDARLEAF (1969)	33 depressive Syndrome (m/w)	Amitriptylin, 100–175 mg, + Fluphenazin, ~2–3,5 mg, oder Amitriptylin allein (4 Wochen)	Kombination besser als Amitriptylin allein

präparat (Jatrosom®) im Handel. Im weiteren seien einige ausgewählte Studien zitiert, die uns nach Methodik und Umfang geeignet erscheinen, etwas zum Für und Wider solcher Kombinationen beizutragen (s. Tab. 21.4.).

CASEY et al. [13] fanden bei *Chlorpromazin* behandelten schizophrenen Patienten nach zusätzlicher Gabe des MAO-Hemmers *Isocarboxazid* eine günstige Beeinflussung von sozialen Rückzugstendenzen, während sich im übrigen die Kombinationsbehandlung von einer Monotherapie mit Chlorpromazin nicht unterschied.

HORDERN et al. [49, 50] fand die Kombination *Trifluoperazin/Tranylcypromin* insbesondere bei schwer gestörten, chronisch schizophrenen Patienten wirksam, während bei dieser Stichprobe Trifluoperazin alleine nicht effizienter war als Placebo.

SCHIELE [87] fand, daß bei nur wenigen nicht näher charakterisierten schizophrenen Patienten eine Kombination mit *Tranylcypromin/Trifluoperazin* günstig war. MENA et al. [65] identifizierte diese Patienten in ihrer Untersuchung als pseudoneurotisch/schizophrene Patienten und SHARPLEY et al. [96] als apathisch/schizophrene Patienten.

Tab. 21.4. **Kombinationen von Neuroleptika mit MAO-Hemmern bei Schizophrenen**
(Literaturübersicht kontrollierter Studien)

Autor(en)	Patienten (Geschlecht)	Vergleich der Medikationen (Therapiedauer)	Ergebnis
CASEY et al. (1961)	104 chronisch Schizophrene (m/w)	Chlorpromazin, 200—600 mg, + Isocarboxacid oder + Placebo oder + Trifluoperazin, 5—30 mg, oder + Imipramin, 37,5—225 mg, oder + Amphetamin, 10—60 mg (8 bis max. 20 Wochen)	Kombination so gut wie Chlorpromazin allein oder wie Imipramin allein
VOGT (1961)	24 chronisch Schizophrene (m)	Trifluoperazin, ~40 mg, + Tranylcypromin, ~30 mg, oder + Placebo (12 Wochen)	Kombination so gut wie Trifluoperazin allein
HORDERN et al. (1962, 1963)	25 chronisch Schizophrene (w)	Trifluoperazin, 40 mg, + Tranylcypromin, 40 mg, oder + Placebo (9 Wochen)	Kombination besser als Trifluoperazin allein (Tendenz)
SCHIELE et al. (1963)	25 depressive Schizophrene (m/w)	Trifluoperazin, 5—50 mg, + Tranylcypromin, 10—60 mg, oder + Placebo (8 Wochen)	Kombination so gut wie Trifluoperazin allein
MENA et al. (1964)	13 chronisch depressive und pseudoneurotische Schizophrene (m/w)	Trifluoperazin, 1—4 mg, + Tranylcypromin, 20—40 mg, oder Tranylcypromin allein (~4 Wochen)	Kombination so gut wie Tranylcypromin allein
SHARPLEY et al. (1964)	20 chronisch Schizophrene (m)	Trifluoperazin, 10—30 mg, + Tranylcypromin, 10—30 mg, oder + Pargylin, 25—75 mg, oder + Placebo (~4 Wochen)	Kombination so gut wie Tranylcypromin allein
HEDBERG et al. (1971)	96 akute und chronische und pseudoneurotische Schizophrene (m/w)	Trifluoperazin, 8—32 mg, + Tranylcypromin, 20—30 mg; crossover auf beide Monotherapien (~8 Wochen)	Kombination schlechter als Tranylcypromin (pseudoneur. Schiz.); Kombination besser als Trifluoperazin (undiff. Schiz.)

Im Gegensatz hierzu fanden HEDBERG et al. [43] in einer Doppelblind-cross-over-Untersuchung Tranylcypromin allein besser (als die Kombination) bei pseudoneurotischen Patienten, hingegen in Kombination mit Trifluoperazin besser (als allein) bei chronisch indifferenten Schizophrenien.

FREEMAN [25] kam nach Durchsicht von 41 Studien, die *Tranylcypromin* mit der Kombination *Tranylcypromin/Trifluoperazin* verglichen, zu dem Schluß, daß eine Kombinationsbehandlung bei schweren Depressionen und bei schizophrenen Patienten nicht von Vorteil sei, wohl aber bei leichter erkrankten „pseudoneurotischen" Patienten. Letztlich ist nach Durchsicht der bislang vorliegenden Literatur eine klare Indikationsstellung für die Kombination Neuroleptika/MAO-Hemmer weder bei der Gruppe der Depressionen noch bei schizophrenen Erkrankungen möglich.

21.6. Wechselwirkungen durch Kombinationen verschiedener Antidepressiva

Antidepressiva werden selten miteinander kombiniert. Solche Kombinationen machen nur etwa 2—8% aller Psychopharmakakombinationen aus [38, 98, 113]. Kontrollierte klinische Studien, die zum Für und Wider einer antidepressiven Kombinationsbehandlung etwas beitragen könnten, gibt es leider nicht. In den wenigen offenen Prüfungen wird die Wirksamkeit der Kombinationstherapie im Vergleich zur Vorbehandlung mit einzelnen Antidepressiva als günstig erachtet [27, 94, 107, 115].

Die sogenannte „*Therapieresistenz*" bei Depressionen wird vermutlich am häufigsten dazu veranlassen, verschiedene Antidepressiva miteinander zu kombinieren. Bei dieser Indikation werden Kombinationen von Clomipramin mit Maprotilin [56] oder die Kombination von trizyklischen Antidepressiva mit MAO-Hemmern [32] empfohlen.

21.6.1. Pharmakodynamik einer Kombination von verschiedenen Antidepressiva

Besondere Vorteile in der Kombinationsbehandlung werden mit dem **biochemischen Konzept** begründet, daß sowohl *serotonerge* als auch *adrenerge* Systeme bei der Depression beteiligt seien, und somit eine wirksame Behandlung darin bestehe, beide Systeme zu beeinflussen.

GRAM [36], NAGY und JOHANSSON [73] fanden eine Korrelation zwischen klinischer Besserung und dem Verhältnis der Plasmakonzentration von *Imipramin*, das überwiegend den Serotonin reuptake hemmt, und *Desmethylimipramin*, das überwiegend den Noradrenalin-reuptake beeinflußt.

VANDEL et al. [109] berichteten eine kurvilineare Beziehung zwischen der klinischen Besserung und dem Plasmaspiegel von *Amitriptylin* und seinem Hauptmetaboliten *Nortriptylin*. Die Autoren betonen dabei die Bedeutung eines bestimmten Konzentrationsverhältnisses zwischen Amitriptylin (das wie alle tertiären Amine der trizyklischen Antidepressiva vorwiegend serotonerge Mechanismen beeinflußt) und Nortriptylin (das vorwiegend auf noradrenerge Systeme wirkt).

Von verschiedenen Arbeitsgruppen wird die Hypothese vertreten, daß es zwei verschiedene biochemische Depressionsformen gäbe, solche mit einer Störung im Serotonin- und andere mit einer Störung im Noradrenalin-Stoffwechsel [5, 64, 88]. Bislang konnten jedoch in prospektiven Studien keine biologischen Marker definiert werden, die zuverlässig biochemisch determinierte Untergruppen der Depression beschreiben. Ebensowenig kann durch psychopathologische Kriterien die Wirksamkeit eines bestimmten Antidepressivums vorausgesagt werden [6, 70] (vgl. Kap. 4).

MAO-Hemmer wirken über eine Blockierung der Katabolisierung von exogenen und endogenen biogenen Aminen, wie z. B. des Noradrenalins oder des Tyramins. Dadurch kommt ein pharmakodynamischer Synergismus mit den trizyklischen Antidepressiva in der Kombinationsbehandlung zustande, der klinisch genutzt werden kann. *Tyramin* ist in unterschiedlicher Konzentration in der Nahrung — insbesondere in verschiedenen Käsesorten — enthalten (s. Kap. 4.5.6). Falls entsprechende Diätvorschriften nicht beachtet werden, kann es bei Patienten, die mit MAO-Hemmern behandelt sind, zu lebensbedrohlichen hypertensiven Blutdruckkrisen mit intrazerebralen und subarachnoidalen Blutungen kommen [104]. An weiteren unerwünschten Wirkungen wurden Erregungszustände, Tremor, Faszikulationen, Hyperpyrexie und komatöse Zustände beschrieben. Da man annahm, daß diese Risiken unter einer Kombination mit trizyklischen Antidepressiva und MAO-Hemmern erhöht seien, galten solche Kombinationen über lange Zeit hinweg als obsolet. Allerdings könnte man auch aus der Pharmakodynamik der trizyklischen Antidepressiva eine protektive Wirkung gegenüber diätetisch bedingten, erhöhten Tyraminkonzentrationen ableiten; denn trizyklische Antidepressiva hemmen auch die Aufnahme von Tyramin, das als „falscher Transmitter" selbst zusätzlich Noradrenalin aus den Speichervesikeln freisetzen kann [77].

Eine überlegene therapeutische Wirkung einer solchen Kombinationsbehandlung wurde auch damit begründet, daß MAO-Hemmer die Metabolisierung von trizyklischen Antidepressiva hemmen und somit über erhöhte Plasmaspiegel günstigere pharmakokinetische Voraussetzungen für die Wirksamkeit schaffen [60, 79]. SNOWDON [106] konnte eine solche Interaktion jedoch für Amitriptylin und Isocarboxazid nicht nachweisen.

21.6.2. Studien über Kombinationen von verschiedenen Antidepressiva

Trizyklische Antidepressiva plus MAO-Hemmer

In einer Übersichtsarbeit kamen GOLDBERG und THORNTON [32] zu dem Schluß, daß eine Kombination von trizyklischen Antidepressiva mit MAO-Hemmern verstärkt antidepressiv wirkt; dagegen wird in einer weiteren Übersicht von ANANTH und LUCHIN [2] der klinische Nutzen einer solchen Kombination für nicht ausreichend belegt beurteilt.

Die **Risiken** einer Kombinationstherapie schienen lange Zeit überschätzt worden zu sein. Denn die kritische Wertung der Literatur durch eine Reihe von Autoren ergab, daß unerwünschte Wirkungen nicht häufiger oder schwerer waren, als bei Gabe nur einer Substanz zu erwarten gewesen wäre [51, 85, 91, 94]. Der Mehrzahl der berichteten toxischen Reaktionen lagen z. T. Dosierungen zugrunde, die auch bei einer Monotherapie zu fatalen Folgen geführt hätten [21, 26, 55, 63, 86, 114, 115]. Nach länger dauernder *Vorbehandlung mit MAO-Hemmern* kann die Gabe von trizyklischen Antidepressiva zu ernsten unerwünschten Wirkungen führen, während bei umgekehrter Reihenfolge weniger häufig von Zwischenfällen berichtet wird [2, 52]. *Amitriptylin* und *Trimepramin* werden in der Kombination mit Tranylcypromin riskoärmer eingeschätzt, als andere Kombinationen [7, 25, 27, 44, 77]. Die enterale Gabe wird im Vergleich als sicherer eingestuft [2, 77].

MAO-Hemmer gelten in den USA, insbesondere bei atypischen Depressionen mit chronischem Verlauf, die mit Angst, Persönlichkeitsstörungen und neurotisch-reaktiven Momenten einhergehen, als indiziert [54]. Andererseits werden sie alleine oder in Kombination bei sogenannten „therapieresistenten Depressionen" als Pharmaka der zweiten Wahl eingesetzt.

Therapieresistente Depressionen. Die bislang vorliegenden Erkenntnisse mit der Kombinationstherapie von MAO-Hemmern mit trizyklischen Antidepressiva legen folgende Empfehlungen nahe: Unter Berücksichtigung derselben gehört die Kombination von MAO-Hemmern mit trizyklischen Antidepressiva zur Therapie der Wahl bei sogenannten therapieresistenten Depressionen.

— Die Behandlung sollte mit trizyklischen Antidepressiva begonnen werden. Nach einigen Tagen kann zusätzlich ein MAO-Hemmer verabreicht werden.

— Man sollte sich auf die orale Gabe von solchen Kombinationen beschränken, die hinsichtlich ihrer erwünschten Interaktionen als bekannt anzusehen sind.

— Nach länger dauernder Vorbehandlung mit MAO-Hemmern muß ein mindestens 3wöchiges freies Intervall zwischen der nachfolgenden Behandlung mit trizyklischen Antidepressiva liegen.

— Eine gleichzeitige Einnahme von zentralstimulierenden, amphetaminähnlichen, antihypotensiven, sympathikomimetischen, antihistaminischen oder anticholinergen Substanzen sollte vermieden werden.

— Diätvorschriften müssen streng eingehalten werden; insbesondere sollten tyraminhaltige Nahrungsmittel und Alkohol vermieden werden.

— Vorbestehende Erkrankungen, wie Hypertonie, Leber- und Nierenfunktionseinschränkung, sollten als relative Kontraindikationen angesehen werden.

21.7. Wechselwirkungen durch Kombinationen von Lithium mit anderen Psychopharmaka

Durch den zunehmenden Einsatz von Lithium in der Rezidivprophylaxe affektiver Erkrankungen ergibt sich in der klinischen Praxis häufig die Situation, daß Lithium gleichzeitig mit *Antidepressiva* oder mit *Neuroleptika* verordnet wird. Die bisherigen Untersuchungen zu Lithium/Antidepressiva-Kombinationsbehandlung erlauben noch keine sicheren Rückschlüsse auf Indikationsstellung und therapeutischen Nutzen. Es ist jedoch zu betonen, daß die Kombination aus Lithium und trizyklischen Antidepressiva oder MAO-Hemmern die therapeutische Wirkung nicht ungünstig zu beeinflussen scheint und unerwünschte, klinisch relevante Interaktionen bislang nicht bekannt wurden.

Indikationen. Unter einer prophylaktischen Lithiumbehandlung kann die zusätzliche Behandlung mit einer antidepressiven wie auch einer neuroleptischen Medikation erforderlich werden, etwa beim Auftreten von maniformen oder paranoiden Symptomen im Rahmen einer erneut exazerbierenden *schizoaffektiven Psychose*.

Auch in der initialen Behandlung, z. B. einer *Manie* im Rahmen einer Zyklothymie, kann es ratsam sein, mit Lithium und Neuroleptika gleichzeitig zu behandeln.

Eine Monotherapie mit Lithium ist bei akuter Manie oder maniformen schizoaffektiven Psychosen meist nicht ausreichend [117] (s. Kap. 5. und 13.) oder führt zu einer Verschlechterung der schizophrenen Symptomatik [53, 44, 58, 89].

Bei *depressiven* Patienten (auch „therapierefraktären") scheint die Kombination von Lithium mit Antidepressiva manchmal einen therapeutischen Vorteil zu bringen.

LINGJAERDE et al. [61] berichteten von einer deutlichen Überlegenheit der Kombination aus *Imipramin* und *Lithium* im Vergleich zu Imipramin alleine. Ebenso fanden MONTIGNY et al. [69] bei depressiven Patienten, die auf eine mehrwöchige Behandlung mit trizyklischen Antidepressiva nicht ansprachen, eine prompte Besserung nach zusätzlicher Gabe von Lithium.

Ebenso wurde von ZALL et al. [117] und HIMMELHOCH et al. [44] berichtet, daß *MAO-Hemmer* in Kombination mit *Lithium* eine ausgeprägte antidepressive Wirkung entfalten würden.

O'FLANAGAN [74] betonte, daß die zusätzliche Gabe von *Lithium* hypomane Nachschwankungen nach parenteralen Gaben von *Chlomipramin* verhindere.

Nebenwirkungen. Unerwünschte Wirkungen von Lithium und Neuroleptika, wie Tremor, Mundtrockenheit, Müdigkeit und extrapyramidalmotorische Störungen, können sich bei gleichzeitiger Anwendung additiv verstärken.

Es wird vermutet, daß *Lithium* insbesondere bei Patienten mit zerebralen Vorschäden zur Auflösung von extrapyramidalmotorischen Störungen beitragen kann [58, 71, 72]. Einzelfallkasuistiken, die einen Zusammenhang zwischen dem akuten Auftreten von irreversiblen hirnorganischen Psychosyndromen unter Kombinationsbehandlung *Haloperidol* und *Lithium* vermuten ließen [17], hielten einer kritischen Nachprüfung nicht stand [31, 99].

21.8. Wechselwirkungen durch Kombinationen von Tranquilizern (Benzodiazepine) mit Antidepressiva oder Neuroleptika

Benzodiazepine plus Antidepressiva. Die Häufigkeit dieser Kombinationen wird von den einzelnen Untersuchern sehr unterschiedlich angegeben: 2% [38], 8,3% [98] und 10% [67]. Als Indikationen gelten *Angstzustände* und *Schlafstörungen* bei depressiven Patienten, die mit (trizyklischen) Antidepressiva allein oft nicht ausreichend zu beherrschen sind. Weiters werden Tranquilizer häufig eingesetzt, um drohende Suicidimpulse zu dämpfen.

Bei *ängstlich-depressiven Patienten* ist bei der Anwendung von trizyklischen Antidepressiva insbesondere im Beginn der Behandlung deren anxiolytische Wirkung unzureichend, so daß eine Zusatzbehandlung mit Tranquilizern wünschenswert sein kann. Die Kombination ist pharmakologisch bei kurzfristiger Anwendung weitgehend risikolos. Neben einer Addition der zentralnervös dämpfenden Wirkungen sind insbesondere das Risiko einer Tranquilizerabhängigkeit mit dem möglichen therapeutischen Nutzen einer zusätzlichen Verabreichung von Tranquilizern abzuwägen.

HAIDER [40] und HOUCK [48] fanden in kontrollierten Untersuchungen die Kombination aus *Amitriptylin* und *Chlordiazepoxid* bei depressiven Patienten besser als eine antidepressive Monotherapie. Dagegen fanden RICKELS et al. [80, 82] Amitriptylin plus Chlordiazepoxid nur bei Neurosen mit ängstlich-depressiven Syndromen dem Amitriptylin überlegen.

In einer Untersuchung an ambulanten Patienten mit depressiven Syndromen unterschiedlicher diagnostischer Zuordnung war der Vorteil einer Kombinationstherapie aus Tranquilizern und Antidepressiva nicht belegbar [28].

Über mögliche *pharmakokinetische Interaktionen* zwischen Benzodiazepinen und trizyklischen Antidepressiva bestehen widersprüchliche Aussagen. Während DUGAL et al. [22] und BURROWS [9] durch eine zusätzliche Gabe von Benzodiazepinen die Serumeliminations-Halbwertszeiten von trizyklischen Antidepressiva verlängert fanden, konnte diese Beobachtung von anderen Autoren nicht bestätigt werden [35, 36, 101, 102]. Hinweise für eine Verkürzung der Serumeliminations-Halbwertszeiten (etwa als Ausdruck einer hepatalen Enzyminduktion) sind nicht publiziert worden.

Obgleich die Mehrzahl der Untersucher von Antidepressiva-Tranquilizer/Kombinationen über keine neuartigen unerwünschten Wirkungen berichten, so ist doch anzunehmen, daß sich die zentralnervös dämpfenden Wirkungen der beiden Substanzklassen addieren. Die unerwünschten Wirkungen einer Antidepressiva-Tranquilizer/Kombination sind jedoch überwiegend durch die Wirkung der Antidepressiva bestimmt.

Benzodiazepine plus Neuroleptika. Diese Kombination wurde in vier kontrollierten Studien bei schizophrenen Patienten untersucht. Aufgrund der kleinen Zahl von Untersuchungen und der gegensätzlichen Ergebnisse ist eine wissenschaftlich begründbare Stellungnahme zur Zeit nicht möglich. Ebenso wie bei der Kombination von Tranquilizern mit Antidepressiva sollte eine Zusatzbehandlung von Tranquilizern mit Neuroleptika auf ängstliche und agitierte Patienten beschränkt und nur kurzfristig durchgeführt werden.

GUZ et al. [39] gewannen den Eindruck, daß eine zusätzliche Tranquilizergabe zur Therapie mit Neuroleptika die psychomotorischen Symptome besserte. HANLON et al. [41, 42] und MICHAUX et al. [67] fanden hingegen schizophrene Patienten durch zusätzliche Tranquilizergaben in ihrer Symptomatik verschlechtert.

Literatur

1. ANDEN, N. E., BUTCHER, S., CORRODI, H., FUXE, K., UNGERSTEDT, U. (1970): Receptor activity and turnover of dopamine and noradrenaline after neuroleptics. Eur. J. Pharmac. *71*, 303–315.
2. ANANTH, J., LUCHINS, D. (1977): A review of combined tricyclic and MAO-inhibitor therapy. Compr. Psychiat. *18*, 221–230.
3. BALDESSARINI, R. J., LIPINSKI, J. F. (1976): Toxicity and side effects of antipsychotic, antimanic and antidepressant medications. Psychiat. Ann. *6*, 484–493.
4. BECKER, R. E. (1970): Evaluation of an amitriptyline-perphenazine combination in chronic schizophrenia. Am. J. Psychiat. *127*, 127–131.
5. BECKMANN, H., GOODWIN, F. K. (1975): Antidepressant response to tricyclics and urinary MHPG in unipolar patients: Clinical response to imipramine or amitriptyline. Arch. Gen. Psychiat. *32*, 17–21.
6. BIELSKI, R. J., FRIEDEL, R. O. (1976): Prediction of tricyclic antidepressant response: A critical review. Arch. Gen. Psychiat. *33*, 1479–1489.
7. BLACKWELL, B., PRICE, J., TAYLOR, D. (1967): Hypertensive interactions between monoamine oxidase inhibitors and foodstuffs. Br. J. Psychiat. *113*, 349–365.
8. BOWERS, M. B., jr. (1973): 5-hydroxyindoleacetic acid (5HIAA) and homovanillic acid (HVA) following probenecid in acute psychotic patients treated with phenothiazines. Psychopharmacol. *28*, 309–318.
9. BURROWS, G. D., VOHRA, J., HUNT, D., SLOMAN, J. G., SCOGGINS, B. A., DAVIES, B. (1977): Cardiac effects of different tricyclic antidepressant drugs. Br. J. Psychiat. *130*, 335–341.
10. BUTTERWORTH, A. T. (1972): Inhibition of extrapyramidal side effects of haloperidol through the joint use of imipramine-type drugs. Psychosomatics *13*, 328–332.
11. BREASTRUP, C., SCHEEL-KRÜGER, J. (1976): Methylphenidate-like effects of the new antidepressant drug nomifensine (HOE 984). Eur. J. Pharmac. *38*, 305–259.
12. CARLSSON A. (1978): Mechanism of action of neuroleptic drugs. In: Psychopharmacology: A Generation of Progress (LIPTON, M. A., DI MASCIO, D., KILLAM, K. F., Hrsg.), S. 1057–1070. New York: Raven Press.
13. CASEY, J. F., HOLLISTER, L. E., KLETT, C. J., LASKY, J. J., CAFFEY, E. M. (1961). Combined drug therapy of chronic schizophrenics. Am. J. Psychiat. *117*, 997–1003.
14. CHENG, S. F., FOGEL, E. J. (1963): Trifluoperazine combined with amitriptyline in paranoid psychotics. Am. J. Psychiat. *119*, 780–781.
15. CHIEN, C. P., COLE, J. O. (1973): Depot phenothiazine treatment in acute psychosis. Am. J. Psychiat. *130*, 13–17.
16. CHOUINARD, G., ANNABLE, L., SERRANO, M., ALBERT, J. M., CHARETTE, R. (1975): Amitriptyline-perphenazine interaction in ambulatory schizophrenic patients. Arch. Gen. Psychiat. *32*, 1295–1307.
17. COHEN, W. J., COHEN; N. H. (1974): Lithium carbonate, haloperidol, and irreversible brain damage. J. Am. Med. Assoc. *230*, 1283–1287.
18. COLLINS, A. D., DUNDAS, J. (1967): A double-blind trial of amitriptyline-perphenazine, perphenazine and placebo in chronic withdrawn inert schizophrenics. Br. J. Psychiat. *113*, 1425–1429.
19. COOPER, S. F., DUGAL, R., ELIE, R., ALBERT, J. M. (1979): Metabolic interaction between amitriptyline and perphenazine in psychiatric patients. Prog. Neuro-Psychopharmacol. *3*, 369–376.
20. CREESE, J., BURT, R. D., SNYDER, H. S. (1978): Biochemical actions of neuroleptic drugs: Focus on the dopamine receptor. In: Handbook of Psychopharmacology, Vol. 10: Neuroleptics and Schizophrenia (IVERSEN, L. L., IVERSEN, S. D., SNYDER, G. S., Hrsg.). New York – London: Plenum Press.
21. DAVIS, J. M. (1968): Overdosage of psychotropic drugs: a review. Dis. nerv. Syst. *29*, 246–256.
22. DUGAL, R., CAILLE, G., ALBERT, J.-M., COOPER, S. F. (1975): Apparent pharmacokinetic interaction of diazepam and amitriptyline in psychiatric patients. Curr. Ther. Res. *18*, 679–686.
23. EIBERGEN, R. D., CARLSON, K. R. (1976): Pharmacol. Biochem. Behav. *5*, 175–188.
24. EL-YOUSEF, M. D., MANIER, D. H. (1974): Tricyclic antidepressants and phenothiazines, J. Am. Med. Assoc. *229*, 1419.
25. FREEMAN, H. (1967): The therapeutic value of combinations of psychotropic drugs, Psychopharmacol. Bull. *4*, 1–27.
26. FREEMAN, H. (1970): The utility of psychotic drug combinations. In: Clinical Handbook of Psychopharmacology (DIMASCIO, A., SHADER, R. I., Hrsg.). New York: Jason Aronson.
27. GANDER, D. R. (1965): Treatment of depressive illnesses with combined antidepressants. Lancet *2*, 107–108.
28. General Practitioner Research Group (1969): Combined therapy in neurotic depression. Practitioner *199*, 814–816.

29. General Practitioner Research Group (1969): Chlordiazepoxide with amitriptyline in neurotic depression. Practitioner 202, 437–440.
30. GERSHON, S., HOLMBERG, G., MATTSON, E., et al. (1962): Imipramine hydrochloride, autonomic and physiological functions. Arch. Gen. Psychiat. 6, 112–117.
31. GLENN, A. G., CRAYTON, J. W., KLASS, D. B., EVANS, H., STRIZICH, M. (1979): Lithium in chronic schizophrenia. Am. J. Psychiat. 136, 454–455.
32. GOLDBERG, R. S., THORNTON, W. E. (1978): Combined tricyclic-MAOI therapy for refractory depression. J. Clin. Pharmacol. 18. 2–3, 143–147.
33. GRAM, L. F., CHRISTIANSEN, J., FREDRICSON OVERØ, K., (1972): Pharmacokinetic interaction between neuroleptics and tricyclic antidepressants, Psychopharmacol. Suppl., 80.
34. GRAM, L. F., FREDRICSON OVERØ, K. (1972): Drug interaction: inhibitory effect of neuroleptics on metabolism of tricyclic antidepressants in man. Brit. Med. J. 1, 463–465.
35. GRAM, L. F., CHRISTIANSEN, J., FREDERICSON OVERØ, K. (1973): Pharmacokinetic interaction between tricyclic antidepressants and other psychopharmaca, Acta Psychiat. Scand., Suppl. 243, 52–53.
36. GRAM, L. F., REISBY, N., IBSEN, I., NAGY, A., DENCKER, S. J., BECH, R., ODDEN PETERSEN, G., CHRISTIANSEN, J. (1976): Plasma levels and antidepressive effect of imipramine. Clin. Pharmacol. Ther. 19, 318–324.
37. GREENBLATT, M., GROSSER, G. H., WECHSLER, H. (1964): Differential response of hospitalized depressed patients to somatic therapy. Am. J. Psychiat. 120, 934–943.
38. GROHMANN, R., STRAUSS, A., GEHR, CH., RÜTHER, E., HIPPIUS, H. (1980): Zur Praxis der klinischen Therapie mit Psychopharmaka. Pharmakopsychiat. 13, 1–19.
39. GUZ, I., MORAES, R., SARTORETTO, I. N. (1972): The therapeutic effect of lorazepam in psychotic patient treated with haloperidol. Curr. Ther. Res. 14, 767–774.
40. HAIDER, J. (1967): A comparative trial of Ro 4–6270 and amitriptyline in depressive illness. Br. J. Psychiat. 113, 993–998.
41. HANLON, T. E., OTA, K. Y., AGALLIANOS, D. D., BERGMANN, S. A., BETHON, G. D., KOBLER, F., KURLAND, A. A. (1969): Combined drug treatment of newly hospitalized acutely ill psychiatric patients. Dis. nerv. Syst. 30, 104–116.
42. HANLON, T. E., OTA, K. Y., KURLAND, A. A. (1970): Comparative effects of fluphenazine, fluphenazine-chlordiazepoxide and fluphenazine-imipramine. Dis. nerv. Syst. 31, 171–177.
43. HEDBERG, D. L., HOUCK, J. H., GLUECK, B. C., jr. (1971): Tranylcypromine-trifluoperazine-combination in the treatment of schizophrenia. Am. J. Psychiat. 127, 1141–1146.
44. HIMMELHOCH, I. M., DETRE, T., KUPFER, D. J., SWARTZBURG, M., BYCK, R. (1972): Treatment of previously intractable depressions with tranylcypromine and lithium. J. nerv. ment. Dis. 155, 216–220.
45. HIPPIUS, H. (1979): Geriatrie, Psychiatrie, S. 118–125. Berlin – Heidelberg – New York: Springer.
46. HOLLISTER, L. E., OVERALL, J. E., JOHNSON, M. H., SHELTON, J., KIMBELL, I., BRUNSE, A. (1966): Amitriptyline alone and combined with perphenazine in newly admitted depressed patients. J. Nerv. Ment. Dis. 142, 460–469.
47. HOLLISTER, L. E., OVERALL, J. E., SHELTON, J., PENNINGTON, V., KIMBELL, T., JOHNSON, M. (1967): Drug therapy of depression: amitriptyline, perphenazine and their combinations in different syndromes. Arch. Gen. Psychiat. 17, 486–493.
48. HOUCK, J. E. (1970): Combined therapy in anxiety-depressive syndromes, I. comparative effects of limbitrol (chlordiazepoxide-amitriptyline) and placebo. Dis. nerv. Syst. 31, 269–273.
49. HORDERN, A., SOMERVILLE, D. M. (1963): Clinical trials in chronic schizophrenia. Med. J. Aust. 1, 40–43.
50. HORDERN, A., SOMERVILLE, D. M. KRUPINSKI, J. (1962): Does chronic schizophrenia respond to a combination of a neuroleptic and an antidepressant? J. Nerv. Ment. Dis. 134, 361–376.
51. HORWITZ, W. A. (1968): Physiologic responses as prognostic guides in the use of antidepressant drugs. Am. J. Psychiat. 125, 60–68.
52. JARECKI, H. G. (1963): Combined amitriptyline and phenelzine poisoning. Am. J. Psychiat. 120, 189.
53. JOHNSON, G., GERSHON, S., HEKIMIAN, L. J. (1968): Controlled evaluation of lithium and chlorpromazine in the treatment of manic states: an interim report. Compr. Psychiat. 9, 563–573.
54. KALINOWSKY, L. B., HIPPIUS H., KLEIN, H. E. (1982): Novel antidepressant drugs. In: Biological Treatments in Psychiatry, S. 142. Grune & Stratton.
55. KAY, D. W. K., GARSIDE, R. F., FAHY, T. J. (1974): A double blind trial of phenelzine and amitriptyline in depressed out-patients. Br. J. Psychiat. 124, 219–226.
56. KIELHOLZ, P., TERZANI, S., GASTPAR, M.,

ADAMS, C. (1981): Behandlung therapieresistenter Depressionen ohne Elektroschock. Dtsch. med. Wschr. *106*, 671—673.
57. KLEIN, D. F., FINK, M. (1962): Psychiatric reaction patterns to imipramine. Am. J. Psychiat. *119*, 432—438.
58. KRISHNA, N. R., TAYLOR, M. A., ABRAMS, R. (1978): Combined haloperidol and lithium carbonate in treating manic patients. Compr. Psychiat. *19*, 119—120.
59. KUSS, H. J., JUNGKUNZ, G., DIETERLE, D. (1980): Veränderung der klinischen Wirkung des Amitriptylins durch Kombinationsbehandlung. Arzneim.-Forsch./Drug. Res. *20*, 1200.
60. LAMY, P. P., KITTLER, M. E. (1971): Untoward effect of drugs, part II. Dis. nerv. Syst. *32*, 105—114.
61. LINGJAERDE, O. (1973): Synergistic effect of tricyclic antidepressants and lithium carbonate in endogenous depression. Lancet ii, 1260.
62. LOWNEY, J. F., CEDARLEAF, C. B. (1969): Double-blind evaluation of an amitriptyline-fluphenazine combination. Curr. Ther. Res. *11*, 271—277.
63. MAN, P. L., ALEEM, A. (1972): Are MAOI and other psychotropic drugs really compatible? Br. J. Psychiat. *120*, 120—121.
64. MAAS, W. J. (1978): Clinical implications of pharmacological differences among antidepressants. In: Psychopharmacology: A Generation of Progress (LIPTON, M. A., DI MASCIO, A., KILLAN, K. F., Hrsg.), New York: Raven Press.
65. MENA, A., HEISTAD, G., SCHIELE, B. C., JANECEK, J. (1964): A comparison of tranylcypromine alone with tranylcypromine plus trifluoperazine in the treatment of chronic outpatients. J. Neuropsychiat. *5*, 542—550.
66. MERLIS, S., SHEPPARD, CH: (1978): Polypharmacy: Questions of incidence, perference, and evidence of efficacy. In: Principles of Psychopharmacology (CLARK, G. W. DEL GUIDICE, J., Hrsg.), Kap. 35. New York - San Francisco - London: Academic Press.
67. MICHAUX, M. H., KURLAND, A. A. (1963): Combined psychotropic drug therapy. Dis. Nerv. Syst. *24*, 739—741.
68. MICHAUX, M. H., KURLAND, A. A., AGALLIANOS, D. D. (1966): Chlorpromazine-chlordiazepoxide and chlorpromazine-imipramine treatment of newly hospitalized, acutely ill psychiatric patients. Curr. Ther. Res. *8*, suppl., 117—152.
69. DÉ MONTIGNY, C., GRUNBERG, F., MAYER, A., DESCHEUES, J. P. (1981): Lithium induces rapid relief of depression in tricyclic antidepressant drug nonresponders. Br. J. Psychiat. *138*, 252—256.
70. MORRIS, J. B., BECK, A. T. (1974): The efficacy of antidepressant drugs. Arch. Gen. Psychiat. *30*, 667—674.
71. MÜLLER-OERLINGHAUSEN, B. (1978): Antidepressive Langzeitmedikation, unter besonderer Berücksichtigung der Lithiumsalze. Nervenarzt *49*, 507—517.
72. MÜLLER-OERLINGHAUSEN, B. (1978): Interactions between Lithium and other psychotropic drugs (Proceedings of the Xth CINP Congress). Neuro-Psychopharmacol. 2., S. 1085—1094. Pergamon Press.
73. NAGY, A., JOHANSSON, R. (1977): The demethylation of imipramine and clomipramine as apparent from their plasma kinetics. Psychopharmacol. *54*, 125—131.
74. O'FLANAGAN, P. M. (1973): Clomipramine infusion and lithium carbonate: a synergistic effect? Lancet ii, 974.
75. OLIVIER-MARTIN, R., MARZIN, D., BUSCHSENSCHUTZ, E., PICHOT, P., BOISSIER, A. J. (1975): Concentrations plasmatiques de l'imipramine et de la desmethylimipramine et effet ante-depresseur au cours d'un traitment controlé. Psychopharmacol. *41*, 187—195.
76. OLTMANN, J. F., FRIEDMAN, S. (1966): Perphenazine-amitriptyline in the treatment of schizophrenia. Am. J. Psychiat. *123*, 607—609.
77. PARE, C. M. B. (1977): Monoamine oxidase inhibitors: a personal account. In: Handbook of Studies on Depression (BURROWS, G. D., Hrsg.), S. 195—213. Amsterdam: Excerpta Medica.
78. PRIEN, R. F., KLETT, J. C. CAFFEY, E. M. (1976): Polypharmacy in the psychiatric treatment of elderly hospitalized patients: a survey of 12 veterans administration hospitals. Dis. nerv. Syst. *37*, 333—336.
79. RAND, M. J., MC, CULLOCH, M. W. (1977): Modes of action of antidepressants. In: Handbook of Studies on Depression (BURROWS, G. D., Hrsg.), S. 137—155. Amsterdam: Excerpta Medica.
80. RICKELS, K., GORDON, P. E., JENKINS, W., PERLOFF, M., SACHS, T., STEPANSKY, W. (1970): Drug treatment in depressive illness (Amitriptyline and chlordiazepoxide in two neurotic populations). Dis. nerv. Syst. *31*, 30—42.
81. RICKELS, K., HESBACHER, P., DOWNING, R. W. (1970): Differential drug effect in neurotic depression. Dis. nerv. Syst. *31*, 468—475.
82. RICKELS, K., RAAB, E., DE SILVERIO, R., ETEMAD, B. (1967): Drug treatment in depression: antidepressant or tranquilizer? J. Am. Med. Assoc. *201*, 675—681.
83. ROTH, S. (1970): The seemingly ubiquitous depression following acute schizophrenic

episodes, a neglected area of clinical discussion. Am. J. Psychiat. *127*, 91–98.
84. RÜTHER, E. (1976): Interaction of neuroleptic clozapine and haloperidol. (Submitted to Proceedings of CINP Congress, Quebec 1976.)
85. SARGANT, W. (1965): Combining the antidepressant drugs. Br. Med. J. *1*, 251.
86. SARGANT, W. (1971): Safety of combined antidepressant drugs. Br. Med. J. *1*, 555–556.
87. SCHIELE, B. C., VESTRE, N. C., MC NAUGHTON, D. V. (1963): Treatment of hospitalized schizophrenics with trifluoperazine plus tranylcypromine. Compr. Psychiat. *4*, 66–79.
88. SCHILDKRAUT, J. J. (1973): Norepinephrine metabolites as biochemical criteria for classifying depressive disorders and predicting responses to treatment: preliminary findings. Am. J. Psychiat. *130*, 695–698.
89. SCHOU, M. (1974): Heutiger Stand der Lithium-Rezidivprophylaxe bei endogenen affektiven Erkrankungen. Nervenarzt *45*, 397–418.
90. SCHROEDER, N. H., CAFFEY, E. M., LOREI, T. W. (1977): Antipsychotic drug use: physican prescribing practices in relation to current recommendations. Dis. nerv. Syst. *38*, 114–116.
91. SCHUCKIT, J., ROBINS, E., FEIGHNER, J. (1971): Tricyclic antidepressants and monoamine oxidase inhibitors: combination therapy in the treatment of depression. Arch. Gen. Psychiat. *24*, 509–514.
92. SEEMAN, P., CHAN-WONG M., SIDNEY, CH.-W. M., TEDESCO, J., WONG, K. (1975): Brain receptors for antipsychotic drugs and dopamine: direct binding assay. Proc. Natl. Acad. Sci. USA *72*, 76–80.
93. SEDVALL, G., FYRO, B., NYBACK, H., WIESEL, F. A. (1975): Actions of dopaminergic antagonists in the striatum. In: Advances in Neurology, Vol. 9 (CALVE D. B., CHASE, T. N., BARBEAU A., Hrsg.), S. 131–140. New York: Raven Press.
94. SETHNA, E. R. (1974): A study of refractory cases of depressive illnesses and their response to combined antidepressant treatment, Br. J. Psychiat. *124*, 265–272.
95. SHANFIELD, S., TUCKER, G. J., HARROW, M., et al. (1970): The schizophrenic patient and depressive symptomatology. J. Nerv. Ment. Dis. *151*, 203–210.
96. SHARPLEY, P., MENA, A., SCHIELE, B. C., HEISTAD C. (1964): A comparison of pargyline and tranylcypromine with and without the addition of trifluoperazine. Curr. Ther. Res. *6*, 344–352.
97. SHEPPARD, C., BEYEL, V., FRACCHIA, J., MERLIS, L. (1974): Polypharmacy in psychiatry: a multi-state comparison of psychotropic drug combinations. Dis. nerv. Syst. *35*, 183–189.
98. SHEPPARD, C., COLLINS, L., FIORENTINO, D., FRACCHIA, J., MERLINS, S. (1969): Polypharmacy in psychiatric treatment: I. Incidence at a state hospital. Curr. Ther. Res. *11*, 765–774.
99. SHOPSIN, B., SMALL, J. G., KELLAMS, J. J., MILSTEIN, V., MOORE, J. E. (1976). Combining lithium and neuroleptics. Am. J. Psychiat. *133*, 980–981.
100. DE SILVERIO, R. V., RICKELS, K., WEISE, C. C., CLARC, E. L., HUTCHINSON, J. (1970): Perphenazine-amitriptyline in neurotic depressed outpatients. Am. J. Psychiat. *127*, 322–328.
101. SILVERMAN, G., BRAITHWAITE, R. A., (1972): Interaction of benzodiazepines with tricyclic antidepressants. Br. Med. J. *4*, 111.
102. SILVERMAN, G., BRAITHWAITE, R. A. (1973): Benzodiazepines and tricyclic antidepressant plasma levels. Br. Med. J. *3*, 18–20.
103. SIMPSON, G. M., KRAKOV, B. L., KUNZ-BARTHOLINI, E. (1970): A controlled trial of combined medications on behavioral and extrapyramidal effects. Acta Psychiat. Scand. *212*, suppl. 20–27.
104. SIMPSON, L. L., CABOT, B. (1976): Mono amine oxidase inhibitors. In: Drug Treatment of Mental Disorders (SIMPSON, G. M., Hrsg.), S. 147–160. New York: Raven Press.
105. SIRIS, S. G., VAN KAMMEN, D. P., DOCHERTY, J. P. (1978): Use of antidepressant drugs in schizophrenia. Arch. Gen. Psychiat. *35*, 1368–1377.
106. SNOWDON, J. A. (1976): Doppel-Blind-Studie über dreimalige Tages- und einmalige Nachtverabreichung von Amitriptylin unter spezieller Berücksichtigung von Nebenwirkungen. Curr. Med. Res. Opin. *4*, 381–387.
107. SPIKER, D. G., PUGH, D. D. (1976): Combining tricyclic and monoamine oxidase inhibitor antidepressants. Arch. Gen. Psychiat. *33*, 828–830.
108. TALBOT, D. R. (1964): Are tranquilizer combinations more effective than a single tranquilizer? Am. J. Psychiat. *121*, 597–600.
109. VANDEL, B., VANDEL, S., ALLERS, G., BECHTEL, P., VOLMAT, R. (1979): Interactions between amitriptyline and phenothiazine in man: effect on plasma concentration of Amitriptyline and its metabolite nortriptyline and the correlation with clinical response. Psychopharmacol. *65*, 187–190.
110. VESTRE, N. D., DEHNEL, L. L., SCHIELE, B. C. (1969): A sequential comparison of amitriptyline, perphenazine and the amitriptyline-perphenazine combination in re-

cently admitted anergic schizophrenics. Psychosomatics *10,* 296—303.
111. VOGT, A. H. (1961): The use of stelazine and parnate in chronic, withdrawn patients. Am. J. Psychiat. *118,* 256—257.
112. WARNES, H., LEHMANN, H. E., BAN, T. A. (1967): A dynamic ileus during psychoactive medication: a report of three fatal and five severe cases. Canad. Med. Assoc. J. *96,* 1112—1113.
113. WINSTEAD, D. K., BLACKWELL, B., EILERS, M. K. (1976): Psychotropic drugs use in five city hospitals. Dis. nerv. Syst. *37,* 504—509.
114. WINSTON, F., (1972): Compatibility of MAOI and other psychotropic drugs. Br. J. Psychiat. *120,* 588—589.
115. WINSTON, F. (1971): Combined antidepressant therapy. Br. J. Psychiat. *118,* 301—304.
116. WINSTON, F. (1973): Management of a depressive illness. Lancet *i,* 147.
117. ZALL, H., THERMAN, P. O. G., MYERS, M. J. (1968): Lithium carbonate: a clinical study. Am. J. Psychiat. *125,* 549—554.
118. ZANDER, K. J., RÜTHER, E. (1978): Influence of clozapine on neuroleptic extrapyramidal motor disturbance. Drug Res. *28,* 1495—1496.

22. Klinisch bedeutsame Wechselwirkungen zwischen Psychopharmaka und anderen Medikamenten

Von G. Hitzenberger

22.1. Einleitung 637
22.2. Pharmakokinetisch begründete Wechselwirkungen von Pharmaka 638
22.2.1. Wechselwirkungen in der Resorptions- und Distributionsphase 638
22.2.2. Wechselwirkungen in der Biotransformationsphase („Enzyminduktion" und „Enzymhemmung") 638
22.2.3. Wechselwirkungen in der Eliminationsphase 643
22.3. Pharmakodynamisch begründete Wechselwirkungen von Pharmaka 643
Literatur 646

22.1. Einleitung

In den letzten Jahren erschien eine fast nicht mehr überschaubare Flut von Publikationen über Wechselwirkungen zwischen Medikamenten und sich daraus ergebenden Veränderungen ihrer Effekte, sei es im Sinne einer Steigerung und damit des Heraufbeschwörens unerwünschter Nebenwirkungen und toxischer Erscheinungen, oder sei es im Sinne einer Verminderung der intendierten Wirkungen. Da es unmöglich ist, alle diese Beobachtungen auswendig zu behalten, hat eine Verunsicherung der Ärzteschaft eingesetzt, die sich nun — mit einem gewissen Recht — oft scheut, mehrere Medikamente miteinander zu kombinieren. Azarnoff [2] hat diesen Zustand als *„drug-interaction anxiety-syndrome"* bezeichnet.

Auf der anderen Seite sind nur wenige der beschriebenen Wechselwirkungen wirklich *klinisch bedeutsam,* auf sie soll im folgenden hauptsächlich eingegangen werden. Es handelt sich dabei um Hypnotika, Tranquilizer, Antiepileptika und Antidepressiva, die nicht nur untereinander interferieren können (s. Kap. 21.), sondern auch mit anderen Medikamentengruppen, so vor allem mit Antihypertensiva, Sympathikomimetika, Herzglykosiden und oralen Antikoagulantien Wechselwirkungen eingehen können. Als — wohl abgesetzte — Beispiele werden aber auch andere Wechselwirkungen erwähnt werden, die entweder klinisch irrelevant oder überhaupt schlecht belegt sind, weil sie entweder nur an Versuchstieren und nicht am Menschen nachgewiesen worden waren, oder aber nur auf kasuistischen Unterlagen beruhen.

Arzneimittelwechselwirkungen kann man in **zwei große Gruppen einteilen,** die in den folgenden Subkapiteln erörtert werden:

a) Wirkungsänderungen von Pharmaka durch Beeinflussung **pharmakokinetischer** Parameter werden in *Kap. 22.2.* dargestellt. Hierbei beschreiben wir in der *„Pharmakokinetik"* die Wege, die ein Medikament nach seiner Applikation durchläuft, und zwar in der sogenannten *Resorptionsphase, Distributionsphase, Biotransformationsphase* und *Eliminationsphase*.

b) Wirkungsänderungen von Pharmaka als Folge von Interaktionen in der **Pharmakodynamik** werden in *Kap. 23.3.* dargestellt. Die Ursachen dieser Wirkungsänderungen liegen in der Kompetition der Pharmaka an wirkungsspezifischen *Rezeptoren* oder *Regulationssystemen*.

Für den Kliniker sind naturgemäß jene Medikamentenwechselwirkungen von großer Bedeutung, die *Substanzen mit geringer therapeutischer Breite* betreffen, so z. B. *orale Antikoagulantien* oder *Antiarrhythmika*.

Solche Medikamente müssen hinsichtlich ihrer Wirkung oder auch hinsichtlich ihrer Plasmakonzentration sorgfältig überwacht werden, wenn andere Medikamente gleichzeitig verabreicht werden.

22.2. Pharmakokinetisch begründete Wechselwirkungen von Pharmaka

22.2.1. Wechselwirkungen in der Resorptions- und Distributionsphase

Bei Psychopharmaka spielen die Resorptions- und die Distributionsvorgänge („Verteilung") hinsichtlich Wechselwirkungen eine geringfügige Rolle. Als Beispiel für eine geänderte Pharmakokinetik in der **Resorptionsphase** kann angeführt werden, daß *Phenobarbital* die Resorption von *Griseofulvin* aus dem Magen-Darmtrakt herabsetzt. Es kann damit zu einer verringerten antibiotischen Wirksamkeit dieses Mykostatikums kommen. Da es in der allgemeinen Praxis sehr selten notwendig sein dürfte, diese beiden Medikamente miteinander zu kombinieren, hat diese Wechselwirkung höchstens theoretisches Interesse.

Für die **Distributionsphase** lassen sich keine wesentlichen Beispiele anführen.

22.2.2. Wechselwirkungen in der Biotransformationsphase („Enzyminduktion" und „Enzymhemmung")

Die Biotransformationsphase spielt für Wechselwirkungen zwischen Psychopharmaka und Medikamenten aus nicht neuro-psychiatrischen Indikationsgebieten sowie gewissen Genußmitteln eine bedeutsame Rolle. Hier sind prinzipiell zwei Möglichkeiten gegeben:
— Eine Herabsetzung der Wirkung durch gesteigerten Metabolismus, d. h. *„Enzyminduktion"*.
— Eine Steigerung der Wirkung durch Hemmung metabolisierender Enzyme, d. h. *„Enzymhemmung"*.

22.2.2.1. Wechselwirkungen von Pharmaka durch Enzyminduktion

Der Hauptsitz der metabolisierenden Enzyme ist die Leber, obzwar es in letzter Zeit klar geworden ist, daß auch andere Gewebe, so z. B. die Lunge, die Darmwand, aber auch weiße Blutzellen, die Placenta, die Haut eine Rolle für den Metabolismus von Medikamenten spielen können.

Die wesentliche physiologische Wirkung von medikamentemetabolisierenden Enzymen besteht darin, *lipophile Substanzen in wasserlösliche Metaboliten umzuwandeln,* welche leichter eliminiert werden können. Dieser **Metabolismus** erfolgt in zwei Phasen: In Phase 1 wird das Medikament *oxydiert, reduziert* oder *hydrolisiert;* in Phase 2 erfolgt eine Konjugation mit Glukuronsäure, Schwefelsäure, Essigsäure, Aminosäuren etc.

Die wichtigsten Enzyme sind dabei die in den Lebermikrosomen vorhandenen **Zytochrom-P 450 Oxygenasen** gemischter Funktion, welche verschiedene Biotransformationen bewerkstelligen, so die aliphatische und aromatische Hydroxilierung, die N-, S-, O-Demethylierung, die Desaminierung, die Dechlorierung oder Desulfurisierung. Aber auch andere prinzipiell ähnliche Fermente wie das Zytochrom-P 448 dürften eine, wenn auch meist untergeordnete, Rolle spielen.

Eine große Anzahl chemisch und pharmakologisch untereinander nicht verwandter Substanzen inklusive Medikamente sind in der Lage, die Aktivität dieser medikamentemetabolisierenden Enzyme zu verändern. Durch eine sogenannte **Enzyminduktion** wird die Wirkung dieser Fermente gesteigert, wobei ein selektiver Anstieg der Konzentration eines bestimmten Enzyms in den Mikrosomen nachgewiesen werden kann. Da in vielen Fällen die Metaboliten therapeutisch weniger wirksam sind als die Muttersubstanzen, wird Ausmaß und Dauer einer Medikamentenwirkung durch diese Enzyminduktion verringert werden. Man muß sich dabei vor Augen halten, daß die Wirkungen der Enzyminduktion, übrigens auch jene der Enzymhemmung, *reversibel* sind und daß daher das Absetzen des induzierenden Medikamentes eine entsprechende Veränderung der pharmakologischen Wirkung des betroffenen anderen Medikamentes im Sinne eines Wirkungsanstieges zur Folge hat.

Die hepatalen medikamentemetabolisierenden Enzyme können durch eine ganze Reihe vollkommen **verschiedener Substanzen induziert** werden. So, wie bereits erwähnt, durch Medikamente, aber auch durch *Steroide* oder aus der Umwelt aufgenommene Fremdstoffe wie *Pestizide* oder *Herbizide.* Es gibt heute direkte Hinweise dafür, daß es multiple Formen des Zytochrom P 450 in den hepatalen Mikrosomen gibt, die alle, auch solche Systeme, die in Phase 2 wirksam werden, induzieren können.

Der **zeitliche Verlauf der Enzyminduktion** hängt von der induzierenden Substanz ab. *Rifampicin,* welches ein sehr wirksames enzyminduzierendes Agens ist, kann bereits

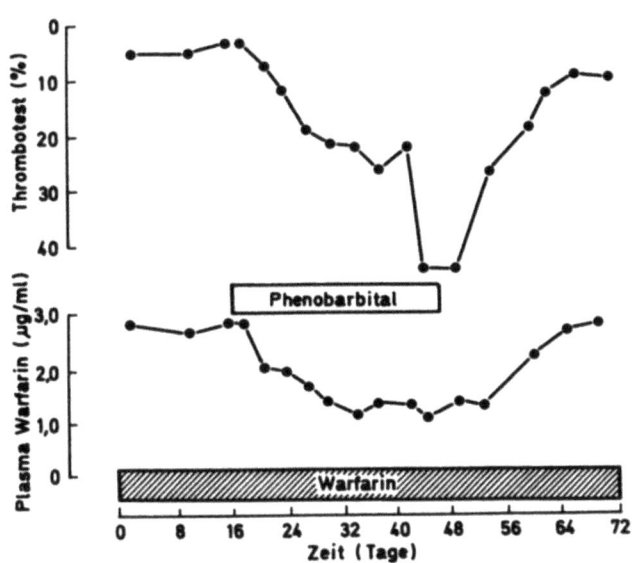

Abb. 22.1. Pharmakokinetische Wirkung von Phenobarbital auf Warfarin
Es erfolgt eine Herabsetzung der Plasma-Warfarinkonzentration (untere Kurve); dadurch bedingt ist die Steigerung der Thrombotestwerte (obere Kurve) (nach BRECKENRIDGE et al., 1971)

innerhalb von 48 Stunden die Aktivität des P 450 sehr deutlich steigern. *Phenobarbital* benötigt zur Induktion etwas länger, sie ist allerdings ebenfalls bereits nach etwa 2—3 Tagen meßbar; die Enzyminduktion bekommt einen deutlichen Einfluß auf den Antikoagulationseffekt von *Warfarin* nach etwa 6 Tagen und entfaltet ihr Maximum nach 14 bis 21 Tagen [6] (s. Abb. 22.1.).

Natürlich spielt auch die verabreichte **Dosis** eine Rolle, da die Enzyminduktion dosisabhängig ist. (Wie aus *Abbildung 22.1.* nicht hervorgeht, waren für den Effekt von Phenobarbital auf die antikoagulatorische Wirkung von Warfarin 120 mg pro Tag nötig.)

Enzyminduktion durch Phenobarbital

Phenobarbital scheint sich von anderen enzyminduzierenden Substanzen dadurch zu unterscheiden, daß es nicht nur die Menge an Zytochrom P 450 und damit die Lebermasse vermehrt, sondern daß auch ein Anstieg des Leberblutflusses beobachtet werden kann. Phenobarbital induziert auch seinen eigenen Metabolismus: Bei länger dauernder Medikation wird Phenobarbital schneller abgebaut; dies ist der Grund für den oft beobachteten „Gewöhnungsprozeß".

Tab. 22.1. [39] gibt für Phenobarbital einige wichtige nachgewiesene Beispiele von durch Enzyminduktion verringerter Wirkung von Medikamenten. Am bekanntesten ist die Interferenz mit **oralen Antikoagulantien** (s. Abb. 22.1.).

Abb. 22.1. Sie zeigt die Abnahme des Plasmawarfarinspiegels (untere Kurve) sowie die Zunahme der mit dem Thrombotest gemessenen Gerinnungsfähigkeit des Blutes (obere Kurve). Erhöht man die Warfarindosis nicht entsprechend (im speziellen Fall etwa das Doppelte), kann es zu intravenöser Blutgerinnung kommen. Nach Absetzen von Phenobarbital normalisiert sich (relativ rasch!) aber der Metabolismus des Warfarins wieder und dies könnte zu tödlichen Blutungen Anlaß geben, wenn man die Antikoagulantientherapie in der korrigierten — höheren — Dosis fortsetzen würde.

Das größte Problem dieser Art von Interaktionen besteht nun aber zusätzlich darin, daß sie *interindividuell* in *verschiedenem* Ausmaß abläuft; es sollte daher aus diesem Grunde eine gleichzeitige Gabe von Phenobarbital und oralen Antikoagulantien womöglich vermieden werden, da auch bei sorgfältiger Kontrolle der Antikoagulantienwirkung die erwähnte Korrektur Schwierigkeiten machen kann [43].

Es konnte von verschiedenen Untersuchern gezeigt werden, daß die Gabe von Phenobarbital zu einer Steigerung des Metabolismus des Antiepileptikums **Phenytoin** führt; diese Steigerung wird jedoch für die Mehrzahl der Patienten als klinisch irrelevant angesehen [29].

Trotzdem wird immer noch darüber diskutiert, ob die gleichzeitige Verabreichung von Phenobarbital und Phenytoin gute therapeutische Praxis ist: zweifellos werden diese beiden Substanzen oft gemeinsam auch dann verabreicht, wenn eine Substanz (Phenytoin) allein in einer vernünftigen Dosierung erfolgreich wäre. Allerdings kann bei stärkeren Nebenwirkungen von Phenytoin Phenobarbital zugesetzt werden, speziell auch deshalb, weil die („Neben"-)Wirkungen dieser zwei Antiepileptika verschieden sind, aber ihre antiepileptische Wirkung sich additiv verhalten könnte.

Von HEMPEL et al. [20] wurden Schwangerschaften bei 5 Frauen beobachtet, welche Phenobarbital gemeinsam mit **oralen Kontrazeptiva** einnahmen, wobei nicht recht klar wurde, ob dies mit einer metabolischen Interaktion mit dem Östrogen- oder mit dem Gestagenanteil der verwendeten Kontrazeptiva zusammenhing.

Tab. 22.1. **Phenobarbital schwächt (durch Enzyminduktion) die Wirkungen folgender Substanzen ab**

Amidopyrin	Diazepam	Nitroglyzerin
Antipyrin	Digitoxin	Phenylbutazon
Bishydroxycoumarin (Dicoumarol)	Doxyzyklin	Phenytoin
Chinin	Fenoprofen	Rifampicin
Chlorpromazin	Griseofulvin	Testosteron
Cortisol (Cortison)	Kontrazeptiva	Warfarin
Desmethylimipramin		

Die Langzeitverabreichung von enzyminduzierenden Medikamenten kann zu Abnormalitäten der *Plasmakalziumkonzentration* und sogar zu Osteomalazie führen: das **Vitamin D**, welches für den normalen Kalziummetabolismus notwendig ist, wird normalerweise in den Mikrosomen der Leber in 25-Hydroxycholecalziferol umgewandelt, das dann in der Niere in 1,25-Dihydroxycholecalziferol umgebaut wird, welches seinerseits die aktivste Form des Vitamins darstellt. Durch chronische Enzyminduktion kommt es dagegen zur Entstehung von biologisch inaktiven Vitamin D-Metaboliten.

Aber auch das **Vitamin K** wird unter dem Einfluß einer chronischen enzyminduzierenden Therapie verstärkt abgebaut, so daß es bei Neugeborenen, deren epileptische Mütter so behandelt wurden, zu Vitamin-K-Mangelzuständen kommen kann; eine Vitamin-K-Prophylaxe ist in diesen Fällen zu empfehlen.

Abschließend sei erwähnt, daß die Plasmakonzentration und damit die Wirkung **trizyklischer Antidepressiva** durch Phenobarbital um etwa 50 % reduziert wird. Bei Patienten, die Trizyklika erhalten und bei denen eine Sedierung angezeigt ist, sollten Benzodiazepine verwendet werden, die keine enzyminduzierende Wirkung entfalten.

Die Wirkungen des Phenobarbitals werden im übrigen durch *alle Barbitursäureverbindungen* hervorgerufen, allerdings in verschieden starkem Ausmaß.

Enzyminduktion durch Phenytoin

Nicht nur die Barbiturate, sondern auch andere speziell für die Behandlung der Epilepsie verwendete Medikamente wie das Phenytoin wirken enzyminduzierend. Tab. 22.2. nennt solche mit Phenytoin interagierende Substanzen [39].

Von den Barbituraten unterscheidet sich Phenytoin insofern, als es seinen *eigenen Metabolismus nicht induziert*. Am Rande soll Erwähnung finden, daß die bei Langzeitbehandlung (2—5 Jahre) mit Phenytoin oft beobachtete Anämie auf einem Folatmangel beruht, welcher als Folge der Enzyminduktion in der Leber aufgefaßt wird.

Enzyminduktion durch weitere Psychopharmaka

Das Hypnotikum **Glutethimid** induziert seinen eigenen Metabolismus, aber auch denjenigen der Antikoagulantien vom Coumarintyp [10]; ferner von Aminopyrin [45], Antipyrin [22] und Dipyrone [42].

Das Antiepileptikum **Carbamazepin** induziert die metabolisierenden Leberenzyme, verringert also die Halbwertszeit von Phenytoin, Dicoumarol [35], Doxyzyklin [40] und Clonazepam [31].

Eine enzyminduzierende Wirkung von **Meprobamat** wurde zwar von DOUGLAS et al. [13] beschrieben, doch sind die Untersuchungen, welche beispielsweise einen schnelleren Abbau von Dicoumarinen beim Hund nachgewiesen hatten, *beim Menschen nie* beobachtet worden: die Coumarinhalbwertszeit bleibt völlig gleich, ob Meprobamat dazugegeben wird oder nicht [18, 21]. Ähnliches gilt für **Diazepam** [25].

Enzyminduktion durch Rifampicin. Das Tuberkulostatikum Rifampicin ist ebenfalls ein starker Induktor der hepatischen P 450 Enzyme. Unter den Medikamenten, die in diesem Zusammenhang interessieren, befindet sich auch das *Hexobarbital* [47], dessen metabolischer Abbau deutlich gesteigert wird.

Enzyminduktion durch Äthylalkohol. Die Ergebnisse diesbezüglicher Untersuchungen sind kontroversiell. VIDELA et al. [46] konnten zeigen, daß die chronische Gabe von Aethanol eine Induktion der aethanoloxidierenden mikrosomalen Enzyme zur Folge hat, daß aber auch die

Tab. 22.2. **Phenytoin schwächt (durch Enzyminduktion) die Wirkungen folgender Substanzen ab**

Antipyrin	Cortisol (Hydrocortison)	Digitoxin
Bishydroxycoumarin (Dicoumarol)	Dexamethason	Thyroxin

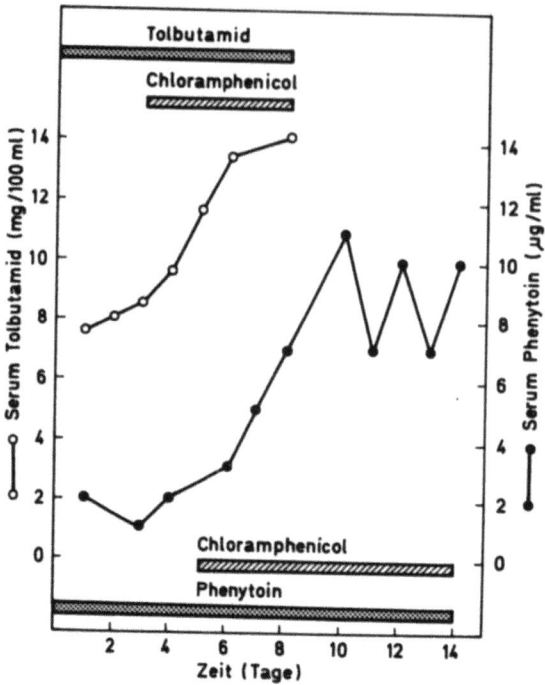

Abb. 22.2. Pharmakokinetische Wirkung von Chloramphenicol auf Phenytoin und Tolbutamid
Chloramphenicol (2 g/die) hemmt den Abbau von Phenytoin (250 g/die) und von Tolbutamid (1,5 g/die); die Serumkonzentrationen beider Substanzen steigen innerhalb weniger Tage an
(nach CHRISTENSEN und SVOKSTED, 1969)

medikamentemetabolisierenden Enzyme induziert werden, wodurch *Tolbutamid, Warfarin* und *Phenytoin* schneller abgebaut werden als bei Nichtalkoholikern, was z. B. für die Behandlung alkoholischer Epileptiker eine Rolle spielen könnte [26]. Auf der anderen Seite führt die akute Verabreichung von Aethanol bei Freiwilligen zu einer Verringerung der Clearance von Pentobarbital, Meprobamat [44] und Warfarin [6], wodurch die Verweildauer dieser Substanzen im Organismus erhöht wird.

Enzyminduktion durch Tabak. PANTUCK et al. [38] zeigten erstmals, daß auch das Tabakrauchen eine Wirkung auf die medikamentemetabolisierenden Enzyme hat. Die genannten Autoren wiesen nach, daß die Plasmakonzentrationen von *Phenazetin* bei Rauchern niedriger als bei Nichtrauchern lagen. In unserem Zusammenhang mag interessieren, daß auch der Metabolismus von *Imipramin* und dem Analgetikum *Pentazocin* gesteigert war, während jener von *Diazepam, Phenytoin, Nortryptilin* und *Aethanol* unverändert blieb [24]. Von den 3000 bisher im Zigarettenrauch indentifizierten Chemikalien sind es wahrscheinlich die polynukleären aromatischen Kohlenwasserstoffe, die die hepatische Enzyminduktion bewirken.

22.2.2.2. Wechselwirkungen von Pharmaka durch Enzymhemmung

Die therapeutischen Probleme, welche sich durch Enzymhemmung ergeben, sind in weit geringerem Umfang untersucht worden als jene, die auf einer Enzyminduktion beruhen. Trotzdem sind einige auch für die Klinik mehr oder weniger relevante Fakten bekannt.

So wird z. B. der Abbau von Phenytoin durch das Antibiotikum *Chloramphenicol* sowie auch durch die Tuberkulostatika *Isoniazid, PAS (Paraaminosalicylsäure)* und *Cycloserin* verringert. In der Folge kommt es zu einer verstärkten Wirkung des Phenytoin und damit zu einer verstärkten toxischen Komponente dieses Medikaments [3, 9] (s. Abb. 22.2.).

Die Abb. 22.2. zeigt die Hemmung des Metabolismus von *Phenytoin* durch die gleichzeitige Gabe von *Chloramphenicol* (untere Kurve). Es zeigte sich aus dieser Untersuchung, daß die Konzentration von Phenytoin im Serum von rund 2 ng/ml auf Werte um 8—10 ng, also das 4-

bis 5fache, anstiegen. Dies war in diesem Fall noch im therapeutischen Bereich, da die Ausgangswerte im subtherapeutischen Bereich gelegen waren; es ist aber ohne weiteres verständlich, daß Intoxikationserscheinungen unter einer solchen Kombinationsbehandlung dann auftreten können, wenn die Ausgangskonzentrationen bereits in therapeutischen Regionen gelegen sind.

Was die genannten Tuberkulostatika betrifft, so ist deren hemmende Wirkung auf den Abbau von Phenytoin dann besonders stark ausgeprägt, wenn es sich um Menschen handelt, die zu den sogenannten „Langsamacetylierern" gehören.

Genetisch bedingt gibt es Menschen, die die genannten Substanzen sehr rasch, und solche, die diese langsam durch Acetylierung ausscheiden. Zu den letzteren gehören unter anderem ein Großteil der *europäischen* Bevölkerung.

KUTT et al. [30] beobachteten Phenytoinintoxikationen bei ungefähr 10 % der epileptischen Patienten, die wegen einer gleichzeitigen Tuberkulose eines der genannten Tuberkulostatika erhielten. Alle betroffenen Patienten waren langsame Acetylierer.

Neuere Antiepileptika, wie das *Sultiam* und *Aethylphenazemid,* hemmen den Metabolismus von *Phenytoin. Perphenazin* hemmt den Metabolismus von *Nortriptylin* [41].

22.2.3. Wechselwirkungen von Pharmaka in der Eliminationsphase

In der Eliminationsphase wird die Pharmakokinetik von Psychopharmaka respektive anderen Medikamenten aus den besprochenen Gruppen kaum verändert. Lediglich eine Eliminationssteigerung von *Lithium,* das damit an Wirksamkeit einbüßt, durch das Saluretikum *Acetazolamid* sowie durch *Aminophyllin* und *Natriumkarbonat* wurde beschrieben [1].

22.3. Pharmakodynamisch begründete Wechselwirkungen von Pharmaka

Bei den durch Interaktion in diesem Bereich zustande kommenden Wirkungsänderungen von Medikamenten handelt es sich um eine Kompetition an *Rezeptoren* oder um eine Interferenz mit organspezifischen *Regulations*systemen. Diese Wechselwir-

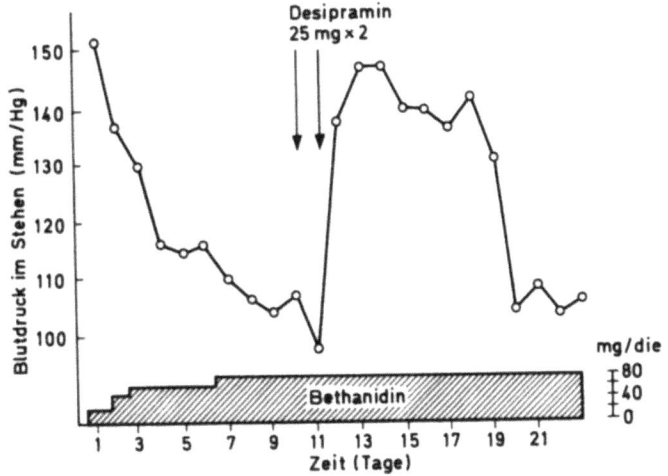

Abb. 22.3. Pharmakodynamische Wirkung von Desipramin auf Bethanidin
Die zweimalige Gabe von Desipramin 25 mg reicht aus, den durch Bethanidin gesenkten arteriellen Mitteldruck vorübergehend wieder ansteigen zu lassen (nach OATES et al., 1971)

kungen können überall im Organismus auftreten. Eine ganz wichtige Interaktion auf diesem Sektor ist jene, welche sich bei Verwendung mehrerer Medikamente mit Wirkungen auf das **sympathische Nervenende** abspielt.

Das aus den Varicositäten der sympathischen Nervenendigungen bei sympathischer Stimulation freigesetzte Noradrenalin gelangt in den synaptischen Spalt, von wo es einerseits durch extraneuronale Aufnahme in die Effektorzelle, andererseits durch Abdiffusion in den systemischen Kreislauf, aber auch durch neuronale Wiederaufnahme inaktiviert wird. Die Wirkungen auf die Effektorzelle durch Interaktion mit dem spezifischen Rezeptor hängt zum Teil vom Ausmaß der genannten Vorgänge ab.

Trizyklische Antidepressiva

Die trizyklischen Antidepressiva entfalten ihre Wirkung zum Teil dadurch, daß sie die Wiederaufnahme von Noradrenalin in die sympathische Nervenendigung blockieren, wodurch vermehrt Katecholamine für die Rezeptoren der Effektorzelle zur Verfügung stehen. Die Antihypertensiva vom Typ des **Guanethidin** (periphere Sym-

Tab. 22.3. Synopsis der Wechselwirkungen von Psychopharmaka mit anderen Medikamenten

Primärsubstanz	Wechselwirkung mit	Mögliches Resultat
Alkohol	Analgetika Narkotika Tranquilizer	verstärkte Sedierung
	Trizyklische Antidepressiva	verstärkte Sedierung; Paralytischer Ileus
Antiepileptika Phenytoin Sulthiam	Isoniazid Chloramphenicol Chlordiazepoxid Diazepam Dicoumarol Phenylbutazon	Plasmakonzentration der Antiepileptika erhöht: Möglichkeit toxischer Nebenwirkungen erhöht
	Phenobarbital Rifampicin	gesteigerter Metabolismus der Antiepileptika: Verringerte Wirkung
Antidepressiva (trizyklisch)	Bethanidin Debrisoquin Guanethidin	antihypertensive Wirkung herabgesetzt
	Alkohol	verstärkte Sedierung; Paralytischer Ileus
	Orale Kontrazeptiva Phenobarbital	Plasmakonzentration und therapeutische Wirksamkeit von Amitriptylin herabgesetzt
	Aspirin Chloramphenicol Haloperidol	Plasmakonzentration und mögliche toxische Nebenwirkungen von Nortriptylin erhöht
	Chlorpromazin Perphenazin	Wirksamkeit der trizyklischen Antidepressiva herabgesetzt; anderseits erhöhte Plasmakonzentrationen
Antiparkinsonmittel Levodopa	Pyridoxin	therapeutische Wirksamkeit von Levodopa herabgesetzt (Decarboxylasehemmer zusetzen!)
	Benzodiazepine Phenothiazine	therapeutische Wirksamkeit von Levodopa etwas herabgesetzt
	Trizyklische Antidepressiva	erhöhte Gefahr kardialer Arrhythmien bei hohen Dosen der Trizyklika

Tab. 22.3. (Fortsetzung)

Primärsubstanz	Wechselwirkung mit	Mögliches Resultat
Hypnotika		
Barbiturate	Alkohol	
Glutethimid	Analgetika (Narkotika)	
	Antidepressiva	verstärkte Sedierung
	Antihistaminika	
	Phenothiazine	
	Antikoagulantien	
	Antiepileptika	
	Trizyklische Antidepressiva	
	Kontrazeptiva	gesteigerter Metabolismus; Wirkung herabgesetzt
	Digitoxin	
	Doxycyclin	
	Vitamin D	
	Vitamin K	
Lithium	Azetazolamid	
	Aminophyllin	Wirkung infolge verstärkter Lithiumausscheidung herabgesetzt
	Na-Bicarbonat	
Tranquilizer- und *Neuroleptika*		
Benzodiazepine	Alkohol	
Butyrophenone	Alkohol	
Phenothiazine	Alkohol	verstärkte Sedierung
	Analgetika	
	Narkotika	
	Phenobarbital	Plasmakonzentration von Chlorpromazin herabgesetzt

pathikusneuronenblocker) entfalten ihre Wirkung dadurch, daß sie die Speicherwirkung für Katecholamine im sympathischen Nervenende aufheben und außerdem die Wiederaufnahme aus dem synaptischen Spalt blockieren; um diese Wirkung entfalten zu können, müssen sie aber selbst in das symNervenende aufgenommen werden. Die trizyklischen Antidepressiva blockieren aber nicht nur die Wiederaufnahme der Katecholamine in das sympathische Nervenende, sondern auch die der peripheren Sympathikusneuronenblocker, die auf diese Weise ihre antihypertensive Wirkung nicht entfalten können (s. Abb. 22.3.).

Abb. 22.3. zeigt den Blutdruckabfall eines mit dem Sympathikusneuronenblocker **Bethanidin** behandelten Patienten. Nach zweimaliger Gabe von jeweils 25 mg *Desipramin* kommt es zu einem eklatanten Wiederanstieg des Blutdrucks, der über längere Zeit anhält, um erst später wieder langsam auf jene Werte zu sinken, welche vor der Desimipramingabe beobachtet worden waren [37].

Trizyklische Antidepressiva hemmen nicht nur die Wirkung der peripheren Sympathikusneuronenblocker vom Typ des Guanethidins oder Bethanidins, sondern auch diejenige von **Clonidin** oder **Alphamethyldopa**. Es wird heute angenommen, daß diese Substanzen antihypertensiv wirken, indem sie die postsynaptischen Alpharezeptoren im zentralen Nervensystem stimulieren, was paradoxerweise zu einer Herabsetzung des sympathischen „Outflow" führt [27].

Die trizyklischen Antidepressiva, die, wie erwähnt, zu einer Hemmung der Wiederaufnahme von Katecholaminen und damit zu einer Zunahme von deren Konzentration im synaptischen Spalt führen, bewirken damit eine indirekte Verdrängung des Clonidins bzw. des Alpha-Methyldopas aus ihrer Bindung an den Alpha-Rezeptor. Da deren Wirkung hier offenbar einen geringeren Hemmeffekt auf den Sympathikus ausübt als die genannten Antihypertensiva, kann die Blutdruckwirkung damit aufgehoben werden [7, 8, 17, 32, 34, 35, 36].

Umgekehrt können höhere Dosen *direkt wirkender Sympathikomimetika*, wenn sie gleichzeitig mit *trizyklischen Antidepressiva* verabreicht werden, zu einer Blutdruckkrise führen, da sie nicht ausreichend über Wiederaufnahme in das sympathische Nervenende inaktiviert werden können. Dies gilt allerdings nur für höhere Dosen, oral verabreichte Katecholamine haben diese Wirkungen nicht [4, 5, 16, 46].

Die Wirkung von **Chlorpromazin** besteht wahrscheinlich darin, daß es den Katecholaminrezeptor an der Effektorzelle blockiert. Wenn nun die Annahme richtig ist, daß die durch *trizyklische Antidepressiva* bewirkte verstärkte Katecholaminwirkung an der zentralen Effektorzelle Ursache für den antidepressiven Effekt dieser Substanzen ist, dann müßte vom pharmakologischen Gesichtspunkt aus die gleichzeitige Gabe von Chlorpromazin dieser Wirkung der trizyklischen Antidepressiva entgegenstehen, weil ja durch diese Substanz die Bindung der Katecholamine an die Rezeptoren der Erfolgszelle blockiert wird. Trotzdem ist es verbreitete psychiatrische Praxis, Medikamente vom Chlorpromazintyp mit solchen aus der Klasse der trizyklischen Antidepressiva zu kombinieren. Ob dies Vorteile bieten kann, ist daher fraglich.

Pyridoxin (Vitamin B$_6$) führt, wenn es in einer Dosis von mehr als 2 mg/d verabreicht wird, zu einer Aktivierung der *Dopadecarboxylase* in der Peripherie. Wird zur Behandlung des Morbus Parkinson *Levodopa* verabreicht, wird es durch die aktivierte Dopadecarboxylase in der Peripherie stärker und schneller abgebaut. Es steht dann nicht mehr in ausreichenden Mengen für das Zentralnervensystem zur Verfügung.

Pyridoxin nun ist in vielen **Multivitaminpräparaten** enthalten, und das oft in größeren Dosen, als 2 mg/d entsprechen würden. Wenn **Levodopa** in der Behandlung des Morbus Parkinson nicht die erwartete Wirkung hat, sollte der Patient befragt werden, ob er nicht Multivitaminpräparate in größeren Mengen zu sich nimmt [11, 14, 15, 23, 33].

Auch im Bereich der pharmakodynamischen Interferenz spielt der **Alkohol** eine bedeutsame Rolle: *Analgetika, Narkotika* und *Tranquilizer* führen zu einer verstärkten Dämpfung des zentralen Nervensystems bei gleichzeitiger Alkoholeinwirkung. *Trizyklische Antidepressiva* bewirken ähnliches, sie können allerdings bei dieser Kombination auch in der Peripherie Folgen haben und durch eine Verstärkung ihres anticholinergen Effekts einen paralytischen Ileus hervorrufen.

Zu **unkritischen Folgerungen**, welche manche Publikationen bewirkten, wurde im Kapitel „Enzyminduktion" bereits Stellung genommen, was Speziesunterschiede betrifft. Was die Kasuistik betrifft, wird eine Beobachtung in vielen einschlägigen Tabellen zur Medikamenteninterferenz geführt, wonach *Chloralhydrat* die *Coumarinwirkung* beeinträchtigen soll. Hierbei handelt es sich jedoch nur um einen einzigen in der Literatur publizierten Fall [12], eine Beobachtung, die nie wieder bestätigt werden konnte [28].

Die **Tab. 22.3.** gibt eine Synopsis der klinisch relevanten Wechselwirkungen zwischen Psychopharmaka untereinander und mit anderen Arzneimitteln aus nicht (neuro-)psychiatrischen Indikationsbereichen.

Literatur

1. AVERY, G. S. (1973): Check-list to potential clinically important interactions. Drugs *5*, 187–211.
2. AZARNOFF, D. L. (1974): Drug interactions: clinical significance. Clin. Pharmacol. Ther. *16*, 986.
3. BALLEK, R. E., et al. (1966): Lancet *ii*, 1227.
4. BARAR, F. S. K., BOAKES, A. J., BENEDIKTER, L. B., LAURENCE, D. R., PRICHARD, B. N. C., TEOH, P. C. (1971): Interactions between catecholamines and tricyclic and monoamine oxidase inhibitor antidepressive agents in man. Br. J. Pharmacol. *43*, 472.
5. BOAKES, A. J., LAURENCE, D. R., TEOH, P. C., BARAR, F. S. K., BENEDIKTER, L. T. (1973): Interactions between sympathomimetic amines and antidepressant agents in man. Br. Med. J. *1*, 311.
6. BRECKENRIDGE, A. M., ORME, M. (1971): Clinical implication of enzyme induction. Ann. N. Y. Acad. Sci. *179*, 421–431.
7. BRIANT, R. H., REID, J. L. (1972): Desmethylimipramine and the hypotensive action of clonidine in the rabbit. Br. J. Pharmacol. *46*, 563.
8. BRIANT, R. H., REID, J. L., DOLLERY, C. T. (1973): Interaction between clonidine and desipramine in man. Br. Med. J. *1*, 522.
9. CHRISTENSEN, L. K., SVOKSTED, L. (1969): Inhibition of drug metabolism by chloramphenicol. Lancet *ii*, 1397.

10. CORN, M. (1966): Thromb. Diath. Haemorrh. *16*, 606—612.
11. COTZIAS, G. C. (1969): Metabolic modification of some neurologic disorders. J. A. M. A. *210*, 1255.
12. CUCINELL, S. A., ODESSKY, L., WEISS, M., DAYTON, P. G.: The effect of Chloral hydrate on bishydroxycoumarin metabolism. A fatal outcome. J. A. M. A. *197*, 366.
13. DOUGLAS, J. F., LUDWIG, B. J., SMITH, N. (1963): Studies on the metabolism of meprobamate. Proc. Soc. Exp. Biol. Med. *112*, 436—438.
14. EVERED, D. F. (1971): L-DOPA as a vitamin B_6 antagonist. Lancet i, 914.
15. FRIEDMANN, S. A. (1970): Levodopa and Pyridoxine — deficient states. J. A. M. A. *214*, 1563.
16. GILETTE, J. R. (1965): Drug toxicity as a result of interference with physiological control mechanisms. Ann. N. Y. Acad. Sci. *123*, 42—54.
17. GOKHALE, S. D., GULATI, O. D., UDWADIA, B. P. (1966): Antagonism of the adrenergic neurone blocking action of guanethidine by certain antidepressant and antihistamine drugs. Arch. Int. Pharmacodyn. Therap. *160*, 321.
18. GOULD, L., AKLOG, M., FISCH, S., GOMPRECHT, R. F. (1968): Prothrombin levels maintained with meprobamate and warfarin. J. A. M. A. *220*, 1460.
19. HANSEN, J. M., SIERSBOEK-NIELSEN, K., SKOVSTED, L. (1971): Carbamazepine-induced acceleration of diphenylhydantoin and warfarin metabolism in man. Clin. Pharmacol. Ther. *12*, 539—543.
20. HEMPEL, E., BÖHM, W., CAROL, W., KLINGER, G. (1973): Medikamentöse Enzyminduktion und hormonale Kontrazeption. Zentrabl. Gyn. *95*, 1451—1457.
21. HUNNINGHAKE, D. B., AZARNOFF, D. L. (1968): Drug interactions with warfarin. Arch. Intern. Med. *121*, 349.
22. JACKSON, L., HOMEIDA, M., ROBERTS, C. J. C. (1978): The features of hepatic enzyme induction with glutethimide in man. Br. J. Clin. Pharmacol. *6*, 525—528.
23. JAMESON, H. D. (1970): Pyrisocine for levodopa-induced dystonia. J. A. M. A. *211*, 1700.
24. JUSKO, W. J.: Role of tobacco smoking in pharmacokinetics. J. Pharmacokin. Biopharm. *6*, 7—39.
25. KANTO, J., ISALO, E., LEHTINEN, V., SALMINEN, J. (1974): The concentration of diazepam and its metabolites in the plasma after an acute and chronic administration. Psychopharmacologia *36*, 123—131.
26. KATER, R. M. H., TOBON, F., IBER, F. L. (1969): Increased rate of tolbutamide metabolism in alcoholic patients. J. A. M. A. *207*, 363—365.
27. KOBINGER, W., PICHLER, L. (1975): Investigation into some imidazoline compounds, with respect to peripheral α-adrenoceptor stimulation and depression of cardiovascular centers. Naunyn Schmiedeberg's Arch. Pharmacol. *291*, 175—191.
28. KOCH-WESER, J. (1974): In: Pharmacokinetics, Drug Metabolism and Drug Interactions, S. 169—182. Mount Kisco, N. Y.: Futura Publ.
29. KUTT, H., HAYNES, J., VEREBELY, K., MCCOWELL, F. (1969): The effect of phenobarbital on plasma diphenylhydantoin level and metabolism in man and in rat liver microsomes. Neurology (Minn.) *19*, 611—616.
30. KUTT, H., BRENNAN, R., DEHEJIA, H., VEREBELY, K. (1970): Diphenylhydantoin intoxication. Am. Rev. Resp. Disease *101*, 377-384.
31. LAI, A. A., LEVY, R. H., CUTLER, R. E. (1978): Time-course of interaction between carbamazepine and clonazepam in normal man. Clin. Pharmacol. Ther. *24*, 316—323.
32. LEISHMANN, A. W. D., MATTHEWS, H. L., SMITH, A. J. (1963): Antagonism of guanethidine by imipramine. Lancet i, 112.
33. LEON, A. S., SPIEGEL H. E., THOMAS, G., ABRAMS, W. B. (1971): Pyridoxine antagonism of levodopa in parkinsonism. J. A. M. A. *218*, 1924.
34. MEYER, J. F., MC ALLISTER, C. K.; GOLDBERG, L. J. (1970): Insidious and prolonged antagonism of guanethidine by amitriptyline. J. A. M. A. *213*, 1487.
35. MITCHELL, J. R., OATES, J. A. (1970): Guanethidine and related agents I: Mechanism of the selective blockade of adrenergic neurons and its antagonism by drugs. J. Pharmacol. Exp. Ther. *172*, 100.
36. NIES, A. S.: Adverse reactions and interactions limiting the use of antihypertensive drugs. Amer. J. Med. *58*, 495.
37. OATES, J. A., MITCHELL, J. R., FEAGIN, O T., KAUFMANN, J. S., SHAND, D. G. (1971): Distribution of guanidinium antihypertensives. Mechanism of their selective action. Ann. N. Y. Acad. Sci *179*, 302—309.
38. PANTUCK, E. J., HSIAO, K. C., MAGGIO, A., NAKAMURA, K., KUNTZMAN, R., CONNEY, A. H. (1974): Effect of cigarette smoking on phenacetin metabolism. Clin. Pharmac. Ther. *15*, 9—16.
39. PARK, P. K., BRECKENRIDGE, A. M. (1981): Clinical implications of enzyme inductions and enzyme inhibition. Clin. Pharmacokin. *6*, 1.
40. PENTTILA, O., NEUVONEN, P. J., AHO, K., LEHTOVAARA, R. (1974): Interaction between doxycycline and some antiepileptic drugs. Br. Med. J. *2*, 470—472.

41. Prescott, L. F. (1973): Clinically important drug interactions. Drugs 5, 161—186.
42. Remmer, H. (1962): In: Ciba Foundation Symposium on Enzymes and Drug Action, S. 276. Boston: Little, Brown & Co.
43. Robinson, D. S., MacDonald, M. G. (1966): J. Pharmacol. Exp. Ther. 153, 250—253.
44. Rubin, E., Gang, H., Misra, P. S., Lieber, C. S. (1970): Inhibition of drug metabolism by acute ethanol intoxication. Amer. J. Med. 49, 801—806.
45. Sharpe, G., et al. (1978): Br. J. Clin. Pharmacol. 5, 460.
46. Stone, C. A., Porter, C. C., Stavorski, J. M., Ludden, C. T., Totaro, J. A. (1964): Antagonism of certain effect of catecholamines — depleting agents by antidepressant and related drugs. J. Pharmacol. Exp. Ther. 144, 196.
46. a) Videla, L., Bernstein, J., Israel, Y. (1973): Metabolic alternations produced in the liver by chronic ethanol administration. Biochem. J. 134, 507—514.
47. Zilly, W., Breimer, D. D., Richter, E. (1975): Induction of drug metabolism in man after rifampicin treatment measured by increased hexobarbital and tolbutamide clearance. Europ. J. Clin. Pharmacol. 9, 219—227.

23. Psychopharmaka und Fahrverhalten

Von V. Hobi

23.1.	Einleitung	649
23.2.	Zur Methodik der Forschung über Psychopharmaka und Fahrverhalten	650
23.2.1.	Problematik der epidemiologischen Forschung	650
23.2.2	Methodische Erörterung der referierten Studien	651
23.3.	(Psycho-)Pharmaka und Fahrverhalten	652
23.3.1.	Vorbemerkungen und Zusammenfassung	652
23.3.2.	Antidepressiva	653
23.3.3.	Neuroleptika	655
23.3.4.	Tranquilizer und Hypnotika	656
23.3.5.	Antiepileptika	657
23.3.6.	Psychostimulantien und Nootropika	658
23.3.7.	Opiate, Anästhetika und Analgetika	658
23.3.8.	Halluzinogene	659
23.3.9.	Antihypertensiva, Beta-Rezeptoren-Blocker und Antihistaminika	659
23.4.	Allgemeine Hinweise und Ratschläge für den praktizierenden Arzt	659
	Literatur	660

23.1. Einleitung

Die zu beschreibenden Psychopharmaka sind im Zusammenhang sehr unterschiedlicher Applikationsarten verkehrsmedizinisch relevant. Sie werden sowohl vom Arzt verordnet, *selbstmedikativ* und auch im Sinne einer *Abhängigkeit* eingenommen. Wenigstens für die ersteren zwei Formen des Konsums darf vorausgesetzt werden, daß damit die Behebung bestimmter Defizite des psychischen oder psychophysischen Gleichgewichts intendiert wird. Daraus abgeleitet *könnten diese Medikamente* nach den Zulassungs- und Durchführungsverordnungen zu den Kraftfahrgesetzen deutschsprachiger Länder [Deutschland, Österreich und Schweiz; 3, 41, 46] in manchen Fällen *„conditio sine qua non" zur Wiedererreichung der Fahrtüchtigkeit* sein. Denn einerseits werden jene Personen von der Zulassung ausgeschlossen, die verkehrsrelevante psychische oder physische Mängel aufweisen. Anderseits aber können Zulassungen ausgesprochen werden, wenn solche psychischen oder physischen Mängel durch entsprechende Korrektur aufgehoben werden können. Als Beispiele können hier etwa einfache Kurzsichtigkeit, leichte Hörschäden, Diabetes, Epilepsie oder Depression genannt werden. In diesem Lichte sind deshalb die neueren Auseinandersetzungen um die Fahrtauglichkeit bei Nerven- und Geisteskrankheiten [28, 26, 15, 44] zu sehen.

Zur praxisrelevanten Behandlung des Themas Psychopharmaka und Fahrtüchtigkeit sind vor allem drei Aspekte zu beachten:

— die *spezifische Wirkung* des Psychopharmakons auf Variablen der Fahrtüchtigkeit,

— die psychophysische Verfassung des Individuums, in welchem die Substanz aktiv wird,

— die Wechselwirkung dieser genannten Komponenten.

Vorgängig wollen wir aber zwei Fragen zu beantworten versuchen: Ist das hier zu behandelnde Thema verkehrsmedizinisch relevant und wie steht es um die Forschungsmethodik auf diesem Gebiet?

23.2. Zur Methodik der Forschung über Psychopharmaka und Fahrverhalten

23.2.1. Problematik der epidemiologischen Forschung

„Harte Daten" über die Häufigkeit von Personen, die unter Psychopharmaka-Wirkung am Steuer eines Motorfahrzeuges sitzen, *gibt es nicht*. Systematische Untersuchungen wurden nur an *Teilstichproben* durchgeführt und lassen deshalb keine repräsentativen Schlußfolgerungen zu. Dieses „Informations-Leck" wird ähnlich wie früher beim Alkoholismusproblem durch Extrapolation zu schließen versucht, etwa anhand der Formel: „Je höher der Pro-Kopf-Konsum von Psychopharmaka, umso höher die Zahl derjenigen, die unter solchen Substanzen am Steuer eines Motorfahrzeuges sitzen."

Nach neueren Untersuchungen sind hier einige Zahlen zu nennen: In Amerika werden jährlich 50 Millionen **Diazepam-Verordnungen** abgegeben [11]. Es wird geschätzt, daß 2 Millionen Personen ständig Diazepam einnehmen [21]. LINNOILA [35] errechnete für den ‚durchschnittlichen Amerikaner' einen jährlichen Konsum von 40 Tabletten Diazepam; 4,4 % der Bevölkerung in den U.S.A. (im Alter von 18—74 Jahren) nahmen 1970 Barbiturate [36] ein. In der Schweiz werden 70 % der Psychopharmaka in der freien Arztpraxis verschrieben. Im Zusammenhang mit dem **Lenken eines Motorfahrzeuges** sind die Zahlen nicht weniger eindrücklich. Bei auffälligen Autofahrern wurden in Dallas (Texas, U.S.A.) in 42,2 % der Fälle Barbiturate (1974) und in 22,5 % Diazepam (1974) im Blut nachgewiesen [7]. Bei 127 tödlich verunglückten Motorfahrzeugführern fanden die gleichen Autoren in nur 30 % der Fälle weder Alkohol noch Psychopharmaka im Blut, bei 9 % fand man verkehrsrelevante Medikamente (davon bei 56,5 % Tranquilizer) und bei weiteren 9 % Alkohol und Psychopharmaka [8]. In den skandinavischen Ländern, in denen solche Untersuchungen vorliegen, ist die Situation nicht wesentlich anders. Im deutschsprachigen Raum stammen die zuverlässigsten Daten aus Deutschland. WAGNER [51] referierte anläßlich eines Expertenmeetings (Deutsches Bundesamt für Verkehr, Köln 1979), daß aufgrund der radioimmunologischen Untersuchung des Blutplasmas bei *15,1 %* auffälliger Verkehrsteilnehmer verkehrsrelevante Medikamente gefunden wurden (Tranquilizer, Hypnotika und Analgetika). Es gilt als sicher, daß die Prozentzahlen noch ansteigen, wenn die Ergebnisse der gaschromatographischen und massenspektrometrischen Untersuchungen vorliegen.

Angesichts dieser Zahlen wird dieses *verkehrsmedizinisch ernste Problem* verdeutlicht. Sowohl die OECD (Paris 1974), die Deutsche Gesellschaft für Verkehrsmedizin (Münster 1980) und die WHO (u. a. Washington 1981) initiierten Aktivitäten, die speziell diesem Fragenkreis gewidmet waren.

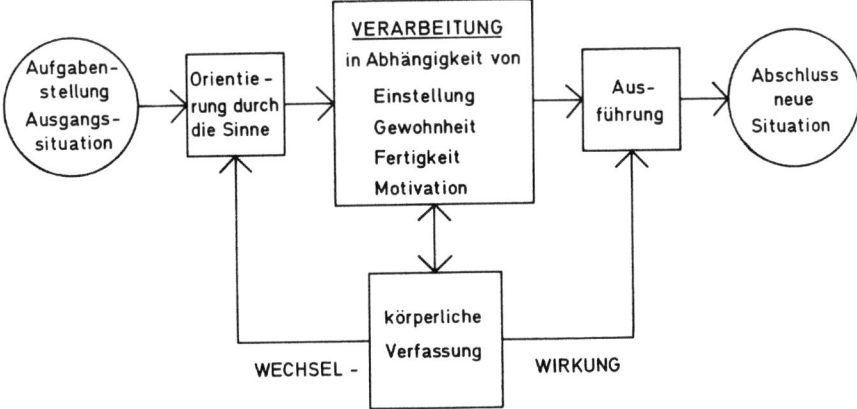

Abb. 23.1. Verlauf der Informationsverarbeitung, z. B. beim Fahren (Schematische Darstellung)
Dieses Modell liegt den Untersuchungen zur Prüfung der Beeinflussung der Fahrtüchtigkeit durch Psychopharmaka zugrunde. Gefordert wird die richtige Orientierungsfähigkeit über die Sinne, die kognitive Verarbeitung und die Fähigkeit der adäquaten Ausführung der Handlung

23.2.2. Methodische Erörterung der referierten Studien

Die *Nicht-Repräsentativität* der Zahlen aus den epidemiologischen Studien deuten auf die methodischen Schwierigkeiten hin. Wir besitzen keine juristischen Möglichkeiten zur systematischen und sauberen Datensammlung (z. B. Blutproben) im Bereich Psychopharmaka und Fahrtüchtigkeit. Aus Befragungsresultaten weiß man, daß die Prozentzahlen sowohl zu hoch (Schutzbehauptung) als auch zu tief (Angst vor gesetzlichen Sanktionen) [51] ausfallen können. Aber selbst vorhandene Plasmawerte sagen unter Umständen wenig über die verkehrsgefährdende Wirkung der Substanzen aus, da sie *nur bedingt mit den Defiziten der verkehrsrelevanten Variablen* der psychomotorischen Funktionen *korrelieren*.

Das bekannte und gesetzlich eingeführte „**Alkohol-Modell**" (ab 0,5 oder 0,8 °/₀₀ Blutalkoholkonzentration ist die Fahrtüchtigkeit eingeschränkt) auf **Psychopharmaka** anzuwenden, ist besonders problematisch, da kaum ein verkehrsgefährdender Serumspiegelwert des Medikamentes *innerhalb* des „therapeutischen" Serumspiegels festgelegt werden könnte.

Die bisherigen sehr zahlreichen experimentellen Untersuchungen [22] haben wenig substantielle Aussagekraft, da sie in den meisten Fällen an *gesunden Versuchspersonen* und meist nur in ‚akuter', höchstens noch in ‚subakuter' Versuchsanordnung geprüft wurden. Damit sind weder Interaktionen zwischen ‚Krankheit/Medikation' noch auch Langzeiteffekte zu erfassen. Bei medizinisch indizierten psychopharmaka-therapeutischen Interventionen ist die *Reparationspotenz des Psychopharmakons* wenigstens nicht auszuschließen. Vom verkehrsmedizinischen Standpunkt sind deshalb folgende Desiderate an derartige Untersuchungen zu stellen:

— Schaffung *rechtlicher Grundlagen* zur Erreichung repräsentativer Zahlen über die Häufigkeit der Verwendung solcher Substanzen im Zusammenhang des Unfallgeschehens.
— Größere *Praxisrelevanz* der Studien, d. h. Untersuchungen an Klienten, an welchen solcher Art Medikamente zur Anwendung kommen.
— Messung auf *verschiedenen Komplexitäts-Ebenen* (Beeinflussung des Erlebens, der Psychomotorik und der wichtigsten physiologischen Bereiche).

Nur so können die Wirkungen dieser Substanzen adäquat erfaßt werden. Das folgende Diagramm (s. Abb. 23.1.) soll diesen Aspekt verdeutlichen:

Das Führen eines Motorfahrzeuges setzt eine relative Intaktheit der Sinne (Auge und Ohr), der zentralnervösen Funktionen, des Erlebens und der physischen Bereiche voraus. **Psychopharmaka** wirken — je nach Art, Dosierung und Dauer der Einnahme — auf alle diese Parameter ein. Gleichzeitig ist eine entsprechende Wechselwirkung zu beachten. In einem optimalen psychophysischen Aktivierungszustand wird ein Psychopharmakon hinsichtlich Verkehrstüchtigkeit *negativer* zu bewerten sein, als in einem defizitären. Im letzten Fall ist zumindest an kompensierende und reparative Wirkungen und somit an eine *positive* Beeinflussung der Fahrtüchtigkeit zu denken. In diesem Sinne sollen im folgenden die wichtigsten Substanzgruppen besprochen werden. Bezüglich eingehender Fragen wie Chemie, Biochemie, Pharmakokinetik und klinischer Pharmakologie verweisen wir auf die einschlägigen Kapitel dieses Buches.

23.3. (Psycho-)Pharmaka und Fahrverhalten

23.3.1. Vorbemerkungen und Zusammenfassung

Die wissenschaftlich harten Ergebnisse bezüglich der Einwirkungen von Psychopharmaka auf die Fahrtüchtigkeit sind relativ dürftig. Dies hat verschiedene Gründe:

— Dieser Fragenkomplex wurde während längerer Zeit nach dem Konzept ‚*Alkohol und Fahrtauglichkeit*' abgehandelt. Dies bezog sich sowohl auf die Korrelation ‚Blutplasma-Level zu beeinträchtigter Fahrleistung' wie auch auf die Problematik der Untersuchung an gesunden Probanden. Ärztlich verordnete **Psychopharmaka** sind nun aber primär Heilmittel und haben **Defizite** zu beheben. Es ist deshalb nicht vordergründig nach prohibitiven und pönitiven Maßnahmen wie beim Alkohol zu suchen, sondern die regulierende und verhaltensstabilisierende Wirkung am kranken Menschen aufzuzeigen.

— Die Verkehrsmedizin und die -psychologie haben bisher kein experimentell diagnostisch eindeutig aufweisbares **Modell des Systems „Fahrer - Fahrzeug"** konzipiert, auf dessen Grundlage die Größe ‚Fahrtauglichkeit' quantitativ sowohl situativ wie habituell zu messen wäre. Es bleiben qualitative Aspekte der Beurteilung notwendig.

Die **Ergebnisse** der Untersuchungen zur **Fahrtüchtigkeit unter Psychopharmaka** lassen sich deshalb kurz zusammenfassen:

a) Psychopharmaka sind *verkehrsmedizinisch von Bedeutung*. Etwa 15—25 % verkehrsauffälliger Autofahrer stehen unter Arzneimitteleinfluß.

b) Untersuchungsergebnisse an *gesunden Probanden* sind psychopharmakologisch von großer Bedeutung, lassen aber keine direkten Schlußfolgerungen der ärztlich verordneten Substanzen auf die Fahrtüchtigkeit zu.

c) Über die Auswirkungen von Psychopharmaka, die selbstmedikativ oder vor allem im Sinne einer Abhängigkeit eingenommen werden, gibt es nur indirekte Ergebnisse. Es ist insbesondere an die *spezifischen Defizite der Ausgangspersönlichkeit*, an die Art der ‚gewünschten' Erlebnisveränderungen, z. B. durch Halluzinogene (LSD, THC), Anxiolytika oder Stimulantien und die möglichen Folgen (in Abhängigkeit von der Konsumdauer, Art und Dosis) auf die Erlebnis-, Denk- und Reaktionsweisen der Gesamtpersönlichkeit zu denken. Daraus ergibt sich die negative Beeinflussung der Fahrtüchtigkeit.

d) Bei **ärztlich verordneten Medikamenten** hängt die Einwirkung auf die Fahrtüchtigkeit vom therapeutisch angestrebten und therapeutisch erreichten Ziel ab. Deshalb ist es verständlich, daß die akute Wirkung von *Hypnotika* und höher dosierten *Analgetika* negativen Einfluß auf die Fahrtüchtigkeit haben. Die Dauer der negativen Beeinflussung ist von der Dosis und der jeweiligen Halbwertszeit der Substanz abhängig. Obwohl *Stimulantien* leistungssteigernde Wirkung haben, ist an die dadurch bedingte erhöhte Risikofreudigkeit zu denken. Gleiches gilt für die kurzzeitig verabreichten *Antihistaminika, Antiallergika* und Mittel für Reisekrankheiten, Mittel, die zusätzlich als Kombinationspräparate kontraindiziert sind.

Tranquilizer, Antidepressiva und *Neuroleptika* haben therapeutisch das Ziel, die durch die Krankheit bewirkten Erlebnis-, Denk- und Handlungsweisen beim Patienten derart zu beeinflussen, daß im Gesamt der betreffenden Persönlichkeiten eine Normalisierung, d. h. dem gesunden Zustand möglichst vergleichbare stabile Funktionstüchtigkeit erreicht wird.

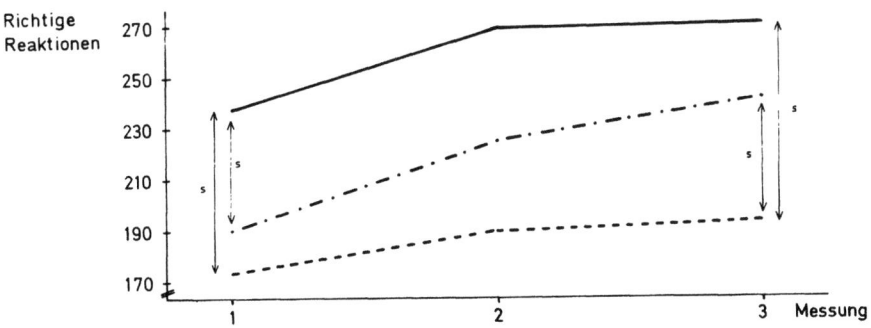

Abb. 23.2. Wirkungen von Antidepressiva und Neuroleptika auf die Zahl richtiger Reaktionen im Determinationsgerät
- - -: „Neuroleptika-Gruppe", Patienten (n = 30), · — : „Antidepressiva-Gruppe", Patienten (n = 31), ___: „Kontroll-Gruppe", gesund (n = 32); s: stat. signifikant
Die Gruppen sind zu Lernfortschritten fähig. Die Patienten unter Antidepressiva zeigen den höchsten Lernzuwachs. Alle 3 Messungen am gleichen Tag zum Zeitpunkt der Erhaltungsdosis (ca. 4 Wochen nach Therapiebeginn)

Sowohl bei **Tranquilizern** als auch bei **Antidepressiva** kann dies aufgrund neuerer Untersuchungen an Patienten bestätigt werden. In diesem Fall können diese Medikamente Funktionen der Fahrtüchtigkeit stabilisieren und positiv beeinflussen. Ähnliches gilt für **Neuroleptika**. Hier wird allerdings festgestellt, daß oft trotz guter medikamentöser Einstellung nicht pharmaka-, sondern morbusbedingte Defizite erhalten bleiben, die als primäre Denk- und Aufmerksamkeitsstörungen bekannt sind.

Grundsätzlich ist somit die Fahrtüchtigkeit vom Arzt im allgemeinen Rahmen der klinischen Psychopharmakotherapie zu klären. In Abhängigkeit der Gewöhnung und der Ansprechbarkeit des Patienten an die Medikation, der Halbwertszeit und der Interaktion verschiedener Substanzen, der Dosierung und der Nebenwirkungen ist bei Erreichung des optimalen Therapiezieles auch nicht mit der negativen Beeinflussung der Fahrtüchtigkeit zu rechnen.

23.3.2. Antidepressiva und Fahrverhalten

Die unterschiedliche Wirksamkeit der drei Hauptgruppen der Antidepressiva [24] zeigt sich in experimentellen Studien an **gesunden Versuchspersonen**. Die psychomotorisch aktivierenden und stimmungsaufhellenden Antidepressiva beeinflussen die Fahrtüchtigkeit in *niederen Dosierungen (20—50 mg)* nicht.
Desipramin und *Imipramin* (0,8 mg/kg) wirkte sich im Akut-Versuch an Gesunden auf die Steuerfähigkeit und die Handgelenksstabilität nicht negativ aus [29]. Obwohl Amitriptylin nebst der depressionslösenden und stimmungsaufhellenden auch sedierend-anxiolytische Wirkung hat, decken sich die Ergebnisse hinsichtlich der gleichen Variablen mit denen der obigen Resultate [43].
Amitriptylin, Doxepin [47], *Clomipramin* und *Nortriptylin* (letztere 1.—7. Tag *je 10 mg* und 7.— 14. Tag *je 20 resp. 25 mg)* [30] erwiesen sich auch in der subakuten Versuchsanordnung im Hinblick auf die Fahrtüchtigkeit als günstig. Meßvariablen wie Lernfähigkeit, Kurzzeitgedächtnis, Wahlreaktion, Koordination und Aufmerksamkeit wurden nicht negativ beeinflußt. Die Praxisrelevanz solcher Untersuchungen ist dennoch relativ gering.

Verkehrsmedizinisch wichtiger sind Untersuchungen **am Patienten,** der aus medizinischen Gründen unter Antidepressiva steht. Erste Untersuchungen zeigen, daß vor allem *Depressive zum Zeitpunkt der Erhaltungsdosis fahrtüchtig sein können,* auch wenn sie, oder weil sie unter der adäquaten Antidepressiva-Therapie stehen. So zeigte sich etwa die *psychomotorische Koordinationsleistung* (s. Abb. 23.2.) von mit Antidepressiva behandelten Patienten im Lernexperiment einer Kontrollgruppe vergleichbar [17]. Patienten unter Neuroleptika

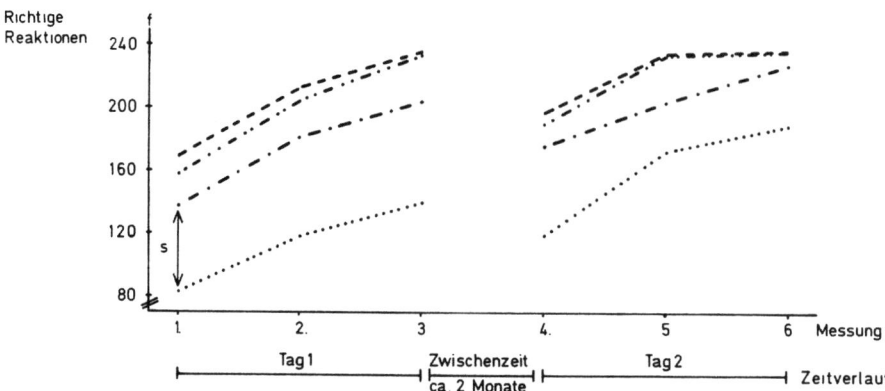

Abb. 23.3. Wirkungen einer subakuten und Langzeittherapie mit Antidepressiva oder Lithium auf die Zahl der richtigen Reaktionen im Determinationsgerät
·—: Ludiomil (n = 6), ---: Noveril (n = 4), ···: Gemischt (n = 4), ·-·-: Lithium (n = 6);
s: stat. signifikant
Alle Patientengruppen zeigen Lernfortschritte. Leistungsdefizite bestehen lediglich in der Gruppe mit gemischter Medikation; Wechsel und Kombination der Medikation wegen klinisch nicht erreichtem Therapieerfolg (Messungen 1–3 ca. 5 Tage nach Therapiebeginn)

hingegen haben signifikant niedrigere Werte (vgl. Kap. 23.3.3.). Die Variable ‚richtige Reaktionen' (Determinationsgerät der Firma Zak, Simbach/Inn, BRD) gilt innerhalb verkehrspsychologischer Untersuchungen als relativ valide und erfaßt die psychomotorische Koordinationsleistung.

Weitere eigene Ergebnisse von 20 depressiven Patienten während subakuter und Langzeit-Antidepressiva-Therapie zeigten, daß auch unter einer zweimonatigen standardisierten Therapie Leistungsdefizite reduziert und Lernfortschritte erzielt werden können (s. Abb. 23.3.) [19].

Abb. 23.3. Wie aus der Abbildung ersichtlich ist, sind zum Zeitpunkt der therapeutischen Erhaltungsdosis nach 2 Monaten (s. Abb. 23.3. „Tag 2") die Gruppen unter *Maprotilin*, *Dibenzepin* und *Lithium* im Normbereich der Reaktionsleistungen. Lediglich die Gruppe „gemischt" weicht ab (bei dieser Gruppe mußte aus klinisch-therapeutischen Gründen sowohl die Dosis als auch die Medikationsart gewechselt werden; die abweichenden Ergebnisse dürften eher durch die Therapieresistenz als durch die Medikation bedingt sein).

Andere Autoren weisen speziell auf die *sedative* Wirkung von **Lithium** hin [23]. Unter einer Serum-Konzentration von 0,75 mmol/L zeigte sich eine Beeinträchtigung der Fahrtüchtigkeit. Besonders auffallend war, daß die subjektive Leistungseinschätzung gegenläufige Tendenz zeigte [33]. Es ist somit klinisch sehr wichtig, auf die Wechselwirkung Krankheit/Medikation zu achten.

Zusammenfassung. Zur klinischen Beurteilung der Fahrtüchtigkeit unter Antidepressiva ist deshalb folgendes zu beachten:

— Zu *Beginn der Behandlung,* besonders bei hohen Initialdosen, ist vom Lenken eines Motorfahrzeuges abzuraten.

— Störende *Nebenwirkungen,* wie Blutdruckabfall (z. B. mit Kollapsneigung), Akkommodationsstörungen und auch kurzandauernde delirante Zustände sowie starke Verstimmungen, sprechen gegen eine Fahrtüchtigkeit.

— Bei gutem therapeutischem Ansprechen der Zielsymptomatik sowie nach Gewöhnung des Patienten an die Substanzwirkung ist bei Vorliegen einer auch vom Patienten erlebten Verfügbarkeit über die kognitiven, emotionalen und motorischen Funktionen in den meisten Fällen die aktive Verkehrsteilnahme am Steuer eines Motorfahrzeuges unter Antidepressiva unbedenklich.

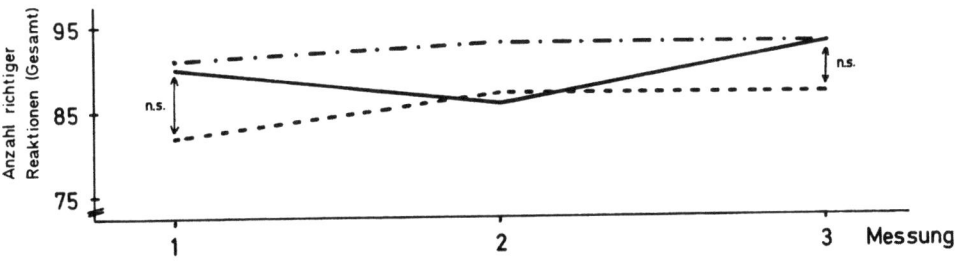

Abb. 23.4. Wirkungen von Antidepressiva oder Neuroleptika auf die Zahl richtiger Reaktionen im Tracking-Gerät
- - -: „Neuroleptika-Gruppe", Patienten (n = 30), · —: „Antidepressiva-Gruppe", Patienten (n = 31),
___: „Kontroll-Gruppe", gesund (n = 32)
Alle drei Gruppen erreichen annähernd die gleichen Leistungen. Alle 3 Messungen am gleichen Tag zum Zeitpunkt der Erhaltungsdosis (ca. 4 Wochen nach Therapiebeginn)

23.3.3. Neuroleptika und Fahrverhalten

Neben der sedierenden Wirkung (major „tranquilizer") wird den Neuroleptika die spezifische antipsychotische Wirkung (Antipsychotika) zugeschrieben. Für unsere Fragestellung ist vor allem diese letzte Komponente von Bedeutung, da mit dieser Psychopharmakagruppe Symptome, wie schizophrene Wahnideen, Sinnestäuschungen und Denkstörungen, therapeutisch angegangen werden. Die übliche Unterteilung (bei kontinuierlichem Übergang) in Neuroleptika mit primär antipsychotischer *(Benperidol, Thioproperazin, Flupenthixol* etc.) und solchen mit primär sedierender Wirkung *(Promazin, Laevomepromazin, Clopenthixol* etc.) [24] ist recht entscheidend.

Laboruntersuchungen an **Gesunden** zeigen ein relativ einheitliches Bild; teilweise bereits unter niederer, einheitlich aber unter mittlerer Dosierung ist mit Neuroleptika die Unfallgefahr erhöht [32].

DORSCH and HEBENSTREIT [4] fanden unter niederer Dosierung *(1 mg/d)* von *Fluphenazin,* SEPPÄLÄ [48] unter *10 mg/d Chlorpromazin* keine Beeinträchtigung der Fahrtüchtigkeit. Andere Autoren berichten durchwegs von negativer Beeinflussung. Auch nieder dosierte Neuroleptika, wie *Thioridazin, Flupenthixol, Haloperidol* [31], *Chlorpromazin, (1 mg/kg)* und *Thioridazin (1 mg/kg)* [37], beeinflußten die Aufmerksamkeitsleistung und den Informationsverarbeitungsprozeß resp. die Steuerleistung und die Handgelenksstabilität negativ [37]. In der von SEPPÄLÄ zitierten Arbeit wurde unter höherer Dosierung *(20 mg)* bei der zweiten Messung (nach 14 Tagen) eine statistisch gesicherte negative Veränderung der Reaktions- und Koordinationsfähigkeit beobachtet.

Praxisnähere Untersuchungen an **Patienten** gibt es bis dahin so gut wie keine. Aus einer eigenen Untersuchung sind zur Zeit keine definitiven Schlüsse zu ziehen. Patienten unter Neuroleptika-Therapie lassen sich hinsichtlich einzelner relevanter Fahrverhaltensvariablen („Determinationsgerät") zum Zeitpunkt der Erhaltungsdosis sowohl von der gesunden Kontrollgruppe wie auch von der Patientengruppe unter Antidepressiva trennen (s. Abb. 23.2.). In anderen, ebenso entscheidenden Fahrverhaltensvariablen („Tracking-Gerät") sind jedoch die Ergebnisse aller drei Probanden- bzw. Medikamentengruppen ähnlich (s. Abb. 23.4.) [17]. Mit dieser Variable wird die Steuerleistung („tracking"), eine zentrale Funktion der Fahrtüchtigkeit, gemessen. Die divergierenden Ergebnisse weisen bei vorläufiger Interpretation in folgende Richtung:

— Psychotische Patienten adaptieren sich unter adäquater Neuroleptika-Therapie im Bereich gemessener Fahrverhaltensvariablen erstaunlich gut.

— Teilbereichsdefizite hinsichtlich Fahrtüchtigkeit sind nicht so sehr durch die Psychopharmaka-Therapie beeinflußt, sondern Relikte der sogenannten primären Denkstörungen im Sinne BLEULERS [1]. Diese integral zu beheben, leisten die Neuroleptika nicht.

Zusammenfassung. Grundsätzlich läßt sich somit zur Fahrtüchtigkeit unter Neuroleptika folgendes sagen:

— Zu *Beginn einer Therapie* (besonders bei hohen Initialdosen) ist auf das Lenken eines Motorfahrzeuges zu verzichten.

— Es ist auf das Vorhandensein unerwünschter *Nebenwirkungen*, wie Blutdruckabfall, anfallsähnliche Muskelkrämpfe und allgemeine Schlaffheit, zu achten.

— Frühestens nach der *Gewöhnung* an die subjektive Wirkung, etwa im Zeitpunkt der Erhaltungsdosis, wird die Fahrtüchtigkeitsabklärung relevant.

— Die klinisch-medizinische Frage zur Fahrtüchtigkeit läßt sich am sichersten aus der guten Ansprechbarkeit des Medikamentes, der *Reduktion der Symptomatik*, aus dem möglichen Fehlen stärkerer Nebenwirkungen und aus der auch vom Patienten erlebten relativen Intaktheit des Denkens, der Stimmung und der Motorik entscheiden.

23.3.4. Tranquilizer, Hypnotika und Fahrverhalten

Wir stützen uns primär auf die Einteilung von KIELHOLZ und PÖLDINGER [27], die entsprechend deren Hauptwirkungen zwei Gruppen unterscheiden: anxiolytisch wirkende und schlafinduzierende Tranquilizer. Gleichzeitig sind hier die Barbiturate und ein Teil der Antiepileptika zu subsummieren. Für die Frage der Fahrtüchtigkeitsbeeinflussung sind vor allem drei Effekte ausschlaggebend: die anxiolytische, schlafanstoßende und antikonvulsive Wirkung. Experimentelle Studien zeigen ein *relativ einheitliches Bild*.

Die Verkehrsgefährdung ist hauptsächlich von der Dosierung abhängig. Sehr niedrige Dosierungen (z. B. *2 mg Diazepam, 3 mg Bromazepam, 10 mg Chlordiazepoxid, 400 mg Memprobamat, 100 mg Phenobarbital)* beeinflussen die Fahrtüchtigkeit **gesunder Versuchspersonen** nicht. Vor allem die sedative Wirkung führt bei höherer Dosierung zu eindeutigen Leistungsdefiziten (s. Abb. 23.5.) [16]. Wie die Abbildung zeigt, ist bei primär anxiolytisch wirkenden Substanzen der Beeinträchtigungsgrad geringer als bei den Hypnotika [16, 49, 12].

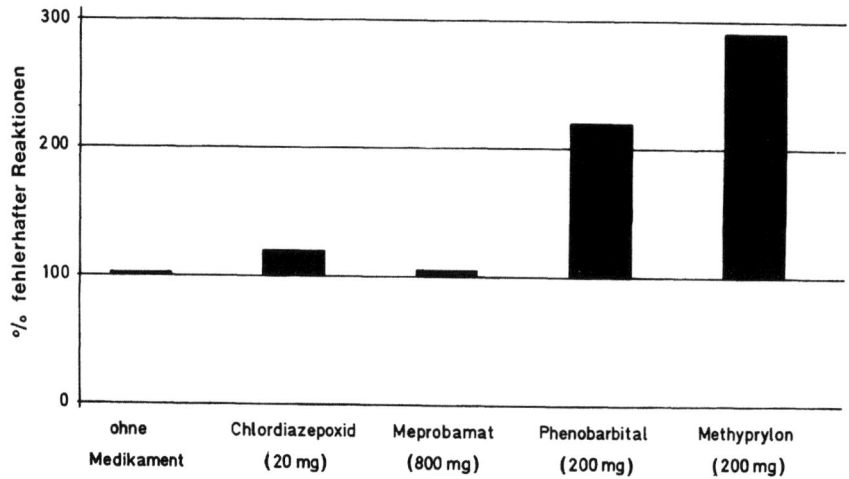

Abb. 23.5. Wirkungen von Tranquilizern oder Hypnotika im Fahrtest der 2. Fahrt
Mittlere Anzahl von Fehlern in Prozenten der Kontrollen (ohne Medikamenteneinfluß erwartete Fehler sind 100 %). Im Unterschied zu den Tranquilizern beeinträchtigen die Hypnotika die Fahrleistung der gesunden Probanden signifikant

Dies wird auch in einer neuen Studie von uns bestätigt (s. Abb. 23.6.) [18], die an gesunden Probanden durchgeführt wurde. Dargestellt ist in dieser Abbildung das Ergebnis der Aufmerksamkeit als Wahlreaktion auf optische Reize (Quadrate) (Aufmerksamkeits-Prüf-Gerät APG, Firma Zak, Simbach/Inn, BRD).

Da mehrere dieser Medikamente vor allem ambulant, selbstmedikativ oder auch im Sinne einer Abhängigkeit eingenommen werden, ist besondere Vorsicht geboten. Die verkehrsgefährdenden Aspekte sind in vielen Fällen nicht nur in den Substanzwirkungen, sondern zusätzlich in der **Persönlichkeit des Konsumenten** zu suchen (psychovegetative Labilität, Streßintoleranz und Suchtpersönlichkeit) [40]. Tranquilizer wirken andererseits dort, wo sie medizinisch-therapeutisch richtig angewendet werden (Patienten mit Verspannung, Unruhe und Angst), auch *psychomotorisch stabilisierend* [2, 14].

Zusammenfassung. Von der praktisch medizinischen Seite läßt sich zur Fahrtüchtigkeit unter Tranquilizern oder Hypnotika folgendes sagen:
— *Hypnotika* mit langer Halbwertszeit sind frühzeitig abends einzunehmen. Bei zu später Einnahme ist an die volle Substanzwirkung am darauffolgenden Morgen zu denken. „*Hangover-Effekte*" am anderen Tag sind verkehrspsychologisch gefährlich.
— Wenn immer möglich, sind *Tranquilizer* auf den Abend zu verschreiben.
— Bei einmaliger Verabreichung oder zu *Beginn einer Therapie* ist wegen mangelnder Vertrautheit mit der spezifischen Wirkung bezüglich Fahrtüchtigkeit besondere Vorsicht geboten.

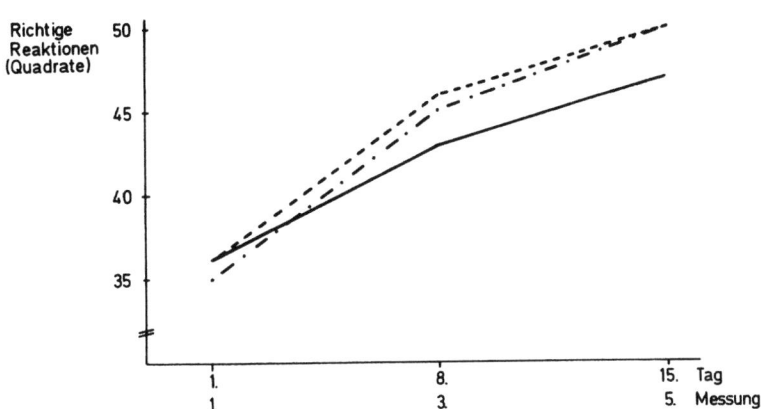

Abb. 23.6. Wirkungen von Bromazepam im Aufmerksamkeits-Prüf-Gerät
· —: Placebo, - - -: 1,5 mg, ____: 3,0 mg Bromazepam
Die Zahl der richtigen Reaktionen wird durch die Medikation nicht signifikant beeinflußt. Alle drei Gruppen von gesunden Probanden sind zu einem deutlichen Lernfortschritt in der Lage

23.3.5. Antiepileptika und Fahrverhalten

Nebst den Barbituraten (z. B. *Phenobarbital, Methylphenobarbital),* die wir bereits besprochen haben, ist auf *Hydantoine* und Pyrimidindione *(Primidon)* hinzuweisen. Diese letzteren sind experimentell bezüglich Fahrtüchtigkeit nicht geprüft. Von der antikonvulsiven Wirkung her muß mit einer Beeinträchtigung ähnlich der der Tranquilizer gerechnet werden. Andererseits ist es bekannt, daß ein Anfallskranker nur unter der adäquaten Antiepileptika-Therapie fahrtüchtig ist (positive Wechselwirkung Krankheit/Medikation).

RITTER [45] konnte anhand der ‚Fahrgeschichte' von 288 chronischen Anfallskranken, verglichen mit einer gesunden Kontrollgruppe, aufzeigen, daß es sich bei *Epileptikern nicht um eine generelle ‚Risikogruppe'* handelt. Die zu

Verkehrsunfällen oder zu Verzeigungen führenden Gründe lagen bei einer sehr kleinen Untergruppe von Epileptikern nicht im Bereich der Medikation, sondern in der Krankheit selber (Wesensveränderung), im zusätzlichen Alkoholismus und in der inkonsequenten, nicht fachgerechten Antiepileptika-Therapie.

23.3.6. Psychostimulantien, Nootropika und Fahrverhalten

Bei Substanzen wie *Amphetamin* und *Ephedrin*, aber auch bei Nootropika, wie *Pyritinol, Piracetam* etc. ist aufgrund der stimulierenden Wirkung an die leistungssteigernden Effekte zu denken. Aus den primären Anwendungsbereichen (Leistungssteigerung bei Sportlern und Schülern, Müdigkeitsbekämpfung bei Schichtarbeitern und Fahrzeuglenkern, als Abmagerungsmittel und zur Steigerung der sexuellen Potenz) ist abzuleiten, daß auch Variablen der *Fahrtüchtigkeit positiv* beeinflußt werden können. Laboruntersuchungen bestätigen, daß Fahrverhaltensvariablen, wie Reaktionszeit, Aufmerksamkeit und Koordinationsleistung, unter Stimulantien verbessert werden.

Gleichzeitig wird aber ein *Ansteigen des ‚Risikoverhaltens'* und eine ‚Überschätzung' der eigenen Leistungsfähigkeit beobachtet [20]. Aufgrund der klinischen Beobachtungen ist auch auf die innere Unruhe und die Koordinationsstörungen hinzuweisen, die bei höherer Dosierung auftreten können. Die Hemmung der natürlichen Notfallfunktionen und die Verminderung der natürlichen Erschöpfungsgefühle sind bei intensiverer Bekämpfung der Müdigkeit oder Steigerung der Leistungsfähigkeit durch Stimulantien möglich. Kreislaufkollapse oder plötzliche Schlafattacken treten beim Nachlassen der zentral stimulierenden Wirkung auf. Nach öfterer Verwendung ist zudem noch auf die persönlichkeitsverändernde Wirkung zu achten, die als ‚Enthemmung' bezeichnet werden kann. Dadurch wird die verkehrsgefährdende Wirkung deutlich unterstrichen.

Der Arzt ist deshalb davor zu warnen, Amphetamine als Weckmittel oder als Doping vor langen Fahrten abzugeben oder zu verordnen.

23.3.7. Opiate, Anästhetika, Analgetika und Fahrverhalten

Betäubungsmittel sind durch die ambulanten chirurgischen Behandlungen und die mißbräuchliche Verwendung verkehrsmedizinisch relevant geworden. Die Auswirkungen auf den Konsumenten sind vor allem bei **Morphin und Opiaten** komplexer Natur. Die sedierenden und stimulierenden Effekte können sowohl zu Müdigkeit und Konzentrationsstörungen wie auch zu Euphorie führen. Besonders bei Abhängigen ist an Toleranzphänomene zu denken. Je nach Persönlichkeit, Dosis und Erfahrung mit der Substanz sind Reaktionen wie Schläfrigkeit oder Enthemmung, Euphorie oder Dysphorie verkehrsgefährdend. Unter experimentellen Bedingungen [9, 34] sind bei verwandten Substanzen diese Erscheinungen bestätigt worden.

Anästhetika, wie *Thiopental, Methohexital* und *Propanidid*, scheinen in sehr niedriger Dosierung ungefährlich zu sein. Dennoch sind u. a. bei Thiopental, Methohexital und Lidocainum bis zu 24 Stunden nach Einnahme negative Wirkungen auf die Reaktions- und Wahlreaktionszeit sowie auf Aufmerksamkeits- und Gedächtnisleistung festgestellt worden [15]. Nach Applikation solcher Medikamente sollte je nach Dosis und Halbwertszeit 24 bis 72 Stunden auf das Lenken eines Motorfahrzeuges verzichtet werden.

Sogenannte ‚nicht-narkotische' **Analgetika** (oft Mischpräparate aus Salicylat oder Aminophenazon, Phenacetin, Paracetamol, Codein und Coffein) sind verkehrsmedizinisch ebenfalls kontraindiziert.

23.3.8. Halluzinogene und Fahrverhalten

Daß **LSD**, **Mescalin** und **Psilocybin** eine hohe *verkehrsgefährdende* Potenz aufweisen, ist aus den bekannten Wirkungen verständlich. Je nach Dosierung und Gewöhnung ist mit illusionären Verkennungen, Halluzinationen, Depersonalisationen und Derealisationen zu rechnen. „Flashbacks" sind Stunden, ja Tage nach Abklingen der akuten Substanzwirkung zu beobachten.

Zur Zeit sind die Ansichten über die Wirkungen von **Cannabis**-Präparaten, gleich in welcher Form, umstrittener. Die Ergebnisse aus experimentellen Untersuchungen bestätigen hingegen durchgehend die *verkehrsgefährdende* Potenz.

Erweiterung oder Einengung des Erlebnisbereiches, Absinken der Konzentrationsfähigkeit und Verschlechterung der psychomotorischen Leistung [13]. Wenn Cannabis-Präparate zur Zeit in unseren Breitengraden auch nicht therapeutisch eingesetzt werden, so ist doch an die relativ hohe Zahl der Konsumenten zu denken. Gerade hier ist auf die zusätzliche persönlichkeitsverändernde Wirkung hinzuweisen, die die Fahrtüchtigkeit zusätzlich in Frage stellt.

23.3.9. Antihypertensiva, Beta-Rezeptoren-Blocker, Antihistaminika und Fahrverhalten

Nicht die **Antihypertensiva** als solche, sondern die in ihnen enthaltenen *sedativ* wirkenden *Zusätze* wie *Reserpin* oder *Barbiturate* beeinträchtigen die Fahrtüchtigkeit.

In letzter Zeit werden **Beta-Rezeptoren-Blocker** nicht nur wegen ihrer peripheren kardiovaskulären, sondern auch wegen ihrer anxiolytischen Wirkung vermehrt eingesetzt [50, 10, 25]. Auch die Fahrleistung scheint unter bestimmten Bedingungen und dosisabhängig positiv beeinflußt zu werden.

Oxprenolol (40 mg/d) bewirkte bei einem Chirurgen-Team zwar eine Herabsetzung der Herzfrequenz, nicht aber eine Verbesserung der kognitiv-psychomotorischen Leistungen während der Operation [6].

In Studien zur Fahrtüchtigkeit wurden dosisabhängig unterschiedliche Reaktionen beobachtet. In allen Arbeiten wird über die kardiovaskuläre Wirkung referiert. Bei hohen Dosierungen (240 mg *Propranolol*) wurden Aspekte des Fahrverhaltens negativ beeinflußt und eine allgemeine Schläfrigkeit festgestellt [42].

MOSER et al. [38, 39] konnten nachweisen, daß *Oxprenolol* resp. *Betadrenol* die Fahrtüchtigkeit eher positiv beeinflußt. Unter Betadrenol (40 und 100 mg) verbesserte sich sowohl das subjektive Befinden (Anxiolyse), die Koordinations- und Reaktionsfähigkeit. Somit kann hier bei Dosierungen um *40—100 mg/d* die positive Wirkung auf die Fahrtüchtigkeit betont werden, soweit nicht Kombinationseffekte (u. a. Antidepressiva) oder internmedizinische Gründe generell oder zeitweise (Herzinsuffizienz) dagegen sprechen.

Antihistaminika, Antiallergika und Mittel gegen Reisekrankheiten sind vor allem als Kombinationspräparate (u. a. mit Hypnotika) wegen der *schlafanstoßenden* Wirkung bezüglich der Fahrtüchtigkeit kontraindiziert.

23.4. Allgemeine Hinweise und Ratschläge für den praktizierenden Arzt

— Jedes Medikament, das Erleben und Verhalten des Patienten beeinflußt, ist verkehrsmedizinisch relevant. Der Arzt kann davon ausgehen, daß das richtig eingesetzte Medikament bei den entsprechenden Verhaltensdefiziten leistungsverbessernde Wirkung hat. Es ist deshalb immer die *Wechselwirkung „Krankheit/Psychopharmaka/Fahrverhalten"* zu beachten, z. B. bei Epilepsie und Depression.

— Grundsätzlich gilt, daß die *individuelle Erfahrung* des Patienten mit der Substanzwirkung wichtig ist.

— Zu *Beginn einer Therapie*, besonders bei hohen Initialdosen (z. B. mit Neuroleptika und Antidepressiva) soll auf das Lenken eines Fahrzeuges verzichtet werden. Erst nach guter Ansprechbarkeit, zum Zeitpunkt der *Erhaltungsdosis*, ist die Möglichkeit der Fahrtüchtigkeit gegeben.

— Der *Patient* ist stets über die Art der Therapie und die Wirkungsweise des Medikamentes zu orientieren.

— Der *therapeutische Effekt* ist *öfter zu prüfen* und die daraus zu folgernden Entscheidungen zu treffen.

— Besondere Vorsicht ist bei *Kombinationspräparaten* angezeigt.

— Auf die Kontradindikation „Alkohol" ist immer hinzuweisen.

Trotz dieser generellen Hinweise ist die Frage der Fahrtauglichkeit immer nur aus der differenzierten und individuellen Beurteilung der Wechselwirkung ‚Krankheit/Medikation' im Gespräch zwischen fachkundigem Arzt und mündigem Patienten zu klären.

Untersuchungen im eigenen Labor, auf die hier hingewiesen wurde, sind vom Schweizerischen Nationalfonds (Kredit-Nummer 6.193-0.76) unterstützt worden.

Literatur

1. BLEULER, E. (1911): Dementia Präcox oder die Gruppe der Schizophrenien. Leipzig: Deuticke.
2. BOUCSEIN, W. (1976): Experimentalpsychologische Untersuchung zur Wirkung von Tranquilizern (Diazepam und einer Prüfsubstanz) unter Berücksichtigung von Persönlichkeitsmerkmalen. Arzneim.-Forsch./Drug Res. *26*, 1138—1141.
3. BRD (1969): Straßenverkehrszulassungsverordnung.
4. DORSCH, W., v. HEBENSTREIT, B. (1962): Die Wirkung eines Fluphenazin-Dihydrochlorids auf die Fahrtauglichkeit. Arzneim.-Forsch./Drug Res. *12*, 1074—1079.
5. FISHER, R., HILL, R. M. (1971): Psychotropic drug-induces transformations of visual space. Int. Pharmacopsychiat. *6*, 28—37.
6. FOSTER, G. E., MAKIN, C., EVANS, D. F., HARDCASTLE, J. D. (1980): Does β-blockade affect surgical performance? A double-blind trial of oxprenolol. Br. J. Surg. *67*, 609—612.
7. GARRIOTT, J. C., LATMAN, N. (1976): Drug detection in cases of „driving under the influence". J. Forensic Sci. *21*, 398—415.
8. GARRIOTT, J. C., DIMAIO, V. J. M., ZUMWALT, R. E., PETTY, C. S. (1977): Incidence of drugs and alcohol in fatally injured motor vehicle drivers. J. Forensic Sci. *22*, 383—389.
9. GORDON, N. (1970): Reaction time of methadone-treated ex-heroin addicts. Psychopharmacol. *16*, 337—344.
10. GRANVILLE-GROSSMANN, K. L. (1974): Propranolol, anxiety and the central nervous system. Br. J. clin. Pharmacol. *1*, 361—363.
11. GREENBLATT, D. J., SHADER, R. I. (1974): Drug therapy: benzodiazepines. New Engl. J. Med. *291*, 1011—1015.
12. HAFFNER, J. F. W., MØRLAND, J., SETEKLEIV, J., STRØMSAETHER, C. E., DANIELSEN, A., FRIVIK, P. T., DYBING, F. (1973): Mental and psychomotor effects of diazepam and ethanol. Acta Pharmacol. Toxicol. *32*, 161—178.
13. HOBI, V., MIEST, P.-CHR., RICHTER, R., SSCHWARZ, R., GOLDBERG, L., LADEWIG, D., REGGIANI, G. (1976): Der zeitliche Verlauf der Alkoholwirkung in Skalen der Selbstbefindlichkeit. Pharmakopsychiat. *9*, 313—322.
14. HOBI, V. (1978): Psychopharmaka und Fahrverhalten. Schweiz. Apoth.-Zeitung *116*, 621—631.
15. HOBI, V. (1982): Psychopharmaca, psychic illness, and driving ability: a contribution to the debate. J. Int. Med. Res. *10*, 283—305.
16. HOBI, V. (1980): Psychopharmaka und Fahrverhalten. Unfall- und Sicherheitsforschung Straßenverkehr (Bundesanstalt für Straßenverkehr Köln, Hrsg.), Heft 26, S. 11—15.
17. HOBI, V., KIELHOLZ, P., GILSDORF, U. (1981 a): How capable of driving are hospitalized psychiatric patients under psychoactive drug therapy? J. Int. Med. Res. *9*, 434—447.
18. HOBI, V., KIELHOLZ, P., DUBACH, U. C. (1981 b): Die Wirkung von Bromazepam auf die Fahrtüchtigkeit. Münch. med. Wschr. *123*, 1585—1588.
19. HOBI, V., GASTPAR, M., GASTPAR, G., GILSDORF, U., KIELHOLZ, P., SCHWARZ, E. (1982): Driving ability of depressive patients under antidepressants. J. Int. Med. Res. *10*, 65—81.
20. HURST, P. M. (1976): Amphetamines and driving behavior. Accid. Anal. & Prev. *8*, 9—13.
21. JICK, H. (1974): Drugs-remarkably nontoxic. New Engl. J. Med. *291*, 824—828.
22. JOSCELYN, K. B., JONES, R. K., MAICKEL, R. P., DONELSEN, A. C. (1979): Drugs and driving: information needs and research requi-

rements (DOT HS-804 774). Washington, D.C.: U.S. Dept. of Transportation.
23. KATZ, R. J. (1980): Lithium and the structure of exploratory behavior in the rat. Prog. Neuro-Psychopharmacol. 4, 37—41.
24. KIELHOLZ, P., HOBI, V. (1977): Medikamente und Fahrverhalten. Therap. Umschau 34, 803—812.
25. KIELHOLZ, P., Hrsg. (1978): A therapeutic approach to the psyche via the beta-adrenergic system. (Proc. Symp. VIth World Congr. of Psychiatry, Hawaii, 1977). Bern - Stuttgart - Wien: Huber.
26. KIELHOLZ, P. (1979): Krankheit, Medikamente und Fahrverhalten. Schweiz. Ärztezeitung 60, 2157—2162.
27. KIELHOLZ, P., PÖLDINGER, W. (1980): Die Stellung der Tranquilizer in der Depressionsbehandlung — eine Warnung. Schweiz. Ärztezeitung 61, 2736—2737.
28. KOSCHLIG, G. (1974): Die neuen ärztlichen Richtlinien zur Tauglichkeitsverordnung zum Führen von Kraftfahrzeugen bei Nerven- und Geisteskrankheiten. Psychiat. Neurol. med. Psychol. 26, 606—616.
29. LANDAUER, A. A., MILNER, G. (1971): Desipramine and imipramine, alone and together with alcohol in relation to driving safety. Pharmakopsychiat. 4, 265—275.
30. LILJEQUIST, R., LINNOILA, M., MATTILA, M. J. (1974): Effect of two week's treatment with chlorimipramine and nortriptyline, alone or in combination with alcohol on learning and memory. Psychopharmacol. 39, 181—186.
31. LINNOILA, M. (1973): Effects of diazepam, chlordiazepoxide, thioridazine, haloperidol, flupenthixole, and alcohol on psychomotor skills related to driving. Ann. Med. Exp. Biol. Fenn. 51, 125—132.
32. LINNOILA, M. (1974): Drug interaction on psychomotor skills related to driving. Helsinki.
33. LINNOILA, M., SAARIO, I., MÄKI, M. (1974): Effect of treatment with diazepam or lithium and alcohol on psychomotor skills related to driving. Europ. J. Clin. Pharm. 7, 337—342.
34. LINNOILA, M., HÄKKINEN, S. (1974): Effects of diazepam or codeine, alone or in combination with alcohol on simulated driving. Clin. Pharmacol. Therap. 15, 368—373.
35. LINNOILA, M. (1976): Tranquilizers and driving. Accid. Anal. Prev. 8, 15—19.
36. MCGLOTHLIN, W. H. (1973): Amphetamines, barbiturates, and hallucinogens: An analysis of use, distribution and control. (Drug Enforcement Administration report no. SCID-TR-9.) Washington, D.C.: U.S. Dept. of Justice.
37. MILNER, G., LANDAUER, A. A. (1971): Alcohol, thioridazine and chlorpromazine effects on skills related to driving behavior. Br. J. Psychiat. 118, 351—352.
38. MOSER, L., SCHMIDT, U., LUNDT, P. V. (1977): Die Auswirkungen eines Beta-Rezeptoren-Blockers auf die Kraftfahreignung. Kölner Informationen z. Verkehrssicherheit Nr. 1, S. 1—9.
39. MOSER, L., DELLEN, R. G., LUNDT, P. V. (1978): Prüfungsangst und Fahrtüchtigkeit — Die Wirksamkeit von Betadrenol bei Prüfungsangst. Kölner Informationen z. Verkehrssicherheit Nr. 1, S. 1—3.
40. MUGGLER-BICKEL, J., MAAG, F. (1981): Drogen und Führertauglichkeit. Schweiz. Rundschau Med. (Praxis) 70, 397—407.
41. Österreich (1967): Bundesgesetzblatt für die Republik Österreich, S. 1497—1566, 2461—2509.
42. OGLE, C. W., TURNER, P., MARKOMIHELAKIS (1976): The effects of high doses of oxprenolol and of propranolol on pursuit rotor performance, reaction time and critical flicker frequency. Psychopharmacol. 46, 295—299.
43. PATMAN, J., LANDAUER, A. A., MILNER, G. (1969): The Combined Effect of Alcohol and Amitriptyline on Skills Similar to Motor-car Driving. Med. J. Australia 2, 946—949.
44. PIETZCKER, A. (1978): Langzeitmedikation bei schizophrenen Kranken. Nervenarzt 49, 518—533.
45. RITTER, G. (1976): Epilepsie und Führerschein. Untersuchung 1973/74 in Zusammenarbeit mit dem Kraftfahrt-Bundesamt in Flensburg. Nervenarzt 47, 51—53.
46. Schweiz (1976): Verordnung über die Zulassung von Personen und Fahrzeugen zum Straßenverkehr (VZV).
47. SEPPÄLÄ, T., LINNOILA, M., ELONEN, E., MATTILA, M. J., MÄKI, M. (1975): The effect of tricyclic antidepressants and alcohol on psychomotor skills related to driving. Clin. Pharm. Ther. 17, 515—522.
48. SEPPÄLÄ, T. (1976): Effect of chlorpromazine or sulpiride and alcohol on psychomotor skills related to driving. Arch. int. Pharmacodyn. 223, 311—323.
49. SEPPÄLÄ, T., LINNOILA, M., MATTILA, M. J. (1979): Drugs, alcohol and driving. Drugs 17, 389—408.
50. TURNER, P. (1977): Clinical and experimental studies on the central effects of beta-blockade in man. In: Beta-blockers and the central nervous system (KIELHOLZ, P., Hrsg.), S. 35. (Int. Symp., St. Moritz, 1976.) Bern: H. Huber.
51. WAGNER, H. J. (1979): Nachweis von Medikamenten bei verkehrsauffälligen Verkehrsteilnehmern. (Vortragsmanuskript, Expertenmeeting, Deutsches Bundesamt für Verkehr Köln.)

# VI. Appendix:
Praxisnahe Übersicht der Psychopharmaka mit Verzeichnis der Präparate

# VI. Appendix: Praxisnahe Übersicht der Psychopharmaka mit Verzeichnis der Präparate

Von H. Aschauer und F. Resch

24.1.	**Hinweise für den Leser**	665
24.2.	**Praxisnahe Übersicht der Psychopharmaka**	666
24.2.1.	Antidepressiva	666
24.2.2.	Lithiumsalze	671
24.2.3.	Neuroleptika	673
24.2.4.	Tranquilizer und Hypnotika	683
24.2.5.	Antiepileptika	695
24.2.6.	Beta-Rezeptoren-Blocker	700
24.2.7.	Nootropika	702
24.2.8.	Psychostimulantien	706
24.2.9.	Medikamente gegen neuroleptika-induzierte psychomotorische Syndrome	707
24.2.10.	Weitere bei psychiatrischen Indikationen verwendete Pharmaka	708
24.3.	**Mischpräparate-Liste**	710
24.4.	**(Psycho-)Pharmaka-Index**	721

24.1. Hinweise für den Leser

Das folgende Kapitel ist in 3 Teile gegliedert:

a) Ein kurzer Abriß der Therapie mit (Psycho-)Pharmaka (Kap. 24.2.). Er enthält praxisbezogene Informationen über alle psychotrop wirksamen Substanzen, die im deutschen Sprachraum (A, CH, D) im Handel sind, eingeteilt in 1. Antidepressiva, 2. Lithiumsalze, 3. Neuroleptika, 4. Tranquilizer und Hypnotika, 5. Antiepileptika, 6. Beta-Rezeptoren-Blocker, 7. Nootropika, 8. Psychostimulantien, 9. Medikamente gegen neuroleptika-induzierte psychomotorische Syndrome und 10. Weitere bei psychiatrischen Indikationen verwendete Pharmaka.

Die Auswahl der beispielhaft angeführten Handelsnamen erfolgte nach folgenden Gesichtspunkten: Große Verbreitung, d. h. nach Möglichkeit eine Verfügbarkeit in allen drei deutschsprachigen Ländern, und zweitens danach, ob ein Präparat in mehreren galenischen Formen im Handel erhältlich ist.

b) Eine Mischpräparate-Liste (Kap. 24.3.). Sie enthält in alphabetischer Ordnung alle Handelsnamen von Kombinationspräparaten, die zumindest *eine* psychotrop wirksame Substanz enthalten (von dieser Liste ausgenommen sind sedierende Cardiaca und Hypnoanalgetika). Die Einzelsubstanzen dieser Mischpräparate sind mit ihrem Freinamen angeführt.

c) Ein (Psycho-)Pharmaka-Index (Kap. 24.4.). Er enthält die Freinamen und Handelsnamen aller psychotrop wirksamen Substanzen (inklusive Mischpräparate), die in den deutschsprachigen Ländern A, CH und D im Handel erhältlich sind.

Anleitung zur Benützung

1. Angenommen, Sie kennen den **Namen eines Psychopharmakons**, wissen aber nicht, ob es sich um einen *Freinamen* (chemische Kurzbezeichnung, „generic name") oder um den *Handelsnamen* eines einzelnen Präparates oder eines Mischpräparates handelt. Schlagen Sie im „(Psycho-)Pharmaka-Index" (s. Kap. 24.4., S. 720) nach, wo diese Fragen beantwortet werden. Beachten Sie bitte, daß sowohl in der „Praxisnahen Übersicht der Psychopharmaka" (s. Kap. 24.2., S. 666) als auch im „Sachverzeichnis" (s. Kap. VII.) des Buches ein Psychopharmakon nach seinem *Freinamen* geordnet ist, weshalb dessen Kenntnis wichtig ist. Der (Psycho-)Pharmaka-Index" ermöglicht Ihnen die „Übersetzung" jedes Handelsnamens in den entsprechenden Freinamen.

2. Angenommen, Sie suchen **nähere Information über ein Psychopharmakon**. Über seinen Freinamen finden Sie im Sachverzeichnis (s. Kap. VII.) die nötigen Hinweise.

3. Angenommen, Sie suchen die **Zusammensetzung eines Mischpräparates**. In der Mischpräparateliste finden Sie die Freinamen der Substanzen dieses Mischpräparates.

Erklärung der Abkürzungen

A	Österreich	Lsg.	Lösung
Amp.	Ampulle	NL	Neuroleptikum
AE 1	Antiepileptikum 1. Ordnung	NW	Nebenwirkung(en)
AE 2	Antiepileptikum 2. Ordnung	Plv.	Pulver
AE 3	Antiepileptikum 3. Ordnung	Prl.	Perle
CH	Schweiz	Sft.	Saft
D	Deutschland	St.Amp.	Stechampulle
Drg.	Dragee	Susp.	Suspension
Dstfl.	Durchstichflasche	Supp.	Suppositorium
ED	Einzeldosis	Tbl.	Tablette
KM	Knochenmark	Th. Sp.	Therapeutischer Serumspiegel
Kps.	Kapsel	Trpf.	Tropfen
Liqu.	Liquidum		

24.2. Praxisnahe Übersicht der Psychopharmaka
(Erläuterung der Abkürzungen s. S. 665)

24.2.1. Antidepressiva

Freiname (Psychopharmakol. Klasse)	Handelsname (A, CH, D)	Galen. Form (Dosisgröße in mg)	Psychiatrische Indikationen	Mittlere Tagesdosis oral, mg stationär/ambulant	Substanz-charakteristika	Kontra-indikationen	Serum-eliminations-Halbwertszeit (Stunden)
Amitriptylin (Trizyklikum)	Tryptizol® (A, CH, D)	Dstfl. (100) Sft. (5%) Tbl. (10, 25)	Depressive Syndrome: produktiv psychotische, suizidale, psychomotorisch erregte, larvierte und hypochondrisch ängstliche	75–300/ 75–150	Typus: „Amitriptylin" (vgl. Abb. 4.18.) stark stimmungsaufhellend, stark anxiolytisch, stark psychomotorisch dämpfend, schwach antriebssteigernd; stark anticholinerg	absolut: akute Psychopharmakaintoxikation, Kombination mit MAO-Hemmern relativ: Glaukom, Prostatahypertrophie, Harnverhalten; schwere Leber- und Nierenschäden, Krampfneigung, cardiale Vorschädigung (s. Tab. 4.15.)	(10–25) Hauptmetabolit Nortriptylin: (17–45)
Amitriptylin-N-Oxyd (Trizyklikum)	Equilibrin® (D) Ambivalon® (CH)	Tbl. (20)	s. *Amitriptylin*				
Amoxapin (Trizyklikum)	nicht im Handel		s. *Imipramin*	150–300			
Butriptylin (Trizyklikum)	Evasidol® (A)	Drg. (25, 50)	s. *Opipramol*	50–100	gering anticholinerg; s. *Opipramol*	s. *Amitriptylin*	
Clomipramin (Trizyklikum)	Anafranil® (A, CH, D)	Amp. (25) Drg. (10, 25)	s. *Imipramin*	75–300/ 50–150	s. *Imipramin* bei parenteraler Anwendung sedierend	s. *Nortriptylin*	(15–25) Hauptmetabolit Desmethyl-clomipramin: (25–50)

Kap. 24.2.1. Antidepressiva (Fortsetzung)

Freiname (Psychopharmakol. Klasse)	Handelsname (A, CH, D)	Galen. Form (Dosisgröße in mg)	Psychiatrische Indikationen	Mittlere Tagesdosis oral, mg stationär/ambulant	Substanzcharakteristika	Kontraindikationen	Serumeliminations-Halbwertszeit (Stunden)
Clofepramin	s. Lofepramin						
Des(im)ipramin (Trizyklikum)	Pertofran® (A, CH, D)	Drg. (25)	s. Nortriptylin	75—300/ 50—150	s. Nortriptylin	s. Nortriptylin	(14—62)
Desmethylimipramin	s. Des(im)ipramin						
Dibenzepin (Trizyklikum)	Noveril® (A, CH, D)	Amp. (40, 120) Drg. (40, 80) Tbl. (240)	s. Imipramin	480—720/ 120—240	s. Imipramin	s. Nortriptylin	
Dimetacrin (Trizyklikum)	Istonil® (A, CH, D)	Amp. (25, 100) Drg. (25, 50, 100)	s. Imipramin	75—600/ 75—200	relativ gering anticholinerg; s. Imipramin	s. Nortriptylin	
Dosulepin (Trizyklikum)	Xerenal® (A)	Drg. (25)	s. Imipramin	100—200/ 50—100	s. Imipramin	s. Nortriptylin	
Doxepin (Trizyklikum)	Sinequan® (A) Sinquan® (CH, D)	Kps. (10, 25, 50, 100)	s. Amitriptylin; Drogenentzugssyndrom	75—300/ 75—150	s. Amitriptylin	s. Amitriptylin	(8—25) Hauptmetabolit Desmethyldoxepin: (33—80)
Hydroxytryptophan	s. Oxitriptan						
Imipramin (Trizyklikum)	Tofranil® (A, CH, D)	Amp. (25) Drg. (10, 25, 50) Sft. (5%)	Depressive Syndrome: psychomotorisch gehemmte, larvierte und zwangsphobische	75—200/ 75—150	Typus: „Imipramin" (vgl. Abb. 4.18.) stark stimmungsaufhellend, mäßig anxiolytisch, mäßig psychomotorisch dämpfend, mäßig antriebssteigernd; anticholinerg	s. Nortriptylin	(4—18) Hauptmetabolit Desipramin: (14—62)

Kap. 24.2.1. Antidepressiva (Fortsetzung)

Freiname (Psychopharmakol. Klasse)	Handelsname (A, CH, D)	Galen. Form (Dosisgröße in mg)	Psychiatrische Indikationen	Mittlere Tagesdosis oral, mg stationär/ambulant	Substanzcharakteristika	Kontraindikationen	Serumeliminations-Halbwertszeit (Stunden)
Imipramin-N-Oxyd (Trizyklikum)	Imiprex® (CH)	Tbl. (10, 25)	s. *Imipramin*		s. *Imipramin*	s. *Nortriptylin*	
Iprindol (Trizyklikum)	Galatur® (CH) (nicht mehr im Handel)		s. *Imipramin*	50—150	s. *Imipramin*	s. *Nortriptylin*	
Isocarboxazid (MAO-Hemmer)	Marplan® (CH)	Tbl. (10)	s. *Tranylcypromin*	30—90/ 10—30	s. *Tranylcypromin*	s. *Tranylcypromin*	
Lofepramin (Trizyklikum)	Gamonil® (A, CH, D)	Tbl. (35, 70)	s. *Imipramin*	105—210/ 105—140	s. *Imipramin*	s. *Nortriptylin*	
Lopramin	s. *Lofepramin*						
L-Tryptophan (nicht klassifiziert)	L-Tryptophan® (CH, D)	Tbl. (500)	Depressive Syndrome; Schlafstörungen (allgemeine Wirksamkeit nicht erwiesen)	2000—8000	sedierend	Leberfunktionsstörungen; gleichzeitige Gabe von MAO-Hemmern	
Maprotilin (Tetrazyklikum)	Ludiomil® (A, CH, D)	Amp. (25) Tbl. (10, 25, 50, 70)	s. *Imipramin*	75—200/ 75—150	s. *Imipramin*; geringer vegetativ wirksam als Trizyklika	s. *Nortriptylin*	(ca. 52)
Melitracen (Trizyklikum)	Dixeran® (A, CH) Trausabun® (D)	Drg. (10, 25) Amp. (20) Drg. (10, 25)	s. *Imipramin*	75—250/ 75—150	s. *Imipramin*	s. *Nortriptylin*	

Kap. 24.2.1. Antidepressiva (Fortsetzung)

Freiname (Psychopharmakol. Klasse)	Handelsname (A, CH, D)	Galen. Form (Dosisgröße in mg)	Psychiatrische Indikationen	Mittlere Tagesdosis oral, mg stationär/ambulant	Substanzcharakteristika	Kontraindikationen	Serumeliminations-Halbwertszeit (Stunden)
Mianserin (Tetrazyklikum)	Tolvin® (D) Tolvon® (A, CH)	Tbl. (10, 30) Tbl. (10)	s. *Imipramin*	30–120/ 10–40	sehr schwach anticholinerg; s. *Imipramin*	akute Psychopharmakaintoxikation; Kombination mit MAO-Hemmern; schwere Leber- und Nierenschäden	(ca. 17)
Nomifensin (nicht klassifiziert)	Alival® (A, CH, D)	Kps. (25, 50)	s. *Nortriptylin*	100–200/ 75–150	sehr gering anticholinerg; s. *Nortriptylin*	s. *Mianserin*; Cave: Suizidalität	(2–4)
Nortriptylin (Trizyklikum)	Nortrilen® (A, CH, D)	Amp. (10) Drg. (10, 25)	Depressive Syndrome mit psychomotorischer Hemmung	30–100/ 30–75	Typus: „Nortriptylin" (vgl. Abb. 4.18.) stark antriebssteigernd stark stimmungsaufhellend schwach anxiolytisch schwach psychomotorisch dämpfend; schwach anticholinerg	s. *Amitriptylin* Cave: Suizidalität	(17–45)
Noxiptilin (Trizyklikum)	Agedal® (D)	Tbl. (25)	s. *Imipramin*	100–450/ 75–150	s. *Imipramin*	s. *Nortriptylin*	
Opipramol (Trizyklikum)	Insidon® (A, CH, D)	Drg. (50)	Depressive Syndrome: larvierte und hypochondrisch ängstliche	150–300/ 150–200	Typus: „Opipramol" (vgl. Abb. 4.18.) stark anxiolytisch mäßig stimmungsaufhellend mäßig psychomotorisch dämpfend; schwach antriebssteigernd	s. *Amitriptylin*	
Oxitriptan (nicht klassifiziert)	Levothym® (D)	Kps. (100)	s. *L-Tryptophan*	150–300	s. *L-Tryptophan*	s. *L-Tryptophan*	

Kap. 24.2.1. Antidepressiva (Fortsetzung)

Freiname (Psychopharmakol. Klasse)	Handelsname (A, CH, D)	Galen. Form (Dosisgröße in mg)	Psychiatrische Indikationen	Mittlere Tagesdosis oral, mg stationär/ ambulant	Substanzcharakteristika	Kontraindikationen	Serumeliminations-Halbwertszeit (Stunden)
Phenelzin (MAO-Hemmer)	nicht im Handel		s. *Tranylcypromin*	45—90			
Protriptylin (Trizyklikum)	Concordin® (CH) Maximed® (D)	Tbl. (5, 10) Tbl. (5, 10)	s. *Nortriptylin*	20—60/ 15—30	s. *Nortriptylin*	s. *Nortriptylin*	(54—124)
Tranylcypromin (MAO-Hemmer)	Parnate® (D) in Mischpräparat Jatrosom® (A, CH)	Tbl. (5) Drg. (13.7)	Zwangsphobisch-depressive Syndrome (1. Wahl) psychomotorisch gehemmt depressive Syndrome (2. Wahl)	20—100/ 10—20	Typus: „Tranylcypromin" (vgl. Abb. 4.18.) mäßig stimmungsaufhellend mäßig anxiolytisch schwach psychomotorisch dämpfend; stark antriebssteigernd	Suizidalität; Leber- und Nierenschäden; Krampfneigung; gleichzeitige Anwendung anderer Antidepressiva; Genuß tyraminhaltiger Nahrungsmittel (s. Tab. 4.11.)	
Trazodon (nicht klassifiziert)	Trittico® (A, CH) Thombran® (D)	Amp. (25, 50) Kps. (25, 50, 100)	s. *Opipramol*	100—200/ 75—150	s. *Opipramol*	s. *Mianserin*	(10—12)
Trimipramin (Trizyklikum)	Stangyl® (A, D) Surmontil® (CH, D)	Amp. (25) Tbl. (25, 100) Trpf. (4 %)	s. *Amitriptylin*	100—400/ 50—150	s. *Amitriptylin*	s. *Amitriptylin*	
Viloxazin (nicht klassifiziert)	Vivalan® (CH, D)	Tbl. (50)	s. *Nortriptylin*	150—200	gering anticholinerg; antiepileptisch; s. *Nortriptylin*	s. *Nortriptylin*	

24.2.2. Lithiumsalze

Freiname	Handelsname (A, CH, D)	Galen. Form (Dosisgröße in mg)	Psychiatrische Indikationen	Mittlere Tagesdosis oral, mg stationär/ ambulant	Substanzcharakteristika	Kontraindikationen	Serumeliminations-Halbwertszeit (Stunden)
Lithiumacetat	Quilonorm® (A, CH) Quilonum ret.® (D)	Tbl. (536 = 8,1 mVal Li) Tbl. (536 = 8,1 mVal Li)	therapeutisch bei rezidivierenden manischen und/oder depressiven Phasen im Rahmen zyklothymer oder schizoaffektiver Psychosen; Manisches Syndrom; als Zusatztherapie bei therapieresistenten Depressionen	Th. Sp.: 0,5–1 mVal Li Th. Sp.: 0,8–1,2 mVal Li	Geringe therapeutische Breite; Nebenwirkungen s. Kap. 5.5.4; Routineuntersuchung bei Neueinstellung: EEG, EKG, Schilddrüsenfunktion, Nierenfunktion (Routinelabor); Lithiumserumkontrollen morgens 12 Std. nach letzter Medikation	absolut: akutes Nierenversagen, akuter Myokardinfarkt, Gravidität im ersten Trimenon; relativ: Nierenfunktionsstörungen, schwere Herz- und Kreislauferkrankungen, Störungen des Natriumhaushaltes, Morbus Addison, Hypothyreose, Psoriasis, cerebelläre Störungen, Myasthenia gravis, myeloische Leukämie; Cave: Kombination mit Diuretika; 48 Std. vor Narkosen und Operationen absetzen; s. Kap. 5.6.2.	(7–20)
Lithiumaspartat	Lithium-aspartat® (D)	Drg. (500 = 3,2 mVal Li)	s. *Lithiumacetat*	s. *Lithiumacetat*	s. *Lithiumacetat*	s. *Lithiumacetat*	(7–20)
Lithiumcarbonat	Quilonorm ret. (A, CH, D)	Tbl. (450 = 12 m Val Li)	s. *Lithiumacetat*	s. *Lithiumacetat*	s. *Lithiumacetat;* Retardpräparat: Verhinderung von Serumspiegelspitzen (geringere Nebenwirkungen)	s. *Lithiumacetat*	(7–20)

Kap. 24.2.2. Lithiumsalze (Fortsetzung)

Freiname	Handelsname (A, CH, D)	Galen. Form (Dosisgröße in mg)	Psychiatrische Indikationen	Mittlere Tagesdosis oral, mg stationär/ ambulant	Substanz-charakteristika	Kontra-indikationen	Serum-eliminations-Halbwertszeit (Stunden)
Lithiumcitrat	Litarex ret.® (CH)	Tbl. (564)	s. *Lithiumacetat*	s. *Lithium-acetat*	s. *Lithiumcarbonat*	s. *Lithiumacetat*	(7–20)
Lithium-glukonat	Microplex-Lithium® (D) Neuro-lithium® (CH)	Lsg. (4,07/ml) Trink-Amp. (200/ml)	s. *Lithiumacetat*	s. *Lithium-acetat*	s. *Lithiumacetat*	s. *Lithiumacetat*	(7–20)
Lithiumorotat	Lithium-orotat® (D)	Tbl. (150)	s. *Lithiumacetat*	s. *Lithium-acetat*	s. *Lithiumacetat*	s. *Lithiumacetat*	(7–20)
Lithiumsulfat	Lithium-Duriles® (D) Lithiofor® (CH)	Tbl. (330 = 6 mVal Li) Tbl. (660 = 12 mVal Li)	s. *Lithiumacetat*	s. *Lithium-acetat*	s. *Lithiumcarbonat*	s. *Lithiumacetat*	(7–20)

24.2.3. Neuroleptika

Freiname (Psychopharmakol. Klasse)	Handelsname (A, CH, D)	Galen. Form (Dosisgröße in mg)	Psychiatrische Indikationen	Mittlere Tagesdosis oral, mg stationär/ ambulant	Substanzcharakteristika	Kontraindikationen	Serumeliminations-Halbwertszeit (Stunden)
Aceprometazin (Phenothiazin)	nur in Mischpräparaten		s. *Chlorpromazin*	50–200	s. *Chlorpromazin*	s. *Chlorpromazin*	
Acetophenazin (Phenothiazin)	nicht im Handel		s. *Chlorpromazin*	50–200	s. *Chlorpromazin*	s. *Chlorpromazin*	
Alimemazin (Phenothiazin)	Theralene® (CH, D)	Amp. (25) Sirup (0,5 %) Tbl. (5) Trpf. (40/ml)	s. *Chlorpromazin*	10–75/ 5–20	schwach antipsychotisch, stark antihistaminisch, sedierend	s. *Chlorpromazin*	
Benperidol (Butyrophenon)	Glianimon® (D)	Amp. (2) Tbl. (2) Trpf. (0,1)	s. *Haloperidol*	1–6/ 0,25–1,5	stärkstes z. Z. im Handel befindliches NL (100 × stärker antipsychotisch als *Chlorpromazin*), dämpfend	s. *Chlorpromazin*; Geriatrie, depressives Syndrom, Epilepsie	(ca. 10–20)
Butaperazin (Phenothiazin)	nur in Mischpräparaten		s. *Chlorpromazin*	50–200	s. *Chlorpromazin*	s. *Chlorpromazin*	
Carphenazin (Phenothiazin)	nicht im Handel		s. *Chlorpromazin*	50–200	s. *Chlorpromazin*	s. *Chlorpromazin*	

Kap. 24.2.3. Neuroleptika (Fortsetzung)

Freiname (Psychopharmakol. Klasse)	Handelsname (A, CH, D)	Galen. Form (Dosisgröße in mg)	Psychiatrische Indikationen	Mittlere Tagesdosis oral, mg stationär/ ambulant	Substanzcharakteristika	Kontraindikationen	Serumeliminations-Halbwertszeit (Stunden)
Chlorpromazin (Phenothiazin)	Largactil® (A, CH, D)	Amp. (25, 50) Supp. (25, 100) Tbl. (25, 100) Trpf. (1)	paranoid-schizophrene Syndrome mit vorwiegend psychomotorischer Unruhe und Erregung; Manische Syndrome	150–600/ 50–200	mittelstark antipsychotisch, stark dämpfend, antihistaminisch, antiemetisch	akute Psychopharmakaintoxikation, Leber-Nierenschäden, akute Herz-Kreislauferkrankungen, Vorschädigung des hämatopoetischen Systems; Cave: Anfallskrankheit; vgl. Kap. 6.7, Tab. 6.19	(16–79)
Chlorprothixen (Thioxanthen)	Truxal® (A, CH, D)	Amp. (20, 50) Drg. (15, 50) Sft. (1 %)	s. *Thioridazin*	150–600/ 50–150	mittelstark antipsychotisch (gleich stark wie *Chlorpromazin*), antidepressiv	s. *Chlorpromazin*	(ca. 10–20)
Clocapramin (Dibenzoepin)	nicht im Handel		s. *Chlorpromazin*	50–150			
Clopenthixol (Thioxanthen)	Ciatyl® (D)	Amp. (25) Drg. (10) Tbl. (25)	manisches Syndrom; s. *Chlorpromazin*	100–300/ 20–150	stark dämpfend, antimanisch, doppelt so stark antipsychotisch wie *Chlorpromazin*	s. *Chlorpromazin*	(ca. 10–20)
	Sordinol® (A, CH)	Amp. (25) Drg. (5, 10, 25) Sft. (0.2 %) Trpf. (2.5 %)					
	Sordinol-Depot® (A, CH)	Amp. (200)		Depot: 300–400 alle 2–3 Wo.			

Kap. 24.2.3. Neuroleptika (Fortsetzung)

Freiname (Psycho-pharmakol. Klasse)	Handelsname (A, CH, D)	Galen. Form (Dosisgröße in mg)	Psychiatrische Indikationen	Mittlere Tagesdosis oral, mg stationär/ ambulant	Substanz-charakteristika	Kontra-indikationen	Serum-eliminations-Halbwertszeit (Stunden)
Clotiapin (Dibenzo-epin)	Entumin® (CH)	Amp. (40) Tbl. (40)	s. *Chlorpromazin*	120–200/ 60–120	mittelstark dämpfend	s. *Chlorpromazin*	
Clozapin (Dibenzo-diazepin)	Leponex® (A, CH, D) (nur für Klinken verfügbar)	Amp. (50) Tbl. (25, 100)	nur nach Ausschöpfung aller anderen Therapiemöglichkeiten (regelmäßige Blutbildkontrolle!); s. *Chlorpromazin*	25–600/ 12.5–150	mittelstark antipsychotisch, stark dämpfend, anxiolytisch, stark anticholinerg; keine extrapyramidale NW; KM-Depression möglich!	s. *Chlorpromazin*; Leukopenie	
Dixyrazin (Phenothiazin)	Esucos® (A, CH, D)	Amp. (20) Tbl. (10, 25) Trpf. (22 %)	Unruhezustände in der Geriatrie	75–150/ 25–75	schwach antipsychotisch, stark anxiolytisch	s. *Chlorpromazin*	
Droperidol (Butyrophenon)	Dehydro-benzperidol® (A, D)	Dstfl. (2.5/ml)	s. *Haloperidol*; Neuroleptanalgesie	50–100	sehr kurz wirksames NL, stark sedierend	s. *Chlorpromazin*	(2–2.7)
Etymemazin (Phenothiazin)	Sergetyl® (CH)	Tbl. (10)	s. *Promethazin*		stark antihistaminisch	s. *Chlorpromazin*	
Floropipamid (Butyrophenon)	Dipiperon® (A, CH, D)	Sft. (0.4 %) Tbl. (40)	s. *Chlorpromazin*	160–360/ 80–160	mittelstark antipsychotisch (ähnlich wie *Chlorpromazin*), stark sedierend	s. *Chlorpromazin*	

Kap. 24.2.3. Neuroleptika (Fortsetzung)

Freiname (Psychopharmakol. Klasse)	Handelsname (A, CH, D)	Galen. Form (Dosisgröße in mg)	Psychiatrische Indikationen	Mittlere Tagesdosis oral, mg stationär/ambulant	Substanzcharakteristika	Kontraindikationen	Serumeliminations-Halbwertszeit (Stunden)
Fluanisone (Butyrophenon)	Sedalande® (D, CH)	Amp. (20) Trpf. (6.25%)	s. *Haloperidol*	60–80/ 5–20	stark antipsychotisch, stark sedierend, rascher Wirkungseintritt	s. *Chlorpromazin*	
Flumoperon s. *Trifluoperidol*							
Fluoropromazin s. *Trifluopromazin*							
Flupenthixol (Thioxanthen)	Fluanxol® (A, CH, D) Fluanxol-Depot® (A, CH, D)	Drg. (0.5, 1.5) Trpf. (0.4%) Spritz-Amp. (20, 40)	akut produktiv psychotische Syndrome, schizophrene Rückzugssyndrome mit Apathie, Antriebsverlust, Hemmung; schizoaffektive Psychosen	2–10/ 1–3 Depot: 20–60 alle 2–3 Wo.	stark antipsychotisch (50× stärker als *Chlorpromazin*), Antriebsdefizite behebend	s. *Chlorpromazin*	(22–33)
Fluphenazin (Phenothiazin)	Dapotum® (A, CH, D) Dapotum-D® (A, CH, D)	Amp. (10) Drg. (25) Tbl. (5, 100) Trpf. (0.5) Amp. (25) Dstfl. (250) Spritz-Amp. (25)	akut produktiv-psychotische Syndrome mit ausgeprägten Denkstörungen, psychomotorischer Erregung und Unruhe; Manische Syndrome	5–20/ 3–6 Depot: 25–75 alle 3 Wo.	stark antipsychotisch (30- bis 50× stärker als *Chlorpromazin*); Cave: Pharmakogene Depression	s. *Chlorpromazin*; Cave: Krampfanfälle in der Anamnese	(14)
Fluspirilen (Butyrophenon)	Imap® (A, CH, D)	Amp. (1,5) St.Amp. (12)	s. *Flupenthixol*	Depot: alle 2–6 Wo.		s. *Chlorpromazin*	(500)

Kap. 24.2.3. Neuroleptika (Fortsetzung)

Freiname (Psychopharmakol. Klasse)	Handelsname (A, CH, D)	Galen. Form (Dosisgröße in mg)	Psychiatrische Indikationen	Mittlere Tagesdosis oral, mg stationär/ambulant	Substanzcharakteristika	Kontraindikationen	Serumeliminations-Halbwertszeit (Stunden)
Haloperidol (Butyrophenon)	Haldol® (A, CH, D)	Amp. (5, 10) Kps. (0.5) Tbl. (1, 10) Trpf. (2/ml, 10/ml)	akut produktiv-psychotische Syndrome mit ausgeprägten Denkstörungen, Katatone Syndrome, Manische Syndrome; Verhaltensstörungen; Gilles-de-la-Tourette-Syndrom	2–20/ 1–6	stark antipsychotisch (50 × stärker als *Chlorpromazin*), antiemetisch, depressivogen	s. *Chlorpromazin*	(14–21)
	Haldol-Depot® (D)	Amp. (50)		Depot: 50–150 alle 4 Wo.			
Homophenazin (Trizyklikum)	Pasaden® (D)	Tbl. (3)	s. *Dixyrazin*	6–12/ 3–6	schwach antipsychotisch	s. *Chlorpromazin*	
Laevomepromazin s. Levomepromazin							
Levomepromazin (Phenothiazin)	Neurocil® (D)	Amp. (25) Tbl. (25, 100) Trpf. (1)	s. *Chlorpromazin*; Schlafstörungen, depressive Syndrome	100–600/ 50–200	schwach antipsychotisch, stark dämpfend, leicht stimmungsaufhellend, anticholinerg	s. *Chlorpromazin*	(14–30)
	Nozinan® (A, CH)	Amp. (25) Tbl. (25, 100) Trpf. (1)					
Loxapine (Dibenzoepin)	nicht im Handel		s. *Chlorpromazin*	20–100		s. *Chlorpromazin*	
Melperon s. Methylperon							
Mepazin (Phenothiazin)	Pacatal® (D)		s. *Chlorpromazin*	50–400/ 25–150	s. *Promazin*	s. *Chlorpromazin*	

Kap. 24.2.3. Neuroleptika (Fortsetzung)

Freiname (Psychopharmakol. Klasse)	Handelsname (A, CH, D)	Galen. Form (Dosisgröße in mg)	Psychiatrische Indikationen	Mittlere Tagesdosis oral, mg stationär/ambulant	Substanzcharakteristika	Kontraindikationen	Serumeliminations-Halbwertszeit (Stunden)
Mesoridazin (Phenothiazin)	Inofal® (D) Lidanil® (A, CH)	Drg. (50)	s. *Chlorpromazin*	150–600/ 75–200	sedierend, stärker antipsychotisch als *Chlorpromazin*	s. *Chlorpromazin*	
Methylperidol (Butyrophenon)	Luvatren® (A, CH, D)	Amp. (5) Tbl. (5) Trpf. (0.5%)	s. *Haloperidol*	15–30/ 10–20	schwächer antipsychotisch als *Haloperidol*	s. *Chlorpromazin*	
Methylperon (Butyrophenon)	Buronil® (A) Eunerpan® (D)	Amp. (50) Drg. (25, 100) Drg. (25, 100)	Verhaltens- und Schlafstörungen in der Geriatrie	150–300/ 50–200	schwächer antipsychotisch als *Haloperidol*	s. *Chlorpromazin*	(5–8)
Methylpromazin s. *Alimemazin*							
Metofenazat (Phenothiazin)	Frenolon® (CH)	Amp. (5) Drg. (2, 5)	s. *Fluphenazin*	15–30	stark antipsychotisch, leicht sedierend	s. *Chlorpromazin*	
Molindone (Oxoindol)	nicht im Handel		s. *Chlorpromazin*	75–200			
Moperon s. *Methylperidol*							
Oxypertin (dem *Reserpin* strukturverwandtes Piperazindenrivat)	Forit® (D) Oxypertin® (A)	Kps. (5, 10) Tbl. (40) Kps. (10)	s. *Chlorpromazin*	80–160/ 30–60	mittelstark antipsychotisch	s. *Chlorpromazin*	

Kap. 24.2.3. Neuroleptika (Fortsetzung)

Freiname (Psychopharmakol. Klasse)	Handelsname (A, CH, D)	Galen. Form (Dosisgröße in mg)	Psychiatrische Indikationen	Mittlere Tagesdosis oral, mg stationär/ambulant	Substanzcharakteristika	Kontraindikationen	Serumeliminations-Halbwertszeit (Stunden)
Penfluridol (den Butyrophenonen strukturverwandt)	Semap® (A, CH, D) (aus dem Handel genommen!)	Tbl. (20)	s. *Haloperidol*		orales Langzeit-NL, fraglich tumorinduzierend	s. *Chlorpromazin*	
Perazin (Phenothiazin)	Taxilan® (D)	Amp. (50) Drg. (25, 100) Tbl. (100) Trpf. (2)	s. *Thioridazin*	75–600/ 75–300	anxiolytisch, gering antidepressiv	s. *Chlorpromazin*	
Periciazin (Phenothiazin)	Aolept® (D) Neuleptil® (A, CH)	Trpf. (1) Kps. (10) Trpf. (0.25, 1)	s. *Chlorpromazin*; Verhaltensstörungen im Kindesalter und in der Geriatrie	50–150/ 20–60	mittelstark antipsychotisch, sedierend, anticholinerg	s. *Chlorpromazin*	
Perphenazin (Phenothiazin)	Decentan® (A, D)	Amp. (5) Drg. (4) Tbl. (8) Trpf. (0.2)	s. *Fluphenazin*	12–64/ 8–32	stark antipsychotisch (10× stärker als *Chlorpromazin*)	s. *Chlorpromazin*	(8–12)
	Decentan-Depot® (D)	Amp. (100) Dstfl. (1000)		Depot: 100 alle 2–4 Wo.			
	Trilafon® (CH)	Amp. (5) Drg. (2, 4, 8)					
Pimozid (den Butyrophenonen strukturverwandt)	Orap® (A, CH, D)	Tbl. (1, 4)	s. *Flupenthixol*	4–10/ 3–6	stark antipsychotisch (50× stärker als *Chlorpromazin*), leicht antriebssteigernd	s. *Chlorpromazin*: Erregungszustände	(ca. 10–20)

Kap. 24.2.3. Neuroleptika (Fortsetzung)

Freiname (Psychopharmakol. Klasse)	Handelsname (A, CH, D)	Galen. Form (Dosisgröße in mg)	Psychiatrische Indikationen	Mittlere Tagesdosis oral, mg stationär/ambulant	Substanz-charakteristika	Kontra-indikationen	Serum-eliminations-Halbwertszeit (Stunden)
Pipamperon s. Floropipamid							
Piperacetazin (Phenothiazin)	nicht im Handel		s. Chlorpromazin	50–200	s. Chlorpromazin	s. Chlorpromazin	
Prochlorperazin (Phenothiazin)	Stemtil® (CH)	Supp. (5, 25) Tbl. (10) Trpf. (1 %)	s. Chlorpromazin	30–150/ 15–60	stark antiemetisch	s. Chlorpromazin	
Promazin (Phenothiazin)	Prazine® (CH) Protactyl® (D)	Amp. (100, 500) Drg. (25, 50, 100) Amp. (50, 100) Drg. (25, 50, 100)	s. Chlorpromazin	150–1000/ 50–200	schwach antipsychotisch (halbe Potenz von Chlorpromazin), stark antiemetisch	s. Chlorpromazin	
Promethazin (Phenothiazin)	Atosil® (D) Phenergan® (A, CH)	Amp. (50) Drg. (25) Sirup (1/ml) Supp. (50) Trpf. (20/ml) Amp. (50) Drg. (25) Sirup (0.1 %)	Zusatzmedikation bei schweren Schlafstörungen	200–1000/ 50–150	sedierend, antihistaminisch, adrenolytisch, anticholinerg, schwach antipsychotisch	s. Chlorpromazin	
Propericiazin s. Periciazin							
Prothipendyl (Thioxanten)	Dominal® (A, D)	Amp. (40, 80) Drg. (20, 40) Sft. (5 %) Tbl. (80, 200) Trpf. (2)	s. Promethazin	240–480/ 40–80	schwach antipsychotisch, gut schlafanstoßend	s. Chlorpromazin	

Kap. 24.2.3. Neuroleptika (Fortsetzung)

Freiname (Psychopharmakol. Klasse)	Handelsname (A, CH, D)	Galen. Form (Dosisgröße in mg)	Psychiatrische Indikationen	Mittlere Tagesdosis oral, mg stationär/ambulant	Substanzcharakteristika	Kontraindikationen	Serumeliminations-Halbwertszeit (Stunden)
Reserpin (Rauwolfia-alkaloid)	Serpasil® (A, CH, D)	Amp. (1, 2,5) Tbl. (0.1, 0.25, 1) Trpf. (0.5 %)	als NL nur bei Unverträglichkeit von Phenothiazinen und Butyrophenonen	2—8/ 1—3	antihypertensiv, depressivogen, peristaltikanregend	s. *Chlorpromazin*; Ulkus ventrikuli et duodeni; Kombination mit MAO-Hemmern und Sympathomimetika	(4—200)
Sulforidazin s. *Mesoridazin*							
Sulpirid (Sulfonamid)	Dogmatil® (A, CH, D)	Amp. (100) Kps. (50) Sft. (5 %) Tbl. (200)	s. *Thioridazin*	300—600/ 100—300	schwach antipsychotisch (halbe Potenz von *Chlorpromazin*), antidepressiv, antivertiginös	s. *Chlorpromazin*	(4—15)
Thiopropazat (Phenothiazin)	Dartal® (CH) Tonoquil® (D)	Tbl. (5, 10)	s. *Fluphenazin*	20—60/ 10—30	stark antipsychotisch	s. *Chlorpromazin*	
Thioproperazin (Phenothiazin)	Majeptil® (A, CH) Mayeptil® (D)	Amp. (1, 10) Tbl. (1, 10) Trpf. (1)	s. *Fluphenazin*	10—50/ 5—10	stark antipsychotisch	s. *Chlorpromazin*	
Thioridazin (Phenothiazin)	Melleretten® (A, CH, D) Melleril® (A, CH, D) Melleril retard® (A, CH, D)	Drg. (10) Susp. (0.2 %) Drg. (25,50,100) Susp. (1 %) Tbl. (30, 200)	schizophrene Psychosen mit depressiver Verstimmung; schizoaffektive Psychosen; auch Langzeitbehandlung	200—700/ 75—200	mittelstark antipsychotisch (gleich stark wie *Chlorpromazin*), antidepressiv, stark anticholinerg	s. *Chlorpromazin*	(16—24)

Kap. 24.2.3. Neuroleptika (Fortsetzung)

Freiname (Psychopharmakol. Klasse)	Handelsname (A, CH, D)	Galen. Form (Dosisgröße in mg)	Psychiatrische Indikationen	Mittlere Tagesdosis oral, mg stationär/ambulant	Substanzcharakteristika	Kontraindikationen	Serumeliminations-Halbwertszeit (Stunden)
Thiothixen (Thioxanthen)	Orbinamon® (D)	Tbl. (10)	s. *Flupenthixol*	20–80/ 10–30	stark antipsychotisch (20 × stärker als *Chlorpromazin*), keine antimanische Wirkung	s. *Chlorpromazin*	
Trifluoperazin (Phenothiazin)	Jatroneural® (A, D) Terfluzine® (CH)	Drg. (2, 5, 10) Kps. (2) Tbl. (10)	s. *Fluphenazin*	6–30/ 2–10	stark antipsychotisch (20 × stärker als *Chlorpromazin*), gering sedierend	s. *Chlorpromazin*	
Trifluoperidol (Butyrophenon)	Triperidol® (A, CH, D)	Amp. (2,5) Trpf. (0,05)	s. *Haloperidol*	2–8/ 1–4	stark antipsychotisch, antriebssteigernd	s. *Chlorpromazin*	(ca. 10–20)
Trifluoropromazin (Phenothiazin)	Psyquil® (A, D) Siquil® (CH)	Amp. (10, 20) Drg. (10, 25, 50) Dstfl. (100)	s. *Chlorpromazin*	75–300/ 50–150	stark antipsychotisch (doppelte Potenz von *Chlorpromazin*), stark dämpfend, analgetisch, antiemetisch	s. *Chlorpromazin*	

24.2.4. Tranquilizer und Hypnotika

Freiname (Psychopharmakol. Klasse)	Handelsname (A, CH, D)	Galen. Form (Dosisgröße in mg)	Psychiatrische Indikationen	Mittlere Tagesdosis oral, mg stationär/ambulant	Substanz-charakteristika	Kontra-indikationen	Serum-eliminations-Halbwertszeit (Stunden)
				Barbiturate			
Allobarbital	nur in Mischpräparaten		s. *Pentobarbital*	50–200	lang wirksames Barbiturat	s. *Phenobarbital*	
Allylbutylbarbital	nur in Mischpräparaten		s. *Pentobarbital*	50–200		s. *Phenobarbital*	
Amobarbital	Stadadorm® (D)	Tbl. (200)	s. *Pentobarbital*	100–200		s. *Phenobarbital*	(8–42)
Amobarbitone s. *Amobarbital*							
Aprobarbital	nur in Mischpräparaten		s. *Pentobarbital*	40–160		s. *Phenobarbital*	
Barbit(ur)al	Hypnoral® (A) Veronal® (CH)	Tbl. (300)	s. *Pentobarbital*	150–300	lang wirksames Barbiturat	s. *Phenobarbital*	
Barbitone s. *Barbit(ur)al*							
Brallobarbital	nur in Mischpräparaten		s. *Pentobarbital*	50–200		s. *Phenobarbital*	
Bromallylbarbital s. *Brallobarbital*							
Butobarbit(ur)al	Butynoct® (A) Soneryl® (CH)	Tbl. (75) Tbl. (100)	s. *Pentobarbital*	100–200	mittellang wirksames Barbiturat	s. *Phenobarbital*	(34–42)

Kap. 24.2.4. Tranquilizer und Hypnotika (Fortsetzung)

Freiname (Psychopharmakol. Klasse)	Handelsname (A, CH, D)	Galen. Form (Dosisgröße in mg)	Psychiatrische Indikationen	Mittlere Tagesdosis oral, mg stationär/ambulant	Substanzcharakteristika	Kontraindikationen	Serumeliminations-Halbwertszeit (Stunden)
Butobarbitone s. *Butobarbit(ur)al*							
Cyclobarbital	Cyclobarbital® (A, CH, D)	Tbl. (200)	s. *Pentobarbital*	200–400	s. *Pentobarbital*	s. *Phenobarbital*	(8–17)
Cyclopentobarbital	Cyclopal® (CH, D)	Tbl. (200)	s. *Pentobarbital*	100–200	muskelrelaxierend, kurz wirksames Barbiturat	s. *Phenobarbital*	
Difebarbamat	nur in Mischpräparaten		s. *Pentobarbital*	100–200		s. *Phenobarbital*	
Febarbamat	nur in Mischpräparaten		s. *Pentobarbital*	100–200		s. *Phenobarbital*	
Heptabarb(ital)	Medomin® (A, CH, D)	Tbl. (200)	s. *Pentobarbital*	100–200	kurz wirksames Barbiturat	s. *Phenobarbital*	(6–11)
Heptabarbitone s. *Heptabarb(ital)*							
Heptamalum s. *Heptabarb(ital)*							
Hexobarbit(ur)al	Cyclopan® (A) Evipan® (CH, D)	Tbl. (200)	Einschlafstörungen (Mittel der 2. Wahl)	260–520	sehr kurz wirksames Barbiturat Cave: Abhängigkeitsentwicklung	s. *Phenobarbital*	(2.7–7)
Hexobarbitone s. *Hexobarbit(ur)al*							
Methylphenobarbital	Prominal® (A, D)	Tbl. (200)	s. *Phenobarbital*	30–200	s. *Phenobarbital*	s. *Phenobarbital*	
Pentobarbital	Nembutal® (A, CH, D)	Amp. (50/ml) Kps. (100) Supp. (60, 120)	Ein- und Durchschlafstörungen (Mittel der 2. Wahl)	100–200	kurz wirksames Barbiturat Cave: Abhängigkeitsentwicklung	s. *Phenobarbital*	(15–48)

Kap. 24.2.4. Tranquilizer und Hypnotika (Fortsetzung)

Freiname (Psychopharmakol. Klasse)	Handelsname (A, CH, D)	Galen. Form (Dosisgröße in mg)	Psychiatrische Indikationen	Mittlere Tagesdosis oral, mg stationär/ambulant	Substanzcharakteristika	Kontraindikationen	Serumeliminations-Halbwertszeit (Stunden)
Pentobarbitone s. Pentobarbital							
Phenobarbit(ur)al	Agrypnal® (A) Luminal® (CH, D)	Amp. (200) Tbl. (100, 300) Amp. (200) Tbl. (100)	Ein- und Durchschlafstörungen (Mittel der 2. Wahl); Grand mal-Anfälle, insbesondere Aufwachform (AE 1), Impulsiv-petit-mal (AE 2), fokale Anfälle (AE 3)	60—300 Gabe: 1—3 ED Th. Sp.: 10—40 µg/ml	lang wirksames Barbiturat antiepileptisch (vgl. Kap. 8.5.3.) Cave: Abhängigkeitsentwicklung, Leber-Enzyminduktion	akute Alkohol-, Psychopharmaka- und Analgetikaintoxikationen, Porphyrie, schwere Funktionsstörungen von Leber, Niere, Myocard	(24—140)
Phenobarbitone s. Phenobarbit(ur)al							
Propalylonal	Noctal® (D)	Drg. (200) Tbl. (200)	s. *Pentobarbital*	200—400	s. *Pentobarbital*	s. *Phenobarbital*	
Secbutabarbital	nur in Mischpräparaten		s. *Pentobarbital*	100—200	s. *Pentobarbital*	s. *Phenobarbital*	
Secobarbital	Dormatylan® (A) Seconal® (CH)	Supp. (150) Tbl. (100) Kps. (100)	s. *Pentobarbital*	50—150	kurz wirksames Barbiturat	s. *Phenobarbital*	(19—34)
Vinyl(bar)-bital	Optanox® (A) Speda® (CH, D)	Tbl. (150)	s. *Pentobarbital*	150		s. *Phenobarbital*	(17—33.5)

Benzodiazepine

| Alprazolam | Xanax® (CH) | Tbl. (0.5) | s. *Chlordiazepoxid* | 0.5—4 | s. *Diazepam* | s. *Diazepam* | |

Kap. 24.2.4. Tranquilizer und Hypnotika (Fortsetzung)

Freiname (Psychopharmakol. Klasse)	Handelsname (A, CH, D)	Galen. Form (Dosisgröße in mg)	Psychiatrische Indikationen	Mittlere Tagesdosis oral, mg stationär/ ambulant	Substanz-charakteristika	Kontra-indikationen	Serum-eliminations-Halbwertszeit (Stunden)
Bomazepam	Lexotanil® (A, CH, D)	Tbl. (1.5, 3, 6)	s. Chlordiazepoxid	6–24/ 3–6	geringer sedierend als *Diazepam* s. *Diazepam*	s. *Diazepam*	(20–30)
Camazepam	Albego® (CH, D)	Drg. (10, 20) Tbl. (10, 20)	s. Chlordiazepoxid	20–60/ 20–40	geringer muskelrelaxie-rend, sedierend und antikonvulsiv als *Diazepam* s. *Diazepam*	s. *Diazepam*	(15–20) aktiver Metabolit *Oxazepam*: (6–24)
Chlorazepat s. Dikaliumclorazepat							
Clorazepat s. Dikaliumclorazepat							
Chlor-diazepoxid	Librium® (A, CH, D)	Amp. (100) Drg. (5, 10) Kps. (10) Tbl. (25)	Angst-, Spannungs- und Unruhezustände, Panik-zustände, Phobien; psy-chosomatische Syndro-me (s. Kap. 12.); Schlaf-störungen; Alkoholent-zugssyndrom; Muskel-spasmen; bei akut psy-chotischen Erregungs-zuständen langsam i. v.	15–150/ 5–50	s. *Diazepam*	s. *Diazepam*	(7–14) aktiver Metabolit *Nordazepam*: (50–100)
Clobazam	Frisium® (A, D) Urbanyl® (CH)	Tbl. (10, 20) Tbl. (10)	s. Chlordiazepoxid	20–60/ 20–30	geringer sedierend und muskelrelaxierend als *Diazepam* s. *Diazepam*	s. *Diazepam*	(10) aktiver Metabolit Desmethycloba-zam: (40)
Clotiazepam	Trecalmo® (D)	Tbl. (5, 10)	s. Chlordiazepoxid	5–15	Cave: enthält Farbstoff Tartrazin (= starkes Al-lergen)	s. *Diazepam*	(2.6–6)
Desmethyldiazepam s. Nordazepam							

Kap. 24.2.4. Tranquilizer und Hypnotika (Fortsetzung)

Freiname (Psychopharmakol. Klasse)	Handelsname (A, CH, D)	Galen. Form (Dosisgröße in mg)	Psychiatrische Indikationen	Mittlere Tagesdosis oral, mg stationär/ambulant	Substanzcharakteristika	Kontraindikationen	Serumeliminations-Halbwertszeit (Stunden)
Diazepam	Valium® (A, CH, D)	Amp. (10) Srp. (0,04 %) Supp. (5, 10) Tbl. (2, 5, 10)	s. *Chlordiazepoxid* Status epilepticus	10—60/ 5—20	sedierend; antiepileptisch; muskelrelaxierend; atemdepressiv. Bei Langzeitapplikation Möglichkeit einer Abhängigkeitsentwicklung	akute Analgetika- und Psychopharmakaintoxikationen, Myasthenia gravis, Ataxie, Kleinkindesalter	(20—45) aktiver Metabolit *Nordazepam*: (50—100)
Dikaliumclorazepat	Tranxilium® (A, CH, D)	Amp. (50) Kps. (5, 10, 20)	s. *Chlordiazepoxid*	10—60/ 10—20	geringer sedierend als *Diazepam* s. *Diazepam*	s. *Diazepam*	(1—2) aktiver Metabolit *Nordazepam*: (50—100)
Estazolam	nicht im Handel		s. *Flunitrazepam*	2—3	s. *Diazepam*	s. *Diazepam*	
Flunitrazepam	Rohypnol® (A, CH, D)	Amp. (2/ml) Tbl. (2)	Ein- und Durchschlafstörungen	2—6/2	s. *Diazepam*	s. *Diazepam* Frühschwangerschaft	(20) aktiver Metabolit Desmethylflunitrazepam: (31)
Flurazepam	Dalmadorm® (A, CH, D)	Kps. (15, 30) Tbl. (15, 30)	s. *Flunitrazepam*	15—30	nicht antikonvulsiv s. *Diazepam*	s. *Diazepam*	(1.5) aktiver Metabolit Desalkylflurazepam: (47—100)
Ketazolam	Contamex® (D) Solatran® (CH)	Kps. (15, 30)	s. *Chlordiazepoxid*	15—60	s. *Diazepam*	s. *Diazepam*	(2) aktiver Metabolit *Nordazepam*: (50—100)
Lorazepam	Tavor® (D) Temesta® (A, CH)	Tbl. (1, 2.5)	s. *Chlordiazepoxid*	2—10/ 2—5	s. *Diazepam*	s. *Diazepam*	(9—24)
Lormetazepam	Noctamid® (A, CH, D)	Tbl. (0.5, 1)	s. *Flunitrazepam*	0.5—2	s. *Diazepam* keine aktiven Metaboliten	s. *Diazepam*	(10—15)

Kap. 24.2.4. Tranquilizer und Hypnotika (Fortsetzung)

Freiname (Psychopharmakol. Klasse)	Handelsname (A, CH, D)	Galen. Form (Dosisgröße in mg)	Psychiatrische Indikationen	Mittlere Tagesdosis oral, mg stationär/ ambulant	Substanzcharakteristika	Kontraindikationen	Serumeliminations-Halbwertszeit (Stunden)
Medazepam	Nobrium® (A, CH, D)	Kps. (5, 10)	s. *Chlordiazepoxid*	10—40/ 10—30	geringer sedierend und muskelrelaxierend als *Diazepam* s. *Diazepam*	s. *Diazepam*	(2—3) aktiver Metabolit *Nordazepam*: (50—100)
Midazolam	nicht im Handel		s. *Chlordiazepoxid*		s. *Diazepam*	s. *Diazepam*	
Nitrazepam	Mogadan® (D) Mogadon® (A, CH)	Tbl. (5) Trpf. (5/ml)	Ein- und Durchschlafstörungen; BNS-Krämpfe (AE 1), myoklonisch-astatische Anfälle (AE 2)	5—15 10—30 Gabe: 3—4 ED Th. Sp.: 80—120 ng/ml	s. *Diazepam*	s. *Diazepam*	(13—30)
Nordazepam	Vegesan® (CH)	Drg. (5, 10) Trpf. (5/ml)	s. *Chlordiazepoxid*	2.5—10	s. *Diazepam*	s. *Diazepam*	(50—100)
Oxazepam	Adumbran® (A, D) Anxiolit® (A, CH)	Supp. (15, 30) Tbl. (10, 50) Drg. (10) Tbl. (50)	s. *Chlordiazepoxid*	20—150/ 20—60	wirksamer Metabolit des *Diazepam*; geringer sedierend als *Diazepam* s. *Diazepam*	s. *Diazepam*	(6—24)
Prazepam	Demetrin® (A, CH, D)	Tbl. (10)	s. *Chlordiazepoxid*	10—30	s. *Diazepam*	s. *Diazepam*	(0.6) aktiver Metabolit *Nordazepam*: (50—100)
Temazepam	Levanxol® (A) Planum® (CH)	Kps. (10, 20)	s. *Chlordiazepoxid*	20—60/ 20—30	stark sedierend, s. *Diazepam*	s. *Diazepam*	(4—10) aktiver Metabolit *Oxazepam*: (6—24)
Triazolam	Halcion® (CH, D)	Tbl. (0.25, 0.5, 1)	s. *Flunitrazepam*	0.25—1	s. *Diazepam*	s. *Diazepam*	(2—3)

Kap. 24.2.4. Tranquilizer und Hypnotika (Fortsetzung)

Freiname (Psychopharmakol. Klasse)	Handelsname (A, CH, D)	Galen. Form (Dosisgröße in mg)	Psychiatrische Indikationen	Mittlere Tagesdosis oral, mg stationär/ambulant	Substanzcharakteristika	Kontraindikationen	Serumeliminations-Halbwertszeit (Stunden)
Ammoniumbromid	nur in Mischpräparaten		als Sedativum obsolet	1000–6000	Cave: Bromismus		
				Weitere Substanzklassen			
Benzoctamin (Tetrazyklikum)	Tacitin® (A, CH, D)	Amp. (10) Drg. (5, 10) Srp. (0.1 %) Tbl. (5, 10)	s. *Chlordiazepoxid* (Benzodiazepine)	10–40/ 10–30	anticholinerg, nicht antikonvulsiv, nicht muskelrelaxierend	akute Psychopharmakaintoxikationen; Glaukom, Harnverhalten, Pylorusstenose, Leber- und Nierenschäden; gleichzeitige Gabe von MAO-Hemmern	
Bromisoval (Harnstoffderivat)	Bromural® (D)	Tbl. (300)	Einschlafstörungen (Mittel der 2. Wahl)	600–1200	Cave: Abhängigkeitsentwicklung, bei chronischer Gabe Bromismus		
Carbromal (Harnstoffderivat)	Adalin® (D) Somben® (A)	Tbl. (500)	s. *Bromisoval*	500–1000	s. *Bromisoval*		
Chloralhydrat (Alkohol)	Chloraldurat® (A, CH, D)	Kps. blau (250) Kps. rot (250, 500)	Mittel der 2. Wahl bei Schlafstörungen und Erregungszuständen; Status epilepticus (vor allem im Kindesalter, 2. Wahl)	1000–2000	nicht muskelrelaxierend, schleimhautreizend; nach chronischer Gabe Nieren- und Leberparenchymschäden Cave: Abhängigkeitsentwicklung (s. Kap. 8.7.4.1.)	schwere Leber- und Nierenfunktionsstörungen, dekompensierte Herzinsuffizienz, Frauen während der Laktationszeit	(4–9.5) aktiver Metabolit Trichloressigsäure: 96–120
Chloralodol (Alkohol)	Mechloral® (A)	Tbl. (800)	s. *Chloralhydrat*	800			

Kap. 24.2.4. Tranquilizer und Hypnotika (Fortsetzung)

Freiname (Psychopharmakol. Klasse)	Handelsname (A, CH, D)	Galen. Form (Dosisgröße in mg)	Psychiatrische Indikationen	Mittlere Tagesdosis oral, mg stationär/ambulant	Substanz-charakteristika	Kontra-indikationen	Serum-eliminations-Halbwertszeit (Stunden)
Chlorhexadol s. Chloralodolol							
Chlormethiazol s. Clomethiazol							
Clidiniumbromid	nur in Mischpräparaten		Adjuvans zu tranquilisierenden Substanzen	15–25	stark anticholinerg		
Clomethiazol (Thiazolderivat)	Distraneurin® (A, CH, D)	Amp. (8/ml) Dstfl. (8/ml) Kps. (300) Sft. (50/ml) Tbl. (500)	Schlafstörungen; Alkoholdelir; Mittel bei nichtdeliranten und cerebral sklerotischen Unruhezuständen	1000–8000/ 300–500 parenterale Gabe nur unter Intensivbedingungen (Gefahr der Atemdepression, Kollaps)	antikonvulsiv Cave: Abhängigkeitsentwicklung	akute Psychopharmakaintoxikation. Cave: obstruktive Lungenerkrankungen; nicht mit MAO-Hemmern oder Reserpinderivaten gleichzeitig verabreichen	
Dihydromethoxistyrylpyron	Neuronika® (D)	Kps. (200)	Antriebsarmut, Angstzustände; Alkoholabstinenzsyndrom	200–600		akute Psychopharmakaintoxikation	
Diphenhydramin	Benocten® (CH) Dibondrin® (A) Dolestan® (D)	Tbl. (50) Amp. (30) Drg. (50) Sft. (2/ml) Tbl. (25)	Schlafstörungen (Mittel der 2. Wahl, meist in Mischpräparaten verwendet)	50	antihistaminisch, antiemetisch, anticholinerg, lokalanästhesierend	Engwinkelglaukom, Harnverhalten, Asthma bronchiale, paralytischer Ileus Cave: Epilepsie, Eklampsie	

Kap. 24.2.4. Tranquilizer und Hypnotika (Fortsetzung)

Freiname (Psycho-pharmakol. Klasse)	Handelsname (A, CH, D)	Galen. Form (Dosisgröße in mg)	Psychiatrische Indikationen	Mittlere Tagesdosis oral, mg stationär/ambulant	Substanz-charakteristika	Kontra-indikationen	Serum-eliminations-Halbwertszeit (Stunden)
Diphenyl-pyralin (Piperidin-derivat)	nur in Misch-präparaten		Schlafstörungen (Mittel der 2. Wahl)	10	antihistaminisch, stark dämpfend, anti-cholinerg	akute Psychopharmaka-intoxikation, Epilepsie, Eklampsie, Glucose-6-Phosphat-Dehydrogenasemangel Cave: Glaukom, Pro-statahypertrophie	
Doxylamin-succinat	Mereprine® (A, CH, D)	Drg. (25) Srp. (1.25/ml)	Schlafstörungen, Unru-hezustände (Mittel der 2. Wahl)	50—75	anticholinerg, antihistaminisch, antiemetisch	Glucose-6-Phos-phat-Dehydrogenase-mangel Cave: Glaukom, Pro-statahypertrophie	
Ethinamat (Urethanderi-vat)	Valamin® (CH, D)	Tbl. (500)	Einschlafstörungen (Mittel der 2. Wahl)	500—2000	leichtes Hypnotikum, nur 2—4 Std. wirksam		
Etodroxizin	nur in Misch-präparaten		Adjuvans bei Hypnoti-ka				
Glutethimid (Piperidin-derivat)	Doriden® (A, CH, D)	Tbl. (250)	Ein- und Durchschlaf-störungen (Mittel der 2. Wahl)	250—500	Cave: Abhängigkeits-entwicklung	akute Psychopharmaka-intoxikation	(5—22)
Guaifenesin (Carbamin-säurederivat)	Reorganin® (D) Resyl® (A, CH)	Drg. (250) Trpf. (10 %)	nicht psychotische Angst-, Spannungs- und Unruhezustände (Mittel der 2. Wahl)	500—1500/ 50—100	muskelrelaxierend, sekretolytisch	s. *Diazepam* (Benzodiazepine)	
Hexa-propymat (Carbamin-säurederivat)	Merinax® (CH)	Tbl. (400)	Einschlafstörungen (Mittel der 2. Wahl)	200—400			

Kap. 24.2.4. Tranquilizer und Hypnotika (Fortsetzung)

Freiname (Psychopharmakol. Klasse)	Handelsname (A, CH, D)	Galen. Form (Dosisgröße in mg)	Psychiatrische Indikationen	Mittlere Tagesdosis oral, mg stationär/ambulant	Substanzcharakteristika	Kontraindikationen	Serumeliminations-Halbwertszeit (Stunden)
Humulus lupulus (Hopfen)	nur in Mischpräparaten		leichte Unruhezustände	300–1000	pflanzliches Sedativum, keine Abhängigkeitsentwicklung		
Hydroxyzin (Diphenylmethanderivat)	Atarax® (A, CH, D)	Drg. (10, 25) Srp. (0,2 %)	s. *Chlordiazepoxid* (Benzodiazepine); Verhaltensstörungen bei Kindern	100–200/ 30–75 Kinderdosis: 3 × tgl. 1 mg/kg	antihistaminisch, adrenolytisch, anticholinerg, antiemetisch, spasmolytisch, analgetisch	akute Psychopharmaka- und Analgetikaintoxikation Cave: Glaukom und Harnverhalten	
Hypericin (pflanzl. Sedativum)	Hyperforat® (D)	Amp. (0.05) Trpf. (0.002/ml)	Antriebsmangel, Angstzustände (Mittel der 2. Wahl)	0,05–0,1	alkoholisches Pflanzenextrakt Cave: Photosensibilisierung	schwere Leber- und Nierenerkrankungen	
Kaliumbromid	nur in Mischpräparaten		als Sedativum obsolet	1000–6000	Cave: Bromismus		
Magnesiumaspartat-hydrobromid	Vernelan® (D)	Kps. (300) Sft. (60/ml) Tbl. (600)	Schlafstörungen, Angstzustände (obsolet)	600–1200	Cave: Bromismus		
Magnesiumglutamathydrobromid	Psychoverlan® (D)	Tbl. (600)	Schlafstörungen, Angstzustände (obsolet)	600–1200	Cave: Bromismus		
Magnesiumbromgluconat	Mabron® (A)	Amp. (100) Srp. (6,6 %)	als Sedativum obsolet	600–1200	Cave: Bromismus	Myasthenia gravis AV-Block	
Meclizin s. *Meclozin*							
Meclozin (Piperazinderivat)	Calmonal® (D)	Tbl. (150)	Schlafstörungen, Unruhezustände (Mittel der 2. Wahl)	150–450	antiemetisch, antihistaminisch	Schwangerschaft	

Kap. 24.2.4. Tranquilizer und Hypnotika (Fortsetzung)

Freiname (Psychopharmakol. Klasse)	Handelsname (A, CH, D)	Galen. Form (Dosisgröße in mg)	Psychiatrische Indikationen	Mittlere Tagesdosis oral, mg stationär/ambulant	Substanz-charakteristika	Kontra-indikationen	Serum-eliminations-Halbwertszeit (Stunden)
Meprobamat (Propandiol-derivat)	Miltaun® (A, D)	Amp. (400) Drg. (200, 400) Kps. (200) Tbl. (400)	s. *Chlordiazepoxid* (Benzodiazepine); Verhaltensstörungen bei Kindern (> 6 Jahre)	400–2000/ 400–1000	gut muskelrelaxierend, nicht antikonvulsiv Cave: Abhängigkeitsentwicklung Nachteil: relativ geringe therapeutische Breite (Kap. 7.5.)	akute intermittierende Porphyrie; Schwangerschaft; Kinder unter 6 Jahren	(6–17)
	Miltown® (CH)	Tbl. (400)					
Methaqualon (Chinazolinonderivat)	Mozambin® (A) Normi-nox® (CH, D)	Tbl. (200) Supp. (100, 400) Tbl. (200)	Ein- und Durchschlafstörungen (Mittel der 2. Wahl)	200–400	Cave: Abhängigkeitsentwicklung	akute Psychopharmaka-intoxikation; Leberschäden, Eklampsie, Epilepsie; Cave: Kombination mit MAO-Hemmern Schwangerschaft	(10–40)
Methyl-pentynol (Alkinol)	Allotropal® (D) Oblivon® (CH) Pentadorm® (A)	Kps. (250) Kps. (250) Sft. (60/ml) Kps. (200)	s. *Phenoprobamat*	200–750/ 200–500	muskelrelaxierend	s. *Diazepam* (Benzodiazepine)	
Methyprylon (Piperidindederivat)	Noludar® (CH, D)	Tbl. (200)	s. *Glutethimid*	200–400	s. *Glutethimid*	s. *Glutethimid*	
Natrium-bromid	nur in Mischpräparaten		als Sedativum obsolet	1000–6000	Cave: Bromismus		
Paraldehyd	Paraldehyd® (D)	Amp. (10)	Erregungszustände bei Psychosen; Delirium tremens; Status epilepticus (Mittel der 2. Wahl)	5–10 Gabe *nur* i. m., nicht i. v.	lokale Reizwirkung auf Magenschleimhaut, schlechter Geschmack (Kap. 8.7.4.1.)	Bronchopulmonale Prozesse; gleichzeitige Gabe mit Morphin	

Kap. 24.2.4. Tranquilizer und Hypnotika (Fortsetzung)

Freiname (Psychopharmakol. Klasse)	Handelsname (A, CH, D)	Galen. Form (Dosisgröße in mg)	Psychiatrische Indikationen	Mittlere Tagesdosis oral, mg stationär/ambulant	Substanzcharakteristika	Kontraindikationen	Serumeliminations-Halbwertszeit (Stunden)
Phenoprobamat (Carbaminsäurederivat)	Gamaquil® (CH, D)	Drg. (400) Supp. (800)	nicht-psychotische Angst-, Spannungs- und Erregungszustände (Mittel der 2. Wahl)	400—1600/ 400—800	muskelrelaxierend	s. *Diazepam* (Benzodiazepine)	
Pyrithyldion (Piperidinderivat)	Persedon® (A, CH, D)	Tbl. (200)	s. *Glutethimid*	200—400	s. *Glutethimid*	s. *Glutethimid*	
Trimetozin (Morpholinderivat)	Trioxazin® (A, CH)	Tbl. (300)	Tagessedativum (Mittel der 2. Wahl)	600—2400			
Valeriana officinalis s. *Valepotriate*							
Valepotriate (genuine Wirkstoffe des Baldrians)	Valdispert® (A, CH, D)	Drg. (45)	leichte Unruhe, leichte Schlafstörungen	150—300	pflanzliches Sedativum, keine Abhängigkeitsentwicklung		
Valnoctamid	Nirvanil® (CH)	Drg. (200)	leichte Unruhezustände (Mittel der 2. Wahl)	400—1600			

24.2.5. Antiepileptika

Freiname (Psychopharmakol. Klasse)	Handelsname (A, CH, D)	Galen. Form (Dosisgröße in mg)	(Neuro-) Psychiatrische Indikationen	Mittlere Tagesdosis oral, mg stationär/ambulant	Substanz-charakteristika	Kontra-indikationen	Serum-eliminations-Halbwertszeit (Stunden)
Barbiturate							
Barbexaclon (Phenobarbital-Propylhexedrin-Verbindung)	Maliasin® (A, CH, D)	Drg. (25, 100)	s. Phenobarbital	25–200 Gabe: 3 ED Th. Sp.: s. Phenobarbital	enthält Phenobarbital; nur gering sedierend, da Propylhexedrin die sedierende Wirkung von Phenobarbital weitgehend antagonisiert	s. Phenobarbital; Porphyrie, Myocardschäden, Thyreotoxikose	aktiver Metabolit Phenobarbital: (24–140)
Phenobarbital, s. unter Tranquilizer und Hypnotika (Gruppe: Barbiturate)							
Primidon (Desoxybarbiturat)	Liskantin® (D) Mysoline® (A, CH)	Tbl. (250) Tbl. (250)	s. Phenobarbital	750–1000 Gabe: 3 ED Th. Sp.: 5–15 µg/ml	Evtl. KM-Schädigung; wird zu Phenobarbital metabolisiert	Porphyrie, Überempfindlichkeit gegen Phenobarbital Cave: Gravidität	(10–12) aktiver Metabolit Phenobarbital: (24–140)
Benzodiazepine							
Clonazepam	Rivotril® (A, CH, D)	Amp. (1) Tbl. (0,5, 2) Trpf. (0,5 %)	Status epilepticus (Grand mal-Status, Petit mal-Status und andere Statusformen) (AE 1), BNS-Krämpfe (AE 1) und myoklonisch-astatische Anfälle (AE 1); therapieresistente andere Anfallstypen (AE 3)	0,5–8 Gabe: 3–4 ED Th. Sp.: 5–60 ng/ml	sedierend, muskelrelaxierend; bronchiale Hypersekretion	Cave: Schwangerschaft	(20–60)
Diazepam, s. unter Tranquilizer und Hypnotika (Gruppe: Benzodiazepine)							
Nitrazepam, s. unter Tranquilizer und Hypnotika (Gruppe: Benzodiazepine)							

Kap. 24.2.5. Antiepileptika (Fortsetzung)

Freiname (Psychopharmakol. Klasse)	Handelsname (A, CH, D)	Galen. Form (Dosisgröße in mg)	(Neuro-) Psychiatrische Indikationen	Mittlere Tagesdosis oral, mg stationär/ambulant	Substanzcharakteristika	Kontraindikationen	Serumeliminations-Halbwertszeit (Stunden)
Diphenylhydantion s. Phenytoin							
				Hydantoine			
Mephenytion	*Epilan*® (A) *Epilanex*® (D) *Mesantoin*® (A, CH)	Tbl. (100)	therapieresistente Psychomotorische und Grand mal-Anfälle (AE 2)	100–600 Th. Sp.: 25–40 µg/ml	s. *Phenytoin*	s. *Phenytoin*	(144)
Phenytoin	*Epanutin*® (A, CH, D)	Amp. (250) Kps. (50, 100) Susp. (6/ml)	Status epilepticus (AE 1); fokal beginnende Anfälle (AE 2), Grand mal-Anfälle (AE 2)	250–500 Gabe: 1–3 ED Th. Sp.: 5–18 µg/ml	KM-Depression möglich, Gingiva-Hyperplasie; vgl. Kap. 8.5.3.	Leukopenie, dekompensierte Leberinsuffizienz; Cave: AV-Block 2. und 3. Grades	(25–200)
				Weitere Substanzklassen			
Acetazolamid (Sulfonamidderivat, Saluretikum)	*Diamox*® (A, CH, D)	Dstfl. (500) Kps. (500) Tbl. (250)	Petit mal-Epilepsie (als Adjuvans)	250–500	Diuretikum Cave: Hypokaliämische Azidose	renale hyperchlorämische Azidose, Morbus Addison	(8)
ACTH (Adrenocorticotropes Hormon, Polypeptid)	*Synacthen*® (A, D) *Cortigotropin*® (CH)	Amp. (0.25) Amp. (100 IE = 1 mg)	BNS-Krämpfe (AE 2); myoklonisch astatische Anfälle (AE 3)	40–90 IE	bewirkt Ausschüttung von NNR-Hormonen	akute Psychosen; Infektionen ohne gleichzeitige Antibiotikatherapie; Magen- und Duodenalulcera, schwere Osteoporose, Cushing-Syndrom; Herzinsuffizienz; Schwangerschaft	

Kap. 24.2.5. Antiepileptika (Fortsetzung)

Freiname (Psycho-pharmakol. Klasse)	Handelsname (A, CH, D)	Galen. Form (Dosisgröße in mg)	(Neuro-) Psychiatrische Indikationen	Mittlere Tagesdosis oral, mg stationär/ ambulant	Substanz-charakteristika	Kontra-indikationen	Serum-eliminations-Halbwertszeit (Stunden)
Aethylphenacemid (Acetyl-Harnstoffde-rivat)	Benuride® (CH)	Tbl. (250)	therapieresistente fokale und Grand mal-Anfälle (AE2)	750–1500 Th. Sp.: 5–15 µg/ml	s. *Chlorphenazemide*	s. *Chlorphenazemide*	
Beclamid (Chlorpro-pionderivat)	Neuracen® (D) Posedrine® (A)	Drg. (330) Drg. (330) Kps. (330)	Grand mal- und psychomotorische Anfälle in Kombination mit anderen AE; psychomotorische Unruhe, Verhaltensstörungen bei Anfallskranken	330–3000 Gabe: 3–4 ED	sedierend	Schwangerschaft	
Calciumbro-midlacto-bionat (Bromverbindung)	Calcibronat® (A, CH, D)	Amp. (1240) Srp. (200/ml) Tbl. (3000)	therapieresistente Grand mal-Anfälle (AE2)	3000–9000	Cave: Bromismus, Bromakne	Stillperiode; i. v. Gabe bei digitalisierten Patienten (Calciumionen!)	
Carbam-azepin (Dibenzo-azepin)	Tegretal® (D) Tegretol® (A, CH)	Tbl. (200, 400) Srp. (20/ml)	fokal beginnende Anfälle (AE 1), Grand mal (AE 1); Verstimmungszustände im Rahmen der Epilepsie; s. Lithium-Acetat (Lithiumsalze)	600–1200 Gabe: 3–4 ED Th. Sp.: 4–9 µg/ml	sedierend, analgetisch wirksam bei Trigeminus-Neuralgie und Phantomschmerz; Leukopenie und Leberschädigung möglich	AV-Block	(10–21)

Chloralhydrat s. unter Tranquilizer und Hypnotika (Gruppe: Sonstige)

Chlorphenace-mide (Acetyl-Harn-stoffderivat)	Comitiadon® (A)	Tbl. (250)	therapieresistente psychomotorische Anfälle (AE2)	750–2000	Gastralgie hervorrufend	Leberschäden, Knochenmarksschäden	

Kap. 24.2.5. Antiepileptika (Fortsetzung)

Freiname (Psychopharmakol. Klasse)	Handelsname (A, CH, D)	Galen. Form (Dosisgröße in mg)	(Neuro-) Psychiatrische Indikationen	Mittlere Tagesdosis oral, mg stationär/ambulant	Substanzcharakteristika	Kontraindikationen	Serumeliminations-Halbwertszeit (Stunden)
Corticotropin s. ACTH							
Ethadion (Oxazolidinderivat)	Petidiol® (D) Petidion® (A, CH)	Drg. (250)	therapieresistente Absenzen und Petit mal fokaler Genese (AE 2)	500–2000	sedierend; KM-Schädigung möglich	Blutbildschäden, schwere Leber- und Nierenfunktionsstörung, Erkrankungen der Retina und des N. Opticus	
Ethosuximid (Succinimid)	Petinimid® (A, CH) Petnidan® (D)	Kps. (250) Srp. (50/ml) Kps. (250) Sft. (50/ml)	Absenzen (AE 2), myoklonisch-astatische Anfälle (AE 3)	750–2000 Gabe: 2–3 ED Th. Sp.: 40–80 µg/ml	KM-Schädigung möglich, Unruhe, Schlafstörungen, evtl. Grand mal-Provokation	Cave: Leber- und Nierenschäden	(30–50)
Mesuximid (Succinimid)	Petinutin® (A, CH, D)	Kps. (300)	therapieresistente Absenzen (AE 3), myoklonisch-astatische Anfälle (AE 3)	300–1200	schwere Haut-, Leber-, Nieren- und Blutzellschäden möglich, evtl. Grand mal-Provokation		(3) aktiver Metabolit *Desmethylmesuccimid*: (40)
Paraldehyd s. unter Tranquilizer und Hypnotika (Gruppe: Sonstige)							
Paramethadion (Oxazolidinderivat)	Paradion® (A, CH, D)	Kps. (150, 300) Lsg. (300/ml)	therapieresistente Absenzen (AE 3)	1200–1800	s. *Ethadion*	s. *Ethadion*	
Pheneturid s. Äthylphenacemid							
Phenylchloracetylharnstoff s. Chlorphenacemide							
Sultiam (Sulfonamidderivat)	Ospolot® (A, CH, D)	Tbl. (50, 200)	therapieresistente fokale Anfälle (AE 2), Psychomotorische Anfälle (AE 2)	200–600 Th. Sp.: 6–10 µg/ml		Nierenfunktionsstörungen	
Tetracosactid s. ACTH							

Kap. 24.2.5. Antiepileptika (Fortsetzung)

Freiname (Psychopharmakol. Klasse)	Handelsname (A, CH, D)	Galen. Form (Dosisgröße in mg)	(Neuro-)Psychiatrische Indikationen	Mittlere Tagesdosis oral, mg stationär/ambulant	Substanz-charakteristika	Kontra-indikationen	Serum-eliminations-Halbwertszeit (Stunden)
Trimethadion (Oxazolidin-derivat)	Tridion® (A, CH, D)	Kps. (300)	therapieresistente Absenzen (AE 2)	1200–1800 Gabe: 3–4 ED	s. Kap. 8.5.3.	KM-Erkrankungen, schwere Leber- und Nierenerkrankungen, Erkrankungen der Retina und des Nervus opticus	aktiver Metabolit *Dimethadion*: (144–260)
Valproinsäure (Dipropylace-tat)	Convulex® (A, CH, D)	Kps. (150, 300) Lsg. (300/ml) Tbl. (300)	primär generalisierte Anfälle (AE 1), Absenzen (AE 1), primär generalisierte myoklonisch-astatische Anfälle (AE 1), Impulsiv-Petit-mal (AE 1); Grand mal (AE 2)	1200–2000 Gabe: 3–4 ED Th. Sp.: 40–100 µg/ml	Thrombozytenaggrega-tionshemmer; evtl. Magen-Darmbe-schwerden	Leber- und Pankreas-funktionsstörungen, hä-morrhagische Diathese	(12–16)

24.2.6. Beta-Rezeptoren-Blocker

Freiname	Handelsname (A, CH, D)	Galen. Form (Dosisgröße in mg)	(Neuro-) Psychiatrische Indikationen	Mittlere Tagesdosis oral, mg stationär/ambulant	Substanzcharakteristika	Kontraindikationen	Serumeliminations-Halbwertszeit (Stunden)
Alprenolol	Aptin® (A, D) Aptol® (CH)	Amp. (10) Tbl. (50, 200) Tbl. (200)	s. *Propranolol*	150—400	s. *Propranolol*; intrinsische Eigenaktivität	s. *Propranolol*	(2—3)
Atenolol	Tenormin® (A, CH, D)	Tbl. (50, 100)	s. *Propranolol*	50—100	s. *Propranolol*; Beta$_1$ — selektiver Blocker (passiert nur in geringer Menge die Blut-Hirnschranke)	s. *Propranolol*	(6—11)
Metoprolol	Lepresor® (A, CH, D)	Amp. (5) Drg. (100, 200) Tbl. (50, 100, 200)	s. *Propranolol*	50—150	s. *Propranolol*; Beta$_1$ — selektiver Blocker	s. *Propranolol*	(3—5)
Oxprenolol	Trasikor® (A, CH, D)	Amp. (2) Tbl. (20, 40, 80, 160)	s. *Propranolol*	80—240	s. *Propranolol*; intrinsische Eigenaktivität	s. *Propranolol*	(1.5—2)
Pindolol	Visken® (A, CH, D)	Amp. (0.4) Tbl. (5, 10, 15, 20) Trpf. (5/ml)	s. *Propranolol*	10—20	s. *Propranolol*; 6- bis 10 × stärker als *Propranolol*, intrinsische Eigenaktivität	s. *Propranolol*	(2—5)
Practolol	aus dem Handel genommen		obsolet		verursacht Spätschäden wie z. B. Lupus erythematodes, Pannusbildung, sezernierende Otitis media („Practololsyndrom")		

Kap. 24.2.6. Beta-Rezeptoren-Blocker (Fortsetzung)

Freiname	Handelsname (A, CH, D)	Galen. Form (Dosisgröße in mg)	(Neuro-) Psychiatrische Indikationen	Mittlere Tagesdosis oral, mg stationär/ ambulant	Substanz- charakteristika	Kontra- indikationen	Serum- eliminations- Halbwertszeit (Stunden)
Propranolol	Dociton® (D) Inderal® (A, CH)	Amp. (1) Kps. (160) Tbl. (10, 40, 80) Amp. (1) Kps. (160) Tbl. (10, 40, 80)	Lithiumbedingter Tremor, Antidepr. bed. Tremor, Adjuvans bei schweren Angstzuständen Adjuvans in der Behandlung des Alkoholdelirs, Migräneprophylaxe	80–240	Gering anxiolytisch (beseitigt periphere Manifestationen von Angst); antihypertensiv, negativ chronotrop, negativ inotrop (vgl. Kap. 9.5.7.)	Herzinsuffizienz, AV-Block, Bradykardie, Asthma bronchiale, Azidose; gleichzeitige Verabreichung von MAO-Hemmern; Cave: agitierte Depressionen (depressivogene Wirkungskomponente)	(2–6)
Sotalol	Sotalex® (D)	Tbl. (80, 160)	s. *Propranolol*	160–320	s. *Propranolol*; passiert nur in geringen Mengen die Blut-Hirnschranke	s. *Propranolol*	(8–12)

24.2.7. Nootropika

Freiname	Handelsname (A, CH, D)	Galen. Form (Dosisgröße in mg)	(Neuro-)Psychiatrische Indikationen	Mittlere Tagesdosis oral, mg stationär/ambulant	Substanzcharakteristika	Kontraindikationen	Serumeliminations-Halbwertszeit (Stunden)
Bamethan (Beta-Sympathomimetikum)	Vasculat® (A, CH, D)	Amp. (50) Tbl. (25, 100) Trpf. (10/ml)	s. *Pyritinol*	25–100	durchblutungsfördernd		
Buphenin (Beta-Sympathomimetikum)	Dilatol® (A, D) Dilydrin® (CH)	Amp. (5) Tbl. (6) Trpf. (4/ml)	s. *Pyritinol*	12–18	durchblutungsfördernd, wehenhemmend	Angina pectoris	
Centrophenoxin s. *Meclo-Fenoxat*							
Cinnarizin (Piperazinderivat)	Stutgeron® (A, CH, D)	Kps. (75) Tbl. (25) Trpf. (75/ml)	s. *Pyritinol*	75–225	durchblutungsfördernd (muskulotrop), antihistaminisch, kalziumantagonistisch		
Cyclandelat	Cyclospasmol® (A, CH) Spasmocyclon® (D)	Drg. (200) Kpsl. (400) Drg. (200, 400)	s. *Pyritinol*	600–2000	durchblutungsfördernd (muskulotrop)		
Dihydroergocornin	nur in Mischpräparaten (mit *Dihydroergocryptin*): Hydergin® (A, CH, D)	Amp. (0.3, 1.5) Tbl. (2) Trpf. (1/ml, 2/ml)	s. *Pyritinol*	1–3	durchblutungsfördernd, alpha-adrenolytisch		(4)

Kap. 24.2.7. Nootropika (Fortsetzung)

Freiname	Handelsname (A, CH, D)	Galen. Form (Dosisgröße in mg)	(Neuro-)Psychiatrische Indikationen	Mittlere Tagesdosis oral, mg stationär/ambulant	Substanzcharakteristika	Kontraindikationen	SerumeliminationsHalbwertszeit (Stunden)
Dihydroergocristin	Nehydrin® (A, D)	Amp. (0.3) Drg. (1) Trpf. (1/ml)	s. *Pyritinol*	3–6	durchblutungsfördernd, alpha-adrenolytisch	nicht bekannt	(4)
	Vigoton® (CH)	Amp. (0.3) Kps. (3) Trpf. (1/ml)					
Dihydroergocryptin	s. *Dihydroergocornin*		s. *Pyritinol*		durchblutungsfördernd, alpha-adrenolytisch		(4)
Drotaverin	nur in Mischpräparaten		s. *Pyritinol*	120–240	durchblutungsfördernd		
Etamivan	Vandid® (A)	Amp. (50) Drg. (20) Trpf. (50/ml)	s. *Pyritinol*	100–500	durchblutungsfördernd		
Etofyllin (Theophyllin-derivat)	Hesotanol® (A)	Amp. (25, 100) Tbl. (100)	s. *Pyritinol*	150–300	durchblutungsfördernd		
Gingko biloba (pflanzl. Extrakt)	Tebonin® (A, D)	Amp. (1.6, 3.95, 19.5) Drg. (0.53, 3) Trpf. (0.375 %)	s. *Pyritinol*	3–30	durchblutungsfördernd		
Hexobendin	Ustimon® (A)	Amp. (10) Tbl. (30, 90)	s. *Pyritinol*	60–180	durchblutungsfördernd	akuter Myokardinfarkt	
Isoxsuprin (Beta-Sympathomimetikum)	Suprilent® (CH) Vasoplex® (A, D)	Tbl. (10) Kpsl. (35.7, 40) Amp. (10)	s. *Pyritinol*	30–80	durchblutungsfördernd	arterielle Blutungen, frische Apoplexia cerebri	

Kap. 24.2.7. Nootropika (Fortsetzung)

Freiname	Handelsname (A, CH, D)	Galen. Form (Dosisgröße in mg)	(Neuro-) Psychiatrische Indikationen	Mittlere Tagesdosis oral, mg stationär/ ambulant	Substanz- charakteristika	Kontra- indikationen	Serum- eliminations- Halbwertszeit (Stunden)
Meclo- Fenoxat (Phenoxy- Essigsäure- derivat)	Helfergin® (D) Lucidril® (A, CH)	Amp. (250, 500) Drg. (200, 500) Plv. (200/Beutel) Amp. (250) Tbl. (100, 250)	s. *Pyritinol*	600–2000		psychotische Erregungs- zustände	
Naftidrofuryl	Dusodril® (A, D) Praxilene® (CH)	Amp. (40, 200) Drg. (100) Kps. (100) Amp. (40) Kps. (50, 100)	s. *Pyritinol*	300–600	durchblutungsfördernd	Herzinsuffizienz, akuter Myokardinfarkt, frische Apoplexia cerebri	
Nicergolin (Dihydro- lyserolester)	Sermion® (CH, D)	Drg. (5) Trpf. (5/ml) Trockensubs. f. i. v., i. m.	s. *Pyritinol*	15–30	alpha-adrenolytisch	nicht bekannt	(1–2)
Papaverin	Panergon® (CH) Panervon (D)	Kps. (150) Amp. (50)	s. *Pyritinol*	450–600	durchblutungsfördernd	AV-Block, intrakrani- elle Drucksteigerung; direkte i. v. Injektion	
Pentifyllin	nur in Misch- präparaten		s. *Pyritinol*	400–800	durchblutungsfördernd		
Pentoxifyllin (Purinderi- vat)	Trental® (A, CH, D)	Amp. (100, 300) Drg. (100, 400)	s. *Pyritinol*	300–1200	durchblutungsfördernd	frischer Myokard- infarkt, cerebrale Massenblutung, Schwangerschaft; relativ: Herzrhythmus- störung	

Kap. 24.2.7. Nootropika (Fortsetzung)

Freiname	Handelsname (A, CH, D)	Galen. Form (Dosisgröße in mg)	(Neuro-) Psychiatrische Indikationen	Mittlere Tagesdosis oral, mg stationär/ ambulant	Substanzcharakteristika	Kontraindikationen	Serumeliminations-Halbwertszeit (Stunden)
Piracetam (Gammaaminobuttersäurederivat)	Nootropil® (A, CH) Nootrop® (D)	Amp. (1000, 3000) Kps. (400) Sft. (333/ml) Tbl. (800)	hirndiffuses organisches Psychosyndrom, akut exogener Reaktionstyp (als Adjuvans), Entzugssyndrome nach Drogen und Alkohol (als Adjuvans)	2400–40000	durchblutungsfördernd, nicht sedierend, nicht analgetisch, nicht antikonvulsiv vigilanzsteigernd	nicht bekannt; Cave: psychomotorische Erregtheit	(4–5)
Piribedil	Trivastal® (D)	Drg. (20)	s. *Pyritinol*	20–120	durchblutungsfördernd	frischer Myokardinfarkt, dekompensierte Herzinsuffizienz, Schwangerschaft; Cave: gleichzeitige Verabreichung mit Ganglien-Blockern, MAO-Hemmern	

Pyrithioxin s. *Pyritinol*

Pyritinol (Vitamin-B₆-Derivat)	Encephabol® (A, CH, D)	Amp. (200) Drg. (100, 200) Sft. (20/ml)	hirndiffuses organisches Psychosyndrom, akut exogener Reaktionstyp (als Adjuvans)	300–800	nicht sedierend, nicht analgetisch, nicht antikonvulsiv, vigilanzsteigernd, Steigerung der cerebralen Glukoseutilisation		(4)
Suloctidil	Sulocton® (CH)	Kps. (100)	s. *Pyritinol*		durchblutungsfördernd		
Vincamin (Alkaloid)	Cetal® (A, CH, D)	Amp. (15) Kps. (30)	s. *Pyritinol*	30–60	durchblutungsfördernd	Hirndrucksteigerung, Hirnblutungen	
Xantinolnikotinat (Purinderivat)	Complamin® (A, CH, D)	Amp. (150) Tbl. (150, 300, 500)	s. *Pyritinol*	450–1500	durchblutungsfördernd	relativ: Schwangerschaft, Herzschrittmacher	

24.2.8. Psychostimulantien

Freiname	Handelsname (A, CH, D)	Galen. Form (Dosisgröße in mg)	Psychiatrische Indikationen	Mittlere Tagesdosis oral, mg stationär/ambulant	Substanzcharakteristika	Kontraindikationen	Serumeliminations-Halbwertszeit (Stunden)
Amfetaminil	AN 1® (D)	Drg. (10)	s. Methamphetamin	10–20	s. Methamphetamin	s. Methamphetamin	
Chlorphencyclan	nicht im Handel		s. Methamphetamin		s. Methamphetamin	s. Methamphetamin	
Dextroamphetamin	nicht im Handel		s. Methamphetamin	5–20	s. Methamphetamin	s. Methamphetamin	
Fencamfamin	nur in Mischpräparaten		s. Methamphetamin	10–20	s. Methamphetamin	s. Methamphetamin	
Fenfluramin	Ponderax® (A, D) Ponflural® (CH)	Drg. (20) Kps. (60) Kps. (60) Tbl. (20)	Appetitzügler	20–60	s. Methamphetamin	Glaukom, Gravidität; gleichzeitige Therapie mit Antidepressiva	(13–30)
Methamphetamin	Pervitin® (CH, D)	Amp. (15) Tbl. (3)	Narkolepsie; hyperkinetisches Syndrom bei Kindern (mit „minimal brain dysfunction"), Appetitzügler	3–6	Sympathomimetikum (alpha- und beta-adrenerg); Cave: Abhängigkeit	depressives Syndrom, Angstzustände, Drogenabhängigkeit	(16) aktiver Metabolit Amphetamin: (10–30)
Methylphenidat	Rilatin® (A) Ritalin® (CH, D)	Amp. (20) Amp. (20) Tbl. (10)	s. Methamphetamin	5–15	s. Methamphetamin	s. Methamphetamin	(0.5–2)
Pemolin	Stimul® (CH, D) Vidil® (A)	Tbl. (20)	s. Methamphetamin	20–40	s. Methamphetamin	s. Methamphetamin	
Pipradol	nur in Mischpräparaten		s. Methamphetamin	1–3	s. Methamphetamin	s. Methamphetamin	

24.2.9. Medikamente gegen neuroleptika-induzierte psychomotorische Syndrome

Freiname	Handelsname (A, CH, D)	Galen. Form (Dosisgröße in mg)	Psychiatrische Indikationen	Mittlere Tagesdosis oral, mg stationär/ambulant	Substanz-charakteristika	Kontra-indikationen	Serum-eliminations-Halbwertszeit (Stunden)
Benztropin	Cogentin® (A, CH, D)	Tbl. (2)	s. *Biperiden*	1—6	stark anticholinerg	Kinder unter 3 Jahren, Schwangerschaft	
Biperiden	Akineton® (A, CH, D)	Amp. (5) Drg. (4) Tbl. (2)	Neuroleptisch bed. Parkinsonsyndrom	2—8	stark anticholinerg	Schwangerschaft; Cave: Glaukom, Prostata-Hypertrophie, paralytischer Ileus	
Bornaprin	Sormodren® (A)	Tbl. (4)	s. *Biperiden*	6—12	s. *Biperiden*	s. *Biperiden*	
Dexetimid	Tremblex® (A, CH)	Tbl. (0.5)	s. *Biperiden*	0.5—1	s. *Biperiden*	s. *Biperiden*	
Orphenadrin	Norflex® (A, CH, D)	Tbl. (100)	s. *Biperiden*	150—400	muskelrelaxierend, antihistaminisch		
Procyclidin	Kemadrin® (A, CH) Osnervan® (D)	Amp. (10) Tbl. (5)	s. *Biperiden*	7.5—30	s. *Biperiden*; antihistaminisch	s. *Biperiden*	
Tiaprid	Tiapridex® (D)	Amp. (100) Tbl. (100)	s. *Biperiden*; tardive Dyskinesie, Alkoholentzugssyndrom	300—600	nicht anticholinerg, antidopaminerg	Phäochromozytom, Epilepsie, Schwangerschaft	
Trihexyphenidyl	Artane® (A, CH, D)	Kps. (5) Tbl. (2, 5)	s. *Biperiden*	2—15	s. *Biperiden*	s. *Biperiden*	

24.2.10. Weitere bei psychiatrischen Indikationen verwendete Pharmaka

Freiname (pharmakol. Klasse)	Handelsname (A, CH, D)	Galen. Form (Dosisgröße in mg)	Psychiatrische Indikationen	Mittlere Tagesdosis oral, mg stationär/ambulant	Substanzcharakteristika	Kontraindikationen	Serumeliminations-Halbwertszeit (Stunden)
Amiphenazol (Analeptikum)	Daptazole® (A)	Amp. (150)	Opiatüberdosierung	nach Bedarf	atemstimulierend		
Calciumcarbimid	Dipsan® (A, CH)	Tbl. (50)	s. Disulfiram	50—100	führt bei gleichzeitigem Alkoholgenuß zu toxischen Symptomen	Herzerkrankungen	
Clonidin (Antihypertensivum)	Catapresan® (A, CH, D)	Amp. (0.15) Tbl. (0.15, 0.3) Prl. (0.25)	Opiatentzugssyndrom	0.45—0.60/0.45	blutdrucksenkend; zentraler Alpha-Agonist, vermindert den peripheren Sympathikotonus	AV-Block 2. und 3. Grades, Niereninsuffizienz, Gravidität	(6—10)
Disulfiram	Antabus® (A, CH, D)	Tbl. (100, 500)	chronischer Alkoholismus zur Alkoholentwöhnung	100—500	Hemmt den Alkoholmetabolismus; führt bei gleichzeitigem Alkoholgenuß durch Anhäufung von Acetaldehyd zu toxischen Symptomen	schwere Herz-Kreislaufinsuffizienz, schwere Lebererkrankungen, Gravidität, Epilepsie, endokrine Erkrankungen	
Guanfacin (Antihypertensivum)	Estulic® (CH, D)	Tbl. (1, 2)	s. Clonidin	1—2	zentraler Sympathikus-Antagonist	s. Clonidin	
Levallorphan (Opiatantagonist)	Lorfan® (CH, D)	Amp. (1)	s. Nalorphin	nach Bedarf	s. Nalorphin	s. Nalorphin	
Levodopa	Larodopa® (A, CH, D)	Tbl. (250, 500)	depressives Syndrom (noch in klinischer Prüfung)		Katecholaminpräkursor	Ulkus ventrikuli, akutes Glaukom, Gravidität, Psychosen	(2.5)

Kap. 24.2.10. Weitere bei psychiatrischen Indikationen verwendete Pharmaka (Fortsetzung)

Freiname (pharmakol. Klasse)	Handelsname (A, CH, D)	Galen. Form (Dosisgröße in mg)	Psychiatrische Indikationen	Mittlere Tagesdosis oral, mg stationär/ ambulant	Substanz- charakteristika	Kontra- indikationen	Serum- eliminations- Halbwertszeit (Stunden)
Nalorphin (Opiatantago- nist)	Lethidrone® (A, CH)	Amp. (10)	Opiatüberdosierung	nach Bedarf	Cave: Atemdepression durch intrinsische Eigenwirkung	akute Ateminsuffizienz	(1)
Naloxon (Opiatantago- nist)	Narcan® (A, CH) Narcanti® (D)	Amp. (0.4)	Opiatüberdosierung; Stupor (in klinischer Prüfung)		keine intrinsische Eigenwirkung	Cave: Schwangerschaft; Cave: Auslösung eines Entzugssyndroms bei Opiatsüchtigen	(1.5)
Salbutamol (Beta₂-Rezep- toragonist)	Sultanol® (A, D) Ventolin® (CH)	Srp. (0.4/ml) Supp. (1, 2) Tbl. (2, 4, 8) Srp. (0.4/ml) Tbl. (2, 4)	depressives Syndrom (noch in klinischer Prü- fung)		bronchodilatierend	Thyreotoxikose, Gravi- dität (1. Trimenon), Hypertonie, Herz- insuffizienz; nicht mit Betablockern kombinieren (Wirkungs- verlust)	(4)

24.3. Mischpräparate-Liste

Der Hinweis „(s.)" hinter dem Freinamen bedeutet, daß nähere Information über den Freinamen unter Benützung des Sachverzeichnisses (s. Abschnitt VII) gesucht werden kann. Zur Erklärung der Abkürzungen s. Kap. 24.1., S. 665.

Abromalin®	Tbl. aus *Bromisoval* (s.), *Kaliumbromid* (s.) und *Phenobarbital* (s.)
Acrisuxin®	Kps. aus *Ethosuximid* (s.) und *Mepacrin*
Adystonin®	Drg. aus *Phenobarbital* (s.), Atropinsulfat und *Benzylimidazolinhydrochlorid*
Allonal®	Supp. u. Tbl. aus *Aprobarbital* (s.) und *Isopropylphenazon*
Antisacer comp.®	Drg. aus *Kaliumbromid* (s.), *Phenobarbital* (s.), *Phenytoin* (s.), *Atropinsulfat* und *Coffeincitrat*
Anxiolit plus®	Drg. aus *Oxazepam* (s.) und *Finalin*
Apoplectal®	Amp. u. Kps. aus *Etofyllin* (s.), *Adenosin* und Roßkastanienextrakt
Apoplectal ret.®	Kps. aus *Buphenin* (s.), *Etofyllin* (s.) und Roßkastanienextrakt
Apydan®	Tbl. aus *Ammoniumbromid* (s.), *Natriumbromid* (s.), *Phenobarbital* (s.), *Phenytoin* (s.) und *Coffein*
Atrium®	Tbl. aus *Difebarbamat* (s.), *Febarbamat* (s.) und *Phenobarbital* (s.)
Auronervin®	Drg. aus *Phenobarbital* (s.) und pflanzl. Extrakten
Axinto®	Kps. aus *Butaperazin* (s.) und *Noxiptilin* (s.)
Baldronit®	Drg. und Trpf. aus *Barbital* (s.), *Baldrian* und *Extractum Herp. adonidis*
Baldronit forte®	Sft. aus *Barbital* (s.), *Phenobarbital* (s.), *Phenazon*, und pflanzl. Extrakten
Beconerv®	Drg. aus *Barbital* (s.), *Phenobarbital* (s.), *Baldrian* und *Hopfen*
Bedorma®	Tbl. aus *Diphenhydramin* (s.) und *Promethazin* (s.)
Belladenal®	Tbl. aus *Phenobarbital* (s.) und *Extr. belladonnae*
Belladonna comp. cum secali®	Tbl. aus *Phenobarbital* (s.), *Extr. belladonnae* und *Extr. secalis*
Bellagotin®	Drg. aus *Phenobarbital* (s.), *Extr. belladonnae* und *Ergotamintartrat*
Bellaravil®	Drg. aus *Phenobarbital* (s.), Belladonnaalkaloide, Mutterkornalkaloide und *Procain*
Bellergal®	Drg. aus *Phenobarbital* (s.), Belladonnaalkaloide und *Ergotamin*
Bellonetten®	Tbl. aus *Phenobarbital* (s.) und *Extr. belladonnae*
Bellugen®	Drg. aus *Cyclobarbital* (s.), *Phenobarbital* (s.), *Ergotamin*, *Hyoscyamin*, *Methylatropin* und *Scopolamin*
Benpon®	Drg. aus *Flupenthixol* (s.) und *Nortriptylin* (s.)
Betadorm®	Tbl. aus *Carbromal* (s.) und *Diphenhydramin* (s.)

Betadorm-A®	Tbl. aus *Diphenhydramin* (s.) und Chlortheophyllin
Betadorm-N®	Tbl. aus *Diphenhydramin* (s.) und *Diäthylpentenamid*
Betrophenyl®	Tbl. aus *Phenobarbital* (s.) und Belladonnaalkaloid
Biokanol®	Drg. aus *Diphenhydramin* (s.), *Guaifenesin* (s.) und Vitamine
Biosedon®	Tbl. aus *Methaqualon* (s.) und Vitaminen
Birukal®	Drg. aus *Phenobarbital* (s.), Benzylimidazolin und *Butetamat*
Brom-Nervacit®	Drg. aus *Barbital* (s.), *Bromisoval* (s.) und *Phenazon* Sft. aus *Barbital* (s.), *Kaliumbromid* (s.) und *Phenazon*
Calman®	Tbl. aus *Kaliumbromid* (s.), *Natriumbromid* (s.), *Phenobarbital* (s.), *Baldrian* und *Hopfen*
Cephalo-teknosal®	Tbl. aus *Pemolin* (s.), *Coffein*, *Nikotinsäure*, *Theophyllin* und *Thiamindisulfit*
Cerebro-longoral®	Tbl. aus *Papaverin* (s.) und *Pyridylmethanol*
Cesradyston®	Drg. aus *Phenobarbital* (s.), Altropinsulfat, Extr. belladonnae, Extr. secalis, Gelsenium und Hamamelis
Cesradyston retard®	Tabl. aus *Phenobarbital* (s.), Atropinsulfat, Extr. belladonnae, Extr. secalis, Gelsenium und Hamamelis
Cinnarplus®	Kps. aus *Cinnarizin* (s.) und *Etamivan* (s.)
Circanol®	Tbl. u. Trpf. aus *Dihydroergocornin* (s.), *Dihydroergocristin (s.)* und *Dihydroergocryptin* (s.)
Clindorm®	Tbl. aus *Aceprometazin* (s.) und *Meprobamat* (s.)
Comital®	Tbl. aus *Methylphenobarbital* (s.) und *Phenytoin* (s.)
Comital-L®	Tbl. aus *Methylphenobarbital* (s.), *Phenobarbital* (s.) und *Phenytoin* (s.)
Cosaldon®	Drg. u. Tbl. aus *Pentifyllin* (s.) und *Pyridincarbonsäure*
Dacoren®	Trpf. aus *Dihydroergocristin* (s.), *Dihydroergocornin* (s.), *Dihydroergocryptin* (s.) und *Äthanol*
Danaden ret.®	Tbl. aus *Pyritinol* (s.) und *Pyridylmethanol*
Daritran®	Tbl. aus *Meprobamat* (s.) und *Oxyphencyclimin*
DCCK®	Amp., Kps., Tbl. u. Trpf. aus *Dihydroergocristin* (s.), *Dihydroergocornin* (s.) und *Dihydroergocryptin* (s.)
Deadyn®	Tbl. aus *Pemolin* (s.) und *Glutamin*
Deanxit®	Drg. aus *Flupenthixol* (s.) und *Melitracen* (s.)
Defluina®	Tbl. u. Trpf. aus *Dehydroergocristin* (s.), *Dihydroergotamin* und *Raubasin*
D. H. Ergotoxin forte®	Tbl. aus *Dihydroergocornin* (s.), *Dihydroergocristin* (s.) und *Dihydroergocryptin* (s.)
Dilaescol®	Trpf. aus *Buphenin* (s.), *Äthanol*, Roßkastanienextrakt und Vitamin B_1
Diligan®	Tbl. aus *Hydroxyzin* (s.), *Meclozin* (s.) und *Nikotinsäure*
Diudorm®	Tbl. aus *Chlorprothixen* (s.), *Glutethimid* (s.) und *Methaqualon* (s.)
Dorbena®	Tbl. aus *Methaqualon* (s.) und *Mecloxamin*

Dormac®	Tbl. aus *Allylbutylbarbiturat* (s.) und *Carbromal* (s.)
Dorman®	Tbl. aus *Allylbutylbarbiturat* (s.), *Carbromal* (s.) und *Propyphenazon*
Dormilfo®	Tbl. aus *Meprobamat* (s.), *Secbutabarbital* (s.) und *Secobarbital* (s.)
Dormonal®	Tbl. aus *Amobarbital* (s.) und *Secobarbital* (s.)
Dormopan®	Tbl. aus *Carbromal* (s.), *Cyclobarbital* (s.) und *Hexobarbital* (s.)
Doroma®	Tbl. aus *Carbromal* (s.) und *Promethazin* (s.)
Dystazin®	Drg. aus *Meprobamat* (s.), *Ergotamintartrat* und *Methylhomatropinbromid*
Dystoid®	Drg. aus *Methaqualon* (s.), *Papaverin* (s.), *Phenobarbital* (s.) und *Phenazon*
Eldoral®	Tbl. aus *Fluphenazin* (s.) und *Nortriptylin* (s.)
Embran-T®	Drg. aus *Etofyllin* (s.) und Muskelextrakten
Epilunal®	Tbl. aus *Mephenytoin* (s.) und *Phenobarbital* (s.)
Ergohydrin®	Tbl. aus *Dihydroergocornin* (s.), *Dihydroergocristin* (s.) und *Dihydroergocryptin* (s.)
Ergomed®	Tbl. u. Kps. aus *Dihydroergocornin* (s.), *Dihydroergocristin* (s.) und *Dihydroergocryptin*
Ergoplus®	Tbl., Kps. u. Trpf. aus *Dihydroergocornin* (s.), *Dihydroergocristin* (s.) und *Dihydroergocryptin* (s.)
Ergotropal®	Drg. aus *Phenobarbital* (s.), Belladonnaalkaloiden und *Ergotamintartrat*
Escodorm®	Amp. aus *Aprobarbital* (s.), *Barbital* (s.) und *Procain* Trpf. aus *Aprobarbital* (s.) und *Barbital* (s.)
Esdesan®	Drg. u. Trpf. aus *Methaqualon* (s.), *Baldrian* und pflanzl. Extrakten
Eucebral®	Drg. aus *Bamethan* (s.), *Hopfen*, pflanzl. Extrakten und *Propyphenazon*
Eucebral-N®	Drg. aus *Cyclandelat* (s.) und *Etofyllin* (s.)
Eusedon®	Drg. u. Sft. aus *Barbital* (s.), *Kaliumbromid* (s.), *Natriumbromid* (s.), *Phenobarbital* (s.), *Phenazon* und pflanzl. Extrakten
Euseduxin®	Drg. aus *Guaifenesin* (s.), *Diphenhydramin* (s.) und *Butetamat*
Eutergin®	Drg. aus *Dihydroergocornin* (s.), *Dihydroergocristin* (s.), *Dihydroergocryptin* (s.), *Papaverin* (s.) und *Spartein*
Euvasculin®	Drg. aus *Bamethan* (s.) und *Endomid*
Euvegal®	Sft. u. Trpf. aus *Diphenhydramin* (s.) und pflanzl. Extrakten Drg. aus *Hyperizin* (s.), *Promethazin* (s.), *Baldrian*, *Hopfen* und pflanzl. Wirkstoffe
Exphobin®	Drg. aus *Meprobamat* (s.) und Vitaminen des B-Komplexes
Febenol®	Drg. aus *Baldrian*, Extr. Belladonnae, *Hopfen*, *Phenazon* und *Scopolamin* u. a. Liqu. aus *Chloralhydrat* (s.), *Baldrian*, Extr. belladonnae, *Hopfen* und *Scopolamin*
Gerbiman®	Drg. aus *Pemolin* (s.) und Vitaminen

Gerinox®	Tbl. aus *Amobarbital* (s.), *Secobarbital* (s.), *Papaverin* und *Salicylamid*
Gerocil®	Kps. aus *Cinnarizin* (s.), Vitamin-B-Komplex und Vitamin C
Glyboral forte®	Tbl. aus *Kaliumbromid* (s.), *Phenobarbital* (s.), *Phenytoin* (s.), *Kalziumcarbonat* und *Natriumtetraborat*
Glyboral mite®	Tbl. aus *Phenytoin* (s.), *Kalziumcarbonat* und *Natriumtetraborat*
Grodorm®	Tbl. aus *Diphenhydramin* (s.) und *Methaqualon* (s.)
Harmomed®	Drg. aus *Diazepam* (s.) und *Dosulepin* (s.)
Hexanitol®	Amp. aus *Etofyllin* (s.), *Adenosin*, *Inositol* und *Na-Nikotinat*
Hova forte®	Drg. aus *Phenobarbital* (s.), *Baldrian* und *Hopfen*
Hovaletten forte®	Drg. aus *Phenobarbital* (s.), *Acetphenetidin*, *Baldrian* und *Hopfen*
Hydergin®	Amp., Tbl. u. Trpf. aus *Dihydroergocornin* (s.), *Dihydroergocristin* (s.) und *Dihydroergocryptin* (s.)
Hydrocoff®	Drg. aus *Phenytoin* (s.), *Coffein* und *Dihydroergotamin*
Hydrovegeton®	Drg. aus *Phenobarbital* (s.), *Butetamat* und *Dihydroergotamintartrat*
Hyluval®	Drg. aus *Bromisoval* (s.), *Carbromal* (s.) und pflanzl. Extrakten (*Baldrian*)
Hypno-Tablinen®	Tbl. aus *Allobarbital* (s.) und *Phenobarbital* (s.)
Instenon®	Drg. aus *Etamivan* (s.), *Etofyllin* (s.) und *Hexobendin* (s.)
Isonox®	Tbl. aus *Etodroxizin* (s.) und *Methaqualon* (s.)
Itridal®	Amp. aus *Cyclobarbital* (s.), *Prothipendyl* (s.), *Benzylalkohol*, *Phenazon* und *Propylenglukol* Supp. u. Tbl. aus *Cyclobarbital* (s.) und *Prothipendyl* (s.)
Jalonac®	Kps. aus *Amobarbital* (s.) und *Trifluoperazin* (s.)
Jatrosom®	Drg. aus *Tranylcypromin* (s.) und *Trifluoperazin* (s.)
Jurmun®	Tbl. aus *Methaqualon* (s.) und *Pentobarbital* (s.)
Kabrophen®	Tbl. aus *Kaliumbromid* (s.) und *Phenobarbital* (s.)
Lagunal®	Sft. u. Tbl. aus *Carbromal* (s.), *Baldrian* und *Hopfen*
Leptosan®	Trpf. aus *Phenobarbital* (s.), *Baldrian*, *Belladonna* und and. pflanzl. Extrakten
Librax®	Drg. aus *Chlordiazepoxid* (s.) und *Clidiniumbromid* (s.) Supp. aus *Chlordiazepoxid* (s.), *Clidiniumbromid* (s.) und *Propyphenazam*
Limbatril®	Kps. u. Tbl. aus *Amitriptylin* (s.) und *Chlordiazepoxid* (s.)
Limbatril-f®	Kps. aus *Amitriptylin* (s.) und *Chlordiazepoxid* (s.)
Limbitrol®	Kps. aus *Amitriptylin* (s.) und *Chlordiazepoxid* (s.)
Lioftal®	Tbl. aus *Etofyllin* (s.), *Methaqualon* (s.), *Etaverin* und *Inositolnikotinat*
Longopax®	Drg. aus *Amitriptylin* (s.) und *Perphenazin* (s.)
Longopax mite®	Drg. aus *Amitriptylin* (s.) und *Perphenazin* (s.)

Longopax special®	Drg. aus *Amitriptylin* (s.) und *Perphenazin* (s.)
Lumen comp.®	Trpf. aus *Phenobarbital* (s.), *Baldrian*, anderen pflanzl. Extrakten und *Scopolamin*
Lysedil®	Sft. aus *Promethazin* (s.), *Belladonna* und *Kalziumgluconat*
Mandrax®	Tbl. aus *Diphenhydramin* (s.) und *Methaqualon* (s.)
Mandrox®	Tbl. aus *Diphenhydramin* (s.) und *Methaqualon* (s.)
Medinox®	Tbl. aus *Cyclobarbital* (s.) und *Secobarbital* (s.)
Medium®	Drg. aus *Meprobamat* (s.), *Ergotamintartrat* und *Extract. belladonnae*
Medium ret.®	Drg. aus *Meprobamat* (s.), *Ergotamintartrat* und *Extract. belladonnae*
Melval®	Sft. aus *Methylpentynol* (s.), *Baldrian* und pflanzl. Extrakten
Mephalepsin®	Trpf. aus *Phenobarbital* (s.), *Baldrian* und anderen pflanzl. Extrakten
Meprocalm®	Drg. aus *Meprobamat* (s.) und *Reserpin* (s.)
Meprocytal®	Tbl. aus *Cyclobarbital* (s.) und *Meprobamat* (s.)
Meprolette®	Sft., Supp. u. Tbl. aus *Meprobamat* (s.), *Phenobarbital* (s.) und pflanzl. Extrakten
Mepronervamin®	Drg. aus *Meprobamat* (s.), *Phenobarbital* (s.), *Extract. belladonnae* und pflanzl. Extrakten
Mepronox®	Tbl. aus *Amobarbital* (s.), *Meprobamat* (s.) und *Secobarbital* (s.)
Mepropon®	Drg. aus *Meprobamat* (s.), *Phenobarbital* (s.), *Belladonna* und anderen pflanzl. Extrakten
Metodril®	Kps., Supp. u. Tbl. aus *Diphenhydramin* (s.) und *Methaqualon* (s.) Baby-Supp. u. Kinder-Supp. aus *Diphenhydramin* (s.), *Methaqualon* (s.) und *Paracetamol*
Metrotonin®	Tbl. aus *Amobarbital* (s.) und *Dimephenopan*
Motolon®	Supp. u. Tbl. aus *Diphenhydramin* (s.) und *Methaqualon* (s.)
Mozambin plus®	Tbl. aus *Diphenhydramin* (s.) und *Methaqualon* (s.)
Neo-Nervisal®	Drg. aus *Allobarbital* (s.), *Barbital* (s.), *Etofyllin* (s.), *Papverin* (s.), *Phenobarbital* (s.), *Butetamat*, *Extract. belladonnae*, *Hopfen*, *Phenazon* und andere pflanzl. Wirkstoffe
Neovegeton®	Drg. aus *Phenobarbital* (s.), *Atropinmethylbromat* und *Secafungin*
Neovegomet®	Drg. aus *Phenobarbital* (s.), *Baldrian*, *Extract. belladonnae*, *Hopfen* und anderen pflanzl. Stoffen
Nervi-féne®	Sft. aus *Chloralhydrat* (s.), *Extract. crataegi* und *Extract. hyoscyamini*
Nerv-infant®	Sft. aus *Guaifenesin* (s.), *Hopfen* und pflanzl. Extrakten Kinder-Supp. u. Säugl.-Supp. aus *Guaifenesin* (s.) und *Baldrian*
Nervinum-Stada®	Drg. u. Trpf. aus *Aprobarbital* (s.) und *Baldrian*

Nervi-sal®	Drg. u. Elixier aus *Aprobarbital* (s.), *Baldrian, Hopfen* und Vitaminen
Nervolitan®	Drg. aus *Carbromal* (s.), *Phenobarbital* (s.) und *Baldrian* Sft. aus *Aprobarbital* (s.), *Secbutabarbital* (s.) und *Baldrian*
Nervo-opt®	Drg. aus *Barbital* (s.), *Phenobarbital* (s.), *Baldrian, Hopfen* und *Kalziumgluconat*
Nervophyll®	Drg. aus *Barbital* (s.), *Carbromal* (s.), *Phenobarbital* (s.), *Chlorophyllin* und *Phenazon* Sft. aus *Barbital* (s.), *Kaliumbromid* (s.), *Natriumbromid* (s.), *Chlorophyllin* und *Phenazon*
Neurobrandt®	Drg. aus *Kaliumbromid* (s.), *Phenobarbital* (s.) und pflanzl. Wirkstoffen
Neurocalm®	Drg. aus *Meprobamat* (s.), *Methaqualon* (s.), Dimethylaminoäthanolhydrogentartrat und Vitamin-B-Komplex
Neurocardine®	Drg. aus *Phenobarbital* (s.), *Baldrian*, Extract. belladonnae und anderen pflanzl. Extrakten
Neuro-Kranit®	Drg. aus *Amobarbital* (s.), Dihydroergotamintartrat und *Hyoscyamin*
Neuronal®	Drg. aus *Butaperazin* (s.) und Diäthylaminoäthylnikotinamidobenzoat
Neuronal ret.®	Drg. aus *Butaperazin* (s.) und Diäthylaminoäthylnikotinamidobenzoat
Neurovegetalin-forte®	Drg. aus *Amobarbital* (s.), *Meprobamat* (s.), *Phenobarbital* (s.), Ergotoxin, *Hyoscyamin* und *Scopolamin*
Nh®	Drg. aus *Meprobamat* (s.), *Methylphenobarbital* (s.), Coffein, Ethinylöstradiol, Hyoscyamin, Methyltestosteron, Scopolamin, Secale-alkaloide und *Yohimbin*
Nikoplectal (cum Theophyllino)®	Drg. aus *Etofyllin* (s.), Nikotinsäure und Roßkastanienextrakt
Nobadorm comp®	Tbl. aus *Diphenhydramin* (s.) und *Methaqualon* (s.)
Nocturetten forte®	Tbl. aus *Diphenhydramin* (s.), *Guaifenesin* (s.) und Diäthylallylacetamid
Nodiman®	Tbl. aus *Benactyzin* (s.) und *Methaqualon* (s.)
Norkotral®	Tbl. aus *Pentobarbital* (s.) und *Promazin* (s.)
Normi-Nox comp®	Tbl. aus *Meprobamat* (s.) und *Methaqualon* (s.)
Novo-Dolestan®	Tbl. aus *Diphenhydramin* (s.) und Diäthylpentenamid
Nyktogen®	Tbl. aus *Bromisoval* (s.), *Meprobamat* (s.) und *Methaqualon* (s.)
Nyxanthan®	Drg. u. Supp. aus *Papaverin* (s.), *Phenobarbital* (s.) und *Theophyllin*
Omca-Nacht®	Tbl. aus *Fluphenazin* (s.) und *Pentobarbital* (s.)
Omnisedan®	Kps. aus *Bromisoval* (s.), *Meprobamat* (s.) und *Methylpentynol* (s.)
Omnisedan-Duplex®	Kps. blau aus *Methaqualon* (s.) Kps. grün aus *Bromisoval* (s.), *Meprobamat* (s.) und *Methylpentynol* (s.)

Ondasil®	Drg. aus *Glutethimid* (s.) und *Reserpin* (s.)
Orphol®	Trpf. aus *Dihydroergocornin* (s.), *Dihydroergocristin* (s.) und *Dihydroergocryptin* (s.)
Pan-Phanotal®	Tbl. aus *Cyclobarbital* (s.) und *Hexobarbital* (s.)
Pantrop ret.®	Kps. aus *Amitriptylin* (s.) und *Chlordiazepoxid* (s.)
Pathibamat®	Drg. u. Tbl. aus *Meprobamat* (s.) und *Tridihexethylchlorid*
Pathilon + Phenobarb.®	Drg. aus *Phenobarbital* (s.) und *Tridihexetylchlorid*
Paveron®	Drg. aus *Papaverin* (s.), *Ethoxazorutosid* und Vitamin C
Perdormal®	Tbl. aus *Amobarbital* (s.) und *Secobarbital* (s.)
Peroben®	Tbl. aus *Diphenhydramin* (s.) und *Pyrithyldion* (s.)
Persumbran®	Drg. aus *Oxazepam* (s.) und *Dipyridamol*
Phasein forte®	Drg. aus *Orphenadrine* (s.) und *Reserpin* (s.)
Plantifal plus®	Drg. aus *Carbromal* (s.), *Diphenhydramin* (s.), *Baldrian* und pflanzl. Extrakten
Progeril®	Tbl. u. Trpf. aus *Dihydroergocornin* (s.), *Dihydroergocristin* (s.) und *Dihydroergocryptin* (s.)
Proponal®	Tbl. aus *Cyclobarbital* (s.) und *Meprobamat* (s.)
Quadro-Nox®	Tbl. aus *Barbital* (s.), Lactylphenetidin, Phenacetin und Phenyl-dimethylpyrazolon
Reactivan®	Drg. u. Sft. aus *Fencamfamin* (s.) und Vitaminen
Rebuso®	Tbl. aus *Bromisoval* (s.), *Carbromal* (s.) und *Methaqualon* (s.)
Regium®	Drg. aus *Meprobamat* (s.), Ergotamintartrat und *Extract. belladonnae*
Regium ret.®	Drg. aus *Meprobamat* (s.), Ergotamintartrat und *Extract. belladonnae*
Rejam®	Tbl. aus *Bromisoval* (s.), *Carbromal* (s.) und *Guaifenesin* (s.)
Resedorm®	Mixtur aus *Aprobarbital* (s.) und *Secbutabarbital* (s.)
Retilian®	Tbl. aus *Drotaverin* (s.) und *Xanthinolnikotinat* (s.)
Salviton®	Trpf. aus *Phenobarbital* (s.), *Baldrian*, *Belladonna* und anderen pflanzl. Extrakten
Sanafen®	Trpf. aus *Phenobarbital* (s.), *Baldrian* und anderen pflanzl. Extrakten
Sannox ret.®	Drg. aus *Cyclobarbital* (s.), *Phenobarbital* (s.), *Baldrian*, *Hyoscyamin* und anderen pflanzl. Extrakten
Scleroplectal®	Kps. aus *Buphenin* (s.), *Etofyllin* (s.) und *Aescin*
Secafobell®	Drg. aus *Phenobarbital* (s.), *Extract. belladonnae* und *Extract. secalis*
Secargal®	Drg. aus *Phenobarbital* (s.), Belladonnaalkaloide, *Bromadal* und *Ergotamin*
Sedalepsin®	Trpf. aus *Phenobarbital* (s.), *Baldrian* (Methylvalerianat), Pentetrazol und Spiritus vini
Sedapon®	Drg. u. Tbl. aus *Meprobamat* (s.), Atropinsulfat, Hyoscyamin-hydrobromid, Scopolamin-hydrobromid und *Yohimboasäure*

Sedestal®	Drg. aus *Phenobarbital* (s.), *Atropinsulfat, Hyoscyamin, Scopolamin* und *Yohimbin*
Sédibaine®	Drg. aus *Phenobarbital* (s.), *Baldrian* und anderen pflanzl. Extrakten
Sedio-Med®	Drg. aus *Allobarbital* (s.), *Phenobarbital* (s.), *Atropinsulfat, Baldrian, Phenazon* und anderen pflanzl. Extrakten
Sedo-Carena®	Drg. aus *Papaverin* (s.), *Phenobarbital* (s.) und *Theophyllin*
Sedothyron®	Tbl. aus *Phenobarbital* (s.), *Benzilsäuretropinester* und *Tolazolin*
Sedovalin®	Drg. aus *Phenobarbital* (s.), *Belladonna, Crataegi* und *Hyascyamin*
	Sft. aus *Phenobarbital* (s.), *Baldrian* und anderen pflanzl. Wirkstoffen
Seduan®	Tbl. aus *Bromisoval* (s.), *Carbromal* (s.) und *Aneurin*
Sekundal®	Sft., Supp. u. Tbl. aus *Bromisoval* (s.) und *Carbromal* (s.)
Selodorm®	Tbl. aus *Diphenhydramin* (s.), *Meprobamat* (s.) und *Methaqualon* (s.)
Silternum®	Tbl. aus *Diphenhydramin* (s.), *Guaifenesin* (s.) und *Methaqualon* (s.)
Sinebarbro®	Supp. u. Tbl. aus *Diphenylpyralin* (s.) und *Methaqualon* (s.)
Somnibel®	Tbl. aus *Etodroxizin* (s.) und *Methaqualon* (s.)
Somnifen®	Trpf. aus *Aprobarbital* (s.) und *Barbital* (s.)
Somnium forte®	Drg. aus *Carbromal* (s.), *Baldrian* und anderen pflanzl. Extrakten
Somnoral®	Tbl. aus *Diazepam* (s.) und *Methaqualon* (s.)
Somnosan®	Tbl. aus *Bromisoval* (s.), *Carbromal* (s.) und *Methaqualon* (s.)
Somnupan®	Tbl. aus *Carbromal* (s.), *Cyclobarbital* (s.), *Hexobarbital* (s.) und *Meprobamat* (s.)
Somvit®	Tbl. aus *Amobarbital* (s.), *Gluthetimid* (s.) und *Promethazin* (s.)
Sonuctane®	Supp. u. Tbl. aus *Secobarbital* (s.) und *Vinylbarbital* (s.)
Staurodorm®	Tbl. aus *Carbromal* (s.), *Methaqualon* (s.) und *Benactyzinhydrochlorid*
Stelabid®	Drg. aus *Trifluoperazin* (s.) und *Isopropamidjodid*
Stelabid forte®	Drg. aus *Trifluoperazin* (s.) und *Isopropamidjodid*
Stelabid mite®	Drg. aus *Trifluoperazin* (s.) und *Isopropamidjodid*
Stodinox®	Tbl. aus *Carbromal* (s.), *Cyclobarbital* (s.) und *Hexobarbital*
Tempidorm®	Tbl. aus *Bromisoval* (s.), *Carbromal* (s.), *Cyclobarbital* (s.) und *Secobarbital* (s.)
	Supp. aus *Brallobarbital* (s.) und *Propyphenazon*
Tenebral®	Tbl. aus *Bromisoval* (s.), *Carbromal* (s.) und *Promethazin* (s.)
Thalamonal®	Amp. u. Dstfl. aus *Droperidol* (s.) und *Fentanyl*
Tomed®	Tbl. aus *Guaifenesin* (s.) und *Methaqualon* (s.)
Tonamyl®	Drg. aus *Meprobamat* (s.), *Reserpin* (s.), *Extract. colae* und Vitamin-B-Komplex

Tonolift®	Drg. aus *Etamivan* (s.), *Etofyllin* (s.) und *Norfenefrin*
Toquilone comp.®	Kps., Supp. u. Tbl. aus *Diphenhydramin* (s.) und *Methaqualon* (s.)
Toquilone-Napa®	Supp. aus *Diphenhydramin* (s.), *Methaqualon* (s.) und *Paracetamol*
Toquizon®	Kps., Supp. u. Tbl. aus *Diphenhydramin* (s.) und *Methaqualon* (s.)
Tranquo-Adamon®	Drg. aus *Meprobamat* (s.) und *Cicloniumbromid*
Tridomal®	Tbl. aus *Phenobarbital* (s.), *Secbutabarbital* (s.) und *Secobarbital* (s.)
Trisomnin®	Kps. u. Tbl. aus *Phenobarbital* (s.), *Secbutabarbital* (s.) und *Secobarbital* (s.)
Trinuride-H®	Tbl. aus *Äthylphenazemid* (s.), *Phenobarbital* (s.) und *Phenytoin* (s.)
Tropodil®	Amp. u. Drg. aus *Buphenin* (s.), *Etofyllin* (s.), *Coffein* und *Testosteron*
Tuinal®	Kps. aus *Amobarbital* (s.) und *Secobarbital* (s.)
Ustimon compos.®	Tbl. aus *Hexobendin* (s.), *Phenobarbital* (s.) und *Pentanerythrittetranitrat*
Valdren®	Drg. aus *Phenobarbital* (s.) und *Baldrian*
Valeriana comp.®	Drg. aus *Diphenhydramin* (s.), *Guaifenesin* (s.), *Baldrian* und anderen pflanzl. Extrakten
Valeroformiol®	Sft. aus *Phenobarbital* (s.), *Baldrian*, *Belladonna*, *Passiflora* und anderen pflanzl. Extrakten
Valobonin®	Trpf. aus *Natriumbromid* (s.), *Baldrian* und anderen pflanzl. Extrakten (alkohol.)
Valocordin®	Drg. u. Trpf. aus *Bromisoval* (s.), *Phenobarbital* (s.), *Hopfen* und *Menthol*
Valuchin®	Drg. aus *Papaverin* (s.), *Phenobarbital* (s.), *Baldrian* und *Chinin*
Vanicord®	Drg. u. Trpf. aus *Etamivan* (s.) und *Norfenefrin*
Vascleran®	Kps. aus *Papaverin* (s.) und *Aescin* (Roßkastanienextrakt)
Vascunicol®	Susp. u. Tbl. aus *Bamethan* (s.) und *Inositolnikotinat*
Vegedyston®	Drg. aus *Methylphenobarbital* (s.), *Extract. belladonnae* und *Yohimbin*
Vesalium®	Drg. aus *Haloperidol* (s.) und *Isopropamidjodid*
Vesparax®	Tbl. aus *Brallobarbital* (s.), *Hydroxyzin* (s.) und *Secobarbital* (s.)
Vesparax mite®	Tbl. aus *Brallobarbital* (s.), *Hydroxyzin* (s.) und *Secobarbital* (s.)
Viofor 105®	Drg. aus *Cyclobarbital* (s.) und *Chloralose*
Visano®	Drg. aus *Diphenhydramin* (s.), *Meprobamat* (s.) und *Nikotinsäure*
Visano-mini®	Drg. aus *Diphenhydramin* (s.), *Meprobamat* (s.) und *Nikotinsäure*

Visergil®	Drg. u. Trpf. aus *Thioridazin* (s.), *Dihydroergocornin* (s.), *Dihydroergocristin* (s.) und *Dihydroergocryptin* (s.)
Vitacell-G®	Drg. aus *Pipradol* (s.) und Vitaminen
Vita-Dor®	Drg. aus *Aprobarbital* (s.), *Baldrian* und anderen pflanzl. Extrakten
Vitanerton®	Sft. aus *Barbital* (s.), *Kaliumbromid* (s.), *Natriumbromid* (s.), *Baldrian, Hopfen* und anderen pflanzl. Extrakten Drg. aus *Barbital* (s.), *Kaliumbromid* (s.), *Baldrian* und *Phenazon*
Zentronal®	Tbl. aus *Phenobarbital* (s.) und *Phenytoin* (s.)

24.4. (Psycho-)Pharmaka-Index

Dies ist ein vollständiges Verzeichnis aller im deutschen Sprachraum (A, CH, D) im Handel erhältlichen psychotrop wirksamen Substanzen (Stand 1982); ausgenommen sind allerdings sedierende Cardiaka und Hypnoanalgetika. Die chemischen Freinamen („chemische Kurzbezeichnung", „generic name") sind kursiv gedruckt; mit ® gekennzeichnet sind Handelsnamen der registrierten Präparate (inklusive Mischpräparate). Abkürzungen s. Kap. 24.1., S. 665.

Abromalin® (A), s. Mischpräparate-Liste
Absentol® (CH), s. *Trimethadion*
Aceprometazin, s. Sachverzeichnis
Acetazolamid, s. Sachverzeichnis
Acetexa® (D), s. *Nortriptylin*
Acetophenazin, s. Sachverzeichnis
Acortan-prolong® (D), s. ACTH
Acrisuxin® (A, CH, D), s. Mischpräparate-Liste
ACTH, s. Sachverzeichnis
ACTH® (A), s. *ACTH*
Acthar® (CH), s. *ACTH*
Adalin® (D), s. *Carbromal*
Adumbran® (A, D), s. *Oxazepam*
Adystonin® (A), s. Mischpräparate-Liste
Aethroma® (A, CH), s. *Vincamin*
Äthylphenacemid, s. Sachverzeichnis
Agedal® (D), s. *Noxiptilin*
Agrypnal® (A), s. *Phenobarbital*
Agrypnaletten® (A), s. *Phenobarbital*
Akineton® (A, CH, D), s. *Biperiden*
Albego® (CH, D), s. *Camazepam*
Alimemazin, s. Sachverzeichnis
Alival® (A, CH, D), s. *Nomifensin*
Allobarbital, s. Sachverzeichnis
Allonal® (A), s. Mischpräparate-Liste
Allotropal® (D), s. *Methylpentynol*
Allylbutylbarbital, s. Sachverzeichnis
Alprazolam, s. Sachverzeichnis
Alprenolol, s. Sachverzeichnis
Ambivalon® (CH), s. *Amitriptylin-N-oxid*
Amepromat® (A), s. *Meprobamat*
Amfetaminil, s. Sachverzeichnis
Amiphenazol, s. Sachverzeichnis
Amitriptylin, s. Sachverzeichnis
Amitriptylin-N-Oxid, s. Sachverzeichnis
Ammoniumbromid, s. Sachverzeichnis
Amobarbital, s. Sachverzeichnis
Amobarbitone, s. *Amobarbital*
Amoxapin, s. Sachverzeichnis
AN 1® (D), s. *Amfetaminil*
Anafranil® (A, CH, D), s. *Clomipramin*
Aneural® (D), s. *Meprobamat*
Antabus® (A, CH, D), s. *Disulfiram*
Antisacer® (CH), s. *Phenytoin*
Antisacer comp.® (D), s. Mischpräparate-Liste
Anxiolit® (A, CH), s. *Oxazepam*
Anxiolit plus® (A), s. Mischpräparate-Liste
Anxiolit retard® (A), s. *Oxazepam*
Aolept® (D), s. *Periciazin*
Aphenylbarbit® (CH), s. *Phenobarbital*
Aphenyletten® (CH), s. *Phenobarbital*

Aponal® (CH, D), s. *Doxepin*
Apoplectal® (A, D), s. Mischpräparate-Liste
Apoplectal retard® (A, D), s. Mischpräparate-Liste
Aprobarbital, s. Sachverzeichnis
Aptin® (A, D), s. *Alprenolol*
Aptol® (CH), s. *Alprenolol*
Apydan® (D), s. Mischpräparate-Liste
Aqualon® (A), s. *Methaqualon*
Arcanax® (A), s. *Hydroxyzin*
Ardeydorm® (D), s. *Oxitriptan*
Artane® (A, CH, D), s. *Trihexyphenidyl*
Ascoserp® (A), s. *Reserpin*
Atarax® (A, CH, D), s. *Hydroxyzin*
Atenolol, s. Sachverzeichnis
Atosil® (D), s. *Promethazin*
Atrium® (CH), s. Mischpräparate-Liste
Auronervin® (D), s. Mischpräparate-Liste
Avedorm® (D), pflanzl. Sedativum
Aventyl® (CH), s. *Nortriptylin*
Axinto® (D), s. Mischpräparate-Liste

Baldracin® (A), pflanzl. Sedativum
Baldrian, s. *Valepotriate*
Baldrian-Drg.® (A), pflanzl. Sedativum
Baldrianperlen® (A, D), pflanzl. Sedativum
Baldrisedon® (D), pflanzl. Sedativum
Baldrovit® (D), s. Mischpräparate-Liste
Baldrovit forte® (D), s. Mischpräparate-Liste
Bamethan, s. Sachverzeichnis
Bapresan® (A), s. *Clonidin*
Barbellen® (A), s. *Phenobarbital*
Barbexaclon, s. Sachverzeichnis
Barbit(ur)al, s. Sachverzeichnis
Barbiton® (CH), s. *Barbital*
Barbitone, s. *Barbit(ur)al*
Bardo® (D), pflanzl. Sedativum
Beclamid, s. Sachverzeichnis
Beconerv® (D), s. Mischpräparate-Liste
Bedorma® (D), s. Mischpräparate-Liste
Befelka® (D), pflanzl. Sedativum
Belladenal® (A), s. Mischpräparate-Liste
Belladonna comp. cum secali® (CH), s. Mischpräparate-Liste
Bellagotin® (CH), s. Mischpräparate-Liste
Bellaravil® (CH, D), s. Mischpräparate-Liste
Bellergal® (A, CH, D), s. Mischpräparate-Liste
Bellonetten® (A), s. Mischpräparate-Liste
Bellugen® (CH), s. Mischpräparate-Liste
Beloc® (A, D), s. *Metoprolol*
Benocten® (CH), s. *Diphenhydramin*

Benperidol, s. Sachverzeichnis
Benpon® (D), s. Mischpräparate-Liste
Benuride® (CH), s. *Äthylphenacemid*
Benzoctamin, s. Sachverzeichnis
Benztropin, s. Sachverzeichnis
Betadorm® (D), s. Mischpräparate-Liste
Betadorm-A® (D), s. Mischpräparate-Liste
Betadorm-N® (D), s. Mischpräparate-Liste
Betadren® (CH), s. *Pindolol*
Betrophenyl® (CH), s. Mischpräparate-Liste
Biobamat® (A), s. *Meprobamat*
Biokanol® (D), s. Mischpräparate-Liste
Biosedon® (D), s. Mischpräparate-Liste
Biperiden, s. Sachverzeichnis
Biral® (D), pflanzl. Sedativum
Birukal® (A), s. Mischpräparate-Liste
Bornaprin, s. Sachverzeichnis
Bracethyl® (A), s. *Carbromal*
Brallobarbital, s. Sachverzeichnis
Brocadopa® (A, D), s. *Levodopa*
Bromallylbarbiturat, s. *Brallobarbital*
Bromazepam, s. Sachverzeichnis
Bromisoval, s. Sachverzeichnis
Brom-Nervacit® (D), s. Mischpräparate-Liste
Bromural® (D), s. *Bromisoval*
Buphenin, s. Sachverzeichnis
Buronil® (A), s. *Methylperon*
Butaperazin, s. Sachverzeichnis
Butobarbit(ur)al, s. Sachverzeichnis
Butriptylin, s. Sachverzeichnis
Butynoct® (A), s. *Butobarbital*

Calcibronat® (A, CH, D), s. *Calciumbromid-Lactobionat*
Calciumbromid-Lactobionat, s. Sachverzeichnis
Calciumcarbimid, s. Sachverzeichnis
Calman® (A), s. Mischpräparate-Liste
Calmonal® (D), s. *Meclozin*
Camazepam, s. Sachverzeichnis
Carbamazepin, s. Sachverzeichnis
Carbamed® (A), s. *Meprobamat*
Carbromal, s. Sachverzeichnis
Carphenazin, s. Sachverzeichnis
Catapresan® (A, CH, D), s. *Clonidin*
Cefadyspasin® (D), pflanzl. Sedativum
Celontin® (CH), s. *Mesuximid*
Centrophenoxin, s. Sachverzeichnis
Cepaverin® (CH), s. *Papaverin*
Cephalo-teknosal® (D), s. Mischpräparate-Liste
Cerebro-Longoral® (D), s. Mischpräparate-Liste
Ceredopa® (A), s. *Levodopa*
Cerepar® (CH, D), s. *Cinnarizin*
Cero-Aterin® (CH), s. *Cinnarizin*
Certosed® (D), pflanzl. Sedativum
Cesradyston® (D), s. Mischpräparate-Liste
Cesradyston retard® (D), s. Mischpräparate-Liste
Cetal® (A, CH, D), s. *Vincamin*
Chloraldurat® (A, CH, D), s. *Chloralhydrat*
Chloralhydrat® (A, CH, D), s. *Chloralhydrat*
Chloralhydrat, s. Sachverzeichnis

Chloralodolol, s. Sachverzeichnis
Chlorazepat, s. *Dikaliumclorazepat*
Chlorazin® (CH), s. *Chlorpromazin*
Chlordiazepoxid, s. Sachverzeichnis
Chlorhexadol, s. *Chloralodolol*
Chlormethiazol, s. *Clomethiazol*
Chlorphenacemid, s. Sachverzeichnis
Chlorphencyclan, s. Sachverzeichnis
Chlorpromazin, s. Sachverzeichnis
Chlorprothixen, s. Sachverzeichnis
Ciatyl® (D), s. *Clopenthixol*
Cinnabene® (A), s. *Cinnarizin*
Cinnacet® (CH, D), s. *Cinnarizin*
Cinnageron® (CH), s. *Cinnarizin*
Cinnarizin® (D), s. *Cinnarizin*
Cinnarizin, s. Sachverzeichnis
Cinnarplus® (A), s. Mischpräparate-Liste
Circanol® (D), s. Mischpräparate-Liste
Citrullamon® (A, D), s. *Phenytoin*
Clidiniumbromid, s. Sachverzeichnis
Clindorm® (D), s. Mischpräparate-Liste
Clobazam, s. Sachverzeichnis
Clocapramin, s. Sachverzeichnis
Clofepramin, s. *Lofepramin*
Clomethiazol, s. Sachverzeichnis
Clomipramin, s. Sachverzeichnis
Clonazepam, s. Sachverzeichnis
Clonidin, s. Sachverzeichnis
Clopenthixol, s. Sachverzeichnis
Clorazepat, s. *Dikaliumclorazepat*
Clotiapin, s. Sachverzeichnis
Clotiazepam, s. Sachverzeichnis
Clozapin, s. Sachverzeichnis
Cogentin® (A, CH, D), s. *Benztropin*
Comital® (A, D), s. Mischpräparate-Liste
Comital-L® (A, D), s. Mischpräparate-Liste
Comitiadon® (A), s. *Chlorphenacemid*
Complamin® (A, CH, D), s. *Xantinolnikotinat*
Concordin® (CH), s. *Protriptylin*
Contamex® (D), s. *Ketazolam*
Contamex® (A), s. *Xantinolnikotinat*
Convulex® (A, CH, D), s. *Valproinsäure*
Corticotropin® (CH), s. *ACTH*
Corticotropin, s. *ACTH*
Cortrophine® (CH), s. *ACTH*
Cosaldon® (A, CH), s. Mischpräparate-Liste
Cyclandelat, s. Sachverzeichnis
Cyclandelat® (CH), s. *Cyclandelat*
Cyclobarbital, s. Sachverzeichnis
Cyclobarbital® (A, CH, D), s. *Cyclobarbital*
Cyclobarbiton-Calcium® (CH), s. *Cyclobarbital*
Cyclobarbitone, s. *Cyclobarbital*
Cyclonal® (CH), s. *Hexobarbital*
Cyclopal® (CH, D), s. *Cyclopentobarbital*
Cyclopan® (A), s. *Hexobarbital*
Cyclopentobarbital, s. Sachverzeichnis
Cyclospasmol® (A, CH), s. *Cyclandelat*
Cyral® (A), s. *Primidon*
Cyrpon® (A, D), s. *Meprobamat*

Dabromat® (D), s. *Meprobamat*

Dacoren® (D), s. Mischpräparate-Liste
Dalmadorm® (A, CH, D), s. *Flurazepam*
Danaden retard® (D), s. Mischpräparate-Liste
Dapotum® (A, CH, D), s. *Fluphenazin*
Dapotum D® (A, CH, D), s. *Fluphenazin*
Dapotum D-minor® (D), s. *Fluphenazin*
Daptazole® (A), s. *Amiphenazol*
Daritran® (A), s. Mischpräparate-Liste
Dartal® (CH), s. *Thiopropazat*
DCCK® (D), s. Mischpräparate-Liste
Deadyn® (CH), s. Mischpräparate-Liste
Deanxit® (A, CH), s. Mischpräparate-Liste
Decentan® (A, D), s. *Perphenazin*
Decentan-Depot® (D), s. *Perphenazin*
Decme® (D), s. *Dihydroergocristin*
Decreten® (CH), s. *Pindolol*
Defluina® (A, D), s. Mischpräparate-Liste
Dehydrobenzperidol® (A, D), s. *Droperidol*
Deinon® (D), pflanzl. Sedativum
Demetrin® (A, CH, D), s. *Prazepam*
Depakine® (CH), s. *Valproinsäure*
Depot-Acethropan® (D), s. *ACTH*
Depredor® (CH), s. *Tryptophan*
Desi(mi)pramin, s. Sachverzeichnis
Desmethyldiazepam, s. *Nordazepam*
Desmethylimipramin, s. *Desi(mi)pramin*
Dexetimid, s. Sachverzeichnis
Dextroamphetamin, s. Sachverzeichnis
D. H. Ergotoxin-forte® (D), s. Mischpräparate-Liste
Dialag® (CH), s. *Diazepam*
Diamox® (A, CH, D), s. *Acetazolamid*
Diazepam, s. Sachverzeichnis
Diazepam® (D), s. *Diazepam*
Dibenzepin, s. Sachverzeichnis
Dibondrin® (A), s. *Diphenhydramin*
Diertina® (A), s. *Dihydroergocristin*
Difebarbamat, s. Sachverzeichnis
Difhydan® (A), s. *Phenytoin*
Dihydroergocornin, s. Sachverzeichnis
Dihydroergocristin, s. Sachverzeichnis
Dihydroergocryptin, s. Sachverzeichnis
Dihydromethoxistyrylpyron, s. Sachverzeichnis
Dikaliumclorazepat, s. Sachverzeichnis
Dilaescol® (A), s. Mischpräparate-Liste
Dilantin® (CH), s. *Phenytoin*
Dilatol® (A, D), s. *Buphenin*
Diligan® (A), s. Mischpräparate-Liste
Dilydrin® (CH), s. *Buphenin*
Dimetacrin, s. Sachverzeichnis
Diphenhydramin, s. Sachverzeichnis
Diphenylhydantoin, s. *Phenytoin*
Diphenylpyralin, s. Sachverzeichnis
Dipiperon® (A, CH, D), s. *Floropipamid*
Dipsan® (A, CH), s. *Calciumcarbimid*
Disipal® (A), s. *Orphenadrin*
Distraneurin® (A, CH, D), s. *Clomethiazol*
Disulfiram, s. Sachverzeichnis
Diudorm® (A, D), s. Mischpräparate-Liste
Dixarit® (D), s. *Clonidin*
Dixeran® (A, CH), s. *Melitracen*

Dixyrazin, s. Sachverzeichnis
Dociton® (D), s. *Propranolol*
Dogmatil® (A, CH, D), s. *Sulpirid*
Dolestan® (D), s. *Diphenhydramin*
Dominal® (A, D), s. *Prothipendyl*
Dorbena® (A), s. Mischpräparate-Liste
Doriden® (A, CH, D), s. *Glutethimid*
Dormabrol® (A), s. *Meprobamat*
Dormac® (CH), s. Mischpräparate-Liste
Dorman® (A), s. Mischpräparate-Liste
Dormatylan® (A), s. *Secobarbital*
Dormilfo® (D), s. Mischpräparate-Liste
Dormised® (A), s. *Methaqualon*
Dormonal® (CH), s. Mischpräparate-Liste
Dormopan® (D), s. Mischpräparate-Liste
Doroma® (D), s. Mischpräparate-Liste
Dosulepin, s. Sachverzeichnis
Doxepin, s. Sachverzeichnis
Doxylamin (D), s. *Doxylaminsuccinat*
Doxylaminsuccinat, s. Sachverzeichnis
Droperidol, s. Sachverzeichnis
Drotaverin, s. Sachverzeichnis
Drylistan® (A), s. *Diphenhydramin*
Dusodril® (A, D), s. *Naftidrofuryl*
Duvadilan® (D), s. *Isoxsuprin*
Dystazin(e)® (A, CH), s. Mischpräparate-Liste
Dystoid® (D), s. Mischpräparate-Liste

Elavil® (CH), s. *Amitriptylin*
Eldoral® (D), s. Mischpräparate-Liste
Embran-T® (A), s. Mischpräparate-Liste
Encephabol® (A, CH, D), s. *Pyritinol*
Enirant® (D), s. *Dihydroergocristin*
Entumin® (CH), s. *Clotiapin*
Epanutin® (A, CH, D), s. *Phenytoin*
Epikur® (A), s. *Meprobamat*
Epilan® (A), s. *Mephenytoin*
Epilan-D® (A), s. *Phenytoin*
Epilanex® (D), s. *Mephenytoin*
Epilantin® (CH), s. *Phenytoin*
Epilunal® (A), s. Mischpräparate-Liste
Equilibrin® (D), s. *Amitriptylin-N-Oxid*
Equipur® (D), s. *Vincamin*
Ergenyl® (A, D), s. *Valproinsäure*
Ergohydrin® (CH), s. Mischpräparate-Liste
Ergo-med® (A), s. Mischpräparate-Liste
Ergo-plus® (D), s. Mischpräparate-Liste
Ergotropal® (A), s. Mischpräparate-Liste
Esberidin® (D), s. *Vincamin*
Esberi-Nervin® (D), pflanzl. Sedativum
Escodorm® (CH), s. Mischpräparate-Liste
Esdesan® (D), s. Mischpräparate-Liste
Estazolam, s. Sachverzeichnis
Estulic® (CH, D), s. *Guanfacin*
Esucos® (A, CH, D), s. *Dixyrazin*
Etamivan, s. Sachverzeichnis
Ethadion, s. Sachverzeichnis
Ethinamat, s. Sachverzeichnis
Ethosuximid, s. Sachverzeichnis
Etodroxizin, s. Sachverzeichnis
Etofyllin, s. Sachverzeichnis

Etymemazin, s. Sachverzeichnis
Eucebral® (D), s. Mischpräparate-Liste
Eucebral-N® (D), s. Mischpräparate-Liste
Eukystol® (D), s. *Haloperidol*
Eunerpan® (D), s. *Methylperon*
Eupronerv® (D), pflanzl. Sedativum
Eusedon® (D), s. Mischpräparate-Liste
Euseduxin® (D), s. Mischpräparate-Liste
Eutergin® (A), s. Mischpräparate-Liste
Euvasculin® (D), s. Mischpräparate-Liste
Euvegal® (D), s. Mischpräparate-Liste
Evasidol® (A), s. *Butriptylin*
Evipan® (CH, D), s. *Hexobarbital*
Exphobin® (D), s. Mischpräparate-Liste

Febarbamat, s. Sachverzeichnis
Febenol® (D), s. Mischpräparate-Liste
Fencamfamin, s. Sachverzeichnis
Fenfluramin, s. Sachverzeichnis
Floropipamid, s. Sachverzeichnis
Fluanisone, s. Sachverzeichnis
Fluanxol® (A, CH, D), s. *Flupenthixol*
Fluanxol-Depot® (A, CH, D), s. *Flupenthixol*
Flumoperon, s. *Trifluoperidol*
Flunitrazepam, s. Sachverzeichnis
Fluorpromazin, s. *Trifluopromazin*
Flupenthixol, s. Sachverzeichnis
Fluphenazin, s. Sachverzeichnis
Fluphenazin® (A), s. *Fluphenazin*
Flurazepam, s. Sachverzeichnis
Fluspirilen, s. Sachverzeichnis
Forit® (D), s. *Oxypertin*
Frenolon® (CH), s. *Metofenazat*
Frisium® (A, D), s. *Clobazam*

Galatur® (CH), s. *Iprindol*
Gamaquil® (CH, D), s. *Phenoprobamat*
Gamonil® (A, CH, D), s. *Lofepramin*
Gardenal® (CH), s. *Phenobarbital*
Gewacalm® (A), s. *Diazepam*
Gerbiman® (A), s. Mischpräparate-Liste
Gerinox® (A), s. Mischpräparate-Liste
Gerocil® (D), s. Mischpräparate-Liste
Giganten® (D), s. *Cinnarizin*
Ginko biloba, s. Sachverzeichnis
Glianimon® (D), s. *Benperidol*
Glutethimid, s. Sachverzeichnis
Glyboral forte® (D), s. Mischpräparate-Liste
Glyboral-mite® (D), s. Mischpräparate-Liste
Grodorm® (CH), s. Mischpräparate-Liste
Guaifenesin, s. Sachverzeichnis
Guajasyl® (CH), s. *Guaifenesin*
Guanfacin, s. Sachverzeichnis
Gubernal® (CH), s. *Alprenolol*

Halbmond® (D), s. *Diphenhydramin*
Halbmond-neu® (D), pflanzl. Sedativum
Halcion® (CH, D), s. *Triazolam*
Haldol® (A, CH, D), s. *Haloperidol*
Haldol-Depot® (A, CH, D), s. *Haloperidol*
Haloperidol, s. Sachverzeichnis

Harmomed® (A), s. Mischpräparate-Liste
Hegraminal® (CH), s. *Phenobarbital*
Helfergin® (D), s. *Meclo-Fenoxat*
Helogaphen® (D), s. *Chlordiazepoxid*
Hemineurine® (CH), s. *Clomethiazol*
Heptabarb(ital), s. Sachverzeichnis
Heptabarbitone, s. *Heptabarb(ital)*
Heptamalum, s. *Heptabarb(ital)*
Hesotanol® (A), s. *Etofyllin*
Hevert-Val® (D), pflanzl. Sedativum
Hexanastab® (CH), s. *Hexobarbital*
Hexanitol® (D), s. Mischpräparate-Liste
Hexapropymat, s. Sachverzeichnis
Hexobarit(ur)al, s. Sachverzeichnis
Hexobarbitone, s. *Hexobarbitural*
Hexobendin, s. Sachverzeichnis
Hibernal® (CH), s. *Chlorpromazin*
Histaxin® (A), s. *Diphenhydramin*
Hoggar® (D), s. *Doxylaminsuccinat*
Homophenazin, s. Sachverzeichnis
Hopfen, s. *Humulus lupulus*
Hopfen-Baldrian® (D), pflanzl. Sedativum
Hova® (CH, D), pflanzl. Sedativum
Hova-forte® (CH), s. Mischpräparate-Liste
Hovaletten® (A, D), pflanzl. Sedativum
Hovaletten forte® (A, D), s. Mischpräparate-Liste
Humulus lupulus, pflanzl. Sedativum
Hydergin® (A, CH, D), s. Mischpräparate-Liste
Hydrocoff® (A), s. Mischpräparate-Liste
Hydro-vegeton® (A), s. Mischpräparate-Liste
Hydroxytryptophan, s. *Oxitriptan*
Hydrox(yz)in, s. Sachverzeichnis
Hyluval® (D), s. Mischpräparate-Liste
Hyperforat® (A, D), pflanzl. Sedativum
Hyperforat forte® (D), pflanzl. Sedativum
Hypericin, pflanzl. Sedativum
Hypnaletten® (A), s. *Phenobarbital*
Hypnoral® (A), s. *Barbital*
Hypnorex ret.® (CH, D), s. *Lithium-Carbonat*
Hypno-Tablinen® (D), s. Mischpräparate-Liste

Imap® (A, CH, D), s. *Fluspirilen*
Imeson® (D), s. *Nitrazepam*
Imipramin, s. Sachverzeichnis
Imipramin-N-Oxyd, s. Sachverzeichnis
Imiprex® (CH), s. *Imipramin*
Inderal® (A, CH), s. *Propranolol*
Indobloc® (D), s. *Propranolol*
Inofal® (D), s. *Mesoridazin*
Insidon® (A, CH, D), s. *Opipramol*
Instenon® (A, D), s. Mischpräparate-Liste
Intradermi forte® (D), pflanzl. Sedativum
Iprindol s. Sachverzeichnis
Isocarboxazid, s. Sachverzeichnis
Isonox® (A, CH), s. Mischpräparate-Liste
Isoxsuprin, s. Sachverzeichnis
Istonil® (A, CH, D), s. *Dimetacrin*
Itridal® (A, D), s. Mischpräparate-Liste

Jalonac® (D), s. Mischpräparate-Liste

Jatroneural® (A, D), s. *Trifluoperazin*
Jatrosom® (A, D), s. Mischpräparate-Liste
Jurmun® (D), s. Mischpräparate-Liste

Kabrophen® (A), s. Mischpräparate-Liste
Kaliumbromid, s. Sachverzeichnis
Kavo-Sporal® (D), pflanzl. Sedativum
Kemadrin® (A, CH), s. *Procyclidin*
Ketazolam, s. Sachverzeichnis
Klosterfrau-Melissengeist® (A, D), pflanzl. Sedativum

Laevomepromazin, s. *Levomepromazin*
Lagazepam® (CH), s. *Nitrazepam*
Lagunal® (D), s. Mischpräparate-Liste
Lamra® (D), s. *Diazepam*
Largactil® (A, CH, D), s. *Chlorpromazin*
Larodopa® (A, CH, D), s. *Levodopa*
Laroxyl® (CH, D), s. *Amitriptylin*
L-Dopa® (D), s. *Levodopa*
L-Dopatec® (CH), s. *Levodopa*
Leponex® (A, CH, D), s. *Clozapin*
Leptilan® (D), s. *Valproinsäure*
Leptosan® (CH), s. Mischpräparate-Liste
Lethidrone® (A, CH), s. *Nalorphin*
Levallorphan, s. Sachverzeichnis
Levanxol® (A), s. *Temazepam*
Levodopa, s. Sachverzeichnis
Levodopa® (A, CH, D), s. *Levodopa*
Levomepromazin, s. Sachverzeichnis
Levothym® (D), s. *Oxitriptan*
Lexotanil® (A, CH, D), s. *Bromazepam*
Librax® (A, CH), s. Mischpräparate-Liste
Librium® (A, CH, D), s. *Chlordiazepoxid*
Lidanil® (A, CH), s. *Mesoridazin*
Limbatril® (D), s. Mischpräparate-Liste
Limbatril-f.® (D), s. Mischpräparate-Liste
Limbitrol® (A, CH, D), s. Mischpräparate-Liste
Lioftal® (CH, D), s. Mischpräparate-Liste
Liskantin® (D), s. *Primidon*
Litarex ret.® (CH), s. *Lithiumcitrat*
Lithiofor® (CH), s. *Lithiumsulfat*
Lithiumacetat, s. Sachverzeichnis
Lithiumaspartat, s. Sachverzeichnis
Lithiumaspartat® (D), s. *Lithiumaspartat*
Lithiumcarbonat, s. Sachverzeichnis
Lithiumcarbonat® (D), s. *Lithiumcarbonat*
Lithiumcitrat, s. Sachverzeichnis
Lithium-Duriles® (D), s. *Lithiumsulfat*
Lithiumgluconat, s. Sachverzeichnis
Lithiumorotat, s. Sachverzeichnis
Lithiumorotat® (D), s. *Lithiumorotat*
Lithiumsulfat, s. Sachverzeichnis
Lofepramin, s. Sachverzeichnis
Longopax® (D), s. Mischpräparate-Liste
Longopax-mite® (D), s. Mischpräparate-Liste
Longopax-special® (D), s. Mischpräparate-Liste
Lophakomp-Hypericum® (D), pflanzl. Sedativum
Lopramin, s. *Lofepramin*
Lopresor® (A, CH, D), s. *Metoprolol*

Loramet® (CH), s. *Lormetazepam*
Lorazepam, s. Sachverzeichnis
Lorfan® (CH, D), s. *Levallorphan*
Lormetazepam, s. Sachverzeichnis
Loxapine, s. Sachverzeichnis
L-Tryptophan, s. Sachverzeichnis
L-Tryptophan® (CH, D), s. *L-Tryptophan*
Lucidril® (A, CH), s. *Meclo-Fenoxat*
Ludiomil® (A, CH, D), s. *Maprotilin*
Lumen comp.® (CH), s. Mischpräparate-Liste
Luminal® (CH, D), s. *Phenobarbital*
Luminaletten® (CH, D), s. *Phenobarbital*
Luvatren® (A, CH, D), s. *Methylperidol*
Luvatren retard® (CH), s. *Methylperidol*
Lyogen® (A, CH, D), s. *Fluphenazin*
Lyogen-Depot® (D), s. *Fluphenazin*
Lysedil® (CH), s. Mischpräparate-Liste

Mabron® (A), s. *Magnesiumbromglukonat*
Magnesiumaspartathydrobromid, s. Sachverz.
Magnesiumbromglukonat, s. Sachverzeichnis
Magnesiumglutamathydrobromid, s. Sachverz.
Majeptil® (A, CH), s. *Thioproperazin*
Maliasin® (A, CH, D), s. *Barbexaclon*
Mandrax® (D), s. Mischpräparate-Liste
Mandrox® (A), s. Mischpräparate-Liste
Maprotilin, s. Sachverzeichnis
Marplan® (CH), s. *Isocarboxazid*
Masmoran® (D), s. *Hydroxyzin*
Maximed® (D), s. *Protriptylin*
Mayeptil® (D), s. *Thioproperazin*
Mechloral® (A), s. *Chloralodolol*
Meclizin, s. *Meclozin*
Meclo-Fenoxat, s. Sachverzeichnis
Meclozin s. Sachverzeichnis
Medazepam, s. Sachverzeichnis
Medianox® (CH), s. *Chloralhydrat*
Medinox® (A, D), s. Mischpräparate-Liste
Medomin® (A, CH, D), s. *Heptabarbital*
Medium® (A), s. Mischpräparate-Liste
Medium ret.® (A), s. Mischpräparate-Liste
Megaphen® (CH, D), s. *Chlorpromazin*
Melitracen, s. Sachverzeichnis
Melleretten® (A, CH, D), s. *Thioridazin*
Melleril® (A, CH, D), s. *Thioridazin*
Melleril retard® (A, CH, D), s. *Thioridazin*
Melperon, s. *Methylperon*
Melval® (D), s. Mischpräparate-Liste
Mepazin, s. Sachverzeichnis
Mephabarbital® (CH), s. *Phenobarbital*
Mephalepsin® (CH), s. Mischpräparate-Liste
Mephenytoin, s. Sachverzeichnis
Meprobamat, s. Sachverzeichnis
Meprobamat® (A, D), s. *Meprobamat*
Meprocalm® (CH), s. Mischpräparate-Liste
Meprocompren® (D), s. *Meprobamat*
Meprocytal® (CH), s. Mischpräparate-Liste
Meprodil® (CH), s. *Meprobamat*
Meprolette® (CH), s. Mischpräparate-Liste
Mepronervamin® (D), s. Mischpräparate-Liste
Mepronox® (A), s. Mischpräparate-Liste

Mepropon® (CH), s. Mischpräparate-Liste
Meprosa® (D), s. *Meprobamat*
Mereprine® (A, CH, D), s. *Doxylaminsuccinat*
Merinax® (CH), s. *Hexapropymat*
Mesantoin® (A, CH), s. *Mephenytoin*
Mesoridazin, s. Sachverzeichnis
Mesuximid, s. Sachverzeichnis
Methamphetamin, s. Sachverzeichnis
Methaqualon, s. Sachverzeichnis
Methasedil® (CH), s. *Methaqualon*
Methylpentynol, s. Sachverzeichnis
Methylperidol, s. Sachverzeichnis
Methylperon, s. Sachverzeichnis
Methylphenidat, s. Sachverzeichnis
Methylphenobarbital, s. Sachverzeichnis
Methylpromazin, s. *Alimemazin*
Methyprylon, s. Sachverzeichnis
Metodril® (A), s. Mischpräparate-Liste
Metofenazat, s. Sachverzeichnis
Metoprolol, s. Sachverzeichnis
Metrotonin® (D), s. Mischpräparate-Liste
Mianserin, s. Sachverzeichnis
Midazolam, s. Sachverzeichnis
Mikrobamat® (A), s. *Meprobamat*
Mikroplex-Lithium® (D), s. *Lithium-Gluconat*
Miltaun® (A, D), s. *Meprobamat*
Miltown® (CH), s. *Meprobamat*
Minozinan® (CH), s. *Levomepromazin*
Mirfudorm® (D), s. *Carbromal*
Moditen® (CH), s. *Fluphenazin*
Mogadan® (D), s. *Nitrazepam*
Mogadon® (A, CH), s. *Nitrazepam*
Molindone, s. Sachverzeichnis
Mono-Demetrin® (D), s. *Prazepam*
Moperon, s. *Methylperidol*
Moradorm® (D), pflanzl. Sedativum
Motolon® (CH), s. Mischpräparate-Liste
Mozambin® (A), s. *Methaqualon*
Mozambin-plus® (A), s. Mischpräparate-Liste
Mukostop® (A), s. *Guaifenesin*
Multum® (D), s. *Chlordiazepoxid*
Mylepsinum® (D), s. *Primidon*
Myoscain® (A), s. *Guaifenesin*
Mysoline® (A, CH), s. *Primidon*

Naftidrofuryl, s. Sachverzeichnis
Nalorphin, s. Sachverzeichnis
Naloxon, s. Sachverzeichnis
Narcan® (A, CH), s. *Naloxon*
Narcanti® (D), s. *Naloxon*
Natriumbromid, s. Sachverzeichnis
Nehydrin® (A, D), s. *Dihydroergocristin*
Nembutal® (A, CH, D), s. *Phenobarbital*
Neo-Absentol® (CH), s. *Ethadion*
Neo-Arterosan® (CH), pflanzl. Sedativum
Neodorm® (D), s. *Pentobarbital*
Neo-Nervisal® (D), s. Mischpräparate-Liste
Neo-vegeton® (A), s. Mischpräparate-Liste
Neo-vegomet® (D), s. Mischpräparate-Liste
Nervenruh forte® (A, D), pflanzl. Sedativum
Nerven-solvopur® (A), pflanzl. Sedativum

Nervi-féne® (CH), s. Mischpräparate-Liste
Nervi-guttum® (D), pflanzl. Sedativum
Nerv-infant® (D), s. Mischpräparate-Liste
Nervinum-Stada® (D), s. Mischpräparate-Liste
Nervipan® (D), pflanzl. Sedativum
Nervi-sal® (D), s. Mischpräparate-Liste
Nervolitan® (D), s. Mischpräparate-Liste
Nervo-opt® (D), s. Mischpräparate-Liste
Nervophyll® (D), s. Mischpräparate-Liste
Nervosana® (D), pflanzl. Sedativum
Neuleptil® (A, CH), s. *Periciazin*
Neuracen® (D), s. *Beclamid*
Neurapas® (D), pflanzl. Sedativum
Neurobrandt® (CH), s. Mischpräparate-Liste
Neurocalm® (D), s. Mischpräparate-Liste
Neurocardine® (CH), s. Mischpräparate-Liste
Neurocil® (D), s. *Levomepromazin*
Neuro-kranit® (D), s. Mischpräparate-Liste
Neurolepsin® (A), s. *Lithium-Carbonat*
Neurolithium® (CH), s. *Lithium-Gluconat*
Neurolytril® (D), s. *Diazepam*
Neuronal® (D), s. Mischpräparate-Liste
Neuronal ret.® (D), s. Mischpräparate-Liste
Neuronika® (D), s. *Dihydromethoxistyrylpyron*
Neuro-Presselin® (D), pflanzl. Sedativum
Neurovegetalin-f® (D), s. Mischpräparate-Liste
NH® (D), s. Mischpräparate-Liste
Nicergolin, s. Sachverzeichnis
Nikoplectal cum theophyllino® (A), s. Mischpräparate-Liste
Nirvanil® (CH), s. *Valnoctamid*
Nitrazepam, s. Sachverzeichnis
Nobadorm® (CH), s. *Methaqualon*
Nobadorm comp.® (CH), s. Mischpräparate-Liste
Nobrium® (A, CH, D), s. *Medazepam*
Noctal® (D), s. *Propallylonal*
Noctamid® (A, CH, D), s. *Lormetazepam*
Nocturetten forte® (D), s. Mischpräparate-Liste
Nodiman® (A), s. Mischpräparate-Liste
Noludar® (CH, D), s. *Methyprylon*
Nomifensin, s. Sachverzeichnis
Nootrop® (D), s. *Piracetam*
Nootropil® (A, CH), s. *Piracetam*
Nordazepam, s. Sachverzeichnis
Norflex® (A, CH, D), s. *Orphenadrin*
Noritren® (CH), s. *Nortriptylin*
Norkotral® (D), s. Mischpräparate-Liste
Normabrain® (D), s. *Piracetam*
Normi-Nox® (CH, D), s. *Methaqualon*
Normi-Nox comp.® (A, D), s. Mischpräparate-Liste
Norpramin® (CH), s. *Desimipramin*
Nortrilen® (A, CH, D), s. *Nortriptylin*
Nortriptylin, s. Sachverzeichnis
Noveril® (A, CH, D), s. *Dibenzepin*
Novo-Dolestan® (D), s. Mischpräparate-Liste
Noxiptilin, s. Sachverzeichnis
Novicet® (CH, D), s. *Vincamin*
Nozinan® (A, CH), s. *Levomepromazin*
Nyktogen® (D), s. Mischpräparate-Liste

Nyxanthan® (D), s. Mischpräparate-Liste

Oasil® (CH), s. *Meprobamat*
Oblivon® (CH), s. *Methylpentynol*
Omca® (A, D), s. *Fluphenazin*
Omca-Nacht® (D), s. Mischpräparate-Liste
Omnisedan® (A, D), s. Mischpräparate-Liste
Omnisedan duplex® (D), s. Mischpräparate-Liste
Ondasil® (A), s. Mischpräparate-Liste
Opipramol, s. Sachverzeichnis
Optanox® (A), s. *Vinylbarbital*
Orap® (A, CH, D), s. *Pimozid*
Orbinamon® (D), s. *Thiothixen*
Orfiril® (D), s. *Valproinsäure*
Orphenadrin, s. Sachverzeichnis
Orphol® (D), s. Mischpräparate-Liste
Osnervan® (D), s. *Procyclidin*
Ospolot® (A, CH, D), s. *Sultiam*
Oxazepam, s. Sachverzeichnis
Oxitriptan, s. Sachverzeichnis
Oxprenolol, s. Sachverzeichnis
Oxygeron® (CH), s. *Vincamin*
Oxypertin, s. Sachverzeichnis
Oxypertin® (A), s. *Oxypertin*

Pacatal® (D), s. *Mepazin*
Panergon® (CH), s. *Papaverin*
Panervon® (D), s. *Papaverin*
Pan-Phanotal® (A), s. Mischpräparate-Liste
Pantrop ret.® (D), s. Mischpräparate-Liste
Papaverin, s. Sachverzeichnis
Paradion® (A, CH, D), s. *Paramethadion*
Paraldehyd, s. Sachverzeichnis
Paraldehyd® (D), s. *Paraldehyd*
Paramethadion, s. Sachverzeichnis
Parmedin® (A), s. *Levodopa*
Parnate® (D), s. *Tranylcypromin*
Pasaden® (D), s. *Homophenazin*
Passedan® (A), pflanzl. Sedativum
Passelyt® (A), pflanzl. Sedativum
Passiflorin® (A), pflanzl. Sedativum
Passiorin® (D), pflanzl. Sedativum
Pathibamat® (CH), s. Mischpräparate-Liste
Pathilon + Phenobarb.® (CH), s. Mischpräparate-Liste
Paveron® (D), s. Mischpräparate-Liste
Pemolin, s. Sachverzeichnis
Penfluridol, s. Sachverzeichnis
Penitardon® (D), s. *Buphenin*
Pentadorm® (A), s. *Methylpentynol*
Pentifyllin, s. Sachverzeichnis
Pentobarbital, s. Sachverzeichnis
Pentobarbital® (CH), s. *Pentobarbital*
Pentobarbitone, s. *Pentobarbital*
Pentoxifyllin, s. Sachverzeichnis
Perazin, s. Sachverzeichnis
Perdormal® (A), s. Mischpräparate-Liste
Pericephal® (A), s. *Cinnarizin*
Periciazin, s. Sachverzeichnis
Peroben® (A, CH), s. Mischpräparate-Liste

Perphenazin, s. Sachverzeichnis
Persedon® (A, CH, D), s. *Pyrithyldion*
Persumbran® (A), s. Mischpräparate-Liste
Pertofran® (A, CH, D), s. *Desimipramin*
Pertranquil® (A, CH), s. *Meprobamat*
Pervincamin® (CH, D), s. *Vincamin*
Pervitin® (CH, D), s. *Methamphetamin*
Petidiol® (D), s. *Ethadion*
Petidion® (A, CH), s. *Ethadion*
Petinimid® (A, CH), s. *Ethosuximid*
Petnidan® (D), s. *Ethosuximid*
Petinutin® (A, CH, D), s. *Mesuximid*
Phanodorm® (CH, D), s. *Cyclobarbital*
Phanotal® (A), s. *Cyclobarbital*
Phasein-forte® (A, CH, D), s. Mischpräparate-Liste
Phenaemal® (D), s. *Phenobarbital*
Phenelzin, s. Sachverzeichnis
Phenergan® (A, CH), s. *Promethazin*
Pheneturid, s. *Äthylphenazemid*
Phenhydan® (A, CH, D), s. *Phenytoin*
Phenobarbit(ur)al, s. Sachverzeichnis
Phenobarbitone, s. *Phenobarbital*
Phenoprobamat, s. Sachverzeichnis
Phenylchloracetylharnstoff, s. *Chlorphenacemid*
Phenytoin, s. Sachverzeichnis
Phenytoin® (CH), s. *Phenytoin*
Phytogran® (D), pflanzl. Sedativum
Pimozid, s. Sachverzeichnis
Pindolol, s. Sachverzeichnis
Pipamperon, s. *Floropipamid*
Piperacetazin, s. Sachverzeichnis
Pipradol, s. Sachverzeichnis
Piracetam, s. Sachverzeichnis
Piribedil, s. Sachverzeichnis
Plantifal-plus® (D), s. Mischpräparate-Liste
Planum® (CH), s. *Temazepam*
Ponderax® (A, D), s. *Fenfluramin*
Ponflural® (CH), s. *Fenfluramin*
Posedrine® (A), s. *Beclamid*
Practolol, s. Sachverzeichnis
Praxilene® (CH), s. *Naftidrofuryl*
Praxiten® (A, D), s. *Oxazepam*
Prazepam, s. Sachverzeichnis
Prazine® (CH), s. *Promazin*
Prelis® (D), s. *Metoprolol*
Primidon, s. Sachverzeichnis
Probamyl-Opsi® (CH), s. *Meprobamat*
Prochlorperazin, s. Sachverzeichnis
Procyclidin, s. Sachverzeichnis
Pro-Dorm® (D), s. *Methaqualon*
Progeril® (CH), s. Mischpräparate-Liste
Promazin, s. Sachverzeichnis
Promethazin, s. Sachverzeichnis
Prominal® (A, D), s. *Methylphenobarbital*
Prominaletten® (A), s. *Methylphenobarbital*
Propallylonal, s. Sachverzeichnis
Propericiazin, s. *Periciazin*
Proponal® (D), s. Mischpräparate-Liste
Propranolol, s. Sachverzeichnis
Propranur® (D), s. *Propranolol*

Protactyl® (D), s. *Promazin*
Prothipendyl, s. Sachverzeichnis
Protriptylin, s. Sachverzeichnis
Provascul® (A), s. *Bamethan*
Psicosoma® (D), s. *Magnesiumglutamathydrobromid*
Psychatrin® (D), pflanzl. Sedativum
Psychopax® (A), s. *Diazepam*
Psychotonin® (D), pflanzl. Sedativum
Psychoverlan® (D), s. *Magnesiumglutamathydrobromid*
Psyquil® (A, D), s. *Trifluopromazin*
Pyknolepsinum® (D), s. *Ethosuximid*
Pyrithioxin, s. *Pyritinol*
Pyrithyldion, s. Sachverzeichnis
Pyritinol, s. Sachverzeichnis

Quadro-Nox® (A, D), s. Mischpräparate-Liste
Quanamane® (CH), s. *Meprobamat*
Quilonorm® (A, CH), s. *Lithiumacetat*
Quilonorm ret.® (A, CH, D), s. *Lithiumcarbonat*
Quilonum ret.® (D), s. *Lithiumacetat*

Reactivan® (A), s. Mischpräparate-Liste
Rebuso® (CH, D), s. Mischpräparate-Liste
Regium® (D), s. Mischpräparate-Liste
Regium retard® (CH, D), s. Mischpräparate-Liste
Rejam® (D), s. Mischpräparate-Liste
Reorganin® (D), s. *Guaifenesin*
Repeltin® (D), s. *Alimemazin*
Repocal® (CH, D), s. *Pentobarbital*
Requiesan® (D), pflanzl. Sedativum
Resedorm® (D), s. Mischpräparate-Liste
Reserpin, s. Sachverzeichnis
Reserpin® (CH, D), s. *Reserpin*
Resimatil® (D), s. *Primidon*
Resyl® (A, CH), s. *Guaifenesin*
Retilian® (A), s. Mischpräparate-Liste
Retilian simplex® (A), s. *Xantinolnikotinat*
Revonal® (CH, D), s. *Methaqualon*
Rilatin® (A), s. *Methylphenidat*
Risolid® (CH), s. *Chlordiazepoxid*
Ritalin® (CH, D), s. *Methylphenidat*
Rivotril® (A, CH, D), s. *Clonazepam*
Rokan® (D), s. *Gingko biloba*
Rohypnol® (A, CH, D), s. *Flunitrazepam*

S. 8® (D), s. *Diphenhydramin*
Salbutamol, s. Sachverzeichnis
Salviton® (CH), s. Mischpräparate-Liste
Sanactamol-Melissengeist® (D), pflanzl. Sedativum
Sanadormin® (D), pflanzl. Sedativum
Sanafen® (CH), s. Mischpräparate-Liste
Sannox ret.® (CH), s. Mischpräparate-Liste
Saroten® (A, CH, D), s. *Amitriptylin*
Schloss-Ittendorfer-Lebensgeist® (D), pflanzl. Sedativum
Scleroplectal® (CH), s. Mischpräparate-Liste
Secbutabarbital, s. Sachverzeichnis

Secafobell® (D), s. Mischpräparate-Liste
Secargal® (CH), s. Mischpräparate-Liste
Secobarbital, s. Sachverzeichnis
Seconal® (CH), s. *Secobarbital*
Seda-Grandelat® (D), pflanzl. Sedativum
Seda-Kneipp® (D), pflanzl. Sedativum
Sédalande® (CH, D), s. *Fluanisone*
Sedalepsin® (A), s. Mischpräparate-Liste
Sedapon® (A, D), s. Mischpräparate-Liste
Sedaraupin® (D), s. *Reserpin*
Sedaristontropfen® (D), pflanzl. Sedativum
Sedatablinen® (D), s. *Phenobarbital*
Sedestal® (D), s. Mischpräparate-Liste
Sédibaine® (CH), s. Mischpräparate-Liste
Sedio-Med® (D), s. Mischpräparate-Liste
Sedo-Carena® (A), s. Mischpräparate-Liste
Sedogelat® (A), pflanzl. Sedativum
Sedosan® (CH), pflanzl. Sedativum
Sedosan comp.® (CH), pflanzl. Sedativum
Sedothyron® (A), s. Mischpräparate-Liste
Sedovalin® (CH), s. Mischpräparate-Liste
Seduan® (A), s. Mischpräparate-Liste
Sekundal® (D), s. Mischpräparate-Liste
Selodorm® (D), s. Mischpräparate-Liste
Semap® (A, CH, D), s. *Penfluridol*
Sensinerv® (D), pflanzl. Sedativum
Sensival® (CH), s. *Nortriptylin*
Seresta® (CH), s. *Oxazepam*
Sergetyl® (CH), s. *Etymemazin*
Sermion® (CH, D), s. *Nicergolin*
Serpasil® (A, CH, D), s. *Reserpin*
Serpipur® (A), s. *Reserpin*
Sertofren® (CH), s. *Desimipramin*
Sigaperidol® (D), s. *Haloperidol*
Silternum® (D), s. Mischpräparate-Liste
Simatin® (A, CH), s. *Ethosuximid*
Sinebarbro® (A), s. Mischpräparate-Liste
Sinequan® (A), s. *Doxepin*
Sinquan® (CH, D), s. *Doxepin*
Siquil® (CH), s. *Trifluopromazin*
Sleepwell® (A), s. *Hexobarbital*
Solatran® (CH), s. *Ketazolam*
Somben® (A), s. *Carbromal*
Somnibel® (D), s. Mischpräparate-Liste
Somnifen® (D), s. Mischpräparate-Liste
Somnium® (D), pflanzl. Sedativum
Somnium forte® (D), s. Mischpräparate-Liste
Somnoral® (A), s. Mischpräparate-Liste
Somnosan® (A), s. Mischpräparate-Liste
Somnupan® (A, D), s. Mischpräparate-Liste
Somvit® (D), s. Mischpräparate-Liste
Soneryl® (CH), s. *Butobarbital*
Sonuctane® (CH), s. Mischpräparate-Liste
Sordinol® (A, CH), s. *Clopenthixol*
Sordinol-Depot® (A, CH), s. *Clopenthixol*
Sormodren® (A), s. *Bornaprin*
Sotalex® (D), s. *Sotalol*
Sotalol, s. Sachverzeichnis
Sowell® (CH), s. *Meprobamat*
Spasepiletten® (A), s. *Phenobarbital*
Spasepilin® (A), s. *Phenobarbital*

Spasmocyclon® (D), s. *Cyclandelat*
Speda® (CH, D), s. *Vinylbarbital*
Stadadorm® (D), s. *Amobarbital*
Stangyl® (A, D), s. *Trimipramin*
Staurodorm® (A, D), s. Mischpräparate-Liste
Stelabid® (A), s. Mischpräparate-Liste
Stelabid mite® (A), s. Mischpräparate-Liste
Stelabid forte® (A), s. Mischpräparate-Liste
Stemetil® (CH), s. *Prochlorperazin*
Stesolid® (CH), s. *Diazepam*
Stimul® (CH, D), s. *Pemolin*
Stodinox® (D), s. Mischpräparate-Liste
Stutgeron® (A, CH, D), s. *Cinnarizin*
Sulforidazin, s. *Mesoridazin*
Suloctidil, s. Sachverzeichnis
Sulocton® (CH), s. *Suloctidil*
Sulpirid, s. Sachverzeichnis
Sultanol® (A, D), s. *Salbutamol*
Sultiam, s. Sachverzeichnis
Suprilent® (CH), s. *Isoxsuprin*
Surmontil® (CH, D), s. *Trimipramin*
Suxinutin® (A, CH, D), s. *Ethosuximid*
Synacthen-Depot® (A, D), s. *ACTH*

Tacitin® (A, CH, D), s. *Benzoctamin*
Tacosal® (CH), s. *Phenytoin*
Taractan® (A, CH, D), s. *Chlorprothixen*
Tavor® (D), s. *Lorazepam*
Taxilan® (D), s. *Perazin*
Tebonin® (A, D), s. *Gingko biloba*
Tegretal® (D), s. *Carbamazepin*
Tegretol® (A, CH), s. *Carbamazepin*
Temazepam, s. Sachverzeichnis
Temesta® (A, CH), s. *Lorazepam*
Tempidorm® (D), s. Mischpräparate-Liste
Tenebral® (CH), s. Mischpräparate-Liste
Tenerval® (D), pflanzl. Sedativum
Tenormin® (A, CH, D), s. *Atenolol*
Terfluzine® (CH), s. *Trifluoperazin*
Tetracosactid, s. *ACTH*
Thalambrol® (A), s. *Carbromal*
Thalamonal® (A, D), s. Mischpräparate-Liste
Theralene® (CH, D), s. *Alimemazin*
Thiopropazat, s. Sachverzeichnis
Thioproperazin, s. Sachverzeichnis
Thioridazin, s. Sachverzeichnis
Thioridazin® (A), s. *Thioridazin*
Thiothixen, s. Sachverzeichnis
Thombran® (D), s. *Trazodon*
Thorazine® (CH), s. *Chlorpromazin*
Tiaprid, s. Sachverzeichnis
Tiapridal® (D), s. *Tiaprid*
Tiapridex® (D), s. *Tiaprid*
Timonil® (D), s. *Carbamazepin*
Tocodrin® (CH), s. *Buphenin*
Tofranil® (A, CH, D), s. *Imipramin*
Toleran® (A), s. *Hexobarbital*
Tolvin® (D), s. *Mianserin*
Tolvon® (A, CH), s. *Mianserin*
Tomed® (D), s. Mischpräparate-Liste
Tonamyl® (D), s. Mischpräparate-Liste

Tonifor® (CH), s. *Vincamin*
Tonolift® (A), s. Mischpräparate-Liste
Tononervin® (A), pflanzl. Sedativum
Tonoquil® (D), s. *Thiopropazat*
Toquilone® (A, CH), s. *Methaqualon*
Toquilone comp.® (CH), s. Mischpräparate-Liste
Toquilone-Napa® (CH), s. Mischpräparate-Liste
Toquizon® (D), s. Mischpräparate-Liste
Tradon® (A, D), s. *Pemolin*
Tranquase® (D), s. *Diazepam*
Tranquo-Adamon® (D), s. Mischpräparate-Liste
Tranquo-Tablinen® (D), s. *Diazepam*
Tranxilium® (A, CH, D), s. *Chlorazepat*
Tranylcypromin, s. Sachverzeichnis
Trausabun® (D), s. *Melitracen*
Trasicor® (A, CH, D), s. *Oxprenolol*
Trazodon, s. Sachverzeichnis
Trecalmo® (D), s. *Clotiazepam*
Tremblex® (A, CH), s. *Dexetimid*
Trental® (A, CH, D), s *Pentoxifyllin*
Triazolam, s. Sachverzeichnis
Tridion® (A, CH, D), s. *Trimethadion*
Tridomal® (CH), s. Mischpräparate-Liste
Trifluoperazin, s. Sachverzeichnis
Trifluoperidol, s. Sachverzeichnis
Trifluopromazin, s. Sachverzeichnis
Trihexyphenidyl, s. Sachverzeichnis
Trilafon® (CH), s. *Perphenazin*
Trimethadion, s. Sachverzeichnis
Trimetozin, s. Sachverzeichnis
Trimipramin, s. Sachverzeichnis
Trinuride-H® (CH), s. Mischpräparate-Liste
Trioxazin® (A, CH), s. *Trimetozin*
Triperidol® (A, CH, D), s. *Trifluoperidol*
Triptil® (CH), s. *Protriptylin*
Trisomnin® (D), s. Mischpräparate-Liste
Trittico® (A, CH), s. *Trazodon*
Trivalin® (D), pflanzl. Sedativum
Trivastal® (D), s. *Piribedil*
Tropain® (D), pflanzl. Sedativum
Tropodil® (A), s. Mischpräparate-Liste
Truxal® (A, CH, D), s. *Chlorprothixen*
Truxaletten® (A, CH, D), s. *Chlorprothixen*
Tryptan® (D), s. *Tryptophan*
Tryptizol® (A, CH, D), s. *Amitriptylin*
Tryptophan, s. *L-Tryptophan*
Tuinal® (CH), s. Mischpräparate-Liste

Umbrium® (A), s. *Diazepam*
Urbanyl® (CH), s. *Clobazam*
Urbilat® (D), s. *Meprobamat*
Ustimon® (A), s. *Hexobendin*
Ustimon comp.® (A), s. Mischpräparate-Liste

Valamin® (CH, D), s. *Ethinamat*
Valdispert® (A, CH, D), pflanzl. Sedativum
Valdren® (A), s. Mischpräparate-Liste
Valepotriate, pflanzl. Sedativum
Valeriana comp.® (D), s. Mischpräparate-Liste

Valeriana officinalis, s. *Valepotriate*
Valeroformiol® (CH), s. Mischpräparate-Liste
Valin-Baldrian® (A), pflanzl. Sedativum
Valium® (A, CH, D), s. *Diazepam*
Valium retard® (A, CH), s. *Diazepam*
Valmane® (A, D), pflanzl. Sedativum
Valnoctamid, s. Sachverzeichnis
Valobonin® (D), s. Mischpräparate-Liste
Valocordin® (D), s. Mischpräparate-Liste
Valomenth® (D), pflanzl. Sedativum
Valometten® (A, D), pflanzl. Sedativum
Valproinsäure, s. Sachverzeichnis
Val-Reserp.® (D), pflanzl. Sedativum
Valuchin® (A), s. Mischpräparate-Liste
Vandid® (A), s. *Etamivan*
Vanicord® (A), s. Mischpräparate-Liste
Vascleran® (D), s. Mischpräparate-Liste
Vascunicol® (A, D), s. Mischpräparate-Liste
Vaso-Euvegal® (D), pflanzl. Sedativum
Vasoplex® (A, D), s. *Isoxsuprin*
Vaskulat® (A, CH, D), s. *Bamethan*
Vegedyston® (D), s. Mischpräparate-Liste
Vegesan® (CH), s. *Nordazepam*
Ventolin® (CH), s. *Salbutamol*
Vernelan® (D), s. *Magnesiumaspartathydrobromid*
Veronal® (CH), s. *Barbital*
Vesalium® (A, CH, D), s. Mischpräparate-Liste
Vesparax® (A, D), s. Mischpräparate-Liste
Vesparax mite® (A), s. Mischpräparate-Liste

Vidil® (A), s. *Pemolin*
Vigoton® (CH), s. *Dihydroergocristin*
Viloxazin, s. Sachverzeichnis
Vincabrain® (CH), s. *Vincamin*
Vincahexal® (D), s. *Vincamin*
Vincamin, s. Sachverzeichnis
Vincamin® (D), s. *Vincamin*
Vincapront® (CH, D), s. *Vincamin*
Vinca-Tablinen® (CH, D), s. *Vincamin*
Vinylbarbital, s. Sachverzeichnis
Vinylbital s. *Vinylbarbital*
Viofor 105® (CH), s. Mischpräparate-Liste
Visano® (D), s. Mischpräparate-Liste
Visano-mini® (D), s. Mischpräparate-Liste
Visergil® (CH), s. Mischpräparate-Liste
Visken® (A, CH, D), s. *Pindolol*
Vitacell-G® (D), s. Mischpräparate-Liste
Vita-Dor® (D), s. Mischpräparate-Liste
Vitanerton® (D), s. Mischpräparate-Liste
Vivactyl® (CH), s. *Protriptylin*
Vivalan® (CH, D), s. *Viloxazin*

Xanax® (CH), s. *Alprazolam*
Xantinolnikotinat, s. Sachverzeichnis
Xantinolnikotinat® (CH, D), s. *Xantinolnikotinat*
Xerenal® (A), s. *Dosulepin*
Xuprin® (A), s. *Isoxsuprin*

Zentronal® (D), s. Mischpräparate-Liste
Zentropil® (D), s. *Phenytoin*
Zirkuphen forte® (D), pflanzl. Sedativum

VII. Sachverzeichnis

VII. Sachverzeichnis

Von M. S. Keshavan und G. Langer

A

Abhängigkeit (s. auch entsprechende Substanzen)
— Alkohol 496—504
— *Amphetamin* 493, 506
— Cannabis 493, 506
— Definition 330, 493
— Entstehung 331
— Entwöhnungsphase 492
— Entzugsphase 492
— Halluzinogen-Typ 493
— Hypnotika und Tranquilizer 330—333, 504, 505—506
— Kokain 493, 506
— körperliche 315, 493—496
— — Mechanismen der 495—496
— Pharmakotherapie
— — Indikationen 494
— — theoretische Grundlagen 494—496
— — Polytoxikomanie 492, 506—507
— psychische 315, 493
— Psychostimulantien 506
— Toleranz 493
— Typologie 493
Absenzen (Pharmakotherapie) 369, 375, 376, 377
Aceprometazin 673
Acetazolamid 696
— biochemische und neurophysiologische Wirkungen 356
— Chemie 352, 353
— Pharmakologie 359
— Lithium (Clearance) 182, 183
Acetophenazin 673
Acetaldehyddehydrogenase 500
Acetylcholin (s. cholinerge Systeme)
Acetylcholin-Rezeptoren (s. cholinerge Rezeptoren)
Acetylharnstoffderivate (Indikationen) 362
Acetylphenacemid 362
Acetylsalizylsäure (Biochemie und Pharmakologie) 540
ACTH (Corticotropin) 696

ACTH-Fragmente 423
Adaptationsmechanismen 69, 73
Adenylatzyklase
— Dopamin-empfindliche 217
— *Lithium* 165—166, 172
— Neuroleptikawirkung 215, 217
Adrenalin (Chemie) 24
Affektive Psychose (s. auch Depression, Manie)
— „Aminhypothese" (s. auch Aminhypothese) 98, 169
— chronobiologische Hypothese 171
— Katecholaminrezeptorsensibilität (Oszillationshypothese) 167
— zweidimensionale Modelle 170
Affektivitätsstörungen (Nootropika bei) 426
Aggressivität
— beim Kind 582
— *Lithium*(therapie) 185
Agoraphobie (s. Phobische Syndrome)
Akathisie
— klinisches Bild 239
— Pharmakotherapie 241
Akinetische Depression 272
Akne (Lithium-induziert) 177
Akute Dyskinesie (Neuroleptika-induziert)
— klinisches Bild 238—239
— Pharmakotherapie 240—241
Al-Biruni 7
Alimemazin 673
Alkohol
— Enzyminduktion 641
— Fahrverhalten 651
— Neuroleptika (Wechselwirkung) 250
— pränatale Wirkungen 569—570
— bei Schlaflosigkeit 525
— Tranquilizer 320
— Wechselwirkungen (Zusammenfassung) 644
Alkoholabhängigkeit (s. auch Abhängigkeit)
— Delirium tremens 499—500
— Entwöhnungsphase (Therapie) 500—504
— — Alpha-methyl-p-Thyrosin 501
— — Antidepressiva 503

Alkoholabhängigkeit (Fortsetzung)
— Entwöhnungsphase
— — *Apomorphin* 501
— — aversives Konditionieren 501
— — *Calciumcarbimidcitrat* 501
— — *Disulfiram* 501
— — *Emetin* 501
— — *Lithium* 503
— — Lysergsäurediätylamid 503
— — *Metranidazol* 501
— — Nootropika 504
— — Sulphonylharnstoff 501
— — Tranquilizer 502
— Entzugssyndrom
— — protrahiertes 501—502
— — Therapie 335, 498—500
— kognitive Defizite 503
Allobarbital 683
Allylbutylbarbiturat 683
Alpha-methyl-para-Tyrosin 501
ALPINUS-PROSPER
— Haschisch 10
— Opium 7
Alprazolam 685
— Chemie 304
— Therapie 339
Alprenolol 700
— Chemie 395—396
Alraun (Mandragora) 525
Alter (s. auch Hirnorganisches Syndrom)
— „Altersabbau" 411
— Behandlungsplan (multidimensional) 596
— biologisches und kalendarisches 411
— depressive Syndrome 601—603
— Gehirnveränderungen 592—593
— — biochemische 413, 593
— — Dendriten 592
— — Durchblutung 412, 593
— — Gewebsläsionen 592—593
— — Gewicht 592
— — Neuronenzahl 592
— — Stoffwechsel 413, 593
— organische Psychosen 596—600
— paranoid-halluzinatorische Syndrome 598, 600—601
— Pharmakodynamik 595
— Pharmakokinetik 594—595
— Pharmakotherapie
— — allgemeine Probleme 597—598
— — Antidepressiva 601—603, 609
— — Antiepileptika 610—611
— — Kombinationen von Psychopharmaka 611
— — *Lithium* 609
— — Neuroleptika 610
— — Nootropika 427
— — Tranquilizer 610
— pharmakotoxische Psychosen 607—608
— Schlafstörungen 604—606
Amantadin
— Amphetaminantagonismus 506
— pharmakotoxische Psychose 608

Amentielle Syndrome
— Ätiopathogenese 441
— Pharmakotherapie 441
— Psychopathologie 441
Amfetaminil 706
Aminhypothesen (affektive Psychosen) 95, 98, 169
Amine (biogene) (s. spezielle Substanzen)
Amineptin (Chemie) 61
Aminmetaboliten (im Liquor)
— Depression 81
— Schizophrenie 222
2-Amino-6-7-dehydroxy-tetrahydronaphthalin (ADTN) 216
Aminophyllin (Wechselwirkung mit Lithium) 183
Amiphenazol 708
Amitriptylin (s. auch Antidepressiva) 666
— biochemische Wirkungen 70
— Chemie 61
— Elimination 114
— Fahrverhalten 653
— Indikationen inkl. Therapie
— — Alter 600, 602, 603
— — Erregungszustände 439
— — psychosomatische Störungen 483, 484, 486
— — schizoaffektive Psychose 469
— — Schmerzzustände 549
— — suizidal-depressive Syndrome 443, 445
— Kombinationstherapie
— — *Chlordiazepoxid* 630
— — *Perphenazin* 624, 625
— — *Tranylcypromin* 628
— in Muttermilch 565
Amitriptylin N-Oxid 666
„Amitriptylin-Typ"
— antiaggressive Wirkungen 84, 85
— Begriff 99
— psychotropes Wirkungsprofil 100, 103
— Therapie mit 139
Ammoniak 17
Ammoniumbromid 689
Amobarbital 683
— Chemie 305
Amobarbitone 683
Amoxapin 666
— biochemisches Wirkungsprofil 70, 80
— Chemie 62
Amphetamin 706
— Amantadinantagonismus 506
— Antidepressiva (Wechselwirkungen mit) 88—89
— Fahrverhalten 658
— Indikation und Therapie
— — antriebsüberschüssiges Syndrom 580
— — beim Kind 587—588
— induzierte Hyperaktivitätssyndrom 169
— *Lithium* (Wechselwirkung mit) 187
— Mißbrauch 506
— Nebenwirkungen 588
— Psychosen 278, 506
AMP-System (s. Arbeitsgemeinschaft für...)

Analgetika
— und Fahrverhalten 658
— Wechselwirkungen 187, 646
Anästhesiologie (Tranquilizer und Hypnotika in) 335
Anästhetika
— und Fahrverhalten 658
— Lithium (Wechselwirkung mit) 187
Androgene (bei therapieresistenter Depression) 134, 135
Anfälle (cerebrale) s. Epilepsie
Angst (s. Angstsyndrome)
Angstsyndrome
— akute (Ätiologie, Psychopathologie, Pharmakotherapie) 445
— atypische 448
— Begriff 447
— Definition und Klassifikation 449
— Epidemiologie 451
— Formen der 448
— Klassifikation (DSM-III) 448, 449, 450
— beim Kind 581
— psychische und somatische 401
— Psychopathologie 400—401
— Psychopharmakotherapie 400—402
— — Antidepressiva 100, 102, 456
— — Antihistaminika 456
— — Benzodiazepine 318, 333, 445, 455—456
— — Beta-Rezeptoren-Blocker 400—402, 456
— — Hypnotika 456
— — Neuroleptika 275, 445, 456
— — Tranquilizer 334
— Psychopharmaka (Angst aktivierende) 456
— Verarbeitung (Formen der) 450
Anhalonium Lewinii 14
Anorektische Syndrome
— Neuroleptikatherapie 275
— beim Kind 582
Anorexia nervosa (s. anorektische Syndrome)
Anpassungsmechanismen (s. Adaptationsmechanismen)
Anticholinergika
— im Alter 608
— induziertes delirantes Syndrom 440
— Langzeitmedikation 240—241
— induzierte pharmakotoxische Psychose 608
— Plasmakonzentration 240
— Prophylaxe (Neuroleptikanebenwirkung) 241, 286
— bei Schlafstörungen 527
Antikonvulsiva (s. Antiepileptika)
Antidepressiva (s. entsprechende Substanzklassen, Substanzen, Depression)
— biochemische Wirkungen 65—81
— — Aminhypothese 95, 98
— — adrenerge Systeme 69—71, 75—76, 86—89
— — Adaptation der Neurone 69, 73
— — cholinerge Systeme 91
— — dopaminerge Systeme 70, 74—75
— — Downregulationshypothese 77
— — histaminerge Systeme 76, 77
— — auf MAO 71—73
— — neuroendokrine Parameter 78
— — neuronale Wiederaufnahme 70, 71
— — Probenecid-Modell 79
— — Rezeptoren 75—77
— — serotonerge Systeme 89—90
— — weitere biogene Systeme 74—76
— — Zusammenfassung 70, 80—81
— Chemie 59—65
— „Erste Generation" 58—59, 81
— Fahrverhalten 653—654
— Geschichte (Entdeckung) 27, 32—34, 59—60
— Indikationen
— — Alkoholabhängigkeit 497, 503
— — Alter 600, 602—603
— — Analgesie 104, 549
— — Angstsyndrom 102, 454, 456
— — Depression (s. auch spezielle Syndrome) 99—103, 124—136
— — Panikanfälle und phobische Syndrome 103—104, 456—457
— — psychosomatische Syndrome 483, 484, 485, 486
— — schizoaffektive Syndrome 471
— — Schlafstörungen 103, 527—528
— — Schmerzsyndrome 549, 550—552
— — therapieresistentes depressives Syndrom (s. Depression)
— — Wahnideen und Halluzinationen 104
— — Zwangssyndrome 104
— Klassifizierung
— — chemische 59—60
— — nach neuronalem Mechanismus 65—66
— — nach neuro-psychiatrischen Parametern 99, 100, 101
— — nach pharmakologischem Wirkungsprofil 84
— klinische Pharmakokinetik
— — Metabolismus 112—115
— — Resorption, Verteilung und Elimination 111—112
— klinische Toxikologie 109—110
— klinische Wirksamkeit (Studien der) 99, 101
— Kombinationstherapie
— — mit Neuroleptika 622—627
— — mit Tranquilizern 630
— — verschiedene Antidepressiva 628—629
— Kontraindikationen 119, 120
— Mißbrauch, Toleranz und Entzug 104
— Monoamin-Hypothese 95
— in Muttermilch 565
— Nebenwirkungen
— — auf Augen 107, 108
— — auf Darm, Harntrakt und Leber 107
— — Endokrinum, Körpergewicht und Blut 107
— — epileptische Anfälle 109
— — Exokrine Drüsen und Haut 106—107, 108
— — extrapyramidalmotorische und myoklonische Symptome 108, 109
— — Herz-Kreislaufsystem 105—106
— — induziertes hypomanisches Syndrom 108

Antidepressiva (Fortsetzung)
— Nebenwirkungen
— — induzierte paranoid-halluzinatorische Syndrome 108
— — neuroleptische 104
— — Schwindel 107, 108
— pharmakologische Wirkungen
— — Aggressionsverhalten 84—85
— — bedingte Vermeidungsreaktionen 82—83
— — Herz 94
— — Kreislauf 92—94
— — spontanes Tierverhalten 82—84
— "second generation" (s. Zweite Generation)
— Plasmaspiegel 115—118
— — Bestimmungsmethoden 116
— — Faktoren der Variabilität 116
— — klinische Studien 117
— — klinische Wirkung 117—118
— — Therapieresistenz 116
— Prädiktoren der therapeutischen Wirkung 121—123
— relative pharmakologische Wirkungsstärke (Zusammenfassung) 82
— Therapie
— — ambulante 132
— — Dauer 135—136
— — Fragen vor Beginn 119
— — Phasenprophylaxe 136
— — Routineuntersuchungen 120—121
— — stationäre, akute 131—132
— — „Tiefe" der Depression und 131
— Wechselwirkungen
— — Acetylcholin und Cholinomimetika 91
— — *Clonidin* 86, 87, 88
— — *Lithium* 187
— — MAO-Hemmer 95
— — zentral erregende Substanzen 88—89
— — Opiate 95
— — zentral dämpfende Substanzen 95
— — Reserpin und andere Amindepletoren 86—87
— Wirkungslatenz 47
— Wirkungsprofile (Zusammenfassung) 100
— „Zweite Generation" 58—59, 81
Antiepileptika (s. auch entsprechende Substanzen und Epilepsie)
— im Alter 610—611
— Begriff 348
— biochemische Wirkungen 353—356
— Chemie 352—353
— Fahrverhalten 657—658
— Indikationen inkl. Therapie
— — Fieberkrampf 370—371
— — Gelegenheitsanfall 370
— — Antiepileptika-induzierte psychische Störungen 379
— — spezielle Anfallsformen 375—379
— — Klassifikation 375—376
— klinische Pharmakokinetik 366—367
— in Muttermilch 568
— Nebenwirkungen 363—364

— paradoxe Intoxikationen 366
— pharmakologische Wirkungen 351, 356—359
— physische Abhängigkeit 360
— Plasmaspiegel 366—367, 381
— pränatale Wirkungen 567—569
— induzierte psychische Störungen 379
— Teratogenität 365
— Therapie
— — allgemeine Richtlinien 380
— — Anfallsprophylaxe 368, 373—374
— — Anfallstyp, Bedeutung für 369
— — Behandlungsbedürftigkeit 369
— — diagnostische Zuordnung 368
— — Dosierung 381
— — Durchführung 380—385
— — EEG-Befund 372—373
— — Indikationen 375—379
— Toxikologie 359—360
— Wechselwirkungen
— — mit Antiepileptika 367, 644
— — mit anderen Medikamenten 94—95, 367, 644
Antihistaminika
— Alkoholabhängigkeit 500
— bei extrapyramidalmotorischen Störungen 241
— Fahrverhalten 659
Antiparkinsonmittel (s. auch entsprechende Substanzen) 644
Antriebsschwäche-Syndrom (beim Kind) 581, 582
Antriebsüberschuß-Syndrom (beim Kind) 580—581
„Anxiolytika" (s. Tranquilizer)
Apocyaneen 16
Apomorphin
— bei Alkoholabhängigkeit 501
— Antidepressiva (Wechselwirkung mit) 89
— Dopamin-Rezeptoren 216, 217
Aprobarbital 683
Aqua laurocerasi 17
Arabischer Kulturkreis 6, 7, 10, 11
Arbeitsbeziehung 480
Arbeitsgemeinschaft für Methodik und Dokumentation in der Psychiatrie (AMP-System) 268
ARFWEDSON, A. 29, 162
Arzt-Patient-Beziehung (s. auch Psychodynamische Modelle) 50, 477, 479—481
Ataraktika (s. Tranquilizer)
Atenolol 700
— Chemie 395—396
— Pharmakologie 396—397
Äther 17
Äthylphenacemid 697
Atmungsorgane (psychosomatische Indikationen) 484—485
Atomabsorptions-Spektralphotometrie 183
Auffassungsstörungen 425
Aufnahmemechanismus, neuronal (s. Noradrenalin)

Aufsteigendes reticuläres System 42
Autistische Syndrome 582
Autoaggressivität (s. Aggressivität)
„Autotherapeutische Mechanismen" 99
Aversives Konditionieren 501

B

BAASTRUP, C. 184
Baldrian 694
BALINT, M. 461, 479
BALZAC, H. DE 11
Bamethan 702
Barbexaclon 695
Barbiton 683
Barbitural 683
Barbiturate
— Abhängigkeit 316, 332—333
— im Alter 605, 606
— biochemische Wirkungen 306, 310, 354
— Chemie 305—306, 352—353
— Entzugssymptome 324
— Enzyminduktion 640
— Fahrverhalten 657
— Geschichte (Entdeckung) 23
— Indikationen inkl. Therapie
— — antikonvulsiv 319, 375
— — sedierend 319, 526
— klinische Pharmakokinetik 329
— klinische Pharmakologie (Zusammenfassung) 317, 319
— Kontraindikationen 333—334
— Nebenwirkungen 363—364
— Pharmakologie 313, 357
— Therapie 382
BAUDELAIRE, C. 11
Beclamid 697
"Behavioural inhibitory system" 310
"Behavioural teratogens" 560, 561
"Behavioural toxicity" 480
Belladonna 17
Benperidol 211, 673
Benzamid-Derivate (Struktur-Aktivitätsbeziehungen) 212
Benzoctamin 689
— klinische Pharmakologie 319
— Nebenwirkungen 321
Benzodiazepine (s. auch entsprechende Substanzen)
— Abhängigkeit 315, 331—332
— Antagonisten 313
— biochemische Wirkungen 306, 307—310, 355
— Chemie 304, 352—353
— Fahrverhalten 656
— GABA 308—309
— Gebote für den Einsatz 382
— Indikationen inkl. Therapie
— — Alkoholabstinenzsyndrom 498
— — im Alter 321, 599, 604, 605, 610
— — Anästhesiologie 318, 333
— — Angstsyndrom 318, 333, 455

— — Delirium tremens 499
— — ängstliche Depression 318
— — Drogen Intoxikationen 446
— — Epilepsien 318, 333, 363, 385
— — beim Kind 581, 588—589
— — Muskelspasmen 318, 333
— — Phobien 318
— — psychosomatische Syndrome 484, 485
— — psychotische Erregungszustände 439
— — Schlafstörungen 318, 333, 334, 525—526
— — suizidal-depressive Syndrome 445
— Klassifizierung 327—328, 336
— klinische Pharmakokinetik 325—329
— — im Alter 329
— — Halbwertszeit 325—326
— — Metabolismus 326—328
— — Plasmaspiegel 328, 329
— — Proteinbindung 328—329
— klinische Pharmakologie 318—319
— Kombinationstherapie
— — mit Antidepressiva 630
— — mit Neuroleptika 630
— Kontraindikationen 333
— Nebenwirkungen 314, 320—321
— pharmakologische Wirkungen 311—313, 318, 358
— — epileptiforme Aktivität 312
— — Konfliktverhalten 311
— — psychovegetative Streßreaktionen 312
— — Muskeltonus 312
— — Vigilanz und Schlaf 312
— "Rebound-Insomnie" 324
— Residuelle Tagessedation 321
— Rezeptoren 308—309, 328
— Therapie 318, 337—340
— — Applikationsformen 336
— — Dauer 336
— — Vor- und Nachteile (Zusammenfassung) 525
— Toxizität 314, 322
— Wechselwirkungen
— — mit *Cimetidin* 337
— — *Phenytoin* 337
— Wirkungsmechanismen (bei Epilepsie) 355
Benztropin 241, 707
BERGEL 11
BERGER, F. M. 27, 31, 32
BERNTHSEN 227
Beschäftigungstherapie 51
Betadrenerge Rezeptoren
— B1-Rezeptoren 396
— B2-Rezeptoren 396
— „Kardioselektivität" 396
— im ZNS 399
Beta-Rezeptoren-Blocker
— Chemie 395—398
— Fahrverhalten 657
— Geschichte (der Entdeckung) 394
— Indikationen inkl. Therapie
— — Angstzustände 400—402
— — Delirium und Prädelirium 402

Beta-Rezeptoren-Blocker (Fortsetzung)
— Indikationen inkl. Therapie
— — Examensängste 402
— — Herz- und Kreislauferkrankungen 483
— — Hirntraumatiker 403
— — Lampenfieber 402
— — Manie 403
— — Migräne 404
— — multiple Situationsphobien 457—458
— — Porphyrie-Psychose 402—403
— — schizoaffektive Psychosen 403
— — schizophrene Psychosen 402—403
— — bei Tremor 403—404
— — Zwangssyndrome 459
— kardioselektive 396
— Klassifikation 396
— klinische Pharmakologie 398—399
— Kontraindikationen 400
— Nebenwirkungen 404
— Pharmakologische Wirkungen 396—399
— — Herz-Kreislaufsystem 398—399
— — andere Organsysteme 399
— — Zentralnervensystem 399
— Therapie 405—406
Beta-Endorphin
— analgetische Wirkung 28
— antidepressive Wirkungen 28
— antipsychotische Wirkungen 27
— Entdeckungsgeschichte 27
Bethanidin 645
Beurteilungsskalen (Psychopathologie)
— artifizielle Abstraktion 41—42
— psychopathologische Mehrdeutigkeit 41
— Subjektivität 40
Bewegungsapparat (psychosomatische Indikationen und Psychopharmakotherapie) 486
Bewußtseinsstörungen 440—442
Bicarbonat-sensitiver Lithiumtransport 164
Biogener Aminstoffwechsel (s. entsprechende Amine)
„Biomorphose" 412
Biperiden 707
— bei neuroleptikabedingten motorischen Störungen 240
Bishydroxycoumarin 640
BLEULER, E. 22, 53, 267
BLEULER, M. 267
Blick-Nick-Salaam-Krämpfe 369, 376
Borderline-Syndrom (Psychopathologie und Therapie) 272—273
Bornaprin 707
BOSE K. C. 26
BPRS (s. Brief Psychiatric-Rating Scale)
BRADLEY 31
Bradykinin („Schmerzstoff") 540, 541
Brallobarbital 683
Bretylium 93
Brief Psychiatric-Rating-Scale (BPRS) 268
"Brief reactive psychoses" 283
BRODIE, B. B. 26
Bromallybarbital 683

Bromazepam 686
— Chemie 304, 305
— Fahrverhalten 657
— Indikation inkl. Therapie
— — im Alter 604
— — Schlafinduktion 334
— — bei psychosomatischen Syndromen 484
— Pharmakokinetik 326, 328, 329
— Therapie 338
Bromide (s. auch Bromsalze)
Bromisoval 320, 322, 689
Bromocriptin (bei therapieresistenter Depression) 134, 135
Bromsalze
— Geschichte (Entdeckung) 23
— bei Schlafstörungen 525
— Nebenwirkungen 322
— Toxizität 322, 364
Buphenin 702
Buprenorphin 26
Bupropion
— Chemie 65
— bei therapieresistenter Depression 134
BERGER 11
BÜRGER, M. 412
Butabarbital 683
Butabarbiton 684
Butaperazin 673
Butriptylin 666
— biochemische Wirkung 70
— Chemie 60, 61
— Nebenwirkung 139
— psychotropes Wirkungsprofil (Zusammenfassung) 100
Butyrophenon-Derivate (s. auch entsprechende Substanzen)
— Chemie 210—211
— bei Huntington-Chorea 277
— Metabolismus 257

C

CADE, F. J. 27, 29, 30
CAHN 11
Calciumbromid-Lactobionat 697
Calciumcarbimid 501, 708
Camazepam 686
— Chemie 304
— Indikationen
— — im Alter 604
— — Schlafinduktion 334
— Therapie 338
Cannabinol 11
Cannabis (s. Haschisch)
Carbamazepin 697
— biochemische Wirkungen 355
— Chemie 352
— Enzyminduktion 641
— Indikationen
— — Alkoholabhängigkeit 498
— — im Alter 611

— — Epilepsie 376
— — manisches Syndrom 274
— — therapieresistente Depression 134, 135
— klinische Pharmakokinetik 381
— Nebenwirkungen 363
— Prophylaxe bei affektiven Psychosen 191
— Therapie und Dosierung 384
— Toxikologie 360
Carbromal 689, 320, 322
CARLSSON, A. 26
Carotissinus-Entlastungsreflex 94
CARPENTER, W. T. 278
CARPENTIER 30
Carphenazin 673
Catechol-O-Methyltransferase (COMT)
— Dopaminmetabolismus 214
— noradrenerge Synapse 68
Centrophenoxin 702
— Chemie und Biochemie 415
— Indikationen 430
— Kontraindikationen 430
— Nebenwirkungen 430
— Pharmakologie 417
— Therapie und Dosierung 430
Charaksamita 16
Charakterstörung des Kindes 576
"Cheese effect" 72
Chemorezeptive "trigger" Zone 224
"Child guidance movement" 576
Chinesischer Kulturkreis 9
Chinin 17
Chloralhydrat 689, 697
— Geschichte (Entdeckung) 23
— Indikationen inkl. Therapie
— — im Alter 605
— — bei Schlafstörungen 526
— klinische Pharmakokinetik 330
— klinische Pharmakologie (Zusammenfassung) 317
— Kontraindikationen 334
— Nebenwirkungen 322
— Therapie 340
— Toxikologie 323
— Wechselwirkungen 646
Chloramphenicol 642
Chloralodolol 689
Chlorazepat (s. *Dikaliumclorazepat*) 686
Chlordiazepoxid 686
— Chemie 304, 305
— Fahrverhalten 656
— Indikationen inkl. Therapie
— — im Alter 603
— — Angstsyndrom 455
— — psychosomatische Syndrome 484
— — Schlafinduktion 334
— Kombination mit Amitriptylin 630
— Pharmakokinetik 329, 330
— pränatale Wirkungen 566, 567
— Therapie 337
Chlorhexadol 690
Chlorimipramin (s. *Clomipramin*)

Chlormethiazol (s. *Clomethiazol*) 690
Chloroform 17
Chlorphenazemid 697
— — DA-Rezeptoren 219, 225
— — Noradrenalin- und Serotoninumsatz 219, 225
— — Zusammenfassung 225
— Chemie 208
— Dosierung 279
— Fahrverhalten 655
— Geschichte (Entdeckung) 27, 30—31
— Indikationen inkl. Therapie
— — im Alter 600
— — organisches Psychosyndrom 275, 277
— — Psychosomatische Syndrome 483, 484, 485, 486
— — Schizoaffektive Psychose 472
— — Schmerzzustände 550
— — Spätdepressionen 602
— klinische Pharmakokinetik 252—255, 257
— pharmakologische Wirkungen 225
— pränatale Wirkungen 563
— Wechselwirkungen 646
Chlorprothixen 674
— Chemie 209
— Dosierung 279
— Indikationen inkl. Therapie
— — Angstsyndrom 456
— — hebephrenes Syndrom 271
— — Hirnschädigungen 445
— — beim Kind 588
— — oligophrenes Syndrom 277
— — psychotische Erregungszustände 438, 443
— — therapieresistente Depression 134, 135
— — klinisch-pharmakologische Wirkungen
— — anxiolytische 102
— — neuroleptische 104, 271
— — schlafinduzierende 103
— — stimmungsaufhellende 101
— — psychotropes Wirkungsprofil 100
„*Chlorprothixen*-Typ" (Antidepressiva) (s. auch *Chlorprothixene*)
— klinische Pharmakologie 101—103
— psychotropes Wirkungsprofil 100
— Therapie 139
Cholin
— Lithium 165, 169
— als Nootropikum 423
— Transport, durch Membran 165
Cholinerge Systeme
— Antidepressivawirkung 76, 77, 91
— Lithiumwirkung 169
— Neuroleptikawirkung 220
— Nootropikawirkung 422
Cholinerge Rezeptoren (s. auch cholinerge Systeme)
— Antidepressivawirkung 76, 77
— Lithiumwirkung 167
Cholinomimetika (zentrale Wechselwirkungen mit Antidepressiva) 91

Chromatographische Abtrennung (Neuroleptikamessung) 252
Chronobiologische Hypothese 171
CIEZA, P. D. 11
Cimetidin (Wechselwirkung mit Benzodiazepinen) 337
Cinnarizin 702
— Biochemie und Chemie 414, 415
— Dosierung 430
— Indikationen 430
— Nebenwirkungen 430
— Pharmakologie 417
— Therapie 430
Circadiane Rhythmik (Lithiumwirkung auf) 170—171
Clidiniumbromid 690
Clobazam 686
— Chemie 304, 305
— Indikationen inkl. Therapie
— — im Alter 604
— — beim Kind 589
— — Schlafinduktion 334
— klinische Pharmakokinetik 327, 329
— Therapie 338
Clofepramin 667
Clomethiazol *(Chlormethiazol)* 690
— Abhängigkeit 333, 499
— Indikationen inkl. Therapie
— — im Alter 600
— — Delirium tremens 278, 335, 499
— — pathologischer Rausch 441
— — psychotische Erregungszustände 439
— klinische Pharmakokinetik 330
— klinische Pharmakologie 326
— Nebenwirkungen 322
— Therapie 340
Clocapramin 674
Clomipramin *(Chlorimipramin)* 666
— biochemische Wirkung 66, 70, 71, 75, 76, 80
— Chemie 61
— Fahrverhalen 653
— Indikationen inkl. Therapie
— — phobisches Syndrom 103, 458
— — Spätdepression 602
— — Schmerzzustände 549
— — Zwangssyndrome 104, 455, 458—459
— Pharmakokinetik 114
— Reserpinhypothermie (Antagonismus von) 87
— Therapie 138
Clonazepam 695
— Dosierung (therapeutischer Bereich und Halbwertzeit) 381, 385
— Enzyminduktion 641
— Indikationen 315, 376
— Nebenwirkungen 363
Clonidin 708
— beim Alkoholentzug 498

— Antidepressiva (Wechselwirkungen mit) 86—87, 645
— beim Opiatenzug 509
— Wirkungsmechanismus 87
Clopentixol 674
— Chemie 209
— beim manischen Syndrom 274
— klinische Pharmakokinetik 252
Clorazepat (s. *Dikaliumclorazepat*)
Clorgylin
— biochemische Wirkungen 71, 72, 81
— Chemie 63, 64
Clotiapin 675
— biochemische Wirkungen 225
— Chemie 210
— pharmakologische Wirkungen 225
Clotiazepam 686
— Chemie 304
— Indikationen inkl. Therapie
— — beim Kind 589
— — Schlafstörungen 333
— Plasmaproteinbindung 329
— Therapie 338
Clozapin 675
— biochemische Wirkungen 216, 218, 219, 221, 225
— Chemie 210
— Geschichte (Entdeckung) 205
— Indikationen inkl. Therapie
— — hebephrenes Syndrom 271
— — katatone Syndrome 270
— — manisches Syndrom 274
— — oligophrenes Syndrom 277
— — paranoid-halluzinatorisches Syndrom 270
— — Therapieresistenz auf Neuroleptika 282
— klinische Pharmakokinetik 257
— Wirkungsprofil (Zusammenfassung) 261
Cluster-Kopfschmerz 184, 185
CNV (s. contingent negative variation)
Colon irritable (Pharmakotherapie) 484
"Compliance"
— im Alter 607
— Antidepressiva 119
— Lithium 164, 174, 183, 189
— Neuroleptika 266
Computer-Tomogramm (Prädiktion von Therapieerfolg mit Neuroleptika) 265
COMT (s. Catechol-O-methyl-transferase)
Contingent negative variation (CNV) 46
„Corpus Hippocraticum" 5, 10
Corticotropin (s. ACTH)
4 C-Tyrosin 219
CULBRETH 29
Cyclandelat 702
Cyclo-AMP (s. zyklisches Adenosinmonophosphat)
Cyclo-GMP 165—166, 171
Cyclobarbital 684
Cyclobarbiton (s. *Cyclobarbital*)
Cyclopentobarbitol 684

D

Dämmerzustände (Ätiopathogenese, Pharmakotherapie, Psychopathologie) 441
Datura stromonium 17
DDAVP-Test 112, 173, 178
DELAY, J. 26, 27, 31
Delirante Syndrome (s. auch Delirium tremens)
— Ätiopathogenese 440
— Pharmakotherapie 402, 440
— Psychopathologie 440
Delirium tremens (Pharmakotherapie)
— Barbiturate 499
— Benzodiazepine 499
— *Clomethiazol* 278, 499
— *Dipropylacetat (Valproat)* 499
— *Meprobamat* 499
— Neuroleptika 278, 499
— *Paraldehyd* 499
— *Piracetam* 499
— *L-Tryptophan* 499
— *5-OH-Tryptophan* 499
Delta-Sleep-Inducing Peptide (DSIP) 527
Dementia praecox (Begriff; s. auch schizophrene Psychose) 267
DENIKER P. 26, 27, 31
Denkstörungen 425
Depot-Neuroleptika (s. auch spezielle Präparate und Neuroleptika)
— Chemie 208
— Grundregeln, Probleme und Risiken 284—285
— Indikationen inkl. Therapie 282—284
Deprenyl
— biochemische Wirkungen 69, 72
— Chemie 63, 64
— MAO-B Hemmung 72
Depression (s. auch Affektive Psychose und Antidepressiva)
— agitierte (Psychopathologie und Pharmakotherapie) 273
— akinetische 285
— Amin-Hypothese 58, 59
— Angst, in 102
— Ausprägungsgrad (und Pharmakotherapie) 131
— endogene (Psychopathologie und Pharmakotherapie; s. auch vitales depressives Syndrom) 125
— Geschichte (der Begriff) 124—125
— hypochondrisch — ängstlich 128—129
— — Pharmakotherapie 126, 129
— — Psychopathologie 128—129
— beim Kind 581, 582
— Klassifikation 126—127
— larvierte 130
— — Pharmakotherapie 126, 130
— — Psychopathologie 130
— Neuroleptika-bedingte 285—286
— Neurotische (s. psychogene)
— Pathogenese (s. Affektive Psychose und Aminhypothesen)
— Pharmakotherapie (s. spezielle Syndrome und Antidepressiva)
— Phobien bei (s. auch phobisches Syndrom) 130
— Prävalenz 118
— psychogene 125—126
— — Pharmakotherapie 125
— — Psychopathologie 125
— somatogene (Psychopathologie und Pharmakotherapie) 124
— suizidale Syndrome
— — Pharmakotherapie 129—130
— — Risikofaktoren 129
— transkulturelle Studien 118
— im Verlauf einer Schizophrenie 130—131
— — Psychopathologie 130—131
— — Pharmakotherapie 131
— vitale (s. auch vitales depressives Syndrom) 127—129
— — Pharmakotherapie 127—129
— — produktiv psychotisch 126, 128
— — psychomotorisch erregt 126, 128
— — psychomotorisch gehemmt 126, 127—128
— — Psychopathologie (Symptomgruppe) 127
— — Zielsyndrom (und Pharmakotherapie, Zusammenfassung) 127
— Zwang bei 130
Desaminoarginin — Vasopressin (s. DDAVP Test)
Desimipramin (Desipramin, Desmethylimipramin) 667
— biochemische Wirkung 66, 70, 76
— Chemie 60, 61
— beim Colon irritabile 484
— Fahrverhalten 653
— Pharmakologie 88, 90, 100
— Therapie 138
Desipramin (s. *Desimipramin*)
Desmethyldiazepam 686
Desmethylimipramin (s. *Desimipramin*)
Desoxybarbiturat (s. auch *Primidon*)
— Chemie 352—353
— Nebenwirkungen 863—864
— Pharmakologie 357
— Therapie 382
— Wirkungsmechanismen 354
Des-Tyr-Gamma-Endorphin (s. auch Endorphine) 28
Desynchronisationshypothese 171
Dexamethason-Test (Prädiktion der Antidepressivawirkung) 122, 123
Dexetimid 707
Dextro-Amphetamin (s. auch *Amphetamin*) 706
Diabetes insipidus (Lithium-induzierter) 173
Diabetes mellitus (Lithium, Einfluß auf) 168
Diagnostisches und statistisches Manual (DSM-III) 267—268
Diazepam 687, 695
— Chemie 304
— Enzyminduktion 641
— Fahrverhalten 656
— Indikationen inkl. Therapie
— — im Alter 600, 604, 610

Diazepam (Fortsetzung)
— Indikationen
— — Angsysndrome 445, 455
— — Epilepsien 385
— — hysterische Ausnahmezustände 442
— — psychotische Erregungszustände 439
— — Schlafstörungen 334, 525
— — suizidal-depressive Syndrome 445
— — psychosomatische Syndrome 483, 484, 486
— — Zwangssyndrom 459
— klinische Pharmakokinetik 327, 329
— klinische Pharmakologie (Zusammenfassung) 317
— Onkogenität 323
— pränatale Wirkungen 566, 567
— Therapie 337
Dibenzepin 62, 667
Dibenzazepin-Derivate (s. auch *Carbamazepin*)
— antikonvulsive Wirkung 362
— biochemische und neurophysiologische Wirkung 355
— Chemie 62, 352
— Nebenwirkungen 364
— Pharmakologie 358
— Therapie 384
Dibenzodiazepin 209
Dibenzo-epin-Derivate (s. auch entsprechende Substanzen) 674, 675
— Chemie 209—210
Dibenzothiazepin
— Chemie 209
— beim gesunden Probanden 45
Dibenzoxazepin 209
Dichlorisoproterenol 395
Difebarbamat 684
Digitalis (Wechselwirkung mit Lithium) 187
Dihydroergocornin 702
Dihydroergocristin 703
Dihydroergocryptin 703
Dihydroergotamin (bei Nebenwirkungen mit Antidepressiva) 108
Dihydromethoxystyrylpyron 690
3,4-Dihydroxyphenolessigsäure (DOPAC)
— Antidepressivawirkung 79
— Neuroleptikawirkung 214
Dikaliumclorazepat (Chlorazepat) 687
— beim Angstsyndrom 455
— Chemie 304
— Proteinbindung 329
— Schlafinduktion 334
— Therapie 338
Dimetacrin 667
— biochemische Wirkung 70
— Chemie 62
Dimethylaminäthanol (beim MBD-Syndrom) 588
DIOSKURIDES 6, 10
Diphenhydramin 690
Diphenylbutylpiperidin-Derivate (s. auch entsprechende Substanzen)
— Chemie 211—212
— Metabolismus 257

Diphenylhydantoin (Phenytoin) 696
— Biochemie 354
— Chemie 352
— Dosierung 381
— Enzyminduktion 640
— Fahrverhalten 657
— Geschichte 27, 28—29
— Indikationen inkl. Therapie 374, 376
— klinische Pharmakokinetik 367, 381
— Nebenwirkungen 363, 364
— Pharmakologie 357
— — antikonvulsive Wirkungsprofile 361—362
— pränatale Wirkungen 568
— Therapie 383
— Toxikologie 359
— Wechselwirkungen 367
— Wirkungsmechanismus 354
Diphenylpyralin 691
Dipropylacetat *(Valproat, Valproinsäure)* 699
— Chemie 352—353
— Dosierung, therapeutischer Bereich und Halbwertzeit 381
— Indikationen inkl. Therapie
— — akuter Alkoholentzug 498
— — Delirium tremens 499
— — Epilepsie 375—377
— klinische Pharmakologie 359
— Nebenwirkungen 363, 364
— Pharmakologie 359
— Therapie 384
— Toxikologie 360
— Wirkungsmechanismus 356
Dissozialität (beim Kind) 582
Disulfiram 708
— Alkoholreaktion 500
— Dopamin-Beta-Hydroxylase 500
— Implantate 501
Diuretika (Wechselwirkung mit Lithium) 187
Dixyprazin 675
„Doctor opiatus" (s. van HELMONT)
„Doktor-Effekt" beim Kind 578
DOPAC (s. 3,4-Dihydroxyphenylessigsäure)
Dopamin (s. auch Dopaminerge Systeme und Dopaminerge Rezeptoren)
— Metabolismus 213, 214
— Synthese 213
Dopaminerge Systeme (s. auch Dopaminerge Rezeptoren)
— Agonisten 216, 217
— Antagonisten 217
— Antidepressiva 70, 89
— Autoregulationsmechanismen 214
— Bahnen 213, 214
— mesocorticale 214
— mesolimbische 214
— Neuroleptika 215—223, 225—226
— nigrostriatale 213, 214
— tuberoinfundibuläre 214
Dopamin-Hypothese 225—226
Dopamin-Rezeptoren (s. auch Dopaminerge Systeme)

— Autorezeptoren 217
— D1-Rezeptoren 217, 218
— D2-Rezeptoren 217, 218
— Klassifizierung 217
— Neuroleptika 215—218, 230
Doppelblindstudien (s. auch Psychopharmakaforschung) 48
Dosulepin 667
Dothiapin
— Chemie 61
— bei therapieresistenter Depression 134
Doxepin 667
— biochemische Wirkungen 66, 70, 76
— Chemie 61
— Fahrverhalten 653
— Indikationen inkl. Therapie
— — im Alter 600, 602
— — Angstsyndrom 317, 456
— — Borderline-Syndrom 213
— — Depression 139
— — Erregungszustand 439, 443
— — psychosomatische Störungen 483
— — Schlafstörungen 527
— — suizidal-depressive Syndrome 445
— klinische Pharmakologie 100, 317
— Therapie 139
Downregulationshypothese (Antidepressivawirkung) 59, 77
Doxylaminsuccinat 691
DRESER, H. 8
„Droge Arzt" (und Psychopharmakawirkung) 461, 479
Drogenintoxikationen (Psychopathologie und Therapie) 42
Droperidol 675
— Chemie 211
— Metabolismus 257
Drotaverin 703
DSM-III (s. Diagnostisches und Statistisches Manual)
Dyskinesie, akut (s. akute Dyskinesie)
Dyskinesie, tardive (s. tardive Dyskinesie)
Dyssomnie (s. Schlaflosigkeit)

E

Ebstein-Anomalie (Lithium-induzierte) 181
EEG (s. Elektroencephalographie)
EHRINGER, H. 26
Einfache Phobien (s. Phobische Syndrome)
„Einschritt-Metabolismus" (Benzodiazepine) 327, 336
EKG (s. Elektrokardiogramm)
EKT (s. Elektrokrampftherapie)
Elektroenzephalogramm (EEG)
— Epilepsie 368, 371—374
— Kontrolle für Lithiumtherapie 192
— Neuroleptika 265
— Psychopharmakawirkung 45
— Schlafstörungen 518—519
— Schmerz 545

Elektrokardiogramm (EKG)
— Antidepressiva 94, 105, 120
— Lithium 177, 178, 192
— Neuroleptika 242—243
Elektrokrampftherapie (EKT)
— bei Depression 134, 135
— Geschichte (Entdeckung) 23
— beim katatonschizophrenen Syndrom 271
— Lithium (Wechselwirkung mit) 187
Elektromyographie (Lithiumwirkung auf) 176
Elektrotrigeminogramm 545
Emetin (bei Alkoholabhängigkeit) 501
EMG (s. Elektromyographie)
Emotionelle Reagibilität (Lithiumwirkung) 175
Energiestoffwechsel
— beim Hirnorganischen Psychosyndrom 410, 413
— im Alter 595
Endorphine (s. auch Beta-Endorphin und Des-Tyr-Gamma-Endorphin)
— antipsychotische Wirkungen 28
— Geschichte (Entdeckung) 27, 28
— Schmerz 542—543
Enkephaline (s. auch Met-Enkephalin und Leucin-Enkephalin)
— Geschichte (Entdeckung) 27
— Schmerz 538, 543
— Neurone 220
Entdeckungsgeschichte (s. Geschichte)
Entwicklungsmodelle (beim Kind)
— biologische 577
— interaktionistische 577—578
— lerntheoretische 577
— psychoanalytische 577
Enuresis nocturna (Pharmakotherapie) 582
Enzymhemmung (s. Wechselwirkungen)
Ezyminduktion (s. Wechselwirkungen)
Ephedrin (Fahrverhalten) 658
Epilepsie (s. auch Antiepileptika)
— Absenzen 369, 375, 377
— Anfallskalender 381
— Äquivalente 372
— Blick-Nick-Salaam-Krämpfe 369, 376, 377
— EEG 368, 372, 373
— Elektroschock-induzierte (Modell) 351
— Fieberkrämpfe (des Kindes) 370—371
— fokale 376—378
— GABA 359
— Gelegenheitsanfälle 372
— generalisierte 375
— Glutamat-Decarboxylase 350
— „Grand-mal" Typ 375, 376
— „Kindling" 352
— Klassifikation 375, 376
— kleine generalisierte Anfälle 376—377
— latente 373
— Lithium-induzierte 187
— Monoepilepsie (s. Oligoepilepsie)
— myoklonisch-astatische 376, 377
— Neurophysiologie 349—350
— Oligoepilepsie 371

Epilepsie (Fortsetzung)
— "paroxysmal depolarization shift" 349—350
— Pathogenese 349—352
— petit mal 369, 375, 377
— Pharmakotherapie (s. auch spezielle Syndrome und Antiepileptika) 375—385
— Prognose 349
— Prophylaxe 373—374
— Provokationsfaktoren 370
— Status epilepticus 378
— Tiermodelle (s. Epilepsiemodelle)
Epilepsiemodelle (tierexperimentelle) 351—353
— zur Antikonvulsiva-Wirkung 352—353
— zur Pathogenese 351—352
Ergometrin 25
Ergot-Verbindungen (als DA-1 Antagonisten) 217
ERICKSON, E. 577
Erregungszustände (psychotisch)
— mit Bewußtseinsstörungen 440—442
— Klassifikation 437
— ohne Bewußtseinsstörungen 442—446
— Therapie
— — allgemeine Richtlinien 438
— — Antidepressiva 439, 443
— — Benzodiazepine 439
— — *Clomethiazol* 439
— — Hypnotika und Sedativa 439, 444
— — *Lithium* 439
— — Neuroleptika 274, 438—439, 443
— — *Paraldehyd* 439, 444
— — Parasympathomimetika 439—440, 444
„Esrar" 9
Estazolam 304, 687
Etacrynsäure 182, 183
Etamivan 703
Ethadion 698
Ethinamat 691
Ethosuccimid (s. auch Succinimide) 698
— Chemie 352
— Dosierung, therapeutischer Bereich und Halbwertzeit 381
— Nebenwirkungen 363, 364
— Pharmakologie 358
— Therapie 376, 383
— Toxikologie 360
— Wirkungsmechanismus 355
Ethodroxizin 691
Etophyllin 703
Etymemazin 675
Evozierte Potentiale
— Psychopharmakaforschung 46
— Schmerzforschung 545
Existenzangst 448, 449
Experimentelle Psychologie (und Neuroleptikaresponse) 265
Experimentelle Psychopharmakologie
— Geschichte (der Begriff) 18
Extrapyramidal-motorische Nebenwirkungen (s. auch spezielle Syndrome)
— Lithium-induzierte 176

— Neuroleptika-induzierte
— — klinische Typen 238—240
— — Pharmakotherapie 240—241
— — Prophylaxe 241
EYSENCK, H. J. 576

F

Fahrtauglichkeit (s. Fahrverhalten)
Fahrtest (s. Fahrverhalten)
Fahrverhalten (und Psychopharmaka; s. auch entsprechende Substanzklassen)
— Alkoholmodell 651
— Allgemeine Hinweise und Ratschläge 659
— Epidemiologie 650—651
— Fahrtauglichkeit 175, 652
— Fahrtest 656
— Informationsverarbeitung 651
FALLOPIUS, G. 7
Feberbamat 684
"Feedback" Hemmung 307
Fencamphamin 706
Fenetyllin (bei Kindern) 587
Fenzfluramin 706
„Fetales Alkoholsyndrom" 570
Fieberkrämpfe (Pharmakotherapie) 370—371
"First pass"-Effekt 112
Flammenphotometrie (Lithium-Messung) 83
Flavin-adenin-Dinucleotid 71
Floropipamid 675
— bei Schlafstörungen 528
Fluanison 676
— Chemie 211
— beim psychoorganischen Syndrom 275
Flumoperon 676
Flunitrazepam 687
— Chemie 304
— Indikationen
— — im Alter 600, 604
— — bei Schlafstörungen 525, 526
— klinische Pharmakokinetik 328
— Metabolismus 327
— Therapie 340
Fluoropromazin 676
Fluotracen
— biochemische Wirkung 66, 70
— Chemie 62
Fluoxetin 64
Flupenthixol 676
— Chemie 209
— Fahrverhalten 655
— Indikationen inkl. Therapie
— — Alkoholabhängigkeit 503
— — Angstsyndrome 456
— — passiv-paranoides schizophrenes Syndrom 270
— Pharmakokinetik 252
— Wirkungsprofile (psychotrope) 264
Fluphenazin 676
— Chemie 208
— Dosierung 279

— Fahrverhalten 655
— Hochdosierung 280
— Indikationen inkl. Therapie
— — im Alter 275
— — Angstsyndrom 456
— — Borderline-Syndrom 273
— — Erregungszustände 438
— — paranoid-halluzinatorisches Syndrom 269
— — passiv-paranoides schizophrenes Syndrom 270
— klinische Pharmakokinetik 254, 255, 256
— Therapie (Langzeitmedikation) 279—280
— Wirkungsprofile (klinische) 260
Flurazepam 687
— Chemie 304
— Indikationen inkl. Therapie
— — im Alter 604
— — bei Schlafstörungen 334, 525, 526, 527
— klinische Pharmakologie 317
— Pharmakokinetik 326—329
— Therapie 340
Fluspirilen 676
— Pharmakokinetik 252
Fluvoxamin
— Biochemie 66
— Chemie 64, 65
— bei therapieresistenter Depression 134
Fokale Anfälle (s. Epilepsie)
FRANKEL, S. 11
FREUD, S. 8, 12, 578
Früh-Dyskinesie (s. akute Dyskinesie)
Furosemid (Wechselwirkung mit Lithium) 182

G

G 22355 (Imipramin) 33—34
GABA (s. Gammaaminobuttersäure)
GALEN 6
Gammaaminobuttersäure (GABA)
— Benzodiazepine (Wirkung auf) 309
— Epilepsie 350
— in Hirnstrukturen 306—310
— Lithium (Wirkung auf) 170
— Neuroleptika (Wirkung auf) 220, 222
— nigrostriatales Dopamin-System 213
— Recurrent-Hemmung 307
— Tranquilizer (Wirkung auf) 306, 310
GARROD 29
Gaschromatographie (Antidepressivabestimmung) 116
Gastrointestinale Erkrankungen (Psychosomatische Indikationen und Pharmakotherapie) 484
„Gate-control"-Hypothese (Schmerz) 538—539
GAUTIER, T. 11
Gedächtnisstörungen 425
— Lithium-induzierte 176
Gegenregulationsmechanismus (s. Adaptationsmechanismen)
Gegenübertragung (s. Übertragung) 480—481
Gelegenheitsanfälle 370

Generalisierte Angstzustände (s. Angstsyndrome)
Geriatrie (Begriff) 411
„Geriatrika" (s. Nootropika)
„Geroprophylaktika" (s. auch Nootropika) 411
„Gerontopsychopharmakologie" (Begriff) 412
„Gerotherapeutika" (s. auch Nootropika) 412
Geschichte
— der Psychopharmaka (s. auch entsprechende Substanzen)
— — Entdeckung (Charakterisierung) 27
— — Entdeckung der modernen Psychopharmaka 28—33
— — im 19. Jahrhundert 17—18
— — im 20. Jahrhundert 22—28
— — „Zeitgeist" als Bedingung für 34
— der psychiatrischen Syndrome (s. entsprechende Syndrome)
Gesunde Probanden (Störsyndrome) 43
Gewichtserkrankungen 484—486
Gewissensangst (s. auch Angstsyndrom) 448, 449
GIBBS, F. 29
Gilles de la Tourette-Syndrom
— beim Kind 582
— Therapie (Neuroleptika) 275
Gingko biloba 703
Glukoseutilisation (des Gehirns) 412, 593
Glukosetoleranz (Lithium, Einfluß auf) 168
Glutethimid 691
— Chemie 305
— Entzugssymptome 324
— Enzyminduktion 641
— Indikationen inkl. Therapie
— — im Alter 600, 605
— — Schlafstörungen 525
— klinische Pharmakokinetik 330
— klinische Pharmakologie 313, 317, 319
— Nebenwirkungen 321—322
— polygraphische Schlafparameter (Wirkung auf) 526
— Toxikologie 322
GOLDSTEIN, A. 27
Grand Mal (s. Epilepsie)
Gravidität (und Psychopharmaka; s. pränatale Wirkungen)
Guaifenesin 691
Guanethidin 93, 644
Guanfacin 708
Guanyl-Triphosphat (DA-Rezeptorbindung) 216

H

Haager Konvention (erste) 8
Halbwertszeit (s. Serumeliminations-Halbwertszeit und s. spezielle Substanzen)
HALLER, A. 8
Halluzinogene (Psychotomimetika, Psychedelika; s. auch spezielle Substanzen)
— Fahrverhalten 659
— Geschichte (Entdeckg. u. Gebrauch) 24–25
— Mißbrauch 493

Haloperidol 677
— biochemische Wirkungen 225
— Chemie 211
— Dopamin-Metabolismus 219
— Dopaminerge Rezeptoren 216, 218
— Dosierung 279
— Fahrverhalten 655
— Geschichte (Entdeckung) 227
— Hochdosierung 280
— Indikationen inkl. Therapie
— — Angstsyndrome 456
— — Erregungszustände 274, 438, 440—443
— — Gilles de la Tourette-Syndrom 275
— — katatone Syndrome 271
— — beim Kind 588
— — manisches Syndrom 274
— — psychosomatische Störungen 483
— — schizoaffektive Psychosen 469, 472
— — Schmerzzustände 543
— Pharmakokinetik 257
— Wirkungsprofil (klinisch) 260
Hangover-Effekte 657
Haschisch
— Alkaloide 11
— Geschichte (Gebrauch) 9—11
— — im Altertum 9—10
— — arabischer Kulturkreis 10
— — Ende des 18. Jahrhunderts 10—11
— — 19. Jahrhundert 11
— Formen des Gebrauchs 9
HASSAN-I-SABBAH 10
Hautleitwert (und Psychopharmakawirkung) 46
HAY 32
3H-Clozapin 216
3H-Dopamin 216
Hebephrenes Syndrom (Psychopathologie und Therapie; s. auch Schizophrenie) 271
HECKER 267
HEFFTER, A. 14, 24
Heilmittel (Geschichte) 14—16
HEIM 25
Helleboros (Helleboros orientalis)
— Geschichte (der Therapie) 14—16
— schwarzer 14, 15
— weißer 14, 15
Helleboros orientalis (s. Helleboros)
HELMONT ("the doctor opiatus") 7
Heptabarbital 684
Heptabarbiton 684
Heptamalum 684
HERODOT 9
Heroin
— Geschichte (Gebrauch) 8
— Pränatale Wirkungen 570
Herz-Kreislauf-Störungen
— Antidepressiva-induzierte 93
— Lithium-induzierte 177, 186
— Neuroleptika-induzierte 241—243
— psychosomatische (Pharmakotherapie) 483
Herz-Kreislauf-System
— Antidepressiva (Wirkung auf) 93

— Beta-Rezeptoren-Blocker (Wirkung auf) 398—399
— Lithium (Wirkung auf) 173
Herzrhythmusstörungen (s. Herz-Kreislauf-Störungen)
Herzstörungen (s. Herz-Kreislauf-Störungen)
HEUTE-ENGELKEN 22
Hexabarbital 684
Hexapropymat 691
Hexobarbiton 684
Hexobendin 703
3H-Flupenthixol (Dopaminrezeptorenbindung) 216
3H-Haloperidol
— Dopamin-Rezeptorenbindung 216
— Rezeptorenbindung (verschiedene) 218
5-HIAA (s. 5-Hydroxyindolessigsäure)
5-HIES (s. 5-Hydroxyindolessigsäure)
Hirndurchblutung 412, 593
Hirnorganische Psychosyndrome (HOPS) (s. auch Alter)
— Ätiopathogenese 423—425
— Begriff 423
— Differentialdiagnose 424, 596—597
— irreversible 275
— Klassifikation im Alter 424, 597
— Psychopathologie 423—424, 597
— Therapie
— — Grundsätze 597—598
— — *Lithium* 186
— — Neuroleptika 275—278
— — Nootropika 425—426
— — Sedativa 599
Hirnschädigungen (Erregungszustände) 445
Histamin
— Rezeptoren (Antidepressivawirkung) 76, 77
— Schmerz 540, 541
Historia plantarum 6
3H-Naloxon 218
Hochdruckflüssigkeitschromatographie
— Antidepressivabestimmung 116
— Neuroleptikabestimmung 252
HOFFMAN, A. 12, 18, 24, 25
HOMER 5
Homophenazin 677
Homovanillinsäure (HVA)
— Antidepressivawirkung 79, 81
— Metabolismus 214
— Neuroleptikawirkung 214, 219, 222, 225, 226, 232
Hopfen 692
HORNYKIEWICZ, O. 26
„Horrortrips" 274
3H-Spiperon 216, 218
5-HT (5-Hydroxytryptamin; s. Serotonin)
5-HTP (s. *5-Hydroxytryptophan*)
Humulus Lupulus 692
HUFELAND, C. V. 8
HUGENARD 227
HUGHES, J. M. 27
Huntington-Chorea (Pharmakotherapie) 277

HVA (s. Homovanillinsäure)
Hydantoine (s. auch entsprechende Substanzen)
— Chemie 352—353
— Nebenwirkungen 364
— Pharmakologie 357
— Therapie 383
— Wirkungsmechanismus 354
— Wirkungsprofil (Zusammenfassung) 361—362
Hydergin
— Biochemie und Chemie 415
— bei cerebraler Insuffizienz 421
— Elektroencephalogramm 422
— Indikationen inkl. Therapie 429
— klinische Pharmakokinetik 421
— klinische Pharmakologie 420—422
— Nebenwirkungen 429
— Pharmakologie 416—417
— Therapie 429
6-Hydroxydopamin 224
5-Hydroxyindolessigsäure (5-HIES, 5-HIAA)
— Antidepressivawirkung 80, 81, 122, 123
— Neuroleptikawirkung 219
— Schizophrenie 222
5-Hydroxytryptamin (5-HT.; s. Serotonin)
5-Hxdroxytryptophan (5-HTP) 667
— bei Depressionen 144
— bei Delirium tremens 499
— bei Schlafstörungen 527
Hydroxyzin 692
— klinische Pharmakologie (Zusammenfassung) 317, 319
— Nebenwirkungen 321
— Schlafinduktion 334
Hyoscyamus
— Geschichte 23
— bei Schlafstörungen 525
Hypericin 692
Hyperkinetisches Syndrom (s. antriebsüberschüssiges Syndrom)
Hyperparathyroidismus (Lithium-induziert) 177
Hypnobenzodiazepine (s. Benzodiazepine und s. Tranquilizer)
Hypnotika (s. auch entsprechende Substanzen)
— Abhängigkeit 333
— ältere Substanzen 525
— Begriff 302
— Entzugssymptome 324—325
— Fahrverhalten 656—657
— Indikationen inkl. Therapie 335
— — im Alter 599—600, 605, 611
— — Angstsyndrome 456
— — Atmungserkrankungen 485
— klinische Pharmakokinetik 329—330
— Kontraindikationen 333—334
— Nebenwirkungen 321—322
— neuere Substanzen 525—526
— Onkogenität 323
— polygraphische Schlafparameter (Wirkungen auf) 526
— pränatale Wirkungen 323, 566—567
— Therapie 336, 339—340

— Toxikologie
Hypochondrisch-ängstliche Depression (s. Depression)
Hypothyreoidismus (Lithium-induziert) 322
„Hypoxiedose" 413
Hysterische Ausnahmezustände (Pharmakotherapie) 442

I

Iatrogene Krankheiten (Begriff) 4
IBN-AL-BAYTOR 6, 9
Ich-Psychologie 481
Ikterus (Neuroleptika-induziert) 243
Imipramin 667
— antidepressives Wirkungsprofil 100
— biochemische Wirkung 66, 70, 71, 75, 76, 80
— Chemie 60, 61
— Fahrverhalten 653
— Geschichte (Entdeckung) 27, 32—34
— Herz-Kreislauf-System (Wirkung auf)
— Indikationen inkl. Therapie
— — im Alter 600, 602
— — Asthma brochiale 484
— — Colitis ulcerosa 478
— — Depression 127, 130, 136, 138
— — beim Kind 588
— — phobisches Syndrom 457
— — Schmerzzustände 549
— — Zwangssyndrom 459
— klinische Pharmakokinetik 111—115
— Kombinationstherapie
— — *Fluophenazin* 624
— — *Thioridazin* 624, 625
— Pharmakologie 82, 84, 87—92
— Plasmaspiegel (lineare Beziehung) 118
— „Rezeptor" 77—78
— Therapie 138
— Wechselwirkungen 642
Imipramin N-Oxid 668
„*Imipramin*-Typ" 100, 138
IMPS-Lorr-Skala 268
Indomethacin (Wechselwirkung mit Lithium) 187
Insomnie (s. Schlaflosigkeit)
Insulin-Hypoglykämie
— antidepressive Wirkung 134, 135
— Geschichte 23
International pilot study of schizophrenia (IPSS) 267—268
Intoxikationen (s. spezielle Substanzen)
Intraindividuelle Konsistenz (und Psychopharmakaforschung) 45
Intraindividuelle Plastizität (im Alter) 411
Iprindol 668
— biochemische Wirkung 66, 70, 71, 75, 76, 80
— Chemie 62
— bei therapieresistenter Depression 134, 135
Iproniazid
— biochemische Wirkung 66, 72, 80
— Chemie 63
— Geschichte (Entdeckung) 58, 72

IPSS (s. International pilot study of schizophrenia)
"Irritable colon" (s. Colon irritable)
Isocarboxazid 668
— biochemische Wirkungen 66, 81
— Kombinationstherapie
— — *Chlorpromazin* 626
— — *Trifluperazin* 626
— bei phobischen Syndromen 457
Isoxsuprin 703

J

JANSSEN, P. 205, 227
JASPERS, K. 33

K

KAEMPFER, E. 10
KAHLBAUM 267
Kalium (und Lithiumwirkung) 164
Kaliumbromid 692
Kalzium (als "second messenger") 165
KAMEL, G. J. 17
Kampher (induzierter Krampf, Geschichte) 17
KARNEADES 15
Karzinomschmerzen 223, 225
Katalepsie (Neuroleptika-induzierte) 225
Katatones Syndrom
— akut lebensbedrohlich 270—271
— Ätiopathologie 444
— Differentialdiagnose 271
— bei Elektrokrampftherapie 271
— Pharmakotherapie 270—271, 444
— Psychopathologie 270, 444
— Stupor 270
Katatonie (Neuroleptika-induzierte) 223
KAUB, J. V. 16
Ketazolam 687
— Schlafinduktion 334
— Therapie 339
„KIELHOLZ-Schema" 102
Kinderpsychiatrie (Pharmakotherapie)
— allgemeiner Therapieplan 586
— Besonderheiten der Prüfung 578—579
— Geschichte 583—584
— Grundregeln 585—586
— Indikationen 579—583
— Nebenwirkungen 586—587
— Therapie
— — Antidepressiva 588
— — Neuroleptika 588
— — Psychostimulantien 587—588
— — Tranquilizer 588—589
Kindling (Epilepsie) 352
KLAESI, J. 22—23
Klassifizierung
— psychiatrische (s. entsprechende Syndrome und DSM, ICD)
— Psychopharmaka (s. entsprechende Substanzklassen)

Kleine generalisierte Anfälle (s. Epilepsie)
KLINE, N. S. 581
Klinische Pharmakokinetik (s. auch entsprechende Substanzen)
— Einflußfaktoren (Zusammenfassung) 325
Kochsalz (Natriumchlorid; s. Natrium)
Koffein
— bei amentiellen Syndrom 441
— induzierte Insommnie 324
Kohlenhydrat-Metabolismus (und Lithium) 168
Koka (Geschichte des Gebrauchs) 8, 11, 12
Kokain (Mißbrauch) 8, 506
Kombinationstherapie (Psychopharmaka) 617 bis 630
Konflikttests 311
Konjugation (Metabolismus der Pharmaka) 327 bis 328
Kontrazeptiva (Wechselwirkungen) 640
Konzentrationsstörungen (Nootropika bei) 425
Körpersprache 478
KOSTERLITZ, H. 27
KRAEPELIN, E. 8, 18, 22, 41, 267
Krampf (s. Epilepsie)
Krankenrolle 175
Kreativität (Lithiumwirkung auf) 175
KUHN, R. 27, 32—34
Kurvilineare Beziehung (s. *Nortriptylin*)

L

LABORIT, H. 30, 227
Laevomepromazin (s. *Levopromazin*)
Lampenfieber 402
LANGE, J. 32
Laufaktivität im Tier (Neuroleptikawirkung) 224
L-Dopa 708
— bei extrapyramidalmotor. Störungen 240
— als Nootropikum 423
— Wechselwirkungen 89, 644
Leistungstests (und Psychopharmakaforschung) 45
LENNOX 29
LEON, D. 11
Lernstörungen (Kind) 582
Leucin-Enkephalin (Entdeckungsgeschichte; s. auch Enkephaline) 27
Levallorphan 708
Levodopa (s. *L-Dopa*) 708
Levopromazin *(Laevomepromazin)* 677
— Indikationen inkl. Therapie
— — Angstsyndrom 275, 456
— — Depression 273
— — Erregungszustände 274, 443
— — Gille de la Tourette-Syndrom 275
— — manisches Syndrom 274
— — oligophrenes Syndrom 277
— — Schlafstörungen 528
— — Schmerzzustände 550
— — Spätdepression 602
— klinische Pharmakokinetik 254
— Wirkungsprofil 260

LEWIN, L. 14
LEWINSTEIN, D. 8
LEWIS, L. 24
Liganden-Bindung (Rezeptorassay für Neuroleptikamessung) 215, 216
LINNE, C. VON
— Haschisch 10
— Rauwolfia 16
LINSCHOTEN, H. 7
Lithium 671—672
— Absetzen 191
— Baby-Register 181, 565
— biochemische und zellphysiologische Wirkungen 163—171
— — aminerge Systeme 168—169
— — biologische Rhythmen 170—171
— — cholinerge Systeme 169
— — Elektrolythaushalt 167—168
— — elektrophysiologische Parameter 170
— — Kohlenhydratstoffwechsel 168
— — Membran-Transportsysteme 163—164
— — Rezeptorensensitivität 166—167
— — second-messenger-system 165—166
— — weitere neuronale Systeme 170
— Chemie 162—163
— Clearance (s. klinische Pharmakokinetik)
— Compliance 164, 174, 183, 189
— DDAVP-Test 172—173, 178
— Emotionelle Reagibilität 175
— Fahrverhalten 175, 654
— Geschichte (Entdeckung) 27, 29—30
— Indikationen inkl. Therapie 184—185
— — Alkoholabhängigkeit 185, 503
— — im Alter 609
— — chronisch-aggressives Verhalten 185
— — Cluster-Kopfschmerzen 185
— — Depression 188—189
— — Erregungszustände 439
— — Granulocytopenie 185
— — beim Kind 580
— — manisches Syndrom 183, 184, 187—188
— — schizoaffektive Psychose 184—185, 189, 471—472
— — Schizophrenie 184
— — therapieresistente Depression 134
— — Thyreotoxikose 172, 184
— — Zusammenfassung 184
— Informationszentrum 162
— klinische Pharmakokinetik 181—183
— klinische Pharmakologie 174—181
— Kombinationstherapie 629
— Kontraindikationen 185—187
— Kreativität 175
— „Leck"-Transport 164
— Modell (Erythrozyten) 164
— in Muttermilch 187, 566
— Nebenwirkungen 175—179
— — Blutsystem 177, 179
— — Elektrolyt- und Wasserhaushalt 178
— — gastrointestinale 177
— — Haut 179

— — Hypothyreoidismus 178—179
— — kardiovaskuläre 177—178
— — nephrogener Diabetes insipidus 178
— — neuropsychiatrische 175—176
— — Niere 178
— — Schilddrüse 178—179
— — Überdosierung 179—180
— Non-compliance 174, 183
— pharmakologische und physiologische Wirkungen 171—174
— — Herz 173
— — Niere 172—173
— — reticuloendotheliales System 174
— — Schilddrüse 171—172
— Plasmaspiegel 183
— Prädiktion (des Therapieerfolges) 190
— pränatale Wirkungen 181, 563, 565—566
— Präparate 193—194
— Prophylaxe 189—191
— — Abbruch 190—191
— — Alternativen für 191
— — Dauer 190—191
— — bei rezidivierenden affektiven Psychosen 189
— Quotient 164, 183
— in Schwangerschaft 181, 187
— in Speichel und Tränenflüssigkeit 183
— Teratogenität (s. pränatale Wirkungen)
— Therapie 187—194
— — allgemeine Richtlinien 191—192
— — Beginn 189—190
— — Dosierung 191—192
— — "drug holidays" 194
— — Selektionskriterien 190
— — Untersuchungen vor und während der 192
— — Toxizität 162, 179—180
— — Wechselwirkungen 187, 629, 645
Lofepramin 668
— Chemie 61
Lokalanästhetika 540
LOOMER 59, 144
LOPEZIBOR 102
Lopramin 668
Lorazepam 687
— Chemie 304
— Indikationen inkl. Therapie
— — im Alter 604
— — beim Kind 589
— — psychosomatische Syndrome 484
— — Schlafinduktion 329
— Metabolismus 326, 327
— Therapie 338
Lormetazepam 687
Loxapin 677
— Biochemie und Pharmakologie 225
— Chemie 210
LSD (s. Lysergsäurediäthylamid)
L-Tryptophan (s. *Tryptophan*)
LUDWIG, B. 33
LURICHIUS 3

Lysergsäure-Diäthylamid (LSD)
— bei Alkoholabhängigkeit 503
— Chemie 24
— Geschichte (Entdeckung) 12, 18, 24—25
— Mißbrauch 506
„Lytischer Cocktail" 30

M

MACHT, D. I. 3
Magnesiumaspartathydrobromid 692
Magnesiumbromgluconat 692
Magnesiumglutamathydrobromid 692
Malignes neuroleptisches Syndrom (Neuroleptika-induziert) 271
Mandragora 525
Manie (s. manisches Syndrom)
Manisches Syndrom
— Ätiopathogenese 444
— GABA-Mangel-Hypothese 170
— Pharmakotherapie 274, 444
— — Beta-Rezeptoren-Blocker 403
— — Carbamazepin 274
— — *Lithium* 184, 187—188
— — Neuroleptika 274
— Psychopathologie 274, 444
MANTEGAZZA 12
MAO-Hemmer (s. Monoaminoxidase-Hemmer)
Maprotilin 668
— biochemische Wirkungen 66, 70, 75, 76, 80, 88
— Chemie 63
— epileptogene Wirkung 109
— Fahrverhalten 654
— Indikationen inkl. Therapie
— — Alkoholabhängigkeit 503
— — im Alter 600, 602
— — beim Kind 588
— — Schmerzzustände 549
— — Spätdepression 602
— — Schlafstörungen 527
— — therapieresistente Depression 134, 135
— pharmakologische Wirkungen 82—85
— Rezeptorenwirkung 76
— Verhaltenspharmakologie 84
Marihuana (s. auch Haschisch) 9
Martakal (s. auch Haschisch) 9
MARTIN, W. R. 27
MBD-Syndrom (s. Minimal Brain Disfunction)
Meclizin 692
Meclofenoxat (s. auch Centrophenoxin) 704
Meciozin 692
Medazepam 688
— Pharmakokinetik 329
— Therapie 338
„Mehrschrittmetabolismus" (Benzodiazepine) 327, 336
MELA, P. 10
Melancholie (s. Depression)
„Melancholia puerperalis" 22
Melanocyte Stimulating Hormone Inhibiting Factor (MSH-IF) 134, 135

Melitracen
— biochemische Wirkung 70
— Chemie 62
— Indikationen inkl. Therapie
— — Alkoholabhängigkeit 503
— — Spätdepression 602
Mepazin 677
Mephenesin (Entdeckungsgeschichte) 31
Mephenytoin 696
— Indikation und Dosierung 362
— Nebenwirkungen 364
Meprobamat 693
— Abhängigkeit 316, 332
— biochemische Wirkungen 306
— Chemie 305—306
— Entzugssymptome 324
— Enzyminduktion 641
— Fahrverhalten 656
— Geschichte (Entdeckung) 27, 31—32
— Indikationen inkl. Therapie
— — Alkoholentzugssyndrom 333, 498
— — im Alter 600
— — Delirium tremens 499
— — als Tranquilizer 319
— — Zusammenfassung 333
— klinische Pharmakologie 317, 319
— Kontraindikationen 333
— Nebenwirkungen 321
— Pharmakokinetik 329
— Pharmakologie 313
— pränatale Wirkungen 566, 567
— Toxikologie 314
MERRITT, H. 27, 29
Meskalin
— Chemie 24
— Geschichte 12, 13, 25
Mesoridazin 678
Mesuximid 698
— Dosierung, therapeutischer Bereich und Halbwertzeit 381
— Therapie 383, 384
Metabolismus (Stoffwechsel; s. auch entsprechende Substanzen) 639
Metaclopramid
— Chemie 212
— D2-Blockierung 217
— bei gastrointestinalen Störungen 484
Metaraminal (Wirkung auf Noradrenalin) 71
Met-Enkephalin (s. auch Enkephaline)
— Geschichte der Entdeckung 27
— Neurone 220
Methadon 508—510, 570
Methamphetamin 706
— Mißbrauch 506
Methaqualon 693
— Abhängigkeit 316, 333
— biochemische Wirkungen 310
— Chemie 305—306
— Entzugssymptome 324
— Indikationen inkl. Therapie
— — im Alter 600, 605

— — Schlafstörungen 526
— Nebenwirkungen 322
— Pharmakokinetik 330
— Pharmakologie 313, 317, 319
— polygraphische Schlafparameter 526
— Toxizität 314—315
Methergin (Entdeckungsgeschichte) 25
Methodische Probleme der pharmakotherapeutischen Forschung (Zusammenfassung) 96—98
3-Methoxy-4-Hydroxy-Phenylglycol (MHPG)
— Antidepressiva (Wirkung auf) 79, 80—81
— Metabolismus 67, 68
— als Prädiktor (Antidepressiva-Wirkung) 122 bis 123
— Neuroleptika (Wirkung auf) 219
Methyldopa (Wechselwirkung) 187, 645
Methylpentinol 693
Methylperidol 678
Methylperon 678
Methylphenidat 706
— beim antriebsüberschüssigen Syndrom 580
— Mißbrauch 506
Methylphenobarbital 684
Methylpromazin 678
Methyprylon 693
— im Alter 600, 605
— Chemie 315
— Indikationen inkl. Therapie 319
— klinische Pharmakokinetik 330
— Nebenwirkungen 321—322
— Pharmakologie 313, 317, 319
— Schlafstörungen 525
Metophenazat 678
Metoprolol 700
— Chemie 395
— Pharmakologie 396
— Therapie 405—406
Meyer-Briggs-Test 44
MHPG (s. 3-Methoxy-4-Hydroxy-Phenylglycol)
Mianserin 669
— biochemische Wirkungen 66, 70, 71, 75, 76, 80, 88, 89, 90
— Chemie 63
— Indikationen inkl. Therapie
— — im Alter 600, 602, 603
— — therapieresistente Depression 134, 135
— Nebenwirkungen 140
— pharmakologische Wirkungen 82, 83, 84
— Therapie 138, 140
— Verhaltenspharmakologie 84, 85
Michaelis-Menten-Sättigungskinetik 383
Midazolam 304, 310, 688
Migräne 404
Minimal brain disfunction (Pharmakotherapie; s. auch antriebsüberschüssige Syndrome) 588
Minirin-Test (s. DDAVP-Test)
Minnesota Multiphasic Personality Inventory (MMPI) 44, 519
Mittelamerikanische Rauschdrogen (Geschichte) 12—14

MMPI (s. Minnesota Multiphasic Personality Inventory)
„Modellpsychose" 24, 25
„Mohngöttin" 5
Molindon 678
MONARDES, N. 11
Monoamin-Hypothese (s. Amin-Hypothese)
Monoaminoxidase (MAO) (s. auch Monoaminoxidase-Hemmer)
— A- und B-Typen 63—64
— Antidepressiva (Wirkung auf) 71—72
— Chemie 71
— Dopamin-Metabolismus 214
— Hemmung
— — akut 73
— — chronisch 73
— noradrenerge Synapse 68
Monoaminoxidase-Hemmer (MAO-Hemmer; s. a. Antidepressiva und entsprechende Substanzklassen)
— biochemische Wirkungen
— — dopaminerge Systeme 71, 75
— — noradrenerge Systeme 69
— — Rezeptoren, verschiedene 76
— — serotonerge Systeme 74
— "Cheese effect" 72
— Chemie 63—64
— Gegenregulationsmechanismen 69, 73
— Geschichte (Entdeckung) 72
— Herz-Kreislauf 93, 105
— Indikationen inkl. Therapie
— — im Alter 600, 602, 603, 609
— — Panikzustände 454
— — phobische Syndrome 454, 457, 458
— — therapieresistente Depressionen 134, 135
— — Zwangssyndrome 459
— Klassifizierung (biochemisch) 66—67, 72—73
— Kombinationstherapie
— — Neuroleptika 626
— — Trizyklika 628
— Kontraindikationen 120
— Metabolismus 115
— Monoaminoxidase, Hemmung der
— — Studien am Menschen 67, 79, 80
— — Studien am Tier 72
— Nebenwirkungen 145
— Potenz (beim Tier) 72
— Prädiktoren (Therapieerfolg) 122
— pränatale Wirkungen 564
— reversibel und irreversibel 72—73
— Therapie 144—145
— Wechselwirkungen 95, 625—629
Monoepilepsie 371
MOPEG-SO4 (s. 3-Methoxy-4-Hydroxy-Phenylglycol)
Moperon 678
Morbus Parkinson (s. Parkinsonoide Störungen)
MOREAU DE TOURS 17
Morphin-Antagonisten 26
Morphinismus (s. Morphinsucht)
Morphinsucht (Geschichte) 8, 26

Moschus 17
Motivation (und Psychopharmakawirkung) 43, 44
MSH-IF (s. Melanocyte Stimulating Hormone Inhibiting Factor)
MÜLLER 26
„Multimorbidität" (im Alter) 411, 607
Muskelspasmen (Therapie) 335
Muttermilch (Psychopharmaka in)
— Antidepressiva 565
— Antiepileptika 568
— *Lithium* 566
— Neuroleptika 564
Myasthenia gravis (Lithium Kontraindik.) 185
Myokardinfarkt (Lithium Kontraindik.) 185
Myeloische Leukämie (Lithiumtherapie) 185
Myoklonisch-astatische Epilepsie 377

N

NA (s. Noradrenalin)
Nächtlicher Myoclonus 516, 519
Naftidrofuryl 704
Nalorphin 709
— Geschichte 26
— bei Opiatabhängigkeit 511
Naloxon 709
— antipsychotische Wirkungen 27—28
— Geschichte 26
— bei Opiatabhängigkeit 511
Narkotherapie (KLAESI) 22
Natrium
— Bicarbonatgabe (bei Lithium) 180
— Chlorid (Kochsalz: bei Lithiumintoxikation) 180
— Kalium-ATPase 164
— Lithiumgegentransport 164, 165
— Metabolismus (Lithiumwirkungen auf- und Lithium-Clearance) 376
Natriumbromid 693
Nephrotisches Syndrom (Lithium-induziert) 178
NERVAL, DE 11
Neurodynamica (s. auch Nootropika) 409
Neuroleptika
— Begriff und Definition 228
— biochemische Wirkungen 213—223
— — cholinerge Systeme 220
— — dopaminerge Systeme 213—219
— — Dopaminrezeptoren 215—218, 230
— — als Einteilungsprinzip 230—231
— — Gegenregulation der Neurone 219—220
— — Hirngewebe 221
— — Liquor (Menschen) 221
— — noradrenerge Systeme 220
— — serotonerge Systeme 220
— Dosierung 279—280
— Fahrverhalten 653, 655—656
— Hochdosierung 280
— Indikationen inkl. Therapie 281—282
— — bei Alkoholabstinenzsyndrom 499
— — im Alter 275, 599
— — amentielles Syndrom 441
— — Angstsyndrome 275, 445, 456
— — anorektisches Syndrom 275
— — Borderline-Syndrom 272—273
— — Delirium tremens 278, 499
— — Depression 273
— — endokrines Psychosyndrom 276
— — Erregungszustände 274, 438—439
— — Gilles de la Tourette-Syndrom 275
— — hebephrenes Syndrom 271
— — hysterische Manifestationen 275
— — katatone Syndrome 270—271
— — beim Kind 278—279, 588
— — manische Syndrome 275, 444
— — paranoid-halluzinatorische Syndrome 269 bis 270, 443
— — psychosomatische Syndrome 483, 484, 485, 486
— — schizoaffektive Psychose 273, 472, 475
— — Schlafstörungen 527—528
— — Schmerzzustände 550
— klinische Pharmakologie 227—252
— — beim gesunden Probanden 233—234
— — beim Patienten 234—236
— — Prädiktoren (der therapeutischen Wirkungen) 231—232
— klinische Pharmakokinetik 251—258
— — Applikationswege und Resorption 252 bis 253
— — Bindung und Verteilung 253—254
— — Elimination 254—255
— — Metabolismus 255
— Kombinationstherapie
— — Anticholinergika 240, 281
— — Antidepressiva 240—241
— — Benzodiazepine 630
— — Indikationen 281
— — Lithium 629
— — MAO-Hemmer 626
— — andere Neuroleptika 281, 620
— Kontraindikationen 262—263
— Langzeitmedikation 282—285
— in Muttermilch 564
— Nebenwirkungen 236—249
— — Blutbildveränderungen 244—246
— — dermatologische 247—248
— — endokrine 246
— — extrapyramidale 240—241
— — Glukosestoffwechsel 246—247
— — Ikterus 243
— — kardiovaskuläre 242—243
— — Leber 243, 244
— — ophthalmologische 248
— — pharmakogenes Delir 249
— — plötzliche Todesfälle 249
— — Thermoregulation (malignes neuroleptisches Syndrom) 247
— pharmakologische Wirkungen 223—226
— — Dopamin-Hypothese und 225—226
— — auf elektrophysiologische Parameter 225

— — auf Körpertemperatur, Blutdruck und Muskeltonus 224—225
— — auf Verhaltensparameter, im Tier 223—224
— Prädiktoren der therapeutischen Wirkungen 231—232, 264—266
— Therapie 266—286
— Wechselwirkungen 224, 257—258, 645—646
Nialamid 63
— Wechselwirkungen 645
Nicergolin 411, 415, 704
Nicht-Trizyklische Antidepressiva (s. auch Antidepressiva u. entspr. Substanzen) 247
— biochemische Wirkungen 66, 70, 76, 80
— Chemie 63—64
— Indikationen und Therapie 134
— Pharmakologie 81, 84
— Phasenprophylaxe (Depression) 136
NIERMANN 12
Niere
— Erkrankungen (als Kontraindikation für Lithium) 185, 186
— Funktionsprüfung unter Lithium 192
— Störungen (Lithium-induzierte) 172—173, 178, 180
NIETZSCHE 3
Nisoxetin
— Chemie 64
Nitrazepam 688, 695
— Chemie 304
— Indikationen inkl. Therapie
— — im Alter 600, 604
— — Epilepsie 376, 385
— — Schlafstörungen 525, 526
— klinische Pharmakokinetik 328—329
— klinische Pharmakologie 317
— Metabolismus 326
— Therapie 339
NOACK 184
Nomelidin 64
Nomifensin 669
— biochemische Wirkung 66, 70, 71, 76
— Chemie 64
— Indikationen inkl. Therapie
— — Depression 141
— — therapieresistente Depression 134, 135
— Pharmakologie 84, 88, 100, 103
— Therapie 138, 141
Nootropika
— Begriff 409—410
— Biochemie und Chemie 414—415
— cholinerges System 422
— Energiestoffwechsel (Gehirn) 413
— Fahrverhalten 658
— Hirndurchblutung 412
— Indikationen inkl. Therapie 423—426
— — Antriebsschwächesyndrom (Kind) 481
— — depressive Syndrome 426
— — hirnorganisches Psychosyndrom 425—426
— — pseudoneurasthenisches Syndrom 426
— klinische Pharmakologie 417—423
— Mißbrauch 506

— Pharmakologie 415—417
— Therapie 427—430
— — Behandlungsdauer 428
— — grundsätzliche Aspekte 427—428
— Verhaltenspharmakologie 415—416
— Vigilanzregulation 423—424
— Wirksamkeitsbeurteilung 412
Noradrenalin (NA; s. Noradrenerge Systeme)
Noradrenerge Systeme
— Antidepressiva (Wirkung auf) 69—71
— Chemie 24
— Kompensation und Anpassungsmechanismen 67, 69
— Neuroleptika (Wirkung auf) 218, 219
— Rezeptoren 68, 75—77
— Synapse (schematische Darstellung) 67, 68
— Synthese, Metabolismus und Elimination 68
— Wiederaufnahmehemmung 69—71
Nordazepam 688
— Metabolismus 326
— Proteinbindung 329
— Therapie 337—338
Nortriptylin 669
— biochemische Wirkungen 66, 70, 76, 91
— Chemie 61
— Fahrverhalten 653
— Indikationen inkl. Therapie
— — Spätdepression 602
— — „kurvilineare Beziehung" (Plasmaspiegel) 117
— Metabolismus 112, 113, 114
— in Muttermilch 565
— Plasmaspiegel 113, 117—118
— Rezeptoren (Wirkung auf) 76
— Pharmakologie 84, 85, 88
„*Nortriptylin*-Typ" (Antidepressiva) 99, 100, 103, 108
Noxiptilin 669
— Chemie 61

O

Objektpsychologie 481—482
Odysseus 5
„Offenes Zwei-Kompartmentmodell" (Pharmakokinetik) 325
„O-fu-yung" (chines. für Opium) 7
Oliliuqui 13
Opiatabhängigkeit 507—512
— Entwöhnungsphase (Pharmakotherapie) 507, 509—512
— — *L-Alpha-acetylmethadol* (LAAM) 510
— — *Methadon* 509, 510
— — Morphinantagonisten 511, 512
— — *Naloxon* 511, 512
— — Neuroleptika 512
— — *Propoxyphen-Napsylat* 510
— Entzugsphase (Therapie) 507, 508—509
— — *Apomorphin* 508
— — *Clonidin* 509
— — *Diamorphin* 508
— — *Methadon* 508

Opiatabhängigkeit (Fortsetzung)
— Entzugsphase
— — Metenkephalin-Analoge 509
— — *Propranolol* 508
— körperliche 495
Opiate
— Fahrverhalten 658
— Geschichte (Gebrauch) 4—9
— — Altertum 5—6
— — arabischer Kulturkreis 6—7
— — im 18. Jahrhundert 7—8
— — im 19. Jahrhundert 8—9
— — im 20. Jahrhundert 26—27
— pränatale Wirkungen 570
— bei Schmerzzuständen 546—547
— als Therapie (Geschichte) 22
Opiate (endogene) 27—28
Opiatrezeptoren
— Geschichte 27
— Schmerzphysiologie 540—544
Opipramol 669
— biochemische Wirkung 66, 70, 71
— Chemie 61
Indikationen inkl. Therapie
— — Alkoholabhängigkeit 503
— — Angstsyndrome 102
— — Schlafstörungen 103
— Wirkungsprofil 100
„Opipramol"-Typ" (Antidepressiva)
— Therapie 102, 129, 130, 139
— Wirkungsprofil (psychotropes) 100
Orale Antikoagulantien 640
Orientierungsstörungen 425
Orphenadrin 707
— extrapyramidale Störungen 240
ORTA, G. 16
ORTIZ, T. 11
Östrogene (bei therapieresistenter Depression) 134, 135
Oxaprotilin
— biochemische Wirkungen 66, 70
— Chemie 63
— Pharmakologie 82, 84
Oxazepam 688
— Chemie 304
— Indikationen inkl. Therapie
— — im Alter 600, 604
— — Schlafstörungen 525
— Metabolismus 327
— Nebenwirkungen 321
— paradoxe Reaktionen 320
— Pharmakokinetik 327—329
— Therapie 338
Oxazolam 338
Oxazolidindione (s. auch entsprechende Substanzen)
— biochemische Wirkungen 355
— Chemie 352—353
— Indikationen und Dosierung 362
— Nebenwirkungen 364
— pharmakologische Wirkungen 357

Oxidation (Metabolismus)
Oxitryptan 669
Oxprenolol 700
— Angstsyndrom 402
— Chemie 395, 396
Oxypertin 678

P

Panikanfälle (s. auch phobische Syndrome)
— Beta-Rezeptoren-Blocker 457—458
— *Clomipramin* 455
— *Imipramin* 456—457
— Pharmakotherapie (Zusammenfassung) 454
— Tranquilizer 334
Panikzustände (s. Panikanfälle)
„Pantagruel" 10
„Pao da Cobra" (s. Sarpaghanda)
Papaverin 704
PARACELSUS
— Opium 7
— Rauwolfia 16
Paraldehyd 693, 698
— Geschichte 23
— Indikationen inkl. Therapie 333, 444
— — amentielle Syndrome 441
— — Delirium tremens 499
— — Erregungszustände 439, 444
— — Nebenwirkungen 322
— — Schlafstörungen 525
— klinische Pharmakologie 320
— Therapie 340
Parametadion 698
Paranoia (Psychopathologie und Therapie) 270—271
Paranoid-halluzinatorische Syndrome
— Ätiopathogenese 269, 442
— Pharmakotherapie 269—270, 442
— Psychopathologie 269, 442
Pargylin
— biochemische Wirkungen 72, 81
— Chemie 63
— Metabolismus 115
Parkinsonismus (s. Parkinsonoide Störungen)
Parkinsonoide Störungen
— Lithium-induzierte 176
— Neuroleptika-induzierte
— — Auftreten (Zeitpunkt) 239
— — Inzidenz 238
— — klinisches Bild 238
— — Pharmakotherapie 240—241
„Paroxysmal depolarisation shift" 349, 350
Passiv-paranoides schizophrenes Syndrom 270
Pathologischer Rausch 441
Pavor nocturnus 582—583
Pemolin 706
Penfluridol 679
— Chemie 212
Pentazocin 26
Pentifyllin 704
Pentobarbital 684

Pentobarbiton 685
Pentoxifyllin 704
Perazin 679
Periciazin 679
— beim psychoorganischen Syndrom 275
Perphenazin 679
— Chemie 208
— Dosierung 279
— Hochdosierung 280
— Indikationen inkl. Therapie
— — paranoid-halluzinatorisches Syndrom 269, 270
— — Schizophrenia-simplex-Syndrom 271
— klinische Pharmakokinetik 254
— Kombinationstherapie 624, 625
Persönlichkeit (und Psychopharmakawirkung)
— des Arztes 52—53
— Extraversion und Introversion 44
— Motivation 43—44
PERT, C. B. 27
Petit mal (s. Epilepsie)
Peyote 12
Pharmakodynamik (s. entsprechende Substanzen)
Pharmakogenes Delir 446
Pharmakogene Erregungszustände
— im Alter 607—608
— psychomotorische 446
Pharmakokinetik (s. entsprechende Substanzen)
„Pharmakologische Lobotomie" 31
Pharmakopsychologie
— Begriff 18
— Begründer 43
Pharmakotherapie (s. Syndrome und Substanzklassen)
Pharmakotoxische Psychosen (s. pharmakogene Erregungszustände)
„Phase-advance"-Hypothese 171
Phenelzin 670
— biochemische Wirkungen 66, 72, 81
— Chemie 63
— Indikationen inkl. Therapie
— — phobische Syndrome 457
— Metabolismus 115
Pheneturid 698
Pheniprazin 63
Phenmetrazin
— beim Kind 587
— Mißbrauch 506
Phenobarbital 685, 695
— antikonvulsive Wirkung 357
— Chemie 305
— Enzyminduktion 640
— Geschichte (Entdeckung) 23
— Indikationen (Zusammenfassung) 376
— klinische Pharmakologie 317, 357, 361
— Nebenwirkungen 364
— Therapie 382
Phenobarbitone 685
Phenoprobamat 694

Phenothiazine (s. auch entsprechend Substanzen und Neuroleptika)
— Chemie 207—208
— Geschichte 207, 227
— induzierte Leukozytopenie 245
— klinische Wirkungen 234
— Metabolismus 255—257
— Pharmakokinetik 253
— in der Schwangerschaft 251
— zerebrale Krampfanfälle 241
Phentolamin (bei Blutdruckkrisen) 111
Phenylalanin (bei Depression) 144
Phenylbutazon
— analgetische Wirkung 540
— Enzyminduktion 640
— Lithium (Wechselwirkung mit) 187
Phenylchloracetylharnstoff 698
Phenylethylamin 93
Phenytoin (s. *Diphenylhydantoin*)
Phobien (s. Phobische Syndrome)
Phobische Syndrome
— Definition 448—449
— Depression 130
— Epidemiologie 452—453
— Klassifikation
— — nach DSM. III 448, 452
— — nach MARKS 452
— Pharmakotherapie 456—458
— — Beta-Rezeptoren-Blocker 457—458
— — *Clomipramin* 458
— — *Imipramin* 456—457
— — MAO-Hemmer 457
Physostigmin (Therapie)
— bei Antidepressiva-Überdosierung 109—110
— bei deliranten Syndromen 440
PIAGET, J. 578
Pica (Therapie bei) 583
Pimozid 679
— Chemie 212
— Indikationen inkl. Therapie
— — Angstsyndrom 456
— — psychosomatische Syndrome 486
— Metabolismus 257
— Potenz und Dopamin-Rezeptorenaffinität 229
Pindolol 700
— Chemie 395—396
— Pharmakologie 396—397
Pipamperon 680
— Chemie 211
Piperacetazin 680
Piperidindione (s. auch entsprechende Substanzen)
— Abhängigkeit 316
— biochemische Wirkungen 310
— Chemie 306
— Pharmakologie 313
— Toxikologie 314—315
Pipradol 706
Piracetam 705
— Biochemie und Chemie 414

Piracetam (Fortsetzung)
— Indikationen inkl. Therapie 428
— — cerebrovaskuläre Prozesse 418
— — chronischer Alkoholismus 419, 504
— — Defektschizophrenie 418
— — delirante Syndrome 440
— — EKT-bedingte Gedächtnisstörungen 418
— — Entzugserscheinungen (Alkohol) 419
— — Hirnorganische Psychosyndrome 418
— klinische Pharmakokinetik 417—418
— klinische Pharmakologie 417—419
— Kontraindikation 429
— Kurzzeitgedächtnis 418
— Nebenwirkungen 429
— Pharmakologie 416
— Therapie 428—429
Piribedil 705
— bei therapieresistenten Depressionen 134, 135
PIZARRO, F. 11
Placebowirkung (beim Kind) 578
Plasma-Proteinbindung (s. entsprechende Substanzklassen)
Plasmaspiegel (s. auch entsprechende Substanzen und Abschnitt VI.) 115—116
Plazenta (Psychopharmaka-Passage; s. pränatale Wirkungen)
PLETSCHER, A. 26
PLINIUS 6
PLUMIER, C. 16
PÖPPIG, E. F. 11
Polytoxikomanie (Therapie) 506—507
Porphyrie (Beta-Rezeptoren-Blocker) 402
„Postpsychotische Depression" (s. auch Depression) 285
Post-tetanische Hyperpolarisation (Epilepsie) 352
Practolol 700
— Syndrom 394
Prämorbide soziale Anpassung (Therapieerfolg mit Neuroleptika) 265
Pränatale Wirkungen (Psychopharmaka; s. auch entsprechende Substanzklassen)
— allgemeine Grundregeln 561—562
— Plazenta 560
— Schwangerschaftszeitpunkt 561
— Untersuchungen 561
Prazepam 688
— Chemie 304
— Indikationen inkl. Therapie
— — im Alter 604
— — Schlafinduktion 334
— Proteinbindung 329
— Therapie 338
Primidon 695
— biochemische Wirkungen 354
— Chemie 352
— Fahrverhalten 657
— Nebenwirkungen 364
— pränatale Wirkungen 568
— Therapie 382
— Wirkungsprofil 361, 376

Probenecid-Forschungsmodell (Antidepressiva-Wirkung) 19
Prochlorperazin 680
Procyclidin 707
Prolaktin
— Neuroleptikawirkung 222, 227, 232, 246
— als Screening-Test (Neuroleptika) 227
Promazin 680
— Psychoorganisches Syndrom 275
Promethazin 680
— Geschichte (Entdeckung) 275
Pronethalol (s. auch Betarezeptorenblocker)
— Chemie 395
— Geschichte (Entdeckung) 394
Propalylonal 685
Properaciacin 680
— bei Schmerzzuständen 550
Propizepin
— biochemische Wirkungen 70
— Chemie 62
Propranolol 706
— Chemie 395, 396
— Fahrverhalten 659
— Geschichte (Entdeckung) 394
— Herzfrequenz 397
— Indikationen inkl. Therapie
— — Alkoholentzug 498
— — Angstsyndrome 456
— — Opiatentzug 508
— — Panikzustände 454
— — phobische Syndrome 457—458
— Pharmakologie 396—397
Prostaglandine (Schmerz) 540, 541
Prothipendyl 680
Protriptylin 670
— Chemie 60, 61
— Therapie 138
Prüfungsangst 420
Pseudoinsomnie 516
Pseudoneurasthenisches Syndrom 426
— Hirndurchblutung 413
— Nootropika (Therapie) 426
Pseudopolytoxikomanie (Begriff) 506
Psilocin 12
Psilocybin
— Chemie 24
— Geschichte 12, 25
— Reaktion (an Probanden) 44
Psoriasis (als Kontraindikation für Lithium) 185
Psychedelika (s. Halluzinogene)
„Psychobiologische Reaktivität" 46—47
Psychodynamische Konzepte (und Pharmakotherapie)
— „Arbeitsbeziehung" 480
— Ich-Psychologische Modelle 481
— Objekt-Psychologische Modelle 481—482
— „Symbiotische Beziehung" 480
— triebpsychologische Modelle 481
— „Übertragung und Gegenübertragung" 481
„Psychomorphose" 412

Psychopharmaka-Entdeckung (s. auch entsprechende Substanzen) 28—35
Psychopharmakologie (Begriff) 3
„Psychopharmakon" (Begriff) 3, 34
Psychopharmakotherapie (s. spezielle Syndrome, Substanzen und Substanzklassen)
Psychose (s. entsprechende Syndrome)
Psychosomatische Medizin (Begriff) 478
Psychosomatische Syndrome (s. auch spezielle Syndrome)
— Begriff 478
— „Klassische" 478
— Pharmakotherapie 335, 482—486
Psychosomatische Theorie 478
„Psychosomatic Triangulation" 478
Psychostimulantien
— Angstaktivierung 456
— induzierte Insomnie 516
— Fahrverhalten 658
— beim Kind 587—588
— Kontraindikationen 588
— Mißbrauch 506
— Nebenwirkungen 588
Psychotherapie (Wechselwirkungen mit Psychopharmakotherapie) 51, 460—461
Psychotische Angst (s. Angstsyndrome)
Psychotomimetika (s. Halluzinogene)
Pteridin (Kofaktor für Enzym) 214
Pupillenreaktion (bei schizophrenen Nonrespondern) 46
PUTNAM, T. J. 27, 28, 28
Pyridoxin (Wechselwirkung) 644, 646
Pyrithioxin 705
Pyrithyldion 694
Pyritinol 705
— Biochemie und Chemie 414—415
— Dosierung 429
— Indikationen inkl. Therapie 429
— — cerebrale Ischaemie 419
— — Hirnorganische Psychosyndrome 419
— — Schädel-, Hirntraumen 420
— klinische Pharmakokinetik 419
— klinische Pharmakologie 419—420
— Nebenwirkungen 429
— oxidativer Metabolismus 419
— Pharmakologie 416
— Therapie 429
— Vigilanzfunktion 419
— Zellstoffwechsel 419

Q

Qanab. (s. Cannabis)
QUINCEY, T. 8
Quinupramin (Chemie) 61

R

RABELAIS 10
Radioimmunologische Methoden (Neuroleptikamessung) 252

Radiojodtherapie 172
Radiorezeptor-Test (Neuroleptikamessung) 252
RAMAZZINI, B. 10
Rauschdrogen (s. entsprechende Substanzen)
RAUWOLF, L. 7, 16
Rauwolfia serpentina (s. auch *Reserpin*)
— Alkaloide 17
— Geschichte (als Heilmittel) 25—26
— Therapie 26
„Reaktive Anspannung" 45
„Realangst" (s. auch Angstsyndrome) 448, 449
Rehabilitation (Therapie) 51
Rehabilität 41
Reserpin (s. auch Rauwolfia) 681
— Antidepressiva (Wechselwirkungen mit) 86
— als Depressionsmodell 26
— Geschichte (Entdeckung) 16, 17
— bei Huntington-Chorea 277
— induzierte Hypothermie 86, 87
— Wirkungsprinzip 221
„Restless legs"-Syndrom 516, 523
Rezeptoren (s. spezielle Rezeptoren)
Rifampicin (Enzyminduktion mit) 639
ROTHLIN, E. 25

S

S-adenosyl-Methionin (SAM) (bei therapieresistenter Depression) 134, 135
SAHAGUN, B. 12, 13
SAINT-JOSEPH, A. 10
Salbutamol 709
— biochemische Wirkungen 76
— Chemie 65
— bei therapieresistenter Depression 134, 135
SAM (s. S-adenosyl-Methionin)
„Sarpagandha" (Geschichte, Rauwolfia) 16
Schizoaffektive Psychosen
— Definition und Klassifikation 467, 468
— depressive 273
— Häufigkeit (Diagnose) 469
— manische 273
— Pharmakotherapie 273, 470—475
— — Antidepressiva 471
— — Beta-Rezeptoren-Blocker 403
— — Kombinationstherapie (Psychopharmaka) 472—473
— — *Lithium* 471—472
— — Neuroleptika 273, 472
— — Prophylaxe 474—475
— — *Lithium* 474
— — Neuroleptika 475
— — Psychopathologie 273
Schizophrene Psychosen (s. auch Neuroleptika und spezielle Syndrome)
— Biochemie und Neuroendokrinologie 265
— Depression (im Verlauf der) 130—131
— Geschichte (Begriff) 266—269
— Internationale Pilotstudie 267—268
— beim Kind 583

Schizophrene Psychosen (Fortsetzung)
— Klassifikation
— — nosologische 267—268
— — symptomatologische 268—269
— Neuropathologie 265
— prämorbide soziale Anpassung 265
— Therapie
— — Beta-Rezeptoren-Blocker 402—403
— — *Lithium* 184
— — Neuroleptika 269—273
Schizophrenia simplex (Psychopathologie und Therapie) 271—272
Schizophrenie (s. schizophrene Psychosen)
Schlaf (s. Schlafstörungen und Schlaflosigkeit)
Schlafanstoßende Medikamente (s. Hypnotika)
Schlafapnoe (Schlaf-Apnoe-Syndrom) 520—521
Schlafentzug (Prädiktor für Therapie) 122
Schlaflosigkeit (s. auch Schlafstörungen)
— Ätiologie 516
— Differentialdiagnose 520
— Elektroenzephalogramm 518
— Epidemiologie 517
— Hypnogramm 519
— Klassifikation 516
— klinische Diagnostik 517—518
— pharmakogene 516
— Pharmakotherapie 521, 524—528
— — Schlafmittel 524—528
— — sedierende Antidepressiva und Neuroleptika 527—528
— polygraphische Diagnostik 518, 526
— primäre 523
— sekundäre 522
— situative 521
— therapeutische Maßnahmen 521
Schlafmittel (s. Hypnotika)
Schlafpolygraphie 517—518
Schlafstörungen (s. auch Schlaflosigkeit)
— ASDC-Klassifikation 515—516
— Ätiologie 516
— Charakterprofil 519
— Diagnostik (polygraphische) 520
— Elektroenzephalogramm 518
— Epidemiologie 517
— Hypnogramm 514, 515
— beim Kind 583
— Pharmakotherapie (inkl. Indikationen) 521 bis 528
— Therapie (Zusammenfassung) 521
SCHLAN 33
Schmerz (s. auch Schmerzzustände)
— akut und chronisch 532
— Anatomie und Physiologie 534—540
— Bahnen 534, 535, 537—538
— Biochemie und Pharmakologie 540—543
— Bradykinin 540
— Definitionen 532
— Endorphine 542, 543
— Enkephaline 543
— epikritischer und protopathischer 536
— evozierte Potentiale 545

— experimentelle Forschung 544—545
— „gate-control"-Hypothese 538—539
— Histamin 540
— Oberflächenschmerz 537
— Opiatrezeptoren und Opiate 542—543
— projizierter 539
— Prostaglandine 540, 541
— Psychophysik 544
— Psychophysiologie 545
— Rezeptoren 533
— Schmerzstoffe (Agonisten) 540, 541
— Serotonin 540, 541, 543
— Substanz P 540, 541
— Tiefen 537
— übertragener 539—540
— vegetativer 537
— zentrale Projektionen 534, 539
Schmerzdistanzierung 548
Schmerzkrankheit (s. Schmerzzustände)
Schmerzstoffe 541
Schmerzzustände
— chirurgische und orthopädische 547
— neurologische 547
— Pharmakotherapie
— — Antidepressiva 549
— — Antiepileptika und Tranquilizer 550
— — Antipyretika-Analgetika 546—547
— — Kombinationstherapie (Psychopharmaka) 550—552
— — Neuroleptika 550
— — Opiat-Analgetika 546—547
— — Vorteile der Psychopharmaka 549
— psychogene 546
— psychovegetative Funktionskreise in 546
— rheumatologisch-orthopädische 547
— somatogene 546
SCHMITZ, H. 22
SCHNEIDER, K. 22, 268
SCHOU, M. 27, 29
Schreibkrampf (Kind) 583
Schul- und Erziehungsschwierigkeiten (Kind) 576
Schulverweigerung (Kind) 583
Scopolamin (Geschichte) 23
Secobarbital 685
Secobutabarbital 685
„Second messenger"-System 165—166
Sedativum (s. Hypnotika)
„Sekundäre Prävention" (mit Lithium) 162
Selbstmord (s. Depression, suizidale Syndrome)
SEN, G. 26
Serotonin
— Chemie 24
— MAO-Hemmer (Wirkung auf) 74
— Metabolismus 74
— Rezeptoren 76—77
— Schmerzvermittlung 540, 541
— Thrombozyten (als Modell für) 78
— trizyklische Antidepressiva (Wirkungen auf) 70, 74
SERTÜRNER, F. 8, 26

Serumeliminations-Halbwertszeit (s. auch entsprechende Substanzen und s. Abschnitt VI)
— Begriff und Faktorenbeeinflussung 325, 328 bis 329
— einiger Hypnotika 330
SHAUGHNESSY, W. B. O. 11
SIDDIQUI 16
SIMON, E. J. 27
Situationale Faktoren (und Psychopharmakawirkung) 44—45
„Slow acetylators" (MAO-Hemmer-Metabolismus) 115
SNYDER, S. H. 27
Sotalol
— Chemie 395—396
— Pharmakologie 396—397
Sozialphobien (s. phobisches Syndrom)
„Soziomorphose" (Begriff) 412
Spätdepressionen 602
Spätdyskinesie (s. Tardive Dyskinesie)
SPÄTH, E. 13, 24
Spectinomycin (Wechselwirkungen mit Lithium) 187
Spiperon 211
SPITZER, R. L. 268
Status epilepticus (s. auch Epilepsie) 318
„Steady state" (Plasmakonzentration) 113
Steroide (analgetische Wirkung) 540
Stereotypien (am Tier, Amphetamin und Apomorphin induziert) 224
Stimulantien (s. Psychostimulantien)
Stoffwechsel (s. Metabolismus)
Struktur-Wirkungsbeziehungen (s. entsprechende Substanzen)
Struma (Lithium-induzierte) 172
Substanz P
— dopaminerge Systeme 219—220
— Schmerz 540, 541
Succinimide (s. auch entsprechende Substanzen)
— Antikonvulsive Wirkung 358
— Chemie 352—353
— Pharmakologie 358
— Therapie 383—384
— Wirkungsmechanismus 355
„Sucht" (Kulturgeschichtliche Aspekte; s. auch Abhängigkeit) 4
Suizid (s. Depression, suizidale Syndrome)
Suizidal-depressives Syndrom (s. auch Depression) 445
Sulfoprid (Chemie) 212
Sulforidazin 681
Suloctidil 705
Sulpirid 681
— als selektiver D2-Antagonist 217
— Chemie 212
— bei therapieresistenter Depression 134, 135
— Metabolismus 257
Sultiam 698
— Chemie 352, 353
— Dosierung 362
— Indikationen 362

— Pharmakologie 359
— Wechselwirkungen 644
— Wirkungsmechanismen 356
SYDENHAM 7
Sylvius 7
Synapse
— noradrenerge (Schematische Darstellung) 68
— und Psychopharmakawirkung (Grundprinzipien) 42, 67—69
Systematisiertes paranoides Syndrom (s. Paranoia)
„Switch process" (Antidepressiva-induziert) 104

T

Tabak
— Enzyminduktion 642
— pränatale Wirkungen 569
Tardive Dyskinesie
— klinisches Bild 239—240
— Pathogenese 240
— Pharmakotherapie 241
Temazepam 688
— Chemie 304
— Metabolismus 326
— Pharmakokinetik 326—329
— Therapie 339, 526, 527
Teonanácatl 12
Teratogene Wirkungen (s. pränatale Wirkungen)
TERENIUS, L. 27
Tetrabenazin
— Antidepressiva (Wechselwirkungen mit) 86, 87
— Wirkungsprinzip 221
Tetracosactid 698
Tetracyclin (Wechselwirkungen) 187
Tetrahydrocannabinol (Geschichte) 11
Tetrazyklische Antidepressiva (s. auch Antidepressiva und entsprechende Substanzen)
— Chemie 63
— Kontraindikationen 120
— Pharmakologie 84
Thalidomid 559
THEOPHRASTUS 6, 10
„Therapeutisches Fenster"
— Antidepressiva 118
— Neuroleptika 258
„Therapeutisches Klima" 49—50
— auf klinischer Station 49
— bei ambulanter Behandlung 50
Therapie (s. Syndrome und spezielle Therapieformen)
Thiopropazat 681
Thioproperazin 681
— biochemische Wirkungen 225
— Chemie 208
Thioridazin 681
— Chemie 208
— Dopaminrezeptoren 216, 218, 219
— Dosierung 279

Thioridazin (Fortsetzung)
— Indikationen inkl. Therapie
— — im Alter 275, 600, 602
— — Angstsyndrome 456
— — Borderline-Syndrom 273
— — beim Kind 588
— — oligophrenes Syndrom 277
— — organische Psychosyndrome 275, 276
— — Paranoia 270
— — psychosomatische Syndrome 483
— — Schlafstörungen 528
— — Schmerzzustände 550
— — Spätdepressionen 602
— Monoamin-Metabolismus 219
— Wirkungsprofil (neuroleptisch) 260
Thiothixen 682
— Chemie 209
— Dosierung 279
— Indikationen inkl. Therapie
— — im Alter 275
— — Borderline-Syndrom 273
— — paranoid-halluzinatorische Syndrome 270
— — Schizophrenia-simplex-Syndrom 271
Thioxanthene
— Chemie 208—209
— Cis-Isomer 213
— Trans-Isomer 213
Thrombozyten-Modelle (Serotonin) 18
Thyreotoxikose (Therapie mit Lithium) 172
Thyreotropin (TSH) 171, 172
Thyroxin (T4; Lithiumwirkung) 171
Thyroxinbindendes Globulin (TBG) 171
Tiaprid 707
— Chemie 212
— bei extrapyramidalen Störungen 240
Tic (Therapie bei) 583
Toleranz (der Pharmakonwirkung, Begriff) 315
„Tranquilization" (Geschichte des Begriffs) 32
Tranquilizer (s. auch entsprechende Substanzen)
— Abhängigkeit 315—316
— Begriff 302
— biochemische Wirkungen 307—309
— Chemie 305—306
— Entzugssymptome 324
— Fahrverhalten 656—657
— Indikationen inkl. Therapie 333—335
— — Angstzustände 455
— — psychosomatische Erkrankungen 14, 15
— — Schlafstörungen 333, 335, 524, 527
— klinische Pharmakokinetik 325—330
— Kontraindikationen 333—334
— Nebenwirkungen 320—321
— neurophysiologische Wirkungen 310
— Onkogenität 320
— Pharmakologie 310—316
— pränatale Wirkungen 566—567
— Teratogenität 323
— Therapie 318, 336—339

— Toxikologie 322
— Wechselwirkungen 645
Tranylcypromin 670
— biochemische Wirkungen 72
— Chemie 62
— Therapie 145, 626
— Toxikologie 110—111
„*Tranylcypromin*-Typ" (Antidepressiva) 100
TRAUTNER 184
Trazodon 670
— biochemische Wirkungen 66, 70, 75, 76, 80
— Chemie 64
— Indikationen inkl. Therapie
— — im Alter 600, 602
— — Angstsyndrom 456
— — beim Kind 588
— — therapieresistente Depression 134, 135
— Therapie 142—143
— Verhaltenspharmakologie 84
Tremor 403—404
— essentieller 404, 583
— Lithium-induzierter 404
— parkinsonoider (s. auch Parkinsonoide Störungen) 404
— seniler 404
TRH (antidepressive Wirkung) 134, 135
TRH-Test (s. TSH-Antwort)
Triazolam 688
— Chemie 304
— Proteinbindung 329
— bei Schlafstörungen 526, 527
— Therapie 339
Triebpsychologie 481
Trifluoperazin 682
— Dosierung 279
— Indikationen inkl. Therapie
— — im Alter 275
— — Paranoia 279
— klinische Pharmakologie 317
— Kombination (mit *Tranylcypromin*) 626
— pränatale Wirkungen 563
Trifluoperidol 682
— Chemie 211
— bei katatonen Syndromen 270
Trifluoropromazin 682
— klinische Pharmakologie (Zusammenfassung) 317
Trigeminus-Neuralgie (Therapie) 552
Trihexyphenidyl 707
— bei Neuroleptika-induzierten motorischen Störungen 240
Trijodthyronin (T3; Lithiumwirkung) 171
Trimethadion (s. auch Oxazolidindione) 699
— biochemische Wirkungen 355
— Chemie 352
— Pharmakologie 357—358
— Toxikologie 359—360
Trimetozin 694
Trimipramin 670
— biochemische Wirkungen 70
— Chemie 60, 61

— Indikationen inkl. Therapie
— — im Alter 600
— — Schlafstörungen 527
— — Schmerzzustände 549
— — Ulcus duodeni 484
— Rezeptoren (Wirkungen auf) 76
Trizyklische Antidepressiva (s. auch Antidepressiva und entsprechende Substanzen)
— biochemische Wirkungen 66, 70, 76, 80
— Chemie 60—62
— Enzyminduktion 641
— Herz-Kreislaufsystem (Wirkung auf) 92—93
— klinische Pharmakokinetik 111—114
— Kombinationstherapie (mit Antihypertensiva) 624—625
— Kontraindikationen 120
— Nebenwirkungen 105—109
— Pharmakologie 81, 84, 88, 91—93, 99
— Phasenprophylaxe 136
— Placebo-kontrollierte Studien 99, 101
— Prädiktoren (der Wirkung)
— pränatale Wirkungen 562, 564
— Therapie 121, 122, 137—139
— Toxikologie 109—110
— Wechselwirkungen 644, 646
— Wirkungsprofil (Antidepressiva) 100
Tryptophan (L-Tryptophan) 668
— Delirium tremens 499
— Depressionen 143—144
— beim Kind 588
— bei Schlafstörungen 527
Tryptophan-Hydroxylase 413
TSCHUDL, J. J. 11
TSH (s. Thyreotropin)
TSH-Antwort (auf TRH-Stimulus)
— Lithium (Wirkung auf) 171
— als Prädiktor der antidepressiven Wirkung 122, 123
T4/TBG-Quotient 171
Tyramin
— Antidepressiva-Wirkung 92, 93
— Gehalt in Lebensmitteln 110
— MAO-Hemmer 110
— Monoaminoxidase 93
Tyrosin-Hydroxylase
— dopaminerge Systeme 213, 217
— Nootropika (Wirkung auf) 413
— Pteridin 214

U

UNNA 26, 32
Übertragung (und Gegenübertragung) 480

V

VAKIL, R. J. 26
Valepotriate 694
Valeriana officinalis 694
VALERIUS MAXIMUS VIII 15
Valnoctamid 694

Valproat (s. *Dipropylacetat*)
Valproinsäure (s. *Dipropylacetat*)
Vanillinmandelsäure (VMA) (Antidepressivawirkung) 79, 81
Vasopressin (ADH)
— bei Depressionen 134, 135
— Lithium (Wirkung auf) 172—173
— als Nootropikum 423
Veratrum album 14
Verhaltensstörungen (Kind) 576
Videoaufnahmen (Beurteilung von Psychopathologie) 41
„Viersäftelehre" (hippokrat. Ärzteschule) 14—15
Viloxazin 670
— biochemische Wirkung 66, 70, 76
— Chemie 64
— Indikationen inkl. Therapie
— — beim Kind 588
— — therapieresistente Depression 134, 135
— Nebenwirkungen 142
— Pharmakologie 84, 88
— Therapie 141—142
Vincamin 705
— Biochemie und Chemie 414—415
— Dosierung 429
— Indikationen 429
— Kontraindikationen 429
— Nebenwirkungen 429
— Pharmakologie 421
Vinylbarbital 685
Vinylbital 685
„Vitalangst" (s. auch Angstsyndrome) 248, 249
Vitaldepressives Syndrom (s. Depression)
Vitamin K (Enzyminduktion) 641
VMA (s. Vanillinmandelsäure)

W

WAGNER-JAUREGG, J. 22
WALTHER-BÜEL, H. 22
Warfarin 640
Wechselwirkungen von Psychopharmaka (s. auch spezielle Substanzen)
— Begriff 517—518
— Biotransformation 639
— Eliminationsphase 643
— Enzymhemmung 638—640
— Enzyminduktion 638—640
— erwünschte (s. Kombinationstherapie)
— pharmakodynamische 643—646
WIESNER, W. 16
Wiederaufnahme (neuronale; s. entsprechende Neurotransmitter)
„Wirkungslatenz" (der Psychopharmaka) 47—48
Wirkungsmechanismus (s. entsprechende Substanzen)
WOOD, A. 8

X

Xantinolnikotinat 705

Z

Z-AMP (s. Zyklisches Adenosinmonophosphat)
„Zeitgeist" (Psychopharmaka-Entdeckung) 34
Zigarettenwirkungen (s. Tabak)
Zimelidin
— biochemische Wirkungen 66, 70, 76, 80
— Chemie 64
— Pharmakologie 82, 84
— bei therapieresistenter Depression 134
— bei Zwangssyndromen 460
Zwangssyndrome
— Ätiologie 454
— Definition 453
— bei Depression 130
— Epidemiologie 453—454
— beim Kind 583
— Klassifikation 453
— Pharmakotherapie 126, 130, 454, 458—460
— — Beta-Rezeptoren-Blocker 459
— — *Clomipramin* 104, 458—460
— — *Imipramin* 104, 459
— — Neuroleptika 459
— — *Zimelidin* 460
Zyklisches Adenosinmonophosphat 165, 166, 171, 215

Neuropharmakologie

Ein Kurzlehrbuch für Studium und Praxis

Von Prof. Dr. med. **Christof Stumpf,**
Vorstand des Instituts für Neuropharmakologie der Universität Wien

Zweite, völlig neubearbeitete und erweiterte Auflage
1983. 16 Abbildungen. IX, 201 Seiten.
Geheftet DM 59,—, öS 422,—. ISBN 3-211-81745-X

Preisänderungen vorbehalten

Inhaltsübersicht: Allgemeiner Teil: Ort und Art zentraler Wirkungen. Verteilung auf das und im ZNS. Experimentelle Untersuchungsmethoden. — Spezieller Teil: Lokalanästhetika. Narkotika. Hypnotika. Sedativa. Tranquilizer. Neuroleptika. Antidepressiva. Psychostimulantien. Halluzinogene. Antiepileptika. Antiparkinsonmittel. Zentrale Analeptika. Opiate. Pharmaka und Hirnleistung. — Arzneimittelabhängigkeit. — Wichtige akute Vergiftungen. — Sachverzeichnis.

Das Buch behandelt die (experimentell-theoretische) Pharmakologie — Chemie, Wirkungsspektren und Wirkungsmechanismen, Nebenwirkungen und Toxikologie — der zentral wirksamen Medikamente sowie der Lokalanästhetika und verwandter Substanzen, berücksichtigt aber auch die klinische Anwendung dieser Arzneimittelgruppen. Es wurde besonderer Wert darauf gelegt, bei einem Minimum an Umfang ein Maximum an Information zu bringen, wobei alles Wesentliche so kurz wie möglich, aber so ausführlich wie zum Verständnis notwendig dargestellt wurde. Dabei baut der Autor auf den Erfahrungen aus seiner seit vielen Jahren an der Medizinischen Fakultät der Universität Wien gehaltenen Vorlesung über Neuropharmakologie auf.

Die zweite Auflage wurde weitgehend neu bearbeitet und dem letzten Wissensstand angepaßt. Die umfassendsten Änderungen bzw. Ergänzungen wurden bei den Kapiteln über Hypnotika, Tranquilizer und Opiate vorgenommen, da bei diesen Arzneimittelgruppen seit dem Erscheinen der ersten Auflage vielfältige neue Erkenntnisse gewonnen werden konnten.

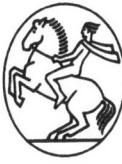

Springer-Verlag Wien New York

MIX
Papier aus verantwortungsvollen Quellen
Paper from responsible sources
FSC® C105338

If you have any concerns about our products,
you can contact us on
ProductSafety@springernature.com

In case Publisher is established outside the EU,
the EU authorized representative is:
Springer Nature Customer Service Center GmbH
Europaplatz 3, 69115 Heidelberg, Germany

Printed by Libri Plureos GmbH
in Hamburg, Germany